小儿心脏病学

Pediatric Cardiology

第 5 版

主编　陈树宝　孙　锟　黄国英

人民卫生出版社

·北京·

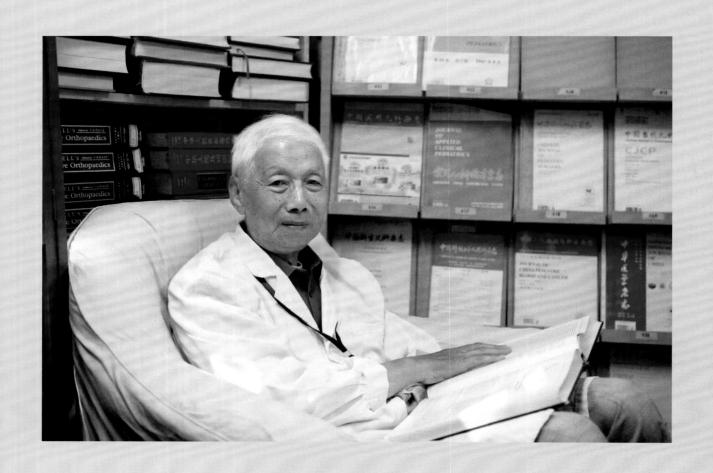

杨思源　教授 (1921—2011)

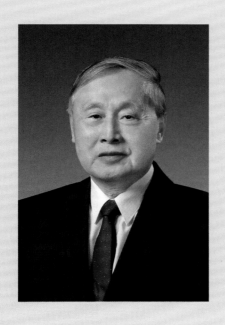

陈树宝　教授

主任医师,博士研究生导师。曾任上海交通大学医学院附属新华医院党委书记、上海儿童医学中心院长、上海第二医科大学儿科医学院院长。现为上海交通大学医学院附属新华医院终身教授。享受国务院政府特殊津贴。

1962年,毕业于上海第二医学院儿科系。在小儿先天性心脏病诊治,特别在应用超声心动图技术诊断先天性心脏病方面具有丰富经验,对超声心动图评估先天性心脏病的病理形态、心脏功能及血流动力学等方面有深入研究。曾任中华医学会儿科学分会常务委员、上海市医学会儿科专业委员会副主任委员、《中华儿科杂志》《中国当代儿科杂志》《国外医学·儿科学分册》等杂志编委。

1991年,被评为上海第二医科大学优秀共产党员。2002年,获上海市卫生系统第三届"高尚医德奖"提名奖。2004年,获上海市育才奖。2017年,获第五届"中国儿科医师终身成就奖"。荣获国家科学技术进步奖三等奖5次,荣获上海市科学技术进步奖三等奖5次、二等奖1次,获得上海市教学成果奖1次。

主编《儿科学新理论与新技术》《儿科手册》(第4、5版)、《先天性心脏病影像诊断学》《小儿心脏病学》(第4版)、《小儿心脏病学前沿:新理论与新技术》等专著,发表论文百余篇。

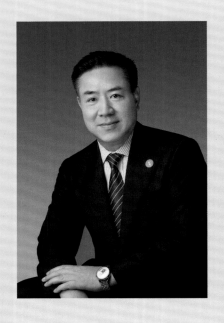

孙 锟 教授

主任医师,博士研究生导师。上海交通大学医学院附属新华医院院长,上海交通大学医学院附属新华儿童医院院长,上海交通大学医学院儿科学院院长。

担任中华医学会儿科学分会候任主任委员、中国医师协会儿科医师分会名誉会长、中国医师协会医学遗传医师分会儿童遗传病专业委员会主任委员、中国康复医学会健康管理专业委员会主任委员、亚洲太平洋儿科心脏协会(APPCS)主席、亚洲太平洋儿科学会(APPA)常务委员。

承担国家自然科学基金重点项目,国家科学技术攻关项目,科技部"973""863"及重大专项计划等国家级课题 30 余项。以第一完成人获上海市科学技术进步奖一等奖、中国康复医学会科学技术进步奖一等奖等。为普通高等教育本科国家级规划教材《小儿内科学》第 4、5、6 版主编。以第一/通信作者在 *Science*、*The lancet Global Heath*、*Circulation*、*Hypertension*、*Pediatrics* 等期刊发表论文 280 余篇。

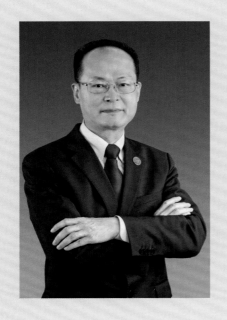

黄国英　教授

主任医师，博士研究生导师。国家重点研发计划项目首席科学家，国家儿童医学中心复旦大学附属儿科医院院长，上海市出生缺陷防治重点实验室主任。享受国务院政府特殊津贴。

担任中国医师协会儿科医师分会候任会长，中华医学会儿科学分会副主任委员，《中华儿科杂志》副总编辑，*Pediatric Medicine* 主编。

国际首创新生儿先心病"双指标筛查方案"和"筛查-干预体系"，并转化为国家公共卫生政策，推动先心病纳入我国新生儿疾病筛查谱，造福成千上万的孩子和家庭。承担重要课题 30 余项。以第一排名荣获国家教育部和上海市科学技术奖或教学成果奖 9 项。获中国医院协会"中国医院优秀院长"、卫生部"有突出贡献中青年专家"、全国卫生系统先进工作者、中国儿科医师奖、宝钢优秀教师奖、复旦大学-复星医院管理奖、首届"国之名医·优秀风范"奖、上海医学发展杰出贡献奖、上海市市长质量奖等荣誉。主编专著和教材 9 部。在 *Lancet*、*Circulation*、*Pediatrics* 等重要学术期刊发表论文 400 余篇（SCI 全文收录 166 篇）。

编 者 名 单

（按姓氏笔画排序）

马沛然　山东第一医科大学附属省立医院

王　川　四川大学华西第二医院

王　成　中南大学湘雅二医院

王　伟　国家儿童医学中心　上海交通大学医学院附属上海儿童医学中心

王　剑　国家儿童医学中心　上海交通大学医学院附属上海儿童医学中心

王　莹　国家儿童医学中心　上海交通大学医学院附属上海儿童医学中心

王　辉　上海交通大学医学院附属新华医院

王　勤　国家儿童医学中心　首都医科大学附属北京儿童医院

王玉林　山东第一医科大学附属省立医院

王世红　武汉大学人民医院

王本臻　青岛大学附属妇女儿童医院

王海杰　复旦大学上海医学院

王慧深　中山大学附属第一医院

韦云青　中国医学科学院阜外医院

石　琳　山东第一医科大学附属省立医院

卢慧玲　华中科技大学同济医学院附属同济医院

田　杰　重庆医科大学附属儿科医院

司利钢　哈尔滨市儿童医院

吉　炜　国家儿童医学中心　上海交通大学医学院附属上海儿童医学中心

吕海涛　苏州大学附属儿童医院

朱　铭　国家儿童医学中心　上海交通大学医学院附属上海儿童医学中心

朱卫华　浙江大学医学院附属儿童医院

朱鲜阳　中国人民解放军北部战区总医院

华益民　四川大学华西第二医院

刘　芳　国家儿童医学中心　复旦大学附属儿科医院

刘晓燕　重庆医科大学附属儿科医院

刘锦纷　国家儿童医学中心　上海交通大学医学院附属上海儿童医学中心

江钟炎　武汉大学人民医院

汤庆娅　上海交通大学医学院附属新华医院

孙　锟　上海交通大学医学院附属新华医院

孙　蕊　北京大学第一医院

孙兴华　上海交通大学医学院附属儿童医院

孙淑娜　国家儿童医学中心　复旦大学附属儿科医院

孙景辉　吉林大学第一医院

孙慧超　重庆医科大学附属儿科医院

苏肇伉　国家儿童医学中心　上海交通大学医学院附属上海儿童医学中心

杜　青　上海交通大学医学院附属新华医院

杜军保　北京大学第一医院

杜欣为　国家儿童医学中心　上海交通大学医学院附属上海儿童医学中心

李　奋　国家儿童医学中心　上海交通大学医学院附属上海儿童医学中心

李　虹　广东省妇幼保健院

李　莉　重庆医科大学附属儿科医院

李　棠　国家儿童医学中心　首都医科大学附属北京儿童医院

李　筠　上海交通大学医学院附属儿童医院

李万镇　北京大学第一医院

李小梅　清华大学第一附属医院

李自普　青岛大学附属妇女儿童医院

李轩狄　中山大学附属第一医院

李树林　哈尔滨医科大学附属第一医院

李晓惠　北京大学第一医院

李渝芬　广东省心血管病研究所

杨世伟　南京医科大学附属儿童医院

杨晓东　上海交通大学医学院附属儿童医院

肖婷婷　上海交通大学医学院附属儿童医院

肖燕燕　首都医科大学附属北京安贞医院

吴　琳　国家儿童医学中心　复旦大学附属儿科医院

吴近近　国家儿童医学中心　上海交通大学医学院附属上海儿童医学中心

吴靖川　上海交通大学医学院附属新华医院

何怡华　首都医科大学附属北京安贞医院

邹　峥　江西省儿童医院

汪　翼　山东第一医科大学附属省立医院

沈　捷　国家儿童医学中心　上海交通大学医学院附属上海儿童医学中心

宋英子　香港威尔斯亲王医院

宋思瑞　上海交通大学医学院附属儿童医院

张　静　重庆医科大学附属儿科医院

张　蕾　重庆医科大学附属儿科医院

张玉奇　国家儿童医学中心　上海交通大学医学院附属上海儿童医学中心

张玉威　中国人民解放军北部战区总医院

张宏艳　天津市泰达医院

张春雨　北京大学第一医院

张艳敏　西安交通大学附属儿童医院

张海波　国家儿童医学中心　上海交通大学医学院附属上海儿童医学中心

张乾忠　中国医科大学附属第一医院

张清友　北京大学第一医院

张智伟　广东省心血管病研究所

张璐彦　南京医科大学附属儿童医院

张耀辉　香港玛丽医院

陈　玲　国家儿童医学中心　上海交通大学医学院附属上海儿童医学中心

陈　笋　上海交通大学医学院附属新华医院

陈丽琴　上海交通大学医学院附属儿童医院

陈树宝　上海交通大学医学院附属新华医院/国家儿童医学中心　上海交通大学医学院附属上海儿童医学中心

陈素芸　上海交通大学医学院附属新华医院

陈轶维　国家儿童医学中心　上海交通大学医学院附属上海儿童医学中心

武育容　上海交通大学医学院附属新华医院

林约瑟　中山大学附属第一医院

易岂建　重庆医科大学附属儿科医院

周开宇　四川大学华西第二医院

周启东　香港玛丽医院

周爱卿　国家儿童医学中心　上海交通大学医学院附属上海儿童医学中心

郑建勇　首都医科大学附属北京安贞医院

赵世华　中国医学科学院阜外医院

赵莉晴　上海交通大学医学院附属新华医院

赵鹏军　上海交通大学医学院附属新华医院

袁　越　国家儿童医学中心　首都医科大学附属北京儿童医院

桂永浩　国家儿童医学中心　复旦大学附属儿科医院

徐　让　上海交通大学医学院附属新华医院

徐志伟　国家儿童医学中心　上海交通大学医学院附属上海儿童医学中心

徐卓明　国家儿童医学中心　上海交通大学医学院附属上海儿童医学中心

徐衍梅　广东省心血管病研究所

徐爱丽　日喀则市人民医院

高　伟　国家儿童医学中心　上海交通大学医学院附属上海儿童医学中心

郭保静　清华大学附属第一医院

黄　敏　上海交通大学医学院附属儿童医院

黄玉娟　上海交通大学医学院附属儿童医院

黄国英　国家儿童医学中心　复旦大学附属儿科医院

黄星源　武汉大学人民医院

黄美容　国家儿童医学中心　上海交通大学医学院附属上海儿童医学中心

龚方戚　浙江大学医学院附属儿童医院

董太明　广东省心血管病研究所

韩　波　山东第一医科大学附属省立医院

韩　玲　首都医科大学附属北京安贞医院

傅立军　国家儿童医学中心　上海交通大学医学院附属上海儿童医学中心

焦先婷　上海交通大学医学院附属新华医院

鲁亚南　上海交通大学医学院附属新华医院

谢利剑　上海交通大学医学院附属儿童医院

廖　莹　北京大学第一医院

翟淑波　吉林大学第一医院

潘思林　青岛大学附属妇女儿童医院

魏　丽　武汉大学人民医院

第5版 前 言

《小儿心脏病学》初版问世于1978年,至今已有46年,其间经过3次修订,完成了第2版(1994年)、第3版(2005年)及第4版(2012年)。主编杨思源教授是我国小儿心脏病学科的奠基者之一,为我国小儿心脏病学科的建立和发展作出了重要贡献。杨思源教授医术精湛,并致力于编写学术专著,精心培育儿科心血管专业医务人员。杨思源教授曾编写10余部在国内颇有影响的学术著作,其中《小儿心脏病学》是他心目中份量最重,也是投入精力最多的一本书,他不仅亲自编写了许多重要章节,还为儿科事业的发展长远考虑,邀集众多国内同道和前辈共同编写及修订。因此,《小儿心脏病学》始终保持着较高的学术水平,且深受广大读者的欢迎,现已成为小儿心脏病专业医师培训的必备书籍,也是临床常用的参考用书。非常遗憾的是,杨思源教授于2011年2月病逝,在修订《小儿心脏病学》(第4版)时已将大部分工作交由陈树宝教授完成。《小儿心脏病学》一书作为杨思源教授及其他小儿心脏病学领域前辈为我们留下的宝贵学术财富,我们一定要延续和传承。

近年来,随着科学技术的进步,小儿心脏病学领域发展迅速。小儿心脏病的发病机制及临床诊疗技术研究都有很多进展。《小儿心脏病学》(第4版)出版已有10余年,其结构与内容均需要与时俱进,因此启动了本书的修订工作。

《小儿心脏病学》(第5版)的修订原则为保持原书的风格,在第4版的基础上进行修订,尽量吸取当今研究的新成果,特别是国内外相关指南及专家共识对小儿心血管疾病的临床诊治建议,但仍要兼顾我国国情及临床的实际需求。经过修订后,调整及新增的章节较多,全书共93章。新增的章节有儿童心脏病遗传学检测、镶嵌治疗、儿童心脏病的康复管理、三房心、先天性心脏病与神经发育障碍、肉碱缺乏性心肌病、恶性肿瘤治疗相关的心脏合并症等。将原来的主动脉弓畸形改为主动脉弓中断、血管环及肺动脉吊带更加方便临床参考。另外,鉴于先天性心脏病产前诊断及处理的发展,将原胎儿时期心脏病一章补充扩展介绍。变更较大的章节还有心血管核医学检查、少见血管异常交通的介入治疗、冠状动脉及主动脉根部畸形、肥厚型心肌病、糖原贮积性心肌病、黏多糖性心肌病、晕厥及心力衰竭等。其他章节均根据实际情况进行了修改和充实。

本次再版联合了来自全国33个单位的小儿心脏病学领域专家,编者人数较之前有所增加。编者除来自小儿心脏内科专业外,还包括来自心脏外科、重症医学、影像医学、医学遗传及营养、康复医学等专业的人员。每个专题均由本专业的编者编写,以保证内容的质量。本次修订老新更替和新增的编者较多,也反映出我国小儿心脏病学专业队伍的蓬勃发展,后继有人,人才辈出。

《小儿心脏病学》(第5版)的修订编写工作历时较长,经过全体编者的共同努力,克服众多困难终于完成。衷心感谢所有老、新编者曾经为《小儿心脏病学》作出的贡献。我们也衷心希望本书能够得到广大读者的喜欢。

本书出版之际,恳切希望广大读者在阅读过程中不吝赐教,欢迎发送邮件至邮箱 *renweifuer@pmph.com*,或扫描下方二维码,关注"人卫儿科学",对我们的工作予以批评指正,以期再版修订时进一步完善,更好地为大家服务。

陈树宝　孙　锟　黄国英
2024 年 7 月

第4版 前言

《小儿心脏病学》初版于1978年问世，以后曾经过2次修订完成第2版（1994年）和第3版（2005年）。伴随着我国小儿心脏病学科的发展，《小儿心脏病学》从无到有，不断更新和充实，全赖于众多编者的支持与参与，其中包括许多国内小儿心脏病学科的前辈。《小儿心脏病学》为首部国内小儿心血管专业参考书，出版以来受到广大读者的欢迎，已成为小儿心血管专业医师培训和专业水平提高的常用参考书。近年来小儿心血管疾病的基础和临床研究进展迅速，《小儿心脏病学》在内容等方面也有必要与时俱进、充实和更新，以保持其实用与参考价值。

《小儿心脏病学》（第4版）的编写工作在2009年底启动。本次修订原则仍秉承原书的风格，在原来的基础上进行更新与充实，尽量反映当前的研究进展与成果，也要兼顾国情及临床的实际需要。

《小儿心脏病学》（第4版）有较多的更新，全书内容分为基础知识，检查方法，治疗方法，先天性心脏病，心肌、心内膜、心包疾病，心律失常，肺动脉高压及其他等部分，共88章。新增的章节有心脏胚胎发育的分子调控、心功能及心肌发育、心脏CT检查、心血管疾病常用药物及应用、支架的应用、先天性心脏病外科治疗、重症监护治疗、心脏起搏治疗、机械辅助循环、小儿心脏病营养问题。先天性心脏畸形病因、先天性心脏病分段诊断、青少年及成人先天性心脏病、发绀型先天性心脏病合并症、心脏离子通道病及高血压等原有章节绝大部分也进行了修改和充实。书末附心血管疾病常用药物表及索引便于查阅。

参与本次修订工作的编者来自全国，包括我国香港地区的32个单位。编者中除小儿心脏病专业外尚包括心脏外科、重症医学、影像医学及医学遗传等其他专业人员，尽量发挥编者各自所长以保证编写内容的质量。尽管编者尽心努力，仍可能存在内容疏漏、重复及名词不统一等不足之处，欢迎读者批评与指正。在《小儿心脏病学》（第4版）即将出版之际，我们衷心感谢所有新、老编者为本书所作的贡献。

杨思源　陈树宝

2011年元旦

　　小儿心脏病学进展迅速,许多理论与技术日新月异,为了跟上国内外的形势,我们将前版内容进行了全面地刷新与重写,并增添了一些新的章节。内容的架构:第一部分为基础的复习;第二部分为临床上的各种检查方法;第三部分为先天性心血管畸形,并重点突出介入治疗;第四部分为后天性心脏病;第五部分为心律失常;第六部分为一些临床特殊问题。新增的章节有分子生物学基础、心脏的解剖、循环的生理、艾森门格综合征、心脏移植、昏厥、胎儿心脏病学等,总共76章,各章内容详简不一,有的可能有重复,执笔者各抒己见,仅供同道参考与评议,不足之处尚望批评与指教。

杨思源

2005 年 1 月

第2版 前言

　　《小儿心脏病学》第 1 版编写于 20 世纪 70 年代，由于当时的环境，无法充分吸收国外的资料，也不可能邀集国内学者共同编写。自改革开放以来，国内外学者交往频繁，而且近二十年来小儿心脏病学有了突飞猛进的发展，第 1 版的内容已远远落后于形势；在同道们的各方催促下，我们组织了 30 多个单位，50 余位专业学者进行全面重写，经过数年的共同努力，在人民卫生出版社的大力支持下，第 2 版终于和读者见面。

　　书中内容力求新颖，希望能反映国内外的最新进展，所用术语我们力求统一，但由于编写者人数颇多，而且有的名词尚未有统一规定，况且当今所通用的名词还存在商榷的余地，所以个别术语我们仍保留原作者所用名词。由于我们的水平有限，内容恐难以满足各方面的不同要求，不足之处尚望海内外学者不吝赐教，实所企盼。

杨思源

1994 年 9 月

第1版 前言

解放以来,在毛主席革命路线指引下,卫生革命蓬勃开展,贯彻执行了"预防为主"的方针,全国掀起了以除害灭病为中心的群众性爱国卫生运动,使过去在我国流行猖獗的许多传染病逐渐得到控制或消灭;这样使得儿科的临床内容也发生了巨大的变化,过去一向在儿科领域内未被重视的小儿心脏病,现今在临床上愈来愈占重要的地位;加之近年来诊断技术不断提高,手术治疗范围又日益扩大,新的药物也相继问世,对于许多过去无法解决的病种得到了令人鼓舞的疗效,而且目前正朝着对更年幼的新生儿和幼婴的复杂畸形开展诊断和治疗研究,以能使各种重要的先天性心血管畸形在出生后不久即得到根治,从而使患儿早日获得健康成长。我们深信,在英明领袖华主席抓纲治国的战略决策指引下,乘党的第十一次代表大会的胜利东风,我国的医学科学必将出现一个新的跃进局面,而小儿心脏病专业也必将在全国各地开花结果。

本书内容是根据我们在学习中的心得体会和工作中的经验教训,结合国内外有关资料编写而成,限于水平,内容一定存在着很多缺点和错误,希望同志们多多指教。书中心电向量图的临床应用由黄伟民同志执笔,放射性同位素检查由马寄晓同志执笔,超声心动图检查由徐智章同志执笔,克山病由李树春同志执笔;在编写的过程中,蒙 3417 医院、徐州医学院、佳木斯医学院、上海市胸科医院、上海第一医学院儿科医院、上海市儿童医院和上海市第六人民医院等单位大力支持,协助审改和提供资料,还得到其他单位及同志们的热情帮助和鼓励,在此一并表示衷心的感谢。

杨思源

1978 年 3 月

目　录

绪论 …………………………………… 1

第一篇
基础知识 / 9

第一章　心脏胚胎发育及分子调控 ………… 10
第二章　心脏的解剖 ……………………… 20
第三章　心肌结构及功能的发育 …………… 28
第四章　胎儿循环及围产期的变化 ………… 36

第二篇
诊断方法 / 45

第五章　病史与体格检查 ………………… 46
第六章　胸部 X 线检查 …………………… 62
第七章　心电图检查 ……………………… 67
第八章　超声心动图检查 ………………… 96
第九章　心血管核医学检查 ……………… 116
第十章　运动试验检查 …………………… 126
第十一章　心脏磁共振成像检查 ………… 132
第十二章　心脏计算机体层成像检查 …… 138
第十三章　心导管检查 …………………… 148
第十四章　心血管造影检查 ……………… 161
第十五章　儿童心脏病遗传学检测 ……… 166

第三篇
治疗方法 / 173

第十六章　心血管疾病常用药物与应用 …… 174
第十七章　先天性心脏病导管介入治疗 …… 201
第一节　概述 …………………………… 201
第二节　经皮球囊肺动脉瓣成形术 ……… 203
第三节　经皮球囊主动脉瓣成形术 ……… 212

第四节　主动脉缩窄球囊血管成形术 …… 216
第五节　动脉导管未闭堵塞术 …………… 220
第六节　房间隔缺损封堵术 ……………… 225
第七节　室间隔缺损封堵术 ……………… 234
第八节　少见血管异常交通的介入治疗 … 241
第九节　支架的应用 …………………… 245
第十节　镶嵌治疗 ……………………… 257
第十八章　先天性心脏畸形外科治疗 …… 261
第十九章　儿童射频导管消融术 ………… 272
第二十章　儿童心肺复苏 ………………… 304
第二十一章　儿童重症监护治疗 ………… 314
第二十二章　儿童心脏起搏治疗 ………… 328
第二十三章　儿童机械辅助循环 ………… 341
第二十四章　儿童心脏病的营养问题 …… 350
第二十五章　儿童心脏病的康复管理 …… 357
第二十六章　儿童心脏移植及心肺联合移植 … 364

第四篇
胎儿及新生儿时期心脏病 / 377

第二十七章　胎儿时期心脏病 …………… 378
第一节　胎儿心脏病发病情况、转归及管理 … 378
第二节　胎儿超声心动图 ………………… 382
第三节　胎儿心脏磁共振成像 …………… 389
第四节　胎儿心脏病药物治疗 …………… 393
第五节　胎儿结构性心脏病介入治疗 …… 402
第二十八章　新生儿时期心脏病 ………… 409

第五篇
先天性心脏病 / 415

第二十九章　先天性心脏病的病因 ……… 416
第三十章　先天性心脏病的顺序分段诊断 … 419

第三十一章　房间隔缺损 ····················· 428
第三十二章　三房心 ························· 436
第三十三章　房室间隔缺损 ··················· 439
第三十四章　室间隔缺损 ····················· 449
第三十五章　动脉导管未闭 ··················· 462
第三十六章　主肺动脉隔缺损 ················· 470
第三十七章　肺静脉畸形 ····················· 474
第三十八章　体静脉连接异常 ················· 485
第三十九章　三尖瓣畸形 ····················· 488
第四十章　右心室流出道梗阻 ················· 498
第四十一章　法洛四联症 ····················· 507
第四十二章　肺动脉闭锁合并室间隔缺损 ····· 521
第四十三章　肺动脉闭锁伴室间隔完整 ······· 529
第四十四章　永存动脉干 ····················· 539
第四十五章　二尖瓣畸形 ····················· 545
第四十六章　左心室流出道梗阻 ··············· 553
第四十七章　主动脉缩窄 ····················· 562
第四十八章　主动脉弓中断 ··················· 572
第四十九章　血管环 ························· 577
第五十章　肺动脉吊带 ······················· 582
第五十一章　左心发育不良综合征 ············· 585
第五十二章　完全型大动脉转位 ··············· 592
第五十三章　先天性矫正型大动脉转位 ······· 600
第五十四章　心室双出口 ····················· 605
第五十五章　冠状动脉及主动脉根部畸形 ····· 613
第五十六章　动静脉瘘 ······················· 627
第五十七章　单心室 ························· 640
第五十八章　心脏位置异常及内脏异位症 ····· 652
第五十九章　先天性心脏病术后心功能不全
　　　　　　与心律失常 ····················· 663
第六十章　发绀型先天性心脏病的并发症 ····· 682
第六十一章　青少年及成年期先天性心脏病 ··· 685
第六十二章　先天性心脏病与神经发育障碍 ··· 698

第六篇
心肌、心内膜、心包疾病 / 707

第六十三章　心肌病 ························· 708
第一节　心肌病定义、分类 ··················· 708
第二节　扩张型心肌病 ······················· 711
第三节　肥厚型心肌病 ······················· 719

第四节　限制型心肌病 ······················· 727
第五节　致心律失常性心室心肌病 ············· 732
第六节　原发性心内膜弹力纤维增生症 ······· 737
第七节　左心室心肌致密化不全 ··············· 742
第八节　克山病 ····························· 746
第九节　进行性假肥大性肌营养不良症所致
　　　　心肌病 ····························· 750
第十节　糖原贮积性心肌病 ··················· 755
第十一节　黏多糖病性心肌病 ················· 759
第十二节　线粒体心肌病 ····················· 763
第十三节　肉碱缺乏性心肌病 ················· 766
第六十四章　心肌炎 ························· 771
第六十五章　感染性心内膜炎 ················· 780
第六十六章　心包疾病 ······················· 791
第六十七章　心脏创伤 ······················· 802
第六十八章　川崎病 ························· 805
第六十九章　风湿热及风湿性心脏病 ········· 816
第一节　风湿热 ····························· 816
第二节　风湿性心脏病 ······················· 826

第七篇
心律失常 / 835

第七十章　心律失常分类和诊断 ··············· 836
第七十一章　病态窦房结综合征 ··············· 841
第七十二章　房室传导阻滞 ··················· 848
第七十三章　期前收缩 ······················· 854
第七十四章　房性心动过速 ··················· 860
第七十五章　心房扑动和心房颤动 ············· 865
第七十六章　房室交界性心动过速 ············· 868
第七十七章　预激综合征 ····················· 873
第七十八章　室性心动过速 ··················· 880
第七十九章　心脏离子通道病 ················· 894
第八十章　儿童心脏性猝死 ··················· 910

第八篇
肺动脉高压 / 919

第八十一章　肺高血压 ······················· 920
第八十二章　先天性心脏病相关肺动脉
　　　　　　高压 ··························· 937

第九篇
其他 / 949

第八十三章　高原的生理与疾病……………950
第八十四章　晕厥……………………………957
第八十五章　心力衰竭………………………966
第八十六章　心源性休克……………………984
第八十七章　心脏肿瘤………………………991

第八十八章　高血压……………………………997
第八十九章　儿童单纯性肥胖与心血管
　　　　　　疾病……………………………1008
第九十章　　恶性肿瘤治疗相关的心脏
　　　　　　合并症…………………………1016
第九十一章　结缔组织疾病的心血管表现…1026
第九十二章　其他系统疾病的心血管表现…1034
第九十三章　遗传综合征的心血管表现……1053

【附录】　心血管疾病治疗常用药物……………………………………………………1065
中英文名词对照索引………………………………………………………………………1073

绪　论

当今小儿心脏病学领域正在迅速发展，回顾过去所取得的丰硕成果，我们情不自禁地缅怀许多对这一领域作出卓越贡献的杰出学者；是他们扶持我们站在他们肩上，让我们继续向上攀登。了解小儿心脏病学的发展，对我们继往开来，开拓前进是有益的。

心脏是全身循环的血泵，早在我国《黄帝内经》上已有记载："心主身之血脉"。但体内血液的循环，直到英国的 William Harvey（1579—1657）通过大量的动物实验后方渐渐为人们所公认。1628 年，Harvey 出版 "De Motu Cordis" 一书，在这本书中首次描述了肺循环和体循环是如何协同工作的。小儿心脏病学作为一门学科，起源于先天性心脏缺陷的早期解剖学研究。17~18 世纪有许多杰出的解剖学家。1671 年，丹麦的 Neils Stenson 描述一个患有多种先天性异常的死产胎儿，其心脏缺陷包括现在被认为是法洛四联症的心脏病变，并且正确地描述解剖畸形的生理后果。100 多年后，荷兰的 Edwardo Sandifort（1742—1814）第一次描述一个有发绀临床表现的男孩，因为在出生时表现正常，他曾怀疑这种情况是后天的，但当男孩在 12 岁去世时，在尸检研究中证明是先天性心脏缺陷，包括卵圆孔未闭、肺动脉细小伴肺动脉瓣闭塞和两个心室之间的交通。法国的 Etienne-Louis Fallot（1850—1911）很重视病理解剖，1888 年，在一次演讲中说 75% 的发绀型心脏病患者，在尸体解剖时发现有肺动脉狭窄或闭锁，骑跨的主动脉，室间隔缺损和右心室肥厚，这与 200 年前 Neils Stenson 所描述的病变相同。加拿大病理学家 Maude Abbott，在 20 世纪初，对先天性心脏病病理研究做了重要的启蒙工作。她毕业后在 William Osler 负责的 McGill 大学博物馆担任助理馆长，Osler 鼓励她对先天性心脏病进行研究，他认为该博物馆收集了大量的先天性心脏病的病理标本，具有很好的学习研究条件。她在 Osler 所著的《现代内科学》（1915 年出版）一

书中执笔"先天性心脏病"一节，根据有无发绀的存在，阐明症状学和畸形分类。她根据自己收集的 1 000 例先天性心脏病病理标本，写成著名的《先天性心血管畸形图谱》（1936 年出版），这本图谱对以后心脏外科和小儿心脏病学的发展非常重要。

小儿心脏病的临床发展经历了漫长的过程。1818 年，法国的 Laennec（1781—1826）发明了听诊器。此后，医生们可以将用听诊器所听到的心脏杂音与尸检所发现的病理结果联系起来。18 世纪 50 年代，Thomas Peacock 观察到肺动脉狭窄杂音辐射的特征。1874 年，Henri Roger 描述了响亮的杂音伴随震颤，是两心室间分流的体征。风湿热及其后遗症——风湿性心脏病，曾经多年来一直是全世界主要的心脏病问题。在急性期，因全心炎而有一定的病死率，如能度过急性期，所遗留的瓣膜病亦可终身致残。在过去几个世纪，风湿热在世界范围内普遍流行，但对其心脏表现的关注甚少。1676 年，Thomas Sydenham 首次对风湿热进行临床描述，后来又描述相关的舞蹈症。1715 年，Vieussens 描述对风湿性心脏病患者的尸检，尸检显示二尖瓣狭窄和主动脉瓣反流。1835 年，法国 Bouillard 认识到，引起心包膜和心瓣膜炎症的最常见原因是风湿热。1889 年，Cheadle 在演讲中描述一个孩子患急性风湿热后的严重心脏病，是最早认识到儿童时期急性风湿热导致后来风湿性心脏病的人之一。1904 年，德国的 Aschoff 发现心肌中的风湿小体。1930—1931 年，Schlesinger、Collis 及 Coburn 等将猩红热、链球菌扁桃体炎与风湿热的因果关系联系起来，其后 Lancefield 对链球菌进行分型。直到 20 世纪中叶，β 溶血性链球菌在风湿热发病机制中的关键作用才被证实。在 20 世纪早期，几乎每个城市都有风湿热儿童疗养院，有心脏杂音的儿童（包括先天性心脏病儿童）往往在风湿热诊所随访。磺胺和青霉素的发现使得链球菌感染得到了有效的治疗，

并可有效预防风湿热的复发。社会状况的改善也降低了风湿热的发病率。在20世纪20—30年代风湿热在全世界发病率高,至40年代渐少。先天性心脏病逐渐成为儿童心脏病的主要形式。

Helen Taussig(1898—1986)在约翰-霍普金斯医学院学习期间每年都花费一段时间接触心脏实验,毕业后以实习医师的身份进入儿科,并受到后来成为她导师的Edwards A. Park的影响。1930年,Park在其负责的疗养院中设立心脏病诊所,并安排Taussig负责心脏病诊所,鼓励她不仅要把精力集中在风湿热上,而且要了解先天性心脏病。当时心脏病诊所已具有心脏病检查诊断设施,如荧光透视、X线机及心电图仪。Taussig还拜访加拿大Maude Abbott学习先天性心脏病病理知识。Taussig通过吞钡荧光透视学会如何识别右位主动脉弓。Taussig善于将心电图和荧光透视检查结果,与体格检查和尸检解剖结果联系比较。Taussig在实践中很快就能根据病史、体格检查、心电图、荧光透视及X线等检查结果作出准确诊断。她花了10年的时间完成《先天性心脏畸形》(1947年出版)。这本书一出版立即受到世界各地医生的欢迎,而且让各地医生对外科治疗先天性心脏病的前景感到兴奋。Taussig被公认为儿科心脏病学之母。

1938年,波士顿儿童医院的Robert Gross,在其儿科同事Hubbard通过听诊肺动脉瓣区的连续杂音作出动脉导管未闭诊断后,为1例7岁女孩成功地结扎了未闭的动脉导管。由此开启了心脏血管外科的大门,先天性心脏病突然成为一种可以被治愈的疾病。Taussig注意到有持续性杂音的法洛四联症患儿较无此杂音的患儿更少出现严重发绀。她认为这种杂音来自主动脉连接肺动脉的血管中的持续血流,是为了增加肺血流而产生的。她设想为这些肺血流太少的患儿手术建立"人工的动脉导管",也许能减轻发绀的程度。于是她去波士顿儿童医院征询Gross能否完成这样的手术。遗憾的是,Gross拒绝了Taussig的请求。直到1942年,Taussig的设想得到回到霍普金斯医院担任外科主任的Alfred Blalock的赞同。Taussig和Blalock会见儿科主席Park时得到他的鼓励。此时,Blalock带着他的助手Vanderbilt

大学的技术员Vivien Thomas正在研究通过将主动脉分出的动脉吻合到肺动脉形成的肺动脉高压。Taussig设想的"人工的动脉导管"正是他们实验中熟悉的技术。1944年11月,他们为1例每天多次缺氧发作的严重法洛四联症婴儿,成功完成锁骨下动脉与肺动脉吻合的手术,创造了历史。这个手术改变了严重发绀的法洛四联症儿童的生活。这种被称为Blalock-Taussig的手术很快获得全世界的认可。第2年,瑞典斯德哥尔摩的Crayfoord和Nylin成功地用端-端吻合术修复主动脉缩窄。在1948年,Russell Brock成功地经心室路径修复肺动脉狭窄。1950年,Blalock和Hanlon为大动脉转位的婴儿切开房间隔,以制造房间隔缺口,从而增加体、肺循环的血流交换量以改善症状。

所有上述手术都是在跳动的心脏上进行的。为了修复心内病变,需要进行体外循环。Gibbon等研制人工心肺机多年,于1953年成功地为1例18岁的女性患者在体外循环下修补房间隔缺损。1955年,Walt Lillehei等报道,32例包括室间隔缺损、法洛四联症和房室间隔缺损患者,应用健康人(大多为患儿的父母)交叉循环以维持供氧,进行心内直视手术。梅奥诊所的John Kirklin等,于1955年应用Gibbon的人工心肺机,对8例室间隔缺损患者进行修补成功。其后,随着人工心肺机的不断改进完善,手术的范围不断扩大。

随着心脏缺损外科手术的出现,术前作出正确的诊断变得至关重要。1929年,Forssman首次接受把导管插入自己心脏的试验,但是直到1932年,Richardson和Cournand才开始在人体进行心导管手术。1949年,Cournand等与儿科心脏病专家Janet Baldwin合作报道先天性心脏病患者心导管手术。为此,Richardson、Cournand与Forssmann获得1956年诺贝尔生理学或医学奖。与此同时,心导管实验室在许多中心发展起来。在美国,直到20世纪40年代末和50年代初心血管造影术才被广泛使用,到20世纪50年代末普遍应用于儿科心脏病中心。

早期对心内直视手术的热情,曾受到巨大室间隔缺损儿童成功修复手术后的高病死率影响,而有所降低。当时对肺血管床的了解有限。1958

年,Donald Heath 和 Jesse Edwards 研究了左向右分流患者肺血管床的病理学,根据小动脉壁内层肥厚和内膜改变的严重程度开发了分级系统。该项研究增加了对肺动脉高压及肺血管阻塞性病变成为肺动脉高压并发症的认识。许多患有室间隔缺损和肺动脉高压的儿童发展为肺血管疾病,此时手术关闭缺损的结果是灾难性的。1952年 Müller 和 Dammann 对大量左向右分流的先天性心脏病患者,如大型室间隔缺损,在婴儿期行肺动脉环束术,获得良好的姑息和保护肺血管床效果。梅奥诊所的研究表明,在2岁前手术关闭室间隔缺损通常可以逆转肺动脉高压。直到20世纪70年代中期,婴儿矫正手术才变得普遍。心内直视手术的另一个早期并发症,是由于对传导组织的无意损害,而形成的完全性心脏传导阻滞。1958年,芝加哥病理学家 Maurice Lev 研究描述了先天性心脏病传导系统的结构。这项研究对心脏外科医生有重要价值,可显著降低术后心脏传导阻滞的发生率。

20世纪50—60年代随着体外循环及深低温的应用、手术方法的不断改进、术后监护的完善,以及对血气生化的监测和及时纠正,使几乎所有的心血管畸形皆可得到手术治疗,而且手术年龄趋向在幼婴甚至新生儿期。Lillehei(1955)及 Kirklin(1959)两组学者分别报道对法洛四联症实施根治手术成功。1959年瑞典的 Senning 和1964年加拿大的 Mustard 分别对完全型大动脉转位婴儿实施心房血流转位手术,成功达到生理性矫治效果。该类患儿术前往往因缺氧严重而全身状况差,影响术后的生存率。1966年,Rashkind 发明经心导管用球囊撕裂卵圆窝组织造成房间隔缺损,增加体、肺循环之间的血流混合,使许多大动脉转位婴儿术前循环状况稳定,对提高手术效果发挥积极作用。但是,心房血流转位手术后,使右心室承担体循环泵血功能,导致右心室衰竭是主要的晚期并发症。此外,心房内广泛的缝合线常导致板障梗阻和心律失常。理想的方法是"解剖"矫正,即大动脉调转手术。早期的尝试因冠状动脉转移困难而失败,然而这是手术必须完成的部分。20世纪60年代晚期,成人冠状动脉手术的经验为婴儿冠状动脉移植带来成功的可能

性。1976年,巴西的 Jatene 首先报道大动脉调转手术成功。新的大动脉调转手术很快就成为治疗完全型大动脉转位手术的选择。波士顿儿童医院的 Aldo Castaneda 开始在新生儿期进行这种手术。完全型大动脉转位曾是一种高度致命的疾病,大动脉调转手术的出现,使之转变为在新生儿期可以手术治疗,并且成功率很高,并有希望结果长期良好。

1967年,南非的 Christiaan Barnard,完成世界首例人对人心脏移植手术,同年,Adrian Kantrowitz 对婴儿实施心脏移植。心脏移植可以作为不能手术矫治的复杂先天性心脏病,特别是严重的心肌病的治疗方法。1969年,新西兰的 barratt-Boyes 开发了深度低温和停循环技术,用于新生儿先天性心脏病矫治手术。1971年,法国的 François Marie Fontan 和阿根廷的 Guillermo Kreutzer 报道,将腔静脉血流直接引流入肺动脉的右侧心脏旁路手术,成功治疗三尖瓣闭锁的姑息性手术,成为以后扩大应用范围治疗单心室类型的复杂先天性心脏病的手术选择。1981年,William Norwood 提出治疗左心发育不全综合征的手术方法。20世纪90年代末,Imei 等对矫正型大动脉转位施行双调转手术成功。到此,几乎所有先天性心脏病都可进行根治或姑息手术的治疗。

先天性心脏病诊断及外科手术治疗的发展也受益于其他相关学科的发展。在20世纪70年代,波士顿儿童医院的 Richard Van Praagh 和 Stella Van Praagh 夫妇团队,以及英国的 Robert Anderson 团队分别对先天性心脏病形态学进行深入的研究,他们的研究不仅对建立先天性心脏病顺序分段诊断系统,而且对先天性心脏病分型及诊断、外科手术等都有重要的贡献。影像技术的发展对先天性心脏病的诊断产生深远影响。20世纪70年代的 M 型超声心动图、80年代的二维超声心动图和彩色血流多普勒技术相继应用于临床,不仅能够显示心脏血管形态结构,还能提供血流动力学及心脏功能信息。20世纪90年代食管超声心动图的出现,对心脏手术的指导及手术效果的评估发挥重要作用。心脏超声技术的无创性及操作方便的优点,使其很快成为广泛应用于心血管疾病诊断的首选影像技术。20世纪70年代

相继出现计算机体层成像（computed tomography，CT）及磁共振成像（magnetic resonance imaging，MRI）技术，随着技术的提高能够更清晰显示心脏血管结构，并能够同时显示其他脏器，这对先天性心脏病的诊断发挥重要的辅助作用。心脏超声等影像技术基本能够满足先天性心脏病临床诊断的要求，在大多数病例中可以替代心导管及心血管造影检查。20世纪80年代初，胎儿超声心动图诊断技术的出现，使在宫内识别先天性心脏病成为可能。先天性心脏病的产前诊断为精准评估预后及产前干预创造条件，并为严重型先天性心脏病围产期处理带来积极的影响。部分严重型先天性心脏病的循环是依赖动脉导管的，出生后一旦动脉导管关闭，即出现缺氧、酸中毒和休克，病情迅速恶化通常会导致在手术之前死亡。1973年，Coceani和Olley发现在胎羊中前列腺素 E_1 可扩张动脉导管。患有导管依赖性病变婴儿，如肺动脉瓣闭锁或主动脉瓣闭锁，可应用前列腺素 E_1 维持动脉导管通畅，使必要的手术在病情稳定条件下进行，从而使手术结果得到极大的改善。前列腺素 E_1 的临床应用成为近50年来先天性心脏病治疗中的重大进展。

1966年，Rashkind首先实施经心导管球囊房间隔造口术成功，开创了先天性心脏病介入治疗的新领域。随着不同类型的介入治疗器械研发成功，先天性心脏病介入治疗迅速发展。1969年，Porstmann等首先报道应用海绵堵塞法，成功堵塞动脉导管未闭。之后出现双盘堵塞材料，1992年以后出现新型堵塞材料如弹簧圈、自膨性蘑菇伞堵塞材料。1976年，King和Miller等首先报道，应用双面伞器械封堵成人房间隔缺损。1982年，Kan等首先报道，行经皮球囊肺动脉瓣成形术治疗肺动脉瓣狭窄。1982年，Singer等首次报道，行经皮球囊血管成形术治疗主动脉缩窄的术后再狭窄；1983年，Lababidi等报道，行经皮球囊血管成形术治疗先天性主动脉缩窄。1988年，Lock等率先应用Rashkind双伞闭合器封堵肌部室间隔缺损；1994年，Righy等首先应用Rashkind双伞闭合器封堵膜周部室间隔缺损。该领域技术日新月异，使先天性心脏病的治疗有了更多的选择。

随着先天性心脏病产前诊断的推广，胎儿心脏缺陷的宫内干预也陆续实现。1989年，Maxwell等首次对严重主动脉瓣狭窄的胎儿进行心脏介入手术，扩张狭窄的主动脉瓣取得满意的临床效果。2002年，奥地利林茨儿童心脏中心报道首例肺动脉闭锁伴室隔完整胎儿的心脏介入治疗。2004年，Marshall等报道，为改善左心发育不良综合征伴卵圆孔早闭或分流限制胎儿的血流动力学，实施房间隔缺损造口术。

我国先天性心脏病外科手术治疗起步较早。1944年，吴英恺完成首例动脉导管结扎手术，开创了我国先天性心脏病外科治疗新篇章。新中国成立后先天性心脏病外科治疗发展迅速。石美鑫等，率先开展Blalock-Taussig分流术、Brock分流术等减症手术。1958年，石美鑫等完成首例低温非体外循环下房间隔缺损修补术；同年，苏鸿熙等完成首例体外循环下室间隔缺损修补术。20世纪60年代，我国就有体外循环下法洛四联症矫治手术的报道。1987年，郭加强等首次完成完全型大动脉转位手术。儿科先天性心脏病诊治工作最早在上海、北京及广州等地少数医院开展。1959年，杨思源最早报道先天性心脏病心导管检查；1965年，王惠玲等报道先天性心脏病电影心血管造影检查。20世纪70年代末，上海第二医科大学附属新华医院刘薇廷团队及丁文祥团队相继报道，婴幼儿心导管检查经验及大样本小儿先天性心脏病手术治疗经验，其中最小患儿年龄33天。20世纪80—90年代，婴幼儿及新生儿先天性心脏病诊断及手术治疗发展迅速并取得很大进展。完全型大动脉转位的动脉调转手术等复杂先天性心脏病矫治或减症手术相继成功完成，先天性心脏病治疗效果明显改善。我国先天性心脏病介入治疗起始于20世纪80年代。1981年，上海二医科大学附属新华医院周爱卿等首先报道对完全型大动脉转位新生儿实施心导管球囊房隔造口术。随后在广东、上海、北京等地开展先天性心脏病介入治疗。1984年，钱晋卿等报道采用国产材料的海绵堵塞法经导管关闭动脉导管未闭。1986年，陈传荣等首先报道应用经皮球囊肺动脉瓣成形术治疗小儿肺动脉狭窄的初步结果。1989年，伦恺陵等首先报道经皮球囊主动脉瓣成形术治疗小儿主动脉瓣狭窄。1990年，周爱卿等首先报道经皮球囊血管成形术扩张主动脉缩窄。1997年，广东省心血管病研究所及2002年上海交通大学医学院附属上海儿童医学中心相继报道应用Amplatzer房间隔堵塞装置封堵儿童房间隔缺损治疗结果。1991年，任森根等报道应用Rashkind双伞闭合器封堵室间隔缺损。2001年，国产膜周部室间隔缺损封堵器研制成功，并投入临床应用，国内室间隔缺损介入治疗得到迅速发展。近年来，我国胎儿心脏缺陷宫内介入治疗也已开展。2016年，广东省心血管病研究所报道首例胎儿严重肺动脉瓣狭窄宫内介入治疗成功。此后在上海及青岛多家医院成功完成胎儿肺动脉瓣狭窄或闭锁、胎儿主动脉瓣狭窄的宫内介入治疗。

虽然在很久以前就知道先天性心脏畸形与染色体异常、酒精及药物等环境因素有关，但对心脏畸形的原因仍然知之甚少。在过去的20年里，人们对与心脏正常发育有关的基因及导致心脏畸形的基因突变的知识有了爆炸性的增长。人类基因组计划的完成对理解心脏畸形的遗传原因起到了巨大的帮助。经过研究家族性先天性心脏病及综合征类型先天性心脏病患者的病因，部分已确定有意义的染色体变异及基因突变。大部分单纯性及散发性先天性心脏病患者的病因可能受多种因素影响。具有相同基因突变患者之间的表型可能出现显著差异，表观遗传因素很可能在修饰突变基因的作用方面起着重要作用。对心脏畸形的病因和发病机制的了解，将为今后预防或治疗心脏畸形带来希望。

先天性心脏传导阻滞和房性心动过速等心律失常的诊断及早治疗，为小儿心脏科医生所熟悉。随着先天性心脏病心内直视手术的开展，术后早期和晚期心律失常的增多，导致对心脏电生理学了解的需求增加。1969年，希氏束电图被成功记录，同年应用于儿童，接着心电生理研究发展并应用于临床。1972年，Michaelsson及Engle等报道先天性完全性心脏传导阻滞的国际性研究结果，提供了这种罕见疾病的自然史。1977年，McCue等报道结缔组织疾病母亲与后代完全性心脏传导阻滞的关系。1979年，Garson和Gillette建立了诊断和治疗小儿心律失常的系统方法。应用胎儿超声心动图可以发现胎儿心脏传导阻滞，并

为监测及治疗创造条件。1969年，曾有报道应用外科手术阻断预激综合征患者的旁路。1987年，Huang等首先报道经导管射频消融手术消融旁路或异位自律点。1991年，Walsh等首次报道射频消融手术用于治疗儿童快速型心律失常。20世纪中期，心脏起搏技术开始应用于缓慢性心律失常患者。在过去几十年，起搏技术发展迅速，在起搏脉冲发生器小型化及起搏电极变细方面取得进展，使之更加适合儿科病例应用。20世纪50年代，我国开展儿童各年龄包括新生儿心电图正常值研究，同时应用心电图诊断各种心律失常。20世纪70年代末，国内报道应用起搏器治疗完全性房室传导阻滞、电转复术治疗阵发性室上性心动过速（ventricular tachycardia，VT）的经验。20世纪90年代初，国内报道心腔内正常希氏束电图参数。临床上也逐步开展小儿心内电生理检查、经食管心房调搏及心脏电击复律除颤等检查，以及非药物治疗方法。1994年开始开展射频消融治疗快速性心律失常，并在儿科得到较广泛的应用，目前已成为根治多种类型儿童快速型心律失常的首选方法。根据积累的经验，在2014年发表《中国儿童心律失常导管消融专家共识》。

儿童心肌疾病的诊断及治疗基本参照成人的方法。目前所有心肌炎或心肌病的诊断及治疗专家共识或指南均不针对儿科患者。1994年，美国国家心、肺和血液研究所资助的儿科心肌病注册研究（Pediatric Cardiomyopathy Registry，PCMR）项目启动，持续至今已发表近20篇儿童心肌病的流行病学、病因、临床特点、诊断及治疗预后等多中心研究结果。例如：2006年，Towbin等报道根据1 426例儿童扩张型心肌病分析发病率、病因及预后的结果；2007年，Colan等报道根据855例儿童肥厚型心肌病分析流行病学、病因及预后的结果，均显示儿童心肌病的病因及临床表现与成人心肌病存在差异。这些研究结果对于推动儿童心肌病的研究发挥重要作用。基于儿童心肌病的研究成果，2019年美国心脏协会（American Heart Association，AHA）发表儿童心肌病分类及诊断的科学声明。我国在20世纪50—60年代，曾对克山病的流行病学、病因、临床诊断治疗及预防进行研究。1978年，由中国医学科学院儿科研究所牵

头组织九省、市 100 余所儿科单位成立小儿病毒性心肌炎协作组,开展发病率、病因、临床诊断及治疗等研究。受到国外儿童心肌病研究的影响,2010 年《中华儿科杂志》发文提出重视儿童心肌病的病因诊断。2013 年相继提出《儿童心肌病遗传代谢性病因的诊断建议》《儿童心肌病基因检测建议》的专家共识。近年来,我国儿童心肌病的病因诊断及临床处理已有很多进展。

1967 年,日本川崎富作(Tomisaku Kawasaki)报道 50 例"发热性眼口腔皮肤肢端脱皮综合征,伴或不伴有急性非化脓性淋巴结炎",之后被称为川崎病。1970 年,日本厚生省组织该病的研究,发现主要病变为血管炎,以小动脉为重;冠状动脉的病变较多见,具有一定的病死率,引起儿科临床医生的广泛关注。自日本报道后世界各地纷纷报道,但发病率仍以日本及东亚地区为高。目前川崎病合并的心血管病变已成为儿科临床中主要的后天性心脏病。20 世纪 90 年代以来,国内曾多次开展川崎病流行病学研究,并对不完全性川崎病诊断与治疗,以及冠状动脉病变诊断与治疗开展研究。此外,在其他小儿心血管疾病如晕厥、感染性心内膜炎、肺动脉高压及心力衰竭等方面,近年来都进行了很多研究,并提出相关的诊断及治疗的专家共识,对提高临床工作质量发挥重要作用。

随着小儿心血管疾病诊断及治疗的进展,小儿心脏病也愈来愈受到临床医生的关注。儿科医生的亚专业化成为必然的趋势。大概在 20 世纪 40 年代末和 50 年代早期在美国、加拿大、欧洲,以及其他国家和地区出现儿科心脏病培训项目。1955 年,美国儿科学会的心脏病学分会成立。1964 年,欧洲儿科心脏病学协会成立。1980 年在伦敦举行第一届世界儿科心脏病学大会,随后每 4 年召开 1 次会议。1993 年名称改为第一届世界儿科心脏病学和外科大会。我国儿科心脏病培训项目可能起始于 20 世纪 70 年代初,少数医院儿科提供心血管专业进修。中华医学会儿科学分会心血管专业组成立于 1985 年。同时,全国儿科心血管学术会议每 2 年召开 1 次。自此以后,儿科心脏病培训项目逐渐增多,并且普及。儿科心血管专业医师队伍不断壮大。近年来儿科心血管专

业更加细化,分出心肌病、心律失常、心力衰竭等协作组组织深入研究。

儿科心脏病学经过几十年的发展,成绩斐然,例如:先天性心脏病的手术死亡率明显降低,超过 90% 的治疗存活者进入到成年时期。但是,部分存活者仍伴有心功能不全等不同的合并症,生活质量与正常人比较仍有一定差距。因此,先天性心脏病的治疗目标已经从单纯提高生存率转为争取达到正常人生活质量。实现这个目标仍然需要包括心脏内科、心脏外科、重症监护、麻醉等多学科共同合作努力。影像学技术的发展将有助于更加精准地诊断。治疗方案个性化,根据患儿特点制订治疗方案,采用介入手术、外科手术或外科结合介入手术,尽量减少手术创伤、保护功能,提高手术成功率。遗传分子检测技术将会更便捷、效率更高。重视先天性心脏病的遗传学检查,有助于评估预后及发现合并心功能不全或心律失常的高风险患者。遗传学检查也有助于先天性心脏病病因或高危因素的探索,对制订个性化治疗方案有重要价值。胎儿心脏病的诊断及干预将会是一个热点领域。随着产前诊断技术的发展,不仅在胎儿心脏病早期诊断方面将有更多的进展,而且对先天性心脏病的发生与发展会有更多的了解,有助于破解先天性心脏病防治中的难题。其他系统疾病合并的心血管问题将受到重视,需要跨学科共同研究和处理。例如血液肿瘤化疗或免疫治疗相关的心脏合并症,是儿童时期癌症幸存者最常见的死亡原因,积极防治与肿瘤化疗相关的心血管合并症已成为临床重要的课题,促进形成肿瘤-心脏病学(cardio-oncology)亚专业。已有研究结果显示,成人时期心血管疾病发生的危险因素开始于儿童和青少年时期,例如早产、肥胖、血脂异常及高血压等,我们应该重视危险因素的早发现、早干预。目前许多现有的儿童心肌病、心衰及心律失常诊治方案多借鉴于成人,主要原因是儿童有关的临床循证医学证据,特别是多中心随机对照试验甚少。由于儿童疾病及年龄的特点,募集大量病例及临床试验操作存在较多困难。虽然近年来儿科心脏病学的随机对照试验数量显著增加,但是超过一半的儿科试验招募的参与者少于 50 人,大多数(80%)的研究纳入先天性心脏病患

者,而心衰、心肌炎、肺动脉高压、心律失常儿童的研究相对较少。我们要借鉴北美的儿科心脏网络(Pediatric Heart Network)、儿科心肌病注册研究(Pediatric Cardiomyopathy Registry)等研究项目的经验,积极组织开展我国儿科心脏病学的多中心研究。根据心脏病儿童的研究结果,形成更加适合儿童的诊断及治疗方案,进而提高儿童心脏病的防治水平。我们相信未来的儿科心脏病学将会发展得越来越好。

(陈树宝)

参 考 文 献

1. NOONAN JA. A history of pediatric specialties:The development of pediatric cardiology. Pediatr Res,2004,56(2):298-306.
2. ENGLE MA. Growth and development of pediatric cardiology:a personal odyssey. Trans Am Clin Climatol Assoc,2005,116:1-12.
3. ALLEN HD,SHADDY RE,PENNY DJ.Moss and Adams' heart disease in infants,children and adolescents. 9th ed. Philadelphia:Lippincott Williams & Wilkins,2016.
4. RICHARDSON ME. Paediatric cardiology:The last 50 years. Journal of Paediatrics and Child Health,2015,51(1):30-33.
5. GURSU HA,CETIN II. The history of paediatric cardiology on stamps.Cardiology in the Young,2018,28(1):1-8.
6. 王惠玲,李家宜. 建国三十年来儿科心血管专业工作概况(1949—1979). 中华儿科杂志,1979,17(4):201-204.
7. 王惠玲. 我国儿科心血管疾病临床回顾与展望. 中国实用儿科杂志,2000,15(9):515-518.
8. 周爱卿. 我国小儿先天性心脏病介入治疗的历史回顾、现状和展望. 中国实用儿科杂志,2007,22(2):81-84.
9. 刘迎龙,苏俊武. 建国70年来我国先天性心脏病诊治回顾与进展. 中国医药,2019,14(9):1281-1284.
10. HARRIS KH,MACKIE AS,DALLAIRE F,et al. Unique challenges of randomised controlled trials in pediatric cardiology.Canadian Journal of Cardiology,2021,37(9):1394-1403.

第一篇
基 础 知 识

第一章

心脏胚胎发育及分子调控

先天性心脏及血管畸形均由胚胎期心脏血管发育异常所形成。熟悉心脏及血管的胚胎发育过程,对理解先天性心脏血管畸形的病理形态变化及临床诊断均具有十分重要的意义。心脏血管在胚胎发育的早期形成,其过程非常复杂。目前关于心脏血管胚胎发育的资料,大多来源于对不同动物胚胎发育阶段的心脏血管发育演变实际观察的结果,以及对动物进行实验胚胎学研究的发现。有些心脏血管胚胎发育的现象尚属推测。迄今尚难以对人类胚胎发育过程进行系统的观察。

近年来新的研究技术,例如扫描电镜、放射性核素标记、组织化学及分子生物学等技术应用于心脏血管胚胎发育的研究。有关正常心脏血管的胚胎发育(embryonic development of heart and vessels)过程,心脏血管畸形的发生机制已有很多报道。但是距离完全阐明人类心脏血管胚胎发育的过程及机制仍有很大的差距。

胚胎发育阶段或胚龄以受孕后时间表示,或以体节数表示。体节不易计数时可用胚胎的头顶-臀(crown to rump)长度表示。实际在同一胚胎发育阶段,心脏血管的不同部位均发生着形态结构的变化。为了阐述方便,将正常心脏血管胚胎发育按心管形成、心环形成、各部位分隔及成熟分别阐述。各种先天性心脏血管畸形的胚胎发生可参见有关章节。

一、心脏胚胎发育

1. 心管的形成　卵子在输卵管内受精后经过分裂,细胞数增加,但体积不增,形成密实的多细胞体称为桑葚胚(morula),并逐渐移入子宫腔。受精后第4天,桑葚胚内出现腔而形成囊胚(blastocyst)。囊胚早期有外层细胞(滋养层)和

内层细胞团。内层细胞团最初分化为两层,即外胚层及内胚层,并形成椭圆形的盘状结构。在第3周初,外胚层表面出现纵行的原线(primitive streak),是新细胞层起源处。外胚层细胞向原线移行,而陷入外胚层与内胚层之间形成中胚层。在囊胚期,发育成不同器官的细胞群已经出现,并占据确定的空间位置。前心细胞位于沿原线两侧中1/3外胚层。前心细胞移行经原线达原结两侧的中胚层组成生心区(cardiogenic field),并在前脊索(prechordal)区中线联合而形成呈新月形的生心板。在发育过程中,靠近中线的中胚层增厚,外侧部分较薄并分为两层,即壁层与脏层,两层之间为胚内体腔,以后衍化成心包、胸膜及腹膜腔。第3周初,血岛在脏层中胚层卵黄囊壁上形成,并衍化为血液成分及血管。在卵黄囊与左、右胚内体腔突起间的中胚层处,形成左、右纵行的心内膜管(endocardial tube),颅侧与第一对动脉弓相连,尾侧与回流静脉相连。心内膜管有两层,内层为心内膜,外层为心肌外膜(epimyocardium),两层之间为心脏胶冻(cardiac jelly)。起初,生心区位于前脊索区前。随着中枢神经系统的迅速发育,导致生心区沿横轴180°旋转移至口咽膜的腹、尾侧(图1-1)。同时,体节区域的迅速发育导致胚胎外缘向腹侧弯曲,将两侧心管相互靠拢,从颅侧向尾侧融合成单一的原始心管(primitive heart tube)(图1-2)。在第22~26天出现心管搏动。

2. 心环的形成　原始心管形成后,为短的直形结构,外形上有若干膨大的部分,从尾侧向颅侧分别为成对静脉窦(sinus venosus)、共同心房、原始心室、心球(bulbus cordis)及主动脉囊(图1-3)。静脉窦掩埋在横隔(septum transversum)的间质中,与共同心房之间的凹陷为窦房沟。共同心房与原始心室结合处为房室管。原始心室以后

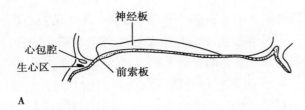

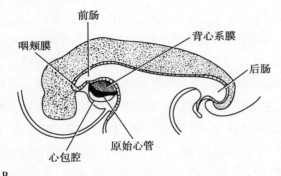

图 1-1 胚胎的矢状切面,显示生心区的部位及横轴的旋转

A. 体节出现前胚胎;B. 14 对体节的胚胎。

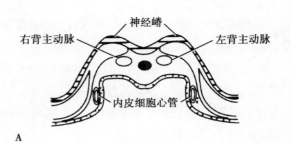

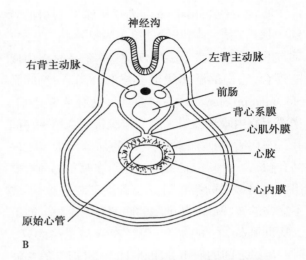

图 1-2 胚胎的额状切面,显示原始心管形成

A. 2 对体节的胚胎;B. 12 对体节的胚胎。

发育成为左心室的心尖部和两个心室的流入道部。心球也称圆锥,以后发育为两个心室的流出道部及右心室的心尖部。原始心室与心球之间结合处为球室孔(bulboventricular foramen)。主动脉囊(动脉干)被掩埋在位于前肠前的腮弓间质中。各段心管结构在发育过程中出现不同变化。直形原始心管经过迅速发育而形成弯曲的"S"形管,即心环(cardiac loop)形成。正常胚胎发育,心球心室段先向腹侧,继而向右弯曲,即为右环(dextro-loop)。由此导致解剖右心室始基位于右

侧,解剖左心室始基位于左侧。心球心室段向右弯曲时,房室管也向背侧弯曲,心房及静脉窦也同时向颅侧弯曲移至心室的背上方(图 1-3)。过去曾认为原始心管发育呈"S"形,心环的形成是由心管迅速发育受到相对发育缓慢的心包腔限制所致。实验研究证明心管右环形成是遗传所决定

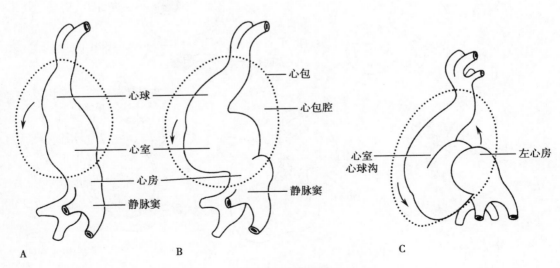

图 1-3 心环形成

A. 22 天时;B. 23 天时;C. 24 天时。

的。起初原始心管的形态左右对称,但两侧特定部位的细胞分布不一致,左、右位置已预先确定。

3. 心房的分隔 心环完成后,心脏的外形类似成熟的心脏,但内部结构仍为单一的,带有若干膨大部分的圆柱形管道。心脏内部的分隔过程约在第 26~37 天之间进行。

心房分隔(atrial septation)从原始心房的背壁中部出现第 1 隔开始。第 1 隔呈镰状,其 2 支朝向房室管,并与同时出现在房室管的心内膜垫连合,它们的游离缘汇合成孔,即第一房间孔(foramen primum),右心房血液经此孔入左心房。来源于心内膜垫及第 1 隔的组织将闭合第一房间孔。在闭合前,第 1 隔颅背侧的部分出现第二房间孔(foramen secundum)。以后,在第 1 隔的右侧出现也呈镰形的第 2 隔,2 支朝向下腔静脉,形成不完整的卵圆形。其围绕的底部为第 1 隔。在第二房间孔处,右侧的第 2 隔游离缘与左侧的第 1 隔游离缘之间的通道为卵圆孔。胎儿时期第 2 隔与第 1 隔形成活瓣,可使下腔静脉回流血液经卵圆孔(foramen ovale)进入左心房。出生后左心房压力升高使第 1 隔与第 2 隔融合则卵圆孔闭合,在房隔的右侧面上可见卵圆窝的特征(图 1-4)。

4. 房室管的分隔 介于心房始基与左心室小梁部始基的房室管(atrioventricular canal)在心环形成初期呈颅-尾纵向的管道,向后弯曲后房室管的纵轴呈腹-背侧方向。心环形成后,头顶-臀长度约 6mm 时,房室管内出现 2 个间质组织块,即上(腹)心内膜垫和下(背)心内膜垫。同时在房室管的左、右壁出现 2 个侧心内膜垫。在未融合前,心内膜垫有瓣膜样功能。胚胎的头顶-臀长度达 10mm 时,上、下心内膜垫相互融合,将房室管分隔成 2 个房室孔(图 1-5)。心内膜垫(endocardial cushion)也参与房隔第一房间孔的闭合。下心内膜垫参与形成分隔左、右心室流入道的间隔,包括分隔左心室与右心房的房室隔,以及 2 个心室流入道的室间隔部分。下心内膜垫可能也参与形成膜部间隔的房室及心室间部分。

房室瓣发育(development of atrioventricular

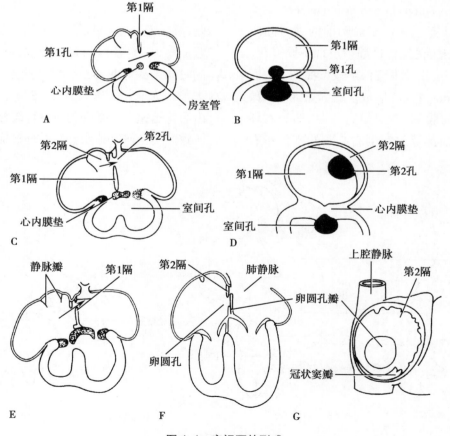

图 1-4　房间隔的形成

(引自:LANGMAN J. Medical Embryology, 4th ed. Baltimore: Williams&Wikins, 1981.)

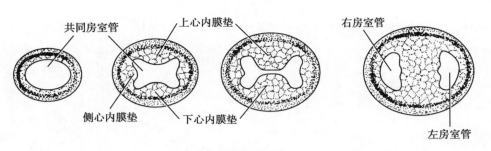

图 1-5　房室管分隔

上方标注（从左到右）：共同房室管　上心内膜垫　右房室管
下方标注：侧心内膜垫　下心内膜垫　左房室管

valves）来源于房室管心内膜垫，右背侧圆锥嵴和心室壁。二尖瓣后叶起源于左侧房室管心内膜垫，二尖瓣前叶来源于上、下心内膜垫。三尖瓣后叶来自右侧心内膜垫，隔叶来自下心内膜垫，前叶则起源于右背侧圆锥嵴和右侧心内膜垫。房室瓣叶组织初为肌性，后经细胞分化而转变为薄的结缔组织，呈膜状。房室瓣的腱束、乳头肌由心室壁分层形成。

5. 心室的分隔（ventricular septation） 在胚胎头顶-臀长度为 3mm 时，原始心管的流入道（原始心室）段和流出道（近球）段的发育快于两段之间的原始孔（primary foramen），在其前下缘肌肉嵴发育隆起的室间嵴呈矢状走向，室间嵴的右侧为右心室，左侧为左心室。该部分也称为原发隔（球室隔），表面光滑。随着心室腔的发育扩大，流入道段底部肌小梁紧合而形成室间隔的第二部分，该部分表面不平，分隔两侧心室的流入道部分，也称为流入道隔，构成室间隔的大部分。二部分融合的边界在室间隔的左心室面上，由于二尖瓣形成的重构而不明显；在室间隔的右心室面上的隔缘小梁（septomarginal trabeculum）就是原发隔的边缘。在胚胎头顶臀长度 6mm 时，流出道段内出现局部突出的嵴，类似房室管部位的心内膜垫，有远、近，二对嵴。二对嵴的方位呈螺旋状，故在 16mm 胚胎时相互汇合形成螺旋状的隔。该部分为室间隔的第三部分，流出道隔（球或圆锥动脉隔）。

在原始心管心环形成的初期，右心室始基与左心室始基之间仅在前方出现室间嵴，其间为第一室间孔，呈完整的矢状环形，除前缘为室间嵴外，其余边缘均为原始心管的壁。随着心环的形成，心室圆锥孔由右心室的上方向左移行靠近中线，并骑跨于左、右心室之上。房室孔也由左

心室的后方向中线移行而位于左、右心室的后上方。原第一室间孔已不是完整的环形，上缘是右背及左腹侧圆锥嵴，后缘为上、下心内膜垫，前缘则是肌部室间隔，此时称为第二室间孔。当圆锥嵴汇合形成圆锥间隔，上、下心内膜垫汇合成中心心内膜垫而将房室孔分隔成两个房室孔后，原第二室间孔的上缘及后缘恢复完整，此时则称为第三室间孔。随着圆锥间隔（第三室间孔上缘），中心心内膜垫（第三室间孔的后缘）及肌部室间隔（第三室间孔的前、下缘）的发育，第三室间孔的口径已明显缩小（图 1-6）。在胚胎头顶-臀长度 16~17mm 时由其周边组织共同参与关闭第三室间孔，该部分为膜部间隔。因三尖瓣环横跨于其上，而将其分为两部分，三尖瓣环之上部分为分隔左心室与右心房的膜部间隔，三尖瓣环之下部分为分隔左、右心室的膜部间隔。

6. 圆锥动脉干的分隔（conotruncal septation） 最初，位于第 1 对主动脉弓与原始心室之间的圆锥动脉干为直筒状结构，随着内壁上出现圆锥及动脉干嵴，不断增长并相互汇合形成间隔而最终分成两个管道。圆锥部的发育经历分隔、移行及吸收三个过程。在心环形成初后期，沿圆锥部内壁出现右背侧及左腹侧圆锥嵴，同时在动脉干内壁也出现右上及左下动脉干隆起。在分隔过程中，右背侧圆锥嵴顺时针旋转（自头侧观）至左腹侧，而左腹侧圆锥旋转至右背侧，远端部分也同样地旋转，最后圆锥嵴相互汇合形成圆锥间隔将圆锥段分成前外侧及后内侧圆锥。前外侧（肺动脉下）圆锥与解剖右心室连接，后内侧（主动脉下）圆锥与解剖左心室连接。圆锥在发育过程中被吸收缩短，主动脉下圆锥大部分吸收，肺动脉下圆锥吸收较少。因此，主动脉瓣与二尖瓣连接部位无肌肉组织，而肺动脉瓣与三尖瓣之间仍存在肌性

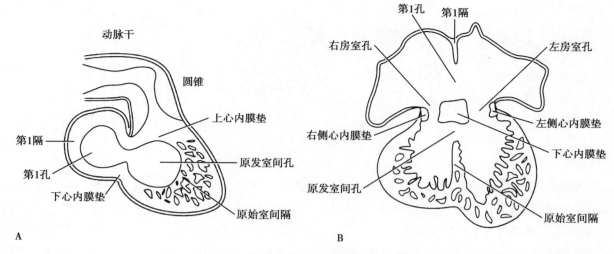

图 1-6　室间隔的形成

圆锥结构。右背侧圆锥嵴与房室管右侧心内膜垫参与室上嵴的形成。动脉干的分隔由动脉干隆起及主动脉与肺动脉间隔发育完成。主动脉与肺动脉间隔起源于第 4 与第 6 对主动脉弓之间主动脉囊的心外间隔，将远端动脉干分隔为升主动脉及肺动脉主干。在动脉干近端，动脉干隆起相互汇合形成动脉干间隔时，同时参与肺动脉瓣叶及主动脉瓣叶的形成。在未旋转前，升主动脉及主动脉瓣口同在右侧，肺动脉主干及肺动脉瓣口同在左侧。由于主动脉弓位置固定圆锥动脉干顺时针旋转后，主动脉瓣口向左后方旋转，肺动脉瓣口向右前方旋转，以致升主动脉与主肺动脉从平行关系变成螺旋形的关系。在颅侧，升主动脉位于前右与后内侧圆锥连接，而主肺动脉位于后左与前外侧圆锥连接（图 1-7）。

7. 主动脉弓的发育　主动脉弓（aortic arch）的发育与咽弓的发育密切相关。胚胎发育早期为腮弓型（branchial type）动脉系统，包括主动脉囊（aortic sac）、主动脉弓及成对的背主动脉。在原始心管形成后，主动脉囊与第 1 对主动脉连接，主动脉分别沿前肠两侧向背侧延伸，在胚胎背部沿中线平行向尾侧走行，并在胚体各体节间发出节间动脉。胚长 4~5mm 时，在第 7 节间动脉起始部的远端，相当于第 9 节间动脉水平，两侧主动脉合并成单一的背侧动脉。主动脉囊分出的主动脉位于腹侧称为腹侧主动脉，围绕前肠弯曲部分称为主动脉弓，走行于背侧部分为背侧主动脉。在第 1 对主动脉弓与背侧主动脉之间相继出现第 2~6

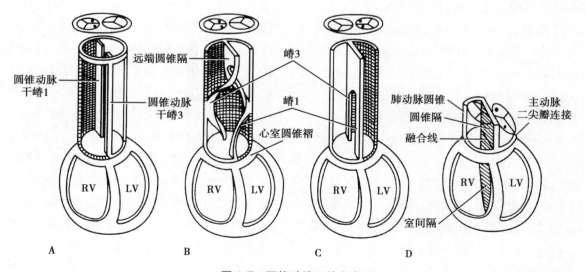

图 1-7　圆锥动脉干的发育

（引自：GOOR DA，DISCHE R，LILLEHEI CW. The conotruncus. Circulation XLIV，1972：375.）

对主动脉弓。主动脉囊分出第3、4、6对主动脉弓后，主动脉囊才分隔为主动脉与肺动脉部分。6对主动脉弓经历出现、消失，以及某些动脉弓段中断和移位演变的过程。随着心脏降入胸腔，大动脉走行方向也随之发生变化。这些变化导致对称的腮弓型动脉系统转变，并最终形成为不对称的成熟动脉弓。

当第3、4对主动脉弓出现后，第1、2对主动脉弓变成纤曲、细长的管道，第1对主动脉弓参与形成上颌动脉，第2对主动脉弓参与形成镫骨动脉。第4周末，第3对主动脉弓出现，最终参与形成颈总动脉及颈内动脉的近端（颈内动脉远端部分来源于背主动脉的颅侧部分）。第3对主动脉弓出现后即出现第4对主动脉弓，它的左、右侧发育转化不同。右侧近端和部分主动脉囊形成无名动脉。右侧远端形成右锁骨下动脉的近端部分。右锁骨下动脉的远端部分起源自右背主动脉和右侧第7节间动脉。左侧第4对主动脉弓形成左颈总动脉与动脉导管之间主动脉弓段。第5对主动脉弓出现后即消失。右侧第6对主动脉弓的远端部分消失，近端部分形成右肺动脉近端，左侧第6对主动脉弓近端部分形成左肺动脉近端，远端部分成为动脉导管。正常腮弓型动脉系统的发育过程中，有4处发生中断，即右侧第6对主动脉弓在右肺动脉与右背主动脉之间，因此没有动脉导管；第3与第4对动脉弓之间的背侧主动脉；右锁骨下动脉尾侧的背侧主动脉（右侧）中断吸收；第1~6对节间动脉（图1-8）。在早期胚胎时，心管动脉干端在第1体节颅侧端相距2个体节长度，而发育完成后，心脏动脉干衍生结构位于第5胸椎，即下降约13个体节。胚长2~14mm阶段下降慢，胚长14~17mm阶段下降快，第4动脉弓从第1颈椎移行至第4~5胸椎。随着心脏下降至胸腔，左背侧主动脉缩短约4个椎体长度，使动脉导管与左锁骨下动脉距离缩短。主动脉弓按胚胎发育来源可分为4段，即主动脉瓣至左颈总动脉段衍生自主动脉囊；左颈总动脉至动脉导管开口段衍生自左第4动脉弓；动脉导管开口至左锁骨下动脉段衍生自左背侧主动脉的第3~7节间动脉；左锁骨下动脉远端部分衍生自联合的背侧主动脉。

8. 肺血管的发育（development of pulmonary vasculature） 胚长3~4mm时，原始咽腹侧出现气管、支气管的始基，与前肠平行向尾侧生长，并分为左、右支气管始基。胚长6mm时围绕咽及发育中的气管出现肺毛细血管丛，以后形成肺动脉的腮弓后（postbranchial）部分。左侧第6对主动脉弓远端腹侧部分被吸收，背侧部分形成动脉导管（ductus arteriosus）。左肺动脉近端来源于左第6对主动脉弓近端，远端来源自腮弓后的纵行血管。右侧第6对主动脉弓近端衍生为右肺动脉近端，肺门内右肺动脉为腮弓后部分（图1-9）。支

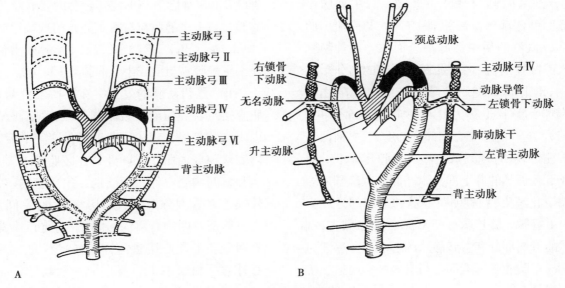

图1-8 主动脉弓的衍化

（引自：BARRY A.The aortic arch derivatives in the human adult.Anat Rsc,1951,111:221.）

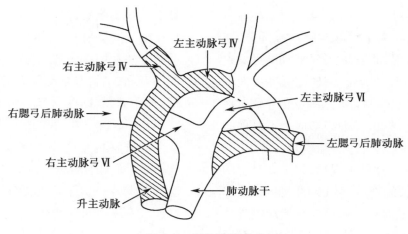

图 1-9　肺动脉的形成

气管血管出现较晚。在第 20~32 周，沿肺内支气管分支，并形成与肺小动脉的交通吻合。这种前毛细血管吻合仅短暂存在。肺由两个肺芽发育形成。肺芽表面有毛细血管丛，即内脏丛。随着肺的分化，部分内脏丛形成肺静脉丛，并最终发育为肺静脉（pulmonary vein）。初期，肺静脉丛通过内脏丛与主静脉系统、脐静脉和卵黄静脉系统交通。左心房上壁向肺静脉丛凸出形成肺静脉始基即总肺静脉，最终与肺静脉丛连接，并形成左、右肺静脉分支。

9. 体静脉的发育　原始心管的颅侧末端是静脉窦，与之连接的有 2 对胚外静脉和 1 对胚内静脉。胚外静脉即卵黄静脉及脐静脉，互相位于内、外侧。胚内静脉为总主静脉（common cardinal vein），分别从两侧与静脉窦连接。总主静脉由引流胚胎颅侧部分血液的前主静脉，与引流胚胎尾侧部分血液的后主静脉汇合而成。卵黄静脉在汇入静脉窦前，在将来发育成肝脏的部分形成血管网，即肝窦状隙。静脉窦与肝窦状隙之间的近端卵黄静脉也称为肝心通道（hepatocardiac channel）。随着静脉窦右侧部分的增大，血液回流转向右侧近端卵黄静脉，使卵黄静脉逐渐增大而演变成下腔静脉的肝上部分。左侧卵黄静脉近端及远端退化消失，右侧卵黄静脉的远端部分成为肠系膜上静脉。脐静脉与肝窦状隙有交通；左、右脐静脉的近端部分和右脐静脉的远端部分逐渐缩小、消失；左脐静脉远端部分与右侧肝心通道连接而成为静脉导管。

主静脉系统发育变化很大。在胚胎第 8 周，两侧前主静脉之间建立交通血管。右总主静脉与右前主静脉的近端部分尾侧共同形成上腔静脉，奇静脉的入口是两部分胚胎起源的分界。右前主静脉近端部分颅侧衍化成右侧头臂静脉。两侧前主静脉间的交通血管衍化成无名静脉及左侧头臂静脉。当血流转向右侧，左总主静脉远端萎缩，残留部分与静脉窦左侧部分形成冠状静脉窦。主静脉的尾侧部分衍变复杂，两侧后主静脉在起始部分先后分出下主静脉及上主静脉，后主静脉在中肾的背侧，下主静脉在中肾的腹、内侧；上主静脉在后主静脉的背、内侧。三组静脉间形成吻合支，并在尾端形成骶主静脉。右下主静脉的近端与右侧肝心通道衍化为下腔静脉（inferior vena cava）的肝段，其余部分则成为下腔静脉的肾段（包括肾静脉），上主静脉参与形成肾静脉入口远端的下腔静脉。右上主静脉与右后主静脉的近端形成奇静脉（azygos vein）。近段左、右上主静脉间吻合支与左上主静脉参与形成半奇静脉（图 1-10）。

10. 冠状动脉的发育　在胚胎发育初期，心肌直接从心腔血液中吸取营养，以后则通过心肌内窦状隙吸取营养。冠状动脉发育完成后，心肌内窦状隙成为肌小梁间隙。在胚胎第 5 周，房室沟和室间沟处心外膜下出现内皮血管网，右后心外膜下血管网分布于右心房室沟、后室间沟、右心室前壁及两侧心室的横隔面；左前心外膜下血管网分布于左心房室沟、前室间沟及左心室壁。心外膜下血管网汇合将形成冠状动脉（coronary artery），其分支穿过心肌与心肌内窦状隙连接。心外膜下血管网穿过主动脉壁建立通道而发育成

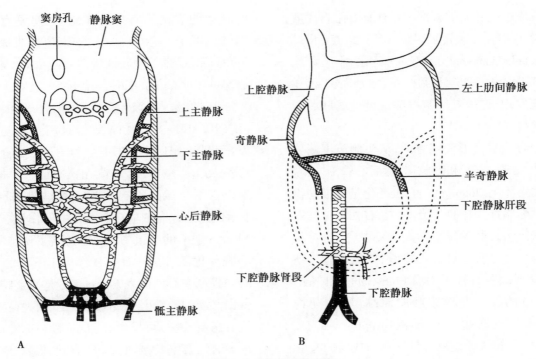

图中标注：
窦房孔　静脉窦
上主静脉
下主静脉
心后静脉
骶主静脉
A

上腔静脉
奇静脉
下腔静脉肾段
左上肋间静脉
半奇静脉
下腔静脉肝段
下腔静脉
B

图 1-10　体静脉的发育

为冠状动脉的近端部分。

11. 心房及心室的发育　心房的发育过程除了分隔尚与静脉窦及肺静脉发育有关。原始心房经窦房孔与静脉窦相通，窦房孔位于中央并有瓣膜以防止心房收缩时血液回流。胚龄 4~5 周时，随着血流偏向右侧，窦房孔也移向右侧。左侧脐静脉及卵黄静脉退化，静脉窦左侧部分缩小并以窦房褶与原始心房左背部分隔。静脉窦右侧部分扩大而呈垂直方向，并融合于右心房，该部分构成右心房光滑部或窦部，以终嵴与原始心房为界。右心房光滑部有上、下腔静脉及冠状静脉窦的入口，原始心房部分有右心耳。上部静脉窦瓣膜消失，下部发育成为下腔静脉的欧氏（Eustachian）瓣和冠状静脉窦（thebesian）瓣。左心房与肺静脉丛吻合后，总肺静脉分支及其近端融合于左心房，也构成左心房的光滑部，形成左心房的后壁，有 4 根肺静脉的入口，但无终嵴。原始心房部分有左心耳。

原始心室分隔后，左、右心室继续扩大发育。心室腔可分为 3 部分，即流出道部（圆锥部）、流入道部及小梁部。除了心室腔向外扩大外，心室内壁肌肉不断吸收也使心室腔扩大，心室内壁高低不平为小梁化的特点。

二、心脏发育的分子调控

心脏的发生及胚胎发育过程复杂，经历心脏原基的出现、心管形成、心脏环化、房室分隔、血管发育及房室发育等阶段，多个基因及信号通路在不同时期和空间对其进行精细调控。对多种模式动物，如果蝇、斑马鱼、鸡及小鼠等的研究发现，在进化过程中心脏的发育具有保守性。

心脏发生起始于原肠胚阶段，从前部侧板中胚层的祖细胞特化为心脏前体细胞，经过迁移形成心脏原基（heart primordium）。这个过程受到来自邻近内胚层的信号分子（signaling molecule）影响。这些信号分子包括转化生长因子（transforming growth factor，TGF）β 家族［如骨形态生成蛋白（bone morphogenetic protein，BMP）］、成纤维细胞生长因子（fibroblast growth factor，FGF）等促进心脏发生；来自背/中部结构（包括神经和真皮外胚层）的信号分子 *Wnt3A*、*Wnt8*、*Chordin* 等抑制心脏形成，它们共同调节心脏发生的转录因子，如同源框基因 *NKx2.5*、GATA、T-box 转录因子（Tbx）的表达影响生心区的发育。转录因子 NKx2.5、GATA-4/-5/-6 均在早期的心脏前体细胞中表达，在心脏发育与心肌分化中调控心脏特异基因的表达。

心脏原基向胚胎的腹部中线迁移并融合形成线性心管,GATA 家族转录因子、碱性/螺旋-环-螺旋(basic/helix-loop-helix,bHLH)转录因子家族 Mesp1 和 dHand 等均参与调控心管的形成。模式动物研究发现,这些基因被敲除或突变的胚胎心管形成异常。

初期心管呈直形头尾方向,从头侧至尾侧分别为心球、心室、心房和静脉窦,随后心管沿左-右轴向右发生环化(looping)。心脏环化是脊椎动物所有不对称器官发育的开始,由左-右轴不对称发育信号决定。在胚胎发育早期,不同器官发育起源的结构大部分位于胚体的中线,两侧对称。动物实验发现,左-右轴不对称(left-right body axis asymmetry)的发育起源于胚胎原结[哺乳动物的结(node),斑马鱼的库氏泡(Kupffer vesicle,KV)],原结上的微纤毛顺时针摆动形成右向左的 Nodal 液流,打破胚胎原结左右对称的状态;原结旁细胞感知 Nodal 液流,激活下游左侧的特异性生长因子和转录因子,如 Notch 信号通路,使左侧结旁细胞表达 Nodal 基因;Nodal 信号转导至左侧侧板中胚层(left lateral plate mesoderm,LPM),并上调 Nodal、Lefty2 和 Pitx2 等基因在 LPM 的表达量;转录因子 Pitx2 等调节身体左侧的基因程序,形成神经、消化、循环及呼吸系统等内脏器官在左、右侧的差异,即发生侧化(laterality)或不对称化(asymmetry)。多条信号通路如 SHH、NOTCH、Nodal、BMP、Wnt 信号通路等参与调控该过程。原结纤毛的结构与功能异常、相关信号通路或信号分子的异常均影响左-右体轴的建立,导致内脏异位与先天性心脏病的发生。

心管环化后房室腔形态才能被识别,心腔的分隔及心房、心室的形成与许多基因相关。在心管时期多数房室特异基因广泛表达,而后局限于某个区域。心房、心室肌细胞分别表达不同的房室特异基因。视黄酸信号是心房特化的关键信号,而表达于左、右心室的同源结构域因子 Irx4 抑制心房特征的出现。视黄酸直接作用的心房转录程序与 Irx4 调节的心室转录程序相互拮抗,共同塑造出心脏腔室的特性。Tbx5 高表达于心房,可以调节视黄酸的作用,Tbx5 基因显性突变的鼠胚表现为窦房区发育不全。核孤儿受体 COUP-TFII

特异性的表达于心房前体,是心房发育所必需的转录因子。心房特异性基因包括肌球蛋白轻链-2a(MLC-2a)、慢肌球蛋白重链(slow MyHC3)、心房钠尿肽(atrial natriuretic factor,ANF)等。

碱性/螺旋-环-螺旋转录因子 dHAND 和 eHAND、MEF-2C、GATA 等转录因子参与心室的发育调节。dHAND 和 eHAND 分别表达于原始右心室及左心室节段,小鼠 dHAND 缺失导致右心室发育不全,而 eHAND 缺失时,早期胚胎缺陷死亡,不能明确其在左心室发育中的作用。但是在 NKx2.5 缺陷的小鼠中,dHAND 被下调,胚胎死于心脏环化期,说明 eHAND 作用于下流的 NKx2.5 共同控制左心室的发育。mef2C 是心室特定调节蛋白必需的辅助因子,小鼠 mef2c 缺失(正常表达于心房与心室)可导致胚胎左、右心室发育不全。Irx4 也是心室特异性基因,表达依靠 dHAND 和 NKx2.5。这些转录因子激活心室特异性基因包括肌球蛋白轻链-1v(MLC-1v)、肌球蛋白轻链-2v(MLC-2v)、β-肌球蛋白重链(β-Myhc)等的表达。

心室腔形成后心肌发育小梁、心壁致密。许多基因参与心脏肌肉壁的发育,视黄醛衍生物受体基因突变纯合体小鼠伴有心室发育不良、心肌壁致密缺陷。N-myc、TEF-1 和神经纤维瘤(NF-1)基因突变的小鼠也有类似的表现。心内膜与心肌层之间的内皮-心肌信号途径在心肌发育中起重要作用,VEGF 信号、神经调节蛋白信号和 angiopoietin-1 生长信号等信号途径,在心内膜内皮细胞和心肌细胞之间相互作用,调控心肌的发育。这些信号途径受阻将影响心肌小梁的形成,多数胚胎早期死亡。神经调节蛋白(neuregulin)生长因子表达于心内膜,为心室肌小梁发育所必需的。Neurogulin 及其受体 erbB2 和 erbB4 缺失的小鼠心室肌小梁不能形成。

心脏房室管及流出道区域的心内膜细胞在信号分子(如 TGF-b、BMP 等)的诱导下启动内皮-间充质转化(endothelial-to-mesenchymal transition,EndMT),转化为间充质细胞并发生迁移、增殖和分泌细胞外基质,形成心内膜垫参与房室孔分隔、流出道发育。Wnt/β-catenin、TGF-β/BMP/Smad、VEGF、Notch 等多种信号通路与转录因子 NFATc 等参与调控 EndMT,心内膜 EndMT 过程异常可导致房室通道畸形和流出道异常。转录因子 NFATc 和 Smadb 在心脏瓣膜形成中起关键作用。NFATc 缺失的小鼠,心脏瓣膜不能形成。Smadb 缺陷的小鼠,心脏瓣膜增厚,呈胶质化瓣膜。

不仅心内膜的 EndMT 参与心脏流出道的发育,心脏神经嵴(cardiac neural crest)亦起着重要作用。来源于颅脑枕部神经嵴的心脏神经嵴细胞通过第 3、4 和 6 咽弓向原始心管迁移,经过迁移、上皮-间充质转化及上皮细胞与邻近的间充质细胞的相互作用,停留在动脉干和动脉圆锥等部位,参与形成心室流出道,以及大动脉的形成与分隔。心脏神经嵴的迁移发育受到许多基因的调控,包括 *Pax3*(*Splotch*)、视黄酸受体(*RXR/RAR*)、内皮素 1(*ET-1*)、*dHAND*、*Ckx43* 等。这些基因突变影响神经嵴细胞的发育导致圆锥动脉干畸形的出现,如 *Pax3* 突变小鼠表现出永存动脉干及主动脉弓畸形,维生素 A 过多或缺乏的胚胎出现心脏流出道畸形。

心脏的发育是一个非常复杂的过程,虽然通过对模式动物的研究,已初步了解心脏发生及早期发育过程中的信号分子调控,但许多细节问题及一些具体的作用模式仍不清楚,有待进一步研究阐明。

(陈树宝　徐　让)

参 考 文 献

1. MOORMAN A,WEBB S,BROWN NA,et al. Development of the heart:(1)Formation of the cardiac chambers and arterial trunks. Heart,2003,89(7):806-814.
2. ANDERSON RH,WEBB S,BROWN NA,et al. Development of the heart:(2)Septation of the atrium and ventricles. Heart,2003,89(8):949-958.
3. ANDERSON RH,WEBB S,BROWN NA,et al. Development of the heart:(3)Formation of the ventricular outflow tracts,arterial valves and intrapericardial arterial trunks. Heart,2003,89(9):1110-1118.
4. NEMER M. Genetic insights into normal and abnormal heart development. Cardiovascular pathology,2008,17(1):48-54.
5. 张月娟,曾伟奇,吴秀山. 心脏发育的基因调控. 生命科学研究,2001,5:40-45.
6. 吴秀山. 心脏发育. 北京:科学出版社,2006.
7. 吴秀山. 信号调控与心脏发育. 北京:化学工业出版社,2006.
8. GISE A,PU WT. Endocardial and epicardial epithelial to mesenchymal transitions in heart development and disease. Circ Res,2012,110(12):1628-1645.
9. CHRISTOFFELS V,JENSEN B. Cardiac morphogenesis:specification of the four-chambered heart. Cold Spring Harb Perspect Biol,2020,12(10):a037143.
10. GRIMES DT,BURDINE RD. Left-Right patterning:Breaking symmetry to asymmetric morphogenesis. Trends Genet,2017,33(9):616-628.
11. WAGNER M,SIDDIQUI MA. Signal transduction in early heart development(Ⅰ):cardiogenic induction and heart tube formation. Exp Biol Med(Maywood),2007,232(7):852-865.
12. WAGNER M,SIDDIQUI MA. Signal transduction in early heart development(Ⅱ):ventricular chamber specification,trabeculation,and heart valve formation. Exp Biol Med(Maywood),2007,232(7):866-880.

第二章

心脏的解剖

一、心脏的位置和毗邻

心脏位于胸腔纵隔内,周围裹以心包。心脏约2/3位于身体正中矢状面的左侧,1/3位于右侧。由于在发育过程中心脏沿纵轴向左旋转,心脏的纵轴自右后上方向左前下方倾斜,与身体正中矢状面成45°角。因此,右心房和右心室位于右前方,左心房和左心室位于左后方。新生儿和2岁以上幼儿多呈横位,以后逐渐变为斜位。小儿开始行走后肺和胸廓的发育,以及膈的下降也影响心脏的位置。

心脏的胸肋面隔心包与胸骨、第2~6肋软骨和胸横肌相对,大部分被胸膜和肺遮盖,小部分与胸骨体下半部和左侧第4~6肋软骨相邻。左、右侧面隔心包与纵隔胸膜和肺相邻。膈面隔心包与膈毗邻,并与膈下方的肝左叶和胃底相对。后面隔心包和第5~8胸椎相对,与主支气管、食管、胸主动脉、奇静脉、半奇静脉、胸导管和迷走神经等毗邻。

二、心脏的外形

心脏是一个中空的肌性器官。初生时各心腔容量为20~22ml,1岁增至2倍,2岁半至3倍,近7岁至5倍,即100~110ml。以后增长缓慢,青春期初期为140ml。后来增长又逐渐加快,18~20岁达240~250ml。

我国新生儿心脏的长径为3~4cm,宽径3~4cm,前后径2~3cm。两岁时增大0.5倍,12岁时增大2倍。新生儿的心脏重为16~20g。由于出生后胎盘的血液循环切断,心脏的负荷相对减轻,心脏在出生5~6周内增长不明显。6周以后逐渐增长,1岁时心脏增重2倍,而体重已增至3倍。至5岁时增至4倍;9岁时增至6倍;性成熟

时心脏的增长稍落后于体重的迅速增长;青春期后达12~14倍。男孩的心脏较女孩稍重,但因女孩青春发育较早,故女孩青春期的心脏重量可与同年男孩相等甚至稍重。新生儿左、右心室壁厚度几乎相等,约4~5mm,随着小儿发育,左心室负荷明显增加,而肺循环阻力在生后明显下降,故左心室壁增厚比右心室快,6岁时左心室壁厚度达10mm,而右心室壁厚度不及6mm;15岁时左心室壁增厚为出生时2.5倍,而右心室壁增厚1/3。

心脏呈圆锥形,前后略扁。基底部朝向右后上方,尖部朝向左前下方。心脏表面有一底、一尖、五面和五条沟(图2-1、图2-2)。

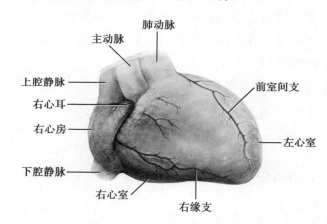

图2-1 心脏的外形和血管(右前面)

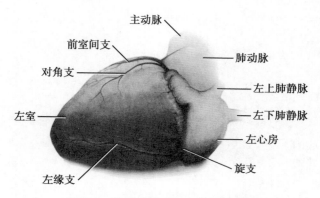

图2-2 心脏的外形和血管(左后面)

心底朝向右后上方,近似四方形,大部分由左心房构成,小部分由右心房构成。心底与上腔静脉、下腔静脉和左、右肺静脉6条大血管相连。心尖朝向左前下方,圆钝、游离,由左心室构成。心尖与左胸前壁接近,故左胸前壁可扪及心尖搏动。

胸肋面又称前面,朝向前上方,3/4由右心房和右心室构成,1/4由左心耳和左心室构成。后面即心底。膈面又称下面,近水平位,朝向下并稍向前下方倾斜,2/3由左心室构成,1/3由右心室构成。左侧面朝向左后上方,大部分由左心室构成,小部分由左心房构成。右侧面由右心房构成。

冠状沟近似环形,是心房和心室的分界,与心脏瓣膜的附着平面大体一致。前、后室间沟分别位于胸肋面和膈面,与室间隔的前、后缘一致,是左、右心室的分界。房间沟位于右肺上、下静脉根部的右侧,与房间隔后缘一致,是左、右心房的分界。界沟表浅,与右心房内的界嵴一致。心脏借冠状沟、前室间沟、后室间沟和房间沟分为左、右心房和左、右心室4部分。

三、心腔内结构

心脏被房间隔和室间隔分为左半心和右半心,每半心又分为心房和心室。左半心和右半心互不相通,但同侧心房和心室借房室口相通。

(一)右心房

右心房(right atrium,RA)呈垂直的卵圆形(图2-3),以外侧壁的界嵴分为腔静脉窦和固有心房两部分。界嵴与右心房外面的界沟相对应,起自右心耳的根部,经上腔静脉口前方和右心房外侧壁下降,至下腔静脉口右侧。

1. 腔静脉窦 位于右心房的后部,由胚胎时期的静脉窦发育而来。腔面光滑,有上、下腔静脉口和冠状窦口。下腔静脉瓣(eustachian valve)附着于下腔静脉口的前缘。在胚胎时期,下腔静脉瓣较大,具有引导血流经卵圆孔流向左心房的作用。冠状窦口位于下腔静脉口和右房室口之间,其下缘有冠状窦瓣(valve of coronary sinus)。

2. 固有心房 位于右心房的前部,由原始心房发育而来。因有许多梳状肌,所以固有心房凹凸不平。梳状肌起自界嵴,向前至右心耳,平行排列。梳状肌之间的房壁很薄,导管插入过猛可致穿孔。心功能障碍时,右心耳内的血流缓慢,易形成血栓。固有心房的左前下方有呈卵圆形的右房室口,通向右心室。

右心房的后内侧壁主要由房间隔(atrial septum)构成。房间隔下部的浅凹称卵圆窝(fossa ovalis)。新生儿卵圆窝的上、下径约为0.8cm。小儿卵圆窝的面积约为1.4cm^2,占房间隔面积的25%。卵圆窝和卵圆窝缘是胚胎时期卵圆孔闭锁后的遗迹。至5岁时,约50%正常心脏的卵圆窝上部与卵圆窝缘之间有一狭小缝隙,通向左心房。托达罗腱(Todaro tendon)起自下腔静脉瓣,在心内膜下斜向前上方,与右纤维三角相连。小儿的托达罗腱出现率为74%,长约1cm。在托达罗腱、冠状窦口前内缘和三尖瓣的隔侧瓣之间的三角区,称Koch三角,该三角的心内膜下有房室结。直视手术时应尽量保护,以免损伤房室结。

(二)右心室

右心室(right ventricle,RV)呈斜向前下方的锥体形(图2-4),位于心脏的右前方,以室上嵴(supraventricular crest)为界分为窦部(流入道)和漏斗部(流出道)。单心室时窦部可完全缺如,仅存在漏斗部。室上嵴为一弓状肌性隆起,由壁带、流出隔和隔带构成,壁带位于右心室游离壁,分隔三尖瓣与肺动脉瓣;流出隔位于在肺动脉瓣和主动脉瓣的左、右瓣连合下方,将左、右心室的流出道隔开,与室间隔的主要部分约成45°;隔带为呈"Y"形的肌束,分为下肢和前肢,向下续于隔缘肉柱。在法洛四联症、永存动脉干、大动脉换位、右

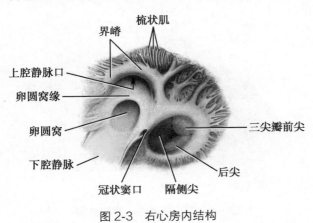

图2-3 右心房内结构

界嵴
梳状肌
上腔静脉口
卵圆窝缘
卵圆窝
下腔静脉
冠状窦口
隔侧尖
后尖
三尖瓣前尖

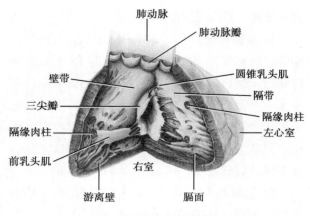

图 2-4　右心室内结构

心室双流出道等先天性心脏病中,壁带和隔带分开。在法洛四联症和双腔右心室等心脏疾病中,室上嵴的畸形和肥厚可导致漏斗部狭窄。

1. 窦部　从右房室口至右心室尖。窦部凹凸不平,内有三尖瓣、腱索、乳头肌、肉柱和条束等结构。肉柱粗大而直,数目较少。乳头肌较小。

（1）三尖瓣（tricuspid valve）:又称右房室瓣,附着于右房室口处的三尖瓣环,可分为前尖、后尖和隔侧尖。隔侧尖附着于室间隔膜部。婴儿期常仅有两尖,即壁尖和隔侧尖。每个瓣叶从附着缘至游离缘可分为基底区、透明区和粗糙区。透明区和粗糙区的交界处有一明显的嵴,为瓣膜的闭合线。当心室收缩时,瓣叶的粗糙区互相贴近。相邻瓣叶连接,分别称为前隔连合、后隔连合和前后连合。在 6%~16% 的心脏中,前隔连合处缺少瓣膜组织。在超声心动图上,正常人前隔连合处可出现血液反流现象,这可能与前隔连合缺如有关。瓣膜粘连多发生于前隔连合处。前隔连合与室间隔膜部、主动脉瓣环和房室束毗邻密切,故做三尖瓣扩张分离术时常在后隔连合和前后连合处进行,以免损伤与前隔连合毗邻的重要结构。

（2）腱索:是细条索状致密结缔组织结构,远侧端起自乳头肌尖部,近侧端止于三尖瓣的室腔面或游离缘。右心室内的腱索可直接发自室间隔,与隔侧尖相连。

（3）乳头肌:为室壁突入室腔的锥体状肌束。前乳头肌最大,有 1~5 个乳头。后乳头肌较小,多为 1~3 个。隔乳头肌细小,多为 1~2 个,每个乳头肌发出的腱索与两个瓣叶相连。

（4）肉柱:为室壁的肌性隆起,交错排列。附

着于室间隔和前乳头肌根部之间的粗大肉柱称隔缘肉柱,内有右束支通过。隔缘肉柱支持室间隔和前乳头肌,有限制右心室过度扩张的作用,故又称节制索。

心室收缩时,三尖瓣环缩小和右心室内压升高引起三尖瓣关闭,但由于乳头肌收缩和腱索牵拉,三尖瓣不致翻向右心房。心室舒张时,三尖瓣开放,右心房内的血液注入右心室。三尖瓣环、三尖瓣、腱索和乳头肌在结构和功能上有着密切关系,常合称为三尖瓣复合体。三尖瓣复合体中任何组成部分发生病变,都会导致血液反流。

2. 漏斗部　又称肺动脉圆锥,位于窦部左上方,室壁光滑。漏斗部向上经肺动脉口通向肺动脉。肺动脉瓣（pulmonary valve）附着于肺动脉瓣环,有三个半月形的瓣膜,即左瓣、右瓣和后瓣。心室收缩时,肺动脉瓣开放,血液进入肺动脉。心室舒张时,肺动脉瓣关闭,防止血液反流入右心室。

（三）左心房

左心房（left atrium）呈立方形（图 2-5）,比右心耳细长,壁较厚,梳状肌不发达。左心耳是由原始左心房发育而来,其余部分是由原始肺静脉根部发育形成。左心耳突向左前方,基底部缩细。左心耳血流缓慢,如发生心房颤动,易形成血栓,若血栓脱落可致卒中。左心耳离二尖瓣较近,故该处作为二尖瓣手术的常用入路。左心房后部光滑,两侧有左上、下肺静脉口和右上、下肺静脉口。心房肌延伸至肺静脉根部,起括约作用。左心房的前下部有左房室口,通向左心室。

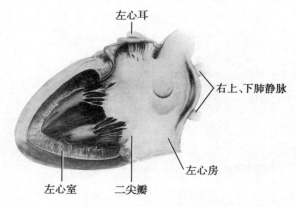

图 2-5　左心房和左心室内结构

（四）左心室

左心室（left ventricle）近似圆锥形（图2-5、图2-6），其构造与强有力的泵血功能相适应。左心室以二尖瓣前尖为界分为窦部（流入道）和主动脉前庭（流出道）。

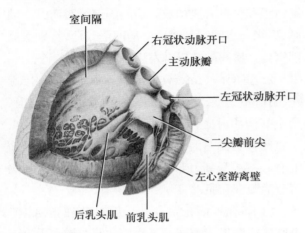

图2-6　左心室内结构

1. 窦部 从左心房室口至左心室尖，内有二尖瓣、腱索、乳头肌、肉柱和左心室条束等结构，其形态与右心室相似。

（1）二尖瓣（mitral valve）：附着于左心房室口处的二尖瓣环。前尖呈半圆形或三角形，位于前内侧，介于左心房室口和主动脉口之间。后尖多呈四边形，位于后外侧。前尖和后尖的基底部相互延续，形成前外侧连合和后内侧连合，两个连合分别对向腋前线和脊柱右缘。

（2）乳头肌和腱索：前乳头肌为1~5个，位于左心室前壁中部，指向二尖瓣前外侧连合。后乳头肌多为1~2个，位于后壁近室间隔处，指向后内侧连合。每个乳头肌发出的腱索连于两个瓣叶。

（3）肉柱：细小，位于室间隔面的下1/3~1/2。

（4）左心室条束：是一种跨越室腔的条索状结构，它不同于乳头肌、肉柱和腱索。小儿左心室条束出现率约63%，多附着于室间隔和室前壁、室间隔和后乳头肌之间。可分为肌性束、腱性束和混合性束，内有传导组织穿过。心室射血时，左心室条束可引起吹风样杂音和室性期前收缩。

心室收缩时，二尖瓣环缩小和左心室内压升高引起二尖瓣关闭，但由于乳头肌收缩和腱索牵拉，二尖瓣不致翻向左心房。心室舒张时，二尖瓣开放，左心房内的血液注入左心室。二尖瓣环、二尖瓣、腱索和乳头肌在结构和功能方面有着密切联系，故合称为二尖瓣复合体。其中任何结构发生病变时都可影响二尖瓣的功能，导致血液循环障碍。

2. 主动脉前庭 呈漏斗状，室壁光滑，向右后上方经主动脉口通向主动脉。主动脉瓣（aortic valve）附着于主动脉开口处的主动脉瓣环，由呈半月形的左瓣、右瓣和后瓣构成。主动脉瓣比肺动脉瓣厚。瓣膜游离缘尖顶有一半月瓣小结，可加固主动脉瓣关闭。主动脉瓣相对的主动脉壁向外膨出，与瓣膜围成开口向上的主动脉窦，包括左窦、右窦和后窦。心室收缩时，主动脉瓣开放，血液进入主动脉。心室舒张时，主动脉瓣关闭，防止血液反流入左心室。

四、心脏的构造

心壁主要由心肌构成，内、外两面分别被覆心内膜和心外膜。心壁内含有特化的心传导系统。心脏的结缔组织在某些部位多而密集，构成纤维支架。

（一）纤维支架

纤维支架（fibrous skeleton）是由致密结缔组织构成的支持性结构，主要分布于心底、房室口和动脉口相连接处，包括纤维环、纤维三角、托达罗腱和室间隔膜部等（图2-7）。纤维支架作为心肌纤维束和心瓣膜的附着点，对于心肌和瓣膜具有固定和支持作用。

1. 纤维环 包括三尖瓣环、二尖瓣环、肺动

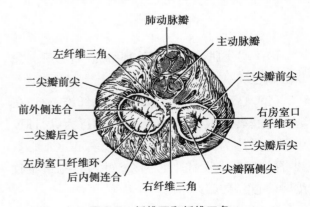

图2-7　纤维环和纤维三角

脉瓣环和主动脉瓣环,分别围绕右房室口、左房室口、肺动脉口和主动脉口,供瓣膜、心房肌和心室肌附着。

2. 纤维三角 供心房肌和心室肌附着。左纤维三角位于二尖瓣环和主动脉左瓣环之间。右纤维三角又称中心纤维体,位于二尖瓣环、三尖瓣环和主动脉后瓣环之间,向前下移行为室间隔膜部,向后下与托达罗腱相连。右纤维三角内有房室束穿过,发生钙化时可压迫房室束,导致房室传导阻滞。

(二)心壁

心壁由心内膜、心肌层和心外膜构成。

1. 心内膜 衬贴于心壁内面及瓣膜、乳头肌和腱索表面,与大血管内膜相连。心内膜由内皮、内皮下层和心内膜下层组成。

2. 心肌层 是心脏结构的主体(图 2-8),包括心房肌和心室肌,两者被纤维支架分开,故心房和心室不是同步收缩。心室肌比心房肌厚,而左心房肌比右心房肌略厚,左心室肌厚度约为右心室肌的 3 倍。

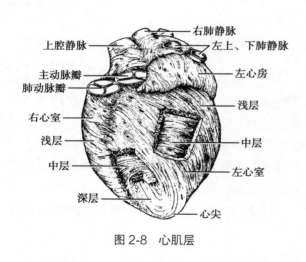

图 2-8 心肌层

(1)心房肌:浅层横行,环绕左、右心房。深层分别包绕左、右心房。

(2)心室肌:分为 3 层,浅层肌纤维斜行,在心尖处捻转形成心涡,转入深层移行为纵行肌。中层肌纤维为环形,分别环绕左、右心室。心室浅、深层肌纤维收缩时使心室缩短,中层肌纤维收缩时使心室腔缩小。

3. 心外膜 为浆膜心包的脏层,与大血管外膜相连。心外膜的深层称心外膜下层,在冠状沟、室间沟和心边缘处含有丰富的脂肪组织。

(三)房间隔和室间隔

1. 房间隔(atrial septum) 由原发隔和继发隔发育而来,位于左、右心房之间,由心内膜、结缔组织和少量心肌构成。房间隔前缘对向升主动脉,后缘与房间沟相对应。房间隔较薄,特别是卵圆窝处。房间隔缺损常发生于卵圆窝处。

2. 室间隔(interventricular septum) 位于左、右心室之间,比房间隔厚。前、后缘分别与前、后室间沟相对应,向右后上方与房间隔相连。由于室间隔突向右心室,在与心长轴垂直的横断面上右心室腔呈新月形,左心室腔呈圆形。室间隔可分为膜部和肌部。

(1)膜部(membranous):为室间隔的后部,呈卵圆形或圆形。膜部上界为主动脉右瓣和后瓣下缘,前缘和下缘附着于肌部,后缘与房间隔相连。膜部可依三尖瓣的隔侧尖附着处分为房室部和室间部,房室部位于右心房和左心室之间,室间部位于左、右心室之间。室间部是室间隔缺损的常见部位。

(2)肌部(muscular part):上 1/3 较光滑,下 2/3 两侧面有肉柱。

五、心脏的传导系统

心脏的传导系统(conducting system)位于心壁内,由特殊分化的心肌细胞构成,功能为产生和传导冲动,维持心房肌和心室肌的节律性收缩和舒张。心传导系统包括窦房结、结间束、房室结、房室束及其分支(图 2-9)。心脏兴奋过程是从心房向心室、从心内膜向心外膜扩展。心室的兴奋从室间隔向前壁和侧壁扩展,再至心尖和下壁,最后到达近心底处和右心室流出道。心传导系统的功能障碍时,可出现心率和心律的失常。

(一)窦房结

窦房结(sinus node)多呈长梭形,位于上腔静脉与右心房交界处、界沟上端的心外膜深面。窦房结长轴与界沟平行,头部朝向前上方,

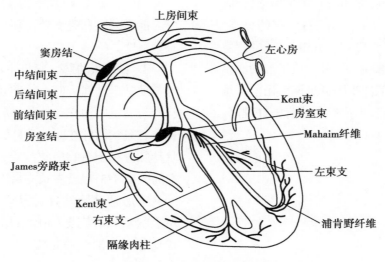

图 2-9　心脏的传导系统(模式图)

尾部伸向下腔静脉口。窦房结是心脏的正常起搏点。心率随着年龄增长而逐渐减慢,新生儿 120~140 次/min;1 岁 以 下 110~130 次/min;2~3 岁 100~120 次/min;4~7 岁 80~100 次/min;8~14 岁 70~90 次/min。易受进食、活动、哭闹等影响。

(二) 结间束

窦房结产生的兴奋通过结间束(internodal tract)到达心房肌和房室结。结间束有下列 3 条:

1. 前结间束　起自窦房结前缘,向左分为上结间束和降支,上结间束至左心房,降支经卵圆窝前方下行至房室结上缘。

2. 中结间束　起自窦房结后缘,向右、向后绕上腔静脉,进入房间隔,经卵圆窝稍前方下降至房室结上缘。

3. 后结间束　起自窦房结后缘,经界嵴和下腔静脉瓣下行,在冠状窦口稍上方至房室结后缘。

(三) 房室结

房室结为扁椭圆形结构,呈矢状位,位于 Koch 三角深面,右侧有薄层心房肌覆盖。房室结将来自窦房结的兴奋通过房室束及其分支传至心室肌,从而在心房收缩后引起心室收缩。

在 Koch 三角深面,房室结、结间束末端和房室束起始部构成房室交界区。房室交界区的功能为:①传导冲动:将来自心房的冲动传向心室。有时可将心室的冲动传向心房。②延搁冲动传导:

传导冲动缓慢,约延迟 0.04 秒。冲动的延迟传导保证心房肌和心室肌先后收缩,适应心内血液循环特点。③减少异常冲动:心房颤动时,来自心房的冲动频率快且强弱不一。此区可使其减少或消失,限制传向心室。④起搏:此区为次级起搏点,主要位于房室结两端。房室交界区是窦房结的冲动从心房传向心室的必经之路,且房室结是次级起搏点,故许多复杂心律失常发生在此区。

(四) 室束

房室束(atrioventricular bundle)又称 His 束(His bundle),起自房室结前端,穿经右纤维三角,继经室间隔膜部后下缘前行,至肌部上缘分为左、右束支。

1. 左束支　呈扁带状,发出数条放射状分支,沿室间隔左侧心内膜深面行向左前下方,在室间隔肌部上、中 1/3 交界处再发出前、后、间隔 3 组分支:①前组:分布于前乳头肌和附近室壁;②后组:分布于后乳头肌和附近室壁;③间隔组:分布于室间隔中下部,并绕心尖分布于左心室游离壁。

2. 右束支　呈细长圆索状,穿过室间隔右侧部心肌,继续沿右侧心内膜深面行向前下方,再穿经隔缘肉柱至前乳头肌根部,分支分布于右心室壁。右束支较长,易受局部病灶累及而发生传导阻滞。右束支发出间隔、前、后 3 组分支:①间隔组:分布于室间隔右侧面下部;②前组:分布于右心室游离壁前部;③后组:即右束支的终末支,分布于后乳头肌、室间隔后部和右心室游离壁后部。

3. 浦肯野纤维 为续于左、右束支的分支，交织形成心内膜下浦肯野（Purkinje）纤维网，主要分布于室间隔中下部、心尖、乳头肌下部和心室游离壁下部。心内膜下浦肯野纤维网发出的纤维以直角或钝角进入心肌，形成肌内浦肯野纤维网，最终与工作心肌相连。

六、心脏的血管

（一）动脉

包括左、右冠状动脉（见图 2-1、图 2-2），主要供应心肌和传导系统。心脏大约仅占体重的 0.5%，但冠状动脉（coronary artery）血流量占心排血量的 4%~5%。

1. 左冠状动脉 起自主动脉左窦，经肺动脉干和左心耳之间左行，在冠状沟内分为前室间支和旋支。左冠状动脉分支如下：

（1）前室间支：沿前室间沟下行，绕心尖切迹至后室间沟下 1/3，与右冠状动脉的后室间支吻合。前室间支分布于左心室前壁，部分右心室前壁和室间隔前 2/3 部，右束支和左束支的前部。

（2）旋支：沿冠状沟左行，继而向后绕心左缘至左心室膈面，分布于左心房及左心室的小部分前壁、左侧壁和下壁。

（3）对角支：出现率为 42%，起自左冠状动脉分为前室间支和旋支处，斜向左前下方，分布于左心室前壁。

2. 右冠状动脉 起自主动脉右窦，经右心耳与肺动脉干之间行向右前方，沿冠状沟下降，在冠状沟与后室间沟交点处分为后室间支和左心室后支。右冠状动脉在此处常呈倒 "U" 形弯曲。右冠状动脉分布于右心房、右心室、部分左心室下壁和室间隔后 1/3，以及左束支后部。

窦房结动脉发自右冠状动脉主干（60%）或左冠状动脉的旋支（40%）；房室结动脉发自右冠状动脉 "U" 形弯曲顶端（91%）或左冠状动脉旋支（8%）。

（二）静脉

心脏的静脉包括冠状窦及其属支、心前静脉和心最小静脉（图 2-10），主要注入右心房。

1. 冠状窦 长 2~3cm，位于冠状沟的后下部内，主要接受心大、中、小静脉，经冠状窦口注入右心房。

（1）心大静脉：位于前室间沟和冠状沟左侧部内，与左冠状动脉的前室间支和旋支伴行，向右注入冠状窦。

（2）心中静脉：与右冠状动脉的后室间支伴行，向上注入冠状窦。

（3）心小静脉：与右冠状动脉伴行，向左注入

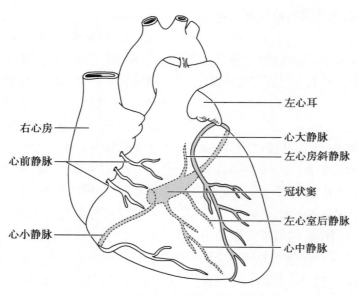

图 2-10　心脏的静脉（模式图）

冠状窦。

2. 心前静脉 多为 2~3 支,向上经右冠状动脉浅面或深面,跨冠状沟,注入右心房。

3. 心最小静脉 位于心壁内,直接开口于各心腔,以注入右心房和右心室为多。心最小静脉的直径约为 1mm,无瓣膜。

(王海杰)

参 考 文 献

1. 王海杰,谭玉珍.实用心脏解剖学.上海:复旦大学出版社,2007.

2. 陈尧,王桂姣,王海杰.临床应用解剖学.北京:人民卫生出版社,2015.

3. 王海杰,王国民.临床局部解剖学.2 版.北京:人民卫生出版社,2016.

4. WILLIAMS PL,BANNISTER LH,BERRY MM,et al. Gray's anatomy. 38th ed. London:Churchill Livingstone, 1995.

5. GARSON AG JR. The science and practice of pediatric cardiology. 2nd ed. Baltimore:Williams & Wilkins,1998.

6. CHANG AC. Pediatric cardiac intensive care. Philadelphia: Lippincott Williams & Wikins,1998.

第三章

心肌结构及功能的发育

一、心肌结构的发育

心肌（myocardium）心肌由心肌细胞，间质及血管等构成，心肌细胞约占心肌总体积的75%。在光镜下心肌细胞呈有横纹，并有分叉的圆柱状体，彼此平行排列，分叉处互相连接，连接处为闰盘。一组肌细胞由胶原结缔组织包绕而组成肌纤维。心肌细胞由细胞膜（肌膜）包围，内含呈束状肌原纤维（占心肌细胞体积的50%~60%）、细胞核、线粒体、肌质网及肌质等。肌原纤维为圆柱状肌丝束，由肌球蛋白（myosin）、肌动蛋白（actin）、肌钙蛋白（troponin）、原肌球蛋白、c蛋白、m带蛋白和辅肌动蛋白（α-actinin）构成，肌球蛋白及肌动蛋白约占收缩蛋白的80%。肌球蛋白为粗丝主要成分，细丝由肌动蛋白和调节蛋白（原肌球蛋白和肌钙蛋白）组成。

（一）心肌收缩蛋白的发育

心室肌细胞内肌球蛋白有3种异构体，其含轻链的组成部分相同，而重链组成则不同，即 $\alpha\alpha$（V_1）、$\alpha\beta$（V_2）及 $\beta\beta$（V_3）。V_1 中与钙活性相关的ATP酶活性高于 V_3，V_2 介于 V_1 及 V_3 之间，肌纤维缩短的速度与 V_1 含量成正比，而与 V_3 成反比。在肌球蛋白重链表达的研究中发现，小鼠出生前，β 重链表达占优势，即 V_3 异构体占优势；成年鼠心室肌中主要表达为 α 重链，呈现 V_3 异构体向 V_1 异构体转变的过程。α 重链肌球蛋白表达增加的发育变化与心肌缩短速度增加相关。出生后肌球蛋白异构体的构成与动物种属有关，心跳较快的动物中 V_1 比例较高，心跳较慢的动物中 V_3 比例较高。在小鼠中，心肌肥厚或心功能不全时 β 重链肌球蛋白表达增加，心肌缩短速度降低。在衰竭的人心肌中，肌原纤维中ATP酶活性也降低，

但与小鼠不同，从胎儿晚期，至成年及衰老，人心室肌中 β 重链肌球蛋白的表达始终占优势。肌球蛋白 V_3 异构体几乎占到 85%~100%。这种表达形式较少受心力衰竭的影响。因此，人心功能不全时心肌肌原纤维ATP酶活性的降低，可能不是由于肌球蛋白重链异构体表达变化引起。

肌球蛋白轻链异构体有基本肌球蛋白轻链（MLC-1）及调节肌球蛋白轻链（MLC-2）两种，它们的表达具有时间及心腔位置特点，例如心房MLC-1表达在胎儿心室肌中，而不在成年人心室肌中。肥厚的右心室肌（如法洛四联症）中心房MLC-1重新表达，这种变化与增强心肌收缩有关。

心脏 α-肌动蛋白异构体表达存在发育的变化。在鸟和鼠类动物中，心肌细胞中肌动蛋白异构体的表达呈现复杂的发育变化，依次表达为血管平滑肌 α-肌动蛋白、骨骼肌 α-肌动蛋白及心脏 α-肌动蛋白。成年小鼠心室受压力负荷过重时可导致骨骼肌 α-肌动蛋白暂时性再表达。胎儿心脏主要表达心脏 α-肌动蛋白，儿童及成年期主要表达骨骼肌 α-肌动蛋白。心肌肥厚或心力衰竭并不影响肌动蛋白异构体表达。

肌钙蛋白（troponin cTn）有3个亚单位，抑制亚单位（Tn I）、钙结合亚单位（Tn C）和原肌球蛋白结合亚单位（Tn T）。心肌中肌钙蛋白C（cTn C）的异构体表达并没有变化。从心脏发育早期就有心肌肌钙蛋白C表达。动物实验资料显示心肌中骨骼肌肌钙蛋白C表达对酸中毒有抵御作用。因此，诱导心肌中骨骼肌肌钙蛋白C表达，在疾病状态，如缺血时有临床价值。肌钙蛋白I（Tn I）在心脏发育过程中有2种异构体表达。胎儿时期为慢骨骼肌肌钙蛋白I表达，而成年时转变为心肌肌钙蛋白I（cTn I）表达。2种异构体的结构差异使肌原纤维对钙离子的敏感性不同。围产期人

心肌中慢骨骼肌肌钙蛋白 I 表达占优势,慢骨骼肌肌钙蛋白 I 可减低呼吸酸中毒对心肌的负面影响。出生后数年心肌中慢骨骼肌肌钙蛋白 I 的高表达逐渐减退。以后即使心脏疾病也不能引起慢骨骼肌肌钙蛋白 I 的表达。人心肌中肌钙蛋白 T(cTn T)有 4 种异构体。cTn T_1 和 cTn T_2 亚型均在心脏发育过程中表达,但出生后不久,cTn T_1 水平下降。cTn T_3 是正常成年人心脏中唯一的亚型。cTn T_4 亚型也在发育过程中表达,但在成人体内通常不存在。然而,在衰竭的成人心脏中可以检测到再表达。

原肌球蛋白(tropomyosin)表达的发育变化在各种动物中不同。α 和 β 异构体组成纯二聚物和杂二聚物。β 原肌凝蛋白表达在人及其他大型动物的整个发育过程,但在成年和新生时期主要表达 α 原肌凝蛋白。二种异构体的功能关系,α 原肌凝蛋白可使肌肉松弛更快,β 原肌凝蛋白表达则与较慢收缩速度有关。

(二)肌原纤维结构的发育

肌原纤维的发育变化影响心肌收缩力。肌原纤维的长度及宽度随发育而增加。在发育过程中肌原纤维内的结构及含量均有增加。在胎儿期早期,肌原纤维的分布与成年心肌比较,无方向性而且稀疏。在胎儿期晚期及新生儿期,心肌细胞形状从类似球形转变为椭圆形,肌原纤维沿细胞长轴排列,并以一或二层局限在肌膜下。未成熟心肌收缩更依赖跨肌膜的钙离子内流,提示存在细胞内钙离子的浓度梯度,也就是邻近肌膜处钙离子浓度最高,细胞中央处钙离子浓度最低。随着进一步发育成熟,肌原纤维层与线粒体层依次排列。随着肌原纤维发育,其长度及宽度增加,并随肌质网发育而具有摄取和释放钙的功能。肌原纤维及外膜系统的发育与心肌收缩发育有关。在发育阶段,这些变化的时间与速度在不同动物中是不同的。

(三)外膜系统的发育

未成熟心肌的收缩较成年心肌更依赖细胞外的钙,这与调节细胞质钙离子浓度的外膜系统发育变化有关。

1. 肌质网的发育 肌质网(sarcoplasmic reticulum)是细胞内摄取及储存钙的主要场所。肌质网的绝对和相对容量随发育成熟而增加,其成分的结构及功能分化伴随发育成熟而出现。在未成熟心肌,Corbular 肌质网和结合肌质网内的致密物质(储钙蛋白的标志物)延伸而与纵行肌质网广泛连接,结合肌质网钙离子释放通道延伸至纵行肌质网。成年心肌细胞中,结合肌质网和 Corbular 肌质网见于 Z 线区域,而未成熟心肌细胞中,这种特殊结构沿肌节长度散在。肌质网钙的释放也受发育的影响。未成熟心肌细胞肌质网释放及摄取钙的作用在心肌收缩及松弛过程中小于成熟心肌细胞,肌质网功能随发育而得到加强。

2. 肌膜的发育 肌膜(myolemma)控制和调节钙的功能随发育而有变化。横(T)管系统随发育而出现,T 管膜上的钙通道与离子内流有关。有些动物(如羊)在妊娠早期已出现,而有些动物在新生期才出现。人胎儿晚期心肌细胞中已见到 T 管系统。发育初始肌膜内陷形成小窝,逐渐形成小管,向细胞中心延伸,最终形成复杂的小管网络,也可能在肌膜内陷形成 T 管时,胞质内也同时形成小泡样的 T 管,最终二者融合形成复杂的 T 管网。胎儿及新生儿心肌细胞的表面积与容量之比较高于成年人心肌细胞,肌原纤维位于肌膜下有利于通过肌膜直接交换钙离子。随心肌细胞发育体积的增加,T 管系统的发育仍然保持恒定的细胞面积与容量比例。

随肌膜除极,依赖电压的钙离子通道(calcium channel)开放,包括 L 型(二氢吡啶敏感钙离子通道)和 T 型(二氢吡啶不敏感钙离子通道)两种内流钙离子,其相对的内流量随发育而有不同,也因动物种类而异。L 型钙离子流对心肌收缩重要,对钙诱导(肌质网)钙离子释放起重要作用(图 3-1)。随着心脏的发育成熟,L 型钙离子通道呈现明显的发育变化,逐渐增加。出生后,初始 L 型钙离子通道主要在肌膜上呈低密度分布,随后在细胞中部开始分布,最终达到成年表型,即在 T 管系统呈现高密度分布。Na^+-K^+-ATP 酶是肌膜蛋白质之一,维持较高的细胞内钾浓度及心肌细胞的静止电位。ATP 酶有 α 和 β 亚单位,常形成多种 αβ 杂二聚体。α 亚单位结构的细小变化会显著影响离子泵对强心苷的敏感性。$α_2$ 和 $α_3$ 异构体对强心苷更敏感。成人心肌中三种异构体均存

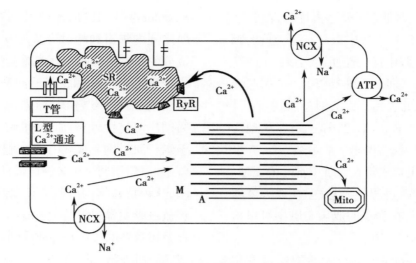

图 3-1　心肌细胞钙的运转

粗线箭头指在心肌收缩及舒张过程中钙运转的主要途径。成年心肌细胞
中肌浆网（SR）及横管（T）系统已经发育。Mito，线粒体；NCX，Na^+-Ca^{2+} 交
换体；M，肌球蛋白肌丝；A，肌动蛋白肌丝；RyR，蓝尼碱受体（引自：Balagurn
D.Management of heart failure in children.Curr Prob Pediatr，2000，30：5.）。

在，在发育的不同时期，α 亚单位异构体在心肌对
强心苷敏感性的作用仍有待研究阐明。

　　Na^+-Ca^{2+}交换体（Na^+-Ca^{2+}exchanger，NCX）是
通过跨肌膜 Na^+、Ca^{2+} 交换参与细胞内钙的调节，
它的功能受蛋白质激酶 C 磷酸化调节。心肌舒张
时，NCX 将钙移至细胞外，心肌细胞除极时细胞
内钠被移至细胞外，交换钙至细胞内。在成年心
肌，NCX 的主要功能是将细胞内的钙离子泵出胞

外维持钙稳态，在未成熟心肌中，虽然 NCX 也发
挥此作用，但是反向 NCX 所介导的钙离子内流，
在出生后早期心肌兴奋-收缩耦联中发挥重要作
用。动物研究结果显示，NCX 在新生儿期较成年
期高 2.5~6 倍，出生后其表达明显下降，至出生后
3 周降至成年水平。随出生后 NCX 下调，肌质网
钙 ATP 酶上调。未成熟心肌细胞中，NCX 是钙离
子进出细胞的主要途径（图 3-2）。新生儿期细胞

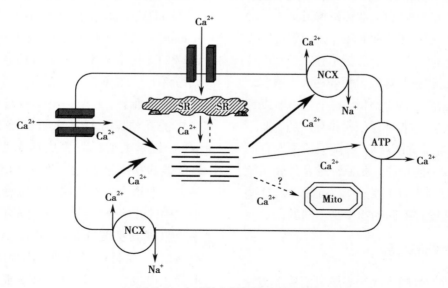

图 3-2　未成熟心肌细胞钙的运转

未成熟心肌细胞中肌浆网（SR）较少，横管系统尚未发育，粗线箭头指 Na^+-Ca^{2+} 交
换体（NCX）在钙运转中起主要作用（引自：Balagurn D.Management of heart failure
in children.Curr Prob Pediatr，2000，30：5.）。

外钙浓度降低将明显影响心肌收缩(表3-1)。

二、心肌功能的发育

(一)心肌收缩及松弛的分子基础

兴奋-收缩耦联(excitation-contraction coupling,ECC)是指由动作电位诱发心肌细胞肌质网内钙离子浓度增加,继而引发心肌细胞收缩的过程,是心肌收缩的关键机制。细胞内钙离子的调控是兴奋-收缩耦联的中心环节。在成年哺乳动物的心肌内,动作电位沿肌膜和T管膜扩布,激活钙离子通道,引起少量钙离子内流,内流的钙离子激活肌质网膜上的钙离子通道,进而使得肌质网的钙离子释放入细胞质。在此过程中,少量钙离子通过肌膜内流引起肌质网大量钙离子释放,即钙诱导的钙释放机制是成年心肌收缩所需 Ca^{2+} 的最重要来源(90%)。通过位于肌膜上的电压依赖通道的内流钙离子,尽管其绝对量不及最大心肌收缩所需钙离子的1/10,但在激发肌质网释放大量钙离子中发挥重要作用。出生后早期心肌细胞的肌质网数量稀少,且T管系统发育尚未成熟,未成熟心

肌收缩所需的钙离子,很大程度依赖于细胞外钙离子的跨肌膜内流,而介导这种钙离子内流的通道可能包括L型钙离子通道、T型钙离子通道和 Na^+-Ca^{2+} 交换体等(图3-2)。

细胞内钙离子与肌钙蛋白C结合,继而导致肌钙蛋白复合体构形改变,解除肌钙蛋白I与肌动蛋白的结合,从而使肌球蛋白头部与肌动蛋白之间的横桥形成。ATP能量旋转肌球蛋白头部使肌动蛋白(细丝)向肌节中央移动。虽然肌动蛋白与肌球蛋白个体分子没有缩短,但心肌基本收缩单位(肌节)缩短。心肌收缩的强度取决于横桥(cross-bridge)形成的数量。横桥形成的数量取决于肌质网释放钙离子的量及肌原纤维对钙离子的敏感程度。在相同的细胞内钙浓度,肌原纤维对钙离子敏感程度增加可使心肌收缩强度增加,反之对钙离子敏感程度降低则使心肌收缩强度减低。

心肌松弛取决于钙离子迅速脱离肌钙蛋白C,主要通过主动地转移钙离子至肌质网。肌质网钙泵(sarcoplasmic reticulum calcium pump)联合ATP的水解促使钙的转运。肌质网摄取钙的速率与心肌松弛速率是一致的。受磷蛋白介导肌

表3-1　未成熟与成熟心肌结构发育及功能的差异

	未成熟	成熟
生理功能		
收缩力	有限	正常
心率依赖	高	低
收缩储备	低	高
后负荷适应	低	较高
前负荷适应	有限	较好
心室间互相影响	显著	不明显
钙离子运转		
主要部位	肌膜	肌质网
依赖正常钙水平	高	较低
循环儿茶酚胺	高	较低
肾上腺素受体	下调,β_2肾上腺素受体不敏感	正常
神经支配	迷走神经优势,交感神经不完全	完全
细胞骨架	含水量较高	含水量较低
细胞成分	肌质网不完全,肌原纤维紊乱	肌质网成熟,肌原纤维整齐

质网钙泵活性的调节。受磷蛋白直接作用抑制钙泵功能，然而受磷蛋白磷酸化后增加钙的敏感性及钙泵的转换率逆转该抑制作用，促使钙的转运及加速心肌松弛。

（二）心肌收缩功能的发育

离体的心肌及整体心脏的心肌收缩功能（myocardial systolic function）随发育成熟而增强，这与年龄相关的心肌收缩蛋白量，肌质网数量及功能，肌质膜介导的钙离子内流的变化有关。胎儿循环中，应使用联合心室排血量（包括左、右心室）评估心室功能。胎儿心脏能够维持静息时的收缩功能，但在前负荷增加、β受体激动剂刺激时联合心室排血量增加有限，仅及成年心脏的1/10。在胎儿及成年心脏中，心室排血量取决于舒张末容量。然而，对Frank-Starling机制（Frank-Starling mechanism）在发育不同时期的重要性尚有不同的观点。心室舒张末容量对心室排出量的影响差异与实验研究方法有关。这种差异尚与心室大小、顺应性的发育差异有关。Frank-Starling机制对调节心排血量影响的重要性随发育而显现。胎儿心脏承受后负荷的能力低于成年人心脏，胎儿心室收缩较弱，心室壁较薄（表3-1）。后负荷对左、右心室的影响也有差异。后负荷增加对右心室搏出量的影响甚于左心室。在胎儿时期这种差异是由于在左、右心室游离壁厚度相似情况下，右心室搏出量、舒张末容量相对较高，游离壁弯度较大。按拉普拉斯定律（Laplace law），在相似的动脉压，右心室壁收缩期应力大于左心室。后负荷增加可明显影响联合心室排血量，联合心室排血量对心率的改变也较成年人心脏敏感，这与胎儿心肌顺应性低及心室间相互影响更明显有关。Toyono等应用超声测量早产儿、足月儿及儿童［1~12岁，平均（8±4）岁］左心室心率校正的平均心肌纤维周径缩短速度（mVcfc）及左心室收缩末期壁应力（ESS），分析其相互关系（心肌收缩力），发现早产儿及足月儿左心室收缩功能对后负荷变化的敏感高于儿童，早产儿与足月儿间无显著差别。ESS随生长显著增高，而mVcfc无变化。早产儿出生后是在较低的后负荷条件下维持左心室收缩功能。

出生时随着呼吸和体温调节等对氧需求的显著增加，左心室排血量增加2~3倍，右心室排血量增加量稍低。前负荷、后负荷、心率及心肌收缩力的变化均与左心室功能增强有关。实验研究证明，出生后心肌收缩增强与β受体刺激的增加有关，在出生前给胎羊切除甲状腺，出生后心排血量及心率不能正常地增加。甲状腺素增加β肾上腺素受体的密度及其功能。

出生后数月中，心脏指数逐渐降低。新生儿静息时的心排血量及心率已经处于比较高的水平，对影响心排血量因素的反应而提高心排血量的能力相对有限。心肌收缩力储备的有限，反映已存在较高水平的β受体的刺激。当心肌细胞成熟及β肾上腺能张力降低后，心肌收缩的储备才会增加（表3-1）。

（三）心肌舒张功能的发育

心室舒张起始于半月瓣关闭，止于房室瓣关闭，分为4个阶段即等容舒张期、快速充盈期、被动充盈期及心房收缩充盈期。从生理学角度，心肌松弛是心肌收缩后恢复至原来静息状态，松弛是主动的过程，包括等容舒张及快速充盈阶段。真正的舒张还包括被动充盈及心房收缩充盈阶段。实验研究证明心肌松弛存在与年龄相关的变化。虽然静息时胎儿心脏收缩功能已接近成年心功能，心肌舒张功能（myocardial diastolic function）则没有。未成熟心肌加速松弛的能力有限。新生动物心肌肌质网中钙泵活性、钙泵密度均较成年心肌低。未成熟心肌肌质网转移钙的能力也有限。肌钙蛋白C对钙的亲和力与心肌松弛也有关，对钙的亲和力受肌钙蛋白I（cTn I）磷酸化及肌钙蛋白T（cTn T）异构体转变等影响。cTn I和cTn T异构体转变的发育变化与心肌松弛的发育变化相关。

心室对被动充盈及心房收缩充盈的反应取决于心肌结构性质、心室间相互作用及心包影响。随发育成熟，心肌收缩力增加，心肌顺应性也随之增加。心肌顺应性的增加基于细胞外基质的发育，基质蛋白及其异构体的变化，细胞骨架蛋白的量及异构体的变化。胎儿心肌的顺应性较低与心肌含水量较高，组织结构发育不成熟及心室间相互作用有关。

(四) 对代谢紊乱反应的发育变化

窒息及低钙血症为新生儿时期常见的病理状态。出生窒息导致酸中毒及组织缺氧。未成熟心肌细胞对它们的反应不同于成熟心肌细胞，成年人心脏对酸中毒敏感，而新生儿心脏则不敏感。细胞外 pH 从 7.3 降至 6.3，新生儿心肌收缩力减低约 15%，而成年人心肌收缩力减低约 45%。新生儿时期，心肌收缩力功能主要依靠钙离子跨膜内流。因此，维持足够的细胞外钙离子水平对维持正常的心功能是非常重要的。保证钙离子内流的 L 型钙离子通道及 Na^+-Ca^{2+} 交换器对钙离子通道阻滞剂敏感。钙离子通道阻滞剂可严重影响心脏功能。

葡萄糖稳定对新生儿心肌功能非常重要。胎儿心肌能量来自葡萄糖、乳酸及丙酮酸的代谢，不能代谢游离脂肪酸。出生后心肌即能利用游离脂肪酸。低血糖症可明显影响心肌功能。尽管出生后心肌葡萄糖代谢稳定，没有发育的差异，婴儿及儿童心力衰竭时保持足够的葡萄糖血浓度依然是重要的。

(五) 心脏的泵血功能

心脏的基本功能是泵血功能（pump function）。心室经历充盈及收缩泵出一定的血量以适应机体的生理需求。每个心动周期可以分成 4 个阶段，即：①心室充盈期；②等容收缩期；③射血期；④等容舒张期。心动周期的不同阶段，心室腔内压力及容量也发生不同的变化，压力及容量的相互关系即压力-容量环（pressure-volume lope）可以反映心脏的功能状态。以左心室压力-容量环为例（图 3-3），图中压力-容量环的 1 点为心室充盈期末时的压力及容量，代表左心室舒张期末压及容量。当左心室开始等容收缩，压力上升而容量不变（瓣膜均处关闭状态）故呈垂直线。一旦左心室压超过主动脉舒张压，主动脉瓣开放（2 点）则开始射血。该阶段随着左心室压升高到峰值，然后随着左心室开始松弛，压力降低。当左心室压低于主动脉舒张压时主动脉瓣关闭（3 点），左心室射血终止并开始等容舒张。此时左心室

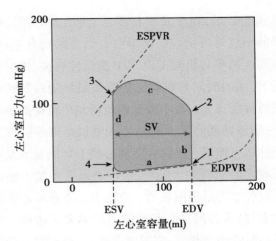

图 3-3　左心室压力-容量环

内容量不变为收缩期末容量。压力-容量环线呈垂直（瓣膜均关闭）。当左心室低于左心房压，二尖瓣开放（4 点），左心室开始充盈。起初随着心室继续松弛，左心室压持续下降。一旦左心室充分松弛，随着左心室容量增加，压力逐渐上升。压力-容量环的宽度代表舒张期末容量与收缩期末容量的差，即每搏量，环的面积代表每搏功（stroke work）。

左心室泵功能取决于心肌收缩力，左心室腔形态及负荷情况。心输出量反映泵血的功能，受多种因素影响，并非仅反映心肌收缩力。影响心输出量的因素有：

1. 心室前负荷　即舒张期负荷状况。在一定范围内，增加静息时心肌长度可增加每搏量（Frank-Starling 机制）。肌节的长度决定粗丝与细丝重叠的范围，后者决定横桥形成的数量。肌节长度为 2.0~2.2μm 时横桥形成量最高。现已证明，肌原纤维对钙的敏感度取决于肌节的长度，肌节较短时肌原纤维对钙敏感程度较低。一般以心室舒张期末容量、压力反映心室前负荷。超过生理范围，增加前负荷（preload）不能增加每搏量。

2. 心室后负荷　即心室收缩、射血时所受到的负荷，包括血流惯性、心室心肌质量、大动脉阻抗及血管床阻力。可以用心室壁应力（wall stress）反映。后负荷增加可减低每搏量，反之降低后负荷（afterload）可增加每搏量。

3. 心肌收缩力　为不依赖负荷状况改变的心肌内在的收缩能力。心肌收缩力（myocardial contractility）取决于心肌收缩蛋白的活性，即横桥

形成的数量,速率及横桥激活、失活的时间。横桥的形成与可供应肌钙蛋白 C 结合的钙有关;横桥形成速率与肌凝蛋白 ATP 酶活性有关;横桥激活、失活的时间与肌质网功能及肌钙蛋白对钙的敏感程度有关。在不改变前负荷及后负荷的条件下,能够增强心肌收缩强度或增加每搏量的称为正性肌力作用。虽然在离体心肌上可以显示及定量测定心肌收缩力的特征,在心血管系统中测定心肌收缩力是很困难的。有很多因素影响心肌收缩力,最重要的是心肌细胞内的钙离子浓度。衡量心肌收缩力状态,需要考虑前、后负荷对心功能的影响。目前应用心室收缩末期容量与收缩末期压力之间的线性关系反映心肌收缩力状况。收缩末期指标可能相对地不受前、后负荷影响。实验证明,心率校正的平均心肌纤维周径缩短速度(mvcfc)随后负荷增加而降低,并保持一定的线性关系,不受前负荷的影响。

4. 心率 当每搏量稳定,心排血量随心率增加而增加。然而在整体心脏的条件下,在一定的心率范围内心排血量保持稳定。因为心率的变化同时影响前负荷,通过 Frank-Starling 机制也影响着每搏量。如果心率增加和降低超过一定范围,明显影响舒张充盈或增加的每搏量不能抵偿时,将导致心排血量的降低。心率增快,舒张期缩短,心室充盈也减少。心动过速也会影响心内膜下的血流供应,影响心肌的顺应性。心率也通过心肌收缩力-频率关系影响收缩功能。动物实验证明,心率变化在 60~160 次/min 范围,虽然心肌收缩

力有些变化,对心输出量影响不大。如随着心率增快,静脉回流增加维持舒张期末容量,则心输出量也增加,如,在运动时。

左、右心室的每搏量基本相似,右心室射血分数低于左心室射血分数,右心室舒张期末容量稍高,右心室压力-容量环与左心室压力-容量环不同(图 3-4)。左心室压力-容量环近似平方根形,等容收缩、射血、松弛及舒张期充盈等阶段可以被区分。右心室的压力容量曲线近似三角形,右心室几乎没有明确的等容收缩阶段及等容舒张期阶段。右心室压力上升早期射血就开始,一直持续到压力下降。右心室射血特点与低阻抗肺血管床有关。当右心室压降低至很低水平,肺动脉瓣才关闭,右心室压力开始下降至肺动脉瓣关闭的间期长达 80ms。左心室如圆瓶状,流入道与流出道连贯而能够克服高阻力排血。右心室呈扁平状而围绕着左心室,流入道与流出道分隔,收缩类似蠕动状。这种结构适应低阻力时排血。右心室的能量效率较高,相同的每搏量而右心室能量消耗为左心室的 1/5。轻微的右心室后负荷改变可以导致右心室工作效能的明显改变。右心室收缩功能的储备很高。当肺血管阻力增加的情况,右心室承担体循环负荷时,右心室压力容量曲线与正常左心室的压力容量曲线相似。而且,右心室不能适应快速的肺动脉压改变,肺动脉压的变化很容易导致右心衰竭。右心室对后负荷的敏感性要比左心室大 2~3 倍。右心室射血分数与右心室后负荷呈线性关系。右心血流动力学尚与呼吸有关,

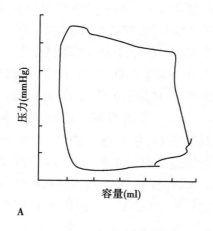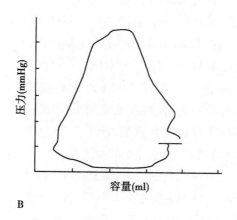

图 3-4 心室压力-容量曲线图

A. 正常左心室压力-容量曲线;B. 正常右心室压力-容量曲线。(引自:Redington A.RV function.Cardiol Clin,2002,20:341-349.)

吸氧可使腔静脉回流增加,右心室每搏量增加,射血延长,每搏作功也增加。在心脏畸形或手术(如Fontan类手术)后呼吸的影响更明显。右心室功能也受到左心的影响。

(陈树宝)

参 考 文 献

1. ALLEN HD, SHADDY RE, DRISCOLL DJ.Moss and Adams' heart disease in infants, children and adolescents. 8th ed. Philadelphia: Lippincott Williams & Wilkins, 2013.

2. MOLLER JH, HOFFMAN JIE. Pediatric cardiovascular medicine. New York: Churchill Livinstone, 2000.

3. WERNOVSKY G, ANDERSON RH, KUMAR K. Anderson's pediatric cardiology. 4th ed. Philadelphia: Elserver, 2020.

4. 陈树宝,李万镇,马沛然,等.小儿心力衰竭.北京:人民卫生出版社,2008.

5. SHADDY RE, WERNOVSKY G. Pediatric heart failure. Boca Raton: Taylor & Francis Group, 2005.

6. ARTMAN M, HENRY G, COETZEE WA. Cellular basis for age-related differences in cardiac excitation-contraction coupling. Prog Pediatr Cardiol, 2000, 11 (3): 185-194.

第四章

胎儿循环及围产期的变化

一、胎儿循环

(一) 胎儿循环的特点

由于气体交换部位不同,胎儿循环(fetal circulation)与出生后成人循环相比存在明显差异。出生后成人循环在肺部进行气体交换,体、肺循环完全分隔,彼此独立;而胎儿循环通过胎盘完成气体交换,体、肺循环相互"开放",彼此联系。

1. 胎儿循环概括有两条主路 一为自胎盘至躯体上部、血液氧合程度较高的"左路"(via sinister);二为自上腔静脉至胎盘、血液氧合程度较低的"右路"(via dexter)。胎儿循环通路中存在静脉导管、卵圆孔和动脉导管三处分流(图4-1、图4-2,见文末彩插),因而其体、肺两条循环途径呈"并联"关系,而不像在成人循环呈"串联"关系。卵圆孔分流使胎儿循环左、右心房压力几乎相等,血液通过卵圆孔充盈左心系统,而动脉导管分流使胎儿循环左、右心室压力基本一致,身体上、下部的血管床通过动脉导管联系在一起。

2. 胎儿左、右心室负荷 胎儿左、右心室的前、后负荷组成不同于出生后,但两侧心室的后负荷总体上相等,因而胎儿左、右心室压力接近(表4-1)。在一些病理状态下,当一侧心室血容量和/或射血阻力增高时,血流将向对侧心腔重新分布。

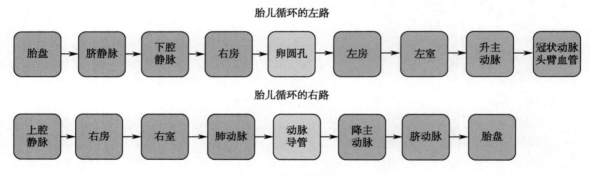

图 4-1 胎儿循环结构图

表 4-1 胎儿左、右心室负荷组成情况

	右心室	左心室
前负荷	上腔静脉血流量	经卵圆孔血流量(下腔静脉血流量的35%)
	下腔静脉血流量的65%	肺静脉血流量
	受左心室舒张功能影响	受右心室舒张功能影响
后负荷	胎盘血管阻力(主导因素)	脑血管阻力(主导因素)
	身体下部血管阻力	身体上部血管和主动脉峡部阻力
	肺血管阻力	身体下部血管阻力
	动脉导管阻力	胎盘血管阻力

3. 胎盘氧气交换 胎盘氧气交换能力远不及肺强大,因而胎儿循环血氧水平也远低于出生后,并且胎儿期存在多个水平的血液混合,因而很少是完全氧合的动脉血。大部分左心排出的血液供应身体上部,包括大脑及心脏,而大部分右心排出的血液供应身体下部和胎盘,由此看出富氧血液主要保障大脑及心脏发育代谢所需,而乏氧血液被导向胎盘进行氧合。

4. 胎儿循环的核心 与出生后左心室负荷较重不同,胎儿右心室承担了胎儿时期心脏泵血做功的主要部分,是胎儿循环的核心,胎儿期右心室排出量占联合心输出量的60%~70%,并负责供应胎盘。血流频谱检测到的胎儿三尖瓣血流峰值速度大于二尖瓣血流峰值速度、右冠状动脉血流量较左冠状动脉血流量增多1/3等现象,均支持胎儿期右心室优势。

(二) 胎儿循环血氧、压力及心输出量特点

1. 胎儿循环血氧 胎儿循环中脐静脉血氧分压约32mmHg,脐动脉血氧分压约15mmHg,远低于出生后水平,但因胎儿时期氧解离曲线左移(图4-3),所以胎儿血氧饱和度(fetal oxygen saturation,FOS)可以维持在较高水平。脐静脉血氧饱和度约80%,与来自下腔静脉和肝静脉的血流混合后降至70%左右。下腔静脉开口前缘的欧氏瓣使血流在右心房中部产生层流,使大部分氧合程度较高的下腔静脉血流通过卵圆孔裂口导入左心房,在左心房中混合了小部分来自尚无气体交换功能的肺静脉回流血液后血氧饱和度降至65%左右,此为经胎心排出的含氧量最高的血液,供应冠状动脉及头臂血管。上腔静脉血氧饱和度仅40%,进入右心房后与下腔静脉回流血液混合后在右心室水平血氧饱和度升至55%左右,进入肺动脉主干后大部分通过动脉导管进入降主动脉,与来自升主动脉的氧合程度较高的血液再次混合后氧饱和度提高至60%,供应胎儿身体下部及胎盘。由此可见胎儿循环的动静脉血流并非泾渭分明,循环的效率自然不如成人的高,但在宫内发育过程中既要照顾到胎盘摄氧的特点,又要在出生后立即转换为以肺摄氧的循环改道,所以胎儿循环既属有效,又启闭灵活。

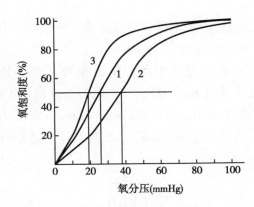

图4-3 血红蛋白的氧解离曲线

1. 正常曲线。2. 右移:pH下降、PCO_2升高、体温升高,右移便于释放氧。3. 左移:胎儿血红蛋白、pH上升、PCO_2降低、体温降低,但氧饱和度并不很低,便于摄取氧。

2. 胎儿循环压力及血流速度 胎羊研究资料表明,妊娠过程中脐静脉压力约8~10mmHg,门静脉压力约5~6mmHg,上腔静脉、下腔静脉及右心房压力约2~3mmHg,左心房压力约1~2mmHg,随妊娠进展心室平均压力逐渐增加,妊娠60天为25~30mmHg,临产时为60~70mmHg。人类胎儿心室压力略高于胎羊心室压力。

胎儿循环中下腔静脉血流速度约15cm/s,静脉导管血流速度约55~60cm/s,这种特征使静脉导管内相对高速的血流能通过卵圆孔直接进入左心房。人类胎儿时期肺动脉主干血流速度高于升主动脉,二者速度及波形变化情况与胎羊资料相似(图4-4),但人类胎儿肺动脉主干与升主动脉血流速度差值略低。由于胎儿时期肺循环未开放,肺动脉主干的血流大部分通过动脉导管进入

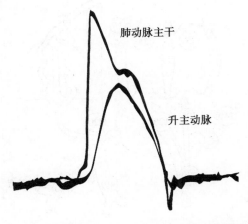

图4-4 胎羊肺动脉主干及升主动脉血流速度波形变化情况

降主动脉,因而动脉导管血流速度明显高于分支肺动脉血流速度。

3. 胎儿循环中胎心输出量及其分布情况（图4-5、图4-6） 与出生后左、右心输出量不同,胎儿期心输出量(fetal cardiac output)定义为两个心室排血总量,即联合心输出量。妊娠晚期

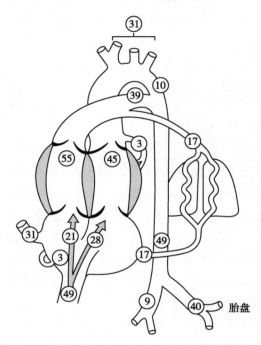

图4-5　人类胎儿妊娠晚期联合心输出量分配情况
单位为 %

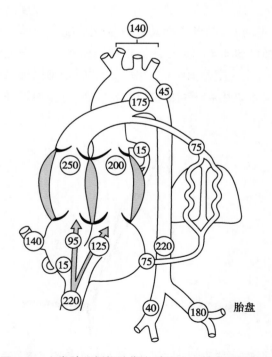

图4-6　人类胎儿妊娠晚期心脏及大血管血流量情况
单位为 ml/(min·kg)

人类胎儿左、右心室心输出量之比为 1∶(1.2~1.3),即左心输出量为 200ml/(kg·min),右心输出量为 250ml/(kg·min),联合心输出量为 450ml/(kg·min)。胎儿循环中胎盘血管阻力最低,接受胎儿心输出量的最大部分血量[妊娠早、中期约55%,至妊娠晚期减少至约40%,即250~180ml/(kg·min)],有利于胎儿与母体之间的物质交换。

在孕早、中期,肺动脉只接受 10%~15% 的右心输出量,即 35ml/(kg·min),因而肺动脉分支发育细小。临产时肺动脉血流量明显增加,可达右心室排血量的 1/3,即 80~90ml/(kg·min),肺动脉随之迅速发育,此时伴有脑血流量增加及胎盘血流量减少。冠脉循环约占联合心输出量的 3%,即 13~15ml/(kg·min);头部及躯体上部血供约占联合心输出量的 20%,即 90ml/(kg·min)。妊娠中晚期,胎羊各脏器血流量随妊娠进展逐渐增加(图4-7),人类胎儿的变化情况与之相似。

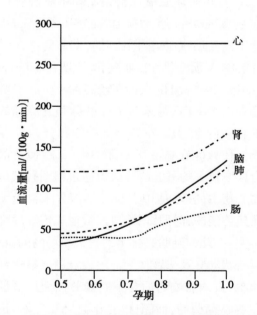

图4-7　妊娠中晚期胎羊各脏器每 100g 组织每分钟血流量随妊娠进展变化情况
Flow,血流,单位为 ml/(100g·min)

此外,可以通过胎儿心脏腔室及大血管内径的大小,反映通过该处的血流量及其发育程度。在胎儿心脏发育过程中,如果存在导致异常血流的先天性心脏结构畸形,那么血流量不足的心脏腔室及血管将可能发生发育不良甚至停滞,并导

致畸形在宫内持续加重,这也是部分严重先天性心脏病,如左心发育不良综合征、重度肺动脉瓣狭窄等产前干预的理论依据。通过恰当的宫内治疗来改变由心血管畸形导致的异常血流,建立趋于正常的胎儿血流动力学状态,可延缓、阻止或逆转胎儿心室发育不良及体/肺血管床发育迟滞的发生等,满足负担出生后体、肺循环的要求,改善严重心血管畸形胎儿的预后。

4. 胎儿心输出量影响因素 影响因素包括心率、心室前/后负荷及心肌功能状态。

胎羊研究资料表明,如果胎羊心率由 140 次/min 增加到 160 次/min,那么胎羊心室排血量增加 15%~20%。当胎羊心率超过 300~320 次/min,胎羊心室充盈时间及射血时间均不足,因而心输出量降低。刺激胎羊迷走神经使胎羊心率减慢 15%,胎羊心室排血量亦出现相应程度的下降,心率过低时胎羊心输出量显著减少。人类胎儿心率变化对心输出量的影响与胎羊情况相同。

胎儿心脏后负荷增加将导致胎儿心输出量减少,右心房压及右心室舒张末压等,前负荷过低会导致心输出量显著下降。适当增加前负荷,如心房压增加 2~3mmHg,心输出量明显增加,但继续增高右心房压将不会引起心输出量继续增加。持续增加后负荷,无论心房压处于什么水平,心输出量都会随后负荷增加而逐渐减少。

影响胎儿心输出量的心肌收缩力因素包括:胎儿心肌在同样初长度情况下,心肌紧张性低;心肌 T 管系统少;心肌纤维组织排列条理性差;心肌肌质网钙摄取低;心肌交感神经分布少;心肌细胞体积小;线粒体、肌质网、肌丝、α 和 β-肾上腺素受体少等,均影响心肌收缩力。心肌细胞能量来源主要是葡萄糖,而非脂肪酸。心肌工作负荷增加心脏肥大时,胎儿可有心肌细胞复制,即心肌细胞数量的增加,而在成人只有心肌细胞体积的增加。胎儿心肌收缩成分少,心肌收缩和舒张功能远比成熟心肌低下,胎儿心肌细胞处于最适长度肌节状态。根据 Frank-Starling 定律,通过增加心脏每搏量来提高心输出量非常有限,只能通过增加心率和双心室做功来保持高循环动力状态,胎儿心率明显上升(如胎儿快速性心律失常)或明显下降(如胎儿窘迫)可导致心输出量急剧下降,在单因素或多因素联合作用下,胎儿心脏更加容易出现心力衰竭。

二、出生后循环途径的变化

(一) 出生时的循环改变-过渡期循环

胎儿期心输出量(fetal cardiac output)主要是血液气体交换部位由胎盘转移至肺,胎盘循环中止而肺循环建立。认识出生前后体/肺血管阻力的变化及其规律,动脉导管、卵圆孔、静脉导管的关闭等,对了解许多先天性心脏病的病理生理状态非常重要。

出生时,通过一系列复杂过程,肺循环和体循环逐渐分隔并形成“串联”循环有助于形成更加有效的氧摄取和运输。这种分隔通过快速确立的肺循环和静脉导管、卵圆孔、动脉导管等胎儿通道的关闭来实现。出生后脐带结扎导致体循环阻力骤然增加,脐静脉血流中止导致静脉导管关闭,右心房压力因静脉导管关闭而下降。出生后肺膨胀导致肺血管阻力下降,肺血流增加,肺动脉压力降低。肺血流增加使肺静脉回流增加,左心房压力上升,左心房压力超过右心房压力引起卵圆孔功能性关闭。动脉血氧饱和度上升使动脉导管功能性关闭,随后逐渐出现解剖关闭。在某些病理状态下,胎儿循环可重新开放。

(二) 出生后体/肺血管阻力的改变

由于胎盘循环的存在,出生前胎儿体循环血管阻力相对较低,静脉导管的存在使得脐静脉血液避开肝脏微循环,从而回心阻力降至最低。肺小动脉壁平滑肌肌层较厚,且肺萎陷所致的肺泡低氧状态使得肺血管阻力维持在高水平,因而临近出生或出生时肺循环阻力和体循环血管阻力几乎相等。

出生后肺泡扩张使肺泡氧张力上升,肺血管阻力快速下降,这种现象继发于氧对肺血管的扩张效应。出生后肺通气启动,肺血管阻力迅速降低,肺血流量增高 8~10 倍。肺动脉血压开始迅速上升,到出生后 24 小时,平均肺动脉血压约为体循环血压的一半,此后呈缓慢降低,在出生后2~6周达到成人水平(图4-8)。出生后肺血管阻力(pulmonary vascular resistance after birth)下降程度可能与肺泡和相关血管数量的增加有关。许多引起新生儿期氧合不充分的情况均可影响肺小动脉的正常发育成熟,导致持续肺动脉高压和肺血管阻力延迟下降,如低氧、高海拔、肺部疾病(如透明膜病)、酸中毒、大型室间隔缺损或动脉导管未闭引起的肺动脉压增高,以及左心房或肺静脉压力增高等。

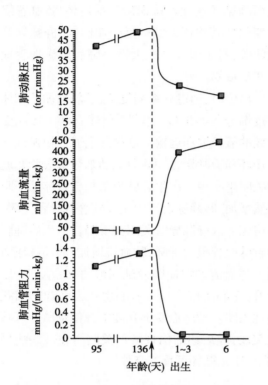

图 4-8　胎儿期及出生后肺循环压力的改变

大型室间隔缺损患儿由于左心室压力通过缺损直接向肺动脉传递而造成肺动脉高压,肺血管阻力延迟下降,因此直到出生6~8周后才会逐渐出现充血性心力衰竭。合并严重肺透明膜病的室间隔缺损早产儿,由于其较高的肺血管阻力限制了左向右分流,通常不会表现出充血性心力衰竭。这类患儿常合并酸中毒,导致肺血管阻力维持在较高水平,一旦肺透明膜病得到改善以后,动脉血氧分压的升高使肺血管扩张,肺血流量明显增加,即可表现出充血性心力衰竭。

肺血管阻力下降速度和动脉导管对氧的反应性是早产儿面临的两个重要问题。早产儿动

脉导管对氧的收缩效应未发育完善,出生后动脉导管更有可能持续开放。早产儿由于肺发育未成熟,前列腺素灭活减少,使血浆前列腺素水平持续增高,造成导管组织对前列腺素的舒张反应性较高。与足月儿相比,早产儿肺血管平滑肌未发育完善,出生后肺血管阻力下降较快,因此,早产儿较早即可发生大量左向右分流和充血性心力衰竭。

此外,出生后的循环转换在肺动脉高压的发生中起重要作用,如果不能顺利实现这种转换,可导致新生儿持续肺动脉高压(persistent pulmonary hypertension of the newborn,PPHN)。PPHN 是指生后肺血管阻力持续性增高,肺动脉压超过体循环动脉压,使由胎儿循环过渡至成人循环发生障碍,引起的心房和/或动脉导管水平的右向左分流,临床出现严重低氧血症等症状。本病多见于足月儿或过期产儿,但是早产儿亦可出现肺血管阻力的异常增高。当临床表现为低氧血症的程度与患者的肺部病变不成比例并排除有先天性心脏畸形时,应考虑有 PPHN 可能。PPHN 是由多种因素所致的临床综合征,包括:①宫内慢性缺氧或围产期窒息;②肺实质性疾病,如呼吸窘迫综合征(respiratory distress syndrome,RDS)、胎粪吸入综合征等;③肺发育不良,包括肺实质及肺血管发育不良;④心功能不全,病因包括围产期窒息、代谢紊乱、宫内动脉导管关闭等;⑤肺炎或败血症时由于细菌或病毒、内毒素等引起的心脏收缩功能抑制,肺微血管血栓,血液黏滞度增高,肺血管痉挛等。以下辅助检查可协助诊断 PPHN:①高氧试验:头罩或面罩吸入 100 % 氧气 5~10 分钟,如缺氧无改善或测定动脉导管后动脉血氧分压<50mmHg 时,提示存在 PPHN 或发绀型先天性心脏病所致的右向左血液分流;②动脉导管开口前(常取右桡动脉)及动脉导管开口后的动脉(常取左桡动脉、脐动脉或下肢动脉)血氧分压差:当两者差值大于15~20mmHg 或两处的经皮血氧饱和度差>10%,又同时能排除先天性心脏病时,提示患儿有PPHN 并存在动脉导管水平的右向左分流;③高氧高通气试验:对高氧试验后仍发绀者在气管插管或面罩下行气囊通气,频率为 100~150 次/min,使二氧化碳分压下降至"临界点"(30~20mmHg)。

PPHN 血氧分压可>100mmHg,而发绀型先天性心脏病患儿血氧分压增加不明显。如需较高的通气压力(>40cmH₂O)才能使二氧化碳分压下降至临界点,则提示 PPHN 患儿预后不良。此外,可行多普勒超声心动图检查协助排除先天性心脏病,评估肺动脉压力,胸片及心电图亦可协助诊断。

(三)动脉导管的关闭

在出生后 10~15 小时,动脉导管可因其平滑肌中层的收缩而产生功能性关闭。出生后 2~3 周动脉导管内膜和内膜下层发生永久性改变,动脉导管解剖学关闭(anatomic closure of the ductus arteriosus)。血氧、前列腺素 E₂(prostaglandin E₂, PGE₂)浓度及新生儿的成熟度是影响动脉导管关闭的主要因素,乙酰胆碱和缓激肽亦可使导管收缩。

1. 血氧和动脉导管　出生后体循环血氧饱和度增加(肺膨胀后 PO₂ 从宫内 25mmHg 升至 50mmHg)可强烈刺激动脉导管平滑肌收缩使其关闭。动脉导管平滑肌对血氧的反应度与新生儿胎龄有关,早产儿动脉导管组织对血氧反应较成熟儿低。未发育成熟的动脉导管对血氧反应较低是因对氧诱发的收缩敏感度下降而并非平滑肌未发育引起,这一理论的最好证据是未发育的导管在乙酰胆碱刺激后可明显收缩,也可能由早产儿 PGE₂ 浓度维持在较高水平所致。

2. 前列腺素和动脉导管　出生后 PGE₂ 浓度下降可导致动脉导管关闭。出生时产生 PGE₂ 的胎盘组织被剥除,出生后肺膨胀致肺血流显著增加,可有效清除循环中的 PGE₂。对动脉导管依赖的肺动脉闭锁等患儿,通过静脉注射人工合成的 PGE₁ 可使动脉导管延迟关闭。未成熟儿导管组织对前列腺素合成酶抑制剂吲哚美辛(indomethacin,IMC)的收缩效应,以及对 PGE₂ 和前列腺素 I₂ 的扩张效应较临产胎儿强烈,因此,应用吲哚美辛可关闭早产儿的动脉导管。孕母摄入大量的前列腺素抑制剂,如阿司匹林,可使动脉导管在胎儿期收缩,从而对胎儿造成危害,并导致出生后新生儿 PPHN 的发生。

3. 已收缩的动脉导管重新开放　在真正意义的解剖学关闭前,功能性关闭的动脉导管可因动脉 PO₂ 下降和 PGE₂ 上升而扩张。动脉导管的重新开放见于窒息和各种肺部疾病。高海拔地区动脉导管延迟关闭、动脉导管未闭的发病率远较平原地区高。某些新生儿(如主动脉缩窄患儿)静脉滴注 PGE₂ 可使已经收缩的动脉导管部分或完全开放。

4. 肺动脉和动脉导管对各种刺激的反应　肺动脉对低血氧及酸中毒的反应与动脉导管相反。低氧和/或酸中毒可使动脉导管松弛,但会使肺小动脉收缩。交感神经和 α-肾上腺能神经兴奋(如肾上腺素、去甲肾上腺素)可使肺动脉收缩。迷走神经兴奋、β-肾上腺素能神经兴奋(异丙肾上腺素)和缓激肽可使肺动脉扩张。

(四)卵圆孔的关闭

卵圆孔呈裂口样,直径约 8mm,其上唇为第二房间隔的镰缘,较为坚实,状似裂口的"门框";下唇为第一房间隔,较薄,状似"门帘",球囊房间隔造口术(balloon atriostomy,BAS)即撕裂此部分。胎儿期右心房接受来自上腔静脉、下腔静脉及静脉导管(胎盘)大量的回心血液,而由肺静脉返回左心的血流很少,左心的发育大多靠卵圆孔开放供血,因而右心房压力高于左心房压力。胎儿出生脐带结扎后使下腔静脉返回右心房的血流大减,右心房压力由胎内的 3~5mmHg 下降至 2~4mmHg。同时,因肺血流量大增,回流至左心房的血流增多,左心房压力由 2~4mmHg 上升至 5~10mmHg。这样出生后两心房压力的一增一减,使卵圆孔的帘膜样下唇向右关闭,将卵圆孔覆盖而导致卵圆孔关闭(closure of the foramen ovale),如右心房压力由于各种原因超过左心房压力(如婴儿啼哭、肺部感染)时,亦可有心房水平右向左的短暂分流。在 5 岁时约 50%、成人约 20% 的卵圆孔关闭后仍可用探针贯通。

(五)静脉导管的关闭

脐静脉(umbilical vein)进入胎儿脐孔后汇入肝门静脉,在门静脉与下腔静脉之间存在胎儿期特有的静脉导管(ductus venosus),脐静脉血流通过静脉导管进入下腔静脉。出生后因脐静脉闭塞使得静脉导管断源而关闭。偶尔有静脉导管延迟闭合而使门静脉血通过静脉导管直接进入下腔静脉,造成新生儿高胆红素血症。与动脉导管一样,PGE$_1$亦可使静脉导管保持暂时开放。

三、脐带和胎盘的血液循环

胎盘和脐血管为胎儿循环的特殊组织,脐循环(umbilical circulation)在胎内保持开放,出生后必须立即关闭。脐循环包括中央一根较粗的脐静脉(管径约6~7mm)和旋抱在外的两根脐动脉(管径约2.2~2.7mm)。在脐动脉(umbilical artery)壁有四组平滑肌,内层为很薄的环纹肌,中层为厚的纵直平滑肌,外面有两层螺旋形的平滑肌。一层螺旋形平滑肌为螺距较短、由8~10根肌纤维组成、温度下降到27℃即感应收缩的平滑肌。另一层为较粗的螺旋形平滑肌,其螺距与脐带本身的螺距相似,共约40圈,其收缩时能将脐带旋绕起来。如果单靠环纹肌的收缩,只能使管径缩小,不能完全关闭;如果同纵直和螺旋形的平滑肌一起收缩,不但能使脐动脉分为若干节段,而且可使其管腔仅留狭隘的星状管隙,这样可以保证出生后脐动脉能立即安全阻断。这些平滑肌的收缩主要是由于机械牵拉刺激促成,并且一定要在有氧条件下方能收缩。脐静脉管壁较薄,主要为环纹的平滑肌所组成,纵直肌很少,出生后其关闭主要靠包绕在外的脐动脉紧缩所致。

胎盘(placenta)重450~500g,占胎儿体重的1/7。进入胎盘面的母血是由子宫螺旋动脉而来的,该小动脉向胎盘表面的绒毛间隙开放,形成血窦,其容量约175ml,压力约为1.3kPa(10mmHg),每分钟约有600ml的母血在绒毛间隙流动,直接与绒毛上皮接触,以增加母子之间血流中物质交换。胎盘的胎儿部分,血液循环是指绒毛内的循环,绒毛间隙内母血的养料,由绒毛上皮渗透进入绒毛中轴的毛细血管网,再由小静脉汇合入脐静脉进入胎儿体内;同时,胎儿体内的代谢产物沿脐动脉进入绒毛小动脉,最后入绒毛的毛细血管网,经绒毛上皮向绒毛间隙渗透而出。因为存在胎盘这一特殊结构,胎儿与母体的血液各自循环,互不相混。

(华益民　周开宇)

参 考 文 献

1. YAGEL S, SILVERMAN NH, GEMBRUCH U. Fetal cardiology: Embryology, genetics, physiology, echocardiographic evaluation, diagnosis and perinatal management of cardiac diseases). 2nd ed. New york: Informa healthcare, 2009.
2. ALLEN HD, SHADDY RE, PENNY DJ, et al. Moss and Adams' heart disease in infants, children, and adolescents, including the fetus and young adult. 9th ed. Philadelphia: Walters Kluwer, 2016.
3. RUDOLPH AM. Congenital diseases of the heart. Armonk NY: Futura, 2001.
4. KISERUD T. Fetal venous circulation: an update on hemodynamics. J Perinat Med, 2000, 28(2): 90-96.
5. RUDOLPH AM, HEYMANN MA. Circulatory changes during growth in the fetal lamb. Circ Res, 1970, 26(3): 289-299.
6. LEWIS AB, HEYMANN MA, RUDOLPH AM. Gestational changes in pulmonary vascular responses in fetal lambs in utero. Circ Res, 1976, 39(4): 536-541.
7. JoHNSON P, MAXWELL DJ, TYNAN MJ, et al. Intracardiac pressures in the human fetus. Heart, 2000, 84(1): 59-63.
8. KISERUD T, RASMUSSEN S, SKULSTAD S. Blood flow and the degree of shunting through the ductus venosus in the human fetus. Am J Obstet Gynecol, 2000, 182(1 pt1): 147-153.
9. RASANEN J, WOOD DC, DEBBS RH, et al. Reactivity of the human fetal pulmonary circulation to maternal hyperoxygenation increases during the second half of pregnancy: a randomized study. Circulation, 1998, 97(3): 257-262.
10. RUDOLPH AM, HEYMANN MA. Cardiac output in the fetal lamb: the effects of spontaneous and induced changes of heart rate on right and left ventricular output. Am J Obstet Gynecol, 1976, 124(2): 183-192.
11. ROMERO T, COVELL J, FRIEDMAN WF. A comparison of pressure-volume relations of the fetal, newborn and adult heart. Am J Physiol, 1972, 222(2): 1285-1290.
12. KLOPFENSTEIN HS, RUDOLPH AM. Postnatal changes in the circulation and response to volume loading in the sheep. Circ Res, 1978, 42(6): 839-845.
13. ALLAN LD, HUGGON LD. Counselling following a diagnosis of congenital heart disease. Prenat Diagn, 2004, 24(13): 1135-1142.
14. ALLAN LD. Antenatal diagnosis of heart disease. Heart, 2000, 83(3): 367-370

15. LARSEN WJ. Essentials of human embryology. New York:Churchill Liringston,1998.

16. GILBERT RD. Control of fetal cardiac output during changes in blood volume. Am J Physiol,1980,238(1): 80-86.

17. GILBERT RD. Effects of afterload and baroreceptors on cardiac function in fetal sheep. J Dev Physiol,1982,4(5): 299-309.

18. FRIEDMAN WF. The intrinsic physiologic properties of the developing heart. Prog Cardiovasc Dis,1972,15(1): 87-111.

19. HUHTA JC. Fetal congestive heart failure. Seminars in Fetal & Neonatal Medicine,2005,10(6):542-552.

第二篇
诊 断 方 法

第五章

病史与体格检查

一、病史

在小儿心血管疾病的诊治过程中,病史、体格检查及各项辅助检查皆有重要作用。详尽的病史有助于心血管医生了解疾病的发生、发展及诊治经过,为随后的体格检查和各项诊断性检查的安排提供重要的线索,对心血管疾病作出准确的判断及鉴别诊断非常重要。完整病史应包括以下内容:

1. 本次发病情况和可能的诱因。
2. 疾病治疗情况包括症状、体征和化验检查的变化等。
3. 本次病前的既往史和家族遗传病史。
4. 喂养(营养)和生长发育情况。
5. 环境、传染病接触史和预防接种史。
6. 父母健康情况、母亲妊娠和生产史等。

小儿时期的心血管疾病以先天性心脏病多见。心脏杂音、发绀、呼吸困难、心功能不全,以及反复呼吸道感染等,均为先天性心脏病患儿最常见的就诊原因。其出现时间及演变对疾病的诊断、治疗决策、预后判断有重要意义。反复肺炎、心功能不全、生长发育迟缓常伴发于左向右分流型先天性心脏病。询问病史时疑有先天性心脏病时,应从出生史或最早出现的症状问起,应了解何时发现心脏杂音、何时出现发绀、有无声音嘶哑、有无喂养困难、生长发育情况、体力活动范围。如果心脏症状开始在婴儿期,症状首先出现的时间应该记录,这是提供特定的心脏状况的重要线索。有关心脏病史的阳性症状和相关的阴性症状均要记录。在小儿心脏病病史的询问和记录过程中应注意以下诸方面。

(一) 小儿心脏病常见症状

1. 喂养困难及活动耐力减低 喂养困难(feeding difficulties)指患儿平均每次喂养时间≥20分钟,并存在停顿、哭吵、呛咳、多汗、青紫出现或加重、吞咽困难其中3项,或平均每次喂养时间≥15分钟,并存在以上症状4项者可判断为喂养困难。应询问喂养方式、喂养途径、单次喂养时间、喂养时是否停顿、呛咳、青紫出现或加重、吞咽困难。吮乳是婴儿最主要的体力活动,如吮乳有力,每次哺乳10~15分钟即饱,体重增长正常,反映心功能正常。左向右分流型的先天性心脏病婴儿,常因体循环血量不足表现为喂养困难、易呛咳、呕吐。右向左分流型的先天性心脏病患儿,由于持续缺氧,红细胞代偿性增多,血液黏稠及血流变缓,容易引起脑栓塞,根据位置不同会引发吞咽功能下降。但要和腹痛或其他影响喂养的疾病相鉴别,同时应注意与呼吸系统疾病所致的呼吸困难、呼吸增快、鼻塞、胸廓活动受限等疾病相鉴别。

评估心衰患者运动耐力的常用简易方法是6分钟步行试验:测量受检者在6分钟内步行的总距离。但尚无不同年龄儿童的正常参考值。对活动耐受情况的评估可通过以下几个方面了解并与同龄正常儿童比较:患儿运动时,如走路、跑步、课间操、骑自行车、体育课或竞技性运动能否与正常儿童同样参加?患儿在跑或走时需要停下来休息的时间、方式及次数?患儿上多少级楼梯后会疲劳?临床症状稳定2周以上的慢性心衰年长儿,可应用该方法动态监测其心衰程度及运动耐量的变化,指导心衰患儿的日常活动量。大的左向右分流型先天性心脏病、发绀型先天性心脏病、血管狭窄或反流,以及心律失常、心肌炎可导致活动耐力减低。

2. 呼吸困难 指患儿主观感觉空气不足,呼吸费力,客观表现为呼吸运动用力,辅助呼吸肌参与呼吸运动,出现呼吸频率、深度、节律的改变,以及端坐呼吸、鼻翼扇动、喘鸣、呻吟、发绀等。心脏病心功能代偿不全时呼吸困难（dyspnea）是常见症状。婴幼儿心衰以呼吸困难、多汗、烦躁、喂养困难及生长发育落后为主要表现；而儿童及青少年心衰则以运动后气促、呼吸困难、乏力、食欲缺乏和腹痛为主。常见于各种左向右分流型先天性心脏病，此时也与肺充血、肺间质水肿及肺的顺应性降低有关。发绀型先天性心脏病，如法洛四联症、重度肺动脉狭窄等发生呼吸困难，主要是动脉低氧血症所致。风湿性心脏病、病毒性心肌炎、心肌病、心内膜弹力纤维增生症、阵发性室上性心动过速、肾炎严重循环充血、严重贫血致心力衰竭，以及心包疾病，如心包积液、缩窄性心包炎也可出现呼吸困难。

左心衰竭呼吸困难的特点是在活动时出现或加重，休息时减轻或缓解，仰卧位时加重，坐位减轻[端坐呼吸（orthopnea）]。夜间阵发性呼吸困难是心功能不全、肺淤血最常见的表现形式之一，是指通常入睡并无困难，但在夜间熟睡后，突发因胸闷、气急需被迫坐起。轻者数分钟至数十分钟后症状逐渐减轻、缓解；重者，高度气喘、颜面发绀、大汗、呼吸有哮鸣音，甚至咳大量浆液性血性痰，或粉红色泡沫样痰，听诊两肺底有较多湿性啰音，心率增快，有奔马律。此种呼吸困难，又称心源性哮喘（cardiac asthma）。

右心衰竭患儿临床症状除呼吸困难外，常伴有肝大、水肿、少尿，患儿常取半坐位以缓解呼吸困难。心包积液患儿喜坐位前倾体位，以减轻增大心脏对左肺的压迫。

此外呼吸困难尚可见于：

（1）呼吸系统疾病：如吸气性呼吸困难，表现为吸气相延长，常见于喉、气管因水肿、异物或外部病变压迫所致的上呼吸道梗阻；呼气性呼吸困难，表现为呼气相延长伴有喘鸣音，常见于毛细支气管炎、喘息性支气管炎及支气管哮喘等下呼吸道梗阻；吸气和呼气性呼吸困难，又称混合性呼吸困难，吸气和呼气相大致相等，见于支气管、肺泡疾病及肺外受压所致的呼吸困难。

（2）各种原因引起的酸中毒：如急慢性肾衰竭、糖尿病酮症酸中毒、肾小管酸中毒等。

（3）重度贫血：因红细胞携氧减少，血氧含量降低，组织氧供不足所致。

3. 发绀 发绀（cyanosis）是指浅表毛细血管皮肤、黏膜呈青紫色。为单位容积血液中脱氧血红蛋白（还原血红蛋白）量增多达到一定水平（≥5g/dl）所致。广义的发绀还包括少数由于异常血红蛋白衍生物（高铁血红蛋白、硫化血红蛋白）增多所致皮肤、黏膜发绀现象。发绀在皮肤较薄、色素较少和毛细血管丰富的部位，如舌、唇、耳垂、眼结合膜、甲床等处较为明显，易于观察。

还原血红蛋白（reduced hemoglobin）的含量取决于总的血红蛋白量及动脉血氧饱和度。正常血液中1g血红蛋白能结合1.34ml的氧，若正常人的血红蛋白为15g/100ml则可结合20ml氧，但动脉血并非全部氧合，一般可达94%~99%氧饱和，所以动脉血100ml约携氧19ml，其中还原血红蛋白为0.75g/100ml。血液循环流经全身毛细血管，约22%氧被吸收，因此静脉血氧饱和度为72%~75%，其中还原血红蛋白为3.75g/100ml，毛细血管血氧饱和度约为85%，还原血红蛋白量介于静脉和动脉二者之间约为2.25g/100ml，临床无发绀，而当动脉血氧饱和度下降到75%，则毛细血管内还原血红蛋白增加到5.25g/100ml，临床出现发绀。

血红蛋白含量与发绀程度有关，如果贫血患儿的血红蛋白含量不足5g/100ml，即使毛细血管内都是还原血红蛋白，也不致发绀，故临床上贫血患儿如患严重心肺疾病可无青紫；相反在血红蛋白特高的发绀型先天性心脏病患儿，血红蛋白代偿性增多，则动脉血氧饱和度虽不很低，但毛细血管内还原血红蛋白很易超过5g/100ml，发绀可十分明显。

发绀分三种类型：中央性、周围性和差异性。

（1）中央性发绀（central cyanosis）：多见于各种原因引起的肺通气、换气不良，以及右向左分流的先天性心脏病。特点为：动脉血氧饱和度降低（一般血氧饱和度在75%~85%时有轻度发绀，65%~75%时有中度发绀，低于65%时为重度发绀）、氧分压降低。发绀多均匀分布于全身皮肤、黏膜，皮肤常温暖。

1）心脏性发绀：特点是全身性发绀，除四肢与颜面外，亦见于黏膜（包括舌及口腔黏膜）和躯干,皮肤温暖。还常伴有心悸、咳喘等心肺症状。主要见于:①心力衰竭等,其发绀是由于肺内小动脉硬化及毛细血管壁变厚和管腔变小,影响肺内气体交换;②发绀型先天性心脏病,如大动脉转位、法洛四联症、肺动脉狭窄、三尖瓣闭锁等。其发绀是由于心与大血管之间存在异常通道,部分静脉血未通过肺进行氧合,即经异常通道进入体循环动脉血中,如分流量超过左心搏出量的 1/3,即引起发绀。此类疾病吸入 100% 氧后发绀不能缓解。心脏阳性体征、X 线检查及彩色多普勒超声心动图检查有助于诊断。

2)呼吸性发绀:未成熟儿、宫内缺氧、颅内出血、药物等所致肺泡通气降低。各种原因所致呼吸道梗阻、肺部疾病所致肺泡通气降低,如肺炎、肺纤维化。

3)其他:颅内出血、感染等中枢神经系统疾病、神经-肌肉功能失调所致肺通气降低。

(2)周围性发绀(peripheral cyanosis):此类动脉氧饱和度正常,发绀程度较轻,局限于四肢末端、鼻尖、耳郭、唇周等。常因外周血流淤滞,组织对血氧的摄取率增高,微血管内还原血红蛋白增多,动静脉血氧差增大。按摩或加温使其温暖,发绀可消失,此点有助于和中心性发绀相鉴别。常见于寒冷或血管自动调节障碍,以及低心排血量,如休克、充血性心力衰竭、慢性缩窄性心包炎等。

(3)差异性发绀(differential cyanosis):指上、下肢发绀程度有别。差异性发绀和杵状趾是动脉导管未闭合并肺动脉高压的特征性改变。如动脉导管未闭伴肺动脉高压,使肺动脉血向降主动脉分流,见下肢发绀而上肢无发绀;完全型大动脉转位伴肺动脉高压和导管前主动脉缩窄,转位的肺动脉内的氧合血向降主动脉分流,则见上肢发绀而下肢无发绀。同时测定右肱动脉和股动脉血氧饱和度,可有助于证实差异性发绀的存在。

必须认识到发绀除为心肺疾病的症状外,尚可伴随中枢神经系统、血液系统的疾病。如发绀伴有呼吸暂停、嗜睡、肌张力过低、自主运动减少常提示为颅内疾病;发绀不伴有呼吸困难者考虑为变性血红蛋白血症。

变性血红蛋白血症(methemoglobulinemia):如高铁血红蛋白或硫化血红蛋白血症,这些变性血红蛋白呈棕黑色,没有携氧能力。药物或化学物质中毒所致高铁血红蛋白血症的发绀特点是急骤出现、暂时性、病情严重,经过氧疗发绀不减,抽出的静脉血呈深棕色,暴露于空气中也不能转变成鲜红色,若静脉注射亚甲蓝、硫代硫酸钠或大剂量维生素 C,可使发绀消退。先天性高铁血红蛋白血症的患儿生后即有发绀,有家族史,而无心肺疾病及引起异常血红蛋白的其他原因。硫化血红蛋白血症发绀时间长,可达几个月或更长时间,患者血液呈蓝褐色,分光镜检查于 630nm 处出现吸收光带,与高铁血红蛋白血症有时难以区别,但加入氰化钾后吸收光带消失,即可确定硫化血红蛋白的存在。

病史询问应重点了解:患儿的年龄、发绀出现的时间及出现发绀缓急;发绀分布范围,是全身性的还是局部性;出现发绀时有无心悸、气急、胸痛、肢凉、受寒等情况;如发病急无心肺表现,则应询问有无摄取相关药物、化学物质、变质蔬菜等病史。

4. 水肿 水肿(edema)是组织间质液与循环血液间交换失衡,过量的液体在组织间隙或体腔中积聚的结果。正常情况下,组织间质液和血浆之间不断进行液体交换,使组织液的生成和回流保持动态平衡,这种平衡由有效流体静压、有效胶体渗透压、毛细血管通透性和淋巴回流等因素决定。在正常情况下,毛细血管内的压力从动脉端向静脉端逐步降低,直接以显微镜观测,人体毛细血管动脉端压力约为 $42cmH_2O$,静脉端约为 $16cmH_2O$,而血浆的胶体渗透压约为 $30cmH_2O$。显而易见,在毛细血管的动脉端的一段中,液体静压超过胶体渗透压,水分透过毛细血管壁向外渗出到细胞间质中;而在静脉端的毛细血管内,胶体渗透压超过液体静压,水分又由细胞间质向毛细血管内回收。上述的平衡失调,可发生水肿。正常时水钠潴留处于动态平衡状态,肾脏在其中起重要作用。经肾小球通过的钠水总量,其中只有 0.5%~1% 排出体外,99%~99.5% 被肾小管重吸收,60%~70% 由近曲小管主动吸收。远曲小管和集合管对钠水吸收受醛固酮等激素调节。肾功能不全或吸收钠水调节失衡时均可导致水钠潴留,发生水肿。

（1）全身性水肿：根据病因可分为心源性水肿和肾源性水肿。

1）心源性水肿（cardiac edema）：急性左心衰主要是肺水肿，是由于肺毛细血管和组织之间的液体交换发生障碍，导致肺组织间隙液体增多。

右心衰竭时水肿首先出现于身体下垂部位，以踝部明显。严重者生殖器、胸壁、手臂及颜面均可波及，且有腹水或心包积液。并伴有体循环淤血的其他表现，如颈静脉怒张、肝大。缩窄性心包炎也可引起全身性水肿，但以下肢为主，伴有肝大、腹水。心源性水肿主要是水钠潴留和毛细血管流体静压增高所致，其次是血浆胶体渗透压降低，淋巴回流减少。毛细血管壁的通透性增高，在胸腔积液、腹水的形成中有一定作用。

2）肾源性水肿（nephrogenic edema）：可见于各种肾炎和肾病。水肿的特点是，初为晨起眼睑和颜面水肿，以后发展为全身水肿。患者常有尿检异常、高血压和肾功能损害等。肾病综合征常出现中度或重度水肿，凹陷性明显，可伴有胸腔积液、腹水。

全身性水肿还可见于失代偿期肝硬化、营养缺乏病及黏液性水肿等。

（2）局部性水肿：由局部静脉、淋巴回流受阻或毛细血管通透性增加所致，如局部炎症、局部过敏、肢体静脉血栓形成、血栓性静脉炎、上腔静脉阻塞综合征、下腔静脉阻塞综合征和丝虫病等。

问诊要点：①水肿的发生有无诱因、水肿发生的时间和前驱症状；②水肿最先出现的部位及发展顺序和速度，是否受体位的影响；③水肿是凹陷性还是非凹陷性的，有无胸腔积液、腹水征象；④是否接受过肾上腺皮质激素、雌激素及其他药物的治疗；⑤水肿局部皮肤颜色、温度、有无压痛；⑥是否有心慌、气短、咳嗽和咳痰等表现；尿量、颜色的改变，是否有高血压、尿和肾功能检查改变；有无肝脏疾病，皮肤黄染和出血倾向；有无食欲下降、体重减轻、怕冷、反应迟钝和便秘等；是否有感染和过敏的征象。

5. 晕厥 晕厥（syncope）是由于脑灌注不足而导致短暂的意识和肌张力丧失。轻度脑血流减少可引起头晕，头晕是晕厥最常见的前驱症状。心源性晕厥可分为心律失常所致和继发心脏器质性异常所致。如严重的心律失常（窦性停搏、室性心动过速、心室颤动、高度房室传导阻滞等）；重度主动脉瓣狭窄、肺动脉瓣狭窄等导致心排血量减低；发绀型先天性心脏病等。心房黏液瘤突然阻塞房室出口，严重的特发性肥厚型心肌病，主动脉瘤破裂或较广泛的肺梗塞等均可突然发生晕厥。自主神经介导性晕厥是由自主神经介导的反射调节异常或自主神经功能障碍导致的晕厥，多属功能性疾病范畴。其中以血管迷走性晕厥及体位性心动过速综合征、直立性低血压为主。婴幼儿阶段的屏气发作可能是自主神经介导性晕厥的一种特殊类型。还需鉴别引起晕厥的其他疾病包括由癫痫、代谢紊乱（如低血糖、低氧血症、过度通气导致低碳酸血症）、中毒及精神心理因素等导致的假性"晕厥"。

6. 心悸 心悸（palpitation）是自觉心脏跳动伴有心前区不适感或心慌感。心悸常引起患者焦虑。产生心悸的原因有：①心律失常：如窦性心动过速、阵发的心动过速（如室上性心动过速）、过早搏动、心房颤动或心房扑动可导致心悸。二度以上房室传导阻滞、窦性停搏、重度窦性心动过缓等，由于心率缓慢，舒张期延长，心室充盈度增加，心搏增强也可导致心悸。②心脏搏动增强：发热、剧烈运动或精神过度紧张；获得性心脏病和先天性心脏病；甲状腺功能亢进和贫血等。各种心脏病均可引起心室增大，心脏收缩增强，心搏量增加，患者常有心悸的感觉。甲状腺功能亢进时基础代谢与交感神经兴奋性增高，导致心率加快，心搏增强。贫血时，为保证氧的供应，通过增加心率，提高排血量，导致心率加快，出现心悸。儿童体位性心动过速综合征是一种功能性心血管疾病，常有直立后的头晕或眩晕、胸闷、心悸、视物模糊等。

7. 胸痛 胸痛（chest pain）可为部分青少年心脏病患者的症状。应询问胸痛发作时间；胸痛发作频率；每次疼痛持续时间；胸痛部位；胸痛是否放射至颈部、上肢、背部或上腹部；胸痛是否与运动相关；使疼痛加重的因素，例如深呼吸；疼痛缓解的方法；胸痛是否与饮食相关；胸痛的伴随症状，如多汗、头晕、胸闷、憋气、恶心、心悸等。心源性胸痛不剧烈，常伴有窒息感或紧缩感，通常由运动而诱发,休息后可稍缓解。心源性胸痛(心包炎除外)不受呼吸的影响。导致胸痛的心源性因素包括心包炎、心包切开术后综合征、心肌缺血性梗死(心肌病、川崎病、冠状动脉畸形、梗阻性病变)、二尖瓣脱垂、心肌炎等。非心源性胸痛的病原因有肋软骨炎,胸壁外伤或肌肉劳损及呼吸道疾病所致的咳嗽如支气管炎、哮喘、肺炎、胸膜炎等。胃食管反流导致的哮喘也可引起儿童胸痛,心理因素导致的胸痛可能存在。

8. 脑卒中 脑卒中(stroke)常见于发绀型先天性心脏病(如法洛四联症)患儿的红细胞增多症或感染性心内膜炎的血栓栓塞。其可能是血液异常分流导致血流动力学改变,以及发绀型心脏病红细胞增多所致。静脉系统的血栓通过动静脉之间异常通道进入动脉系统造成动脉栓塞。惊厥是儿童脑卒中的主要临床表现。

9. 缺氧发作 某些发绀型先天性心脏病,特别是法洛四联症的婴幼儿常有发作性缺氧表现,称为缺氧发作(hypoxic spells)。常见于晨起清醒后,活动时,如喂哺、啼哭、排便等。发作时呼吸急促,突然发绀加重,心动过缓,原有的心脏杂音暂时减轻或消失,严重时意识丧失可引起惊厥,甚至导致死亡。缺氧发作往往于出生3~4个月开始,至4~5岁侧支循环增多后自行消失。轻者2~3个月发作1次,自数分钟至半小时不等,患儿呈过度通气,短暂"失神",后自行恢复;重者1日发作数次,呈呼吸困难、重度发绀、惊厥、昏迷。发绀型先天性心脏病如有贫血,更易有缺氧发作。一些正常婴幼儿在发怒、恐惧或不合意时哭喊后随即屏止呼吸,口唇发绀,重者意识丧失甚至惊厥,此为屏气发作,3~5岁后渐减。

10. 生长发育迟缓 小儿处于发育期,代谢旺盛,需要的热量和营养物质较多,喂养不当、消化吸收不良和疾病等因素,均导致小儿体重增加不良。左向右分流型先天性心脏病,体循环内血量减少,肺循环内充血,患儿喂养困难,体重增加迟缓,发育落后,体重的落后较身长明显。发绀型先天性心脏病(如大动脉转位、三尖瓣或肺动脉瓣闭锁、永存动脉干及三尖瓣下移畸形等)的患儿往往瘦弱。患儿的活动耐力差,稍有体力活动即感疲劳。患儿青春发育期延迟。

(二) 母亲孕史

心血管疾病的病史应该了解母亲孕期的一些情况,对诊断先天性心脏疾病有一定的帮助。孕期感染、服用药物、放射线接触、宫内缺氧、某些慢性疾病,以及妊娠早期吸食毒品、酗酒等可导致小儿心血管畸形的发生。早期宫内感染风疹病毒等可导致胎儿畸形。母亲孕晚期病毒感染是导致心肌疾病的重要因素。人类免疫缺陷病毒感染与婴幼儿心肌病有关。母亲孕期患代谢性疾病(如糖尿病、高钙血症)、结缔组织疾病(如系统性红斑狼疮)均与胎儿心血管疾病发生有关。母亲患有先天性心脏病其后代患先天性心脏病的风险可从普通人群的1%上升到15%。亦应询问母亲的生产史,如有无流产、死产或早产。

(三) 出生体重

出生体重可以反映心脏发育的一些重要问题。婴儿出生体重偏低,常提示有宫内感染或宫内发育迟缓,如风疹病毒综合征可有先天性心脏病、白内障、耳聋、小头畸形等。母亲为糖尿病的患儿出生体重常明显超重超过正常值。体重增长缓慢是心功能不全和严重先天性心脏病婴幼儿的主要表现。

(四) 既往史

既往史对于心血管疾病的判定具有重要作用。大的左向右分流致肺血流增多的先天性心脏病患儿易反复呼吸道感染。心肌炎患儿发病前1~2周常有呼吸道或消化道感染史。风湿性心脏病患儿既往有反复咽部感染史,关节疼痛史。既往有无舞蹈症常与风湿热密切相关。如患儿曾接受心脏病的手术或介入治疗,均应记录治疗的时间、情况、方法及随访等。

(五) 家族史

应询问患儿父母年龄,职业和健康情况及父母是否近亲结婚,家庭中有无其他人员患有类似疾病、遗传性疾病或染色体异常。据统计约有1/3先天性心脏病的患儿有家族史,其中约50%可患有同一疾病。正常人群中先天性心脏病的发生率大约为1%。如近亲属中有先天性心脏病史，则其同胞患先天性心脏病的风险为3%。如第一胎为左心发育不良综合征的患儿，其再次怀孕时先天性心脏病的发生风险会增加接近10%。低发生率的先天性心脏病如三尖瓣闭锁、永存动脉干的再发生率较低。风湿热在一个家族中常累及多个家族成员。

（孙景辉　翟淑波）

二、体格检查

体格检查是诊断疾病的重要步骤，通过望诊、触诊、叩诊及听诊可以获取支持或排除某种疾病的佐证。虽然现今已有许多辅助诊断方法，如X线、心电图、超声心动图及磁共振成像检查等，体格检查的重要性丝毫没有被减低。体格检查简单方便，通过检查如能发现诊断特异性很高的征象，即能迅速明确诊断，否则也能指导选择更有针对性的辅助诊断方法。

体格检查最好在患儿安静或配合的条件下进行。因此，需要根据患儿不同年龄及当时的状况确定检查的程序，例如婴儿正处于睡眠状态应先进行心脏听诊。为了取得患儿的配合需要注意消除他/她们的恐惧感适应现场环境，也可采取喜欢的体位或在家长怀抱的姿势下检查。有时可予以喂奶保持安静状态。检查者必须通过耐心细致的检查以获得必要的信息。以下着重介绍有关心血管疾病的体格检查。

（一）一般检查

1. 全身状况　观察患儿的精神状态及对周围事物的反应有助于估计病情的严重程度。心功能不全患儿往往精神萎靡或易激惹，对周围事物反应淡漠。呼吸状态是很容易观察的征象，对估计心肺功能极为重要。发绀型先天性心脏病患儿因低氧血症驱动呼吸加快，但无费力的表现。心功能不全合并肺水肿时呼吸急促，费力且常伴哼声，有些病重的婴儿还伴有头部点动。测量身高、体重及头围并与正常标准比较以评估体格生长状况，左向右分流型先天性心脏病婴儿合并心功能不全多因喂养困难，体重明显低下就诊，而对身高

及头围则影响不大。发绀型先天性心脏病患儿多有生长落后现象。如果无明显心功能不全而有生长落后时应考虑合并其他情况的可能。

2. 面容　大约30%的先天性心脏病患者合并心外畸形表现，呈综合征表型，有些综合征伴有特殊的面容（facial features）。例如唐氏综合征（21-三体综合征）是在先天性心脏病中最常见的综合征，约40%唐氏综合征患者合并先天性心脏病，典型的先天性心脏病是房室间隔缺损，面容特殊呈眼裂小、眼距宽、二侧内侧角低、外侧角高、鼻梁低平、口唇宽大、内眦赘皮明显及经常伸舌等；22q11.2缺失综合征常合并圆锥动脉干畸形，面容特点为眼裂小、内眦赘皮明显、鼻梁低平、口腔较小、下颌发育不良、耳壳下移及腭部畸形等；歪嘴哭综合征（asymmetric cry syndrome）也是心-面综合征的一种类型，合并多种畸形其中心血管畸形较多（50%），包括法洛四联症、动脉导管未闭、三尖瓣闭锁、室间隔缺损等，患儿平素或睡觉时嘴唇左右对称，但啼哭时一侧口角下拉造成歪嘴，但无面神经瘫痪；威廉姆斯综合征常合并主动脉瓣狭窄及肺动脉狭窄，面容特点为小精灵面容，口大唇突起，鼻根扁平，鼻孔前倾，虹膜呈放射状及牙齿发育不良，咬合错位等；努南综合征常合并肥厚型心肌病及先天性心脏病如肺动脉瓣狭窄、主动脉缩窄等，面容特点为前额高大、眼距宽、睑裂下斜、上睑下垂、内眦赘皮、鼻短、鼻梁凹陷、耳朵低垂、下颌小及颈短等。

3. 皮肤　皮肤色泽（红润、苍白或青紫）常能提示心血管功能状况，尤其对新生儿及婴儿。皮肤青紫的观察受光线、血红蛋白水平、皮肤色素及其他因素影响。血红蛋白水平正常时，血氧饱和度≤85%才有可能发现皮肤青紫。血红蛋白水平高时，如在新生儿期，青紫不易被发现。应用经皮血氧饱和度检测，不仅能够发现轻度低氧血症，而且能够了解其程度。因周围循环不良而出现的周围性青紫表现为指/趾甲青紫时，口腔黏膜及舌部无青紫，血氧饱和度正常。因心肺疾病导致的中央性青紫则为全身性青紫，包括口腔黏膜及舌部。舌部毛细血管丰富，而且无色素，是观察中央性青紫最佳部位。上下肢氧饱和度不同时称为差异性青紫。下肢血氧饱和度低于右上肢可见于主

动脉弓中断或肺血管阻力增高合并动脉导管未闭,此时血氧饱和度低的肺动脉血,经动脉导管流向降主动脉。相反,下肢血氧饱和度高于上肢则可见于完全型大动脉转位合并动脉导管未闭,此时血氧饱和度高的肺动脉血,经动脉导管流入降主动脉。先天性或获得性高铁血红蛋白血症也可有青紫表现,血氧分压正常。皮肤苍白或花纹状则提示存在低心输出量或心源性休克可能;新生儿脓毒血症、主动脉闭锁、重度主动脉狭窄或主动脉缩窄是常见的病因。

4. 脉搏 脉搏(pulse)检查需注意频率、节律及强弱。脉搏过快可能由于发热、心功能不全、甲状腺功能亢进或异位心动过速等引起。吸气时脉搏稍快,而心率增快时则不明显,为窦性心律不齐。漏跳或间隔不等,则为早搏等心律不齐。周围动脉的搏动强弱和对称与否对诊断有一定的帮助。需检查左、右上肢(肱动脉或桡动脉)及下肢脉搏(按股动脉或足背动脉)。脉搏强烈(洪脉)或在足部和指根亦能摸到血管搏动,反映脉压增宽(婴儿>30mmHg,儿童>50mmHg),体循环阻力降低,见于主、肺动脉之间存在交通(如动脉导管未闭,主、肺动脉隔缺损,动脉单干),主动脉反流或动静脉瘘。发热和运动等心输出量增加,周围循环阻力下降亦使脉搏强烈。有心力衰竭、休克和主动脉瓣狭窄等脉搏减弱。如下肢脉搏减弱或摸不到,或较上肢脉搏延迟,提示有主动脉缩窄。左臂脉搏弱或摸不到,可能主动脉缩窄累及左锁骨下动脉或大动脉炎引起左锁骨下动脉狭窄。右臂脉搏减弱,则右锁骨下动脉可能起源于主动脉缩窄远端以下的降主动脉。两侧上肢脉搏均减弱,可能为大动脉炎。四肢脉搏都很弱,最可能为心输出量太少,或有左心室排血受阻(严重的主动脉瓣狭窄或闭锁),也可能为主动脉缩窄在左锁骨下动脉之前,右锁骨下动脉又起源于缩窄远端的降主动脉,但颈动脉及颞动脉却很强烈。左心室衰竭时脉搏有隔次强弱的表现称为交替脉。有缩窄性心包炎、心脏压塞时脉搏受呼吸影响,吸气时减弱,呼气时增强(收缩压相差>10mmHg)称奇脉(paradoxical pulse)。

5. 血压 测量方法,正常值及临床意义详见第八十八章。

6. 颈部 先观察颈动脉的搏动,强烈者可见于主动脉瓣反流、主动脉缩窄和动脉导管未闭等。颈静脉,特别是右侧颈静脉与上腔静脉保持直线,可以反映右心房传送血流的动力变化。颈静脉压力水平及静脉波的类型可以反映右心的病理生理。内颈静脉位置较深,不易看到静脉结构,但静脉的搏动传送到颈部皮肤却可看到。外颈静脉因有瓣膜,所以搏动不如内颈静脉的清楚。小儿颈部较短,皮下脂肪又较多,且心率又快,所以不易辨识。检查时患儿稍坐起成15°~30°的角度。为了估计颈静脉压力,应该测量反映右心房压力的内颈静脉膨胀的近端波动顶部的高度,正常年长儿在胸骨角之上3cm左右。如右心房压很高,则必须坐直观看,在饱满静脉的液顶面最易查见搏动。颈静脉搏动与颈动脉搏动不同,颈静脉搏动随体位与呼吸而改变,施压于腹部可使之增强,施压于锁骨上窝可使颈静脉怒胀,搏动消失。每一心动周期颈静脉搏动有3个波峰(a、c、v),搏动波在心动周期中的时序可按摸对侧的颈动脉或以听诊来定标,a波为右心房收缩引起静脉膨胀所产生,在收缩期之前,颈动脉搏动或第一心音之前;c波与颈动脉搏动同时发生,为a波波峰后下降支的中断;v波则在其后,为血流流入右心房,使右心房压力升高产生。a波增强提示右心房收缩费力、血流入右心室不畅(如三尖瓣狭窄或闭锁),以及右心室壁肥厚顺应性减退等。v波增高为右心室收缩时三尖瓣有反流的回传所致。这些波形改变均可被记录到,但在望诊时不易分辨。

巨大的右心房搏动波亦可回传至肝静脉,引起肝脏的搏动。有轻度右心衰竭时,休息时颈静脉压尚可正常,但如揿压充血的肝脏而使血流回右心持续增加时,可见颈静脉饱胀,称"肝颈反流"。有缩窄性心包炎和右心衰竭时,吸气时与正常相反,颈静脉压反常地上升更加饱满,称库斯莫尔征(Kussmaul sign)。大型颅内动静脉畸形时也可见到明显颈部静脉搏动,有时伴震颤。颈静脉饱满而无搏动为上腔静脉梗阻的征象。

7. 胸部 要注意胸部皮下有无静脉显露及血流方向,如静脉显露,血流向下肢侧提示上腔静脉血流梗阻可能。要注意胸廓对称及运动情况。如幼婴期即有大量左向右分流而致心力衰竭,心脏扩大,肺充血致顺应性很差,呼吸费劲,呼吸肌收缩强烈,膈肌前部附着第6~7肋软骨部位胸廓下陷,形成哈里森沟;胸部的呼吸肌向外上牵拉,致使胸骨既短小又外凸,形成"鸡胸",大型室间隔缺损尤多见。心脏扩大也可致心前区胸廓隆起。肺发育不全如弯刀综合征时同侧胸廓较小。胸廓畸形可影响心血管。漏斗胸为胸骨下部及其邻近肋骨的内陷,重者可压迫心脏使心脏推向左胸腔。漏斗胸对血流动力学无多大障碍,但亦有报道偶伴发心血管畸形者。"直背综合征"(the straight back syndrome)指上部的胸椎正常应有的背凸消失,致使胸腔的前后径缩小,纵隔被推前,心脏向左移位;胸部X线正位片心影似较大,肺动脉主干突出,侧位片可见脊柱自颈椎以下笔直,胸腔前后径减小。胸骨左缘可能听到收缩期杂音,类似继发孔型房隔缺损或轻度的肺动脉瓣狭窄,血流动力学未发现有多大异常,本征于青春期身高增长较快时明显。脊柱侧凸也可导致胸廓不对称。小儿有先天性心脏病者脊柱伴侧凸较正常儿为多。马方综合征、肌营养不良等也可引起脊柱侧凸。

8. 腹部 首先辨认肝脏的位置。右心房的位置往往与肝脏保持同侧关系。如肝脏横位,即横置于腹腔之上,往往两侧心房为左侧异构或右侧异构,并伴有其他心内和心外畸形。

肝脏的大小通常以肋缘下和剑突下来标尺,但因肋缘与肝缘并非完全平行,剑突高低亦各人不一,最好根据肝脏在乳中线上肋缘下的厘米数为准,婴儿期在此线肋缘下约2cm,至学龄期一般不再能触诊到。

心衰竭时肝脏因淤血而肿大,其边缘圆钝,如有腹水不易摸清边缘,须用叩诊以助判断。重度三尖瓣反流可有收缩期的搏动,三尖瓣闭锁时有收缩期前的搏动(右心房收缩)。在婴儿,心脏扩大时其搏动亦可向下传动至肝脏,鉴别时可用手轻按肝区,如觉察有向前的搏动提示为肝脏本身搏动而非传动。肝脏迅速肿大者有肝区压痛,长期右心衰竭可引起心源性肝硬化。与此相反,各种原因引起的肝硬化后期,因侧支循环的建立可导致血流动力学改变,临床上有心率加快、血容量增多、脉压扩大、心排血量增加。有时因体静脉和

肺静脉有侧支循环串通,或肺内动静脉交通而致青紫和杵状指。

在正常婴幼儿可触摸到脾尖,但如有心脏病而脾大者,应检查是否有感染性心内膜炎,单纯的心力衰竭引起脾大者不多见。

右心衰竭者常有腹水,有缩窄性心包炎者腹水出现甚早,且持久难消。

9. 四肢 杵状指/趾(clubbing of the finger/toe)为动脉血氧长期不足的表现。发绀型先天性心脏病患儿也多在出生后数月才出现。最初杵状指呈指/趾甲基底部与邻近皮肤之间的角度消失,严重时指/趾末端呈鼓槌状。手指的先天畸形可与心血管畸形有关,如遗传性心血管上肢畸形综合征(Holt-Oram syndrome,HOS)时拇指可缺如或发育不全,拇指骨有三节,或与其他四指并列,同时桡骨亦有缺如或发育不良,心脏方面有房间隔缺损或室间隔缺损,及房室传导阻滞等。埃利伟综合征(Ellis-van Creveld syndrome)时四肢远端短缩,双侧多指,掌骨融合,多伴有共同心房。马方综合征时四肢修长。

(二)心脏的物理检查

1. 望诊 首先注视心尖的搏动。心尖搏动(apical impulse)为左心室收缩,左心室的前下部叩击胸壁所致。正常心尖搏动的位置随年龄和体型而异,新生儿在左第3、4肋间锁骨中线外;4岁时至左第4肋间锁骨中线上或内侧;6~7岁时至左第5肋间锁骨中线上。心尖搏动范围的直径一般不超过2~3cm,肥胖婴儿搏动不清楚,而胸壁薄的儿童,心尖搏动更明显且范围较广。因纵隔位置并非固定不变,体位改变可使之偏移,所以望诊时患儿应取平卧位,如取左侧位,心尖搏动可左移且增强,半坐位如不超过45°,对心尖搏动的影响不大,如取坐直位或稍前倾,心尖搏动可特别强烈。此外,心尖搏动还可因肺不张、气胸、胸腔积液及一侧肺气肿等情况而偏移。右心室的搏动一般不易瞥见。右位心时心尖搏动则位于右侧第4、5肋间。

心尖搏动强烈而部位正常可见于心输出量增加(如发热、贫血及运动后等)及左心室肥厚时。心尖搏动强烈,范围扩展向左下方移位甚至达腋

前线,见于左心室扩大,如大量左向右分流型先天性心脏病、二尖瓣或主动脉瓣反流等。胸骨左缘及剑突下区搏动明显见于右心室扩大,左、右心室均扩大时则可见心前区搏动广泛明显,并伴有心前区隆起。但在心包炎和心肌病变时,心脏虽大而搏动却很微弱。

2. 触诊 心脏及心尖搏动往往需要结合触诊确定。对大范围的搏动,需用手掌面触诊,对范围较小或婴儿则以指端;甚至可用指尖在肋间触诊检查。触诊时注意搏动的位置、幅度、时限和范围等。

触诊时还要检查有无震颤的存在。震颤(thrill)的产生原理与杂音相同,凡有瓣膜狭窄、压力差距很大的血流等情况,均可能发生震颤。凡收缩期杂音伴有震颤者,杂音肯定是病理性,且响度已达4~6级,而反流杂音伴有震颤者却很少。生理性杂音无震颤存在。对于高音调的杂音,手的触觉不如耳的听觉敏感,而低频的震动,则听觉不如触觉敏感。震颤的范围比较局限,不似杂音易于传导,这样有助于杂音来源的定位,例如肺动脉瓣狭窄的震颤在左第2肋间;室间隔缺损的震颤在左第3、4肋间;而主动脉瓣狭窄则可在胸骨上区扪到震颤。触诊时最好以手掌轻贴胸壁,鱼际部尤较敏感,在呼出屏气时触查最清楚;如使劲压迫,则震动可能受到压制。心尖部的震颤在左侧卧位时较易察觉,心底区的震颤前倾坐时易于察觉。其他不正常的搏动如主动脉缩窄时侧支循环的动脉搏动在腋部和后背可以触得。胸壁薄时心脏瓣膜的关闭如异常亢强,也可触到其关闭的震动。肺动脉高压时在胸骨左缘第二肋间,高血压时在胸骨右缘第二肋间可触得半月瓣膜关闭的震动,听诊第二心音当然也异常亢进。大动脉转位及法洛四联症时主动脉前移靠近胸壁,有时也可能触到主动脉瓣关闭的震动。

3. 叩诊 在婴儿及新生儿以叩诊确定心脏大小的价值有限,而触诊较叩诊对心脏的大小判断更为准确。背部叩诊对肺实变、肺气肿或胸腔积液有重要诊断价值。叩诊心浊音超过心音范围提示心包积液,如胸骨右侧有心浊音,提示心脏扩大、心包积液或右位心等。

4. 听诊 听诊(auscultation)是心脏检查的最重要步骤。听诊时年长儿先取平卧位,然后坐起或直立位,视需要而定。对婴儿则不拘体位,只要不惹起婴儿啼哭,以利听查。听诊时先后使用膜型和钟型(喇叭型)胸件,膜型胸件直径不超过3cm,钟型胸件不超过2cm。最好使用自己惯用的听诊器,随手拿用不一定适耳。为了使心音的音量不在听诊器内走失,胸件应紧贴胸壁,橡皮管要短而硬,管腔要细。人类的听觉,可感知20~16 000Hz的声波频率,最敏感在1 000~2 000Hz之间,心脏所发出的声音频率多在30~500Hz之间,杂音的频率偶可高至1 000Hz以上。膜式胸件适合听高频率(200~400Hz)杂音,第一、第二心音,收缩期喀喇音及瓣膜反流的杂音;钟式胸件适宜听取低频(20~150Hz)杂音,低音调的第三、第四心音和二尖瓣、三尖瓣狭窄的舒张期杂音。如以钟式胸件稍重压胸壁,皮肤因此紧张可滤去低频振动,而易听取较高频率的音响。

心音的形成(the formation of heart sound)与瓣膜活动,血流加速与减速及心肌收缩等有关。心脏的四组瓣膜所产生的音响向体表传导的方向各异,所以在胸廓一定的部位能分别听到各瓣膜所传出的音响,称瓣膜听诊区。肺动脉瓣和三尖瓣的位置最为浅表,所以瓣膜听诊区与瓣膜的解剖位置最近。肺动脉瓣发出的音响在胸骨左缘第二、三肋间最响,而三尖瓣在胸骨左缘下部近剑突部较响。升主动脉由后向前上升时在胸骨右缘第二肋间与胸壁最近,主动脉瓣的音响在此最响,其振动亦可通过右心室传导至胸骨左缘第三、四肋间,此区又称主动脉瓣第二听诊区,儿童期的主动脉瓣反流所产生的舒张期杂音在此区最响。二尖瓣的音响大多由心室壁传导,在心尖部心室与胸壁直接接触,所以二尖瓣的音响在心尖区最响。上述的瓣膜听诊区在判断杂音与瓣膜病变关系时有一定的意义。但在各听诊区所听得的杂音有时并不只限于代表该区瓣膜的病变,同样某一组瓣膜病变形成的杂音也不一定只限于该瓣膜听诊区。凡心尖区的杂音于左侧卧位最易听得,而心底区的杂音于前倾坐时最清楚,运动后尤著。婴儿因胸腔很小,响亮的杂音可广泛传遍,瓣膜听诊区不易清楚划分。听诊除上述四个瓣膜听诊区外,其他如右侧胸骨旁、腋部、颈部和后背肩胛骨之间等部位视需要也要查听。例如静脉的杂音在坐位时胸锁关节之上最清楚，肺动静脉瘘、支气管动脉的侧支循环、主动脉缩窄的体动脉侧支及肺动脉分支狭窄等的杂音在后背最清楚。

检查严重心力衰竭的新生儿时前囟及肝区也要检查听诊以发现动静脉瘘的可能。

了解心动周期过程的各种生理活动对听诊的判断很有帮助（图 5-1）。听诊时要注意心律、心音及杂音特点。如第一、第二心音不易分辨时，可同时注视心尖搏动或颈动脉搏动，与搏动同时发出者为第一心音。也可先在第一、二心音易于分辨的心底区熟辨二者后，跟随其节拍逐步移向心尖区，即可分辨心尖部的第一和第二心音。新生儿第一心音与第二心音性质相仿，而且心率又快，使舒张期缩短，与收缩期几乎相同，近似胎心样心音。自新生儿期以后，在心尖部的第一心音较第二心音为响，而在心底区则相反，第二心音较第一心音为响。正常除第一与第二心音外，儿童期常可听到第三心音。凡正常心音以外的心脏音响统称杂音，用仪表记录下来的心音称心音图，心音图可显示心音和杂音的各种不同形态、出现时间、频率及振幅。小儿因心率较快，听诊时分辨常遇到困难，心音图可以纠正听诊的判断错误，并可将病程各期的心音改变留下永久的记录。

（1）心音：通常分为第一心音（S_1）、第二心音（S_2）第三心音（S_3）、第四心音（S_4）。

第一心音（S_1）为收缩期的开始，发生于紧接 QRS 波开始后的 0.02~0.04s，在心音图上表现为不很规则的幅度较大振波，其前后均接有细小波，主要频率为 90~160Hz，总时间约为 0.1s（0.05~0.15s）。第一心音主要为房室瓣（二尖瓣和三尖瓣）关闭形成，与左心室腔内血流加速和减速及半月瓣的开放也有关。正常二尖瓣与三尖瓣的关闭很接近，所以听不到第一心音分裂。三尖瓣下移畸形及完全性右束支传导阻滞时三尖瓣关闭延迟，即可产生第一心音分裂，在胸骨左缘下部听得最清楚。房隔缺损时三尖瓣关闭延迟也可产生第一心音分裂。第一心音可有增强及减弱的改变。

第一心音增强见于以下情况：

1）通过房室瓣血流量增加。肺血流量增加

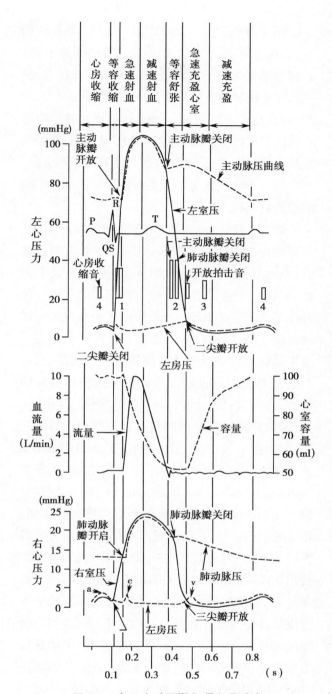

图 5-1　每一心动周期各项生理活动

及房室瓣反流时可伴有第一心音增强。心尖区第一心音增强见于经过二尖瓣前向血流量增加，如室间隔缺损、动脉导管未闭或二尖瓣反流。胸骨左缘下端第一心音增强见于经过三尖瓣前向血流量增加，如房间隔缺损或三尖瓣反流。

2）房室瓣狭窄。由于房室瓣狭窄，在舒张期末心房与心室之间压力差增高。当心室收缩，在房室瓣关闭前心室的收缩压将高于正常。因此，第一心音增强。

3）P-R 间期短。例如预激综合征，P-R 间期短，心房收缩与心室收缩开始之间的间隔也短。心室收缩开始时房室瓣处于最大的开放状态，房室瓣叶关闭的距离长故使第一心音增强。

4）心输出量增加。例如贫血及动静脉瘘时心输出量增加，经房室瓣前向血流量增加，舒张期短及心肌收缩增强，这些因素均使第一心音增强。

第一心音减低见于房室间传导延长及心肌收缩功能减低时。

第二心音（S_2）为收缩期与舒张期的分界，其高峰与心电图中 T 波末端同时发生，或稍在其后，全音历时约 0.08s（0.03~0.12s），主要频率为 30~60Hz。正常第二心音分为两部，前部为 A_2 代表较早关闭主动脉瓣，后部为 P_2 代表较晚关闭肺动脉瓣。第二心音的 A_2 及 P_2 产生时间分别相当于主动脉及肺动脉压力波曲线重复波切凹，通常与心室射血期末过渡至等容舒张期开始的时间一致。第二心音中的 A_2 及 P_2 在左侧第 2~3 肋间处听得最清楚，肺动脉瓣最靠近该部位。当第二心音中的 A_2 及 P_2 相距的时间至少 0.02~0.025s 时才有可能分别被听到，称为第二心音分裂（splitting of the second heart sound）。第二心音分裂主要取决于体循环及肺循环血管床阻抗不同。正常时，分裂的程度随呼吸而变化，吸气时分裂程度增加，呼气时分裂程度减低。由于吸气时肺血管阻抗下降，肺动脉瓣关闭延迟而呈现的第二心音分裂，也称生理性分裂。主动脉及肺动脉壁压力重复波切凹较左心室及右心室压力曲线相应时间点外移并存在一定的间距。正常时，主动脉压力重复波切凹外移的间期为不到 0.02s，肺动脉压力重复波切凹外移的间期为 0.033~0.089s。吸气时肺血管阻抗下降将使肺动脉压力重复波切凹外移间期增加，必然也增加 A_2 与 P_2 的间期。心动过速时特别在新生儿及婴儿，很难发现第二心音分裂及其随呼吸的变化。第二心音的仔细检查可获得重要的诊断信息。检查时要注意第二心音的响度，分裂的程度及类型。

第二心音的 A_2 及 P_2 响度分别取决于主动脉瓣及肺动脉瓣的位置，主动脉及肺动脉压水平及前胸壁的厚度。在婴儿及儿童，即使肺动脉压明显低于主动脉压，肺动脉瓣位置较主动脉瓣更靠近前胸壁故 P_2 较 A_2 响亮。主动脉瓣位于胸骨后，第四肋间水平，而升主动脉在胸骨右缘上方靠近胸壁。正常时，A_2 在该部位最响。如果胸骨左缘部位 A_2 增强要考虑主动脉位置异常。完全型大动脉转位及法洛四联症主动脉增宽骑跨明显时主动脉瓣更靠近前胸壁以致第二心音（A_2）增强而且单一。

A_2 及 P_2 响度也取决于大动脉压力重复波切凹时的压力水平。很多先天性心脏病合并肺动脉高压均可呈现第二心音 P_2 增强，甚至亢进。结合左向右分流心杂音的响度对估计肺血管阻力有帮助，如果第二心音 P_2 亢进，左向右分流心杂音轻或短促很可能肺动脉高压合并肺血管阻力增高。

在出生后 2 天内，因肺血管阻力仍然增高，第二心音常呈单一，以后第二心音则呈分裂。如果新生儿期以后仍然为单一的第二心音则提示存在严重的心脏畸形。可能为单一动脉瓣（如永存动脉干）或二组动脉瓣合并一组动脉瓣闭锁或重度狭窄（主动脉瓣闭锁或狭窄，肺动脉瓣闭锁或狭窄）。

如在吸气及呼气时均可听到第二心音分裂为固定分裂，往往伴有宽分裂（超过 0.06s），常见于房间隔缺损。形成第二心音固定分裂的原因系由于右心室收缩时间延长，以致肺动脉瓣关闭延迟，也有认为与肺血床容量增加致肺血管阻抗减低有关。P_2 延迟，第二心音宽分裂尚见于其他右心室射血量增多或射血延长的情况，如肺静脉异位连接、右心室流出道梗阻、完全性右束支传导阻滞、特发性肺动脉扩张等。

主动脉瓣关闭延长形成的第二心音分裂称为逆分裂（paradoxical splitting）。主动脉瓣关闭延长，位于 P_2 之后。吸气时分裂窄，而呼气时分裂宽与正常相反。第二心音逆分裂可见于左心室射血增多（如主动脉瓣反流、动脉导管未闭）、左心室流出道梗阻（如重度主动脉狭窄）及完全性右束支传导阻滞等。但在小儿第二心音逆分裂少见。

第三心音（S_3）为低频（20~70Hz）心音，发生于舒张早期心室快速充盈时。健康儿童常可听得。运动、贫血等心排血量增加时增强。心室充盈血量增加时如瓣膜反流，肺动脉血流量增加时第三心音明显。如心率增快即不易听得。第三心音的三音律与奔马律不同,心力衰竭时第三心音很响,心率也快,与第一、二心音组合成宛如快马奔腾的节律称奔马律。

第四心音(S_4)为低频(20~50Hz)的心音,心肌顺应性减低,心房收缩有力所产生,发生于P波之后,Q波之前,小儿很少听得,在心肌病和严重高血压时可能听到。

喷射性喀喇音,通常正常小儿无喷射性喀喇音(ejection click)。升主动脉或肺动脉总干扩张时(如主动脉瓣或肺动脉瓣狭窄、永存动脉干、马方综合征、肺动脉高压等),可听到喷射性喀喇音。为心室收缩早期向大动脉射血时的高频音,紧跟在第一心音之后。以膜式胸件聆听为佳。喷射性喀喇音的形成系由于狭窄半月瓣的开放或由于血流射出冲击扩张的大动脉所致。在瓣膜狭窄的情况下,喀喇音是由于心室收缩时,压力突然使瓣膜绷紧所产生。狭窄愈重,喀喇音愈早。肺动脉的喀喇音在胸骨左缘第二、三肋间听得,运动可使喀喇音趋响,呼气时清楚。严重的肺动脉瓣狭窄则喀喇音听不到。主动脉的喀喇音于心尖部及胸骨左缘中部最清楚,呼吸对此音无影响。主动脉瓣狭窄但未钙化最易听得,但瓣下和瓣上的狭窄无此音。

收缩中期喀喇音:二尖瓣脱垂形成收缩中期喀喇音。在心尖部最易听得。变换体位而改变左心室容量可使喀喇音响度明显变化。站立或坐时趋响,斜躺或蹲位时趋轻。有时室间隔缺损形成假性室隔瘤闭合时当心室收缩假性室隔瘤突向右心室产生喀喇音,沿胸骨左缘可听到。

(2)心脏杂音:心脏杂音(heart murmur)是因经过心腔或大动脉的血流发生湍流而形成(图5-2)。血流是黏性流体,在血管中的流动有两种基本形态即层流和湍流。层流状态时血流以相同的方向作平行的分层流动。血流因内摩擦力的影响,靠近管壁的血流速度较慢,而管腔中心血流速度较快。流层间无横向运动。血流层流状态不会发生杂音。当血流经过病理性狭窄口(如瓣膜狭窄或关闭不全、心内间隔缺损或血管狭窄)均可导致血流速加快,超过一定数值时血流各流层方向不一而混杂,并可能形成漩涡,称为湍流。

心脏杂音为临床上最常见的就诊检查的原

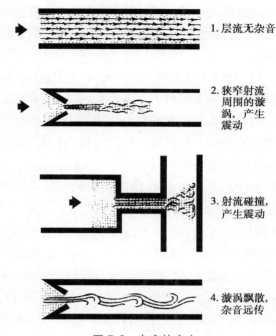

图5-2 杂音的产生

1. 层流无杂音
2. 狭窄射流周围的漩涡,产生震动
3. 射流碰撞,产生震动
4. 漩涡飘散,杂音远传

因,也是发现心脏病的重要线索。心脏病并非都有杂音,有些复杂的心脏畸形也可无杂音。房间隔缺损在小儿心脏杂音可不明显。主动脉缩窄在小儿亦可无杂音。尽管如此,心脏杂音仍为心脏病的最重要体征,熟悉各种心脏病的杂音特点,对诊断极有帮助。杂音出现的年龄各病种有异,如肺动脉狭窄、主动脉狭窄出生即有杂音,小型室间隔缺损杂音出现亦早,大型室间隔缺损的杂音要等出生2~6周肺循环阻力下降时方才明显。有报道166例先天性心脏病有杂音者,仅26%在出生二周内出现杂音,而1/3以上直至三个月时方有杂音。

听诊检查时要注意心脏杂音的响度、时相、部位、音调、传导等特点,经过综合分析有助确定形成心脏杂音的原因。杂音响度可以分为6级,1级最轻、柔软,而6级最响,即使听诊器胸件稍离胸壁也能听到。4~6级级杂音均伴有震颤。通常杂音响度与瓣膜狭窄或关闭不全、心内间隔缺损严重程度,以及通过病变部位的血流量有关。但是也要注意其他因素的影响。例如当所有心输出量通过狭窄的主动脉瓣或肺动脉瓣时,狭窄越重,杂音也越响,若狭窄程度非常严重以致心输出量明显减少时心杂音响度则减低。大型室间隔缺损伴有大量左向右分流时杂音响亮,若发展为重度肺动脉高压,因肺血管阻力增高致左向右分流量减少,分流速度及湍流程度减低,心脏杂音反而轻。

同一患者各人定级可有一级上下的差异。同一患者杂音响度可时有变化,如法洛四联症患儿有时肺动脉血流减少而使杂音变轻,有时血流又稍多杂音变响。发热、运动等心排血量增加时可使杂音响度增强。

根据心脏杂音在心动周期中的时相可分为收缩期杂音、舒张期杂音及连续性杂音,每一时相的杂音还可进一步分为特殊阶段的杂音如舒张早期、晚期杂音。在新生儿、婴儿或伴心动过速的病例中除收缩期、舒张期或连续性杂音外,很难再进一步细化。要分辨心脏杂音最响的部位,该部位往往最接近杂音起源的位置,对分析杂音产生原因有帮助。由于有些先天性心脏病伴有心脏大血管位置的异常,应按杂音最响的解剖部位描述,如胸骨右缘、胸骨左缘第3、4肋间、心尖部,而不要以肺动脉瓣、主动脉瓣、二尖瓣及三尖瓣听诊区描述。例如完全型大动脉转位者的肺动脉并不在肺动脉瓣听诊区;先天性矫正型大动脉转位患者的二尖瓣听诊区的杂音实际源自三尖瓣;法洛四联症患者肺动脉瓣听诊区的第二心音往往很响,实际为 A_2 由主动脉增宽前移所致。周围肺动脉瓣狭窄的杂音往往腋部及背部明显,主动脉缩窄的杂音则在背部脊柱旁较明显,检查时不要遗漏。

除了心脏杂音最响的部位,也要注意能够听到心脏杂音的范围即杂音的传导。杂音的传导反映湍流血流的分布方向。二尖瓣反流的杂音往往向左腋下方向传导,右心室流出道梗阻的杂音可沿左肺动脉向左后方传导。左心室流出道梗阻产生的杂音可向胸骨上及颈部传导。室间隔缺损及三尖瓣反流杂音可向胸骨右缘方向传导。婴儿胸廓小,有时心脏杂音的传导难以判断。

杂音的音调与形成湍流血流及杂音的压力有关。压力高则杂音音调响,如左心的二尖瓣反流杂音,主动脉瓣反流杂音。在正常情况下,右心压力低,所以三尖瓣反流、肺动脉反流杂音的音调较低。但是肺动脉高压时,肺动脉反流杂音的音调就较高,房室瓣舒张期杂音的音调较低,此时,用

钟形胸件听诊效果较好。

1)收缩期杂音(systolic murmur)可分为两大类:①喷射性杂音,喷射性杂音限于心室收缩的射血期,杂音开始与第一心音间隔时间很短,至收缩中期或稍前即因流量最大使响度达到高峰,待心室收缩完毕时杂音即渐消失,所以杂音在心音图上呈菱形。喷射性杂音是由于心室收缩向大血管射出血液时,遇半月瓣或心室漏斗部狭窄所产生的杂音。其他可能的因素还有血流射出经瓣口时流速增快、瓣膜损坏、狭窄后扩张等。最响的喷射性杂音见于肺动脉瓣或主动脉瓣狭窄,并向颈部及背部传导,常伴有震颤。如瓣膜无狭窄,但因流经肺动脉瓣口的流量增多,而瓣口不能相应地扩大,产生相对性的狭窄,也可引起喷射性杂音,但性质较有器质性狭窄者柔和,如房隔缺损在肺动脉瓣音区所具有的收缩期杂音。②全收缩期杂音,全收缩期杂音起始于第一心音,因为包含等容收缩期,使得第一心音很难被识别,正常情况下,等容收缩期中心室腔内血流量不变。只有当存在室间隔缺损、二尖瓣关闭不全及三尖瓣关闭不全时,心室腔内血流量才会变化。如有二尖瓣或三尖瓣关闭不全,等容收缩期及收缩期的其他阶段,由于心室压力较心房压力高,驱使血流自心室流向心房,发生二尖瓣或三尖瓣反流。全收缩期杂音也称为反流性杂音。存在非限制性室间隔缺损也使得心室之间在收缩期存在分流。但是心室之间血流分流持续的时间,取决于两侧心室压力阶差状态及室间隔缺损大小的变化。二尖瓣反流与室间隔缺损虽同属反流性杂音,但两者无论在频率或传导方向上都截然不同。

2)舒张期杂音(diastolic murmur)按杂音的来源可分为三类:①半月瓣反流性杂音,心室收缩结束后半月瓣关闭,心室舒张,大动脉与心室之间立即产生压力落差,如有半月瓣关闭不全,即产生反流性杂音。心室压力降低时杂音最响,但到心室渐渐充盈时杂音即趋轻,直至舒张结束。如主动脉瓣反流,在胸骨左缘第3、4肋间或右缘第2肋间最响;而肺动脉瓣反流时,则在胸骨左缘上部最清楚。由主动脉瓣关闭不全或肺动脉高压时肺动脉瓣关闭不全所产生的反流性杂音的音调较高,而肺动脉压力不高时肺动脉瓣反流杂音为低

频杂音。②房室瓣狭窄性杂音，多见于二尖瓣狭窄。为低频的杂音，振幅一般不很大，往往由舒张中期起始，终止于第一心音之前，由响至轻，在收缩期前又趋响，左侧卧位时最清楚，用钟式胸件最易听到，其前往往有开放拍击音，其后为亢进的第一心音，听不到第三心音。杂音的响度与狭窄的程度并不成比例，而血流通过狭窄部的流速为决定响度的重要因素。如有心力衰竭或肺循环阻力很高时，二尖瓣狭窄虽严重而杂音可能轻柔。杂音的延续时间长短或更能反映狭窄的程度，狭窄严重时心室的充盈时间拉长，产生较长的舒张期杂音。③房室瓣口的洪流杂音（flow murmur），杂音并非由于房室瓣有器质性的狭窄，而是由过多的血流通过正常大小的瓣口，产生相对性的狭窄所致。此种杂音音调很低，没有渐强的特征，在舒张中期出现，不延续至舒张末期，常伴有增强的第三心音，在其前既无开放拍击音，其后的第一心音也可不亢进。这种杂音在有大量左向右分流（室间隔缺损、房间隔缺损），三尖瓣或二尖瓣反流时出现。

3）连续性杂音（continuous murmur）中的收缩与舒张期杂音都来自同一血流动力学的改变，此与双期杂音不同，后者两期杂音来自不同的部位（如室间隔缺损伴有主动脉瓣反流），或来自同一部位相反方向的血流（如主动脉瓣狭窄伴有关闭不全），而且收缩期杂音与舒张期杂音之间有间断。

主动脉-肺动脉交通的典型例子是动脉导管未闭，连续性杂音在收缩期渐强，至收缩期末最响，舒张期杂音减轻，犹如"机器"样杂音。右锁骨下方杂音最明显。动-静脉交通如冠状动脉瘘、肺动静脉瘘等也均伴有连续性杂音。冠状动脉血流瘘可入右心房、右心室、左心室或肺动脉杂音部位根据连接的低压腔位置而不同。青紫型先天性心脏病合并支气管侧支动脉交通患者在胸壁相应部位听到连续性杂音。在周围性肺动脉狭窄及主动脉缩窄伴侧支血管患者，在腋部及背部也可听到连续性杂音。

静脉回流模式障碍引起的连续性杂音在舒张期较响，舒张期静脉血流至右心房，血流增加。静脉嗡嗡声为心脏以上的大静脉血流急速下流的声音，虽亦连续存在，但在心室急速充盈的舒张早期最响，此与动脉导管未闭迥然不同。

4）生理性杂音，心脏结构正常时听到的心脏杂音为生理性杂音，也称为功能性杂音或无害性杂音（innocent murmur），健康儿童约有一半以上具有生理性杂音。临床上很易误认为先天性或风湿性心脏病，甚至进行不必要的检查或治疗，所以分辨杂音是生理性或器质性在儿科临床很重要。常听到的生理性杂音有下列几种：①弹弦样杂音：又称 Still 杂音，为最常见的生理性杂音，呈喷射性收缩期杂音，于心尖与胸骨左下缘之间最易听得，响度为 1~2 级，偶可达 3 级，直立时较轻，平卧时较响，发热、运动时趋响。杂音占收缩期的前部，响度由响而轻，至收缩晚期不能听得，其频率较低，约 80~120Hz，对第一、第二心音皆不干扰，也不向其他部位传导，其性质宛如弹弦样。此杂音在婴儿期很少听到，幼儿和儿童期为多，至青春发育后又少。心电图等检查正常。杂音与左心室流出道血流湍流有关。②肺动脉血流杂音：为收缩期血流通过肺动脉主干的震动所产生，为一短促、吹风样、1~2 级的收缩期杂音，位于胸骨左缘第 2 肋间，肺动脉第二心音正常。发热、贫血可使此杂音趋响，多次检查杂音亦可时有时无，青春期较多。房隔缺损时收缩期杂音与肺动脉血流杂音相似，但第二心音呈较宽、固定。轻度肺动脉瓣狭窄的杂音与肺动脉血流杂音相似，但杂音较长，伴收缩期喀喇音。部分新生儿肺动脉分支相对较狭，故也能在胸骨左上缘听到喷射性收缩期杂音，通常在 6 个月内消失。③静脉杂音：在锁骨上下常可听到颈静脉血流的嗡嗡声，由颈静脉血流产生，将听诊器置锁骨上窝偏内最易听得，为连续性，有时颇响，或误诊为动脉导管未闭。但其最响部位在右侧，在舒张期最响，均可与动脉导管未闭鉴别。坐直时易于听得，吸气或头后仰均可使之更清楚，如压迫颈静脉或平卧时此杂音即消失。在 9 岁以内的儿童约有一半可听到此杂音，9~12 岁约有 30% 可以听得。

（3）各部位的病理性杂音（pathological murmur）（图 5-3）。

1）收缩期：①胸骨左缘上部。A. 肺动脉瓣狭窄：喷射性，有或没有震颤，轻者第二心音分裂

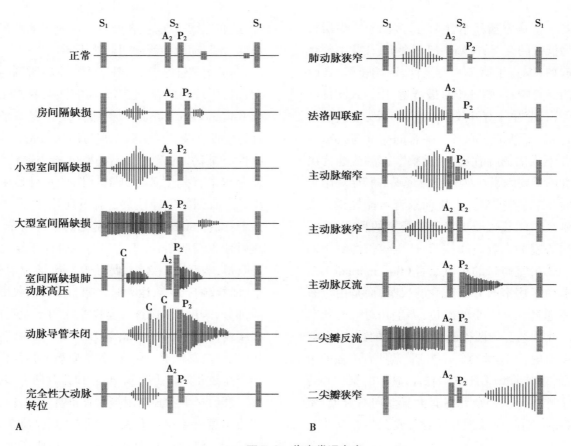

图 5-3 临床常遇杂音

S₁,第一音;S₂,第二音及其组成;A₂,主动脉关闭;P₂,肺动脉关闭;C,收缩期喀喇音,第一和第二音之间杂音为收缩期杂音,第二至第一音之间为舒张期杂音,响度与频率如图示(Fyler)。

明显,第二肋间可有喀喇音,杂音向背部传导;B. 房间隔缺损:喷射性,第二心音固定分裂;C. 肺动脉支狭窄:喷射性,P₂亢进,杂音向背部及两肺传导;D. 法洛四联症:喷射性,第二心音(为主动脉瓣关闭音)响亮单一,如肺动脉狭窄严重,杂音轻而短;E. 动脉导管未闭:连续性杂音,有或没有震颤;F. 主动脉缩窄:喷射性,最响部位在左侧肩胛间;G. 完全性肺静脉异位连接:喷射性,第二心音固定分裂,有时有多音律(S₁,分裂的 S₂,S₃,S₄),左上前胸有时可闻垂直静脉杂音。②胸骨左缘下部。A. 室间隔缺损:反流性全收缩期,小型室间隔缺损可呈喷射性,有或没有震颤,第二心音可亢进;B. 完全性房室间隔缺损:与上同,可伴舒张期杂音,婴儿可呈奔马律;C. 三尖瓣反流:全收缩期的反流性杂音,可有三音律或四音律;D. 肥厚型心肌病伴主动脉瓣下狭窄:喷射性,有或没有震颤,杂音随体位而异,由下蹲位站立时梗阻加重杂音趋响,反之趋轻。③心尖部。A. 二尖瓣反流:全收缩期,偶可非全收缩期,向左腋下传导;B. 二尖瓣脱垂:由脱垂产生收缩中期喀喇音,如有反流,产生收缩晚期杂音,如左心室容量减少(直立,坐起或乏氏动作),喀喇音向第一心音靠近;如左心室容量增多(蹲踞)则向第二心音靠近。④胸骨右缘上部。A. 主动脉瓣狭窄:喷射性,最响在胸骨左缘第三肋间(主动脉第二听诊区),有或没有震颤,第二心音可单一;B. 主动脉瓣下狭窄:喷射性,无喀喇音,杂音最响在胸骨左缘第三肋间。

2)舒张期:①心尖部,二尖瓣狭窄:舒张中期和晚期隆隆样杂音。②胸骨左缘:A. 主动脉瓣反流:舒张中期渐减,高音调,胸骨左缘第3肋间最响向心尖传导;B. 肺动脉瓣反流:舒张中期,中音调,胸骨左缘第2肋间最响,沿胸骨左缘向下传导;C. 三尖瓣狭窄:舒张中期和晚期,胸骨左缘下部最响。

(陈树宝)

参考文献

1. RAHMAN K, AL-JEBOORIL, SHAIMA'ADAH, et al. Presentations of congenital heart disease in children. Indian Journal of Public Health Research & Development, 2019, 10（8）: 34-38.

2. JOHNSON B N, FIERRO J L, PANITCH H B, et al. Pulmonary manifestations of congenital heart disease in children. Pediatr Clin North Am, 2021, 68（1）: 25-40.

3. KANTOR P F, LOUGHEED J, DANCEA A, et al. Presentation, diagnosis, and medical management of heart failure in children: Canadian Cardiovascular Society guidelines. Can J Cardiol, 2013, 29（12）: 1535-1552.

4. 田杰, 李自普, 韩玲. 儿童心力衰竭诊断和治疗建议（2020年修订版）. 中华儿科杂志, 2021, 59（2）: 84-94.

5. 王文棣, 范文文. 儿童肺高压. 中国实用儿科杂志, 2020, 35（9）: 688-693.

6. 田序伟, 马爱琳, 蒋刘江. 基于CT图像的纹理分析在鉴别高原肺水肿与急性心源性肺水肿的价值. 放射学实践, 2020, 35（1）: 45-49.

7. STEWART J M, BORIS J R, CHELIMSKY G, et al. Pediatric disorders of orthostatic intolerance. Pediatrics, 2018, 141（1）: e20171673.

8. 黄玉娟, 黄敏. 晕厥的急诊处理流程. 中国实用儿科杂志, 2020, 35（8）: 577-580.

9. BROTHERS J A, FROMMELT M A, JAQUISS R D B, et al. Expert consensus guidelines: Anomalous aortic origin of coronary artery. J Thorac Cardiovasc Surg, 2017, 153（6）: 1440-1457.

10. 王成, 金红芳, 杜军保. "2018年中华医学会儿科学分会心血管学组儿童青少年晕厥诊断与治疗指南" 解读. 中华实用儿科临床杂志, 2019, 34（3）: 161-165.

11. 廖莹, 杜军保. 儿童血管迷走性晕厥及体位性心动过速综合征治疗专家共识解读. 中华儿科杂志, 2018, 56（1）: 10-12.

12. 何昱苇, 金红芳. 儿童直立性高血压临床研究进展. 中华实用儿科临床杂志, 2016, 31（13）: 1037-1040.

13. YEH T K, YEH J. Chest pain in pediatrics. Pediatr Ann, 2015, 44（12）: 274-278.

14. 余波, 郭永宏, 柳颐龄, 等. 儿童不明原因胸痛和/或胸闷与儿茶酚胺及心率变异性的关系. 中华实用儿科临床杂志, 2020, 35（13）: 988-991.

15. 陈丽, 韩玲, 金梅, 等. 儿童及青少年胸痛的常见原因临床分析. 心肺血管杂志, 2019, 38（6）: 620-628.

16. 韩玉昆, 毛健. 新生儿脑卒中. 中华围产医学杂志, 2016, 19（1）: 15-18.

17. 中华医学会儿科学分会心血管学组儿童心肌病精准诊治协作组, 《中国实用儿科杂志》编辑委员会. 中国儿童肥厚型心肌病诊断的专家共识. 中国实用儿科杂志, 2019, 34（5）: 329-334.

18. GARSON AJR, BRICKER JT, MCNAMARA DG. The science and practice of pediatric cardiology. Philadelphia: Lea & Febiger, 1990.

19. ALLEN HD, SHADDY RE, PENNY DJ, et al. Moss and Adams's Heart disease in infants, children, and adolescents. 9th ed. Philadelphia: Walters Kluwer, 2016.

20. MOLLER JH, HOFFMAN JIE, BENSON WD. Pediatric cardioventricular medicine. 2nd edition. Philadelphia: Churchill Livingstone, 2012.

21. PERLOFF JK. The clinical recognition of congenital heart disease. 5th ed. Philadelphia: Saunders, 2003.

22. CASSIDY SB, ALLANSON JE. Management of genetic syndromes. 3rd edition. New Jersey: Wiley-Blackwell, 2010.

23. PASICK C, MCDONALD-MCGINN DM, SIMBOLON C, et al. Asymmetric crying facies in the 22q11.2 deletion syndrome: implications for future screening. Clin Pediatr, 2013, 52（12）: 1144-1148.

第六章

胸部 X 线检查

用于小儿心脏病的影像学检查方法主要有胸部透视、X 线片、超声心动图、X 线造影检查、计算机断层扫描（computed tomography，CT）、磁共振成像（magnetic resonance imaging，MRI）和同位素扫描等。X 线片是最基本的影像学检查手段，它具有价格相对低廉、检查方法快捷简便、X 线辐射量小、易于复查、易于对照和不需要用镇静剂或麻醉剂等优点。由于心脏与两肺有良好的自然对比，肺血管和肺组织也有良好的自然对比，心脏病是非常适合做 X 线片检查的疾病。

近年来用于小儿心脏病的各种影像学检查方法都有许多新进展，作为最古老的检查方法，胸部 X 线片检查怎样扬长避短，以最小的代价得到更多的诊断信息，需要小儿心血管和小儿放射科医生不断地在实际工作中加以摸索、创新和提高。

一、胸部 X 线片检查设备的发展

胸部 X 线透视虽然能显示心脏的搏动，但由于受检者接受的 X 线辐射量太多，图像空间分辨率低且不易保留，已很少用于儿童心脏病的诊断。传统的 X 线摄片使用胶片，近年来，一些新的数字化的 X 线摄片已广泛用于临床，如计算机 X 线摄影（computed radiography，CR）、数字 X 线摄影（digital radiography，DR）等。CR 和 DR 数字化摄片比传统的 X 线摄片有更好的对比分辨率，其空间分辨率也足以满足儿童心脏病的诊断。CR 和 DR 的图像可做各种后处理（图 6-1），较少有废片。CR 和 DR 的图像还可做网络传输，便于远程会诊，数字化的图像在保存和提取方面也更方便，不必再建片库。CR 和 DR 两者相比较：DR 通过用非晶硒、非晶硅等材料制成的数字平板直接获得数字化图像，成像更快捷，操作更方便，图像质量也

略胜一筹。CR 则用影像板替代 X 线胶片，影像板感光后形成潜影，再用激光扫描影像板来获得数字化图像。CR 成像不如 DR 快捷，但 CR 成本较低，可充分利用现有 X 线摄片设备，且可用于床边摄片，这对儿童先天性心脏病手术后检查十分重要。数字化技术取代 X 线片成为 X 线摄片的主要方式已是大势所趋。CR 和 DR 的对比分辨率高，且对比度可调，对于传统胸部 X 线片较难显示的心后结构［如左向右分流先天性心脏病常见的心影后的左下肺肺不张等（图 6-2）］显示率均明显高于普通胸部 X 线片。对于小儿气管、支气管形态，主动脉弓位置，少量气胸及椎体畸形等，CR 和 DR 显示率也均明显优于普通胸部 X 线片，对临床有较大的帮助。用 CR 和 DR 技术所摄的胸片，由于可见到更多的肺纹理，医生对肺血管多少的判断与普通胸部 X 线片有些不同，应当注意。最近使用移动平板的床边 DR 机也已进入临床，该设备在床边摄片数秒后即可在显示屏上见到图像，比以往的 CR 方法节省很多时间，将有助于改进先天性心脏病手术后监护。

二、胸部 X 线片检查目的与检查技术

胸部 X 线片曾经是儿童心脏病唯一的非创伤性形态学诊断手段，但随着二维超声心动图的出现与发展，胸部 X 线片在先天性心脏病形态学诊断方面的功用已有很大改变，判断哪个房室增大已不再是胸部 X 线片诊断的主要任务。但在观察胸廓、脊柱、肺、支气管、肝、胃、脾等其他脏器的形态和位置；心脏、主动脉弓的位置；肺血的多少及测算心胸比例等方面，胸部 X 线片仍有不可替代的作用。

在摄片的位置方面，正位（后前位）胸片提供

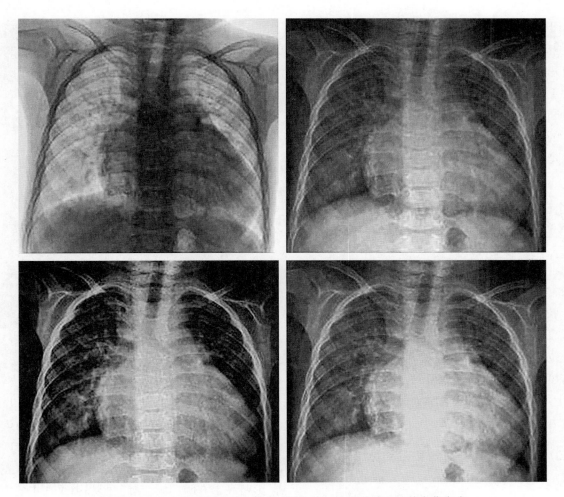

图 6-1　左向右分流先天性心脏病,胸部 CR 片,调节成不同的窗位窗宽

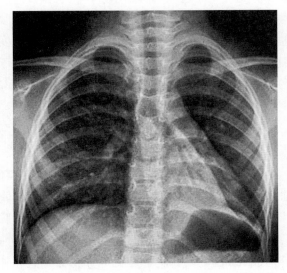

图 6-2　左向右分流先天性心脏病,胸部 DR 片,清晰显示心影后的左下肺肺不张

的诊断信息最多,是公认必照的体位。除正位外,有人主张加照左、右斜位,即三位片,并加食管吞

钡摄影。也有人主张加照左侧位胸片。对于儿童心脏病患者,左、右斜位片的投照位置难以标准化,且左、右斜位投照和食管吞钡摄片的主要目的在于能较好地判断房室增大,而这一检查目的随着超声心动图的发展其重要性相对降低。目前通常以正位片作为儿童心脏病标准摄片体位,侧位片作为儿童心脏病辅助摄片体位。由于观察腹部脏器的位置对心房位置的判断有帮助,儿童心脏病特别是先天性心脏病胸部 X 线摄片时最好包括上腹部。

儿童胸部 X 线摄片时由于患儿通常不能合作,有时胸片位置会有些不正。了解摄片位置稍有不正的胸片的正常表现,对儿童心脏病的胸片诊断很有帮助。通常根据胸廓的形态来判断正位胸片有无摄片位置不正。轻度右前斜时,左侧胸廓稍大于右侧,心脏形态有所改变,肺动脉段看上去较凸出,心尖位置下移。轻度左前斜时,右侧胸廓稍大于左侧,此时心脏形态会有所改变,肺动脉段看上去较凹陷,心尖位置上移。儿童胸部 X 线摄片时患儿常会挺腹后仰,此时胸片可见锁骨被投影到肺尖上方,心脏形态的改变为心尖位置上移,肺动脉段凸出。呼气相摄片是儿童胸部 X 线摄片时常发生的情况,此时胸片可见横膈位置过高,纵隔增宽,肺野透亮度下降,测得的心胸比例偏大。

三、儿童心脏病胸部 X 线片分析

(一)腹腔脏器位置

正常胸片中可见胃泡影位于左上腹,肝脏位于右上腹,肝脏下缘右低左高。在直立位胸片上胃泡影表现为左上腹的宽大气液平,很容易辨认,而仰卧位胸片胃泡影表现为左上腹及中上腹半月形低密度影,读片时要注意观察。脾脏位于左上腹,其上缘与横膈不形成自然对比,难以辨认,下缘有时可以辨认。

(二)纵隔、气管、支气管和主动脉结形态和位置

小儿胸腺较大,上纵隔可较宽,可有所谓的"帆样征"。普通的胸部 X 线摄片气管支气管仅隐约可见,高千伏胸片和数字化胸部 X 线摄片(CR、DR)对气管、支气管的形态(bronchial morphology)显示较好。正常时气管位置居中或略偏右,左主支气管细长而右主支气管粗短,气管、支气管的形态对判断心房的位置很有价值。由于降主动脉也在左侧,正常胸片上主动脉结位于气管的左侧,脊柱左侧密度略高于右侧。右位主动脉弓是小儿先天性心脏病胸部 X 线摄片时最常见到的主动脉弓异常,此时主动脉结影位于气管的右侧,气管位置居中或略偏左,由于降主动脉也在右侧,脊柱右侧密度略高于左侧(图 6-3)。升主动脉扩张也是较常见的小儿主动脉异常,正位胸片见升主动脉影向右凸出,构成膨突的心右缘上弓,主动脉结影也增大。

(三)肺血管及肺循环状况

评估肺血管(pulmonary vasculature)及肺循

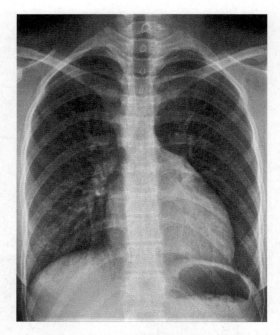

图 6-3 右位主动脉弓,胸部正位 DR 片,显示主动脉结影位于气管的右侧,气管位置略偏左,降主动脉影在脊柱右侧

环状况是小儿心脏病胸部 X 线片检查的重要内容之一。正常胸片的两侧肺野清晰,左肺门影呈"逗号"状,右肺门影呈横放的"人"字形,左肺门影略高于右肺门影。肺门影和肺纹理主要由肺动脉构成,肺静脉与支气管仅起次要的作用。右下肺动脉宽度不超过主动脉结水平的气管横径。正常胸片中肺门影和肺纹理边缘清晰,下肺野肺纹理多于上肺野,肺纹理从肺门起由内向外逐渐变细。在肺野的外带较少见到肺纹理。正常胸片于右肺中部有时可见水平叶间裂,为极细的线状影。侧位胸片肺门影中间为气管、支气管形成的透亮影,气道前方的血管影主要由右肺动脉和肺静脉形成,气道后方的血管影主要由左肺动脉构成。

先天性心脏病肺循环的基本病变可分为肺血增加和肺血减少两大类。肺血减少时正位胸片中可见两肺纹理变细、稀疏,两侧肺野清晰,肺门影缩小,肺纹理紊乱或呈网状,代表侧支循环血管形成(图 6-4)。肺血增加又可分为肺充血和肺淤血两大类。肺充血时正位胸片中可见肺门影增大,肺纹理增粗,肺纹理从肺门向外周伸展,逐步变细,肺纹理边缘清晰锐利,下肺野肺血管影多于上肺野。合并肺动脉高压(pulmonary arterial hypertension,PAH)时,胸部 X 线片中可见肺动脉

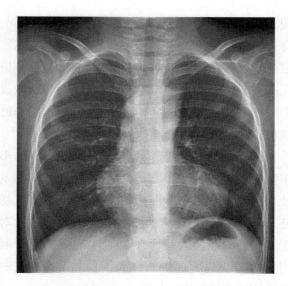

图6-4　法洛四联症,胸部正位片,显示肺血减少,两肺纹理细,肺门影小,主动脉增宽

段明显凸出,肺门血管影扩张而肺小动脉突然变细,出现肺门截断现象。肺淤血常见于梗阻性肺静脉异位引流,二尖瓣狭窄等先天性心脏病。正位胸片中可见肺野透亮度下降,肺纹理增粗,上肺野肺血管影增多,并可多于下肺野,还可见横行走向的肺血管影增多。肺门影增大,肺门影及肺纹理模糊。病变严重时,由于肺静脉压力增高,可出现间质性肺水肿和肺泡性肺水肿(pulmonary edema),在肋膈角区出现与侧胸壁垂直的横形线条影,即 Kerley B 线,少量或中等量的胸腔积液也常出现。肺泡性肺水肿则表现为肺门附近边缘模糊的片状渗出影,即所谓"蝶翼状"阴影。

(四)心脏形态及大小

在先天性心脏病胸部 X 线读片时之所以要先观察心外结构,然后再观察心脏大小(cardiac size)和形态,是因为在日常工作中很容易只注意心脏形态而忽视心外结构所提供的重要信息。

正常心脏位于左侧胸腔,右心偏前,左心偏后,心房偏前,心室偏后。胸部 X 线片上所见的心影为各房室相互重叠的投影。在正位胸片上,正常心影约 1/3 位于中线的右侧,约 2/3 位于中线的左侧。正常心影一般心尖指向左下,心底朝右上,形成斜的纵轴,与水平面夹角约 45°,称为斜位心;矮胖者心脏纵轴与水平面夹角小于 45°,称为横位心;瘦长者心脏纵轴与水平面夹角大于

45°,称为垂位心。

心脏大血管可有位置异常,位置异常有两种情况:一种是由于肺或胸膜的病变所致的心脏大血管移位,例如在右肺肺不张,右侧胸膜增厚,左侧肺气肿、气胸和胸腔积液时,心影会被牵拉或推移至右侧胸腔;另一种情况是心脏位置的先天性异常。心脏的位置可依心底到心尖的轴线指向而定,心脏轴线指向左侧为左位心,心脏轴线指向中间为中位心,心脏轴线指向右侧为右位心。心脏位置异常的判断必须结合胸腹腔其他脏器的形态和位置而定,当心脏轴线指向左侧,腹腔脏器的位置正常,即胃、脾位于左上腹,肝位于右上腹和支气管位置正常,即左主支气管长而右主支气管短时,为心房位置正常的左位心。当心脏轴线指向右侧,腹腔脏器的位置反位,即胃、脾位于右上腹,肝位于左上腹和支气管位置反位,即右主支气管长而左主支气管短时,为心房反位的右位心,即镜像右位心。镜像右位心者不一定伴有先天性心脏病。当心脏左位,腹腔脏器反位时,为孤立性左位心也可称左旋心(图6-5)。孤立性左位心或左旋心者,几乎均伴有先天性心脏病。当心脏右位,腹腔脏器正位,为孤立性右位心也可称右旋心。孤立性右位心或右旋心者,大多数伴有先天性心脏病,其中以矫正型大动脉转位最为常见。无论左位心、右位心还是中位心,均可伴内脏不定位,肝脏居中,为水平肝,脾、胃位置不定或无脾脏,两侧

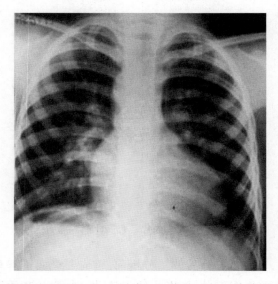

图6-5　胸部正位片,孤立性左位心,胃泡位于右膈下,右位主动脉弓,肺充血

支气管对称，有时可见双侧水平叶间裂。凡伴内脏不定位者，一般均伴有先天性心脏病，常为无脾综合征或多脾综合征，其心内外结构畸形有一定的规律性。

正位胸片的心影右缘分为上、下两段，上段为上腔静脉与升主动脉影，在小儿主要为上腔静脉影，下段为右心房影。心影左缘分为三段，上段为主动脉结影，在小儿主动脉结处突出不明显；中段为肺动脉段，又称心腰，主要由肺动脉主干构成，在小儿肺动脉段可较突出；下段由左心室构成，为最长的一段，向左下伸展。心影左缘中段与下段的交界点称为相反搏动点，在透视下，心室收缩，肺动脉扩张，该点上下两段心缘呈"跷跷板"样相反搏动。侧位胸片心影分为前后两缘，前缘从前下向后上倾斜，下段为右心室前壁，中段为右心室漏斗部和肺动脉主干，上段为升主动脉前壁。后缘上中段为左心房后壁，下段为左心室构成，下腔静脉影重叠于心影后下方。判断心影是否增大最简便的方法是测量心胸比例（cardiothoracic ratio）（图6-6），通常以心胸比例大于 0.5 为心影增大的标准，对于新生儿及小婴儿则以心胸比例大于0.55 为心影增大的标准。

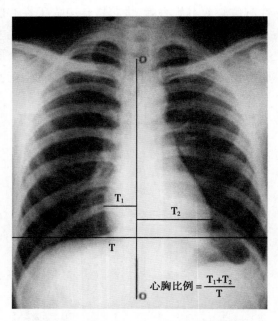

图 6-6　正位 x 线片　心胸比例测量方法

$$心胸比例 = \frac{T_1 + T_2}{T}$$

胸部 X 线片读片分析前，首先要全面了解有关的临床信息，如患儿的年龄、性别、症状和体征等。不同的年龄组，各种心脏病的发生率有所不同，有些心脏病在不同的性别其发生率有所不同。有无发绀、是否经常患肺炎对诊断分析至关重要。也要了解有无杂音、杂音的部位、杂音的性质和患儿的生长发育情况。如在 X 线片检查前已做过心电图和血液化验，也应结合有关的心电图和血液化验资料进行分析。

胸部 X 线片检查不仅能获得有关心脏的形态学信息，还可了解胸廓、横膈、纵隔、主动脉结及肺部的形态学信息。椎体有无畸形、肋骨有无切迹、肺部有无感染及主动脉弓是左位还是右位，对于儿童心脏病的诊断均有重要的价值，应充分利用胸部 X 线片所提供的全部信息并结合有关的临床信息来进行读片分析。

通常在根据有无发绀和肺血多少分类后，还可根据心影大小、肺动脉段凹凸、主动脉弓左位或右位（图6-5）、哪个房室增大等情况来进一步分析。例如患者为发绀、肺血减少类先天性心脏病，心影大小正常，肺动脉段凹陷，主动脉弓右位，以右心室增大为主，诊断即为法洛四联症。

在儿童心脏病胸部 X 线片读片分析时，还应牢记 X 线片对儿童心脏病病种的诊断是有一定的限度的，并非所有儿童心脏病胸部 X 线片均能作出病种诊断，读片分析时应实事求是，充分考虑胸部 X 线片所提供的全部信息来作出切实可靠的诊断。

（朱　铭）

参 考 文 献

1. 刘玉清. 心血管病影像诊断学. 合肥：安徽科技出版社，2000.
2. KEVIN D H, DONALD P, FRUSH B, et al. Radiation safety in children with congenital and acquired heart disease. JACC Cardiovasc Imaging, 2017, 10(7): 797-818.
3. BRIAN D C. Caffey's pediatric diagnostic imaging. 12th ed. St Louis: Saunders, 2013.
4. BERROCAL T, MADRID C, NOVO S, et al. Congenital anomalies of the tracheobronchial tree, lung, and mediastinum: embryology, radiology, and pathology. Radiographics, 2004, 24: e17.
5. CHANTALE L, JULIE D, RONALD G, et al. Segmental approach to imaging of congenital heart disease. Radiographics, 2010, 30(2): 397-411.

第七章

心电图检查

一、正常心脏电激动顺序

(一) 心脏传导系统

心脏传导系统 (conducting system of heart) 具有发生激动和传播激动的功能,由窦房结、结间束,房室连接处、房室束,左、右束支及浦肯野纤维 (Purkinje fiber) 组成 (图 7-1)。心脏传导系统包括传导系统纤维和环抱房室的心肌纤维,急性或慢性疾病都有可能导致传导系统受损引起心律失常。随年龄增长发生心律失常的可能性增加。

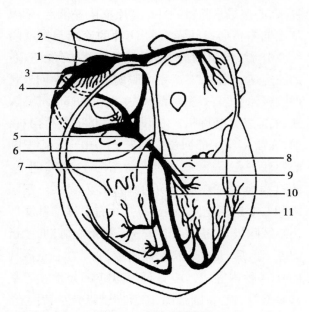

图 7-1 心脏传导系统
1. 窦房结;2. 结间束前支;3. 结间束中支;4. 结间束后支;5. 房室结;6. 房室束;7. 右束支;8. 左束支;9. 左后支;10. 左前支;11. 浦肯野纤维。

1. 窦房结 窦房结是心脏正常激动的起搏点,位于上腔静脉与右心耳的界沟内,大部分结构在心外膜下,有些纤维深达肌层,在大体上窦房结不能被识别。其内包含起搏细胞、过渡细胞和浦肯野纤维。起搏细胞发放激动,下传使心房和心室相继激动。虽然心脏传导系统的其他部位也有起搏细胞能自发地发出激动,但因窦房结的激动频率比其他部位高,因此,正常情况下由窦房结的激动控制心脏节律,形成窦性心律。新生儿期窦房结的迷走神经支配完善,而交感神经则在出生数月后逐渐成熟。

2. 结间束 为心房内的传导束,连接窦房结和房室结,分前、中、后三支。前结间束由窦房结前缘在上腔静脉前方分为二支:一支为房间支 (Bachmann 束),由右心房进入左心房;另一支为降支,沿房间隔向下入房室结。中结间束由窦房结后缘经上腔静脉的后方向下,在房间隔内与前结间束汇合入房室结。后结间束由窦房结后缘经冠状静脉窦口上方进入房室结后缘。詹姆斯束 (James tract) 由后结间束越过房室结的上部及中部而直接进入其下部,或与房室束相接,形成房室间的旁路传导。

3. 房室连接处 包括房室结和房室束 (希氏束)。房室结位于房间隔后底部,冠状静脉窦口的前方。胎儿和新生儿的房室结较大,伸展至左侧,随后左侧部分逐渐吸收,约到 1 岁时发育至成人型。房室结内起搏细胞稀少,激动在此结内传导最慢。根据电生理研究将房室结分房结区、结区、结束区三个功能区。房结区及结区具有起搏功能,自主节律的频率较其下面部位的传导系统快,为心脏次级起搏点,结束区则无起搏功能。房室结还可分为表层、中层、深层三部分,三个不同层次在细胞排列、弹性和胶原含量、神经纤维分布上不同,在组织上结纤维从周围到中央纤维体也有变化。因为结纤维不同的走向和不同部位的结构代表了其不同的传导功能,在层次结构上的变异形成正常心脏出现房室结双路径的解剖基础。房室束是房室结下传的唯一途径,此束穿过中央纤维体达室间隔顶部,然后分成左、右束支。在胎儿和新生儿期尚有 Mahaim 束,直接连接房室结和嵴部室间隔,形成束室间的旁路传导,随年龄增长此束渐渐消退。

4. 左、右束支　房室束沿膜部室间隔后缘走向室间隔肌部上缘,在此分出左束支和右束支。右束支较细长,沿室间隔心内膜下右前侧向下到达前乳头肌和右心室心尖部,然后分成小分支,构成心室肌内末梢传导纤维,即浦肯野纤维,分布于右心室壁和室间隔右侧。左束支在室间隔的左侧心内膜下分为前分支和后分支。前分支为左束支主干的延续,沿心内膜下呈扇形分布,到达前乳头肌、室间隔前上部、左心室心尖部和前侧壁;后分支的纤维一部分来自房室束,一部分来自左束支主干,汇合后呈扇形分布到后乳头肌、室间隔后下部和左心室下壁。左束支的两个分支最后在心室肌内构成浦肯野纤维,分布于心内膜下,与普通心肌纤维连接。

传导系统依年龄而变化。随年龄增长,在心房、房间隔和窦房结区、房室结区形成脂肪浸润,不同程度地取代窦房结和房室结细胞,也可发生在房室束和束支。随年龄增长传导系统出现细胞丧失、萎缩或肥大、纤维化,传导束呈线状,出现不同程度的空缺区(无传导纤维)。若窦房结和结区出现明显的脂肪浸润,则形成心动过缓-心动过速或病态窦房结综合征。若房室结和结区、房室结周围脂肪浸润,如达到显著程度则形成三度房室传导阻滞的解剖基础。不同类型的交界性心律失常和房室交界区折返性心动过速可由脂肪沉着于房室结区和房室结内而形成。房室传导纤维不同部位和不同程度变化是形成心律失常的解剖学基础,若左束支近侧端完全被纤维瘢痕代替,则形成完全性左束支阻滞;若右束支出现明显纤维化和脂肪浸润,则形成右束支阻滞。在房室束分叉处出现明显脂肪沉着者,伴或不伴有纤维和空缺间隙形成,出现左前分支阻滞伴右束支阻滞,可发展成完全性传导阻滞。随年龄增长,旁路也可出现局限性纤维化、空泡形成和脂肪浸润,如纤维化不完全,则临床表现为逆向传导旁路,此外旁路也可完全纤维化,则心室预激消失。

(二)正常心脏激动程序

正常心脏激动顺序(sequence of cardiac excitation)先由窦房结启动,其电激动传播按笃定顺序进行:窦房结→结间束→心房(先右后左)→房室交界区→房室束(希氏束)→左、右束支→浦肯野纤维→心室肌。

正常心脏激动起源于窦房结,首先使右心房除极,右心房大部分位于前方,除极向前、下、左进行。激动迅速沿前结间束分支使左心房除极,左心房位于后方,除极向后、下、左进行。心房除极过程在心电图上记录为 P 波,在心电向量图上记录为 P 环。P 波前半部分主要由右心房产生,后半部分主要由左心房产生。心房除极完毕,立即开始复极形成 Ta 波。心房肌复极的顺序是先除极部分先复极,后除极部分晚复极。右心房除极开始后 0.04~0.06 秒,激动经结间束到达房室结。激动在房室结内传导速度最慢,之后激动经房室束到达左、右束支,使心室除极。心室除极过程较复杂,心室最早除极的部位是室间隔左侧面,除极从左向右传向室间隔右侧面,激动在越过室间隔约 0.01 秒,向量指向右前。此后激动便经左、右束支迅速传到左、右心室内膜面,从内膜面向外膜面除极,到达右心室侧壁和左心室心尖部及侧壁,左、右心室迅速除极。右心室产生的向量指向右、前,左心室产生的向量指向左、下,由于左心室的心肌较右心室厚,故综合向量指向左、前略向下。此过程通常在心室激动的 0.02 秒内完成。室间隔和右心室侧壁除极结束后,除右心室的基底部仍继续除极外,主要是左心室侧壁除极,此向量指向左、下、后,是左心室除极向量,通常在心室激动的 0.04 秒内完成。心室最后除极部分是左心室基底部及右心室圆锥部,综合向量指向左、后、上。年幼儿右心室占优势,使综合向量指向右、后、上,此过程约在心室激动的 0.06 秒完成。整个心室除极在心电图记录为 QRS 波。心室除极过程中各瞬间综合向量的顶端相连便形成 QRS 空间向量环,上述 4 个向量构成 QRS 空间向量环的几个主要转折点。QRS 空间向量环在额面、横面和右侧面的投影,分别构成各平面的 QRS 向量环。心室肌壁的复极过程是从心外膜开始,缓慢向心内膜面进展,在心电图记录为 T 波。由于心外膜面的心肌上的电极始终是面向"电源",因此记录到的 T 波方向与 QRS 波群方向一致。

二、小儿心电图

心电图是反映心脏生物电活动的既无创又最简便的检测方法,对心律失常的诊断具有特异性,对房室肥大、传导阻滞、电解质紊乱及药物中毒等也具有明显的提示作用。同步 12 导联心电图是在 12 导联上描记同一心动周期的心电信号,对单源或多源期前收缩的识别、定位及心律失常分型、预激综合征分型定位、宽 QRS 波心动过速的鉴别诊断、室内传导阻滞的鉴别等有显著优越性,大大提高心电图测量的准确性。

(一)小儿心电图特点

小儿处在生长发育阶段,心脏解剖结构和生理功能随年龄增长不断变化,心电图也发生相应变化(图 7-2)。小儿心电图变化及其诊断标准不仅与成人心电图存在差异,而且在小儿本身因其发育的不同年龄阶段特点亦存在显著差异。

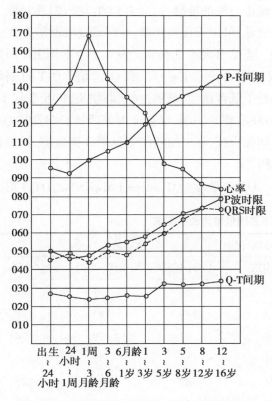

图 7-2 各年龄组正常心电图的平均数据曲线

1. 与成人比较,小儿心电图具有以下特点。

(1)心率相对较快,与小儿自主神经功能不稳定、交感神经活性占优势有关。

(2)各时间间期相对较短,随年龄增大而逐渐延长,直至达到成人水平。

(3)电压特别是反映右心室优势的 QRS 电压在胸前导联较高,与婴幼儿心脏解剖生理右心室优势、胸壁薄、右心室壁距胸壁近、心电传导损失较少等因素有关。

(4)心律失常以窦性心律失常多见。

2. 新生儿和婴儿心电图的特点突出

(1)出生后第 1 天 S_{V1} 振幅特别高,同时约 45% 新生儿横面最大 QRS 向量指向右后象限,此指向右后的综合向量是反映负荷过重的右心室流出道除极电势,与成人 S_{V1} 代表左心室除极电势不一样。在新生儿早期不宜用 $R_{V5}+S_{V1}$ 综合电压判定左心室除极优势。

(2)最大 QRS 向量总是指向心室除极电势优势方,出生后最初 3 个月,横面 QRS 环无论环体运行方向如何,其最大向量绝不指向左后象限,如指向左后方,则表示病理性左心室肥大。

(3)出生 48 小时后,如缺血性复极 T 波(环)持续存在,则应考虑围产损伤导致的缺氧性心肌损害。

(4)新生儿出生后 QRS-T 演变规律和时间是否正常是反映新生儿出生后血流动力学是否正常的客观标准。

(二)小儿心电图描记注意事项

小儿心电图描记方法与成年基本相同,根据小儿特别是婴幼儿的生理特点和依从性,描记心电图时应注意以下几点:

1. 婴幼儿心电图力求在安静状态下描记,入睡时最佳。亦可用哄逗方式获得短暂的片刻安静,或在喂奶过程中捕捉短暂平静瞬间描记心电图。必要时可口服 10% 水合氯醛入睡后描记。

2. 婴幼儿右心室占优势,胸导联应加作 V_{3R} 和/或 V_{4R} 心电图,以记录心脏朝右胸扩散的电流。

3. 电极大小要适于婴幼儿,如果不用一次性粘贴电极,四肢的金属电极面积的大小应适合于婴幼儿手腕和踝部。婴儿胸廓小,肋间窄,胸电极宜小,电极不可相互重叠。如果用金属钟形吸附电极时,吸力要适中,避免吸力过大或吸附时间过长引起皮肤出血点。若用粘贴电极,在去除电极前适当使用生理盐水浸湿电极局部,撕除时用力不可过猛,以防损伤皮肤。

4. 婴幼儿心电图描记应保持其肌肉松弛和仰卧状态,避免因躯体扭曲而导致心电导联轴线改变。

5. 描记心电图时尽量不使用仪器上的滤波装置,为保持图形清晰非用不可时,应配合未使用滤波的心电图进行比较分析,避免使用滤波后因电压衰减影响诊断结果。

(三)小儿正常心电图

心电图正常标准(normal standard)存在年龄、性别和种族差异,这些差异往往对临床诊断带来明显影响。现在,我国已有健康儿童心电图研究资料,阐明了小儿心电图的年龄特点及其变化趋势,为适合国人的临床诊断提供了诊断参考值。

1. **心率** 小儿心率与年龄成反比($r=-0.792$),随年龄增长而减慢。表 7-1 为小儿不同年龄正常心率平均值及 95% 概率范围。1 岁后各年龄女性较男性平均快约 3 次/min。婴幼儿全为窦性心律,3 岁后窦性心律不齐多见。

2. **P-R 间期** P-R 间期(P-R interval)随年龄和心率而变化,与年龄成正比($r=0.680$),与心率成反比($r=-0.665$)。新生儿及婴儿 P-R 间期 <0.12 秒者超过 50%,成人仅占 0.9%。P-R 间期缩短出现率 19.65%,P-R 间期延长出现率 3.58%,均在 1 岁内达高峰,10 岁前发生率高于成人。P-R 间期校正公式:P-R 间期(秒)=0.153+0.000 477×

表 7-1　小儿不同年龄正常心率标准范围

单位:次/min

年龄	正常心率	
	平均值	95% 概率范围
出生~12 月龄	130	100~150
1~4 岁	110	80~130
5~9 岁	90	70~110
10~17 岁	80	60~100

注:95% 概率范围为 $\chi \pm 1.96s$。

年龄(岁)-0.000 316×心率(次/min)。P-R 间期延长见于风湿热或其他疾病所致的心肌炎、房间隔缺损、洋地黄中毒等,P-R 间期缩短见于预激综合征、交界性期前收缩等。各年龄正常儿童 P-R 间期见表 7-2。

3. **Q-T 间期** Q-T 间期(Q-T interval)是观察心室复极过程的重要指标,Q-T 间期主要受心率影响。目前用于临床的校正公式有两种,一种为 Bazett 平方根校正公式($QT_C=QT/\sqrt{RR}$),另一种为谢振武研究的线性校正公式[$QT_{LC}=QT+0.216\,2\times(1-RR)$]。前者($QT_C$ 公式)当心率过快时使 QT_C 值增大,心率过慢时使 QT_C 值减小,失去校正心率的准确性,后者(QT_{LC} 公式)则消除了此现象,可用于任何年龄。QT_C 缩短出现率 7.13%,QT_C 延长出现率 3.16%。表 7-3 为不同 RR 间期(或不同心率)时的 QT_C 和 QT_{LC} 值。Q-T 间期延长见于低钾血症、低钙血症、心肌炎,以及奎尼丁、胺碘酮、普罗帕酮、普鲁卡因等药物影响及长 Q-T 间期综合征,Q-T 间期缩短见于高钙血症、洋地黄作用等。

QT 离散度(QT interval dispersion,QT_d)指同

表 7-2　正常小儿 P-R 间期 95% 概率范围低限值和高限值

单位:ms

年龄		心率/(次·min⁻¹)					
		70	70~89	90~109	110~129	130~149	>150
出生~12 月龄	低限	90	95	89	83	77	72
	高限	165	161	155	149	143	138
1~6 岁	低限	101	97	91	84	79	74
	高限	167	163	157	150	145	140
7~17 岁	低限	106	102	96	89	84	79
	高限	172	168	162	155	150	145

表7-3 儿童(≤17岁)不同RR(或HR)区间QT、QT$_C$和QT$_{LC}$平均值($\bar{x}\pm s$)

RR/s	HR/(次·min^{-1})	QT/s	QT$_C$/s	QT$_{LC}$/s
0.32~0.42	143~188	0.255±0.017	0.406±0.025	0.386±0.016
0.43~0.46	130~140	0.269±0.019	0.404±0.027	0.389±0.018
0.47~0.50	120~128	0.279±0.018	0.401±0.026	0.390±0.018
0.51~0.56	107~118	0.293±0.019	0.401±0.025	0.393±0.018
0.57~0.64	94~105	0.312±0.021	0.400±0.026	0.396±0.020
0.65~0.71	84~92	0.332±0.022	0.402±0.026	0.401±0.022
0.72~0.77	78~83	0.344±0.021	0.399±0.024	0.400±0.021
0.78~0.82	73~77	0.356±0.022	0.398±0.025	0.399±0.022
0.83~0.88	68~72	0.364±0.023	0.394±0.025	0.395±0.023
0.89~0.97	62~67	0.374±0.023	0.388±0.023	0.390±0.023
0.98~1.32	45~61	0.388±0.025	0.380±0.023	0.379±0.024

步12导联心电图中Q-T间期最大值(QT$_{max}$)与Q-T间期最小值(QT$_{min}$)之差。心室肌细胞之间存在动作电位复极不一致性,正常人这种电活动的非均一性程度较小,病理情况下复极的非均一性过大则容易导致室内折返,诱发恶性室性心律失常。12导联QT$_d$大致能反映心室肌复极的电活动离散变化。QT$_d$的测量有赖于Q-T间期的测量,关键是选择同步12导联心电图并确定Q-T间期起止点。起点判断取同一心动周期Q波最早点为准,并以此点的水平线为心电图测量的等电位线。T波终点的判断方法有3种:①T波回到等电位线或与TP段的交点;②T波下降支切线与等电位线的交点;③有U波存在时,取T波与U波交界的最低点。为校正心率对Q-T间期的影响,常用Bazett公式进行校正。QT$_c$=QT/$\sqrt{RR}$。QT$_{max}$在V$_2$~V$_6$导联出现率为80.50%,QT$_{min}$在V$_1$导联出现率为54.98%,即QT$_{max}$多出现在心脏左侧背部导联,QT$_{min}$多出现在心脏右下侧导联。我国各年龄健康人QT$_d$<50ms,QT$_{cd}$<60ms,与年龄、心率及性别相关性不密切。

4. P波 P波代表心房除极波,在Ⅱ导联最清楚,呈直立、圆弧形,偶见平坦或双相,但无完全负相图形。新生儿电压随日龄增高,且高于新生儿期后各年龄组。儿童P$_{II}$振幅<0.20mV,若P波高尖,电压≥0.25mV提示右心房肥大。P波时间婴儿≤0.08秒,儿童≤0.09秒。P波时间延长或出现双峰为左心房肥大。P/PR段比值(麦氏指数)有助于判断心房肥大,<1.0示右心房肥大,≥1.6示左心房肥大。Ptf-V$_1$在婴儿和儿童出现率为20.5%,Ptf-V$_1$<-0.02mm·s(即最大负值)可视为异常。

P波离散度(P$_d$)为同步12导联心电图上最大P波时间(P$_{max}$)与最小P波时间(P$_{min}$)之差,能有效预测阵发性心房颤动的发生概率及其危险度,P$_d$具有补充和加强P$_{max}$作用,两者联合应用能提高预测准确性。正常人P$_{max}$为96~120毫秒,P$_d$为8~50毫秒,P$_{max}$出现率在Ⅱ导联占77.04%,P$_{min}$出现率在V$_1$导联占74.69%。儿童青少年心脏抑制型血管迷走性晕厥的P$_{max}$和P$_d$明显延长,当P$_{max}$为93.39毫秒、P$_d$为27.42毫秒时,预测其诊断具有较好的灵敏度和特异度。

5. QRS波 小儿心电图图形变化较定量分析更有意义。心前区导联QRS图形最富有年龄特征。年长儿与成人右胸前区导联S波占优势,左胸前区导联R波占优势,婴幼儿则恰恰相反。婴幼儿右胸前区导联可表现为单相R波而无S波,QRS波易发生粗钝或错折,健康小儿右胸前区导联出现RSR′图形往往属正常变异。随年龄增长,从右胸前区导联到左胸前区导联R波电压逐渐递减,S波电压逐渐递增。R$_{V1}$+S$_{V5}$≤2.0mV,R$_{V5}$+S$_{V1}$≤4.5mV(<3岁)或5.0mV(>3岁)。QRS低电压标准是标准肢导联R+S电压在1岁内<0.4mV,1岁后<0.5mV。

(1)心电轴:心电轴(electrical axis of heart)

在常态曲线两端较分散,变异大。婴儿心电轴>+140°,1~17岁≥120°可考虑为心电轴右偏;婴儿<+10°,儿童<0°可能为心电轴左偏。新生儿心电轴右偏不易确定,心电轴<40°可视为电轴左偏。

(2) QRS波时间:小儿QRS波时限与年龄成正比,与心率成反比。成人QRS时限与年龄无相关性。QRS波时间在出生至17岁为(0.058±0.012)秒,心前导联较肢导联长0.01~0.02秒。

(3) R波峰值时间(即室壁激动时间):代表空间QRS向量环在该导联轴投影从O点到极向折返所经历的时间。新生儿出生早期右心室占优势,R波峰值时间在V_1导联长于V_5导联,男性长于女性,7天~3个月V_1导联与V_5导联近似,以后V_5导联超过V_1导联。R波峰值时间在V_1导联$P_{97.5}$值新生儿及婴儿期为0.03秒,2~17岁为0.02秒,在V_5导联$P_{97.5}$值新生儿期为0.02秒,1个月~4岁为0.03秒,5~17岁为0.04秒。V_1和V_5导联的R波峰值时间对诊断右、左心室肥大有重要参考价值。

(4) Q波:Q波为空间向量环初始向量在相关导联轴负侧的投影。Q波出现率在Ⅲ及aVF导联随年龄增加而减少,在Ⅰ导联随年龄增加而增多,在胸前导联由右向左出现率逐渐增多。正常婴儿V_1导联亦可出现Q波,此可能由于经室间隔由左心室侧向右心室侧除极面电势不平衡,即前间隔旁区除极力相对占优势,改变了QRS初始综合向量方位,使心室除极的初始向量指向左前方,导致右胸前导联出现Q波。婴幼儿右胸前导联出现Q波是肺动脉高压表现,并非成人的心肌梗死。Ⅰ、aVL导联及左胸前导联Q波缺如是健康儿童心电图的特征,在成人则常见于室间隔纤维化、前间壁心肌梗死、左心室肥大、不完全性左束支传导阻滞。Q波的时间正常约0.01~0.015秒,如达0.03秒肯定不正常。Q波幅度因导联和年龄而异,在aVL导联不超过0.2mV,Ⅰ导联不超过0.3mV,Ⅱ及aVF导联不超过0.4mV。

(5) R波和S波:足月胎儿及刚出生的新生儿,心脏重量右心室>左心室,肺动脉压较高,除极电势右心室>左心室,心电图呈高度右心室优势(图7-3A)。出生时QRS电轴高度右偏,Ⅰ导联R波振幅低,甚至无R波,而呈QS型;aVR导联R波常>0.5mV,有时可超过1mV,Q/R值<1。V_5、V_6导联S波深,S波振幅>R波振幅;右胸前区V_{4R}、V_{3R}及V_1导联R波振幅增高,少数超过3mV,或呈高振幅单相R波。出生时V_1导联可出现深的S波,根据同期描记的QRS向量环研究表明,此深S波是来自右心室流出道的除极电势。

小儿心电图动态变化的特点是随年龄增长由右心室优势逐渐向左心室优势过渡。(图7-3A、B)为同一小儿在新生儿至儿童阶段的心电图,显示了心电图随年龄增长的变化和R_{V1}高振幅消失过程。

出生后,肺循环阻力下降和体循环阻力增加,心脏由右心室优势逐渐过渡到左心室优势,左、右心室除极电势的对比关系亦随之发生改变。新生儿期后心电轴右偏现象逐渐消失;Ⅰ、V_5及V_6导联R波振幅增高,S波振幅降低,R波振幅>S波振幅;右胸前区导联,R波在出生7天后、S波在出生3天后进行性降低,S波较R波下降迅速。在5岁前,V_1导联基本还保持着R波振幅>S波振幅,即R/S值>1。aVR导联R波振幅逐渐降低,在儿童阶段仅有少数超过0.5mV,由新生儿期的Q/R值<1转为以后的Q/R值>1。心电图由新生儿期的右心室优势逐渐过渡为左心室优势。R波和S波变化受年龄和性别的影响显著,心电图判断应分别参照不同年龄和性别的诊断标准(表7-4~表7-7)。

(6) V_1导联R/S比值:小儿V_1导联R/S值一般都>1,但如果QRS振幅很小,其比值无诊断意义。如R_{V1}>1mV,同时R/S值>1则提示右心室肥大,但该值对新生儿及婴儿诊断价值不大。

(7) R波和S波的综合振幅:心电图振幅单项或综合指标用于临床诊断,后者一般是从不同方位同时表达心室除极电势,故以其判断心室是否肥大往往具有更好的效果。临床常用心电图诊断的心室除极综合振幅指标存在年龄和性别差异(表7-8)。新生儿期全部为女性>男性,婴幼儿则有变化,10岁后各年龄R波和S波综合振幅全部表现为男性>女性。新生儿早期,部分S_{V1}可能来自右心室流出道的除极电势,故新生儿R_{V5}+S_{V1}综合振幅不宜作为判断左心室肥大的标准。

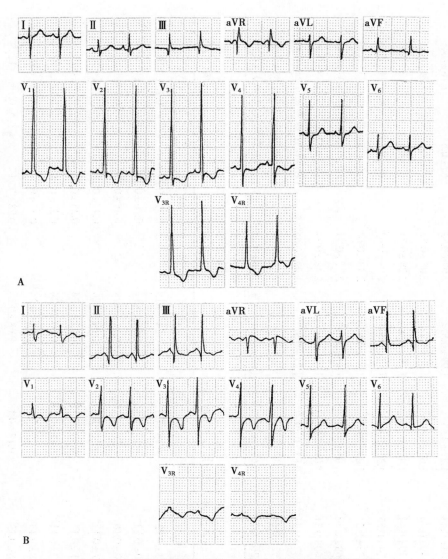

图 7-3　心电图随增龄变化和 V_1 导联 R 波高振幅消失过程

同一小儿在出生后 6 天（A）和 2 岁 10 个月（B）时的心电图（增益 10mm/mV，纸速 25mm/s）。

表 7-4　小儿肢导联 R 波振幅（$\bar{x}\pm s$）　　　　　　　　　　　　　单位：mV

年龄组	性别	n	I	II	III	aVR	aVL	aVF
新生儿	男	515	0.18±0.14	0.50±0.29	0.88±0.36	0.40±0.22	0.15±0.11	0.64±0.33
	女	454	0.21±0.15△	0.54±0.32	0.96±0.43△△	0.39±0.22	0.18±0.13△△	0.71±0.37△△
1~12 月龄	男	234	0.58±0.27	0.95±0.38	0.67±0.38	0.24±0.14	0.30±0.20	0.73±0.39
	女	188	0.55±0.26	0.96±0.41	0.75±0.42△	0.21±0.15	0.31±0.20	0.80±0.41
1~4 岁	男	229	0.61±0.24	0.97±0.38	0.64±0.43	0.21±0.14	0.30±0.19	0.74±0.44
	女	191	0.55±0.24△	1.04±0.38	0.72±0.44△	0.16±0.12△△	0.26±0.17△	0.84±0.43△
5~9 岁	男	189	0.55±0.25	1.07±0.38	0.74±0.49	0.16±0.10	0.23±0.17	0.89±0.44
	女	170	0.51±0.24	1.06±0.32	0.71±0.39	0.14±0.11	0.20±0.14△	0.89±0.38
10~13 岁	男	198	0.53±0.24	1.09±0.36	0.72±0.44	0.14±0.10	0.20±0.16	0.90±0.43
	女	180	0.48±0.23△	1.02±0.36	0.68±0.22	0.12±0.10	0.18±0.17	0.84±0.42
14~17 岁	男	136	0.48±0.24	1.25±0.40	0.88±0.46	0.16±0.12	0.18±0.16	1.05±0.43
	女	146	0.44±0.21	1.07±0.36△	0.70±0.40△△	0.14±0.11	0.18±0.15	0.86±0.38△△

注：男女比较，△$P\leqslant0.05$，△△$P\leqslant0.01$。

表 7-5 小儿胸前导联 R 波振幅（$\bar{x}\pm s$）

单位:mV

年龄组	性别	V4R	V3R	V1	V2	V3	V4	V5	V6
新生儿	男	1.00±0.42	1.26±0.52	1.54±0.61	0.75±0.62	1.63±0.54	1.28±0.46	0.80±0.37	0.55±0.30
	女	1.03±0.43	1.28±0.53	1.57±0.63	0.86±0.74△	1.74±0.67△	1.43±0.58△	0.94±0.44△	0.66±0.37△
1~12月龄	男	0.45±0.22	0.74±0.32	1.03±0.43	1.77±0.55	1.99±0.57	2.07±0.57	1.67±0.51	1.16±0.45
	女	0.41±0.21	0.67±0.28△	0.99±0.40	1.67±0.48	1.90±0.48	2.06±0.57	1.71±0.58	1.21±0.51
1~4岁	男	0.29±0.17	0.51±0.28	0.79±0.44	1.48±0.57	1.79±0.66	2.28±0.71	1.69±0.58	1.12±0.45
	女	0.26±0.13	0.47±0.24	0.74±0.35	1.33±0.46△	1.53±0.54△	2.08±0.63△	1.68±0.55	1.21±0.45
5~9岁	男	0.27±0.12	0.44±0.22	0.73±0.33	1.23±0.46	1.73±0.67	2.43±0.64	1.86±0.55	1.33±0.43
	女	0.21±0.13△△	0.37±0.20△	0.60±0.30△	1.01±0.41△	1.43±0.61△	2.37±0.71	1.88±0.63	1.37±0.44
10~13岁	男	0.22±0.15	0.35±0.20	0.60±0.31	1.01±0.42	1.52±0.62	2.48±0.74	1.91±0.61	1.38±0.46
	女	0.16±0.09△△	0.28±0.21△△	0.47±0.31△△	0.83±0.39△△	1.27±0.52△△	1.99±0.65△△	1.61±0.51△△	1.24±0.41△△
14~17岁	男	0.22±0.12	0.34±0.18	0.52±0.31	1.13±0.51	1.85±0.80	2.48±0.80	1.86±0.57	1.31±0.40
	女	0.12±0.08△△	0.16±0.09△△	0.26±0.16△△	0.69±0.28△△	1.02±0.43△△	1.26±0.42△△	1.13±0.34△△	0.97±0.31

注:男女比较, △$P\leqslant0.05$, △△$P\leqslant0.01$。

表 7-6 小儿肢导联 S 波振幅（$\bar{x}\pm s$）

单位:mV

年龄组	性别	I	II	III	aVR	aVL	aVF
新生儿	男	0.66±0.28	0.33±0.22	0.15±0.12	0.24±0.15	0.71±0.27	0.20±0.16
	女	0.68±0.30	0.30±0.22△	0.17±0.16	0.25±0.17	0.76±0.31△	0.20±0.16
1~12月龄	男	0.37±0.21	0.20±0.16	0.16±0.16	0.71±0.28	0.45±0.27	0.12±0.11
	女	0.33±0.20	0.17±0.12△	0.18±0.21	0.69±0.26	0.47±0.28	0.11±0.12
1~4岁	男	0.25±0.19	0.21±0.15	0.19±0.18	0.72±0.24	0.35±0.25	0.16±0.12
	女	0.23±0.17	0.17±0.11△△	0.15±0.14	0.69±0.24	0.35±0.26	0.12±0.09△△
5~9岁	男	0.20±0.15	0.18±0.13	0.15±0.14	0.71±0.24	0.33±0.24	0.14±0.09
	女	0.16±0.12△	0.16±0.13	0.13±0.10	0.68±0.24	0.28±0.21	0.14±0.12
10~13岁	男	0.17±0.12	0.17±0.13	0.16±0.15	0.70±0.24	0.30±0.23	0.12±0.10
	女	0.14±0.13	0.16±0.13	0.17±0.17	0.65±0.22	0.28±0.22	0.12±0.10
14~17岁	男	0.19±0.12	0.20±0.15	0.19±0.15	0.81±0.25	0.40±0.22	0.19±0.13
	女	0.17±0.13	0.15±0.12△△	0.13±0.12△	0.69±0.24△	0.33±0.26△	0.12±0.09△△

注:男女比较, △$P\leqslant0.05$, △△$P\leqslant0.01$。

表 7-7 小儿胸前导联 S 波振幅（$\bar{x}\pm s$）

单位:mV

年龄组	性别	V₄R	V₃R	V₁	V₂	V₃	V₄	V₅	V₆
新生儿	男	0.38±0.32	0.62±0.41	0.93±0.56	1.63±0.69	1.73±0.68	1.41±0.58	0.92±0.40	0.63±0.33
	女	0.41±0.33	0.64±0.42	1.01±0.59△	1.73±0.73△	1.71±0.71	1.37±0.59	0.89±0.43	0.60±0.35
1~12 月龄	男	0.13±0.10	0.29±0.21	0.50±0.36	1.20±0.58	1.22±0.56	0.98±0.49	0.59±0.33	0.33±0.22
	女	0.15±0.12	0.28±0.19	0.50±0.32	1.16±0.52	1.07±0.46△△	0.81±0.42△△	0.54±0.36	0.29±0.22
1~4 岁	男	0.20±0.14	0.38±0.23	0.69±0.40	1.38±0.57	1.15±0.57	0.73±0.44	0.38±0.28	0.20±0.19
	女	0.22±0.16	0.41±0.26	0.76±0.41	1.45±0.55	0.97±0.46△△	0.58±0.38△△	0.31±0.23△	0.16±0.14△
5~9 岁	男	0.24±0.16	0.50±0.28	1.00±0.47	1.70±0.63	1.19±0.55	0.63±0.40	0.27±0.20	0.14±0.13
	女	0.26±0.16	0.54±0.30	1.05±0.49	1.66±0.66	1.00±0.54△△	0.50±0.38△△	0.24±0.20	0.14±0.17
10~13 岁	男	0.26±0.15	0.50±0.26	1.09±0.47	1.85±0.63	1.04±0.58	0.52±0.41	0.24±0.24	0.13±0.13
	女	0.26±0.19	0.50±0.31	1.10±0.58	1.77±0.76	0.83±0.50△△	0.41±0.32△△	0.21±0.21	0.12±0.12
14~17 岁	男	0.29±0.17	0.57±0.31	1.07±0.52	1.88±0.66	1.15±0.56	0.65±0.42	0.33±0.24	0.14±0.10
	女	0.20±0.12△△	0.34±0.18△△	0.68±0.34△△	1.07±0.51△△	0.59±0.37△△	0.36±0.27△△	0.22±0.17△△	0.12±0.10

注:男女比较,△$P\le0.05$,△△$P\le0.01$。

表 7-8 不同年龄 R 和 S 波复合振幅上限值（$P_{97.5}$）

单位:mV

年龄组	性别	R₁+SⅢ	RⅡ+RⅢ	R_V1+S_V5	R_V5+S_V1	R_aVL+S_V3
新生儿	男	0.65	2.81	4.20	3.16	3.28
	女	0.76	3.05	4.50	3.66	3.48
1~12 月龄	男	1.25	3.33	2.97	3.55	2.90
	女	1.34	3.53	2.84	3.74	2.57
1~4 岁	男	1.74	3.47	2.29	3.87	2.70
	女	1.45	3.47	1.80	3.90	2.21
5~9 岁	男	1.44	3.83	1.81	4.40	2.59
	女	1.17	3.23	1.56	4.62*	2.31
10~13 岁	男	1.56	3.68	1.60	5.01	2.40
	女	1.50	3.45	1.38	4.65	2.20
14~17 岁	男	1.27	4.07	1.71	4.81	2.76
	女	1.27	3.46	0.99	2.99	1.85

注:* 为 $\bar{x}+1.96s$ 值。

（8）QRS 总振幅：QRS 总振幅是指常规 12 导联心电图 R 波与 S 波（或 Q 波，以振幅大者计）振幅总和（ΣQRS 振幅）可作为诊断左心室肥大的指标。ΣQRS 振幅在女性随年龄增长而递减，在男性则随年龄增长存在波动。在新生儿期女性>男性，在其他年龄段为男性>女性，在青春期尤为显著。ΣQRS 振幅诊断左心室肥大是基于正常人以左心室占优势，高于 ΣQRS 振幅的电势即为心室肥大所增加的电势，可借此判断左心室肥大的程度。新生儿正常为右心室占优势，在新生儿 ΣQRS 振幅可作为诊断右心室肥大的指标。

6. ST 段 心电图测量 QRS 波、J 点、ST 段和 T 波振幅统一采用 QRS 波起始部作参考水平。ST 段在 J 点后 40~80 毫秒处测量。1 岁后小儿肢导联 Ⅱ、Ⅲ、aVF 及胸前导联 V_3~V_6 常见 ST 段上移。一般肢导联上移不超过 0.1mV，胸前导联不超过 0.2mV，但胸前导联偶有达 0.4mV 者。婴儿特别是新生儿右胸前导联常见 ST 段下移。理论上正常 ST 段不应发生偏移，因为在心室复极 2 相平台期无明显的电位差。但实际上在最早和最后去极化的心肌纤维之间，在去极化开始至复极化的平台时相内都存在一定的电位差，从而形成 J 点和 ST 段的偏移。

婴幼儿右胸前区导联 ST 段常常向下偏移，多超过 0.5mV，但向下偏移程度随年龄增加而减少，ST 段上抬≤0.1mV。ST 段上抬≥0.15mV 见于急性心包炎、早期复极综合征、心室肥大、洋地黄作用及高钾血症、低温状态、心房颤动复律后等，ST 段压低见于心内膜下心肌缺血、低钾血症、某些药物作用及技术误差等。ST 段延长见于低钙血症。

7. T 波 T 波代表心室复极过程，对应于跨膜动作电位 3 相。T 波形态变化具有年龄特征。T 波振幅增高见于心肌梗死超急期、肥厚型心肌病、早期复极综合征、脑血管意外、急性心包炎及高钾血症等。T 波倒置见于心肌缺血、过度换气、早期复极综合征、脑血管意外、阿-斯综合征、低钾血症及技术误差等。T 波电交替指在起搏位置不变时 T 波出现周期性振幅或形态改变，是人类及动物心肌缺血的内在特征，是恶性心律失常与心脏性猝死的独立预测指标，具有与电生理检查等同的预测价值。

（1）T 波形态：儿童和成人正常心电图 T 波比较单一，面对左心室导联的 T 波一般都与 R 波同相。T 波前肢接 ST 段徐缓升高，后肢下降比较陡峻，T 波峰端稍微圆隆。T 波在 Ⅰ、Ⅱ、V_5 及 V_6 导联直立，aVR 导联倒置，Ⅲ、aVL 及 aVF 导联极性不定，少数可呈负相或双相。T 波在出生至 7 天内右心前区导联直立、左胸前区导联和 Ⅰ 导联倒置或双相，7 天后 T 波形态则恰恰相反，T 波倒置发生率随年龄增加而减少。如 7 天后右胸前区导联 T 波仍直立为病理性右心室肥大表现。部分小儿胸前区 V_1~V_3 或 V_4 导联长期保持倒置 T 波称童稚性 T 波。如右胸前区导联已出现直立 T 波，同时左胸前区导联出现倒置或双相 T 波则视为异常。V_2~V_4 导联 T 波可直立、倒置或双相，但随年龄增长负相 T 波渐减少。

新生儿 T 波变化较多，在出生 1~2 天内 T 波低平，升支和降支往往对称。V_1 导联 T 波多数直立，Ⅰ、V_5 及 V_6 导联 T 波可呈负相或双相，aVR 导联 T 波可呈平坦或双相。在出生最初几小时 T 波电轴可出现倏忽性变化，V_5、V_6 导联 T 波出生时直立，几小时后变为负相，然后又直立。

Tp-Te 间期指从 T 波波峰到 T 波终点的时间，指左心室壁心外膜下心肌细胞复极完毕到中层 M 细胞复极完毕，反映了左心室跨壁复极离散度。Tp-Te 间期增大容易形成折返，促发室性心动过速、心室颤动等恶性心律失常。

（2）T 波振幅：新生儿 T 波低平，新生儿期判断心室复极功能，T 波形态较 T 波振幅更为重要。出生后至 10 岁前，T 波振幅随年龄增长而增加，10~17 岁阶段 T 波振幅变化不大。5 岁后各年龄 T 波振幅平均值男性>女性（表 7-9）。在新生儿期额面下部导联（Ⅱ 及 aVF）及左胸前区导联（V_5、V_6）T 波振幅亦表现男性>女性。平卧位与站立位 T 波振幅差对判断自主神经功能具有一定价值。

8. U 波 U 波为 T 波后 0.02~0.04 秒出现的宽而低的小波，以 V_3 导联最清楚，振幅 0.2~0.3mV，宽度 0.1~0.3 秒。除 aVR 导联外，无论 T 波方向如何，各导联 U 波总为直立。U 波形状为升支较快速，降支较缓慢，恰与 T 波外形相反。各导联心电图 U 波出现率随年龄增加而递减，也与心率有关，心率快时出现率低，心率慢时出现率高。U 波

表 7-9　不同年龄和性别 T 波振幅($\bar{x}\pm s$)　　　　　　　　　　　　　　　　　单位:mV

年龄组	性别	I	II	III	aVF	V_5	V_6
新生儿	男	0.10±0.07	0.12±0.07	0.03±0.07	0.08±0.05	0.16±0.12	0.14±0.10
	女	0.10±0.08	0.11±0.06[△]	0.02±0.06	0.07±0.05[△]	0.13±0.12[△△]	0.12±0.10[△]
1~12 月龄	男	0.26±0.09	0.29±0.11	0.04±0.08	0.15±0.09	0.40±0.17	0.35±0.14
	女	0.25±0.10	0.27±0.11	0.03±0.08	0.13±0.09	0.39±0.18	0.34±0.15
1~4 岁	男	0.32±0.10	0.36±0.12	0.06±0.10	0.19±0.11	0.49±0.19	0.40±0.15
	女	0.31±0.10	0.34±0.11	0.04±0.08[△]	0.17±0.09	0.45±0.17[△]	0.39±0.15
5~9 岁	男	0.32±0.09	0.45±0.13	0.12±0.11	0.27±0.11	0.62±0.20	0.51±0.16
	女	0.29±0.09[△△]	0.37±0.11[△△]	0.08±0.09[△△]	0.21±0.09[△△]	0.56±0.21[△△]	0.46±0.16[△△]
10~13 岁	男	0.30±0.09	0.44±0.13	0.14±0.10	0.27±0.11	0.63±0.21	0.50±0.16
	女	0.25±0.09[△△]	0.33±0.11[△△]	0.08±0.09[△△]	0.19±0.09[△△]	0.45±0.19[△△]	0.38±0.15[△△]
14~17 岁	男	0.26±0.08	0.42±0.13	0.16±0.11	0.29±0.12	0.55±0.20	0.40±0.14
	女	0.24±0.07[△]	0.32±0.11[△△]	0.08±0.09[△△]	0.19±0.09[△△]	0.36±0.14[△△]	0.30±0.14[△△]

注:男女比较,[△]$P\leqslant0.05$,[△△]$P\leqslant0.01$。

电压增高见于低钾血症,降低则反映对应的心室负荷过重。

（王　成）

三、心腔增大的心电图改变

心腔增大包括心房和心室的扩大和肥厚（hypertrophy）。由于心房壁较薄,无论容量负荷增加还是压力负荷增加,一般都表现为扩大;心室壁较厚,当容量负荷增加时,多表现为扩大,而压力负荷增加时多表现为肥厚,时间久后则表现为扩大和肥厚。体表心电图对心腔增大有较大的诊断价值,其中以心房扩大诊断准确性最大,心室肥厚则需结合临床予以解释。因为小儿正常值有不同年龄的差异,而且随记录小儿心电图时的状态可有不同。其中对右心室肥厚的诊断较为准确,而对左心室肥厚的诊断准确性只有 60%~70%。

（一）心房增大

1. 心房增大的心电图表现

（1）右心房增大:右心房距胸导联最近,增大后电压增高,因其先除极,所以反映在 P 波的早期,约在 0.04~0.06 秒内呈高尖的宝塔形,但 P 波时限正常;右心房的增大有时可将上、下腔静脉前后包绕,这样使 P 波在 0.04~0.06 秒内有负

向波,但波形尖削（图 7-4）,在室上性心动过速或肺栓塞时可有一过性右心房增大（right atrial hypertrophy）的改变,在病因解除后即可消失。

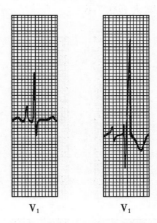

图 7-4　V_1 导联上右心房增大的 P 波
左图为高尖的 P 波,右图为早期（0.04 秒）P 波的尖部和其后的负向波。

（2）左心房增大:左心房的除极反映在 P 波的后段。P 波的时限延长超过 0.10 秒对诊断左心房大有意义,但需除外心房肌传导延迟,如心肌纤维化或心肌缺血等。左心房扩大时 P 波后段的向后向量增大,在 V_1 上有 P 波后段的较大负相向下波,如 V_1 导联终段负向波大于 1mm,时限超过 0.04 秒 [P 波终末向量 Ptf>0.04（mm·s）] 即可诊断左心房增大（left atrial hypertrophy）。P 波的时限在 3 岁内不应超过 0.09 秒,3 岁后不应超过 0.1

秒（图 7-5）。

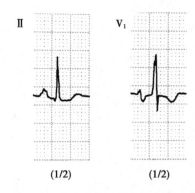

(1/2)　　　　(1/2)

图 7-5　左心房增大的心电图改变

女，10 岁，风湿性心脏病，二尖瓣病变，Ⅱ导联 P 波高 4mm，时限 0.08s，V₁ 导联 P 波双向，正向为右心房激动，负向为左心房激动，深宽为扩大的左心房。

（3）双房增大：两侧心房除极是依序进行，并不像两侧心室除极同时进行，所以在 P 波内两侧心房各有表现，而且一侧心房异常并不干扰另侧。在 P 波初始 0.04 秒时高于 2.5mm，其时限延长，V₁ 上负向波深度超过 1mm，时限超过 0.04 秒，则可诊断双房增大（图 7-6）。

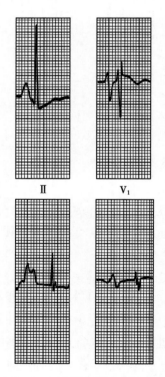

Ⅱ　　　　V₁

图 7-6　双房增大的心电图改变

上行Ⅱ导联 P 波高且宽，V₁ 导联先高尖（右心房大），后深倒（左心房大）；下行 P 波较 QRS 波群还大，Ⅱ导联 P 波先出现部分高达 6mm，P 波时限达 0.16s，V₁ 导联后部分深宽倒置。

2. 心房增大的诊断标准

（1）右心房增大：主要依据为 P 波电压增高。

1）P 波高尖，肢体导联Ⅱ、Ⅲ、aVF 最明显，新生儿期电压>0.25mV，新生儿期后>0.2mV。右心前区导联（V₁）P 波双向，正向明显，新生儿期电压>0.2mV，新生儿期后>0.15mV，P 波起始正向部分时限大于 0.04 秒。

2）P-R 段下降，Ⅱ、Ⅲ、aVF 导联较著。

3）P/P-R 段<1.0。

（2）左心房增大：主要依据为 P 波时间延长。

1）P 波增宽，婴儿>0.09 秒，儿童>0.10 秒，P 波有切迹（双峰），切迹间距离>0.04 秒，婴儿>0.03 秒。

2）V₁ 导联 P 波双向，负向明显，P 波终末部分深倒增宽，深度>1mm，宽度>0.04 秒（Ptf>0.04mm·s）。

3）P/P-R 段>1.6。

（3）双房增大：P 波增高且增宽，并达到右心房增大和左心房增大标准。

（二）右心室肥厚

右心室肥厚（right ventricular hypertrophy）心电图中显示右心室向量的导联为 aVR、V₁₋₃ 的 R 波、V₅₋₆ 的 S 波。

1. 右心室肥厚的心电图表现

（1）V₁ 的 R 波增高：超过同年龄正常值的第 98 百分位数。单纯肺动脉狭窄时，其右心室收缩压与 V₁ 导联 R 波高度密切相关，可使用公式估算，右心室收缩压峰值（mmHg）=R 波高度（mm）×5。任何年龄 RV₁ 高于 20mm 时其右心室收缩压已超过左心室。aVR 导联的 R 波亦可增高，R/Q>1。

（2）TV₁ 直立：新生儿出生后早期 TV₁ 直立，3~7 天以后 TV₁ 倒置，直至青少年和成人 TV₁ 方由倒置转为直立。TV₁ 直立反映右心室压力升高，轻度右心室压力升高表现为 TV₁ 直立，V₁ 导联 R 波振幅正常；中度右心室压力升高表现为 TV₁ 直立，R 波振幅增高；重度右心室压力升高表现为 R 波振幅明显增高伴 TV₁ 不对称倒置，ST 段下移，显示心肌劳损（图 7-7）。这种右心室肥厚伴劳损图形可依程度向左胸延伸到 V₂₋₄，甚至到 V₅，但不到 V₆。相反，在 V₅、V₆ 上 T 波倒置的左心室劳损可使右心前导联的 T 波相应直立，所以在 V₁ 上看

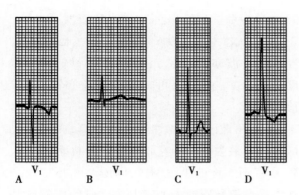

图 7-7 右心室肥厚 V₁ 导联不同程度的改变

A. 4 岁,T 波正常;B. 7 岁,轻度肺动脉狭窄,T 波直立;C. 2 岁,重度肺动脉狭窄,T 波直立,R 波高耸;D. 极重度肺动脉狭窄,R 波高耸,T 波倒置伴 ST 段下移。

到 T 波直立时,应先核查 V₅、V₆ 上有无左心室心肌劳损。

（3）V₁ 导联呈 QR 型:如 V₁ 有 Q 波应考虑右心室肥厚。Q 波为早期激动发出的朝后电势,其产生机制为原有的微不足道的朝后电势,因右侧室间隔肥厚而具更大的表面积,产生朝后的强大电势,正常室间隔的左向右电势此时被此朝后向量所隐没。或因右心室肥厚时其后壁与室间隔相邻部分向后鼓出,到了室间隔的左面,所以正常室间隔除极的左向右向量变成右向左的室间隔后下壁激动。右胸前导联 QR 波的 Q 波一般在婴儿深仅 0.5~1.0mm,年长儿可达 3~5mm。QR 图形对诊断很可靠,一般任何年龄,出现 QR 波时右心室收缩压已超过 70mmHg。在矫正型大动脉转位（心室转位）时,因室间隔除极反向,亦可有 V₁ 上的 QR 波,但右心室肥厚时,V₁ 或 V₄R 上的 R 波往往高耸,多超过 10mm,而在心室转位时,Q 波可较右心室肥厚时为深,但 R 波不高。此外心肌梗死时,在 V₁、V₃R 亦可有 Q 波。右心前导联上 QR 波诊断右心室肥厚时,需仔细观察右胸前导联 Q 波前有无小 R 波,实系 rSR' 波,并非 QR 波。

（4）V₁ 导联呈 RSR' 型:正常儿童 V₁ 导联可呈 RSR' 型,但是 R' 振幅不高,而且在右胸导联上不超过 V₁;右心室容量负荷增加,如房间隔缺损时 V₁ 导联呈 rSR' 型,R' 振幅增高,S 波往往较小,而且在右胸导联上从 V₄R~V₃,多个右胸导联可呈 rSR' 型（图 7-8）。此外 V₁ 导联呈 RSR' 型可见于不完全束支传导阻滞。

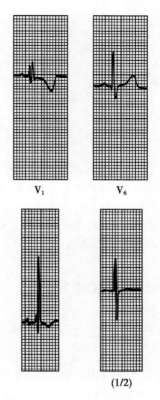

(1/2)

图 7-8 V₁ 导联呈 RSR' 型

上行,6 岁正常儿;下行,6 月婴儿肺动脉狭窄,R' 波高耸。

（5）电轴右偏:婴幼儿心电轴为右偏,在成人左后分支阻滞亦可伴心电轴右偏,而在小儿此可能性很少。如有以上右心室肥厚的表现,如 V₁ 呈 RSR' 图形等,则电轴右偏更支持右心室肥厚的诊断。

（6）V₅~₆ 导联 S 波加深:V₅~₆ 的 S 波加深,大于同年龄正常值的第 98 百分位数。异常深的 S₍V₆₎ 对右心室肥厚的诊断较敏感,但并非特异,亦可发生于其他情况,例如左心室肥厚若仅局限于室间隔的上部时,左心室的除极此部最迟,因其位于左心室的前部,此一滞后的前向量在 V₆ 上可为深 S 波,甚至在 V₁ 上可为 RSR' 型,过去曾称此为主动脉缩窄或主动脉狭窄时不完全性右束支传导阻滞。另一 V₆ 上深 S 波的原因为左前半分支阻滞,是左心室前部除极滞后导致。当慢性肺部疾病如囊性纤维化时,右胸导联 R 波可不增高,但是如果 V₅~₆ 的 S 波加深,结合右心房扩大,应考虑肺心病。

（7）V₁ 导联 R/S 比例增大:此虽可作为右心室肥厚的证据,但因 R 和 S 波的差异很大,一次测定很难精确;如伴有深 S₍V₆₎ 更有说服力（图 7-9）。

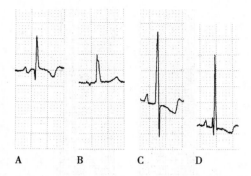

图 7-9　V1 导联上右心室肥厚的 QRS 不同表现

A. 男,13 岁肺源性心脏病,QR 波;B. 男,5 岁,室间隔缺损,R 波和 T 波直立;C. 女,3 岁,房间隔缺损,高 R 波和深 S 波;D. 女,20 天,房间隔缺损,rsR′型,R′高 23mm。

2. 右心室肥厚的诊断标准

（1）心前区导联

1）3 个月以后 R_{V1}>1.7mV,QRS_{V1} 呈 rSR′型,R′>1.5mV。

2）V_{3R}、V_1 导联 QRS 波群呈 qR 型,或呈单相 R 型。

3）V_1 导联 R/S 比值大于同年龄正常值。

4）V_1 导联的 T 波直立(5 天~12 岁)。

5）S_{V5} 加深,3 岁以下>1.5mV,3 岁以上>0.9mV;3 个月以后 V_5 导联的 R/S<1。

6）V_1 导联的 T 波倒置伴 ST 段下移,结合其他右心室肥厚的依据,多为严重右心室肥厚合并劳损的表现,其程度与 T 波倒置伴 ST 段下移在心前导联上由右向左延伸的范围成正比。

（2）肢体导联

1）电轴右偏,新生儿期后心电轴>+135°。

2）aVR 导联 R/S 或 R/Q>1,R_{aVR}>0.5mV。

3）Ⅰ、Ⅱ、导联 S 波较深。

（3）右心室壁激动时间延长>0.03 秒。

（三）左心室肥厚

左心室肥厚(left ventricular hypertrophy)心电图左心室向量的导联为Ⅰ、aVL 或Ⅱ、Ⅲ、aVF,$V_{5~6}$ 的 R 波,以及 $V_{1~2}$ 的 S 波。心电图诊断左心室肥厚不如诊断右心室肥厚可靠,所以心电图对左心室肥厚的诊断需结合临床。具备下列指标愈多,对左心室肥厚诊断的可靠性愈高。

1. 左心室肥厚的心电图表现

（1）$V_{5~6}$ 的 R 波增高:超过年龄正常值的第 98 百分位数。单纯 $V_{5~6}$ 导联的 R 波增高可见于正常儿童,特别是运动员,相反左心室肥厚时 $V_{5~6}$ 导联的 R 波亦可正常。如结合 V_1 导联的 S 波深度测量(SV_1+$RV_{5~6}$),可以提高对左心室肥厚的诊断。

（2）T 波改变:出生 48 小时后,V_5、V_6 上 T 波应直立。最为可靠的左心室肥厚诊断证据为 V_5、V_6 具有不对称的 T 波倒置,即所谓左心室劳损。在主动脉瓣狭窄时左心室与主动脉的压差愈大,T 波改变愈明显,如压差不到 50mmHg,V_6 上 T 波仍可直立,如压差达 80mmHg,约有一半在 V_6 上 T 波倒置。Ⅱ、Ⅲ、aVF 导联 T 波亦可倒置,但以 V_5 和 V_6 上较可靠。轻度左心室肥厚时 R_{V6} 增高,T 波亦高,重度左心室肥厚时可有程度不同的传导延迟,致心内膜开始复极早于心外膜的完成除极,引起 T 波倒置和 ST 段压低。所以左心室劳损为原发的 T 波改变,与 R 波高度无关。有时可伴有 ST 段下移,提示心肌劳损,需除外心肌缺血和心肌炎症。

（3）电轴左偏:对左心室肥厚有支持作用,但心电轴左偏反映心室除极的途径有异,不代表左心室增大,与电轴右偏的意义不同。

（4）侧壁导联异常 Q 波:左心室除极的最初向量包含左心室前部,左心室后部及室间隔左面总的综合向量,所以三者中任何一部分肥厚都可使 QRS 的起始部异常。Q 波的改变可不受 R 和 S 波的影响。如左心室增大系左心室扩大(主动脉瓣反流或室间隔缺损),室间隔肥厚(肥厚型心肌病)或轻度主动脉狭窄,其初始朝向右前上的电势增加,使Ⅱ、Ⅲ、aVF、V_5、V_6 上出现深 Q 波。在重度左心室向心性肥厚有后壁及间隔增厚时,QRS 的向量朝向左后,使 V_6 上无 Q 波,但约有一半压差达 80mmHg 者 V_6 上有小 Q 波。左心室容量超负荷多有 Q 波,而压力超负荷无 Q 波,但重叠情况颇多。无 Q 波或深 Q 波对左心室肥厚的诊断都有支持作用(图 7-10)。

2. 左心室肥厚的诊断标准

（1）心前区导联

1）R_{V5} 增高,3 岁以下>3.0mV,3 岁以上>3.5mV,R_{V6}>R_{V5}。

2）$S_{V1,V2}$ 增深>2.0mV。

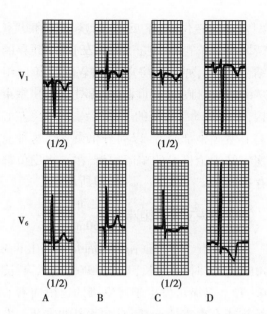

图 7-10　左心室肥厚的不同类型

A. Ⅵ导联的 S 波很深，V6 导联的 R 波很高；B. V6 导联的 Q 波很深；C. V6 导联无 Q 波；D.V6 导联 T 波倒置，ST 段下移（劳损）。

3）$R_{V5}+S_{V1}$：3 岁以下>4.5mV，3 岁以上>5.0mV。

4）V_5、V_6 导联的 Q 波加深，q 波>0.45mV。

5）V_5、V_6 导联的 T 波倒置（出生 5 天之内的新生儿例外），伴 ST 段下移，或 T 波特别高耸，双肢对称。

（2）肢体导联

1）$R_{Ⅱ}+R_{Ⅲ}$>4.5mV，$R_Ⅰ+S_Ⅲ$>3.0mV。

2）R_{aVL}>2.0mV，R_{aVF}>2.5mV。

3）电轴左偏<0°，一般<-30°，婴儿<+60°。

（3）左心室壁激动时间延长>0.04 秒。

（四）双室肥厚

1. 双室肥厚（biventricual hypertrophy）的心电图表现　一侧心室肥厚，对另侧心室电势有减小的影响，例如右心室肥厚有 R_{V1} 增高和 S_{V6} 增深，而反映左心室电势的 S_{V1} 和 R_{V6} 因此减小。这样双室肥厚只要有一侧心室增大的图形伴另侧心室电势正常或超过正常即可诊断。

心前导联中部的电压增高：Katz 和 Wachtel 最初描述先天性心脏病在肢体导联上 QRS 有双向的高电压，以后应用到中部心前导联的明显高电压，以诊断双室大（Katz-Wachtel 征）。一般说来，R+S 如大于 60mm，则有双室肥厚的可能

（图 7-11）。

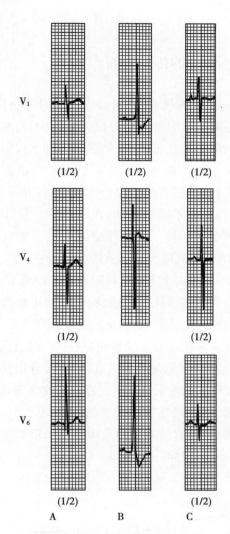

图 7-11　双室肥厚的不同类型

A. 1 岁，V_6 导联的 R 波高达 3.4mV，提示左心室肥厚，而 V_1 导联的 T 波直立，提示右心室肥厚；B. 1 周，V_1 导联的 R 波为 3.4mV 提示右心室肥厚，V_6 导联的 R 波为 2.3mV，且无 q 波，提示左心室肥厚，V_1 和 V_6 导联的 ST 均下移提示合并劳损；C. 1 周，V_1 和 V_6 导联 QRS 均无特殊，但 V_4 导联 QRS 电压特高，提示双室肥厚可能。

2. 双室肥厚的诊断标准

1）兼有左、右心室肥厚的心电图特点。

2）心电图具有左心室肥厚的特点，而 V_1 导联的 R 波增高、R/S>1，aVR 导联 R/S 或 R/Q>1，或电轴右偏。

3）心电图具有右心室肥厚的特点，而 S_{V1} 或 R_{V5} 超过正常范围，或电轴左偏。

4）肢体导联呈高大双向波（RS 型或 QR 型），V_3、V_4 导联呈高大双向波 R+S>6.0mV（Katz-

Wachtel 征)。

(王　勤　袁　越　卢慧玲)

四、心室间的传导阻滞

正常 QRS 代表左、右心室的同时除极向量，但因心室除极时有无数方向各异的向量，所以有95%的向量互相抵消，在体表心电图上仅很少部分的向量能记录下来。心室的激动需由房室束（His 束）下传到三条主要分支，如有传导异常，使左、右两心室不同时激动，在心电图上有 QRS 及 Q-T 间期的延长。中心纤维体为房室束的穿插部，向下沿室间隔的膜部前端穿出后分为左、右束支(图7-12)，右束支沿室间隔右侧心内膜下走行，直至右心室前乳头肌分成许多细支，形成浦肯野纤维。左束支呈带状，从室间隔膜部穿出后，分为左前分支和左后分支，较短的左后分支先行分出，在主动脉瓣下走向乳头肌，以后弥漫分出浦肯野纤维。较长的左前分支跨过左心室流出道走向前乳头肌。有的在左前后分支之间有第三支向室间隔中部走去，有的亦可由后束支或由前后束支走向室间隔的中部。

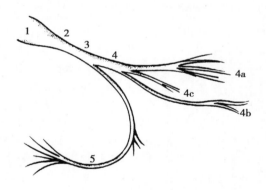

图 7-12　心脏的传导系统
1. 密实的房室结；2.房室束的穿插部；3.房室束的分支部；4.左束支；4a.左后分支；4b.左前分支；4c.左间隔分支；5.右束支。

在先天性心脏病中有两种畸形具特殊变型。一为房室间隔缺损时房室结向后下移位，使房室束及束支延长，左束支起源较正常偏下，其后分支靠近后乳头肌的基部；而前分支分布到室间隔前部的纤维不多，使左心室后基部的室壁除极较早，而前部的延迟除极使 QRS 向量朝上。另一为矫正型大动脉转位(心室反位)时房室结和房室束的近段有双重存在，在正常部位仍有一残存的房室结，但较小，亦不与房室束相连；另有第二组为心房的特殊细胞在房间隔的前部连成与房室束的连接，位于肺动脉瓣环的下部，沿室间隔将左心室与右心室圆锥部分开，以后分出束支。这种前位的房室结无论伴发的畸形如何，在心室反位都固定存在。

(一) 右束支传导阻滞

右束支传导阻滞（right bundle branch block, RBBB)，QRS 时限延长，婴儿 ≥ 0.09 秒，年长儿 ≥ 0.1 秒。阻滞可发生于房室束的远段向右心室的纤维或右束支的近端，或在远段的支丛。左束支仍正常的激动室间隔，在 V_1 上为起初的 R 波和 V_6 上的 Q 波。心电图上有下列表现(图7-13)：

1. QRS 时限延长

2. QRS 波改变

（1）心前区导联：右心前区导联（V_1、V_2）QRS 波呈 rSR′ 型，有时可呈宽大切迹的 R 波如 M 型。在 V_5、V_6 导联可有宽阔、粗钝而不太深的 S 波。

（2）肢体导联：电轴多为+150°~+180°，aVR、Ⅲ 导联为一终末宽阔、粗钝的 R 波，Ⅰ、Ⅱ、aVL 导联为宽阔、粗钝而不深的 S 波，以 S_I 最明显。Ⅲ、aVF 导联变异，但 S_I 及 R_{aVR} 终末部分的宽钝、错折是不变的。

3. ST-T 改变　由于心室的复极方向与除极方向相同，故 T 波方向与 QRS 主波方向相反。V_1 导联 ST 段下降，T 波倒置，V_5 导联 ST 段上升，T 波直立，为继发性 ST-T 改变。

在外科手术时术前术后的心内膜和心外膜标测，右束支阻滞可分三段：

近段阻滞：房室束的远段或右束支近段与室间隔缺损有关的一段阻滞。法洛四联症、房室隔缺损或膜周室间隔缺损时右束支在室间隔缺损口的下缘，外科损伤右束支后右心室的激动需待由左心室跨室间隔而来的激动。

远段阻滞：手术时将在调节束内的右束支间隔部损伤，使右心室尖部及间隔旁激动受阻，其他的游离壁激动亦迟。

周围阻滞：发生于右心室切口或由心房进入

切除部分的右心室肌,传导延迟可发生于右心室流出道和右心室的前基部。此型阻滞的原因尚有争议,因右心室流出道似无浦肯野纤维,此部切开可无右束支阻滞图形。Brugada 等,曾描述右束支传导阻滞合并 ST 段在 V_1~V_3 始终抬高,发生猝死的综合征,8 例中 3 例小于 9 岁,他们发现 H-V 间期延长,和可诱发的多形室性心动过速。

V_1 导联 QRS 呈 rSR′波形,但 QRS 并不宽,称为不完全性右束支传导阻滞。正常小儿右心前区导联的 QRS 波可出现 M 型,或 R 波有粗钝、错折呈右束支阻滞样图形,约占 1.2%~10%。故心电图诊断不完全右束支阻滞时还应具备 S_{V5} 的宽钝、错折和 S_I、R_{aVR} 的增宽、粗钝等其他诊断条件。此种图形并不代表真有阻滞。右心室容量超负荷常有此图形,93% 继发孔型房隔缺损有此图形。右束支中段传导仍正常;可能由于调节束的撑大或有室壁局部肥厚所致。通常 1 岁内 V_1 的 R′波高于 15mm,年长儿高于 10mm,可提示房间隔缺损,需进一步检查;否则 rSR′波形可作为正常范围内的异样。

(二)左束支传导阻滞

左束支传导如延迟或中断,左心室除极迟于右心室,QRS 增宽,室间隔右心室面起始除极亦受影响,左心室的激动来自右束支,经传导较慢的室间隔到左心室的浦肯野纤维。心电图上有下列表现(图 7-13):①QRS 增宽,婴儿≥0.09 秒,年长儿≥0.1 秒。②V_5 导联呈 R 型,R 波宽钝有错折,

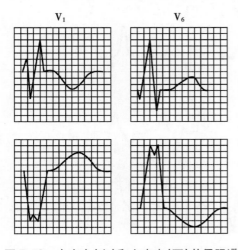

图 7-13　右束支(上)和左束支(下)传导阻滞

一般无 Q 波及 S 波,偶见有极小的 q 波。V_1 导联呈 Qs 型或 rS 型,r 波极小,S 波宽钝有错折。I、aVL 和左心前区导联呈宽而错折的 R 波,aVR 为宽、错折的 QS 波。③ST-T 方向与 QRS 主波方向相反。

左束支传导阻滞(left bundle branch block,LBBB)多发生于器质性心脏病,最常见者为左心室肥厚;如有左束支传导阻滞,则诊断左心室肥厚以超声为可靠。临床上如主动脉瓣置换、间隔肌切除、心肌病、心肌梗死、风湿性心脏病主动脉瓣病变等可有左束支阻滞。

左前分支阻滞使左心室前部激动推迟,因为整个左束支传导未延迟,所以 QRS 不宽,心电图改变为:①QRS 电轴重度左偏:-30°~-90°;②QRSI 及 aVL 呈 qR 型,q 波小于 0.02 秒,R_{aVL}>$R_{I,aVR}$,QRS$_{II、III、aVF}$ 呈 rS 型,S_{III}>S_{II};③QRS 时间正常或轻度延长,延长的程度不超过 0.02 秒。

1. 左前分支阻滞　可见于冠状动脉疾病,左心室肥厚和各种心肌病。手术后发生者见于法洛四联症、室间隔缺损、间隔肌切除等。左前分支阻滞与电轴左偏很难区分,如在术后有电轴改变或有缺血病变,则应诊断为左前分支阻滞。电轴左偏不一定有左前分支阻滞,临床上有许多先天性心脏病有电轴左偏,如房室隔缺损、右心室双流出道、三尖瓣闭锁及单心室等。健康小儿亦偶有电轴左偏。

2. 左后分支阻滞　小儿少见。左后分支起源颇广,不易受损;广泛的病变往往累及左前分支而成为完全性左束支阻滞。左后分支阻滞的心电图改变为:①QRS 电轴右偏,可达+120°;②QRS I 及 aVL 呈 rS 型,II、III、aVF 导联呈 qR 型;③QRS 时间正常或轻度延长。

诊断左后分支阻滞必须先排除其他电轴右偏的情况,如正常小儿心电图,尤其是新生儿和婴儿,以及右心室肥厚、肺气肿、慢性肺部疾病、侧壁心肌梗死等。因先天性心脏病常有右心室肥厚伴电轴右偏,所以在儿科很少下此诊断。左后分支散布颇广,所以必有传导组织的广泛病变方有阻滞。

3. 双束支阻滞　右束支和左前分支阻滞为小儿时期最常见的双束支阻滞,多见于法洛四联

症和室间隔缺损的术后。因能进展为完全性房室传导阻滞，甚至猝死，故须谨慎。右束支与左前分支均近膜部室间隔，二者的血供皆由前降支而来，所以易同时有阻滞，心电图特点如下：①心前区导联有典型右束支阻滞的图形；②肢体导联上有左前分支阻滞的特点。

4. 三束支阻滞 房室束或所有三束支都阻滞称三束支阻滞，诊断需有 H-V 间期长于 55ms 方可成立，常用的 12 导联心电图上不能显示。三束支阻滞不能用于右束支+左前分支+一度房室阻滞，大多小儿有此图形时具有正常的 H-V 间期和房室结延迟的 A-H 延长；相反，外科手术所致的三束支阻滞可无双束支阻滞的心电图形。

5. 室内传导阻滞 既非左束支又非右束支阻滞的 QRS 增宽可称室内传导延迟，可见于高钾血症、心肌炎及低血糖，或抗心律失常药物（如 I_A 或 I_C 类药物）的毒性作用。

（王 勤 袁 越）

五、电解质失衡对心电图的影响

血清电解质浓度的异常，改变了细胞内外离子的正常梯度，影响跨膜离子流，导致动作电位各时相及振幅发生变化，影响心肌的除极、复极及传导过程，产生心电图形的改变。

（一）血钾的改变

正常血清钾浓度为 3.5~5.5mmol/L，超过或低于此浓度为高钾血症或低钾血症。

1. 高钾血症（hyperkalemia） 常见于肾衰竭、脱水、酸中毒、组织创伤、钾摄入过多及肾上腺皮质功能不全等。因血清钾浓度不同，对动作电位的影响不同，可通过心电图的表现来推测血清钾的浓度。血清钾浓度在 5.5~6.5mmol/L 时，动作电位的 3 相速度增快，心电图表现 T 波窄而尖，Q-T 间期缩短（图 7-14）。也可以没有心电图的改变。血清钾超过 6.6mmol/L 时，细胞膜静息电位接近 0，导致室内传导延迟，QRS 波时间增宽。血清钾浓度超过 7mmol/L，房内的传导延迟可表现为 P 波增宽，高于 8.5mmol/L，P 波可能消失。窦房结发出的激动直接由结间束到达房室结传入心室，称为窦室传导。因不同部位的心肌对钾离子浓度的敏感性不同，此时心房肌受抑制的程度较心室肌明显。血清钾约 9mmol/L 时可发生心律失常，如窦房阻滞、心房停顿、窦室传导及房室传导阻滞、室性心动过速、心室颤动。

2. 低钾血症（hypokalemia） 常见于呕吐、腹泻、中毒性消化不良、幽门肥大性狭窄等。长期胃肠引流，过久使用肾上腺皮质激素、利尿过度、碱中毒均可造成钾丢失。也可见于家族性周期性瘫痪、饥饿及钾摄入不足等。

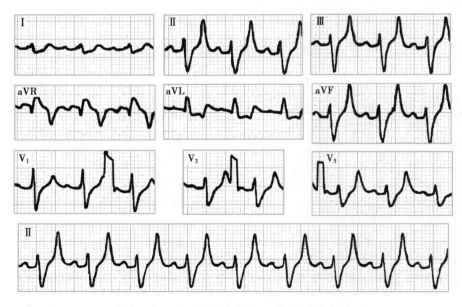

图 7-14 高血钾症（血钾 8.4mmol/L）心电图

血钾降低时,细胞内外钾离子浓度差更加显著,3时相延长,静息电位负值增加,动作电位2时相缩短或消失,动作电位时程进行性延长(图7-15)。35%的成人血钾在2.7~3mmol/L时,心电图出现异常。低于2.7mmol/L时,78%的成人心电图出现异常。血清钾浓度越低,心电图改变越明显。最明显的变化是T波低平而宽,双向最后转为倒置,ST段下移达0.5mV以上,U波波幅升高,可高达0.1mV以上,Q-T间期延长(图7-16)。低血钾引起搏细胞的4相坡度增加,阈电位负值增加,提高自律性,从而引起早搏、异位心动过速及房室传导阻滞。在低血钾时应用洋地黄制剂易发生心律失常。

(二) 血钙的改变

正常血清钙浓度为2.25~2.75mmol/L,超过或低于此范围为高钙或低钙血症。

1. 高钙血症 见于甲状旁腺功能亢进、低磷酸酯酶症、维生素D中毒、特发性高钙血症、过多输入钙剂、多发性骨髓瘤。血钙过高使心肌细胞动作电位2时相缩短,而3相未受影响,故总动作电位时程缩短,心电图表现为ST段缩短或消失,而使Q-T间期变短,常伴明显U波;有时增高U波与其前面的T波重叠,误认为增宽的波顶圆钝的T波,易将QU间期误认为Q-T间期,以致错判为Q-T间期延长。在窦性心律时通过心电图诊断高钙血症有困难,而Q-T间期可能是正常的,或仅有ST段缩短。一般不影响T波。高钙血症最常影响窦房结,表现为窦性心动过缓、窦房传导阻滞及窦性停搏。严重时可致QRS波群时限及PR间期延长,甚至出现二度或完全性房室阻滞。应用洋地黄制剂可引起房室传导阻滞及室性心律失常,静脉注射钙剂过量或速度过快可引起心脏停搏。

2. 低钙血症 见于婴儿手足搐搦症、佝偻病、甲状旁腺功能低下及慢性肾衰竭。血钙过低使心肌细胞动作电位2时相延长,而3相无明显

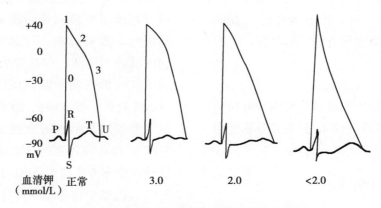

图7-15 低血钾心室肌动作电位和心电图演变示意图

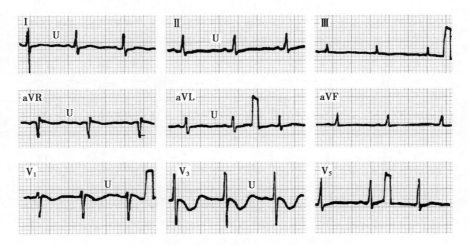

图7-16 低血钾(血钾1.92mmol/L)心电图

影响,故总动作电位时程延长,心电图表现为 ST 段延伸,Q-T 间期延长,T 波直立;当血钙严重降低时,T 波可平坦甚至倒置。虽然低血钙时存在 Q-T 间期延长,但心律失常少见,房室传导阻滞偶有发生。

(三) 血镁的改变

高血镁降低动作电位向上运动的速率及缩短动作电位的 2 时相,类似高钙血症。单纯的高镁血症心电图很少表现异常,有个例报道引起 P-R 间期延长和室内传导延迟。

低镁血症对动作电位及心电图影响类似低血钾症。在新生儿低血镁可以和低血钙同时存在。有些婴儿在低血镁时心电图类似低钙和低钾时的表现:延长平台期和下降速率减慢。二者共同作用使心室肌复极延迟,因此出现 T 波低平和大的 U 波。

(四) 血钠的改变

高血钠使动作电位 0 时相的坡度增加及 3 时相延长,低血钠时相反。在机体生理情况下,血钠在一定范围内心电图通常没有明显的改变。

(五) 低糖血症

低血糖时的心电图改变被认为是由于低血糖引起的高血钾所致。在低血糖时胰岛素分泌受抑制而导致血钾升高。

(六) 低血氧和酸中毒

低血氧和酸中毒时对动作电位曲线的影响类

似于细胞外血钾升高,产生这种变化的部分原因是细胞内的钾渗漏到细胞外。心电图表现为 QRS 时间延长、Q-T 间期延长。除了房室传导阻滞以外,各种类型的房性和室性心律失常均可发生。

(袁　越　李　棠)

六、药物作用对心电图的影响

临床常用的抗心律失常药物(antiarrhythmic drugs)在应用中均可产生一定的心电图改变,对临床治疗具有重要的参考意义。

(一) 洋地黄

洋地黄对心肌细胞电生理影响,一方面是直接作用于心肌细胞,另一方面是通过兴奋迷走神经产生作用。洋地黄对心肌的影响因剂量大小而异,洋地黄制剂缩短动作电位 2 相时程,加速复极时间使 Q-T 间期缩短及 ST-T 波改变。洋地黄制剂趋向于使心室肌各层同时复极,从而较大程度抵消了复极向量而使 T 波低平。洋地黄对复极晚期没有影响,因此 T 波的终末段正常,与 QRS 波群相协调。在 R 波为主的导联中,起初出现 T 波的低平或平坦,随后 ST 段斜行下降,T 波变成先负后正的双向波,ST 段与 T 波的前支融合,至负向 T 波最低点时突然上升,形成鱼钩状(图 7-17)。以 S 波为主的导联,ST-T 改变与此相反。这种改变称为洋地黄型 ST-T 波改变,是源于洋地黄的直接作用和迷走神经作用,与药物剂量和时间无关,不作为过量中毒和疗效判断的标准,只提

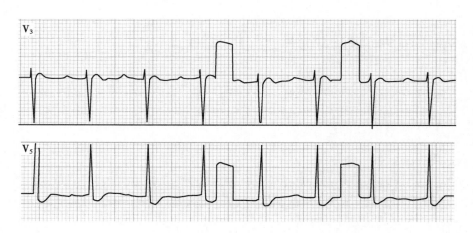

图 7-17　洋地黄型 ST-T 改变

示患儿接受洋地黄治疗。

洋地黄的整体影响有减慢窦性心律,加速心房内传导,降低心房自律性及延长房室传导,即心电图表现为窦性心动过缓及 P-R 间期延长。洋地黄中毒的心电图可有过早搏动、窦性心动过缓、窦房传导阻滞或窦性静止、房室传导阻滞、阵发性心动过速、非阵发性交界性心动过速、心房扑动、心房颤动,亦可发生心室颤动造成猝死。

(二) 硫酸奎尼丁、普鲁卡因酰胺

此类药物为Ⅰa类抗心律失常药物,作用为降低细胞膜钠离子内流,延长 3 相时程从而降低心肌自律性,可导致室内传导延迟和 QRS 时间延长,致 QRS 波增宽和特殊的右束支或左束支传导阻滞图形。复极受到影响,Q-T 间期延长。因奎尼丁有抵消迷走神经作用,可轻度缩短 P-R 间期。多用于心房扑动及心房颤动的转复及预防。奎尼丁过量中毒可出现窦性心动过缓、窦房传导阻滞及窦性停搏,也可有 P-R 间期延长,但很少有高度房室传导阻滞。有严重心力衰竭和奎尼丁过敏者禁用。

(三) 利多卡因、美西律、苯妥英钠

此类药物为Ⅰb类抗心律失常药物,作用为抑制钠离子内流,在病变的心肌组织中轻度抑制 0 时相而改善传导,减慢动作电位持续时间,治疗量都无明显心电图改变。极少数因加速房室传导和缩短心室不应期而 P-R 和 Q-T 间期缩短。严重心脏病患者,静脉注射苯妥英钠可发生心动过缓、房室传导阻滞、心脏停搏和心室颤动。可用于室性心律失常,因洋地黄中毒引起室性心律失常者更为适用。高度房室传导阻滞、严重心动过缓及利多卡因过敏者禁用。

(四) 普罗帕酮

普罗帕酮为Ⅰc类药物,阻滞快钠通道,有强大的细胞膜稳定作用。降低心肌动作电位 0 时相上升速度和幅度,延长心房、房室结、希-浦系统及心室的传导时间及有效不应期,对旁路传导束也有类似作用。还有轻、中度受体阻滞作用和钙拮抗作用。用药后出现窦性心动过缓、P 波时间增宽、P-R 间期延长、QRS 波增宽及 Q-T 间期延长,并可致窦性停搏,房室传导阻滞及心室颤动。可用于各种早搏及快速心律失常。严重心动过缓、心力衰竭及病窦综合征者禁用。

(五) 普萘洛尔

属Ⅱ类抗心律失常药物,有阻滞儿茶酚胺作用,并兼有Ⅰ类药的膜抑制作用,可抑制窦房结及浦肯野纤维的自律性,减慢房室传导并延长房室结不应期。治疗量使窦性心律减慢,对 QRS 波、ST-T 无明显影响。静脉注射可发生窦房及房室传导阻滞并使 Q-T 间期缩短。可用于室上性心动过速,室性心动过速。严重心动过缓、心力衰竭及哮喘者禁用。不宜与维拉帕米合用。

(六) 乙胺碘呋酮

乙胺碘呋酮为Ⅲ类抗心律失常药物,可延长心房及心室动作电位时间,延长复极过程。对窦房结及房室结有抑制作用,减慢传导,并明显延长心房、房室结、房室旁路及心室的有效不应期。用药过程中出现窦性心动过缓、P-R 间期延长、QRS 波增宽、T 波宽大畸形、U 波明显及 Q-T 间期延长,并可发生严重心律失常(严重窦性心动过缓、窦性停搏、高度房室传导阻滞、完全性束支传导阻滞、尖端扭转型室性心动过速及心室颤动)。本药半衰期长达 20~40 天,长期服药易发生严重副作用。心电图上 Q-T 间期延长的程度与胺碘酮的总剂量呈正相关。因此在用药过程中,一旦出现 Q-T 间期明显延长,提示为药物毒性反应,应减量或停用。胺碘酮还有部分钠通道阻滞作用,也有 β 受体拮抗及钙通道阻滞作用。可用于室上性及室性心律失常。严重心动过缓、心力衰竭及甲状腺疾病者禁用。

(七) 维拉帕米

维拉帕米为Ⅳ类抗心律失常药物,是一种钙通道阻滞剂。阻断细胞膜上慢离子通道,使钙离子不能进入细胞内,影响窦房结及房室结,减少 0 时相坡度,延长动作电位持续时间及降低自律性。用量过大时,可出现窦性心动过缓、房室传导阻滞,甚至心脏停搏。可用于室上性心律失常及

特发性室性心动过速。心力衰竭、低血压、房室传导阻滞、病窦综合征及婴儿禁用。与β受体拮抗剂合用,可加重对窦房结及房室结的抑制作用,可出现严重的心动过缓,甚至心脏停搏,禁忌联合使用。

（袁　越　李　棠）

七、预激综合征

预激综合征(preexcitation syndrome)是指房室之间有异常传导旁道,室上性激动可通过此通道较早于正常房室传导系统使部分心室肌除极,引起心电图的改变。预激综合征是小儿阵发性室上性心动过速最常见的原因。这一存留的传导旁路是心脏在胚胎期发育过程异常所致,而值得注意的是右侧旁路在生后6个月部分可以自行消失。

小儿预激综合征的发病率约为0.15%,多见于健康儿童,少数发生于先天性心脏病儿童,最常见的是埃布斯坦(Ebstein)畸形,合并率高达25%。预激综合征临床上常伴阵发性室上性心动过速的发作,一般预后良好,射频消融介入治疗是唯一的根治方法。

目前组织学上已证实的附加传导旁道有三种(图7-18),并形成三型预激综合征的心电图改变:①房室旁道即肯氏(Kent)束,位于房室沟的左侧或右侧,房室之间有肌束相连接,预激综合征多由于该附加束引起。由Wolff、Parkinson及White于1930年首次报道,故称W-P-W综合征。心电图表现:P-R间期缩短,QRS波增宽,其起始部粗钝,即预激波,为典型预激综合征。依体表心电图

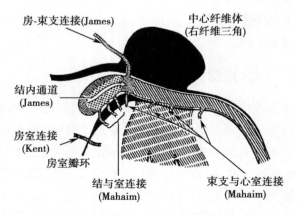

图7-18　心室预激的各种可能异常传导副束

的形态不同,将W-P-W综合征分为A型和B型。A型:旁道位于左侧,V_1导联QRS波正向,形态类似右束支阻滞图形;B型:旁道位于右侧,V_1导联QRS波负向,类似左束支阻滞图形。②房-束旁道即詹氏(James)束,连接窦房结与房室结远端的附加束,绕过房室结进入房室结下端与房室束相连。由于窦房结激动越过房室结的下端传到房室束,故P-R间期缩短,而QRS波时间及形态正常,称短P-R综合征。因有些疾病也可出现短P-R间期,故只有发生室上性心动过速的儿童,方可诊断预激综合征。③束-室旁道即马汉(Mahaim)束,包括一组起源于房室结、希氏束或近端束支与心室间隔顶部相连接的纤维,室上性激动通过此纤维使此部位心室肌预先应激,故P-R间期正常,QRS波增宽并有预激波。马汉束连接右心室最常见,故心电图表现与左束支传导阻滞的QRS波形态相同。

典型预激综合征的心电图诊断(图7-19):

1. P-R间期缩短,时间小于各年龄组正常值。

2. QRS时间增宽,时间大于各年龄组正常值。

3. QRS开始部分粗钝、错折,形成预激波。

4. P-J时间正常。

5. ST-T改变,ST段下降,T波通常与预激波方向相反。

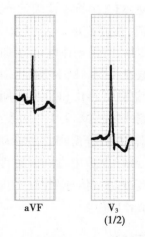

图7-19　预激综合征的P-R间期

在aVF上P-R间期正常,亦无预激波(Delta),而在V_3上短的P-R和预激波即表现出来。

异常传导旁道具有"全或无"的传导特性,传导速度快,没有递减传导,与正常房室结传导形成了快、慢两条路径,提前的激动容易形成折返性心动过速。预激综合征的旁道传导形成阵发性室

上性心动过速时需紧急处理。包括药物终止、电击复律。发作 2 次以上、伴有阿-斯反应发作、心源性休克者首选射频消融治疗。小儿射频导管消融术是治疗预激综合征的根本有效的方法。近年来，经心电图筛查证实的无症状的预激综合征患者逐渐增加达 40%~65%，年轻无症状的预激综合征患者在日后随访中可有近 1/3 出现心悸或室上性心动过速发作，重者出现心房颤动、心室颤动引起晕厥和猝死，故应对此类患者定期行无创和有创电生理评估，并根据危险分层指导治疗。小于 1 岁的右侧旁路的预激综合征有自愈的可能。

（袁　越）

八、心包炎

小儿心包炎（pericarditis）常见为急性心包炎和慢性缩窄性心包炎。

（一）急性心包炎的心电图改变

急性炎症累及心外膜浅层心肌使心肌发生暂时性缺血和损伤，以及心包渗液的影响，心电图可出现：

1. ST 段抬高　病程早期（数小时至数天）除 aVR、V_1 导联的 ST 段下降外，其余导联均可有 ST 段抬高，尤以 V_5、V_6 导联最明显，以后逐渐下降，回到等电位线。

2. T 波改变　早期 T 波直立，当 ST 段回到基线，T 波逐渐平坦、倒置，T_{aVR} 直立。在炎症消退后，T 波逐渐恢复正常（在数周或数月内）。

3. QRS 波低电压

4. 窦性心动过速　在成年人，心包炎中 92% 有心电图改变，典型的 ST 抬高继以 T 波倒置仅占一半。如无 ST 抬高，则无 T 波倒置。64% 有 PR 段抬高，其中 10% 为心包炎的唯一心电图改变，QRS 多无影响，即使有大量积液，QRS 仍可有正常电压。

（二）慢性缩窄性心包炎的心电图改变

由于心包膜广泛增厚，纤维组织增生和胶原化，致心肌细胞变性而进入慢性期。首都医科大学附属北京儿童医院的 30 例病例中肢导低电压

20 例，T 波改变 28 例，ST 段下降 15 例，房室传导阻滞 6 例（一度 4 例，二度文氏 1 例，二度莫氏 1 例），室性早搏 1 例，P 波切迹 4 例。慢性缩窄性心包炎心电图可出现：

1. QRS 波低电压。
2. T 波普遍低平或倒置，aVR 及 V_1 导联可以直立。
3. 窦性心动过速及其他心律失常。

（袁　越　李　棠）

九、心肌缺血、损伤和梗死

心肌缺血、心肌损伤及心肌梗死的心电图改变主要为 T 波和 ST 段的改变。T 波改变分为原发性和继发性 T 波改变。

原发性 T 波改变为除极顺序未变而有形态或时限的改变，并非因除极改变所致。如高血钾，或为心室局部的动作电位的形态或时限的改变使复极顺序有异（局部缺血）。大多原发性的 T 波改变为缺血或全身性疾病影响心脏所致。

继发性 T 波改变为除极顺序异常所致的复极改变，较原发多见，如束支传导阻滞、预激综合征，以及心室肥厚等。有时继发的 T 波改变被误认为系原发性，因 QRS 的微改变未被辨认，QRS 的形态和时限改变，尤以其后部可致继发的 T 波改变，所以诊断原发性改变需细查有无 QRS 异常。

有些 T 波改变与交感神经有关，恐惧、焦急可致 T 波倒置，但冠状动脉供血仍正常称为功能性 T 波改变。过度通气 10~15 秒后约有 10% 的儿童至少有一个导联 T 波倒置，45 秒后约有 70% 的儿童出现 T 波倒置。部分小儿由卧位至直立时或餐后可以有 T 波改变。青春期可见 T 波功能性改变，称为"早期复极综合征"，在某些导联出现高 J 波，似 ST 段抬高。T 波在早期复极常较大，由于心室仍在除极时 T 波已经出现，使 ST 段消失，运动或注射异丙肾上腺素刺激交感神经可使 J 点恢复正常。如无症状，可于数日后再查。如早复极者 J 波抬高依旧，而其他 ST 段抬高者如常见的心包炎，可有动态改变。在青春期胸前中部导联 T 波孤独倒置，而其左右两侧的导联则 T 波直立约占 1%，在临床上无意义，一般说来，良性 T

波改变并不长期存在。

（一）心肌缺血

心肌缺血（myocardial ischemia）在心电图上T波幅度、形态和电轴有改变，最早缺血部位为心内膜下心肌，T波为对称的高尖，在缺血部位的导联T波增高和增宽；在心外膜下或肌层缺血时T波在局部倒置。心肌缺血在儿科不多见。在新生儿循环调整时可有短暂冠状动脉缺血，其他如左冠状动脉起源于肺动脉及川崎病冠状动脉病变；主动脉狭窄和肺动脉狭窄亦可有心内膜下心肌缺血；阵发性室上性心动过速、室性心动过速等发作可使T波平坦甚至倒置，均由于心肌缺血所致。

（二）心肌损伤

心肌损伤（myocardial injury）在心电图上有ST段偏移和变形，如在心内膜下损伤时局部导联示ST段下移，心外膜下损伤时局部导联有ST段抬高。在儿科，心肌炎可致心内膜下心肌损伤使ST段下移，心电图T波平坦或倒置，多见于左心前导联，T波改变可能由于心肌细胞有损伤致复极改变。婴儿动脉导管未闭可能出现ST段下移，因舒张期主动脉压低，冠状动脉供血严重不足导致。ST段抬高最常见原因为心包炎，ST段抬高在小儿心肌炎中少见，除非同时有心包病变。其他可致ST段改变的疾病，如心肌梗死、肺源性心脏病、颅脑损伤、洋地黄中毒、高血钾、气胸、心包积气、心室早复极及正常心房复极等。

（三）心肌梗死

心肌梗死（myocardial infarction）中梗死的心肌无电流活动，使反向的电流失去平衡力，产生梗死区Q波，最早的梗死表现为高尖的T波，但仅见于起初数分钟，所以不容易被记录到，以后继以ST段抬高，代表局部心肌损伤。在梗死的对面导联可有对应的ST段下移，数小时至数日的ST段抬高继出现Q波及倒置T波。梗死的Q波较宽可达0.035~0.04秒，如Q波有切迹，预后差。在小儿如能存活，健康心肌生长可以使病变区变小，Q波可以消失。

左冠状动脉起源于肺动脉为常见的导致小儿心肌梗死的疾病。在婴儿期异常Q波较年长儿明显，多见于I、aVL及左心前导联（V_3~V_6）；在中部心前导联R波可突然消失，而在V_1及V_6、V_7上直立；电轴多在+90°；T波在I、aVL及V_6、V_7倒置。在年长儿，由于左心室代偿性肥厚和侧支循环的建立Q波可以不明显。Johnsrude等28例左冠状动脉起源于肺动脉患者的心电图改变如表7-10。川崎病在出现冠状动脉扩张后的血栓形成或狭窄时，因病变部位不同造成相应部位心肌缺血的心电图改变，早期可不典型，应及时作出诊断，给予治疗，避免心肌梗死的发生（图7-20）。

表7-10　28例左冠状动脉起源于肺动脉的心电图改变

心电图改变	例数
Q波深≥3mm	28（100%）
Q波宽≥3ms	28（100%）
QR型	28（100%）
QT型	14（50%）
无Q波（II、III、avF）	28（100%）
Q波切迹（任何导联）	16（57%）
左心室肥厚	9（32%）
QRS平均电轴	36°±47°
电轴左偏	12（43%）
QRS平均时限	73±11μs
QTc（微秒）HG	434±36μs

注：Q波改变由I、aVL和V_{5-7}任何一导联中示。

在儿科，异常Q波或伴ST-T波改变而非心肌梗死有如下情况：

1. 左心室重度肥厚及劳损，在I导联有QS波，伴ST抬高，V_6上有ST段下移。

2. 右心室重度肥厚在V_1上为QR波。

3. 心室反位（矫正型大动脉转位）V_1上有Q，V_6上无Q波。

4. 肺部疾病或气胸使心脏顺时针向转位，过渡地带左移至V_5或V_6，可使V_1出现QS。

5. 肥厚型心肌病因间隔特厚使侧面导联有Q波，但不宽。

6. 无功能的活组织存在（心肌炎、进行性肌营养不良、遗传性共济失调、硬皮病及心脏肿瘤等）。

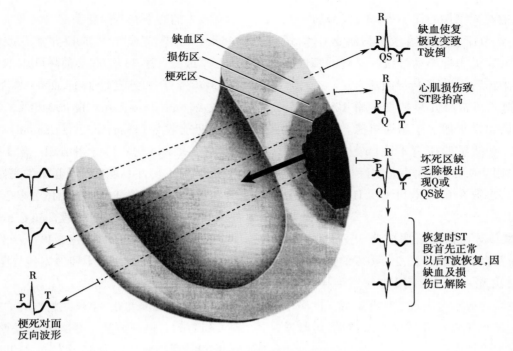

图 7-20 心肌梗死的心电图改变

图中标注：
- 缺血区
- 损伤区
- 梗死区
- 缺血使复极改变致T波倒
- 心肌损伤致ST段抬高
- 坏死区缺乏除极出现Q或QS波
- 恢复时ST段首先正常以后T波恢复,因缺血及损伤已解除
- 梗死对面反向波形

7. 有补片存在,如右心室流出道有大块补片,胸前导联可有深宽 Q 波。

8. 左束支传导阻滞在 V_1 上有 QS 波。

9. 左前分支阻滞在心前导联侧面有 Q 波。

10. 预激综合征时在下面的导联有宽 Q 波。

11. 颅内出血在 V_1 或 V_2 上有 QS 波。

（袁 越 李 棠）

十、小儿动态心电图

动态心电图（dynamic electrocardiogram,DCG）亦称 Holter 心电图。1957 年美国理学博士 Norman J Holter 首先提出,并由 John.Gilson 博士最早应用于临床。动态心电图将标准的静息床旁 12 导联心电图扩展至检测、记录和描述日常活动中异常的心电活动。数十年来,不少学者进行了大量的研究和实践,在小儿心律失常领域积累了丰富的经验。动态心电图主要由记录回放与分析系统两部分构成。记录器把动态心电图信号经心电放大器放大后,由模拟数字变化器转化成数字信号,经回放由计算机软件进行分析和处理。随着微型电子电路及无线网络技术的发展,仪器逐渐趋于小型化。一次常规 12 导联心电图检查仅获得 50~100 个心动周期的心电图资料,难以捕捉到短

暂的、一过性、阵发性或复杂性心律失常及 ST-T 变化。动态心电图监测 24 小时,可获得 10 万~16 万个心动周期的信息,可发现并记录受检者在不同状态下如活动、服药、出现胸痛、心悸、晕厥等症状时异常的心电信息,为临床诊断和治疗提供重要依据。因此,动态心电图可监测到常规心电图不能观察到的各种生理及病理状态下的心电图变化。计算机软件的不断更新加速了动态心电图功能的开发和发展,使分析系统可以处理更为复杂的数据。许多心电信息如心率变异性分析、QT 离散度、Q-T 间期变异度、心肌缺血总负荷监测等广泛应用于临床。

（一）小儿动态心电图的特点

1. **心率** 小儿心率较成人快,特别是在白天活动时,成人 24 小时全部心搏多在 80 000~140 000 个,而小儿一般 100 000~160 000 个。成人夜间睡眠时,最低心率可慢至 40 次/min,偶有小于 40 次/min,多因迷走神经增高所致。小儿夜间心率最低 50~60 次/min。青年人剧烈运动心率可达 180 次/min 以上,老年人活动时心率一般不超过 160 次/min,而小儿哭闹及剧烈活动时心率可达 190 次/min。

2. **窦性心律失常** 正常小儿均有窦性心律

失常发生,主要为窦性心律不齐,窦性心动过速,窦房结内游走节律,窦房结至交界区游走节律,短暂窦性静止,少见窦性心动过缓。显著的窦性心律不齐有时酷似二度窦房传导阻滞。

3. 早搏 正常小儿早搏发生率10%~20%,除新生儿外,室性早搏多于房性早搏。小儿室性早搏与成人室性早搏略有不同,成人室性早搏QRS波群时限≥0.12秒,而小儿室性早搏QRS时限一般较窄,多数在0.10~0.11秒。Holter仪器分析易误判为室上性早搏。

4. 房室传导阻滞与心房颤动 正常儿童房室传导阻滞发生率大于成人,2%~6%的正常小儿夜间睡眠时出现一度或二度Ⅰ型房室传导阻滞,多为一过性。一般不会出现二度Ⅱ型或三度房室传导阻滞。未见正常小儿发生心房颤动,房颤发生率明显少于成年人。

5. 交界性逸搏 小儿因显著的窦性心律不齐易出现交界性逸搏。小儿的逸搏周期较短,1岁以内大约在0.65~0.85秒,1~6岁儿童大约0.75~1.3秒。小儿动态心电图检测可见健康儿童有时会出现一过性结性心律,结性逸搏出现多为生理性的保护机制。有时结性逸搏可与窦性心律形成不完全性干扰性房室分离。

6. ST-T改变 在儿童非特异性ST-T改变并不少见,心电图对心肌缺血的诊断主要依靠ST段的移位,而T波改变的特异性较差,其意义多需结合ST段改变分析。如仅在白天有T波轻度低平,往往提示为非特异性T波改变,多无临床意义。近年来有作者报道用12导联DCG对心肌炎和心律失常患儿进行心肌缺血总负荷测定。研究结果表明心肌缺血总负荷与心肌炎有良好的相关性,有助于心肌炎的诊断。引起ST段的改变还有其他许多原因。这些原因包括过度通气、体位改变、抗心律失常药物、电解质异常、高血压、交感神经系统异常、精神药物等,因此动态心电图监测心肌缺血时必须预先排除这些情况的影响。

(二)动态心电图在儿科的临床应用

1. 正常儿童的动态心电图 准确分析动态心电图结果需要掌握不同年龄段正常儿童的心率和节律变动范围。健康儿童中动态心电图经常显示有较大的心率和节律变动。

(1)早产儿或低体重儿:早产儿或低体重儿的心率最低可达73次/min,最高可达211次/min,18%~70%存在交界性心律,2%~3%有房性期前收缩(atrial premature beat,APB),6%~17%有室性期前收缩(premature ventricular beat,PVC),4%~6%有一度房室传导阻滞或二度Ⅰ型房室传导阻滞,突发窦性心动过缓及频繁的窦性停搏。

(2)足月新生儿:足月新生儿的心率最低可达75次/min,最高可达230次/min。28%存在交界性心律,10%~35%有APB,1%~13%有PVC,25%可存在一度或二度Ⅰ型房室传导阻滞,窦性停搏也相当常见。

(3)7~16岁儿童:年长儿睡眠时心率最低可达23次/min,最高可达110次/min;清醒状态下,最低和最高心率分别为45次/min和200次/min。睡眠中也常见一度或二度Ⅰ型房室传导阻滞(3%~12%)、PVC(包括多形性)(26%~57%)、APB(13%~29%)和交界性心律(5%~15%)。

2. 心源性症状 眩晕、晕厥、心悸、胸闷、胸痛及呼吸困难是临床较为常见的症状,可由多种疾病引起。鉴别心律失常是否为其病因,对于这类症状的危险分层具有重要意义。一过性心律失常引起的症状,常规心电图很难确诊。12导联动态心电图能捕捉到一过性症状发作时的心电图变化为诊断提供客观依据。50%的病人在动态心电图检测时可能再现相关症状。动态心电图中检测到较长时间的窦性静止、严重型窦房传导阻滞或室性心动过速等有助于心源性晕厥的诊断。此外动态心电图监测对间歇性预激综合征伴有室上性心动过速发作、先天性房室传导阻滞、Q-T间期延长伴有尖端扭转性室性心动过速及儿茶酚胺敏感性多形性室性心动过速伴发晕厥或抽搐患儿的诊断具有独特的价值。

3. 心律失常的定性和定量分析 正常人室性期前收缩≤100次/24h或5次/h,超过此数只能说明有心脏电活动异常,是否属病理性应综合临床资料判断。动态心电图是诊断心律失常最有效的手段。不仅可以对心律失常作出准确的定性和定量分析,还可以明确心律失常发作情况与患者情绪、活动等情况及接受各种治疗的关系。并可以根据其检测结果鉴别诊断心律失常的类型、评估心律失常的严重程度、推断预后及制订防治方案、评估抗心律失常药物的疗效。如无症状患者出现较长时间心脏停搏则易发生意外，有心脏病特别是心律失常患者如心律失常出现率增加或级别增高，提示病情加重。另外12导联同步动态心电图对室性期前收缩起源部位进行定位诊断具有重要意义。

4. 评价抗心律失常药物的疗效　动态心电图监测可用于评价某种抗心律失常药物的疗效。目前动态心电图评价抗室性心律失常药物疗效（evaluate the efficacy of drugs against ventricular arrhythmia，ESVEN）尚无统一的方案，有人认为24小时动态心电图监测抗心律失常药物用药后1、2周与用药前相比，室性早搏的总数减少85%以上认为药物治疗有效。如用药前后的检查间隔时间长于3个月时也很难区分是药物效应还是室性早搏的自然变异。现在更多人采用ESVEN标准，即治疗前后自身对照达到以下标准才能判断治疗有效：①室性早搏减少≥70%；②成对室性期前收缩减少≥80%；③短阵室性心动过速减少≥90%，15次早搏以上室性心动过速及运动时≥5次早搏的室性心动过速完全消失。

5. 心肌缺血的诊断及评价　动态心电图是可用于评价日常活动中心肌缺血及其严重程度。缺血性ST段下移需符合"3个1"标准或"1×1×1"标准：即ST段呈水平型或下斜型下移≥0.1mV；发作持续时间至少1分钟以上；两次缺血发作至少间隔1分钟。

心肌缺血总负荷（total ischemia burden）的概念由Cohn于1986年提出，即24小时内心肌缺血发作（ST段压低≥0.1mV，持续时间≥1分钟）的总次数和总时间，可以表示为ST段压低幅度×持续时间×发作次数。心肌缺血总负荷的提出显著提高了动态心电图评价心肌缺血的价值，对患者缺血的严重程度有了量化指标，有利于病情评估和疗效评价。

6. 评估起搏器功能　起搏器植入后，需要对起搏器的工作状态进行定期的随访，以了解起搏器的功能是否正常、起搏器的设置是否满足患儿生理和治疗的需要。由于动态心电图可以连续记录24~48小时的心电图，因此在评价起搏器的功能（evaluate the function of the pacemaker）和障碍方面比常规心电图具有明显优势。此外，动态心电图本身具有的心律失常分析功能也有助于起搏功能的判断。建议下列情况应进行动态心电图检查：①植入起搏器后的患儿重新出现原有症状，或随着起搏器的植入出现了新的症状；②发生常见于起搏器功能障碍的症状如头晕、晕厥、心悸等；③起搏器可能发生间断性功能障碍，而心电图正常；④定期检查起搏器功能。

7. 心率变异性分析　心率变异（heart rate variability）分析是测定自主神经功能状态、定量分析交感神经及迷走神经活动张力和均衡性的检测方法。自1977年Wolf报道心率变异性的降低与急性心肌梗死患者死亡率升高呈正相关后，心率变异性检测应用于临床。直到1984年Ewing应用动态心电图记录24小时心电信号进行心率变异性的分析。此后关于心率变异性研究的文章呈逐年增多，临床应用取得长足发展，主要应用于心肌梗死、糖尿病、充血性心力衰竭、高血压、睡眠呼吸暂停综合征、晕厥、药物治疗监测等领域。心率变异性成为目前唯一的能够定量反映自主神经活性及其调节功能的检测方法，对评价许多心血管疾病和神经内分泌疾病过程中自主神经的变化具有非常重要的价值。它具有无创及可重复的优点，尚无其他任何检查方法替代。但对心率变异性的解释需结合临床实际，尤其要区别生理及病理条件下的不同，对心率变异性在各类疾病中参与的地位及其有关机制尚需深入研究。

8. Q-T间期分析　随着新的动态心电图分析软件的应用，动态心电图已成为分析Q-T间期的重要工具。动态心电图可以在24小时全程监测Q-T间期，分析得出Q-T间期的变异性，并对Q-T间期离散度（QT dispersion，QTd）及校正Q-T间期离散度（corrected QT dispersion，QTcd）进行测量和统计，为临床和科研提供丰富的资料。Q-T间期不仅受自主神经的影响，而且受心室状况如心肌缺血、电解质紊乱、药物等影响。Q-T间期变异度增大可促进心电不稳定性和恶性心律失常的发生。目前的研究发现QTd、QTcd的增大有助于对室性心动过速的预测，小儿扩张型心肌病病例的 QTcd 显著增大。

　　总之，动态心电图监测在儿科各年龄组，从早产儿到青春期都是适用的。能检出常规心电图未能发现的心律失常，提供以前未能广泛认识的生理情况及复杂的病理情况，能对心律失常进行定量和定性，监测昼夜变化规律，发现一过性或潜在性威胁生命的心律失常。显然，上述系指非固定性心电异常而论，对于固定性、持续性的异常心电图改变，诸如心房或心室肥大，持续存在的心脏传导异常和心律失常等，常规心电图应用价值仍是肯定的，尤其适用于需要即时作出心电图诊断的心脏急诊。此外动态心电图对 P 波的识别、不完全右束支传导阻滞的检出有时不及常规心电图。因此动态心电图既不同于常规心电图，也不能完全取代常规心电图，而是两者互相补充的检查方法。

（卢慧玲）

参 考 文 献

1. 谢振武. 中国人心电图研究及临床应用. 长沙：湖南科技出版社，2002.
2. 谢振武. 中国健康婴儿、儿童及成人心电向量图. 长沙：湖南科技出版社，1993.
3. SEMIZEL E，OZTÜRK B，BOSTAN OM，et al. The effect of age and gender on the electrocardiogram in children. Cardiol Young，2008，18（1）：26-40.
4. MACFARLANE PW. The influence of age and sex on the electrocardiogram. Adv Exp Med Biol，2018，1065：93-106.
5. YOSHINAGA M，IWAMOTO M，HORIGOME H，et al. Standard values and characteristics of electrocardiographic findings in children and adolescents. Circ J，2018，82（3）：831-839.
6. 王成. 小儿心血管病手册. 北京：人民军医出版社，2002.
7. 刘丽萍，林萍，许毅，等. 长沙市人群心电图长（短）PR 间期出现率及临床意义. 中南大学学报医学版，2016，41（4）：399-404.
8. LIU L，WANG C，LIN P，et al. Analysis of the incidence and clinical significance of long and short corrected QT interval in electrocardiogram in healthy population of Changsha in China. West Indian Med J，2015，10：420.
9. 王成，谢振武，曹闽京，等. 健康国人 Q-T 间期离散度的检测及其相关因素分析. 中华心血管病杂志，1999，

27（5）：360-362.
10. 王成，谢振武，李茗香，等. 健康国人 P 波离散度的检测及其相关因素分析. 中华心血管病杂志，2001，29：423.
11. 王双双，易秀英，纪青，等. 儿童青少年心脏抑制型血管迷走性晕厥心电图 P 波的变化及诊断价值. 中国当代儿科杂志，2019，21（11）：1084-1088.
12. BIEGANOWSKA K，SAWICKA-PAROBCZYK M，BIEGANOWSKI M，et al. Tpeak-tend interval in 12-lead electrocardiogram of healthy children and adolescents tpeak-tend interval in childhood. Ann Noninvasive Electrocardiol，2013，18（4）：344-351.
13. WANG Y，XU Y，LI F，et al. Diagnostic and prognostic value of T-wave amplitude difference between supine and orthostatic electrocardiogram in children and adolescents with postural orthostatic tachycardia syndrome. Ann Noninvas Electrocardiol，2020，25（4）：e12747.
14. GARSON AJR. The Science and practice of pediatric cardiology.2nd ed. Baltimore：Williams & Wilkins Co，1998.
15. KEANE JF，LOCK JE，FYLER DC. Nadas' pediatric cardiology. 2nd ed. Philadelphia：Saunders-Elsevier，2006.
16. 袁越，梁翊常. 实用小儿心电图学. 北京：人民卫生出版社，2018.
17. GILLETTE，GARSON. Pediatric arrhythmias：electrophysiology and pacing. Philadelphia：W. B. Saunders Co，1990.
18. GARSON JR. The science and practice of pediatric cardiology. 2nd ed. Baltimore：Williams and Wilkins，1998.
19. BRUGADA P，BRUGADA J. Right bundle branch，persistent S-T segment elevation and sudden cardiac death：A distinct clinical and electrocardiographic syndrome. J Am Coll Cardiol，l992，20（6）：1391-1396.
20. FLOWERS NC. Left bundle branch block：a continuously evolving concept. J Am Coll Cardiol，1987，9（3）：684-687.
21. KLEIN RC. Electrocardiographic diagnosis of left ventricular hypertrophy in the presence of left bundle branch block. Am Heart J，1984，108（3 Pt 1）：502-506.
22. TRACY CM，EPSTEIN AE，DARBAR D，et al. 2012 ACCF/AHA/HRS focused update of the 2008 guidelines for device-based therapy of cardiac rhythm abnormalities：a report of the American College of Cardiology Foundation/American Heart Association task force on practice guidelines. Heart Rhythm，2012，9（10）：1737-1753.
23. 陈新，黄宛. 临床心电学. 6 版. 北京：人民卫生出版社，2009.

24. DA CRUZ EM,IVY D,JAGGERS J. Pediatric and congenital cardiology,cardiac surgery and intensive care. London:Springer,2014.

25. TIPPLE MA. Usefulness of the electrocardiogram in diagnosing mechanisms of tachycardia. Pediatri Cardiol, 2000,21(6):516-521.

26. 李小梅.小儿心律失常学.北京:科学出版社,2004.

27. PERRY JC,GARSON AJR. Supraventricular tachycacdia due to Wolff-Parkinson-White syndrome in Children: early disappearance and late recurrence. J Am Coll Cardiol,1990,16(5):1215-1220.

28. COHEN MI,TRIEDMAN JK,CANNON BC,et al. PACES/ HRS Expert consensus statement on the management of the asymptomatic young patient with a Wolff-Parkinson-White(WPW,ventricular preexcitation)electrocardiographic pattern. Heart Rhythm,2012,9(6):1006-1024.

29. JOHNSRUDE CL. Differentiating anomalous left main coronary artery originating from the pulmonary artery in infants from myocarditis and dilated cardiomyopathy by electrocardiogram. Am J. Cardiol,1995,75(1):71-74.

30. 郭继鸿,张萍.动态心电图学.北京:人民卫生出版社, 2003.

31. 邢春雨,周东元,李波,等,心肌缺血总负荷检测在小儿心肌炎和心律失常中的应用价值.临床心电学杂志,2005,14(4):274-276.

32. SOUTHALL DP. 24 hour electrocardiographic study of heart rate and rhythm patterns in population of healthy children. Br Heart J,1981,45(3):281.

33. 张晓梅,郑亦,吴宁,等.小儿动态心电图T波改变特点及临床分析.临床心血管病杂志,2007,23(6): 475-476.

34. 文川,王成,郑慧芬,等.小儿扩张型心肌病心率变异性分析.临床儿科杂志,2007,25(10):832-834.

35. 苏琪,张姝兰,于红英,等.120例病毒性心肌炎患儿动态心电图特点分析.大连医科大学学报,2007,29(2): 166-167.

36. EMMEL M,SREERAM N,SCHICKENDANTZ S,et al. Experience with an ambulatory 12-lead Holter recording system for evaluation of pediatric dysrhythmias. J Electrocardio,2006,39(2):188-193.

37. 陈静,张宏艳.小儿室性心动过速QT离散度变化及其临床意义.中华现代医学与临床,2006,2(4):7-8.

38. 郭继鸿,张海澄.动态心电图最新进展.北京:北京大学医学出版社,2005.

39. STEINBERG JS,VARMA N,CYGANKIEWICZ I, et al. 2017 ISHNE-HRS expert consensus statement on ambulatory ECG and external cardiac monitoring/ telemetry. Ann Noninvasive Electrocardiol,2017,22(3): e12447.

第八章

超声心动图检查

超声心动图（echocardiography）是一种应用超声回波原理显示心脏结构的无创检查技术。1953年瑞典医生Edler及物理学家Hertz首先建立应用脉冲超声波检查心脏的方法。20世纪60年代末，M型及二维超声心动图（two dimensional echocardiography，2DE）相继应用于临床，1982年日本学者Namekawa及美国学者Bommer应用多普勒超声，进一步了解血流速度及血流量获取血流动力学的信息。近年来，随着组织多普勒显像（tissue Doppler imaging，TDI）、经食管超声心动图（transesophageal echocardiography，TEE）及三维超声心动图（three dimensional echocardiography，3DE）等新技术的问世，超声心动图已成为能够检查心脏解剖结构、功能及血流动力学的常规方法，广泛用于诊断先天性心脏病、心肌病、心包疾病等。

一、多普勒、二维超声心动图

（一）超声波基本概念

超声波与声波的物理性能相似，同为疏密波即疏密相间的振动波。振动频率为20~20 000Hz的疏密波可为人类听觉器官感受称为声波。超过20 000Hz的疏密波超过人类听觉范围称为超声波。超声波有明显的方向性，此与声波不同，故可称为超声束。传播速度与介质的密质有关。人体软组织中的声速为1 500m/s，空气中声速为360m/s。超声波在传播中，经过两种不同声阻的介质界面时会发生反射，反射的能量多少取决于界面两侧介质声阻差异的大小，剩余的超声波继续向前传播，但声能逐渐减小，声波的振幅逐渐减低。

石英等晶体具有特殊的功能，即压电效应，受到高频交流电压影响，晶体的体积发生胀缩，在周围介质中激起疏密波，受到压力影响时可在晶体两侧产生不同的电荷。具有压电效应的晶体称为压电晶体，是探头的主要组成部分。超声波的发生及接收就是根据以上原理。用于超声诊断的频率一般为1~7MHz，频率与分辨性能有关。声束穿过介质时能够分辨前后二点的最小距离为纵向分辨力，而在荧光屏上能够区别左右二点的距离为侧向分辨力。3.5~5MHz时纵向分辨力为1~1.5mm，频率高则脉冲持续时间短，声束扩散角小，可提高纵向及侧向分辨率，提高图像的清晰程度；频率低则分辨力也低。但是频率高时随着反射能量增加，超声波在介质中衰减也增加，穿透性能差，频率低则穿透性能强。根据不同对象及检查的需要，选择合适频率的探头才能得到清晰的图像。在成人或肥胖者宜用2~2.5MHz探头，而新生儿或小婴儿宜用5~7.5MHz探头，婴幼儿和学龄期可选用3~3.5MHz探头。目前常用的超声心动图仪器均有M型超声心动图、二维超声心动图、多普勒超声、组织多普勒显像（tissue Doppler imaging，TDI）检查功能。

1. M型超声心动图　由辉度调制型脉冲反射性超声检测仪和慢扫描装置组成。超声回波的强弱以不同亮度的光点显示，光点在垂直扫描线上远近距离反映距探头的远近。由于心脏结构随心动不断变换位置，因此光点也随之垂直移动。慢扫描装置使光点按不同速度横向移动，不断移动的光点形成反映心内结构运动的曲线。M型超声心动图的灵敏度及分辨力均比较高，能清楚显示心脏各层结构，特别是瓣膜活动。可以同时显示心电图、心音图及颈动脉搏动图等，用于测量心腔血管内径及计算评价心功能的指标。

2. 二维超声心动图 属于辉度调制型（brightness mode），也称为 B 超。由于探头发出的声束方向与位置不断变化，因此当声束扫过组织的平面即显示由光点组成的切面图像。如果声束重复扫查组织的次数超过 16 次/s，就可以实时显示心脏活动的情况。探头由多片晶体构成，按工作方式不同可分为机械扫描和相控阵扫描两种。探头较小，由于声束做扇形扫查，只需要较小的透声窗就能检查较大范围的心脏结构，也称为扇超。

3. 多普勒超声心动图 声源与接受体的位置不变时，发射频率与反射频率相等。若二者位置发生相对运动，反射频率将不同于发射频率，称为多普勒效应。二者位置靠近的运动，反射频率高于发射频率；二者位置远离的运动，反射频率则低于发射频率；频率的差值称为多普勒频移。如果探头位置固定，则可根据多普勒频移了解血流运动的速度及方向。多普勒超声可分为连续波（continuous wave）式和脉冲波（pulsed wave）式，后者与二维超声心动图结合可以选择取样位置作定位检查，但所测的血液流速有一定限制；连续波式多普勒无此限制，可用于检测流速显著增快的血流，但不能定位。多普勒超声用于检查血流形式，如层流或湍流，方向及速度，并可进一步了解心脏和大血管内血流量及压力情况。

若将反射脉冲信号采用自相关技术进行处理，计算血流速度，进行伪彩色编码处理，将伪彩色血流信号实时地显示于二维超声图像，则为二维彩色多普勒超声血流图像（color Doppler flow image），可以实时显示某切面上心腔各部位的血流方向、速度。

4. 组织多普勒显像 传统的多普勒超声技术是以高速运动（100~150cm/s）的红细胞为检测目标，将其产生的高频、低振幅回波用高通滤波装置提取并加以显示。组织多普勒显像（tissue Doppler imaging，TDI）技术则以低速运动（5~15cm/s）的心肌组织为检测目标，将其产生的低频、高振幅的回波提取处理后显示。心肌运动可用脉冲波和彩色编码 TDI 显示。通常以 6~8mm 取样容积放置于预测心肌部位可以检测该部位心肌在心动周期中取样容积范围内心肌的运动速度。将不同部位

心肌运动速度的信息进行编码处理，用彩色二维或彩色 M 型超声显示心肌运动方向和速度，红、黄色表示朝向探头的低、高速运动组织，蓝、绿色表示背离探头的低、高速运动组织，无色表示心肌组织无运动。TDI 受心脏被动移动、扭转等影响，临床应用受到限制。

斑点追踪显像技术（speckle tracking imaging，STI）根据超声束遇到心肌组织界面时产生反射或散射的原理，对随机选择的感兴趣区内心肌组织的二维灰阶特征进行跟踪。在此基础上，利用超声像素的空间相干、斑点追踪及边界追踪等技术，在室壁中选取一定范围的感兴趣区，在每个心动周期，分析软件根据组织灰阶自动追踪感兴趣区内心肌组织信号，并与上一帧图像中相比较，计算整个感兴趣区内各节段心肌形变程度。计算后以矢量方式显示节段心肌组织真实的运动方向和大小，对心肌组织运动的结构力学进行量化分析。SRI 技术检测心肌运动速度不受心脏位置移动的影响，无角度和帧频的依赖，测量的准确性及重复性明显提高。心肌收缩或舒张时心肌受力发生变形，即应变（strain）。应变率（strain rate，SR）等于每单位肌纤维长度的缩短速度，也等于速度梯度。应变率显像是检测局部两点之间心肌真正的变形速度。心室收缩时，心肌纵向距离及周长缩短（应变负值），心肌径向增厚（应变正值）。以彩色多普勒显示，随着 SR 负值增加从黄到红；随着 SR 正值增加，从青到蓝。在二维或 M 型超声心动图中，随着心肌部位及时间不同，可以识别心肌正常的变形、减低的变形或无变形。

最近的三维超声斑点追踪技术（three-dimensional speckle tracking echocardiography，3DSTE）在心内膜上确定数个感兴趣区，根据其区域内心肌的二维灰阶特征对心肌运动进行追踪，不依赖心腔的几何形态假设，检测心肌运动速度及面积应变等不受图像位置的影响，克服了二维超声斑点追踪技术产生的跨平面运动失追踪（out-of-plane），可以更加准确地反映心肌的形变运动。

（二）检查方法

1. 仪器要求 用于小儿超声心动图检查的超声仪器应该包括 M 型超声心动图、二维超声心

动图、彩色多普勒血流成像、频谱多普勒等功能。探头应能满足不同患者所需要的深度范围,应配备多个不同频率的超声波探头,频率从低到高（1~9MHz）。

2. 探头位置 心脏大部分被肺组织及胸骨遮盖,超声波受肺内气体反射而不能到达心脏内部,也不能穿透胸骨,能够让超声束达到心脏表面的部位称为透声窗（acoustic window）,主要有胸骨左缘第2~4肋间、心尖部、剑突下及胸骨上窝,也可从胸骨右缘进行检查。

3. 检查前准备 包括体位及保持安静。

（1）体位:一般采取仰卧位,如果胸骨左旁透声窗受肺组织遮盖影响时可取左侧卧位,借助重力使心脏左移便于检查。从胸骨上窝切面检查时,肩部垫枕使头下垂便于放置探头。

（2）保持安静:年龄较小或哭闹的小儿需先给予镇静剂,入睡后检查;镇静需要麻醉科医生进行生命体征评估并进行监护,并签署知情同意书。室内温度适宜,检查时要充分暴露检查部位。

（三）超声切面与图像

1. 图像方位命名 包括以下4类:

（1）心脏长轴切面:扇形尖部为心脏前部,底部为心脏后部。图右代表头侧,图左代表足侧。由于心脏长轴有一定的倾斜,故长轴切面与解剖学上的矢状面有30°左右夹角。

（2）心脏短轴切面:相当于患者平卧,检查者从足侧向头侧观察心脏横断面。图像上下端分别为心脏的前后侧,图左代表心脏右侧,图右代表心脏左侧。

（3）心脏四腔切面:扇尖代表心尖,扇底为心底部,图左为心脏右侧,图右为心脏左侧。

（4）胸骨上窝检查切面:图像上下与解剖学一致。矢状切面中,图左代表心脏前部,图右代表心脏后部。冠状切面中,图左代表心脏右侧,图右代表心脏左侧。

2. 常用的检查切面（图8-1） 包括以下区域:

（1）胸骨旁区:①胸骨旁长轴切面:探头放在胸骨左旁第3~4肋间,扫查平面与右肩及左腰的连线一致。婴儿的心尖较年长儿更指向左侧,扫查平面要较接近水平线。该切面中可显示左、右

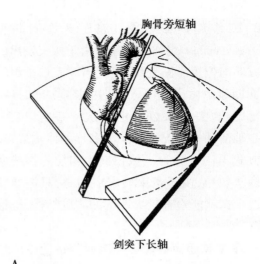

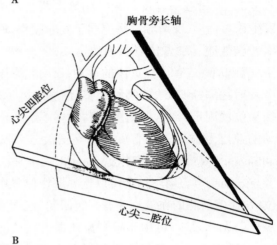

图8-1 常用的检查切面
A. 剑突下长轴及胸骨旁短轴;B. 心尖二腔位（平行于胸骨旁长轴）及心尖四腔位。

心室、左心室流出道、左心房、主动脉瓣、室间隔及二尖瓣等（图8-2）,对观察左心室流出道、室隔运动及有无连续中断、二尖瓣及主动脉瓣病变等有价值。②胸骨旁短轴切面:在取得胸骨旁长轴切面后,顺时针旋转探头（约90°）可得到垂直于长轴的短轴切面。有时需将探头移至第2~3肋间。变换探头方向自心底向心尖扫查,依次可显示不同水平的短轴切面:围绕主动脉根部的右心室流出道、肺总动脉、肺动脉分支、主动脉瓣及左心房;二尖瓣孔及左心室流出道（图8-3）;左心室乳头肌。以上切面对观察右心室流出道、肺动脉（瓣）、左心室异常、室间隔缺损、二尖瓣病变等有帮助。③胸骨右缘切面:胸骨右缘矢状平行切面可以显示房间隔,患者取右侧卧位可以在胸骨右缘声窗的上方或下方进行探查,也可用于升主动脉血流检测。

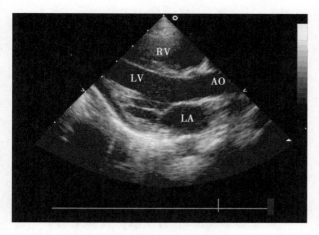

图 8-2　胸骨旁长轴切面

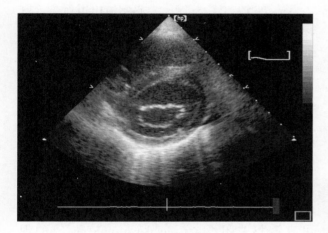

图 8-3　胸骨旁短轴切面

（2）心尖区：①四腔切面：探头于心尖部向心底部扫查，可见两侧心室及其房室瓣附着室间隔部位、室间隔、房间隔及两侧心房（图 8-4）。探头向后倾斜可见冠状静脉窦。该切面对观察房室大小，诊断室间隔缺损、房室间隔缺损及房室瓣病变有价值。由于超声束与房间隔几乎平行可引起回声失落而造成缺损的假象，需注意鉴别。②五腔

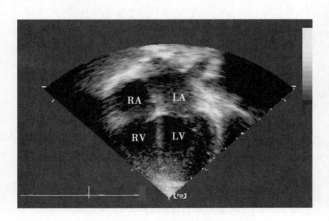

图 8-4　心尖四腔切面

切面：在取得四腔切面后将探头稍向前倾斜即能见到左心室流出道及主动脉起始部，该切面观察膜部室间隔及左心室流出道有价值。

（3）剑突下区：透声窗最大，探头扫查范围较广，能够显示心脏大部分结构。对小儿，特别是婴儿的检查非常有用。扫查切面可分为互相垂直的长轴及短轴切面。

1）长轴切面：切面方向与左心室长轴平行，探头在剑突下部位从垂直于躯干随着探头向前倾斜直至与躯干冠状切面平行。依次可显示：①肝脏及分别位于脊柱前左、右侧的腹主动脉、下腔静脉的横断面；②右心房底部及下腔静脉入口；③肺静脉、房间隔中部及左心室流入道；④左心室、左心室流出道及升主动脉（图 8-5）；⑤右心室冠状切面，右心室流出道及部分肺动脉瓣叶。

2）短轴切面：探头在原位旋转 90°，切面方向与长轴垂直。自心脏右缘逐渐向左扫查，依次可显示：①下腔静脉、上腔静脉（纵切面）与右心房连接；②房间隔中部及左、右心房（图 8-6）；③右

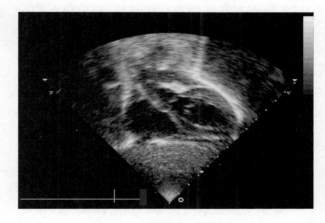

图 8-5　剑突下区长轴切面

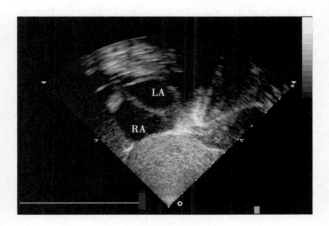

图 8-6　剑突下区短轴切面

心室流出道;④三尖瓣孔及主动脉瓣环;⑤右心室流出道(长轴切面)及左心室(短轴切面);⑥左心室乳头肌至心尖(短轴切面)。以上切面对诊断腔静脉及肺静脉连接、房间隔缺损、室间隔缺损、房室间隔缺损、心室与大血管连接等有帮助。

（4）胸骨上窝区：探头置于胸骨上窝,声束指向心脏。依声束扫查平面与主动脉弓平面的关系分为长轴(平行)与短轴(垂直)两个切面。①长轴切面,探头切面接近旁矢状位,该切面中可见主动脉弓及分支,右肺动脉横断面。②短轴切面,探头切面接近冠状位,该切面中可见升主动脉横断面,右肺动脉的纵切面及左心房。以上切面对检查主动脉弓,上部纵隔的静脉结构及肺静脉连接有帮助。

（四）正常心腔及大血管血流多普勒超声图形

1. 腔静脉与肺静脉 腔静脉血流频谱(vena cava flow spectrum)呈低速连续性伴二个高峰(S、D波),分别在收缩期及舒张早期(心房收缩前),血流速度为 0.3~0.8m/s。伴随心房收缩出现短暂的、流速慢的逆向血流(A波)。吸气可使S、D波幅增高,A波变小。胸骨上窝切面及剑突下切面检测上腔静脉血流,剑突下切面检测下腔静脉血流。

肺静脉血流频谱(pulmonary vein flow spectrum)与腔静脉血流相似,血流速度为 0.2~0.8m/s。从心尖及剑突下四腔切面中均可测得肺静脉血流。

2. 右心房及右心室流入道 流经三尖瓣血流的频谱(tricuspid valve flow spectrum)呈双峰,出现于心室快速充盈期的为E峰,心房收缩时为A峰。当取样容积通过三尖瓣至瓣尖处,血流速度达到最高。正常儿童,E峰速度峰值为 0.6(0.4~0.8)m/s,A峰速度峰值为 0.4(0.2~0.6)m/s,E/A值1.6(0.6~2.6)。心尖及胸骨旁四腔切面观察三尖瓣血流。

3. 右心室流出道及肺动脉 在胸骨旁短轴切面中检测右心室流出道血流为收缩期、向下的图形。有时在舒张早期可有少量逆向(频谱向上)的血流,为血流反向已关闭的肺动脉瓣所致。正常小儿肺动脉血流速度(pulmonary arterial flow

velocity)峰值为 0.9(0.7~1.0)m/s,新生儿肺动脉血流速度及峰值较低(0.68±0.09)m/s。

4. 左心房及左心室流入道 在心尖四腔切面中,经过二尖瓣的血流朝向探头,频谱向上,呈舒张期双峰状。正常小儿二尖瓣血流频谱(mitral valve flow spectrum)E峰速度为(0.91±0.11)m/s,A峰为(0.49±0.08)m/s,E/A值为(1.9±0.4)。胎儿、新生儿的A峰速度高于E峰速度为正常现象,可能由于左心室心肌顺应性低的缘故。

5. 左心室流出道、升主动脉及降主动脉 显示心尖四腔切面时,探头向前倾斜可同时显示左心室流出道及升主动脉。左心室流出道血流远离探头为向下的收缩期血流频谱。正常小儿左心室流出道的血流速度峰值为 1.0(0.7~1.2)m/s。升主动脉血流流速(ascending aortic flow velocity)也可从剑突下及胸骨上窝处测得。正常的最高流速为 1.5(1.2~1.8)m/s。降主动脉血流速度(decending aortic flow velocity)可自胸骨上窝处测得,血流远离探头,为向下的收缩期血流频谱,正常降主动脉血流速度为 0.8(0.51~1.04)m/s。

应用彩色多普勒超声检查,在部分正常人中可有瓣膜关闭不全(valvular insufficiency)的现象。按照发生率依次为肺动脉瓣反流(88%)、三尖瓣反流(78%)、二尖瓣反流(38%~45%),主动脉瓣均无反流。正常人的瓣膜反流均较少,持续时间短,局限在瓣膜关闭处。

（五）临床应用

1. 先天性心脏病诊断 诊断先天性心脏病是小儿超声心动图检查主要的临床应用范围。应用顺序分段诊断(sequential segmental diagnosis)方法不仅有助于复杂型先天性心脏病的诊断分析使之比较清楚、确切,也可发现未曾预料的畸形,避免遗漏诊断,应作为先天性心脏病诊断的基础。

（1）分段诊断

1）心房位置：下腔静脉及腹主动脉的位置与心房位置有关。剑突下垂直于躯干的短轴切面可以显示下腔静脉及腹主动脉的相互位置关系。下腔静脉位于脊柱右前,腹主动脉位于脊柱的左前,下腔静脉在腹主动脉的前方为心房正常位;心房反位时血管位置相反,下腔静脉在脊柱左侧,腹主动脉在右侧。下腔静脉与腹主动脉均位于脊柱的左或右侧为右心房对称位（right atrial isomerism），也称右心房异构；二侧心耳形态均似右心耳，也称无脾综合征。下腔静脉不与心房连接，下腔静脉间断而以奇静脉延续，腹主动脉位于脊柱前，奇静脉在其后外侧为左心房对称位（left atrial isomerism）；二侧心耳形态均似左心耳，也称多脾综合征或左心房异构。剑突下长轴切面可以显示肝静脉直接与心房连接。在确定心房位置时需要注意观察腔静脉及肺静脉的连接，下腔静脉连接的心房为右心房。

2）心室位置：从剑突下切面、心尖四腔切面、胸骨旁长轴及短轴切面中可以确定心室的数目、大小及形态结构。形态上的右心室特点为：室隔面及心室腔内面为粗大的小梁结构，心尖处有调节束，房室瓣三叶。形态上的左心室特点为：室隔及心室腔表面小梁结构较细，两个乳头肌，房室瓣二叶。三尖瓣与二尖瓣附着于房室隔的不同水平，前者较靠近心尖。正常时，右心室位于右前，左心室位于左后。无流入道或连接流入道口径<50%的心腔称为不完全心室，功能上与单心室相似。不完全心室的位置有助于确定主要心腔的形态性质。不完全心室位于后下方的常为右心室型单心室，不完全心室位于前上方的常为左心室型单心室，不完全心室不明显的为不定型单心室。

3）大动脉位置：根据血管的走行与分支区别主动脉或肺动脉。肺动脉的特点为离开心室后很快向后并分为左右肺动脉。主动脉总干较长，分支较晚发出。胸骨旁长轴及短轴、主动脉弓长轴切面可以显示。高位胸骨旁短轴切面可显示两个大动脉的根部横断面及半月瓣，依此确定它们的位置关系。正常时，肺动脉瓣口在左前，主动脉瓣口在右后。右型大动脉转位（D-TGA），主动脉瓣口常在右前；左型大动脉转位（L-TGA），主动脉瓣口常在左前。

4）房室连接：形态上的右心房及左心房分别与形态上的右心室及左心室连接为房室连接一致（房室协调）；形态上的右心房与形态上的左心室、形态上的左心房与形态上的右心室连接为房室连接不一致（房室不协调）；心房对称位时，房室连接一致或不一致均不能反映实际的连接类型，称为不定位（ambiguous）房室连接。注意观察房室瓣数目、大小、活动情况，房隔与室隔的对位关系等。心尖四腔及胸骨旁四腔心切面可以清晰显示房室连接类型及方式。正常时房隔与室隔对位连续，二侧房室瓣大小相似。心室双入口（二侧房室瓣口与一侧心室腔连接）、房室瓣骑跨（一侧房室瓣的腱束附着于对侧心室的室隔面）及一侧房室瓣闭锁时均伴有室间隔缺损并与房隔明显对位不良。也有房室通过共同房室瓣连接。

5）心室大动脉连接：肺动脉起自左心室，主动脉起自右心室为完全型大动脉转位，主动脉及肺动脉均起自一侧心室为心室双出口。在诊断心室大动脉连接关系时观察心室流出道非常重要，是否存在心室流出道和/或动脉瓣闭锁，动脉瓣与房室瓣的连续关系（纤维连接或其间存在圆锥肌肉组织）。观察胸骨旁长、短轴及剑突下长、短轴切面可达到以上检查的要求。

6）房间隔及室间隔：房间隔卵圆窝部位组织较薄，当超声束与之平行时易发生中断的假象，应采用声束垂直于房间隔的切面如剑突下或胸骨旁低位四腔切面检查。剑突下短轴切面可以显示上、下腔静脉入口与房间隔的关系，有助于诊断静脉窦型房间隔缺损。原发房间隔在四腔切面中位于房间隔下端。

室间隔由膜部及肌部构成，可分为流入道、小梁部及流出道三部分。二维超声心动图检查结合多种切面可以观察上述室间隔各个部分。心尖、剑突下四腔切面及胸骨旁主动脉短轴切面中均可见位于主动脉瓣与三尖瓣之间室间隔膜部。心尖四腔切面中所见的室间隔为肌部的流入道及小梁部，胸骨旁长轴切面中所见的室间隔为肌部流出道及小梁部，胸骨旁主动脉短轴切面中除可见室间隔膜部，其余为小梁及流出道部分，左心室短轴中则为室间隔的小梁部。胸骨旁右心室流出道长轴切面及剑突下短轴（右心室流出道）切面中可见肺动脉下的室间隔。

7）腔静脉：正常时，上腔、下腔静脉回流至右心房。剑突下矢状切面可见下腔静脉及肝静脉回流途径。下腔静脉中断常见于左心耳对称位（多脾综合征），同时合并奇静脉或半奇静脉延续。胸骨上窝短轴切面中,右侧上腔静脉位于主动脉右侧,探头向上及向左倾斜,可分别显示右、左无名静脉。若在左无名静脉处可见向下伸延的静脉则为左侧上腔静脉,左侧上腔静脉多数引流至冠状静脉窦;胸骨上窝长轴切面,探头朝左可见左上腔静脉引流至冠状静脉窦的途径,胸骨旁长轴切面中可见位于二尖瓣后叶后方扩大的冠状静脉窦。

8)肺静脉:肺静脉连接异常的类型很多,可仅涉及某一支肺静脉,或所有四支肺静脉,回流的部位可为上腔静脉、冠状静脉窦、右心房、肝静脉及门静脉等。二维超声心动图检查时需显示四支肺静脉才能诊断或排除肺静脉连接异常。心尖四腔、剑突下四腔切面中均可见到至少左、右二支肺静脉。胸骨上窝短轴切面中可见左、右各二支肺静脉,但因肺静脉离探头距离较远,且在心脏后面,不易清晰地显示各支肺静脉,结合彩色多普勒超声可提高检查效果。

9)冠状动脉:在左侧胸骨旁高位短轴切面中,可见右冠状动脉起自于主动脉右冠窦,左冠状动脉起自主动脉左冠窦。左冠状动脉延伸分支为左前降支及回旋支。左前降支向前,回旋支向后。心尖四腔切面,探头朝后倾斜可见右冠状动脉走行于后房室沟。若冠状动脉分支增粗,胸骨旁心室短轴切面中室间沟可见左冠状动脉前降支,心尖、剑突下四腔切面中心右缘房室交界处可见右冠状动脉边缘支。

10)主动脉弓:主动脉弓的检查包括确定左位或右位主动脉弓、主动脉弓分支、主动脉弓有无缩窄或中断等。正常胸骨上窝长轴切面中不能见到完整的升主动脉、主动脉弓及降主动脉时应怀疑右位主动脉的可能;将探头顺时针旋转60°~90°,并向右倾斜时可完整地显示主动脉弓的镜像图像,证实为右位主动脉弓。主动脉弓第一分支无名动脉不是向右而是向左也提示右位主动脉弓。胸骨上窝短轴切面,探头向头侧偏右倾斜可显示左位主支脉弓的无名动脉,延续观察见到分支为右颈总及锁骨下动脉。

完整的分段诊断内容除以上各段心腔、血管的位置及连接关系外尚包括合并的畸形(如室间隔缺损、房间隔缺损等)及心脏位置(右位心、中位心及左位心)的诊断。

(2)先天性心脏病分流量测定:虽然二维超声心动图能够直接显示间隔缺损,当显示不清楚时结合多普勒超声可以提高诊断的敏感性及可靠性。Q_P/Q_s为重要的血流动力学指标之一,反映左向右的分流量。应用多普勒超声公式可以测定肺循环血流量(Q_P)及体循环血流量(Q_s)。

血流量$(L/min)=(V \times CSA \times 60s/min)/1\,000ml/L$,其中$V$为血流平均速度($cm/s$),$CSA$为测定血流处的截面积($cm^2$)。平均流速的测定需要计算血流多普勒频谱的面积,可以从超声仪器中直接获得。

不同类型的左向右分流先天性心脏病,测量QP、QS的部位见表8-1。测量血流速度的部位应避免分流血流的影响,避免瓣膜狭窄的影响。截面积的计算$[\pi(D)^2/4]$受内径测量的影响较大。

表8-1 不同左向右分流型先天性心脏病测量 QP、QS 的部位

疾病	QP	QS
PDA	升主动脉或二尖瓣	右心室流出道
VSD	肺动脉或二尖瓣	升主动脉
ASD	肺动脉	升主动脉

(3)右心室及肺动脉压力的估测:左向右分流型先天性心脏病常合并肺动脉高压,肺动脉高压的估计对确定手术治疗指征及预后的判断有重要意义。应用多普勒超声估测肺动脉压力(assessment of pulnary artery pressure)有以下几种方法:

1)测量三尖瓣反流速度:在心尖部位应用连续波式多普勒超声测量三尖瓣反流速度,按简化的 Bernoulli 公式计算右心室与右心房的压差,$\Delta P=4V^2$,(V为三尖瓣最大反流速度)。右心房压正常大约为 5~10mmHg,压差加上估计的右心房压则为右心室收缩压。无肺动脉瓣狭窄时,肺动脉收缩压与右心室收缩压相等。

2)测量室间隔缺损分流速度:根据分流速度可算得左、右心室间的收缩期压差。若无左心室流出道梗阻,血压收缩压近似左心室收缩压,血压收缩压减去左、右心室收缩压差则为右心室收缩压。若无右心室流出道梗阻,右心室收缩压近似肺动脉收缩压。

3）测量动脉导管未闭分流血流速度：单纯左向右分流的动脉导管未闭，应用连续波多普勒超声可测到连续的正向分流血流，根据分流速度可算得动脉导管二侧的压差。血压收缩压减去多普勒超声测得的收缩（晚）期压差即为肺动脉收缩压。同样，血压舒张压减去根据舒张末期的分流速度算得的压差为肺动脉舒张压。动脉导管未闭合并严重肺动脉高压伴双向分流时，收缩期为逆向的右向左分流血流，正向的左向右分流血流自收缩晚期至舒张晚期。

4）测量肺动脉瓣反流速度：肺动脉高压患儿往往合并肺动脉瓣反流。测量舒张末期的反流速度可估测肺动脉舒张末期压力，根据舒张末期时血流流速（V）可算得肺动脉与右心室的舒张期压差。肺动脉舒张压大约是收缩压的一半。

5）肺动脉血流频谱的分析：若右心室舒张功能正常，右心室等容舒张时间随肺动脉压增高而延长。肺动脉瓣关闭与三尖瓣开放的时间差即右心室等容舒张时间，根据肺动脉瓣及三尖瓣多普勒血流频谱可以测得。肺动脉血流频谱图形分析也能反映肺动脉压情况。肺动脉高压时，血流速度不变或减低，但加速率（上升的坡度）增加，加速时间（AT，从血流开始到达峰值的时间）缩短。Hatle 等发现，肺动脉压增高、阻力正常者及正常人 AT/ET 为 ≥0.36（平均 0.41±0.03），肺动脉阻力增高者为（0.30±0.05）。Jsobe 等报道，RVPEP/AT>1.1 见于 93% 的肺动脉高压者，而 97% 的正常人<1.1。除肺动脉压以外，年龄、心率、取样容积位置、右心室前负荷及功能也影响肺动脉血流图形，故在分析结果时要注意。

Morera 等，提出肺动脉、主动脉血流时间间期比的方法，估测肺动脉收缩压及平均压。$PAP=F_{PA}/F_{AO}\times BAP$，$F=PEP\times PV/(AT\times ET)$，$PV$ 为血流峰值，BAP 为外周动脉压。应用该方法可以获得肺动脉压绝对值，与右心导管测得肺动脉压相关性良好。张玉奇等的研究证明，计算 F 值时剔除 PV 参数后可进一步提高相关性，并简化测算过程。此外，叶宝英等的研究表明，应用三尖瓣反流速度与肺动脉血流频谱积分比；张玉奇等应用彩色 M 型超声技术检测肺动脉血流传播速度等方法也可估测肺血管阻力。

（4）先天性心脏病术后及介入性心导管术后检查：先天性心脏病患者经手术矫治后或介入性心导管术后的效果均可由多普勒二维超声心动图检查了解。人工管道及带瓣同种管道的应用是近年来先天性心脏病手术治疗的重要进展。带瓣同种管道移植后合并瓣膜反流的有 65%~74%，合并狭窄的有 5%，术后多普勒超声检查有助于了解反流程度、狭窄程度及部位等。目前许多姑息分流手术，如体肺循环分流术（B-T 分流术）、腔静脉-肺动脉分流术（Glenn 手术）及 Fontan 手术等也可由多普勒超声检查了解分流情况。

介入性心导管术如球囊房隔造口术、球囊瓣膜成形术、血管成形术等，现已常用于治疗大动脉转位、肺动脉瓣狭窄、主动脉瓣狭窄、主动脉缩窄等，术后多普勒超声检查可了解治疗效果。应用堵塞装置堵闭动脉导管、房间隔缺损、室间隔缺损，术中超声心动图可以判断导管及装置的位置，术后可以显示是否存在残余分流，判断介入治疗的效果。

2. 瓣膜狭窄及关闭不全的诊断

（1）形态学检查

1）房室瓣：房室瓣畸形可单独存在或合并于其他心脏畸形。畸形的类型很多，如发育不良、下移、狭窄、闭锁、关闭不全、脱垂及裂缺等。心尖四腔切面是诊断房室瓣异常的重要切面。诊断瓣膜疾病时除观察瓣膜装置（瓣叶、瓣环、腱索及乳头肌）结构及活动外，尚要注意有无瓣上隔膜。胸骨旁长轴切面及短轴切面检查也有助诊断。共同房室瓣见于完全性房室间隔缺损，在心尖四腔切面及剑突下短轴切面中显示最清楚，特别是后者可显示共同房室孔及瓣叶。二尖瓣裂缺在剑突下短轴及胸骨旁短轴切面中易于识别。

2）半月瓣：主动脉瓣及肺动脉瓣增厚、狭窄、活动受限均可由二维超声心动图胸骨旁的短轴切面及长轴切面显示。胸骨旁短轴切面有助观察主动脉瓣叶的病理解剖表现，如瓣叶、瓣联合的数目等。瓣狭窄尚可合并瓣环、瓣下或瓣上的狭窄，故应仔细观察。半月瓣脱垂、闭合点错位，提示关闭不全。

（2）瓣膜狭窄及关闭不全程度的估测

1）瓣膜狭窄：无论房室瓣狭窄还是半月瓣

狭窄均影响血流通过，导致血流速度加快，且形成湍流。如果将采样容积置于狭窄瓣膜的远端可以测到高速、频谱增宽的血流。通常以连续波式多普勒超声测得最高流速，根据 Bernoulli 公式 $[\Delta P=4\times V^2$，ΔP 为压力阶差（mmHg），V 为最大流速（m/s）]可以换算成压力阶差，反映瓣膜狭窄的程度（severity of valve stenosis）。例如跨肺动脉瓣血流最大流速为 4m/s，右心室与肺动脉间的压力阶差为 64mmHg。如计算平均压差，即整个收缩期压差的平均值则较依据最高流速计算的压差反映瓣膜狭窄程度更好。多普勒超声测定的压力阶差为瞬时压力阶差，而心导管测定的是峰值压差。瞬时压力阶差稍大于峰值压差，在轻、中度狭窄时两者的差别更明显。在多数的研究中，多普勒超声与心导管测定的压力阶差相关性很好，误差为 5~10mmHg。超声检查时必须注意要测到最高的血流速度，否则会明显低估。尽量选择较小 θ 角的部位检测，并探测到经过狭窄口的射流，可减小误差。另外患者的生理状态（如安静或激动）对压力阶差也有影响。应用上述 Bernoulli 公式计算压力阶差时要注意：①狭窄部位近端的血流速度应<1.0m/s，若>1.0m/s 改用 $\Delta P=4(V_2^2-V_1^2)$，V_1 为近端血流速度；②狭窄段长度>7mm 时不适宜用 Bernoulli 公式；③狭窄口为 ≤3.5mm（面积≤0.1cm^2）时会低估压力阶差。

根据跨瓣膜压力阶差估计瓣膜狭窄程度时需要考虑血流量的影响。若瓣膜狭窄程度固定，跨瓣膜压力阶差随经过瓣膜的血流量增加而增加。即使无严重瓣膜狭窄，经过瓣膜血流量增加者，压差可增高，心输出量低时，严重瓣膜狭窄者压力阶差也可低。

2）瓣膜关闭不全：正常瓣膜保证血流呈单方向流动。二尖瓣、三尖瓣关闭不全时左心房、右心房处可测到逆向的收缩期血流。主动脉瓣、肺动脉瓣关闭不全时，左心室流出道、右心室流出道处可测到逆向舒张期血流。彩色多普勒超声可以清楚地显示反流血流的起源方向及分布，有助于诊断及估计瓣膜关闭不全的严重程度（severity of valve insufficiency）。通常可根据反流面积或其与左心房面积的比值半定量地反映二尖瓣关闭不全的程度。二尖瓣反流最大面积与左心房面

积比值（RJA/LAA）<30% 定为二尖瓣轻度反流；30%~50% 为中度反流；>50% 为重度反流。三尖瓣关闭不全的评估也可参照二尖瓣反流评估的方法。但是反流面积受血流动力学（压差）、心输出量、超声仪器设置调节等影响。反流偏向一侧或沿心壁、瓣膜分布时则较难反映反流的程度。

主动脉瓣反流束延伸至左心室内长度对评估主动脉瓣反流严重程度帮助不大。主动脉瓣反流束宽与左心室流出道内径的比例可用于评估主动脉瓣反流的程度，<25% 为轻度，≥65% 为重度反流。肺动脉瓣反流束长度<10mm 常为轻微反流，反流面积的评估需应用剑突下切面才能观察反流的全貌。

射流紧缩（vena contracta）为血流束最窄的部位，常位于瓣孔处。其宽度取决于瓣膜关闭不全间隙大小，不受血流率和驱动压力（如果间隙大小固定）的影响，可用于反映有效的反流口面积，评估瓣膜反流的严重程度。胸骨旁长轴切面中，二尖瓣处射流紧缩<0.3cm 为轻度二尖瓣反流，大于0.6cm 为重度二尖瓣反流。在评估三尖瓣反流程度中，以反流束宽度>0.7cm 定为重度反流时，灵敏度为 89%，特异度为 93%。主动脉瓣处射流紧缩<0.3cm 为轻度反流，>0.6cm 为重度反流。

应用脉冲波式多普勒超声，结合二维超声心动图可以测量血流量及每搏量。如果不存在瓣膜反流，在左心室流出道、二尖瓣环及肺动脉瓣环处测得的每搏量应是相等的。若某一瓣膜反流而没有心内分流时，经过反流瓣膜的血流量将多于无反流瓣膜的血流量，二者之差即为反流血量，反流血量除以反流瓣膜处的每搏量则为反流分数。测量瓣环大小、描记反流频谱及放置取样容积位置不当均可导致测量反流量及反流分数的误差。通常以反流分数<30% 为轻度反流，≥50% 为重度反流。

3. 心功能测定 超声心动图是一种目前应用最广泛的非侵入性测定心功能的方法。通过测定不同心动周期心腔内径或容量变化，结合其他生理参数可以评估心脏收缩及舒张功能。经过临床及实验研究证明，超声心动图测定左心室功能是准确可靠的；右心室几何形状复杂，计算容量不如左心室准确，准确性较差。在心功能测定

（assessment of cardiac function）中，应用最多的是M型超声心动图；近年来已逐步开展应用二维及多普勒超声心动图测定心脏功能。

（1）左心室收缩功能：左心室泵血功能取决于心肌收缩力、心腔几何形态及负荷情况。心排血量反映心室泵血功能，受心肌收缩力影响，还受前负荷、后负荷及心率的影响。除非严重心肌功能不全，通常每搏量及心输出量仍能维持，故而一般不作为评估心功能的指标。

1）内径衍化的指标：左心室收缩的过程伴随心室容积缩小及内径缩短。通常应用M型及二维超声心动图测得左心室收缩末期及舒张末期内径（图8-7），可按一定的左心室腔几何形态公式计算容积。

假设左心室呈长椭圆形体，二个短径（D）与长径（L）可组成三个正交平面，其容量（V）可按公式算得：$V=\frac{4}{3}\cdot\pi\cdot\frac{L}{2}\cdot\frac{D1}{2}\cdot\frac{D2}{2}$。如果$D1=D2$，$L=2D$，可按立方体计算容量。$V=\pi/3\cdot D^3\approx D^3$。$D$即为左心室舒张末期内径。若左心室增大呈球形，短径增长，会造成左心室容量高估，左心室壁节段运动失调也会影响计算结果。目前使用较多的是Teichholtz公式：$V=(7.0/2.4+D)\cdot D^3$，在左心室内径正常时公式接近立方体计算容量公式，该公式

可避免左心室增大的影响，但仍受节段运动失调的影响。

目前认为应用二维超声心动图法测量左心室容量较M型超声心动图法更接近实测值。在左心室腔二维信息测量的基础上，通常按Simpson法或改良Simpson法计算左心室容量。目前较多采用互相垂直的心尖四腔和二腔切面，描记舒张末期和收缩末期的左心室腔面积及测量心尖至房室瓣间的长度，按双平面面积长度法计算容量：$V=8\cdot A_1\cdot A_2/3\pi L=0.85\cdot A_1\cdot A_2/L$；其中$A_1$、$A_2$分别为四腔、二腔切面中左心室腔面积，$L$为长度。

也可测量左心室腔面积（在胸骨旁短轴切面中）及长度按半球柱体计算容量：$V=A\cdot\frac{L}{2}+\frac{2}{3}A\cdot\frac{L}{2}=\frac{5}{6}AL=0.85AL$。

虽然计算左心室容量的公式很多，上述两种方法比较简单，但手工描记左心室腔面积费时烦琐，影响重复性。近年来应用声学定量技术可以自动确定左心室心内膜的边界，并可直接显示左心室容量及相关的指标，临床应用方便。

缩短分数（shortening fraction，SF），也称短轴缩短率，代表心室内径在短轴上的缩短程度。计算方法为：$SF(\%)=(LVEDD-LVESD)/LVEDD\times100\%$；其中$LVEDD$为左心室舒张末期内径，$LVESD$为

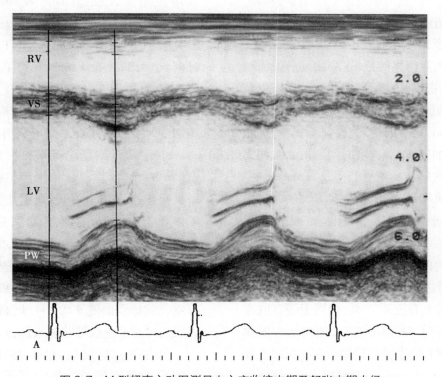

图8-7　M型超声心动图测量左心室收缩末期及舒张末期内径

左心室收缩末期内径。正常范围为28%~44%。由于SF仅根据左心室内径变化计算，方法简单，避免计算容量的误差。SF不受年龄及心率影响。左心室收缩不完全同步或对称、室壁增厚、运动差异、室隔平坦（可见于右心室压力或容量负荷过重或先天性心脏病术后）均可影响SF的检测。评估SF时需要结合不同心血管疾病的病理生理，例如主动脉瓣反流或二尖瓣反流的SF往往高于正常范围，即使在正常范围已属功能减低。

射血分数（ejection fraction，EF）为左心室每搏量与左心室舒张末期容量的比值，反映心室泵血功能。计算方法为：$EF(\%)=(LVEDV-LVESV)/LVEDV\times100\%$；其中$LVEDV$为左心室舒张末期容量，$LVESV$为左心室收缩末期容量。

左心室射血分数正常范围为56%~78%。心室容量的估测系根据假设的心腔几何形态获得。假设的心腔几何形态与实际形态必定存在一定的差异，特别是不同的心血管疾病的心室腔形态较正常时变化较大。同样，射血也受心室负荷的影响。尽管如此，许多研究证明，应用二维超声心动图估测的左心室容量及射血分数，与心血管造影的估测值相关性很好，二维超声心动图估测值稍低于心血管造影估测值。射血分数是应用最广泛的左心室收缩功能的指标之一。按美国超声心动图学会制定的指南，以二维超声心动图检测的EF，<55%为不正常，中度及重度异常分别为44%及30%。

2）多普勒超声衍化的指标：A. 主动脉血流频谱衍化的指标。根据主动脉血流速度频谱可以获得与心室收缩功能有关指标，如主动脉血流速度峰值、加速度时间、射血时间、速度时间积分、加速率峰值、平均加速度、加速度时间与射血时间比值等（图8-8）。这些指标均受心率及后负荷影响。B. 二尖瓣反流速度频谱衍化指标。如存在二尖瓣反流，可应用连续波式多普勒记录二尖瓣反流血流频谱，根据简化的Bernoulli公式计算心脏收缩期左心室与左心房之间的瞬时压差，从反流血流频谱上升支可以推算出左心室压力变化速率。在反流血流频谱上升支取二点，相当于等容收缩期，可以获得相应的时间段内左心室的压力变化（压力上升的速率），即等容收缩期的左心室最大压力时间微分值（dp/dt max）。通常取1m/s与3m/s

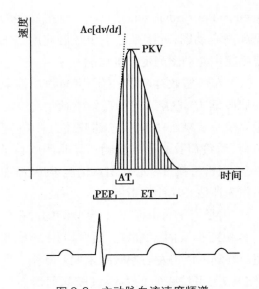

图8-8 主动脉血流速度频谱

PKV，血流速度峰值；AT，加速度时间；ET，射血时间；PEP，射血前期间。

的压差除以该二点之间的时间（s）而获得左心室的dp/dt，即$LV\ dp/dt=(4\times3^2-4\times1^2)/$时间（s），或32mmHg/时间（s）（图8-9）。正常平均dp/dt超过1 200mmHg/s。这种以无创方法检测的dp/dt与心导管检测的dp/dt有较好的相关性。左心室dp/dt受负荷改变的影响，特别是后负荷增高时。

3）应力-缩短速度指标：左心室平均心肌纤维周径缩短速度（velocity of circumferential fiber shortening，Vcf）的计算方法为：Vcf=（LVEDD-LVESD）/（LVEDD×LVET），LVET为左心室射血时间，也可简化为Vcf=SF/LVET。平均Vcf正常范围新生儿（1.5±0.04）周径/s，儿童（2~10岁）：1.3±0.03周径/s。为了校正心率的影响，以R-R间期的平方根除LVET即可获得心率校正的Vcf（Vcfc），正常范围新生儿（1.28±0.22）周径/s，儿童（1.08±0.14）周径/s。由于体循环阻力随年龄增长而增加，儿童Vcfc较新生儿低。Vcfc是一项不依赖于前负荷并且与后负荷呈线性负相关的心肌收缩力的指标。在新生儿，单纯的缩短分数（SF）可能低估心室功能。某些先天性心脏病导致左心室容量超负荷，由于LVEDD增加促使左心室收缩加强而使平均Vcfc增高。相反，扩张型心肌病时左心室收缩功能减低，Vcfc也显著减低。

很多射血期指标，包括SF、EF、Vcfc均受左心室负荷状态影响。Colan等研究左心室收缩

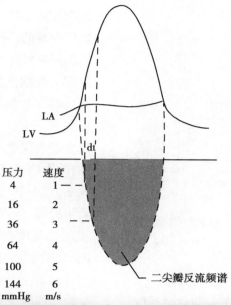

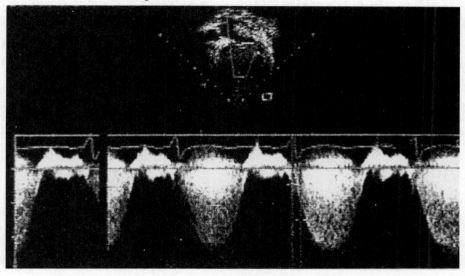

二尖瓣反流频谱

图 8-9 二尖瓣反流血流频谱计算左心室 dp/dt

上图示二尖瓣反流束与左心室（LV）及左心房（LA）压力曲线；下图示二尖瓣反流频谱，按改良 Bernoulli 公式计算，LVdp/dt=（36mmHg−4mmHg）/0.046s=697mmHg/s（引自：Oh JK. Assessment of ventricular function//Oh JK.The Echo Manual.Boston：Little Brown，1994.）。

期末心室壁应力（LVESWS）与心率校正平均左心室心肌纤维周径缩短速度（mVcfc）之间的关系，发现 LVESWS 与 mVcfc 呈线性反比的关系。LVESWS 与 mVcfc 的反比关系，即应力-缩短速度指标可以敏感反映心肌收缩力状况。该指标已被心率校正，也不受前负荷影响。图 8-10 显示左心室 LVESWS 与 mVcfc 的关系，由此可以知道在某个 ESWS 条件下 mVcfc 的正常范围，同时也可以区别 mVcfc 减低是由心室后负荷过度引起，还是由心肌收缩力的减低引起。计算应力-缩短速度

指标的各项参数可通过同时记录 M 型超声及颈动脉脉搏测得。该指标测算方法比较复杂、费时。同时检测及记录 M 型超声及颈动脉脉搏曲线、血压等在儿科病例，特别在婴儿病例中较难实施，临床应用受到限制。曾有应用血压收缩压峰值计算收缩峰期心室壁应力替代收缩末期心室壁应力；另有应用血压平均压替代收缩末期压力简化原有的检测方法。应用该指标时要考虑年龄的特点，新生儿心肌基础收缩力较高，对后负荷变化更敏感。

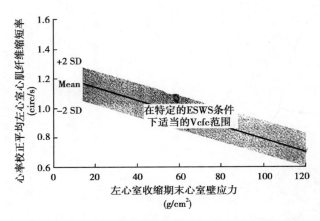

图 8-10　应力-缩短速度指数评估左心室收缩功能
左心室 Vcfc 与 ESWS 呈反比关系(引自:Colan SD.J Am
Coll Cardiol,1984,4:715.)。

4)组织多普勒显像:TDI 检测心肌运动速度可以反映整体心室收缩及舒张功能,也可检测区域心室功能。心室收缩功能减低时,心肌运动减慢。许多研究结果显示心尖四腔切面中二尖瓣环位移及左心室长轴缩短速度是敏感反映左心室收缩功能的指标。二尖瓣环位移与左心室 EF 及 SF 相关性好,左心室后壁心肌运动速度与 dp/dt 相关性好。

（2）左心室舒张功能

1）多普勒超声衍化指标

A. 二尖瓣血流频谱衍化的指标。心尖四腔切面中,将脉冲波式多普勒取样容积置于二尖瓣叶尖部获得最大的跨瓣流速,反映左心房与左心室之间的压差。二尖瓣血流频谱衍化的指标包括充盈速度峰值、加速度、加速时间、早期充盈与晚期充盈速度比值、充盈曲线下的面积。舒张早期取决于主动的左心室松弛,早期充盈波（E）占舒张期充盈曲线总面积的（65%±4%）,随舒张功能减低而减低。E 波减速时间反映左心房与左心室压趋同时所需的时间。舒张晚期是左心室被动充盈期。晚期充盈波（A）反映舒张晚期心房收缩开始时左心房与左心室之间压差。正常二尖瓣血流频谱中,E 波与 A 波比值为 1~2。二尖瓣血流频谱不仅受左心室心肌舒张功能(松弛及顺应性)的影响,也受其他因素影响,如负荷状况、心肌收缩力、心率、二侧心室相互作用、瓣膜运动、呼吸及年龄等。心室舒张功能不全早期表现为松弛异常,E 波速度减低而 A 波速度增加,E 波与 A 波比值<1,减速时间及等容舒张时间延长(图 8-11)。

随着左心室舒张功能不全的进展,心室松弛及顺应性的进一步变化导致左心房压增高而使左心房与左心室间跨瓣压差趋向正常,二尖瓣血流频谱中 E 波与 A 波比值类似“正常”,称为伪正常（pseudonormalized）型,但舒张早期加速时间是缩短的。结合肺静脉血流频谱分析或通过 TDI 检测二尖瓣环运动可以区别这种伪正常表现。如果左心室舒张功能不全继续进展,随着左心房压进一步增高,左心室顺应性减低,二尖瓣血流频谱呈现限制性心室充盈,E 波速度增快,A 波速度减低,E 波与 A 波比值>2,减速时间及等容舒张时间显著缩短。

B. 肺静脉血流频谱衍化的指标。肺静脉血流频谱包括收缩波（S）、舒张波（D）、逆向的心房收缩波（Ar）。正常青年及成人,肺静脉血流频谱 S 波优势,D 波较小,Ar 波速度低而时间短。新生儿及年幼儿,D 波优势,Ar 波速度低而时间短,或缺如。左心室功能不全时,左心房压增加而导

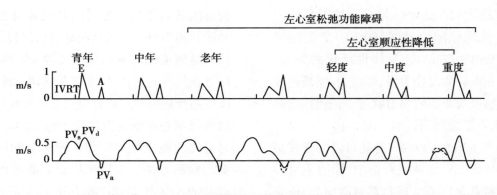

图 8-11　不同年龄正常人及左心室顺应性降低患者的经二尖瓣(上列)及肺静脉(下列)血流频谱多普勒

致 S 波降低,D 波优势,Ar 波速度增快,时间延长。儿科及成人病例研究中发现,Ar 波间期超过相应的二尖瓣血流 A 波间期 30ms,或 Ar 波时间与 A 波时间比值>1.2 提示左心室充盈压增高。结合二尖瓣血流及肺静脉血流频谱分析可以更可靠地预测左心房压和左心室充盈压。

2)多普勒组织显像:舒张期左心室充盈时,心室壁扩张,向外运动。应用 TDI 可检测到舒张早、晚期心肌运动的 E 波(Em)和 A 波(Am)。心肌舒张运动波形与经二尖瓣血流速度频谱形态相似,仅方向相反,运动速度较慢[Em(10.3±2.0)cm/s,Am(5.8±1.6)cm/s,Em/Am(2.1±0.9)]。与经二尖瓣血流速度不同,心肌舒张运动相对不依赖前负荷,可作为评价左心室舒张功能的指标。左心室心肌松弛障碍时,二尖瓣环附近心肌舒张早期运动速度(Em)减低,Em/Am<1.0。

左心室舒张功能不全时,即使经二尖瓣血流速度频谱 E/A 呈伪正常型,TDI 检测 Em/Am 可为<1.0,故对区别伪正常型有价值。脉冲波式多普勒测得的二尖瓣血流与 TDI 测得的心肌舒张期 Em 波运动速度比值,即 E/Em,可以比较准确地估计左心室充盈压。E/Em<8 估计左心室充盈压正常,E/Em>15 估计左心室充盈压>15mmHg。

3)彩色 M 型血流推进速度:在心尖四腔切面中,以彩色多普勒完整地显示心室舒张期从二尖瓣至心尖充盈的血流,再从二尖瓣中点至心尖置 M 型超声扫描线,即可获得左心室充盈血流的

彩色 M 型多普勒超声心动图。正常心室早期充盈时最大流速的空间位置靠近心尖,提示心室内压差形成一种吸力。血流从二尖瓣向心尖的推进速度(propagation velocity,Vp)可用彩色波阵面的斜率表示。正常年轻人的 Vp>55cm/s。与脉冲波式多普勒参数不同,Vp 相对地不受心率、左心房压及前负荷影响。在二尖瓣血流速度呈松弛延迟型或"伪正常"型的病例中,Vp 均降低。

(3)左心室整体功能的检测:1995 年日本学者 Tei 等提出了一种综合评价心脏收缩及舒张功能的新参数,心肌做功指数(myocardial performance index,MPI),也称 Tei 指数。MPI 为心室等容收缩及舒张时间与射血时间的比值,能够综合反映心室收缩及舒张功能。心功能不全时等容时间延长,射血时间缩短,因此 MPI 增加,MPI 可能更敏感地反映心功能不全状况。

MPI 计算方法为:MPI=(*ICT+IRT*)/ET,或 a−b/b。ICT 为等容收缩时间;*IRT* 为等容舒张时间;a 为二尖瓣血流 A 波终止至下一个心动二尖瓣血流 E 波起点的间期;b 为射血时间(图 8-12)。将脉冲波式多普勒取样容积分别置于二尖瓣及左心室流出道即可取得测算上述参数的二尖瓣及左心室流出道血流频谱。应用 TDI 检查可以同时测算所有参数以减少误差,而心律失常则影响检测的可靠性。

成人左心室 MPI 正常值为(0.39±0.05),儿童左心室 MPI 为(0.35±0.03)。MPI 相对不受前负荷、后负荷及心率变化的影响,而且也不受心腔

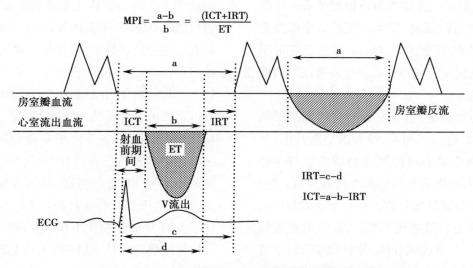

图 8-12　心肌做功指数(MPI)评估左心室整体功能

ICT,等容收缩期时间;IRT,等容舒张期时间;ET,射血时间。

形状的影响。临床研究证明检测 MPI 方法简便，不仅可定量检测左心室功能，而且也可用于检测右心室及单心室功能。

该方法存在以下问题：①不能区分是收缩或舒张功能不全；②心律失常患者不适用；③是否可以准确地反映心功能不全的程度尚需要进一步研究。

（4）左心室局部功能的检测：应变率显像（strain rate imaging，SRI）是基于 TDI 发展起来的新技术，应变（strain，S）指的是外力作用后心肌发生的形变，应变率（strain rate，SR）描述的是单位时间心肌变形的速率，可以用单位长度的速度差表示。心脏的整体位移、心脏的旋转、心脏邻近结构的牵拉等可以同时影响两点的变形速度，但却不影响二者的速度差；SRI 有可能真正反映局部室壁的力变化。Urheim 及孟祥春等通过动物实验表明 SRI 可以准确地定量估测左、右心室的局部收缩功能，但受容量负荷及压力负荷的影响。Weidemann 等的研究则证明了应变率成像估测法洛四联症、完全型大动脉转位、肺动脉闭锁手术前、后节段功能变化的准确性。Kiraly 等对主动脉瓣狭窄患者进行应变检查，并与正常儿童对比，结果发现心尖四腔心切面室壁的收缩期峰值速度、舒张期峰值速度、应变率均明显低于正常儿童，应变率下降最明显；研究认为每一心动周期不同时刻的应变率值可作为评价受损心肌功能的重要参数。

3DSTI 克服了二维超声斑点追踪技术产生的跨平面运动失追踪现象，其中的面积应变可以更好地反映心肌的形变运动，Zhong 等的研究证明了面积应变估测左心室整体心功能及节段心肌面积应变的准确性。

（5）右心室功能：右心室腔与类似椭圆形的左心室腔不同，近似三角形，横截面呈新月形，包绕左心室。右心室心肌纤维排列结构也与左心室不同。左、右心室的每搏量基本相似，右心室射血分数低于左心室射血分数。右心室压力容量曲线与左心室压力容量曲线不同，右心室射血起始较早，在心室压力升高就开始，等容收缩阶段不清晰，射血持续至心室压降低之后，等容舒张阶段也不清晰。由于右心室形态及生理功能与左心室

不同，评估左心功能的指标和参数不能直接应用于评估右心室功能。右心室对负荷的反应也不同于左心室。呼吸对右心室功能指标的影响，必须在检测及评估右心室功能（assessment of right ventricular function）时予以注意。

1）内径衍化的指标：因为右心室形态复杂，M 型、二维超声心动图定量检测右心室大小及功能比较困难。根据心动周期中（收缩末期及舒张末期）右心室内径或面积（沿心内膜描记）的变化可以估测右心室的功能，与核素心脏造影、MRI 检测结果有较高的相关性。选用二维超声心动图中两个互相垂直的切面（剑突下冠状及矢状切面）测算参数根据不同几何形态的假设，可以计算右心室容量从而获得右心室射血分数。由于右心室形态复杂难有符合实际的标准模式，而且检查费时，准确性较差，临床上大多进行定性评估。

2）多普勒超声衍化的指标：根据三尖瓣反流血流频谱测算右心室 dp/dt。通常以 1m/s 与 2m/s 之间右心室压力变化除以该段时间获得右心室 dp/dt。计算方法为：$dp/dt = (4 \times 2^2) - (4 \times 1^2)/$时间（s）或 12mmHg/时间（s）。研究证明多普勒衍化的右心室 dp/dt 与心导管法测得值相关。

应用多普勒超声技术测量三尖瓣及肺动脉瓣口血流频谱可以计算右心室 MPI。张玉奇等估测房间隔缺损及肺动脉瓣狭窄患者的 MPI，结果发现 MPI 不受年龄、性别、心率等因素的影响，可用来估测先天性心脏病儿童的右心室功能；正常值为（0.26±0.08）。张玉奇等对 21 例心脏肿瘤患者的右心室功能进行估测，并与正常儿童对比，发现术前存在右心功能不全（0.31 vs. 0.26，P<0.05），术后右心功能恢复（0.23 vs. 0.26，P>0.05），提示 MPI 可以比较准确地反映心脏肿瘤患者手术前后的心功能变化。Cheung 等应用多普勒超声技术测量法洛四联症术后患者的右心室 MPI，并与 MRI 测得的右心室 EF 进行对比，结果发现二者呈负相关，MPI 大于 0.3 预测右心室 EF 小于 35% 的灵敏度和特异度分别为 100% 和 74%，提示 MPI 可以比较准确地评估法洛四联症术后患者的右心室功能。

3）组织多普勒显像：应用 TDI 检测右心室

心肌运动可以反映收缩及舒张功能。应用脉冲波 TDI 检测右心室功能，收缩波（S）速度峰值<11.5cm/s 提示存在右心室功能不全，灵敏度为 90%，特异度为 85%。应用 TDI 检测收缩期三尖瓣环纵向运动速度可反映右心室收缩功能，正常新生儿的三尖瓣环纵向速度为二尖瓣的 1.2 倍，明显低于正常成人，此与新生儿右心室后负荷高有关。

4）应变率显像：应变与应变率显像可以估测右心室节段心肌的收缩及舒张功能。张玉奇等，应用超声应变率成像评估 27 例圆锥动脉干畸形术后右心室局部功能，发现各心肌节段收缩期及舒张期应变及应变率均显著下降（$P<0.01$），右心室前壁基底段收缩期峰值应变率与 MRI 测得射血分数相关性较好（$r=0.89$，$P<0.01$）。Moiduddin、Kalogeropoulos 等在法洛四联症、完全型大动脉转位患者中的研究也证明了该方法的准确性。

虽然估测右心室功能的方法较多，但由于右心室几何形态复杂、收缩及舒张活动复杂，影响因素较多，估测的准确性及重复性较差，临床应用价值上需要进一步研究。

二、经食管超声心动图

经食管超声心动图（transesophageal echocardiography，TEE）于 1976 年开始用于临床。随着探头的研究与改进，TEE 的临床应用范围逐渐广泛，已成为心脏疾病重要诊断工具之一。1988 年，单平面相控阵型探头问世，但只能作水平扫描，不能充分地显示心室流出道。1990 年，双平面探头问世，可获得互相垂直的横轴和纵轴切面。1992 年，多平面探头问世，操作者可控制旋转 0°~180° 旋转探头。应用多平面探头可以从多种方向扫查，获得不同斜切面的二维切面，并具有脉冲、连续波及彩色多普勒超声功能。2007 年，经食管实时三维超声心动图问世，与二维 TEE 相比，可以立体、直观显示心脏结构及其与周围组织的关系，在先天性心脏缺损及瓣膜病变的诊断中，优势明显。TEE 是一种半侵入性检查方法，适用于二维超声心动图（TTE）不能获得足够诊断信息的病例，需要在心脏手术或介入性心导管术时监护及

效果评价的病例。

（一）先天性心脏病的诊断

TEE 的声束不受胸骨、肋骨及肺的阻挡，故在胸廓畸形、胸部透声较差的病例中可获得较好的检查效果。在 TTE 检查中离探头较远的解剖结构则处于 TEE 检查较近的区域，故而能够清楚显示，如心房、心耳、肺静脉等。TEE 能清晰地显示肺静脉、腔静脉连接及血流状态，对完全或部分肺静脉异常连接、腔静脉异常连接的诊断效果优于经胸超声心动图。静脉窦型或筛孔型房间隔缺损，在肥胖、年长病例中 TTE 难以显示时，TEE 能清晰显示房间隔有助于明确诊断。TEE 能显示二侧心耳的形态特点，有助心房位置的判断。TEE 对心尖或流出道肌部室间隔缺损的显示不够理想。存在盲区，对气管前结构，如主动脉弓显示困难。

（二）心脏手术监测

体外循环前 TEE 检查能够清楚显示心脏畸形，补充或纠正术前诊断，甚至导致修改手术方案。手术完成时可以指导排气，避免中枢神经系统并发症。术后可以发现残余解剖异常及心脏功能异常，必要时可以再次手术纠正。Frommelt 等发现接受术中 TEE 检查的病例，发现新的信息而影响病人处理的占 16%，发现残余解剖异常而需要再次手术的占 7%，术后心功能异常的占 6%。Rosenfeld 等报道，术中 TEE 检测术后残留病损与手术及术后检查结果比较，结果一致者在右心室流出道梗阻中占 87%，左心室流出道梗阻中占 96%，室间隔缺损中占 97%，主动脉反流、二尖瓣反流、二尖瓣狭窄中占 40%，再次体外循环手术的占 10%。TEE 检查对左心发育不良的 Norwood 手术，单心室的 Fontan 手术非常重要，二组中均约有 50% 病例可从 TEE 检查中获益。室间隔缺损修补后即刻术中 TEE 检查存在不同程度的残余分流，部分病例出院时自然消失。残余分流断端明显、分流束≥3mm 的需要再次手术修补。位于前上方的室间隔缺损术后残余分流容易漏诊，多发性肌部室间隔缺损残余分流在术中 TEE 检查显示困难。TEE 对瓣膜显示较 TTE 清楚，因此

术中 TEE 检查对瓣膜手术有重要意义。TEE 能清楚地观察二尖瓣叶形态改变和厚度、活动度、腱索及乳头肌功能状况，还有助于明确反流程度、部位及机制，以决定选择瓣膜成形术或瓣膜置换术。TEE 对自身二尖瓣反流部位的诊断结果与手术观察结果符合率达 96%。术中 TEE 检查结果影响手术方案的占 15%~20% 病例。TEE 对瓣膜赘生物诊断的灵敏度和特异度均高于 TTE。

TEE 检测心输出量、射血分数与核素造影及 TTE 检测结果相关性很好。体外循环后心室功能异常与术后预后差有关，新出现室壁运动异常者病死率高，左心室壁异常病死率 25%，右心室壁异常病死率 33%，双室壁异常病死率 69%，心室功能无变化者病死率 4%。因此，术中 TEE 检测心室功能不仅有助了解收缩功能还能估计预后。

（三）介入性心导管术时监测

TEE 能够清楚显示瓣膜结构及功能，评估瓣膜反流程度，可选择合适病例做球囊瓣膜成形术。TEE 可准确测量瓣环内径选择合适的球囊内径，并能指导球囊定位、充盈和评价即刻瓣膜成形术的效果，也可发现早期并发症，如瓣膜撕裂、脱垂、穿孔、严重瓣膜反流等。TEE 能显示房间隔及室间隔，有助于房间隔缺损、室间隔缺损堵塞装置的定位，堵塞术后效果的评估。心房内调转手术后肺静脉通路狭窄应用球囊扩张时 TEE 有助于球囊选择及评估扩张效果。TEE 在房间隔造口、通道扩大、通道堵塞时 TEE 检查的帮助最大，对球囊扩张心室流出道狭窄、主动脉缩窄、动脉导管堵闭的监测作用并不优于心血管造影，价值较小。

TEE 检查过程中需要密切监测血压及呼吸。除了高危病例，检查前后一般不需要应用抗生素预防心内膜炎。TEE 检查中，探头不能进入食管的发生率约为 1%，大多见于双主动脉弓、主动脉弓中断、血管环、气管食管瘘手术史的病例。并发症发生率为 2.0%~4.9%，常见并发症有气管压迫引起的呛咳、呼吸困难、血氧饱和度下降；咽部不适、恶心、呕吐、口腔及咽部出血；黏膜麻醉剂过敏等，严重者可出现心律失常、食管穿孔等，危及患者生命。

三、心脏超声声学造影

心脏超声造影（contrast echocardiography）自 1968 年 Gramiak 和 Shah 首次应用于临床，主要用于常规超声检查不能确定的心血管疾病的诊断。人体中的血液是无回声区，若通过外周静脉或心导管注入能产生小气泡而改变血液均质性的物质时，就可在该物质经过的部位产生浓密的云雾样超声回声反射。对这些回声出现的部位、次序及流动方向等进行分析，可对心脏或大血管的分流性或反流性疾病作出诊断，这种技术就称为心血管超声造影。用于注射的能产生小气泡的物质称为声学造影剂。包括右心造影及左心造影，右心造影在儿科应用较多。

常用静脉造影剂包括：靛青蓝绿溶液、过氧化氢、二氧化碳等。二氧化碳可用 5% 的碳酸氢钠与维生素 C 临时配制。上述声学造影剂通过静脉注射，在右心系统显影，称为右心造影。主要的临床应用包括：①检测先天性心脏病的右向左分流，经静脉注射声学造影剂后，如左心出现云雾状回声，提示存在右向左分流。②观察左向右分流时的负性显影，即右心内的造影剂被左心房或左心室分流而来的不含造影剂的血流冲淡而造成的显像缺失现象，常用于房间隔缺损的诊断、肺静脉异位连接、左侧上腔静脉残存的鉴别等。③协助心脏瓣膜反流的诊断及分度。轻度房室瓣反流时用连续波式多普勒超声不能记录到完整的反流频谱，影响反流最大速度的测量及压差的估测。经周围静脉注射声学造影剂后可提高完整记录反流频谱的可能性。④诊断大静脉的回流异常，包括左侧上腔静脉残存、肺静脉异位连接等的鉴别。⑤诊断肺内的右向左分流，如肺动静脉瘘等。

最近，造影剂技术的提高使微气泡的直径与红细胞相似，静脉注射后可以通过肺循环进入左心，使左心显影，称为左心造影，包括左心室心腔造影（left ventricular opacification，LVO）和心肌造影（myocardial contrast echocardiography，MCE）。左心腔造影可提高静息、运动或负荷状态下超声心动图定性和定量评价左心室结构及功能的可行性、准确性和重复性。左心室心肌造影可使心肌组织回声增强，获得清晰左心室心肌组织影像，从而对缺血性心脏病进行诊断。左心声学造影儿科应用较少，临床价值尚需要进一步研究。

四、三维超声心动图

应用二维超声心动图诊断先天性心脏病，检查者需要将多种切面的表现，经过想象重建才能获得立体空间信息。因此，对心脏畸形的描述，在不同的检查者之间往往存在差异，影响诊断的准确性，也不利于沟通交流。1961年，Baum和Greenwood提出三维超声显像的概念，1974年，Dekker等首先报道心脏三维重建获得成功。随着二维图像采集、处理及三维图像显示技术的进展，三维超声心动图（three dimensional echocardiography，3DE）技术逐渐成熟。20世纪80年代，经食管超声探头用于临床后，进一步推动三维超声心动图临床应用范围，90年代初开始用于小儿先天性心脏病的诊断。

（一）方法

三维超声心动图是由一系列二维图像，按相同空间位置经计算机组合处理重建而成，三维能够立体展示，任意切割剖面观察。结合心电图门控技术可以展示一个心动周期内心脏的运动情况，称为动态三维超声心动图，也称为四维超声心动图。三维重建过程包括图像采集、储存、处理及展示。三维超声探头由超过2 000晶片元件组成，可以同时进行不同方向的扫描，获得全容积信息实时成像后，可以任意旋转及切割。实时三维超声的探头较常规二维超声探头大，图像分辨力也较常规二维超声差。目前常用的采集方法有平行扫描、旋转扫描及扇形扫描。常用的采集途径有经食管、经胸等方式。采集图像时需同步记录呼吸、心电图以便将相同时相的图像组合。经食管采样透声好，图像移动少，可以在术中进行；缺点在于经食管探头直径的限制，在小年龄儿童中不能应用。经胸采样则具有方便、无创等优点，由于儿童透声好，应用广泛。二维图像的质量是获得满意三维图像的关键，图像采集后以模拟信号或数字信号方式储存，图像处理及三维重建过程复杂，可着重于某一心腔，以人工的方法构边确定心腔的边界，三维重建后以若干直线连接来描绘心腔的立体形态，也可以图像灰阶程度确定整个心脏或血管结构轮廓，三维重建后可获得某部分或整体心脏的立体图像。立体图像可以动态观察，也可静态观察，可任意旋转及切割剖视，测量径线、面积及容积。先天性心脏病病理形态的观察与剖面有关，常用的剖切面有：左心长轴（与室间隔平行）、右心长轴、心房短轴、心室短轴（腱索水平）及心脏额状斜面。三维超声图像处理系统可从每个剖切面提供正反两个剖视面。从这些剖视面可以显示肺静脉与心房连接异常、心房与心室连接异常、心室与大动脉连接异常、间隔缺损等。

（二）临床应用

1. 先天性心脏病诊断 最早用于房间隔缺损、室间隔缺损的诊断，三维超声心动图能以立体形式展示缺损的病理形态，较二维超声心动图更好地反映缺损大小、形态、位置、延伸状况及与周围组织的关系。应用三维超声心动图测量房间隔缺损、室间隔缺损的直径、面积与手术、MRI测值有良好的相关性，三维超声心动图能从右侧或左侧正面显示缺损，对指导介入治疗有很大的帮助。以后也有用于房室间隔缺损、右心室双出口、左心室双入口、大动脉转位、永存动脉干、法洛四联症、三房心、主动脉瓣狭窄等诊断的报道。三维超声心动图较二维超声心动图能更好地反映房室间隔连接类型、房室瓣的形态等，对房室间隔缺损的诊断、手术方案的选择及术后房室瓣反流的评估有价值。Dall'Agata等认为左心室流出道和右心室流出道的三维重建有助于对病理形态的了解，可从不同视角观察梗阻程度及与周围组织的关系，提高手术效果。

2. 瓣膜疾病诊断 由于瓣膜装置在空间立体结构上的复杂性，以及形态与功能的密切关系，对瓣膜进行三维立体研究十分重要。Cheng等运用三维超声心动图重建二尖瓣脱垂患者的二尖瓣装置，发现二尖瓣脱垂在三维超声心动图检查中的特征性表现：在心房俯视角中收缩期二尖瓣呈突向左心房的圆形结节。二尖瓣降落伞畸形、二尖瓣双口畸形、瓣上隔膜、二尖瓣裂缺、三尖瓣闭锁等均已有三维重建获得满意的图像的个案报道。三维重建较之二维超声更能反映瓣膜与周围组织的关系,并能模拟外科术中视角,对外科手术方法的选择有重要意义。Salustri 等比较了二维超声心动图与三维超声心动图在评价二尖瓣形态特征中的价值,认为在观察瓣膜活动度、瓣膜结合部、瓣口及瓣膜与其他结构的关系方面,三维超声心动图优于二维超声心动图,而在观察瓣膜厚度、瓣环和瓣下装置方面,二维超声心动图优于三维超声心动图。三维超声心动图能在任意平面上测量二点间的距离和面积,有利于测量狭窄瓣膜的口径。Kupferwasser 等将三维超声心动图方法测量的二尖瓣狭窄病例的瓣口面积与传统二维超声心动图平面法、多普勒压差半降时间法及心导管格林公式法进行比较,发现三维超声比二维超声心动图测量结果更接近有创性方法,接近压差半降时间法;而当存在主动脉瓣反流时,比压差半降时间法更加准确。

3. 心室容积的定量测量　3DE 计算心室的容积不依赖心室几何形态的假设,对右心室功能的评估具有明显的优势。2DE 测得的左心室 EF 与 MRI 测得值标准差为 10.4%,而 3DE 测得值标准差降至 5.3%。Chen 等在离体动物的心脏中应用 3DE 测量右心室的容量,并与右心室腔模型排水法的实测值比较,结果非常显著相关($r=0.99$,$P<0.01$)。如果仔细测量,3DE 测得的右心室 EF 与 MRI 测得 EF 相差 4%~6%。Vogel 等认为与 MRI 对照,三维超声心动图测量正常及右心室扩大者舒张末期容量的正确性可接受,收缩末期容量结果则较差。Altmann 等在先天性左心室型单心室的病例中通过将 2DE 与 3DE 计算出来的心室容积分别同磁共振成像(MRI)的测量值进行对照,发现 3DE 测量值更接近 MRI 的测量值。Chen 等通动物实验,表明 Tomtec 心尖长轴八平面法 3DE 所测右心室容积和右心室硅胶模型排水法实测值具有良好的相关性。Gopal 等对 71 例正常儿童进行研究,应用 2DE 和 3DE 估测右心室 EF,并与 MRI 估测值对比,发现 3DE 与 MRI 估测的 EF 相关性较好,与 2DE 估测值的相关

性较差。Calcutteea 等应用实时三维超声心动图(real-time 3DE,RT3DE)估测右心室功能,发现右心室三部分对总体收缩功能的作用存在差异,流入道早于流出道,心尖部最慢。van der Hulst 等应用 RT3DE 对法洛四联症术后右心功能的研究发现,心尖部术后舒张末期及收缩末期的容积较正常对照组增大,但 EF 无明显差异,另外两部分 EF 则均小于正常对照组,提示 RT3DE 可以比较准确地估测右心室节段心肌功能。

利用二维彩色多普勒进行动态三维重建时,在图像处理过程中将图像上结构的反射尽量抑制,仅留彩色多普勒信息,再按灰阶编码进行动态三维重建,即可获得实时的立体多普勒血流信号。可以了解血流束的起止部位、形态、途径、范围,并可对血流束进行任意切割。尚可了解瓣膜关闭不全、狭窄处血流束横断面大小及形态。这些信息比二维信息能更准确地反映血流状态。

三维超声心动图提供的立体图像直观生动,可以任意转动及剖析获得多视角的信息,并能进行模拟外科手术,测量心腔容量不依赖心腔的几何形态,都是二维图像不能比拟的。但是,三维超声心动图的图像的分辨率不高,图像采集、三维重建耗时较多,重复性较差。随着科学技术的进步,三维超声心动图技术将会不断完善成为常用的先天性心脏病临床诊断工具。

(张玉奇　陈树宝)

参 考 文 献

1. LOPEZ L,COLAN SD,FROMMELT PC,et al. Recommendations for quantification methods during the performance of a pediatric echocardiogram:a report from the Pediatric Measurements Writing Group of the American Society of Echocardiography Pediatric and Congenital Heart Disease Council. J Am Soc Echocardiogr,2010,23(5):465-495.
2. 陈树宝,孙锟,朱铭.应用二维超声心动图顺序分段诊断复杂型先天性心脏病.中华儿科杂志,1994,37(4):222-224.
3. FERRARA F,ZHOU X,GARGANI L,et al. Echocardiography in pulmonary arterial hypertension. Curr Cardiol Rep,2019,21(4):22-31.
4. 张玉奇.超声心动图无创评估右心室功能的现状及存在的问题.中华临床医师杂志(电子版),2012,6(22):

7041-7043.

5. PUCHALSKI MD, LUI GK, MILLER-HANCE WC, et al. Guidelines for performing a comprehensive transesophageal echocardiographic: Examination in children and all patients with congenital heart disease: Recommendations from the American Society of Echocardiography. J Am Soc Echocardiogr, 2019, 32（2）: 173-215.

6. LINDNER JR. Contrast echocardiography: current status and future directions. Heart, 2021, 107（1）: 18-24.

7. ZHANG L, XIE M, BALLUZ R, et al. Real time three-dimensional echocardiography for evaluation of congenital heart defects: state of the art. Echocardiography, 2012, 29（2）: 232-241.

8. CHEN LJ, ZHANG YQ, BAO SF, et al. Velocity vector imaging for the assessment of segmental ventricular function in children with a single right ventricle after cavopulmonary anastomosis. Curr Med Res Opin, 2019, 35（2）: 203-210.

9. 张玉奇, 陈树宝, 孙锟, 等. 改良肺动脉/主动脉血流时间间期比定量估测肺动脉压的研究. 中华超声影像学杂志, 2000, 9（1）: 32-34.

10. 张玉奇, 叶宝英, 孙锟, 等. 计算机辅助彩色 M 型超声心动图无创估测肺血管阻力的研究. 中华超声影像学杂志, 2008, 17（6）: 465-468.

11. 张玉奇, 孙锟, 张志芳, 等. 综合超声心动图在经心导管关闭膜周部室间隔缺损中的应用. 医学影像学杂志, 2007, 17（9）: 936-938.

12. 王珊珊, 张玉奇, 张志芳, 等. 超声心动图、多普勒超声心肌工作指数及组织多普勒成像无创评估左心室型单心室患儿心功能变化对比研究. 中华实用儿科临床杂志, 2013（13）: 988-986.

13. 赵艳君, 张玉奇, 陈丽君, 等. Tel 指数评价儿童三尖瓣下移畸形手术前后心功能的变化. 医学影像学杂志, 2011, 21（5）: 686-688.

14. 张玉奇, 陈树宝, 孙锟, 等. Tei 指数估测正常及先天性心脏病儿童右心功能的研究. 中国医学影像技术, 2003（12）: 1669-1671.

15. BAO SF, ZHANG YQ, CHEN LJ, et al. Assessment of right ventricular systolic function in children with repaired tetralogy of Fallot by multiple-view from single acoustic window with speckle tracking echocardiography. Echocardiography,

2019, 36（1）: 133-141.

16. NICOARA A, SKUBAS N, AD N, et al. Guidelines for the use of transesophageal echocardiography to assist with surgical decision-making in the operating room: A surgery-based approach: from the American Society of Echocardiography in Collaboration with the Society of Cardiovascular Anesthesiologists and the Society of Thoracic Surgeons. J Am Soc Echocardiogr, 2020, 33（6）: 692-734.

17. 孙锟, 陈树宝, 张玉奇, 等. 经食管超声心动图在小儿先天性心脏病手术中的应用. 中华胸心血管外科杂志, 2000, 16（1）: 43-45.

18. KARSKI JM. Transesophageal echocardiography in the intensive care unit. Semin Cardiothorac Vasc Anesth, 2006, 10（2）: 162-166.

19. 张玉奇, 孙锟, 陈树宝, 等. 经食管超声心动图在室间隔肌部缺损镶嵌治疗中的价值. 中华超声影像学杂志, 2007, 16（4）: 290-293.

20. ESKANDARI M, MONAGHAN M. Contrast echocardiography in daily clinical practice. Herz, 2017, 42（3）: 271-278.

21. SIMPSON J, LOPEZ L, ACAR P, et al. Three-dimensional echocardiography in congenital heart disease: an expert consensus document from the European Association of Cardiovascular Imaging and the American Society of Echocardiography. Eur Heart J Cardiovasc Imaging, 2016, 17（10）: 1071-1097.

22. 孙锟, 陈树宝, 江海, 等. 婴儿复杂型先天性心脏病的三维超声诊断. 中华儿科杂志, 2001, 39（7）: 401-405.

23. BADANO LP, MURARU D, CIAMBELLOTTI F, et al. Assessment of left ventricular diastolic function by three-dimensional transthoracic echocardiography. Echocardiography, 2020, 37（11）: 1951-1956.

24. MOCERI P, DUCHATEAU N, GILLON S, et al. Three-dimensional right ventricular shape and strain in congenital heart disease patients with right ventricular chronic volume loading. Eur Heart J Cardiovasc Imaging, 2021, 22（10）: 1174-1181.

25. ADDETIA K, MURARU D, BADANO LP, et al. New Directions in right ventricular assessment using 3-dimensional echocardiography. JAMA Cardiol, 2019, 4（9）: 936-944.

第九章

心血管核医学检查

放射性核素示踪技术在心血管疾病中的应用是核医学发展最快、应用较广、价值较大的影像诊断学部分，并逐步发展成为核心脏病学（nuclear cardiology）。由于核医学检查方法具有简便、安全、无创伤及一次检查后可获得多项参数等优点，已成为心血管疾病诊断与评估的重要手段。在小儿心血管疾病中的应用以往主要集中于心功能的测定和心腔内右向左分流的观察及定量分析。虽然部分适应证已由心脏超声及其他影像学方法所替代，但放射性核素显像仍然是评估小儿心血管疾病安全可靠的重要方法，主要包括心肌血流灌注及代谢显像、肺血流分布等。近年来，随着医学科技的发展，新型核医学探测器晶体材料、准直器及探测器的设计，以及高级的重建方法使图像质量和空间分辨率得到显著改善，并降低辐射剂量，放射性核素显像将在小儿心血管疾病中具有越来越广阔的发展前景。

一、放射性核素和核医学仪器

（一）心肌灌注显像剂

1. 单光子核素心肌灌注显像剂

（1）放射性铊-201（^{201}Tl）：半衰期为 73 小时，以电子俘获方式衰变，发射能量为 69~80keV 的特征 X 线及两组 γ 射线。^{201}Tl 的生物学特征与 K^+ 相似，静脉注射后能迅速被心肌及体内某些器官摄取并从血液中清除。^{201}Tl 被心肌摄取的量与心肌血流灌注量成正比。指南推荐儿童最小注射剂量为 0.15mCi（5.55MBq），最大剂量为 2mCi（74MBq）。^{201}Tl 被心肌细胞摄取主要通过细胞膜的钠-钾 ATP 酶系统主动运转实现。一般于静脉注射后 10~20 分钟心肌内 ^{201}Tl 量达到高峰，此时即可进行图像采集。心肌内外的 ^{201}Tl 随着时间呈动态交换。当心肌内浓度高于血液时，^{201}Tl 通过弥散作用不断从心肌细胞中被洗脱出来，因而在 2 小时后有再分布现象。其优点为方便（两次显像、一次注射）、省时（负荷和静息显像可在 3 小时内完成），以及可利用再分布现象部分提示心肌细胞是否存活。缺点为辐射剂量较高，并且与成人不同，儿童心脏小、跳动快速，由于 ^{201}Tl 能量较低导致单光子发射计算机断层显像仪（single photon emission computer tomography，SPECT）心肌灌注图像质量不佳。

（2）放射性锝（^{99m}Tc）（technetium-99m，^{99m}Tc）标记的示踪剂：^{99m}Tc 半衰期为 6 小时，发生 γ 衰变或称同质异能跃迁，发射出能量为 140keV 的 γ 射线，与 ^{201}Tl 相比具有更适宜的物理特性和较低的辐射剂量，图像质量佳，价格相对低廉。另外由于儿童显像的特殊性，如镇静效果或患儿合作度不佳等原因，图像采集开始时间较为不可控，因此无再分布现象是 ^{99m}Tc 标记化合物的另一个优势，在采集开始时间上可更有弹性，有更多的时间获得患儿的合作。因此，儿童 SPECT 心肌灌注显像首选 ^{99m}Tc 标记的示踪剂。主要为 ^{99m}Tc 标记的异腈类化合物，如 ^{99m}Tc-甲氧基异丁基异腈（^{99m}Tc-MIBI）、^{99m}Tc-特丁基异腈和 ^{99m}Tc-甲酯异丙异腈等。国内外最常用的是 ^{99m}Tc-MIBI。它是一种脂溶性、阳离子化合物。通过被动扩散方式浓聚于心肌细胞线粒体内，进入心肌后被固定于心肌内，因而无明显的心肌清除和再分布。其摄取和在线粒体内保留依赖于心肌血流量及跨膜能量电位。主要通过肝胆系统排泄到胃肠道。静脉注射后 1~2 小时心肌内浓度最高，同时肺和肝内的放射性已明显下降，此时的显像效果最佳。

2. 正电子核素心肌灌注显像剂 主要包括

^{82}Rb（铷）、^{15}O-H$_2$O 及 ^{13}N-NH$_3$ 等，主要特点为物理半衰期短（分别为 75 秒、2 分钟及 10 分钟）、心肌首次摄取率高，如 ^{15}O-H$_2$O 的首次摄取率可达100%。后两者由于半衰期相对较长，临床应用较为广泛。

（二）心血池显像剂

用于首次通过法的主要心血池显像剂有高锝酸盐（^{99m}TcO$_4$）、锝标记二亚乙基三胺五乙酸（^{99m}Tc-DTPA）。用于平衡法心血池显像剂有锝标记人血浆白蛋白（^{99m}Tc-HAS）、锝标记红细胞（^{99m}Tc-RBC），由于 ^{99m}Tc 标记红细胞方法简单，所以 ^{99m}Tc-RBC 在临床上最常用。

（三）核医学仪器

用于先天性心脏病评估的核医学仪器有 γ 相机（目前已很少应用）、单光子发射计算机断层显像（single photon emission computed tomography，SPECT）及正电子发射断层显像仪（positron emission tomography，PET）。γ 相机和 SPECT 均为接受发射单光子的核素 γ 射线的显像仪器，显像原理相同，两者的区别是前者只能进行平面显像，而后者除了能进行平面显像外还可以断层显像。平面显像时，由于前后或左右结构的重叠，分辨率差，对小病灶诊断阳性率低。因此目前 SPECT 已取代 γ 相机。SPECT 除了作断层显像外还有很强的动态采集功能。首次通过法或门控心血池显像法测定心功能即利用其动态采集功能完成。采用断层显像技术可完成心肌灌注显像，从血流灌注来了解心肌有否缺血或心肌梗死。

PET 接受正电子核素（^{18}F、^{13}N、^{15}O、^{11}C 等）在湮没过程中发射的一对方向相反 γ 光子（511keV）而成像。通过注射 ^{13}N-NH$_3$ 或 ^{15}O-H$_2$O 示踪能够测量每 100g 心肌的每分钟血流量［ml/(100g·min)］。^{18}F-脱氧葡萄糖（^{18}F-FDG）心肌显像测定心肌葡萄糖摄取，结合 SPECT 的 ^{99m}Tc-MIBI 或 ^{201}Tl 心肌血流灌注显像可用来判断缺血心肌的存活情况，判断是否有心肌梗死、心肌顿抑或冬眠状态。若 ^{99m}Tc-MIBI 或 ^{201}Tl 心肌显像示某心肌节段血流灌注明显下降，而在 PET 心肌葡萄糖代谢显像同节段心肌有葡萄糖摄取，出现两种显像不匹配，即

前者放射性缺损后者放射性增高时提示心肌存活。相反，两种显像均提示某心肌放射性明显下降，出现两种显像相匹配时，即既无血流灌注也无代谢则提示心肌瘢痕或不可逆损害。为冠状动脉血运重建及术后疗效评价提供重要意义。目前 PET/CT 和 PET/MRI 已取代单独 PET，提供更精准的影像学信息。

二、心肌灌注显像

心肌灌注显像（myocardial perfusion imaging，MPI）可用于评估冠状动脉灌注障碍，例如川崎病、心脏移植、心肌病、大动脉转位动脉调转术后、胸痛或胸部创伤及异常左冠状动脉等。一般包括静息显像和负荷显像两部分。

（一）SPECT 心肌灌注显像

1. 原理 放射性核素显像剂进入心肌细胞的量与冠状动脉血供有关，其摄取量与冠状动脉血流量成正比，即血供丰富的区域心肌细胞摄取显像剂的量也越多，血流量下降的区域则出现心肌放射性分布稀疏或缺损。通过运动或药物负荷使正常心肌血供增加 2~5 倍，在局部心肌血供有病变的部位则不能提高血供，使正常心肌区和病变区的放射性分布差异明显，在显像图中更容易判断。

2. 检查方法

（1）显像前准备：注射显像剂前患儿需禁食（婴儿 3 小时，其他儿童青少年 4~6 小时）。无法配合的 5~6 岁以下患儿需镇静，新生儿或 6~8 月以下婴儿可采用温和束缚制动的方法。预先建立静脉通道。

（2）负荷试验：负荷试验可分为一日法与两日法。理想情况下，使用 ^{99m}Tc 标记的示踪剂进行负荷和静息显像在两天分别进行，以避免第一次注射的残留放射性活度干扰第二次注射后的图像。对于部分患儿无法执行两日法，则可采用一日法。推荐先负荷后静息，部分患儿负荷试验图像正常时，可省略静息试验，从而降低患儿辐射剂量。以 ^{99m}Tc-MIBI 为例：两日法注射剂量为 0.25mCi（9.25MBq）/kg，2~10mCi；一日法注

射剂量为第一次注射 0.15mCi（5.55MBq）/kg，2~10mCi；第二次注射 0.35mCi（12.95MBq）/kg，4~20mCi。负荷试验过程中常规持续记录血压、心率及心电图等指标。

由于运动负荷试验可额外获得患儿诊断及预后信息，包括活动耐量、运动后诱发的症状、心肌缺血情况、心律、血压及心电图改变等，可配合运动试验的患儿（一般大于 7 岁）采用运动负荷试验，包括踏车或平板运动方案。部分窦房结功能障碍的患儿由于无法达到次极量心率，优先选择药物负荷。放射性药物应在接近运动峰值时或患儿提出需要停止运动或有胸痛症状时注射。运动负荷试验检查前两天停用 β 受体拮抗剂。

所有年龄段儿童青少年均可采用药物负荷。检查前 1 天停用腺苷拮抗剂如茶碱或氨茶碱等，检查前 1~2 天限制含有黄嘌呤的饮料或食物如巧克力、可乐等。药物负荷以采用腺苷及双嘧达莫为主，前者半衰期极短（<10 秒），因此在儿童中更为常用。进行药物负荷前，须确认不同负荷药物的禁忌证如哮喘等。以腺苷为例，按 0.14mg/（kg·min）的速率静脉连续缓慢滴注共 6 分钟，在第 3 分钟时于对侧肘静脉注射显像剂。

（3）显像检查：静脉注射显像剂后 30 分钟至 1 小时后开始显像。新生儿及婴儿由于肝脏对 99mTc-MIBI 更高滞留率，建议注射后 90 分钟显像以减低肝脏放射性浓聚对左心室下壁的影响。患儿采取平卧位，根据不同 SPECT 仪器采用不同采集参数。尽可能采用高分辨率或超高分辨率准直器，将探头尽量靠近胸壁。选择合适的缩放系数。采用迭代算法重建及"分辨率恢复"来提高分辨率和图像对比度。过滤时需要符合心脏尺寸，避免过度过滤。行门控 MPI 时，以心电图 R 波作为门控信号进行采集。由于患儿心脏容积较小，目前市售的计算机软件包对儿童门控 SPECT 采集的心功能定量参数可产生一定误差。若儿童心脏解剖结构变异较为明显时可影响常规心室腔的识别及其范围界限的定义，此时结合低剂量 CT 的 SPECT/CT 显像具有较大价值。

3. 图像分析

（1）正常图像：正常情况下，左心室轮廓显影清晰，无论是负荷或静息心肌灌注显像，心肌放射性分布基本均匀，心尖部及室间隔膜部心肌放射性分布略稀疏。由于患儿心血管异常解剖结构或异常循环，往往右心室壁可见放射性摄取。这种情况下可能需要手动调整图像切割以获得正确的心脏断层图像。与成人相比，儿童心肌灌注图像左心室壁前外侧段的摄取偏低。

1）断层图像：心肌灌注断层图像分为，①短轴断层，垂直于心脏长轴从心尖至心底的依次断层影像；②水平长轴断层，平行于心脏长轴由膈面向上的断层影像；③垂直长轴断层，垂直于上述两个层面由室间隔至左侧壁的依次断层影像。

2）靶心图：将短轴断层影像自心尖部展开成二维圆形图像，并以不同颜色显示左心室各壁显像剂分布相对计数值的定量分析方法。一般以低于正常平均值 2.5 个标准差部位以黑色显示。目前较多采用 17 节段命名法。优点在于较单纯目测分析更加客观准确，减少阅片者间误差；体现缺血心肌与受累血管的对应关系；可将负荷与静息图像或治疗前后图像进行相减处理，定量分析心肌缺血范围、程度或评价疗效。

（2）异常图像：将静息与负荷心肌灌注显像的断面图像对比分析，常见异常图像表现为：①可逆性缺损，即负荷试验出现局部心肌显像剂分布稀疏或缺损，而在静息时无异常，提示可逆性心肌缺血。②固定缺损，即负荷和静息状态下，同一节段心肌出现范围和程度没有变化的灌注异常，多见于心肌梗死、瘢痕或冬眠心肌（图 9-1）；③部分可逆性缺损，即负荷试验出现局部心肌灌注异常，在静息状态下相应区域范围缩小或稀疏缺失程度减轻，见于心肌梗死伴缺血或侧支循环形成。

（二）PET 心肌显像

1. 原理 与 SPECT 相比，PET 心肌灌注显像优势在于空间分辨率高、均匀度好、图像质量佳，若动态采集，可定量分析心肌每克组织每分钟的血流量以评价心肌血流储备。缺点在于软硬件要求高及检查费用较为昂贵。

PET 心肌显像主要分为心肌灌注显像及心肌代谢显像（myocardial metabolic imaging）。目前在儿科临床并不常用，然而越来越多的研究证明其对于儿童较小的心脏具有显著临床价值，如在

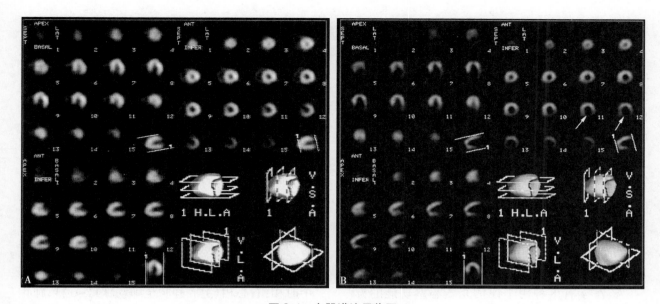

图 9-1 心肌灌注显像图

A. 正常心肌灌注显像图(短轴、水平长轴和垂直长轴);B. 左心室后侧壁、下壁严重心肌缺血。

大动脉转位术后行 PET 心肌灌注显像(^{82}Rb、^{13}N-NH$_3$ 等)评估心肌缺血和冠状动脉血流储备状态。采用 ^{18}F-FDG 行 PET 心肌代谢显像能评估存活心肌,在川崎病及其他冠状动脉异常患儿的随访、人工瓣膜感染性心内膜炎诊断中均有重要作用。

2. 检查方法与图像分析 显像前准备与图像分析与 SPECT 心肌灌注显像相似,以 ^{13}N-NH$_3$ 为例,剂量 0.3mCi(11.1MBq)/kg,最大剂量 30mCi。不同显像剂注射后不同时间行 PET 心肌显像。选择合适的重建方式进行图像重建。

(三)临床应用

临床上主要用于川崎病心肌损害的观察及其他任何疾病引起的心肌血供异常的辅助诊断,并可及时发现心血管术后引起的心脏局部缺血或心肌瘢痕组织引起的并发症。

1. 川崎病(Kawasaki disease) 以皮肤黏膜出疹、淋巴结肿大和多发性动脉炎为特征的急性发热性疾病,主要发生于 5 岁以下儿童。不及时治疗可引起冠状动脉受累,包括冠状动脉瘤、冠状动脉狭窄闭塞,最终导致心肌缺血或心肌梗死。MPI 主要应用于后期随访、运动能力评估等,尤其有持续存在的冠状动脉瘤或冠状动脉狭窄患儿(图 9-2,见文末彩插)。负荷状态下 MPI 图像可表现为局部心肌灌注减低,经治疗后可表现为灌注

改善。在川崎病和具有心肌缺血临床体征的患儿中,异常的室壁运动通常与心肌血流灌注减低相关,结合 PET 心肌代谢显像,该区域葡萄糖摄取无显著异常可作为心肌活力的指标。

2. 大动脉转位(transposition of the great arteries,TGA) TGA 动脉调转术后存活患儿约有 5%~11% 发生后期冠状动脉并发症。这类患儿初期通常没有症状,而在术后随访过程中 MPI 表现为患儿冠状动脉流量储备下降,部分心肌灌注减低,以左心室心尖及侧壁为主,并且往往范围较小,对左心室功能表现无显著影响。

3. 左冠状动脉起源于肺动脉(anomalous origin of the left coronary artery from the pulmonary artery,ALCAPA) 与冠状动脉起源于主动脉的变异相比,冠状动脉起源于肺动脉具有不同的血流动力学意义。由于其灌注压及血氧饱和度相对较低或发生冠状动脉窃血,导致心肌进行性缺血,最终导致缺血性心肌病。MPI 可用于评估术后心肌血流灌注改善情况、术后随访缺血心肌范围。当结合 ^{18}F-FDG 心肌代谢显像评估心肌活力则可进一步提供预后信息。

4. 心脏移植 临床发现冠状动脉病理变化是心脏移植随访中的主要死因。具体的病理机制目前尚不清楚,但可能与血管的免疫损伤有关。严重时出现进行性冠状动脉远端管腔闭塞。心肌

血流灌注显像可用来监测发生及严重程度。如结合 ^{18}F-FDG 心肌代谢显像发现心肌显像中血流灌注有减低的节段,而心肌代谢示摄取正常时,要尽快采取药物干预使血流灌注恢复正常。心肌灌注显像已成为心脏移植后重要的监测手段(图 9-3,见文末彩插)。

5. 其他 在儿童及青少年胸痛、创伤、大血管炎、心肌病、肺动脉闭锁、右心室肥厚等其他心血管疾病中有一定价值。

三、放射性核素心血池显像和心功能测定

核医学有多种用于评估儿童心室功能的方法,包括门控心肌灌注 SPECT 或 PET、门控心血池显像和首次通过法(first pass)心血池显像。心室功能的放射性核素评估参数包括左、右心室射血分数,室壁运动异常的检测,心室容积,心排血量和反流分数等。

(一)首次通过法心血池显像

1. 原理与方法 自肘静脉"弹丸"式注射显像剂后立即进行快速动态采集,连续记录放射性示踪剂首次通过心脏大血管等随时间变化的动态影像。应用感兴趣区(region of interesting,ROI)方法形成时间-放射性曲线,经计算机处理分析,可分别测定左、右心室的功能,并进一步得到多项心功能参数。示踪剂一般为 ^{99m}Tc-DTPA,或 ^{99m}TcO$_4$[剂量为 0.3mCi(11.1MBq)/kg,最小剂量 5mCi(185MBq),注射剂量体积<0.5ml]。

2. 数据的采集 由于幼儿肺、心体积小,为了保证高计数率,改善图像的统计学特性,γ 相机或 SPECT 多选用高灵敏度准直器。首次通过法中放射性核素在心血管内通过时间很短,注入同时启动 γ 相机。通过采集到的影像,从中分别勾画出左、右心室舒张末期和收缩末期的感兴趣区就能分别算出左心室射血分数(left ventricular ejection fraction,LVEF)、右心室射血分数(right ventricular ejection fraction,RVEF)。另可采用心电图的 R 波触发采集即为门控法。采集 5~15 个心动周期的数据,由计算机处理综合为一个有代表性的心动周期。可得出 LVEF、RVEF、局部射血分数(regional ejection fraction,rEF)、肺通过时间、肺血容量及分流比值。通过图像重放,观察左心室的室壁运动判断有无室壁运动减弱、无运动或反向运动。

3. 结果分析

(1)图像分析:分析时必须注意心血管各部分的显像顺序,出现时间是否正常。通过综合分析判断解剖结构的位置、形态、大小等信息。

1)正常图像:首次通过法心血管显像按上腔静脉、右心房、右心室、肺动脉、肺、肺静脉、左心房、左心室、升主动脉、主动脉弓、腹主动脉等正常循环顺序依次显影。各部分的连续影像可分为 3 个时相:右心相(上腔静脉至肺动脉)1~6 秒;肺相(肺充盈)4~7 秒;左心相(升主动脉至降主动脉)8~15 秒。心腔的形态、大小随显影时处于收缩或舒张时相而不同。通常右心相的连续影像呈"U"字形。中间空白区为升主动脉区,升主动脉显影时,该区消失。左心相的连续影像近似倾斜的"8"字形,左心室呈倾斜的椭圆形。肺影随时间不同有差异,右心和肺清晰时,右心影和左肺之间可见左心室空白区(图 9-4,见文末彩插)。

2)异常图像:可见显影顺序和时间的改变。

提前显影:某一器官或器官的某一部分不按正常顺序显影,而先于前面的器官或某一部分显影。如右向左分流时左心室、主动脉比肺先显影。

延迟显影:显影顺序正常,但部分影像的显像时间延长,如肺动脉狭窄时,左心显像时间推迟。

再度显影:左向右分流时进入左心的放射性示踪剂与分流血通过分流口再度进入右心,使右心再度显影。

不显影:大血管发育不全或有闭锁时,该血管分布的组织区域不显影。如一侧肺动脉发育不全或闭锁时,该血管分布的肺区不显影。

持续显影:器官或某一部分因分流血往返于左、右心室之间而出现放射性影像持久不消,如有左向右分流的室间隔缺损时,其右心室、肺及左心影像持续显影。

(2)曲线分析,肺稀释曲线 C_2/C_1 值:正常<35%~40%。肺稀释曲线 Q_P/Q_S 法(γ 函数拟合法):正常≤1.2。右心室内放射性稀释曲线 C_4/C_1

及 $T_{1/2}/T_1$ 法：正常值 $C_4/C_1 \leqslant 27\%$，$T_{1/2}/T_1 \leqslant 1.10$。肺-腹主动脉双曲线法：正常值<6%。

4. 临床应用

（1）左向右分流量的测定

1）肺稀释曲线（C_2/C_1）："弹丸"式注射放射性示踪剂后，在右肺上野处框取 ROI（注意避开大血管），将 ROI 内放射性计数随时间的变化绘成曲线，该曲线的上升和下降段十分陡，反映了放射性"弹丸"进入和离开肺的速度。接着出现经体循环混合后的再循环波（图 9-5a）。C_2/C_1 比值大于40% 提示有左向右分流。

临床价值和影响因素：①分流量中等以上的先天性心脏病患儿此法有价值；②对分流量小，分流指数（Q_p/Q_s）<1.2 者，或有双向分流者价值不大；③任何原因引起肺循环时间延长时，可使 C_2/C_1 值增加；④定性诊断左向右分流，无定位诊断意义；⑤有较高的假阳性和一定的假阴性率，与心导管法对比，相关系数为 0.7 左右。

2）肺稀释曲线面积比值法：本法利用计算机对实测的肺时间-放射性计数曲线进行 γ 函数拟合，并获得放射性示踪剂首次通过肺时的标准曲线，用实测曲线减标准曲线获得分流曲线（图9-5b）。标准肺循环曲线下的面积 A_1，即为肺循环血量（Q_p）。分流曲线下的面积为分流量 A_2。体循环血量（Q_s）为肺循环血量减去分流量之差。Q_p/Q_s 即为分流指数。$Q_p/Q_s=A_1/(A_1-A_2)$。

临床价值：无创伤性首次通过法核素心血管造影在小儿先天性心脏病的诊断方面具有重要意义，可同时分别计算左、右心室的射血分数，了解左、右心功能的变化。可用于诊断左向右分流型先天性心脏病如室间隔缺损、房间隔缺损及动脉导管未闭等，通过肺稀释曲线来定量测定分流量。核素造影诊断左-右分流与手术诊断的符合率为90.6%。另外，心血管手术后，出现杂音或充血性心力衰竭，则提示存在残余分流或残存缺损，此时放射性核素显像能定量评价残存分流，还能确定新的缺损和心功能状况。当分流指数>1.2 时，提示有左向右分流，与心导管法对照，相关系数为 0.91。有作者介绍在吸氧前后分别测定 Q_p/Q_s。吸氧后，Q_p/Q_s 值增大，但在肺血管反应性下降时这种反应消失。这种氧负荷方法可反映肺血管床状态，有助于为临床决定手术时机和判断手术适应证。如有严重的肺动脉高压，定期检测先天性心脏病的 Q_p/Q_s，一旦此值降低，提示艾森门格综合征的发生（由严重的肺动脉高压引起的右向左分流）。

（2）右向左分流量的测定（双曲线法）：测定右向左分流可应用肺-腹主动脉双曲线法。正常中央循环无心内分流，腹主动脉曲线（AC）起始于肺稀释曲线（PC）峰值时间。当存在右向左分流时，由于血流动力学出现短路，而使放射性核素在腹主动脉提前出现，使腹主动脉曲线的起始点提前到肺稀释曲线的起始点之前。呈双峰，前锋由分流造成，后峰为正常循环的示踪剂产生（图 9-6）。分流率（%）=（Q_p/Q_s）/Q_s。正常为 2%~14%，而右向左分流者为 19%~68%。

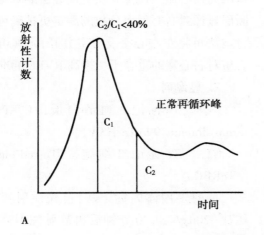
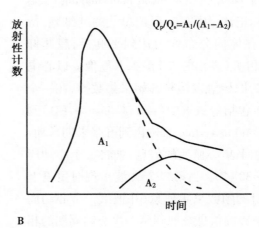

图 9-5 肺稀释曲线

A. 正常人；B. 左向右分流。

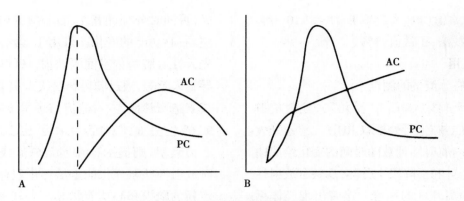

图9-6　右向左定量分析图

A.正常人;B.右向左分流。AC,腹主动脉曲线;PC,肺稀释曲线。

5. 适应证

（1）左、右心功能的测定,在肺动脉高压时对右心功能的检测。

（2）先天性心脏病患儿的左-右分流或右-左分流的定性及定量诊断。

（3）完全型大动脉转位的诊断。

（4）肺动脉及其分支的狭窄或发育不全的诊断。

（5）了解心室功能状况并评估心脏、大血管手术后的心功能状态。

（6）瓣膜病、上腔静脉梗阻、大血管瘤、左心房黏液瘤和室壁瘤的诊断。

（7）需血管造影检查但对碘过敏或不能耐受者。

（二）平衡法门控心血池显像

1. 原理和方法　平衡法门控心血池显像（equilibrium gated cardiac blood pool imaging）是采用体内标记法,用 ^{99m}Tc 标记患儿的红细胞,待 ^{99m}Tc-RBC 在体内分布均匀达到平衡后,患儿仰卧于 γ-照相机（或 SPECT）探头下显像。以心电图的 R 波为原始触发信号开始采集数据,在一个心动周期中包括舒张末期（end of diastole,ED）到收缩末期（end of systole,ES）再到舒张末期自动、连续等时相采集心血池的信息（如将一个心动周期分为 16~32 帧）。当第二个 R 波出现时重复上述相同数目的帧数采集信息,并把第二个心动周期中每次采集的信息叠加到第一次心动周期的相应帧数上。如此反复地进行,直至采集数百个心动周期。相应帧数采集的信息全部叠加在一起,可得到若干帧统计误差小、影像清晰的图像（图9-7）。

连续重播一个心动周期的所有影像则为心动电影,从心动电影可以清楚地观察到室壁运动。另外,从一个心动周期每帧采集的放射性强度信息和时间关系可得到心室时间-活性曲线。经本底校正后可计算出反映心室收缩和舒张功能的各种参数,如射血分数（ejection fraction,EF）、高峰充盈率（peak filling rate,PFR）、高峰射血率（peak ejection rate,PER）、局部射血分数（regional ejection fraction,rEF）等（图 9-8A,见文末彩插）。另外通过对曲线的傅里叶转换可得到心室局部区域开始收缩的时间（时相）及与之相适应的收缩大小（振幅）两参数。用上述参数进行影像重建可分别获得心室相位图（phase imaging）和振幅图（amplitude imaging）,反映左心室功能状况的影像（图 9-8B,见文末彩插）。右心功能的测定首选平衡法门控心血池显像。在上述方法的基础上加上断层显像对右心射血分数的测定更精确可靠。通过本法可将左右心室及房室分开,尤其可减少右心房对右心室的重叠干扰提高 RVEF 的准确性。

2. 显像剂

（1）^{99m}Tc 标记人血清白蛋白（^{99m}Tc-human serum albumin,99mTc-HSA）。

（2）^{99m}Tc 标记红细胞（^{99m}Tc-red blood cell,^{99m}TcRBC）。

目前多用体内标记法:首先注射亚锡焦磷酸盐（20μg/kg）,20 分钟后再静脉注射高锝酸盐（^{99m}TcO$_4$）0.3mCi（11.1MBq）/kg,10~15 分钟后即可进行心血池显像。

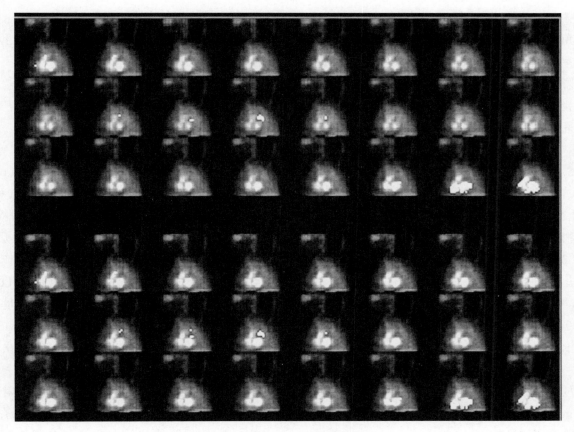

图 9-7　平衡法门控心血池显像图

3. 结果分析

（1）心室容积曲线分析：从反映心室舒张和收缩全过程的心室容积曲线，可以获得以下参数。

1）心室收缩功能参数：①射血分数（EF），正常值：左心室 EF（LVEF）>（57±5）%；右心室 EF（RVEF）>45%；②局部射血分数（rEF）可反映心室侧壁、间隔、心尖、下壁及后壁等部位的 EF 值，正常时均应大于 50%。③高峰射血率（PER），正常值（3.08±0.35）/s。

2）心室舒张功能参数：①高峰充盈率（PFR）正常时应大于（2.7±0.49）/s；②高峰充盈时间（TPFR）正常时应小于（151±23）ms。

（2）心动电影显示：舒张末期到收缩末期整个心动周期内各室壁的收缩、舒张活动以电影方式显示在屏幕上。可从左前斜 30°、45°、70°，3 个不同的方向来观察各室壁运动情况。舒张末期和收缩末期心室影像勾边叠加显示和分区示意同样可了解室壁活动情况。

（3）时相分析（phase analysis）：相位图以不同的灰度或颜色来显示房、室收缩的时间差别，直方图将心房和大血管收缩的时间和左、右心室收缩的时间差以直方图的形式表达在直角坐标上。两者时相差应为 180°，当表达左、右心室收缩时间的直方图在坐标上反映出来的相角程大于 70°时，说明左、右心室收缩不协调。

4. 临床应用　心血池动态显像用于心血管疾病的心功能测定及传导异常、室壁瘤等诊断。右心功能的测定主要用于肺动脉高压对右心功能的影响。风湿性心肌炎可有二尖瓣反流现象，少数患儿还可伴有主动脉瓣反流。因此，代偿期心脏收缩和舒张功能的各项参数均有升高，在失代偿期收缩和舒张功能各项参数均降低。病毒性心肌炎在代偿期收缩和舒张功能有下降但和正常儿童无显著差别，在失代偿期收缩和舒张功能均明显下降。扩张型心肌病在失代偿期收缩和舒张功能各项参数均明显降低。肥厚型心肌病的左心室影像明确缩小，左右心室之间的放射性空白带明显增宽，为肥厚的室间隔。同时由于心肌不对称肥厚而室腔变形。左心室收缩呈高张状态，LVEF

特别是 1/3EF 升高。同时心室收缩协调性差,心室相角程增宽。室壁瘤在心动电影图上可见病变部位室壁反向运动。由于心动电影可将心肌收缩以电影显示,因此可连续观察心肌活动的状态,可定量判断有否心肌收缩力下降、无活动或反向运动。通过振幅图和相位分析可判断有否心内传导阻滞。

5. 适应证

（1）了解天性心脏病手术前后心功能状况。

（2）了解各种心血管疾病的心功能状况及各种药物对心功能的影响。

（3）观察室壁活动及疑有室壁瘤的患儿明确诊断。

（4）肺动脉高压时右心功能的检测。

四、肺血流灌注显像

放射性核素肺灌注显像（pulmonary perfusion imaging）在小儿心血管领域主要应用于肺血流分布及肺栓塞的诊断。

（一）原理

肺毛细血管的直径为 $7 \sim 9\mu m$,自静脉注入直径 $10 \sim 50\mu m$ 的放射性颗粒后,这些颗粒随血流将暂时栓塞于肺毛细血管床。其生物半衰期为 2~9 小时,经一定时间后放射性颗粒可降解为碎片,从而离开被栓塞的肺毛细血管进入体循环,最后被肝巨噬细胞清除。当放射性颗粒在肺内栓塞时,用 γ-照相机(或 SPECT)检查可得到肺的平面显像或断层显像。当存在右向左分流及肺动脉高压时,可见全身和肺血流灌注的异常。用 ROI 方法测量特定部位的放射性计数可进行右向左分流的定量分析。肺动脉高压时,双上肺野血流明显多于下肺野,所以双上肺放射性明显高于下肺。这种血流灌注的异常分布不受体位的改变。放射性的差异与肺动脉高压的程度呈正相关。据此,使用肺灌注显像还可定量分析肺动脉高压的程度。

（二）方法

示踪剂为 ^{99m}Tc 标记的大颗粒聚合蛋白

（^{99m}Tc-MAA）颗粒大小应控制在 $10 \sim 50\mu m$。注射剂量为 $18.5 \sim 111MBq$（$0.5 \sim 3mCi$）。静脉注射示踪剂后 5 分钟,采集全身图像。

右向左分流量的计算公式如下:$QF=[$（全身计数－肺部计数）/全身计数$] \times 100\%$。QF 为分流率。

以下两法在临床实际应用中较多。

1. RL 法 肺血流灌注的转变率 Rt/Lt 通过左侧卧位到右侧卧位的变化过程而得到,称 RL 法。患儿取左侧卧位,待呼吸平稳后,静脉注射 ^{99m}Tc-MAA 111~185MBq（3~5mCi）。平衡后,改取右侧位采集后前位（POST）肺部图像,作为首次显像,并计算两肺放射性计数之比为 Lt。随后病人仍以右侧卧位,静脉注射同等剂量的示踪剂,待平衡后,病人仍以右侧卧位于 POST 位进行数据采集并计算出双肺计数。第二次图像中的放射性强度应为两次之和,分别减去首次显像的计数后,得到右侧卧位时两肺放射性强度,计算出两肺之比为 Rt。最后得出 Rt/Lt 值,以 Rt/Lt 值反映体位从左侧位到右侧位的转变过程中肺血流灌注的转移率,来估计肺动脉高压的程度。

2. US 法 此方法除将注射示踪剂时的体位改为坐位和卧位外,图像采集方法与 RL 法基本相同。不同的是 RL 法的 ROI 是左肺和右肺,而 US 法的 ROI 是双肺的上野和下野。坐位时,上下肺野之比为 ut,卧位时为 st,并以 ut/st 的比值来估计肺动脉高压的程度。Tanaka 等分析 72 例（62 例心脏病患者及 10 例正常人）Rt/Lt 与右心导管造影所得平均肺动脉压（mPAP）之间的关系。结果 $r=-0.62$,$P<0.001$。而 17 例瓣膜病患者,该比值与心导管 mPAP 间的相关性更好,$r=-0.84$,$P<0.001$。如以 1.64（正常平均值－1.5SD）为标准,Rt/Lt 低于 1.64 为肺动脉高压,则该法的灵敏度为 86.4%;特异度为 78%,证明该法对于肺动脉高压的辅助诊断是极有帮助的。Tanaka 等还分析 10 例 mPAP 正常及不正常的患者（3 例 mPAP<20mmHg;7 例 mPAP>21mmHg）Rt/Lt 与 ut/st 之间的关系。发现 RL 法（$r=-0.90$,$P<0.001$）优于 US 法（$r=-0.64$,$P<0.05$）,其原因是 RL 法的 ROI 的边界很明确,而 US 法的 ROI 的边界不明

确。但在患者一侧肺血流严重受损时,则应选用US法。

(三)临床应用

1. 肺栓塞 一般认为肺栓塞(pulmonary embolism)在儿科人群中相对罕见,但儿童肺栓塞的总体发病率可能被低估。最常见的危险因素是中心静脉导管伴血栓。肺动脉灌注CT通常是肺栓塞影像学诊断的首选,但部分儿童群体中,肺灌注显像仍然适用于怀疑肺栓塞的儿童,并且其乳房吸收和有效辐射剂量比CT低得多。

肺通气灌注显像是成人肺栓塞诊断及疗效评估的常用方法。然而很多情况下肺通气显像由于儿童配合困难而难以实施。因此,SPECT断层显像可以作为标准平面成像的有效补充,提高诊断灵敏度和特异度,尤其结合低剂量CT(SPECT/CT)其诊断价值可得到进一步提高。

2. 先天性心脏病 肺血流分布异常在先天性心脏病中约占54%~70%,特别是在接受外科治疗后,多数患者无临床症状。肺血流灌注显像可以准确估计肺血流分布情况(pulmonary blood flow distribution),有助于通过手术或经导管肺动脉成形术恢复二侧肺部平均血流灌注(图9-9,见文末彩插、图9-10,见文末彩插)。Tamir发现在先天性心脏病患儿中,尤其是术后约54%表现为肺灌注异常。有时这种异常可很严重(如一侧肺灌注缺损),但患儿可无症状。通过肺灌注显像来决定是否进一步手术。Ring用肺灌注显像了解支气管肺动脉球囊血管成形术后的疗效。结果显示该方法可使患侧肺血流量增加40%~51%。肺血管及全身血流灌注显像检查可以评估Glenn手术和Fontan手术后肺和全身血流分布状态,有助于研究术后肺动脉瘘发生的机制。肺血流灌注显像与心血管造影检查比较,对肺血分布不均的诊断灵

敏度为8%,特异度为100%。

（陈素芸　吴靖川　王　辉）

参 考 文 献

1. 刘秀杰,马寄晓. 临床心肺核医学. 北京:北京医科大学中国协和医科大学联合出版社,1993.
2. 潘中允. 临床核医学. 北京:原子能出版社,1994.
3. ISKANDRIAN AE, VERANI MS. Nuclear cardiac imaging:principles and applications. Oxford New York: Oxford University Press,2003.
4. PARTINGTON SL, VALENTE AM, BRUYERE J, et al. Reducing radiation dose from myocardial perfusion imaging in subjects with complex congenital heart disease. J Nucl Cardiol,2021,28(4):1395-1408.
5. MILANESI O, STELLIN G, ZUCCHETTA P. Nuclear medicine in pediatric cardiology. Semin Nucl Med,2017, 47(2):158-169.
6. CICALA S, PELLEGRINO T, STORTO G, et al. Noninvasive quantification of coronary endothelial function by SPECT imaging in children with a history of Kawasaki disease. Eur J Nucl Med Mol Imaging,2010,37(12): 2249-2255.
7. DIETZ SM, TACKE CE, KUIPERS IM, et al. Cardiovascular imaging in children and adults following Kawasaki disease. Insights Imaging,2015,6(6):697-705.
8. HAUSER M, BENGEL FM, KÜHN A, et al. Myocardial blood flow and flow reserve after coronary reimplantation in patients after arterial switch and ross operation. Circulation, 2001,103(14):1875-1878.
9. MA K, WANG L, HUA Z, et al. Outcomes of coronary transfer for anomalous origin of the left coronary artery from the pulmonary artery. Eur J Cardiothorac Surg,2015,47 (4):659-664.
10. 郑景浩,张善通,曾纪骅,等. 肺灌注显像评价小儿先天性心脏病肺动脉高压的研究. 中华核医学杂志, 1993,13:5-7.
11. TAMIR A, MELLOUL M, BERANT M, et al. Lung perfusion scans in patients with congenital heart defects J Am Coll Cardiol,1992,19(2):383-388.

第十章

运动试验检查

心电图运动负荷试验（exercise stress test），简称运动试验，是通过逐步增加运动负荷量以测定受检者做功能力的一种无创检查方法，被认为是一种简便、实用、无创和相对安全的心血管疾病的辅助诊断及评估方法。自 20 世纪 70 年代，运动试验开始应用于儿科临床。

一、运动试验的方法

（一）运动试验的准备

尽管运动试验是一种无创的检查方法，但存在一定的风险，所以需要严格掌握适应证和禁忌证。除运动试验所必备的设备外，运动试验室需备有心肺复苏的器械及药物。运动试验过程中需要有经验的心脏科医生、熟悉业务的技师或护士共同参与检查。运动试验需要受检者的积极配合，所以运动试验前受检者需被告知检查的目的、方法并同意配合。

（二）运动试验的方式

目前运动试验多采用分级运动试验。分级运动试验是在连续心电监测下，从低负荷开始逐渐分级增加负荷量，以科学方法因人而异地制订运动方案。分级运动试验主要包括活动平板运动试验（treadmill exercise test）及踏车运动试验（bicycle ergometer test）。活动平板运动试验是通过调节平板移动的速度及坡度，使受检者从行走到跑步不停地运动，并逐步增加运动负荷量。踏车运动试验则通过电气调节脚踏车的阻力逐渐增加运动负荷量。活动平板运动是最符合生理要求的运动形式，易于适应，容易接受，跑步时全身运动量较大，但平板运动试验在做功功率、血压等指标的测量方面容易产生运动伪差。踏车运动试验由于运动过程均受到支撑、身体移动较少，所以运动更安全，对心电等记录的干扰小可提供更为可信的运动生理数据，但该方式要求受检者主动配合，受检者往往因下肢肌肉疲劳而不能坚持达到目标心率。

（三）运动试验的方案

目前有较多的运动试验方案，但具体的运动试验方案须根据受检者的情况及检查目的进行调整，最好能使受检者在 8~10 分钟内达到其运动耐量的极限或根据个体制订的运动负荷量。

1. 平板运动试验。

（1）Bruce 方案：是目前应用最为广泛的运动方案。本方案为变速、变坡度方式，每级持续 3 分钟。具体见表 10-1。

表 10-1 Bruce 运动方案

级	速度/(mile·h^{-1})	坡度/%	代谢当量/Met
1	1.7	10	4.5
2	2.5	12	7.0
3	3.4	14	10.0
4	4.2	16	12.9
5	5.0	18	15.0
6	5.5	20	16.9
7	6.0	22	19.1

注：1mile/h 约等于 1.609km/h；1Met 相当于安静基础状态的能量消耗值，约为 3.5ml/(kg·min)氧摄入量。

（2）改良 Bruce 方案：第一阶段初始速度均为 1.7mile/h，坡度为 0，代谢当量为 2.3Met；第二阶段速度均为 1.7mile/h，坡度为 5%，代谢当量为 3.5Met，以后同 Bruce 方案。年幼儿和慢性疾病患儿可采用改良 Bruce 方案。

（3）Balke方案：每分钟增加1级，速度固定3.5mile/h，坡度从0开始，第1分钟坡度增加2%，以后每分钟递增1%。该方案速度慢、坡度平，适用于体弱、肥胖、年幼儿或慢性病患儿。

2. 踏车运动试验 大多采用连续运动分级递增的方法，目前最常用的是James方案。前三阶段根据年龄及体表面积设定固定的运动强度，以后每级递增100kpm/min或200kpm/min，每级持续3分钟，见表10-2。

3. 其他 随着对运动试验研究的进一步深入，出现了一系列其他适合健康评估的运动方案。例如运动诱发支气管痉挛的Sprint方案、20m折返跑和6分钟步行试验等方案。

（四）运动量的选择

根据运动终点的不同，运动试验可分为极量（maximal）及亚极量（submaximal）运动试验。达极量运动的标准为受检者经多方鼓励及自己努力再也无力继续运动，氧耗量曲线不再继续上升，血乳酸达到65mg%或呼吸商>1.0，心率达到运动前的2倍左右或达到儿童最大心率范围190~200次/min。通常用80%最大氧耗量或心率达极量运动心率的85%~90%，作为小儿亚极量运动终点的标准。在临床上大多采用亚极量运动试验，特殊人群的体能评估可用极量运动试验。

（五）终止运动的指征

1. 一般情况下，在受检者完成预定的运动负荷即达到极量或亚极量心率后，检查者可终止运动试验。

2. 如果在运动过程中出特殊情况，需提前终止运动试验。

（1）器械或心电图监护系统故障。

（2）运动过程中已以取得运动试验的诊断目的。

（3）受检者要求终止运动。

（4）当运动过程中出现一定的症状或体征，且进一步检查可能影响受检者的健康：

1）随着运动量的增加，心率不再增加或心率下降，同时出现极度疲劳、眩晕或其他心排血量不足的临床表现。

2）随着运动负荷的增加，收缩压较基础水平下降≥10mmHg或运动过程中收缩压≥200mmHg。

3）ST段水平或下斜型压低≥0.2mV或除aVR导联外，ST段抬高≥0.1mv。

4）诱发室上性或室性心动过速、房室传导阻滞、束支传导阻滞、多源性期前收缩等严重的心律失常。

终止运动试验的指征不是绝对的，需根据受检者情况及监测指标综合进行判断。

二、运动的生理反应

运动过程是一个需氧耗能的过程，极量运动时机体对氧的需要量约为安静时的10倍。所以运动过程中，心率、血压、心排血量和氧耗量等都

表10-2 JAMES踏车运动试验方案

级	运动强度/(kpm·min^{-1})		
	<1 体表面积/m^2	1~1.19 体表面积/m^2	≥1.2 体表面积/m^2
1	200	200	200
2	300	400	500
3	500	600	800
4	600	700	1 000
5	700	800	12 000
6	800	900	14 000
7	900	1 000	1 600
8	1 000	1 100	1 800

注：1W ≈ 6kpm/min。

发生了一系列生理性改变,儿童有其一定的年龄特点。

(一)氧耗量和无氧阈值

氧耗量(oxygen consumption)随运动负荷量增加而增加,当达到运动极限时,氧耗量也达到最大值而不再继续增加,相反受心输出量限制而略有下降。最大氧耗量(VO_2max)是反映机体有氧代谢能力最好的指标,是评价心肺功能的金标准。正常小儿最大氧耗量在不同国家及地区间存在显著差异。VO_2max男孩为40~60ml/(kg·min),女孩为35~50ml/(kg·min)。随年龄增长而逐步增加,10~15岁时增加最快,男孩高于女孩。青春期女孩最大氧耗量略有下降,20岁后不再继续增加,30岁以后逐渐下降。最大氧耗量不仅与年龄、性别有关,而且与运动方式有关。一般平板运动试验的VO_2max高出踏车运动试验5%~15%。机体不能完全依靠有氧代谢供能,需要通过无氧代谢供能的临界点,就叫无氧阈(anaerobic threshold),无氧阈的最低值一般为VO_2max的40%。无氧阈值越高,有氧工作能力越强。

(二)心输出量和心率

运动时心输出量明显增加,心输出量增加主要依靠心率的增加。心率在运动后第1分钟增加最快,极量运动时心率可增加2~3倍,最大心率的计算方法为(220-年龄)次/min。心率恢复是运动停止后心率恢复的速度,分为快速恢复期、缓慢恢复期和稳态期,一般运动停止后1分钟内心率减慢最明显,心率恢复异常提示存在心脏自主神经功能受损,但目前无统一的心率恢复异常的临界值标准。

(三)血压

运动时,收缩压升高,舒张压可无变化、稍升高或降低。极量运动后,男孩收缩压平均升高35.8mmHg,女孩升高32.5mmHg,年龄较大的小儿,运动后收缩压升高显著,舒张压降低的也较多。停止运动8分钟时,血压均恢复或接近正常。血压变化与运动负荷量及静止时血压水平有关。收缩压的升高是心输出量增加及体循环血管阻力

增加的结果。

(四)心电图

极量运动时,约12%~17%正常儿童出现心电图Ⅱ、Ⅲ、aVF及V_5导联T波改变,呈平坦、双向或倒置,ST段压低0.05~0.1mV,J点下降0.05~0.1mV,停止运动10分钟均可恢复。运动试验诱发正常儿童心律失常的发生率为1.7%,心律失常均发生在停止运动后恢复期早期。对于无器质性心脏病的儿童在极量运动后早期出现心律失常,但运动耐量正常且不伴有ST-T的异常变化者,不能界定为病理性期前收缩,需结合临床。

三、适应证和禁忌证

(一)运动试验的适应证

1. 评估运动诱发或加重的特异症状。
2. 评价心血管系统疾病(包括心肌缺血和心律失常)、呼吸系统疾病等儿童患者对运动的反应。
3. 评价药物或手术的治疗效果。
4. 对心脏病患者的预后及风险进行评估。
5. 评估健康儿童的体格水平及运动耐力。
6. 为心血管疾病及其他系统疾病患者制订康复计划。

(二)禁忌证

随着运动试验在儿童中的应用日渐广泛和经验的不断积累,已经建立了安全进行运动试验检查的程序,所以在儿童中几乎没有绝对的运动试验禁忌证。但是对于有些疾病应适当掌握运动试验的指征。

1. 以下疾病或疾病的急性期应尽量避免进行运动试验检查。
(1)急性心脏炎性疾病,如急性感染性心肌炎、急性心包炎、感染性心内膜炎、川崎病急性期及亚急性期等。
(2)需进行外科手术或介入治疗的严重心脏流出道梗阻型疾病。
(3)重症高血压。

（4）严重心功能不全。

2. 以下疾病存在较大的运动风险,但运动试验对疾病的诊断及危险分层具有较重要的辅助作用,运动过程密切监测,适时终止运动试验。

（1）肺动脉高压。

（2）长 Q-T 间期综合征、儿茶酚胺敏感性室性心动过速等遗传性心律失常。

（3）合并心功能不全或心律失常的扩张型或限制型心肌病。

（4）肥厚型心肌病伴有左心室流出道梗阻或心律失常。

（5）受检者曾有血流动力学不稳定的心律失常发作病史。

（6）马方综合征。

（7）怀疑运动诱发的心肌缺血。

（8）运动导致的不明原因的晕厥。

四、临床应用

（一）心肌缺血的评估

①运动试验通过运动增加心率增加心肌氧耗量,当心脏的某些区域出现随心肌的需氧增加而相应的供氧能力受损时,出现具有诊断意义的缺血性心电图表现(ischemic ECG finding):运动中心电图出现 ST 段下斜型或水平下移≥0.1mV,持续≥2分钟;②如运动前心电图已有 ST 段下移,则运动 ST 段在原水平上再下移≥0.1mV;③运动中或运动后在 R 波占优势的导联上 ST 段缺血性弓背向上型上移≥0.1mV。

运动试验对儿童川崎病、冠状动脉起源及走行异常、局部心肌病变等疾病的心肌缺血检出具有十分重要的作用。

（二）心律失常的诊断及预后的评估

运动试验可激发某些心律失常或使之改变、消失,对心律失常的诊断有重要意义,并可对心律失常的治疗效果进行评价。

1. 缓慢性心律失常

（1）窦房结功能障碍:运动试验是窦房结功能激发试验之一。窦房结功能障碍的患儿,其运动最大心率<100 次/min 或心率增加<20 次/min,若在运动中或运动后出现窦房阻滞、窦性静止、逸搏或逸搏心律及异位快速心律诊断意义更大。

（2）房室传导阻滞:健康儿童可有一度或二度房室传导阻滞,随着运动量的增加传导阻滞消失,其传导阻滞可能与迷走神经张力增高有关。病理性房室传导阻滞的患儿,运动则使传导阻滞不变或加重,甚至出现严重的室性心律失常。

（3）其他:运动试验不仅有助于对缓慢性心律失常患儿起搏器植入指征的选择,同时可对植入的频率适应性起搏器的起搏功能进行评估,并可根据受检者的运动能力进行起搏器相关参数的调整。由于大多数起搏器是通过感知躯体前向后运动反应来检测代谢需求的,所以起搏器功能的评估宜采用平板运动试验。

2. 快速性心律失常

（1）室上性心动过速:有些小儿间歇发作心悸、胸前不适,安静时或动态心电图未明确诊断,通过运动可能发现室上性心动过速。有预激综合征者参加竞技性运动前都应做运动试验。

（2）室性心动过速:对于临床出现与运动相关的晕厥或不稳定血流动力学表现的患儿,选择性运动试验有助于室性心动过速的检出。运动试验有助于 QT 延长综合征、儿茶酚胺敏感室性心动过速的诊断及危险分层,尤其目前运动试验被认为是诊断儿茶酚胺敏感室性心动过速重要的诊断方法,优于常规的心内电生理检查,并且具有高度的可重复性。

（3）其他:运动试验对于许多室性心动过速的疗效评价具有重要价值,特别是对运动有关室性心动过速的疗效评价。例如,运动试验能否诱发室性心律失常可作为评估儿茶酚胺敏感室性心动过速患儿药物疗效和调整药物剂量的主要标准。

3. 期前收缩 运动试验对区别"良性"与病理性期前收缩有一定帮助。当达到极量或亚极量心时,期前收缩明显减少或消失且无心电图异常变化的多为"良性"期前收缩。相反,随心率加快期前收缩频繁或变为多源性期前收缩,或成对出现的多为病理性期前收缩,应该治疗。运动试验在发现某些潜在心律失常方面具有 24 小时动态心电图同样效果,但得到结果迅速。

4. 先天性心脏病手术后心律失常 先天性心脏病术后心律失常是影响其预后的主要原因之一。例如,法洛四联症术后晚期心脏性猝死的发生率为1.5%~5%,其主要原因为室性快速性心律失常。所以对法洛四联症、大动脉转位等复杂先天性心脏病术后患儿宜定期进行运动试验检测,检出潜在心律失常发生者,达到早期诊断及风险评估的目的,并可对治疗效果进行动态评估。

(三) 先天性心脏病的辅助诊断

运动试验对于先天性心脏病患者手术指征的选择、手术疗效的评价、手术后中远期随访都有重要的辅助作用。

1. 手术指征的选择 运动试验可以客观反映先天性心脏病患者的血流动力学反应、心功能状态,有助于先天性心脏病手术时机的选择。如主动脉瓣狭窄的患儿,运动试验时收缩压反应异常或症状出现时收缩压比静息时下降,尤其伴有心肌缺血表现时,应考虑选择外科手术治疗。

2. 手术疗效的评估 手术前后作功能力的比较可以客观反映心功能改善程度,是全面估价手术效果不可缺少的部分。经过根治手术的法洛四联症患儿,运动耐量虽然有所提高,但仍低于正常值,这往往与残留右心室流出道梗阻或残留分流、右心室功能不全有关。主动脉缩窄手术后,即使仅存在轻微或不存在压力阶差,运动试验的收缩压可异常地升高,可发现潜在的高血压,如果血压增高伴ST段压低常提示吻合处尚存在狭窄。

(四) 运动耐量的评估

由于家长及教师的顾虑,患有基础心脏病患儿参加运动多受限制,其实一概限制运动不利于体格发育,还可能影响心理状态,所以对心脏病儿童进行运动耐量评估对指导心脏病患儿的运动有重要意义。运动耐量(exercise tolerance)是指运动状态下受检者能达到的最大运动量,一般以代谢当量表示。当代谢当量<5Met为低运动能力;5~8Met为中等运动能力;>8Met为高运动能力。运动试验中运动负荷量、运动耐受时间、心率及血压反应等均能反映运动耐量。最大峰值氧耗量是运动耐量最直接精确的表达方式,但常规的运动试验一般无法测氧消耗量,由于心率与氧消耗量的增加呈线性关系,故可用心率推算氧耗量,但一般较直接测定的氧耗量低,且心脏病患者为了维持足够的心输出量常有代偿性心率增快,故最高心率不能代表真正的最大运动能力,运动耐受时间受到许多其他因素影响,即使正常小儿也有很大差异,所以常规的运动试验在评估儿童运动耐量,尤其心脏病患儿的运动耐量具有一定的偏差。此外,运动耐量不仅取决于心脏泵血功能,而且与肺通气换气能力及骨骼肌的运动能力密切相关,任何一个系统功能障碍都可能导致运动耐量下降。所以建议有条件的单位在运动耐量评估方面选用心肺运动试验(cardiopulmonary exercise testing)。

心肺运动试验是整合循环系统、呼吸功能、代谢、肌肉等功能的运动试验,在线性功率增加的运动过程中,实时测定氧摄取量、二氧化碳排出量、通气量、心率、血压、心电图等数据及它们彼此的关系来分析机体的整体功能。一体化心肺运动试验比常规的平板运动试验能解释更多的疑问,更能客观、定量、全面地评价心肺储备功能和运动耐量。

五、并发症

运动试验引起并发症很少见,儿童较成人更为少见。主要的并发症有胸痛、头晕、昏厥、低血压及严重心律失常(室性心动过速、室上性心动过速、多源室性早搏)等。

(李 筠)

参 考 文 献

1. 陈新. 黄宛临床心电图学. 北京:人民卫生出版社,2016.
2. 陈韵岱,石亚军. 平板运动试验-心脏疾病评估与案例分析. 北京:科学出版社,2017.
3. FLETCHER GF, ADES PA, KLIGFIELD P, et al. Exercise standards for testing and training: a scientific statement from the American Heart Association. Circulation, 2013, 128(8):873-934.

4. LACHMAN S, TERBRAAK MS, LIMPENS J, et al.The prognostic value of heart rate recovery in patients with coronary artery disease: A systematic review and meta-analysis.Am Heart J, 2018, 199: 163-169.

5. 孙兴国. 心肺运动试验的原理及其解读: 病理生理及临床应用. 北京: 北京大学医学出版社, 2018.

6. MARCADET DM. Exercise testing: New guidelines. Presse Med, 2019, 48 (12): 1387-1392.

7. MASSIN MM.The role of exercise testing in pediatric cardiology. Arch Cardiovasc Dis 2014, 107 (5): 319-327.

8. PATEL TM, KAMANDE SM, JAROSZ E, et al.Treadmill exercise testing improves diagnostic accuracy in children with concealed congenital long QT syndrome.Pacing Clin Electrophysiol, 2020, 43 (12): 1521-1528.

9. PRIORI SG, BLOMSTRÖM-LUNDQVIST C, MAZZANTI A, et al. 2015 ESC Guidelines for the management of patients with ventricular arrhythmias and the prevention of sudden cardiac death. Eur Heart J, 2015, 36 (41): 2793-2867.

10. ROSTON TM, VINOCUR JM, MAGINOT KR, et al. Catecholaminergic polymorphic ventricular tachycardia in children: analysis of therapeutic strategies and outcomes from an international multicenter registry.Circ Arrhythm Electrophysiol, 2015, 8 (3): 633-642.

11. COOMANS I, DE KINDER S, VAN BELLEGHEM H, et al. Analysis of the recovery phase after maximal exercise in children with repaired tetralogy of Fallot and the relationship with ventricular function. PLoS One, 2020, 15 (12): e0244312.

12. SCHAAN CW, MACEDO ACP, SBRUZZI G, et al. Functional capacity in congenital heart disease: a systematic review and meta-analysis.Arq Bras Cardiol, 2017, 109 (4): 357-367.

13. HERDY AH, RITT LE, STEIN R, et al.Cardiopulmonary exercise test: back-ground, applicability and interpretation. Arq Bras Cardiol, 2016, 107 (5): 467-481.

第十一章

心脏磁共振成像检查

磁共振成像（magnetic resonance imaging, MRI）是利用原子核在磁场内共振所产生的信号成像的新兴影像技术，在目前常用的医学影像学技术中，磁共振图像的软组织对比分辨率最佳。1973年Lauterbur和Mensfield等发明了磁共振成像技术，并在2003年获得诺贝尔生理学或医学奖。19世纪80年代早期磁共振成像技术开始应用于儿童心脏病诊断。磁共振成像具有无创伤、无射线、软组织对比分辨率高和能直接作冠状位、矢状位、横断位和各种斜位成像的优点，同时还可进行功能测量，空间分辨率也比较高。近年来随着磁共振硬件和软件的发展，磁共振成像已越来越广泛地应用于儿童心脏病的形态与功能诊断。

超声心动图是小儿先天性心脏病影像检查的首选方法，超声心动图能很好地显示心内结构异常，但对于心外大血管异常和复杂先天性心脏病，有时还需要其他影像检查方法作为补充。心血管造影、多层螺旋CT和磁共振成像检查都能起到补充超声心动图的作用，但在前两种检查中患儿均需接受较大量的放射线，儿童对射线敏感，应尽量避免。心血管造影还是创伤性检查，有一定的风险。磁共振成像作为一种无射线的非创伤性检查方法，最适合应用于小儿特别是新生儿和小婴儿。小儿心脏磁共振成像在检查技术、注意事项、病种特点和诊断要点等方面与成人有很大的差别。

磁共振成像技术也有一些不足之处，如不适合装有心脏起搏器者，检查价格较贵，时间较长，声音很响，对钙化病灶不敏感及个别有幽闭恐惧症者不能忍受检查等，对磁共振图像的理解与分析也有待于更多的经验积累。

一、磁共振设备和成像技术

人体内有很多含单数质子的原子核，如氢原子核，其质子带正电，犹如一个小磁体。在强磁场中，每个小磁体的自旋轴将按磁力线方向重新排列，在这种状态下，用特定频率的射频脉冲进行激发，作为小磁体的氢原子核即吸收能量，发生共振；停止发射射频脉冲，氢原子核就把吸收的能量以射频脉冲的方式释放出来，用线圈接受此信号，并经计算机处理，就得到了磁共振图像。在心脏和大血管的磁共振成像中，还常用到一项称为流空效应的成像原理，即在自旋回波扫描时，心脏和大血管内被射频脉冲激发的质子在接收信号时，因流动而移出了成像层面，不产生信号，使心腔和大血管呈黑色，与周围的心肌或血管壁形成鲜明的对比，可清晰地显示心脏与大血管的解剖结构。心脏磁共振成像还需使用门控技术，此方法可大大减少心脏搏动而引起的伪影。

磁共振设备主要包括磁体、梯度线圈、射频发射器、信号接受器、模数转换器、计算机、显示器和操作台等。磁体有常导型、超导型和永磁性三种。磁场强度从0.15~3.0T（Tesla，特斯拉）。各种磁场强度的磁共振机均可用于小儿心脏病检查，目前一般认为高场超导型、并有较高梯度场的磁共振机对小儿心脏病诊断效果较佳，如配以专用的多通道心脏专用线圈，则效果更好。

磁共振已有许多扫描序列，随着硬件和软件的发展，每年又有不少新的扫描序列问世，在众多的序列中，自旋回波 T_1W 序列（spin echo T_1W sequence）是最早应用于小儿心脏病的序列，该序列需加心电门控，利用流空效应成像血液呈黑色，能很好地显示室间隔、乳头肌等心内结构的形态，是主要显示心脏解剖结构的扫描序列（图11-1）。

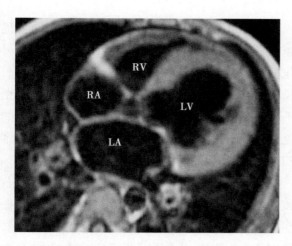

图 11-1 自旋回波 T₁W 序列横断位图像,流空效应使血液呈黑色,能显示室间隔、乳头肌等心内结构的形态

梯度回波(gradient echo)电影序列也用心电门控,每次心动周期成像 15~60 幅,利用流入增强原理成像,血流呈白色,可作动态电影回放,并可显示分流、反流等异常血流,是显示心脏解剖结构并同时显示心脏功能情况的序列(图 11-2)。目前此类序列中用得最多的是二维快速稳态进动序列,该序列在不同公司的设备中分别称为 2D FIESTA 序列、True FISP 序列、Balance FFE 或 TFE 序列。虽然名称不同,其原理和效果相差不大。此类序列可做无间隔的心电门控动态扫描,图像信噪比高,扫描时间较短适合小儿先天性心脏病检查。二维快速稳态进动序列扫描,应用恒定自由运动原则,使用超短循环时间,能够在一

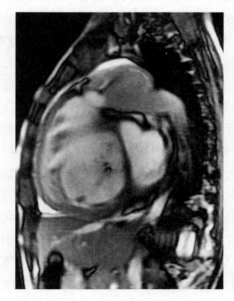

图 11-2 肺动脉瓣膜狭窄,梯度回波电影序列显示"白"中见"黑"的射流征

个 R-R 间期内完成获取超过 60 个心脏状态的影像,对于评价心脏功能非常有效。该技术在心肌组织和心腔之间形成鲜明对比,便于对心脏收缩期和舒张期进行精确描记,能够用于制作左、右心室的时间-容量曲线。由于它的内在特性,与标准的梯度回波技术相比,二维快速稳态进动序列技术改善了信号/干扰噪声比,增强了血管/心肌-干扰噪声比,在屏气成像评估心脏功能方面非常有用,尤其是当断面不垂直于血流方向时(长轴方向观察)。二维快速稳态进动序列扫描效果与其他梯度回波序列相似,但扫描速度更快,图像信噪比更好,甚至可以不用心电门控实时成像。梯度回波电影序列的心功能测定指标主要包括心室容量(ventricular volume)、心肌质量(ventricular mass)、每搏量(stroke volume)、射血分数(ejection fraction)和心脏指数(cardiac index)等。心室容量的测定通过采集心动周期某一期相所有图像或感兴趣期相(通常为舒张末期及收缩末期图像)并进行描记(沿心内膜),用测得的面积总和乘层厚而得。心肌质量的测定可对心室外壁(一般用舒张末期图像)进行描记,所得面积总和减去心室容量后乘心肌密度(1.05g/ml)。每搏量、射血分数和心脏指数均可通过容量的测定而间接获得。所得数据应根据体表面积进行校正。MRI 可通过在相同的时间分辨率上连续无间断、平行的断层扫描整个心室测得心室容量,而不用如其他影像学方法那样需考虑心室的形态。尤其适合用于先天性心脏病心室形态异常的心室容量测定。梯度回波电影序列尚能显示湍流血流,如果某部位出现湍流,则该处信号丢失,即在白色的血流中有低信号出现,"白"中见"黑"非常明显。利用这一原理可显示瓣膜、血管的狭窄,心内外的分流改变及瓣膜的反流。

近年来在二维快速稳态进动序列基础上发展起来的膈肌导航的三维快速稳态进动序列,虽然采集时间较长,但空间分辨率高,是目前磁共振显示儿童冠状动脉最好的序列。膈肌导航心电门控的三维快速稳态进动序列不仅可显示儿童冠状动脉,对心脏和大血管的解剖结构显示也比其他序列更清晰,但该序列在血管狭窄和遄流处呈低信号,可能影响重建,其心包积液也呈过高信号,有

时会影响重建效果。但该技术的出现为川崎病等提供了既能看清冠状动脉，又可多次复查而不必担心射线剂量的影像学方法（图11-3）。

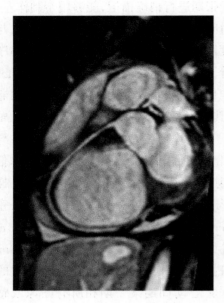

图11-3　膈肌导航心电门控的三维快速稳态进动序列显示儿童冠状动脉

　　造影增强的磁共振血管成像序列（CE-MRA）不需心电门控，但需使用对比剂，血管成像检查时剂量为0.4ml/kg，于外周静脉注入后5~10秒开始做快速三维扫描，每次扫描需20秒左右，重复3次，所得图像在工作站上作回顾性的重建。通常使用最大密度投影法重建，重建后的图像与心血管造影图像很相似，也可作表面遮盖法重建，重建后的图像更有立体感。造影增强磁共振血管成像术是显示心外大血管解剖结构的最佳序列。造影增强磁共振血管成像术使用的对比剂为Gd-DTPA即钆喷替酸二葡甲胺盐。钆（Gd^{3+}）离子具有很强的顺磁性，但由于其毒性作用而不能以离子形式注入生物体内，将Gd^{3+}与DTPA螯合后，可大大降低钆离子的毒性。Gd-DTPA主要通过改变氢质子的磁性作用，缩短T_1、T_2时间而产生有效的对比作用，在低浓度（0.1~0.2mmol/kg）时主要缩短T_1，从而获得高的MR信号，达到清晰显示心脏和大血管影像的效果。一些新的造影增强磁共振血管成像序列，如TRICKS（高时间分辨率动态增强血管成像序列），其空间分辨率略有下降，但可显示心腔和大血管内对比剂流入和流出的情况，更接近传统的心血管造影图像。

　　可以进行多角度成像是磁共振成像的重要优越性，自旋回波T_1W序列和梯度回波电影序列可作横断位、冠状位、矢状位、左前斜位、右前斜位、长轴位、短轴位和四腔位等各种角度扫描，可根据不同的病种选择其中几种角度扫描。造影增强的磁共振血管成像术通常作冠状位或矢状位的三维扫描，将扫描后的图像再作任意角度重建。

　　相位对比法电影（PC-Cine）序列也较常用，该序列主要用于心功能的定量测定。目前磁共振在小儿心脏病心功能测定方面已有很大的进展，特别是血流流速、流量测定及心室功能的测定（心室容量、心肌质量及室壁运动）。有些技术已经运用于临床，有些正在研究中。相位编码速度标识技术用相位对比法电影序列扫描，利用相位变化对血流速度等指标进行编码测定，编码梯度可以和血流垂直或平行，采用编码梯度和血流垂直，总和每个断面血流速度，乘规定的时间内每个断面的面积则可测得心脏循环中的所有时相的总和产生的流速，同时显示时间流速曲线图。平均流速乘心率即为心脏搏出量。根据此技术可显示半月瓣和房室瓣的反流并测得反流指数，并可计算先天性心脏病的左向右分流量。此技术尚能测得心脏大血管狭窄部位的峰值流速，利用Bernoulli方程式得出压力阶差，应用于评估主动脉缩窄、肺动脉狭窄及术后的外置管道狭窄严重程度。在PC-Cine序列的基础上，最近出现的4D PC-Cine血流测量技术，可以一次扫描获得大范围的血流信息，使血流流速、流量测定范围更广、更直观、更方便实用，但目前4D血流序列的扫描时间还比较长，压缩感知技术的出现，有可能使4D血流序列的采集时间得以缩短。

　　近年来磁共振硬件和软件均有很多重大改进，3T磁共振机的广泛应用，以及与心脏扫描关系较大的梯度磁场和切换率均有大幅度提高，再辅以多通道阵列射频线圈，以及可大幅度缩短采集时间的平行采集技术，可使先天性心脏病磁共振扫描成像更快更好。另外一些新的技术如心电向量门控技术，膈肌导航门控技术等也可改善先天性心脏病磁共振扫描的质量。Tagging序列可显示心脏跳动时标记网格的改变，主要用于观察局部心肌的异常运动。心肌首过灌注扫描为新的扫描序列方法,在缺血区心肌灌注减少,表现为充盈缺损。心肌延迟增强扫描(delayed enhancement myocardial scan)通常在心肌首过灌注扫描后进行,梗死心肌在 MR 延迟时相影像中呈现明显的高信号。心肌首过灌注扫描和心肌延迟增强扫描对缺血性心脏病的心肌存活情况等能得到其他检查方法难以得到的信息。近来心肌首过灌注和心肌延迟增强扫描已广泛用于儿童心肌炎和心肌病,也用于手术后先天性心脏病患者检查。

近来压缩感知技术(compressed sensing)的出现,可能是儿童心脏磁共振的一个重要突破,该技术通过稀疏采样大幅度缩短心脏磁共振的采集时间,然后该技术通过大量的计算来保证图像的质量,由于扫描时间缩短,该技术能使心脏图像更好,使冻结心脏运动成为现实。如仍用现在的时间扫描,则图像的空间分辨率有可能大幅度提高。

基于磁共振扫描图像的儿童心脏 3D 打印技术近年来也越来越成熟,已经开始进入临床应用。先天性心脏病术前、术后的 3D 打印模型为医生提供了更直观的解剖结构信息,同时也在先天性心脏病教学方面起到好的作用。

二、小儿心脏病磁共振检查技术

小儿心脏病磁共振检查可选择很多扫描序列,每个序列又有很多角度扫描,如只考虑检查效果,每个病例可耗时 2 小时以上,但这样的检查成本太高,无法成为临床实用的儿童心脏病影像学诊断手段。因此如何在较短时间内(如 45 分钟)完成心脏磁共振检查并提供足够的、超声心动图不能提供的诊断信息是使磁共振检查成为临床实用的影像学诊断手段的关键。应根据不同的病种,选择合理的扫描序列,使磁共振检查效率更高。尽管优选扫描序列,磁共振检查时间仍较 CT 检查时间长,同时检查时噪声很响,而患者的移动对图像质量的影响很大,故对学龄前儿童作心脏磁共振检查均需事先给予镇静剂,镇静剂可用 10% 水合氯醛,口服或肛注,剂量为 0.5ml/kg。要先开放静脉,然后给予镇静剂。新生儿与小婴儿活动能力有限,对镇静剂敏感,镇静失败的概率远低于学龄前儿童。对于少数给予镇静剂后仍无法完成磁共振检查的患儿,只能用氯胺酮麻醉后检查,麻醉时要用磁共振专用防磁经皮氧饱和度测定仪监护。

对于最常见的儿童先天性心脏病患者,通常可做一个角度的自旋回波 T_1W 序列和 2~3 个角度的梯度回波电影序列,每个角度扫描耗时 2~3 分钟,再做一个造影增强的磁共振血管成像扫描,造影增强的磁共振血管成像通常作冠状位或矢状位的三维扫描,每次扫描耗时 20 秒左右,连续重复 3 次,其图像在工作站上作 MIP 重建。然后如有条件,可以做个膈肌导航心电门控的三维快速稳态进动序列,其图像也要在工作站上作 MIP 重建,该序列实际耗时较长,一般要 6 分钟左右。相位对比法电影序列在大多数先天性心脏病中也应该做,要根据不同的病种来决定扫哪些平面。心肌首过灌注扫描和延迟增强扫描在一部分先天性心脏病中也应该做,可以根据这两个序列需要的间隔时间来安排各序列的次序。总的来说,每个先天性心脏病患者实际扫描时间约 30 分钟,加上体位摆放,注射造影剂等,总计耗时一般在可控制在 45 分钟左右。

儿童心脏磁共振检查要求医生对造影增强的磁共振血管成像扫描后的图像作多角度的重建。要完成三维重建对医生有较高的要求,要对先天性心脏病的病理解剖有较深刻的理解。通过三维重建将先天性心脏病的病理解剖显示出来。例如要显示手术后的 Blalock 分流管道是否通畅,医生必须了解 Blalock 分流术是如何做的。先天性心脏病磁共振检查与超声心动图检查相似,检查的结果与检查者对疾病的理解有密切的关系。

三、临床应用

从理论上讲,凡有心脏大血管形态学改变的所有儿童心脏病患者,只要未置心脏起搏器,均适合于作磁共振检查。但在实际工作中还应考虑到磁共振检查的价格毕竟数倍于彩色多普勒超声检查。对于那些心脏超声已经能明确诊断,而磁共振检查并不能进一步提供更多的诊断信息的心脏病,则不必作磁共振检查。

在小儿心脏病中最常见的是先天性心脏病,对于以心内结构异常为主的先天性心脏病,如房间隔缺损、室间隔缺损等，目前一般认为不必作磁共振检查，通常磁共振检查并不能比超声提供更多的诊断信息。磁共振检查以多角度的自旋回波T_1W序列为主，通过观察室间隔连续中断来了解缺损的大小和部位，自旋回波T_1W序列还能较好显示房室增大。梯度回波电影序列有时可显示异常的分流、反流血流。

对于以心外大血管异常为主的先天性心脏病如主动脉缩窄、肺静脉异位引流等，磁共振检查就很有必要，常能比超声心动图提供更多的诊断信息。在各种扫描序列中，以造影增强的磁共振血管成像序列和膈肌导航心电门控的三维快速稳态进动序列对此类先天性心脏病诊断效果最为理想，其诊断效果接近心血管造影。对于某些先天性心脏病，磁共振检查效果甚至比心血管造影更好，例如对于梗阻性的完全性肺静脉异位连接，心血管造影检查有引起肺水肿的危险，而磁共振的造影剂则相对安全得多（图 11-4）。左上腔静脉在心血管造影检查时较易漏诊，而在磁共振检查时极少漏诊左上腔静脉。对于可疑的主动脉缩窄病例，磁共振检查以可靠地排除或确诊主动脉缩窄（图 11-5），可使很多患者免于创伤性的心导管心血管造影检查。造影增强的磁共振血管成像术有时还能显示肺动脉闭锁患者心血管造影检查不能显示的纵隔内肺动脉（图 11-6）。

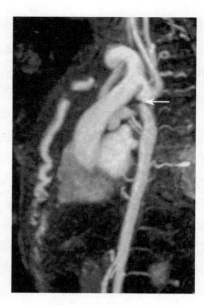

图 11-5　主动脉缩窄，造影增强的磁共振血管成像术图像显示主动脉缩窄段（箭头）和侧支血管

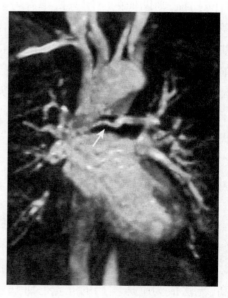

图 11-6　造影增强的磁共振血管成像显示肺动脉闭锁患者的纵隔内汇合的肺动脉（箭头）

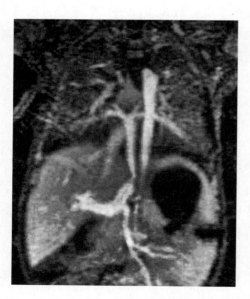

图 11-4　新生儿心下型完全型肺静脉异位引流，造影增强的磁共振血管成像术图像显示为梗阻性的全肺静脉异位引流，肺静脉异位引流入门静脉

对于复杂性先天性心脏病（complex congenital heart disease），磁共振检查也很有必要。磁共振扫描视野大，在显示心脏解剖的同时显示肝脏、脾脏和气管、支气管形态有助于分段诊断。这些脏器的形态、位置对心房位置的确定很有帮助。磁共振扫描对下腔静脉和腹主动脉的相互位置关系，及对肝静脉的连接均能很好显示，这些对心房位置的确定都很有帮助。磁共振检查还有可能直接显示心耳的形态，这是确定心房位置最可靠的依

据。造影增强的磁共振血管成像序列在做后处理时,做最大密度投影重建可显示心脏和血管,做最小密度投影重建则可显示气管、支气管形态,用以判断心房位置。分段诊断不仅需要明确心房位置还需要明确心室位置,而自旋回波 T_1W 序列对心肌形态显示很清楚,可分清心室肌小梁粗糙或光滑,这对判断是形态学左心室还是形态学右心室很有帮助。大动脉的位置相对主动脉和肺动脉的形态相差很大容易判断。明确心房位置、心室位置和大动脉位置,了解房室连接和心室大动脉连接是复杂型先天性心脏病诊断最困难的部分。复杂型先天性心脏病常伴有外周肺动脉狭窄及腔静脉、肺静脉的异常,造影增强磁共振血管成像序列可很好地显示外周血管形态,对手术前诊断很有价值。

磁共振成像还常用于手术后(postoperative)的先天性心脏病诊断,如观察 Fontan 术后的吻合口是否通畅(图 11-7);法洛四联症术后是否存在

外周肺动脉狭窄;肺动脉瓣反流及判断反流程度;主动脉缩窄术后是否存在吻合口狭窄等。磁共振常能很好地显示这些病变,可使患儿避免心导管及心血管造影检查。

(朱 铭)

参 考 文 献

1. 李坤成. 心血管磁共振成像诊断学. 北京:科学技术文献出版社,2014.

2. TAYLOR AM. Cardiac imaging:MR or CT ? Which to use when. Pediatr Radiol,2008,38(Suppl 3):S433-S438.

3. CALLAGHAN FM,BURKHARDT B,VALSANGIACOMO BUECHEL ER,et al. Assessment of ventricular flow dynamics by 4D-flow MRI in patients following surgical repair of d-transposition of the great arteries. Eur Radiol,2021,31(10):7231-7241.

4. STEEDEN JA,KOWALIK GT,TANN O,et al. Real-time assessment of right and left ventricular volumes and function in children using high spatiotemporal resolution spiral bSSFP with compressed sensing. Cardiovasc Magn Reson,2018,20(1):79.

5. KOCAOGLU M,PEDNEKAR AS,WANG H,et al. Breath-hold and free-breathing quantitative assessment of biventricular volume and function using compressed SENSE: a clinical validation in children and young adults.Journal of Cardiovascular Magnetic Resonance,2020,22(1):54-60.

6. YOO SJ,THABIT O,KIM EK,et al.3D printing in medicine of congenital heart diseases.3D Print Med,2015,2(1):3.

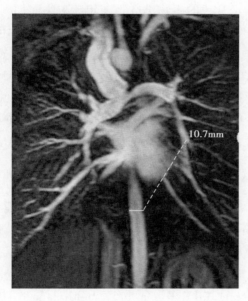

图 11-7 上腔静脉肺动脉吻合术后,造影增强磁共振血管成像术显示吻合口

第十二章

心脏计算机体层成像检查

一、小儿心脏 CT 检查技术和图像重建方法

计算机体层成像（computed tomography，CT）是诊断小儿先天性心脏病（简称先心病）的重要工具。CT 检查突出优点为检查时间短、患儿较少需要镇静状态、视野大、空间分辨率高。近年 CT 技术发展迅猛使得图像的时间分辨率及空间分辨率明显提高，能更好地评估心内及心外解剖畸形。能同时评价冠状动脉、肺血管、双肺及气管，是 CT 独有的优势。其缺点包括有放射危害、需要使用碘对比剂及对功能评价有限。

（一）小儿心脏 CT 检查技术要点

大多数心脏病患儿心率快，且不宜使用药物降低心率，此外幼龄患儿无法屏气配合，因此小儿心脏 CT 检查与成人比较有诸多不同，检查的成功需要注意以下事项：

1. 详细了解患儿病史、过敏史，耐心做好对患儿和家属的告知、解释。能配合的患儿充分呼吸训练，尽量消除其紧张和焦虑以配合 CT 检查，通常采用吸气后平静屏气扫描。对不能安静配合的婴幼儿检查前需药物镇静或基础麻醉，并做好相关事前准备、事后监护和抢救准备。

2. 小儿血液循环量小，不需要高浓度的对比剂即可获得满意的增强效果。需依不同体重和对比剂浓度适当稀释，以降低过高浓度对比剂产生的高密度伪影，还可减少对比剂用量。此外，扫描开始部位尽量远离对比剂注射部位也可降低高密度伪影，如手背静脉注射时采用足向头侧扫描，对比剂注入后立即用生理盐水冲刷也可降低腔静脉高密度伪影。合理应用对比剂，采用合适的流速，注意总量控制。

3. 先天性心脏病患儿循环时间个体差异大，尤其是复杂先天性心脏病及术后患者需要选择适当的扫描延迟时间以避免对比剂的高密度伪影或增强不足，必要时手动触发。小儿心率快，必须应用前瞻性心电门控扫描以减少运动伪影。扫描范围一般包括从胸廓入口至膈下上腹部脏器，以防遗漏畸形。此外，必要时在第一期扫描后立即追加第二期扫描，以保证左、右心结构均能清晰显示，并可以对血流动力学改变提供重要依据。

4. X 线的生物学危害随年龄减小而加大，尽管近年来多排螺旋 CT 的射线剂量优化技术明显进步，射线剂量大大降低，但仍然需要特别注意小儿 CT 检查的 X 线剂量管理，在选择扫描方式和设置扫描参数时要在保证成像质量的基础上尽量减少射线剂量，采用个体化 CT 扫描方案，并做好非检查部位尤其是 X 线敏感重点部位的防护。

（二）小儿心脏 CT 图像重建方法

高质量的断层 CT 图像是三维重建（3D reconstruction）的基础，良好的重建图像可以更直观地显示器官和病变的三维立体解剖结构。

常用的三维重建技术包括容积再现（volume rendering，VR）、多层面重组（multi-planner reconstruction，MPR）、曲面重组（curved planner reconstruction，CPR）。VR 可以真实展现各器官的立体解剖和空间关系，符合视觉习惯，但容易受重建阈值选择、造影剂浓度、伪影和容积效应的影响，受重建操作者的主观影响大，如果对疾病认识不够会提供错误信息误导临床判断。MPR 能以任意角度、层数重组断面图像，图像客观真实，高密度结构显示突出，但会有重叠，低密度结构被高密度结构遮盖，对三维空间关系展示不如 VR。CPR 能够在一幅图像上展示目标血管的展开长度和狭窄

程度,但一次只能显示一支血管,重建中心线与血管轴线的偏差或会导致图像不准确,且非目标结构变形。各种三维重建方法互有优缺点,综合使用可相互弥补,例如主动脉、肺动脉、肺静脉或冠状动脉畸形等血管异常 VR 可立体地显示病变全貌,但无法显示血管腔内病变情况,而 MPR 则能很好地观察血管腔和管壁,心脏内部畸形一般 MPR 显示较好而 VR 价值有限。

二、小儿心脏病的 CT 成像

(一) 左向右分流型先天性心脏病

1. 房间隔缺损(继发孔型,或称Ⅱ孔型) CT 诊断主要依赖横断图像,多方位的 MPR 重建对观察房间隔缺损大小、位置有一定帮助,VR 对房间隔缺损的诊断无价值。两个以上层面房间隔连续中断提示房间隔缺损。房间隔周边为肌性结构,缺损断端明确,图像显示可靠,房间隔中央为较薄的纤维膜结构,易受高密度伪影或对比剂混合不均影响,CT 判断小的房间隔缺损(<4mm)可靠性较差。此外,还可以出现右心房、室增大,肺动脉高压改变等间接征象(图 12-1)。房间隔缺损可与其他畸形并存,需全面评估。CT 并非单纯继发孔型房间隔缺损常规检查方法,且不能提供血流动力学信息,但房间隔缺损合并肺静脉异位连接或其他畸形,或需要排查肺动脉高压病因时 CT 是很好的检出方法。

2. 室间隔缺损 CT 诊断主要依赖横断图像,可见不同水平的室间隔多层面连续中断;多角度的 MPR 重建对判断缺损大小、位置有一定价值,VR 对室间隔缺损的诊断无重要意义。分流量大的室间隔缺损还可出现肺血管增粗增多,左、右心室增大和肺动脉高压等间接征象(图 12-2)。室间隔缺损常常为复杂畸形的一部分,需仔细观察以免漏诊。

CT 并非室间隔缺损常规检查手段,且不能进行血流动力学诊断,主要用于评价其他并发心外畸形如主动脉或肺血管情况。室间隔膜周部较薄,易受运动伪影及高密度伪影影响,室间隔膜周部的小缺损诊断受限。

3. 房室间隔缺损 仅有原发孔型房间隔缺损和房室瓣裂缺称为部分型房室间隔缺损,同时合并室间隔缺损为完全型房室间隔缺损(atrial ventricular septal defect, AVSD)(图 12-3)。 横断图像是 CT 诊断的主要依据,多层面多角度的 MPR 重建可帮助判断缺损大小、位置,以心脏四腔位显示最佳。主要征象为房间隔下部缺损直抵房室瓣环,部分型存在两组房室瓣,完全型心脏十字交叉结构消失,左、右心房室瓣环融合形成共同房室瓣,其下室间隔上段缺损。CT 不能直接显示房室瓣裂,房室瓣边缘"裂痕征"提示房室瓣裂。二尖瓣前叶瓣环下移,左心室流出道延长,呈"鹅颈征"。此外,CT 还可显示各房室增大、肺动脉高

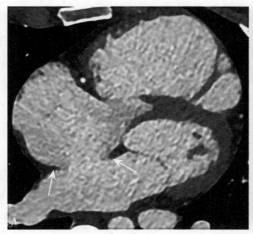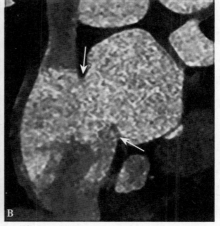

图 12-1 房间隔缺损(Ⅱ孔型)
A. CT 横断扫描显示房间隔中部延续中断 30mm(白箭头),右心房、室增大。B. 多层重组(MPR)显示房间隔中部至上部上腔静脉入口下缘不连续(白箭头)。

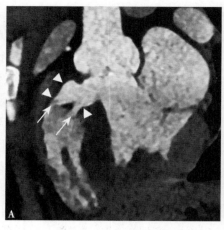
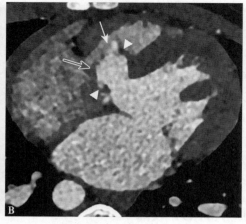

图 12-2　室间隔膜部瘤并缺损

A、B. CT 多层重组（MPR）及横断扫描显示室间隔膜部向右心室侧不规则瘤样膨突（无尾箭头），与三尖瓣隔瓣粘连（空心箭头），顶部可见两处小缺损（白箭头），局部可见来自左心室侧高密度分流血流束。

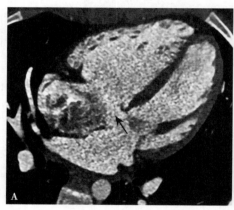
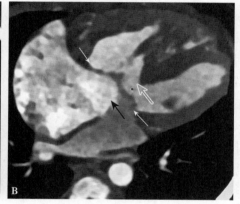

图 12-3　房室间隔缺损

A. 部分型房室间隔缺损：CT 横断图像示 I 孔型房间隔（黑色箭头），缺损下缘紧邻房室瓣环，两组房室瓣完整。B. 完全型房室间隔缺损：CT 横断图像示 I 孔房间隔缺损，下缘抵房室瓣环（黑色箭头），十字交叉消失形成共同房室瓣（→←），室间隔缺损（空心箭头）。

压等间接征象。房、室间隔缺损可单独存在或合并其他复杂畸形，需仔细观察。

　　超声心动图可以准确诊断心内畸形，对瓣膜畸形的诊断远优于 CT，但对房室间隔缺损常合并的心房异构、心外畸形和内脏异位的诊断明显受限，而 CT 则能明确诊断，两者互补可以准确诊断。

　　4. 共同心房和单心房　共同心房为左、右心房耳部发育完全，但房间隔完全未发育或发育障碍，形成巨大房间隔缺损，又称功能性单心房。房室瓣发育良好，如存在房室瓣裂或共同房室瓣应归为房室间隔缺损。单心房指双侧心房均为同一心房解剖结构（双侧房耳形态相同），又称心房异

构。双侧房耳均呈解剖右心房耳时称为右心房异构（图 12-4），常合并完全性肺静脉异位连接、双右肺结构和无脾。双侧房耳呈为解剖左心房耳时称为左心房异构，常合并腔静脉回流异常、双左肺结构和多脾。共同心房或单心房常常与复杂畸形并存。

　　5. 动脉导管未闭　根据其形态不同分为管型、漏斗型和窗型（图 12-5）等。CT 横断像和 MPR 可直接显示主动脉弓下层面（峡部）与肺动脉间的异常交通血管（动脉导管），VR 有助于观察其形态及大血管空间关系。分流量较大者还可见左心房、室增大、肺动脉主干增宽、肺血管纹理增多增

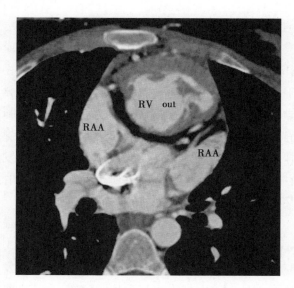

图 12-4　单心房右心房异构

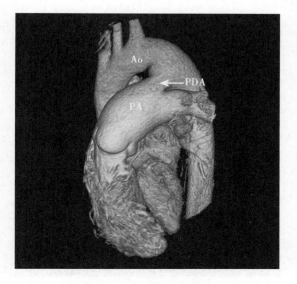

图 12-5　动脉导管未闭窗型 VR

粗或肺动脉高压等间接征象。

　　虽然增强 CT（enhanced CT）不是动脉导管未闭的首选检查方法，但检查的敏感性及准确率明显高于超声心动图，是检查心外畸形的最佳无创检查方法。但婴幼儿出现较大运动伪影或<0.5mm 的细小动脉导管未闭时 CT 易漏诊和误诊。

　　6. 共同永存动脉干　单一动脉干起自心室底部，仅存一组半月瓣，冠状动脉、主动脉、肺动脉由此动脉干发出。根据肺动脉起源分为三型：Ⅰ型（A 型，Van Praagh A1 型），共同动脉干分别发出主动脉和主肺动脉；Ⅱ型（B 型，Van Praagh A2 型），无主肺动脉干，左、右肺动脉分别起自共同动

脉干（图 12-6）；Ⅲ型（Van Praagh A3 型），一侧肺动脉起源于共同动脉干，另一侧肺动脉缺如，由侧支血管供血；前两型较常见。另外，合并主动脉弓发育异常（离断、缩窄或闭锁），降主动脉经动脉导管未闭与肺动脉连接的属 Van Praagh A4 型。无固有肺动脉发育，肺循环依靠侧支供血的归于肺动脉闭锁。绝大多数合并室间隔缺损，常合并其他心内、外畸形，如主动脉弓发育异常、冠状动脉起源和分布异常、单心室等。

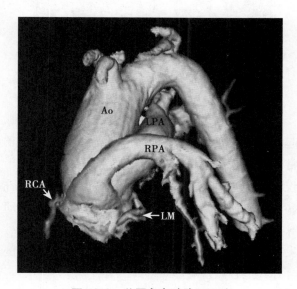

图 12-6　共同永存动脉干Ⅱ型

　　CT 对于共同动脉干（truncus arteriosus）的定性、分型诊断高度准确，优于超声心动图和心血管造影，但超声心动图对心内畸形的检出和血流动力学估测有一定价值。

　　7. 主动脉-肺动脉间隔缺损　又称主-肺动脉窗。由于动脉干发育过程中，不能完全分隔为升主动脉和肺动脉，之间存在直接交通，而两组半月瓣发育正常。根据缺损部位分为三型：Ⅰ型，缺损邻近半月瓣；Ⅱ型，缺损远离半月瓣而接近主动脉弓（图 12-7）；Ⅲ型，主动脉-肺动脉间隔几近全部缺损，但两组半月瓣环和瓣叶结构完整，可与共同动脉干相鉴别。CT 可见主动脉与肺动脉之间分隔消失，还可出现双侧心室扩大、肺动脉高压、肺血管纹理增多增粗等间接征象。

　　CT 对于主肺动脉窗的定性、分型诊断高度准确，明显优于超声心动图和心血管造影，但超声心动图对心内畸形的检出有一定优势。

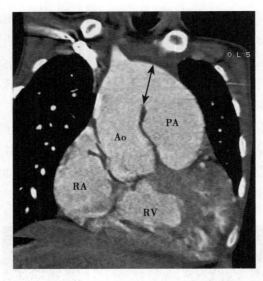

图 12-7　主动脉-肺动脉间隔缺损Ⅱ型

8. 肺动脉起源于升主动脉　左或右肺动脉起源于升主动脉，另一侧肺动脉为主肺动脉的正常延续，主、肺动脉瓣发育正常，可与共同动脉干仅存一组半月瓣相鉴别，是一种少见先天性心脏病。以右肺动脉起源于升主动脉较多见。左肺动脉起源于升主动脉较少见，后者多合并主动脉弓发育异常。该畸形可独立存在，但半数以上病例合并其他心血管畸形。

CT 诊断高度准确，优于其他影像学检查，但超声心动图对并存的心内畸形的检出有一定优势。

9. 先天性主动脉窦瘤及破裂　主动脉窦瘤又称 Valsalva 窦动脉瘤，是一种少见先天性心脏病，在后天因素如外力压迫、心内膜炎等作用下可破裂，使瘤壁中断、异常交通。以右窦（右冠状窦）瘤居多，主要突入右心室流出道；无窦（无冠状窦）瘤发病率其次，主要突入右心房；左窦（左冠状窦）窦瘤少见，常突入左心室。该畸形可独立存在，也可合并其他畸形，如主动脉瓣脱垂、关闭不全、室间隔缺损和主动脉二瓣畸形等。

心电门控 CT 扫描可明显减轻主动脉根部的运动伪影，按冠状动脉模式扫描，可清楚显示主动脉窦、窦瘤和破口。但对窦瘤破裂的异常血流和合并瓣膜异常的评价超声心动图有一定优势。

10. 肺静脉异位连接　部分或全部肺静脉未正常地与解剖左心房连接，而异常地与体静脉-右心房系统连接。根据异常连接的部位分为心上型

（连接上腔静脉、无名静脉）、心脏型（连接右心房或冠状静脉窦）、心下型（连接下腔静脉、门静脉或肝静脉）和混合型。常合并房间隔缺损，也可并存于复杂型先天性心脏病中。部分性心下型肺静脉异常连接常见于右肺静脉，左肺静脉罕见。右肺静脉汇合成总干向下异常连接于下腔静脉、门静脉或肝静脉，过膈处或连接口处有狭窄。常并发右肺及右肺动脉发育不全，右肺动脉细小或缺如，又称"镰刀综合征"（scimitar syndrome）。

CT 是诊断肺静脉畸形引流（anomalous drainage of pulmonary veins）最准确的影像学方法（图 12-8），应仔细观察肺静脉的全部分支，并注意其他并发畸形，但 CT 不能提供血流动力学资料，为其主要缺点。

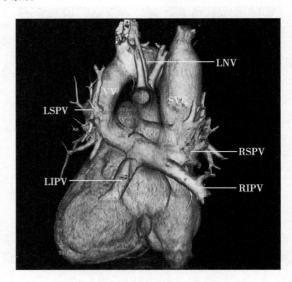

图 12-8　完全性肺静脉异位连接心上型

11. 无顶冠状静脉窦综合征　左心房与冠状静脉窦之间的间隔缺失，形成左心房-冠状静脉窦-右心房分流，又称"冠状静脉窦型"房间隔缺损，为冠状静脉窦发育异常，不属于继发孔房间隔缺损，常合并永存左上腔静脉。

CT 并非首选影像学检查方法，但高质量的薄层断层图像和以缺损为中心的多角度 MPR 可以较好显示缺损和其他并发畸形。

（二）左心发育异常的先天性心脏病

1. 左侧三房心　左心房被腔内的隔膜分为背、腹两个房腔，背侧副房可经隔膜孔与腹侧固有左心房（真房）相通，如隔膜孔过小可继发肺静脉

高压或肺循环高压,类似于二尖瓣狭窄。依据肺静脉是否全部回流入副房分为完全型及部分型;依据副房与真房是否直接连通、是否合并房间隔缺损、有无肺静脉畸形引流又分为数个亚型。本病需与二尖瓣狭窄、左心房黏液瘤、二尖瓣瓣上狭窄及肺静脉狭窄等肺循环回流受阻疾病相鉴别。CT可直接显示左心房腔内的隔膜(图12-9)、隔膜孔大小及左心房体与肺静脉、左心房耳部的连接关系。

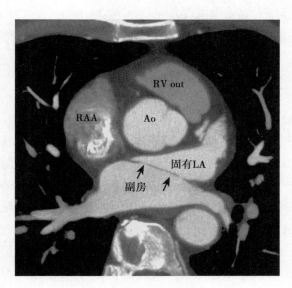

图 12-9　左侧三房心

2. 先天性主动脉瓣畸形及二瓣畸形　先天性主动脉瓣畸形是较常见的先天性心脏病,包括瓣叶数量变异、瓣叶形态异常、增厚、交界融合和瓣叶黏液样变性等,出现瓣叶狭窄、三叶不等大、单瓣畸形、二瓣畸形甚至四瓣畸形等,其中二叶式主动脉瓣畸形最常见。

主动脉二瓣畸形按解剖类型分为:①单纯型:二窦二叶,无融合嵴;②功能型:三窦三叶,有融合嵴。另外根据融合嵴数量还有Sievers分型:0型,无融合嵴;Ⅰ型,一条融合嵴;Ⅱ型,两条融合嵴。功能性或Sievers Ⅰ型的主动脉二瓣畸形最多见,可生后即有主动脉瓣狭窄,或无狭窄,但易引起瓣膜损害,最终导致主动脉瓣狭窄和/或关闭不全。主动脉瓣狭窄可引起左心室心肌继发性弥漫性肥厚,失代偿期左心室腔扩大;常见升主动脉扩张。

3. 主动脉瓣上及瓣下狭窄

(1)主动脉瓣上狭窄:根据狭窄的形态分为隔膜型、漏斗型和升主动脉发育不良型。隔膜型可见窦上隔膜状充盈缺损,中央穿孔,升主动脉发育良好;漏斗型最窄处为主动脉窦管交界水平,向上升主动脉狭窄逐渐减轻呈漏斗状;升主动脉发育不良型可见自主动脉窦以上升主动脉长段管状或不规则狭窄,少数可累及头臂动脉。CT直接显示主动脉根部狭小,管壁增厚,主动脉窦和冠状动脉处因于狭窄前高压区而扩张(图12-10),左心室继发性肥厚、扩大,需特别注意是否有多发肺动脉狭窄并存。同时合并肺动脉分支狭窄、智力低下、"小精灵"面容、高钙血症等时称为威廉姆斯综合征。

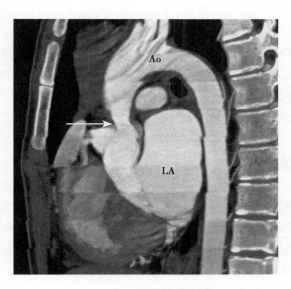

图 12-10　主动脉瓣上狭窄

(2)主动脉瓣下狭窄:根据狭窄形态分为隔膜型和管型。隔膜型主动脉瓣下狭窄可见主动脉瓣下方隔膜状充盈缺损致左心室流出道狭窄,主动脉瓣和升主动脉发育好,部分存在狭窄后扩张;管型主动脉瓣下狭窄可见左心室流出道管型肌性狭窄(图12-11),舒张和收缩明显受限。二尖瓣可受累,致关闭不全,左心房扩大。

CT扫描推荐使用心电门控按冠状动脉模式扫描以尽可能减少主动脉根部的运动伪影。CT可准确诊断主动脉瓣上狭窄,还可同时检出并发的肺动脉狭窄而对此超声心动图诊断有限度,但对于主动脉瓣下狭窄需注意运动伪影的影响。

4. 主动脉缩窄　CT横断像和MPR可直接显示主动脉缩窄(coarctation of the aorta,CoA)的

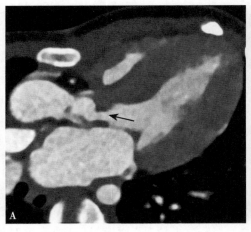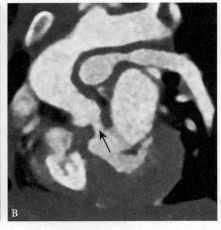

图 12-11　主动脉瓣下狭窄（管型）
A. 薄层最大密度投影（MIP），左心室流出道长轴位；B. 斜矢状位，显示主动脉瓣下短管状
增厚负影突向左心室流出道（→），导致左心室流出道狭窄。

部位、程度、形态、累及范围、主动脉弓发育和侧支血管情况，VR 对于缩窄部位、形态和侧支血管情况能立体直观的显示。CT 可同时发现并发畸形，对分型及决定手术策略有重要意义。根据是否合并动脉导管未闭分为单纯型（图 12-12，见文末彩插）和复杂型。

CT 能准确诊断主动脉缩窄的详细情况，是术前诊断和术后随访的首选影像学诊断方法，但无法提供血流动力学信息度。超声心动图易误诊、漏诊，但对心内畸形的诊断有一定的价值。主动脉褶曲畸形与折曲形主动脉缩窄的鉴别诊断需结合血流动力学来评估。

5. 主动脉弓离断　主动脉弓离断（interrupted aortic arch）常合并动脉导管未闭和室间隔缺损，又称为"主动脉弓离断三联症"（图 12-13，见文末彩插），此外还常常合并复杂心血管畸形。CT 可清楚显示主动脉弓缺如、升主动脉内移并垂直向上发出头臂动脉、降主动脉经动脉导管未闭连接于主肺动脉。主动脉弓闭锁与主动脉弓离断血流动力学相似但胚胎发生上不同，闭锁处残余纤维索条相连。

CT 横断图像是诊断的主要依据，VR 有重要价值，能立体直观地显示整体解剖结构、相互连接和空间位置关系，MPR 对显示心内和并发畸形有帮助。CT 是诊断主动脉弓离断的最准确的影像学检测方法，超声心动图对主动脉弓畸形的检出常常出现误诊和漏诊，但对于合并的心内畸形的

检出有一定的优势。

6. 先天性冠状动脉畸形　包括冠状动脉开口位置变异（起源于主动脉）、冠状动脉异常起源于肺动脉、冠状动脉肌桥、冠状动脉瘘、单冠状动脉畸形、先天性冠状动脉缺如或闭锁、冠状动脉瘤、先天性冠状动脉狭窄等。

心电门控的冠状动脉模式 CT 扫描可清晰显示冠状动脉起源、分布、管壁和腔内情况，以及与周围结构的关系，对于冠状动脉病变尤其是先天性冠状动脉畸形的诊断有突出的价值。

7. 主动脉-左心室隧道　多发生于主动脉右窦上方，舒张期血流反流回左心室，血流动力学类似于主动脉瓣关闭不全，可以合并主动脉窦瘤和主动脉瓣损害。

CT 非首选检查方法，但对于与心底部分流畸形和主动脉瓣病变的鉴别有重要意义，心电门控的 CT 扫描可最大限度减少心底部移动伪影。

8. 先天性主动脉弓和头臂动脉畸形　CT 能准确诊断右位主动脉弓和双主动脉弓，并能显示并发畸形。VR 对直观立体显示主动脉弓与头臂动脉、气管和食管的关系有重要价值。

9. 左心发育不全综合征　是一组罕见先天性心脏病，包含主动脉瓣闭锁或严重狭窄，二尖瓣闭锁或狭窄，左心发育不全，升主动脉及主动脉弓发育不全。本病并存动脉导管未闭及房间交通，以维系生命；与之相对应，可见右心扩大、肺动脉扩张。此外，单心室（右心室型或混合型）-左心发

育不全-左心发育不全综合征是疾病谱的不同的阶段或过程。因此,主动脉瓣闭锁及升主动脉发育不全可以合并在单心室(右心室型或混合型)中。

(三)右心发育异常的先天性心脏病

1. 法洛四联症 包括肺动脉狭窄、室间隔缺损、主动脉骑跨和右心室肥厚(图 12-14)。CT 非一线检查方法,但横断图像和 MPR 重建图像可以显示法洛四联症病理改变的详细情况,特别是肺动脉发育情况,可准确评价狭窄的部位、程度,还可同时检出冠状动脉畸形及其他并发畸形,在这方面远优于超声心动图。

2. 三尖瓣下移畸形 又称埃布斯坦畸形,三尖瓣附着点下移造成部分右心室心房化。后瓣和隔瓣下移最多见,前瓣形成"帆样"大瓣承担主要的瓣膜功能。CT 显示固有房室瓣环位置正常,三尖瓣叶附着点下移,部分右心室流入道房化,前瓣呈"帆样"大瓣,右心房和房化右心室扩大,右心室流出道多因代偿承担右心室排血功能而扩大。CT 可以检出三尖瓣下移畸形的主要征象,原始横断像和 MPR 重建可全面显示右心房、室和三尖瓣的解剖特征,但 CT 不能提供血流动力学信息。

3. 肺动脉闭锁合并室间隔缺损 是一组严重发绀型先天性心脏病,心室-肺动脉连接中断,肺动脉闭锁可发生于肺动脉瓣、瓣下漏斗部或

瓣上肺动脉及其主要分支,右心室血流经室间隔缺损入左心室由主动脉排出,肺动脉由体动脉供血。CT 显示右心室流出道-肺动脉层面无造影剂充盈,应注意肺动脉发育情况,左、右肺动脉是否有融合,融合部是否有狭窄。室间隔缺损多为膜周部,主动脉骑跨。肺循环依靠体循环供血(动脉导管未闭、体-肺侧支和支气管动脉)。体-肺侧支血管多由降主动脉上段发出,少数可由头臂动脉、冠状动脉、膈下动脉和肋间动脉参与供血,应注意粗大侧支血管有否狭窄。"肺动脉闭锁合并室间隔缺损"(pulmonary atresia with ventricular septal defect)涵盖了既往难以分类的复杂畸形,此畸形可为心房正位、心房反位或不定位;房-室连接相协调或不协调;心室右袢或左袢;心室-主动脉连接相协调或不协调;应按"节段分析法"逐步分析以准确诊断。

CT 横断图像和 MPR 可准确显示不同水平的肺动脉狭窄、闭锁及其他并发畸形,VR 对显示肺动脉、体-肺侧支血管和主动脉之间的相互关系有重要价值(图 12-15)。CT 对显示肺动脉及其分支与侧支血管的解剖情况优势明显,避免了心血管造影的影像重叠。

4. 室间隔完整的肺动脉闭锁 基本病变是肺动脉瓣缘的融合闭锁,少数漏斗部同时闭锁,可以并存肺动脉和/或右心室发育异常。病理分型:Ⅰ型,肺动脉闭锁合并右心室发育不良,右心室肌

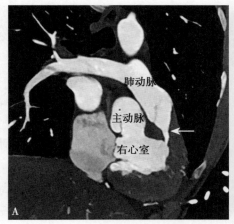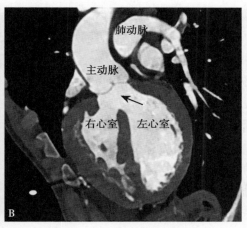

图 12-14 法洛四联症

A、B. 薄层最大密度投影(MIP)斜矢状位,斜冠状位,显示肺动脉瓣下流出道肌肥厚狭窄(白色箭头),肺动脉瓣及瓣上肺动脉发育尚好;主动脉瓣下室间隔缺损(黑色箭头),主动脉增宽骑跨于室间隔缺损之上,骑跨率约 50%,右心室壁继发性肥厚。

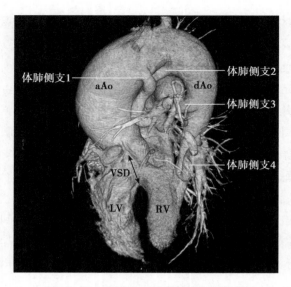

体肺侧支1　aAo　dAo　体肺侧支2
体肺侧支3
体肺侧支4
VSD
LV　RV

图 12-15　肺动脉闭锁合并室间隔缺损

壁保持胚胎期心肌窦状隙开放状态，与冠状动脉交通，冠状动脉粗大；Ⅱ型，肺动脉闭锁合并右心室发育正常，冠状动脉正常。均合并房间交通，右心血流通过房间交通和/或开放窦状隙进入体循环，主要通过动脉导管未闭向肺动脉供血，肺动脉发育不良者可合并体-肺侧支形成。

5. 三尖瓣闭锁　右心房-右心室无直接连通，由房室管的膜性组织或未穿孔瓣膜分隔，右心室有潜在或发育不全流入道，称其为三尖瓣闭锁。均存在房水平交通以维持循环。右心房扩大，右心室发育不良，常伴其他心血管畸形。

6. 右心室异常肌束　又称为右心室双腔心，右心室心腔内异常粗大肌束将右心室分割为近端高压心腔及远侧低压心腔。右心室异常肌束可以独立存在，也可以存在于其他复杂心脏畸形中（如法洛四联症）。

7. 肺动脉瓣狭窄　CT 不是肺动脉瓣狭窄的一线检测方法，需心电门控扫描以最大限度地减少大动脉根部的移动伪影，但对肺动脉瓣膜以外的畸形尤其是肺动脉及其分支的发育情况具有重要的诊断价值。

8. 肺动脉异常　包括肺动脉狭窄，可累及主肺动脉，左、右肺动脉及其分支；一侧肺动脉缺如；迷走左肺动脉，其中左肺动脉起源于右肺动脉又称肺动脉吊带；肺动静脉瘘。

CT 增强扫描可清晰显示段以上的肺动脉分支，是肺动脉异常的一线检测方法，优于超声心动

图，缺点为对于肺血管远端小分支病变显示欠佳，也无法提供血流动力学信息。CT 横断图像是诊断的主要依据，对中心肺动脉病变显示好，可提示诊断肺血管外围分支的病变，结合三维重建可大大提高诊断的准确性。VR 可立体显示肺血管树，直观地显示病变累及的节段及与周围结构相对空间关系，MPR 和 CPR 可准确显示病变节段血管壁和腔内病变和狭窄程度。

（四）房-室及大动脉连接异常

CT 诊断可按节段分析法逐层分析内脏-心房位、心室袢、房-室连接、心室-大动脉连接、两大动脉和半月瓣位置关系及瓣下肌性流出道情况，并评价室间隔缺损位置及其与两大动脉位置关系、肺动脉发育或其他并发畸形。CT 对房-室及大动脉连接异常的诊断有重要价值。

1. 大动脉转位　CT 检查可避免重叠，准确鉴别心脏各结构的特征及各结构间的连接关系，并可同时检出心内、外畸形及肺-气管和内脏的异常，对大动脉转位的诊断有重要价值。横断图像和 MPR 可准确显示各种心内外畸形，VR 对显示两大动脉关系和心室-大动脉连接有一定价值。

2. 右心室双出口　CT 诊断可按节段分析法逐层分析心房位、心室袢、房-室连接、心室-大动脉连接、两大动脉与半月瓣位置关系及瓣下肌性流出道情况，并评价室间隔缺损位置、肺动脉发育及其他合并畸形。横断图像和 MPR 可准确显示各种心内外畸形，VR 对诊断右心室双出口价值有限，但对了解两大动脉关系、肺动脉发育情况有一定价值。

CT 检查没有重叠，可准确判断右心室双出口的各种畸形，尤其是对检出合并的心外畸形如肺动静脉异常、主动脉弓畸形等有明显优势，是超声心动图和心血管造影的有力补充，对指导手术有重要价值。

3. 单心室　单心室是指二侧心房或者共同心房仅与一个主要心室腔连接的一组复杂先天性心脏病。常见并存畸形有：肺静脉异位连接或腔静脉引流异常（如下腔静脉肝段缺如等）、单心房或共同心房、房-室瓣畸形、房室间隔缺损、肺动脉狭窄、主动脉弓畸形或冠状动脉畸形、内脏反位或

不定位(如无脾或多脾综合征)等。

　　CT 诊断没有重叠,图像清晰客观,可按节段分析法逐层分析,需注意内脏-心房位置、单心室的定性及分型、房室瓣畸形和房-室连接关系、大动脉-心室连接关系及合并心内外畸形。横断图像和 MPR 可准确显示各种心内外畸形,VR 的诊断价值有限。CT 检查是超声心动图和心血管造影的有力补充,对指导手术有重要价值。

(韦云青　赵世华)

参 考 文 献

1. 戴汝平,高建华.先天性心脏病多排螺旋 CT 成像与诊断.北京:科学出版社,2009.

2. 戴汝平.心血管病 CT 诊断学.北京:人民卫生出版社,2013.

3. 刘玉清.心血管病影像诊断学.合肥:安徽科学技术出版社,2000.

4. 刘涵,高建华,戴汝平.多排螺旋 CT 在先天性心脏病中的应用评价.中华临床医师杂志,2012,6(11):3015-3017.

5. 侯志辉,吕滨,唐翔,等.儿童先天性心脏病双源 CT 胸部增强扫描剂量分析.中华放射学杂志,2011,45(1):18-21.

6. 祁晓鸥,曹程,戴汝平.电子束 CT 诊断主动脉-肺动脉间隔缺损的价值.中华放射学杂志,2006,40(7):726-728.

7. 鲁锦国,曹程,戴汝平.小儿先天性复杂型主动脉缩窄的电子束计算机断层摄影诊断.中国循环杂志,2006,2:164.

8. 张戈军,戴汝平,曹程.电子束 CT 在共同动脉干诊断中的应用.中华放射学杂志,2005,39(7):692-695.

9. 曹程,戴汝平,祁小鸥.电子束 CT 血管造影及三维重建在肺静脉畸形引流临床诊断中的应用.中华胸心血管外科杂志,2004,20(4):219-222.

10. 郭岩,吴清玉,戴汝平.法乐四联症电子束计算机断层摄影术诊断的临床研究.中国循环杂志,2001,16(2):138-139.

11. 支爱华,张沛,戴汝平.冠状静脉窦闭锁的诊断与临床意义.中国循环杂志,2015,30(5):478-481.

12. 张晓雅,吴清玉,董博,等.三尖瓣下移畸形 237 例手术治疗结果分析.中华外科杂志,2018,56(6):418-421.

13. 徐晋,李守军,楚军民,等.心血管造影与螺旋 CT 对肺动脉发育评价的分析.中国循环杂志,2013,z1:72.

14. FROMMELT PC,FROMMELT MA. Congenital coronary artery anomalies. Pediatr Clin North Am,2004,51(5):1273-1288.

15. MANGHAT NE,MORGAN-HUGHES GJ,MARSHALL AJ,et al. Multidetector row computed tomography:imaging congenital coronary artery anomalies in adults. Heart,2005,91(12):1515-1522.

16. COFFEY S,RAYNER J,NEWTON J,et al. Right-sided valve disease. Int J Clin Pract,2014,68(10):1221-1226.

17. BUENO J,FLORS L,MEJÍA M. Congenital anomalies of the pulmonary arteries:An imaging overview. Br J Radiol,2019,92(1093):20180185.

18. HAN BK,RIGSBY CK,HLAVACEK A,et al. Computed tomography imaging in patients with congenital heart disease part 1:rationale and utility. an expert consensus document of the society of cardiovascular computed tomography(SCCT):Endorsed by the society of pediatric radiology(SPR)and the North American Society of Cardiac Imaging(NASCI). J Cardiovasc Comput Tomogr,2015,9(6):475-492.

19. HAN BK,RIGSBY CK,LEIPSIC J,et al. Computed tomography imaging in patients with congenital heart disease,Part 2:Technical recommendations—an expert consensus document of the society of cardiovascular computed tomography(SCCT):Endorsed by the society of pediatric radiology(SPR)and the north american society of cardiac imaging(NASCI). J Cardiovasc Comput Tomogr,2015,9(6):493-513.

第十三章

心导管检查

心导管（cardiac catheterization）检查是由外周血管插入各种功能的导管至心腔及血管进行生理资料的检测及选择性血管造影，从而为介入性治疗及外科手术前提供精确的解剖和生理功能资料。虽然超声心动图等影像诊断技术的进展，使先天性心脏病（CHD）诊断方法有较大的改变，一些 CHD 可采用非侵入性检查获得确诊而直接外科手术，但对于不少重症及复杂型 CHD 的诊断，心导管检查仍为重要的诊断方法。除诊断性导管术外，介入性（治疗性）导管术近年来获得长足的进展，对一些心脏病做非开胸的姑息或根治治疗，愈来愈成为心导管术的重要部分。

一、适应证及禁忌证

（一）适应证

1. 诊断性导管术

（1）复杂 CHD 外科手术前需进行全面的解剖、生理学及血流动力学方面评价。

（2）CHD 伴重度肺动脉高压，评价肺动脉高压的性质，同时排除多发性肌部室间隔缺损或多水平分流。

（3）部分主动脉弓病变。

（4）周围血管病变的评价，肺动脉分支，主动脉侧支循环，体、肺静脉回流，冠状动脉异常等。

（5）CHD 围手术期，术后临床情况不良，疑畸形及血流动力学未纠正者，而非侵入性方法难以确诊者。

（6）CHD 新手术方法术后效果评价。

（7）电生理检查及心肌活检。

（8）临床症状及体征与诊断不符合。

2. 介入性导管术 包括通过特种导管进行

房隔造口术及房隔切开术、球囊血管及瓣膜成形术、心内缺损封堵、冠脉成形术及心外异常血管交通堵塞术等。

（二）禁忌证

由于心导管术技术方面及近年来内外科治疗的进展，目前无绝对禁忌证，如为了抢救患者需获得必要的资料或进行介入性导管术时都可考虑急诊心导管术。相对禁忌证为发热、感染性心内膜炎、活动性出血、明显心功能不全、未控制的严重室性心律失常、弥散性血管内凝血、未纠正的低血钾、洋地黄中毒等。

二、设备及人员

（一）心导管室装备

1. X 线设备 X 线显像系统是心导管室最重要的设备，是获得高质量的侵入性诊断及介入性治疗的关键。包括大容量的高能发生器，以满足心血管造影时，以极短的曝光（<10ms）摄像，C 臂单向或双向球管，并能转动自如地进行成角造影，单向或双向影像增强装置、电影摄片，高分辨率的电视监视及记录设备等。

2. 心导管压力显示及记录系统。

3. 血气及血氧测定仪，氧耗量测量及心功能测定装置。

4. 抢救及复苏设备 心脏除颤器、心脏起搏器、经皮氧-脉率测定仪、抢救药物箱等。

（二）心导管及附件

诊断性导管术需备有各种规格经皮穿刺针及导管插入鞘、导引钢丝（图 13-1）、房隔穿刺针及经房隔插入导管及配件。常用的导管（图13-2）有：①端孔导管（lehman）:用于右心导管检查及进行肺动脉压力测定。②侧孔导管（NIH）:主要做右心造影。③端侧孔导管（gensini）:可沿导丝插入导管，用途同侧孔导管。④猪尾巴导管（pigtail），为多侧孔向头端逐渐变细伴端孔的猪尾巴状导管，主要用于左心室造影，特点为便于插入左心室，减少刺激且可短期内注入大量造影剂。⑤球囊漂浮导管，可快速达到指定的部位，适用于新生儿及婴儿。球囊端孔导管及侧孔导管可分别替代普通端孔及侧孔导管。⑥特种导管：冠状动脉造影导管、电极导管、热稀释导管及各种球囊扩张导管。

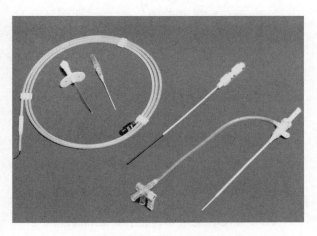

图13-1　心导管穿刺针、导管插入鞘及导引钢丝

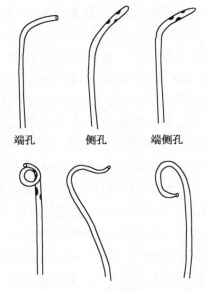

端孔　　　侧孔　　　端侧孔

猪尾巴　　插右冠状动脉　插左冠状动脉

图13-2　儿科常用的诊断性导管

（三）人员

人员包括手术医师、助手、生理记录监测及血氧测定技术员、麻醉、导管室护士、放射技术员等。

三、术前准备及处理

（一）术前准备

病史及查体,注意出血性疾病、药物过敏、造影剂反应、近期疾病、既往心导管术及外科手术史等。查体时尤应注意导管插入处皮肤是否适合穿刺。

（二）辅助检查

心电图、X线及超声心动图检查。另外需做血常规、出凝血时间、血小板计数、肝肾功能。介入性导管术及心内膜心肌活检前查血型及备血。

（三）制订导管检查计划

术前应进行或了解超声检查结果,以制订方案。

（四）术前处理

1. 纠正酸中毒、低血糖、低血钾,缺氧发作者给予普萘洛尔等,对于新生儿CHD依赖动脉导管开放方能存活者宜应用前列腺素E扩张动脉导管,缓解低氧血症。

2. 镇静剂及术前用药　目前尚无统一的最佳方案,但原则相同,通常以镇静为主,不影响心血管功能。最常用的术前用药是水化氯醛、地西泮、冬眠合剂等。电生理检查时术前用药为哌替啶2mg/kg或地西泮0.2mg/kg,肌内注射。术时辅以浅度全身麻醉,如氯胺酮等。近年来介入性导管术及危重病例导管术时,一些病例采用多种给药途径与联合用药途径。

3. 麻醉　作者科室以往对1岁以上小儿,在足量术前用药(哌替啶1mg/kg、异丙嗪1mg/kg、氯丙嗪0.5mg/kg)作用下,应用氯胺酮肌内注射(5~6mg/kg)麻醉。对于<1岁的婴儿,用地西泮0.2mg/kg作为术前用药,用氯胺酮肌内注射麻醉。

氯胺酮麻醉后患儿很快入睡,镇痛效果好,呼吸循环功能比较平稳,可以满足心导管检查或治疗需要,必要时可追加氯胺酮 1mg/kg 静脉注射。近年来麻醉方法有所改进,具体方法如下:术前 30 分钟口服咪达唑仑糖浆 0.5mg/kg,手术开始静脉注射阿托品 0.01~0.02mg/kg、咪达唑仑 0.1mg/kg、氯胺酮 2mg/kg,并经鼻导管吸氧。在放置食管超声探头时,静脉注射丙泊酚 1~2mg/kg,必要时加用氯胺酮 1mg/kg。在心导管操作过程中,用丙泊酚 5~6mg/(kg·h)静脉泵输注维持麻醉,需要时静脉间断追加氯胺酮 1mg/kg。如手术时间长,患儿有肢动、呛咳或呼吸明显抑制时,用肌肉松弛药维库溴铵 0.1mg/kg 静脉注射,行气管插管,控制呼吸,静脉复合麻醉。最近,由于心导管术患儿年龄越来越小,病情危重的增多,导管介入治疗操作时间也相应延长,辅以麻醉性镇痛药瑞芬太尼的应用。本院气管内麻醉逐年增多,国外心导管介入治疗常规应用气管内麻醉。

4. **饮食** <1 岁至少禁食 4 小时,1 岁以上禁食 6~7 小时,禁食后补液,避免脱水。

四、心导管术方法

(一) 导管插入

1. **部位** 根据年龄及对检查资料的要求而异,最常用的是股动、静脉(图 13-3)。该处血管粗,易固定,操作方便,易于探查房间隔缺损及动脉导管未闭,其次为上肢贵要静脉、肱动脉、腋静

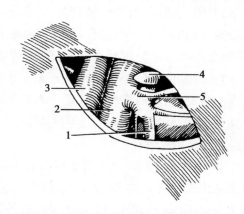

图 13-3　股鞘内结构血管解剖示意图
1. 大隐静脉;2. 股静脉;3. 股动脉;4. 淋巴结;5. 大隐静脉球。

脉、锁骨下静脉、颈动脉、颈静脉。脐动、静脉适于生后 1~2 天内的患儿。

2. **插入方法** 包括:①经皮穿刺法:适于各年龄组,股动、静脉首选(图 13-4);②切开法:可经大隐静脉,股动、静脉,肘部及腋部血管等途径进入。

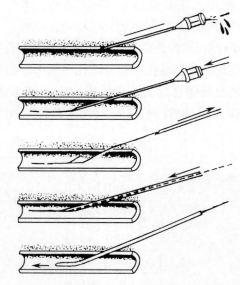

图 13-4　经皮穿刺插管法(Seldinger 法)示意图

(二) 导管操纵和手法

视屏监视下递送导管达各心腔及血管。

1. **右心插管法** 经股静脉做右心插管时导管先达上腔静脉,随后下撤至右心房上、中、下,下腔静脉,右心室流入、流出道及中部,肺动脉干,左、右肺动脉及肺小动脉进行压力及血氧测定。导管经右心房难以进入右心室者,多见于巨大右心房、右心室高压伴三尖瓣关闭不全或严重狭窄。通常操纵导管头向左前下并推向中线,或先把导管头端在右心房内形成一环状,使导管头端指向左下,然后慢慢后撤导管,导管头端近三尖瓣口时乘势推送导管至右心室。导管由右心室难以进入肺动脉者多见于肺动脉高压或右心室流出道梗阻时,一方面由于右心室内壁乳头肌及腱索,使导管头极易抵于右心室腔壁;另外较软导管在扩大的右心室腔内难以操纵。快速达肺动脉的关键在于导管经三尖瓣插入右心室入口后快速顺时针方向转动使导管头向上后顺势快速通过肺动脉瓣达肺动脉,如未成功则把导管后撤再次推送导管,避免

导管头端在心尖或与流出道之间反复刺激,导致严重心律失常及心肌受损。定向球囊漂浮导管的应用,可快速、较少刺激地达到右心各部。另外操纵软头导丝伸出导管头端,先通过肺动脉瓣达肺动脉后,再循导丝将端孔导管插至肺动脉。

正确检测肺小动脉嵌入压(pulmonary wedge pressure),对评价肺动脉高压是重要的,如导管插至肺小动脉直到肺野,压力曲线与左心房相似,或将导管由肺小动脉撤至肺动脉干作平均压连续曲线测定,如由低压(肺小动脉)向高压(肺动脉干)过渡则表明导管成功嵌入肺小动脉,反之未成。

由股静脉途径插入导管经下腔静脉达右心容易探查房间隔缺损及动脉导管未闭,由于房间隔及上腔静脉位于右心房后部,因此通常先递送导管至上腔静脉,再下移导管至右心房后部再向房隔方向探查,或于左侧位时导管指向后上,根据导管插入肺静脉或左心房压力及血氧测定帮助定位。

完全型大动脉转位时肺动脉压力测定对手术适应证的决定是必需的。由于主、肺动脉换位,一般借助于球囊漂浮导管经右心房达左心房、左心室后,目前推荐先向漂浮导管内插入头端可弯曲导丝(tip-deflecting wire)并连接导丝控向操纵器(图 13-5),随着导丝头端弯曲,漂浮导管头上抬后将球囊导管顺势进入肺动脉。该装置目前很有助于复杂心脏畸形导管术时探查。

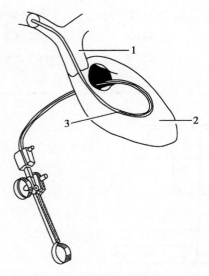

图 13-5 导丝头端控向操纵器
1. 肺动脉干;2. 左心室;3. 弯曲导丝。

2. 左心插管法 对于新生儿,导管可通过开放的卵圆孔经左心房插入左心室;对于右心室双出口、法洛四联症、完全型大动脉转位伴室间隔缺损等而房间隔无交通者亦可应用漂浮造影导管由右心室经室间隔缺损插至左心室;通常逆行股动脉插管为最常用的方法,应用猪尾巴导管循导丝插入,经升主动脉插入左心室心尖部,如有主动脉缩窄或主动脉瓣狭窄则以导丝先通过狭窄部再插入造影导管(图 13-6)。

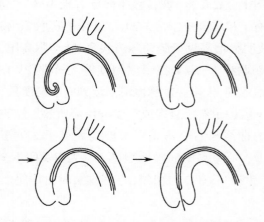

图 13-6 应用猪尾巴导管和直头导丝通过狭窄的主动脉瓣口

3. 异常途径 ①下腔静脉膈下段中断连接奇静脉,回流至上腔静脉,多见于多脾综合征;下腔静脉回流入左心房为罕见的发绀型 CHD;②左上腔残存多回流入冠状窦,少数回流至左心房;③右心房异常途径:导管经房间隔缺损或卵圆孔达左心房,或经右心房直达部分肺静脉异位引流;④由右心室达升主动脉见于大型室间隔缺损、法洛四联症、右心室双出口、完全型大动脉转位及永存动脉干等;⑤肺动脉水平异常通道:经动脉导管达降主动脉,经主肺动脉隔缺损达升主动脉;⑥心脏位置异常,可借助腔静脉和降主动脉位置和心房连接判明心脏的位置。

(三)压力资料分析

心导管需经硬质连接管与压力换能器相连,导管与换能器内应无任何气泡、血块及漏气。通过对心腔及血管内压力测定(pressure measurement)不仅对心脏病血流动力学研究具有很大价值,而且可作为导管到达心腔及血管定位的重要标志,正常心腔及血管的压力见表 13-1。

由表 13-1 显示左、右心房的平均压分别与左、右心室的舒张压相仿,肺小动脉楔入压与左心房压相仿;新生儿期由于胎儿型肺小动脉结构在逐渐消退中,因此随着年龄增长,其右心室及肺动脉压力亦有下降。

1. 心腔内压力曲线的形态与意义　正常压力曲线见(图 13-7)。

(1)心房内压力曲线:右心房压力曲线有两个向上波 a 波和 v 波,a 波下降支有较小向上 c 波,并有 x 和 y 倾斜(图 13-7)。a 波由心房收缩引起,a 波明显增高见于肺动脉瓣狭窄、肺动脉高压、法洛四联症、三尖瓣狭窄或闭锁等。v 波代表心室喷血后期,大量腔静脉血流回流到右心房所致,高耸 v 波提示右心衰竭或三尖瓣反流所致。左心房压力曲线与右心房相同,a 波高大见于二尖瓣狭窄及左心室高压,v 波明显见于二尖瓣关闭不全。

(2)心室压力曲线:心室收缩时由房室瓣关闭至半月瓣开放为等容收缩期,该期压力曲线迅速上升,直至半月瓣开放,进入喷血期,射血压力维持在高水平,因此心室压力曲线呈高原型至射血完毕,随后开始心室舒张早期,房室瓣关闭,心室压力曲线开始下降。至等容舒张期,压力迅速下降,随后房室瓣开放,来自心房的血液充盈心室,使心室舒张压略增高,直至下次心室收缩。正常右心室压力曲线呈高原型,肺动脉瓣狭窄时右心室压力呈等腰三角形,而肺动脉高压时右心室压力呈等边三角形,右心室舒张期充盈障碍时如慢性缩窄性心包炎、限制性心肌病等,呈舒张早期下陷,舒张后期高原波。左心室压力曲线形态与右心室相类似,接近长方形,主动脉瓣狭窄及高血压的左心室压力曲线改变相当于肺动脉瓣狭窄及肺动脉高压的曲线改变。

(3)大动脉压力曲线:大部分收缩压与其相连接的心室相同,半月瓣开放后,动脉压力迅速上升,以后缓慢上升达收缩期顶峰,随后收缩压下降

表 13-1　正常各心腔压力

部位	收缩压(平均)/舒张压(平均)		平均压	
	mmHg	kPa	mmHg	kPa
右心房	4~6(5)/(−2±2)(1)	0.5~0.8(0.7)/(−0.3±0.32)(0.1)	2~4(3)	0.3~0.5
右心室	15~30(25)/2~5	2~4(3.3)/0.3~0.7		
	35~80/1~5(新生儿)	2~4(3.3)/0.3~0.7		
肺动脉	15~30(25)/5~10	2~4(3.2)/0.7~1.3	10~20(15)	1.3~2.7
	35~80/20~40(新生儿)	4.7~10.7/2.7~5.3	25~40(新生儿)	3.3~5.5
肺小动脉嵌入压(肺毛细血管压)			5~12(8)	0.7~1.6(1.1)
左心房			5~10	0.7~1.3
左心室	80~130/5~10	10.7~13.3/0.7~1.3	70~95	9.3~12.7
主动脉	80~130/60~90	10.7~13.3/8~12		

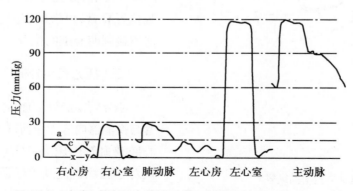

图 13-7　心房、心室及大动脉正常压力曲线(1kPa=7.5mmHg)

至半月瓣关闭形成切迹为止。主动脉的升支切迹及降支主动脉关闭的切迹明显,而肺动脉升支切迹不显。肺动脉高压时,收缩压与舒张压都增高,收缩期顶峰出现迟,重复波切迹消失。肺动脉瓣狭窄时波形曲线均低于正常,压力曲线小而畸形,肺动脉瓣关闭不全时,收缩压增高,而舒张压与右心室相近。主动脉瓣狭窄时,上升支缓慢,切迹明显,主动脉压力减低,脉压缩小。主动脉瓣关闭不全时,收缩压增高,舒张压减低,脉压增宽。

（4）肺小动脉嵌入压:又称肺动脉嵌入压,是心导管顶端嵌入肺小动脉末端,从而堵塞肺小动脉所测得压力,与左心房压力相仿,亦称肺毛细血管压力、"肺微血管压力"。一般认为反映左心房压力,但有人认为实为肺小动脉压力。其平均压超过 12mmHg 即提示左心功能不全、二尖瓣病变、左心室舒张充盈受阻或肺静脉回流受阻或异位等,由于肺血管病引起肺动脉高压者肺小动脉嵌入压可正常。

（5）肺静脉嵌入压:在一些复杂畸形伴肺动脉闭锁或严重狭窄,心导管难以插至肺动脉测压时,可穿越房间隔途径至左心房,然后达肺静脉采用端孔导管或漂浮端孔导管测肺静脉嵌入压,对于右心室流出道梗阻 CHD 或肺动脉压力正常或轻度增高者,基本上反映肺动脉平均压,以此来估价肺动脉压力与阻力,对 Fontan 手术前是必需的。

2. 压力连续曲线 导管由大血管或心腔经狭窄的瓣膜或缩窄的血管腔由一端达另一端时,同时记录压力曲线,可显示狭窄的压力阶差幅度及性质,常应用于肺动脉瓣、主动脉瓣狭窄,主动脉缩窄等的诊断及判别球囊血管及瓣膜成形术后的疗效。

（四）血氧资料分析

血氧含量（blood oxygen content）有两种表示方法:一种是容积 % 表示,为血氧含量绝对值表示法;另一种以血氧饱和度表示,即血液标本的实际氧含量和此标本与空气或与氧充分接触后所测得氧含量相比,得出百分率,其优点为:不受一些增加（如碱中毒、低温、胎儿血红蛋白含量等）或降低（酸中毒、发热等）血红蛋白对氧亲和性因素的影响,另外采用分光光度计测量血气误差较少。

1. 正常心腔内血氧饱和度 除新生儿及小婴儿外,小儿血氧资料和成人大致相同,正常动脉血氧饱和度（SaO₂）为 95%~100%,正常动脉血氧差为（4.5±0.7）%,右侧心腔及血管腔内血氧饱和度见表 13-2。

表 13-2　静脉血氧饱和度

部位	正常范围/%	平均值/%
下腔静脉	67~87	77
上腔静脉	77~89	83
右心房	74~86	80
右心室	71~87	79
肺动脉	73~83	78

2. 正常心内血氧差 正常心腔及大血管腔内血氧测定有一定差。表 13-3 示正常心内血氧饱和度差,由血氧含量绝对值用于心腔及血管腔内标本比较,对计算分流及心排血量还是有用的。Doxter 早期研究结果显示各心腔间血氧含量正常差见表 13-4。

表 13-3　心内血氧饱和度差

部位	最小血氧饱和度差	多次标本取血氧饱和度差
上腔—右心房	8.7%	7%
右心房—右心室	5.2%	4%
右心室—肺动脉	5.6%	4%

表 13-4　心内血氧含量差

部位	血氧含量/%
右心房—上腔静脉	<1.9
右心室—右心房	<0.9~1.0
肺动脉—右心室	<0.5

3. 血氧含量异常及意义

（1）左向右分流。心房水平:ASD、肺静脉异位引流、冠状动脉右心房瘘、左心室与右心房交通、VSD 伴三尖瓣关闭不全及主动脉窦瘤破入右心房等。心室水平:VSD、主动脉窦瘤破入右心室、冠状动脉右心室瘘、动脉导管未闭伴肺动脉瓣关闭不全。肺动脉水平:动脉导管未闭、主肺动脉隔缺损、主动脉窦瘤破入肺动脉、冠状动脉肺动脉瘘。腔静脉水平:肺静脉异位引流入腔静脉。

（2）右向左分流。心房水平：三尖瓣狭窄、闭锁、肺动脉瓣严重狭窄、闭锁伴 ASD 或卵圆孔开放、上腔静脉异常回流至左心房等。心室水平：右心室流出道梗阻伴 VSD 的 CHD、VSD 伴艾森门格综合征。肺动脉水平：动脉导管未闭伴肺动脉高压或主动脉瓣闭锁等。

（五）血流动力学公式及计算法

由血氧、氧耗量及压力曲线等三个方面数据按 Fick 公式进行计算。氧耗量需通过以下方法获得。直接测定法：由氧耗量测定仪计算每分钟每平方米氧耗量，3 岁以下患儿难以合作测定。间接测定法：由每小时每平方米体表面积的基础代谢计算。先查出小儿体表面积（表 13-5）和基础代谢热量 $[cal/(m^2 \cdot h)]$（表 13-6）按以下公式计算：

$$\text{氧耗量} (ml/min) = \frac{\text{基础代谢热量} \times 209}{60} \times \text{体表面积} (m^2)$$

查表方法：按 800 例正常小儿氧耗量值发现氧耗量主要和年龄、心率、性别有关（表 13-7）。另外可直接根据小儿体表面积计算氧耗量（表 13-8）。

1. 心脏血流量计算

（1）心排血量的计算：1870 年，Fick 首先应用指示剂稀释技术进行心排血量测定，并提出测定心排血量的公式如下：

$$\text{心排血量} (L/min) = \frac{\text{氧消耗量} (ml/min)}{[\text{主动脉血氧含量} (ml/dl) - \text{混合静脉血氧含量} (ml/dl)] \times 10}$$

心导管检查测定心排血量（calculation of cardiac output）是利用氧作为指示剂，根据氧耗量、动脉血氧含量及混合静脉血氧含量，由 Fick 公式计算出体、肺循环血流及分流量等，其他亦可应用热稀释法及染料法进行心排血量测定。目前心导管室多应用由血氧计测定血氧饱和度，与血氧含量相比较，较少受到其他因素的影响，还可迅速计算心排血量。另外又可根据血氧饱和度和血红蛋白含量计算血氧含量。

$$\text{血氧含量} (ml/dl) = \frac{\text{血氧饱和度}}{(\%)} \times \frac{\text{血红蛋白含量}}{(g/dl)} \times 1.36$$

例如：主动脉血氧饱和度为 96%，Hb 为 15g/dl，则：血氧含量 =0.96×15×1.36=19.58ml/dl。

利用公式可计算肺循环血流量，即右心室的排血量，体循环的血流量即左心室的排血量。无

表 13-5　儿童身长、体重推算体表面积（m^2）表

身高/cm	体重/kg												
	1	2.5	5.0	7.5	10.0	12.5	15.0	17.5	20.0	22.5	25.0	27.5	30.0
95	0.20	0.29	0.38	0.45	0.52	0.57	0.61	0.65	0.69	0.73	0.76	0.80	0.84
90	0.19	0.28	0.37	0.44	0.50	0.55	0.59	0.63	0.67	0.70	0.73	0.76	0.80
85	0.18	0.27	0.36	0.42	0.48	0.53	0.57	0.61	0.64	0.68	0.70	0.73	0.76
80	0.17	0.26	0.34	0.40	0.46	0.51	0.55	0.58	0.62	0.65	0.68	0.70	0.73
75	0.17	0.24	0.33	0.39	0.43	0.49	0.52	0.55	0.59	0.62	0.65	0.67	0.70
70	0.16	0.23	0.31	0.37	0.42	0.46	0.49	0.49	0.55	0.59	0.62	0.63	0.66
65	0.15	0.22	0.30	0.35	0.39	0.43	0.47	0.47	0.53	0.56	0.58	0.60	0.63
60	0.14	0.21	0.28	0.33	0.37	0.41	0.44	0.44	0.50	0.53	0.55	0.57	0.59
55	0.13	0.20	0.26	0.31	0.35	0.39	0.42	0.42	0.47	0.49	0.52	0.54	0.55
50	0.12	0.18	0.24	0.29	0.33	0.36	0.39	0.39	0.43	0.47	0.48	0.50	0.52
45	0.12	0.17	0.23	0.27	0.30	0.33	0.36	0.36	0.41	0.73	0.45	0.46	0.48
40	0.11	0.16	0.21	0.25	0.28	0.31	0.33	0.33	0.37	0.39	0.41	0.43	0.44
35		0.14	0.19	0.22	0.25	0.28	0.30	0.30	0.34	0.36	0.37	0.39	0.40
30		0.13	0.17	0.20	0.22	0.25	0.27	0.27	0.30	0.32	0.33	0.35	0.36
25		0.11	0.15	0.17	0.19	0.22	0.24	0.24	0.26	0.28	0.29	0.30	0.31
20			0.13	0.15	0.17	0.19	0.20	0.20	0.22	0.23	0.24	0.25	0.27

表 13-6　儿童每小时每平方米体表面积基础热量推荐表

年龄/岁	男性热量/cal	女性热量/cal	年龄/岁	男性热量/cal	女性热量/cal
2.00	54.3	52.6	7.75	47.4	44.7
2.25	54.0	52.3	8.00	47.1	44.3
2.50	53.7	51.9	8.25	46.8	44.0
2.75	53.4	51.6	8.50	46.5	43.7
3.00	53.1	51.2	8.75	46.2	43.4
3.25	52.8	50.9	9.00	45.9	43.0
3.50	52.5	50.5	9.25	45.6	42.7
3.75	52.2	50.2	9.50	45.3	42.3
4.00	51.9	49.8	9.75	45.0	42.0
4.25	51.6	49.5	10.00	44.7	41.6
4.50	51.3	49.2	10.25	44.4	40.9
4.75	51.0	48.9	10.50	44.1	40.6
5.00	50.7	48.5	10.75	43.8	40.2
5.25	50.4	48.2	11.00	43.5	39.9
5.50	50.1	47.8	11.20	43.2	39.5
5.75	49.8	47.5	11.50	42.9	39.2
6.00	49.5	47.1	11.75	42.6	38.8
6.25	49.2	46.8	12.00	42.3	38.5
6.50	48.9	46.4	12.25	42.0	38.5
6.75	48.6	46.1	12.50	41.7	38.1
7.00	48.3	45.7	12.75	41.4	37.8
7.25	48.0	45.4	13.00	41.4	37.4
7.50	47.7	45.0			

表 13-7　小儿氧耗量　　　　　　　　　　　　　　单位:ml/(min·m²)

年龄/岁	性别	心率			
		75 次/min	100 次/min	125 次/min	150 次/min
4	男	150	160	169	179
4	女	143	152	162	171
8	男	143	152	162	171
8	女	131	140	150	159
12	男	138	147	157	166
12	女	124	134	143	152
16	男	135	144	154	163
16	女	119	129	138	148

表 13-8　小儿氧耗量

体表面积/m²	静息氧耗量/[ml·(min·m²)⁻¹]	体表面积/m²	静息氧耗量/[ml·(min·m²)⁻¹]
0.225~0.275	140	0.426~0.475	179
0.276~0.325	150	0.476~1.0	174
0.326~0.375	172	1.1~1.5	150
0.376~0.425	175		

分流时,肺循环血流量与体循环血流量相等。当存在左向右或右向左分流时,则需分别计算。

1)体循环血流量(Qs)

按血氧含量计算:

$$\text{体循环血流量(L/min)}=\frac{\text{氧消耗量(ml/min)}}{[\text{主动脉血氧含量(ml/dl)}-\text{混合静脉血氧含量(ml/dl)}]\times10}$$

公式中混合静脉血氧含量取血的部位,目前有两个部位选择:①左向右分流CHD,一般取分流所在部位上游心腔的血液,例如动脉导管未闭,肺动脉水平存在左向右分流,右心室为取混合血部位;室间隔缺损病人,混合静脉血取自右心房;房间隔缺损病人则取上腔静脉血。②混合静脉血取自上腔静脉,不管病人是否存在心内左向右分流均适用。该处取血可以避免不少影响血氧浓度的因素,被不少心血管中心采用,见下列公式:

$$\text{体循环血流量(L/min)}=\frac{\text{氧消耗量(ml/min)}}{[\text{主动脉血氧含量(ml/dl)}-\text{上腔静脉血氧含量(ml/dl)}]\times10}$$

或以血氧饱和度直接计算:

$$Qs(\text{L/min})=\frac{VO_2}{(AOsat-SVCsat)\times Hb\times1.36\times10}$$

式中Qs,体循环血流量;VO_2,氧消耗量(ml/min);$AOsat$,主动脉血氧饱和度

$SVCsat$,上腔静脉血氧饱和度;Hb,血红蛋白(g/dl)。

2)肺循环血流量(Qp)

按血氧含量计算:

$$\text{肺循环血流量(L/min)}=\frac{\text{氧消耗量(ml/min)}}{[\text{肺静脉血氧含量(ml/dl)}-\text{肺动脉血氧含量(ml/dl)}]\times10}$$

通常肺静脉血不易取到,可用主动脉血氧含量代替。

以血氧饱和度直接计算:

$$Qs(\text{L/min})=\frac{VO_2}{(AOsat-PAsat)\times Hb\times1.36\times10}$$

在无分流时CO=Qp=Qs,其中混合静脉血都以肺动脉血氧含量计算。

3)心指数:心排血量(CO)大小和体表面积(BAS)大小有关,可用心指数(cardiac index)表

示。可由以下公式计算出心指数:

$$\text{心指数}[\text{L/(m}^2\cdot\text{min)}]=\frac{\text{心排血量(L/min)}}{\text{体表面积(m}^2)}$$

(2)分流量计算(quantitative assessment of shunts):当心内无分流时体循环血流量等于肺循环血流量,而当有心内分流时,体循环与肺循环血流量不相等,需分别计算体循环血流量及肺循环血流量。同时需计算有效肺循环血流量(Qes)。有效肺循环血流量是指失饱和的静脉血流经肺循环与肺泡内氧结合,再回到左侧心脏后进入主动脉,分布至全身的血流量。因此,当存在心内分流时,有效肺循环血流量加上分流量等于肺循环或体循环血流量。根据左向右或右向左分流方向不同分别由以下公式进行计算:

1)左向右分流量计算:左向右分流CHD时,其肺循环血流量包括系统静脉回流至右心达肺动脉血流再加上左心血再分流至右心的血量,因此,肺循环血流量明显增多。可由以下方式表达:

$$\text{左向右血流量(L/min)}=\text{肺循环血流量(L/min)}-\text{有效肺循环血流量(L/min)}$$

应用以下公式计算左向右分流量:

$$\text{左向右分流量(L/min)}=\frac{VO_2}{(PAsat-SVCsat)\times Hb\times1.36\times10}$$

肺循环血流量与体循环血流量之比(Qp/Qs),可分别计算体循环血流量及肺循环血流,然后再相比。

由以下简易公式进行计算:

$$Q_p/Q_s=\frac{AOsat-SVCsat}{PVsat-PAsat}$$

左向右分流量占肺循环血流量的百分率(%):

$$\frac{\text{分流量(L/min)}}{\text{肺循环血流量(L/min)}}\times100\%$$

2)右向左分流量计算

$$\text{右向左分流量(L/min)}=\text{体循环血流量(L/min)}-\text{有效肺循环血流量(L/min)}$$

由以下公式计算右向左分流量:

$$\text{右向左分流量(L/min)}=\frac{VO_2}{(PVsat-AOsat)\times Hb\times1.36\times10}$$

右向左分流量占体循环血流量的百分率(%):

$$\frac{\text{分流量（L/min）}}{\text{体循环血流量（L/min）}} \times 100\%$$

亦可由以下公式计算：

$$(Qs-Qes)/Qs = \frac{PVsat - AOsat}{PVsat - SVCsat}$$

肺静脉血不易取得，其血氧饱和度可按 95% 进行计算。

3）双向分流：见于发绀型 CHD 或左向右分流 CHD 合并重症肺动脉高压者，由于心内存在交通，在左、右心之间产生双向分流。因此需分别计算体循环血流量、肺循环血流量及有效肺循环血流量，以计算出左向右和右向左分流量。

2. 肺血管阻力计算及其意义

（1）血管阻力（vascular resistance）表达的单位：按 Poiseiller 公式演算的肺血管阻力的单位，通常以单位时间心脏做功计算，以达因·秒/厘米^5（dyn·s/cm^5）为代表，由压力与心排血量计算出的 mmHg·min/L 即为 Wood 单位，1 个 Wood 单位相当于 80dyn·s/cm^5。

（2）常用血管阻力计算方法

1）肺血管阻力测定：有两种不同的肺血管阻力计算方法，即肺小动脉阻力和全肺或肺总阻力。前者是指肺循环血流经肺血管床的阻力，后者是指右心血液由右心室排出后经肺动脉及其分支回流至左心房、左心室的阻力。在成人，体表面积变化相对较小，血管阻力通常不用体表面积矫正。由于儿童随年龄增长体重和体表面积变化较大，因此计算血管阻力时常用心指数（心排血量/体表面积）代替循环血流量，得出经体表面积矫正过的血管阻力（即阻力指数）。

A. 肺小动脉阻力

$$\frac{\text{肺小动脉阻力}}{(\text{dyn}\cdot\text{s}/\text{cm}^5)} = \frac{\text{肺动脉平均压（mmHg）}-\text{肺毛细血管平均压（mmHg）}}{\text{肺循环血流量（ml/s）}} \times 1\,332$$

1 332 为阻力单位换算常数，为水银比重乘重力加速度 980cm/s^2。

目前临床通常应用的阻力单位为 Wood 单位，即 80dyn·s/cm^5 为一个 Wood 单位。以上公式计算出肺小动脉阻力（dyn·s/cm^5）除以 80 即为 Wood 单位。或由以下公式直接计算成 Wood 单位：

$$\frac{\text{肺小动脉阻力}}{(\text{Wood 单位})} = \frac{\text{肺动脉平均压（mmHg）}-\text{肺毛细血管平均压（mmHg）}}{\text{肺循环血流量（L/min）}}$$

肺小动脉阻力测定需要精确测定肺小动脉嵌入压，又称肺毛细血管压、"肺微血管压力"等，亦可用左心房平均压计算。正常肺小动脉阻力为 0.6~2Wood 单位或 47~160dyn·s/cm^5。

B. 全肺循环阻力

$$\frac{\text{全肺循环阻力}}{(\text{dyn}\cdot\text{s}/\text{cm}^5)} = \frac{\text{肺动脉平均压（mmHg）}}{\text{肺循环血流量（ml/s）}} \times 1\,332$$

或用以下公式直接以 Wood 单位算出肺总阻力。

$$\frac{\text{全肺循环阻力}}{(\text{Wood 单位})} = \frac{\text{肺动脉平均压（mmHg）}}{\text{肺循环血流量（L/min）}}$$

正常全肺循环阻力为 2.5~3.7 Wood 单位或 200~300dyn·s/cm^5，大于 5.5 Wood 单位或 450dyn·s/cm^5 为显著增高。

2）体循环血管阻力

$$\frac{\text{体循环血管阻力}}{(\text{dyn}\cdot\text{s}/\text{cm}^5)} = \frac{\text{主动脉平均压（mmHg）}-\text{右心房平均压（mmHg）}}{\text{体循环血流量（ml/s）}} \times 1\,332$$

或体循环血流量以 L/min 或 L/（min·m^2）（体表面积矫正）按以下公式直接以 Wood 单位计算：

$$\frac{\text{体循环血管阻力}}{(\text{Wood 单位})} = \frac{\text{主动脉平均压（mmHg）}-\text{右心房平均压（mmHg）}}{\text{体循环血流量（L/min）}} \times 1\,332$$

正常值为 15~20 Wood 单位或 1 200~1 600dyn·s/cm^5。

3. 瓣膜口面积计算及意义 根据 Gorlin 等推导的一些公式估计和计算狭窄瓣口面积一直为临床所应用。这些公式应用表明瓣口面积与跨瓣血流量成正比，而与跨瓣压差的平方根成反比。计算瓣口面积时需要同时记录狭窄瓣膜上下心腔的重叠压力曲线。后者需应用两根导管同步测压或一根头端带有二个测压孔的导管获得。亦可应用导管回拉的方法进行压力描记，但两个压力曲线必须在同一心率下描记取得。近年来一些作者发现由 Gorlin 公式推算的结果与实际瓣口面积不完全相符，因此该法尚需进一步对比研究与其他测定方法进行综合评估。

五、心导管术的附加试验

（一）肺小动脉扩张试验

1. 适应证 先天性心脏病合并重度肺动脉高压。

2. 评价的标准

（1）肺动脉压力和肺动脉阻力下降20%以上，心排血量不变或升高。

（2）肺血管阻力（pulmonary vascular resistance，PVR）<7（Wood U·m²），肺血管阻力/体循环血管阻力（Rp/Rs）<0.3。

若在吸氧或使用肺血管药物后达到以上标准，考虑为扩血管试验阳性；若在吸氧或使用肺血管扩张药物后未能达到以上标准，考虑为扩血管试验阴性。

3. 常用的方法

（1）吸氧试验：置头罩或面罩内吸入纯氧15分钟，吸氧前后血流动力学检测计算心排血量，左向右分流量，肺血管阻力及体循环阻力。

（2）一氧化氮吸入试验：通过面罩或呼吸机吸入，常用浓度0.02‰~0.08‰。

（3）伊洛前列环素吸入试验：吸入的前列环素类似物可按规定应用（详见第八十一章）。

（4）其他药物扩张肺小动脉试验：如妥拉苏林、前列腺素E、异丙肾上腺素等，目前已少用。

（二）运动试验

心脏病患者很多症状随运动而改变，异常的血流动力学反应为心血管疾病诊断的重要部分。可分为等长和等张两种运动类型。前者肌肉用力但肌肉长度不变，运动时心排血量及氧耗量变化很小，而体循环外周血管阻力明显增高，血压及后负荷增加。等张运动为用恒定的力作运动，在导管室多采用仰卧式踏车做等张运动试验，心排血量及氧耗量均增加，血压很少增加，而体循环阻力下降。运动试验能使氧耗量双倍增多。导管置于所需的心腔，根据所获资料，可计算心排血量、血压、氧耗量与心排血量之间关系即运动商，并和正

常小儿相比较，对预测一些患者的临床经过，评价内外科治疗反应提供有用的资料。

（三）异常通道堵塞试验

1. 房间隔堵塞试验 尤其应用在室间隔完整型肺动脉闭锁（PA/IVS）患者，早期肺动脉瓣闭锁解除后在关闭房间隔通道前评价右心功能，如果堵塞后血压和血氧饱和度能维持在满意水平，则具备关闭手术条件。

2. 动脉导管未闭的堵塞试验 对于动脉导管未闭伴有重度肺动脉高压，在介入治疗或外科手术前应综合评价肺动脉高压性质。目前常用的Amplatzer堵塞装置既可作为堵塞试验，又可作为堵塞治疗方法，一旦堵塞装置到位，以下几点可提示为动力性肺动脉高压，可考虑释放堵塞装置或外科手术：①堵塞后肺动脉收缩压平均下降≥25%；②主动脉压力无明显下降；③主动脉血氧饱和度不变或上升；④患者无明显不适症状；⑤封堵完全，无明显分流。

六、并发症的预防和处理

（一）心律失常

多呈一过性，以下几种心律失常需观察处理：

1. 室上性心动过速 持续性室上性心动过速（supraventricular tachycardia，SVT）者可将导管轻触心房壁或导管在房内打圈后轻压房壁以引起早搏而中止发作，无效时可先用药物治疗，如洋地黄制剂、普罗帕酮或维拉帕米静脉注射，后者可引起心搏骤停，应在监护下应用，且需备有异丙肾上腺素、钙剂及复苏设备。顽固病例做直流电击。

2. 室性心动过速 多发生在导管刺激心肌或心功能不良时，持续发作者静脉注射利多卡因或普罗帕酮等，或静脉插入临时起搏导管至右心室中部连接体外起搏器作超速抑制。

3. 房室传导阻滞及心动过缓 二度至三度房室传导阻滞多由导管刺激房室交界区引起，尤其在复合畸形，心室反位时，撤去导管未好转者，需应用异丙肾上腺素静脉滴注或置临时起搏器；持续数天者，则加用激素以减轻局部水肿。心动

过缓常由于低温、心功能不全、低血压、血管迷走反应等可致低心排,应立即寻找原因,必要时应用阿托品、异丙肾上腺素增加心率。

(二) 心搏骤停

为最严重的并发症(complication)。通常发生在复杂畸形、严重心脏病变或缺氧、低血压等未纠正。立即心前区叩击、心脏按压,同时心电监护;如为心室颤动则电除颤复律,无效时心脏按压,气管插管,心内注射肾上腺素、乳酸钠或5%氯化钙等药物后再作除颤。

(三) 低血压

根据本院观察,造影后23%有不同程度血压下降,大部分患儿于10分钟内自行恢复。另外由低血糖、酸中毒或血容量不足所引起,因此对于小于6个月婴儿禁食时间不超过4小时,6个月以上禁食5~6小时,禁食后即给予补液。

(四) 心脏及大血管穿孔

为新生儿及婴儿导管术死亡的主要原因之一。由于心脏血管壁薄,容积小及复杂心脏畸形,或硬质导管操作不当引起穿孔。以下征象提示穿孔:导管位置异常、由导管内吸出有血性液体,提示导管位于心包腔;压力曲线改变;心脏压塞征等。处理:一旦发现心脏压塞征需急诊处理,立即剑突下作心包穿刺置闭式导管引流,在X线监护及超声心动图监测下观察心包积液是否减少或吸收,血压及循环是否稳定,如心脏压塞征仍未解除需开胸外科手术治疗。

(五) 血管栓塞

空气及导管内血块或栓子脱落进入血液循环。静脉系统经右心室入肺动脉,完全型大动脉转位者引起体循环栓塞。红细胞增多、血液浓缩、补液不足、操作时间过长等促使血栓形成。术前应补液,造影前后输入低分子右旋糖酐预防血液浓缩,逆行动脉插管者,给肝素100U/kg,经导管内注入。股动脉插管后搏动明显减弱者给予全身肝素化,未恢复者经静脉或局部滴注尿激酶或经导管取栓。

(六) 缺氧发作

常见为造影后半小时内出现青紫加重、呼吸不规则、心率减慢、杂音转轻、血压下降等,均见于法洛四联症等右心室梗阻型CHD。导管过程中烦躁不安、过量镇静剂、失血、低血压、酸中毒及导管刺激右心室流出道等为促发原因,可能和右心室流出道痉挛有关。立即采取胸膝位,面罩吸氧,纠正酸中毒;普萘洛尔0.05~0.1mg/kg,静脉缓注,或吗啡0.05~0.2mg/kg,皮下/静脉缓注,有助于缓解右心室流出道痉挛。升压药物为简单有效的方法,通常应用去氧肾上腺素置葡萄糖水中缓注直至血压上升,随后间歇推注或静脉滴注维持,血压上升后,一方面减少心内右向左分流,另一方面增加冠状动脉灌注。顽固发作者需急诊作右心室流出道疏通术或根治术。术前预防措施为:造影前后持续给氧,有缺氧发作史者给予普萘洛尔口服,术前、后给予5%碳酸氢钠纠正酸中毒,术前应用吗啡镇静。

(七) 造影剂快速注入反应

过敏反应,轻者皮肤反应,重者出现过敏性休克,可给抗组胺药、肾上腺素、皮质激素及抗休克治疗。大剂量造影剂注入右心室可致肺小动脉阻力增高、红细胞凝聚、血液黏滞度增高,引起肺动脉高压、肺水肿、右心衰竭;另外体循环进入大量造影剂可致脑水肿等,因此造影剂总量不宜超过4~5ml/kg。

(八) 低通气

大部分的儿童心导管术是在全身麻醉下进行的,术中初次透视时应检查气管插管的位置。术中连续脉搏血氧饱和度监测、呼气末二氧化碳监测(插管患者)和动脉血气取样,有助于确保手术期间维持稳定的气道状态。无论是使用清醒镇静还是全身麻醉,在所有情况下都需要注意气道管理。

(九) 新生儿导管术并发症的预防

由于儿童心腔小、壁薄、复合畸形多、血流动力学极不稳定、中枢及体温调节不成熟等易引起严重并发症,死亡率较年长儿高。由于新生儿心导管术多需诊断性和治疗性导管术同时进行,需保持体温,纠正酸碱及电解质失衡,还常需气管插管及机械通气。术中加强循环监护,持续经皮血氧及动脉压监测,随时补充血容量。应用专用的心导管材料,操作轻柔,尽量避免导管并发症。术中应用前列腺素 E 及有效的介入治疗,可明显降低死亡率。

(李　奋　周爱卿)

参 考 文 献

1. ZHOU AQ. The present and future of interventional catheterization for congenital heart disease. Chinese Medical Journal,2001,114(5):451-452.
2. 周爱卿.先天性心脏病心导管术.上海:上海科学技术出版社,2008.
3. 周爱卿,刘薇廷,储松雯,等.前列腺素E治疗新生儿重症紫绀型先天性心脏病的探讨.中华医学杂志,1991,7:47.
4. 夏学勤,周爱卿,王荣发,等.先天性心脏病肺静脉楔压和肺动脉压的相关研究.中华儿科杂志,1999,37(3):175-176.
5. 张维君,姜腾勇.心导管学.北京:人民卫生出版社,1997.
6. LOCK JE,KEANE JF,PERRY SB. Diagnostic and interventional catheterization in congenital heart disease. 2nd ed. Boston:Kluwer Academic Publishers,2000.
7. ALLEN HD,GUTGESELL HP,CLARK EB,et al. Moss and Adams' heart disease in infant children and adolescents including the fetus and young adult. 6th ed. Baltimore:Williams & Wilkind Publishers,2000.
8. CANNON BC,FELTES TF,FRALEY JK,et al. Nitric oxide in the evaluation of congenital heart disease with pulmonary hypertension:factors related to nitric oxide response. Pediatr Cardiol,2005,26(5):565-569.
9. SCHEURER M,BANDISODE V,ATZ AM. Simplified pulmonary vasodilatory testing in the cardiac catheterization laboratory with nasal cannula nitric oxide. Pediatr Cardiol,2006,27(1):84-86.
10. RIMENSBERGER PC,SPAHR-SCHOPFER I,BERNER M,et al. Inhaled nitric oxide versus aerosolized iloprost in secondary pulmonary hypertension in children with congenital heart disease:vasodilator capacity and cellular mechanisms. Circulation,2001,103(4):544-548.
11. 高伟,周爱卿,王荣发,等.法洛四联症心导管术时缺氧发作机理与治疗:附56例分析.临床儿科杂志,1996,14:158-160.
12. 周爱卿,刘薇迁.新生儿心导管术(附90例报告).新生儿学杂志,1990(04):155-157.

第十四章

心血管造影检查

心血管造影（angiocardiography）是一项有很长历史的检查技术。20世纪30年代就有静脉心血管造影检查，随着影像增强器的出现，数字减影血管造影（digital subtraction angiography, DSA）技术的发明，数字平板心血管造影设备的发展，心血管造影设备与技术取得不断进步，迄今仍是很多疾病诊断的金标准。小儿心血管造影主要用于诊断先天性心血管畸形，而获得性心脏病相对较少应用心血管造影。心血管造影系通过心导管将造影剂注入心腔或大血管，在X线照射下使之显影，并用X线电影或数字电影等摄影方式记录下来。通过观察心腔、大血管的充盈情况及显影顺序，可了解心腔大血管的形态、大小、位置和相互连接关系等解剖结构；可了解有无异常分流、反流的存在；还可了解心脏瓣膜活动、心室收缩舒张功能等。心血管造影可对心血管畸形作出全面、准确的诊断，为进一步的介入治疗或手术治疗提供可靠的依据。

尽管近年来医学影像学设备及技术发展飞速，超声心动图等非创伤检查方法已在相当程度上替代了心血管造影检查，但目前仍有少数复杂先天性心脏病手术前需要通过心血管造影明确诊断，仍有些重要的压力资料需要通过心导管来获得。近年来先天性心脏病介入治疗飞速发展，许多先天性心脏病患儿可通过介入治疗而得以根治或通过介入治疗而得以缓解病情。心血管造影是介入治疗不可缺少的条件。同样先天性心脏病内外科的镶嵌治疗也需要心血管造影辅助。小儿先天性心脏病心血管造影检查技术要比成人冠心病心血管造影复杂，恰当的心血管造影检查技术对诊断效果的影响很大，照搬成人心脏病的检查技术，获得的效果往往很差。

一、心血管造影设备和摄影方式

儿童先天性心脏病心血管造影使用的X线心血管造影机，其基本部分包括机架、导管床、球管、高压发生器、影像系统、显示器、控制台和电子计算机等。完成先天性心脏病心血管造影还须配有高压注射器和激光打印机。目前心血管造影机的机架均采用了C形臂结构，C形臂机架可做左右方向和头足方向的复合旋转，使各种复杂的成角投照均可在不必转动患者体位的情况下，方便而快速地完成。C形臂机架有悬吊式和坐地式两类，其功能差别不大，均可作三轴转动，任意选择将机架置于患者头端、左侧和右侧，悬吊式机架移动范围较大，地面也较整洁。目前的心血管造影机C形臂机架旋转速度可高达每秒30°~50°。用机架旋转时记录图像的方式作血管造影，并配以特殊的软件，对脑血管等静止的血管可以做三维立体成像，并可产生类似CT的断层图像。心血管造影机需要连续大量拍摄，X线球管与影像增强器的功率都较大，在球管电压为100kV时，球管电流最高可达800~1 000mA。导管床可灵活地上下、左右、前后移动，许多心血管造影机导管床可还做90°的横向转动，以便在紧急情况下迅速将患者及导管床从X线球管与影像增强器之间转出进行抢救。一般认为儿童先天性心脏病检查最好使用双向心血管造影设备。

常用的心血管造影摄影方式有快速换片、电影摄影和数字电影三种。快速换片方式和电影摄影方式目前已淘汰。数字电影摄影方式又可分为使用影像增强器方式和平板式直接数字化方式二种，影像增强器方式也已经很少应用了。图像数字化后即可利用计算机进行一系列图像处理，还可进行数字血管减影处理。数字电影如不做数字血管减影处理其效果和胶片电影摄影方式没有明显差别，如做数字血管减影，则在其他条件相同的情况下，数字电影优于胶片电影摄影，诊断符合率差别有显著性，主要是对肺静脉异位引流，左上腔静脉等显示更好。图像数字化后可以非常方便地进行各种测量和功能分析，也提高了心血管造影的诊断效果。

平板式直接数字化心血管造影设备是目前小儿先天性心脏病心血管造影的主流设备。此类设备用一块含有大量数字探测器的平板替代了原来的影像增强器，提高了图像的信噪比，使图像更为清晰，图像动态范围扩大，在各种背景下均可获得清晰的心血管造影图像。带有数字减影功能的双向数字平板心血管造影设备是最理想的小儿先天性心脏病心血管造影设备（图14-1）。对于开展先天性心脏病内外科镶嵌治疗的心导管室则要求消毒隔离、空气净化都达到外科手术室的水平，并在导管室内配有麻醉机和体外循环等设备，也可以认为复合手术室是一个配备了先进的医疗成像设备如心血管造影机的手术室。复合手术室使原本需要分别在手术室、心导管室分期才能完成的重大手术，可以合并在一间手术室里一站式完成。能够解决单纯外科或介入均不能理想解决的问题，开创了外科微创手术和介入手术联合，优势互补治疗疑难疾病的新模式。最新的8轴落地或悬吊机器人机架设计，使心血管造影检查操作更方便快捷。

二、投照角度

选择适当的心血管造影投照角度是高质量心血管造影的另一关键。目前小儿先天性心脏病心血管造影中均采用了轴位成角投照技术（axial angular projection technique），该技术通过旋转X线机C形臂，使原来互相重叠的心脏结构或冠状动脉得以分开，可使病变显示更直接、更清晰。在其他条件相同的情况下，是否采用轴位成角投照技术，其诊断符合率差别有显著性。先天性心脏病轴位成角投照的常用体位有长轴斜位（左前斜60°~70°，复合向头成角20°~30°）、肝锁位（左前斜40°，复合向头成角40°）及坐观位（正位向头成角40°）。长轴斜位投照时，由于左前斜60°~70°，X线与前部室间隔相切，使位于右前方的右心室与位于左后方的左心室相互分开，同时由于向头成角20°~30°，使室间隔影得以适当拉长。长轴斜位投照可清楚地显示膜部及肌部室间隔是否完整，可显示心室与大动脉的连接关系，还可较好地显示左心室流出道、二尖瓣前叶及主动脉弓部（图14-2）。肝锁位投照时，由于左前斜40°，X线与房间隔相切，使位于右前的右心房与位于左后的左心房截然地分开，此时X线也与后部室间隔相切，左、右心室也分开。该体位同时向头成角40°，由于心房位置相对偏后，此时被投照向头端与相对偏前的心室得以分开，这样四个心腔相互重叠最少，故肝锁位又被称为四腔位。肝锁位对房间隔、后部室间隔均能很好显示

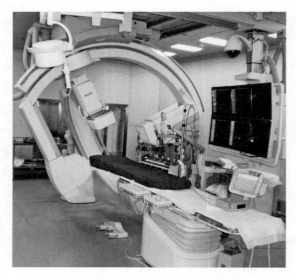

图14-1　双向数字平板心血管造影设备

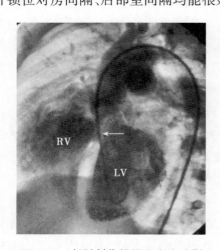

图14-2　长轴斜位投照左心室造影

X线与前部室间隔相切，清楚地显示膜部室间隔缺损，显示左心室流出道、二尖瓣前叶及主动脉弓部。

（图 14-3）。坐观位则主要用于显示肺动脉。由于肺动脉自前下方向后上方走行，向头成角 40°时 X 线与肺动脉垂直，肺动脉主干、分叉部，以及左、右肺动脉起始部均得以良好显示（图 14-4）。除上述几个轴位投照角度外，其他常用的心血管造影体位有普通正位、侧位及右前斜位。正位投照对腔静脉、肺静脉及头臂动脉显示较好。侧位投照对肺动脉瓣、主动脉弓及动脉导管未闭显示较好。右前斜位投照则对漏斗部室间隔及房室瓣显示较好。对心脏位置正常或无明显偏位的先天性心脏病患儿，使用单向心血管造影机时，常见先天性心脏病患者心血管造影检查首次造影的部位及最佳投照角度见表 14-1。

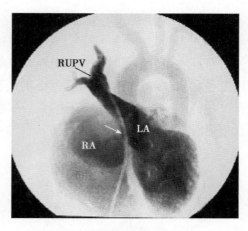

图 14-3　肝锁位投照左心房造影

X 线与房间隔相切，右心房与左心房截然分开，显示房间隔缺损，X 线也与后部室间隔相切，左、右心室也分开。心房和心室也较好地分开。

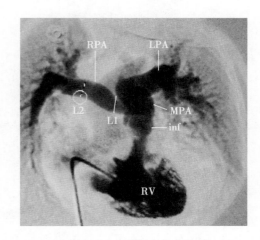

图 14-4　坐观位右心室造影

用于显示肺动脉。肺动脉主干、分叉部及左右肺动脉起始部均得以良好显示，见右心室流出道和肺动脉主干狭窄。

表 14-1　各种先天性心脏病造影部位及最佳投照角度

病种	造影部位	投照角度
室间隔缺损（膜部、肌部）	左心室	长轴斜位
室间隔缺损（漏斗部）	左心室	右前斜位
房间隔缺损	右上肺静脉	肝锁位
动脉导管未闭	主动脉	左侧位
房、室间隔缺损	左心室	正位
冠状动脉瘘	升主动脉	肝锁位
主肺动脉间隔缺损	升主动脉	右前斜位
主动脉缩窄	升主动脉	左侧位
主动脉瓣上狭窄	升主动脉	左前斜位
主动脉瓣狭窄	左心室	长轴斜位
主动脉瓣下狭窄	左心室	长轴斜位
肺动脉瓣狭窄	右心室	左侧位
右心室双腔	右心室	右前斜位
外周肺动脉狭窄	右心室	坐观位
主动脉弓中断	升主动脉	正位
肺动静脉瘘	肺动脉	正位
肺静脉异位引流	肺动脉	正位
三房心	肺动脉	正位
腔静脉畸形	腔静脉	正位
法洛四联症	左心室	长轴斜位
	右心室	坐观位
三尖瓣闭锁	左心室	肝锁位
三尖瓣下移	右心室	正位
右心室双出口	左心室	长轴斜位
	右心室	左侧位
完全型大动脉转位	左心室	长轴斜位
	右心室	左侧位
矫正型大动脉转位	左心室	坐观位
	右心室	正位
永存动脉干	动脉干	坐观位
	左心室	长轴斜位
单心室	主要心室	坐观位
	主要心室	左侧位
室隔完整的肺动脉闭锁	右心室	正位
肺动脉闭锁伴室间隔缺损	右心室	坐观位
	主动脉	坐观位
左心室双出口	左心室	长轴斜位
上下心室畸形	右心房	正位
二尖瓣畸形	左心室	长轴斜位
左心发育不良	升主动脉	左前斜位
冠状动脉异常起源于肺动脉	升主动脉	左前斜位
双主动脉弓	升主动脉	肝锁位
主动脉窦瘤破裂	升主动脉	右前斜位
肺动脉吊带	肺动脉	坐观位

在心脏位置异常或旋转不良时,应灵活选用最理想的投照角度,将左心导管和右心导管分别送入左、右心室,在透视下旋转 C 形臂机架,当两根导管头分开最远时,往往两个心室重叠最少,宜选作首次造影的投照角度。复杂先天性心脏病常需多部位、多角度的造影,正确选择首次造影的投照角度至关重要,观察横断位的超声心动图、CT 和磁共振图像对正确选择造影投照角度有时很有帮助。

三、对比剂注射

小儿心血管造影应使用高浓度、低毒性的对比剂(contrast medium)。X 线对比剂是一种能使 X 线发生衰减的物质,原子序数越高的物质使 X 线发生衰减的能力也就越强。目前小儿心血管造影使用的对比剂为经肾脏排泄的水溶性离子型或非离子型含碘阳性对比剂。非离子型对比剂渗透压明显低于离子型对比剂,对心血管系统的不良影响也明显低于离子型对比剂。从检查效果与安全角度考虑应首选非离子型对比剂。

心脏与大动脉造影需用高压注射器注入对比剂,目前常用的高压注射器为电动型,可控制对比剂注射量及注射速度,并配有对比剂预热及过载保护安全装置。如对比剂注射过慢难以得到高质量的心血管造影图像。小儿心血管造影每次对比剂用量可按 1.2~1.5ml/kg 计算,对于无分流的梗阻性病变 1.0ml/kg 即可,对心腔明显扩大的大分流量疾病可按 1.8ml/kg 计算。复杂畸形常需多次造影,对比剂总量一般不超过 5ml/kg,特殊需要时非离子型对比剂最多可用至每千克体重 8~10ml。在心腔或大血管中尽可能快速地注入足量的对比剂是得到高质量的心血管造影的关键。为确保安全有效地注入对比剂,心腔和大血管造影应采用顶端有多个侧孔或端侧孔的心导管。每次注射对比剂前应在透视下仔细观察导管头的活动情况,并通过抽血及压力描记确认导管头未顶在心壁或嵌在心肌小梁内时方可注入对比剂。为进一步确保安全,还可在正式造影前试注 2ml 对比剂,观察对比剂是否迅速消散来判断导管头位置是否正确。在心导管顶端游离时,制约对比剂注射速度

的最主要因素是导管的破裂,心导管的直径、长度、种类及型号等许多因素均与其能承受的最大压力有关。心导管的外包装袋上通常注明该心导管所允许的最大压力和最快注射速度,实际应用中应按心导管所允许的最大压力和最快注射速度来注入对比剂。据笔者的经验,在一般情况下,常用的 6F 猪尾巴形导管最快可以 25~30ml/s 的速度注入对比剂;常用的 6F NIH 右心造影导管最快可以 18~20ml/s 的速度注射对比剂。适当预热对比剂可降低对比剂的黏稠度,减少心导管破裂的可能性,而心导管破裂绝大多数发生于靠近高压注射器处,很少引起严重后果。

总之,小儿先天性心脏病心血管造影检查不能照搬成人冠心病心血管造影检查的方法,采用成角投照技术并快速注入足量的对比剂,才能获得高质量的先天性心脏病心血管造影图像。阅读先天性心脏病心血管造影检查图像时既要观察非减影图像,也要观察减影图像,减影图像消除了其他胸部结构的影响,对比分辨率也更好,对于较淡的对比剂可看得更清楚(图 14-5)。

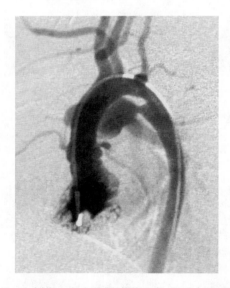

图 14-5　左侧位左心室造影减影图像,显示未闭动脉导管

四、心血管造影正常表现

右心房位于心脏右侧,略呈椭圆形,腔静脉从上、下两面进入右心房,正位观腔静脉略偏外,侧位观腔静脉略偏后。冠状静脉窦也开口于右心房,右心房造影时有时可见造影剂逆向进入冠状

静脉窦。右心耳宽大，呈三角形，于右前斜位时右心耳显示较好。三尖瓣环位于中线右侧，与右心室相连，右前斜位时三尖瓣环呈切线位，显示较好。房间隔呈右后向左前的斜形走向，于左前斜位和肝锁位时房间隔呈切线位，显示较好。在复杂先天性心脏病中，右心房位置可有改变，上腔静脉也可不与右心房相连，肺静脉也可与右心房相连，但下腔静脉几乎均与右心房相连。宽大、三角形的右心耳则是形态学右心房的特征。

左心房位于心脏后方中央略偏左侧，呈横放的椭圆形，四根肺静脉从左、右两面进入左心房。左心耳狭长，呈指状，左心耳与心房相连处较狭窄。在复杂先天性心脏病中，左心房位置可有改变，肺静脉也可不与左心房相连，但狭长而呈指状的左心耳则是形态学左心房的特征。房间隔呈斜形走向，于左前斜位和肝锁位时房间隔呈切线位，显示较好，由于来自右肺静脉的血液主要沿着房间隔流动，肝锁位右上肺静脉造影可最好地显示出房间隔的轮廓。

右心室位于心脏前方中央，呈圆锥状，右缘为三尖瓣口，与右心房相连，心室舒张期，不含造影剂的血流从右心房进入右心室，显示出三尖瓣的轮廓。右心室上部为流出道，较光滑，经肺动脉瓣口与肺动脉相连，右心室下部为流入道，也较光滑，右心室左缘为小梁区，肌小梁粗糙明显。右心室造影可以见到肺动脉瓣与三尖瓣之间分开明显，乳头肌一般不能显示，侧位右心室造影可见流出道漏斗部后下方有一肌性隆起，为室上嵴。在复杂先天性心脏病中，右心室位置可有改变，发出的大血管也可为主动脉而非肺动脉，但肌小梁粗糙明显是形态学右心室的特征，与形态学右心室相连的总是三尖瓣。

左心室位于心脏左后方、卵圆形、前上缘为主动脉瓣，后上缘为二尖瓣，心室舒张期，不含造影剂的血流从左心房进入左心室，显示出二尖瓣的轮廓。主动脉瓣与二尖瓣之间没有肌性隆起，两者呈纤维连续，左心室肌小梁光滑，与右心室明显不同，左心室造影有时可见两个乳头肌影。室间隔为弧形，呈右后向左前的斜形走向，于长轴斜位时前部室间隔呈切线位，左、右心室分开最好，长轴斜位左心室造影时，室间隔位于前方，

室间隔上部紧靠主动脉瓣的一小段为膜部室间隔，其下方较长一段为肌部室间隔。在复杂先天性心脏病中，左心室位置可有改变，发出的大血管也可为肺动脉而非主动脉，但肌小梁光滑是形态学左心室的特征，与形态学左心室相连的总是二尖瓣。

五、心血管造影诊断分析

小儿先天性心脏病心血管造影诊断分析的第一步是分析各心腔的形态、位置和连接，可结合心导管途径，支气管形态和各心腔的形态学特征确定各房室、各大血管的位置和连接。心血管造影诊断分析的第二步是观察各房室、各大血管的大小，有时需要进行测量。心血管造影诊断分析的第三步是观察造影剂的流向和各房室、各大血管的充盈顺序，了解有无分流、反流和充盈缺损。心血管造影诊断分析的第四步是动态观察各房室、各大血管的运动情况。心血管造影诊断分析的最后一步是根据心血管造影所见，并结合其他影像学资料，特别是心导管检查时所得的血氧和压力资料综合分析，并考虑到手术治疗的要求对先天性心脏病作出全面的诊断。

（朱　铭）

参 考 文 献

1. 刘玉清.心血管病影像诊断学.合肥:安徽科技出版社,2000.
2. 周爱卿.先天性心脏病心导管术.上海:上海科学技术出版社,2009.
3. 陈树宝.先天性心脏病影像诊断学.北京:人民卫生出版社,2004.
4. FREEDOM RM,MAWSON JB,YOO SJ,et al.Congenital heart disease.Textbook of angiocardiography.Armonk NY:Futrua Publishing Company Inc,1997.
5. 朱铭,翟鸿元,钟玉敏.儿童先天性心脏病心血管造影检查技术.介入放射杂志,2005,14:430-433.
6. JOHNSON WH,LLOYD TR,VICTORICA BE,et al. Iodixanol pharmacokinetics in children. Pediatr Cardiol, 2001,22(3):223-227.
7. SENZAKI H,YASUKOCHI S. Congenital heart disease: Morphological and functional assessments. London: Springer,2015.

第十五章

儿童心脏病遗传学检测

一、遗传学基础

近年来随着基因组学检测技术的快速发展，对于疾病分子与遗传学基础的认识达到了新的高度。遗传因素已被明确列为出生缺陷（birth defect）与罕见病的主要病因，从单个碱基的突变到染色体层面的畸变，都可导致各种疾病（或表型）的发生。目前已报道与遗传因素相关的心血管疾病已达数百种，包括染色体畸变或基因组拷贝数变异导致的伴有心血管发育异常的遗传综合征，以及单基因突变引起的心肌病、心律失常、肺动脉高压等。

（一）染色体畸变

染色体畸变（chromosomal aberration）指生殖细胞或体细胞内染色体异常改变，包括数量畸变和结构畸变。在临床上，常见的染色体数量异常为染色体非整倍体改变，是指体细胞中一条或数条染色体增加或减少；常见的结构变异包括缺失、重复、易位、倒位等，指染色体部分节段丢失或位置改变与其他节段相连接，仅涉及染色体的一部分。染色体畸变通常会导致个体表现为多个系统发育异常的综合征，统称为染色体病。常见的伴有心血管发育异常的染色体病包括唐氏综合征、特纳综合征等。

（二）基因组拷贝数变异

基因组拷贝数变异（copy number variation，CNV）是指由于染色体基因组重排所导致的 DNA 大片段缺失或重复，CNV 可发生在整个基因组的任何位置，是人类最常见的基因组结构变异。即使是正常健康个体的基因组也可能携带有上千个 CNV，但多数为良性变异，并不会对机体造成明显

影响。通常许多剂量敏感的基因并不能耐受单倍剂量不足，微缺失比微重复可能更具致病性。一般 CNV 覆盖了基因组中一个或数个基因，可能由于单个基因的多效性或各个基因相关表型的累加效应，CNV 导致的遗传病可累及多个系统，故又称其为微缺失或微重复综合征。目前较为典型的由 CNV 引起的心血管系统异常的综合征包括 22q11.2 缺失导致的德乔治综合征、7q11.23 缺失导致的威廉姆斯综合征等。

（三）基因突变

基因突变（gene mutation）是 DNA 序列的改变，包括单个核苷酸的替换、插入和缺失，也可见数个核苷酸的插入和缺失。突变广泛存在于人类基因组中，可发生在编码区和非编码区，但真正致病的突变较为少见。位于编码区的错义突变、无义突变、移码突变等会直接导致氨基端序列的变化，改变蛋白的功能或影响蛋白的表达，进而可能导致疾病发生；通常同义突变并不改变氨基酸序列，不会导致蛋白功能发生显著变化，但也可能通过其他方式改变基因表达，使机体出现异常表型。另外，位于非编码区的基因突变也可能对机体产生有害效应，如内含子突变可能改变 mRNA 前体剪接模式，即剪接突变。迄今为止，已发现几百种基因与心血管疾病发生密切相关，部分可直接由单个基因突变导致（即单基因病），例如，*SCN5A* 基因突变导致的布鲁加达综合征、*MYH7* 基因突变引起的肥厚型心肌病等。

二、遗传学诊断方法

遗传学检测（genetic testing）技术根据基因组检测范围与分辨率差异，大致可分为细胞遗传与

分子遗传两大类,总体检测范围涵盖了单个碱基对的变异、微缺失与微重复,以及染色体数量和结构变化等。在实际临床应用中应根据具体情况选择合适的检测方法,适用于小儿心血管疾病的遗传学诊断方法有如下几种。

(一)染色体核型分析

染色体核型分析(chromosome karyotyping)是指借助显带技术(以 G 显带为主),对体细胞分裂中期的染色体按结构、着丝粒位置、臂长等特点进行比较、配对和分析的过程。该方法分辨率约为5Mb,是目前检测染色体非整倍体、大片段结构变异的传统方法。当患者初步判断为唐氏综合征、13-三体综合征和特纳综合征等染色体病时,可选择核型分析。但核型分析存在分辨率低,易受细胞培养条件影响等不足,难以检测所有的染色体异常。

(二)染色体微阵列分析

染色体微阵列分析(chromosomal microarray,CMA)(或称基因芯片)是通过针对每条染色体设计 DNA 探针并固定于芯片上形成微阵列芯片,随后借助碱基互补的原理对全基因组范围的 DNA 进行检测。用于临床的 CMA 技术平台有基于芯片的比较基因组杂交(array-based comparative genomic hybridization,aCGH)、全基因组 SNP 微阵列芯片(single nucleotide polymorphism arrays,SNP array)等。不同技术平台检测能力有所差异,最高分辨率可检出约 1kb 的 CNV;混合 SNP 探针的 CMA 还可以提示杂合性缺乏的区域。目前该技术主要用于诊断由 CNV 所导致的疾病,如发育迟缓、多发先天畸形等,也包括伴发心血管疾病的综合征。但 CMA 也存在局限性,无法检测小于探针密度的 CNV、染色体平衡易位等。

(三)荧光原位杂交

荧光原位杂交(fluorescent in situ hybridization,FISH)可用于中期及间期细胞染色体分析,通过荧光标记的探针对待测序列进行定性、定位和相对定量分析。FISH 主要用于检测染色体病,确定异常染色体数目、位置、来源等,还可以检测部分

CNV 导致的综合征如德乔治综合征、威廉姆斯综合征等。对于符合典型特征的综合征患者,可选择 FISH 进行辅助诊断。但 FISH 的检测范围受到探针的限制,不适用于检测多数遗传因素不明确的患者。

(四)多重连接依赖的探针扩增反应

多重连接依赖的探针扩增反应(multiplex ligation-dependent probe amplification,MLPA)是一种针对目的序列进行定性和半定量检测的新技术。其基本原理包括针对目的序列设计多个 DNA 探针,随后经杂交、连接、通用引物扩增、毛细血管电泳分离,进而分析目的序列的拷贝数。MLPA 方法可检测基因外显子缺失或重复(如 SMN1、DMD 等)和常见由 CNV 导致的综合征,也可用于检测染色体非整倍体改变(目前主要检测 13、18、21-三体等)。此外,MLPA 还可以对一类表观遗传异常导致的疾病进行甲基化检测(如贝 – 维综合征和拉塞尔-西尔弗综合征)。但 MLPA 不适用于检测变异类型不明确的患者、无法检出染色体平衡易位,因而在使用前需对患者的遗传病因进行初步判断。

(五)Sanger 测序

Sanger 测序,即第一代测序技术,检测原理基于双脱氧链末端终止法,是核酸序列分析的金标准。在临床遗传病的诊断中,Sanger 测序主要用于检测单个核苷酸变异和小的插入缺失变异,在单基因病、线粒体病等检测方面有较高的应用价值。通常对于临床上病因诊断明确的病例,根据基因大小、外显子数目、常见热点变异等,可选择 Sanger 测序对初步确定的可能基因进行验证;对于二代测序鉴定到的变异,以及对家族成员已知变异也可选择 Sanger 测序进行验证。但是 Sanger 测序的通量较低,每个反应检测长约 800bp 的基因片段,对于涉及较大基因和遗传异质性较高的遗传病的检测效率较低。

(六)高通量测序

高通量测序(主要指二代测序)一次可对几十万到几百万条 DNA 进行序列检测,又称为下

一代测序技术（next generation sequencing，NGS），已广泛用于遗传病的诊断。常用的 NGS 平台根据测序原理的不同分为边合成边测序与半导体测序等。通常针对异质性较高的遗传病或没有明确诊断的疾病选择 NGS。目前应用到临床的 NGS 检测方案有多种，分别包含不同的基因数量。基因包测序检测目标区域较小、需根据临床初步确定的可能致病基因范围和基因包所涵盖的基因进行选择。医学外显子组测序（medical exome sequencing）包括了已知的数千个单基因遗传病相关的所有基因外显子区和邻近剪接位点的基因组序列；全外显子组测序（whole exome sequencing，WES）可捕获所有编码蛋白基因的外显子和邻近剪接位点，约 2 万个基因；两者均可以检测由单个核苷酸变异和小的插入缺失变异引起的遗传病，也可检测大片段的 CNV。全基因组测序（whole genome sequencing，WGS）包含了基因组所有的区域，但价格昂贵、数据处理复杂，目前尚未在临床广泛推广。

三、遗传性心血管疾病与基因

基因组学技术的不断飞速发展和应用提高了我们对心血管疾病遗传基础的理解，而这一类具有高遗传率、以心血管损害为唯一表型或伴有心血管损害的疾病被称为遗传性心血管疾病。遗传性心血管疾病（hereditary cardiovascular disease）的致病机制是由调控心血管结构发育、电传导和功能的基因发生变异导致，可分为单基因病和基因组病，变异类型包括无义、移码、剪接、框内缺失/插入、错义、拷贝数变异等。尽管大部分遗传性心血管疾病的患病率较低，但因其病种繁多、我国人口基数大、部分疾病呈家族聚集性等特点。因此，这类疾病的患者总数庞大。此外，遗传性心血管疾病往往起病隐匿、发病年龄范围较广、病程危重且多疑难复杂，首发症状可表现为主动脉破裂、恶性心律失常，甚至猝死等高危症状，会给患者、家庭和社会带来巨大的痛苦和影响。早期风险评估和诊断对这类疾病的防控和预后具有重要的科学价值和社会意义。

目前临床上对于遗传性心血管疾病可通过基因检测进行早期诊断、预警和针对性治疗。临床建议这类疾病患者进行相关遗传学检测的指征，包括：①患者同时伴有发育迟缓/智力低下；②先天性心脏病伴其他出生缺陷/特殊面容；③阳性家族史；④患者母亲曾有 ≥3 次不良孕产史；⑤患有特定类型疾病如圆锥动脉干畸形、主动脉瓣上狭窄、二叶式主动脉瓣膜、主动脉瘤/夹层；⑥不明原因的心肌病；⑦心脏性猝死家族史；⑧心电图异常与遗传性心律失常一致。遗传学检测对于临床表型不明确的患者既可以明确诊断和分型，也可以与具有相似表型的其他疾病相鉴别。通过绘制家系图谱和携带者筛查检测，可以发现尚无临床表型的患者以早期干预、提前预防不良事件的发生。因此明确各种遗传性心血管疾病如心肌病、血管疾病、离子通道病、先天性心脏病及家族性高胆固醇血症等致病基因，对于早期筛查诊断、改善预后、个体化治疗、评估再发风险和指导生育等方面至关重要。

在目前已知的遗传性疾病中，有至少 2 000 多种遗传性疾病直接或间接累及心血管系统。在单基因遗传性心血管疾病（monogenic inherited cardiovascular disease）中，已经鉴定到 300 多种致病基因。2019 年，中华医学会发表了《单基因遗传性心血管疾病基因诊断指南》以进一步规范和指导基因诊断在 20 多种常见疾病的临床应用。表 15-1 总结了较为常见的几种单基因遗传性心血管疾病与致病基因，以供读者查阅参考。此外，部分基因组病由于拷贝数变异涉及影响心血管发育的重要基因和区域，临床也可表现为伴心血管损害的多系统受累综合征，如德乔治综合征即 22q11.2 缺失（涉及 *TBX1* 基因）、威廉姆斯综合征即 7q11.23 缺失（涉及 *ELN* 基因）、1p36 缺失综合征（涉及 *DVL1* 基因）和 5p 部分单体综合征即 5p15.2 缺失综合征（涉及 *CTNND2* 基因）等。

四、基因变异解读与遗传咨询

目前高通量测序技术（NGS）正被越来越广泛应用于疾病的临床分子诊断，但 NGS 会产生海量的数据，如何在庞大的数据中分析出可靠、有意义的结果，如何正确、合理解读基因组变

表 15-1　常见单基因遗传性心血管疾病与致病基因

遗传性心血管疾病	常见基因（致病占比）	遗传模式	分子检测意义
心肌病			
致心律失常性右心室心肌病	*PKP2*（34%~74%），*DSG2*（5%~26%），*TMEM43*（<1%）	AD	①诊断的主要标准之一及亚型分类；②有助于高风险家系成员遗传咨询
	DSP（2%~39%），*DSC2*（1%~2%），*JUP*（0.5%~2%）	AD/AR	
肥厚型心肌病	*MYBPC3*（50%），*MYH7*（33%），*TNNI3*（5%），*TNNT2*（4%），*ACTC1*，*MYL2*，*TPM1*，*PLN*	AD	①支持临床诊断和亚型分类；②部分患者可进试验性治疗；③有助于高风险家系成员遗传咨询
	MYL3（<1%）	AD/AR	
扩张型心肌病	*TTN*（10%~20%），*LMNA*（6%），*MYH7*（4.2%），*MYH6*（3%~4%），*MYBPC3*（2%~4%），*SCN5A*（2%~4%），*TNNT2*（2.9%），*BAG3*（2.5%），*ANKRD1*（2.2%），*RBM20*（1.9%），*TNNI3*，*TNNC1*，*TMPO*，*LDB3*，*TPM1*，*TCAP*，*VCL*	AD	①支持临床诊断和亚型分类；②部分患者可进行实验性治疗；③有助于高风险家系成员遗传咨询
血管疾病			
家族性胸主动脉瘤/夹层	*ACTA2*（12%~21%），*TGFBR2*（5%），*TGFBR1*（3%），*FBN1*（3%），*SMAD3*（2%），*LOX*（1.5%），*AAT2*，*MYH11*，*MYLK*，*PRKG1*，*MFAP5*	AD	①明确临床诊断和亚型分类；②影响手术干预的时机；③有助于早期筛查其他可能存在的异常；④有助于高风险家系成员遗传咨询
马方综合征	*FBN1*	AD	①诊断的主要标准之一及亚型分类；②影响手术干预时机
勒斯-迪茨综合征	*TGFBR2*（55%~60%），*TGFBR1*（20%~25%），*TGFB2*（5%~10%），*SMAD3*（5%~10%），*TGFB3*（1%~5%），*SMAD2*（1%~5%）	AD	①诊断的主要标准之一及亚型分类；②影响手术干预时机；③有助于早期筛查其他可能存在的异常；④有助于高风险家系成员遗传咨询
离子通道病			
布鲁加达综合征	*SCN5A*（15%~30%），*KCND3*，*SCN3B*	AD	①支持临床诊断；②有助于高风险家系成员遗传咨询
儿茶酚胺能多态性室性心动过速	*RYR2*（50%~55%），*CALM1*（<1%）	AD	①诊断的主要标准之一及亚型分类；②有助于高风险家系成员遗传咨询
	CASQ2（2%~5%），*TRDN*（1%~2%），*TECRL*	AR	
长 QT 综合征	*KCNQ1*（30%~35%），*KCNH2*（25%~30%），*SCN5A*（5%~10%）	AD	①明确临床诊断和亚型分类；②影响治疗决策和风险评估；③有助于高风险家系成员遗传咨询
先天性心脏病			
单纯性	转录因子类：*CITED2*，*ZFPM2*，*GATA4*，*GATA6*，*NKX2-5*，*TBX1*，*TBX20*，*TFAP2B*	AD	①影响治疗决策和风险评估；②有助于高风险家系成员遗传咨询
	受体、配体和信号类：*CRELD1*，*GDF1*，*JAG1*，*NOTCH1*，*SMAD6*，*TAB2*	AD	
	结构蛋白类：*ACTC1*，*ELN*	AD	
综合征性			①明确临床诊断；②影响治疗决策和风险评估；③有助于早期筛查其他可能存在的异常；④有助于高风险家系成员遗传咨询
阿拉日耶综合征	*JAG1*（94.3%），*NOTCH2*	AD	
查尔综合征	*TFAP2B*	AD	
CHARGE 综合征	*CHD7*，*SEMA3E*	AD	

遗传性心血管疾病	常见基因（致病占比）	遗传模式	分子检测意义
埃利伟综合征	*EVC*,*EVC2*	AR	
遗传性心血管上肢畸形综合征	*TBX5*	AD	
歌舞伎面谱综合征	*KMT2D*（75%）	AD	
	KDM6A（3%~5%）	XLD	
努南综合征	*PTPN11*（50%）,*SOS1*（10%~13%）,*RAF1*（5%）,*RIT1*（5%）,*KRAS*,*BRAF*,*NRAS*,*MAPK1*,*MRAS*,*SHOC2*,*RRAS2*,*PPP1CB*	AD	
	LZTR1	AD/AR	
心-面-皮肤综合征	*BRAF*（75%）,*KRAS*,*MAP2K1*,*MAP2K2*	AD	
血脂异常代谢紊乱			
家族性高胆固醇血症	*LDLR*（60%~80%）,*APOB*（1%~5%）	AD/AR	①明确临床诊断；②影响降脂治疗的选择和应用；③有助于高风险家系成员遗传咨询
	PCSK9	AD	

注：AD.常染色体显性遗传；AR.常染色体隐性遗传；XLD.X染色体连锁显性遗传。

异，使之在临床诊疗中能够有效应用已成为目前最为棘手的问题。美国医学遗传学与基因组学学会（American College of Medical Genetics and Genomics,ACMG）制定了基因变异解读指南，建议使用特定标准术语来描述孟德尔疾病（单基因）相关的基因变异，即将变异的临床意义分为5级分类：致病性（pathogenic）、可能致病性（likely pathogenic）、临床意义不明（variant of undetermined significance,VUS）、可能良性（likely benign）和良性（benign）。

这些变异分类的依据包括人群数据库频率、基因变异的类型、基因的功能学研究、以往病例报道、家系成员分离度，以及计算机功能预测等。致病变异证据可分为非常强（very strong,PVS）、强（strong,PS）；中等（moderate,PM），或辅助证据（supporting,PP）。对于测序所发现的变异，基于观察到的各条证据来分别选择其标准，根据指南评分规则把各条证据组合起来按5级分类确定变异的临床意义。

这些规则适用于目前几乎所有的基因组变异，无论是基于调查现有案例获得的数据，还是来源于先前公布的数据。分析基因组变异的临床意义不是一个简单或直接的过程，以前报告的致病变异可能不一定是真的致病性变异。因此，分析变异的临床意义应基于最新的证据。一些以前分析过的变异在一段时间后或有新的证据出现后需要重新分析，所以这是一项持续性的工作。

遗传咨询（genetic counseling）是遗传检测不可缺少的重要环节，遗传咨询的对象包括送检医生、患者及其家属等。主要工作包括：①为临床医生及患者就基因检测报告提供针对性的诠释及咨询，包括分析确定遗传模式，评估疾病或症状的发生风险与再发风险，以及下一步的建议；②解释遗传疾病的发病原因、疾病自然发展史、临床表现与可能的干预及治疗措施和预后情况；③使用心理评估识别患者及家属在情感、社会、教育及文化等方面的理解，以及接受问题；④评测患者和/或家庭对出现疾病或存在疾病发风险的理解及反应程度；⑤充分了解并为患者及家属提供有效的医学、教育、经济及心理等社会资源，包括权威性的信息源（书籍文献网站等、专家库、互助组织等信息）；⑥引导患者及家属参与诊断及研究项目，提供知情同意的解释。遗传咨询是个体化医学的具体体现，因为每一个病例家庭都有属于自己的情况，所以要求针对每一个病例有个体化的咨询方式和内容。

（王　剑）

参 考 文 献

1. 陈竺. 医学遗传学. 北京：人民卫生出版社, 2005.

2. SEMSARIAN C, INGLES J, ROSS SB, et al. Precision medicine in cardiovascular disease：genetics and impact on phenotypes：JACC focus seminar 1/5. J Am Coll Cardiol, 2021, 77 (20):2517-2530.

3. 《中华儿科杂志》编辑委员会. 儿童遗传病遗传检测临床应用专家共识. 中华儿科杂志, 2019, 57 (3): 172-176.

4. 王剑, 顾卫红, 黄辉, 等. 遗传病二代测序临床检测全流程规范化共识探讨 (1)-遗传检测前流程. 中华医学遗传学杂志, 2020, 37 (3):334-338.

5. KODO K, UCHIDA K, YAMAGISHI H. Genetic and cellular interaction during cardiovascular development implicated in congenital heart diseases. Front Cardiovasc Med, 2021, 8:653244.

6. MUSUNURU K, HERSHBERGER RE, DAY SM, et al. Genetic testing for inherited cardiovascular diseases：a scientific statement from the American Heart Association. Circ Genom Precis Med, 2020, 13 (4):e000067.

7. MITAL S, MUSUNURU K, GARG V, et al. Enhancing literacy in cardiovascular genetics：a scientific statement from the American Heart Association. Circ Cardiovasc Genet, 2016, 9 (5):448-467.

8. 施冰, 李俊峡. 精准医疗在心血管疾病的临床应用. 中国临床保健杂志, 2018, 21 (3):416-419.

9. 中华医学会心血管病学分会精准心血管病学学组, 中国医疗保健国际交流促进会精准心血管病分会, 中华心血管病杂志编辑委员会. 单基因遗传性心血管疾病基因诊断指南. 中华心血管病杂志, 2019, 47 (3): 175-196.

10. FATKIN D, CALKINS H, ELLIOTT P, et al. Contemporary and future approaches to precision medicine in inherited cardiomyopathies：JACC focus seminar 3/5. J Am Coll Cardiol, 2021, 77 (20):2551-2572.

11. PRIORI SG, MAZZANTI A, SANTIAGO DJ, et al. Precision medicine in catecholaminergic polymorphic ventricular tachycardia：JACC focus seminar 5/5. J Am Coll Cardiol, 2021, 77 (20):2592-2612.

12. MILLER CL, KONTOROVICH AR, HAO K, et al. Precision medicine approaches to vascular disease：JACC focus seminar 2/5. J Am Coll Cardiol, 2021, 77 (20): 2531-2550.

13. GIUDICESSI JR, ACKERMAN MJ, FATKIN D, et al. Precision medicine approaches to cardiac arrhythmias: JACC focus seminar 4/5. J Am Coll Cardiol, 2021, 77 (20):2573-2591.

14. SHABANA NA, SHAHID SU, IRFAN U. Genetic contribution to congenital heart disease (CHD). Pediatr Cardiol, 2020, 41 (1):12-23.

15. RICHARDS S, AZIZ N, BALE S, et al. ACMG laboratory quality assurance committee standards and guidelines for the interpretation of sequence variants：a joint consensus recommendation of the American College of Medical Genetics and Genomics and the Association for Molecular Pathology. Genet Med, 2015, 17 (5):405-424.

第三篇

治 疗 方 法

第十六章

心血管疾病常用药物与应用

一、强心苷

强心苷（cardiac glycoside）是一类具有正性肌力（增强心肌收缩力）作用的苷类化合物。1785年，Withering报道洋地黄植物叶对充血性心力衰竭引起水肿的疗效至今已有200余年。1814年，Krysig首次认为洋地黄对心脏有直接作用，增强心肌收缩力。

临床常用的强心苷有地高辛（digoxin）、洋地黄（digitalis）、毛花苷C（lanatosid C）和毒毛花苷（strophantin）。地高辛是儿科广泛应用的强心苷制剂。

地高辛化学结构由糖和苷元结合而成。苷元由一甾核和不饱和内酯环构成，具有正性肌力作用。糖的部分能增强并延长苷元的作用。

（一）药理作用

1. 正性肌力作用 正性肌力作用（positive inotropic action）即加强心肌收缩力，强心苷能增强心肌纤维缩短的速率和幅度，使左心室功能曲线（Frank-Staring曲线，即心排血量与左心室舒张末期压力间的关系曲线）向上并左移（图16-1），

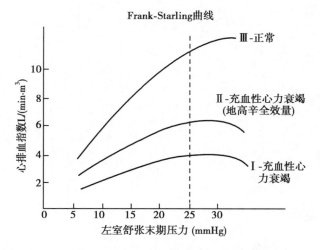

图16-1 正常、心力衰竭及心力衰竭经地高辛治疗后的左心室功能曲线（Frank-Starling曲线）

说明在一定的左心室舒张末期压力（LVEDP）时，心排血量明显增加，反映心肌收缩力增强。

强心苷作用于心肌细胞膜上的 Na^+-K^+-ATP酶，抑制其活性，可降低主动性 Na^+ 的外流率使细胞内 Na^+ 浓度升高，通过 Na^+-Ca^{2+} 交换使细胞内 Ca^{2+} 升高，肌质网内 Ca^{2+} 储量增多。心肌兴奋时，释放较多的 Ca^{2+} 以激动心肌收缩蛋白，增强心肌收缩，出现正性肌力效应（图16-2）。

2. 对神经激素和压力感受器的作用 以往强调强心苷对心肌的正性肌力作用，然而近年更重要的是认识到它对神经激素和压力感受器的影响。正常时交感神经活性（中枢和外周）受压力感受器（颈动脉窦、主动脉弓及心内）的反射调控抑制。压力感受器传入冲动信号，经血管运动中枢（位于延髓孤束核），高位神经中枢的调控与整合后，其传出冲动由自主神经系统传递，抑制交感神经活性，降低血压。心力衰竭时压力感受器细胞膜 Na^+-K^+-ATP酶增加，细胞内 K^+ 增加，细胞呈趋极化，不易兴奋，使感受器敏感性降低，正常减压反射减弱，交感神经活性抑制减少，导致神经激素激活。

强心苷亦抑制非心脏组织 Na^+-K^+-ATP酶活性。强心苷可改善心衰时压力感受器的敏感性和功能（抑制 Na^+-K^+-ATP酶），恢复对传入冲动信号的抑制作用和抑制过度的神经内分泌活性。地高辛对神经激素的调节作用有助于纠正心力衰竭时神经激素过度激活的状态（表16-1）。

表16-1 地高辛治疗心衰对神经激素调节作用

恢复压力感受器的敏感性和功能
增强迷走神经张力
中枢交感神经系统下达的交感兴奋性减弱
降低心肌 β-AR 对刺激的反应
降低血浆去甲肾上腺素浓度
降低肾素-血管紧张素-醛固酮系统活性

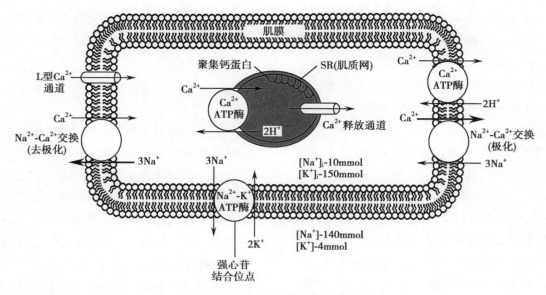

图 16-2　强心苷的正性肌力作用机制

3. 增强迷走神经活性　迷走神经活性的增强是强心苷作用于多个部位的结果。强心苷使窦弓及心内压力感受器敏感性恢复；兴奋迷走神经中枢而增强传出信号；增强结状神经节的传递功能；增加心肌对乙酰胆碱的反应性。强心苷的迷走效应是负性频率（减慢心率）和负性传导（抑制房室结传导）作用的基础。

4. 对电生理特性的影响　强心苷对电生理的影响较为复杂，有强心苷的直接作用，也有通过迷走神经的间接作用，强心苷对不同心肌组织及不同剂量影响也有所不同（表16-2）。

表 16-2　强心苷对心脏主要电生理作用

电生理特性	窦房结	心房	房室结	浦肯野纤维
自律性	↓			↑
传导速度			↓	
有效不应期		↓		↓

（二）临床应用

1. 适应证及禁忌证　慢性收缩性心力衰竭是应用强心苷的主要适应证，如扩张型心肌病、原发性心内膜弹力纤维增生症。二尖瓣关闭不全为主所致的慢性心功能不全亦是强心苷的应用适应证。无症状（NYHA 心功能 I 级）的左心室收缩功能障碍，不推荐使用地高辛，尚无证据表明，对这类患者有益。大量左向右分流型先天性心脏病导致心衰是一个尚有争议的适应证。研究认为室间隔缺损（VSD）合并心力衰竭时，大多数病例心肌收缩力正常（LVEF 明显减低仅占 13%~15%）。地高辛对这个特殊群体的疗效，提示地高辛对神经激素调节作用可能更为重要。

急性心力衰竭不推荐使用地高辛，除非伴有室上性快速心律失常（如心房颤动）。急性心力衰竭应使用其他合适的治疗措施（如非强心苷类正性肌力药物，静脉给药）。地高辛仅可用作长期治疗措施的开始阶段而发挥部分作用（慢性收缩性心力衰竭急性失代偿）。

病态窦房结综合征、二度或高度房室传导阻滞及梗阻性肥厚型心肌病为应用强心苷的禁忌证。已安装人工心脏起搏器的病态窦房结综合征及房室传导阻滞患者可使用。

2. 制剂及用法　强心苷的治疗量与正性肌力作用呈线性关系，即小剂量时作用小，随剂量递增正性肌力作用逐渐加强，直到出现中毒为止。故近年已将强心苷类药物剂量（负荷量）予以调低。强心苷的清除量和体存量是密切相关的，即体存量多则清除多，体存量少则清除少，而不是按固定量清除。故开始不用负荷量，仅每日给予口服维持量（维持量法），经过一定时间（4~5 个半衰期，婴幼儿地高辛半衰期为 32.5 小时）血浆药物血浓度也可以达到稳定状态，即口服维持量与清除量相等。

这时强心苷血浓度与开始先用负荷量,以后再给维持量(负荷量法)所达到的水平相同(图 16-3)。

强心苷类制剂的用法根据心力衰竭的轻重缓急而定,儿科主要选择地高辛。现有的地高辛片剂口服的生物利用度平均为 70%~80%,而酊剂为 90%~100%。

3. 毒性反应 主要为心律失常,这也是药物中毒引起死亡的主要原因。常见心律失常,如窦性心动过缓、窦房阻滞、非阵发性房性及交接区性心动过速,以及不同程度的房室传导阻滞。在同一病例常是异位性房性心动过速与传导阻滞同时出现。但室性期前收缩及室性心动过速较成人少见。亦可有胃肠道反应,如恶心、厌食、呕吐及腹泻。神经系统症状,如视力损害、定向障碍和意识错乱少见,心力衰竭症状加重是地高辛过量或中毒表现之一,常易误诊为剂量不足而盲目增加地高辛剂量,引起顽固性心力衰竭和各种严重心律失常,威胁患儿生命。

近年来应用放射免疫分析测定血清地高辛浓度(serum digoxin concentration),对判断有效血浓度和中毒有一定的指导意义。一般认为小儿地高辛有效浓度为 1~2ng/ml(婴儿为 2~4ng/ml)。小儿血清地高辛浓度 3~4ng/ml 以上,结合临床可考虑中毒的可能。

肾功能减低或发育不成熟(如新生儿和未成熟儿)者可延长地高辛效应,因而易发生中毒,故应相应减少地高辛用量。地高辛清除率与肾小球滤过率密切相关。肾功能减低时地高辛维持用量可参考以下公式:

$$\frac{14 + (\text{肌酐廓清率})}{5} = (\%)每日地高辛清除量$$

强心苷类制剂中毒处理:①立即停用强心苷制剂及排钾利尿剂;②对低钾血症或快速性心律失常而无传导阻滞者,应补充钾盐,重症用 0.3% 氯化钾静脉滴注,钾总量每日 2mmol/kg;③快速性室性失常,常选用苯妥英钠,剂量为 2~4mg/kg(缓慢注射>5 分钟)必要时 20 分钟后重复(有效血药浓度 15~20μg/ml),亦可用利多卡因,1mg/kg 静脉注射,每间隔 5 分钟可重复 1 次,可用 3 次,然后静脉维持 20~50μg/(kg·min)(有效血药浓度 1~5μg/ml);④严重地高辛中毒,可用地高辛特异性抗体 F(ab)片段治疗,急性中毒可按下式计算;F(ab)剂量(mg)=总负荷量×60(总负荷量可按已知摄入地高辛剂量×0.8)。

4. 地高辛的药物相互作用 在心力衰竭的治疗中,地高辛常与其他药物合用,其间可能有协同作用,亦可能有拮抗作用从而影响药物疗效或诱发强心苷中毒。重要的药物相互作用可为:①药代动力学相互作用。即通过影响地高辛的吸收、分布、代谢或清除来改变其有效血浓度。②药效学相互作用。即通过对心血管的血流动力学或电生理影响的结果。药代动力学相互作用可在地

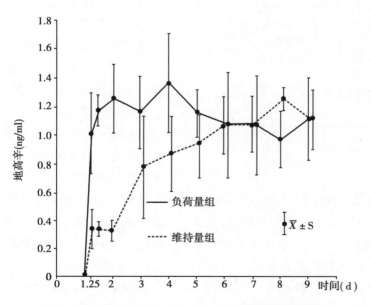

图 16-3 血浆地高辛浓度-负荷量组和维持量组的比较

高辛吸收、分布、代谢或排泄的任何一个环节中发生影响。临床最常见的是使地高辛清除率下降所致的药代动力学相互作用。

地高辛与抗心律失常药物（如奎尼丁、胺碘酮和普罗帕酮）、钙通道阻滞剂（如维拉帕米、地尔硫䓬）、螺内酯（保钾利尿）和环孢素合用，可使血清地高辛浓度升高。机制是对地高辛的排泄抑制作用，减少肾清除或促进肠壁对地高辛吸收。

研究发现地高辛经肾脏排泄或通过肠壁被吸收时是通过细胞膜上地高辛的转运体-P-糖蛋白来实现。抑制跨膜转运体-P-糖蛋白解释了奎尼丁、胺碘酮、普罗帕酮、维拉帕米、螺内酯和环孢素对血清地高辛浓度的主要影响。红霉素至少部分抑制转运体-P-糖蛋白，提高生物利用度，促进地高辛肠壁吸收。

（李万镇）

二、非强心苷类正性肌力药

非强心苷类正性肌力药作用机制均与改善心肌细胞钙动力学有关，即通过各种机制增加细胞

Ca^{2+}浓度或通过增加心肌肌钙蛋白对 Ca^{2+} 的敏感性发挥正性肌力作用（图 16-4）。

cAMP 作为第二信使激活 cAMP 依赖性蛋白激酶（cAMP-dependent protein kinase，PKA），通过对心肌细胞膜及肌质网（sarcoplasmic reticulum，SR）上某些蛋白的磷酸化，使心肌细胞膜 L 型钙通道开放，促进细胞 Ca^{2+} 内流，增加 SR 释放 Ca^{2+}，增强心肌收缩力；提高 SR 的 Ca^{2+}-ATP 酶活性，加速胞质中 Ca^{2+} 摄回 Ca^{2+}，心肌舒张。依据增加心肌细胞内 cAMP 含量的不同机制可分为：①β-AR 激动剂；②磷酸二酯酶（PDE）抑制剂；③腺苷酸环化酶（AC）激动剂；④膜通透性 cAMP 药。

钙敏感性正性肌力药（钙增敏剂）主要为加强肌钙蛋白对 Ca^{2+} 的亲和力作用，而不增加细胞内 Ca^{2+} 浓度。

（一）β-肾上腺素受体激动剂

肾上腺素受体（adrenergic receptor，AR）分为 α 和 β 两类，α 和 β 受体又分为 α_1、α_2 和 β_1、β_2 受体。儿茶酚胺类（拟交感神经胺）药物的作用取决于激活特异的 α 和 β-肾上腺素受体（表 16-3）。

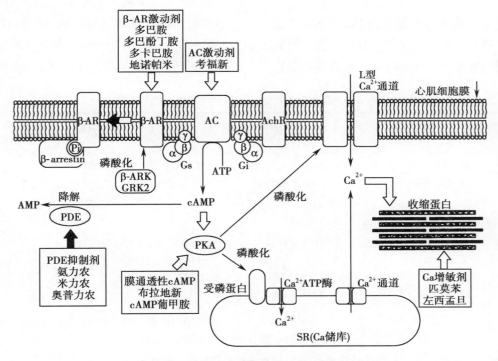

图 16-4 非强心苷类正性肌力药的作用机制

β-AR，β 受体；AC，腺苷酸环化酶；AchR，乙酰胆碱受体；Gs，兴奋型 G 蛋白；Gi，抑制型 G 蛋白；PDE，磷酸二酯酶；PKA，cAMP-依赖性蛋白激酶；SR，肌质网；β-ARK，β-AR 激酶；GRK2，G 蛋白耦联受体激酶 2；β-arrestin，β-阻碍素。

α受体包括α₁受体，为突触后受体，分布于血管平滑肌细胞和心肌细胞，在平滑肌细胞，介导平滑肌细胞收缩，在心肌有正性肌力作用和正性变时作用。α₂受体位于突触前，激活后减少去甲肾上腺素从周围神经末梢释放和中枢神经交感活性的输出。α受体亦介导特异的外周血管收缩。β₁受体分布于心肌细胞，介导变力性、变时性和影响传导作用。β-肾上腺素受体（β-AR）激动剂的正性肌力作用是由于它们兴奋心肌β₁受体，使腺苷酸环化酶活化，催化ATP转化为cAMP，激活PKA，使心肌蛋白磷酸化，促使Ca^{2+}通道开放，Ca^{2+}跨膜内流增加，心肌收缩力加强。此外，该类某些药物还可以激动β₂受体或多巴胺受体，产生扩张血管作用。

表16-3　儿茶酚胺类药物活性及其强度

药物	α₁-AR	β₁-AR	β₂-AR	DA₁-R
多巴胺	++	+++	+	++++
多巴酚丁胺	+/-	+++	++	-
肾上腺素	+++	++++	++	-
去甲肾上腺素	++++	++++	+/-	-
异丙肾上腺素	-	++++	++++	-

注：++++，效应极强；+++，强；++，中度；+，低度；-，无效应。

另一类受体称为多巴胺能受体，多巴胺能受体分为DA₁和DA₂-R两种亚型。DA₁-R主要分布于血管平滑肌突触后，激动时可引起肾、肠系膜、脑及冠状血管扩张，增加肾血流量，利尿、利钠。DA₂-R分布于交感神经的各部位，激动时导致交感神经抑制，减少去甲肾上腺素和醛固酮释放。

不同儿茶酚胺类药物均有α-AR激动作用（异丙肾上腺素除外）。不同剂量激活肾上腺素受体不同，对血流动力学的影响也不尽相同（表16-4）。

1. 多巴胺　多巴胺（dopamine,DA）是一种内源性儿茶酚胺，去甲肾上腺素前体。

（1）药理作用：多巴胺（DA）是α₁和β-AR（β₁和β₂）激动剂，也能激动DA₁-R和DA₂-R（肾脏）。DA的生物学效应，与剂量大小有关（剂量依赖性），小剂量2~5μg/(kg·min)主要兴奋多巴胺受体（DA₁），能增加肾血流量，尿量增多；中等剂量5~15μg/(kg·min)主要兴奋β₁-AR增加心肌收缩力及肾血流量；大剂量>20μg/(kg·min)主要兴奋α₁-AR使肾血流量减少，可引起体循环血管阻力和肺血管阻力增加及心率加快，从而更增加心肌氧耗量。中等剂量对小儿心力衰竭时可改善血流动力学效应，如心排血量（CO）增加，肾血流量（RBF）增加，体循环血管阻力（SVR）降低。DA的剂量超过7μg/(kg·min)时可使肺血管阻力增加及动脉血压（BP）增高。在婴幼儿上述DA血流动力学效应与剂量关系可有不同，某些情况下可用较大剂量15~20μg/(kg·min)，而不兴奋α₁-AR。

多巴胺有别于其他正性肌力药物的特点之一

表16-4　儿茶酚胺类药物的作用部位及血流动力学效应

药物	作用部位	药物剂量 μg/(kg·min)	血流动力学效应
多巴胺	β₁和β₂-AR α₁-AR（外周）	0.5~5（DA₁和DA₂） 5~10（β和DA） >10（α和β） >20（α）	正性肌力作用↑MAP，↑PVR 当<10μg/(kg·min)时正性肌力占优势
多巴酚丁胺	DA₁和DA₂-R（肾脏） β₁和β₂-AR （β₁>β₂） （α₁作用小）	5~10（α和β）	肾脏作用（<3μg/(kg·min)） 正性肌力作用↑HR（通过β₁-和β₂-AR）↓PVR和SVR 冠状动脉扩张
肾上腺素	β₁、β₂和-α₁-AR	0.01~0.02（β） 0.02~0.5（α和β）	正性肌力作用↑HR和MAP（通过β₁-AR）血管扩张（小剂量通过β₂-AR）
去甲肾上腺素	α₁-和β₁-AR（β₂作用小）	0.01~0.5（α和β）	↑MAP（通过α₁-AR）
异丙肾上腺素	β₁-和β₂-AR	0.05~0.5（β）	正性肌力作用↑HR，↓MAP（通过β₁和β₂-AR）↓PVR和SVR）

注：HR，心率；MAP，平均动脉血压；PVR，肺血管阻力；SVR，体循环血管阻力；R，受体；AR，肾上腺素受体。

是可以通过多巴胺受体作用于肾脏。当多巴胺剂量为 0.2~0.4μg/（kg·min）时，DA_2 受体被激活，当剂量达 0.5~3μg/（kg·min）时，DA_1 受体被激活。在上述剂量下，多巴胺可增加肾脏灌注，导致利尿利钠，而对于心率及心排血量的作用甚微。正是基于上述原因，多巴胺通常被用于改善体外循环术后患儿的肾功能或用于增加正在应用 α-AR 激动剂治疗的血管扩张性休克患者的肾脏灌注。有研究发现多巴胺可在不改变肾小球清除率的情况下引起利尿，但多巴酚丁胺可增加肾小球清除率，而不引起利尿。

（2）临床应用：DA 已广泛用于临床，多用于紧急情况的急性心力衰竭和心源性休克患儿。但这类药物只能通过静脉滴注用药，并具有正性变速性作用及致心律失常作用，且使心肌氧耗量增加，临床应用受到限制。

DA 和多巴酚丁胺（dobutamin，DOB）联合应用，常取得较好疗效。对心源性休克患者联合应用各 7.5μg/（kg·min）；肺动脉楔压不升高，心排血量增加，血压上升。

室性心律失常和嗜铬细胞瘤患者禁忌使用 DA，主动脉狭窄患者慎用。DA 不能在碱性溶液中稀释；输注时外渗会引起坏死。

2. 多巴酚丁胺

（1）药理作用：多巴酚丁胺对 $β_1$、$β_2$、α-AR 有不同强度的激动作用，DOB 通过刺激 $β_1$-AR 增加心脏收缩力（正性肌力效应），而不明显改变体循环血管阻力。这是因为 $α_1$-AR 调节的血管收缩作用和 $β_2$-AR 调节的血管舒张作用的相互拮抗引起的。

在心力衰竭中，使心排血量增加 50%~80%，几乎完全是由于每搏量增加引起的，左心房压下降，体循环血管阻力下降或保持不变。DOB 能选择性地改变肾血流量，因为心排血量增加改善肾灌注，肾功能和尿量也能改善。

DOB 的半衰期大约 2 分钟，分布容积为 0.2L/kg。基本的清除途径是通过儿茶酚胺转移酶使其甲基化，随后经肝脏的葡糖醛酸化并分泌入尿和胆汁。也可经非神经元摄取的途径从血浆清除。

（2）临床应用：DOB 的特点是，①临床应用的血流动力学效应（增加 CO）优于多巴胺，但 DOB 的增加心排血量与剂量和年龄呈正相关，即新生儿及

婴儿较儿童效果差；②某些情况下，能降低肺动脉楔压（尤其是严重心力衰竭），但在新生儿，肺动脉楔压却随剂量增加而升高（可能使肺血管收缩有关）；③长期使用易产生耐药性（β-AR 信号途径失敏）。

在儿童和婴儿的一系列研究中显示，DOB 在各种不同的疾病情况下具有改善心脏功能作用，包括心排血指数增加而心率不显著增加，体循环血管阻力和肺血管阻力下降至正常。

在儿科应用 DOB 应用指征：①急性心力衰竭（低心排血量而血压正常或轻度下降）患者，包括：暴发性病毒性心肌炎、心脏手术后和心肌梗死（川崎病）；②慢性难治性心力衰竭急性发作；③心源性休克或脓毒症休克。

虽然不像其他儿茶酚胺类药物引起的房性、室性心律失常多见，但仍然时有发生，尤其是在心肌炎、电解质平衡紊乱或药物浓度较高时更易发生。多巴酚丁胺和其他正性肌力药物在左心室流出道梗阻的患者应慎用。

3. 肾上腺素 肾上腺素（epinephrine，EPi）是一种内源性的儿茶酚胺，药用肾上腺素主要为人工合成品，对 α 和 β-肾上腺素受体都有强的激动作用。引起心率增加、心肌收缩增强和体循环血管阻力增加，对伴有低血压的严重心功能不全应用肾上腺素可获益。肾上腺素生物学效应与用量有关。

肾上腺素最适于心排血指数和每搏量下降伴有低血压的状态，治疗心肌功能不全相关的休克，亦用于多巴胺效果不良的心源性休克和心外手术后的休克。过敏性休克肾上腺素为首选。肾上腺素可用于抢救心搏骤停后的休克状态和低血压时。

4. 异丙肾上腺素 异丙肾上腺素（isoprenaline，ISO）是一种选择性的 β-AR 激动剂，对 α-AR 无作用。它能增加心肌收缩力、加快心率和房室传导、降低后负荷和扩张支气管。用于治疗高度或完全性房室传导阻滞所致心动过缓和婴幼儿童的威胁生命的气管高反应性疾病（哮喘持续状态），不同的临床指征用量不同，心动过缓的剂量低于支气管高反应性。

5. 去甲肾上腺素 去甲肾上腺素（norepinephrine，NE）是内源性儿茶酚胺，刺激 $β_1$ 和 α 肾上腺素受体，因而增加心肌收缩力和体循环血管阻力（SVR）。与肾上腺素比较，对 α-AR 的作用更强，

对 $β_1$-AR 作用较弱,而对 $β_2$ 几乎无作用。由于其兴奋 $α$-AR 引起强烈的血管收缩,多用于治疗高排低阻型脓毒症休克。对体液分布型(血管扩张)休克(病因包括过敏性休克和神经源性休克)去甲肾上腺素亦有益。

(二)磷酸二酯酶抑制剂

磷酸二酯酶抑制剂(phosphodiesterase inhibitors, PDEI)具有正性肌力及血管扩张作用,能明显改善心衰患者的血流动力学,不影响心率,也不影响心肌氧耗量。

1. 药理作用 磷酸二酯酶(PDE)是降解 cAMP 和 cGMP 的酶,已知有 7 种亚型,在心肌细胞中主要是 III 型。磷酸二酯酶抑制剂通过抑制 III 型磷酸二酯酶活性,减少 cAMP 的降解,从而提高心肌细胞内 cAMP 的含量。cAMP 能激活局部分布的 PKA(cAMP-依赖性蛋白激酶),使心肌细胞膜钙通道开放,促进 Ca^{2+} 内流,增加肌质网释放 Ca^{2+}(Ca^{2+} 诱导性 Ca^{2+} 释放机制),同时也通过激活肌质网膜的钙依赖性 ATP 酶活性,加快肌质网对 Ca^{2+} 的回收,故对心肌细胞既有正性肌力作用又有正性松弛(lusitropy)作用。PDE-III 抑制剂的其他心血管效应包括心外膜冠状动脉的扩张,抗心肌缺血效应和抑制前炎症细胞因子。这些附加的效应对心脏病术后的患者尤为有益。

PDE-III 抑制剂对血管平滑肌有松弛作用,特别对静脉容量血管与肺血管床扩张较明显。作用机制是 PDE-III 抑制剂使血管平滑肌细胞中 cGMP 增加,激活 cGMP 依赖性蛋白激酶(PKG),降低 Ca^{2+} 从肌质膜释放,使肌浆钙离子浓度下降,血管平滑肌松弛引起血管舒张。

2. 临床应用 PDE-III 抑制剂的主要血流动力学效应包括增加心排血指数,降低体循环血管阻力和肺血管的阻力,降低肺动脉楔压。发生这些有益的效应时一般不增加心肌氧耗量。

PDE-III 抑制剂的优点是不与心肌 $β$-AR 相互作用,因而相对独立于受体调节效应。该优点在心衰治疗中尤其有用,因为心衰时有显著的 $β$-AR 下调。有证据表明 PDE-III 抑制剂与 $β$-AR 激动剂联合用药优于单用药治疗。

PDE-III 抑制剂的禁忌证:①对 PDE-I 过敏者;②严重主动脉狭窄或梗阻性肥厚型心肌病。

下列情况应慎用 PDE-III 抑制剂:①严重快速性心律失常者;②血小板计数 $100 \times 10^9/L$ 以下者;③严重肝、肾功能损害患者;④显著血压降低者;⑤伴有哮喘患者。

(1)米力农(milrinone):由于米力农的半衰期较短,不良反应较少,对 PDE-III 有较高的选择性,主要用于急性心力衰竭的治疗。

磷酸二酯酶抑制剂短期治疗临床症状及血流动力学参数均有改善,长期治疗副作用多,对长期生存率可能有不利影响,故多用于急性心力衰竭或难治性心力衰竭的短期治疗。众多研究表明米力农可以改善手术后低心排血量综合征(low cardiac output syndrome,LCOS)患儿的心脏功能。具有发生 LCOS 高危因素患儿预防性应用米力农可降低 LCOS 的发生率。

(2)奥普力农(olprinone):与米力农血流动力学效应相似具有正性肌力和血管扩张作用,但两者不同剂量用药后对血流动力学的影响亦有不同。

(3)氨力农(amrinone):氨力农是第一个用于失代偿期心力衰竭的 PDE-III 抑制剂。由于短期不良反应较少并有改善血流动力学作用,故仅供静脉注射用于急性心衰的短期治疗。临床研究显示,氨力农治疗心力衰竭临床疗效差,引起血小板减少,以及在晚期心力衰竭可能出现快速低敏感性,目前较少应用。

(三)腺苷酸环化酶激动剂

考福新(colforsin)为水溶性 forscolin 诱导体,直接刺激腺苷酸环化酶触酶蛋白,使细胞内 cAMP 浓度增高,具有较强的正性肌力和血管扩张作用。适用于急性重症心衰或其他抗心衰药物疗效不佳者。

(四)膜通透性 cAMP 药

布拉地新(bucladesin)为穿透细胞膜的 cAMP 诱导体,直接激活 PKA,具有正性肌力作用,降低体循环血管阻力和增加肾脏血流等药理作用。尤其是对 $β_1$-AR 下调导致的心衰患者有效。环磷酸腺苷葡甲为葡甲胺作为配基与环磷酸腺苷(cyclic adenosine monophosphate,cAMP)结合。增强 cAMP

的脂溶性,易于透过细胞膜,使 cAMP 的作用得到充分发挥。

(五)钙增敏性正性肌力药(钙增敏剂)

临床应用的钙增效剂有左西孟旦(levosimendan)。

1. 药理作用 左西孟旦主要通过 Ca^{2+} 增敏作用及 PDE-Ⅲ的抑制作用增加心肌收缩力。左西孟旦并不增加细胞内 Ca^{2+} 浓度,而是直接与心肌肌钙蛋白 C 结合,稳定心肌肌钙蛋白 C 与钙复合物构型,从而增加心肌收缩力。左西孟旦能够选择性抑制 PDE-Ⅲ,使 cAMP 含量增加,从而激活电压敏感的 Ca^{2+} 通道,增加 Ca^{2+} 内流。促进 ATP 依赖的钾通道开放,引起血管平滑肌松弛,血管扩张,心脏前后负荷降低。同时有抗心肌缺血、心肌顿抑作用和改善心肌舒张功能。

2. 临床应用 多项研究显示,左西孟旦可明显增加心排血指数(CO)和每搏量(stroke volume, SV),肺动脉楔压降低,体循环血管阻力降低,增加心率及致心律失常作用比较轻微。

左西孟旦主要用于:①急性失代偿性中度及重度心力衰竭;②心脏手术围手术期低心排血量综合征;③暴发性心肌炎或急性心肌梗死后心力衰竭。在儿科临床,左西孟旦被用于扩张型心肌病、先天性心脏病、肺动脉高压及心脏移植前,较多用于先天性心脏病术后。

左西孟旦在欧美医疗单位已广泛用于临床(包括儿科),目前国内儿科应用较少,尚待完善。国内已生产左西孟旦。

Turanlahti 等报道静脉注射左西孟旦治疗急性心力衰竭患儿的结果,33 例包括心脏手术围手术期心力衰竭、扩张型心肌病、Fontan 术后晚期心力衰竭等,疗效满意。

国内 12 家临床医疗中心评价,对常规治疗疗效不佳的重度失代偿性心力衰竭患者,静脉注射左西孟旦的有效性和安全性。左西孟旦组 119 例,多巴酚丁胺组 106 例,结果为左西孟旦组临床有效率为 31.9%,多巴酚丁胺组临床有效率为17.9%,两组比较有显著差异,而且左西孟旦组不良反应发生率显著低于多巴酚丁胺组。

Suominen 等回顾性分析在儿科重症监护病房293 例左西孟旦治疗结果,其中心脏手术围手术期病例占 72%,心肌病占 14%,心力衰竭占 14%。用药指征均为其他正性肌力药物不能维持血流动力学稳定时。特别是在心肌病儿童中使用率达100%,在低心排血量综合征患儿中使用率 94%,左西孟旦疗效满意,使用左西孟旦推迟或完全避免对机械辅助装置的需求。

左西孟旦剂量:负荷量 6~24μg/kg(>10 分钟),继以持续静脉用药剂量 0.05~0.2μg/(kg·min),剂量大于 0.2μg/(kg·min) 时,不良反应可能出现。不良反应为头痛、低血压、心律失常等,发生率较低。推荐用药一般不超过 24 小时。

(李万镇　张春雨)

三、血管扩张药

(一) 血管扩张药作用机制(图 16-5)

1. 血管平滑肌收缩及舒张机制 血管平滑肌的收缩需要肌球蛋白与肌动蛋白相互作用。平滑肌收缩对细胞外 Ca^{2+} 浓度依赖性很大。血管平滑肌收缩时,横桥与细肌丝中肌动蛋白的结合是由胞质中的肌球蛋白轻链激酶(myosin light chain kinase, MLCK)使横桥头部的一对轻链磷酸化而引起的。收缩及舒张的主要过程包括:①胞质内 Ca^{2+} 浓度升高时 Ca^{2+} 与钙调蛋白(calmodulin, CaM)结合,生成钙与钙调蛋白的复合物(Ca^{2+}/CaM 复合物);②Ca^{2+}/ CaM 与 MLCK 结合,并使之激活;③活化的 MLCK 使肌球蛋白轻链(myosin light chain, MLC)磷酸化(MLC-P);④MLC 磷酸化引起肌球蛋白头部的构象改变,从而导致横桥与细肌丝肌动蛋白的结合;⑤进入横桥周期并产生张力和收缩(血管平滑肌收缩);⑥胞质内 Ca^{2+} 浓度下降时,MLCK 失活,MLC 在磷酸酶作用下脱磷酸,横桥便与细肌丝的肌动蛋白解离,血管平滑肌舒张。

2. 血管平滑肌细胞内收缩及舒张时信号传递路径

(1) 血管平滑肌的 AC-cAMP(腺苷酸环化酶-环磷酸腺苷)信号传递途径。

1) 细胞外信号(β-AR 激动剂)与受体(R)结合,受体蛋白空间构象发生变化与胞质膜面 G蛋白耦联,活化的 Gs 激活 AC,催化胞质内 ATP

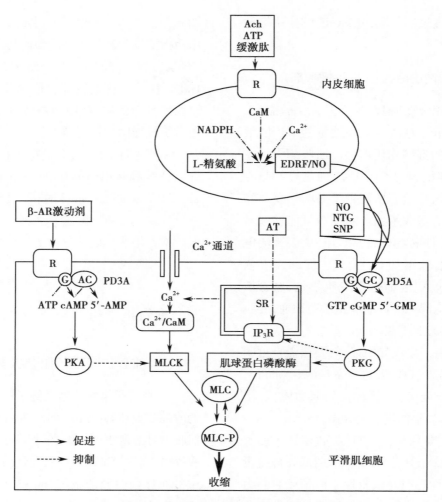

图 16-5　血管平滑肌细胞内收缩-舒张时信号传递路径

AC.腺苷酸环化酶;GC,鸟苷酸环化酶;CaM,钙调蛋白;EDRF,血管内皮舒张因子;
IP$_3$R,三磷酸肌醇受体;MLC,肌球蛋白轻链;MLCK,肌球蛋白轻链激酶;PKA,cAMP-
依赖性蛋白激酶;PKG,cGMP-依赖性蛋白激酶;SR,肌质网;R,受体;AT,血管紧张
素;Ach,乙酰胆碱;ATP,三磷酸腺苷;NO,一氧化氮;NTG,硝酸甘油;SNP,硝普钠。

成为 cAMP。

2)cAMP 通过 PKA(cAMP-依赖性蛋白激酶)
对血管平滑肌细胞内 MLCK 磷酸化,失去对 MLC
磷酸化作用,导致血管平滑肌的舒张。

(2)血管平滑肌的 NO-cGMP(一氧化氮-环
磷酸鸟苷)信号传递途径。

NO-cGMP 系统的信号途径是独立于 G 蛋白
之外的信号传递系统。

1)NO 与细胞质可溶性 GC(鸟苷酸环化酶)
含血红蛋白基因的铁结合后,GC 被激活,增加细
胞内 cGMP 浓度。

2)cGMP 激活 PKG(cGMP 依赖性蛋白激酶),
PKG 对血管平滑肌舒张的作用机制:①PKG 激活
肌球蛋白磷酸酶(myosin phosphatase)使 MLC 去

磷酸化;②PKG 通过对 PLC(磷脂酶 C)的抑制,
阻止 IP$_3$ 与 IP$_3$R 的结合,抑制 Ca^{2+} 的释放,而 IP$_3$
(三磷酸肌醇)与 IP$_3$ 受体(IP$_3$R)结合引起肌质网
(SR)Ca^{2+} 释放。

(二)血管扩张药的分类

主要根据血管扩张药的作用机制、作用部位
(静脉血管——前负荷降低、动脉血管——后负荷
降低)和血流动力学特性分类(表 16-5)。

(三)血管扩张药的适应证

1. 心力衰竭　血管扩张药一般对心脏无直
接作用,主要作用于静脉侧的容量血管或动脉侧
的阻抗血管。作用于前者可增加静脉血管容量,

表 16-5 血管扩张药的分类

药物	作用机制	前负荷降低	后负荷降低
硝基血管扩张药			
硝酸甘油	NO 效应	+++	+
硝普钠	NO 供体	+++	+++
ACE 抑制剂			
卡托普利	抑制血管紧张素 II（Ang II）生成,降低缓激肽代谢	++	++
依那普利	抑制血管紧张素 II（Ang II）生成,降低缓激肽代谢	++	++
钙通道阻滞剂	L 型钙通道阻滞剂		
硝苯地平		+	+++
尼卡地平		+	+++
氨氯地平		+	+++
Ang II 受体拮抗剂	阻断 Ang II 受体		
洛沙坦		++	++
伊白沙坦		++	++
直接血管扩张剂			
肼屈嗪	不明	+	+++
外周 α_1 受体拮抗剂			
酚妥拉明	α-受体拮抗剂	++	++
哌唑嗪	α_1-受体拮抗剂	+++	++
利纳肽			
奈西立肽（人 B 型利钠肽）	利纳肽受体 A 结合	+++	+
前列环素（PGI_2）			
依前列醇	PGI_2 受体结合	++	+++
贝前列环素	PGI_2 受体结合	+	++
PDE 抑制剂			
氨力农	抑制 PDE-III 型	++	++
米力农	抑制 PDE-III 型	++	++
奥普力农	抑制 PDE-III 型	++	++
西地那非	抑制 PDE-V 型	+++	+++

注:效应强度:+++,强度;++,中度;+,轻度。

使增高的心室充盈压及心室舒张末期压力(前负荷)降低,从而减轻体循环静脉淤血及肺淤血;作用于后者能使左心室壁应力及体循环血管阻力(后负荷)降低,从而增加心排血量。血管扩张剂一般均可使心室壁张力下降,而减少心肌氧耗量,从而改善心肌代谢。

血管扩张药对心力衰竭的血流动力学影响,可因患儿的临床情况而异,对左心室充盈压增高者,血管扩张药可使心排血量增加;反之,对左心室充盈压降低或正常者,则可使心排血量减少。故应用血管扩张剂时,应预先了解患者的左心室充盈压情况,并在治疗中进行必要的监测。

临床上常以漂浮导管法测定肺动脉楔压(PAWP)为指标代替左心室充盈压或左心室舒张末期压,进行血流动力学监测,或采用无创法(超声心动图的检测)估测肺动脉楔压,进行心力衰竭的血流动力学监测,以指导治疗。

选用血管扩张药应按患儿血流动力学变化特征与药物药理作用及其效应而定,肺淤血症状严重,肺动脉楔压明显升高,而心排血量仅轻度下降者,宜选用扩张静脉药;当心排血量明显降低,体循环血管阻力增加,而肺动脉楔压正常或略升高时,宜选用扩张小动脉药;当心排血量明显降低,体循环血管阻力增加,肺动脉楔压升高时,宜选用均衡扩张小动脉和静脉药。但上述原则,必须结合具体病情而选用。

2. 高血压与肺动脉高压 血管扩张药导致小动脉血管平滑肌松弛,外周血管阻力降低,血压随之下降;选择性肺小动脉(尤其是肺动脉血管床)扩张,从而降低肺动脉压力与肺血管阻力。

(四)常用的血管扩张药

1. 硝基血管扩张药(nitrovosodilators) 硝基血管扩张药是通过拟似一氧化氮(NO)效应而松弛血管平滑肌的药物,其药理学活性取决于药物在血液和血管组织中生成 NO 的生物转化过程。

(1)硝普钠:硝普钠(sodium nitroprusside,SNP)自发释放 NO 直接扩张小动脉、静脉的血管平滑肌,具有作用强、生效快和持续时间短的特点。本药需静脉滴注给药,应临时配制,开始量宜小,无效时递增到有效剂量。硝普钠溶液受光降解,故保存及使用时均应避光,静脉滴注过程中应密切注意低血压或氰化物中毒症状(头痛、呕吐、呼吸急促、心动过速及意识改变),必要时检测血硫氰酸盐(thiocyanate)水平(应<5mg%)。

对于急性心力衰竭和原有后负荷增加的患儿(如高血压或二尖瓣反流引起心力衰竭),推荐使用 SNP。尤其是急性左心力衰竭(肺水肿)伴有体循环血管阻力明显增加者效果显著。已经证明,在急性呼吸窘迫综合征(acute respiratory distress syndrome,ARDS)和脓毒症(sepsis)休克伴有低心排血量综合征的患儿中,SNP 可改善血流动力学,常与非强心苷正性肌力药联合应用。

在重症主动脉关闭不全或二尖瓣关闭不全伴心力衰竭患者中,SNP 可显著改善心脏功能,减少反流量和降低左心室充盈压。

高血压急症同时合并靶器官损害(如高血压脑病、急性肺水肿、中风、急性肾衰竭)也可应用 SNP。

(2)硝酸酯类(硝酸甘油及硝酸异山梨醇酯):通过硝酸盐的代谢在血管壁产生 NO 而激活鸟苷酸环化酶,使细胞内 cGMP 增加,有较强的直接扩张静脉血管平滑肌作用。与硝普钠相比,硝酸甘油(nitroglycerin,NTG)是一种作用更强的静脉血管扩张剂,还有轻度扩张小动脉和扩张冠状动脉的作用,能舒张肺血管,降低肺血管阻力,较高浓度能舒张动脉侧的阻抗血管。

硝酸甘油对不同病因引起的急性左心力衰竭(肺水肿)有显著疗效。对心脏手术后低心排血量综合征伴有心室充盈压增高和急性肺水肿(二尖瓣或主动脉反流引起)者,宜选用硝酸甘油(或硝酸异山梨醇酯)静脉滴注。NTG 对左向右分流型先天性心脏病并发心力衰竭患儿,可降低左心室充盈压,对左向右分流量(Q_p/Q_s)无影响,临床心力衰竭症状明显缓解和减轻。接受本药治疗常可产生耐药性。

2. 血管紧张素转换抑制剂和血管紧张素 Ⅱ 受体拮抗剂 详见后文。

3. 钙通道阻滞剂(又称钙拮抗剂) 钙通道是细胞膜上的离子通道,根据激活方式的不同分为两类:受体调控钙通道和电压依赖钙通道。临床常用的钙拮抗剂主要作用于 L-型钙通道。通常把钙拮抗剂分为二氢吡啶类及非二氢吡啶类,它们的主要药理作用是选择性抑制血管平滑肌和心肌细胞的 L-型钙通道的开放。二氢吡啶类钙拮抗剂有硝苯地平、尼卡地平、氨氯地平、非洛地平和依拉地平等。

非二氢吡啶类钙拮抗剂(降低心率药物)有维拉帕米和地尔硫草,都对窦房结及房室结有抑制作用,减慢窦性心律。两者抑制心肌细胞收缩强于二氢吡啶类,但对血管的选择性则较低。治疗室上性心动过速有效。

(1)硝苯地平(二氢吡啶类原型钙拮抗剂):主要作用是阻滞 L-型钙通道,选择性抑制血管平滑肌钙离子的跨膜转运,从而使周围血管和冠状动脉舒张。硝苯地平的短效制剂引起周围血管舒张及快速血压下降导致反射性肾上腺素能神经兴奋作用,引起心动过速、颜面潮红、头痛等不良反应。硝苯地平缓释片和控释片引起上述不良反应显著减少,用于长期治疗。

硝苯地平(nifedipine)用于高血压急症,婴儿肥厚型心肌病、特发性肺动脉高压(NYAH 功能分级,Ⅰ、Ⅱ级)和心绞痛(川崎病引起)。

(2)氨氯地平:该药与钙通道的结合与分离都较缓慢,起效缓慢而药效持久,是长效二氢吡啶类药物。用于治疗高血压。

（3）尼卡地平（nicardipine）：对血管平滑肌作用比对心肌作用强 30 000 倍，其血管选择性明显高于其他钙拮抗剂。用于治疗高血压急症。

4. 肼屈嗪 肼屈嗪（hydralazine）直接扩张小动脉血管平滑肌。对高血压、扩张型心肌病、二尖瓣或主动脉瓣反流并发心力衰竭者可选用肼屈嗪。在伴有左向右分流型先天性心脏病的心力衰竭患儿中，肼屈嗪的疗效取决于用药前的体循环血管阻力（SVR），在伴有高 SVR 的病例中，肼屈嗪可以降低 SVR 及肺循环血流量与体循环血流量的比值（Q_p/Q_s）。

5. α_1 受体拮抗剂 酚妥拉明（phentolamine）主要阻滞 α_1、α_2-肾上腺素受体（非选择性）。阻滞 α_1-AR 扩张小动脉，减低 SVR 使心排血量增加。阻滞 α_2-AR 受体有增快心率的不良反应。

6. 利钠肽类 奈西立肽（nesiritide）是利用重组 DNA 技术合成的人 B 型利钠肽（hBNP）。人 B 型利钠肽（hBNP）与血管平滑肌细胞、内皮细胞膜上的 A 型利钠肽受体结合，激活鸟苷酸环化酶，促使 cGMP 生成，发挥其血管扩张作用和排钠利尿作用，又能抑制交感神经释放儿茶酚胺，抑制 RAS 活性和血管升压素分泌。

奈西立肽适用于急性失代偿性心力衰竭，可改善心力衰竭症状和血流动力学（CO 增高、PAWP 降低、SVR 降低、尿量增加），对心率和心肌氧耗影响甚微。首剂 $2\mu g/kg$，静脉注射，继以 $0.005\sim0.04\mu g/(kg\cdot min)$ 持续用药。

重组人 B 型利钠肽能明显改善急性失代偿性心力衰竭患者的血流动力学、呼吸困难程度及全身临床状况，在有效降低肺毛细血管楔压（肺动脉楔压）方面优于硝酸甘油，其安全性与硝酸甘油类似。

7. 前列腺素 前列腺素（prostaglandins，PGs）是一族含有 20 个碳原子的不饱和脂肪酸。具有广泛的生物活性。自然的 PGs 均为前列腺烷酸的衍生物。前列腺烷酸 20 个碳酸分子为基本骨架，由一个五碳环和两条侧链组成，其中一条侧链末端为羧基。根据环上的取代基和双键的位置不同，前列腺素同系物分为 A、B、C、D、E、F、G、H 及 I 等。依其环外侧链上的双键数目不同，又可分为 1、2、3 型。

PGs 作为局部激素，通过收缩或扩张血管，参与调节不同组织器官的血流量。具有血管扩张作用，

应用于儿科临床的 PGs 有前列腺素 E_1 和前列环素。

（1）前列腺素 E_1（prostaglandinE$_1$，PGE$_1$，前列地尔）：PGE$_1$ 可与血管平滑肌细胞膜上的 PGE 受体结合，通过 AC-cAMP（腺苷酸环化酶-环磷酸腺苷）系统，提高细胞 cAMP 的水平，而使血管平滑肌舒张，扩张动脉导管及肺小动脉，降低肺循环血管阻力，尚有抑制血小板凝集等作用。

临床用于动脉导管依赖型先天性心脏病新生儿，维持动脉导管开放以供应肺循环（如室间隔完整的肺动脉闭锁、三尖瓣闭锁、法洛四联症伴肺动脉闭锁）或体循环（如左心室流出道梗阻包括左心发育不良综合征、导管前型主动脉缩窄、主动脉弓离断），或增加体、肺循环间的血液混合（室间隔完整的 D-TGA），为准备外科手术争取时间。

（2）前列环素（prostacycline，PGI$_2$）：PGI$_2$ 是与血管平滑肌细胞膜上的前列环素受体结合，通过 AC-cAMP 系统，增加细胞内 cAMP 水平而发挥作用。PGI$_2$ 影响肺循环和体循环系统，PGI$_2$ 扩张肺循环血管效应大于体循环血管，并抑制血管平滑肌细胞增殖，还具有抗血小板聚集作用。临床上使用的 PGI$_2$ 及其类似物制剂有：依前列醇（epoprostenol）、贝前列环素（beraprost）、伊洛前列环素（iloprost）和曲前列环素（treprostinil）。主要用于治疗肺动脉高压。

8. 一氧化氮吸入（inhaled nitrio oxide，iNO） NO 气体亲脂性强，通过 NO-cGMP（一氧化氮-环磷酸鸟苷）系统的信号通路与细胞质可溶性 GC（鸟苷酸环化酶）含血红蛋白基因的铁结合后，GC 被激活，增加细胞内 cGMP 浓度。cGMP 激活 PKG（cGMP-依赖性蛋白激酶），活化的 PKG 导致血管平滑肌的舒张。

新生儿持续肺动脉高压（persistent pulmonary hypertension of the newborn，PPHN）在常规治疗，包括高氧、高通气、碱性药物，提高体循环压等措施后低氧血症仍明显，或需很高的呼吸机参数才能维持时，可采用 NO 吸入治疗。美国多中心研究结果显示，早期应用 NO 吸入能使氧合改善，并能持续 24 小时，使需要用体外膜氧合（ECMO）的机会显著减少。

小儿先天性心脏病术后合并反应性肺动脉高压和肺动脉高压危象时可应用 NO 吸入使肺动脉

压下降。先天性膈疝伴有肺发育不良、肺动脉高压时可用 NO 吸入治疗，但有严重的肺发育不良时疗效较差。临床研究证明 iNO 对急性呼吸窘迫综合征（ARDS）显示有疗效。

NO 吸入的常用浓度为 0.02‰~0.04‰，其确切的剂量需根据疾病的性质及患者吸入后的反应而定。考虑到 NO 及 NO_2 的潜在毒性作用，应尽可能用较小的剂量以达到临床所需的目的。

在 PPHN 患儿血氧改善，右向左分流消失，吸入氧浓度降为 40%~45%，平均气道压力小于 $10cmH_2O$ 时可考虑开始撤离 NO。

NO 本身为一种自由基，大剂量吸入对肺有直接损伤作用，但吸入浓度在 0.08‰ 以内，吸入数天后尚无对肺毒性作用的报道。NO 与氧结合后可产生 NO_2，对肺有直接损伤作用。NO_2 的生成取决于 NO 浓度的平方与氧浓度。此外，NO 与 NO_2 反应可产生三氧化二氮（dinitrogen trioxide），后者是水溶性的，形成硝酸盐及亚硝酸盐，这也参与了对肺的损伤。高铁血红蛋白血症的产生取决于患儿的血红蛋白浓度及氧化程度、高铁血红蛋白还原酶的活性及最终的 NO 吸入量。一般短期应用吸入 NO，其浓度在 0.02‰~0.08‰ 时，高铁血红蛋白很少超过 2%。应用数天后可有所增高，但较少超过 10% 即出现临床症状；当高铁血红蛋白明显增高时，如超过 7%，可静脉应用维生素 C 500mg 和输血进行治疗。在应用吸入 NO 后可出现出血时间延长，这可能与血小板功能有关。对有出血倾向者，尤其是早产儿，在吸入 NO 过程中应密切观察。

9. 内皮素受体拮抗剂（波生坦） 内皮素（endothelin，ET）是内皮细胞衍生的 21 氨基酸多肽。由两个二硫键桥接而成，1998 年被 Yanagisawa 等首次从猪大动脉内皮细胞培养中鉴定分离出 ET-1。

血浆中 ET-1 作用于血管床上的两种主要受体：ET_A 和 ET_B，ET_A 受体与血管收缩、细胞增殖和血小板聚集有关；已经证实 ET_B 受体通过释放一氧化氮和前列环素介导血管平滑肌的松弛，而且是 ET-1 被清除的主要途径。

ET 通过结合受体在不同细胞上产生了多种有害作用。血浆中 ET-1 浓度升高见于肺动脉高压、高血压、心力衰竭、缺血再灌注损伤和心肌梗死等。ET 是肺动脉高压的关键致病因子。在肺动脉高压发病过程中，直接介导了血管收缩及纤维化、血管肥大/增殖和炎症等有害作用。

波生坦（bosentan）是第一个通过美国 FDA 认证，应用于临床能口服的非选择性 ET 受体拮抗剂。经多中心、随机、双盲、对照临床研究，波生坦对肺动脉高压患者运动能力、症状和心功能均有改善。

波生坦的不良反应主要是肝功能损害，其他不良反应尚有晕厥、颜面潮红。波生坦还可有潜在的致畸作用，并可导致睾丸萎缩和男性不育。

选择性 ET_A 受体拮抗剂安贝生坦（ambrisentan）能够维持 ET_B 受体扩张血管功能，同时阻止 ET_A 受体的血管收缩和细胞增殖功能，对I型 PAH 患者具有显著疗效，安立生坦的不良反应与波生坦相似，但不影响肝功能。马西替坦（macitentan）是一种新型口服、作用持久的双受体内皮素受体拮抗剂，组织渗透性更强，并产生更持久的受体拮抗作用，其不良反应相对较少。

10. 磷酸二酯酶-V（PDE-V）抑制剂 环磷酸鸟苷（cGMP）是调节 NO 血管舒张作用的细胞内第二信使。由于 PDE 的降解作用，细胞内 cGMP 作用短暂。PDE-V 在肺、海绵体和食管下段大量表达，在肺动脉高压时肺组织 PDE-V 基因表达和活性增强。西地那非（sildenafil）是选择性 PDE-V 抑制剂，通过抑制 cGMP 降解，使细胞内 cGMP 水平增高，引起血管平滑肌（vascular smooth muscle，SMC）松弛，扩张肺血管抑制 SMC 增殖（图 16-6），此外还可增强和延长 NO（促进

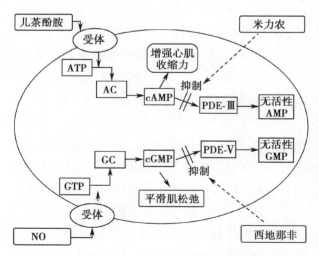

图 16-6 磷酸二酯酶抑制剂（PDEI）
PDE-Ⅲ 抑制剂对心肌的正性肌力作用机制；PDE-V 抑制剂对血管平滑肌作用机制。

NO 游离)和 PGI₂ 及其类似物的扩血管作用。

PDE-V 选择性富含于肺循环中,对体动脉血压无影响。

临床研究证实西地那非用于各种原因所致肺动脉高压可获得改善。应用不受心功能分级的限制。但是长期应用的效果尚有待研究。西地那非能够被很好地耐受,对于应用硝酸酯类药物的患者禁忌,有导致低血压的可能性。西地那非易快速失效,可改善血流动力学,但无法延缓病情进展。与西地那非不同,他达拉非(tadalafil)为一种剂量依赖性药物,可安全有效治疗肺动脉高压。乌地那非(udenafil)对既往曾使用过内皮素受体拮抗剂治疗的患者疗效更佳,且具有更高的安全性及耐受性。

西地那非与前列环素或 NO 吸入联用,可提高疗效。

西地那非不良反应主要是颜面潮红和头痛。婴幼儿和长期使用者应注意对视网膜的影响。

（李万镇）

四、血管紧张素转化酶抑制剂和血管紧张素Ⅱ受体拮抗剂

（一）血管紧张素转换酶抑制剂

1. 药理作用 血管紧张素转化酶（angiotensin converting enzyme,ACE）的作用是催化血管紧张素Ⅰ转化为具有潜在缩血管作用的血管紧张素Ⅱ（图 16-7）。ACE 亦具有降解缓激肽的作用,进而

平衡缓激肽的血管扩张及利钠作用与血管紧张素Ⅱ的缩血管与保钠作用。血管紧张素Ⅱ还能够促进具有调节血管内皮细胞、心肌细胞及成纤维细胞的生长、发育及功能作用的生长因子如转化生长因子 B（transforming growth factor B,TGF-B）和血小板衍生生长因子（platele derived growth factor,PDGF）。动物实验与离体实验均发现这些因子可以通过调节成纤维细胞基因引起心肌细胞的过度生长与纤维化。上述作用可以导致心肌肥厚、纤维化及细胞外基质过度沉积。

血管紧张素Ⅱ通过血管紧张素受体（AT1 和 AT2 亚型）发挥作用。AT1 受体的激活可刺激 G 蛋白的产生,激活磷脂酶 C（PKC）而 PKC 又激活丝裂原激活蛋白激酶（mitogen-activated protein kinase,MAPK）,MAPK 可诱导心肌细胞蛋白的合成及心肌细胞肥大。AT2 受体广泛分布于胚胎组织,出生后其表达迅速衰减。推测 AT2 受体可能具有凋亡重构（apoptotic remodeling）及抑制冠状血管内皮细胞增生的 G 蛋白依赖性作用。在应激状态下,AT1 及 AT2 受体的表达上调,进而刺激 TGF-B 的产生;TGF-B 通过调节心肌胶原间质来上调心肌细胞与成纤维细胞的生长。

心力衰竭时通过肾血流减少等多种因素均可刺激肾小球小动脉的球旁细胞而使肾素-血管紧张素系统（renin-angiotensin system,RAS）激活,血中肾素、血管紧张素Ⅰ、Ⅱ及醛固酮水平均可明显升高,导致外周血管阻力增加、水钠潴留及血容量增加。交感神经、肾素-血管紧张素及血管升压素

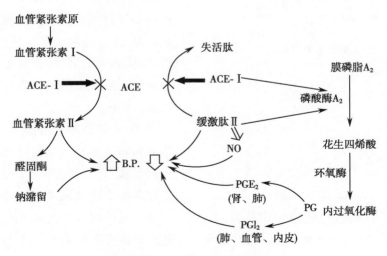

图 16-7　ACEI 的作用机制

系统相互有密切关系。

研究发现在肾外组织尤其是脑和心血管系统,还存在局部组织的肾素-血管紧张素系统(RAS),它不依赖于肾脏,可以自身合成,释放肾素和血管紧张素,即旁分泌或自分泌的作用,调节局部的血流和血管紧张度,促进心肌和血管平滑肌的生长和代谢。血管紧张素Ⅱ(angiotensin Ⅱ,AngⅡ)对心血管系统有多种作用,研究证实人类心脏中存在双重的AngⅡ生成途径,血管紧张素转换酶(ACE)和糜蛋白酶途径,后者在生成AngⅡ过程中作用更为显著。心力衰竭时心脏局部组织RAS活性增高,通过细胞自分泌产生的AngⅡ也参与心肌收缩性及血管收缩性的调节,并有促生长作用引起心肌细胞增生及血管平滑肌生长(心室和血管重构)。

血管紧张素转换酶抑制剂(angiotensin converting enzyme inhibitor,ACEI)对心力衰竭时心肌的保护作用,主要是通过:①血流动力学效应:扩张小动脉和静脉,降低心脏前、后负荷,使心肌氧耗量减少及减少冠状血管阻力、增加冠状动脉血流、增加心肌供氧、保护心肌;②阻断循环或心脏组织AngⅡ的生物效应(表16-6):AngⅡ介导的有害效应可被ACEI缓解,这些效应超出了这些药物的扩血管效应,防止心脏重构(通过减少心肌纤维化和肥大)从而保护心肌;③作用于缓激肽系统:使缓激肽的降解减少,加强内源性缓激肽作用,激活激肽β_2受体(血管内皮),合成NO与前列环素,发挥扩张血管、抗血小板聚集和保护细胞作用。

表16-6　血管紧张素Ⅱ介导的生物学反应

血管收缩
醛固酮合成增加和去甲肾上腺素释放
心肌细胞肥大
心肌细胞和血管平滑肌细胞纤维增生
心肌细胞凋亡
产生氧自由基
内皮细胞功能不全
交感神经激活

根据药物代谢动力学特点,ACEI可以分为三类:①化合物本身具有活性,而在体内进一步代谢的产物也具有活性,如卡托普利;②前体药物需经肝脏转化为二价酸才有活性,如依那普利、贝那普利等;③水溶性,在体内不代谢即有活性,以原型从肾脏排出,如赖诺普利。

目前儿科临床上应用治疗心力衰竭最多的两种ACEI是卡托普利(captopril)和依那普利(enalapril)。口服卡托普利30分钟内,或依那普利1~2小时,即可产生显著的血流动力学效应,即体循环血管阻力和肺血管阻力降低,肺动脉楔压降低,心排血指数和心排血量增加。长期服用血流动力学效应维持不变。血流动力学效应改善,常伴临床症状好转。

ACEI用药根据其结构与半衰期不同,其所用剂量亦有所差异。应从小剂量开始,逐渐增至最大耐受量或靶剂量。

2. 临床应用

(1)心力衰竭

1)容量负荷过重(左向右分流型先天性心脏病):目前已经公认ACEI对于治疗左向右分流型先天性心脏病导致的心力衰竭有效,其作用机制为降低体循环血管阻力(SVR),而对于肺血管阻力(PVR)的影响极小。ACEI对于不同的个体,其疗效存在一定的差异。与患儿治疗前的基础SVR及PVR有关,用药之前SVR升高的患儿,ACEI可以起到降低SVR的作用,继而体循环血流量的增加及Q_p/Q_s比值下降。

2)左心室容量负荷过重(二尖瓣关闭不全与主动脉瓣关闭不全):血管扩张剂可以通过降低体循环血管阻力来增强心室的收缩功能,可用于治疗瓣膜反流所引起的心力衰竭。后负荷的下降会使左心室舒张末期压力降低,继而缓解肺静脉淤血。ACEI与其他血管扩张剂相比具有明显的优势,既能够抑制肾素-血管紧张素系统活性,还可显著降低左心室质量指数(mass index)与左心室舒张末期压力。

3)功能性单心室及Fontan手术后:单心室或Fontan术后患者常伴体循环血管阻力偏高、房室瓣反流及心功能不全。ACEI已被广泛应用于治疗单心室患者或Fontan手术后患者。ACEI通过神经激素调节及直接的作用来改变心室肥厚反应来延缓心室功能不全的发生。临床研究尚无足够证据支持ACEI应用于心功能不全的改善。

4）扩张型心肌病：ACEI 已经被应用于治疗扩张型心肌病。应用 ACEI 后收缩末期与舒张末期心室容积均有显著下降。ACEI 对于血流动力学的良好作用与其降低左心室容量的能力有关。长期用药治疗的过程中，药物对于神经激素水平的影响会逐渐减弱，而对于血流动力学的良好作用将仍保持。

5）中毒性无症状性左心室功能不全与进行性心肌病：多柔比星（阿霉素）常被用来治疗儿童恶性肿瘤和白血病，具有阻碍心肌生长的作用，导致心室肌容积生长速度减慢，左心室后负荷逐渐加重。多柔比星所导致的晚期心力衰竭症状包括肺动脉高压、肺血管阻力增加、左心室扩张或左心室大小正常伴不同程度的左心室收缩功能下降。应用依那普利治疗后负荷下降，心室收缩功能改善。

（2）高血压：卡托普利在儿科各年龄阶段的研究已经证实是有效的抗高血压药物。卡托普利对有肾实质疾病、肾血管疾病、多囊肾、进行透析或肾移植后的高血压患儿有效。

（二）血管紧张素Ⅱ受体拮抗剂

AngⅡ是 RAS 中的重要介质，它作用于特异性受体，导致心肌和血管收缩性增强和醛固酮释放。氯沙坦（losartan）和伊白沙坦（irbesartan）为高度选择性 AngⅡ受体拮抗剂。同时阻断 ACE 和非 ACE（糜蛋白酶，chymase）介导的 AngⅡ生成效应，不影响缓激肽降解和前列腺素合成，ACEI 不良反应（咳嗽、血管神经性水肿）少见，它具有血管扩张效应，有防止容量超负荷引起心肌肥厚及扩张。AngⅡ受体拮抗剂作用时间长、不良反应少，耐受性好。有资料证明血管紧张素Ⅱ受体拮抗剂（angiotensin Ⅱ receptor antagonist，AngⅡ RA）是抗高血压治疗的一线药物之一；治疗心衰的疗效在改善心衰症状、降低肺动脉楔压、增加心排血量、降低病死率方面和 ACEI 一样有效，但未证实优于 ACEI。常作为应用 ACEI 有不良反应（如顽固性干咳和血管神经性水肿）患者的替代治疗。

ACEI 和 ARB 共同的禁忌证：妊娠（FDA 重点警告可引起多种胎儿畸形）为绝对禁忌证、严重肾衰竭（如果肌酐>2.5~3.0mg/dl，220~265μmol/L）、高钾血症（基础血钾>5.5mmol/L）、双侧肾动脉狭窄、已存在低血压和严重的主动脉狭窄或梗阻性心肌病应禁忌使用 ACEI。

（李万镇）

五、利尿药

利尿药（diuretics）是一类促进体内电解质（Na^+为主）和水分的排出而增加尿量的药物，通过影响肾小球的滤过、肾小管的重吸收和分泌等功能而实现其利尿作用，但主要是影响肾小管的重吸收。根据利尿药作用于肾小管的部位及其作用机制，分为髓袢利尿药、噻嗪类利尿药、远曲小管利尿药、近曲肾小管利尿药和渗透性利尿药等，每类利尿药均作用于肾单位的不同部位。

1. 袢利尿药（loop diuretics，LD） 袢利尿药主要作用于髓袢升支髓质部，依靠阻断 Na^+-K^+-$2Cl^-$ 的联合转运而发挥作用（图 16-8），属 Na^+-K^+-$2Cl^-$ 共同转运体抑制剂，药物从近端肾小管分泌到管腔内，并在管腔内发挥作用。通过抑制髓袢升支粗段 Na^+-K^+-$2Cl^-$ 共同转运体，增加钠、钾、氯、氢和水的排泄，使对钠排泄的增加超过远曲小管对钠的重吸收，导致尿钠增多，并增加镁、钙的排泄。袢利尿药还对全身及肾局部血流动力学有作用。它们能激活肾脏产生前列腺素，增加肾脏血流量，降低肾血管阻力，增加肾素的释放，并通过肾素-血管紧张素-醛固酮系统（renin-angiotensin-aldosterone system，RAAS）系统增加全身血管阻力。因此，髓袢利尿药在肾衰竭患者中依然能发挥一定作用。

袢利尿药包括呋塞米（furosemide，lasix）、布美他尼（bumetanide）、依他尼酸（ethacrynic acid）、托拉塞米（torsemide），利尿作用强烈，为高效利尿药。在心力衰竭的治疗中，特别是心力衰竭较严重时，袢利尿药通常作为首选。袢利尿药还常用于心脏手术后患者。袢利尿药的优点是在达到极量前其治疗效果随剂量增大而增加。呋塞米是儿科临床应用最广泛的利尿药之一，对水钠潴留疾病患儿具有强大的利尿及排钠作用。呋塞米能扩张肺部容量静脉，降低肺毛细血管通透性，加上其利尿作用，有助于急性左心衰的治疗。使用呋塞米时会产生两种相反的反应：一种是收缩血管

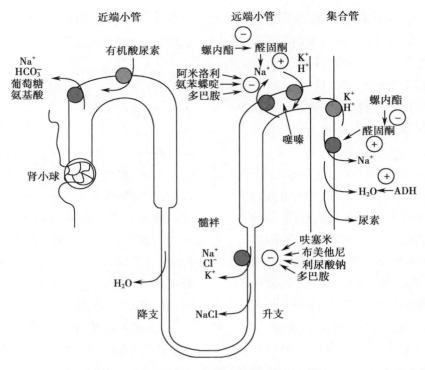

图 16-8　肾单位与电介质的转运

图示肾单位各部分在电解质转运中的作用及各种利尿剂的作用部位(引自：Chang AC. Pediatric Cardiac intensive care. Philadelphia：Williams & wilkins，1998.)。

的 RAAS 激活,另一种是舒张血管的心房钠尿肽(atrial natriuretic peptide,ANP)水平的升高。在某些情况下,呋塞米引起的血管收缩反应可导致急性心功能损伤。因此,与 ACEI 联合使用,抵消肾素水平的升高,对心力衰竭的治疗是有益的。

呋塞米口服可被胃肠迅速吸收,在血中 95% 与白蛋白结合。静脉用药后 10~20 分钟起效,口服后则需 1~1.5 小时达高峰,而用于治疗左心衰时则可在 5~15 分钟内起到舒张血管,减少前负荷的作用。作用时间可持续 4~6 小时。呋塞米的血浆半衰期为 1.5 小时,88% 由肾排出,12% 经肝代谢由胆汁排出。呋塞米经尿液排泄主要涉及肾小球滤过率和近曲小管有机酸转运过程的主动分泌。因此,呋塞米的排泄很大程度上取决于肾小球滤过率和肾小管离子转运系统的个体发育程度。对于肾衰竭患儿,非肾脏排泄途径,即经肝和肠排泄,尤为重要。新生儿因肝肾廓清能力较差,半衰期延长,可达 4~8 小时。

髓袢利尿药最常见的副作用是由于尿液中丢失电解质而继发的低钾血症和伴随的低氯性碱中毒。过量应用利尿药还能导致血容量过低或低血压。在哺乳期的妇女,呋塞米可进入乳汁,导致新生儿动脉导管关闭延迟。呋塞米和布美他尼能取代胆红素的蛋白结合位点,用于新生儿时要注意。与某些氨基糖苷类药物联用可引起耳毒性,如耳鸣、眩晕及感觉神经性听力障碍。

2. 噻嗪类利尿药　噻嗪类利尿药主要作用于髓袢升支皮质部,为 Na^+-Cl^- 共同转运体抑制剂,抑制远曲肾小管钠和氯的重吸收,增加其在尿液中的排泄(图 16-8)。这种共转运作用不受髓袢利尿药的影响。因为只有 5%~10% 的滤过钠在远曲肾小管被重吸收,所以此类利尿药抑制钠重吸收的能力有限。随着到达远曲肾小管液体中钠、氯的增加,也使钾和氢离子分泌增加。噻嗪类利尿药也具有抑制碳酸酐酶活性的作用。

噻嗪类利尿药包括氢氯噻嗪(hydrochlorothiazide)、氯噻酮(chlorothalidone)、美托拉宗(metolazone)和吲达帕胺(indapamide),其利尿作用中等,为中效利尿药,主要用于轻、中度心力衰竭患儿。若与髓袢利尿药联合应用,能增加对心力衰竭患者的利尿效果。尽管受到其他降压药物如 ACEI 类药物、血管紧张素受体Ⅱ阻滞剂(angiotensin Ⅱ receptor blocker，ARB）、β 受体拮抗剂、钙离子拮抗剂等的挑战，噻嗪类利尿药仍是高血压治疗中获得最广泛推荐的一线用药。以氢氯噻嗪为代表，口服可被胃肠道迅速吸收，在 1~2 小时内产生利尿作用。

噻嗪类利尿药禁用于重度肾功能不全、低钾血症及室性心律失常患儿，禁与促心律失常药物联用。噻嗪类可通过胎盘屏障，有导致新生儿黄疸的风险。噻嗪类利尿药的常见副作用也是电解质紊乱。噻嗪类药物给药时增加尿钙排泄，但在连续使用一段时间后，尿钙排泄减少，进而可导致高钙血症。长期服用噻嗪类利尿剂还会导致镁丢失，引起低镁血症的相关临床症状。

3. 远曲小管利尿药 作用于远曲小管的利尿药有两类，一类为上皮细胞钠通道阻滞剂，另一类为醛固酮的竞争性拮抗剂。利尿作用较弱。

上皮细胞钠通道阻滞剂直接选择性抑制钠通道，因阻止钠的运转而使跨上皮细胞的电压下降，继而抑制了钾的排出，故称保钾利尿药。保钾利尿药能减轻心力衰竭、高血压及严重室性心律失常的发生率。此类药物有阿米洛利（amiloride）和氨苯蝶啶（triamterene）。阿米洛利和氨苯蝶啶直接作用于远曲肾小管后端与集合管，但不是醛固酮拮抗剂。阿米洛利是远端钠通道阻滞剂，氨苯蝶啶是通过抑制远端 Na^+-K^+-ATP 酶活性而抑制钠的转运。

保钾利尿药阻止小于 3% 的滤过钠离子的重吸收，是很弱的排钠利尿药，所以通常与其他强效利尿药合用。它们能减轻袢利尿药和噻嗪类利尿药引起的低钾血症的程度。

另一类是以螺内酯（spironolactone）为代表的利尿药，即醛固酮的竞争性拮抗剂，又称肾上腺皮质激素或糖皮质激素受体拮抗剂。与上皮细胞钠通道抑制剂作用相似，螺内酯能抑制远曲小管和集合管钠的重吸收。螺内酯是一种类固醇复合物，能竞争抑制醛固酮与盐皮质激素受体的结合，降低钠离子通道、H^+/K^+-ATP 酶和 Na^+-K^+-ATP 酶的活性。

醛固酮拮抗剂尚有以下作用有助于心力衰竭的治疗：①能阻止心力衰竭合并的醛固酮过多；②能防止钾、镁缺失，减少心力衰竭患者心律失常的发生，从而减低心力衰竭患者死亡率；③能改善内皮血管舒张功能障碍和抑制血管紧张素转换，从而使左心室重塑逆转；④能降低左心室充盈压

和改善顺应性，从而降低 BNP 水平。在重度心力衰竭的患者中，螺内酯的应用越来越多，原因在于它能阻断醛固酮介导的心脏、肾脏及血管的损害。联合优化组合，控制心力衰竭患者存在的水钠潴留问题，既减轻了心脏的容量负荷，又防止了高钾血症，从而达到了长时间缓解临床症状，提高患者的运动耐量，提高生活质量的目的。

另外，螺内酯干预睾丸酮激素的水平，能增加外周组织中睾丸酮向雌二醇的转化，从而导致男性乳腺发育症、女性闭经及性无能。

依普利酮（eplerenone）是选择性醛固酮受体阻断剂，可通过抑制醛固酮受体，减少水钠潴留，减轻心脏前负荷。依普利酮抗肾上腺盐皮质激素的活性是螺内酯的 2 倍，不影响其他甾体类的作用，能更有效地减少心肌纤维化及胶原细胞的增殖，从而延缓心室重塑，降低心力衰竭患者的死亡率，且很少发生低钾血症。由于依普利酮对雄激素和孕酮受体的亲和力比螺内酯低，对睾丸功能、排卵或靶器官无明显作用，使男性乳腺发育症等不良反应减少。

4. 近曲肾小管利尿药 即碳酸酐酶抑制剂。正常时在近端小管上皮细胞的刷状缘和胞质内有碳酸酐酶。在近曲肾小管，氢离子与碳酸氢根结合产生碳酸，在碳酸酐酶的作用下进入肾小管细胞内。碳酸酐酶抑制剂通过抑制碳酸酐酶与细胞膜结合及细胞质中碳酸酐酶的活性，阻止碳酸氢钠的重吸收，产生碱性尿液。使氢离子减少，Na^+-H^+ 交换减少，导致钠离子、钾离子、碳酸氢根和水的排泄增加。

此类药物应用于临床的有乙酰唑胺（acetazolamide）。乙酰唑胺是一类非常弱的利尿药，很少作为主要利尿药使用，一般用于治疗其他类利尿药引起的代谢性碱中毒，还用于对髓袢利尿药抵抗的充血性心力衰竭患者。此外，乙酰唑胺还用于高空病、青光眼、难治性癫痫发作的治疗及减少脑水肿患者脑脊液的产生。

5. 渗透性利尿药 渗透性利尿药在肾小球中自由滤过，并且在肾小管中很少被重吸收。这些药物没有药理学活性，增加肾小球滤过液的渗透压，抑制肾小管中水分和电解质的重吸收。与其他类利尿药不同，它的作用位点在近曲小管和

髓袢,不是通过近曲小管细胞分泌到管腔中的。

临床中应用的渗透性利尿药主要为甘露醇,其他渗透性利尿药有甘油、异山梨醇及尿素。甘露醇一方面促进依前列醇的分泌,从而扩张肾血管,增加肾血流量;肾小球入球小动脉扩张,肾小球毛细血管压升高,皮质肾小球滤过率升高。另一方面,甘露醇自肾小球滤过后,极少(<1%)由肾小管重吸收,导致水和电解质经肾脏排出体外。甘露醇能增加血容量,还可能导致不适宜的液体转移,由于细胞外液增加而继发肺水肿。应用甘露醇 10 分钟左右可出现利尿作用,2~3 小时血药浓度达高峰,可维持 6~8 小时。

6. 利尿药抵抗 临床无论短期或长期使用利尿剂,均有可能出现利尿效果不佳的情况,即利尿剂抵抗(diuretic resistance,DR)。DR 定义为给予患者大量的利尿剂治疗后,尿量或体重减轻未达预期。《中国心力衰竭诊断和治疗指南(2018)》中,成人呋塞米最大用量为 160mg/d。西班牙一项研究显示,在 2 067 例心力衰竭患者的治疗中,有 21% 的患者出现 DR,且这类患者在心功能分级、左心室射血分数等临床指标的改善更为不佳。

DR 的可能发生机制:①肾功能不全:低血容量、心肾综合征及利尿剂本身对肾脏的直接损伤。②低钠血症:远曲小管受低钠血症影响,降低钠转运或继发性高醛固酮血症。③低蛋白血症:袢利尿剂需结合白蛋白发挥生物学作用,若伴有低蛋白血症,利尿效果会减弱。④药物相互作用:非甾体抗炎药可通过抑制前列腺素合成,减少肾脏血流,降低肾小管利尿剂浓度,减弱利尿效应。另外,长期 ACEI 治疗也可能使醛固酮降低一段时间后,恢复或反超原有的水平,称为醛固酮逃逸现象,造成水钠潴留加重。⑤利尿后钠潴留:袢利尿剂给药次数不恰当也会导致大量利尿后的钠潴留,从而抵消其利尿作用。⑥RASS 激活:利尿剂可诱导 RASS 激活,增加心脏负荷,使心功能下降,导致肾血流量减少,引起远曲小管和近曲小管钠重吸收增加。⑦高盐饮食。

利尿剂在心力衰竭的治疗中有着不可替代的作用,应合理地选择利尿剂应用方案,提高治疗效果,降低不良反应的发生率,保证治疗的有效性及安全性。DR 常涉及多系统、多器官的调节改变,

认识各类利尿药的代谢过程及心力衰竭的调节机制,有助于寻找 DR 的深层发病机制。目前针对 DR 解决方法多为针对其可能发生机制的处理,但多为小样本前瞻试验,循证医学证据力度不强,还需进一步研究验证。

(韩 波)

六、抗心律失常药物

抗心律失常药物(antiarrhythmic drugs)通常系指防治快速型心律失常的药物,通过影响心肌细胞膜的离子通道,改变离子流,从而改变心肌细胞的电生理特性,抑制异位起搏的自律性、终止折返,起抗心律失常作用。根据浦肯野纤维离体实验所得的药物电生理效应及作用机制作为分类的依据。以 Vaughan Williams 分类系统较为通用,抗心律失常药物分为Ⅰ、Ⅱ、Ⅲ及Ⅳ类。

(一) 药物分类

1. Ⅰ类抗心律失常药物 快钠通道阻滞剂(膜稳定剂),主要降低细胞对 Na^+ 的通透性,有效地终止钠通道依赖的折返。再按抑制钠通道的强度,以及药物对动作电位、传导速度及复极作用,进一步分为 I_A、I_B 及 I_C 亚类(表 16-7)。

表 16-7 Ⅰ类抗心律失常药物的分类

分类	作用	代表药物
I_A	中度抑制 0 相,重度减慢传导,延长复极	奎尼丁、普鲁卡因胺
I_B	轻度抑制 0 相,缩短复极	利多卡因、美西律
I_C	显著抑制 0 相,显著减慢传导,复极无影响或较小	恩卡尼、氟卡尼、普罗帕酮

I_A 类中度抑制钠通道开放,减少除极时 Na^+ 内流,降低 0 相上升最大速率(Vmax),减慢心肌传导速度,延长钠通道失活后开放所需的时间,延长动作电位时程(action potential duration,APD)及有效不应期(effective refractory period,EPP);减少异位起搏细胞 4 相 Na^+ 内流,降低 4 相除极速度,降低其自律性。同时抑制相平台期 K^+ 的外流(I_{k1}、I_k),延长 APD。

I_B 类轻度抑制钠通道,轻微降低 0 相上升最大速率(Vmax),略减慢传导速度;亦可抑制 4 相 Na^+ 内流,降低自律性。但有促进 K^+ 外流作用,缩短复极过程,缩短 APD。

I_C 类显著抑制钠通道,显著降低 0 相上升最大速度,减慢传导速度,抑制 4 相 Na^+ 内流,降低其自律性,对复极过程无影响或较小。

I 类抗心律失常药物的电生理效应及心电图改变见表 16-8。

I_A 类药物常用于房性心律失常及难治性室性心律失常。I_B 类药物利多卡因、美西律适用于治疗联律短的室性心律失常,苯妥英钠对强心苷中毒引起心律失常者更为适用,I_B 类药物对短动作电位时程的心房肌无效,不宜用于房性心律失常。I_C 类药物氟卡尼和恩卡尼促心律失常作用发生率较高,多选用普罗帕酮(用于心脏结构、功能正常者)。

2. II 类抗心律失常药物 β-肾上腺素受体(β-AR)阻滞剂,主要通过阻滞 β-AR,从而抑制儿茶酚胺所产生的各种生理效应。抑制由儿茶酚胺引起的 4 相自发性除极,降低其自律性,减慢 0 相上升最大速率而减慢传导速度(降低 Ica-L、起搏电流 If),某些 β-AR 受体拮抗药能使有效不应期相对延长,某些药在高浓度时还有膜稳定作用。

β-AR 受体拮抗剂可分为两类:一类是选择性 $β_1$-AR 受体拮抗药,小剂量作用于心脏上的 $β_1$-AR,而对血管、支气管上的 $β_2$-AR 无影响或较小影响,大剂量阻滞 $β_1$-AR,同时也阻滞 $β_2$-AR;另一类是非选择性 β-AR 受体拮抗药,它既可以作用于 $β_1$-AR,也可作用于 $β_2$-AR。

有些 β-AR 受体拮抗药除阻滞 β-AR 外,尚有内在拟交感活性(intrinsic sympathomimetic activity,ISA)即对 β-AR 具有部分激动作用,抑制心率及负性肌力作用较轻。有些 β-AR 受体拮抗药尚具有膜稳定作用(membrane stabilizing action,MSA),但一般治疗剂量这一作用的产生不明显(表 16-9)。

β-AR 受体拮抗剂已成为多种心律失常治疗的首选药物。快速性心律失常,尤其是自律性及触发性快速性心律失常都伴有不同程度的交感神经兴奋性增强,因此,β-AR 受体拮抗剂应是快速性心律失常治疗的基础用药,除非患者存在应用的禁忌证。

主要适用于:①儿茶酚胺(情绪激动或运动)诱发的心律失常;②肾上腺素依赖性(先天性)长 Q-T 间期综合征的尖端扭转型室性心动过速;③折返性室上性心动过速(AVN-RT、AVRT—抑制 AVN 传导);④减慢 AF、AFL 的心室率;⑤肥厚型心肌病、二尖瓣脱垂、甲状腺功能亢进和嗜铬细胞瘤所致的心律失常。

诱导麻醉插管,外科手术中或术后出现的室上性心动过速,常选用短效 β 受体拮抗剂艾司洛尔,起效快、半衰期短,静脉滴注后 5 分钟作用达高峰,停药后 10 分钟作用消失。长期使用 β-AR 阻

表 16-8　I 类抗心律失常药物电生理效应及心电图改变

药物名称	动作电位(浦肯野纤维)			电生理				心电图		
	Vmax	APD	自律性	AH	HV	ERP-AVN	ERP-V	PR	QRS	QTc
奎尼丁	↓	↑	↓	↓-↑	↑	↑	↑	↓-↑	↑	↑
普鲁卡因胺	↓	↑	↓	-↑	↑	-↑	↑	-↑	↑	↑
丙吡胺	↓	↑	↓	↓-↑	↑	↑	-↑	-↑	↑	↑
利多卡因	↓	↓	↓	-	-	-	↓	-	-	-↓
美西律	↓	↓	↓	-↑	-↑	↓-↑	-	-↑	-	-
苯妥英钠	↓	↓	↓	-	-	-↑	↓	-↑	↓	↓
恩卡尼	↓↓	↑	↓	↑	↑	-↑	↑	↑	↑	↑
氟卡尼	↓↓	-	↓	-↑	↑	-↑	↑	↑	↑	↑
普罗帕酮	↓↓	-	↓	↑	↑	↑	↑	↑	↑	-↑

注:Vmax,0 相最大上升速率;APD,动作电位时程;ERP-AVN,房室结有效不应期;ERP-V,心室有效不应期;↑,延长或增加;-,无变化;↓,缩短或减低。

滞药则宜选用纳多洛尔、阿替洛尔及卡替洛尔等。

表 16-9　常用 β 受体拮抗药物的特性

药物名称	作用强度*	β₁β₂ 选择性作用	ISA	MSA
普萘洛尔	1.0	1:1	−	−
阿替洛尔	1.0	3:1	−	−
美托洛尔	1.0	(10~20):1	−	−
纳多洛尔	1.0	1:1	−	−
艾司洛尔	0.02	$\beta_1 > \beta_2$	−	−
醋丁洛尔	0.3	$\beta_1 > \beta_2$	+	+

注:* 以普萘洛尔 β 受体拮抗作用强度为 1 的比率;+,有作用,++,有明显作用;−,无作用。

3. Ⅲ类抗心律失常药物 延长 APD 的药物,主要对电压依赖性钾通道的抑制作用,从而抑制 I_k,延长心肌细胞动作电位时程(APD)和复极过程,尤其是心房、心室肌,浦肯野纤维。实验中应用低剂量的Ⅲ类抗心律失常药物可使 APD 延长,同时有效不应期也随着延长,对房室旁道组织作用强(前传或逆传都抑制),有效地终止各种微折返,心室致颤阈值升高。

根据Ⅲ类抗心律失常药物对离子通道作用可分为两类:

(1)单纯型Ⅲ类抗心律失常药物仅选择性阻滞 I_k(延迟整流钾电流)。I_k 由 I_{kr}(快速激活的 I_k)和 I_{ks}(慢速激活的 I_k)两部分组成,单纯型仅选择性阻滞 I_{kr} 而不影响 I_{ks}。

(2)复合型Ⅲ类抗心律失常药物阻滞 I_{kr} 同时也阻滞其他通道(或受体),如胺碘酮可阻滞 I_{kr}、I_{ks}、I_{k1}、I_{kur}、I_{Na}、I_{ca-L};索他洛尔(d,1)阻滞 I_{kr}、I_{k1}、同时阻滞 β-AR。

单纯型Ⅲ类抗心律失常药物的分子结构中多含有甲基磺酰胺基($MeSO_2NH_2^-$)诱导体,选择性阻滞 I_{kr};电生理效应延长 APD 和 ERP,延长 APD 的药效作用呈现逆使用依赖性,即频率越慢(心动周期长度越长)药效作用越长。但其致心律失常增高死亡率现象已受到关注,研究资料表明:伊布利特(ibutilide)阻滞 I_{kr},激活 I_{Na-s}(慢钠内流),治疗心房、心室心律失常有效,但证实少数患者亦可诱发尖端扭转型室性心动过速。

胺碘酮和索他洛尔是典型的复合型Ⅲ类抗心律失常药物,胺碘酮具有Ⅰ、Ⅱ、Ⅲ、Ⅳ类抗心律失常药作用,以Ⅲ类为主。

胺碘酮的抗心律失常疗效确切,但毒性反应发生率较高,适用于致命性及难治性心律失常,尤其适用于有器质性心脏病和心功能不全者。胺碘酮基本不诱发尖端扭转型室性心动过速(torsade de pointes,TdP),又无负性肌力作用。索他洛尔是一种兼有Ⅱ类和Ⅲ类抗心律失常药物的特性,其 β 受体拮抗作用表现在延长窦房结和房室结动作电位时程,延长所有心肌细胞不应期。在小剂量时其 β 受体拮抗作用明显,大剂量应用时表现为Ⅲ类药物的特性。可用于各类快速心律失常的治疗,包括房室折返性心动过速、房室交接区折返性心动过速,以及难治性心律失常如持续性交接区反复性心动过速。室性心律失常成功率仅为 50%~60%,但于用药第 1 周内常出现不良反应,故初始用药时宜在医院监测下进行。伊布利特对心房扑动的复律疗效较好,少数患者可发生尖端扭转型室性心动过速。

4. Ⅳ类抗心律失常药物 钙通道阻滞剂,主要作用是阻滞 L 型钙通道的 Ca^{2+} 内流,降低细胞内 Ca^{2+} 浓度,即降低窦房结和房室结的 4 相坡度,抑制其自律性;抑制慢反应细胞 0 相上升速率,导致传导速度减慢,并延长房室结的不应期,阻断折返。对后除极电位及 Ica-L 参与的心律失常有治疗作用。

Ⅳ类抗心律失常药物主要包括维拉帕米,地尔硫草和苄普地尔。苄普地尔为长效钙通道阻滞药,除抑制钙通道外,尚有抑制钠通道及钾通道作用。

主要适用于:①折返路径包括房室结的阵发性室上性心动过速(paroxysmal supraventricular tachycardia,PSVT)(AVNRT、SART、顺向型 AVRT);②控制心房颤动(atrial fibrillation,AF)、心房扑动(atrial flutler,AFL)的心室率;③触发激动所致的室性心律失常;④左心室特发性 VT(Belhasen 型室性心动过速,右束支阻滞图形伴电轴左偏),折返路径中有钙通道依赖参与;⑤部分右心室流出道(起源点)VT。

不宜与 β 受体拮抗剂联合应用。婴儿心肌 T 管发育不成熟,使用维拉帕米(负性肌力作用)易导致心肌收缩力减低及血压下降,故婴儿避免应用此药。

（二）西西里策略

Vaughan William 分类法基于实验性电生理，分类难以指导临床选药，不能将心律失常机制-药物作用环节-临床疗效作统一考虑。西西里策略在这方面做了尝试。欧洲心律协会在意大利西西里（Sicilian）岛召开会议（1990 年），提出一种抗心律失常药物分类及治疗学的新概念，即西西里策略（Sicilin gambit）。根据西西里策略，首先通过确定心律失常机制，分析心律失常的有关易损参数（在电生理环节中药物作用最敏感的部位），又从中选出最可能影响这些参数的分子靶点，然后再由对分子靶点（包括离子通道、离子泵、受体及细胞内第二信使等）的作用选择合适的抗心律失常药物（表 16-10）。这样有可能进一步改善心律失常治疗的现状，改变以往心律失常以经验为基

表 16-10 抗心律失常药物的分类（西西里策略）

心律失常	机制	易损参数	代表药物
自 律 性			
窦性心动过速 某些特发性室速	正常自律性加强	4 相除极（减慢）	β-AR 阻滞剂 钠通道阻滞剂
异位性房性心动过速	异常自律性	最大舒张期膜电位（降低） 4 相除极（减慢）	M$_2$ 激动剂 钙或钠通道阻滞剂 M$_2$ 激动剂
加速性心室自主心律		4 相除极（降低）	钙或钠通道阻滞剂
触 发 激 动			
尖端扭转型室速	EAD	APD（缩短）或 EAD（抑制）	β-AR 激动剂 迷走拮抗剂（心率增加） 钙通道阻滞剂 β-AR 阻滞药；Mg^{2+}
强心苷致心律失常	DAD	钙负荷（解除） 或 DAD（抑制）	钙通道阻滞剂 钠通道阻滞剂
某些自律性介导的室速		钙负荷（解除） 或 DAD（抑制）	β-AR 阻滞剂 钙通道阻滞剂、腺苷
折返（钠通道依赖）			
Ⅰ型心房扑动	长应激间歇	传导性和兴奋性（抑制）	钠通道阻滞剂 *
WPW 环形性心动过速		传导性和兴奋性（抑制）	钠通道阻滞剂 *
持续性单形性室速		传导性和兴奋性（抑制）	钠通道阻滞剂
Ⅱ型心房扑动	短应激间歇	不应期（延长）	钾通道阻滞剂
心房颤动		不应期（延长）	钾通道阻滞剂
WPW 环形性心动过速		不应期（延长）	胺碘酮、索他洛尔
多形和持续性单形性室速		不应期（延长）	奎尼丁、普鲁卡因胺
束支折返		不应期（延长）	奎尼丁、普鲁卡因胺
心室颤动		不应期（延长）	溴苄铵
折返（钙通道依赖）			
房室交接区折返性心动过速		传导性和兴奋性（抑制）	钙通道阻滞剂
WPW 环形性心动过速		传导性和兴奋性（抑制）	钙通道阻滞剂
维拉帕米敏感性室速		传导性和兴奋性（抑制）	钙通道阻滞剂

注:*利多卡因、美西律、妥卡尼除外。

础的状况,对心律失常药物作用与心律失常机制相关的新概念,对临床治疗有更大的指导作用。

1. 易损参数(vulnerable parameters) 应明确该种心律失常的机制及基本电生理环节,以及该环节中药物作用最敏感的部位(易损参数)。

2. 分子靶点(target molecule) 抗心律失常药作用的靶点,包括离子通道、离子泵、

受体和细胞内第二信使等,即从细胞和分子水平区分药物的作用。

这个策略要求临床医师必须有丰富的心电生理学和药理学知识。但目前,西西里策略的理论性较强,而实用性受到一定限制,因为临床实践中:①不易确定心律失常机制;②相同心律失常可由不同机制引起;③个体对药物的反应有差异。

(三)抗心律失常药物的选择

与成人抗心律失常药物的使用不同,由于儿科缺少抗心律失常药物随机对照研究数据,因此,儿童抗心律失常药物的选择多数是基于临床经验。抗心律失常药物在儿童体内,尤其是新生儿,药代

动力学和药效学有别于成人患者。合理选择有效的抗心律失常药物,以提高药物的疗效及减少药物的不良反应。必须熟悉药物的药理作用,药代动力学参数,掌握每个药物的适应证、药物不良反应和药物相互作用,并仔细评估患儿临床情况而定。

危及生命的心律失常(如长Q-T间期综合征、持续性心动过速导致心肌功能下降)必须及时治疗,这可以提高预期寿命和控制症状。肥厚型心肌病导致的无症状心律失常,应用抗心律失常药物有望提高预期寿命。未危及生命的心律失常,应用抗心律失常药物是为控制症状,故应确定药物控制症状的效益/风险比的关系。抗心律失常治疗的目的是减轻症状或延长生命。有明显症状或治疗有益效果明显大于不良反应时,才需要使用抗心律失常药物治疗。

对于心动过速发作期的急诊用药,目前专家共识建议根据心动过速发作时QRS的形态选择安全有效的抗心律失常药物(表16-11、表16-12)。

对于心动过速长期持续或反复发作的患儿,

表 16-11　婴儿及儿童窄 QRS 心动过速的急诊用药

药物/干预	剂量	推荐级别	证据水平
腺苷	快速"弹丸式"推注:婴儿 0.15mg/kg;>1 岁 0.1mg/kg,增加剂量到 0.3mg/kg	I	B
维拉帕米 a,b	0.1mg/kg 缓慢静脉滴注超过 2min	I	B
普罗帕酮 a	负荷量:2mg/kg 持续静脉滴注超过 2h 维持量:4~7μg/(kg·min)	IIa	B
氟卡尼	1.5~2mg/kg 超过 5min	IIa	B
胺碘酮	负荷量:5~10mg/kg 持续静脉滴注超过 60min 维持量:5~15μg/(kg·min)	IIb	B

注:a 负性肌力作用;b 禁用于年龄<1 岁。

表 16-12　婴儿及儿童宽 QRS 心动过速的急诊用药

宽 QRS 心动过速	药物/干预措施(剂量见表16-11)	推荐级别	证据水平
不明原因宽 QRS 心动过速	电复律	I	C
	利多卡因 i.v. 起始量 1mg/kg,1 次/10min,最多 3 次;随后持续静脉滴注 20~50mg/(kg·min)	IIa	C
	胺碘酮 i.v. 负荷量:5~10mg/kg,超过 60min;随后持续静脉滴注 10mg/(kg·d)[5~15μg/(kg·min)]	IIb	
	艾司洛尔 i.v. 500μg/kg	IIb	
	硫酸镁 i.v.	IIb	

宽 QRS 心动过速	药物/干预措施（剂量见表 16-11）	推荐级别	证据水平
A-AVRT,预激合并房颤	电复律	I	B
SVT 合并束支传导阻滞	见 SVT 治疗		
单形性室性心动过速	电复律	I	C
	普萘洛尔 i.v.	IIb	C
	利多卡因 i.v.		
	索他洛尔 i.v.		
多形性室性心动过速	电复律	I	C
	普萘洛尔 i.v.	IIb	C
	深度镇静或全身麻醉	IIb	C
	门冬氨酸钾镁 i.v.	IIb	C

特别是婴幼儿,可能需要长期口服抗心律失常药治疗,以达到减少发作,控制症状,维持心率的治疗目的(表 16-13)。值得注意的是,若心动过速发作引起血流动力学障碍或心脏扩大心功能下降(心动过速性心肌病),即使是婴幼儿,经导管射频消融也是首选的治疗方法。

(四)常用抗心律失常药物

1. 普罗帕酮(propafenone) 普罗帕酮是钠通道阻滞剂Ic 类药物,其电生理药物作用延长心房、房室结、房室旁路和心室不应期,减慢房室结传导及旁路下传,抑制自主性。本药尚有 β 受体拮抗和轻度的钙离子拮抗作用。普罗帕酮通过肝脏代谢,其剂量与血药水平呈非线性,药物水平与疗效之间无确切关系,故药物血浓度不作为药物的监测。

(1)临床应用:普罗帕酮对旁路引起的房室折返性心动过速或房室交界区折返性心动过速有效,而且对异位房性心动过速、持续性交接性心动过速、异位交接性心动过速、紊乱性房性心动过速等少见的和难治性心动过速有效。

(2)不良反应:视物模糊与胃肠道反应和剂量相关,其电生理方面的不良反应更重要。在欧洲的回顾性研究中,5/772 例(0.6%)出现心脏停搏或猝死,1.9% 导致心律失常。有器质性心脏病和心衰的患儿中,尤其是静脉使用普罗帕酮,需要考虑到普罗帕酮的负性肌力作用,谨慎使用。

(3)相互作用:普罗帕酮可提高地高辛的血药浓度,提高 β 受体拮抗剂的作用,加强钙通道

表 16-13 婴儿及儿童常用口服预防性抗心律失常药物

药物	剂量	主要禁忌证及注意事项	减量或停药	抑制房室结
地高辛	洋地黄化量的 1/4,分 2 次,q12h.	传导阻滞、预激综合征	心动过缓	缓慢
普萘洛尔	1~3mg/(kg·d),t.i.d.	支气管哮喘	心动过缓	缓慢
维拉帕米	4~8mg/(kg·d),t.i.d.	心力衰竭	心动过缓	显著
氟卡尼	2~7mg/(kg·d),b.i.d.	心肾功能不全、严重传导阻滞	QRS 持续时间比基线水平增加 0.25%	无
普罗帕酮	200~600mg/m² 或 10~15mg/(kg·d),t.i.d.	严重传导阻滞,心、肾功能不全	QRS 持续时间比基线水平增加 0.25%	轻微
索他洛尔	2~8mg/(kg·d),b.i.d.	心动过缓、房室传导阻滞、长 QT 综合征、心源性休克	Q-T 间期>500ms	同高剂量的 β 受体拮抗剂
胺碘酮	起始量:10mg/(kg·d),共 10d;维持量:5mg/(kg·d),q.d.	房室传导阻滞、甲状腺功能异常	Q-T 间期>500ms	轻微

阻滞剂的负性肌力作用。

2. 胺碘酮（amiodarone） 胺碘酮是Ⅲ类药物，主要电生理作用是延长所有心肌细胞的不应期，它还具有I$_B$、Ⅱ和Ⅳ类药物的作用。口服胺碘酮无负性肌力作用，适用于心功能不全的患儿，这在抗心律失常药物中很少见。它的半衰期很长，达3~15周。临床应用效果要在服药5~10天后才显现。其代谢产物脱乙基胺碘酮（desethylamiodarone）仍有生物活性。血药浓度水平与疗效无关。

（1）临床应用：胺碘酮是一种对室上性心动过速和室性心动过速均很有效的药物，但由于它的不良反应，仅用于难治性和危重性心律失常。胺碘酮可用于治疗多源性紊乱性房性心动过速、心房扑动慢性持续性房性心动过速、房室结内折返性心动过速和房室折返性心动过速。也可用于快速室性心律失常，在血流动力学稳定的单形性室性心动过速、不伴Q-T间期延长的多形性室性心动过速和未能明确诊断的宽QRS波心动过速治疗中应作为首选。在合并严重心功能受损者，胺碘酮优于其他抗心律失常药，疗效较好，促心律失常作用低。在无脉性室性心动过速或室颤造成心搏骤停时，经常规心肺复苏、应用肾上腺素和电复律无效的患者，在坚持进行心肺复苏的前提下应首选静脉注射胺碘酮，然后再次电复律可以改善电除颤效果。Figa等报道，94%儿童（室上性和室性心动过速）受益于胺碘酮。在紊乱性房性心动过速，异位房性和异位交接性心动过速时部分有效45%，全部有效55%。Perry等报道，对于术后室性心动过速80%有效，难于控制的异位交接性心动过速此药有效。建议剂量5mg/kg，超过30~60分钟，持续血压监测，必要时可重复，维持量10~15mg/（kg·d）持续输注，直至转复后口服治疗。Laird（2003年）应用静脉注射胺碘酮对11例小儿心脏术后交接区异位性心动过速（JET），10例治疗有效。Burri等（2003年）对23例新生儿严重心律失常（室上性心动过速17例，室性心动过速6例），静脉负荷量5mg/kg（1h），维持量7.5mg/（kg·d），19例有效。术后房内折返性心动过速及器质性心脏病（心肌病、心肌炎）所发生的室性心动过速可选择长期口服应用胺碘酮。

（2）不良反应：比成人少见。儿科发生率为8%~33%，<10岁为4%，≥10岁为44%。对各系统影响包括角膜色素沉着、光过敏、皮肤色素沉着、甲状腺功能亢进症或减退症、肺间质纤维化、窦性心动过缓、房室传导阻滞，尖端扭转型室性心动过速亦偶可发生。小剂量短疗程应用时可减轻不良反应。年长儿如需长期治疗，须对出现不良反应的风险充分了解。静脉应用胺碘酮可致低血压，在应用水剂时此不良反应可减少。

（3）相互作用：胺碘酮与许多的药物代谢存在相互作用，可导致地高辛、华法林、普鲁卡因胺、奎尼丁、丙吡胺、氟卡胺、苯妥英钠、β受体拮抗剂、钙阻滞剂的血药浓度升高。

3. d,l索他洛尔（d,l sotalol） d,l索他洛尔是非选择性β受体拮抗剂，还具有阻滞剂Ⅲ类药物的特性。其β受体拮抗剂作用表现在延长窦房结和房室结动作电位时程，延长所有心肌细胞不应期。在小剂量时其β受体拮抗剂作用明显，大剂量应用时表现为Ⅲ类药物的特性。此药主要在尿中排泄，血浆半衰期10~20小时，2~4小时达峰值。治疗量药物水平：0.8~5mg/L。

（1）临床应用：口服d,l索他洛尔对于预防阵发性室上性心动过速，包括房室折返性心动过速、房室交接区折返性心动过速，以及难治性心律失常如持续性交接性心动过速有效。对预防心房颤动有效。对室性心律失常有效率仅为50%~60%。索他洛尔可顺利通过胎盘屏障，可应用于胎儿室上性心动过速。

（2）不良反应：疲劳、头晕、呼吸困难。在Pfammatter的研究中7/71患者出现致心律失常作用，主要是心动过缓，1例出现尖端扭转型室性心动过速。女性、室性心动过速、充血性心衰、大剂量索他洛尔等因素增加了尖端扭转型室性心动过速发生的可能。促心律失常作用多发生在用药治疗的第1天，特别是器质性心脏病的患儿，此药应用时需有监测的条件。

（3）相互作用：不能与其他Ⅲ类药物一起应用，不良反应主要出现在以前应用过Ⅲ类药物的患者。低钾、低镁增加促心律失常的风险。

4. 伊布利特（ibutilide） 电生理作用：与d,l索他洛尔和胺碘酮相比，伊布利特是一个单纯型的Ⅲ类抗心律失常药物,可显著延长心肌动作电位时程,其口服生物利用度非常低,故只通过静脉给药。主要从尿中排泄。

（1）临床应用:主要用于转复心房扑动和心房颤动。对心房扑动比对心房颤动更有效,而且,其作用优于d,l索他洛尔或普鲁卡因胺。此药应用于监护条件下。

（2）不良反应:作用于Q-T间期(延长),多形性室性心动过速发生率4%~8%,这种风险多于复合型Ⅲ类药物如d,l索他洛尔和胺碘酮。心动过缓、心衰、低钾、和Q-T间期延长增加发生尖端扭转型室性心动过速的风险。

（3）相互作用:在已应用Ⅲ类药物的患儿中应慎用或不用。

5. 腺苷(adenosine) 腺苷是内生嘌呤核苷,直接影响钾通道,直接抗肾上腺能作用。其结果是窦房结和房室结受抑制,心房不应期缩短(细胞过极化)。

（1）临床应用:由于其半衰期很短仅7~10秒,腺苷用于终止突发的室上性心动过速,由触发激动引起的房性心动过速、特发性室性心动过速也可通过注射腺苷而终止。腺苷终止阵发性室上性心动过速可达86%~100%,但室上性心动过速25%~30%可再复发。儿童对腺苷类的房室结阻断剂的反应性低于成人,婴儿首剂腺苷类复律成功率低于年长儿,即刻转复率仅9%~35%,故使用腺苷的起始剂量高于成人;腺苷无效时可选择普罗帕酮、索他洛尔、胺碘酮。

（2）不良反应:所有的不良反应都是短期的,患者可出现低血压、面色潮红、胸闷、气管痉挛、窦性停搏、房性期前收缩和室性期前收缩,心房颤动也可出现。交感兴奋可增加心动过速的心率,或在心房扑动时延长房室传导,导致血流动力学不稳定。腺苷只有在具备抢救措施时才能应用。

（3）相互作用:丙吡胺、地西泮可抑制腺苷的代谢,所以剂量应减少。茶碱和咖啡因抑制腺苷的作用,故需较高的剂量。有报道,在伴有预激综合征的新生儿应用地高辛时加用腺苷导致室颤。所以,在应用腺苷时应做好应对心律失常的准备。

6. 地高辛(digoxin) 地高辛抗心律失常作用是增强迷走神经张力和心肌对乙酰胆碱作用的

敏感性,从而减慢心率并使房室传导减慢(A-H间期延长);延长心房肌细胞和房室结细胞的有效不应期,减慢传导。

（1）临床应用:主要用于室上性心动过速的终止或预防复发和减慢快速房性心律失常的心室率,保持血流动力学稳定。有器质性心脏病或心力衰竭患儿出现上述快速室上性心律失常时应首选地高辛。但地高辛可缩短房室旁路(预激综合征)的有效不应期,加速其传导,故预激综合征伴心房扑动/心房颤动,地高辛禁用。

（2）不良反应:厌食、恶心、呕吐、房室传导阻滞、室性期前收缩。

（3）相互作用:药物相互作用可在地高辛吸收、分布、代谢或排泄的任何一个环节发生影响。胺碘酮、奎尼丁、维拉帕米、卡托普利等影响地高辛清除率下降,可使地高辛血药浓度升高。

小儿常用抗心律失常药物用法不良反应见本书附录。

（李万镇　吴近近）

参 考 文 献

1. 陈树宝,李万镇,马沛然,等.小儿心力衰竭.北京:人民卫生出版社,2008

2. ABDULLA R. Drug therapy in pediatric cardiology and the role of digoxin in pediatric congestive heart failure. Pediatr Cardiol,2004,25(6):621.

3. BOHN D. Inotropic agents in heart failure. In:Chang AC, Towbin AT. Heart failure in children and young adults. Philadelphia:Saunders elsevier,2006:468-486.

4. CHATTERJEE K,DE MARCOT. Role of nonglycosidic inotropic agents:Indications,ethics,and limitations. Med Clin North Am,2003,87:391-418.

5. ZAUGG M,SCHAUB MC,PARSCH T,et al. Modulation of beta-adrenergic receptor subtype activities in perioperative medicine:Mechanisms and sites of action. Br J Anaesth,2002,88(1):101-123.

6. MCMAHON CJ,CHANG AC. Phosphodiesterase inhibitors. //Chang AC,Towbin AT. Heart failure in children and young adults. Philadelphia:Saunders elsevier,2006:487-496

7. HOFFMAN TM,WERNOVSKY G,ATZ AM,et al. Efficacy and safety of milrinone in preventing low cardiac output syndrome in infants and children after corrective surgery for congenital heart disease. Circulation,2003,

107（7）：996-1002.

8. 王雷,崔亮,魏嘉平,等.静脉注射左西孟旦治疗重度失代偿性心力衰竭患者的疗效分析.中华心血管病杂志,2010,36:527-530.

9. TURANLAHTI M,MILDH L,PELTOLA K,et al. Initial experience of levosimendan in pediatric patients. Pediatr Cardiol,2004,25:603.

10. 安河内聰.血管拡張薬.小児科臨床,2004,57:777-786.

11. BALAGURU D,ARTMAN M. Vasodilators in the treatment of pediatric heart failure. Prog Pediatr Cardiol,2000,12（1）:81-90.

12. DOUGLAS LB. Antihypertensive Agents:Mechanisms of Action,Safety Profiles,and Current Uses in Children. Curr Ther Res Clin Exp,2001（62）:298-313

13. BRAIN F,YUK M. Use of nesiritide in pediatric patients with congestive heart failure. Pediatr Cardiol,2004,25:595

14. 小川潔.動脈管依存性先天性心疾患に対するプロスタグランデイン療法.小児科診療,2007,70:266-271.

15. 吴希如,李万镇.临床儿科学.北京:科学出版社,2005

16. ROSENZWEIG E B,IVY DD,WIDLITZ A. Effects of Long-Term Bosentan in Children With Plumonary Arterial Hypertension.J Am Coll Cardiol,2005,46（4）:697-704.

17. GRENIER MA,FIORAVANTI J,TRUESDELL SC,et al. Angiotensin-converting enzyme inhibitor therapy for ventricular dysfunction in infants,children and adolescents:a review. Prog Pediatr Cardiol,2000,12（1）:91-111

18. WHO/ISH Writing Group. 2003 World Health Organization（WHO）/International Society of Hypertension（ISH）statement on management of hypertension. J Hypertension,2003,21（11）:1983-1992.

19. DOMANSKI M. Diuretic use,progressive heart failure,and death in patients in the Studies Of Left Ventricular Dysfunction（SOLVD）. J Am Coll Cardiol,2003,42（4）:705-708.

20. FARQUHARSON CA,STRUTHERS AD. Spironolactone increases nitric oxide bioactivity,improves endothelial vasodilator dysfunction,and suppresses vascular angiotensin I/angiotensin II conversion in patients with chronic heart failure. Circulation,2000,101（6）:594-597.

21. 张玲,王武卫,付剑侠.醛固酮拮抗剂+利尿药治疗慢性心力衰竭(心力衰竭)300例疗效观察.齐齐哈尔医学院学报,2010,31（1）:70-71.

22. 中华医学会心血管病学分会心力衰竭学组,中国医师协会心力衰竭专业委员会,《中华心血管病杂志》编辑委员会.中国心力衰竭诊断和治疗指南（2018）.中华心血管病杂志,2018,46（10）:760-789.

23. TRULLA SJC,CASADO J,MORALES-RULL JL,et al. Prevalence and outcome of diuretic resistance in heart failure . Intern Emerg Med,2019,14（4）:529-537.

24. 聂秋平,刘美霞.利尿剂治疗心力衰竭的研究现状.中国心血管杂志,2018,23（5）:429-432.

25. VAUGHAN WILLIAMS EM. Classifying antiarrhythmic actions:by facts or speculation. J Clin Pharmacol,1992,32（11）:964-977.

26. CHRIST T,RAVENSU. Do we need new antiarrhythmic compounds in the era of implantable cardiac devices and percutaneous ablation? Cardiovasc Res,2005,68（3）:341-343.

27. WEIRICH J,WENZEL W. Current classification of antiarrhythmia agents. Z Kardiol,2000,89（Suppl 3）:62-67.

28. HAGIWARA Y,OGAWA S.Guidelines for antiarrhythmic therapy. Nippon Rinsho,2002,60（7）:1278-1285.

29. KATOH T. Sicilian Gamdit,a new strategy for antiarrhythmic therapy. J Nippon Med Sch,2002,69（1）:7-12.

30. The Sicilian gambit. A new approach to the classification of antiarrhythmic drugs based on their actions on arrhythmogenic mechanisms. Task Force of the Working Group on Arrhythmias of the European Society of Cardiology. Circulation,1991,84（4）:1831-1851.

31. BRUGADA J,BLOM N,SARQUELLA-BRUGADA G,et al. Pharmacological and non-pharmacological therapy for arrhythmias in the pediatric population:EHRA and AEPC-Arrhythmia Working Group joint consensus statement. Europace,2013,15（9）:1337-1382.

32. HAUGH KH. Antidysrhythmic agents at the turn of the twenty-first century:a current review. Crit Care Nurs Clin North Am,2002,14（1）:53-69.

33. 中华医学会心血管病学分会,中国生物医学工程学会心律分会,胺碘酮抗心律失常治疗应用指南（2008）.中华心血管病杂志,2008,36:769-777.

34. LEWIS J,ARORA G,TUDORASCU DL,et al. Acute management of refractory and unstable pediatric supraventricular tachycardia. J Pediatr,2017,181:177-182.

35. LEWIS J,ARORA G,TUDORASCU DL,et al. Acute management of refractory and unstable pediatric supraventricular tachycardia. J Pediatr,2017,181:177-182.

36. DÍAZ-PARRA S,SÁNCHEZ-YAÑEZ P,ZABALA-ARGÜELLES I,et al. Use of adenosine in the treatment of supraventricular tachycardia in a pediatric emergency department. Pediatr Emerg Care,2014,30（6）:388-393

第十七章

先天性心脏病导管介入治疗

第一节 概 述

自 1938 年 Gross 等成功地结扎动脉导管以来,先天性心脏病的外科治疗获得了长足的进展,使很多患儿得到及时治疗。但是,传统的外科手术需开胸,部分需体外心肺转流,损伤大,住院时间长,手术本身及输血后会有种种并发症,并有一定的死亡率及外科手术带来的美容问题。这些促使人们试图通过非开胸途径,将特种的导管及装置由外周血管插入,到达所需治疗的心血管腔内,以替代外科手术治疗,即称为介入性心导管术。数十年来,随着实验及临床研究,对介入治疗的有效性及存在问题有了深入认识,使该技术逐步成为先天性心脏病治疗的重要手段。近 20 余年来,由于新型封堵材料的引进及国产材料的应用,使常见先天性心脏病如动脉导管未闭、房间隔缺损、室间隔缺损等的介入治疗有较快发展,对这些介入材料应用的有效性及安全性正在随访及评价中。

1966 年,Rashkind 首先采用专用房隔造口导管,经股静脉插入至右心房经卵圆孔达左心房,然后用稀释造影剂扩张球囊,快速将球囊由左心房拉至右心房撕裂房间隔形成缺损称为球囊房间造口术(balloon atrial septostomy,BAS),成功地替代外科开胸房隔切开术治疗依靠心房间交通的婴儿复杂先天性心脏病婴儿,开创了先天性心脏病介入治疗的先河。1981 年,周爱卿等报告 BAS 治疗新生儿完全型大动脉转位,随后应用于右心室及左心室梗阻型先天性心脏病。

20 世纪 80 年代,由于球囊扩张导管研究成功,经皮球囊瓣膜和血管成形术获广泛开展。1982 年,Kan 等报道经皮球囊肺动脉瓣成形术(percutaneous balloon pulmonary valvuloplasty,PBPV)替代外科开

胸手术,随后我国广州、上海、北京等相继开展,并对应用单球囊、双球囊、双叶球囊等,及应用不同球瓣比值进行即期和中远期随访研究,结果表明 PBPV 可作为治疗肺动脉瓣狭窄的首选方法。1984 年,Lababidi 等报道经皮球囊主动脉瓣成形术(percutaneous balloon aortic valvotomy,PBAV)治疗主动脉瓣狭窄。现有的临床研究结果表明,针对各类部分不具备直接外科手术根治的患儿,通过PBAV 手术能够缓解主动脉瓣狭窄程度,并为患儿争取更多的外科手术机会。尽管 PBAV 手术存在主动脉瓣反流加重、二尖瓣腱索损伤等并发症,只要适应证严格选择,规范操作,PBAV 手术仍为安全有效地缓解主动脉瓣狭窄的治疗方法。

1982 年,Singer 等首先报道对手术后主动脉缩窄进行球囊扩张术获得成功,随后对未经手术的先天性主动脉缩窄进行球囊扩张术。1990 年,周爱卿等报道主动脉缩窄球囊扩张术及 12 年随访结果。近年来,多项研究结果显示对于主动脉缩窄外科术后再狭窄、主动脉膜型缩窄等病例,球囊扩张术具有良好的适应证及改善效果。近年来放置血管内支架对合适的主动脉缩窄和肺动脉分支狭窄病例取得良好结果。上海新华医院于1990 年首先报道自行研制的改性聚乙烯球囊扩张导管,经实验研究后成功地应用于临床并推广。

有关心脏和血管异常交通经导管堵塞治疗一直在进行研究。1967 年,Portsmann 首先报道海绵堵塞法经导管堵塞动脉导管未闭(patent ductus arteriosus,PDA)。1983 年,上海市儿童医院首先报道采用改良的 Porstmann 法堵塞 PDA 并应用于临床。随后 10 余年国内外相继应用 Rashkind

设计的双伞堵塞装置,Sideris 纽扣式补片装置等堵塞 PDA,但由于适应证不广,操作复杂,输送装置管径太大,血管损伤明显,并发症多,未能推广应用。直至 1992 年弹簧圈堵塞中小型 PDA 获得成功,随后在上海、广州、北京等地相继临床应用,但主要适用于<2.5mm 直径的 PDA。1997 年,Masura 等报道应用 Amplatzer 双盘堵塞器(AGA Corp)治疗大中型 PDA 获得满意结果,1998 年引入我国,获广泛应用。2012 年,Amplatzer 第 2 代血管封堵器(AGA ADO Ⅱ)引入国内,同样广泛应用于小型 PDA 及部分侧支血管的封堵,取得了良好的效果,有报道其对 PDA 封堵总成功率达 98.6%。

1976 年,King 等报道双伞堵塞装置关闭成人继发孔型房间隔缺损,以后 Rashkind、Lock、Sideris 等研制和改进新型堵塞装置,但由于操作复杂,残余分流发生率高,适应证不广等缺点未获推广。直至 1997 年 Amplatzer 房间隔堵塞装置研制成功,由于操作方便,可回收再定位,传送系统小,残余分流少,应用范围广,成功率高,并发症少,目前在我国已广泛用于小儿继发孔型房间隔缺损,总成功率达 94% 以上。近 10 年来针对筛孔样房间隔缺损的 Amplatzer 小腰大边封堵器、国产生物可降解房间隔缺损封堵器纷纷进入临床应用,尽管病例数相对较少,对未来房间隔缺损的治疗无疑增添了新的方式。

室间隔缺损(ventricular septal defect,VSD)介入治疗的研究和临床应用一直受到关注,并成为研究热点。1988 年,Lock 首先应用 Rashkind 双伞堵塞装置关闭 VSD,以后 CardioSEAL 蚌状夹式堵塞器,Sideris 纽扣式补片堵塞器用于临床,仅有限地用于肌部 VSD 和外科手术后残余分流。国内亦有少量临床应用的报道。这些装置由于操作不便,残余分流多,易损伤周围瓣膜组织,不易回收与释放,因此未获推广。1999 年,AGA 公司研制的肌部室间隔缺损堵塞器应用于临床,目前仍为推荐的介入治疗肌部室间隔缺损的装置。2002 年,Amplatzer 膜部 VSD 装置问世,随后在欧美国家进行有限的临床试用,由于术时、术后完全性房室传导阻滞发生率比外科手术明显增高,因此至今未获美国 FDA 认证。美国 AGA 公司的膜部室间隔缺损堵塞装置已在我国临床上应用。随后国内几家公司相继研

制出双盘镍钛合金网为主的室间隔缺损堵塞装置,并进行一些改进,但原理和取材与以上产品类同,由于该装置操作方法简便,输送系统细,对血管损伤小,易回收与释放,残余分流小,几年来在国内进行较大量临床应用,已成为室间隔缺损主要的介入治疗装置。根据多项国内临床研究报道指出,国内十余家大型心脏中心近 4 000 例膜周型室间隔缺损介入治疗临床资料,成功率为 95.6%。另有总结国内 2002—2019 年相关杂志报道的室间隔缺损介入治疗后发生完全性房室传导阻滞 73 例,多为一过性,仅 3 例需植入永久人工心脏起搏器。术后迟发性完全性房室传导阻滞及完全性左束支传导组织等严重并发症亦见个例报道。随着我国室间隔缺损介入治疗的经验积累,并发症发生率下降。鉴于国内和国外临床应用结果不尽相同,有关 VSD 介入治疗安全性及有效性评价还需进一步进行严格多中心研究,并进行国际学术交流,另外还需进一步进行材料、实验和临床研究。

目前,先天性心脏病介入治疗(interventional therapy of congenital heart disease)在我国有较快的发展,除对常见先天性心脏病进行介入治疗外,还可应用于一些少见的先天性心脏病,如冠状动脉瘘、肺动静脉瘘、异常血管交通、侧支血管等开展经导管堵塞术。近年来复杂先天性心脏病内外科镶嵌治疗及支架在先天性心脏病中应用亦相继在国内一些小儿心脏中心开展,并取得较好的疗效。为了使我国先天性心脏病介入治疗健康快速发展,2004 年《中华儿科杂志》编辑部组织有关专家撰写了《先天性心脏病经皮介入治疗指南》,并在 2015 年发布了最新的《儿童常见先天性心脏病介入治疗专家共识》。中国心血管疾病介入诊疗技术管理专家工作组在 2008 年建立,包括冠心病、心律失常、先天性心脏病的介入性诊断与治疗,确定专科医师培养的目标,培训基地的审定,专科医师的考核及准入制的建立,有力地推进我国心血管疾病介入诊疗规范、有序、健康的发展。为使我国小儿先天性心脏病介入治疗达到国际先进水平,必须加速培训合格的小儿心脏专科医师队伍,建立更多的小儿先天性心脏病诊治中心及专科医师培训基地,积极开展先天性心脏病介入治疗器械的研制。

(李　奋　周爱卿　李渝芬)

参 考 文 献

1. 周爱卿.先天性心脏病心导管术.上海:上海科学技术
   出版社,2008.
2. 周爱卿.小儿心血管疾病介入治疗的进展——我国
   小儿先天性心脏病介入治疗的历史回顾、现状和展
   望.中国实用儿科杂志,2007,22:81-85.
3. 韩玲.先天性心脏病介入治疗的瞻望.中华儿科杂志,
   2004,42:801-805.
4. ZHOU AQ.The present and future of interventiional
   catheterizatiion for congenital heart disease.Chinese
   Medical Journal,2001,114(5):451-452.
5. LOCK JE,KEANE JF,PERRY SB. Diagnostic and
   Interventional Catheterization in Congenital Heart Disease.
   2nd ed. Boston:Kluwernic Martinus Publishers,2000.
6. MULINS CE. Cardiac Catheterization in Congenital heart
   disease:Pediatric and Adult. United Kingdom:Blackwell
   Publishing,2006.
7. 周爱卿,蒋世良.先天性心脏病经导管介入治疗指
   南.中华儿科杂志,2004,42(3):234-239.
8. 周爱卿,黄美蓉,高伟,等.国产球囊扩导管的应用
   与推广:附89例报告.临床儿科杂志,1995,13(3):
   161-163.
9. 周爱卿,刘薇廷,马瑞申,等.国产球囊扩张导管的研
   制和应用.上海医学,1990,13(8):435-438.
10. 张智伟,曾国洪,林曙光,等.国产膜周部室间隔缺损
    封堵器的研制及临床应用.中华心血管病杂志,2005,
    33:228-231.
11. 周爱卿,高伟,黄美蓉,等.瓣膜球囊扩张术治疗右向
    左分流重症肺动脉瓣狭窄.中华心血管病杂志,1994,
    22(5):350-352.
12. 周爱卿,朱铭,黄美蓉,等.经皮球囊瓣膜成形术治疗
    瓣膜发育不良型肺动脉瓣狭窄.中华儿科杂志,1993,
    31(6):361-362.
13. 周爱卿,李奋,高伟,等.经皮球囊肺动脉瓣成形术姑
    息治疗法洛四联症13例疗效评价.临床儿科杂志,
    2000,18(4):195-197.
14. 陈健龙,周爱卿,陈树宝,等.经皮球囊肺动脉瓣成形
    术后右心室舒张功能的研究.中华儿科杂志,1996,34
    (6):388-390.
15. 周爱卿,黄美蓉,朱铭,等.经皮球囊肺动脉瓣成形术
    后右心室漏斗部反应性狭窄的研究:附16例分析.临
    床儿科杂志,1993,11(2):98-99.
16. MASURA J,WALSH KP,THANOPOULOUS B,et
    al.Catheter closure of moderate- to large-sized patent
    ductus arteriosus using the new Amplatzer duct occluder:
    immediate and short-term results.J Am Coll Cardiol,
    1998,31(4):878-882.
17. HIJAZI ZM,HAKIM F,HAWELEH AA,et al.Catheter
    closure of perimembranous ventricular septal defects using
    the new Amplatzer membranous VSD occluder:initial
    clinical experience.Catheter Cardiovasc Interv,2002,56
    (4):508-515.

第二节 经皮球囊肺动脉瓣成形术

肺动脉瓣狭窄(pulmonary stenosis,PS)是一类常见的先天性心脏畸形,占所有先天性心脏病的8%~10%。1982年,Kan等首先报道采用球囊扩张导管进行静态的扩张技术,即推送球囊扩张导管至肺动脉瓣狭窄处,利用向球囊内加压所产生的张力而引起狭窄的肺动脉瓣膜撕裂,从而解除肺动脉瓣狭窄,此术称经皮球囊肺动脉瓣成形术(percutaneous balloon pulmonary valvuloplasty,PBPV)。近40年来,随着对PBPV应用的适应证、方法学、术前后血流动力学、作用机制及随访等深入研究,表明PBPV为简便、有效、安全、经济的治疗肺动脉瓣狭窄的首选方法,对于大部分的病例,PBPV可替代外科开胸手术,已获得广泛应用。

(一)适应证及非适应证

近20余年来,由于方法学改进,大量PBPV临床应用经验的积累,目前PBPV的应用范围较前更广泛,适应证更明确,对一些不适宜进行PBPV的病例亦有进一步认识。

1. 适应证

(1)典型肺动脉瓣狭窄:跨肺动脉瓣压差≥40mmHg;对于青少年及成人患者,跨肺动脉瓣压差≥30mmHg,同时合并劳力性呼吸困难、心绞痛、晕厥或先兆晕厥等症状。

(2)重症肺动脉瓣狭窄伴心房水平右向左分流。

(3)轻、中度发育不良型肺动脉瓣狭窄。

（4）婴幼儿复杂先天性心脏病合并的肺动脉瓣狭窄，暂不能进行根治术，应用 PBPV 姑息治疗，缓解发绀。

（5）部分婴儿重症法洛四联症伴肺动脉瓣狭窄，可试行球囊瓣膜及血管成形术作姑息疗法，以缓解发绀及肺动脉分支狭窄。

（6）肺动脉瓣狭窄经球囊扩张及外科手术后残余压力阶差。

（7）室隔完整的肺动脉瓣隔膜性闭锁，可先行射频穿孔闭锁的瓣膜，再进行球囊扩张术以建立右心室肺动脉交通。

（8）重症肺动脉瓣狭窄伴左心室腔小及左心室功能低下，可逐步分次行球囊扩张术。

以上适应证的选择需根据每一心血管中心介入性导管术的经验、条件、人员及设备而定。

2. 非适应证

（1）肺动脉瓣下漏斗部狭窄；肺动脉瓣狭窄伴先天性瓣下狭窄；肺动脉瓣狭窄伴瓣上狭窄。

（2）重度发育不良型肺动脉瓣狭窄。

（3）婴儿极重型肺动脉瓣狭窄合并重度右心室发育不良，即使肺动脉瓣狭窄部分开放，亦无助于右心功能不全及肺供血不足。

（4）极重度肺动脉瓣狭窄伴右心室心肌窦样间隙开放，一旦肺动脉瓣狭窄解除，右心室减压，可引起冠状动脉缺血者。

（5）肺动脉瓣狭窄伴三尖瓣重度反流需外科处理者。

（二）实验研究及机制

1981 年，Lock 等选择新生羊羔，用外科手术间断缝合双侧肺动脉血管内膜法，获得了长期存活的肺动脉狭窄动物模型。随后他们用改良 Grunting 导管在该动物模型上实行肺动脉球囊成形术，结果显示扩张后即刻及术后随访 16 周 ΔP 维持在 10mmHg，表明该术式对羊羔的肺动脉狭窄是有效的。术后病理显示，肺动脉球囊成形术可有效地扩张新生羔羊的狭窄肺动脉，且无明显并发症。

1982 年，Kan 等基于上述实验与临床研究，首次用外科结扎肺动脉方法建立了 6 例狗肺动脉狭窄的动物模型并进行 PBPV，通过染料稀释法及 ECG 监测观察扩张术时球囊完全阻塞肺动脉不同时间所致右心室收缩压（right ventricular systolic pressure，RVSP），右心室舒张末压（right ventricular end diastolic pressure，RVEDP），股动脉压（femoral arterial pressure，FAP）及心排血量的变化，结果显示肺动脉阻塞后 10 秒，RVSP 达峰值，而 RVEDP 逐渐上升。在阻塞间隔约 120 秒内，主要出现可逆性的室上性心律失常。证实肥厚的右心室完全可以耐受球囊扩张时右心室流出道的暂时性完全阻塞，随后他们成功地为 1 例 8 岁先天性 PS 儿童实施 PBPV 并获得满意效果。

Lababidi 等对法洛四联症患儿行 PBPV 后，以后行根治术时发现肺动脉瓣撕裂仅在肺动脉内层和中层，而外层良好。

PBPV 术后及中长期随访研究表明，大部分患者肺动脉与右心室的压差持续下降，表明右心室流出道梗阻在解剖上已经解除。Walls 等对 PBPV 后患者进行外科手术时，发现其瓣膜交界处及瓣叶撕裂。一般认为在球囊扩张时腔内产生高压，作用于狭窄的瓣膜，可引起瓣膜最薄弱部分的撕裂，因此，最常见于瓣叶交界融合处撕裂。但是，有些患者交界融合很坚韧，难以撕裂，或交界处无融合及单叶瓣型畸形，因此可引起瓣叶中部或瓣尖撕裂。后者可能是引起 PBPV 后肺动脉瓣关闭不全的原因，即使中度的肺动脉瓣关闭不全，通常耐受良好，但其远期影响尚需进一步随访观察。

（三）方法

1. 术前准备　术前需做心电图、胸片及超声心动图等检查，初步明确肺动脉瓣狭窄类型及严重程度，以便选择合适的球囊扩张方法，估计术时可能发生的并发症及其效果。必要时需配血备用。对病情危重的新生儿，肺血流量减少伴有动脉导管开放及低氧血症，为了改善全身状态于术前及术中可静脉滴注前列腺素 E_1 [0.05~0.1μg/(kg·min)] 有助于维持动脉导管开放减轻低氧血症，必要时行机械通气。

2. 常规右心导管检查及右心室造影　通常在全身麻醉下行左、右股静脉插管，并行左股动脉插管或非侵入法以观察血压。右心插管后分别对腔静脉、右心房、右心室、肺动脉进行测压，导管达肺动脉后，将导管自肺动脉回拉至右心室并记录连续压力曲线,以评价肺动脉瓣狭窄的类型及跨瓣压力阶差。然后行右心室造影,造影导管置右心室中部,取左侧位。右心室造影后依次显影右心室流出道、右心室流出道、肺动脉、肺小动脉、左心房及左心室,以观察肺动脉瓣狭窄的类型,以及心房、心室是否存在分流,进一步完善诊断。同时根据造影进行肺动脉瓣直径的测量(图17-1)。综合以上检查结果以决定手术方式,通常选取球囊/瓣环直径的比值(1.2~1.4):1。瓣膜狭窄严重者,其比值可偏小,瓣膜发育不良者选择的球囊/瓣环直径的比值偏大。

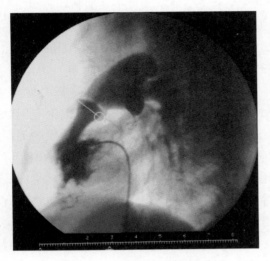

图 17-1 肺动脉瓣直径的测量

3. 操作方法

(1)球囊长度:新生儿及小婴儿宜选择长度为 20mm 球囊;儿童和成人可分别选择 30mm 和 40mm 球囊。对于年龄>10 岁或体重>30kg 者也可用 Inoue 球囊导管。

(2)单球囊瓣膜成形术:先以 Lehman 端孔导管或球囊端孔血流导向气囊导管(漂浮导管),经股静脉、下腔静脉、右心房、右心室、肺总动脉,最后到达肺小动脉,然后插入直径为 0.035~0.038mm,长度为 260mm 的直头或弯头导引钢丝至肺下叶动脉,撤去端孔导管,循导丝插入球囊扩张导管。以往球囊导管较粗,须先以 10~12F 扩张管循导丝插入扩大股静脉穿刺口,以便球囊导管能顺利插入,目前使用的 4~6F 球囊扩张管可经相应的止血扩张管直接插入。球囊导管插入前应检查有无破损及漏气,同时应用稀释造影剂扩张及吸瘪球囊数次以驱除空气,防止球

囊破裂时空气释出而引起气体栓塞等并发症。球囊导管插至下腔静脉膈下后,先以稀释造影剂扩张球囊导管检查球囊是否完好,如无异常,则推送球囊导管直至肺动脉瓣处。先以少量造影剂注入球囊扩张导管使球囊扩张,观察狭窄的瓣膜是否跨在球囊中心并呈腰凹征,如果球囊已到位,则用稀释造影剂以 3~4atm(1atm=101325Pa)的压力扩张球囊,扩张开始时肺动脉瓣狭窄处可见腰凹,随球囊腔内压力增加,腰凹随之消失(图 17-2)。通常第二次扩张时即可见腰凹消失。球囊扩张时一旦球囊全部扩张,腰凹消失,即可吸瘪球囊。通常从开始扩张球囊至吸瘪球囊的总时间为 5~10秒、愈短愈好,这样可减少由于右心室流出道血流中断时间过长而引起的血流动力学改变。通常扩张 2~4 次,如果经过球囊扩张术后效果不满意,如考虑由于球/瓣比值不足引起,则可换用更大球囊或采用双球囊进行扩张。

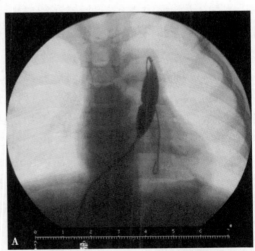

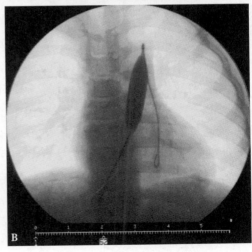

图 17-2 腰凹随之消失

（3）双球囊肺动脉瓣成形术（double balloon pulmonary valvuloplasty, DBPV）：为了达到足够的球囊/瓣环比值，有些病例需作双球囊扩张术，简易的双球囊直径的计算方法为，一个球囊直径加上另一个球囊 1/2 直径的总和。双球囊的有效直径亦可根据以下公式计算：

$$\frac{D_1 + D_2\pi(D_1/2 + D_2/2)}{\pi}（D_1 和 D_2 为应用的球囊直径）$$

由左、右股静脉进行穿刺插入球囊导管，方法同单球囊扩张术。然后先推送一侧球囊导管直至肺动脉瓣处，以少量稀释造影剂扩张球囊，使瓣口位于球囊中央，然后吸瘪球囊。再推送对侧球囊导管至肺动脉瓣处，使两根球囊导管处于同一水平。两根球囊导管同时以稀释造影剂进行同步扩张，通常 2~4 次。观察球囊扩张时腰凹存在程度，以判断采用球囊直径是否足够。为了获得满意的扩张效果，选用的两根球囊直径和长度应大致相同，以避免由于球囊大小相差悬殊，在球囊扩张时产生上下滑动。同时尽量使肺动脉瓣口骑跨于球囊导管中央。

（4）Inoue 球囊导管扩张术：对于年龄>10 岁或体重>30kg 者，还可选用 Inoue 球囊导管行肺动脉瓣扩张术。先将左心房盘状导丝送入肺动脉总干内，再将球囊导管沿导丝进入肺动脉瓣狭窄处上方，将稀释造影剂充盈球囊前部，向下拉至肺动脉瓣口狭窄处，迅速充盈球囊至腰凹征消失，同时回抽造影剂。也可用左心房操纵导丝将 Inoue 球囊送至肺动脉瓣狭窄处上方进行扩张。

（四）影响球囊扩张疗效的因素

1. 球囊直径　自 1982 年 Kan 等首先采用 PBPV 以来，由于球/瓣比值不同，其效果亦不一致。有人选用球囊直径小于瓣环或等于瓣环直径，术后 ΔP 下降不尽满意。Ring 等，对羔羊动物实验显示，采用大于肺动脉瓣环直径 20%~40% 的球囊可安全地扩张肺动脉瓣。过大球囊可引起瓣环或瓣膜损伤。Radtke 及周爱卿等报道，应用超大球囊法，即采用大于瓣环直径 20%~40% 的球囊，术后肺动脉与右心室间压差<25mmHg 者可达 93% 左右，且无明显并发症发生。说明选用球囊直径平均大于瓣环 20%~40% 的超大球囊治疗

肺动脉瓣狭窄是安全有效的。上海通大学医学院附属新华医院对应用不同球/瓣比值的 PBPV 病例术后 4~7 年进行中长期随访并和同期外科手术病例及未进行治疗病例进行对比研究，表明采用球/瓣比值大于 1.2~1.4 进行 PBPV，可获最好术后疗效，并不加重术后瓣膜反流。但亦有人认为其比值还可小一些，以减少 PBPV 术后肺动脉瓣反流。经较大量病例观察随访表明，采用球瓣比值大小常取决于病情严重度及年龄有关，病情愈重、年龄愈小，选择的球/瓣比值相对小。另外和解剖类型有关。通常发育不良型肺动脉瓣狭窄较典型肺动脉瓣狭窄，需选择较大的球/瓣比值。因此，术者对选择球/瓣比值除遵循一般的指导意见外需个体化处理。

2. 单、双球囊瓣膜成形术的选择　40 年来，较大数量的 PBPV 临床应用表明，无论应用单球囊还是双球囊进行扩张，达到满意效果的关键是球/瓣比值。通常球囊大于瓣环 20%~40%，可获得良好效果。因此选用单球囊或双球囊进行球囊扩张，应该根据患儿瓣环直径及病情而定。另外需随各中心的经验和习惯而有所不同。

年长儿童肺动脉瓣环直径较大，应用单一球囊难以达到足够的球/瓣比值；重症肺动脉瓣狭窄时，为了安全有效，可插入一根较小球囊先行扩张，然后选择进行双球囊扩张；或年龄较小、单一球囊难以插入血管时，可选用两根较小球囊导管，以易插入；由于两根球囊间有空隙，球囊扩张时右心室流出道血流未被完全阻断，可减轻 PBPV 时血流动力学影响。

3. 球囊长度　20mm 长度球囊，由于长度较短，对于一般小儿在球囊置于肺动脉瓣区进行 PBPV 时，不易固定而产生上下滑动。因为只有狭窄的瓣口跨于球囊中央，扩张时方能产生最好的效果，因此 20mm 长球囊仅适用于小婴儿。通常 30mm 长度球囊可适应于除小婴儿外所有儿童，球囊扩张时其腰凹恰在球囊中央，可获得最好的球囊扩张效果。长度>40mm 的球囊，对于儿童由于球囊达肺动脉瓣后其尾端可能仍跨在三尖瓣上，球囊扩张时可引起三尖瓣损伤，包括三尖瓣乳头肌及瓣膜的损伤。房室交界区的损伤可引起完全性房室传导阻滞。因此>40mm 长的球囊在小

儿不推荐应用。

4. 球囊扩张的压力、时间及次数 据文献报道，扩张时应用的压力不一，由 2~8.5atm 不等。大量 PBPV 临床应用结果表明，通常以 3~4atm 压力扩张球囊足以使腰凹快速消失，甚至<3atm 压力亦可使腰凹消失，获满意效果。PBPV 时，不必根据球囊扩张时压力表上升的预定数值作为达到效果的标准，而以球囊扩张时腰凹快速消失为度，这样可减少球囊破裂。同时根据腰凹出现与消失情况，有助于判断采用球囊大小是否适当。如腰凹太浅，说明球囊太小或狭窄较轻；腰凹太深，表明狭窄严重或球囊过大。因此，PBPV 时通常不必用压力计来判定是否达到满意的球囊扩张。

一般从扩张球囊至吸瘪球囊的总时间在 5~10 秒以内，这样在球囊扩张时所引起的血压下降及心动过缓等反应，对血流动力学影响小且恢复快。早期报道的 PBPV，引起昏厥甚至痉挛，与球囊扩张时间过长不无关系。通常成功地进行球囊扩张，亦即明显的腰凹消失后，再连续扩张 1~2 次通常即完成 PBPV，一般球囊扩张为 2~4 次。实际上，有时仅一次采用足够的球/瓣比值的球囊导管进行球囊扩张术，即基本上达到撕裂狭窄的肺动脉瓣的目的。过多的或多次质量不高的球囊扩张，既无助于增加疗效，又有引起心脏损伤的可能。

（五）特殊情况的球囊扩张术

1. 发育不良型肺动脉瓣狭窄（dysplastic pulmonary valve stenosis） 根据心导管及心血管造影（或超声心动图）检查的表现，其诊断标准如下：①肺动脉瓣增厚呈不规则或结节状，肺动脉瓣活动差且不呈幕顶状活动；②瓣环发育不良，小于正常平均值；③瓣膜狭窄后仅轻度扩张或无扩张（图 17-3）。以上三项条件均存在，为重型发育不良型肺动脉瓣狭窄。如有肺动脉瓣叶发育不良表现，而上述诊断条件一项或一项以上缺如者，为轻、中度型发育不良型肺动脉瓣狭窄。

早期对发育不良型肺动脉瓣狭窄进行 PBPV 效果不良，与选择的球囊未达足够的球/瓣比值有关。上海交通大学医学院附属新华医院采用球/瓣比值达 1.4~1.5 进行球囊扩张，即刻及随访效果

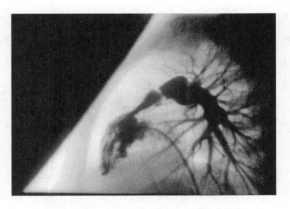

图 17-3　发育不良型肺动脉瓣狭窄

达 70% 左右，效果不满意者多为重型病例。尽管 PBPV 术后右心室收缩压及 ΔP 的下降程度明显低于典型肺动脉瓣狭窄，且再狭窄率及其他并发症发生率较高，但报道其即刻及远期效果良好者可达 80% 以上，综合疗效较为满意。因此对于发育不良型肺动脉瓣狭窄，尤其轻型病例，仍可首选球囊扩张术，如无效再考虑进行开胸手术。

2. 肺动脉瓣狭窄伴心房水平右向左分流 重症肺动脉瓣狭窄引起右心室压力明显增高，多伴卵圆孔开放，或合并小型房间隔缺损，从而引起心房水平右向左分流。如以瓣膜型狭窄为主，宜行球囊扩张术。可先以小球囊进行扩张，随后以较大单球囊或双球囊再次扩张，但需警惕空气、血块通过卵圆孔或房间隔缺损，造成体循环栓塞。如伴有继发孔型房间隔缺损适合经导管堵塞者，可同时应行堵塞术治疗。

3. 肺动脉瓣狭窄伴继发性右心室漏斗部肥厚 一部分中、重度肺动脉瓣狭窄的年长儿可伴有右心室漏斗部继发性狭窄。这类患者经球囊扩张术后，肺动脉与右心室漏斗部压力阶差亦随之下降，但右心室漏斗部与右心室腔处压差仍存在。随访表明，一定时间后右心室漏斗部肥厚逐渐消退，与经外科瓣膜切开术后的随访结果相一致。因此 PBPV 仍为首选治疗方法。如右心室流出道肥厚为先天性肥厚性病变，则 PBPV 后难以消退，应外科手术治疗。

4. 新生儿危重肺动脉瓣狭窄（neonatal critical pulmonary valve stenosis） 随着介入技术的成熟及经验的不断积累，年龄已经不再是限制手术的因素，Rigby 报道 7 例孕 28~36 周早产

儿,出生体重 1.2~1.9kg,在出生后 9 天内成功完成 PBPV。肺动脉瓣口狭窄,无明显右心室发育不良及右心室依赖型冠状循环,为球囊扩张术的良好指征;如果是瓣膜及右心室发育不良型或伴漏斗部狭窄,则不是球囊扩张术的指征。新生儿期 PBPV 并发症较多见,是引起患者死亡的高发时期,因此,新生儿期球囊扩张术有特殊要求。

（1）术前、术时改善动脉低氧血症及酸中毒:新生儿期动脉导管尚未关闭前,可应用前列腺素 E 静脉滴注,每分钟 0.05~0.1μg/kg,以扩张动脉导管,使肺血流增加,从而使动脉血氧饱和度上升,纠正动脉低氧血症。术时亦应持续滴注,可明显改善全身低氧血症状况,术后根据肺动脉瓣狭窄解除情况,决定是否需要继续应用。在新生儿期应用 PGE 静脉滴注时,应注意呼吸暂停及心动过缓等副作用。通常选择气管插管,机械辅助呼吸下进行球囊扩张术。

（2）球囊扩张术:①导管插入:新生儿重症肺动脉瓣狭窄由于瓣口细小,有时导管经右心室插入肺动脉十分困难,可借助于特种软头导引钢丝先插入肺动脉,随后将端孔导管循导引钢丝插入,方能经过狭小的瓣口进入肺动脉。也可先以 5F 右冠状导管插入右心室后,利用右冠状导头端的弯曲度,转动导管头端顺势将导管头插至右心室流出道肺动脉瓣下,然后直接将导管插至肺动脉。②导丝的放置:由于导丝直径细小,必须较稳固地放置才能达到引导球囊导管的作用,在 PBPV 时,长导引钢丝多插至肺小动脉,而在新生儿期由于动脉导管尚未关闭,导引钢丝可经动脉导管插至降主动脉,这样的途径有助于 PBPV 时有一稳定的导引钢丝作支持。③球囊扩张:通常先用较小球囊进行扩张,然后换球/瓣比值 1.2~1.3 的球囊进行扩张,应尽量缩短操作时间。④术后处理:术毕注意观察动脉压力,因失血导致血容量不足时应输血。若动脉血氧饱和度测定及血气分析显示仍有低氧血症,需继续滴注前列腺素 E。局部加压止血,预防因哭吵引起局部出血。回监护室至少观察 12 小时。尤其注意心率及血压是否稳定,定时超声心动图检查,应注意术后由于心脏血管穿孔引起突发性心脏压塞引起心搏骤停。

5. 室间隔完整型肺动脉闭锁（PA/IVS） 室间隔完整型肺动脉闭锁(pulmonary atresia and intact ventricular septum)为婴儿期少见的重症发绀型先天性心脏病,多死于低氧血症,需要早期应用前列腺素 E 扩张动脉导管改善低氧血症。为保证患者存活,可行射频打孔术,然后行经皮球囊肺动脉瓣成形术。这种方法可作为外科根治术之前的姑息手术,亦可与外科开胸手术同步进行镶嵌治疗。近年来国内外大量报道 PA/IVS 新生儿期行经心导管微导丝或射频肺动脉瓣打孔并行球囊扩张术,通过此法可缓解临床症状避免新生儿期外科手术,为部分需要进一步二期纠治的患儿提供良好条件。总体研究显示安全有效,并具有相对好的短中期疗效。但其 PBPV 失败率及手术发症较年长儿及成人偏高,术后需严密监测。

6. 球囊扩张术在复杂先天性心脏病中应用

（1）法洛四联症:对于重症法洛四联症伴肺动脉发育不良者,常采用分期手术,即先应用分流术或右心室流出道跨瓣补片术以缓解发绀和改善低氧血症,第二期采用根治术。采用 PBPV 及肺动脉分支狭窄球囊扩张术,以改善低氧血症及促进肺动脉发育,可以替代外科姑息手术。操作方法和单纯性肺动脉瓣狭窄进行球囊扩张术相同,球囊/瓣环比值报道不一,由于法洛四联症瓣环都较正常为小,因此选用球/瓣比值偏大。法洛四联症在 PBPV 后已经使肺动脉瓣狭窄解除,但由于漏斗部狭窄依然存在,术后右心室压力及肺动脉与右心室压差仅轻度降低,或无明显改变。但术后血氧饱和度有不同程度升高,缺氧发作改善,肺血流增加,有助于肺动脉分支发育。少数患者球囊扩张术后发生反应性右心室漏斗部狭窄而引起缺氧发作。随访结果表明,术后可促进肺动脉发育,有助于法洛四联症的治疗。

（2）其他复杂发绀型先天性心脏病伴肺动脉瓣狭窄:除了法洛四联症外,PBPV 还可应用于其他复杂先天性心脏病伴肺动脉瓣狭窄,如单心室伴肺动脉瓣狭窄、完全型大动脉转位伴室间隔缺损、肺动脉瓣及瓣下狭窄等。经 PBPV 后使肺血流量增加,以改善低氧血症,从而替代开胸体-肺动脉分流术。

（3）外科手术后右心室流出道梗阻:外科根治术时采用同种或异种生物瓣做右心室肺动脉带

瓣管道,术后发生再狭窄,可考虑作球囊扩张术。球囊扩张成功率报道不一(33%~100%),其疗效能维持多久尚需进一步观察,由于方法简便且有一定效果,仍为外科再次置换瓣膜或放置血管内支架前的治疗手段。肺动脉瓣上狭窄大部分见于完全型大动脉转位解剖纠治手术后肺动脉吻合口处狭窄,需根据病情决定是否选用球囊扩张术。室间隔缺损伴肺动脉高压患儿,婴儿期曾行肺动脉环束手术,在室间隔缺损根治时,环束拆除后发生肺动脉瓣上狭窄,也可试行球囊扩张术。以上患者出现右心衰竭症状或/和右心室压力大于主动脉压力60%以上者,由于多合并心内畸形,常需外科手术治疗。

(六)球囊扩张术后反应性右心室漏斗部狭窄

一部分患者在 PBPV 后发生反应性漏斗部狭窄(reactive infundibular obstruction),使右心室压力不能满意下降。据统计,10%~20% PBPV 术后患者发生程度不一的反应性漏斗部狭窄。

1. PBPV 术后反应性漏斗部狭窄的检测 采用足够的球/瓣比值的球囊扩张导管进行 PBPV 后,但术后右心室压力仍未见满意下降者,应怀疑反应性漏斗部狭窄的可能,可通过以下方法进行检测:

(1)肺动脉至右心室连续测压导管由肺动脉徐徐拉向右心室流出道、流入道至右心房,可记录到漏斗部狭窄压力曲线的特征,为介于肺动脉与右心室入口的过渡图形,并和 PBPV 前相对照。由于肺动脉瓣狭窄经球囊扩张后已经解除,因此肺动脉与漏斗部之间压差明显减少,通常<25mmHg,而漏斗部与右心室入口之间压差仍明显增高,表明右心室压力增高是由于反应性漏斗部狭窄所引起。

(2)右心室漏斗部形态学改变:PBPV 前后作左侧位右心室造影,可观察右心室流出道反应性狭窄,同时测定右心室漏斗部收缩期与舒张期直径,计算右心室漏斗部反应指数,即漏斗部收缩期直径(mm)/舒张期直径(mm)。作者早期报告 16 例 PBPV 术后右心室漏斗部明显反应性痉挛,漏斗部指数由(0.44±0.14)减至(0.28±0.11)。

2. 引起漏斗部反应性狭窄的因素 反应性

漏斗部狭窄与以下因素有关:

(1)与肺动脉瓣狭窄严重度关系:均为中重度病例,其中87% 为重度。提示重症病例右心室漏斗部反应性明显增高,为引起反应性漏斗部狭窄的基础。

(2)球囊大小:过大球囊进行 PBPV 可引起右心室流出道心内膜损伤,从而引起反应性狭窄可能,但在各种球/瓣比值下都可发生。

(3)右心室流出道局部刺激:一部分病例在 PBPV 前进行常规导管检查时,由于对右心室流出道的刺激即可引起反应性漏斗部痉挛,甚至引起低氧血症,因此中重度肺动脉瓣狭窄病例右心室漏斗部反应性增高,加上局部刺激,可触发右心室漏斗部反应性狭窄。

3. 右心室漏斗部反应性狭窄的治疗与预防 由于中重度肺动脉瓣狭窄,右心室流出道呈高反应状态,任何局部刺激都可引起右心室反应性漏斗部狭窄,因此从常规导管检查开始,操作应轻柔,避免刺激右心室流出道。同时在球囊扩张时,球囊中部应跨于肺动脉瓣狭窄处,双球囊扩张时,选用的两根球囊大小应相仿,以避免球囊扩张时由于两个球囊大小不一及缺乏稳定性而上下移动,以减少对右心室流出道的刺激。另外选择的球囊大小宜适中。对术前有右心室流出道反应性狭窄者,术后口服 β 受体拮抗剂 4~6 个月,有一定的疗效。

4. 随访 PBPV 术后右心室反应性漏斗部狭窄随访 6 个月~6 年,术后胸骨旁Ⅱ~Ⅲ级收缩期杂音,1 个月后杂音逐渐减轻,心电图右心室收缩期负荷随反应性狭窄解除而好转。多普勒超声随访发现,右心室漏斗部反应性狭窄最早于 1 个月内解除,至 6 个月 87% 患儿 ΔP<25mmHg,其余病例均在 1 年内解除。

(七)并发症及预防

PBPV 安全有效,近年来报道各种并发症总发生率< 5%,总病死率< 0.5%,多发生在低年龄、瓣膜发育不良及重症肺动脉瓣狭窄患儿。随着操作的规范、技术的熟练及选择合适的球囊,血管并发症、心律失常、术中一过性反应等发生率较前减低。近年来,心脏或右心室流出道穿孔、心脏压

塞、急性肺水肿、肺再灌注出血、主肺动脉瘘等严重致死性并发症仍偶见报道。

1. 严重并发症 危及生命的严重并发症（complication），包括新生儿病例下腔静脉与髂静脉连接处撕裂引起腹腔积血、低血压及心搏骤停，多由于操作不当，技术不熟练所致。肺动脉瓣环撕裂及出血多由于球囊过大，或由于对瓣环直径测量高估所致。在心导管术中引起心房、右心室或肺动脉穿孔导致心脏压塞应早期诊断，尤其发生血压下降，心动过缓或导管头端异常途径时，应及时疑及心脏穿孔，及时超声心动图检查，早期诊断和治疗。此外，球囊扩张术还可引起三尖瓣重度反流致右心功能不全，可能由于球囊导管穿过三尖瓣腱索，球囊扩张时引起损伤，或者由于采用过长的球囊导管引起三尖瓣损伤。轻中度三尖瓣反流需随访观察，严重三尖瓣反流应及时给予外科瓣膜修复处理。

2. 轻型并发症 即需要治疗但不留下明显不良后果的并发症。

（1）血管并发症动静脉血栓形成，股静脉撕裂，导管穿刺部位出血。

（2）瓣叶撕裂仅引起轻度血流动力学障碍。

（3）呼吸暂停常由于球囊扩张时间过长或过频引起。

（4）心律失常可引起一过性高度房室传导阻滞或快速心律失常。

（5）右心室流出道损伤常引起反应性漏斗部狭窄。

3. 一过性反应 在球囊扩张过程中，由于球囊堵塞右心室流出道引起血压下降、心动过缓、缺氧等，一旦球囊吸瘪，上述反应即消失。

4. 并发症的预防 为了预防以上并发症，PBPV时应该注意以下事项：

（1）严格掌握适应证。

（2）术前需要全面评价肺动脉瓣狭窄的解剖与生理。

（3）选择合适的球囊导管，规范操作。

（4）术中及术后需严密监测血流动力学、血氧、酸碱及电解质，及时纠正及处理。

（5）术后需要在专门监护室内观察，观察内容包括局部穿刺部位止血、生命体征，必要时术后2小时内复查超声心动图。

（八）随访

术后1个月、3个月、6个月及1年需随访，以后每年随访，包括临床、心电图、胸片及超声心动图检查。PBPV即刻及长期随访表明，PBPV疗效好，并发症少，可达到与外科手术相同的疗效。成功地球囊扩张术后，通常很少发生再狭窄。低龄、瓣膜发育不良、重度狭窄、球/瓣比值<1.2 和PBPV术后 $\Delta P>36mmHg$ 为再狭窄危险因素，再狭窄的患者可选择再次PBPV或外科手术治疗。国内报道PBPV术后随访至成人期结果显示远期预后良好。

PBPV后心电图的变化以 T_{V1} 最早，中度肺动脉瓣狭窄常见 T_{V1} 直立，PBPV后 T_{V1} 转为双向或倒置，为反映PBPV后心室复极过程中电位变化的早期表现。而重度肺动脉瓣狭窄，PBPV后 T_{V1} 由术前的倒置劳损变为双向或直立，最后逐渐恢复正常，因此 T_{V1} 的改变能反映PBPV后右心室减压程度。PBPV术后即刻心电图 R_{V1} 振幅无改变，术后3个月 R_{V1} 轻度下降，6个月 R_{V1} 明显下降。24小时动态心电图记录发现，PBPV后偶见室性早搏，而外科瓣膜切开术后出现复杂型室性心律失常较PBPV为多，这可能和瓣膜切开过度有关。

肺动脉瓣狭窄患者存在明显的右心室舒张功能障碍。PBPV治疗后中期、长期随访，右心室舒张功能明显改善，右心室容量缩小，与外科瓣膜切开法效果相同。长期存在的肺动脉瓣反流会导致右心负荷增加，右心室扩大，影响右心室功能及运动耐受能力，需引起重视。伴有肺动脉瓣反流的患儿需进行长期随访观察，重度肺动脉瓣反流需要介入瓣膜植入或外科瓣膜修复处理，避免选择直径过大的球囊是减轻和避免肺动脉瓣反流的关键。

（李　奋　周爱卿　李渝芬　黄美蓉）

参 考 文 献

1. 周爱卿.先天性心脏病心导管术.上海：上海科学技术出版社，2008.

2. 中国医师协会儿科医师分会先天性心脏病委员会，中华医学会儿科学分会心血管学组，《中华儿科杂志》编辑委员会.儿童常见先天性心脏病介入治疗专家共识.中华儿科学杂志，2015,53（1）:17-23.

3. DEVANAGONDI R，PECK D，SAQI J，et al. Long-Term

outcomes of balloon valvuloplasty for isolatedpulmonary valve stenosis. Pediatr Cardiol,2017,38（2）:247-254.

4. LOCK JE,KEANE JF,PERRY SB.Diagnostic and interventional catheterization in congenital heart disease.2nd ed. Dordrecht:Kluwer Academic Publishers,2000.

5. MULINS CE. Cardiac Catheterization in Congenital heart disease:Pediatric and Adult. Britain:Blackwell Publishing,2006.

6. 周爱卿,刘薇廷,张欢如,等.经皮超大球囊法肺动脉瓣成形术的研究.中华儿科杂志,1991,29:435.

7. 朱杰敏,凌坚,张立仁,等.113例经皮球囊肺动脉瓣成形术的进一步分析.中国循环杂志,1995,10:18.

8. SEHAR T,QURESHI A U,KAZMI U,et al. Balloon valvuloplasty in dysplastic pulmonary valve stenosis: immediate and intermediate outcomes. JCPSP,2015,25（1）:16.

9. MERINO-INGELMO R,SANTOS-DE SOTO J, COSERRIA-SÁNCHEZ F,et al. Long-term results of percutaneous balloon valvuloplasty in pulmonary valve stenosis in the pediatric population. Rev Esp Cardiol(Engl Ed),2014 May,67（5）:374-379.

10. 周爱卿,黄美蓉,朱铭,等.经皮球囊肺动脉瓣成形术后右心室漏斗部反应性狭窄的研究,附16例分析.临床儿科杂志,1993,11:98.

11. 周爱卿,高伟,黄美蓉,等.瓣膜球囊扩张术治疗右向左分流重症肺动脉瓣狭窄.中华心血管病杂志,1994,22（5）:350-352.

12. VELVIS H,RAINES KH,BENSKY AS,et al.Growth of the right heart after balloon valvuloplasty for critical pulmonary stenosis in the newborn. Am J Cardiol,1997,79（7）:982-984.

13. OVAERT C,QURESHI SA,ROSENTHAL E,et al. Growth of the right ventricle after successful transcatheter pulmonary valvotomy in neonates and infants with pulmonary atresia and intact ventricular septum. J Thorac Cardiovasc Surg,1998,115（5）:1055-1062.

14. 李虹,李渝芬,李俊杰,等.新生儿危重肺动脉瓣狭窄及闭锁的经导管介入治疗.中华儿科杂志,2008,46:860-864.

15. RIGBY ML. Severe aortic or pulmonary valve stenosis in premature infants. Early Human Development,2012,88（5）:291-294.

16. TEFERA E,QURESHI SA,BERMUDEZ-CANETE R, et al. Percutaneous balloon dilation of severe pulmonary valve stenosis in patients with cyanosis and congestive heart failure. Catheter Cardiovasc Inter,2014,84（2）:7-15.

17. 王宁,刘大为,刘宇航,等.新生儿室间隔完整型肺动脉闭锁Hybrid手术预后分析.中国胸心血管外科临床杂志,2018,025（010）:910-913.

18. BENSON LN,NYKANEN D,COLLISON A.Radiofrequency perforation in the treatment of congenital heart disease. Catheter Cardiovasc Interv,2002,56（1）:72-82.

19. SCHWARTZ M C,GLATZ AC,DORI Y,et al. Outcomes and Predictors of Reintervention in Patients With Pulmonary Atresia and Intact Ventricular Septum Treated With Radiofrequency Perforation and Balloon Pulmonary Valvuloplasty. Pediatric Cardiology,2014,35（1）:22-29.

20. LI QZ,CAO H,CHEN Q,et al. Balloon Valvuloplasty Through the Right Ventricle:Another Treatment of Pulmonary Atresia With Intact Ventricular Septum. Annals of Thoracic Surgery,2013,95（5）:1670-1674.

21. 赵莉晴,陈笋,武育蓉,等.经皮心导管微导丝肺动脉瓣打孔并球囊扩张治疗新生儿室间隔完整型肺动脉瓣闭锁效果分析.中华儿科杂志,2020,058（002）:96-100.

22. 乐佳妮,李一凡,谢育梅,等.室间隔完整型肺动脉闭锁及危重肺动脉瓣狭窄新生儿手术疗效评价及随访分析.中华实用儿科临床杂志,2019,034（011）:814-817.

23. SLUYSMANS T,NEVEN B,RUBAY J,et al. Early balloon dilatation of the pulmonary valve in infants with tetralogy of Fallot. Risks and benefits. Circulation,1995,91（5）:1506-1511

24. RAO PS,WILSON AD,THAPAR MK,et al. Balloon pulmonary valvuloplasty in the management of cyanotic congenital heart defects. Cathet Cardiovasc Diagn,1992,25（1）:16-24.

25. 周爱卿,李奋,高伟,等.经皮球囊肺动脉瓣成形术姑息治疗法洛四联症13例疗效评价.临床儿科杂志,2000,18（4）:195-197.

26. 周爱卿,黄美蓉,朱铭,等.经皮球囊肺动脉瓣成形术后右心室漏斗部反应性狭窄的研究,附16例分析.临床儿科杂志,1993,11:98.

27. 周爱卿,朱敏,方佩方.经皮球囊肺动脉瓣成形术后心电图改变.中华儿科杂志,1991,29:280.

28. 李佳林,王琦光,王建铭,等.经皮球囊肺动脉瓣成形术治疗成年肺动脉瓣狭窄患者疗效观察及年龄对预后影响.临床军医杂志,2020,48（05）:120-123.

29. MERCER-ROSA L,INGALL E,ZHANG X,et al. The impact of pulmonary insufficiency on the right ventricle: A Comparison of isolated valvar pulmonary stenosis and tetralogy of Fallot. Pediatric Cardiology,2015,36（4）:796-801.

30. WANG Q,WU YR,ZHANG LN,et al. Evaluating the risk factors of reintervention of neonates with PA/IVS and CPS/IVS after PBPV as initial intervention method. Journal of Cardiology,2016,68（3）:190-195.

第三节 经皮球囊主动脉瓣成形术

（一）概述

主动脉狭窄（aortic stenosis, AS）占先天性心脏病的 3%~8%，病变部位多发生于瓣膜水平，病理形态差异较大，从交界处部分粘连、形态发育较好的三叶瓣，到仅留有针孔样裂隙、发育不良的单叶瓣，以瓣叶增厚、交界融合形成狭小开口的二叶瓣结构居多。主动脉狭窄的血流动力学改变为不同程度的瓣口面积减少致左心室流出道梗阻，左心室压力升高，左心室肥厚及心内膜下心肌缺血，严重者可致左心室功能减退。主动脉狭窄的临床表现差异较大，儿童及青少年可无症状，亦可出现乏力、活动后气促、心绞痛、晕厥或猝死，新生儿及婴儿重度狭窄者常合并严重心力衰竭。主动脉狭窄的治疗原则是解除左心室流出道梗阻，同时避免或尽可能减少瓣膜损伤。

1983 年，Lababidi 等首次报道采用经皮球囊主动脉瓣成形术（percutaneous balloon aortic valvuloplasty, AoVP）治疗儿童主动脉瓣狭窄获得成功。经过近 40 年的经验积累，目前许多研究中心已将该技术作为儿童及青少年瓣膜型主动脉狭窄的常规治疗。20 世纪 80 年代中期开始，一些学者相继报道新生儿及婴儿重度瓣膜型主动脉狭窄伴严重心力衰竭，应用经皮球囊主动脉瓣成形术作为姑息治疗，替代外科手术，延迟不可避免的主动脉瓣置换术和 Ross 手术。为了避免股动脉并发症的发生，以及主动脉弓发育不良的影响，国内外学者又尝试通过颈总动脉、脐动脉、股静脉、脐静脉及肩胛下动脉等路径实施球囊瓣膜成形术。

（二）适应证

1. 儿童或青少年瓣膜型主动脉狭窄

（1）超声心动图测跨瓣峰值压差≥75mmHg，或心导管测跨瓣峰值压差≥50mmHg。

（2）超声心动图测跨瓣峰值压差≥60mmHg，或心导管测跨瓣峰值压差≥40mmHg，伴心电图提示心肌缺血改变。

（3）临床上出现晕厥、低心排综合征，或左心功能不全，不考虑跨瓣压差。

2. 新生儿或婴儿重度瓣膜型主动脉狭窄

左心室收缩功能减退，或依赖动脉导管开放，不考虑跨瓣压差，可作为急诊姑息性治疗。

（三）禁忌证

1. 瓣环发育差或瓣膜发育不良。
2. 合并中度以上主动脉瓣关闭不全。

（四）方法

1. 儿童或青少年瓣膜型主动脉狭窄

经股动脉逆行法：静脉复合麻醉，年长儿可局部麻醉。静脉予以全量肝素（100U/kg），监测凝血活酶时间（ACT 维持 200 秒以上）。从股静脉送入右心室起搏导管。从左、右股动脉分别送入猪尾导管至升主动脉及左心室，同时记录左心室及升主动脉压力（图 17-4），于主动脉根部或左心室造影（图 17-5），测量主动脉瓣环直径。球囊选择：球囊直径与主动脉瓣环直径之比为 0.9∶1，球囊长度为 2.5~4cm。从一侧股动脉送入头端长软或 J 型加硬导丝至左心室心尖部，经加硬导丝送入球囊导管，使球囊中部位于主动脉瓣口（或使 2/3 球囊置于左心室内），快速起搏右心室（避免球囊扩张时移位），迅速扩张球囊，维持 5~10 秒，必要时可调整球囊位置重复扩张 2~4 次，直至球囊"腰凹征"基本消失（图 17-6）。在年长儿为避免球囊过大造成血管损伤，可采用双球囊扩张技术。球囊选择：两个球囊直径之和与主动脉瓣环直径之比为（1.0~1.2）∶1，于左、右股动脉分别送入球囊导管至主动脉瓣口，迅速同时扩张两个球囊。术后送入猪尾导管同时记录左心室及升主动脉压力，分别于左心室及主动脉根部造影。

2. 新生儿及婴儿重度瓣膜型主动脉狭窄

（1）经颈动脉逆行法：静脉复合麻醉，气管插管机械通气。从股静脉送入 4F 或 5F 测压导管至右心房，通过卵圆孔从左心房送入左心室，记录左心室压力。分离切开或穿刺右颈总动脉，

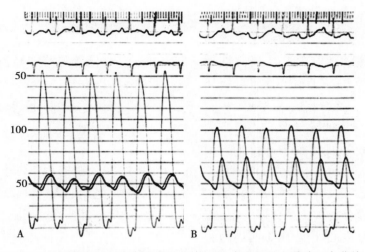

图 17-4　经皮球囊主动脉瓣成形术前、后左心室及升主动脉压力曲线

A. 术前跨瓣峰值压差 96mmHg；B. 术后跨瓣峰值压差 29mmHg。（引自：Beekman RH, Rocchini AP, Andes A. Balloon valvuloplasty for critical aortic stenosis in the newborn：Influence of new catheter technology. J Am Coll Cardiol 1991, 17: 1172-1176）

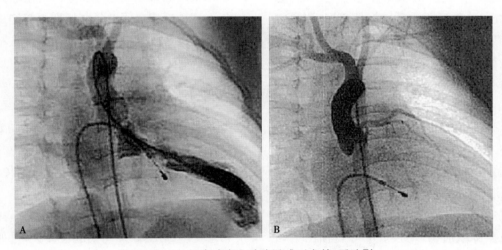

图 17-5　经皮球囊主动脉瓣成形术前、后造影

A. 术前左心室造影显示狭窄的主动脉瓣口形成"喷射征"；B. 术后主动脉根部造显示主动脉瓣无反流。

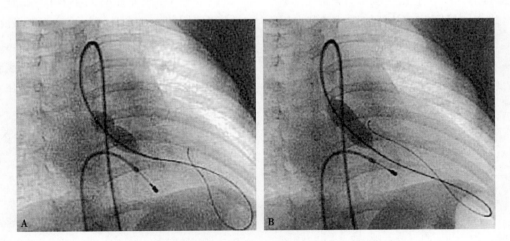

图 17-6　经皮球囊主动脉瓣成形术（经股动脉逆行法）

A. 右心室快速起搏，扩张球囊形成"腰凹征"；B. 扩张后球囊"腰凹征"消失。

置入 4F 或 5F 短鞘管至升主动脉,静脉予以全量肝素(100U/kg),记录升主动脉压力,送入多功能导管或猪尾导管于主动脉根部造影,测量主动脉瓣环直径。球囊选择:球囊直径与主动脉瓣环直径比为(0.8~0.9):1,球囊长度为 2cm。从右颈总动脉送入可支撑球囊的导丝至左心室心尖部,沿导丝送入球囊导管,使球囊中部位于主动脉瓣口,迅速扩张球囊,不超过 5~7 秒,可重复扩张 2 次。术后记录左心室及升主动脉压力,于主动脉根部造影。术毕缝合右颈总动脉切口。

(2)经脐动脉逆行法:适用于出生两周内的新生儿。麻醉方法及肝素化同前。从脐静脉送入 4F 或 5F 测压导管至右心房,通过卵圆孔经左心房送入左心室,记录左心室压力。从脐动脉送入 4F 或 5F 猪尾导管或多功能导管至升主动脉,记录升主动脉压力,然后于主动脉根部造影,测量主动脉瓣环直径。球囊选择同前。对于血流动力学不稳定的危重新生儿,不做主动脉根部造影,依据超声心动图测量的主动脉瓣环直径选择球囊。从脐动脉送入可支撑球囊的导丝至左心室心尖部,沿导丝送入球囊导管,使球囊中部位于主动脉瓣口,迅速扩张球囊。术后记录左心室及升主动脉压力,于主动脉根部造影。

(3)经股静脉或脐静脉顺行法:此法亦适用于股动脉或主动脉弓异常者。麻醉方法及肝素化同前。从股动脉或脐动脉置入 3F 导管监测主动脉压力。从股静脉或脐静脉送入 4F 或 5F 气囊造影导管至右心房,通过卵圆孔经左心房送入左心室,记录左心室压力,于左心室造影,测量主动脉瓣环直径。球囊选择同前。从股静脉或脐静脉送入 4F 或 5F 气囊测压导管,通过卵圆孔经左心房送至左心室心尖部(注意避免穿过二尖瓣腱索或乳头肌),使导管在左心室内形成环状,采用 J 形导丝使导管尖端指向左心室流出道。从股静脉或脐静脉送入交换导丝从左心室通过主动脉瓣口送至降主动脉,经交换导丝送入端孔导管至降主动脉,再交换一条可支撑球囊的加硬导丝或冠脉导丝,沿导丝送入球囊导管,使球囊中部位于主动脉瓣口,迅速扩张球囊(图 18-3-6A)。术后记录左心室及主动脉压力,并于左心室及/或主动脉根部造影。

(五)成功标准

1. 心导管测跨瓣峰值压差≤35mmHg,或下降 50% 以上。

2. 左心室功能明显改善。

(六)并发症及防治

1. **主动脉瓣关闭不全** 与主动脉瓣病理形态有关。选用过大的球囊或较硬的导丝有可能造成主动脉根部撕裂或瓣膜穿孔。精确测定主动脉瓣环直径、严格掌握球囊大小及选择柔软的操作器械是避免发生瓣膜损伤的关键。如出现中度或重度主动脉瓣关闭不全,应考虑外科手术治疗。

2. **残余主动脉瓣狭窄** 多见于新生儿及小婴儿重度狭窄者,经皮球囊主动脉瓣成形术作为急诊姑息治疗。残余狭窄择期再行经皮球囊主动脉瓣成形术或外科手术。残余轻度狭窄伴轻度关闭不全优于狭窄完全解除伴中度或重度主动脉瓣关闭不全。

3. **股动脉血栓形成** 多发生于新生儿或小婴儿。手术时间如超过 1 小时,应追加半量肝素,维持凝血活酶时间(ACT)200 秒以上。一旦发生动脉血栓,应及时使用尿激酶进行溶栓治疗,必要时外科手术取血栓。

4. **心律失常** 手术中导管刺激心脏,或球囊堵塞主动脉瓣口,均可引起心律失常,如房性或室性早搏、室上性或室性心动过速等,严重者可出现心室颤动或心搏骤停。手术操作时尽量减少对心脏的刺激,球囊充盈时间不宜过长。严重心律失常需使用抗心律失常药物治疗或电极除颤。

5. **二尖瓣关闭不全** 多见于顺行法,导管从左心房送入左心室时损伤二尖瓣叶或腱索结构。如出现中度或重度二尖瓣关闭不全伴心力衰竭,应考虑外科手术治疗。

6. **死亡** 新生儿危重型主动脉狭窄死亡率较高,特别是合并左心发育不良者。

(七)疗效评估

儿童及青少年瓣膜型主动脉狭窄,经皮球囊主动脉瓣成形术成功率为 87%~97%,术后中度或重度主动脉瓣关闭不全发生率大约 7%~36%,轻度可达 43%。新生儿及婴儿重度瓣膜型主动脉狭窄，经皮球囊主动脉瓣成形术常作为姑息手术治疗，成功率为 82%~90%，死亡率大约 0~14%，术后中度或重度主动脉瓣关闭不全发生率大约 7%~12%。多中心研究显示，与技术成功的相关因素有：①首次干预；②非前列腺素依赖性；③局限性狭窄且无明显主动脉瓣关闭不全。并发症发生率与年龄相关，依次为：新生儿 15%、婴儿 11% 及儿童 6%。一些单中心的长期随访显示，术后 5 年 84% 患儿不需要主动脉瓣置换，表明该技术可使大部分患儿避免在儿童期行主动脉瓣置换术；术后 10 年大约 2/3 患儿可避免外科手术；外科再干预豁免率依次为 5 年 90%、10 年 77%、18 年 59.5%。豁免外科再干预的相关因素有：①主动脉瓣形态；②主动脉瓣狭窄程度；③术后主动脉瓣关闭不全程度。一组随访 15 年的研究结果显示，豁免移植生存率分别为：新生儿 85%、婴儿 94%、年长儿 100%；再干预豁免率分别为新生儿 32%、年长儿 44%；主动脉瓣置换术豁免率分别为新生儿 45%、年长儿 62%。左心室流出道再干预的危险因素有：①新生儿；②伴左心病变；③术前及术后压差较高；④术后出现明显主动脉瓣关闭不全。主动脉瓣置换术的危险因素是术后残余压差≥30mmHg，伴明显主动脉瓣关闭不全。而残余压差<30mmHg，伴中度或重度主动脉瓣关闭不全者，瓣膜置换风险高于残余压差≥30mmHg，伴轻度主动脉瓣关闭不全者。

综上所述，经皮球囊主动脉瓣成形术具有较高的术后生存率；远期主动脉瓣关闭不全发生率及再干预率不低；明显的主动脉瓣关闭不全需要换瓣的概率较之残余狭窄更大。

（李　虹）

参考文献

1. ALLEN HD，DRISCOLL DJ，SHADDY RE，et al.Moss and adams' heart disease in infants，children，and adolescents. 8th ed.Philadelphia：Lippincott Williams & Wilkins，2013.

2. GATZOULIS MA，RIGBY ML，SHINEBOURNE EA，et al.Contemporary results of balloon valvuloplasty and surgical valvotomy for congenital aortic stenosis.Arch Dis Child，1995，73（1）：66-69.

3. 高伟，周爱卿，王荣发，等.经皮球囊瓣膜成形术治疗先天性主动脉瓣狭窄.中华儿科杂志 2000，38：705-706.

4. 吴琳，齐春华，何岚，等.经皮球囊瓣膜成形术治疗儿童主动脉瓣狭窄的临床疗效观察.中华儿科杂志，2014，52：699-702.

5. SOULATGES C，MOMENI M，ZARROUK N，et al.Long-term results of balloon valvuloplasty as primary treatment for congenital aortic valve stenosis：a 20-year review.Pediatr Cardiol，2015，36（6）：1145-1152.

6. KALLIO M，RAHKONEN O，MATTILA I，et al.Congenital aortic stenosis：treatment outcomes in a nationwide survey. Scand Cardiovasc J，2017，51（5）：277-283.

7. 韩咏，李俊杰，张智伟，等.经皮球囊主动脉瓣成形术治疗儿童先天性主动脉瓣狭窄远期预后观察.中华心血管病杂志，2020，48：853-858.

8. 傅立军，周爱卿，郭颖，等.经皮球囊主动脉瓣成形术治疗小婴儿重症主动脉瓣狭窄的疗效观察.中华心血管病杂志，2012，40：289-292.

9. JIJEH AMZ，ISMAIL M，AL-BAHANTA A，et al.Percutaneous balloon dilatation for congenital aortic stenosis during infancy：a 15-year single-center experience. Ann Pediatr Cardiol，2018，11（2）：143-147.

10. CHARAFEDDINE FA，HOUSSEIN HB，KIBBI NB，et al.Balloon valvuloplasty for congenital aortic stenosis：experience at a tertiary center in a developing country.J Interv Cardiol，2021，6681693.

11. LIN YY，CHEN MR. Balloon aortic valvuloplasty in a premature neonate with critical aortic valve stenosis weighing 1 493g.Acta Cardiol Sin，2018，34（1）：87-91.

12. FISCHER DR，ETTEDGUI JA，PARK SC，et al.Carotid artery approach for balloon dilation of aortic valve stenosis in neonate：a preliminary report J Am Coll Cardiol，1990，15（7）：1633-1636.

13. 吴琳，刘芳，贾兵，等.1 900 克婴儿主动脉瓣球囊成形术一例.中国介入心脏病学杂志，2008，16：118-119.

14. ROSSI RI，MANICA JLL，PETRACO R，et al.Balloon aortic valvuloplasty for congenital aortic stenosis using the femoral and the carotid artery approach：a 16-year experience from a single center.Catheter Cardiovasc Interv，2011，78（1）：84-90.

15. BEEKMAN RH，ROCCHINI AP，ANDES A.Balloon valvuloplasty for critical aortic stenosis in the newborn：Influence of new catheter technology.J Am Coll Cardiol，1991，17（5）：1172-1176.

16. MOZUMDAR N，BURKE E，SCHWEIZER M，et al.A comparison of anterograde versus retrograde approaches for neonatal balloon aortic valvuloplasty.Pediatr Cardiol，2018，39（3）：450-458.

17. RAO PS，JUREIDINI SB.Transumbilical venous，

anterograde, snare-assisted balloon aortic valvuloplasty in a neonate with critical aortic stenosis. Cathet Cardiovasc Diagn, 1998, 45: 144-148.

18. NISLI K, KARACA S, DINDAR A. Balloon valvuloplasty for aortic stenosis using umbilical vein access in a newborn: first experience in Turkey. Turk Kardiyol Dern Ars, 2016, 44: 521-523.

19. ALEKYAN BG, PETROSYAN YS, COULSON JD, et al. Right subscapular artery catheterization for balloon valvuloplasty of critical aortic stenosis in infants. Am J Cardiol 1995, 76: 1049-1052.

20. HIZAJI ZM. All roads lead to Rome: which is the easiest and safest? critical aortic valve stenosis in the neonate. Cathet Cardiovasc Diagn, 1998, 45: 149-150.

21. PATEL S, SAINI AP, NAIR A, et al. Transcarotid balloon valvuloplasty in neonates and small infants with critical aortic valve stenosis utilizing continuous transesophageal echocardiographic guidance: a 22 year single center experience from the cath lab to the bedside. Catheter Cardiovasc Interv, 2015, 86: 821-827.

22. 中国医师协会儿科医师分会先天性心脏病专家委员会, 中华医学会儿科学分会心血管学组,《中华儿科杂志》编辑委员会. 儿童常见先天性心脏病介入治疗专家共识. 中华儿科杂志, 2015, 53: 17-24.

23. SIEVERT H, QURESHI SA, WILSON N, et al. Interventions in structural, valvular, and congenital heart disease. 2nd ed. Boca Raton: Taylor & Francis Group, 2014.

24. SIEVERT H, QURESHI SA, WILSON N, et al. Interventions in structural, valvular, and congenital heart disease. 2nd ed. Boca Raton: Taylor & Francis Gtoup, 2014.

25. MOORE P, EGITO E, MOWREY H, et al. Midterm results of balloon dilation of congenital aortic stenosis: predictors of success. J Am Coll Cardiol, 1996, 27: 1257-1263.

26. AWASTHY N, GARG R, RADHAKRISHNAN S, et al. Long-term results of percutaneous balloon valvuloplasty of congenital aortic stenosis in adolescents and young adults. Indian Heart J, 2016, 68: 604-611.

27. MCELHINNEY DB, LOCK JE, KEANE JF, et al. Left heart growth, function, and reintervention after balloon aortic valvuloplasty for neonatal aortic stenosis. Circulation, 2005, 111: 451-458.

28. SULLIVAN PM, RUBIO AE, JOHNSTON TA, et al. Long-term outcomes and re-interventions following balloon aortic valvuloplasty in pediatric patients with congenital aortic stenosis: a single-center study. Catheter Cardiovasc Interv, 2017, 89: 288-296.

29. TORRES A, VINCENT JA, EVERETT A, et al. Balloon valvuloplasty for congenital aortic stenosis: multi-center safety and efficacy outcome assessment. Catheter Cardiovasc Interv, 2015, 86: 808-820.

30. EWERT P, BERTRAM H, BREUER J, et al. Balloon valvuloplasty in the treatment of congenital aortic valve stenosis—a retrospective multicenter survey of more than 1000 patients. Int J Cardiol, 2011, 149: 182-185.

31. FRATZ S, GILDEIN H P, BALLING G, et al. Aortic valvuloplasty in pediatric patients substantially postpones the need for aortic valve surgery: a single-center experience of 188 patients after up to 17.5 years of follow-up. Circulation, 2008, 117: 1201-1206.

32. GODLEWSKI K, WERNER B. Long-term results of percutaneous balloon aortic valvuloplasty in children with aortic stenosis: a single-center experience. Kardiol Pol 2020, 78: 559-566.

33. AULD B, CARRIGAN L, WARD C, et al. Balloon aortic valvuloplasty for congenital aortic stenosis: a 14-year single centre review. Heart Lung Circ, 2019, 28: 632-636.

第四节　主动脉缩窄球囊血管成形术

(一) 概述

主动脉缩窄 (coarctation of the aorta, CoA) 在先天性心脏病中约占 6%~8%。主动脉缩窄的病变部位通常发生在主动脉峡部,可单独存在,亦可合并主动脉弓发育不良或心内畸形。主动脉缩窄的血流动力学改变主要是主动脉峡部血流梗阻,峡部以上主动脉压力升高、左心室后负荷增加,继而导致左心室收缩功能降低、肺静脉淤血及肺动脉高压。主动脉缩窄的临床表现为上肢高血压及下肢低血压、充血性心力衰竭和休克。其治疗原则是解除主动脉峡部血流梗阻,使血压和循环功能恢复正常。

1982 年, Singer 等首次报道采用球囊血管成形术 (balloon angioplasty) 治疗婴儿外科术后主动脉再缩窄获得成功。经过 40 年的经验积累,球囊血管成形术已作为外科术后主动脉再缩窄的常规治疗方法。对于未经外科手术的先天性主动脉缩窄,球囊血管成形术可有效解除主动脉峡部血流梗阻,但术后再缩窄及动脉瘤发生率明显高于外科手术,特别是新生儿和小婴儿,不推荐作为首选,只有在合并严重心力衰竭时可作为急诊姑息治疗延缓外科手术。

(二) 适应证

1. 主动脉缩窄外科矫治术后再缩窄,压差>20mmHg。

2. 主动脉缩窄外科矫治术后再缩窄,压差≤20mmHg,合并下列情况之一:明显的侧支血管形成;单心室循环;左心室收缩功能下降。

3. 儿童和青少年先天性主动脉缩窄,压差>20mmHg,隔膜型,不伴主动脉弓发育不良。

4. 婴儿先天性主动脉缩窄,伴严重心力衰竭,可作为急诊姑息性手术。

(三) 方法

1. 左心导管检查及升主动脉造影静脉复合麻醉 年长儿可局部麻醉,新生儿或小婴儿予气管插管机械通气。穿刺股动脉,依据体重插入4~6F 血管鞘,静脉予以全量肝素(100U/kg),监测凝血活酶时间(ACT 维持 200 秒以上)。从股动脉插入猪尾导管或多功能导管,逆行通过主动脉峡部缩窄段送至升主动脉,记录缩窄段前、后压力(图 17-7),于左侧位或左前斜位行升主动脉造影,测量缩窄段直径和长度,测量主动脉弓横部、缩窄段近端和远端主动脉、横膈水平降主动脉内径。注意观察无名动脉、颈动脉及锁骨下动脉的起源及走向是否正常。

2. 球囊选择 主动脉缩窄外科术后再缩窄病例,球囊直径等于缩窄段直径 2~3 倍,不超过主动脉弓横部内径 1.5 倍,不超过横膈水平降主动脉内径;未经外科手术的先天性主动脉缩窄病例,球囊直径等于(或小于 1mm)缩窄段近端主动脉内径,不超过横膈水平降主动脉内径。球囊长度通常为 2~4cm。

3. 球囊扩张技术 交换稍大血管鞘,从股动脉置入 J 型加硬导丝至升主动脉,沿导丝送入球囊导管,使之中央位于缩窄处,迅速充盈球囊,不超过 10 秒,调整球囊位置反复扩张 2~4 次,直至球囊"腰凹征"消失(图 17-8)。注意球囊要远离颈动脉和椎动脉,扩张时避免球囊破裂,扩张后避免导丝或导管在缩窄段探查,以防形成夹层动脉瘤或引起血管穿孔。

4. 扩张效果评价 从股动脉置入猪尾导管或多功能导管至升主动脉,记录缩窄段前、后压力(图 17-7),并于升主动脉造影(图 17-8)。

(四) 成功标准

1. 跨缩窄段压差≤20mmHg,或较术前下降50% 以上。

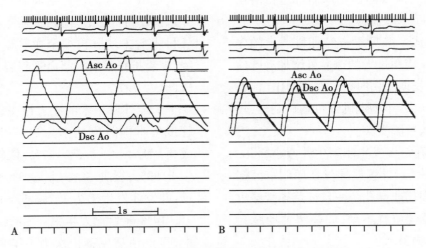

图 17-7 主动脉缩窄球囊血管成形术前、后压力曲线

A. 术前压力阶差 50mmHg;B. 术后压力阶差 5mmHg(引自:Beekman RH. Coarctation of the aorta. Philadelphia: Williams & Wilkins, 2008:989)。

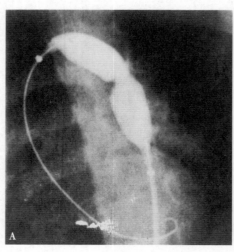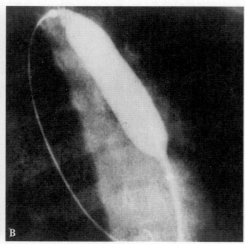

图 17-8　主动脉缩窄球囊血管成形术(造影)

2. 缩窄段内径较术前增加 30% 以上。

3. 心力衰竭得到控制。

(五)并发症

1. 主动脉残余缩窄或再缩窄　多见于新生儿或小婴儿,合并主动脉弓发育不良或心内畸形伴心力衰竭者,球囊血管成形术仅作为急诊姑息治疗。残余缩窄或再缩窄可再次行球囊血管成形术或外科手术。青少年患者可置入覆膜支架(covered stent)。

2. 股动脉血栓形成　常见于新生儿或小婴儿。手术时间如超过 1 小时,应追加半量肝素。一旦发生动脉血栓,应及时使用尿激酶进行溶栓治疗,必要时外科手术取血栓。

3. 动脉瘤形成　多见于未经外科手术的先天性主动脉缩窄。使用过大的球囊可增加动脉瘤发生的概率。中、长期随访时行 CTA 或 MRI 检查有助于明确诊断。中-小型动脉瘤可随访观察,较大的动脉瘤可置入覆膜支架。

4. 主动脉穿孔　多发生于新生儿或小婴儿。特别是球囊扩张术后,导管或导丝在原缩窄处探查易引起血管壁损伤或穿孔。一旦怀疑导管穿出主动脉,应保留导管位置不动,如确定主动脉穿孔,应立即急诊开胸手术。

5. 死亡　多发生于合并心内畸形伴严重心力衰竭的新生儿。

6. 脑血管意外　多继发于血栓形成、球囊导管损伤或堵塞颈部血管。

7. 反射性或持续性高血压　可予以抗高血压药物治疗。

(六)疗效评估

主动脉缩窄外科术后再缩窄,球囊血管成形术即时成功率为 69%~95%。再缩窄发生率大约 3.8%~25%,婴儿可达 40%。多中心研究显示,病死率为 2.5%,死亡原因主要是主动脉撕裂、合并心内畸形及脑血管意外,股动脉并发症发生率大约 8.5%,部分需要外科手术取血栓。随访中 24% 婴儿需要再次干预,再次治疗成功率可达 95%。一组随访 12 年的研究结果中,72% 患儿不需再次介入治疗,再干预危险因素是主动脉弓发育不良。外科术后主动脉再缩窄血管周围有纤维组织包绕,球囊扩张不易引起血管破裂,故动脉瘤发生率较低,为 0~7.7%。

未经外科手术的先天性主动脉缩窄,球囊血管成形术即时成功率为 79%~100%。残余缩窄或再缩窄发生率 3%~47%,依据年龄依次为新生儿 83%、婴儿 39%、儿童 8%。多中心研究显示,并发症发生率为 17%。股动脉血栓发生率为 9%~14%,动脉瘤发生率为 3.8%~35%。长期随访中,再干预豁免率依次为 1 年 89%、5 年 83%、10 年 81%,再干预的危险因素是血管壁弹性及瘢痕收缩性。新生儿再干预率高达 63%。在一组新生儿和婴儿主动脉缩窄伴严重心力衰竭的研究结果中,球囊血管成形术病死率可达17%,随访19年生存率为83%,外科手术豁免率为43%,再干预豁免率为23%。

综上所述,球囊血管成形术可有效解除主动脉缩窄的血流梗阻;新生儿或小婴儿、长段狭窄伴主动脉弓发育不良者再缩窄发生率较高;动脉瘤形成多见于未经外科手术的先天性主动脉缩窄,长期随访中行CTA或MRI检查至少5年1次,观察有无动脉瘤形成或再缩窄发生。

(李 虹)

参 考 文 献

1. ALLEN HD,DRISCOLL DJ,SHADDY RE.Moss and adams' heart disease in infants,children,and adolescents.8th ed.Philadelphia:Lippincott Williams & Wilkins,2013.

2. SIBLINI G,RAO PS,NOURI S,et al.Long-term follow-up results of balloon angioplasty of postoperative aortic recoarctation.Am J Cardiol,1998,81(1):61-67.

3. REICH O,TAX P,BARTÁKOVÁ H,et al.Long-term(up to 20 years)results of percutaneous balloon angioplasty of recurrent aortic coarctation without use of stents.Eur Heart J,2008,29(16):2042-2048.

4. KHOSHHAL SQ,AL-MUTAIRI MB,ALNAJJAR AA, et al.The efficacy and safety of percutaneous balloon angioplasty for aortic coarctation in children.Acute and mid-term results in a single center experience.Saudi Med J,2020,41(11):1252-1258.

5. STEINER I,PRSA M.Immediate results of percutaneous management of coarctation of the aorta:a 7-year single-centre experience.Intern J Cardiol,2021,322:103-106.

6. ZELTSER I,MENTEER J,GAYNOR W,et al.Impact of re-coarctation following the Norwood operation on survival in the balloon angioplasty era.J Am Coll Cardiol,2005,45(11):1844-1848.

7. LEFORT B,LACHAUD M,EI ARID JM,et al.Immediate and midterm results of balloon angioplasty for recurrent aortic coarctation in children aged<1 year.Arch Cardiovasc Dis, 2018,111(3):172-179.

8. ZUSSMAN M E,HIRSCH R,HERBERT C,et al. Transcatheter intervention for coarctation of the aorta. Cardiol Young,2016,26(8):1563-1567.

9. 孙春平,谢育梅,钱明阳,等.经皮介入治疗儿童主动脉缩窄疗效观察(附22例报告).中国实用儿科杂志, 2018,33:881-885.

10. LI F,ZHOU AQ,GAO W,et al.Percutaneous balloon angioplasty of coarctation of the aorta in children:12-year follow-up results. Chin Med J,2001,114(5):459-461.

11. BEEKMAN RH,ROCCHINI AP,DICK MD,et al. Percutaneous balloon angioplasty for native coarcttion of the aorta.J Am Coll Cardiol,1987,10(5):1078-1084.

12. HE L,LIU F,WU L,et al. Percutaneous balloon angioplasty for severe native aortic coarctation in young infants less than 6 months:medium-to long-term follow-up. Chin Med J,2015,128(8):1021-1025.

13. RODÉS-CABAU J,MIRÓ J,DANCEA A,et al. Comparison of surgical and transcatheter treatment for native coarctation of the aorta in patients ≥1 year old.The Quebec Native Coarctation of the Aorta study.Am Heart J, 2007,154(1):186-192.

14. WU Y,JIN X,KUANG H,et al.Is balloon angioplasty superior to surgery in the treatment of paediatricnative coarctation of the aorta:a systematic review and meta-analysis.Interact Cardiovasc Thorac Surg,2019,28(2):291-300.

15. SEN S,GARG S,RAO SG,et al.Native aortic coarctation in neonates and infants:immediate and midterm outcomes with balloon angioplasty and surgery.Ann Pediatr Cardiol, 2018,11(3):261-266.

16. DIJKEMA E J,SIESWERDA GT,TAKKEN T,et al. Long-term results of balloon angioplasty for native coarctation of the aorta in childhood in comparison with surgery.Eur J Cardiothorac Surg,2018,53(1):262-268.

17. 中国医师协会儿科医师分会先天性心脏病专家委员会,中华医学会儿科学分会心血管学组,《中华儿科杂志》编辑委员会.儿童常见先天性心脏病介入治疗专家共识.中华儿科杂志,2015,53:17-24.

18. SIEVERT H,QURESHI SA,WILSON N.Interventions in structural,valvular,and congenital heart disease.2nd ed. Boca Raton:Taylor & Francis Gtoup,2014.

19. DE LEZO JS,ROMERO M,PAN M,et al.Stent repair for complex coarctation of aorta.J Am Coll Cardiol Interv, 2015,8(10):1368-1379.

20. MAHESHWARI S,BRUCKHEIMER E,FAHEY J T, et al.Balloon angioplasty of postsurgical recoarctation in infants:the risk of restenosis and long-term follow-up. J Am Coll Cardiol,2000,35(1):209-213.

21. SANDOVAL JP,KANG SL,LEE K J,et al.Balloon angioplasty for native aortic coarctation in 3-to 12-month-old infants.Circ Cardiovasc Interv,2020,13(11):e008938.

22. COWLEY CG,ORSMOND GS,FEOLA P,et al. Long-term,randomized comparison of balloon angioplasty and surgery for native coarctation of the aorta in childhood. Circulation,2005,111(25):3453-3456.

23. OVAERT C,MCCRINDLE BW,NYKANEN D,et al. Balloon angioplasty of native coarctation:clinical outcomes and predictors of success.J Am Coll Cardiol,

2000,35（4）：988-996.

24. DE LEZO JS，PAN M，ROMERO M，et al.Percutaneous intervention on severe coarctation of the aorta：a 21-year experience.Pediatr Cardiol，2005，26（2）：176-189.

25. HARRIS KC，DU W，COWLEY CG，et al.A prospective observationalmulticenter study of balloon angioplasty for the treatment of native and recurrent coarctation of the aorta. Catheter Cardiovasc Interv，2014，83（7）：1116-1123.

26. TOROK RD，CAMPBELL MJ，FLEMING GA，et al.Coarctation of theaorta：management from infancy to adulthood. World J Cardiol，2015，7（11）：765-775.

第五节　动脉导管未闭堵塞术

（一）概述

单纯动脉导管未闭（patent ductus arteriosus，PDA）约占所有先天性心血管畸形的10%~18%，由于 PDA 的左向右分流所致心脏容量增加的血流动力学改变及 PDA 患者终生有发生动脉内膜炎的风险，目前认为所有动脉导管的分流应予以治疗。自从1939年 Gross 和 Hubbard 首次报道外科成功结扎动脉导管到1967年 Porstmann 首次应用海绵塞法成功堵塞动脉导管未闭（occlusion of patent ductus arteriosus）之后，有不少堵塞装置研制成功并有限地应用于临床，特别是 Rashkind 设计的双盘堵塞装置，包括其改良型，如蚌壳状关闭式（LOCK）、纽扣式双盘装置（SIDERIS）等。由于上述堵塞装置本身的诸多不足、需要较粗的递送导管、术后残余分流发生率高、较难适用于小婴儿及过小的或过大的动脉导管未闭等原因，20世纪90年代前，动脉导管未闭的介入治疗未被广泛接受。1992年，Combier 等首先报道应用 Gianturco 弹簧圈堵塞小型动脉导管未闭获得成功。1996年，又有 Duct-Occlud 弹簧圈面世。由于弹簧圈堵塞术具有操作简便、疗效好、递送导管细、损伤小及可用于小婴儿等优点，其疗效获得一致肯定。但对于中等以上的动脉导管未闭仍无合适、简便、有效的堵塞装置。1996年，Amplatzer 自膨性 PDA 封堵器开始用于临床堵塞动脉导管未闭。1998年，Masura 等报道较大数量病例应用自膨性 PDA 封堵器成功堵塞动脉导管未闭。该法安全、简便、几乎无残余分流，可应用于中、大型动脉导管未闭，使动脉导管未闭的介入治疗获得突破性进展。近几年 AGA 公司生产的动脉导管未闭第二代封堵器（ADO2 和 ADO2AS）进入临床使用，使得细小的 PDA 和早产儿低体重儿的 PDA 的介入治疗越来越容易。目前外科手术治疗仅限于患有 PDA 的早产儿及非常小的婴儿伴有很大 PDA 者。如今只要对弹簧圈及 PDA 封堵器堵塞术方法进行合理选择、规范操作方法，对大部分类型的动脉导管未闭（包括早产儿、婴幼儿及合并肺动脉高压者）均能有效地经导管关闭，并且创伤小，恢复快。此外国产动脉导管未闭封堵器的临床使用使得 PDA 的介入治疗费用越来越低。虽形态与进口封堵器并无差异，但在封堵器涂层材料方面进行了一系列改进和创新。很大程度上提高了封堵器的耐腐蚀性及生物组织与血液的相容性，并能有效阻止镍离子析出。不仅减少了封堵器的金属量，而且在促进封堵器表面内皮化方面更好。同时国产可吸收封堵器也已进入临床试验阶段。

（二）适应证及禁忌证

1. 适应证　①位置正常的动脉导管未闭，无论形状及动脉导管未闭大小，血流动力学监测无器质性肺动脉高压者；②动脉导管未闭外科结扎术后有残余分流或再通者。

2. 禁忌证　①重度肺动脉高压，经心导管检查评价为器质性肺动脉高压或临界病例者；②伴有需外科手术矫治的先天性心脏畸形。

（三）堵塞材料

目前临床上应用于堵塞动脉导管未闭的器械主要有弹簧圈和自膨性 PDA 封堵器二种。现在国内应用于临床的弹簧圈主要是美国生产的两种产品。Cook的弹簧圈（图17-9）为0.89mm（0.035英寸）和0.97mm（0.038英寸）直径的钢丝组成，弹簧圈表面附有纤维织物。德国PFM可控性弹簧圈（图17-10），其表面没有纤维织物，通过改变弹簧圈形状（双螺旋双圆锥）促进血栓形成。并设计了不同类型和大小的弹簧圈，使之更适合相应动脉导管形状，增加释放后弹簧圈的稳定性。可控的弹簧圈在释放后如位置不佳或大小不适可回收，因此发生移位、脱落栓塞等可能性非常小。自膨性PDA堵塞装置由0.004英寸镍钛合金网制成（图17-11），所有装置的长度均为7mm，其2mm的滞留盘保证了装置安全定位于动脉导管未闭口，最后由缝于该装置的三个聚酯片诱导的血凝来关闭异常通道。该释放系统包括释放钢丝、5~12F长递送鞘及扩张器、蘑菇伞装载器。由于该堵塞装置具有可回收和重新调整封堵器位置并释放的特点，目前已成为堵塞术中所需重要的堵塞材料之一。此外还有动脉导管未闭第二代封堵器（ADO2和ADO2AS）（图17-12，图17-13）。近年来国产PDA封堵器的发展及临床应用越来越多，如陶瓷膜PDA封堵器和单铆钉氧化膜PDA封堵器（图17-14）。

（四）堵塞术类型

1. 经导管弹簧圈动脉导管未闭堵塞术（transcatheter coil occlusion of patent ductus arteriosus）

（1）机制：自20世纪70年代中期起，弹簧圈堵塞血管技术逐渐广泛应用于周围血管的异常交通。弹簧圈及其表面的纤维织物可机械阻塞异常血管通道，而纤维织物的促凝性质又可促进随之发生的血栓形成，最终达到完全阻断异常血流通道的目的。

（2）适应证：直径≤2.5mm的动脉导管未闭，未经手术或外科手术后残余分流者，适合的动脉导管解剖类型主要为管形或漏斗形。

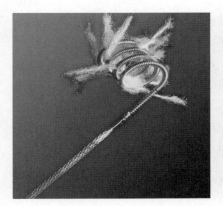

图17-9　Cook弹簧圈

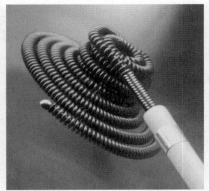

图17-10　PFM弹簧圈

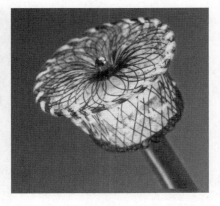

图17-11　自膨性蘑菇伞PDA堵塞装置

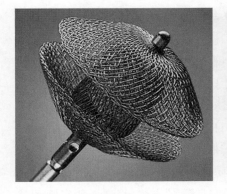

图17-12　动脉导管未闭第二代封堵器ADO2

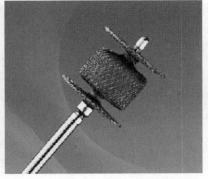

图17-13　动脉导管未闭第二代封堵器ADO2AS

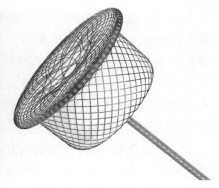

图17-14　单铆钉氧化膜PDA封堵器

（3）方法:经皮股动、静脉插管,全身肝素化和预防性给予抗生素。分别测压和血氧测定,评估分流程度。导管置于胸主动脉进行左侧位造影,观察动脉导管大小,形状及与气管之间的位置,并排除其他心血管畸形。高质量的造影显示动脉导管形状和精确测量动脉导管大小是堵塞成功的关键。如果左侧位胸主动脉造影动脉导管与主动脉弓下缘重叠而显示不清时,需采用非标准位即右前斜30°位,常可显示动脉导管。测量时需精确测定动脉导管最小直径(肺动脉端),壶腹部最大直径(主动脉端)及长度。较宽的壶腹部常是引起放置的弹簧圈不稳定因素之一。如选用弹簧圈不适当,可增加术后残余分流的机会。

Cook 及 PFM 的弹簧圈操作方法有所不同,但基本原则相似,以下简述 Cook 弹簧圈堵塞术操作方法:

可经动脉逆向方法或经静脉前向性方法实施堵塞术。为了使弹簧圈达到动脉导管堵塞异常交通,通常应用 4F 或 5F Vertebral 导管、Hinck Headhunter 导管或右冠状动脉导管(利用其头端弯度易于探及并通过动脉导管),经股动脉穿刺插入,导管沿降主动脉逆向递送到达动脉导管处,把导管头端探入动脉导管达肺动脉,可根据透视、血氧测定与压力检测来进行定位。根据临床应用的经验,弹簧圈的选择取决于以下 3 个参数,即弹簧圈钢丝的直径、弹簧圈的伸展长度及弹簧圈直径。弹簧圈钢丝的直径一般为 0.89mm(0.035 英寸)和 0.97mm(0.038 英寸),其中后者在透视下更清晰,而且其钢丝硬度佳,易于释放并且增加弹簧圈体积,堵塞效果更好。弹簧圈的长度至少产生 3~5 个弹簧圈(弹簧圈圈数=弹簧圈长度/弹簧圈直径×3.14)。选择弹簧圈的直径大小至少为动脉导管最狭窄处的 2 倍。当导管经动脉导管达肺动脉后,用导引钢丝推送弹簧圈经导管顶端达肺动脉腔 3/4~1 圈,然后略后撤,使释放弹簧圈受阻于动脉导管肺动脉开口处。随后导引钢丝和导管一起缓缓后撤,最后弹簧圈的其余部分释放于动脉导管主动脉一侧,至少有 2 个弹簧圈位于动脉导管的主动脉一端。这样动脉导管的肺动脉与主动脉两端各有较导管内径大的弹簧圈存在,形

成似哑铃状堵塞装置。术毕重复主动脉造影,观察弹簧圈位置及有否残余分流。最后完全释放装置。

经动脉逆向方法特别适用于小的动脉导管未闭,较大的动脉导管未闭也可采用经静脉的前向性方法。

PFM 的 Duct-Occlud 双螺旋双圆锥弹簧圈装置可分为标准型,用于<2mm 动脉导管未闭;加强型适用于≥2mm 动脉导管未闭,而 PFM 公司新近设计的 Nit-Occlud(单圆锥型和双碟型)可适用于较大的动脉导管未闭。其弹簧圈大小的选择原则为远端盘最大直径应等于或稍大于动脉导管壶腹部最大直径(1~2mm)。通常应用经股静脉的前向性方法。对于小动脉导管未闭亦可应用逆向法堵塞动脉导管未闭。

中等以上动脉导管未闭或伴有肺动脉高压的动脉导管未闭,放置一个弹簧圈不足以完全堵塞时,可应用多个弹簧圈堵塞,同样可达到完全堵塞目的。其方法为可通过经二侧股静脉前向性方法或经一侧股静脉而另一侧经股动脉逆向方法进行堵塞,使二个或多个弹簧圈相嵌,而增加弹簧圈体积达到完全堵塞目的。

经导管弹簧圈动脉导管未闭堵塞术具有操作简便、疗效好、递送导管细、损伤小及可用于小婴儿等优点,而且价格低廉,特别适用于直径≤2.5mm 的动脉导管未闭,但对于>2.5mm 的动脉导管未闭,则需要应用多个弹簧圈堵塞技术或选用直径较大的弹簧圈,这将延长堵塞手术时间并增加医源性左肺动脉狭窄的风险,因此我们还是推荐应用自膨性 PDA 封堵器(self expandable PDA occluder)堵塞。

2. 经导管自膨性 PDA 封堵器动脉导管未闭堵塞术

（1）机制:自膨性 PDA 堵塞装置的滞留盘保证了装置定位于动脉导管未闭口,由缝于该装置的 3 个聚酯片诱导的血凝来关闭异常通道。

（2）适应证:直径>2.0mm、位置正常的动脉导管未闭,不管形状及动脉导管未闭大小,血流动力学监测无器质性肺动脉高压者均为适应证。

（3）方法:经股静脉方法,将递送鞘自肺动脉通过动脉导管未闭定位于降主动脉,但不要让递

送鞘进入降主动脉太多，以免扩张器拆除后引起递送鞘折叠。选取比动脉导管未闭最狭窄处直径大3~6mm的堵塞装置，而且其伞面直径应小于或等于动脉导管壶腹部直径，以免导致医源性主动脉狭窄。释放钢丝穿过装载器，其头端与封堵器螺纹相接。封堵装置与装载器一起浸于盐水中，然后装置被拉入装载器。装载器与递送鞘对接，装置由释放钢丝推送至降主动脉（推送过程中不能旋转）。滞留盘放出，然后拉向动脉导管未闭口，这可通过透视或可感到与主动脉搏动同步的拖拉感。递送鞘后撤，装置的圆柱形部分便安全展开于动脉导管未闭内。再行胸主动脉造影以确定装置位置正确与否，如不满意可将装置回收入鞘内重新定位。一旦证实装置的位置正确，可逆向旋转释放钢丝封堵装置（图17-15）。

部分低体重小婴儿中，如股动脉穿刺困难，也可只穿刺股静脉。采用经导丝将猪尾导管从肺动脉过动脉导管在降主动脉造影，显示PDA大小形状。然后再在透视和经胸超声引导下完成封堵术。

个性化封堵器的应用及各种封堵器在不同先天性心脏病中的灵活应用，如有的粗大长管型PDA选用肌部或膜部对称型室间隔缺损封堵器也可得到良好的效果。

3. 特殊的动脉导管未闭的堵塞术

（1）右位主动脉弓伴左位动脉导管未闭的堵塞术：该类畸形临床少见，动脉导管通常表现为左

锁骨下动脉与肺动脉的连接。因此堵塞前必须明确其解剖畸形。堵塞方法需根据动脉导管的形状及大小来选择自膨性PDA封堵器或弹簧圈、经动脉逆向方法或经静脉前向性方法。

（2）复合先天性心脏病介入治疗：一些合并动脉导管未闭的先天性心脏病可通过导管堵塞、扩张、支架技术矫治或与外科镶嵌治疗而达到治愈目的，诸如动脉导管未闭合并肺动脉瓣狭窄、主动脉瓣狭窄、主动脉缩窄、房间隔缺损和室间隔缺损。对动脉导管未闭合并二尖瓣关闭不全也可进行动脉导管堵塞治疗，这样可减轻左心系统前负荷，从而达到改善二尖瓣反流或使患儿能存活到做二尖瓣手术的最佳年龄。

（3）早产儿和低体重儿动脉导管未闭的堵塞术：这类患儿往往通过内科保守治疗无效而且存在心力衰竭时才考虑介入干预。由于股动、静脉细小，为避免外周血管的损伤，一般只需穿刺股静脉，采用经导丝将猪尾导管从肺动脉过动脉导管在降主动脉造影，显示PDA大小形状。然后再在透视和/或经胸超声引导下完成封堵术。这类PDA形态往往是长管型，可以使用第二代封堵器（ADO2AS和ADO2），ADOAS为佳，可以减少左肺动脉和主动脉狭窄。自膨性PDA堵塞装置也有成功的病例。

（五）疗效观察及随访

动脉导管未闭封堵术后即刻可作胸主动脉造

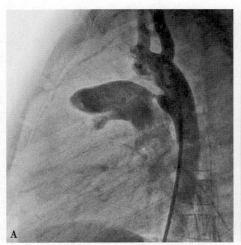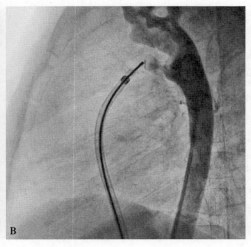

图 17-15　AmplatzerPDA 封堵器

A.降主动脉造影显示 PDA；B.应用 AmplatzerPDA 封堵器后胸主动脉造影。

影,如封堵器位置合适,仅有少量造影剂从封堵器中渗过,可释放封堵器;如残余分流多,可在封堵术后15分钟再次作胸主动脉造影,也可采用经胸心脏超声评估。如残余分流明显减少,也可释放封堵器。以后在封堵术后24小时、1个月、3个月、6个月、1年进行体检(听诊)和彩色多普勒超声随访检查,观察有无杂音和残余分流。弹簧圈封堵术已有近30年历史,临床随访未发现有严重并发症。自膨性PDA封堵器应用于临床也已有20余年,封堵器的结构和性能均达到比较完善的水平,临床数万例应用和长期随访结果证明封堵器性能稳定、疗效可靠。偶见溶血及移位等并发症。因而认为该方法安全、有效、操作方便、适应证广,值得推广。

(六) 并发症及其处理

1. 残余分流 封堵器释放后可产生残余分流,尤其弹簧圈,释放后尚未脱钩前如有中等分流时需再增加一个弹簧圈,如仅为极少量分流,随访观察表明大部分可在短期内消失。少量病例发生溶血,多由于较明显残余分流引起红细胞破坏所致。经短期内科对症处理及密切观察下无效,超声检查示左向右分流明显,需再次增加放置弹簧圈或做外科手术处理。

2. 封堵器脱落 常由于选择太小或操作不当引起,常向肺动脉方向至肺或堵塞周围血管,可经肺动脉插入圈套装置或异物钳将封堵器取出或外科手术取出封堵器。

3. 医源性左肺动脉和主动脉狭窄 左肺动脉狭窄通常是由于释放在肺动脉内封堵器过多所致,而主动脉狭窄则是由于封堵器直径超过动脉导管壶腹部直径或封堵器位置不当引起。此类情况多发生在多个弹簧圈堵塞过程中或所选封堵器过大。一般多普勒超声检测发现经过左肺动脉或胸主动脉流速超过2.5m/s时,可以认为有医源性左肺动脉和主动脉狭窄可能。临床研究发现有左肺动脉灌注减少。处理方法是:未脱钩前需重新调整封堵器位置或装置大小,如果弹簧圈突出在主动脉内,而动脉导管壶腹部直径较大,则可以用导管或球囊扩张导管将弹簧圈顶入动脉导管内;如脱钩后则需定期多普勒超声随访检查,如狭窄

明显需手术去除堵塞器。

4. 其他 如果患儿的体重<5kg,并且动脉导管粗大,则在堵塞前需特别注意动脉导管是否有足够壶腹部直径及其长度来容纳封堵器及是否有足够大的股静脉来容纳递送长鞘。因此术前准备好多种封堵器器械很重要。

总之,动脉导管未闭堵塞术的成功与否往往与术者的经验、合理选择病例、堵塞方法及封堵器的选择有关,随着新的个性化堵塞装置的不断发明,必将使这一技术更加完善。

(高 伟)

参 考 文 献

1. 中华医学会心血管病学会结构性心脏病学组,中国医师协会心血管内科医师分会结构性心脏病专业委员会.中国动脉导管未闭介入治疗指南2017.中国介入心脏病学杂志,2017,25:241-248.
2. 中国医师协会儿科医师分会先天性心脏病专家委员会,中华医学会儿科学分会心血管学组,《中华儿科杂志》编辑委员会.儿童常见先天性心脏病介入治疗专家共识.中华儿科杂志,2015,53:17-24.
3. 周爱卿,高伟,王荣发,等.应用可回收与非回收弹簧圈装置堵塞动脉导管未闭的比较.中华儿科杂志,1998,36:519-521.
4. 高伟,周爱卿,余志庆,等.微小动脉导管未闭的介入治疗.中国医学影像技术,2001(10):927-928.
5. MASURA J,WALELS K P,THAUOPOULOS B,et al.Catheter colsure of moderate to large-size PDA using the new Amplatzer duct occuder:Immediate and short-term results. J Am Coll Cardiol,1998,31(4):878-882.
6. 周爱卿,高伟,余志庆,等.经导管Amplatzer堵塞器治疗动脉导管未闭的评价.临床儿科杂志,1999,17:195-197.
7. 高伟,周爱卿,余志庆,等.Amplatzer蘑菇伞治疗动脉导管未闭疗效观察及方法学再讨论.临床儿科杂志,2003,21:267-269.
8. BHOLE V,MILLER P,MEHTA C,et al. Clinical evaluation of the new Amplatzer duct occluder Ⅱ for patent arterial duct occlusion. Catheter Cardiovasc Interv,2009,74(5):762-769.
9. 高伟,刘廷亮,杨磊.新生儿先天性心脏病的介入治疗构想.中华实用儿科临床杂志,2018,33:974-978.
10. 谢育梅,邱庆欢,张智伟,等.生物陶瓷镀膜封堵器治疗儿童左向右分流型先天性心脏病的中远期随访研

究.中华实用儿科临床杂志,2015,30:818-822.

11. 谢育梅,陈军.可降解封堵器治疗先天性心脏病的研究进展.中华实用儿科临床杂志,2020,5:2-6.

12. BUTERA G,DE ROSA G,CHESSA M,et al. Transcatheter closure of persistent ductus arteriosus with the Amplatzer duct occluder in very young symptomatic children. Heart,

2004,90(12):1467-1470.

13. PASS RH,HIJAZI Z,HSU DT,et al. Multicenter USA Amplatzer patent ductus arteriosus occlusion device trial:initial and one-year results.J Am Coll Cardiol,2004,44(3):513-519.

第六节　房间隔缺损封堵术

一、概述

自20世纪70年代,King和Miller首先用双面伞型装置在成人封堵继发孔型房间隔缺损(atrial septal defect,ASD)取得成功后,Rashkind等,先后研制单盘带锚钩闭合器(Rashkind hooked),双伞型无锚钩闭合器(Rashkind double umbrella),以及改良Rashkind双伞型房间隔缺损闭合器等,试行封堵房间隔缺损并获成功。由于以上运载补片的输送系统直径达16~23F,并且只能封堵直径20mm以内的中央型继发孔房间隔缺损,且成功率不足70%,病例选择范围有限,临床应用受到限制。1989年,Lock等将Rashkind装置进一步改良成为蚌状夹式闭合器,通过11F输送系统即可。但发现补片弹簧臂断裂发生率相当高,残余分流率高达25%以上,从而中止了临床试用。1990年,在原蚌状夹关闭器的基础上,相继研制出CardioSEAL、StarFlex等系列封堵装置,Sideris建立纽扣式补片封堵ASD法,还有诸如Das-Angel Wings系统、Babic的ASDOS堵闭系统、Helex可调整螺旋状装置及可降解封堵器等多种经导管封堵继发孔ASD的装置在临床试用。但这些装置存在易移位和折叠,操作复杂,只能用于20mm以下房间隔缺损,并仍有一定的残余分流发生率,远期疗效也不尽如人意,临床推广应用受到限制。1997年,Amplatzer报道双盘型装置封堵ASD动物实验成功,继而开始了临床试验。目前,该方法在全世界范围的临床试用中得到肯定,具有操作简单、安全、并发症少、可通过较小的输送鞘及能用于较小的儿童病例等优点。对一些缺损边缘稍差的继发孔ASD,在经胸、食管或心腔

内超声心动图的指导下,采取特殊手法也可成功封堵缺损,甚至能封堵部分静脉窦型房间隔缺损,使大多数的继发孔房间隔缺损病例可选择非开胸的经导管介入封堵术,病例选择范围较其他方法广。虽然,Amplatzer双盘装置较其他装置能较好地解决以往封堵ASD术的一些问题,但仍存在不能封堵太大的ASD、不适于太小婴幼儿病例,以及ASD的部位和边缘有一定要求等问题。该封堵装置镍钛合金金属含量高,心房内占据体积太大,目前仍在进行临床长期追踪随访观察其对人体的影响。据报道至今全世界用此方法封堵ASD最长时间已达20余年,中远期追踪随访的结果令人满意。自2000年以来,国内多家公司研制出同类房间隔缺损封堵器应用于临床并取得满意的临床试用结果。目前国内外仍对各种材料和方法进行研究探讨和改良,希望封堵装置不断改进完善,使其生物相容性能更好。综上所述,经导管介入封堵ASD术(transcatheter closure of ASD)的临床应用前景良好,临床上也需同时进行中长期追踪随访观察评价疗效和预后。现临床上用得最多的是Amplatzer型双盘装置法。

二、原理及实验研究

1. Amplatzer型双盘装置(以下简称双盘样装置)　封堵房间隔缺损装置由封堵系统和输送系统组成(图17-16)。封堵系统常见的大体有三种形态,分别是标准型、小腰大边型及筛孔型。前两者构成类似,主要区别在于房盘直径与腰部直径之差,而筛孔型结构与卵圆孔未闭封堵装置的构成相似,腰部为一较细的杆状结构。

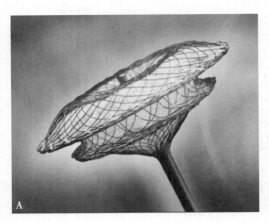
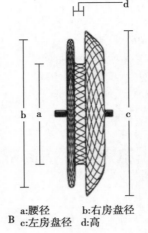

a:腰径　b:右房盘径
c:左房盘径　d:高

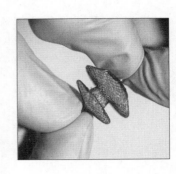

图 17-16　Amplatzer 型双盘样装置
A. Amplatzer 型双盘样装置;B、C. 双盘样装置。

（1）封堵系统:由超弹性镍钛合金金属丝编织成可伸缩的双盘样装置,内充填缝制三层聚酯涤纶片,标准型的远端盘(左心房盘)直径较腰部直径大 14mm,小腰大边型的为 24mm。封堵器中间是连接双盘的"腰部",尾部有一个螺丝母结构。远端盘(左心房盘)较近端盘(右心房盘)直径大,标准型相差 4mm,小腰大边型相差 8mm。封堵器被牵拉时呈细长条状,可压缩藏入管腔内,当伸出管腔后可即刻自行恢复原双盘形状,其腰部可根据房间隔缺损不同形状而自动成型。标准型双盘样装置根据腰部的直径分为 4~40mm 多种型号(每 1~2mm 为一个型号),而小腰大边型则根据腰部直径分为 6~24mm 多种型号(每 2mm 为一个型号)。

（2）输送系统

1）输送杆和传送装置:顶端带能与双盘样装置尾端螺丝母相联的螺丝纹内芯的不锈钢金属杆,顺时针方向为连接,逆时针方向为松解释放(图 17-17)。

2）外鞘:6~14F 的塑料长鞘。

3）其他器械:①0.035 英寸的加硬交换导丝;②测量球囊(24mm 或 36mm);③卡尺;④穿刺静脉装置 6F 或 7F 端孔导管。

动物实验研究观察,经导管封堵房间隔缺损 1 个月时,封堵器内紧密贴壁的三层聚酯涤纶片中血细胞聚集引导内膜衍生覆盖封堵器,在血细胞形成的血栓和纤维形成的网架结构中开始有内

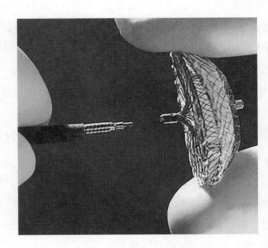

图 17-17　装置连接示意图

皮细胞在中间慢慢衍生,2 个月时逐渐形成成片的内皮细胞层,3 个月时已形成较为坚实的心肌组织覆盖。但心内膜和心肌组织覆盖金属含量高的装置部分较为缓慢,尤其是远端盘(左心房盘)顶端的焊接点及近端盘(右心房盘)尾端的螺旋处伸出较多时,内膜始终不能完全覆盖。是否会不断造成的微小血栓形成尚无定论。其优点是装置较精致,可通过较小的鞘管经静脉系统操作,比较安全,如果病例选择恰当,堵闭 ASD 的效果很好,残余分流发生率低。

2. 生物可降解封堵器(biodegradable occluder)　目前尚在研究阶段,其理念是植入后有效封堵缺损,封堵器与间隔贴壁良好,在未完全内皮化之前起支撑作用,待内皮化完全后逐渐降解至完全消失,留下自体组织在原有缺

损处实现缺损修复,需具有良好生物相容性,对人体无细胞及遗传等毒性作用。选用的可降解材料有左旋聚乳酸(poly-L-Lactic acid,PLLA)、聚对二氧环己酮(polydioxanone,PDO)、聚己内酯(polycaprolactone,PCL)等。国内外也有多项研究,采用 BioStar Occluder、Double-Umbrella Occluder、Chinese Lantern Occluder 等进行动物实验及临床研究,其中,如 BioStar Occluder 已进行完整的临床研究,植入成功率为98%,近期有效封堵率为92%~96%,无严重并发症,但长期随访发现,该封堵器致心律失常、心脏穿孔及脱落等远期并发症的发生率为12%,且该封堵器为部分可降解,仍有金属框架残留。国内研发的完全可降解房间隔封堵系统,采用 PLLA 制成双盘结构,配合锁定机构、显影点(图 17-18),保证材料可适时而充分吸收的前提下,提高系统操作性,动物实验已证实其具有良好安全性和有效性,近期正在进行临床试验,首例接受治疗的患儿随访3年效果满意,经胸超声心动图所见封堵器降解完全,无不良反应。

三、适应证及禁忌证

1. 适应证

(1)继发孔型 ASD:年龄≥2岁,有血流动力学意义(缺损直径≥5mm)的继发孔型 ASD;缺损至冠状静脉窦,上、下腔静脉及肺静脉的距离≥5mm,至房室瓣的距离≥7mm(指采用标准型 ASD 封堵器者);房间隔直径>所选封堵器左心房侧的直径;不合并必须外科手术的其他心血管畸形。

(2)年龄<2岁,有血流动力学意义且解剖条件合适的继发孔型 ASD。

(3)前缘残端缺如或不足,但其他边缘良好的具有血流动力学意义的继发孔型 ASD。

(4)具有血流动力学意义的多孔型或筛孔型 ASD。

(5)心房水平出现短暂性右向左分流且疑似出现栓塞后遗症(卒中或复发性短暂脑缺血发作)的患儿;缺损较小,但有血栓风险。

(6)复杂先天性心脏病矫治手术后遗留的房间隔交通,待血流动力学调整作用完成后可考虑封堵。

(7)外科修补术后的残余分流。

(8)二尖瓣球囊成形术后遗留的明显心房水平分流。

(9)不合并必须外科手术的其他心脏畸形。

2. 禁忌证

(1)原发孔型 ASD。

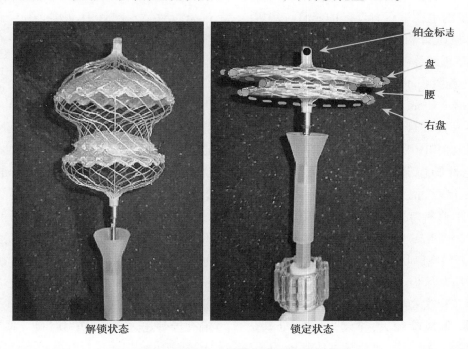

解锁状态　　　　锁定状态

铂金标志
盘
腰
右盘

图 17-18　Absnow 可降解房间隔缺损封堵器

左图为未锁定状态;右图为锁定状态,其中黑点为铂金标志,在 X 线下标志显影。

（2）静脉窦型 ASD。

（3）无顶冠状窦型 ASD。

（4）伴有与 ASD 无关的严重心肌疾病或瓣膜疾病。

（5）合并梗阻性肺动脉高压。

（6）房间隔缺损边缘条件不足以牢固放置封堵器。

（7）伴有部分或完全性肺静脉异位引流。

（8）左心房内隔膜。

（9）左心房或左心室发育不良。

（10）下腔或盆腔内静脉血栓形成，大血管和心腔内血栓形成。

（11）同时合并感染或体内存在严重感染灶。

（12）伴有严重心肌疾病或瓣膜病变，其他先天性缺损或大血管异常。

（13）患有出血性疾病。

需要指出的是，肺动脉高压是房间隔缺损尤其是缺损较大者常见的合并症，而"梗阻性肺动脉高压"这一标准在临床上时常难以准确判断，更多的是诊断为"重度肺动脉高压"。近年来，伴随着靶向肺动脉高压治疗药物的临床应用及不断的推陈出新，与以往相比，先天性心脏病合并肺动脉高压（CHD-PAH）患者的治疗手段及策略发生了改变，国内外一直在对这些患者的手术指征进行探索，相关指南也在进行着反复的修订。2019年，欧洲儿童肺血管病网络（EPPVDN）发布的《儿童肺动脉高压的诊断和治疗共识声明》中建议：肺血管阻力指数（pulmonary vascular resistance index，PVRI）<6（WU·m²）且肺总阻力/体循环总阻力（PVR/SVR）<0.3（即绿区），可考虑手术修补/封堵缺损；PVRI>8（WU·m²），PVR/SVR>0.5（即红区）且急性肺血管试验（AVT）阴性者，需行靶向降肺压治疗，治疗后重复 AVT 仍为阴性者，不建议手术修补/封堵缺损；而 PVRI 在 6~8（WU·m²），PVR/SVR 在 0.3~0.5 者（即灰区），若 AVT 阳性，可加强降肺压治疗，手术可以考虑，建议"留窗"处理；灰区但 AVT 阴性者或红区患者，降肺压治疗后若再次心导管检查提示 AVT 阳性，则可考虑手术，但风险较大，建议"留窗"处理。我国 2021 年发布的《中国肺动脉高压诊断与治疗指南》，对于 CHD-PAH 患者手术指征的建议，沿用 2015 年 ESC/ERC 肺高压指南确定的 CHD-PAH 手术指征为 PVR<2.3WU 或 PVRI<4（WU·m²），需要个体化判断术后肺高压改变是否可逆。若 PVR>4.6WU 或 PVRI>8（WU·m²）则为手术禁忌。

四、方法

1. 超声心动图检查及监测 彩色多普勒超声心动图仪是必备的仪器，有条件可备食管或心腔内超声仪器。经导管封堵房间隔缺损术从术前病例选择到术中监测指导和术后评价都非常依赖彩色多普勒超声心动图技术的水平和经验。

经胸超声心动图（transthoracic echocardiography，TTE）监测应该观察的切面：①大血管短轴切面：观察主动脉壁与房间隔的情况；②四腔心切面：观察缺损口距离二尖瓣的距离，二尖瓣开放关闭功能，是否合并其他畸形，缺损口和房间隔径，左、右心房和左、右心室大小；③剑下切面：可显示房间隔的上腔静脉、下腔静脉、肺静脉、冠状静脉窦及心房后方等边缘，缺损口和房间隔径。食管超声心动图（transesophageal echocardiography，TTEE）可观察心房两腔、四腔心，大血管短轴等切面，对于经胸超声不能清楚显示房间隔及其周边边缘的病例应用食管超声帮助很大。所有准备行封堵术的 ASD 病例必须经过超声心动图筛选。

2. 封堵操作

（1）术前准备及麻醉同左、右心导管术。

（2）穿刺股静脉成功后，置入 6F 或 7F 端孔导管行常规右心导管检查，测量心腔压力，必要时选择性造影排除合并其他心脏畸形。在左心房内操作前，给予负荷量（100U/kg）肝素化，术程超过 2 小时，每小时追加负荷量的 1/3。

（3）测量缺损大小：①超声测量：可直接应用经胸或食管超声心动图测量缺损最大伸展径和房间隔径。如果仅用经胸超声进行测量，应选择显示房间隔最大伸展径的切面，在心房舒张期测量断端或分流束，取最大的测量值。②球囊测量：经端孔导管送入 0.035 英寸加硬交换导丝固定于左上肺静脉内，退出导管和外鞘，沿导丝送入测量球囊至左心房，用稀释造影剂（1∶4）充盈球囊，在彩色多普勒超声心动图和X线透视观察下,球囊嵌于房间隔缺损口时,可见球囊上的腰征,缺损口完全被球囊堵塞,无分流存在。此时测量超声和X线下的球囊腰征直径,同时记下此时球囊内造影剂量,回抽造影剂,将球囊撤出体外。用同等量造影剂充盈球囊,卡尺测量球囊直径作为房间隔缺损口的最大伸展径。但是对于缺损伸展直径超过28~30mm者不适用。由于超声技术和经验的提高,现国内已经很少应用球囊测量。

（4）选择封堵装置:根据缺损边缘条件及患者年龄、体重和身高等条件选择相等或大出最大伸展径测值为1~3mm的封堵器型号。用含有肝素的生理盐水浸泡封堵器。

根据准备选择的封堵器大小选择相应的长鞘,用肝素盐水冲洗长鞘,沿固定于左上肺静脉内的交换导丝送入长鞘,撤去内芯扩张管后长鞘远端最好固定于左心房或左上肺静脉内,排气,冲洗长鞘,整个操作过程注意保证长鞘内通畅无气体和血栓。

（5）连接装载封堵装置:输送钢杆通过引导导管和导管活瓣,将输送杆螺丝与封堵器近端盘螺母旋紧连接,拉入引导管内反复排气,确认装置内无气体后备用。

（6）释放过程:将连接在一起的封堵器和输送杆通过引导管插入长鞘送入其端口,将左心房盘及其部分腰部顶出长鞘在左心房内张开形成盘状,将输送杆和长鞘一起回撤,使左心房盘与房间隔的左心房侧相贴,腰部完全卡在房间隔缺损处,固定输送杆回撤长鞘使右心房盘在房间隔的右心房侧张开(图17-19),在左前斜30°~60°加头向成角15°~30°X线下见封堵器呈"工"字形展开。用适当力度反复推拉输送杆检查,经反复超声和X线透视的监测和仔细检查后证实封堵器位置好,未影响二尖瓣、三尖瓣的开放和关闭,对心内其他组织结构也无影响,无明显残余分流,逆向旋转输送杆,使其末端螺旋松开释放封堵器。回收输送杆于长鞘内撤出所有鞘管和装置压迫止血。确认完成手术前,再次行彩色多普勒超声心动图检查,除了解封堵器在心脏内位置和与其他组织结构的关系外,还应注意心包腔内有无异常液性回声暗区(心包积液)。

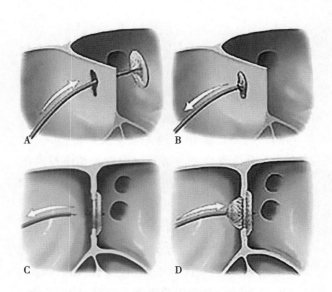

图 17-19　释放封堵器示意图

3. 术后处理及随访

（1）病床旁监护心率、心律、血压和血氧饱和度。局部压迫4~6小时,卧床休息20小时。

（2）继续给予肝素抗凝24小时,可给予低分子量肝素100U/(kg·d),每12小时1次。

（3）术后当晚开始口服阿司匹林,按3~5mg/(kg·d),每日1~2次。疗程6个月。封堵器直径≥30mm者酌情加服氯吡格雷,G-6PD缺乏的患儿也可服氯吡格雷,用量酌减。对术后有头痛,头颅CT提示缺血改变者可口服华法林抗凝治疗3~6个月,以防止血栓栓塞并发症发生。

（4）抗生素:术后适当静脉应用抗生素3~5个剂量。

（5）术后24小时,1、3、6及12个月复查超声心动图、心电图及胸部X线片。

五、并发症及处理

1. 残余分流　双盘法封堵房间隔缺损较其他经导管封堵方法的残余分流发生率明显下降。部分病例术后即时在封堵器腰部可见少量左向右分流,分流通过完全覆盖紧贴缺损处的两个盘,随着盘中聚酯膜上血细胞的填塞黏附阻力增加后,分流将会消失。如为双孔型ASD或缺损为不规则圆形,术后仍可存在通过封堵器边缘的微量分流,如分流束≤3mm,多数在术后1~3个月可闭合。如果分流束>3mm,应考虑封堵器不够大,应回收重新置入恰当的封堵器封堵。如果在封堵器以外的部位仍有分流,应该考虑有另外缺损或静脉窦型 ASD,需进一步探查清楚才能决定处理方法。准确测量缺损大小和观察缺损边缘情况及房间隔径选择适合的封堵器,在术中应用超声心动图判断封堵器位置和周边关系至关重要,可明显减少残余分流发生率。必要时用食管超声技术帮助也不失为一种好的解决方法。

2. 异位栓塞

(1)气体栓塞:多因未能将封堵器和输送长鞘内气体排尽,或在引导导管与长鞘尾端相连时操作不当,带入的气体会随血流冲入脑血管、冠状动脉或肺动脉。患者主要表现为胸痛、胸闷气促、心率减慢。麻醉患儿常表现为心率加快、呼吸急促,血氧饱和度和血压一过性下降,心电图 ST 段改变(抬高或压低),严重时会造成患儿术后昏迷不醒,此时容易与麻醉所致苏醒缓慢鉴别。故术中操作规程要严格、细致,尤其是整个操作过程要认真排气。

(2)心腔或血管栓塞:左心房盘面血栓形成可导致全身各器官血栓栓塞,右心房盘面血栓形成可导致肺栓塞。直径大的 ASD 术后应用肝素抗凝及应用抗血小板药物可减少血栓栓塞并发症。据统计,在多种关闭 ASD 的介入治疗方法中,双盘封堵装置血栓栓塞发生率较其他方法低。对血液黏稠度较高或有此倾向、心房颤动、凝血功能异常、有房间隔瘤存在、需置入多个封堵装置及封堵后仍有较明显残余分流患者术后加用华法林抗凝 3~6 个月会更有效地防止血栓栓塞。在术后密切的超声心动图随访中如果发现血栓形成,要用溶栓配合抗凝治疗。如果术后头痛伴呕吐,头颅 CT 显示缺血性病灶,脑电图异常,此时需加强抗凝及低分子右旋糖酐等治疗,尚需加用保护脑细胞的治疗,甚至适当用脱水剂消除脑水肿。但这些治疗应该在神经专科医生的指导下进行。

3. 封堵器移位或脱落 术中或术后封堵器位置不好或移位,使得双盘全部或部分都在左心房侧或右心房侧。多发生在房间隔弧度大,缺损大,封堵器选择过小,缺损口边缘较短或软而支撑力不够等情况时。如果封堵器尚未放好就松脱

离开输送杆脱位,多是因为封堵器螺丝未旋紧或在反复回收推送的操作过程中旋转而使螺丝松开。如果封堵器本身螺丝有问题,在预先连接时应检查出来。如脱位发生在封堵器释放后,多因超声监测或 X 线透视评价不够准确,或因缺损口边缘太软或短,虽然封堵器置放理想,但释放后随着心跳或心腔内压力改变,缺损口边缘无法支撑封堵器而造成移位。这种情况也可在返回病房或出院后发生。避免封堵器脱位,应注意如下几点:

(1)连接封堵器与输送杆时注意检查两者是否吻合得好,一般应旋 3 圈以上再回转,如有松开扣的感觉,说明螺旋吻合良好,此时再接着旋紧。如果封堵器仅能旋转 1 或 2 圈,并且回旋无松扣的感觉,应更换封堵器或输送杆。

(2)从引导导管到长鞘内推送封堵器时注意不要旋转输送杆,当封堵器到达输送鞘远端时,或在反复回收推送等动作后再准备推出时,在长鞘的限制下,将输送杆轻轻地顺时针方向旋转,此动作可将不慎松开 1~2 圈的封堵器重新旋紧,直到松开旋转的手指看见输送杆尾端回转,说明前方螺旋紧旋。

(3)对疑难病例,放置时需采取扭旋封堵器腰部方法时,注意不可逆时针方向旋转。

(4)释放封堵器前一定要在超声心动图结合 X 线透视检测下,反复小幅度推拉,轻轻地并迅速抖动封堵器,确认双盘所有边都分别在左、右心房,且无移位时才释放。

(5)X 线透视的角度应该取正位和左前斜位(图 17-20)。正位时双盘大部分重叠,释放后左、右心房盘影重叠在一起。左前斜位 30°~60°,头

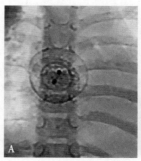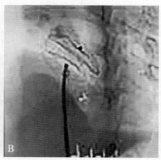

图 17-20 X 线透视

A. 封堵房间隔缺损后正位;B. 封堵房间隔缺损后左前斜。

位 15°~30° 时双盘平行分开呈"工"字形。

（6）超声心动图监测应该观察：①大血管短轴切面：观察封堵器在主动脉后壁是否呈"V"字形夹在主动脉后方房间隔的两侧，是否夹在主动脉对侧房间隔缺损边缘的两侧（房间隔后方）；②四腔心切面：观察封堵器距离二尖瓣的距离，有无影响二尖瓣功能，是否分别夹在下方房间隔边缘的两侧；③剑下切面：在剑突下转动探头可显示封堵器与房间隔的上腔、下腔静脉、肺静脉、后方等边缘的关系，尤其是做牵拉试验时，鉴别封堵器是否夹住下腔静脉边缘特别有帮助；④食管超声（图 17-21）。

一旦封堵器移位可卡陷在房室瓣、半月瓣或腱索内，甚至随血流冲入肺动脉或体循环内造成心腔或血管内栓塞，甚至导致严重心律失常。此时要保持患者生命体征平稳，可先试从长鞘内送入摄取导管或用鹅颈摄取导管套住关闭器，将其稳住，再设法通过摄取导管将封堵器拉入长鞘内取出，如不成功即刻外科手术开胸取出封堵器并修补 ASD。

4. 心包积液 可在术中发生，也可以是术后发生，多因推送导管或封堵器过程中引起心壁穿孔所致。在整个操作过程中注意轻柔，当有阻力时不可强行通过。导引导丝探测肺静脉时，不可在左右心耳内操作。遇到封堵器置放不顺利需反复操作，尤其是需要用肺静脉方法释放时，应将封

堵器全部回收进入长鞘内，不可将封堵器金属头单独伸出长鞘去探肺静脉，以防尖锐的金属头刺穿心房或肺静脉壁。封堵器从长鞘内伸出时不要紧顶着心房壁或左心耳。术中和术后超声检查不仅要注意封堵器位置和心内情况，还要注意心包内有无液性回声暗区，尤其是左心室后壁（患者取卧位时）。也有报道术后若干天至数月后发现封堵器磨破心房后壁，出现心包积液的。少量心包积液时可密切观察患者生命体征，如果心包积液不再增多，可以暂时不处理。如果心包积液量多，可行穿刺放液后观察，如果心包积液仍继续增多，需行外科手术修补。

5. 心律失常 术中操作时可出现窦性心动过速、室上性心动过速、房性早搏、房室传导阻滞甚至心房颤动等心律失常，减少导管对心脏刺激后这些心律失常可缓解。也有患者心律失常可持续较长时间，尤其是选择封堵器过大时，封堵器对 Koch 三角周边心脏组织压迫摩擦造成局部水肿，可出现房室传导阻滞。发生高度房室传导阻滞甚至完全性房室传导阻滞时，可给予激素及能量合剂，观察后如能转正常心律，可释放封堵器。如果经处理心律失常仍较严重并持续应收回封堵器。如果封堵器释放后才出现重度或完全性房室传导阻滞，经积极的激素、营养心肌等处理仍不缓解要尽早考虑外科手术取出封堵器并修补 ASD。介入封堵 ASD 术出现重度或完全性房室传导阻滞多发生在小儿病

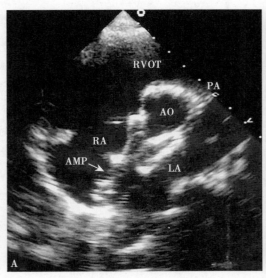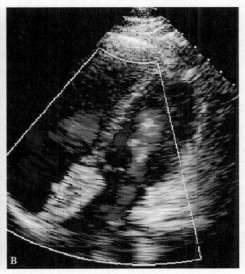

图 17-21　食管超声
A. 大血管短轴切面显示封堵器；B. 四腔心切面显示封堵器。

例。术后即时或 1~2 天内发生多见，且 QRS 波形态多为室上性，早期小儿心率并不明显减慢，如果不注意观察 QRS 波和 P 波的关系，容易忽略。一旦封堵器释放后，房室传导阻滞可能会进行性加重，甚至发生心脑缺血综合征、猝死或严重影响患儿生长发育。如果能尽早发现，经处理仍不缓解，应该尽早手术取出封堵器并修补 ASD。术后可即时或数小时至数天恢复窦性心律，有的需数月才恢复。不用球囊测量缺损口的小儿病例中出现重度或完全性房室传导阻滞的概率明显增加。所以在小儿病例中选择封堵器时需慎重，选用尽可能小的封堵器封堵成功，决不要选择过大封堵器。

6. 其他并发症

（1）二尖瓣或三尖瓣关闭不全：如果不是因为封堵器过大所致，又未引起明显血流动力学改变，封堵装置位置好也无明显残余分流者，可随访观察。有些患儿封堵器左心房盘刚接触到二尖瓣，二尖瓣仅有局限反流，观察数月，左心房发育良好，二尖瓣功能正常，局限反流消失，左心房盘与二尖瓣距离加大。

（2）主动脉心房瘘：可能与封堵器过大，右心房盘顶住主动脉后壁，长期摩擦后损伤有关。一般建议选择病例时缺损的主动脉后方边缘>5mm 可减少此类并发症发生，对于主动脉后方边缘较短的病例，临床上会选用足够大的封堵器，在完全封堵缺损的同时，封堵器呈外展形态"环抱"在主动脉后方，目前尚无高级别的循证医学证据证实此种方法是否可有效避免主动脉磨损。

（3）感染性心内膜炎：术中应注意无菌操作，手术当日开始用抗生素至术后 48~72 小时，术后半年内注意预防各种感染，尤其是有残余分流者需长期预防感染。

（4）血管并发症：血肿、动静脉瘘、股静脉栓塞均为血管穿刺的并发症。尤其是小儿患者更容易发生。所以操作过程更要注意轻柔规范化，送入导管和导丝要在 X 线透视下进行，注意术后压迫止血的技巧。

（5）个别大龄儿童或成人病例术后主诉胸前区隐痛不适。持续时间 3 天至数月不等，一般都可以耐受不必处理，如影响正常生活质量时，可给予少量普萘洛尔或 B 族维生素。

（6）溶血：ASD 封堵术较少见，可能与 ASD 残余分流速度不快有关。

六、特殊房间隔缺损介入治疗

特殊房间隔缺损介入治疗（interventional therapy of specific atrial septal defect）大致有如下分类：

1. ASD 合并肺动脉高压　可参考"适应证及禁忌证"中相关内容。

2. ASD 合并其他心脏畸形　ASD 合并单纯肺动脉瓣狭窄，可以同时进行介入治疗，可以先扩肺动脉瓣再封堵缺损。ASD 合并室间隔缺损，如果均适合介入封堵，一般先封堵室间隔缺损再封堵房间隔缺损。对 ASD 合并动脉导管未闭者也是先封堵动脉导管未闭再封堵 ASD。

3. 多孔型 ASD　如果缺损间距靠近，距离<7mm，可考虑用一个封堵器同时封堵，缺损口有大有小时，通过大孔封堵；如果缺损间距为 7~12mm，可以考虑选用小腰大边型封堵器，通过大孔封堵；如果缺损间距>7mm，也可考虑采用两个封堵装置分别封堵缺损口，可先选择恰当封堵器封堵大的缺损，如未能将另一缺损同时盖住，可在对侧穿刺，置入另一恰当封堵装置封堵另一缺损。两个封堵器之间相互重叠或交叉重叠会较为稳固，但体积也大，术后抗凝治疗要加强。需注意不可选择过大封堵器，否则会造成两个封堵器夹不紧呈蓬松状，术后通过封堵器之间的空隙仍有分流，且极易血栓形成并脱落栓塞重要器官。

4. 筛孔状或伴有膨胀瘤的 ASD　可用特制的筛孔型封堵器（cribriform amplatzer septal occluder）成功封堵，术中轨道宜自相对居中的缺损（若居中者为卵圆孔亦可）通过，选用的封堵器直径需可涵盖所有缺损，有膨出瘤者最好可覆盖膨出瘤基底，不超过房间隔伸展径。筛孔状或伴有膨胀瘤的 ASD 在封堵前后更要注意抗凝治疗，不可反复操作，以防撕裂房间隔组织。如果估计封堵器不能将薄弱的房间隔都覆盖并完全封堵所有缺损，不可勉强操作。

5. 边缘不良或房间隔弧度大，大缺损的 ASD

对 ASD 边缘太软或短,房间隔弧度太大(小儿多见),大缺损患者使用常规方法释放封堵器时,左心房伞与房间隔有角度,左心房伞极易滑到右心房侧,无法稳固在房间隔左侧,封堵器到位困难,使介入封堵 ASD 术的操作成功率不高。遇到这类病例时,需采取特殊的封堵器释放方法,避免依赖左侧伞盘做支点,设法使封堵器能顺应房间隔角度而变位成功封堵缺损口。

(1)肺静脉释放法:当缺损较大、房间隔和边缘条件不好,如边缘太短、太软或房间隔弧度太大等,常规方法不能顺利放置封堵器,可先将左心房伞在左上肺静脉稍微伸出,此时左心房伞受肺静脉限制,未完全张开,迅速将长鞘后退使右心房伞在右心房侧打开,同时左心房伞因重力和牵拉作用,自动滑落在左心房张开,此时两个伞盘可同时或先后夹住房间隔,整个封堵器在房间隔两侧迅速成型站稳。也可慎重采用右上肺静脉释放方法,其目的一样。肺静脉法放置封堵器经过肺静脉操作,曾存在是否损伤肺静脉内膜造成肺静脉狭窄的顾虑,该技术从 2000 年开始已应用于成千上万病例成功封堵 ASD,随访中并未出现肺静脉血流速度明显变化,在随访病例中也未发现肺静脉损伤或梗阻的临床表现。

需注意操作过程要轻柔、快速,当常规方法不能成功放置封堵器时,需将封堵器回收后,探入左上肺静脉,以此为支撑点采用肺静脉法放置封堵器,不要用封堵器前端的金属尖头伸出长鞘反复探肺静脉,应该伸出前端形成半圆状才去探肺静脉。小儿肺静脉细,不易探进肺静脉,应将封堵器全部收入长鞘内,沿着脊柱左侧偏后的方向轻轻前行,不可强行探入肺静脉。当长鞘进入肺静脉时,长鞘头端摆动幅度减少,前方无阻力感,如经过尝试仍难以进入肺静脉,重新用普通导管探肺静脉建立轨道后先送进输送长鞘,再行以上操作。

(2)其他释放法:肺静脉释放法适用于所选择封堵器较大的患者。个别病例用肺静脉释放法也不能使封堵器成功到位,封堵器双盘均在右心房或左心房打开。这些患者往往房间隔弧度大,缺损不大却不规则,左心房太小,换成大封堵器也不能成功封堵或有危险。可采取:①葫芦腰法

释放封堵器。左心房伞在左心房内张开后同时放出腰部或部分右心房伞,先调整左心房盘角度向房间隔靠,再在右心房侧打开全部右心房盘。此过程中,调控封堵器位置时一般只可顺时针方向转动,注意避免封堵器与输送杆之间的连接螺旋松开,否则因心腔内血流冲击和封堵器本身滑轮作用,会使封堵器松脱。②左心房内回拉调整法。可根据病人不同情况、所选用封堵器材料不同和主术者对不同方法的掌握程度和经验来决定。③也可应用特殊形状带角度的输送鞘管(Haosdoc 鞘管)封堵房间隔弧度较大难以常规封堵的 ASD。

(李轩狄 王慧深)

参 考 文 献

1. RAO PS. Transcatheter closure of atrial septal defect:Are we there yet ? JACC,1998,31(5):1117-1119.

2. MULLIONS CE. Historical prospective:therapeutic catheterization procedures in congenital heart disease. J Interv.cardiol,1998,11:289-295.

3. KAULITZ R,PAUL T,HAUSDORL G. Extending the limits of transcatheter closure of atrial septal defects with the double umbrella device(Cardio SEAL). Heart,1998,80(1):54-59.

4. RAO PS,SIDERIS EB. Follow-up results of transcatheter occlusion of secundum atrial septal defects with the buttoned device. Cathet Cardiovasc Diagn,1996,38:112.

5. DAS GS,SHRIVASTAVA S,O'LAUGHLIN MP,et al. Intermediate term follow-up of patints after percutaneous closure of atrial septal defects with the DAS Angel-Wings device. Circulation,1996,94:1-56.

6. SILVERT H,BABIC M,ENSSLEN R. Transcatheter closuer of large atrial septal defect with Babic system. Cathet. Cardiovasc. Diagn,1996,36:232-240.

7. SHARAFUDDIN MJA,GU X,TITUS JL,et al. Transvenous closure of secundum atrial septal defects:preliminary results with a new self-expanding nitinol prosthesis in a swine model. Circulation,1997,95(8):2162-2168.

8. MASURA J,GAVORA P,FORMANEK A,et al. Transcatheter closure of secundum atrial septal defects using the new self-centering Amplatzer septal occlude:initial human experience. Catht. Cardiovasc. Diagn,1997,42(4):388-393.

9. 戴汝平,刘延玲,张戈军,等. 应用 Amplatzer 封堵器介

入治疗房间隔缺损疗效评价(附60例报告).中华心血管病杂志,2000,28(2):87-92.

10. 王慧深,钱明阳,张智伟,等.应用 Amplatzer 双盘闭合器关闭小儿继发孔房间隔缺损.中华儿科杂志,2001,39(6):343-345.

11. FISCHER G,STIEH J,UEBING A,et al. Experience with transcatheter closure of secundum atrial septal defects using the Amplatzer septal occluder:a single centre study in 236 consecutive patlients. Heart,2003,89(2):199.

12. 王慧深,钱明阳,张智伟,等.165 例 5 岁以下小儿房间隔缺损的介入治疗.中华儿科杂志,2005,43(5):373-376.

13. 周爱卿.先天性心脏病心导管术.上海:上海科学技术出版社,2009.

14. WILLCOXSON FE,THOMSON JDR,GIBBS JL. Successful treatment of left atrial disk thrombus on an Amplatzer atrial septal defect occluder with abciximab and heparin. Heart,2004,90(5):e30.

15. KRUMSDORF U,OSTERMAYER S,BILLINGER K,et al. Incidence and clinical course od thrombus formation on atrial septal defect and patient foramen ovale closure devices in 1000 consecutive patients. J Am Coll Cardiol,2004,21,43(2):302.

16. CHUN DS,TURRENTINE MW,MOUSTAPH A,et al. Development of aorta-to-right atrial fistula following closure of secundum atrial septal defect using the Amplatzer septal occluder. Cathet Cardiovasc Interv,2003,58(2):246.

17. 王慧深,钱明阳,张智伟,等.改良肺静脉释放法在小儿房间隔缺损介入封堵术中的应用,岭南心血管病杂志,2005,11(5):345-348.

18. 孙锟,李奋,等.儿童常见先天性心脏病介入治疗专家共识.中华儿科杂志,2015,53(1):17-24.

19. 朱鲜阳.常见先天性心脏病介入治疗中国专家共识一、房间隔缺损介入治疗.介入放射学杂志,2011,20(1):3-8.

20. 谢育梅,陈军.可降解封堵器治疗先天性心脏病的研究进展.中华实用儿科临床杂志,2020,35(1):2-6.

21. LI B,XIE Z,WANG Q,et al. Biodegradable polymeric occluder for closure of atrial septal defect with interventional treatment of cardiovascular disease. Biomaterials,2021,274:120851.

22. D SHI,Y KANG,G ZHANG,et al. Biodegradable atrial septal defect occluders:A current review. Acta Biomaterialia,2019,96:68-80.

23. GEORG HANSMANN,MARTIN KOESTENBERGER,TERO-PEKKA ALASTALO,et al. updated consensus statement on the diagnosis and treatment of pediatric pulmonary hypertension:The European Pediatric Pulmonary Vascular Disease Network(EPPVDN),endorsed by AEPC,ESPR and ISHLT. The Journal of Heart and Lung Transplantation,2019,38(9):879-901.

24. 翟振国,王辰.中国肺动脉高压诊断与治疗指南(2021版).中华医学杂志,2021,101(1):11-51.

25. MICHAEL O'B,DANIEL L. State-of-the-art atrial septal defect closure devices for congenital heart. Intervent Cardiol Clin,2019,8(1):11-21.

第七节　室间隔缺损封堵术

一、概述

1. 室间隔缺损介入治疗的发展简史　室间隔缺损(ventricular septal defects,VSD)占所有先天性心脏病的 25%~30%。VSD 按缺损的病理解剖部位分为 3 型:即膜周部、漏斗部、肌部,其中膜周部 VSD 占 60%~70%,为最常见的 VSD 类型,而伴假性膜部瘤形成者占膜周部 VSD 的 30%~60%,肌部 VSD 约占 15%。自 1954 年 Lillehei 等首次成功地在直视下修补 VSD 以来,开胸手术修补 VSD 是传统治疗方法。1988 年,Lock 等首先报道应用 Rashkind 双伞闭合器封堵 VSD 病例,包括心肌梗死后 VSD、先天性肌部 VSD 和 VSD 外科手术后残余分流。此后有多种封堵装置曾经应用于封堵肌部和部分膜部 VSD,如 Clamshell、Star-FLEX、CardioSEAL 双面伞、Sideris 纽扣式补片和弹簧圈等。1994 年,最初的膜周部 VSD 介入治疗由 Righy 等报道,应用的是 Rashkind 双伞闭合器。国内于 1991 年首次报道应用 Rashkind 双伞闭合器封堵 VSD 的病例。1995 年起,国内也应用 Sideris 纽扣式补片进行封堵 VSD 的尝试。由于上述封堵器操作难度大,并发症发生率高,临床上未能得到推广。1998 年,Amplatzer 报道研制镍钛合金装置并封

堵肌部 VSD 获得成功。由于肌部 VSD 占所有
VSD 病例的比例不高,临床应用数量有限。2002
年,Hijazi 等首次报道临床应用 Amplatzer 膜部
封堵器封堵膜周部 VSD 取得成功,该技术同年
引入我国。国内于 2001 年研制膜周部 VSD 封
堵器成功并在临床应用。随着国产介入器材的
不断研发、改进和应用,我国 VSD 介入治疗得到
迅速发展,目前 VSD 介入封堵术已在临床广泛
开展,经导管介入封堵治疗 VSD 效果与外科治
疗相近,鉴于微创治疗具有创伤小、恢复快、无手
术瘢痕等优点,对具有适应证的患者已成为外科
手术的有效替代疗法。

2. 室间隔缺损介入治疗的疗效和现状 国
外 Amplatzer 膜周部封堵器可能在设计和结构上
的缺陷,使封堵膜周部 VSD 时紧邻房室瓣及传导
束,容易造成相关并发症,所以美国 FDA 及部分
欧洲国家至今尚未通过和批准膜周部 VSD 封堵
器应用于临床,而且国外使用的膜周部封堵器形
态单一,多为偏心型封堵器。

国内通过多年实践,多家心脏中心综合报道,
国产 VSD 封堵器治疗膜周部 VSD 总体成功率
达 96% 以上,严重并发症发生率为 2%~3%,封堵
并发症发生率少于国外生产的 Amplatzer 膜周部
VSD 封堵器。

2003 年,Bacha 等首次报道通过正中剖胸或
剑突下小切口在心脏不停跳的情况下,无需体外
循环直接经右心室游离壁穿刺以 Amplatzer 肌部
封堵器成功治疗 6 例肌部 VSD(17 天~3 岁)。这
种不经血管来实施介入治疗有血流动力学意义的
小婴儿 VSD 患者的新方法令人鼓舞,此属于内外
科结合的镶嵌(Hybrid)治疗方法。

随着介入封堵器材的国产化、封堵器类型
及材料的改进,介入术式和技术经验的不断进步
和积累,经导管室间隔缺损封堵术(transcatheter
closure of ventricular septal defects)是一种安全有
效的治疗室间隔缺损的方式。此外,镶嵌治疗技
术的发展和经验的积累也扩大了治疗适应证的范
围,随诊介入治疗过程中超声、CMR 介导,甚至机
器人辅助的应用,将是现在及未来的趋势和发展
方向。

二、堵闭器装置和治疗原理

1. 封堵器类型

（1）Amplatzer 镍钛合金封堵器

1）Amplatzer VSD 封堵器:Amplatzer 封堵器
是由直径 0.003~0.005 英寸(1 英寸=25.4mm)的
镍钛合金丝编织而成的具有自膨胀性双面伞结
构。肌部 VSD 封堵器左、右心室侧伞是对称圆
形伞,腰长为 7~10mm,左右盘面直径较腰部直径
大 8~10mm。膜周部 VSD 封堵器的左心室侧为
偏心形状,伞的上端为 0.5mm 的边缘,降低影响
主动脉瓣的风险,下端边缘为 5.5mm,该边缘最远
端有一不透射线的铂金标志,便于在置入封堵器
的过程中调整封堵器的位置。右盘边缘较腰部
大 2mm。封堵器腰长为 1.5mm。封堵器内填充
聚酯纤维,腰部直径决定了封堵器的大小。目前,
Amplatzer 肌部封堵器规格为 4~24mm,膜周部封
堵器规格为 4~18mm(腰部直径),每号间隔 2mm
(图 17-22、图 17-23)。

输送系统包括输送鞘管、扩张管、输送钢缆、
负载鞘、防漏装置和旋转器。鞘管为抗折鞘,远
端弯曲,其定型有利于鞘管放置在左心室近心尖
处。封堵器由输送钢缆及输送鞘管送至 VSD 处
封堵。

2）Amplatzer Duct Occluder 封堵器:对于部
分特殊形态的膜周部室间隔缺损病例,国内外学
者均有报道使用I代或II代 Amplatzer PDA 封堵器
成功封堵膜周部 VSD。一般认为,I代 Amplatzer
PDA 封堵器,适用于左心室面较大、右心室面较
小,形态呈漏斗管型或隧道型的膜周部 VSD,或入

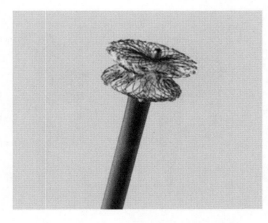

图 17-22　Amplatzer 肌部 ASD 封堵器

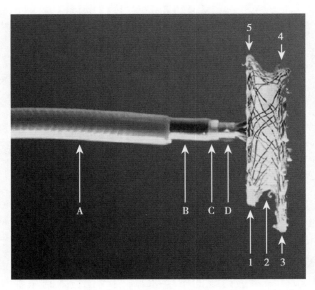

图 17-23 Amplatzer 膜周部 VSD 封堵器

A.传送鞘管;B.传送钢缆;C.卡口和 D 螺帽通过相匹配的螺纹连接;1、5 为右盘边缘;3、4 分别是左盘心尖和主动脉侧边缘。

口较大、出口较小的囊袋状膜部瘤型 VSD。Ⅱ代 Amplatzer PDA 封堵器(ADO Ⅱ)是美国 AGA 公司生产的第二代动脉导管未闭封堵装置,全部由镍钛合金编织而成,不含聚酯纤维填充物,可收纳入较细小的 4F、5F 鞘管内,适用于长管型、缺损较小(直径小于 3mm)的膜周部 VSD。

（2）国产封堵器:临床上也有较多的国产封堵器。国产封堵器材料及传送装置与 Amplatzer 封堵器相似。不同的是国产膜周部 VSD 封堵器(perimembranous VSD occluder)器分为对称型、小腰大边型和偏心型 3 种类型。封堵器阻流体材料为聚四氟乙烯,置入体内不易降解(图 17-24)。

1）对称型封堵器:对称型膜周部 VSD 封堵器的左右盘片直径相同,比腰部直径大 4mm,腰部长度为 2mm,适用于 VSD 上缘距离主动脉瓣>2mm 的膜周部 VSD(图 17-24C)。

2）小腰大边型封堵器/细腰型封堵器:小腰大边型封堵器的特点是封堵器的左盘片直径比腰部直径大 6~10mm(分别为边 3、边 4、边 5 封堵器),右盘片直径比腰部直径大 4mm,腰部长度为 2~2.5mm,适用于膜周部 VSD 有膨出瘤者,特别是囊袋型多出口形态 VSD(图 17-24D)。

3）偏心型封堵器:偏心型封堵器的特点是左盘上端边缘为 0mm 或 0.5mm(零边或偏心型,视各厂家设计不同),左盘下端边缘为 5.5~6mm,右盘比腰部直径大 4mm(每边 2mm)(图 17-24A、B),放置后对主动脉瓣影响小,适用于 VSD 上缘距离主动脉瓣<2mm 的 VSD。

2. 封堵器治疗原理及机制 动物实验证实封堵器能有效关闭猪的先天性 VSD。术后 2 个月大量的内膜细胞和纤维组织覆盖在封堵器表面,6个月封堵器表面被一层交织成网状的、致密的纤维组织包裹,内膜细胞形态成熟饱满,排列整齐。通过封堵器阻流体材料阻挡血流和镍钛合金网表面的心内膜覆盖过程而达到治疗目的。

3. 封堵器的选择 VSD 邻近的解剖结构比较复杂,前有三尖瓣、上有主动脉瓣,而且心脏传导束就行走在 VSD 周边,封堵器选择不当可导致三尖瓣反流、主动脉瓣反流或房室传导阻滞,严重者可出现三度房室传导阻滞。封堵器过大可能对传导束产生压迫,或盘片摩擦导致组织水肿而出现

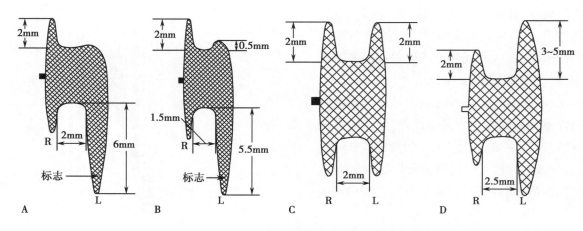

图 17-24 各种室间隔封堵器形态和特点示意图

不同程度的传导阻滞。因此,VSD介入封堵时强调个体化选择合适封堵器,即需要根据VSD的部位、形态、分流量的大小,以及缺损与主动脉瓣、三尖瓣的距离综合考虑而定。

对于膜周及肌部VSD,通常所选择的封堵器直径应比造影测量直径大1~3mm,但对于合并主动脉瓣脱垂的VSD或肌部流出道型VSD(即所谓嵴内型),左心室造影有时不能显示缺损的全部,可在输送鞘通过VSD后采用超声或造影观察穿隔血流的多少,有助于判断缺损的大小和选择适当的封堵器。膜周部VSD,缺损距主动脉窦≥2mm者,选择对称型封堵器;嵴内型VSD紧靠主动脉瓣下、缺损距主动脉窦<2mm者,选择偏心型封堵器;膜周部VSD有膨出瘤的,呈囊袋型多出口且拟放置封堵器的缺损孔距离主动脉窦4mm以上者,选择大边小腰型封堵器。心肌梗死后穿孔者,选择肌部VSD封堵器或根据穿孔特点特制封堵器。

三、适应证和禁忌证

2004年,我国制定了《先天性心脏病经导管介入治疗指南》和《常见先天性心脏病介入治疗操作规范》,对室间隔缺损封堵术的适应证(indication)、禁忌证(contraindication)、操作方法做出了初步规范,2011年,制定了《常见先天性心脏病介入治疗中国专家共识》,进一步提出了室间隔缺损封堵术的相对适应证,包括小VSD、嵴内型VSD、缺损边缘条件不足的VSD、伴有膨出瘤的多孔型VSD、感染性心内膜炎治愈后3个月且心腔内无赘生物的VSD等均可行试封堵。2015年,进一步制定了《儿童常见先天性心脏病介入治疗专家共识》,对介入治疗推荐类别的表述采用国际上通用的方式,即:

1. I类适应证

(1)膜周型VSD　年龄≥3岁;有临床症状或有左心超负荷表现;VSD上缘距主动脉右冠瓣≥2mm,无主动脉瓣脱垂及主动脉瓣反流;缺损直径<12mm。

(2)肌部VSD　年龄≥3岁,有临床症状或有左心超负荷表现,肺体循环血流量比(Qp/Qs)

>1.5。

(3)年龄≥3岁、解剖条件合适的外科手术后残余分流或外伤后VSD,有临床症状或有左心超负荷表现。

2. IIa类适应证

(1)膜周型VSD　有临床症状或左心超负荷表现,年龄2~<3岁。

(2)VSD上缘距离主动脉右冠瓣≤2mm,虽有轻度主动脉瓣脱垂但无明显主动脉瓣反流。

(3)肌部VSD　体重≥5kg,有临床症状或有左心超负荷表现,Qp/Qs>2.0。

3. 禁忌证(即III类适应证)

(1)双动脉下型VSD。

(2)伴轻度以上主动脉瓣反流。

(3)合并梗阻性肺动脉高压。

(4)既往无感染性心内膜炎病史且无血流动力学意义的膜周和肌部VSD。

此外,封堵器放置处有血栓存在或导管插入路径中有静脉血栓形成、巨大VSD或缺损解剖位置不良致封堵器放置后影响主动脉瓣或房室瓣功能、合并出血性疾病和血小板减少、合并明显的肝肾功能异常、心功能不全、不能耐受操作的患者也不适合行封堵治疗。

四、操作方法和步骤

以下介绍临床上应用最广泛、技术最成熟、操作简便、疗效可靠、适应证广的镍钛合金封堵器经皮介入封堵室间隔缺损的操作方法与步骤。

1. 术前准备
术前1天口服阿司匹林,3~5mg/(kg·d)。其余与左、右心导管术前相同。导管室需备除颤仪、临时心脏起搏器、心包穿刺、简易呼吸器、气管插管器具和常用急救药品。

2. 诊断性心导管检查
局麻或全麻下做股静脉及股动脉插管,常规给予肝素100U/kg。右心导管术排除合并其他心内畸形,了解血流动力学情况,如合并肺动脉高压,应估测肺循环和体循环血流之比(Q$_P$/Q$_S$)和肺血管阻力。左心导管在左心室长轴斜位造影(嵴内型VSD需要左前斜到左侧位45°~60°加头向成角20°~25°,必要时右前斜位),测量心室舒张期VSD大小、缺损距主动脉右冠瓣距离,有无膜部瘤形成及破口数目、大小和方向,必要时做升主动脉造影观察有无主动脉瓣脱垂及反流。

3. 封堵方法 VSD 的介入治疗非常强调个体化方案。

(1)膜周部 VSD

1)首先建立股静脉-右心室-VSD-左心室-股动脉轨道。通常应用右冠状动脉导管或剪切的猪尾导管作为过隔导管。经股动脉逆行至左心室,过隔导管内置 260cm 长的 0.032 英寸超滑长交换导丝。导管头端探查到 VSD 入右心室时,将导丝经导管插入右心室并推送至肺动脉或上腔静脉。然后由股静脉经 6F 端孔导管插入圈套器,在肺动脉或上腔静脉处套住导丝,由股静脉拉出体外,导管顺导丝送至右心房。此时过隔导管呈自然平滑走行。如轨道在右心室部分出现不平滑的拐角提示它可能从三尖瓣腱索之间穿过,应重建。

2)由股静脉端沿轨道导丝插入合适的输送长鞘及扩张管至右心房,与过隔导管接吻式相接,以防损伤主动脉瓣和内膜,一起沿导丝推送至主动脉弓部,后撤扩张管至右心房,然后缓慢回撤输送长鞘至左心室流出道主动脉瓣下,固定股静脉端长鞘外导丝,由动脉端推送导丝及过隔导管,使长鞘头端顺势指向心尖,此时可重复经胸超声检查,评价残余分流大小,供选择合适封堵器参考。

3)封堵器安放:根据缺损大小和距主动脉瓣距离及膜部瘤特点等个体化情况灵活选择封堵器。总的原则是封堵器不影响主动脉瓣、三尖瓣启闭,对心室流出道无影响,对房室传导无明显影响,能完全阻止过隔血流。通常所选择的封堵器直径应比造影测量直径大 1~3mm。缺损距主动脉窦≥2mm 者选用对称型封堵器,<2mm 者选用非对称或偏心型封堵器,囊袋型多出口且拟放置封堵器的缺损孔距离主动脉窦 4mm 以上者选用大边小腰型封堵器。先将封堵器与输送钢缆连接,收入负载鞘中,在体外充分排气。撤去输送长鞘中扩张管及交换导丝,将封堵器通过负载鞘送入输送长鞘(如采用非对称封堵器,注意连接时维持封堵器短或无边缘一端对着主动脉瓣方向)。

然后经输送长鞘将封堵器送达长鞘末端,X 线透视下释放堵闭器左心室伞,在经胸超声指导下,使左心室盘与室间隔相贴,确定位置良好后(非对称封堵器左盘面在左心室内推出后要观察封堵器指向标志是否指向心尖部并调整在 6 点的位置上),后撤长鞘,使封堵器腰部嵌入 VSD,右盘随之释放。超声观察封堵器位置、有无分流及房室瓣和主动脉瓣反流。随后左心室长轴斜位造影确认封堵器左右盘分别在室间隔左右侧及观察残余分流情况,常需做升主动脉根部造影观察有无主动脉瓣反流。

4)释放封堵器:X 线及超声检查确认封堵器位置满意,无或仅有微-少量分流,无明显主动脉瓣及房室瓣反流后逆时针方向旋转输送杆,释放封堵器。

(2)肌部 VSD

1)在技术上与膜部 VSD 堵闭术不尽相同,通常建立左股动脉-左心室-VSD-右心室-右颈内静脉(或右股静脉)的轨道,心尖部 VSD,需经颈静脉建立轨道。

2)封堵器的放置与释放。长鞘经颈内静脉(或右股静脉)插入右心室,经 VSD 达左心室,然后选择较造影直径大 2~3mm 的封堵器按常规放置封堵器。

上述方法是封堵器从静脉端经长鞘由右心室进入左心室,按左心室-VSD-右心室顺序来释放封堵器的常规方法。Jameel 等报道 7 例肌部 VSD(患者年龄 2.2~15 岁)采用经动脉逆向法,无须建立动静脉轨道,封堵伞由左心室经缺损口进入右心室,按右心室-VSD-左心室顺序来释放封堵器,认为可缩短操作时间。

4. 术后处理及随访

(1)术后至少卧床 12 小时,24 小时内复查超声心动图。临床和心电图监测 5~7 天,情况良好者出院随访。如发生传导阻滞或其他心律失常,可酌情应用糖皮质激素或抗心律失常药物及临时起搏器植入术。口服阿司匹林,剂量同前,共 6 个月。

(2)术后 1、3、6、12 个月随访复查心电图及超声心动图,必要时胸部 X 线检查。

五、主要并发症及处理

1. 心律失常 最常见，可在术中或术后延迟发生。包括室性早搏、右束支传导阻滞和或左束支传导阻滞及房室传导阻滞（atrioventricular block，AVB）等。与患者年龄、体重、缺损解剖类型、封堵器大小和类型、操作损伤、堵闭器移位和堵闭器的持续张力等有关。膜部 VSD 介入治疗并发三度 AVB 发生率为 1.4%~3%，欧洲报道达 3.7%，其危险因素主要有：①年龄小于 4 岁；②VSD 距离三尖瓣侧边缘小于 1mm；③术中导管/鞘管通过 VSD 困难，反复刺激、摩擦 VSD；④术中发生传导阻滞；⑤术后出现右束支传导阻滞及左前分支传导阻滞有进一步加重者。处理方法：二度和三度 AVB 及左束支传导阻滞应积极治疗，可应用糖皮质激素、白蛋白、大剂量维生素 C 及心肌营养药物。三度 AVB 伴心率缓慢，或右束支及左前分支阻滞，应安装临时起搏器。保守治疗 3 周仍存在三度 AVB 者，需考虑安装永久起搏器。也有报道早期外科取出封堵器有助于三度 AVB 恢复。如术中并发三度 AVB，应放弃封堵治疗。与外科修补术三度 AVB 多发生于早期不同，膜周部 VSD 封堵术后 AVB 的发生很难预测，可延迟发生于术后晚些时候，应加强远期随访。研究认为年龄<6 岁，完全性右束支传导阻滞并左前分支阻滞是迟发性三度 AVB 的危险因素。

2. 封堵器脱落、栓塞 与封堵器选择偏小或操作不当有关，卡在心腔内或栓塞体、肺循环。可采用圈套器取出，若不成功需外科手术处理。

3. 主动脉瓣、二尖瓣或三尖瓣关闭不全 主动脉瓣关闭不全、穿孔是影响膜部 VSD 疗效的主要并发症之一。主动脉瓣关闭不全主要是因为 VSD 上缘距离主动脉瓣较近，封堵后封堵器影响了主动脉瓣的关闭；其次是建立动静脉轨道或在主动脉瓣上释放封堵器时损伤了主动脉瓣。二尖瓣关闭不全为输送鞘管进入左心室后插入了二尖瓣腱索内，在此释放封堵器会牵拉损伤二尖瓣。三尖瓣关闭不全与损伤隔瓣（隔瓣后 VSD 与三尖瓣关系尤为密切）或建立轨道时导丝在三尖瓣腱索内通过，导致腱索断裂有关，后者常导致严重关闭不全，需要外科手术处理。

4. 残余分流、溶血 残余分流主要是由于封堵器选择过小、伴膜部瘤的 VSD（尤其是右心室面多个分流口）等。分流束>2mm，速度>3m/s 者（尤其出现在封堵器边缘的血流）容易产生机械性溶血，一般在术后 24~48 小时内，出现酱油样尿、贫血，重者肾功能不全。需卧床休息，停用阿司匹林，采用激素、碱化尿液、适当止血药物等治疗，血红蛋白<90g/L 时及时输血，约 50% 以上病例可得到控制。若不成功，尿血红蛋白持续在（+++）以上，血红蛋白进行性下降，应外科手术将封堵器取出同时进行室间隔缺损修补术。

5. 急性心肌梗死、心脏穿孔 前者与术中抗凝不足导致导管内或封堵器表面形成血栓脱落至冠状动脉引起，后者则可因操作不当或封堵器移位穿破心肌组织所致。

6. 感染性心内膜炎 术前后注意预防感染。

7. 其他 如下肢动脉栓塞、医源性室间隔缺损、脑卒中、死亡等。

六、室间隔缺损封堵术进展

1. 经胸微创室间隔缺损封堵术 近年来，国内外学者结合传统的外科手术和心导管介入封堵术的技术特点，探索了在食管超声引导下经胸微创封堵 VSD。该技术一方面避免了体外循环手术创伤和潜在的并发症，另一方面又避免放射线辐射及经皮介入治疗对婴幼儿患者年龄和体重的限制。经胸室间隔封堵术，其通过右心室表面入路，无经皮介入的年龄、体重及血管条件限制。符芳永等报道 328 例患儿经胸室间隔缺损封堵术总体成功率为 93.6%，而且通过和 290 例经皮介入室间隔缺损封堵术患儿对比分析，结果显示经胸室间隔缺损封堵术拓宽了经皮室间隔缺损封堵术的适应证，且可避免患儿和医护人员 X 线损害，早中期结果显示该术式治疗有适应证的室间隔缺损安全、有效。

2. 单纯超声引导经皮室间隔缺损封堵术 室间隔缺损治疗方法主要包括传统的外科手术和 X 线引导下经皮介入封堵术，但外科手术创伤大、术后留有瘢痕、患儿恢复时间较长，而 X 线引导下经皮介入封堵术虽然创伤小，但操作过程需要使用放射线及造影剂，有一定的辐射危害。随着医疗技术的进步和发展,无放射线引导经皮介入技术成为发展热点,中国原创地使用超声替代放射线进行介入治疗技术,实现了"不开胸、无放射线"治疗结构性心脏病。潘湘斌等报道12例患儿单纯超声引导下经颈静脉尝试行室间隔缺损封堵术,其中9例成功,成功率为75%。刘垚等报道,42例患儿单纯超声引导下经皮行室间隔缺损封堵术,其中39例成功,成功率为93%。随着技术经验的提高和积累,国家心血管病中心已报道数千例成功的临床实践病例,目前超声引导经皮介入治疗成功率已达99%,未出现心脏穿孔、心脏填塞等严重并发症,证明该技术安全有效,短期结果令人鼓舞,仍需中长期密切随访。

3. 应用新型封堵器行室间隔缺损封堵术

鉴于镍钛合金封堵器释放镍离子可能造成对人体损害,随访过程中有相当比例患者术后仍有残余分流,严重心律失常及主动脉瓣反流亦有报道等问题,而且由于封堵器不锈钢圈表面不易上皮化的部分会增加血栓形成的风险,国内有厂家发明了烤瓷膜VSD封堵器(CERA封堵器)试图更好解决这些问题,应用单铆或无铆VSD封堵器。经改良设计后,封堵器盘面更为平整,有利于整体的内皮化,从而减少血栓形成的风险。烤瓷膜VSD封堵器、单铆封堵器和无铆封堵器等也在不断发展和改良之中,仍需进一步的资料及密切随访来评价其安全性及有效性。

目前,临床上广泛使用的VSD封堵器主要为镍钛合金金属封堵器,植入人体后将永久存在,而理想的封堵器应该是可以逐渐降解被吸收,因为VSD成功封堵、缺损处逐渐内皮化后,封堵器便失去存在的意义,而且金属封堵器残留体内,远期可能导致机体慢性炎症、心脏穿孔及高度传导阻滞等严重并发症风险。临床科研工作者不断探索使用不同的可降解材料研制可降解封堵器,以期植入体内后可逐渐被自身组织吸收。目前,部分产品已成功通过动物实验进入了临床试验阶段,未来有望最终取代或部分取代金属封堵器应用于临床室间隔缺损封堵术。

(林约瑟　王慧深)

参 考 文 献

1. 周爱卿.先天性心脏病心导管术.上海:上海科学技术出版社,2009.
2. 王志远,金梅.Amplatzer与国产封堵器经皮介入治疗室间隔缺损的临床应用现状.心肺血管病杂志,2010,29(1):77-79.
3. ZHENG Q,ZHAO Z,ZUO J,et al. A comparative study:Early results and complications of percutaneous and surgical closure of ventricular septal defect. Cardiology,2009,114(4):235-237.
4. HIJIAZI ZM,HAKIM F,HAWELEH AA,et al. Catheter closure of perimembranous ventricular septal defects using the new Amplatzer membranous VSD Occluder:initial clinical experience. Catheter Cardiovasc Interv,2002,56(4):508-515.
5. 秦永文,赵仙先,吴弘,等.国产室间隔缺损封堵器的安全性和疗效评价.中国循环杂志,2005,20(1):10-13.
6. 张玉顺,李寰,刘建平,等.膜周部室间隔缺损介入治疗并发症的分析.中华儿科杂志,2005,43(1):35-38.
7. 胡栋,曹勇,韦国雄,等.国产封堵器治疗室间隔缺损516例的临床疗效分析.岭南心血管病杂志,2017,23(1):59-61.
8. BACHA EA,CAO QL,STARR JP,et al. Perventriculardevice closure of muscular ventricular septal defects on the beating heart:Technique and results. J Thorac Cardiovasc Surg,2003,126(6):1718-1723.
9. 刘志远.小儿室间隔缺损介入治疗研究进展.现代医药卫生,2020,36(24):3968-3971.
10. 中国医师协会心血管内科分会先天性心脏病工作委员会.常见先天性心脏病介入治疗中国专家共识.介入放射学杂志,2011,20(2):87-92.
11. MAHIMARANGAIAH J,SUBRAMANIAN A,KIKKERI HS,et al. Transcatheter closure of perimembranous ventricular septal defects with ductal occluders .Cardiol Young,2015,25(5):918-926.
12. 吴文辉,杨呈伟,刘光锐,等.I代动脉导管未闭封堵器在封堵膜部室间隔缺损中的应用.心肺血管病杂志,2015,34(3):160-163.
13. 吉浩,张刚成,沈群山,等.经股动脉应用第二代Amplatzer ADO Ⅱ进行儿童室间隔缺损介入封堵治疗的疗效研究.中国心血管病研究,2020,18(4):345-349.
14. 管丽华,周达新,葛均波,等.室间隔缺损(VSD)介入治疗中封堵器的个体化应用.复旦学报(医学版),2013,40(2):140-147.
15. 孙锟,李奋,张智伟,等.儿童常见先天性心脏病介入治疗专家共识.中华儿科杂志,2015,53(1):22-23.
16. JAMEEL AA,ARFI AM,ARIF H,et al. Retrograde

approach for device closure of muscular ventricular septal defects in children and adolescents, using the Amplatzer muscular ventricular septal defect occluder. Pediatr Cardiol, 2006, 27 (6): 720-728.

17. CARMINATI M, BUTERA G, CHESSA M, et al. Transcatheter closure of congenital ventricular septal defects: results of the European registry. Eur Heart J, 2007, 28 (19): 2361-2368.

18. 蒋世良, 徐仲英, 黄连军, 等. 室间隔缺损封堵术的并发症及其防治. 中国介入心脏病杂志, 2007, 15 (6): 302-305.

19. 王慧深, 陈国桢, 覃有振, 等. 国产与进口封堵器介入治疗小儿室间隔缺损导致的心律失常和残余分流分析. 中华生物医学工程杂志, 2009, 15 (5): 390-394.

20. 王慧深, 李运泉, 陈国桢, 等. 小儿先天性室间隔缺损介入治疗心电改变及处理. 中国临床实用医学, 2008, 2 (8): 3-5.

21. 中国医师协会心血管外科医师分会. 经胸微创室间隔缺损封堵术中国专家共识. 中华胸心血管外科杂志, 2011, 27 (9): 516-518.

22. 符芳永, 胡century军, 卜海松, 等. 经胸封堵先天性室间隔缺损临床疗效. 中国临床研究, 2018, 31 (3): 326-330.

23. 国家卫生健康委员会国家心外介入质控专家组、国家心血管病中心医疗质量控制中心心外介入专家组. 单纯超声心动图引导经皮介入技术中国专家共识. 中国循环杂志, 2018, 33 (10): 943-952.

24. 刘垚, 郭改丽, 欧阳文斌, 等. 单纯超声心动图引导下经皮室间隔缺损封堵术的疗效和安全性. 中华医学杂志, 2017, 97 (16): 1222-1226.

25. 章伟, 陈亮, 秦永文, 等. 室间隔缺损封堵器的研制和临床应用进展. 心血管病学进展, 2015, 36 (3): 238-240.

26. 谢育梅, 陈军. 可降解封堵器治疗先天性心脏病的研究进展. 中华实用儿科临床杂志, 2020, 35 (1): 2-5.

第八节　少见血管异常交通的介入治疗

自 1967 年 Porstmann 首次应用海绵塞法成功堵塞动脉导管未闭后, 有不少堵塞装置研制并应用于临床。先后采用的堵塞装置有弹簧圈、可脱卸球囊、伞状封堵器、Amplatzer 堵塞器等。至 20 世纪 90 年代末, 经导管心腔内缺损及异常血管封堵术 (occlusion of abnormal vascular communications) 在先天性心脏病介入治疗中已占非常重要的地位。目前使用的封堵装置主要是弹簧圈和 Amplatzer 类伞状封堵器。

血管异常交通或心内缺损的介入治疗可以用多种介入材料, 如 Amplatzer 类伞状封堵器、血管塞、弹簧圈和微粒栓塞等装置, 但具体选择何种材料及技术方法, 则需根据解剖畸形来确定。

临床上, 主要应用的弹簧圈是 Cook 的 Gianturco 弹簧圈、可控弹簧圈、PFM 的 Nit-Occlud 和微弹簧圈等。前者弹簧圈表面附有纤维织物。

一、主动脉至肺动脉侧支血管封堵

青紫型先天性心脏病, 如法洛四联症或肺动脉闭锁常伴有异常的主动脉至肺动脉侧支血管 (aorta to pulmonary arteries collateral vessels), 以增加肺血流量改善低氧血症。双心室循环患者的侧支血管很少引起症状, 可能出现咯血、充血性心力衰竭、心内膜炎、血管病变等。但单心室 Glenn 和 Fontan 术后侧支血管很常见, 与外科术后生血管因子增加有关。如侧支血管大, 造成肺内血流增加。如肺动脉压力增高, 术后胸膜腔渗出液增多, 伴发蛋白丢失性肠病等。由于受到手术部位的限制, 给外科结扎侧支血管带来困难, 因此在外科术前或术后通过介入方法, 选用合适的封堵材料, 对于较粗的侧支血管予以堵塞, 减少手术创伤, 改善临床效果。在明确解剖畸形及血流动力学改变前提下, 首先行主动脉弓近心端造影, 透视窗内最好包括头颈部、胸部和上腹部血管, 再通过手推造影剂进行选择性侧支血管造影, 了解侧支血管的大小、形态和长度, 以及该侧支血管供应的肺组织范围、这部分肺组织是否与固有的肺动脉相交通等。如侧支供应的肺组织存在双供血状态, 则适宜封堵 (图 17-25); 肺组织仅依靠侧支供血则不能封堵, 需外科行单源化手术。

青紫型先天性心脏病侧支血管被封堵后, 一部分患儿可出现青紫加重并危及生命。因此, 在完全封堵前需行封堵试验, 如果封堵试验显示动

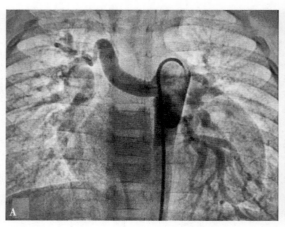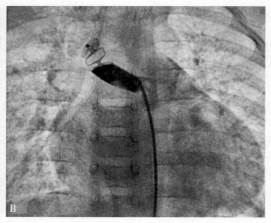

图 17-25 侧支封堵

A. 法洛四联症,降主动脉造影显示粗大右侧侧支血管并与肺动脉有交通(后前位);B. 选择性侧支血管造影显示侧支血管封堵成功,无分流和释放后的血管塞。

脉血氧饱和度下降不超过 10% 或动脉血氧饱和度仍在 75% 以上,则该患儿可接受完全封堵。如果封堵后在机械通气下动脉血氧饱和度在 75% 以下,则需考虑急诊手术纠治心脏畸形。一般尽可能封堵外科手术不易处理的侧支血管。

并发症有封堵器移位:多由于封堵器释放位置选择不佳,靠近主动脉端,或封堵器选择过小,导致封堵器漂移,并引起相应脏器的梗塞。绝大多数可在导管术中取出移位的封堵器。

二、冠状动脉瘘的介入治疗

冠状动脉瘘(coronary artery fistulae,CAF)是一种少见的先天性心血管畸形,指冠状动脉主干或其主要分支与某一心腔或大血管之间存在直接交通,从而引起从动脉到静脉或从动脉到动脉的分流。依据瘘口的不同部位,分为冠状动脉右心房瘘、冠状动脉右心室瘘、冠状动脉左心房瘘、冠状动脉左心室瘘。依据分流口的大小,临床表现差异很大。大的冠状动脉瘘除反复呼吸道感染,心功能不全等外,还可引起心室容量负荷增加,高流量分流可导致心肌毛细血管窃血,产生心绞痛和心肌缺血症状。小的冠状动脉瘘常无症状,可以随访观察。随着年龄增长,并发症及病死率将明显增高,因此一旦诊断明确应早期治疗。以往多采用外科开胸手术结扎瘘管,近年来随着心导管技术的不断发展,介入材料

及装置的不断改进与完善,经导管堵塞术治疗冠状动脉瘘取得了明显的进展,且日益被临床医生及患者所接受。

通过升主动脉或选择性冠状动脉造影,全面系统地评价冠状动脉瘘的解剖类型、冠状动脉的走向、有无相关侧支血管、精确测量瘘口的大小和数量。对有侧支血管者,需用球囊或可控封堵器作封堵试验,了解封堵后有无心肌缺血改变。通常应用球囊导管探入需要堵塞的冠状动脉内,在接近瘘口处充盈球囊,模拟冠状动脉瘘堵塞术,持续 10~15 分钟后,观察心电图有无 T 波、ST 段、心率变化及有无主观不适等。所选弹簧圈直径一般大于所需封堵冠状动脉直径的 20% 以上(图 17-26),弹簧圈的位置尽量释放在瘘口。对于粗大冠状动脉瘘,也可选用 Amplatzer 动脉导管封堵器或 Amplatzer 无聚酯纤维栓子(Amplatzer plug)。封堵的途径有:①经动脉途径逆行封堵法,主要用于瘘管较短、途径不曲折的冠状动脉瘘畸形;②经静脉途径顺行封堵法(图 17-27),主要用于瘘管较长、途径曲折的冠状动脉瘘畸形。经静脉途径较经动脉途径烦琐,需建立从左心系统-瘘口-右心系统的轨迹。封堵术后行冠状动脉造影以观察冠状动脉瘘堵塞效果及堵塞物的位置,同时观察心电图有无 ST 段及 T 波改变。

常见的并发症有:

(1)封堵器移位:多与所选封堵器过小有关,可在术中通过导管取出,并选用大号封堵伞再次

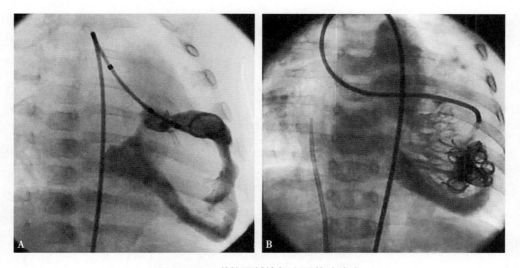

图 17-26　弹簧圈封堵粗大冠状动脉瘘

A. 选择性左冠脉造影示(后前位):左冠明显扩张,有多个分流口,和右心室交通;B. 释放 14 个弹簧圈后,左冠造影,仍存在少量分流。

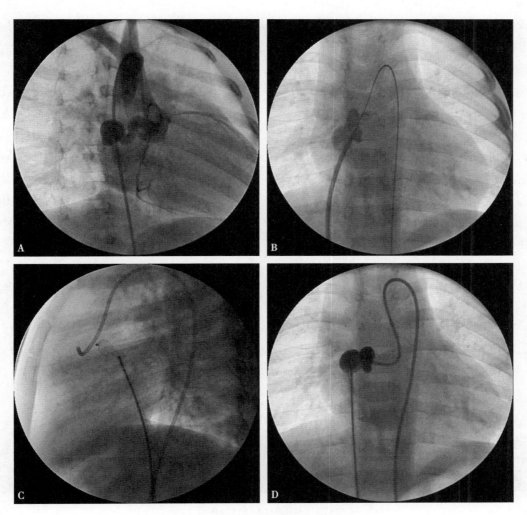

图 17-27　经静脉途径顺行封堵法

A. 升主动脉造影(右斜 30°):右冠状动脉扩张明显,和右心房有交通;B. 建立动静脉轨迹,送入输送长鞘,然后在输送长鞘内手推注入造影剂观察鞘的顶端位置(后前位);C. 从股静脉端送入长鞘,依次释放 PDA 封堵器(左侧位),并见"腰凹";D. 术后选择性右冠手推造影剂(后前位):无残余分流。

封堵,或终止介入治疗而在外科手术中取出移位封堵器。

（2）急性心肌缺血、心律失常：与封堵器堵塞正常冠状动脉侧支血管，冠状动脉内操作时间过长、有微血栓形成或选择性冠脉造影,造影剂剂量、注射速度选择不当导致冠脉痉挛,缺血有关。

术后是否需要服用抗凝药物尚有争议,目前一般选择阿司匹林抗凝 6 个月。

三、先天性肺动静脉瘘的介入治疗

肺动静脉瘘（pulmonary arteriovenous fistulae）为少见的导致发绀的心血管畸形之一,发病率为（0.2~0.3）/万,是指肺动脉分支与肺静脉之间有一个或多个交通,部分血液没有经过肺泡毛细血管床的氧和而直接经肺静脉而回流到左心房产生青紫。先天性肺动静脉瘘主要是在胚胎时期,肺动静脉丛之间间隔出现异常,输入动脉与输出静脉之间缺乏毛细血管祥。绝大多数是先天性所得。也可以是继发性的,主要与创伤、血吸虫病及肝硬化等因素有关,常伴发遗传性出血性毛细血管扩张症,或在先天性心脏病外科行 Glenn 术后。除引起发绀和运动耐力下降外,还会导致脑栓塞和脑脓肿。可单发或多发,亦可发生在一侧肺内,或呈两肺弥漫性病变。

由于肺动静脉瘘位于肺组织内,正常组织与病理组织相互交叉。传统的治疗方法是行肺叶切除术,以丧失部分正常肺组织为代价阻断异常的肺动静脉交通,但对于两肺弥漫性病变尚无满意的治疗方法。局限性肺动静脉瘘可采用介入治疗方法。

封堵前的心血管造影采用多种投照角度进行肺动脉造影及选择性肺动脉分支造影,以确定肺动静脉瘘的范围、部位及类型（图 17-28A）。如果怀疑动脉瘘接受肋间动脉、乳房内动脉等血液供应,则需行主动脉造影。

通常封堵方法为经肺动脉释放弹簧圈或 Amplatzer 类动脉导管封堵器或 Amplatzer 血管塞至病变部位（图 17-28B）。相对于传统的外科手术,无需开胸,损伤小,可免除肺叶切除,保留更多正常肺组织及肺功能,以及避免外科手术所引起的并发症。封堵过程中需注意空气栓塞发生,保护近端正常肺动脉。

对于复杂型或弥漫性肺动静脉瘘虽还不能全部阻断异常的肺动静脉瘘,但可作为姑息疗法而改善低氧血症。

并发症包括：①肺栓塞：由于封堵器移位,导致正常肺动脉分支堵塞；②体循环栓塞：由于选择的堵塞装置过小,放置过深,以致封堵器由动静脉瘘的动脉端进入肺静脉端,随后进入体循环而引起相应脏器的栓塞；③其他：胸痛、咯血、瘘管再通等。

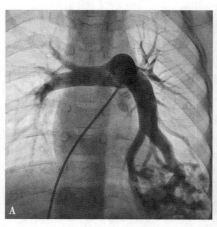
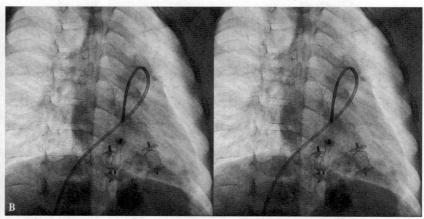

图 17-28 局限性肺动静脉瘘介入治疗

A. 后前位肺动脉总干造影显示左肺多发性肺动静脉瘘；B. 后前位左肺动脉多发性肺动静脉瘘 Amplatzer 血管塞封堵后。

（高　伟）

参 考 文 献

1. FELTES T, BACHA E, BEEKMAN R, et al. Indications for cardiac catheterization and intervention in pediatric cardiac disease: a scientific statement from the American Heart Association. Circulation, 2011, 123 (22): 2607-2652.

2. CHESSA M, BAURNGARTNER H, MICHEL-BEHNKE I, et al. ESC Working Group Position Paper: Transcatheter adult congenital heart disease interventions: organization of care —recommendations from a Joint Working Group of the European Society of Cardiology (ESC), European Association of Pediatric and Congenital Cardiology (AEPC), and the European Association of Percutaneous Cardiac Intervention (EAPCI). Eur Heart J, 2019, 40 (13): 1043-1048.

3. DORI Y, GLATZ AC, HANNA BD, et al. Acute effects of embolizing systemic-to-pulmonary arterial collaterals on blood flow in patients with superior cavopulmonary connections: a pilot study. Circ Cardiovasc Interv, 2013, 6 (1): 101-106.

4. BUCCHERI D, CHIRCO PR, GERACI, et al. Coronary Artery Fistulae: Anatomy, Diagnosis and Management Strategies. Heart Lung Circ, 2018, 27 (8): 940-951.

5. SHOVLIN CL, CONDLIFFE R, DONALDSON JW, et al. British Thoracic Society Clinical Statement on Pulmonary Arteriovenous Malformations. Thorax, 2017, 72 (12): 1154-1163.

第九节　支架的应用

一、血管内支架的发展

血管狭窄或发育不良常伴发于某些先天性心脏病,或某些先天性心脏病术后的残留问题及并发症。体、肺循环的动脉或静脉均可发生狭窄,其中肺动脉分支狭窄最常见,其他还有主动脉缩窄、腔肺吻合或 Fontan 术后狭窄、术后体静脉或肺静脉狭窄、主-肺动脉分流或侧支血管狭窄,以及术后管道狭窄等。血管狭窄如不治疗可导致病死率和病残率增加,严重影响外科手术效果。

虽然传统的外科手术对某些血管狭窄性疾病效果良好,但手术难度大,风险高,有时结果令人失望。需要干预的再狭窄发生率较高,且某些血管狭窄位于外科手术难以到达的部位。治疗性心导管术作为外科手术替代的选择已经有 20 年以上的发展历史。

球囊血管扩张或成形术对很多血管狭窄性疾病有效,通过撕裂血管内膜或部分中层扩张血管以使狭窄血管生长或重塑。据报道在不同的疾病中成功率不同。尽管术后即刻效果令人满意,但只有部分患者能够获得狭窄持续解除。由于狭窄血管的弹性回缩、以后的瘢痕和纤维化或外部压迫等,术后再狭窄很常见。这激励着临床医生和研究者们不断寻找新的经导管介入治疗方法。

早在 1969 年,Dotter 医生应用动脉内管状弹簧圈移植物置入犬腘动脉以缓解梗阻,提出使用坚硬的框架如金属框架来支撑球囊扩张后的狭窄血管以防止由于血管弹性回缩或瘢痕所致再狭窄的想法。然而由于一些未解决的技术问题,在以后的 10 年中进展缓慢。随着技术改进,Palmaz 报道成功应用可扩张金属支架治疗主动脉、颈动脉、髂动脉和肾动脉狭窄,1985 年又将其应用到狗的肝内门腔分流。1987 年,来自同一研究组的 Schatz 报道在成年狗应用冠脉内球囊可扩张支架术获得成功。动物实验的成功促发了一系列临床实验。1988 年,Palmaz 报道放置腔内支架治疗动脉粥样硬化性髂动脉狭窄的多中心试验结果。此后,应用支架治疗冠状动脉狭窄开始广泛应用。

在先天性心脏病中,1988 年,Mullins 等首次报道在实验模型肺动脉和肺静脉中放置支架成功。1991 年,同一研究组的 O'laughlin 等首次报道支架在先天性心脏病患者中的成功应用。此后,支架应用于治疗多种先天性心脏病包括复杂先天性心脏病,结果令人鼓舞。

二、支架的种类和置入技术

到目前为止,很多种支架可用于先天性心脏

病。根据其制造材料、结构、尺寸、特定靶器官或用途、有无覆盖膜、特殊表面处理和涂层及药物洗脱特性,可对其进行分类。但从实用的角度来看,最常见的分类是基于其输送机制:球囊可扩张支架和自膨性支架(图 17-29)。

1. Palmaz 支架——球囊可扩张支架 球囊可扩张支架原型由管状不锈钢制成,经激光切割成多种形状。Palmaz 支架的原型(Johnson & Johnson 介入系统,Warren,New Jersey)为闭合单元设计,不锈钢构成,在扩张前厚 0.076mm、长 3cm、直径 3.4mm,由一排排交错的分叉槽构成(图 17-29A)。扩张后的标准直径是 8mm,最大可扩张至 12~18mm 以适应生长的需要。当支架直径扩张至 18mm 时长度缩短为 22mm。扩张后,金属支架的开放区域在 90% 以上。随着临床应用的扩展,已有不同尺寸和长度的支架以适应不同的病种。

当然也有一些缺点,包括人工安装的支架在球囊上滑动、明显缩短、僵硬、锐利的边缘容易导致血管损伤和球囊破裂,以及由于其闭孔设计导致灵活性不够。为了克服灵活性不足,Corinthian系列(Johnson & Johnson 介入系统)和 Genesis(sigmoidal hinge connection,Johnson & Johnson)通过添加柔性连接器提供了更好的灵活性,该柔性连接器是 U 形、V 形、S 形或 N 形元件,在弯曲过程中会发生塑性变形。Genesis 支架可在未安装或预安装状态下使用,以避免滑动。

更现代的支架是开放单元设计的支架,在整个支架中不一致连接的几何形状。它们可以由其他金属制成,如钴和铬的合金,或镍和钛(镍钛合金)。随着膨胀单个小孔合并形成更大的开放区域,因此,没有一致的小孔形状。开放式小孔设计的例子有 Guidant Herculink 和 Omnilink、Intrastent、DoubleStrut、Mega LD 和 Maxi LD 系列支架。这些"现代支架"拥有有利于其在先天性心脏病中使用的特征:①缩短少;②顺合性好;③不易导致球囊破裂小;④可以进入难以进入的分支;⑤比具有紧密小孔设计的支架更灵活;⑥其圆形边缘最大限度地减少对血管壁的创伤。缺点包括直径超过 15mm 的 Doublestrut 的径向强度降低,支架之间内膜组织或斑块突出的发生率较高,这可能会影响支架的长期性能。

与开槽管设计的支架相比,Cheatham 铂(CP)支架使用了一种焊接管,由弯曲的金属丝制成,并焊接到形成支架的圆柱形网格上。这导致了更容易调节的灵活性和更多的尺寸和长度范围,但径向强度小于开槽管。CP 支架由 90% 的铂和 10% 的铱制成,在每个焊接点添加金焊接,以增加焊接的总强度。Z 弯的数量影响支架的最终直径、缩短程度和外形。可分为 6 排和 8 排,最常用的是 8-Z 弯配置,因为它比同等直径的 6-Z 弯缩短更少,扩张至 28mm(6-Z 弯的为 18mm)缩短22%~28%。支架在透视下具有良好的可视性,即使在大直径情况下也具有良好的径向强度。输送鞘管要比球囊大 2F,因为它们的外形略大于其他支架。CP 支架与磁共振(MR)兼容,其圆形边缘对血管壁和球囊的损伤较小。

2. 覆膜支架 在过去 20 年中,覆膜支架已被引入治疗血管狭窄。CP 支架有覆膜型,外层

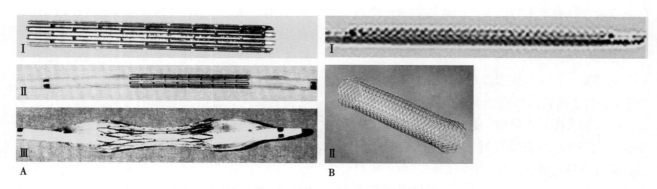

图 17-29　球囊可扩张支架和自膨性支架

A.球囊可扩张支架(Ⅰ)放置前,(Ⅱ)放置于球囊扩张导管后,(Ⅲ)球囊导管部分扩张时;B.扩张前,(Ⅰ)自膨性支架藏于轧膜下,(Ⅱ)撤去轧膜后充盈完全扩张时。

为聚四氟乙烯（polytetrafluoroethylene，PTFE）膜。该覆盖物最初直径为 7mm，在膨胀直径范围内伸展，通常为 12~24mm，扩张时始终在支架上拉紧。迄今，覆膜 CP 支架是先天性心脏病患者使用最广泛的覆膜支架，其他覆膜支架，如 BeGraft 也有使用。它们也可用于镶嵌治疗，以完成 Fontan 循环。当球囊血管成形术导致血管结构破裂和出血时，覆膜支架可用作急救装置。支架段内共存的动脉瘤也可同时闭合。这些支架的外形更大，必须使用较大的输送鞘管。缺点包括支架血管中的其他重要分支被阻塞和不适合用于幼儿。

支架植入术通常在全身麻醉下进行，但合作患者也可以在清醒镇静下进行。在对狭窄血管进行常规血流动力学和血管造影检查后，通过将球囊可扩张支架手工卷曲安装到球囊血管成形术导管，其尺寸不得超过狭窄附近血管的直径。然后将球囊支架组合推进穿过狭窄区域的长护鞘内的

导丝上。支架正确定位后，取出长鞘，露出支架，球囊充气，使支架膨胀至所需直径。放气后小心地取出球囊扩张导管，留下扩张的支架支撑狭窄的血管（图 17-30）。也可以在手术中使用镶嵌方法进行。

3. 自膨式支架　自膨式支架材料应具有较大的弹性应变。最广泛使用的材料是镍钛合金，它可以从高达 10% 的弹性变形中恢复。与镍钛化合物相比，更传统的材料如不锈钢（Cook "Z 支架"）或钴基合金（BSC "Wallstant"）的弹性范围有限，因此使用受到限制。儿科心脏病学中常用的自膨式支架包括 Wallstent the SMART 支架、Strecker 支架、Dynamlink Portégé GPS 支架和 Cook Zilver 支架（图 17-29B）。

自膨式支架被限制在覆盖膜内，可安装在小型导管上，并通过小的输送系统输送。它们比 BES 更灵活，因此可以通过非常弯曲的血管和病

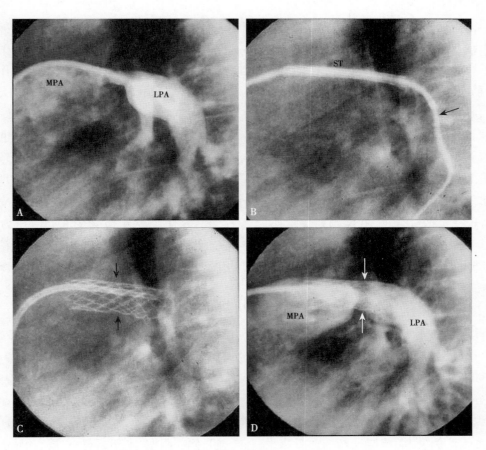

图 17-30
A. 左侧位血管造影显示左肺动脉狭窄；B. 透视显示通过左肺动脉狭窄段支架位置，（↑）示导引丝位置；C.（↑）示球囊可扩张支架扩张后；D. 侧位血管造影显示支架术后左肺动脉狭窄段完全扩张。LPA，左肺动脉；MPA，肺总动脉；ST，支架。

变,但其径向强度明显低于 BES。在植入过程中,随着膜的抽出,支架将自行膨胀至预定的直径和形状,以扩张狭窄病变。由于镍钛合剂的独特的记忆效应,在植入后第一个月内可能表现出延迟 10%~20% 的扩张。自膨式支架的主要缺点是导致更多内膜增生,在体外研究中,镍钛合金腐蚀产物的细胞毒性作用,导致平滑肌细胞坏死。另一个缺点是它们不能进一步扩张以适应生长,因此,在生长中的儿童中使用受到限制,除非被植入不生长或完全生长的结构中,如外科分流术、板障或管道中。

4. 经皮或术中支架术(镶嵌方法) 大多数支架置入都是在心导管室经皮放置的。然而,当血管路径难以到达时,单独使用经皮或外科手术方法有困难且风险较大。在外科手术同时,置入支架,这种方法称为镶嵌治疗。只有通过心脏外科医生和介入治疗的心内科医生的共同合作,才可能技术改进,获得好的治疗效果。

三、特殊疾病的支架置入

1. 肺动脉分支狭窄或发育不良(stenotic or hypoplastic branch pulmonary arteries) 肺动脉分支或外周肺动脉狭窄可为原发性(先天性),也可继发性(获得性)疾病。先天性肺动脉分支狭窄可以局限性,或弥漫性发育不良,常与法洛四联症、肺动脉闭锁及其他复杂先天性心脏病伴发病变,也可出现在努南综合征、威廉姆斯综合征、阿拉日耶综合征及先天性风疹综合征。

获得性肺动脉分支狭窄常出现于法洛四联症、复杂的肺动脉闭锁、永存动脉干分流及矫治手术后,右心室流出道梗阻性疾病管道修补术、大动脉转位动脉调转术、腔肺吻合或 Fontan 类手术后。此外,动脉导管自然关闭或经导管堵闭后的收缩可导致左肺动脉狭窄。

肺动脉分支狭窄可以引起许多血流动力学异常。可导致狭窄段供应的肺组织血流灌注不足,使通气-血流比例失调,狭窄远端的血管床发育差。对侧肺动脉的肺动脉高压可导致肺血管疾病。未解除的梗阻可增加右心室压力超负荷进而导致右心室压力增高,功能不全甚至衰竭。心律失常甚至猝死并不少见。对侧肺的过度灌注则可导致肺水肿。患者运动能力受限而影响日常生活。未经治疗的分支或外周肺动脉狭窄可导致明显的病死率和并发症发生率,严重影响先天性心脏病外科手术的效果。

肺动脉分支狭窄的外科手术结果常令人失望。球囊扩张也仅能使 60% 的病例获得长期的梗阻解除。在很多情况下,尽管狭窄的肺动脉在即刻可扩张至满意的尺寸,但组织的自然弹性回缩及随后的瘢痕形成往往导致再狭窄。为获得长期效果而过度扩张狭窄血管,经常导致并发症如动脉瘤形成,甚至有时造成血管破裂导致肺出血,偶尔致死。

支架置入可以解决上述问题和避免球囊血管成形术的并发症,因此成为治疗肺动脉分支狭窄的一种有吸引力的新方法。自 1991 年 O'laughlin 等首次报道临床应用成功以来,支架置入已经广泛应用于治疗肺动脉分支狭窄。

球囊可扩张支架和自膨性支架都有应用,但前者的应用更广泛,首选于儿童,因为它可进一步扩张以适应生长发育。除广泛应用的 Palmaz 髂动脉支架和肝胆管支架(Johnson & Johnson 介入系统)外,预先安装的 Genesis 支架,Intra 支架及 Numed Cheatham 铂支架(CP 支架)也可被应用。

分支和外周肺动脉狭窄支架植入的短-中期结果非常令人鼓舞。它们被证明在增加血管直径和降低通过支架血管的压力阶差是安全和有效的(图 17-31)。两组患者的右心室压力和肺灌注在支架植入后也显示显著改善。在随访检查时压力阶差较高的少数患者中,进一步球囊扩张支架可有效降低支架血管的平均残余压力阶差。早期并发症包括支架移位和支架血栓形成。

长期研究表明,单支肺动脉支架的显著再狭窄发生率仅为 1.5%~7.0%,患者可再接受再扩张治疗。分叉处狭窄患者的再狭窄率可高达 31%~33%。到目前为止,报道的肺动脉支架置入术后长期并发症包括支架移位和错位、内膜瓣梗阻、侧支阻塞、支架断裂、夹层、动脉瘤、血管破裂、咯血、支架血栓形成、同侧肺水肿和罕见的死亡。目前,技术和材料的改进大幅度降低了病死率和病残率。目前的研究结果证实,支架置入术治疗

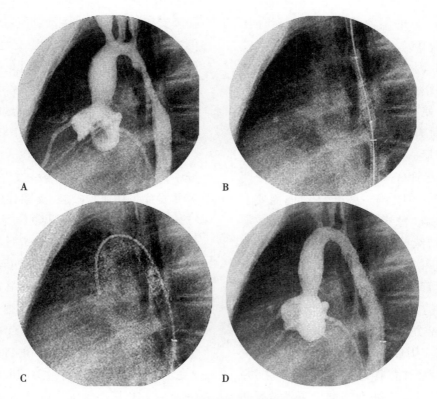

图 17-31　威廉姆斯综合征患者

A. 主动脉造影显示长段主动脉狭窄伴血管狭窄,同时有主动脉瓣上狭窄;B. 透视(侧位)显示球囊可扩张支架置于主动脉狭窄段部分扩张;C. 完全扩张;D. 血管造影(侧位)示支架术后长段主动脉缩窄完全扩张。

肺动脉分支狭窄的安全性和有效性。

2. 主动脉缩窄　关于主动脉缩窄(coarctation of the aorta,CoA)的理想治疗方法已经争论多年。多年来,端端吻合、锁骨下动脉皮瓣主动脉成形术或同种补片主动脉成形术是传统的主动脉缩窄外科手术治疗方法。在 1~69 岁的患者中总手术死亡率仅为 1%~2%,新生儿和小婴儿的手术死亡率稍高。然而,外科手术的并发症较多,包括喉返神经损伤、膈神经麻痹、乳糜胸、出血和高血压,以及可能导致永久性截瘫的脊髓缺血。与儿童相比,青少年和成人上述并发症的风险更高。在许多外科资料中远期再缩窄的发生率约为 10%。而且外科术后主动脉动脉瘤的形成也不少见。

20 世纪 80 年代初就开展了介入性心导管术治疗主动脉缩窄,作为一种非外科的治疗方法。外科术后残余缩窄或再缩窄的风险,以及虽少见但却是灾难性的脊髓坏死是促使介入治疗发展最主要的因素。在死后或外科切除的主动脉缩窄及动物的球囊血管成形术实验获得成功后,最初的

临床应用开始于外科术后再缩窄的患者,因为这类患者再次手术的病死率和病残率高且修补处再发的梗阻比较常见。球囊血管成形术可以成功缓解主动脉再缩窄,使其成为一种标准的治疗方法,并且已扩展至治疗原发的或未经手术的主动脉缩窄。无论术后再缩窄或未经手术的主动脉缩窄,球囊血管成形缓解梗阻均是相似的,80%~90% 病例可获得缓解梗阻。普遍认为在术后再缩窄病例中更安全,因为有周围瘢痕组织的支撑效应,而未经手术的病例是没有的。与手术修复相比,新生儿和小婴儿的球囊血管成形效果不是很理想,可能与导管组织的收缩有关,从而导致更高的再狭窄发生率(57% *vs.* 14%)和再干预率。因此,外科手术通常被推荐为新生儿和婴幼儿主动脉缩窄的主要治疗方法。

球囊血管成形术最常见的短期并发症为股动脉狭窄或闭塞,这在年幼儿童中较常见,通常可以通过使用较小的球囊导管和在手术过程中使用肝素来避免。主要的长期并发症是动脉瘤形成和再

狭窄。有 5%~11.5% 的患者可发生动脉瘤,存在远期破裂风险（<1%）。相对外科手术发生率较高是可以预见的,因为球囊扩张有效的机制是撕裂血管内膜和部分中层。囊性中层坏死也可发生于主动脉缩窄。使主动脉壁变薄弱,易于形成动脉瘤。此外,有时为了达到理想的内径而过度扩张缩窄段也易于形成动脉瘤,甚至是急性破裂导致的致命出血。尽管这些动脉瘤中有许多在中期内保持稳定和较小,但也有一些可能扩大,需要手术或植入覆膜支架。球囊血管成形后再缩窄通常由于弹性回缩,持续或再发缩窄,发生于 20% 的患者,可能需要再干预。

鉴于球囊血管成形术的缺点和局限性,主动脉缩窄或再狭窄的支架植入术于 20 世纪 90 年代初引入,最初的成功使其在过去几十年中得到了越来越大规模的应用（图 17-31）。使用支架的主要优点是防止弹性回缩,避免主动脉过度扩张,并允许分阶段完成扩张。这些优点降低了动脉瘤形成和主动脉破裂的风险。一系列报道汇总的动脉瘤形成的风险仅为 3%,小动脉瘤可通过栓塞线圈闭塞。术中可以应用覆膜支架即刻闭塞动脉瘤以降低主动脉撕裂造成出血的风险。

一般来说,CoA 需要大支架。首先且最常用的是 Palmaz 支架中的 P8 和 P10 系列。然而,已经引入了许多较新的支架。IntraStent Mega 和 Maxi LD（EV3）更灵活,可扩张至成人主动脉直径 20~25mm。CP 支架,尤其是覆膜 CP 支架,已被越来越多地使用,它已成为一些中心的首选,并取得了令人鼓舞的结果。Genesis XD（Cordis）也是适合 CoA 的。近年来,小型的钴铬支架也被发现适用于 CoA,但需要更多的临床经验。

值得注意的是,覆膜 CP 支架特别适用于治疗动脉瘤形成的 CoA、老年或存在动脉瘤形成高风险的复杂 CoA。复杂 CoA 是指 CoA 接近闭锁、主动脉弓弯曲,以及同时存在动脉导管。当发生血管破裂或支架相关并发症时,覆膜支架可作为抢救或挽救措施。覆膜支架的主要问题是覆盖侧支血管,尤其是脊髓动脉可能导致截瘫。然而,由于脊髓动脉通常起源于第九胸椎水平以下,膈肌下方主动脉。因此,CoA 支架置入时不太可能发生脊髓动脉阻塞。但操作人员必须记住,在支架移位的情况下,移位

覆膜支架固定于远端主动脉段可能会阻塞重要的侧支。因侧支动脉供应趋于充足,故左锁骨下动脉的覆盖已被证明不会导致任何肢体缺血。

支架置入 CoA 也可扩张管状长段 CoA 或发育不良的峡部和主动脉弓横部远端。随着经验的增长,目前报告的成功率接近 100%。

据报道,在一项超过 500 例患者的多中心研究中,支架植入的急性并发症发生率高达 14%。常见并发症包括血管破裂、支架移位和动脉瘤形成（5%）。支架移位是最常见的技术问题,发生率高达 5%。球囊破裂导致支架扩张不足的可通过避免球囊/支架组装扭结、使用较新的软端支架如支架内支架和 CP 支架,以及使用 BIB 球囊系统来预防。由于使用大型鞘管损伤血管如股动脉和穿刺部位出血（2.3%）,在成人或年龄较大的儿童可通过使用血管闭合装置,如 6F PercloseProGlide 或 A-TTM 避免。因此,有效关闭股动脉通路部位允许使用 14F 甚至更大以便送入更大的支架。使用溶栓剂或重组织纤溶酶原激活剂也有助于降低主动脉血栓形成的风险。据报道,脑血管事故约占 1%。

根据现有的证据,在儿童中使用球囊血管成形术作为术后再狭窄的标准治疗似乎是一种合理的方法。支架植入应用于难治病例。婴儿期以后的先天性主动脉缩窄可以通过手术或球囊血管成形术作为初始治疗。许多中心正在使用球囊血管成形术作为主要治疗方法。然而,在存在严重主动脉弓发育不良的情况下,应建议手术修复,因为球囊扩张很少能产生良好的缓解效果。支架植入术作为先天性主动脉缩窄的主要治疗方法,应保留给手术风险较高且支架引起的生长受限不是主要问题的年龄较大的儿童（>30kg）、青少年和成年人。

3. 右心室流出道支架置入术作为姑息性治疗 患有严重右心室流出道（right ventricular outflow tract,RVOT）梗阻的婴儿,如法洛四联症伴肺动脉发育不全、复杂肺动脉闭锁伴多个主肺侧支动脉（major aorto pulmonary collateral artery,MAPCA）,不可能一期修复或必须采用多阶段方法。早期姑息治疗包括中央主动脉-动脉吻合术、改良 Blalock-Taussig 分流术、RVOT 导管道或补片或导

管支架置入术。另一种选择是植入 RVOT 支架，以增加肺血流量，改善氧合，促进肺动脉的生长。在肺动脉闭锁射频穿孔后或早产儿中也可考虑植入 RVOT 支架。由于这些儿童体型较小，预先安装的冠状动脉支架（4~6mm）或 Palmaz Genesis 中型支架（最大 12mm）是首选。这些支架在随后的手术中很容易取出。

并发症包括支架断裂，由于 RVOT 处肥大肌肉的高压缩力，支架断裂可发生在多个部位。断裂后支架完整性丧失导致支力不足和随后 RVOT 再狭窄。在这种情况下，可能需要连续支架中植入支架。支架碎片栓塞也可能发生。因此，建议在 RVOT 支架置入后进行密切随访。

4. 右心室-肺动脉外管道 右心室-肺动脉外管道用于纠治许多复杂心脏畸形，然而随着时间的推移，许多患者的外管道不可避免地发生失功，总是需要多次外科手术置换管道。Stark 等，回顾了 405 例外管道手术病例，5 年、10 年、15 年管道功能完好率分别为 84%、58%、31%，管道梗阻造成右心室压力负荷过重是再次外科干预最主要的原因。造成管道失功能的因素包括胸骨外部压迫、钙化、纽结、动脉瘤改变和内皮纤维变性等。儿童躯体生长也可造成管道相对梗阻。同种管道和人工管道均可发生上述变化。尽管外管道置换术风险较低，但由于再次手术时粘连和钙化使其很难获得理想的位置和血流动力学特征，因此此置换后的管道比初始管道的寿命更短。经导管球囊扩张外管道的效果常是暂时的或无效的。

管道内支架植入（stent implantation in the conduit）已被发现是缓解导管狭窄和推迟外科导管更换的可靠方法。通过有效降低跨狭窄管道压差及扩大狭窄段内径，右心室的血流动力学状态得以改善。Ovaert 等，证实狭窄管道内置入支架免于外科手术干预在术后 1 年为 86%，2 年为 72%，4 年为 47%，且体格生长不受影响。并发症包括支架断裂和冠状动脉受压，少见。然而，值得关注的是，支架置入导致肺动脉瓣反流，造成右心室长期容量负荷过重。由于置入支架的目的只是推迟而不是取消再次外科手术，加之肺动脉瓣反流在支架置入前已经存在，短期之内通常能够良好耐受，所以仍推荐支架置入术以延长外管道的使用寿命，

尤其是对于年幼儿童。

与仅在右心室流出道（RVOT）内放置无瓣膜支架相比，新推出的经皮肺动脉瓣植入（percutaneous pulmonic valve implantation，PPVI）可有效治疗 RVOT 管道狭窄和反流，具有良好的短期和长期效果。近年来，另一种经皮瓣膜支架系统，Edward SAPIEN 瓣膜已广泛用于成人经导管主动脉瓣植入术（transcatheter aortic valve implantation，TAVI），当植入到肺动脉瓣位置时也取得良好结果。因此，PPVI 现已取代 RVOT 支架，成为部分 RVOT 管道退变患者的治疗选择。

5. 体静脉和体静脉板障梗阻 体静脉梗阻包括上下腔静脉梗阻，可以是先天性的，也可能是获得性的，如体外循环外科插管、腔肺分流术、Fontan 手术、先前经静脉起搏电极置入后，心脏移植后吻合口处梗阻。体静脉板障梗阻是大动脉转位患者接受 Mustard 或 Senning 术（心房调转术）后常见的并发症。解除腔静脉梗阻对于减轻上腔静脉阻塞综合征的症状非常重要，也为未来的心内操作提供血管路径。

外科解除体静脉梗阻及 Mustard 术后板障梗阻需要在全麻及体外循环下进行，技术上有难度，结果不一定有益。同样，单独球囊扩张由于弹性回缩或再狭窄仅能暂时减轻梗阻。自从 20 世纪 90 年代初期支架置入就已成为替代的一种治疗方法。球囊可扩张支架和自膨性支架均有应用。Ward 等，证实可以安全而有效地减轻上腔静脉阻塞和体静脉板障梗阻的症状。中期随访提示支架后血管可持续保持畅通，尽管部分患者有轻度内膜增生，无一例静脉支架需要再次扩张。长期随访中无明显并发症发生。

可以扩张到成人直径的球囊可扩张支架应该是体静脉梗阻首选的治疗方法。现代的支架，如 CP 支架，因其比较柔软和创伤较小是首选支架。

6. 动脉导管未闭 在导管依赖性先天性心脏病（ductal-dependent congenital heart disease）中，使用前列腺素维持动脉导管的短期通畅可以在进一步干预前稳定危重新生儿，但这不是维持导管长期通畅的可靠方法。新生儿期通常需要进行体肺动脉分流术，以增加肺血流量和改善氧合。然而，分流术相关并发症，包括膈神经损伤、分流管

道狭窄和血栓形成导致阻塞、肺动脉扭曲和狭窄、左肺动脉和右肺动脉的生长差异、肺动脉高压，以及手术粘连是常见的，可能会增加后续手术的复杂性和风险。在肺动脉严重发育不良或合并其他复杂心脏畸形的病例，分流手术难度大，即使可以手术，在婴儿期可能需要多次分流手术。为了避免新生儿时期的主肺动脉分流手术应该防止动脉导管关闭。在过去20年中，已经探索了经导管维持动脉导管开放的技术方法。

当证实球囊扩张动脉导管不可靠、无效时，试验已证实支架置入可使动脉导管保持开放数月至21个月。新生儿多种先天性心脏病包括严重肺动脉狭窄、肺动脉闭锁伴或不伴有室间隔缺损及左心发育不良综合征等，放置动脉导管支架均有临床成功应用的报道。

小型、柔性和预安装的球囊可膨胀支架或冠状动脉支架适用于动脉导管支架。即刻和短期改善症状效果是乐观的，但由于内膜增生导致的动脉导管支架再狭窄进而需要再次球囊扩张也是常见的。其他的操作并发症包括动脉闭塞、急性支架内血栓形成、支架移位、动脉导管不完全畅通和动脉导管痉挛，后者是致命性的。虽然早期的中期随访结果提示支架动脉导管保持开放时间短，操作风险高，长期生存率低，而一项近期较大样本的研究则显示乐观的结果。在经过选择的病例中手术成功率是高的，支架动脉导管维持畅通长达3年。尽管支架再狭窄常见（43%），但再次球囊扩张在95%的病例均可成功。肺动脉可获得生长而没有扭曲，大部分患者可能外科纠治。这些复杂心脏畸形的6年后总生存率为86%。

对于动脉导管依赖型肺循环，主肺动脉分流术是传统的治疗方法，对于那些解剖畸形严重、外科手术风险高或外科术后分流不理想的病例，动脉导管支架置入可作为替代外科手术有效的治疗方法。导管支架置入术也越来越多地被纳入到肺动脉闭锁伴室间隔完整，右心室中度至重度发育不良的治疗中，以及应用于左心发育不良综合征的镶嵌治疗。

7. 主肺侧支动脉和分流 对于复杂肺动脉闭锁即肺动脉闭锁合并室间隔缺损和多发主肺侧支动脉病例的处理非常复杂，富于挑战。许多患者由于严重发育不良的肺动脉或不合适的解剖结构，无法接受最终双心室修复的单源化方案。因此，未手术矫治患者的肺血流依赖于主肺侧支动脉或手术形成的主肺分流。58%~68%的侧支血管随着时间的推移自然倾向于发生狭窄甚至闭塞，造成所供应肺段低灌注、严重低氧、运动能力下降。同样，外科建立的主肺动脉分流也会随时间推移出现狭窄，患者的青紫进行性加重。再次外科手术分流可能短期缓解，但难以界定成功分流的合适尺寸，加之主肺动脉侧支血管柔软易碎，手术风险大。

与外科手术相同，球囊扩张主肺动脉侧支或分流仅能暂时缓解，且由于弹性回缩事实上是不成功的。因此，支架置入治疗狭窄的主肺动脉侧支或分流成为一种有吸引力的治疗方法。球囊可扩张支架，如预安装的 Genesis 中支架（Cordis）和自膨性支架均有成功的报道（图17-32），前者可再扩张具有与儿童体格增长保持同步的优点，后者尽管不能再扩张，但在纡曲的侧支血管中移动时柔韧性高，可以避免使用多个支架。

如果这些狭窄非常坚固且对高压球囊有抵抗力，在支架置入前使用切割球囊导管可能会有所帮助。并发症发生率低，包括血管撕裂导致肺出血、夹层、动脉瘤形成、血管痉挛和动脉闭塞。可能会发生放射状支架断裂，需要在支架内植入支架。大部分患者血氧饱和度增加，运动耐力提高，临床明显改善。如果发生再狭窄，需要再次球囊扩张支架。在某些病例中可观察到支架血管生长。主肺动脉侧支血管支架置入除使复杂的肺动脉闭锁未经手术而症状缓解外，还为后期的手术创造机会。

8. 肺静脉梗阻 肺静脉梗阻（pulmonary venous obstruction,PVO）可能是原发病变，如在先天性肺静脉狭窄、完全性肺静脉异位引流（total anomalous pulmonary venous connection, TAPVD），或手术修复后获得的。狭窄可能是局限性，也可以是多处狭窄或弥漫性的。大约10%的患者在 TAPVD 手术修复后发生肺静脉梗阻。避免肺静脉切缘缝合的无缝合袋形缝合术被认为是最好的手术方法。但5年后无再次手术或死亡的概率仅为50%。狭窄几乎对球囊血管成形术有抵抗力。使用切割球囊

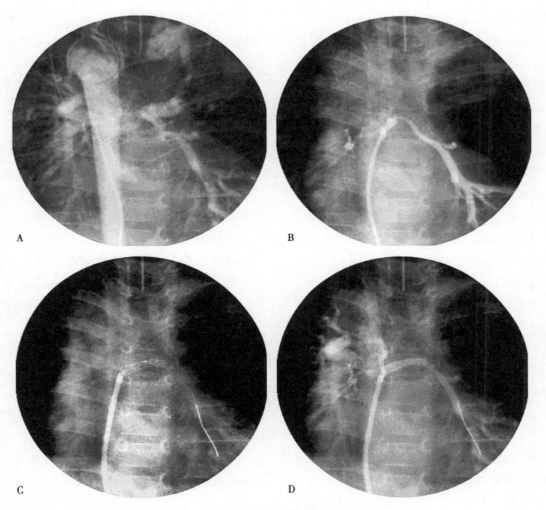

图 17-32　球囊可扩张支架

A. 主动脉造影（前后位）示 2 岁患儿（PA/VSD）伴多发性主动脉-肺侧支血管，改良 G-T 分流通道扭
曲；B. 选择性侧支动脉造影示供应左肺下叶的侧支动脉孤立性狭窄，球囊扩张后立即回缩而无效；
C. 球囊可扩张 Genesis 支架置于扩张后狭窄的侧支动脉处；D. 血管造影示支架术后狭窄侧支动脉完
全扩张，维持左肺下叶血供。

有时可能是有益的。狭窄肺静脉内支架植入，无
论是在导管室经皮操作，还是在手术中进行，都可
能提供短期缓解，但支架内再狭窄普遍存在，且对
进一步干预反应不佳。在幼儿中，使用可以将来
扩展到成人尺寸（>12mm）的支架。因此，类似预
安装 Genesis 中支架（Cordis）是很好的选择。先天
性肺静脉狭窄通常会有不良的临床过程，手术和
支架植入的结果都不满意。支架植入只能被视为
姑息性治疗，可以作为肺移植的桥梁。

9. 建立或维持心房间交通的支架　在一些复
杂的先天性心脏病中，非限制性房间隔缺损（ASD）
对于在心房水平混合血液以维持氧合或缓解右
心房或左心房压力以获得足够的心排血量至关

重要。可以使用各种经导管方法来建立或扩大
ASD，包括：经典的球囊或切割房隔造口术、房间
隔球囊扩张术及房隔完整病例的经间隔穿刺或射
频穿孔术。然而，患有左心发育不全综合征的婴
儿和新生儿房间隔厚度的增加，以及房间隔的自
然回缩常常使这些技术无法实现和维持足够大小
的心房交通。

房间隔支架植入已成功用于建立持久的非限
制性的 ASD。先使用切割球囊可能会有所帮助，
因为切割球囊的显微外科刀片可以达到控制撕裂
房间隔。最常用的是预安装 Palmaz Genesis 支架。
用一个更大的球囊再扩张支架，形成哑铃状结构，
有助于固定位置，避免移位。因可能会发生血栓

形成和渐进性梗阻,密切随访是必要的。

在Fontan循环中,由于房间隔开窗偏小导致的低心排综合征可能在术后即刻发生,Fontan循环也可能随时间而衰竭。在这些情况下,维持或建立开窗可能有利于改善患者的血流动力学状态和心脏输出量。覆膜支架和无覆膜支架都被用于维持新的交通。覆膜支架在降低手术过程中急性出血方面具有额外的优势。

近年来,使用心房血流调节器替代支架来维持心房间交通。

10. 冠状动脉 先天性冠状动脉狭窄少见,但可发生于先天性心脏病术后,如动脉换位术后,该手术中需要将冠状动脉种植在新的主动脉根部(即原肺动脉干)。获得性冠状动脉狭窄可发生于川崎病后尤其是伴大冠状动脉瘤者。这类病例经球囊扩张治疗无效时,应用支架治疗是非常有效的。但由于川崎病的发病机制不同于冠状动脉粥样硬化,该类患儿应用支架治疗的远期效果是否可以像冠状动脉粥样硬化疾病一样有效尚未知。

11. 经皮肺动脉瓣置换(percutaneous pulmonary valve replacement) 随着生存率的提高,复杂先天性心脏病术后由于右心室流出道功能不全而需要再次干预的患者数目不断增加。对肺动脉瓣反流和右心室流出道梗阻对运动耐力、右心功能、心律失常等负面影响的认识进一步证明需要早期干预。由于管道的寿命及需要多次手术风险不断增加,传统的外科手术置换肺动脉管道的应用受限。近年来,经皮方法治疗右心室流出道功能不全成为可能,成为一种非常有吸引力的治疗方法。

第一个经皮肺动脉瓣(percutaneous pulmonary valve,PPV)装置由牛颈静脉瓣缝制于铂铱支架内而构成。装置在由球囊内球囊导管组成的特殊设计的递送系统上通过静脉通常是股静脉途径递送到达右心室流出道。牛颈静脉瓣瓣叶较大的接合表面允许该装置适用于各种不同的尺寸。然而,目前应用该装置治疗的最大右心室流出道内径为22mm。应用受到现有瓣膜的最大尺寸的限制,因此超过限定尺寸可能导致瓣膜功能不全。

1999年,在动物实验成功置入后,2000年,开始在儿科临床应用。置入手术需要全麻,并在双平面X线装置引导下进行。适应证同外科手术,包括存在明显的右心室流出道梗阻或反流,伴有进行性右心室扩张或功能障碍、运动耐力受损和心律失常。外科手术风险高、胸廓严重变形及肺血管疾病者也可从这种低侵入性干预中获益。因为需要22F的较大传送鞘,该项手术的体重限制在30kg以上。通常变形的同种管道是固定带瓣支架最好的附着物,而经补片扩大的自然右心室流出道不能提供放置带瓣支架的安全环境。应用造影增强MRI、CT,以及导管术中应用球囊测量大小有助于选择合适的患者。术前还应确定冠状动脉循环的通畅性。预支架植入可能是必要的,特别是在同种移植物中,以提供安全且能帮助稳定和加固植入的瓣膜。这种瓣膜也可以通过镶嵌方法植入。

报道的并发症包括装置不稳、同种管道破裂、冠状动脉受压、右肺动脉梗阻、左肺动脉破裂、支架断裂、心内膜炎及溶血等。

成功的手术可减轻右心室流出道梗阻、降低右心室容量、增加搏出量、改善左心室充盈和射血,提高运动能力。需要进一步的研究以明确长期效果。

与外科手术相比,经皮置入肺动脉瓣因缩短住院天数而相对便宜、并发症少、病死率低,但是再干预率高达每年17%。未来的研究将集中于解决较宽的右心室流出道、与生长发育相适应的可扩张支架,以及应用镶嵌的方法置入等。

近年来,这方面取得了进展。其他几种具有不同材质和设计的PPV,如Edward SAPIEN valve、Venus P valve、PT valve、Harmony valve等,已投入使用。这些经皮肺动脉瓣装置试图适应较宽的RVOT,以扩大PPV植入的使用。目前许多正在进行临床试验。

迄今为止,已经报道了PPVI比较好的短期和中期效果。近年来已显示出良好的长期结果。10年时无事件生存率为88%。右心室容积、功能和运动能力显著改善。

12. Fontan循环中支架应用 在Fontan循环中,保持管路畅通是极其重要的。然而,狭窄可能发生在腔静脉、心外管道或肺动脉的吻合处。球囊扩张通常是无效的,支架植入可以有效地缓解阻塞并维持循环的长期通畅。Hausdorf等介绍了一种新的方法，即使用支架代替手术完成二期全腔静脉肺动脉连接或在单心室修复手术中Fontan循环。该概念和技术已被应用于在先前曾接受手术准备的患者中，可经导管完成Fontan循环。

四、支架的再狭窄和再扩张

由于支架尺寸的固定，随着儿童的体格生长迟早会出现相对性狭窄。除体格增长外，引起支架处血管再狭窄（restenosis of the stented vessels）的原因主要是内膜超常增生导致支架血管腔内径减小。然而，支架置入后表面覆盖一层1~2mm的新内膜是血管的正常反应。球囊扩张后血管组织学的研究表明内膜增生主要是由于撕裂内膜弹力层及平滑肌细胞和成纤维细胞从中层移位到内层并增殖所致，这种移位和增殖主要是由诸如血小板衍生生长因子、转化生长因子-β、成纤维基质细胞生长因子等各种生长因子所引起的。

冠状动脉支架置入的经验表明支架的种类、设计及置入特点等也影响内膜增殖和再狭窄的程度。扩张压力较高和过度扩张支架可导致血管较大的损伤，进而导致内膜增殖较严重。在这一点上，自膨性支架优于球囊可扩张支架。然而，自膨性支架又有其固有的缺点。首先，持续暴露金属表面及持续压力（半径扩张压力）成为新内膜增生的持续刺激。其次，铬镍合金材料对血管壁细胞有毒性，可以激活T淋巴细胞和单核细胞，刺激平滑肌细胞增殖。在一项联合研究中，发现儿童自膨性支架的再狭窄率远远高于球囊可扩张支架（Palmaz）（28%：3%）。

无论再狭窄是由于难治性狭窄、内膜增殖或体格增长造成，支架再次扩张或膨胀均是有效而安全的。效果可长期保持而无并发症。Morrow等，通过动物实验证明支架的再膨胀，仅有新内膜的变形而无断裂，在新内膜较薄或损伤的区域，可以观察到局部纤维蛋白和血小板的黏附。没有中层和外膜的出血或夹层，进一步证实了支架的再扩张不会对血管造成额外的损伤，即使是较大的直径。

五、用于先天性心脏病的未来支架

未来支架的设计将向小型的支架发展，增加柔韧性和可递送性，以便可以通过纡曲的狭窄血管和年幼儿童的小血管。将会有更多的长度和尺寸供选择，以适应先天性心脏病血管结构的多样性，减少多次置入的需要。儿童血管狭窄支架植入术的一个主要问题是具有固定直径的金属支架对生长的限制。尽管其中一些在较大的儿童可再扩大以适应生长，但它们在新生儿、婴幼儿中应用仍然受到限制。虽然已有多种支架用于临床，但还没有一种支架能够完全满足临床要求。为患者选择合适的支架仍然是儿科介入心脏病学家面临的挑战。技术进步有望继续在这些方面取得突破，并在未来提供更好的支架。出现新的概念和想法可能克服目前支架的一些缺点。其中，生物可降解支架（biodegradable stents，BDS）是令人鼓舞的新发展。目前，生物可降解支架有两种：生物可吸收聚合物支架和生物可腐蚀金属支架。生物可吸收聚合物支架往往体积更大，需要更大的输送鞘，目前还没有一种聚合物支架适合儿童使用。生物腐蚀金属支架中有可吸收镁合金支架生物和可吸收铁支架。在儿童中植入生物可吸收镁支架的第一份报告是采用镶嵌的方法治疗左肺动脉狭窄，结果显示只有轻微的内膜增生，没有支架相关的炎症反应。镁合金支架的主要缺点是降解时间太短，导致早期支撑强度减弱和再狭窄。近年来，通过对镁合金支架进行了改进，以提供更大的机械强度，延长降解时间，从而减少再狭窄。

[周启东（著）　焦先婷（翻译）]

参 考 文 献

1. O'LAUGHLIN MP，PERRY SB，LOCK JE，et al. Use of endovascular stents in congenital heart disease. Circulation，1991，83（6）：1923-1939.

2. A TURNER DR，RODRIGUEZ-CRUZ E，ROSS RD，et al. Initial experience using the Palmaz Corinthian stent for right ventricular outflow obstruction in infants and small children. Cathet Cardiovasc Intervent，2000，51（4）：444-449.

3. PASS RH，HSU DT，GARABEDIAN CP，et al.

Endovascular stent implantation in the pulmonary arteries of infants and children without the use of a long vascular sheath. Cathet Cardiovasc Intervent,2002,55(4):505-509.

4. FORBES TJ,RODRIGUEZ-CRUZ E,AMIN Z,et al. The Genesis Stent:a new low-profile stent for use in infants, children,and adults with congenital heart disease. Cathet Cardiovasc Intervent,2003,59(3):406-414.

5. RUTLEDGE JM,MULLINS CE,NIHILL MR,et al. Initial experience with IntraTherapeutics IntraStent DoubleStrut LD stent in patients with congenital heart defects. Cathet Cardiovasc Intervent,2002,56(4):541-548.

6. TZIFA A,EWERT P,BRZEZINSKA-RAJSZYS G,et al. Covered Cheatham-platinum stents for aortic coarctation: Early and intermediate-term results. J Am Coll Cardiol, 2006,47(7):1457-1463.

7. CHEATHAM J,TOWER A,RUIZ C,et al. Initial experience using the NuMED Cheatham Platinum(CP) stent and balloon in balloon(BIB) delivery catheter in children and adults with congenital heart disease. Cathet Cardiovasc Intervent,1999,48:121.

8. SADIQ M,MALICK NH,QURESHI SA. Simultaneous treatment of native coarctation of the aorta combined with patent ductus arteriosus using a covered stent. Cathet Cardiovasc Intervent,2003,59(3):387-390.

9. CHEUNG YF,SANATANI S,LEUNG MP,et al. Early and intermediate-term complications of self-expanding stents limit its potential application in children with congenital heart disease. J Am Coll Cardiol,2000,35(4):1007-1015.

10. CHAU AKT,LEUNG MP. Management of branch pulmonary artery stenosis:balloon angioplasty or endovascular stenting. Clinical and Experimental Pharmacology and Physiology, 1997,24(12):960-962.

11. SHAFFER KM,MULLINS CE,GRIFKA RG. Intravascular stents in congenital heart disease:short-and long-term results from a large single-center experience. J Am Coll Cardiol,1998,31(3):661-667.

12. MCMAHON CJ,EL SAID HG,VINCENT JA,et al. Refinements in the implantation of pulmonary arterial stents:impact on morbidity and mortality of theprocedure over the last two decades. Cardiol Young,2002,12(5):445-452.

13. STAPLETON GE,HAMZEH R,MULLINS CE,et al. Simultaneous stent implantation to treat bifurcation stenoses in the pulmonary arteries:Initial results andlong-term follow up. Catheter CardiovascInterv,2009, 73(4):557-563.

14. HOLZER RJ,CHISOLM JL,HILL SL,et al. Stenting complex aortic arch obstructions. Catheter Cardiovasc Interv,2008,71(3):375-382.

15. FORBES TJ,GAREKAR S,AMIN Z,et al. Procedural results and acute complications in stenting native and recurrent coarctation of the aorta in patients over 4 years of age:a multi-institutional study. Catheter Cardiovasc Interv,2007,70(2):276-285.

16. HAMDAN MA,MAHESHWARI S,FAHEY JT,et al. Endovascular stents for coarctation of the aorta:Initial results and intermediate-term follow-up. J Am Coll Cardiol,2001,38(5):1518-1523.

17. DOHLEN G,CHATURVEDI RR,BENSON LN,et al. Stenting of the right ventricular outflow tract in the symptomatic infant with tetralogy of Fallot. Heart,2009, 95(2):142-147.

18. BONHOEFFER P,BOUDJEMLINE Y,QURESHI SA,et al. Percutaneous insertion of the pulmonary valve. J Am Coll Cardiol,2002,39(10):1664-1669.

19. LURZ P,COATS L,KHAMBADKONE S,et al. Percutaneous pulmonary valve implantation:Impact of evolving technology and learning curve on clinical outcome. Circulation,2008,117(15):1964-1972.

20. GIBBS JL,UZUN O,BLACKBURN MEC,et al. Fate of the stented arterial duct. Circulation,1999,99(20):2621-2625.

21. MICHEL-BEHNKE I,AKINTUERK H,THUL J,et al. Stent implantation in the ductus arteriosus for pulmonary blood supply in congenital heart disease. Cathet Cardiovasc Intervent,2004,61(2):242-252.

22. EL-SAID HG,CLAPP S,FAGAN TE,et al. Stenting of stenosed aortopulmonary collaterals and shunts for palliation of pulmonary atresia / ventricular septal defect. Cathet Cardiovasc Intervent,2000,49(4):430-436.

23. DEVANEY E,CHANG AC,OHYE RG,et al. Management of congenital and acquired pulmonary vein stenosis. Ann Thorac Surg,2006,81(3):992-995.

24. STANIMIR GEORGIEV,PETER EWERT,DANIEL TANASE,et al. A Low Residual Pressure Gradient Yields Excellent Long-Term Outcome After Percutaneous Pulmonary Valve Implantation. JACC:Cardiovascular Interventions,2019,12(16):1594-1603

25. OKUBU M,BENSON L. Intravascular and intracardiac stents used in congenital heart disease. Curr Opin Cardiol,2001,16(2):84-91.

26. ZARTNER P,CESNJEVAR R,SINGER H,et al. First successful implantation of a biodegradable metal stent into the left pulmonary artery of a preterm baby. Catheter Cardiovasc Interv,2005,66(4):590-594.

27. ZARTNER P, BUETTNER M, SINGER H, et al. First biodegradable metal stent in a child with congenital heart disease: evaluation of macro and histopathology. Catheter Cardiovasc Interv, 2007, 69(3): 443-436.

28. HAUDE M, ERBEL R, ERNE P, et al. Safety and performance of the drug-eluting absorbable metal scaffold (DREAMS) in patients with de-novo coronary lesions: 12 month results of the prospective, multicenter first-in-man BIOSOLVE-1 trial. Lancet, 2013, 381(9869): 836-844.

第十节　镶　嵌　治　疗

镶嵌治疗(hybrid therapy)是一种融合外科技术、介入技术及影像学技术的新的先天性心脏病治疗模式,这种治疗方法既可以缩短体外循环时间或避免体外循环,减少创伤,同时又降低了辐射时间和剂量,并且不受患儿年龄、体重、血管发育等的限制,弥补了单独外科或介入治疗的不足和缺陷,在需紧急处理的新生儿复杂先天性心脏病中尤其适用。镶嵌治疗的概念最初是由 Hjortal 等(2002年)提出,但早在1966年,Rashkind 和 Miller 等就通过球囊实现经皮房间隔造口术,用于缓解完全型大动脉转位患儿的临床症状至最佳手术时机。虽然介入治疗在复杂先天性心脏病中无法起到根治作用,但却在外科术前、术中、术后均起到姑息缓解甚至矫治作用。在我国,镶嵌治疗发展迅速,该治疗模式主要应用于左心发育不良综合征、室间隔完整的肺动脉闭锁、法洛四联症、肌部室间隔缺损等先天性心脏病,常见的手术方式如下。

一、建立或扩大房间隔缺损

在许多复杂性先天性心脏病中,由于心内分流受限制,常导致患儿症状加重。因此,建立或扩大房间隔缺损可以增加体肺血流混合程度,增加血氧饱和度,减轻心房压力,从而改善患儿的全身情况,延缓手术时机。这种手术常通过介入手段进行房间隔穿刺、房间隔造口、房间隔切开等来实现。手术适应证主要为完全型大动脉转位、左心发育不良综合征、室间隔完整的肺动脉闭锁、三尖瓣闭锁、二尖瓣闭锁、完全性肺静脉异位引流等可导致心房压力明显增加的复杂先天性心脏病。目

前,有多种技术可完成房间隔造口,包括房间隔球囊造口、房间隔切割造口、原位房间隔球囊扩张、射频打孔等。通常情况下,房间隔球囊造口的操作较为简单、风险较低,并发症包括球囊破裂及碎片栓塞等,严重的并发症如心耳破裂等心脏穿孔或损伤。

二、体-肺动脉侧支血管栓塞术或体肺分流管道闭合术

在法洛四联症、肺动脉闭锁等发绀型先天性心脏病患儿中,常伴有体-肺动脉侧支血管形成,这些侧支血管可以增加肺动脉的血流灌注,提高患儿血氧饱和度。但是,多发的侧支血管在外科根治术前需进行处理,否则术后血流动力学的改变,侧支循环会增加肺循环压力和右心负荷,不利于心功能的恢复。由于侧支血管走行复杂,单纯外科手术结扎较为困难。若在外科手术前,采用介入造影及栓塞的方法处理侧支血管,可以降低外科手术的难度,简化操作步骤。同理,对于人工置入的体-肺分流管道,在外科根治术后采用介入封堵的办法关闭管道,可以避免再次开胸,减少手术风险。是否进行主-肺侧支血管封堵取决于以下几个因素:左向右分流的程度、发绀程度、有效的肺血流、肺血双重供应的程度。最终目的是最大化地平均分配肺血流、最小化肺血管压。螺旋CT、心导管检查、MRI都有助于诊断及评估哪些侧支血管可以封堵、何时适合封堵。内、外科医师手术前后对病情全面评估、认真商讨及相互合作很重要。目前,大部分侧支血管采用弹簧圈和 Amplatzer 血管塞进行栓塞。弹簧圈价格便宜,单个弹簧圈栓

塞效果不满意可放置多个直至分流消失或明显减少；血管塞价格较昂贵，多用于较粗大的侧支血管封堵。

三、左心发育不良综合征的镶嵌治疗

左心发育不良综合征（hypoplastic left heart syndrome，HLHS）是一种极其复杂的先天性心脏病，包括升主动脉及主动脉弓发育不良，主动脉狭窄或闭锁、二尖瓣严重狭窄或闭锁等。患有此类疾病的患儿出生后就需要尽快接受手术治疗或心脏移植。经典 HLHS 手术方式为 Norwood 手术，分为三期，其中，I 期姑息性手术难度最大，术后死亡率高。HLHS 镶嵌治疗方法最早是由 Konertz 和 Hausdorf 等提出。2002 年，Akintuerk 等提出了较为完整的流程，即首先经皮置入动脉导管球囊可扩张的支架，后行双侧肺动脉环缩术，根据病情必要时行球囊房间隔成形术或房间隔造口术，姑息手术后再行外科矫治。而后经过改良和发展，HLHS 镶嵌治疗方法愈趋成熟，形成了以下三期：I 期，经肺动脉通过短鞘将自膨式动脉导管支架送入，随后将 3.5mm 或 3mm 的 Gore-Tex 管道裁剪为 1~2mm 宽的条状物环缩左、右肺动脉。术后需评估患儿心房水平分流，若有明显心房水平分流限制，应尽早建立或扩大房间隔缺损以解除限制。II 期，在患儿 6 个月时取出动脉导管支架，肺动脉去环扎，行 Glenn 吻合术或半 Fontan 术，为后期经皮 Fontan 术作标记。III 期，通过介入方法完成经皮 Fontan 术，使用球囊可扩张的覆膜支架，将其植入下腔静脉-上腔静脉之间。

Malik 等，在对接受镶嵌治疗和 Norwood 手术治疗的患儿进行长期随访发现，接受镶嵌治疗的患儿，住院时间较短，并且首次手术后的存活率较 Norwood 手术高。Latus 等，通过对比镶嵌治疗和 Norwood 术后患儿右心功能的评定发现，镶嵌治疗和 Norwood 术后患儿右心泵血功能无明显差异，但 Norwood 术后的右心室心肌应变能力更强，肺动脉的发育更好，且术后再干预率较低。因此，对具有高危因素的患者，镶嵌手术可能是最应先考虑的治疗方案，但其对远期心功能恢复仍需要随访和评估。

四、肺动脉瓣闭锁及肺动脉瓣狭窄的镶嵌治疗

室间隔完整的肺动脉瓣闭锁（pulmonary atresia and intact ventricular septum，PA/IVS）及危重型肺动脉瓣狭窄（critical pulmonary stenosis，CPS）是新生儿危急重症之一。PA/IVS 及 CPS 是一种完全依赖动脉导管的发绀型先天性心脏病，一旦患儿动脉导管变小或关闭，将危及患儿生命。因此，这种疾病患儿出生后必须使用药物维持动脉导管开放，并尽早手术治疗。PA/IVS 及 CPS 的手术效果及预后取决于患儿右心发育、肺动脉发育及三尖瓣瓣环发育等，且需要确保没有依赖右心室的冠状动脉循环。绝大多数患儿需要进行多次手术矫治。传统的外科手术及介入手术对新生儿均有其局限性。目前，采用镶嵌手段治疗此类患儿在国内外均有较丰富的经验。具体的方法为：通过外科行开胸手术暴露右心室及肺动脉，在直视下穿刺右心室流出道，并在经食管超声心动图指引下，穿刺肺动脉瓣。穿刺成功后行经球囊肺动脉瓣扩张，解除右心室流出道梗阻。李虹及孙善权等，为 17 例 PA/IVS 及 CPS 患儿进行了镶嵌治疗，手术成功率达 100%，术后患儿右心室压力明显下降。肺动脉瓣球囊扩张后还需要评估结扎动脉导管或行 B-T 分流术指征。张海波等，在研究中采用血氧饱和度指标进行评估，即术后血氧饱和度在 80%~85% 需要行 B-T 分流术；在 85%~90% 可行动脉导管结扎，若动脉导管结扎后血氧饱和度下降至低于 75%~80%，需要再行 B-T 分流术；若血氧饱和度约在 80%，可以保持动脉导管开放，置入动脉导管支架等。与结扎动脉导管及行 B-T 分流术相比，动脉导管开放会增加术后再干预风险，但是可以避免后期根治手术撤除 B-T 分流管道的危险性。此种镶嵌治疗对于新生儿可避免体外循环、避免介入手术血管并发症，延缓手术时机，日后可根据右心室发育情况行双心室或一个半心室矫治手术。

五、肌部室间隔缺损镶嵌治疗

目前，虽肌部室间隔缺损（muscular ventricular septal defect）介入封堵术已很成熟，但仍受限于

患儿体重及室间隔缺损位置、大小等因素。传统外科手术需要心室切开，且室间隔结构复杂，手术时间长，需要长时间体外循环，术后可能有残余分流、心功能不全等并发症。对于低体重、血流动力学显著改变的患儿，经心室封堵室间隔缺损的镶嵌疗法可以有效避免上述问题。大致步骤为：胸骨正中切口下，在室间隔缺损相应位置的右心室游离壁上进行穿刺，在经食管超声心动图或心腔内超声指引下，送入导丝通过室间隔缺损，然后送入短鞘，将室间隔封堵器收入输送鞘中，在超声引导下释放，术后需评估封堵效果及各瓣膜情况。Grey 等，为 47 个肌部室间隔缺损患儿施行了镶嵌手术，全部单纯肌部室间隔缺损组患儿及 87% 复杂先天性心脏病组的患儿成功完成手术。经过中长期随访，复杂先天性心脏病组术后并发症较单纯组多，所有患儿术后残余分流发生率为 10%，没有明显加重的传导阻滞、房室瓣功能不全及心功能不全等并发症。

六、血管狭窄球囊扩张或支架置入术

球囊扩张术及血管腔支架植入术对于肺动脉瓣狭窄、肺动脉分支狭窄、主动脉缩窄、外科术后等血管狭窄疾病具有明确的疗效。对于弥漫性或局限性的肺动脉分支狭窄尤其是肺动脉远端狭窄患儿，在外科术中使用介入手段，可以将球囊或肺动脉支架送至外科处理不到的远端狭窄动脉。对于外科术后再狭窄或残余狭窄如主动脉缩窄术后再狭窄、复杂先天性心脏术后血管狭窄患者，采用球囊扩张或支架植入术较再次开胸手术风险小，并发症少。常用的支架包括可自膨的和需要通过内球囊扩张的支架，支架置入后一般给予阿司匹林口服 3~6 个月，以防止血栓形成，直到支架内皮化完成。儿童置入支架的病例较少，缺乏对照研究数据。随着新型材料的研制，国内张智伟团队研制的可吸收铁基支架正处于多中心临床实验中，这种支架既能扩张狭窄的血管，又能在一段时间后崩解开来，被人体自身吸收，无毒无害，约 2 年就会完全降解、消失。这种可降解的支架不仅适用于儿童先天性心脏病患者，对于一些成年心脏、血管病变患者同样适用。

七、法洛四联症根治术后肺动脉瓣反流的镶嵌治疗

法洛四联症手术广泛使用右心室流出道-肺动脉跨瓣补片术式，远期出现右心室流出道瘤样扩张和肺动脉瓣反流。严重的肺动脉瓣反流会导致右心室进行性扩张、衰竭及心律失常。因此，建议在适当的年龄置入肺动脉瓣以恢复右心室功能，改善症状。目前国外的有 Melody 导管置入型肺动脉瓣、Edwards 的 SAPIEN，我国自主研发的自膨胀经导管肺动脉瓣置换（transcatheter pulmonary valve replacement，TPVR）瓣膜系统，主要有 Venus-P 瓣膜和 PT-Valve 瓣膜。Venus-P 瓣膜由猪心包瓣和镍钛合金支架构成，为独特的三段式设计：右心室流出道侧为覆膜的大花冠便于锚定，末端内收避免损伤邻近结构；中间体部圆柱形支架覆膜，预防瓣周漏；左、右肺动脉分叉端为不覆膜的大网格花冠，用于锚定但不影响左、右肺动脉血流，同样支架末端内收设计不损伤肺动脉内壁。PT-Valve 瓣膜瓣膜设计为哑铃形，两端膨大利于瓣膜锚定，中间收腰，降低冠状动脉受压风险和减少腰部被迫压缩有利于瓣膜耐久性。2016 年，《经皮肺动脉瓣置入术中国专家建议》提出了 TPVR 的具体适应证和禁忌证。适应证包括：①伴有右心室流出道狭窄的先天性心脏病外科矫治术后并发的中重度肺动脉瓣反流。②患者有右心室流出道功能障碍的相关症状，包括运动耐量下降、右心衰竭或患者无症状但有以下任一种情况（a. 中度以上功能性三尖瓣反流；b. 心脏磁共振成像测得的右心室舒张末期容积指数≥130ml/m²；c. 心脏磁共振成像测得的右心室射血分数<45%；d. QRS 波宽度≥160ms；e. 持续性房性或室性心律失常）。③解剖学上适合行 TPVR。④年龄≥10 岁或体重≥25kg。禁忌证包括：①肺动脉高压（平均压≥25mmHg）；②严重肺动脉或分支狭窄；③解剖学评估不适合，包括血管入径无法送入瓣膜、右心室流出道-肺动脉无法放置瓣膜，或术前检查提示瓣膜支架有压迫冠状动脉可能；④存在心导管的手术禁忌。主要风险和并发症有瓣膜不稳定和/或移位、冠状动脉受压、肺动脉梗阻、瓣膜破裂、支架断裂、血管并发症等。

Phillips 等在右心室流出道 3D 打印模型的基础上，为 8 例患儿成功实施了肺动脉瓣置换的镶嵌治疗，术后没有患者出现肺动脉瓣反流，但是需要长期随访以证明其疗效。Sosnowski 等比较了肺动脉瓣反流的镶嵌疗法及外科手术两种术式的疗效，发现镶嵌疗法及外科手术的短期疗效没有明显差别，但实施镶嵌治疗患者并发症少且住院时间较短。综上所述，镶嵌治疗可能成为置换肺动脉瓣的一种新的方法，但其确切疗效还需要通过多中心的临床研究及长期随访来明确。

八、其他

镶嵌治疗还可用于室间隔缺损、房间隔缺损等外科术后残余分流的封堵及 Fontan 类术后窗孔堵闭等，效果好，避免再次开胸手术及体外循环。

镶嵌治疗为复杂先天性心脏病治疗提供了新的治疗方案，在一定程度上弥补了传统手术的不足。然而，镶嵌治疗也有其局限性。首先，真正意义上的镶嵌治疗需要有内、外科医生的共同决策及互相配合，且医院需要配备具有体外循环、心导管设备、影像学设备的杂交手术室，对医院水平具有很高的要求。其次，目前关于镶嵌治疗的疗效仍需要多中心的临床研究来证实。在我国正处于发展阶段，随着国家医疗水平及镶嵌治疗技术的发展，镶嵌治疗将会为先天性心脏病治疗树立新的里程碑。

（张智伟）

参考文献

1. HJORTDAL V. Hybrid approaches to complex congenital cardiac surgery. European Journal of Cardio-Thoracic Surgery, 2002, 22（6）:885-890.

2. 张泽伟. 镶嵌治疗在先天性心脏病治疗中的应用现状. 实用医院临床杂志, 2016, 13（01）:1-4.

3. 唐超. 先天性心脏病镶嵌治疗进展. 实用医院临床杂志, 2011, 8（03）:13-15.

4. 王树水. 心脏外科手术与介入性心导管术镶嵌治疗小儿先天性心脏病. 中华胸心血管外科杂志, 2005（02）:82-84.

5. AKINTUERK H. Stenting of the Arterial Duct and Banding of the Pulmonary Arteries. Circulation, 2002, 105（9）:1099-1103.

6. MALIK S. Comparison of in-hospital and longer-term outcomes of hybrid and Norwood stage 1 palliation of hypoplastic left heart syndrome. The Journal of Thoracic and Cardiovascular Surgery, 2015, 150（3）:474-480.

7. LATUS H. Ventricular function and vascular dimensions after Norwood and hybrid palliation of hypoplastic left heart syndrome. Heart, 2018, 104（3）:244-252.

8. 李虹. 镶嵌手术治疗新生儿室间隔完整型肺动脉瓣闭锁及危重肺动脉瓣狭窄. 中华胸心血管外科杂志, 2017, 33（05）:283-285.

9. HU R. Transventricular valvotomy for pulmonary atresia with intact ventricular septum in neonates: a single-centre experience in mid-term follow-up. Eur J Cardiothorac Surg, 2015, 47（1）:168-172.

10. 钟颖. 小儿室间隔完整型肺动脉闭锁治疗进展. 中华胸心血管外科杂志, 2018, 34（09）:568-572.

11. GRAY RG. Acute and midterm results following perventricular device closure of muscular ventricular septal defects: A multicenter PICES investigation. Catheter Cardiovasc Interv, 2017, 90（2）:281-289.

12. 中华医学会心血管病学分会结构性心脏病学组, 中国医师协会心血管内科医师分会结构性心脏病专业委员. 经皮肺动脉瓣置入术中国专家建议. 中国医学前沿杂志（电子版）, 2016, 8（10）:20-24.

13. PHILLIPS AB. Development of a novel hybrid strategy for transcatheter pulmonary valve placement in patients following transannular patch repair of tetralogy of Fallot. Catheter Cardiovasc Interv, 2016, 87（3）:403-410.

14. SOSNOWSKI C. Hybrid pulmonary artery plication followed by transcatheter pulmonary valve replacement: Comparison with surgical PVR. Catheter Cardiovasc Interv, 2016, 88（5）:804-810.

第十八章

先天性心脏畸形外科治疗

一、先天性心脏病从急诊手术向早期手术转化的策略

(一) 急诊手术

1. 急诊手术的理念和实践 我国先天性心脏病的发生率占活产新生儿的 0.68%~1.43%,1 岁内 1/3~1/2 患儿病情危重复杂,不及时手术治疗将夭折,即使能度过危重期生存,也将产生肺血管的梗阻性病变,导致丧失手术的机会,另一部分将增加手术风险和围手术期处理的困难。

我国人口基数较大,根据人口出生率每年新增的先天性心脏病患儿数达(18~22)万。目前每年先天性心脏病手术数量仅(6~7)万,其中尚包括大儿童和成人的心脏患者。危重复杂先天性心脏病 70% 以上发生在新生儿和 1 岁以内的患儿中。我国是发展中国家,到心脏中心就医的小年龄患者仅占先天性心脏病手术量的 6%~10%,远远落后于国外心脏中心(50%~80%)。年龄≤3个月就诊者往往处于危重状态,表现为中至重度的低氧血症或肺炎伴充血性心力衰竭。

1996 年,上海儿童医学中心对危重型先天性心脏病的患儿采用急诊手术干预,即患者经过几小时至几天的药物或介入治疗,将肺炎心衰和低氧血症调整到非危重状态,又称"最佳状态",抓住时机实施手术治疗。47% 的危重濒死的患儿得到姑息或根治而其手术死亡率仅为 4%。急诊手术的实践和规范已在国内推广,其手术死亡率为6%~10%。该技术在国内的应用提高了我国婴幼儿心脏外科手术的数量和质量,推动了该学科在我国的发展,使我国向国际水平迈进了一大步。

2. 急诊手术前"最佳状态"调整的策略 对于依赖动脉导管或房内交通的先天性心脏病,危重状态的表现是肺缺血、低氧血症(动脉血氧饱和度<65%~70%)、代谢性酸中毒。其对策是应用扩张动脉导管的药物或导管介入扩大房内交通,提高动脉血氧饱和度,纠正低氧血症。对于充血性心力衰竭、肺炎患儿给予抗生素,适当供氧或机械辅助通气。当体温和血白细胞总数下降及中性粒细胞接近正常范围;胸部听诊,密集肺湿啰音转为分散湿啰音;胸片显示肺炎明显好转(浸润不会消失);超声心动图显示双向分流转为以左向右为主分流者,即可施行手术。

由于我国国情急诊手术策略尚需要持续相当长的时间。通过急诊手术可以挽救众多的患儿生命,提高新生儿、<3~4 个月小婴儿的手术数量和手术占比,积累经验向国际心脏中心靠拢。

(二) 围产期一体化管理的策略

全国出生缺陷监测结果显示,先天性心脏病已连续多年居我国出生缺陷发生率首位。严重影响母婴健康和出生人口素质。近年来,随着对先天性心脏病的预防及产前管理工作不断加强,针对胎儿先天性心脏病的产前筛查和诊断逐步在国内展开,取得了一定成效。尤其是对于胎儿超声和胎儿磁共振(MRI)技术培训的普及,由包括妇产科、心外科、心内科、影像科等医技人员共同参与,多学科协作模式建立,胎儿心脏病产前诊断和围产期一体化管理已越来越得到政府管理部门和临床医生的重视。2018 年,由上海交通大学医学院附属上海儿童医学中心牵头,全国 13 家单位参加,制定了《中国心脏出生缺陷围产期诊断和临床评估处置专家共识》。该共识规范了胎儿心脏缺陷的分型分层诊断,明确多类先天性心脏病的复杂程度和手术的风险度,并提出了科学、细化、简明的预后评分体系。临床上对发现胎儿先天性心脏病不

再是简单地判定"终止妊娠"或"继续妊娠",而是开展危险分层的精细化管理,给孕妇及家属提供预后咨询,并指导去哪里分娩,完善诊疗预警机制。

如完全型大动脉转位、肺动脉闭锁室隔完整等先天性心脏病患儿,在出生后没有发生危重状态时及时转诊到儿童心脏中心,让患儿进一步明确诊断并进行术前内科治疗。包括应用前列腺素E,保持动脉导管开放或球囊介入扩大卵圆孔或射频打通闭锁的肺动脉瓣,延迟危重状态的到来或度过新生儿生理急剧变化阶段,再进行手术。这些患儿避免在危重状态下进行急诊手术,手术成功率高,并发症低。因此,我国在急诊手术的基础上应积极逐步向早期干预选择性的治疗方向转变。

二、姑息性手术在先天性心脏病治疗中的地位

姑息性手术(palliative operation)为非根治性手术,又称减状手术。随着先天性心脏病外科的进展,姑息性手术应用于:①心脏畸形复杂还不能做根治手术;②解剖条件不适合一期根治,必须分期手术达到根治;③本单位的技术条件或设备条件不足,先行姑息手术待以后再做根治手术。

姑息性手术的目的为改善致命的症状。患者通过姑息手术达到低氧血症、充血性心力衰竭改善,等待进一步根治术、生理纠正术、心脏移植或保持姑息状态延长生命。

姑息性手术的方法、适应证和效果:

(一)增加肺血流的手术

1. 体动脉-肺动脉分流术 体动脉-肺动脉分流术(systemic-pulmonary arterial shunt)适用于任何低氧血症、青紫严重、胸片显示肺血少的先天性心脏病患儿(图18-1)。

(1)锁骨下动脉-肺动脉分流术(改良B-T分流术 modified B-T shunt)

1)手术方法:全身麻醉下胸骨正中切口行一侧(以右侧为主)锁骨下动脉或无名动脉与同侧肺动脉间用膨体聚四氟乙烯人工管道(直径4~5mm)做端侧吻合的搭桥,形成体动脉向肺动脉的分流,以提高动脉血氧饱和度。手术年龄不

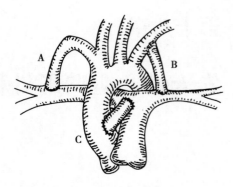

图18-1 体肺分流术
A. 右侧体-肺动脉分流术(经典B-T分流);B. 左侧体-肺动脉分流术(改良B-T分流);C. 中央分流术(升主动脉与肺动脉)。

限可从新生儿到任何年龄。

2)手术效果:此种体肺分流术是所有分流术中最为有效、简便,不产生肺动脉高压。其缺点是分流术后人工管道的管腔和分流不能随年龄增长适应患儿需要,青紫逐渐加重。其早期的并发症有人工管道栓塞,舒张压较正常低影响冠脉灌注,增加右心室前后负荷等。

(2)体肺中央分流术(central shunt):手术切口同前,升主动脉和肺动脉总干间架人工血管,直径4~5mm,同样产生左向右的分流,提高了动脉氧饱和度。其缺点是分流量不易控制往往会偏多,产生术后充血性心力衰竭和肺动脉高压。

上述两种分流术后动脉血氧饱和度可提升至80%~90%(吸空气氧时),当动脉氧饱和度>90%~95%则分流量过多,需再次手术控制。

2. 右心室流出道-肺动脉重建术(right ventricular outflow tract-pulmonary artery reconstruction) 因右心室流出道或肺动脉瓣梗阻引起肺血严重不足者,将右心室流出道-肺动脉疏通,增加肺血,提高动脉血氧饱和度,常用于法洛四联症、右心室双出口合并肺动脉闭锁等。适用于任何年龄患者。

1)手术方法:常温体外循环下心脏停搏或不停跳下行肺动脉-右心室流出道切开,用自身心包做扩大补片(图18-2)。

2)手术效果:手术解除或部分解除右心室-肺动脉梗阻,不仅提高了动脉血氧饱和度,而且将右心室减压,有利于右心室的发育,避免右心室心肌肥厚进一步恶化,降低右心室心肌纤维

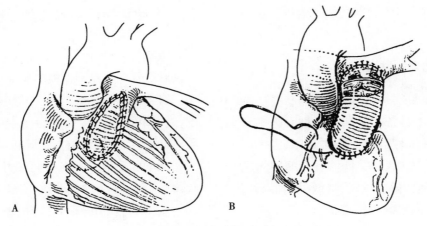

图 18-2 右心室流出道疏通术

A. 利用补片重建 RVOT；B. 利用人工管道重建 RVOT。

化和心律失常，从而保护右心功能。手术后吸空气时动脉血氧饱和度要求在 85%~90%，超过 90%~95% 表示患者肺血过多，需缩小补片宽度，或患儿已达到根治标准。

3. 上腔静脉-右肺动脉双向分流术（bidirectional cavopulmonary shunt，Glenn shunt） 通过上腔静脉血流直接进入两侧肺动脉达到增加肺血提高动脉血氧饱和度。1958 年，由 Glenn 医师根据奇静脉血流量的原理，建立上腔静脉与右肺动脉连接术的经典 Glenn 手术，上腔静脉血流入一侧肺动脉。改良的 Glenn 手术将上腔静脉血进入两侧肺动脉，肺动脉得到相似血流量，左右肺动脉得到均匀的发育。

手术方法为正中开胸，体外循环或非体外循环下将上腔静脉与同侧肺动脉作端侧吻合。肺动脉总干可以横断也可保持部分或全部开放。后者又称为保留前向肺血流的改良 Glenn 手术（图 18-3）。术中保持肺动脉前向血流，仅用于术毕肺血管发育略差、动脉血氧饱和度不够满意或等待最终全腔肺连接手术的时间略长者（>2 年），它可减少肺动静脉瘘的发生率。

本手术是利用上腔静脉血压略高于肺动脉，保持低压差的流量，适用于 4~6 个月以上肺血少的单心室先天性心脏病患儿，或为以后生理纠正术做准备。手术指征掌握得当，如患者肺血管发育较好，无肺动脉高压，无中等以上房室瓣反流，心功能良好者，手术死亡率<1%。术后动脉血氧饱和度提升不如体动脉-肺动脉分流术，能保持在

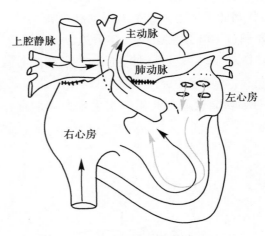

图 18-3 双向腔肺吻合术

80%~85%，上腔静脉血流不再进入右心，减轻了房室瓣反流程度和心脏负担，保护了心功能。

术后并发症有因分流口的直径太小，产生上半身水肿、颈静脉压升高、动脉氧饱和度不达标、胸腔引流液持续和乳糜胸等。必要时需重做吻合口。

（二）增加左右心腔内血流混合的手术

出生后青紫影响生存，采取将房间隔卵圆孔扩大或建立缺口的手术使左右心腔血混合提高动脉血氧饱和度。手术对象诸如完全型大动脉转位（室隔完整）、单心室、卵圆孔未闭的发绀型先天性心脏病。

手术方法：

1. 球囊房隔扩大的介入治疗（balloon atrial septostomy，BAS） 适用于新生儿。

2. 心内直视下做房隔部分切除，扩大房间交

通口手术 方法简单,作为暂时救急,为进一步手术做准备。

(三)减少肺血量的姑息手术

适用于肺血流量明显增加,有肺动脉高压倾向,早期手术条件不具备的复杂先天性心脏病新生儿或婴幼儿。手术目的保护肺血管床,为今后分期手术做准备。未成熟儿、低体重儿的室间隔缺损,或大的肌部室间隔缺损,为降低早期根治病死率采用肺动脉环缩术减少肺血量。

手术方法:肺动脉环缩术(pulmonary artery banding)(图18-4)。非体外循环,胸骨正中切口,将肺动脉干直径用环带缩小至与升主动脉直径相仿,肺动脉压力下降 1/3~1/2,动脉血氧饱和度下降不超过 10%,避免出现心脏窘迫。

肺动脉环缩虽可保护肺血管,但增加心脏的后负荷,其环缩的标准不易掌握,术后护理困难。有的心功能较差患儿需多次手术做环缩直径的调整。

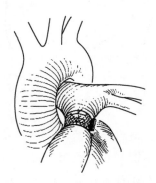

图 18-4　肺动脉环缩术

(四)复合性姑息手术

有的患儿肺血量增多,又是低氧血症者,如完全型大动脉转位伴室隔完整的患儿,超过出生后 2~3 周左心室肌肉退化,需采用体动脉-肺动脉分流及肺动脉干环缩术,达到锻炼左心室为接受大动脉换位手术做准备。前者,避免肺动脉环缩造成的过低的低氧血症;后者,锻炼左心室,以达到负担体循环的能力。在我国,因各种原因完全型大动脉转位患儿就诊时不少已错过大动脉换位术的适应时限,因此复合性姑息手术仍有现实意义。

三、大动脉换位手术及其延伸

大动脉换位手术(arterial switch operation)指升主动脉及肺动脉总干近根部换位,并作冠状动脉移植。自 1975 年 Jatene 首先完成了大动脉解剖换位术,经不断改进至今已经历四十多年的实践和经验,现成为治疗完全型大动脉转位最佳的方法。

大动脉换位手术在早期仅用于完全型大动脉转位,随着手术方法的改进,其适应证也有扩展。

右心室双出口伴肺动脉下室间隔缺损(Taussig-Bing 畸形)现在几乎均选用大动脉换位术纠治,避免了内隧道梗阻。早先 Rastelli 手术应用于合并肺动脉瓣狭窄的大动脉转位,手术用内隧道补片将左心血转移至主动脉,极易造成左心室流出道梗阻。右心室至肺动脉尚需用同种带瓣或人工管道,易产生管道钙化狭窄再手术的弊端。目前,对合并肺动脉狭窄的病例采用 Nikaidoh 手术,又称为改良升主动脉后移术,即升主动脉从右心的圆锥顶端带瓣切摘,向后移位至肺动脉起始部,冠状动脉根据需要或移植于升主动脉根部。肺动脉干横断下拖移至右心室切口,避免了左、右心室流出道的梗阻。房室连接不一致的矫正型大动脉转位,现可采用心房和大动脉换位的双调转手术方法(double switch procedure)纠治。

超过大动脉换位手术年龄指征的完全型大动脉转位伴室隔完整的患儿,由于左心室退化不能接受大动脉换位术,以前仅能施行房内换位术(Senning 或 Mustard 手术),现在可采用二期大动脉换位术,即先行肺动脉环缩术/体-肺分流术,前者锻炼左心室,后者提高动脉血氧饱和度。新生儿、婴幼儿第一期手术约 7~10 天后,左心室质量>50g/cm^2,左心室/右心室压力比>0.7,即可行大动脉换位术。房内换位术的缺点为术后有 10%~15% 出现三尖瓣功能不全,以及其他诸如腔静脉板障的梗阻。

大动脉换位术的手术年龄适用于新生儿和<3 个月以下的完全型大动脉转位和 Taussig-Bing 畸形患者。大动脉转位伴肺动脉狭窄者的升主动脉后移术宜一岁以上患者,双调转术适用于矫正型大动脉转位。

大动脉换位术的手术死亡率在国际先进心脏中心为2%~5%，在我国保持5%~10%，手术后中长期并发症有肺动脉、主动脉吻合口狭窄，肺动脉分支狭窄，主动脉瓣及肺动脉瓣反流等。

四、全腔肺连接手术

全腔肺连接手术（total cavopulmonary connection, Fontan operation）指回流入右心房的上腔、下腔静脉（包括肝静脉）的血流经手术改道而流向肺动脉，冠状静脉窦回流入右心房的血流经房间隔缺损至左心房混合，通过左心室泵入全身动脉系统。此术式又称生理矫治或单心室修补术。

此手术在1971年Fontan医师创始，多位学者几经改进，于1988年英国的de Level医师定型，成为公认的全腔肺连接手术。手术适用于心室双流入口（功能性单心室）如左或右心室型单心室、二尖瓣闭锁、三尖瓣闭锁、肺动脉闭锁（室隔完整）伴右心室发育不良、左心发育不良综合征等。目前，该手术扩大适用于虽有两心室但一侧心室发育不良而不能行双室解剖纠正者。现针对单心室新生儿、婴儿的治疗程序为：

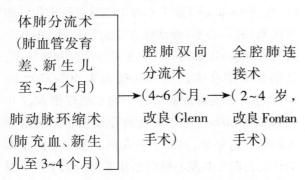

严格而言，符合Choussat 10项指标合格者行全腔肺连接（吻合）术。由于出生后即进入程序的早期手术治疗，但继发性心功能不全、肺动脉高压、房室瓣反流、肺血管发育不良等现象极难避免。手术对心内科医师的要求是明确诊断，把握手术适应证，包括有无肺动静脉瘘（介入封堵），以及完整检查肺动脉压力、肺毛细血管嵌压、肺血管阻力等血流动力学的指标。

手术是在全身麻醉下，胸骨正中切开，体温32℃，经上腔静脉及下腔静脉插管引流全身静脉血，升主动脉灌注，体外循环下完成全腔肺连接。

Fontan手术（Fontan operation）方法有多种：

1. **内隧道连接** 用人造血管部分壁组成板障，在心房内的内侧壁缝成内隧道，将下腔静脉血经内隧道达上腔静脉入口，上腔静脉近右心房横断，并吻合于同侧肺动脉的下缘。上腔静脉远心端与一侧肺动脉上缘端侧吻合（图18-5），既往该方法较多。

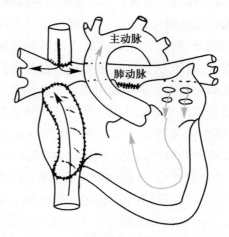

图18-5 内隧道连续心房内板障Fontan术

2. **外管道连接** 下腔静脉入右心房口横断，缝合右心房断口，用人工血管分别与下腔静脉（端端）和同侧肺动脉下缘（端侧）连接（图18-6），近年来这种方法应用较多，操作较方便。

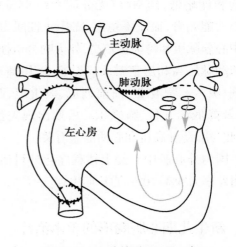

图18-6 心外管道Fontan术

3. **心内管道连接** 适用于年龄较大，心房腔扩大的患儿，管道下端直接缝合在右心房内下腔静脉开口，上端直接与肺动脉下缘做端侧吻合。可直接在管道上开孔，平衡左、右心房的压力。

4. 心内外导管连接 其基本方法同心内导管处连接相仿。即下半段直接在心腔内吻合，上半段则穿出右心房直接与肺动脉下缘做端侧吻合，也可将管道开口剪成斜形，插入扩大狭窄的肺动脉。

5. 直接下拉式连接 该手术方法适用于年龄稍大肺动脉发育较好的患儿。手术需将肺动脉充分游离，将肺总动脉从右心室流出道离断，若肺动脉瓣口无狭窄可保留。下腔静脉尽可能高些从右心房离断，将下拉之肺动脉直接与下腔开口做端端吻合，若张力过大，前壁可用心包补片扩大。

上海交通大学医学院附属上海儿童医学中心研究报道，737 例单心室病人采用不同方法 Fontan 技术，其中内隧道连接 142 例（19.3%）；心外管道连接 370 例（50.2%）；心内管道 146 例（19.8%）；心内、外导管连接 51 例（6.9%）；直接下拉式连接 28 例（3.9%），不同手术方法患儿的远期生存率及远期无 Fontan 循环失效发生率无统计学差异。

如考虑肺动脉压力稍高或其他影响此手术的危险因素，可在内隧道板障或人工血管壁上切开 4mm 的小孔，其作用产生右向左分流以作肺动脉减压，虽然动脉血氧饱和度略有下降，但体动脉血压能保持良好，有利术后早期顺利过渡。

术后并发症有：①由右向左分流者，动脉血氧饱和度略低，约 90%（无分流者约 95%）；②早期心功能差者，血压不稳定，需用正性肌力药物；③中心静脉压和跨肺压较高，如无吻合口梗阻者，因肺动脉压高和房室瓣反流引起，采用肺动脉扩张剂（吸入一氧化氮、曲前列尼、波生坦、西地那非）及降低潮气量、肺峰压。后期出现失蛋白肠病，此与肺动脉高压和心功能差有关。

国内外心脏中心经上述程序化外科治疗，早期病死率为 5%~10%，能长期生存。

五、新生儿期心脏畸形的手术治疗

当今新生儿期危重复杂先天性心脏畸形的诊治仍是国际上研究的热点和方向，年龄越小先天性心脏病的危重和复杂程度越高。1996—2000 年上海交通大学医学院附属上海儿童医学中心资料显示，3 岁以下病例中，新生儿期复杂心脏畸形占 68%，危重者急诊手术在新生儿期占 40%。随着年龄增长，两者占比明显下降（>3 岁复杂者占 35.5%，危重者占 4%）。国际心脏中心新生儿期手术占年总手术的 30%~50%，复杂者占 80%，在我国心脏中心占 6%~7%。新生儿阶段某些心脏畸形自然死亡率较高。因此，新生儿期心脏畸形早期手术开展是与国际接轨的重要措施，其诊治质量也是国家医学科学水平的标志之一。

先天性心脏畸形在新生儿期需手术的病种有大动脉转位、左心发育不良综合征、室间隔完整型肺动脉闭锁、主动脉弓中断、动脉共干、完全性肺静脉异位连接、主动脉缩窄和法洛四联症等。

（一）完全型大动脉转位

本症出生 1 周的自然病死率为 29%，1 个月内为 52%。手术适应证及手术方法已前述。

（二）左心发育不良综合征

左心发育不良综合征（hypoplastic left heart syndrome，HLHS）患儿出生 1 周内死亡占 25%，继续生存者很快出现肺动脉高压，将来失去行生理纠正术的机会。诊断明确应立即手术。手术程序：先行 Norwood I 期手术即主动脉成形术和体肺分流术（或右心室-肺动脉人工血管连续）；4~6 个月时行改良 Glenn 手术；约 2 岁行全腔肺连接术，分期手术生存率已从 38% 提升至 50%~70%（5 年）。亦可在明确诊断后行一期心脏移植术，7 年生存率为 60%。终身免疫治疗和供心来源是个大问题。近年来，国外一些儿科心脏中心的手术治疗已占新生儿期心脏畸形年手术的第 1 位。对 HLHS 患儿采用镶嵌技术（hybrid technique）技术，该技术最早在 2007 年由美国俄亥俄州哥伦布市儿童医院报道，其基本方法是外科医生先做正中开胸，由心内科医生经肺总动脉直接放置动脉导管支架，通常支架内径 6~8mm，长度约 15mm，若房间隔缺损不够大，可用球囊扩大或放置支架。再由心外科医生用 3.5~4mm Gore-Tex 管道剪开做左、右肺动环缩。该方法的目的是通过动脉导管支架建立一个无梗阻的体循环通道，肺动脉环缩以平衡体肺循环血流，并建立一个无梗阻的房间隔通道。6 个月后做第二期手术，即重建升主动脉（类似 Norwood I 期手术），扩大房间隔行改良 Glenn 手术，必要时用补片扩大外周肺动脉。约 2 岁时再行第三期手术，即 Fontan 手术。该技术是 HLHS 治疗方法的补充，特别第一期手术不需用体外循环降低了手术风险，尤其适合低体重早产儿及新生儿心脏手术经验缺乏者。

（三）室隔完整型肺动脉闭锁

出生后 1 周内自然病死率为 25%，2 周为 50%。临床表现为低氧血症，依赖动脉导管和房内交通而维持生存。手术原则是右心减压和体肺分流提高动脉血氧饱和度，以后再进行双心室修补或单心室或 1/2 心室修补。依赖右心室压力的冠脉循环者仅能先行体肺分流术，将来行单心室修补。波士顿儿童医院综合各种手术，病死率为 23%，4 年生存率为 58%。

（四）主动脉弓中断

自然生存平均 4~10 天，75% 的患儿在一个月内死亡。症状为充血性心力衰竭，下半身及脏器缺血，代谢性酸中毒。手术方法是在胸骨正中切开、深低温体外循环低温下停循环或选择性脑灌注下行主动脉弓成形术，即动脉导管切除，升、降主动脉连接术。新生儿期手术效果好，伴有心内畸形可同时根治，手术死亡率<10%。随年龄增长，手术死亡率提升，源于合并的肺动脉高压。

（五）动脉共干

50% 的患儿出生 1 个月自然死亡。临床表现为充血性心力衰竭、肺动脉高压。明确诊断后需立即手术。胸骨正中切开进路，体外循环中低温下，根据解剖分型，将肺动脉干直接下拖或用人工血管做肺动脉-右心室切口连接，升主动脉切口自行吻合或修补，室间隔缺损补片修补。手术死亡率已降至 5%~10%。用生物带瓣管道者，术后 10 年随访因管道失功再手术者达 34%，肺动脉与右心室直接连接者为 10%。伴有共干动脉瓣反流者需同时瓣膜整形术。

（六）完全性肺静脉异位连接

平均 7 周自然死亡。肺静脉有回流梗阻者出

生即现症状，应在新生儿期即行手术。其梗阻部位可在肺静脉至左心房路径的任何部位，如肺静脉口、垂直静脉、进入上腔静脉或右心房处及房间隔交通处，表现为肺淤血、心力衰竭、肺动脉高压危象和猝死。

手术治疗是在体外循环中低温下做肺静脉共汇与左心房后壁的吻合。目前手术早期死亡率为 5%~10%，术后并发症有肺动脉高压危象、吻合口梗阻等。

（七）主动脉缩窄

有些主动脉缩窄患儿，出生后数周内即出现危急症状，因为侧支供血不足，缩窄远端器官缺血导致肾衰竭、酸中毒和充血性心力衰竭。可同时伴有其他重要心内畸形如大型室间隔缺损、右心室双出口等，加重症状和风险。强心、利尿、扩张动脉导管药物的应用，纠正低心排和代谢性酸中毒是重要的术前准备。

目前，本症合并畸形者已从分期转为一期根治术。小型室间隔膜部缺损有可能自行闭合，可先行主动脉缩窄纠治术。单纯主动脉缩窄仅在非体外循环常温左侧肋间切口进胸做缩窄段切除，行端端吻合术。长段缩窄或伴有心内畸形需体外循环中低温下胸骨正中切口，行心内畸形纠正和缩窄段切除及主动脉成形术。大多数纠治时可采用自身主动脉吻合。有主动脉弓发育不良者尚需用自身心包、牛心包或人造血管壁材料做扩大和主动脉成形术。

单纯的主动脉缩窄或伴有不太复杂心脏畸形者手术死亡率为 5%，主动脉端端吻合术后短暂高血压，随访中可出现吻合口狭窄。目前吻合口狭窄发生率不高，如有狭窄可用导管球囊扩张。

六、先天性心脏病伴气道狭窄的诊治策略

随着先天性心脏病的诊治向低年龄发展，合伴气道狭窄（airway stenosis）的发生数逐渐增多。据文献报道，气道狭窄者占先天性心脏病的 1.4%，1996—2009 年上海交通大学医学院附属上海儿童医学中心先天性心脏病合伴气道狭窄者占心脏手术的 0.48%，总数达 41 例。术前和术后在

插、拔气管插管时发现气道狭窄者各占半数。早期认识不足在术前未能正确诊断,治疗中发现气道狭窄尤其长段气道狭窄往往束手无策。如单行心脏手术,术后呼吸机辅助时间延长,肺炎心衰死亡。近年来,采用体外循环辅助下心脏和气道畸形同时纠正,已取得长足的进步。在胚胎发育过程中,妊娠第4周心脏开始发育,原始呼吸道从前肠内胚层上皮腹侧向外突起囊状物开始成肺芽,两侧邻近又同时起始发育,解释心脏、呼吸系统在发生、发育过程畸形可以同时出现。

广义的气道狭窄指先天性气道狭窄、气管软化(tracheomalacia),前者气道直径细,可以为部分狭窄、管段狭窄或节段性狭窄。在总气管部位狭窄中,气管"U"形软骨为"C"形软骨替代。气管软化指气管软骨环不正常或气道外力压迫产生气管软化,软骨环不能支撑气道,气道塌陷产生气道功能上梗阻。50%患者在出生后即出现气道狭窄症状,2/3患者在出生后1个月内症状渐现,表现为吸入性喘鸣、吸气性胸壁内陷、发绀、呼吸费力、反复呼吸道感染。气管软化的症状为呼气性喘鸣、呼气延长、发绀。气管狭窄、气管软化与复杂先天性心脏病在症状上难以鉴别。

先天性气道狭窄在各种先天性心脏病中占比:右心室双出口和矫正型大动脉转位中各占20%,肺动脉吊带中占33%,三尖瓣闭锁和法洛四联症中各占13%和16%。其他心脏畸形有大血管转位、室间隔缺损、房间隔缺损和主动脉双弓等。1996—2009年上海交通大学医学院附属上海儿童医学中心资料显示,气道狭窄在室间隔缺损或伴主动脉缩窄中占41.5%,法洛四联症中占26.8%,肺动脉吊带、主动脉双弓、迷走锁骨下动脉中均占40%。心脏异构者均有气道变异,但伴有真正气道狭窄者并不多见。

近年来,在先天性心脏病诊治中注意筛查气道狭窄有较大的进步。首先对患者的呼吸道病史需要耐心询问,对气道狭窄的特征进行鉴别。胸部X线片,除了解肺部异常外,尚需关注整个气管的阴影,以及与呼吸有关的膈肌水平,肺部炎症及肺不张等。

CT三维重建气管形态对明确气道、狭窄部位直径、狭窄长度有重要帮助(图18-7),但它不能

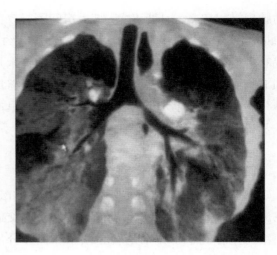

图18-7　左支气管狭窄(CT重建)

区别气道狭窄或软化。呼吸道分泌物的堵塞也可表现为气道狭窄的假象。纤维支气管镜检查可以弥补CT的不足,其优点是可以明确气道的器质性狭窄、软化,有无异常气管软骨的"C"形环,扩大的心腔和大血管压迫造成纤维支气管镜下见狭窄处的搏动特征。如为分泌物阻滞所致,在支气管镜检查时还可做治疗性灌洗,对肺叶段不张原因和治疗有所帮助。纤维支气管镜检查安全。2007—2020年,上海交通大学医学院附属上海儿童医学中心心脏中心共做气管镜病例3 550例,其中最轻体重1.7kg,最小年龄12天。并发症主要为一过性呼吸抑制和低氧血症。极少数病例发生气胸和气道黏膜少量出血。

对先天性心脏畸形和气道狭窄同时存在者,外科治疗中用体外循环下胸骨正中切开先行心脏畸形的矫治,目的是可以避免气道切开后污染心脏手术。继续在常温平行循环辅助下在上腔静脉和升主动脉间解剖游离气管做狭窄段气管切除再端端吻合,狭窄段较长者横断气道最狭处,上下左右纵行切开气管做气管滑片成形术(slide tracheoplasty)。

2010年1月至2020年11月,上海交通大学医学院附属上海儿童医学中心心胸外科共完成气管滑片吻合手术(Slide术)409例。年龄<1岁的婴儿120例,近4年婴儿期手术数达104例,最小手术年龄出生后1个月。气管手术病例中89.2%合并心血管畸形,其中肺动脉吊带占71.%,狭窄段大于50%长度的长段或弥漫性狭窄占64.2%。

术后并发症包括残余气管环 18 例；肉芽形成 12 例；吻合口愈合不良 8 例；一侧声带麻痹 31 例；糜胸 6 例。住院死亡 10 例，远期死亡 12 例，总病死率 5.38%，近 3 年无住院死亡。

七、体外循环和生命支持

自 20 世纪 50 年代中期以来，国际上发明了心-肺体外循环设备，才使心内直视手术得以开展和发展。此前心脏手术仅处于闭式的非直视手术阶段。体外循环手术又称心肺转流下的心脏直视手术。利用人工的心和肺短暂代替人的心肺，在人的心肺停止工作情况下打开心腔完成心脏缺陷修补术。体外循环成为心脏外科的重要里程碑。

体外循环（cardiopulmonary bypass，CPB）设备和技术至今有较大的进展。在一定条件下其安全性还是较高的。由于是非搏动的灌注，血液和气液异物的界面广泛接触，对人体各脏器和血液产生全身炎症反应，引发机体功能暂时损伤。当长时间的灌注和大量异体血液的应用可发生重要脏器的功能障碍或衰竭，增加术后并发症和病死率。早产儿、未成熟儿、新生儿在体外循环心脏手术后，其术后创伤表现更为敏感，胎儿体外循环实验至今未获成功，进一步说明体外循环对人体是非生理性和具有损伤性。针对体外循环的损伤，在体外循环中重要脏器的保护已取得了重要进步。

（一）减少体外循环的异体血液用量和缩短体外循环时间

由于人工心肺机与人体交接后才可行使心肺转流的功能，因此人工心肺机必须充满液体和异体血液，使体外循环中不出现气体进入人的循环。由于婴幼儿在心肺转流中需要异体血液的量在人-机体外循环中所占容量比例较成人高，加上复杂先天性心脏病手术中体外循环时间较成人长，对血液系统的破坏较重，康复时间亦较长，术后血液系统并发症较成人严重。因此，提出了缩小预充量（目前 200~400ml），减少助血员的人次以减少大量用血之弊；采用密闭的体外循环装置避免气体血液面接触；以熟练的手术操作缩短手术和体外循环时间，

减少全身炎症反应的程度。炎症因子增加毛细血管渗出，增加组织水肿，影响全身脏器及心功能下降。由于体外循环是暂时的，人工生理灌注（搏动灌注）尚未显示它的明显优越性，至今未广泛应用。

（二）心肌保护措施的改进

虽然有人工心肺机暂时替代人的心脏，但心脏手术时需要心脏停止跳动，切开心腔完成心内操作。至今仍需同时用冠状动脉缺血和药物，才能在最短的时间内（一般 15~30 秒）心脏停止跳动。停跳前长时间的心室颤动使心肌 ATP 枯竭、心力衰竭，为心脏不能复跳的重要机制。目前，采用适当浓度钾离子，低温（7~10℃），冠脉缺血和具有 ATP 底物（血液最好）的心肌麻痹液产生快速心停跳，或心停跳和复跳前冠脉灌注温血使心复跳加快避免了长时间的心室颤动。无血的晶体液作为心停跳液仍有不少学者应用。

（三）脑保护措施

脑低温一直是长时间体外循环脑保护的主要措施。因为体温每下降 1℃，可减少代谢消耗 6%~7%，体外循环为非生理灌注，低温尤其脑局部低温对脑供血不足有保护作用。婴幼儿复杂先天性心脏病或主动脉弓手术存在较长时间（转流）的脑缺血，尤其需要长时间操作时。深低温停循环技术是在体温维持在 16~18℃（直肠）时停全身循环（包括体外循环），可在 30~60 分钟脑缺血的环境下完成复杂的心脏大血管手术，既不产生显露的神经系统症状，也不影响脑功能。现今发展形成心脏手术时选择性脑冷灌注而停全身循环的心脏手术，使脑保护更为有利。深低温体外循环低流量不停循环下心脏手术脑保护功能位于两者之间，低温 18~16℃（直肠），流量为 30~50ml/（kg·min）的脑血流持续 1 小时有脑保护的作用。目前 3 种技术可混合应用。

（四）肺的保护措施

体外循环心脏手术对婴幼儿肺的损害和术后肺的护理困难似乎已超越对心肌的损伤。实践中已感受到即使心脏修补完善，术后呼吸道并发症仍是造成在监护室逗留时间长、呼吸机支持延长

和呼吸道感染的重要因素,有的最终死于肺部并发症。

尽力找到病原菌控制肺炎,明确气道有无异常是降低术后并发症的重要条件。手术中保护肺的静态呼气末正压,缩短体外循环时间,或用肺保护液灌注气道,以及不停肺血管灌注和去白细胞的体外循环均在临床试用,但效果无重要差异。目前,在实验和临床尚能证明深低温停循环和深低温低流量交替的体外循环是既能有保护脑又能保护肺的技术。关键为缩短体外循环的时间,减少肺缺血和减轻全身炎症反应。大剂量激素应用于术中对全身炎症反应的减轻也是一个重要措施。

(五)血液浓缩技术

血液浓缩(hemoconcentration)又称血液超滤,其基于体外循环时血液稀释或术后全身间质水肿,用物理超滤的原理使多余水分通过超滤薄膜从组织中分离出来为主,截留血细胞和血浆蛋白于体内,而血液中有毒物质和多余电解质可被滤出。其有别于血液透析,后者是治疗肾衰竭以清除代谢有害物质为主,滤出水分为辅的肾替代治疗。另外,术毕用离心原理浓缩红细胞技术是将术中吸引出的血液,分离出红细胞而弃去其他血液成分,洗涤后红细胞再回输入体内是节约用血的一种方法。

血液超滤设备和技术现已广泛地应用于新生儿、小婴儿及长时间体外循环的心脏手术中。这类手术后全身间质水液滞留,因此延迟了各重要脏器的功能发挥和功能恢复,增加术后并发症和死亡率。超滤的方法有体外循环全过程持续超滤方法,除可滤出多余水分外尚对清除炎症因子更为有效。另一种改良超滤法仅用于体外循环结束后,以滤出多余水分为主。两种方法应联合应用。超滤出多余水分,使全身及各脏器的水分在术后更接近正常,重要脏器能发挥最大的效果。上海交通大学医学院附属上海儿童医学中心每年有体外循环心脏手术 3 000 余例,几乎都应用术中的超滤技术,对术后肺、脑、肾和血液系统的恢复起到了不可忽视的作用。

(六)生命支持

心脏手术后呼吸机辅助,增强心肌收缩药物和心电起搏在术后生命支持中已常规应用。近 10 余年来国际先进的儿科心脏中心,对上述方法无效者且无手术失误的心脏病患者采用心脏支持的设备左心辅助装置(left ventricular assist device,LVAD),以及呼吸支持为主,心脏支持为辅的设备体外膜氧合(extracorporeal membrane oxygenation,ECMO)装置。应用此类装置救活 50%~60% 以上的濒死者。左心辅助装置主体是有膈膜或袋状的气动搏动的人工心泵,连接左心房和主动脉起到辅助左心功能的作用。ECMO 是用滚轴泵或离心泵作为单心室支持,用膜式氧合器为人工肺用作肺支持。有的病人在手术前即应用生命支持,情况改善后再手术。目前,临床上 LVAD 技术可作为术后低心排的治疗手段,尤其适合于左心功能不全的重症、急诊病例,如冠状动脉异常起源于肺动脉,左心室功能退化的大动脉转位伴室间隔完整病例。它具有操作相对简单、迅速、价格便宜等特点。但作为儿童心脏术后体外循环停机困难,复杂重症病例抢救,临床上应用更多的是 ECMO。2008—2018 年,上海交通大学医学院附属上海儿童医学中心心胸外科共使用 LVAD 34 例,应用 ECMO 102 例。近两年 ECMO 使用的比例明显增加。

ECMO 和 LVAD 均在体外循环的平行循环下工作,其血液破坏、凝血功能障碍、血气栓形成屡有发生,生命支持装置和全身支持疗法的费用较大,病死率相对较高。

(七)腹膜透析技术

肾功能不全的少尿、无尿、尿毒症是心脏手术后的重要并发症。术后心功能障碍,重要脏器缺血再灌注和全身炎症反应为主要原因。理论上,肾功能不全宜用血液透析,因其花费大,血液并发症较多,操作烦琐,故较少应用。上海交通大学医学院附属上海儿童医学中心心脏手术后肾功能不全者,首先应用腹膜透析,必要时再用血液透析取得了较好的效果。其方法是在腹部脐旁或麦氏点小切口放置硅橡胶透析管于腹腔达直肠壶,用加温透析液按需定时透析。对尿少或年幼者可以在术毕预防性放置透析管。往往透析数次即有内环境改善，排尿增多，恢复肾功能。1999—2005年，上海交通大学医学院附属上海儿童医学中心对术后急性肾衰竭63例进行腹腔透析，术后生存者占66.3%，无重要腹腔感染。

（刘锦纷　苏肇伉）

参 考 文 献

1.　苏肇伉,史珍英,孙爱敏,等.小婴儿危重复杂先天性心脏病的急诊手术.中华小儿外科杂志,1998,19(5):260-262.

2.　苏肇伉.危重婴幼儿先天性心脏病急诊外科技术的研究.医学研究杂志,2006,35(8):2-4.

3.　苏肇伉.先天性心脏病的防治策略和进展.中国医学文摘外科分册,2008,17(增):7-12.

4.　刘锦纷.中国心脏出生缺陷围产期诊断和临床评估处置等专家共识.中华小儿外科杂志,2018,39(3):163-170.

5.　庄建.先天性心脏病防治策略与模式探讨.中华医学会胸心血管外科分会通讯,2008,12(1):3-5.

6.　徐志伟,张海波,王顺民,等.大动脉转换术113例手术结果分析.中华外科杂志,2007,45(12):801-804.

7.　徐志伟,刘锦纷,张海波,等.Double Switch手术纠治房室连接不一致复杂先天性心脏病.中华胸心血管外科杂志,2008,24(4):233-235.

8.　洪海筏,刘旭,郑景浩,等.连续566例Fontan手术临床报道及早期危险因素分析.中华胸心血管外科杂志,2018,24(2):84-87.

9.　徐志伟,刘锦纷,郑景浩.小于6个月先天性心脏病的外科治疗.中华小儿外科杂志,2008,20(1):24-27.

10.　郑景浩,徐志伟,刘锦纷,等.小儿永存动脉干流出道梗阻.中华胸心血管外科杂志,2009,25(4):236-238.

11.　严勤,徐志伟,刘锦纷,等.新生儿、婴幼儿主动脉弓中断一期矫治效果分析.临床外科杂志,2009,17(12):837-839.

12.　仇黎生,刘锦纷,徐志伟,等.新生儿先天性心脏病术后早期心排量评估及死亡原因分析.中华胸心血管外科杂志,2010,26(1):1-4.

13.　SONG XQ,LU ZH,ZHU LM,et al. Morphologic analysis of congenital heart disease with anomalous tracheobronchial arborigation. Ann Thorac Surg,2020,110(4):1387-1395.

14.　苏肇伉,孙勇,杨艳敏,等.深低温体外循环方法对婴儿肺功能保护.上海二医学报,2004,24(1):41-43.

15.　ZHU DM,WANG W,CHEN H,et al. Left ventricular assist device for pediatric postcardiotomy cardiac failure. ASAIO J,2006,52(5):603-604.

16.　蔡及明,史珍英,周燕萍,等.腹膜透析在小儿心脏术后急性肾功能不全中应用.中华胸心血管外科杂志,2007,23(4):224-227.

17.　祝忠群,徐志伟,苏肇伉,等.选择性脑灌注技术在复杂先心病主动脉弓手术中应用.中华胸心血管外科杂志,2008,24(5):352-354.

18.　SU ZK,CHEN E. Fetal cardiac surgery-a big challenge in the 21st century. World J Pediatr. 2008,4(1):5-7.

19.　傅惟定,姜磊,朱德明.自行设计含血心脏停搏液灌注装置的应用和管理.中国体外循环杂志,2008,6(4):239-240.

20.　YANG YM,SU ZK,CAI JM. Continuous pulmonary infusion of L-argmine during deep hypothermia and circulatory arrest improve pulmonary surfactant integrity in piglets. Ann. Thora. Surg,2008,86(2):429-435.

21.　丁文祥,苏肇伉.小儿心脏外科学.上海:世界图书出版社,2009.

22.　WANG W,ZHU DM,DING WX. Development of mechanical circulatory support devices in china. Artificial Organ,2009,33(11):1009-1013.

第十九章

儿童射频导管消融术

发育中的儿童,其疾病的种类、病理生理机制、临床诊疗都与成人不同,儿童心律失常同样具有其独特又复杂的特点。以儿童室上性心动过速为例,我国每年新发病例为5万~6万,对治疗的需求可见一斑。射频导管消融手术(radiofrequency catheter ablation,RFCA)于1991年首次被用于治疗小儿快速型心律失常,目前已成为根治多种类型小儿快速型心律失常的首选方法。由于儿童的特殊性,如体重低、血管细、心腔体积小、需全身麻醉等因素,导致儿童射频消融手术难度高于成人,因此我国由儿科医师独立开展儿童射频消融手术的医院寥寥无几,儿童射频消融总例数也远低于成人,约为成人的1/100。尽管如此,在我国儿科电生理医师20余年不懈的坚持和努力下,手术例数及开展儿童射频消融的医院逐渐增加,并取得成功率高、并发症发生率低的良好效果。射频消融作为根治儿童患者心律失常的方法,已经日益广泛地应用于临床。多项儿童领域回顾性和前瞻性多中心研究显示,即使对于婴幼儿患者,射频消融依然能够获得高成功率和低并发症发生率。对于复杂性心律失常,借助三维电解剖标测系统及不断更新的技术设备,射频消融的安全性和有效性也有了显著提升。采用低温冷冻为能源的导管消融术作为一项安全的治疗房室结附近起源心律失常的技术,也正逐渐应用于儿科领域。

北美起搏和电生理学会(North American Society for Pacing and Electrophysiology,NASPE)(2002年)、欧洲心律学会(European Heart Rhythm Association,EHRA)和欧洲儿科心脏病协会(Association for European Paediatric Cardiology,AEPC)心律失常工作组(2013年)及美国儿童和先天性心脏病电生理协会(PACES)联合心律学会(HRS)(2016年)先后发布了儿童心律失常导管消融的专家共识。我国于2014年发表了《全国小儿心内电生理检查及射频消融多中心资料分析》,总结分析了20年来国内8家医院小儿心内科接受心内电生理检查及射频消融治疗3 058例快速型心律失常患儿资料,提出了我国儿童不同类型心动过速射频消融的成功率、复发率、并发症及相关影响因素。

由中华医学会心电生理和起搏分会小儿心律学工作委员会牵头,联合中华医学会儿科学分会心血管学组以及中国医师协会儿科分会心血管专业委员会,撰写制定了《中国儿童心律失常导管消融专家共识》,发表在中华心律失常学杂志2017年第6期。这是我国首部专门针对儿童快速型心律失常导管消融的专家共识。

一、室上性心动过速的自然病程

(一)发病特点与预后

室上性心动过速(supraventricular tachycardia,SVT)是儿科最常见的快速型心律失常,约占儿童心律失常的90%。与成人不同,房室折返性心动过速是儿科最常见的室上性心动过速,约占2/3,其次是房室结内折返性心动过速及房性心动过速。大多数小儿室上性心动过速表现为阵发性,临床表现为胸痛、心悸、近乎晕厥或晕厥。部分患儿心动过速可表现为持续无休止性,可长达数天甚至数月,最终导致心动过速性心肌病,临床表现为心功能不全。

心动过速的发生与年龄密切相关,预激综合征(preexcitation syndrome)患者心动过速发病早,多于1岁以内发病,甚至于胎儿期即可发生心动过速。而房室结内折返性心动过速其心动过速发病较晚,多于 2 岁以后发病,极少见于婴儿期发病。婴儿期常见的心动过速类型除预激综合征外,还有房性心动过速,其电生理机制多为自律性,以及无器质性心脏病基础的心房扑动(特发性心房扑动)。

已知婴儿期的预激综合征或隐匿性房室旁路介导的室上性心动过速在出生后第一年内自然消失率高。研究表明,婴儿期具有快传能力的旁路介导的室上性心动过速自然消失率为 60%~90%,房性心动过速和持续性交界区反复性心动过速(PJRT)也有类似的情况,其病情改善或自愈率为 20%~50%,而 5 岁以上的自愈率很低。但是,婴儿期的预激综合征介导的室上性心动过速在 1 岁以前能够自然消失的患儿,大约 1/3 在以后尤其在 4~6 岁年龄段可再发作。具有器质性心脏病的心律失常如三尖瓣下移畸形合并的预激综合征自然痊愈的概率非常低。

1 岁内房室旁路介导的室上性心动过速不伴器质性心脏病的患者有极大自愈可能。但如果年龄大于 5 岁仍出现室上性心动过速或伴器质性心脏病,则室上性心动过速自然消失的可能极低,这时应考虑 RFCA 治疗。

(二)继发心肌病

心动过速性心肌病(tachycardia-induced cardiomyopathy)为射频消融的常见适应证,继发于药物难以控制的持续室上性心动过速,在心动过速持续达 48 小时时即可发生。最常见的导致心动过速性心肌病的室上性心动过速类型包括持续性交界区反复性心动过速及房性心动过速。有时间隔部旁路所致的房室折返性心动过速可表现为持续性,导致心动过速性心肌病。这些患者易误诊为原发性扩张型心肌病的窦性心动过速。通过仔细的心电图检查可辨认出其心律失常的本质,经过对心动过速的治疗,这些心肌病患者多数可痊愈。

(三)猝死

除心肌病外,室上性心动过速的另一主要危险是猝死(sudden death,SD)。在预激综合征儿童,心房颤动经由旁路快速传导引起室颤而有猝死的危险,但由于心房颤动在儿童发生率低,故认为猝死危险在儿童人群较低,可依然有关于预激综合征患儿猝死的报道。当存在器质性心脏病时,与心律失常相关的猝死危险相应增加。对儿童预激综合征的一项调查研究发现,此原因所致儿童猝死的流行病学与成人(2.3%)相同。

(四)先天性心脏病合并心律失常

几种先天性心脏病与心律失常相关,这些心律失常极少自愈。因为这些患儿心脏难以承受快速心室率带来的血流动力学变化,似乎更容易出现症状及生命危险。几种姑息性手术如 Mustard、Senning、Fontan 手术均与房性心律失常有关。术前存在的心律失常术后会随即发生,当患儿处在脆弱的血流动力学关口,心律失常可能会引致恶性后果。

二、小儿 RFCA 的特殊性

对于小儿心律失常,RFCA 是一种非常令人向往的治疗选择,儿科领域的大多数心律失常是由于心脏异常通路或连接的存在,理论上可以应用 RFCA 这一根治性方法。心律失常的根治可以去除长期应用抗心律失常药物的烦恼,尤其是这些药物可能存在剂量或用药时间相关的副作用,也可去除因反复心律失常对生理与心理发育所造成的负面影响。但是,对于小儿心律失常的 RFCA 尚存在值得商榷之处。许多心律失常在婴幼儿期就已经存在,为血管穿刺和导管的操作增加了难度,况且对 RFCA 造成损伤的远期影响还知之不多。据推测,射频消融点的损伤是由致密的无弹性的纤维组织来修复的,在小儿心腔里这样的修复对以后心脏生长的负面影响还不明确。同成人相比,在小儿心律失常治疗中的危险似乎更大一些。因为大多数患儿行 RFCA 时要全身麻醉,患儿的所有症状都被遮盖使得术者难以发现潜在的问题。房室结内折返性心动过速,以及间隔旁路消融对房室结不可逆损伤的危险性要高于成人。以丰富的操作经验和熟练的技术可以将这些危险减小到最小,但依然难以完全避免。

三、设备与专业人员训练

(一) 设备

1. 能够左、右前斜位的 X 线透视机。
2. 多道生理记录仪。
3. 程序刺激仪。
4. 射频能量发射仪　应有能量、放电时间和阻抗监测,最好配有温度控制。
5. 5F 或 6F 的 4 极电极导管及 5~8F 的消融电极导管。
6. 体外除颤器,经皮血氧监测仪,麻醉机。

目前在传统的 X 线透视二维标测方法基础上,一些新的标测技术已经开始应用于儿科临床,可显著降低术中辐射量,其中应用较多的是 CARTO、EnSiteNavX、非接触标测等三维标测系统、CARTO-Univu 系统及磁导航系统。临床研究表明,上述三维电解剖标测、CARTO-Univu 系统及磁导航系统的应用是安全可行的,能够提供直观的三维解剖图,并迅速定位靶点,显著减少消融手术过程中 X 线透视的时间,提高复杂及特殊类型心律失常的手术成功率,减少术后复发率及严重并发症的发生率,因而在儿科领域有广阔的应用前景。

(二) 人员训练

与成人相同,需要一组经过专业训练的专业队伍。由于小儿处于发育阶段,许多方面与成人有所不同,如术中不易合作,常需使用镇静剂和麻醉药;穿刺困难易误伤动脉;心肌壁薄更易导致心肌穿孔及不同年龄小儿的解剖生理特点不同,用药及剂量也互有差异,故开展儿科 RFCA 的医师除具有儿科临床知识外,尚需具备扎实的心脏电生理学基础,熟练的心导管技术,丰富的心脏血管影像学知识和高度的责任感。专业技术员应熟练掌握常用的设备,包括多道生理记录仪、程序刺激仪、射频能量发放仪和除颤器等。

四、RFCA 治疗小儿快速性心律失常的适应证

小儿 RFCA 适应证(indication)与成人有所不同。选择病人时要考虑不同类型心律失常的自然病史,消融的危险因素,是否合并先天性心脏病,以及年龄对以上各因素的影响。决定是否患儿进行 RFCA 手术,不仅应考虑各个患者不同的临床特点,还有赖于医生的个人经验及不同电生理室进行 RFCA 的成功率与并发症的发生率。

(一) 适应证

由中华医学会心电生理和起搏分会小儿心律学工作委员会牵头,联合中华医学会儿科学分会心血管学组及中国医师协会儿科分会心血管专业委员会制定的《中国儿童心律失常导管消融专家共识》(2017 年)提出了儿童导管消融的适应证:

Ⅰ类

1. 预激综合征发生心脏骤停后复苏成功。
2. 预激综合征合并心房颤动伴晕厥,心房颤动时最短的 RR 间期<250ms。
3. 室上性心动过速反复或持续性发作伴心功能不全且药物治疗无效。
4. 体重≥15kg,反复发作的症状性室上性心动过速。
5. 体重≥15kg,心室预激导致预激性心肌病,药物治疗无效或不能耐受。
6. 反复发作的单形性室性心动过速伴心功能不全。

Ⅱa 类

1. 体重≥15kg,反复发作的室上性心动过速,长期药物治疗可有效控制。
2. 体重<15kg(包括婴儿)的室上性心动过速,Ⅰ类及Ⅲ类抗心律失常药物治疗无效,或出现难以耐受的副作用。
3. 体重<15kg,心室预激导致预激性心肌病,药物治疗无效或不能耐受。
4. 体重≥15kg,埃布斯坦畸形合并预激综合征,外科矫治术前。
5. 体重≥15kg,反复或持续发作症状明显的特发性室性心动过速,药物治疗无效或家长不愿

接受长期药物治疗者。

6. 体重≥15kg,伴有相关症状的频发室性期前收缩。

Ⅱb类

1. 体重<15kg,反复发作的症状性室上性心动过速。

2. 体重≥15kg,发作不频繁的室上性心动过速。

3. 体重≥15kg,无症状的心室预激,未发现有心动过速发作,医生已详细解释手术及发生心律失常的风险及收益,家长有消融意愿。

4. 无症状性预激综合征合并结构性心脏病,需行外科矫治手术,且术后会影响导管消融途径的患儿。

Ⅲ类

1. 体重<15kg,无症状的心室预激。

2. 体重<15kg,常规抗心律失常药物可以控制的室上性心动过速。

3. 束-室旁路导致的预激综合征。

4. 体重<15kg,药物控制良好或无明显血流动力学改变的室性心律失常。

5. 可逆原因导致的室性心律失常(如急性心肌炎或药物中毒)。

(二)对小儿RFCA适应证的解读

1. 年龄/体重对射频消融有效性和安全性的影响 虽然射频消融手术已成为儿童快速性心律失常的一线治疗方法,但因血管细、心腔体积小、不能合作需全身麻醉、多旁路比例高等因素增加了儿童射频消融的难度。有研究报道,体重<15kg的儿童射频消融手术主要并发症发生率更高。因此,NASPE不建议对低龄/低体重患儿开展射频消融手术。然而婴幼儿心动过速常呈持续无休止性,持续时间长易并发心功能减低,可选择的药物有限且疗效不佳。随着射频消融技术的成熟,越来越多的低龄/低体重患儿接受了射频消融手术,结果提示安全有效。2013年,EHRA/AEPC发表的《儿童心律失常药物与非药物治疗专家共识》中指出对于药物治疗无效或心动过速危及生命的婴幼儿可采取射频消融治疗。本共识将体重<15kg(包括婴儿)的室上性心动过速,Ⅰ类及Ⅲ

类抗心律失常药物联合治疗无效,或出现难以耐受的副作用列为Ⅱa类指征。但需强调的是,对于低龄/低体重患儿选择射频消融手术需谨慎,其对手术医师的经验及技能要求较高。

2. 心室预激性心肌病(ventricular preexcitation cardiomyopathy)的射频消融 本共识将药物治疗无效或不能耐受的心室预激导致的预激性心肌病列为导管消融Ⅰ类适应证。预激性心肌病是新近提出的一种疾病诊断,由心室预激导致心室心肌电-机械耦联异常而引发心室重塑、心功能降低所致,以扩张型心肌病为主要表现。该病发病率低,不同年龄均可发病,但以青少年或幼儿多见。旁路的位置是发病的重要相关因素,文献报道以右侧间隔旁路和右侧游离壁旁路多见。经射频消融阻断旁路前传后,左右心室收缩恢复同步,心功能和左心室大小可逐渐恢复正常。治疗年龄是影响预激性心肌病预后的重要因素,干预年龄越晚,心功能及左心室大小恢复正常所需时间越长。

3. 三尖瓣下移畸形合并房室旁路(Ebstein anomaly with atrioventricular bypass)的射频消融 本共识将三尖瓣下移畸形合并预激综合征外科矫治术前应行射频消融列为Ⅱa类适应证。三尖瓣下移畸形是一种比较少见的先天性心脏病,在所有先天性心脏病中占比低于1%。20%~30%的三尖瓣下移畸形儿童合并房室旁路导致室上性心动过速。三尖瓣下移畸形儿童发生房室折返性心动过速具有极大的危险性,药物治疗效果欠佳,且由于心脏结构异常,心动过速不及时终止易造成心力衰竭,对于这类儿童建议在三尖瓣下移畸形外科矫治术前接受射频消融手术消除旁路。由于扩大的右心房、房化右心室的碎裂电图及50%以上多旁路发生率而使得三尖瓣下移畸形儿童的射频消融在技术上具有一定难度。采用特殊的长鞘以保持导管的稳定性,心室起搏或心动过速下标测室房融合点作为消融靶点效果较为可靠。

4. 室性期前收缩(premature ventricular contraction,PVC) 体重≥15kg,伴有相关症状的频发室性期前收缩(室性早搏)在本共识中列入导管消融Ⅱa类适应证。室性早搏常见于新生儿、幼儿及年长儿等各年龄阶段。以往认为儿童室性早搏预后良好，通常不需接受治疗。然而，频发室性早搏的儿童由于心室运动不协调，可能发生心功能减低。虽然目前在儿童中缺乏有力证据，但研究证实成人的室性早搏负荷在 10% 以上，通常是 20%~30%，会增加发生心功能减低的风险。这些室性早搏性心肌病儿童接受射频消融手术后，心室同步性恢复，心功能可恢复正常。早期关于儿童特发性室性早搏/室性心动过速的较大规模研究表明，70% 以上的儿童特发性室性早搏/室性心动过速起源于右心室流出道。随着心脏电生理标测技术的深入，发现儿童特发性室性早搏/室性心动过速虽然仍以右心室流出道起源为主，但比例只有 50%~60%，部分可起源于右心室流出道以外的毗邻结构，如主动脉窦，肺动脉瓣上、左心室流出道心外膜等。越来越多的经验表明该部位室性早搏/室性心动过速的消融成功率可达 90% 以上。儿童流出道起源的室性早搏/室性心动过速的消融策略要注意：起源于流出道的室性早搏/室性心动过速以右心室流出道的居多，出于安全性的考虑，应先在右心室流出道标测，无满意靶点或经右心室流出道消融不成功的病例可在右心室流出道毗邻对应部位，如主动脉窦等标测寻找到满意靶点，进行消融或可取得成功。

5. 冷冻消融是射频消融的有益补充 右前/中间隔房室旁路由于紧邻希氏束，射频消融手术易损伤心脏正常传导束，尤其对于儿童，由于心脏 Koch 三角区域小，射频消融损伤房室结的风险增高。我国儿童射频消融多中心数据显示，儿童右前/中间隔旁路占房室旁路的 7.4%，多因房室阻滞的高风险并发症而放弃射频消融。面临困局，以低温为能源的导管消融术在右前/中间隔旁路治疗中逐渐发挥出重要作用。冷冻消融主要利用低温效应及晚发的细胞凋亡造成组织损伤，从而阻断异常传导通路。初期文献报道，冷冻消融相对于射频消融的成功率偏低而复发率较高。随着经验的积累和方法的改进，近期国外文献报道儿童右前/中间隔旁路冷冻消融即时成功率为 92%~93%，复发率为 4.3%~12.5%。我国开展儿童右前/中间隔旁路冷冻消融即时成功率为 88.6%，复发率为 13.6%，无永久高度房室阻滞的

发生。冷冻消融是射频消融的有益补充，对儿童快速型心律失常，特别是起源于房室结附近区域的各类型心动过速，提供了一个安全有效的消融方法。

五、导管消融的方法学

（一）术前准备和术中常规处理

1. 术前 术前禁食 8 小时。向患儿家长详细交代手术事宜及术中可能发生的并发症，取得家长的理解并签字。术前洗澡，特别注意仔细清洗两侧腹股沟和颈胸部，必要时备皮。

2. 麻醉与镇静 目前，国内外小儿心律失常射频消融术多采用中至深度镇静或全身麻醉，对 ≤10 岁、合并心肺疾病、血流动力学不稳定或术中需完全制动的患儿采用全身麻醉；对能够配合的年长儿，可局部麻醉复合镇静麻醉。

建议由具有相应的心血管、小儿麻醉和急救复苏经验的麻醉医生实施。所有患儿都应进行 ASA 标准的基本监测，包括连续无创血压、心率、SPO_2、$ETCO_2$、ECG、体温。如有条件，推荐进行动脉血气监测，对于手术时间长和合并先天性心脏病的儿童尤其重要。

可选择喉罩或气管插管。喉罩可减少小儿咽部和气道并发症，应用较广。但对涉及颈部操作、需变动体位或合并缺氧性疾病的患儿，仍首选气管内插管全身麻醉。术中避免过量使用肌肉松弛药，术毕待患儿自主呼吸和保护性反射恢复良好，方可拔出气管导管或喉罩。转运途中应连续监测心率和 SPO_2、吸氧，并注意保持气道通畅。

尽量避免使用影响自律性和交感-迷走神经张力的麻醉药物和剂量，现有的经验尚不全面。临床剂量的阿片类、苯二氮䓬类、吸入麻醉药和非去极化肌肉松弛药是相对安全的；异丙酚应避免用于小儿异位房性心动过速；氯胺酮不宜用作基础麻醉，但小剂量或可减轻其他麻醉药物对自主神经的影响。

常见麻醉并发症有低氧血症、喉痉挛、支气管痉挛、苏醒期躁动和尿潴留等。多与麻醉药物残余、舌后坠、分泌物和局部刺激有关，一般可经吸

氧或加深麻醉而缓解。严重气道痉挛需加压给氧辅助呼吸甚至气管插管。

3. 抗凝 如涉及左心导管及婴幼儿的右心导管操作,常规使用肝素。放入动脉鞘管后即静脉给予肝素 50U/kg(最大量 2 000U),之后操作每延长 1 小时,追加肝素首次量的半量。术后口服肠溶阿司匹林 2mg/kg,1 次/d,连服 1~3 个月。

(二)心内电生理检查

1. 插入电极导管

(1)插入导管应在 X 线荧光屏和心电图监测下进行。根据电生理检查的不同类型,于右和/或左股静脉经皮穿刺,年长儿插入 1~3 根 5F 或 6F 的 4 极电极导管(图 19-1),年幼儿选择 5F 三孔鞘管 1 根可同时插入标测电极 3 根分别置于高右心房、希氏束和右心室心尖部,减少血管创伤和避免血管并发症。

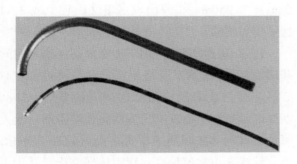

图 19-1　10 极冠状窦电极导管(下),电极间距 5mm。上面为呈 90° 弯曲的保护套管供消毒时使用

(2)穿刺左锁骨下静脉插入冠状窦电极导管至冠状静脉窦。近年来成人多穿刺颈内静脉,优点在于安全且电极导管较易进入冠状静脉窦。由于小儿颈部较短,颈部与下颌形成一定角度,给穿刺颈内静脉造成一定困难。我们仍常规穿刺左锁骨下静脉。穿刺过程应小心避免误伤左锁骨下动脉或气胸。选用 6F 冠状窦电极导管,至少应有 10 个电极,电极间距 5mm(>7 岁儿童)或选用 4 极标测电极导管,电极间距 10mm(<7 岁年幼儿)。如果锁骨下静脉穿刺失败或冠状窦导管不能到位,可以试用下述几种方法:

1)自下腔静脉插入顶端可调弯度电极导管,较普通电极导管容易插入冠状静脉窦。缺点在于寿命短且价格高。

2)当存在卵圆孔未闭或房间隔缺损时,电极导管经房间隔插入左心房至二尖瓣环。

3)将电极导管置于主肺动脉接近右肺动脉处,记录左心房电位。

2. 希氏束电图的测量方法及正常值 通常应用 3~4 极电极间距 2~5mm 的电极导管记录希氏束电图(His bundle electrogram,HBE)。导管电极经三尖瓣插入右心室,回撤至三尖瓣口(图 19-2),寻找希氏束电位(H 波),记录纸速 100~200mm/s。

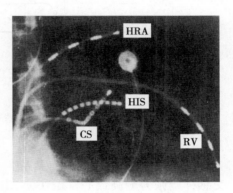

图 19-2　标测希氏束电图的导管位置
HRA,高右心房;HIS,希氏束;CS,冠状窦;RV,右心室心尖部。

希氏束电图(图 19-3)第一个电位波,为心房激动的电位波,称 A 波。A 波为一个双相或多相的电位波。从体表心电图 P 波至希氏束电图 A 波之间距为 PA 间期,代表心房内传导时间。希氏束电图的第二个波为希氏束电位波,称 H 波(His 束波)。从 A 波至 H 波之间距称 AH 间期,代表房室结传导时间。希氏束电图的第三个波为心室激动之电位波,称 V 波。从 H 波之起始至 V 波之间距称 HV 间期,代表从希氏束经束支、浦肯野系统至心室开始激动的时间。

(1)PA 间期:PA 间期自体表 ECG 之 P 波起始处至 HBE 的 A 波第一个陡峭波起始点,代表心房的传导时间。小儿正常值为 10~45ms。由于心房内缺乏肯定的解剖学标志,难以精确的安放电极导管位置,以及 P 波起始点不够清楚,致使心房内传导时间的准确测定有一定的局限。

(2)AH 间期:AH 间期在 HBE 的 A 波第一个陡峭波起始点至 H 波起始点。代表房室结传导时间,小儿正常值为 50~120ms(表 19-1)。自主神经状态可以明显地影响 AH 间期。房室结功能正

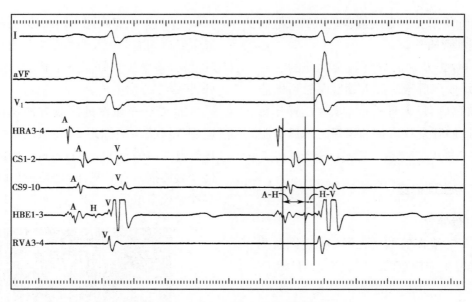

图 19-3　窦性心律心内电图的测量

记录导联自上而下分别为：体表导联 I、aVF 和 V₁，高右心房（HRA3-4），冠状窦远端（CS 1-2），冠状窦近端（CS 9-10），希氏束（HBE 1-3）和右室心尖部（RVA 3-4）。

常时，交感神经张力增高或心率增快使 AH 间期缩短，而迷走神经张力增高或心率减慢使之延长。

（3）H 波：H 波代表希氏束的激动时间，小儿正常值为 10~20ms。

（4）HV 间期：H 波起始点至 V 波起始点，代表自希氏束近端至心室间的传导时间，小儿正常值为 30~50ms。心率和自主神经张力的变化对 HV 间期通常无影响。洋地黄、β 受体阻滞剂、苯妥英钠、利多卡因和阿托品等常用药物不影响 HV 间期。

表 19-1　各年龄组小儿 AH、HV 间期正常值

年龄/岁	AH/ms	HV/ms
0~2	49~94	17~49
3~5	43~98	23~52
6~10	43~116	25~52
11~15	47~111	24~56
>15	47~127	22~52
成人	60~130	35~55

3. 起搏刺激技术

（1）递增起搏（incremental pacing）：常用的一种非程控性 S₁S₁ 刺激法。用较固有心率或基础心率快 10~20 次的频率开始起搏，每级递增 10 次，每次刺激 30~60 秒，间隔 1~2 分钟，直至周长减

至最短为 250ms 和/或出现房室文氏现象或 2∶1 房室传导阻滞。

1）心房递增起搏：用于测定窦房结恢复时间和房室结功能，诱发或终止室上性心动过速。对心房起搏的正常反应是随起搏周长缩短，AH 间期逐渐延长直至出现文氏型房室传导阻滞。成人窦性心律时 AH 间期正常者文氏点>150 次/min，小儿较成人正常值偏高。房室传导文氏点低于正常值提示可能存在潜在房室传导障碍。

2）心室递增起搏：用于诱发或终止室上性心动过速或室性心动过速，观察室房（VA）传导状况。

（2）程序期前刺激（programmed extra stimulation，EPS）

1）常用的程序期前刺激有如下三种：① S₁-S₂ 刺激。先给比基础心率快 5~10 次/min 的 S₁ 刺激 8 次后，再给一次 S₂ 刺激，S₁-S₂ 间期可以每 5~10 毫秒的时间逐次提前刺激（反扫描），也可以每 5~10 毫秒的时间逐渐延期刺激（正扫描）。② 心房同步 S₂（PS₂）刺激。方法和原理同 S₁-S₂ 刺激法。不同处是由 P 波触发 S₂ 脉冲，P-S₂ 间期可以 5~10 毫秒的时间正扫描和反扫描。③ S₂-S₃ 刺激或 S₂-S₃-S₄ 刺激，在 S₁-S₂ 的基础上，于 S₂ 刺激后增加 S₃、S₄ 刺激，目的是增加诱发和终止阵发性室性或室上性心动过速的成功率。

2）期前刺激的部位：①心房期前刺激。用于：A. 房室结和旁道不应期测定；B. 诱发和终止阵发性室上性心动过速；C. 诊断预激综合征和房室结双路径；D. 测定窦房传导时间。②心室期前刺激。分析自心室至心房的逆向激动顺序，诱发和终止阵发性室性或室上性心动过速。

心房正常激动顺序见图 19-4,心室至心房正常逆向激动顺序见图 19-5。

4. 测定不应期 心脏组织的不应性可用该组织对期前刺激的反应来下定义。有效不应期（ERP）为期前刺激不能下传的最长配对间期，在该组织的近端进行测量（图 19-6）。功能不应期

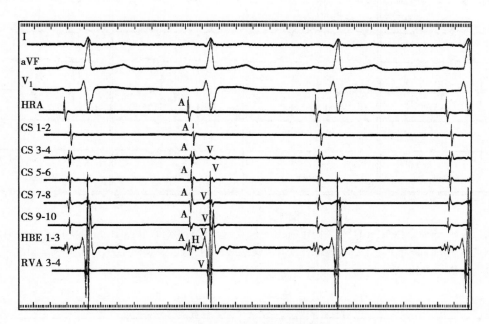

图 19-4 窦性心律心房正常激动顺序

最早心房电图显示在高右心房（HRA），随之为低位右心房（HBE），冠状窦近端（CS 9-10）和冠状窦远端（CS 1-2）。

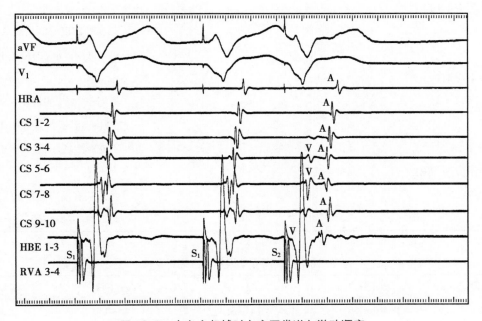

图 19-5 右心室起搏时心房正常逆向激动顺序

最早心房激动点显示在低位右心房（HBE），随之在冠状窦近端（CS 7-8）和冠状窦远端（CS 1-2）和高右心房（HRA）。

（FRP）为能够下传的最短配对间期,在该组织的近端进行测量(表 19-2)。表 19-3 列出小儿不应期正常值。

5. 心电生理检查（electrophysiology inspection）

的临床应用

（1）诱发心动过速:诱发与临床相关的心动过速是心电生理研究的重要基础。诱发心动过速可按如下步骤进行。

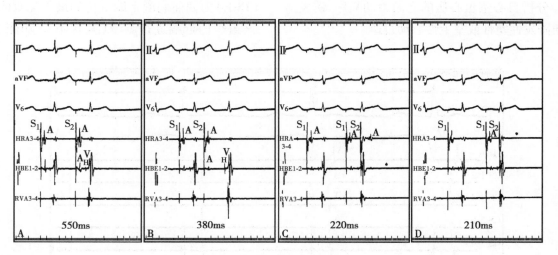

图 19-6　前向不应期

A. S_1S_2 间期 550ms 时（图）A_2H_2 间期是短的;B. S_1S_2 间期缩短至 380ms 时,A_2H_2 间期延长;C. S_1S_2 间期进一步缩短至 220ms 时没有下传心室而且没有希氏束电位;H. 为 AVNERP;D. S_1S_2 间期短至 210ms 时没有心房电位,为 AERP。

表 19-2　不应期的定义

前向有效不应期（ERP）		
心房	AERP	不能产生 A_2 的最长 S_1S_2 间期
房室结	AVNERP	不能产生 H_2 的最长 A_1A_2 间期
前向功能不应期（FRP）		
心房	AFRP	对 S_1S_2 有反应的最短 A_1A_2 间期
房室结	AVNFRP	对 A_1A_2 有反应的最短 H_1H_2 间期
逆向有效不应期（ERP）		
心室		不能产生 V_2 的最长 S_1S_2 间期
房室结		不能产生 A_2 的最长 H_1H_2 间期
室房传导		不能产生 A_2 的最长 S_1S_2 间期
逆向功能不应期（FRP）		
心室		对 S_1S_2 有反应的最短 V_1V_2 间期
房室结		对 H_1H_2 有反应的最短 A_1A_2 间期

表 19-3　不同心动周期不应期正常值　　　　　　　　　　　　　单位:ms

周期长度	AERP	AFRP	AVNERP	AVNFRP
>600	46~366	141~353	145~430	282~538
450~599	113~285	148~320	143~333	213~469
<450	91~239	130~270	128~274	201~375

1）期前刺激：室上性心动过速通常可被心房或心室期前刺激诱发。

2）超速起搏：如果期前刺激未能诱发心动过速，以发生二度 AV 或 VA 传导阻滞的周期长度的心房或心室超速起搏常可成功诱发心动过速。

3）药物的应用：如果心动过速不能被上述方法所诱发，使用一些药物可增加诱发机会。常用药物有异丙肾上腺素［0.05~0.1μg/（kg·min）］，当心率较前增快 30~40 次/min 时，重复上述刺激方案。如果心动过速仍未能被诱发，可试用阿托品 20μg/kg（弹丸式给药）。

（2）室上性心动过速的标测：将多极电极导管分别置于冠状窦标测左侧房室沟，希氏束部位标测希氏束和低位房间隔区域，另一多极电极导管环绕三尖瓣环标测右侧房室沟，可获得高质量的稳定的标测图形。在幼儿，穿刺放置多根电极导管有一定困难时，可适当减少电极导管数目，术中根据需要变换导管位置。

1）前传房室旁路的标测：①标测房室旁路心房端。将电极导管置于相应的房室瓣环进行连续起搏，寻找最短的刺激信号和 Δ 波间距部位，该部位即房室旁路的心房终端。②标测房室旁路心室端。将电极导管置于相应的房室瓣环，

心房起搏产生最大预激波时，心室最早激动点即房室旁路的心室终端。③旁路电位。旁路电位的存在有助于旁路定位，然而在多数病例难以标测到。

2）逆传房室旁路的标测：将电极导管置于相应的房室瓣环，在顺传型房室折返性心动过速时标测最早心房激动点。心动过速时标测最为准确，除外心室起搏激动通过房室结逆传至心房的可能性（图 19-7、图 19-8）。

3）房室结内折返性心动过速：房室结内折返性心动过速（A-V nodal reentry tachycardia，AVNRT）可在电生理检查中通过心房期前刺激检查。随早搏联律间期（A_1-A_2 间期）逐渐缩短，可见正常房室结 AH 间期逐步延长形成典型的圆滑曲线。而在房室结双路径的病人，表现为不连续曲线。当一个临界早搏到达环路心房端时遇到快路径不应期，激动被阻滞在快路径改由慢路径下传，房室结传导曲线在这个临界早搏处发生跳跃现象，传导时间（AH 间期）延长>50ms（图 19-9）。单个或多个早搏、文氏点快速心房刺激，伴有快速室房传导的心室刺激都可引起 AH 间期的临界延长，最终诱发 AVNRT（图 19-10）。AVNRT 的电生理特点见表 19-4。

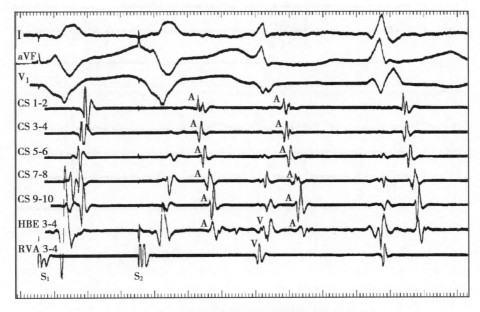

图 19-7　S_2 诱发左侧房室旁路房室折返性心动过速

心动过速时（S_2 后）心房逆传激动顺序异常。心房激动顺序先后依次为冠状窦远端（CS 1-2），冠状窦近端（CS 9-10）和低位右心房（HBE 3-4）。

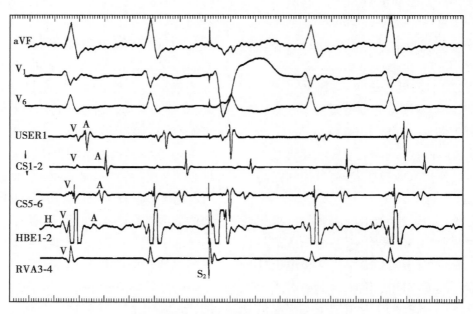

图 19-8　右侧旁路房室折返性心动过速

右侧导管导联（USER1）VA 间距最短，心房最早激动。在希氏束电位前 10ms 给予心室期前刺激（S2），由于刺激未经希氏束和房室结逆传，心房激动明显提前。证明旁路参与形成折返环。

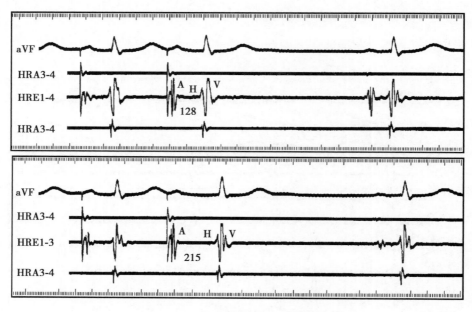

图 19-9　房室结内折返性心动过速

显示房室结双路径 AH 间期跳跃。S_1S_2 间期 520ms 时 AH 间期 128ms（上联）；S_1S_2 间期缩短 10ms 至 510ms 时，AH 间期延长 87ms 至 215ms（下联）。

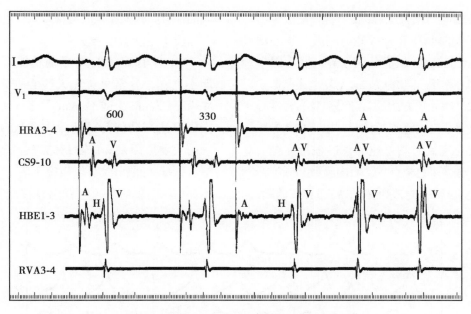

图 19-10　房性期前刺激诱发 AVNRT

$S_1S_1$600ms/$S_1S_2$330ms 时心动过速被诱发,HRA 和 CS 导联可见 A 波,而 HBE 导联 A 波与 V 波融合无法辨认。

表 19-4　AVNRT 的电生理特点

分型	电生理特点
慢快型折返,常见。由慢径前传和快径逆传而形成	1. 房性、室性期前刺激可诱发和终止 SVT 2. AVN 不应期对房性期前刺激或心房起搏的反应曲线呈双相 3. 发作依赖于慢通道传导时临界的 AH 间期 4. 逆向性心房激动在房室交界区最早出现 5. 逆向性 P 波重叠在 QRS 波或其终末部 6. 心房、希氏束和心室不是折返所必需的,兴奋迷走神经可减慢,然后终止 SVT
快慢型折返,少见。由快径前传而慢径逆传	1. 房性或室性期前刺激可诱发和终止 SVT 2. 逆向性 AVN 不应期呈双相曲线 3. 发作取决于慢通道逆向传导时临界的 HA 间期 4. 冠状窦口最早出现逆向性心房激动 5. 心房、希氏束和心室不是折返所必需的,兴奋迷走神经可减慢,然后终止 SVT,且均阻滞于慢通道的逆向传导时

4）房性心动过速:房性心动过速的标测最好应用多极电极导管环绕心房,亦可通过移动普通电极导管进行标测。左心房心动过速的标测需将电极导管通过未闭的卵圆孔、房间隔穿刺或穿刺股动脉逆行插入至二尖瓣环。房性心动过速的电生理特征见表 19-5。

表 19-5　房性心动过速的电生理特征

分型	电生理特征
异位性或自律性	1. 常呈持续性 2. 不能被心房起搏诱发或终止 3. 温醒现象(warm-up):心动过速起始后周期长度变短 4. 房室传导阻滞时心动过速仍持续 5. 心房激动顺序异常
折返性心动过速或心房扑动	1. 可被心房期前刺激或超速起搏诱发 2. 发作依赖于临界的 A_1A_2 间期 3. 发作与 AH 和 AV 间期无关 4. 房室传导阻滞时心动过速可持续 5. 心房激动顺序异常

5）室性心动过速:室性心动过速(VT)在小儿不常见,易被误诊为室上性心动过速。室性心动过速在儿童的常见原因有先天性心脏病修补术后,心脏结构正常的特发性室性心动过速,致心律失常型右心室心肌病或长 Q-T 间期综合征,小婴儿室壁错构瘤可导致加速性室性心动过速。

疑为室性心动过速患者心电生理检查指征:①明确诊断(图 19-11);②除外室性心动过速所致不明原因晕厥;③筛选有效的抗心律失常药物;④为射频消融术标测室性心动过速激动起源点。

室性心动过速诱发方法:常规于右心室两个不同部位行程序期前刺激和分级递增刺激诱发心动过速。如 VT 不能被诱发,静脉滴注异丙肾上腺素 1~3μg/min,使心率增加 40 次/min,重复上述刺激。

室性心动过速标测方法:①起搏标测法:窦性心律下以消融导管心室内逐点标测,寻找≥11/12 导联起搏图形与自发室性心动过速的 QRS 波形完全一致点即室性心动过速起源点。②心内膜激动顺序标测法:诱发室性心动过速,标测最早局部心室活动,

其前伴有高频低振幅的蒲肯野(P)电位(图 19-12)。

（3）过缓性心律失常

1）伴有症状的窦房结功能不良:窦房结功能不良在小儿常见于先天性心脏病术后,尤其是 Mustard、Senning 或 Fontan 手术。心动过缓人群中因窦房结功能障碍所致占多数,病理性心动过缓的主要原因是病态窦房结综合征。病态窦房结综合征病人的死亡率与相应年龄正常人群相比并不高,但越来越多的患者愿意接受植入永久性起

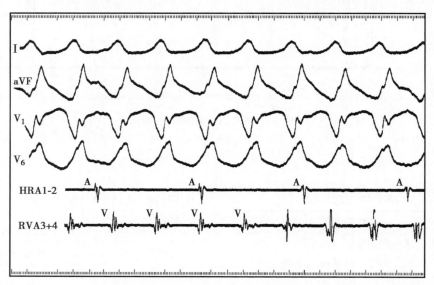

图 19-11　室性心动过速的室房分离

图示 A 波和 V 波无固定关系,心室率（V）快于心房率（A）。

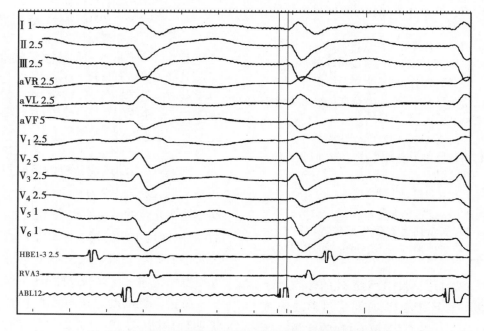

图 19-12　左心室特发性室性心动过速心内膜激动顺序标测

在左心室中后间隔部位（ABL 导联）标测到心室局部最早兴奋部位,较体表心电图 QRS 波提前 25ms,其前伴有高频低振幅的 P 电位。

搏器,以提高生活质量。电生理检查仅用于伴有严重症状或根据体表心电图不能确定临床症状与窦房结功能之间的关系者。部分植入起搏器者需进行电生理检查评价房室传导或室房传导功能,为选择起搏器类型提供依据。窦房结功能测定方法详见病态窦房结综合征章(第七十一章)。

2)房室传导系统疾病:目前,电生理检查能对房室阻滞准确定位,但对房室传导功能评价的临床意义尚存有争议。并非所有房室传导阻滞的患者均需进行电生理检查,选择电生理检查应考虑如下几点:①希浦系病变所致高度房室传导阻滞需植入起搏器者一般不需要进行电生理检查。②无症状的伴有窄 QRS 波群的二度I型房室传导阻滞,阻滞部位多在房室结内,不需要进行电生理检查。③伴有宽 QRS 波群的二度I型房室传导阻滞或无症状的二度II型房室传导阻滞应进行电生理检查明确阻滞在希氏束以内或以下,偶有阻滞在房室结内预后常是良好的。④伴有与房室传导阻滞明确相关的晕厥或近乎晕厥症状的病人,需植入起搏器者一般不需要进行电生理检查。但根据体表心电图不能确定临床症状与房室结传导阻滞之间的关系者,应进行电生理检查。⑤无症状的伴有良好的窄 QRS 波群逸搏心律的先天性完全性房室阻滞通常不需要电生理检查。如果阻滞水平、房室结功能或室性逸搏心律不明确,应进行电生理检查。⑥先天性心脏病修补术后暂时或永久的房室传导阻滞并不少见,如膜周部室间隔缺损,矫正型大动脉转位并室间隔缺损,法洛四联症或完全性房室间隔缺损。术后发生高度房室传导阻滞持续两周以上,应电生理检查确定阻滞部位,希氏束以内或以下阻滞需植入永久性起搏器。

(三)射频消融

1. 房室旁路的RFCA 预激综合征(preexcitation syndrome)是小儿最为常见的室上性心动过速,自胎儿期即可发作心动过速。<1 岁者常表现为无休止性心动过速,抗心律失常药物难以控制。持续心动过速可导致心功能不全。当合并器质性心脏病时,更增加了猝死的风险。突然发作的频率非常快的心动过速可因心排血量突然下降导致晕厥。近年来,随着小儿预激综合征射频消融

(radiofrequency ablation)方法的日趋成熟,对有症状的阵发性心动过速的学龄儿童及药物疗效不佳的婴儿,选择射频消融治疗已无争议。

(1)评价:射频导管消融治疗小儿预激综合征(房室旁路所致房室折返性心动过速),方法成熟,疗效肯定,总成功率>95%,与成人资料无显著差异。旁路所在位置影响消融成功率,左侧游离壁旁路成功率(97.8%)高于右侧游离壁旁路(90.8%),约3% 因间隔旁路而放弃消融。Blaufox 等的注册登记资料显示,<1.5 岁婴儿(体重 1.9~14.8kg)预激综合征射频消融成功率为 94.5%,主要并发症发生率为4.6%,非婴儿的成功率为 91.5%,主要并发症发生率为 2.1%,两者间无显著差异。实践证明,射频导管消融可安全有效地用于治疗儿童和婴儿预激综合征。

左侧房室旁道的 RFCA,由于涉及左心导管操作及可能发生的相应并发症,如动脉闭塞、主动脉瓣损伤等,选择<3 岁患儿时应极为慎重。

RFCA 前对心电图分析明确旁路的大致位置,有助于选择适应证,减少术中标测时间。体表心电图对前向传导的旁路(显性预激)的粗略定位可提供有用信息。

(2)病人的选择:选择手术的年龄取决于临床症状、旁路位置及手术操作医生的经验。①左侧房室旁道的射频消融由于涉及左心导管操作及可能发生的相应并发症,如动脉闭塞、主动脉瓣损伤等,选择<2 岁患儿时应极为慎重。②右前、中间隔旁路消融发生三度房室传导阻滞的风险大,选择任何年龄的病例均应谨慎。③右侧游离壁旁路和右后旁路操作相对安全,如果临床表现为无休止性心动过速或心动过速频繁发作,抗心律失常药物不易控制,为防止发生心功能不全,根据手术医师的经验在较小年龄的患儿既可选择消融手术治疗,笔者成功手术的最小年龄是 2 个月婴儿。

(3)放置电极导管:采用一根或两根标准电极导管通过静脉插入右心,常规放置一根导管于希氏束以确定心脏传导的大致结构并作为消融导管位置参考的解剖标志,保证 RF 能量释放时远离房室结和希氏束,另一根导管可在心房与心室之间移动以诱发或终止心动过速(图 19-13)。

(4)心内电生理标测定位:房室旁路的电生理特征现已明了,对旁路的定位技术也已成熟。心

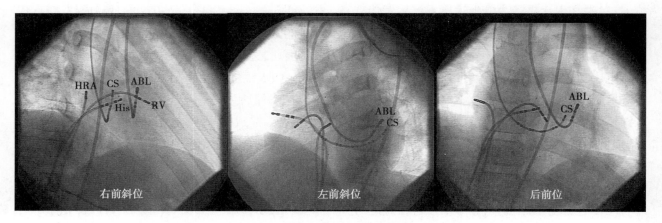

图 19-13　左侧游离壁旁路消融

His. 希氏束;CS. 冠状窦;RV. 右心室;HRA. 高右心房;ABL. 消融电极导管。

内膜精确标测旁路所在位置,可见旁路的三个特征:即心房插入点、心室插入点和旁路电位。仔细标测会显示许多旁路以倾斜的方向跨越瓣环连接心房与心室,长度约 1cm。通过记录旁路的 AV 或 VA 激动顺序,可标测到心房或心室的插入点。

在房室结顺传型房室折返性心动过速时,激动由心房经房室结至心室然后通过旁路返回心房,经标测可发现心房插入点(图 19-14)。显性预激时可在窦性心律时标测心室的提前激动(图19-15)。

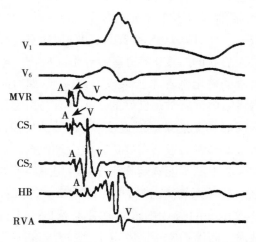

图 19-15　显性预激窦性心律时体表心电图和心内冠状窦(CS1-2)、消融电极导管记录二尖瓣环(MVR)、希氏束和右心室尖电图

消融导管(MVR)记录到心室最早激动点和旁路电位(箭头所指)。

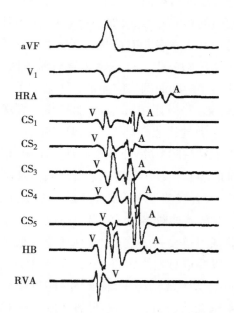

图 19-14　房室折返性心动过速体表心电图和心内高右心房(HRA)、冠状窦(CS1-5)、希氏束(HB)和右心室尖(RVA)电图

CS3 导联的 A 波最为提前,提示旁路所在位置接近 CS3。

1)左侧旁路:取右前斜位 30°(图 19-16),以冠状窦内粗标的结果作为路标。显性预激时窦性心律下标测心室最早激动点(EVA),心房电图(A 波)与心室电图(V 波)融合在一起。隐匿性旁路时,寻找心房最早逆传激动点(EAA),VA 贴靠融合。

2)右侧旁路:取左前斜位 45°~60°(图 19-17),三尖瓣环犹如一时钟,面向操作者。冠状窦口处相当于 5 点钟方向,为后间隔部位;希氏束导管顶端相当于 12~1 点钟方向,为前间隔部位;3 点钟方向为中间隔;约 9 点钟方向为右游离壁。显性预激时窦性心律下标测 EVA,隐匿性旁路时可在

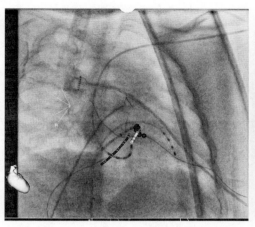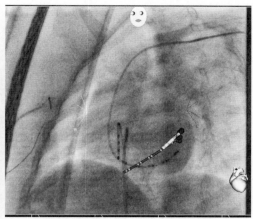

图 19-16　左侧旁路消融

消融电极导管成功消融靶点位置。

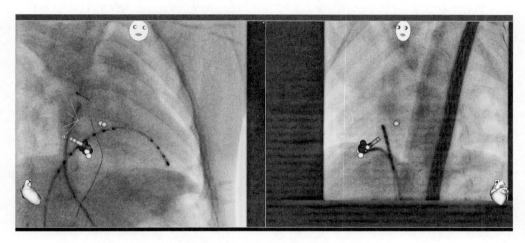

图 19-17　右后游离壁旁路消融

消融电极导管成功消融靶点位置。

心室起搏或诱发 AVRT 时标测 EAA（图 19-18），放电消融。

（5）RF 能量的选择：不同部位所用功率不同。在儿童，左侧旁路 15~20W；右侧间隔旁路 15~25W；右侧游离壁旁路 30~45W。最近采用的温控方式放电消融，其原理是通过导管顶端的温度感知头来使接触组织达到足以永久消融的温度，预设温度为 55~65℃，功率预设在 30~50W。对旁路标测定位后，试放电 5~10 秒，如旁路阻断在 5 秒钟之内，应继续放电 60 秒。10 秒钟内未能阻断旁路，说明：①标测定位不精确；②消融导管的顶端与靶组织接触不良，应停止放电，重新标测定位或进一步改善接触。

（6）消融终点

1）放电 5 秒钟内：①房室旁路前传阻断：显性旁路 Δ 波消失（图 19-19）；②心动过速终止（图 19-20）；③室房逆传阻断：VA 分离（图 19-21）或心内激动顺序改变。

2）继续巩固放电 60 秒 1~2 次后，观察 15 分钟，旁路前传和逆传功能无复发。

（7）特殊房室旁路的射频消融：消融房室旁路失败的主要原因是存在特殊旁路，如多旁路、心外膜旁路或慢旁路等。

1）多旁路：指存在两条或两条以上的旁路，两条旁路间距>2cm，可位于同侧也可位于左右两侧。电生理检查及标测消融时靶点图形多变，出现两种或更多的激动顺序，消融难度增加且复发率高。

2）心外膜旁路：可见于右侧房室环和冠状静脉窦。心外膜旁路的特点是于常规部位标测不到

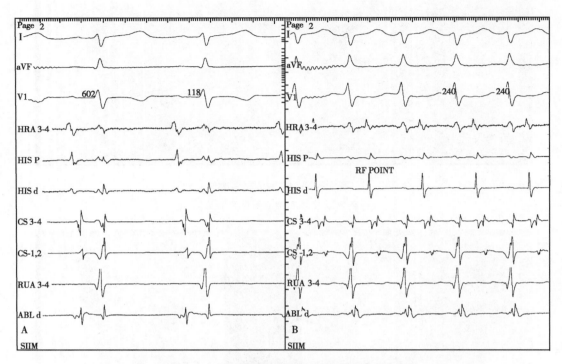

图 19-18　右侧预激隐匿性旁路成功消融靶点图

A. 图示窦性心律时房室传导顺序；B. 图示心动过速时，箭头所指为成功消融靶点，VA 融合；His，希氏束；CS，冠状窦；HRA，高右心房；RV，右心室；RBL，消融电极导管。

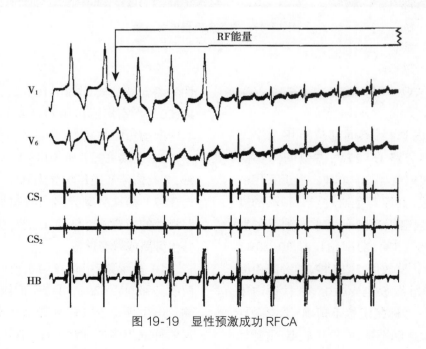

图 19-19　显性预激成功 RFCA

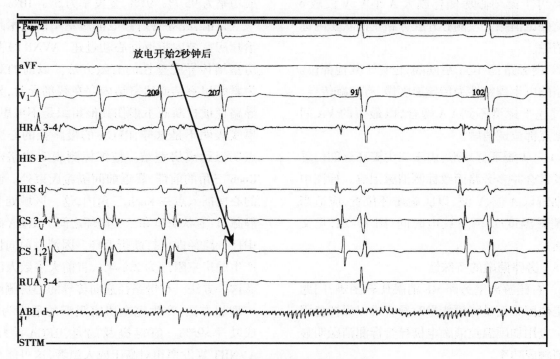

图 19-20　隐匿性预激成功 RFCA

左侧旁路隐匿性预激，心动过速时放电，放电消融后第 4 次搏动后（放电开始 2 秒钟）心动过速终止。

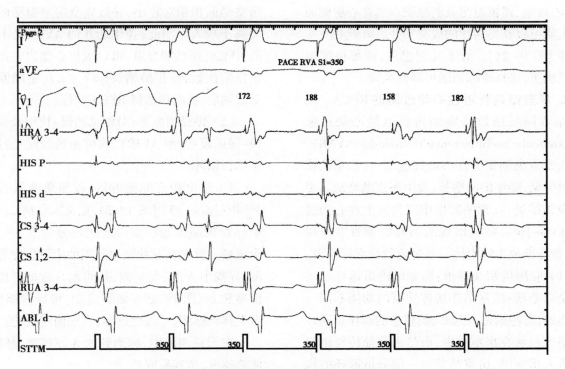

图 19-21　预激综合征成功 RFCA 室房分离

成功 RFCA 后心室起搏示 VA 分离，His 或 CS 导联均清楚显示 VA 无固定关系。

理想的靶点图,反复心内膜消融无效。右侧心外膜旁路可于瓣环心房侧标测大 A 小 V,V 波较 δ 波提前处试消融。左侧心外膜旁路于冠状窦内标测试消融。

3)慢旁路:多位于后间隔,也见于其他部位。慢旁路的电生理特性为传导速度慢、有递减传导。心动过速下标测不到 VA 融合,以最短的 VA 间期为靶点部位试消融。

4)三尖瓣下移畸形:由于三尖瓣环解剖位置异常及常合并多旁路而致标测消融困难。标测中要仔细辨认 A 波、V 波,以明确瓣环位置,应适当提高消融温度/功率及放电时间(图 19-22,见文末彩插)。

(8)旁路消融的特殊性

1)右侧游离壁旁路 RF 消融比较困难,问题并非定位困难而是释放能量时导管难以保持稳固接触。应用加硬温控消融电极导管标测消融明显提高消融成功率。

2)前/中间隔旁路因为接近正常的 AVN-His 束传导途径,消融时易造成传导束损伤。仔细标测、小心放电、谨慎监测及消融靶点选在心房侧而非心室侧可以获得满意的成功率并可降低并发症的发生(图 19-23)。对于儿童患者,该部位消融应极其慎重,选择冷冻消融可降低风险。

2. 房室结内折返性心动过速的 RFCA 由房室结双路径所致房室结内折返性心动过速(atrioventricular nodal reentrant tachycardia,AVNRT)是成人最常见的室上性心动过速之一,儿童较成人相对少见,随年龄的增长,发生率逐渐增加。婴儿期极为罕见,儿童期发生率仅为室上性心动过速的 13%~16%,症状出现的高峰时期在 8 岁以后,至青春期成为室上性心动过速的最常见原因。

(1)应用机制及评价:房室结内折返性心动过速是以心房-房室结连接传导束的功能不同一为基础的,有趣的是,正如先前猜想的那样折返环不是整个包含在房室结内,而是由其他传导组织参与进入房室结,房室结参与一部分折返环的构成,故构成了一个小的但充满活力的折返环路。

应用射频消融治疗儿童房室结内折返性心动过速的报道日益增加,经消融改良房室结慢路径取得良好效果,完全性房室传导阻滞并发症的风险明显降低。儿童房室结内折返性心动过速消融成功率为 95.7%~97%,复发率为 5%~10%。

目前,经导管射频电能房室结改良术是用于治疗房室结内折返性心动过速(AVNRT)并保留房室结传导完整性的有效方法。以前的观点认为紧邻房室结或房室结内存在解剖异常,异常传导路径被打断而不损伤其他组织是不可思议的,事实表明不是这样,RFCA 的慢路径的心房插入点明显远离房室结。精细标测表明快路径位于 Koch 三角的前部,靠近前间隔希氏束处。慢路径的心房插入点在 Koch 三角内,这一区域处于下腔静脉口、冠状窦口和三尖瓣环之间。RFCA 破坏其中任一路径即可打断折返环。因消融前向快路径产生的房室阻滞为 2%~4%,目前大多数人已经放弃这一方法。在慢路径逆向传导的心房侧消融是一理想方法,产生完全房室阻滞的危险为 0.5%,成功率>95%。值得提及的是,RFCA 治疗小儿 AVNRT 复发率相对高于成人患者,这可能与下列因素有关:①儿童期 AVN 发育尚不成熟;发放 RF 能量的强度及时间较成人趋于保守。②年幼儿的房室结面积相对较小,导致完全房室阻滞的概率要高于成人。因此,在年幼儿的 AVNRT,不宜采取 RFCA,症状明显者,可口服抗心律失常药物控制发病次数,待年龄增长(>7 岁),房室结发育相对成熟后,再酌情选择 RFCA 治疗。

(2)慢径消融术:对常见的慢-快型及少见的快-慢或慢-慢型 AVJRT,均可由消融慢径打断房室结折返环。

1)放电靶点标测方法:投照角度取右前斜 30°和左前斜 45°(图 19-24,见文末彩插),自希氏束导管顶端至冠状窦口之间划分为上、中、下三个区域。首先在冠状窦口周围的中下段交界处标测,寻找小 A 波、大 V 波,其间无 H 波的部位作为消融靶点(图 19-25),如不成功,将导管略向下、向上移动标测,寻找靶点图,直至消融成功。

在慢径消融中,标测到的 A 波越宽、越碎裂、波峰越多,越容易成功。

2)RF 电流的应用:①多采用窦性心律下消融。②功率选用 15~25W,放电 30~60 秒。③消融可能成功的标志:放电时出现间断的交界性早搏、逸搏或短阵交界性心律(图 19-26),否则为无

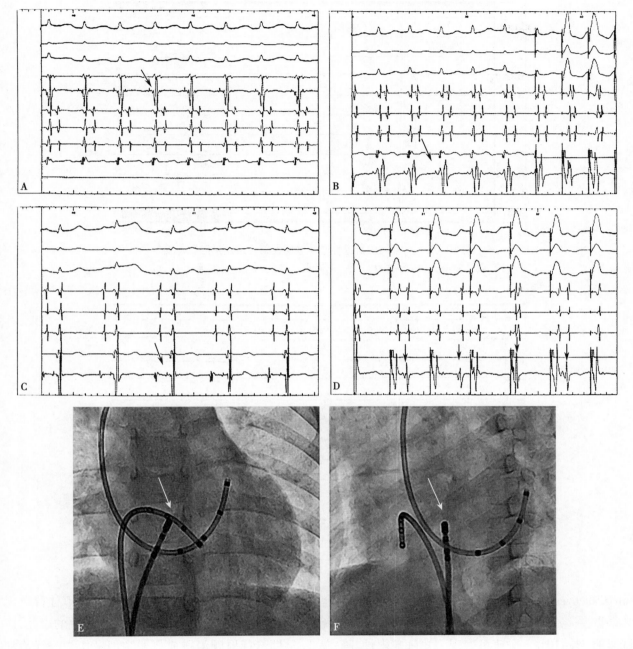

图 19-23　希氏束旁旁路射频消融

4 岁女孩,阵发性室上性心动过速。图 A 示心动过速时希氏束导联可见清晰 H 波(箭头所指),提示为希氏束旁旁路;图 B 示心动过速下消融电极导管标测到 VA 融合,其前有 H 波(箭头所指),为靶点部位,位于希氏束旁。心室起搏终止心动过速;图 C 示心动过速终止,消融电极导联可见 H 波(箭头所指),窦性心律下 50℃、15W 短时多次放电;图 D 示停止放电,心室起搏示室房分离(箭头所指为 A 波,与 V 波无固定关系)提示旁路逆传被阻断,射频消融成功。图 E、F 为放射影像成功消融靶点部位,箭头所指消融电极导管位于希氏束区域。图 E 为正位,图 F 为左前斜位。

效放电。放电 15~20 秒无交界性心律出现,应重新标测。④放电过程如出现下述情况,应立即停止消融:a.PR 间期或 AH 间期突然延长;b. 连发的交界性心律,尤其是出现室房分离的快速交界性心动过速;c. 消融导管位置改变;d. 阻抗升高。

3）成功消融终点:①慢径传导功能丧失,即心房程序刺激时 AH 间期跳跃现象消失。②AH 间期跳跃仍存在,但滴注异丙肾上腺素后,不能诱发 AVNRT,心房回波<1 个。

3. 房性心动过速的 RFCA　房性心动过速

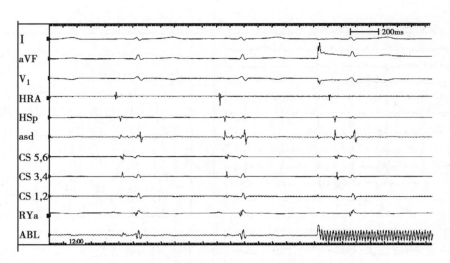

图 19-25　房室结内折返性心动过速慢路径成功消融靶点图

箭头所指为成功消融靶点图,A 波小且碎裂,V 波大,其间无 H 波。

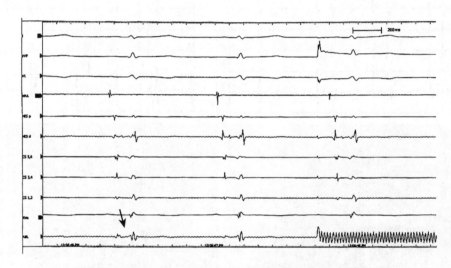

图 19-26　房室结内折返性心动过速慢路径消融时交界性心律

（atrial tachycardia,AT）简称房速,在儿科临床意义很重要。小儿房速不少见,占儿童室上性心动过速的 4%~10%。房速可表现为短阵自限性、阵发持续性和持续无休止性心动过速。持续无休止性房速,可引起心功能失代偿。

根据房性快速心律失常发生的电生理机制和解剖学基础,分为局灶性房速、大折返性房速(包括心房扑动和手术切口折返性房速)、不适当窦速及房颤。国外和国内局灶性房速消融成功率分别为 86.7% 和 90%,三维电解剖标测的应用提高了消融手术的成功率。消融失败病例多为心耳起源的房速,心耳起源房速消融失败者,可选择外科心耳切除以根治。

（1）病例的选择:目前对于房速,抗心律失常药物治疗有效率低。对于药物疗效不佳持续无休止性房速或已出现心功能不全征象的患儿,应早期选择射频消融或将射频消融作为一线治疗方案。

（2）消融技术:改良 Seldinger 方法穿刺左锁骨下静脉及右侧股静脉,沿锁骨下静脉鞘管置入 5Fr 十级标测电极于冠状静脉窦。如术中无自发房速的儿童,采用静脉输注异丙肾上腺素 [0.01~0.15μg/(kg·min)] 和/或心房刺激诱发房速(图 19-27)。

采用右侧股静脉鞘管置入 8Fr 4mm 冷盐水消融导管,在房速下采用三维标测系统构建心房三维模型,同时行心房激动顺序标测,标测房速最早起源点,预设温度为 43℃,功率预设为 30~35W(冷

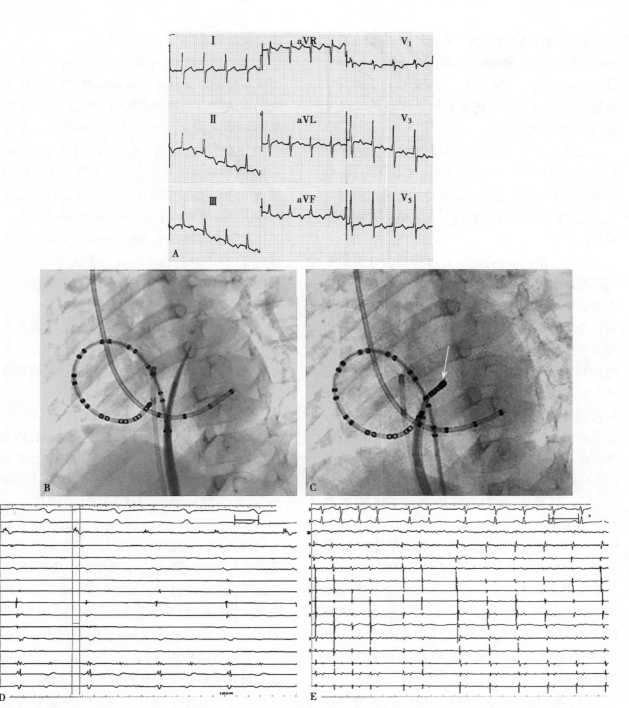

图 19-27 6岁女孩,持续房速4年,心动过速性心肌病,心内电生理检查为起源于左心房间隔房速,射频消融成功

A. 体表心电图示房性心动过速。B、C. 成功消融靶点部位(箭头所指)。心内电生理检查提示为左心房房速,穿刺房间隔,消融电极导管经穿刺鞘送入左心房,于左心房间隔处消融成功。D. 消融电极标测到最为提前的A波,较参照希氏束导联A波提前30ms。E.放电消融过程中房速终止,心内传导极向发生改变。

盐水灌注流速17ml/min)。以上温度和功率均随消融效果进行调整,放电10秒内出现房速终止,或房速心率加快,随之转复为窦性心律,则继续巩固放电60~90秒。若无效或房速心率加快,但不能转复为窦性心律,则需重新标测靶点。如果左心房起源的局灶性房速,进行房间隔穿刺或通过未闭的卵圆孔途径进入左心房进行标测消融,术中静脉给50IU/kg普通肝素抗凝,手术时长超过1小时追加初始剂量的半量普通肝素。完成放电消融后观察30分钟,心房刺激和/或静脉输注异丙肾上腺素,未见自发或诱发房速,定义为即时成功。

4. 心房扑动的 RFCA 心房扑动（atrial flutter，AFL）是成人室上性心动过速中相对少见的一种，其发生率远低于心房颤动。儿童心房扑动的发生率高于成人，自胎儿、新生儿期至年长儿均可发病，心房颤动则少见。

儿童心房扑动可见于：①先天性心脏病瓣膜异常并发右心房扩大；②先天性心脏病术后，特别是涉及右心房切开的手术；③合并于病态窦房结综合征；④无器质性心脏病。心脏结构正常者预后良好。

（1）心房扑动的分类：心房扑动的分类和命名长期以来较为混乱。中华医学会心电生理和起搏分会于中华心律失常学杂志发表的《关于心律失常诊疗的建议和指南》（2004）建议将心房扑动分为典型型和非典型型两大类：①典型心房扑动：包括顺钟向（Ⅱ、Ⅲ、aVF 导联负向、V1 导联正向扑动波）和逆钟向（Ⅱ、Ⅲ、aVF 导联正向、V1 导联负向扑动波）扑动波，频率常在 240~350 次/min；②非典型心房扑动：扑动波形与典型者有差异，频率常在 340~433 次/min。与手术切口或补片有关的心房扑动归房速范畴。

（2）评价：①典型心房扑动：于右心房峡部行线形消融造成双向阻滞，疗效肯定，成功率为 90%~95%，复发率低，已成为一线治疗方法；②非典型心房扑动或心房切口折返性房速/心房扑动：三维电解剖标测系统——Carto 标测系统能三维显示心腔结构、显示传导路径、定位记忆及电位幅度二维或三维定位。自应用以来，随着经验的积累，成功率明显提高，复发率降低，X 线曝光时间明显缩短。

（3）病例的选择：①典型心房扑动：除外因心脏结构异常导致心房容量负荷过重的病因，如电转复或抗心律失常药无效，年龄>1 岁小儿可选择射频消融（选择手术的最小年龄需根据电生理医生的经验）。少数患儿心房扑动为病态窦房结综合征所致，消融成功后表现为窦性停搏和/或窦性心动过缓，可能需要植入永久性心脏起搏器，术前需向患儿家长交代。②非典型心房扑动或心房切口折返性房速/心房扑动：因常规电生理标测方法难以成功标测和消融，射频消融不作为一线治疗方法。在有条件的电生理室可选择应用三维标测系统。

（4）消融技术：冷盐水消融导管在三维系统指导下行右心房建模及激动标测，激动顺序显示激动围绕右心房内经峡部的大折返环，提示为峡部依赖型大折返性心房扑动。选择冷盐水灌注消融导管，预设流量 17ml/min，温度 43℃，功率 35W，三维标测指导下自三尖瓣环口下缘标测到小 A 大 V、A 波碎裂处至下腔静脉口行峡部线性消融。消融线两侧达双向阻滞（图 19-28）。

儿童心房扑动中 28%~48% 合并病态窦房结综合征，在消融过程中应备心房/心室起搏，心房扑动终止时一旦发生窦性停搏或严重窦性心动过缓即给予起搏。

部分心房扑动房室 1∶1 下传时可伴有室内差异性传导，显示为宽 QRS 波心动过速，与室性心动过速难以鉴别。心内电生理检查可明确诊断（图 19-29，见文末彩插）。

先天性心脏病术后心房扑动，亦称"切口"折返性房性心动过速，是多种类型先天性心脏病术后常见的心律失常，抗心律失常药物常无效，是导致术后晚期发病和死亡最常见的原因。在这类病人中，诱发心房扑动的因素较为复杂，可能有：①心房切口瘢痕，长缝合伤口或心包炎；②心腔扩张和压力增高，导致心房壁张力增大；③伴随潜在先天损害的心房结构异常；④心脏传导系统损伤，窦房结功能不良伴心动过缓。虽然心房扑动见于多种类型先天性心脏病，最常发生在较大的心房修补术，如 Mustard、Senning 和 Fontan 术后（图 19-30）。

与心脏结构正常的心房扑动患儿不同，先天性心脏病术后心房扑动的电生理机制较为复杂。本中心资料显示 52% 为单纯的三尖瓣峡部依赖的典型心房扑动，其余均有手术切口瘢痕参与心房扑动折返形成。先心术后心房扑动的消融策略为无论三尖瓣峡部依赖或手术切口瘢痕参与机制，均行三尖瓣峡部线性消融后再沿瘢痕低电压区底部至三尖瓣环或下腔静脉完成线性消融，消融成功率为 100%，随访复发率约为 16%，经二次射频消融最终复发率为 6.3%（图 19-31，见文末彩插）。

5. 特发性室性心律失常的 RFCA 不伴有器质性心脏病的室性心动过速，称为特发性室性心

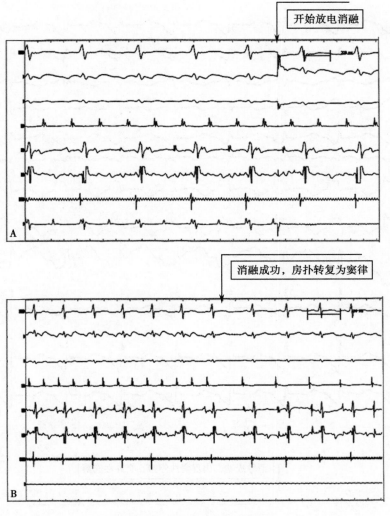

图 19-28　婴儿心房扑动 RFCA

患儿,男,13 个月,持续性心房扑动 9 个月,无心脏结构异常,经包括胺碘酮在内的各种抗心律失常药物治疗无效,RFCA 成功。图 A 示消融靶点图;图 B 示消融成功,心房扑动转复为窦性心律。

动过速(idiopathic ventricular tachycardia,IVT)在儿童少见,其流行病学资料十分有限。在笔者电生理室接受射频消融治疗的心动过速儿童及婴儿共 800 例,其中特发性室性心动过速 52 例,本组资料特发性室性心动过速占儿童心动过速的 6.5%。特发性室性心动过速血流动力学改变较轻,预后良好。Pfammatter 等报道 98 例小儿特发性室性心动过速,发病年龄 5.4(0.1~15.1)岁,其中 27% 在婴儿期即发生室性心动过速。98 例患儿中,经临床或超声心动图证实存在左心室心功能不全者 36%,其中 1/3(全部病例的 12%)症状严重(心衰或晕厥)。多数患儿(64.2%)随访过程中未服用抗心律失常药,平均随访 47 个月,没有病人死亡。婴儿期发病者室性心动过速自愈率为 89%,其预后好于 1 岁以后发病者(室性心动过速自愈率为 56%)。

不伴有器质性心脏病的室性期前收缩是儿童期常见的心律失常,多数预后良好。在临床上偶发早搏的患儿多无明显症状,常在体格检查或做心电图时才被发现。虽然这些早搏是良性的,却可能表现为对抗心律失常药物耐受,并严重影响患儿的生活质量。长期频发的早搏,如早搏>10 000 次/24h 或>20%,还可能导致左心室扩大和心功能不全,这类病人选择射频消融治疗成功后经随访,左心室功能得到明显改善,左心室舒张末内径(LVDd)明显缩小,左心室射血分数(LVEF)显著提高。

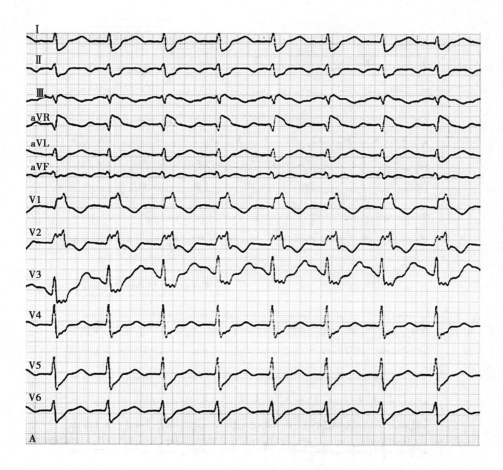

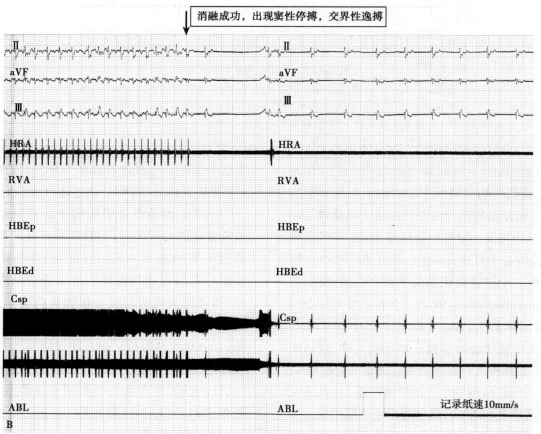

消融成功，出现窦性停搏，交界性逸搏

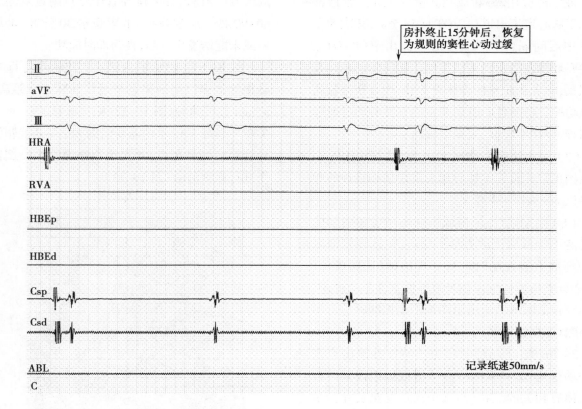

房扑终止15分钟后，恢复
为规则的窦性心动过缓

Ⅱ

aVF

Ⅲ

HRA

RVA

HBEp

HBEd

Csp

Csd

记录纸速50mm/s

ABL

C

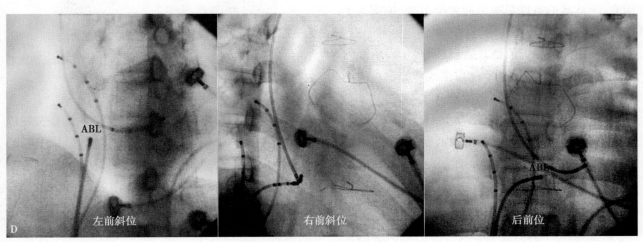

左前斜位　　　　　　　右前斜位　　　　　　　后前位

D

图 19-30　先天性心脏病术后心房扑动

患儿女,14岁,因先天性心脏病,室间隔缺损于 2 岁时行室间隔修补术。术后 3 年(5 岁)时出现心房扑动,至来诊时心房扑动已持续 9 年,曾服用胺碘酮等抗心律失常药物无效。如前所述,先天性心脏病术后心房扑动虽然称为"切口折返性房性心动过速",但心房上的长切口或补片造成折返环只是形成术后心房扑动的原因之一。术后房室瓣关闭不全所致的血流动力学变化、手术对窦房结及其供血的损害导致窦房结功能低下亦是常见的导致心房扑动形成的原因。因此在选择 RFCA 治疗前需要了解形成心房扑动的基础。此例患儿形成心房扑动的原因为窦房结功能不良。A 图体表心电图示Ⅰ型心房扑动,房室 2∶1 下传。B 图与普通心房扑动相同,从三尖瓣环向下腔静脉开口 30W 功率作线性消融,第三次消融时,心房扑动被终止,出现窦性停搏3秒钟,之后为交界性逸搏。C 图反复窦性停搏伴交界性逸搏15分钟后,恢复为规则的窦性心动过缓,提示存在窦房结功能不良。D 图消融成功消融导管所在位置 X 线影像。ABL,消融电极导管。

（1）评价：射频消融治疗特发性室性心律失常已被广泛应用，方法成熟。室性心律失常最常起源于右心室流出道（RVOT）（53.5%），其次为左心室中后间隔（34.9%）、左心室流出道（LVOT）、三尖瓣环及左心室乳头肌等处。随射频消融经验的积累，除乳头肌室性心律失常外，均可获得较高的成功率。器质性心脏病并发的室性心动过速标测困难，成功率较低，复发率较高。

（2）手术适应证：按《2014年PACES/HRS心脏结构正常儿童的室性心律失常评估和管理的专家共识》分为以下几类。

1）Ⅰ类：①室性早搏或室性心动过速引起的心功能不全或血流动力学不稳定，首选导管消融或在药物不能控制时进行导管消融（证据级别：C）；②分支折返性维拉帕米敏感性室性心动过速，首选导管消融或钙通道阻滞剂不能控制时进行导管消融（证据级别：C）。

2）Ⅱa类：①与症状相关的特发性流出道室性心动过速；②频发的室性早搏或加速性室性自主心律有相关的症状；③基于家长意愿及社会学因素，无症状的室性早搏负荷大于10%、体重大于15kg的儿童。

3）Ⅱb类：导管消融是合理的，对于多形性的室性心律失常以一种单形性为主或考虑触发机制可以被标测到靶点的（证据级别：C）。

4）Ⅲ类：导管消融不推荐于：①婴幼儿，除非室性心动过速不能药物控制和血流动力学不稳定（证据级别：C）；②无症状的室性早搏或室性心动过速不考虑（证据级别：C）；③室性心律失常病因是暂时的可逆的，比如急性心肌炎或药物毒性（证据级别：C）。

5）儿童室性心律失常的导管消融仅在有儿童导管消融经验的中心和医生进行。

（3）标测：采用三维电解剖标测系统构建心脏三维模型，根据体表心电图初步定位VAs起源，采用激动顺序标测方法，在局部精细标测VAs最早起源点。对于稀发的室性早搏，采用起搏标测方法，要求靶点处≥11/12导联起搏图形与体表心电图自发的VAs形态完全符合。消融条件：采用温控模式，温度43℃，功率25~40W（冷盐水灌注流速17ml/min），温度和功率随消融部位及消融效果进行调整，试放电5~10秒内有效，继续巩固放电60~90秒，并微调导管于靶点附近巩固放电60~90秒。消融终点：术毕观察30分钟，未见自发或未能诱发出VAs，视为即时成功。

如拟于主动脉窦内消融，消融前需行主动脉根部造影以明确靶点与冠状动脉开口距离，若>5mm方可消融（图19-32，见文末彩插）。对于三尖瓣环起源VAs术中需要借助8Fr多功能鞘管使导管稳定贴靠靶点，并实现消融导管头端倒钩操作进行标测消融（图19-33）。

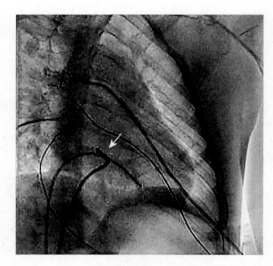

图19-33　右前斜位显示起源于三尖瓣环的VAs，消融导管倒钩（箭头）

1）流出道室性心动过速标测时，X线透视以左前斜45°为主，有助于判断消融电极位于右心室流出道间隔部或游离壁部（图19-34）。左心室间隔部室性心动过速X线透视以左前斜45°结合右前斜30°（图19-35）。

2）起搏标测：窦性心律下用消融导管逐点标测，力求记录到起搏的12导联QRS波群图形与室性心动过速发作时的QRS波群图形完全一致处作为消融靶点图（图19-36）。

3）激动顺序标测：诱发室性心动过速，在室性心动过速持续状态用消融导管标测，寻找心室最早激动点，消融靶点的局部电位较体表心电图提前≥20ms。在ILVT靶点电图V波前可见高频低振幅电位（蒲肯野纤维电位，P电位）（图19-37）。部分患儿麻醉状态下不能诱发出心动过速，可于窦性心律下标测到P电位作为靶点部位，

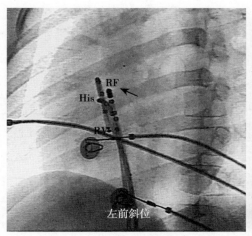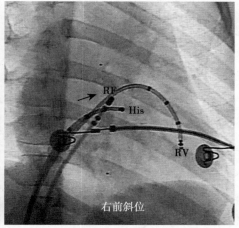

左前斜位　　　　　　　　右前斜位

图 19-34　右心室流出道游离壁部位室性心动过速消融,箭头所指为消融电极导管成功消融靶点位置

His,希氏束;RV,右心室;RF,消融电极。

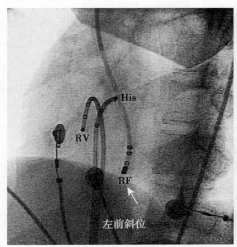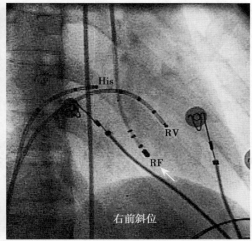

左前斜位　　　　　　　　右前斜位

图 19-35　左心室间隔部位室性心动过速消融

箭头所指为消融电极导管成功消融靶点位置;His,希氏束;RV,右心室;RF,消融电极。

消融可获成功(图 19-38)。

对于血流动力学稳定的持续性特发性室性心动过速,一般采用激动顺序标测。起搏标测适用于右心室流出道室性心动过速,可获较高成功率。

(4)RF 电流的应用:温控模式:功率 10~30W,温度 50~55℃;冷盐水模式:温度 43℃,功率 25~40W(冷盐水灌注流速 17ml/min),温度和功率随消融部位及消融效果进行调整,试放电 10~15 秒,有效则继续放电 60~90 秒。巩固放电 1~2 次,每次 60~90 秒。

(5)成功消融终点:①心室程序刺激不能诱发原室性心动过速;②消融前需用异丙肾上腺素诱发室性心动过速,消融后静脉滴注异丙肾上腺素同时程序刺激不能诱发。

六、RFCA 的并发症和危险性

儿童期射频消融的危险性与成人相同。与成年患者相比,儿童射频消融的并发症(complication)无明显增加。美国儿科和先天性电生理协会(Pediatric and Congenital Electrophysiology Society,PACES)基于射频消融注册资料报告的主要并发症为 2.9%,包括出血、脑卒中、感染、心脏瓣膜

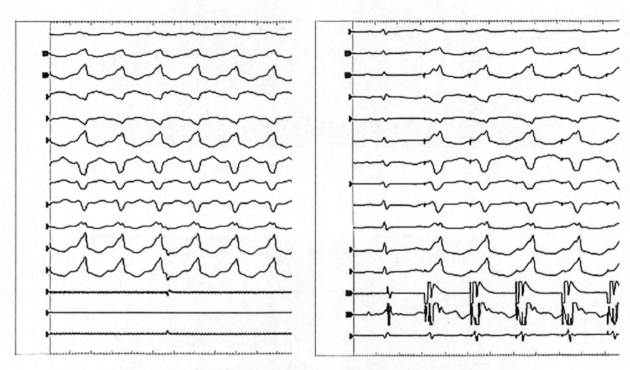

图 19-36　图示右心室流出道特发性室性心动过速 RFCA 成功部位体表及心内电图
消融电极导管在右心室流出道间隔部位起搏记录到 12 导联图形(右图)与自发室性心动过速 12 导联图形(左图)完全
一致。

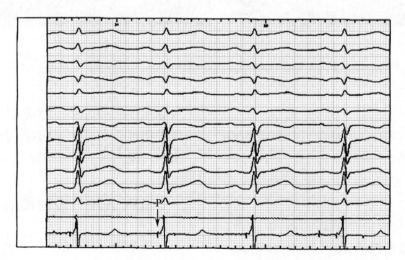

图 19-37　左心室中后间隔特发性室性心动过速,于窦性心律下标测到 P
电位为靶点部位,射频消融获成功

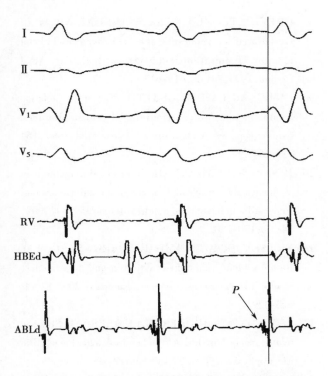

图 19-38 图示左心室特发性室性心动过速 RFCA 成功部位体表及心内电图

消融电极导管在左心室中后间隔部位标测到心室局部最早兴奋部位及 P 电位（箭头所指）。

损伤、心肌穿孔、房室传导阻滞和冠状动脉痉挛。笔者所在电生理室 800 例小儿射频消融的并发症<1%，为房室传导阻滞、婴幼儿股动脉闭塞和麻醉意外，这些并发症主要发生于手术开展早期。并发症的发生与手术医师的经验密切相关。在经验丰富的电生理室，并发症少见。

1. 死亡 心脏压塞是死亡的主要原因。资料表明，心脏压塞不完全是 RF 电流消融的直接后果，可能与冠状窦或左心室内粗暴操作有关。Schaffer 等引自儿科 RFCA 注册资料报告，651 例 RFCA 中死亡了 10 人（0.2%），2 例与创伤损害有关，2 例因为血栓栓塞，其余 6 人死因不明，似乎与消融过程心律失常有关。我国尚未有小儿 RFCA 死亡病例报告。

2. 完全性房室传导阻滞 产生完全性房室传导阻滞的危险与消融部位有关，见于间隔部位旁路，房室结内折返性心动过速，心房扑动，间隔部位房速，以及起源于希氏束旁室性心动过速的消融。为避免或减少发生房室传导阻滞，手术医师的经验很重要：①在房室结改良治疗房室结

内折返性心动过速时，掌握适当的手术年龄，坚持消融慢径，消融时密切观察消融导管位置、体表和心腔内电图的变化，由低能量开始短时多次放电，可明显减少完全性房室传导阻滞的发生。②右侧间隔房室旁路的消融容易发生严重房室阻滞，术中应精确标测、显示希氏束，消融靶点尽量选在心房侧，窦性心律下小能量短时试放电，必要时以放弃手术为代价，减少严重房室传导阻滞的发生。

3. 瓣膜关闭不全 已有几篇争论性报告认为左侧旁路经主动脉消融易引起瓣膜关闭不全。Minish 等的研究表明消融后主动脉瓣关闭不全增加 30%，二尖瓣反流增加 12%。然而所有患者的关闭不全均为轻度，其他中心尚未报告经主动脉逆行途径引起如此高的发生率。许多儿科中心建议消融左侧旁路采用穿刺房间隔，但此种方法并非没有风险，已经有空气栓塞和心肌穿孔的报道。经验丰富的操作者采用这两种途径都能成功同时较少产生并发症。

4. 栓塞 有报道血栓栓塞总的发生率为 0.6%~1.3%，在左侧旁路和左心室室性心动过速消融时这种危险增加（分别 1.8%~2% 和 2.8%）。涉及穿刺动脉操作时，尽量避免选择 4 岁以下小儿，注意术后压迫血管的力度要适中，术中与术后应用抗凝剂，可以减少和避免栓塞的发生。

5. 射线辐射 Rosenthal 等发表了一项多中心关于透视与辐射的实验结果。他们检查了 860 个接受放射线的患者，其中 234 人年龄小于 17 岁，结果发现 89% 的儿童接受剂量小于 2Sv，2Sv 是受到辐射引起皮肤损害出现早期症状的阈剂量。新技术如血管内超声、三维非放射线标测系统及操作者技术的提高都会进一步减少放射线辐射的危险性。

6. 动物实验关于 RFCA 心肌损伤的研究 有几项以动物为实验对象来了解 RF 能量对尚未发育成熟心肌的影响。Saul 等报道了 RF 对动物幼体肢体的损害结果，发现 RF 在幼体肢体造成的损害深于在成年动物肢体的相应损害，他们也报道随着动物的生长，损伤的面积增加。鉴于这一结果，笔者推论在考虑对年幼儿实行 RFCA 时应审慎。他们建议应尽量避免在幼小的患者人群

进行介入性治疗,待技术进步到可以实时监测消融时的损伤程度后再施行。

7. 冠状动脉受累 Paul 等发表了一项在幼猪施行 RFCA 的实验结果,发现在三尖瓣环的右心房侧消融,5 头猪中 4 头出现右冠状动脉的扩张,还有两头猪因冠状动脉腔内壁增厚而出现 25%~40% 的狭窄。也有几篇关于成人和儿童消融左侧和右后间隔旁路后引起冠状动脉闭塞的个案报道。鉴于这些不良反应,临床尚需要进一步长期随访研究。

(李小梅)

参 考 文 献

1. FRIEDMAN RA,WALSH EP,SILKA MJ,et al. NASPE expert consensus conference:Radiofrequency catheter ablation in children with and without congenital heart disease. Report of the writing committee. North American Society of Pacing and Electrophysiology. Pacing ClinElectrophysiol, 2002,25(6):1000-1017.

2. BRUGADA J,BLOM N,SARQUELLA-BRUGADA G, et al. Pharmacological and non-pharmacological therapy for arrhythmias in the pediatric population:EHRA and AEPC-Arrhythmia Working Group joint consensus statement. Europace,2013,15(9):1337-1382.

3. SAUL JP,KANTER RJ,ABRAMS D,et al. PACES/HRS expert consensus statement on the use of catheter ablation in children and patients with congenital heart disease. Heart Rhythm,2016,13(6):251-289.

4. 李小梅,李奋,曾少颖,等.全国儿童心内电生理检查及射频消融多中心资料分析.中华心律失常学杂志, 2014,18(1):9-16.

5. JIANG H,LI XM. Cryoablation of the right anteroseptal or midseptal accessory pathways in pediatric patients:2-year experience from a single Chinese institution. Pacing Clin Electrophysiol,2018,41(9):1123-1128.

6. BROMBERG BI,LINDAY BD,CAIN ME,et al. Impact of clinical history and eletrophysiologic catheterization of accessory pathways on management strategies to reduce sudden death among children with Wollf-parkinson-White sydrome. J Am Coll Cardiol,1996,27(3):690-695.

7. DHALA A,BREMNER S,DESHPANDE S,et al. Efficacy and safety of atrioventricular nodal modification for atrioventricular reentrant tachycardia in the pediatric population. Am Heart J,1994,128(5):903-907.

8. GREENE TO,HUANG SK,WAGSHAL AB,et al. Cardiovascular complication after radiofrequency catheter ablation of supraventricular tachyarrhythmias. Am J Cardiol,1994,74(6):615-617.

9. LASHUS AG,CASE CL,GILLETTE PC. Catheter ablation treatment of supraventricular tachycardia-induced cardiomyopathy. Arch Pediatr Adolesc Med,1997,151 (3):264-266.

10. JUNEJA R,SHAH S,NAIK N,et al. Management of cardiomyopathy resulting from incessant supraventricular tachycardia in infants and children. Indian Heart J,2002, 54(2):176-180.

11. NIELSEN JC,KOTTKAMP H,PIORKOWSKI C,et al. Radiofrequency ablation in children and adolescents: results in 154 consecutive patients. Europace,2006,8(5): 323-329.

12. BLAUFOX AD,RHODES JF,FISHBERGER SB. Age related changes in dual AV nodal physiology. Pacing Clin Electrophysiol,2000,23(4 Pt 1):477-480.

13. VAN HARE GF,JAVITZ H,CARMELLI D,et al. Prospective assessment after pediatric cardiac ablation: recurrence at 1 year after initially successful ablation of supraventricular tachycardia. Heart Rhythm,2004,1(2): 188-196.

14. VAN HARE GF,CHIESA NA,CAMPBELL RM,et al. Atrioventricular nodal reentrant tachycardia in children: effect of slow pathway ablation on fast pathway function. J Cardiovasc Electrophysiol,2002,13(3):203-209.

15. SAOUDI N,CASIO F,WALDO A,et al. A classification of atrial flutter and regular atrial tachycardia according to electrophysiological mechanisms and anatomic bases. Eur Heart J,2001,22(14):1162-1182.

16. 江河,李小梅,张仪,等.心房扑动患儿射频消融治疗及临床资料分析.中华儿科杂志,2017,55(4): 267-271.

17. PFAMMATTER JP,PAUL T. Idiopathic ventricular tachycardia in infancy and childhood:a multicenter study on clinical profile and outcome. Working Group on Dysrhythmias and Electrophysiology of the Association for European Pediatric Cardiology. J Am Coll Cardiol,1999, 33(7):2067-2072.

18. SEKIGUCHI Y,AONUMA K,YAMAUCHI Y,et al. Chronic hemodynamic effects after radiofrequency catheter ablation of frequent monomorphic ventricular premature beats. J Cardiolvasc Electrophysiol,2005,16 (10):1057-1063.

19. TAKEMOTO M,YOSHIMURA H,OHBA Y,et al. Radiofrequency catheter ablation of premature ventricular

complexes from right ventricular outflow tract improves left ventricular dilation and clinical status in patients without structural heart disease. J Am Coll Cardiol, 2005, 45 (8): 1259-1265.

20. SEGUEL M, SCHUMACHER E, GONZALEZ R. Radiofrequency catheter ablation of symptomatic isolated ventricular extrasystole in patients with a normal heart. Rev Med Chil, 2001, 129 (1): 60-66.

第二十章

儿童心肺复苏

心搏、呼吸骤停是指各种原因引起的心搏、呼吸突然停止,是临床最紧急的危险情况。心肺复苏术(cardiopulmonary resuscitation,CPR)是对此所采用的最初急救措施。

婴儿和儿童心搏、呼吸骤停除了少数是突发的,大多数是呼吸或循环功能进行性恶化的终末结果。常见原因包括:①上、下气道阻塞(如急性会厌炎、急性喉气管支气管炎、咽后壁脓肿、创伤、严重过敏反应、重症哮喘、异物吸入或误吸胃反流物、气管内肿块或外部肿瘤压迫)、肺组织或胸腔疾病(如肺炎、肺水肿、大量胸腔积液、张力性气胸)、呼吸驱动病变(如颅内疾病、神经肌肉疾病、中毒)等,这些因素导致缺氧、酸中毒、继而心动过缓、心搏骤停;②各种原因引起的休克(如低血容量性休克、心源性休克、分布性休克、梗阻性休克),因持续组织低灌注引起组织缺血缺氧、继而循环衰竭、心搏、呼吸停止;③儿童心源性猝死(sudden cardiac death,SCD)不多见,临床可见于复杂先天性心脏病(如法洛四联症、大动脉转位、左心发育不良综合征)、心脏离子通道病(如先天性QT延长综合征、Wolff-Parkinson-White综合征、Brugada综合征等)或获得性心脏病(如暴发性心肌炎)等。一旦心搏停止、脉搏消失,预后极差。据报道,儿童院外心搏骤停(out-of-hospital cardiac arrest,OHCA)病死率高达90%,近年来儿童院内心搏骤停(in-hospital cardiac arrest,IHCA)存活率有所提高,但良好的神经功能恢复和生活质量并不多见。因此,需要非常注重心搏骤停前早期识别预警信号,一旦发生心搏、呼吸骤停,要快速反应和启动复苏、实施高质量CPR、根据心搏骤停原因调整复苏干预措施、细致的复苏后护理和康复、强调有效的技术训练,才有可能挽救OHCA和IHCA患者生命,提高幸存者的生活质量。

从20世纪50年代末发展起来的现代心肺复苏术,经过几十年的研究发展,先后制订了多版国际心肺复苏指南,根据循证依据不断更新完善,本文就近十年复苏新进展阐述儿童CPR的实施。

一、基础生命支持

儿童基础生命支持(basic life support,BLS)指对呼吸停止或心搏、呼吸骤停的儿童进行序列评估,并实施有效通气支持及恢复有效循环。对危重病或严重创伤患者在现场及时进行BLS,有益于其最终恢复。

(一)复苏流程

《2010年美国心脏协会心肺复苏及心血管急救指南》和《2010年国际心肺复苏及心血管急救指南及治疗建议》将沿用了50余年的心肺复苏顺序A(开放气道)→B(人工呼吸)→C(胸外按压)改为C→A→B(胸外按压→开放气道→人工呼吸)。经研究证实,突发心搏骤停的患者绝大多数为成年人,且骤停初始的心律多为心室颤动(ventricular fibrillation,VF)或无脉性室性心动过速(ventricular tachycardia,VT),对此类患者的急救措施是胸外按压和尽早除颤,如有目击者在现场及时实施"C"操作将大大提高其生存率。儿童心源性因素所致的突发心搏骤停很少见,如为呼吸源性或窒息性所致的呼吸、心搏停止,按A—B—C顺序还是C—A—B顺序目前尚无循证医学支持的依据,但如按C—A—B顺序,则先30次的胸外按压,然后2次人工呼吸(即胸外按压/通气比为30:2),从理论上讲在单人施救时仅延迟人工呼吸18秒(即30次胸外按压的时间),而双人施救则延迟人工通气时间更短(因双人行CPR,

胸外按压/通气比为15∶2)。因此为便于CPR技术的推广和培训,推荐儿童也实施C—A—B复苏顺序。复苏流程:患者没有反应→利用移动通讯设备(手机)启动应急反应系统→同时评估呼吸、脉搏(5~10秒内)→没有呼吸或喘息样呼吸、没有触及脉搏→实施高质量CPR。单人施救胸外按压/通气比30∶2,2人施救胸外按压/通气比15∶2。

(二)复苏操作

1. 建立循环(C) 徒手CPR时,建立循环最有效的方法是胸外按压,方法如下。

(1)婴儿:单人施救可使用二指按压法或双拇指环抱法(图20-1)或单掌按压法,按压部位在两侧乳头连线中点下方,按压深度至少为胸廓前后径的1/3,使胸廓下陷约4cm。如果二指按压法不能达到足够深度时,应改为双拇指环抱法或单掌按压法,因研究显示后两种方法较二指按压法更易改善CPR质量。

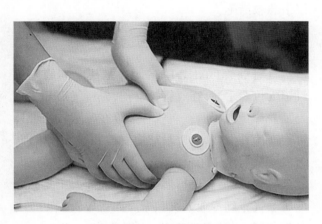

图20-1 双拇指环抱法

(2)儿童:采用单手掌或双手掌按压法,按压部位在两侧乳头连线的中点(胸骨中下1/3),避免按压剑突和肋骨。按压时使胸廓下陷约5cm。

胸外按压时要保证每次按压后胸廓回弹,以增加回心血量,增加冠状动脉灌注压和心肺血流。按压和解除按压的时间相同。在高级气道建立前婴儿、儿童胸外按压/通气比均为30∶2(单人)或15∶2(双人)。按压频率100~120次/min。为保证按压的连续性,尽可能不要干扰按压,除非建立人工气道或除颤,按压中断时间控制在10秒以内。2人施救时,每2分钟轮换1次(感觉疲劳可提前轮换),以避免疲劳而影响按压质量和次数,轮换停顿时间尽可能短暂(<10秒)。胸外按压比例的时间至少占整个心肺复苏总时间的60%。

2. 开放气道(A) 对非创伤患者,采用仰头提颏法开放气道(图20-2)。对创伤患者,尤其颅面外伤、Glasgow评分<8、疑颈部受伤者采用推举下颌法(jaw thrust)开放气道(图20-3)以避免加重颈椎损伤。如推举下颌法不能使气道开放,则采用仰头提颏法。

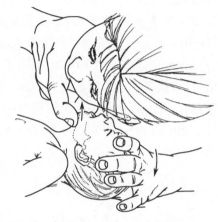

图20-2 仰头提颏法开放气道

用一手维持头后仰以伸展颈部,另一手的示指通过抬高下颏将下颌向前上方抬起。若疑有颈椎损伤不能用此方法。

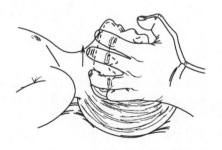

图20-3 推举下颌法开放气道

3. 建立呼吸(B) 胸外按压(单人施救按压30次、双人施救按压15次),然后开放气道、紧接着给予2次呼吸。口对口人工呼吸:患者<1岁,施救者的口应覆盖婴儿的口鼻,形成封闭不致漏气;患者>1岁,施救者的口覆盖患者的口,用示指及拇指捏紧患者的鼻孔,将患者维持头后仰体位,给予2次呼吸(每次送气时间1秒)。人工复苏囊加压通气(也称球囊面罩加压通气):必须用两手操作(图20-4),一手用二指或三指呈"E"形放在下颌角上使头轻度后仰,拇指和示指形成"C"形把面罩固定于脸部,紧密地包绕鼻梁至唇下区域(包括鼻和嘴,避免遮盖眼睛),另一手按压通气囊。这种开放气道固定面罩的方法称为"E-C"手法。要求面罩大小合适、密闭性能良好,能保证有效通气(可使患者胸部抬起),如不能达到有效送气,则重新开放气道,再送气。选择带自动储气袋的人工复苏囊,儿童选用容量为450~500ml的复苏囊,青少年用成人型800~1 000ml的复苏囊,容量为250ml的复苏囊仅用于早产儿。在给予5个循环的CPR(约2分钟)后再评估脉搏有无恢复,1个循环CPR等于胸外按压30次(1人施救),送气2次(即30∶2,新生儿除外);如为2人施救时胸外按压15次,送气2次(15∶2,相当于10个循环CPR)。在尚未建立高级人工气道前,患者无呼吸有脉搏(心率>60次/min),无须胸外按压,呼吸频率给予20~30次/min(每2~3秒通气1次)。

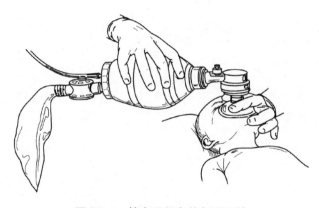

图20-4 抬高下颌角使气道开放

急救者用双手的各2~3个手指在下颌角处向前上方抬高下颌,"E-C"手法球囊面罩通气,一手"E-C"法固定面罩,另一手按压通气囊。注意手指不要压住颈部软组织,避免导致喉/气管受压。

2020年AHA推荐的儿童心跳呼吸骤停复苏流程见图20-5。

(三)气道异物处理

异物引起气道阻塞不严重,可让患儿咳嗽排出异物,不要特别干预。如异物引起气道严重阻塞,出现呼吸困难、发绀、无法说话时,对婴儿采用背部扣击-胸部按压法排除异物,对儿童采用海克立姆(腹部快速按压)手法。若患者已意识不清,先作CPR,在开放气道时发现口腔有异物应去除。如看不到异物,不能盲目用手取异物。

(四)自动体外除颤仪应用

对1~8岁儿童除颤推荐使用儿科型剂量衰减自动体外除颤仪(automated external defibrillator,AED),对于1岁以下婴儿除颤建议使用手动除颤仪,如果没有手动除颤仪,需要儿科型剂量衰减AED,如果两者都没有,可以使用普通AED。目击儿童突然意识丧失,若现场有AED,应尽快使用。院外发生且未目击突然心搏停止的儿童,应在实施5个循环CPR(单人施救)后使用AED。一次电击后立即进行CPR,无须检查脉搏与心率。

二、高级生命支持

当心搏、呼吸停止已存在或即将发生时,需要专业医务人员迅速进行高级生命支持(advanced life support,ALS)。在实施徒手CPR的同时,进行以下急救措施。

(一)建立高级气道、人工通气

气管插管(tracheal cannula)是建立高级人工气道的重要手段,在气管插管前,先行气道开放和人工复苏囊加压通气。气管插管在儿童较困难且可能产生并发症,所以只能由受过儿科急救培训、有良好插管经验者才能操作,如果没有足够把握和训练背景,不宜进行插管,而应继续人工复苏囊加压通气直到专业人员到来。插管导管(ETT)内径的选择为:足月新生儿、小婴儿3mm或3.5mm;1岁以内4mm;1~2岁5mm。也可以通过目测选择,即选择导管外径与小儿小指粗细相仿的导管。2岁以上小儿可用公式计算,即:导管内径(mm)=年龄(岁)/4+4(无套囊ETT);或导管内径(mm)=年龄(岁)/4+3.5(带套囊ETT)。对婴儿和儿童行气管插管时,均推荐选择有套囊ETT而非无套囊ETT,尤其是肺顺应性差、高气道阻力、大气漏等,更应优选带套囊ETT,因选择有套囊ETT可减少气漏、换管和重新插管、降低误吸风险,使用有套囊ETT时应注意ETT尺寸、位置和套囊充气压力(通常<20~25cmH_2O)、放置操作须谨慎(有发生声

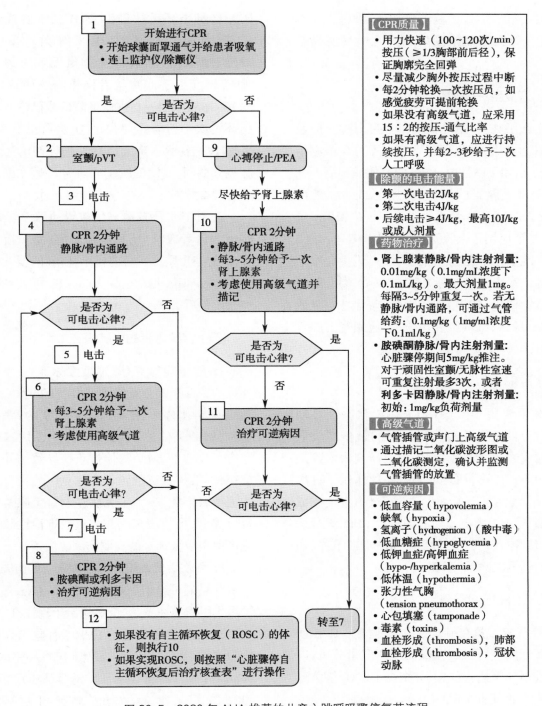

【CPR质量】
- 用力快速（100~120次/min）按压（≥1/3胸部前后径），保证胸廓完全回弹
- 尽量减少胸外按压过程中断
- 每2分钟轮换一次按压员，如感觉疲劳可提前轮换
- 如果没有高级气道，应采用15：2的按压-通气比率
- 如果有高级气道，应进行持续按压，并每2~3秒给予一次人工呼吸

【除颤的电击能量】
- 第一次电击2J/kg
- 第二次电击4J/kg
- 后续电击≥4J/kg，最高10J/kg或成人剂量

【药物治疗】
- **肾上腺素静脉/骨内注射剂量：** 0.01mg/kg（0.1mg/mL浓度下0.1mL/kg）。最大剂量1mg。每隔3~5分钟重复一次。若无静脉/骨内通路，可通过气管给药：0.1mg/kg（1mg/ml浓度下0.1ml/kg）
- **胺碘酮静脉/骨内注射剂量：** 心脏骤停期间5mg/kg推注。对于顽固性室颤/无脉性室速可重复注射最多3次。或者利多卡因静脉/骨内注射剂量：初始：1mg/kg负荷剂量

【高级气道】
- 气管插管或声门上高级气道
- 通过描记二氧化碳波形图或二氧化碳测定，确认并监测气管插管的放置

【可逆病因】
- 低血容量（hypovolemia）
- 缺氧（hypoxia）
- 氢离子（hydrogenion）（酸中毒）
- 低血糖症（hypoglycemia）
- 低钾血症/高钾血症（hypo-/hyperkalemia）
- 低体温（hypothermia）
- 张力性气胸（tension pneumothorax）
- 心包填塞（tamponade）
- 毒素（toxins）
- 血栓形成（thrombosis），肺部
- 血栓形成（thrombosis），冠状动脉

流程图内容：

1. 开始进行CPR
- 开始球囊面罩通气并给患者吸氧
- 连上监护仪/除颤仪

是否为可电击心律？ 是 / 否

2. 室颤/pVT

3. 电击

4. CPR 2分钟 静脉/骨内通路

是否为可电击心律？ 是 / 否

5. 电击

6. CPR 2分钟
- 每3~5分钟给予一次肾上腺素
- 考虑使用高级气道

是否为可电击心律？ 是 / 否

7. 电击

8. CPR 2分钟
- 胺碘酮或利多卡因
- 治疗可逆病因

9. 心搏停止/PEA

尽快给予肾上腺素

10. CPR 2分钟
- 静脉/骨内通路
- 每3~5分钟给予一次肾上腺素
- 考虑使用高级气道并描记

是否为可电击心律？ 是 / 否

11. CPR 2分钟 治疗可逆病因

是否为可电击心律？ 否 / 是

转至7

12.
- 如果没有自主循环恢复（ROSC）的体征，则执行10
- 如果实现ROSC，则按照"心脏骤停自主循环恢复后治疗核查表"进行操作

图 20-5　2020 年 AHA 推荐的儿童心跳呼吸骤停复苏流程

门下狭窄风险）。气管插管时不建议常规使用环状软骨加压,因该操作可能会降低插管成功率。导管插入的合适深度（气管隆嵴上）的计算方法为深度（cm）=年龄（岁）/2+12（适用于 2 岁以上小儿）或插入深度（cm）=导管内径（mm）×3。插管完成后,立即予人工复苏囊加压通气,并对导管位置进行评估:①观察两侧胸廓运动是否对称一致,听呼吸音（两侧肺部,尤其腋下）;②听诊上腹部有无胃充气声;③监测呼气末 CO_2 水平;④监测经皮血氧饱和度;⑤如仍不能确定位置时则用喉镜再次检查;⑥最后胸部 X 线确定插管位置。气管插管后通气频率 20~30 次/min（每 2~3 秒通气 1 次）,最好达到<1 岁婴儿至少 30 次/min,儿童至少 25 次/min,可提高儿童 IHCA 的自主循环恢复（return of spontaneous circulation,ROSC）和生存率。人工通气时的力度和潮气量应以患者胸廓

抬起为度。插管后人工复苏囊加压通气供 100% 纯氧,复苏时吸入氧浓度多少为合适目前尚不清楚。

(二) 恢复自主循环

在实施了高质量 CPR 后循环还未恢复,应及早应用肾上腺素,理想情况下应在不可电击心律(即心搏停止和无脉性电活动)的心搏骤停后 5 分钟内给予肾上腺素(0.01mg/kg 静脉或骨髓腔内注射,或 0.1mg/kg 气管内注入)。儿童 OHCA 研究表明,早期应用肾上腺素可提高 ROSC 率、重症监护室入院生存率、出院生存率及 30 天生存率。

心肺衰竭患者经充分通气、供氧后,婴儿和儿童心率或脉搏仍 <60 次/min 伴体循环灌注不良或没有心搏、脉搏,继续胸外按压,并应用肾上腺素(剂量同上)。

(三) 除颤

除颤主要用于室颤(VF)和无脉室性心动过速(VT),目前婴儿和儿童除颤的最低有效剂量或上限安全剂量均不清楚,但有研究表明除颤剂量 4~9J/kg 有效而安全,无明显副作用。首次 2~4J/kg,后续能量至少 4J/kg(不超过 10J/kg 或成人最大剂量)。一次电击后立即进行 CPR,无须检查心搏与脉搏,CPR 2 分钟后再检查心脏节律,如果无复律可再次除颤(图 20-5)。

(四) CPR 期间监测

1. 呼气末二氧化碳(ETCO$_2$)监测 CPR 或气管插管期间进行二氧化碳波形图定量分析,以确认和监测气管插管位置,并根据 ETCO$_2$ 值监测心肺复苏质量和是否 ROSC。

(1)确认和监测气管插管位置:已有研究证实二氧化碳波形图是确认和监测气管插管位置正确的可靠方法。无论是新生儿(>2kg)、婴儿和儿童,只要能提供组织灌注的心率和心律,监测二氧化碳波形图就能判断气管插管位置。尤其是患者在转运途中为避免气管插管移位的风险,需要持续 ETCO$_2$ 监测。ETCO$_2$ 目标值尚未确定,但至少为 10mmHg,理想情况下为 20mmHg 或更高。

(2)监测 CPR 质量和 ROSC:由于二氧化碳是经肺循环后被排出,所以当气管插管位置正确,可通过监测 ETCO$_2$ 了解胸外按压的有效性和判断是否 ROSC。如果无效的胸外按压(患者自身因素或施救者操作问题)ETCO$_2$ 较低(<10~15mmHg)。心排血量降低或已恢复的自主循环再次心搏骤停,则 ETCO$_2$ 会降低。反之,如果 ETCO$_2$ 突然并持续增高,则提示 ROSC。在心肺复苏期间,监测 ETCO$_2$ 可无须频繁中断胸外按压和检查脉搏。

2. 动脉血压监测 已放置动脉导管者,CPR 时监测患者血压(尤其舒张压)有助于指导复苏和改善 CPR 质量。研究显示,CPR 时婴儿舒张压至少 25mmHg,儿童至少 30mmHg,可有良好的神经系统预后。

(五) 特殊患者的心肺复苏

1. 脓毒症休克(即感染性休克) 严重感染导致的脓毒症或脓毒症休克可引起儿童心肺衰竭和心搏、呼吸停止,该类患者复苏时需要考虑液体输注,初始晶体液 10~20ml/kg,并评估容量状态和容量反应性,避免液体过负荷导致的并发症增加;对于液体抵抗的脓毒症休克应使用肾上腺素或去甲肾上腺素,如果无法获取肾上腺素或去甲肾上腺素,可使用多巴胺。对于难治性脓毒症休克可使用应激剂量的皮质类固醇激素。

2. 创伤后低血压失血性休克 创伤失血性休克复苏早期可给予等渗晶体液 20ml/kg,输注 2~3 次后仍组织灌注不足,应尽快给予输注红细胞。

3. 儿童心脏疾病的 CPR 有些先天性心脏病患者因特殊的解剖学异常(如单心室、接受过 Fontan 手术、Glenn 手术或肺动脉高压),当心搏骤停行 CPR 时,建议条件允许情况下,尽早使用体外生命支持(extracorporeal life support,ECLS)作为抢救治疗,可提高复苏成功率。急性重症心肌炎和心肌病患者常伴有心律失常、心脏传导阻滞、ST 段变化和/或低心排血量,发生心搏骤停风险较高,应尽早转入 ICU 监测和治疗,该类患者心搏骤停前使用 ECLS 或机械循环支持可能有益于终末器官功能的保护及预防心搏骤停,如果一旦发生心搏骤停,尽早应用 ECLS 心肺复苏(E-CPR)也可能获得良好预后。

（六）新生儿复苏

新生儿复苏（neonatal resuscitation）国际指南提出以下新观点：

1. 因新生儿心搏骤停多为窒息性原因所致，故保留 A-B-C 复苏顺序。胸外按压/通气比仍为3∶1，因能保证提供足够每分通气量。如心脏原因导致的心搏骤停则采用 15∶2。

2. 产房内对复苏无反应的新生儿，可采用脐静脉导管置入建立血管通路，以输注肾上腺素、容量或其他药物。如果脐静脉通路不可行或在产房外进行复苏治疗，没有静脉通路可使用骨髓腔内通路替代。

3. 新生儿复苏时，应同时进行心率、呼吸频率和氧合状态三项指标评估复苏疗效。氧合状态评估时，应根据脉搏血氧饱和度（SpO_2）而不是通过观察肤色确定，因肤色评估主观性较强，不能客观真实反映氧合情况。胸外按压和用药后应该使用三导联心电图监测心率的变化反应。

4. 根据 SpO_2 确定是否需要吸氧。正常新生儿出生后 SpO_2 60%~65%，然后呈上升趋势，至出生 10 分钟才达到 85%~95%，因此足月新生儿复苏开始时给予空气进行复苏，避免 100% 纯氧复苏，因组织内氧过多可能造成中毒，对未成熟儿尤为不利。早产儿复苏可先选择 21%~30% 的氧，之后足月和早产新生儿均根据 SpO_2 进行调节吸入氧浓度，直至达到目标氧饱和度水平。如果需要进行胸外按压，无论足月儿或早产儿均用 100% 纯氧进行正压通气，并在按压前完成气管插管。

5. 有明显呼吸困难或需要正压通气的新生婴儿，出生后立即进行常规口鼻腔吸引（包括使用吸球吸引）。不推荐常规气管插管内抽吸，因有研究证明，此类抽吸存在风险，包括胎粪污染羊水。出生后有活力或无活力（伴有呼吸暂停或无效呼吸）的婴儿也不建议进行常规气管内吸引，仅在给无活力婴儿提供正压通气后疑似气道梗阻时，才适用气管内吸引。

6. 与儿童复苏相同，复苏时应用呼出二氧化碳监测仪确认气管插管位置。

7. 对孕 36 周以上出生的窒息致中至重度缺氧缺血性脑病新生儿，建议采用诱导性亚低温治疗（中心温度 33.5~34.5℃）。有研究证明低温治疗可改善此类婴儿病死率和神经发育残疾率。

8. 新生儿娩出后保温措施非常重要，出生后无须进行复苏的健康新生儿，安排母婴皮肤接触可有效控制体温、稳定血糖和改善母乳喂养。为防止早产儿热量丢失，擦干身体，用塑料材料包裹早产儿头和身体（除面部），置热辐射台。

9. 选择性剖宫产条件　建议如果无特殊指征，在孕 39 周后进行剖宫产分娩。

10. 延迟结扎脐带　建议对于正常新生儿延迟 1 分钟结扎脐带，而对于需要复苏的新生儿无推荐指征，但决不可延迟复苏的实施。

11. 停止复苏条件　在 20 分钟连续和有效的复苏后，患儿仍无生命体征（无心搏和呼吸），可以在复苏团队和患儿监护人进行讨论后终止复苏。

三、复苏常用药物和液体

1. 复苏时常用药物

（1）肾上腺素（epinephrine/adrenaline）：其 α-肾上腺素能作用（血管收缩），可增加体循环阻力，提高收缩压和舒张压，增加冠状动脉灌注压，增加氧输送至心脏，减少内脏、黏膜和皮肤血管床的血流量。其 β-肾上腺素能作用可增加心肌收缩力和心率，松弛骨骼肌血管床和支气管平滑肌。

适应证：①心脏停搏；②体循环灌注差的心动过缓（<60 次/min），且对通气和供氧治疗没有反应；③非容量不足所致的低血压；④对有消耗心肌去甲肾上腺素储存的患儿，如慢性充血性心力衰竭，应用肾上腺素优于其他儿茶酚胺类药。

剂量：复苏时静脉或骨髓腔内给药 0.01mg/kg（1∶10 000 溶液，0.1ml/kg），目前已不常规推荐应用大剂量肾上腺素。若 β 受体阻断剂过量，可考虑大剂量肾上腺素（0.1mg/kg）。气管内给药剂量 0.1mg/kg（1∶1 000 溶液，0.1ml/kg）。

给药方法：用生理盐水 3~5ml 稀释后注入气管导管内，或通过吸引导管直接将药物输入，接着注入 3~5ml 生理盐水使药物经过气管导管顶端进入支气管树。气管内给药后，必须给予数次正压通气。一旦静脉通路建立后，肾上腺素应该静脉或骨髓腔内输注。在复苏期间肾上腺素可每隔

3~5 分钟重复 1 次。如果间歇肾上腺素推注治疗不能维持心脏节律,则给予肾上腺素持续输注(用法见下述)。肾上腺素和其他儿茶酚胺类一样,不能加于碱性溶液内。

(2)阿托品(atropine):可降低心脏的迷走神经兴奋性,提高房室传导,加快窦性心律。适用于房室传导阻滞伴心动过缓,特别是对迷走神经反射引起的心动过缓及心搏停止有效。由于婴儿和儿童心脏停搏时应用阿托品的疗效不确定,所以在复苏中阿托品应用的剂量为迷走神经作用的剂量,每次 0.02mg/kg,最小剂量 0.1mg(<0.1mg 可能产生心动过缓),儿童最大单剂量为 0.5mg,青少年为 1.0mg,可 5 分钟后重复应用,儿童最大总量为 1.0mg,青少年为 2.0mg。阿托品可经静脉、骨髓腔内或气管内给药,气管内给药的剂量为静脉用药的 2~3 倍,给药方法同肾上腺素。

(3)腺苷(adenosine):是一种内源性嘌呤核苷,能减慢房室结传导,引起暂时性窦性心动过缓,通常能迅速、安全、有效地终止室上性心动过速,恢复窦性心律。初始剂量 0.1mg/kg,快速静脉或骨髓腔内推注,如复律没有成功,剂量加倍(0.2mg/kg)重复 1 次,最大单剂不超过 12mg。

(4)胺碘酮(amiodarone):可减慢房室传导,延长房室不应期和 Q-T 间期,同时减慢心室传导(增宽 QRS 波)。用于顽固性和致命性心律失常,包括室上性和室性快速性心律失常。静脉负荷量 5mg/kg(>30 分钟),维持量 10~15mg/(kg·d)。对顽固性室颤/无脉性室性心动过速,胺碘酮可重复注射≤3 次。输注胺碘酮时注意监测血压,由于其血管扩张的特性,可以引起血压过低,所以尽可能缓慢输注。但对于心搏骤停或发生室颤的患者则快速给药。胺碘酮可能出现心动过缓、心脏阻滞和尖端扭转性室性心动过速等并发症,输注时严密监测 ECG。

(5)利多卡因(lidocain):适用于复发性室性心动过速、室颤或复苏后原因不明的严重室性异位节律(多发性室性早搏)。如果考虑室性心律失常是由代谢异常或药物中毒所致,则无应用指征,而是病因治疗。QRS 波增宽的室性逸搏伴心动过缓的患儿禁用利多卡因。由于利多卡因排泄半衰期是数小时,所以需要负荷量快速达到治疗浓度。如果在前 15 分钟内没有推注利多卡因,则在点滴输注前给予 1mg/kg 推注。维持剂量是 20~50μg/(kg·d)。利多卡因血浓度过高可造成心肌和循环抑制和可能产生中枢神经系统症状,包括嗜睡、定向障碍、肌肉颤动和痉挛。

(6)氯化钙(calcium chloride):心搏停止患者常规应用钙剂并不能改善预后,且目前研究已证实钙剂对 CPR 不利。当确诊或疑有低钙血症、高钾血症、高镁血症和钙通道阻滞剂过量时,才有指征应用钙剂治疗。剂量:10% 氯化钙每次 0.2~0.25ml/kg 或 10% 葡萄糖酸钙每次 1ml/kg(氯化钙比葡萄糖酸钙生物学效应更好),稀释后缓慢静脉推注或静脉滴注。如果需要 10 分钟后可重复 1 次。由于反复应用钙剂增加危险性,所以只有测得钙缺乏,尤其血浆游离钙缺乏才能重复输注。没有依据支持钙对无心肌收缩的治疗作用,因此对无心肌收缩或心电机械分离患儿不推荐应用钙。

(7)镁剂:镁剂用于低镁血症或尖端扭转性室性心动过速治疗。其有血管扩张作用,应用速度过快会导致低血压。剂量为 25~50mg/kg 静脉或骨髓腔输注(>10~20 分钟),尖端扭转性室性心动过速时输注速度要快。最大剂量 2g。

(8)碳酸氢钠:碳酸氢钠不是复苏中的第一线药物。因为呼吸衰竭是儿科心脏停搏的主要原因,所以有效通气的迅速建立是纠正低氧血症和酸中毒的关键。当严重酸中毒伴心脏停搏时,开始治疗包括开放气道,建立呼吸,胸部按压和肾上腺素应用,而只有证实有严重酸中毒伴长时间心脏停搏或不稳定的血流动力学状态、高钾血症或三环类抗抑郁药过量才考虑用碳酸氢钠治疗。剂量:1~2mEq/kg(相当于 5% 碳酸氢钠 2~3ml/kg)静脉内或骨髓腔内给药(不能气管内给药)。在自主循环恢复后作动脉血 pH 和 $PaCO_2$ 评估以确定是否需要碳酸氢钠的治疗。在输注碳酸氢钠前后必须用生理盐水冲洗静脉或骨髓腔内穿刺管。对 3 个月以下的婴儿常需用灭菌注射用水对半稀释。

(9)纳洛酮(naloxone):盐酸纳洛酮是阿片制剂拮抗剂,当疑有阿片类药物过量或中毒,可用纳洛酮静脉内或气管内给药。纳洛酮起效快(2

分钟),平均持续45分钟。初始剂量可每隔2分钟重复直至达到拮抗作用的出现。如果阿片类药物半衰期长于纳洛酮作用的持续时间,可用静脉持续输注。剂量:婴儿或儿童目前推荐剂量为0.1mg/kg,≥5岁或20kg以上儿童剂量为2.0mg。静脉连续输注每小时0.04~0.16mg/kg有很好的耐受性。点滴治疗可产生所需的作用,逐渐达到总拮抗的剂量,如不需要总拮抗量,可用小剂量纳洛酮。

2. 复苏时常用液体

(1)葡萄糖:小婴儿和慢性病变患者糖原储备有限,当心肺衰竭发生时,糖原可很快耗尽,导致低糖血症。由于低血糖临床体征酷似低氧血症(灌注差、多汗、心动过速、体温过低、烦躁不安或嗜睡、低血压),所以病情不稳定的婴儿和儿童必须密切监测血糖浓度。葡萄糖是新生儿心肌的主要代谢基质,故低血糖可抑制新生儿心肌功能。低血糖患者,心脏停搏后葡萄糖输注是否改善心脏功能或生存还不清楚。任何危重或外伤婴儿或心肺状况不稳定患儿均需做快速床边葡萄糖监测以评价血糖浓度。如果有低血糖存在或患者对标准复苏无反应时考虑输注葡萄糖。如果没有床边血糖监测条件时,且临床上有高危低血糖因素的婴儿,可考虑葡萄糖经验性治疗。剂量:葡萄糖剂量为0.5~1.0g/kg由静脉或骨髓腔输注。最大浓度25%葡萄糖($D_{25}W$)应经外周静脉输注。一般来说,对新生儿葡萄糖输注的浓度不超过12.5%。

(2)生理盐水:复苏时药物稀释或药物原液从外周输送入中央循环,均可用生理盐水稀释或输注。

3. 复苏时血管通路的建立 急救时快速建立静脉通路(包括中央和外周)比较困难,延迟静脉通路的建立会影响复苏的效果。如无法在短时间内获得静脉通路,为争取时间可用骨髓腔内注射,紧急情况下在没有尝试外周静脉通路前就可先建立骨髓腔内注射通路。其适用于任何年龄,复苏时静脉所用的任何药物和液体都能安全地从骨髓腔内注射通路输入,输注的药物起效和浓度类似于静脉途径。当无法建立静脉或骨髓腔内注射通路时,肾上腺素、阿托品、利多卡因、纳洛酮可

从气管内给药。药物的最佳剂量尚不明确,一般肾上腺素是静脉用药的10倍,其他药物用量为静脉的2~3倍。给药后尽快实施CPR可以帮助药物进入血液循环。经血管或骨髓腔内通路给药优于气管内给药。避免心内注射。

四、复苏后处理

心肺复苏后要以维持有效的心肺循环和保护脑功能为主要目的。心肺复苏仅是挽救患者生命的第一步。复苏期内可引起一系列的病理生理变化,复苏后仍需继续有步骤地抢救,应注意如下几个问题。

(一)氧合和通气

自主呼吸过缓或过弱导致氧合不足,不能维持生命功能,应给予机械通气,同时进行动脉血气监测,根据PaO_2、$PaCO_2$及血pH调节通气。经心肺复苏ROSC后,逐步调整吸入氧浓度(FiO_2),以最低FiO_2维持氧饱和度在94%~99%之间,既达到足够氧输送又避免组织内氧过多。有研究显示,心搏骤停复苏后动脉氧分压(PaO_2)过高,可因缺血再灌注时加重氧化损伤,导致预后不良。同时$PaCO_2$(35~45mmHg)和pH(7.35~7.45)需维持在正常范围。最近研究表明,脑缺血后过度换气($PaCO_2$降低)或通气不足($PaCO_2$升高),均可使脑缺血进一步恶化,故应避免高碳酸血症或低碳酸血症。如只有靠高浓度氧才能维持低水平氧合时,需考虑存在急性肺水肿或肺实变可能,给予呼气末正压通气、利尿剂、血管活性药治疗。

(二)血流动力学监测和血管活性药物应用

心搏骤停ROSC后必须设定血流动力学监测目标值,通过监测有创动脉血压、心脏功能、尿量、中心静脉血氧饱和度、血清乳酸等指标以指导血管活性药物应用,维持血压在患者年龄段第5百分位以上,甚至根据脏器灌注情况确定和优化血压值、评估容量状态和容量反应性指导液体输注。常用血管活性药物如下。

1. 肾上腺素 输注小剂量0.05~0.3μg/(kg·min)有正性肌力作用。输注较大剂量0.3~2.0μg/(kg·min)

则增加体循环阻力升高血压,用于多巴胺抵抗型休克。

2. 多巴胺 用于血容量足够和心脏节律稳定的组织低灌注和低血压患者。多巴胺对心血管作用与剂量相关,中剂量5~9μg/(kg·min)增加心肌收缩力,用于心排血量降低者。大剂量10~20μg/(kg·min)使血管收缩血压增加,用于休克失代偿期。根据血压监测调整剂量,最大不宜超过20μg/(kg·min)。

3. 多巴酚丁胺 正性肌力作用,用于心排血量降低者。剂量5~20μg/(kg·min)。多巴酚丁胺无效者,可用肾上腺素。

4. 去甲肾上腺素 血管麻痹所致低血压休克时首选去甲肾上腺素,输注剂量0.05~1.0μg/(kg·min),当需要增加剂量以维持血压时,建议加用肾上腺素或肾上腺素替换去甲肾上腺素。

(三)脑保护措施

1. 目标体温管理 心搏停止、CPR后脑缺血再灌注损伤是由多种综合因素引起的。脑复苏目的只是减轻已发生的脑损害,逆转正在发生的损害及保护未受损的脑组织。持续监测核心温度,预防和治疗ROSC后发热,以降低脑代谢。一般采用体表降温(在额头、颈、腋窝和腹股沟等部位用冰袋)结合头部重点降温(头部加用冰帽)。复苏后仍然昏迷者采用控制性低温疗法,依次选择(32~34℃)和(36~37.5℃)或仅进行(36~37.5℃)。应用心电监护以防温度过低引起室颤等并发症。复温期间注意血压变化。

2. 脑电监测 对心搏骤停ROSC后需要持续进行脑电图(EEG)监测,及时发现非惊厥性癫痫或癫痫持续状态。对惊厥性和非惊厥性癫痫发作均需要治疗,降低继发脑损伤和大脑氧耗的增加。惊厥性和非惊厥性癫痫持续状态均与不良预后相关。常用止痉药物为地西泮每次0.2~0.3mg/kg(静脉注射)、咪达唑仑2~6μg/(kg·min)(静脉维持)、或其他止痉药物。病情稳定后尽早脑部影像学检查,查找心搏骤停可能病因。

(四)维持水与电解质血糖平衡

维持出入量略呈负平衡状态,液体量按每天60~80ml/kg,根据出入量调整。监测电解质和血糖,纠正低钠或高钠、低钾或高钾、低钙,避免低血糖。补充热量,维持生理需要量。维持酸碱平衡。

(五)镇静镇痛

心搏骤停ROSC后为降低应激反应对脏器功能的继发损伤,应给予合适的镇静镇痛治疗。

(六)病因治疗

针对引起呼吸衰竭、休克、心肺衰竭和心搏、呼吸骤停的病因治疗是救治成功的关键之一。如对CPR没有反应,需考虑患者是否存在"6H""5T",即低血容量(hypovolemia)、缺氧(hypoxia)、酸中毒(hydrogen ion,氢离子)、低血糖症(hypoglycemia)、低钾血症/高钾血症(hypo-/hyperkalemia)、低体温(hypothermia)、张力性气胸(tension pneumothorax)、心脏压塞(cardiac tamponade)、毒素(toxins)、肺部血栓形成(thrombosis)及冠状动脉血栓形成(thrombosis)。

(七)康复

对儿科心搏骤停存活者需要进行持续神经系统评估和康复评估,并进行较长时间的康复治疗,以取得最佳预后。

(王　莹)

参 考 文 献

1. MICK NW, WILLIAMS RJ. Pediatric cardiac arrest resuscitation. Emerg Med Clin North Am, 2020, 38(4): 819-839.

2. KLEINMAN ME, DE CAEN AR, CHAMEIDES L, et al. Part 10: Pediatric basic and advanced life support: 2010 International Consensus on cardiopulmonary resuscitation and emergency cardiovascular care science with treatment recommendations. Circulation, 2010, 122(16 Suppl 2): S466-S515.

3. PERLMAN JM, WYLLIE J, KATTWINKEL J, et al. Part 11: neonatal resuscitation: 2010 International Consensus on cardiopulmonary resuscitation and emergency cardiovascular care science with treatment recommendations. Circulation, 2010, 122(16 Suppl 2):

S516-S538.

4. DE CAEN AR, MACONOCHIE IK, AICKIN R, et al. Part 6: pediatric basic life support and pediatric advanced life support: 2015 International Consensus on cardiopulmonary resuscitation and emergency cardiovascular care science with treatment recommendations. Circulation, 2015, 132 (16 Suppl 1): S177-S203.

5. PERLMAN JM, WYLLIE J, KATTWINKEL J, et al. Part 7: neonatal resuscitation: 2015 International Consensus on cardiopulmonary resuscitation and emergency cardiovascular care science with treatment recommendations. Circulation, 2015, 132 (16 Suppl 1): S204-S241.

6. TOPJIAN AA, RAYMOND TT, ATKINS D, et al. Part 4: pediatric basic and advanced life support: 2020 American Heart Association guidelines for cardiopulmonary resuscitation and emergency cardiovascular care. Circulation, 2020, 142 (16_suppl_2): S469-S523.

7. AZIZ K, LEE HC, ESCOBEDO MB, et al. Part 5: neonatal resuscitation: 2020 American Heart Association guidelines for cardiopulmonary resuscitation and emergency cardiovascular care. Circulation, 2020, 142 (16_suppl_2): S524-S550.

第二十一章

儿童重症监护治疗

小儿先天性心脏病(简称先心病)的术后监护不同于成人患者。根据患儿的年龄、原发心脏缺损、术前状况,以及手术纠治的程度,应用特殊的监护治疗可使患儿平稳度过术后恢复期。对患儿手术前后病理生理的全面了解有助于更好地监护。维持血流动力学稳定是术后监护的首要任务,临床观察仍是评估术后心血流动力学最简单、最基本的方法。为了优化新生儿、婴儿和儿童的围手术期管理(perioperative management),儿科心脏重症监护(cardiac intensive care)医生需要熟悉呼吸、循环系统生理学;新生儿过渡期的循环;药物和机械的循环支持;体外循环对心脏、肺、大脑和腹部脏器的影响;呼吸道管理;机械通气及重要器官功能保护等。因此,儿童心脏监护治疗需要多学科合作,包括心内科医生、心外科医生,心脏麻醉师、新生儿科医生、呼吸治疗师,以及重症监护医生和护士。持续监测、详尽记录是最基本的工作,预防并发症是取得良好转归的关键。

一、一般监测手段

(一)无创监测

无创监测包括多导联心电图、脉搏、血压、持续脉搏血氧饱和度及呼气末二氧化碳。

1. 心电图监测 通过床边心电监护仪,持续24小时监测心率、心律、QRS振幅、ST-T变化,及时发现各种心律失常,迅速寻找原因,及时处理。电解质紊乱、洋地黄中毒时,心电图亦可有异常表现。适宜调节报警上下限范围。必要时做12导联心电图以利于正确的分析,并可对心室隔面、侧壁心肌缺血提供重要信息。手术涉及冠状动脉者(如大动脉转位术、大动脉移位术、左冠状动脉起源于肺动脉纠治术等)术后需进行12导联心电图检查,以了解心肌血供状况。应用心房起搏导联获得的P波对鉴别室上性和室性心动过速有一定价值。

2. 无创血压监测(blood pressure monitoring) 可用汞柱血压计或非创伤性自动血压监测仪定时测定血压。应注意袖带宽度大致是上臂的2/3,过窄的袖带测得的血压偏高,过宽则血压偏低。在血流动力学不稳定的小婴儿,此法不可靠。

3. 体温监测 对患儿进行直肠或皮肤温度间断或持续性监测。低温患儿的体循环阻力高,高温患儿的基础代谢率高。

4. 经皮血氧饱和度监测(blood oxygen saturation monitoring) 既可直观地反映血氧饱和度的变化,还可间接提供与心排血量有关的信息。如果血氧饱和度监测仪不能获得脉冲,提示患儿可能存在体温低、末梢冷、外周血管收缩或心排血量不足。

5. 多通道近红外光谱(near infrared spectroscopy,NIRS)区域血氧饱和度(regional oxygen saturation,rSO$_2$)监测 主要监测的是组织局部微循环的氧平衡。rSO$_2$反映局部组织毛细血管网内的氧饱和度状态,体现局部组织或器官氧供-氧耗的动态平衡关系。NIRS技术使用整合近红外光源,波长分别为730nm和810nm,能同时监测多个部位的区域组织血氧饱和度,精准反映组织氧供需情况,与混合静脉血氧饱和度和乳酸水平具有良好的相关性;且该监测具有无创、连续的优点,对于年龄小、体重轻,很难获得血管通路进行有创监测的新生儿或小婴儿,无疑是一种理想的监测手段,近年来在重症病房的应用逐渐增多。

在心脏和重症监护室常用的rSO$_2$有前额(脑

组织）、腹部（内脏）、背部（肾区），也可放于肢体末端监测外周供血和肢端栓塞的情况。随着早产儿、复杂先天性心脏病患儿、低体重儿病例的增多，新生儿坏死性小肠结肠炎高危病例的增多，有效及时的腹部 rSO_2 监测在重症监护管理中尤为重要，而 rSO_2 可弥补腹部传统监测手段的不足，实时做出预警，有效地降低肠道并发症，从而合理指导营养摄入途径和能量供应。

（二）有创监测

有创的监护技术包括中心静脉和体动脉压力的监测。目前提倡超声引导下的动、静脉穿刺以提高成功率，减少不必要的血管损伤。

1. 动脉插管 经动脉穿刺插管可持续监测体循环动脉压力，且便于采血样本行血气分析和其他实验室检查。不同年龄组的正常血压标准不同。在小儿常选择的部位是桡动脉、股动脉和足背动脉，新生儿可采用脐动脉导管途径。常用 22~24 号 Vialon 套管针在手术室经皮或切开穿刺。先天性主动脉缩窄病例常置右侧上、下肢动脉插管，有利于术后监测上下肢血压阶差。通常用含肝素生理盐水（含肝素 1U/ml），以 2ml/h 速度微泵持续灌注以保持管道通畅。绝不允许内含气泡与血块，或用力推注而造成动脉内膜损伤。传感器应放置在正确位置（右心房水平），定期校零。当患儿出现心动过速，平均动脉压降低、脉压窄时提示体循环灌注不足。如出现较窄的脉压，心房压力上升则需警惕出现心脏压塞。动脉插管的常见并发症有血栓形成、局部出血、血肿、感染、皮肤坏死等。其并发症与使用插管质量、放置时间的长短有关。

2. 静脉插管 中心静脉插管可用于监测中心静脉压（central venous pressure，CVP），且可提供可靠的双腔或三腔的静脉通路。穿刺的部位包括颈内静脉、颈外静脉、锁骨下静脉、腋静脉、贵要静脉及大隐静脉。在新生儿有时插管留置于脐静脉。静脉压高低取决于血容量、血管张力、心功能及腔静脉有无梗阻。中心静脉压部分反映全身有效循环血容量及右心功能。其正常值为 0.8~1.2kPa（8~12cmH_2O）。某些先天性心脏病术后如 Fontan 术、腔肺吻合术后，定期颈内静脉压力监测，有利于了解术后有无腔静脉梗阻及吻合口狭窄等并发症。

二、特殊监测手段

（一）经胸心内置管技术

对一些特殊病例，在心内畸形纠治后停体外循环前，直视下放置心内监测导管，如左心房、右心房、肺动脉监测管。该技术可为临床提供重要的血流动力学循环生理（如前负荷、肺动脉压力、肺血管阻力、体循环阻力、心肌收缩力等）参数，对术后心功能、手术效果评价，血管活性药物应用及机械通气治疗具有重要的指导意义。

1. 左心房监测管 为最常选用的心内监测管。左心房压可确切反映左心室前负荷和有效血容量。经左心房监测管采血样测定血氧饱和度可了解肺的氧合状况。术后平均左心房、右心房压常高于 6~8mmHg，通常低于 15mmHg。右心房顺应性较左心房大，因此右心房压力升高不太明显。心脏手术后左心房压力异常上升的原因包括：残余心内左向右分流、左心室功能不全、左心室流出道梗阻、左心室容量超负荷、心脏压塞、心律失常（快速心律失常，完全性房室传导阻滞）等。左心房血氧饱和度下降提示心房水平右向左分流，或因气体交换异常使肺静脉血氧饱和度下降。通常左心房管不做输液给药途径。

2. 右心房监测管 右心房压部分反映有效血容量，更重要的是反映右心室、三尖瓣功能，右心室流出道梗阻及肺血管阻力。新生儿病例如右心房压明显升高至 2~2.4kPa（15~18mmHg）提示右心衰竭。右心房压力升高的原因包括右心功能不全、三尖瓣及肺动脉瓣反流、心包积液、心脏压塞、胸内压增高（如气胸、胸腔积液、机械通气时过高潮气量、过高的呼气末正压）、术后反应性肺动脉高压、输液过多过快。

经右心房监测管采血样测定血氧饱和度可用于评估有无心内分流。右心房血氧饱和度上升提示可能存在残余心内左向右分流（可来自心房或异位的肺静脉及左心室到右心房分流）。如果右心房血氧饱和度仅为 50% 则可能出现低心输出量综合征。

此外,右心房管还可作为输液、给药途径;尤其对新生儿及小婴儿十分有用。

3. 肺动脉监测管 大型左向右分流先天性心脏病伴肺动脉高压、法洛四联症、肺动脉瓣狭窄(中、重度),术后常放置肺动脉监测管。通过胸部X线或观察压力波形来判断导管位置。肺动脉监测管可提供多方面的信息。

(1)肺动脉压力:术后持续监测肺动脉压力的变化对诊断和治疗术后反应性肺动脉高压及肺动脉高压危象具有重要价值,亦有利于扩张肺血管药物疗效的观察。术后肺动脉压升高的常见原因:①残余左向右分流;②肺血管阻力增高(尤其术前伴重度肺动脉高压者);③肺静脉压力升高如术后二尖瓣反流或二尖瓣狭窄;④低氧血症、高碳酸血症;⑤代谢性酸中毒;⑥气道吸引时未充分给氧,患儿吵闹后;⑦肺不张、气胸、胸腔积液等。

(2)肺动脉血氧饱和度:肺动脉血氧饱和度是代表真正的混合静脉血氧饱和度(SvO_2)。术后如肺动脉氧饱和度超过80%,或肺动脉与右心房血氧饱和度差超过7%,提示残余左向右分流。必须注意吸入气的氧浓度。低心输出量综合征时,即使残存左向右分流,此时肺动脉血氧饱和度也可不高。

(3)心排血量测定:如置入带热敏电阻的肺动脉导管,利用热稀释技术测定心排血量,能精确地评估术后心功能。可重复测试,安全可靠。但对体重低的小婴儿应防止过多液体输入。通过混合静脉血标本进行血气分析,其结果按照公式还可计算氧耗量、肺内分流量、心排血量。

(4)肺动脉-右心室压力阶差:当导管由肺动脉撤至右心室流出道时,通过压力连续曲线可了解肺动脉和右心室之间是否存在残余梗阻,对法洛四联症、肺动脉瓣狭窄纠治术后评估手术效果有重要意义。

(5)输液、给药途径:某些扩血管药物(如米力农、妥拉唑林、前列腺素 E_1 等)均可由肺动脉导管输入。

(二)心排血量测定

在某些复杂先天性心脏病纠治术后,血流动力学发生很大的变化,监测心排血量十分重要。心排血量(cardiac output,CO)是反映心泵功能的主要指标。

1. 热稀释法 麻醉诱导时置入 Swan-Ganz 导管,手术结束前在直视下将导管送入肺动脉。这种方法减少了床边插管的盲目性,成功率高,减少心律失常、导管打结等并发症。另一种方法是经胸置右心房、左心房监测管及带热敏电阻的肺动脉监测管。如存在心内残余分流、肺动脉瓣反流及特别小的婴儿,应用受到限制。

2. 二维及多普勒超声心动图 通过测量主动脉瓣环内径和升主动脉血流速度可监测心排血量。床边检查无创伤,可重复,尤其适用于先天性心脏病术后危重患儿。

3. 脉冲持续心排血量测定(pulse indicator continuous cardiac output,PiCCO) 为脉搏波轮廓与温度稀释联合应用的监测技术,利用跨肺热稀释法测量心排血量,对脉搏波形分析技术进行校正,可实现 CO 连续监测。小儿先天性心脏病术后 PiCCO 技术专家共识指出,PiCCO 监测能适用于各类双心室生理的非新生儿期患儿,放置导管前,应充分评估置管风险。不推荐 PiCCO 监测应用于存在心内及大血管水平分流及单心室生理姑息术后的患儿(非开窗 Fontan 术除外)。推荐股动脉作为 PiCCO 热稀释导管的留置血管及开放颈内静脉或锁骨下静脉作为冷指示剂注射通道。若颈内静脉或锁骨下静脉无法建立静脉通道,可开放留置 PiCCO 热稀释导管股动脉对侧的股静脉作为冷指示剂注射通道。专家共识还指出,全心舒张末容积指数并不比其他指标更能反映患儿的容量状态,以及容量反应性,应结合其他指标(如脉搏变异率、每搏变异率、中心静脉压、肺毛细血管楔压等)及床旁重症超声心动图相应的容量指标来综合判断患儿的容量状态。脉搏变异率、每搏变异率可用于容量反应性的判断,但要求患儿无自主呼吸、无心律失常且潮气量≥8ml/kg。另外,当患儿存在急性呼吸窘迫综合征时,脉搏变异率、每搏变异率可能不适用。胸腔积液、肺栓塞、肺叶切除术后或单肺通气等肺容积减少的情况下,会造成血管外肺血管指数不准确,应注意识别。

此外,还有锂稀释心排血量测定(lithium dilution cardiac output,LiDCO)及无创心排血量测定(noninvasive cardiac output,NiCO)。

(三)生物化学指标

1. 血清乳酸水平 近年来,临床研究认为血清乳酸水平可作为反映体循环灌注的指标和心脏手术后转归的预测指标。术后早期血乳酸水平增高提示氧输送不足,且与严重并发症和死亡率密切相关。Charpie 等回顾分析 46 例年龄小于 1 个月行 Norwood 手术或姑息术后的先天性心脏病患儿,结果显示术后乳酸水平持续升高 [>0.75mmol/(L·h)],与死亡率或需应用 ECMO 的灵敏度为 89%,特异度为 100%,提示预后极差。先天性心脏病术后高乳酸血症非常常见。进入 ICU 时患儿血乳酸水平已达到 3mmol/L 者预示术后情况较差。持续监测血乳酸水平,如果在较高水平则表明患儿有出现严重并发症或者死亡的危险,需要密切观察患儿的治疗效果和代谢情况。

2. 混合静脉血氧饱和度(mixed-venous oxygen saturation,SvO_2)和动静脉氧饱和度差(arterial-venous oxygen saturation difference,SaO_2-SvO_2) 用于评估心排血量和氧输送量。存在心内分流的患儿,上腔静脉血氧饱和度可用于估测 SvO_2。Hoffman 等,对行 Norwood 手术的患儿进行研究发现:SvO_2 值约为 30% 是机体进行无氧代谢的临界阈值。术后 SvO_2 维持在 50% 以上是降低病死率的独立的最重要的因素。SvO_2 降低和 SaO_2-SvO_2 升高是体循环血流量减少和氧输送不足的敏感指标。若 SvO_2 小于 30%,或 SaO_2-SvO_2 大于 40%,提示心排血量明显降低和组织氧输送不足。氧摄取率(oxygen extraction ratio)=(SaO_2−SvO_2)/SaO_2 反映氧输送和氧需求的关系。氧摄取过多提示组织氧供不足,从而增加了组织无氧代谢、乳酸生成和终末器官受损的危险度。氧摄取率超过 0.5 与氧输送不足和病死率增高相关。联合监测血清乳酸和 SvO_2 可提高预测效果。同时,最新的欧洲儿童和新生儿血流动力学专家共识提出,脓毒症患儿正常或增高的 SvO_2 提示线粒体功能障碍,并可掩盖循环不稳定;并且 SvO_2 不能完全反映心脏指数(CI),不建议仅用 SvO_2 作为目标血流动力学治疗的滴定标准。

3. 心肌肌钙蛋白 I(cardiac troponin I,cTnI) 为反映心肌损伤的特异性标志物,可作为评价手术对心肌损伤程度、围手术期心肌保护措施是否完善及术后心脏功能恢复难易程度的指标。血清 cTnI 水平上升与高剂量正性肌力药物支持、肾功能不全、机械通气时间显著相关。研究证明,患儿先天性心脏病术后血浆中 cTnI 的高低可以预测患儿的预后,死亡病例 cTnI 的水平明显高于非死亡病例。血清 cTnI 浓度低于 0.4μg/L 病例的死亡率仅为 3.3%;2.0~10.0μg/L 组的死亡率为 28.4%;而血清 cTnI 浓度>10.0μg/L 患儿的死亡率则高达 38.4%。此外,血清 cTnI 的升高与重症监护室监护时间及住院天数也有明显的相关性。

4. B 型利钠肽(B-type natriuretic peptide,BNP) 为利钠肽系统成员之一。近期研究表明,在有症状的病例中,血浆 BNP 浓度作为心力衰竭诊断的指标,优于心房钠尿肽(atrial natriuretic peptide,ANP)和左心室射血分数(left ventricular ejecting fraction,LVEF)。许多研究者认为,血浆 BNP 浓度可作为左心室功能不全病例的筛选指标。Koch 等发现,出生 2 周以上小儿血浆 BNP 值均低于 32.7pg/ml(快速分检法),而在成人为 38.4pg/ml。在 10 岁以前 BNP 值无性别差异,10 岁以后女孩的 BNP 值(30.4pg/ml)高于男孩(12.1pg/ml)。此外,肺动脉高压、心动过速、药物(如肾上腺皮质激素、甲状腺素、血管紧张素转化酶抑制剂等)都会影响血浆 BNP 的水平。慢性肾功能不全时 BNP 升高明显。因此,临床应用时应结合上述影响因素综合评估。BNP 最终产物为具有生物活性的 32 个氨基酸构成的 BNP 及无活性的 76 个氨基酸构成的 NT-proBNP,因 NT-proBNP 的意义与 BNP 相同,且稳定性及准确性高于 BNP,现已作为心室功能障碍的检测指标,广泛应用于临床。

5. 动静脉二氧化碳分压差(AVCO_2) 在正常人群中,$AVCO_2$ 的范围为 2~5mmHg。$AVCO_2 \geq$ 6mmHg 预后不良或并发症发生率高。一项婴幼儿先天性心脏病术后研究表明,$AVCO_2 \geq 12.3$mmHg 预测氧供/氧耗≤2 的灵敏度为 78.6%,特异度 82.1%。

目前,一些用于直接测定心肌功能和心排血量的方法对儿科病例不适用于作为临床常规监护手段。心排血量和体循环灌注常可通过临床监测生命体征、末梢灌注、尿量和酸碱度来间接评估。监护室滞留天数、机械通气时间及正性肌力药物支持的需求亦可间接反映心排血量。

三、术后常见并发症的诊治

(一)低心排血量综合征

低心排血量综合征(low cardiac output syndrome,LCOS)是先天性心脏病术后早期主要死亡原因之一;同时,还可造成撤离呼吸机失败、机械通气时间过长(>7天)和重症监护室滞留时间过长(>14天)。术后 LCOS 一般指容量充足的情况下心脏指数 CI<2.2L/(min·m²)。LCOS 可能由于左心和/或右心的功能障碍引起,伴或不伴肺淤血。血压可能正常或下降。

1. 原因 常见原因如下。

(1)心室负荷的改变:由于术中、术后失血及围手术期体液的转移,术后心室的前负荷往往不足。胸腔内压力的增高(气胸、胸腔积液或积血)及心包积液、填塞会影响心室的充盈,减低心室前负荷。体外循环(cardiopulmonary bypass,CPB)后的血管内皮损伤引起血管收缩可导致体循环及肺循环压力的升高,心室后负荷增高。术前合并肺动脉高压者(尤重度)术后可发生肺动脉高压危象,右心室后负荷急剧上升,右心室压力增高致室间隔偏向左侧影响左心室充盈,使心排血量急剧下降。

(2)心脏畸形的残留:心脏畸形未得到彻底纠治,残余流出道梗阻,残余分流(左向右分流)及瓣膜关闭不全均可减低有效每搏量,并增加心脏的负担。

(3)心脏手术过程的影响:在心脏手术过程中,CPB 可导致机体发生炎性反应引起组织损伤及心肌功能降低,尤其是长时间的 CPB 及主动脉阻断时间。这种影响在新生儿与婴儿中更明显。此外,CPB 后新生儿、婴儿可发生毛细血管渗漏、水肿,甚至纵隔,心肌及肺水增多,导致血流动力

学不稳定,明显影响术后恢复。心肌细胞受到氧自由基及再灌注,细胞内钙离子超负荷的损害而影响收缩功能。手术类型对心肌功能产生不同的影响,如法洛四联症术后的右心室功能不全,单心室全腔肺吻合术(Fontan 术)后的心室舒张顺应性的变化。新生儿完全型大动脉转位经过动脉转位手术后,心脏指数平均降低 32%,通常发生在 CPB 后 6~12 小时,将近 1/4 病例术后最低的心脏指数<2L/(min·m²),术后 1~2 周心排血量逐渐恢复到正常水平。心脏指数的降低是由于心肌收缩力的降低及体循环阻力增高而造成的。手术切除心肌及心室切开等均直接影响心肌的功能。手术过程若损伤冠状动脉则影响心肌灌注必定损害心肌收缩功能。

(4)心律失常:心律失常可引起或加重 LCOS。如果不能维持房室同步则累及前负荷,增加肺淤血,可明显减少心排血量。快速房室交界区异位心动过速(junctional ectopic tachycardia,JET)是小儿先天性心脏病术后早期少见的心律失常,但临床症状严重,治疗效果差,如持续时间长则导致 LCOS,病死率较高。新生儿与幼婴儿的心排血量对心率的依赖明显大于儿童与成人。完全性房室传导阻滞、病态窦房结综合征及室性心动过速均严重影响心排血量。

(5)术前心功能不全的延续。

(6)感染:通常术毕需放置各种管道,如放置时间过长或消毒隔离制度不严格,均可成为感染途径。呼吸机相关性肺炎、伤口感染、纵隔炎,严重感染如败血症、感染性心内膜炎均可导致严重 LCOS。

(7)新生儿心肌发育未完善:未成熟儿、新生儿的心肌尚未成熟,处于心肌发育的一个特殊阶段。未成熟心肌在结构、功能代谢、细胞钙调节及对缺血缺氧耐受等方面与年长儿及成人心肌存在明显差异。未成熟心肌细胞直径较小,收缩成分少,水分与蛋白质含量高,心肌顺应性差,细胞中钙离子更依赖于跨膜钙离子通道,因此对钙离子通道阻滞剂的心肌收缩负性作用更敏感。未成熟心肌肌质网及 T 小管发育较差,Ca^{2+}-ATP 酶活性较低,Ca^{2+} 的储备与释放相对弱,因此心肌细胞的收缩对外源性 Ca^{2+} 依赖性较强。未成熟心肌

糖原含量较高,5'-核苷酸酶含量较低,对缺血、缺氧较耐受。新生儿交感神经系统发育未成熟,儿茶酚胺储备较少。未成熟心肌储备能力及心室顺应性差。氧耗量相对较高,心排血量处于相对较高水平。新生儿心室舒张期容量已较高,已达 Frank-Starling 曲线上限,容量稍有增加,会引起室壁应力明显增加,因此通过容量补充,提高前负荷来增加心排血量的余地有限。新生儿心排血量对心率的依赖高于前负荷,直至 2 岁后心肌才逐渐成熟。

(8)其他间接因素:如焦虑、疼痛、体温、血红蛋白、内外源性儿茶酚胺水平,电解质(尤其是钾、钙、镁离子)均可影响心肌氧供需关系,从而影响心排血量。

2. 临床表现 LCOS 的临床表现为体静脉、肺静脉充血及体循环血流量不能满足器官的灌注。体循环静脉充血的症状为肝大、胸腔积液、腹水及末梢水肿。器官灌注不足的典型症状为心动过速、末梢灌注差、少尿、代谢性酸中毒。严重时导致难以纠正的代谢性酸中毒及多脏器功能衰竭,包括急性肾衰竭、中枢神经损害及消化道并发症。毛细血管充盈时间及中心-脚趾温差,往往亦能反映组织灌注的情况。血压并不能够反映组织灌注程度。尽管 LCOS 可引起低血压,但是低血压及心动过缓常是 LCOS 晚期的表现,常发生于心脏停搏前数分钟。

先天性心脏病术后可发生肺血管阻力改变、肺顺应性降低或气体交换障碍,而引起呼吸功能变化,可与心排血量降低相似。伴 LCOS 者需要机械辅助通气时间延长,如果术后能够早拔管,则肺功能受损较轻。

少尿[<1ml/(kg·h)]是 LCOS 的重要指标之一。心脏手术后急性肾衰竭的发生率为 2.4%~8%,暂时性的肾功能不全、肌酐清除功能下降则较常见。LCOS 时肝脏灌注不足可引起肝功能不全、肝脏合成的凝血因子降低。心脏手术,特别是低温停循环手术后常见神经系统功能障碍,惊厥发生率较高。LCOS 时脑灌注低下可加重中枢神经系统的损害。

3. 处理 心排血量取决于心率和每搏量,每搏量取决于前负荷、后负荷和心肌收缩力。因此,LCOS 的治疗(treatment)集中于优化前、后负荷;

尽快诊断残余心脏缺损;纠正低氧血症、贫血、酸中毒、电解质失衡;以及合理应用改善心肌收缩功能的药物。

具体措施包括:

(1)床旁复查超声心动图了解有无残余或残留分流和梗阻、瓣膜反流程度、吻合口是否通畅、肺动脉高压程度、肺血流分布情况、左心室收缩功能等;床旁复查胸部 X 线了解心影大小、肺血流分布、有无胸腔积液等;床旁复查心电图了解心律、ST-T 段变化及判断心律失常。

(2)对于无明显心内分流的双心室矫治术后的患儿可考虑放置 PICCO 导管持续监测心排血量,新生儿(体重>3kg)放置 PICCO 导管有可能影响远端肢体供血,需慎用,如有必要,注意观察远端肢体搏动和末梢颜色。

(3)镇静、镇痛和肌松。局部降温或使用降温毯控制体温在 36.5~37℃。

(4)可选用多巴胺、肾上腺素、去甲肾上腺素、多巴酚丁胺、米力农、5% 氯化钙等血管活性药物。对于体外循环术后的患儿,尤其新生儿,容易发生儿茶酚胺抵抗和毛细血管渗漏,可加用血管紧张素,如特利加压素 5~50ng/(kg·min)。另外,还可以用于血管麻痹的药物是去甲肾上腺素,它具有显著的肾上腺素能活性及提供心肌支持。使用糖皮质激素治疗儿茶酚胺抵抗的新生儿和儿童顽固性心源性休克可能也有一定益处。

(5)适时、适度扩容。为减轻心脏负担,需控制液体入量,一般为正常需要进液量的 80%~90%;必要时应用利尿剂或腹膜透析维持液体平衡。纠正酸中毒。

(6)机械通气通气时选用压力调节容量控制(pressure regulated volume controlled,PRVC)模式和适宜的 PEEP(4~6cmH_2O),结合小的潮气量(6~10ml/kg),相对高的频率(20~35 次/min)和短的吸气时间(0.6~0.7 秒)。

(7)对难治性 LCOS 可考虑应用机械心肺支持,包括体外膜式氧合(ECMO)和心室辅助装置(VAD),选择 ECMO 或 VAD 取决于患儿的体重与肺功能状况。

(8)定期复查血清乳酸浓度和混合静脉血氧饱和度以判断治疗效果。

（二）心律失常

心律失常（arrhythmia）是先天性心脏病术后主要并发症之一。术前心脏压力或容量超负荷，造成心肌功能受损是术后并发心律失常的主要原因，其他有体外循环、术中传导系统和心肌损伤、术后代谢紊乱、电解质失衡，以及手术或正性肌力药物刺激引起的肾上腺素能张力的增加。术后最常见的心律失常为非持续性室上性心动过速，其次为持续性交界性和室上性心律失常，室性心动过速较少见，但持续性室性心动过速属危重状态。此外，先天性心脏病术后还会出现窦性心动过缓、束支传导阻滞及房室传导阻滞。

1. 交界性异位心动过速（jectional ectopic tachycardia，JET） 发生率为0.33%~7.8%，可能与房室交界区异位自律性增高有关。高危因素为年龄<1岁，大型VSD及低镁血症。

（1）临床表现：术后早期（24小时内）发生，病情迅速恶化，出现低心排、严重代谢酸中毒，常规治疗无效；病死率高。

（2）心电图特征：快速心动过速，心室率达180~280次/min，房率<室率，室率可轻度变化，逐步增快或减慢；QRS波形态与窦性心律一致；常伴房-室分离；偶有窦性夺获。

（3）处理：①药物治疗，首选西地兰、地高辛和普鲁卡因酰胺。对上述药物无效的JET病例，胺碘酮可有效降低心率，渐成为治疗JET的一线药物。②控制性低温，应用降温毯将中心温度降至33~35℃，心室率降至180次/min以下，持续12~24小时。③综合治疗，包括机械通气，维持适宜的$PaCO_2$和PaO_2分压；小剂量正性肌力药物及扩血管药物；纠正代谢性酸中毒。

2. 完全性房室传导阻滞（complete atrioventricular block，CAVB） 先天性心脏病术后CAVB的发生率为1%~3%，多见于房室结周围手术的病例，其中解除左心室流出道梗阻纠治术（切除主动脉下肌肉）居多，随后是VSD关闭和TOF纠治手术。L-TGA患儿自发性CAVB及术后并发CAVB均较高。

（1）临床表现：轻重不一，轻者心动过缓，重者昏厥，甚至发生阿-斯综合征。

（2）心电图特征：P波与QRS波群互不相关。心房率快于心室率。P波为窦性心律，而QRS、T波形态视心室节律点位置而异。

（3）处理：术毕出现CAVB时需放置心外膜临时起搏导线。通常初始时用小剂量异丙肾上腺素提高心率，维持血流动力学稳定。如果对异丙肾上腺素反应不佳，必须起用临时起搏。放置永久性埋藏式起搏器的适应证：①术后CAVB持续4周以上；②阿-斯综合征发作者；③对时相性正性肌力药物反应不佳者；④术前即存在左前分支阻滞，术后又出现完全性右束支传导阻滞伴一度房室传导阻滞者。

（三）反应性肺动脉高压及危象

体外循环心内直视手术后，部分患儿易并发反应性肺动脉高压甚至肺动脉高压危象（pulmonary hypertensive crisis）。肺动脉高压危象是一种综合征，表现为肺动脉压力急剧升高，心排血量和氧饱和度明显下降，临床症状急剧恶化。由于肺血管阻力升高，右心室后负荷增加，进一步加剧右心室功能不全。美国波士顿儿童医院回顾心脏重症监护室100例连续死亡病例的死因，其中8%患儿死于肺动脉高压。肺静脉梗阻、肺静脉压力升高（如术后二尖瓣反流或二尖瓣狭窄）；左向右分流型先天性心脏病；术后残余或遗漏的左向右分流等，是术后并发反应性肺动脉高压及危象的危险因素。

1. 诊断要点

（1）临床表现：①肺动脉压力增高（静息状态下，肺动脉收缩压>30mmHg，或肺动脉平均压>20mmHg）；②听诊：P_2亢进；③右心衰竭表现：颈静脉怒张、肝大、腹水、腹壁静脉显露、少尿。

（2）辅助检查：①胸部X线片：心影增大，肺充血，肺动脉段突出。②超声心动图：三尖瓣和/或肺动脉瓣反流。

2. 处理

（1）迅速评估有无明显的残余分流、残余梗阻、瓣膜反流等。

（2）应用镇静剂、镇痛剂和肌肉松弛药。

（3）机械通气，保证氧合，适度的过度通气。对于上腔静脉肺动脉吻合术后的肺动脉高压，为了保证足够的脑血流和上腔静脉回心血流，$PaCO_2$可维持在 40~50mmHg。

（4）中度碱血症，维持 pH 7.50~7.55。

（5）维持适宜血细胞比容（35%~40%）。

（6）正性肌力药物应用，维持良好心功能。

（7）肺动脉扩张剂（pulmonary vasodilator）治疗：①吸入一氧化氮（5~20ppm），以最低有效剂量达到最佳治疗效果，同时监测二氧化氮（<3ppm）和高铁血红蛋白浓度（<3%）；②口服西地那非［0.3~0.5mg/(kg·次)，q.4~8h.］或伐地那非［0.1~0.15mg/(kg·次)，q.12h.］；③雾化吸入前列环素 30~80ng/(kg·min)，持续 5~10 分钟，q.2~4h.；④静脉内持续泵入前列环素类似物［如曲前列尼尔 5~120ng/(kg/min)］。如果靶向性药物使用仍无法缓解肺动脉高压危象，可考虑安装 ECMO。研究发现，如果在复苏开始的早期在高质量的高级生命支持治疗基础上予以 ECMO 加以衔接，患者的存活率将大大提高，同时，也可以作为心肺移植的桥梁。待肺动脉高压稳定后，可考虑口服内皮素拮抗剂波生坦［1~2mg/(kg·次)，q.12h.］，定期监测肝功能。高危患儿，甚至推荐两药或三药联合治疗。

（四）肺部并发症

1. 呼吸机相关性肺炎（ventilator associated pneumonia，VAP） 指机械通气 48 小时后发生的肺炎，可分为早发型和迟发型。早发型是指机械通气时间≥48 小时且<5 天发生的，多为社区感染的病原体，如肺炎链球菌、流感嗜血杆菌、甲氧西林敏感的金黄色葡萄球菌或卡他莫拉菌。迟发型是指机械通气时间≥5 天发生的，多为革兰阴性杆菌，如铜绿假单胞菌、不动杆菌、肠杆菌属或耐甲氧西林金黄色葡萄球菌感染。

（1）诊断要点：①临床表现为发热，气道分泌物增多，严重时则影响心功能。②实验室检查，血常规检查示白细胞总数减少或增多，血小板减少；生化检查示酸中毒、低血糖；细菌学检查可发现病原体。③放射科检查，胸部 X 线表现为新发生的、逐渐进展的肺部浸润，呈片状大小不一，密度深浅不一，不对称，常伴肺气肿、肺不张。必要时行胸部 CT 检查。

（2）处理：早期积极开始细菌学检查，并持续多次至整个疗程。积极治疗原发病，加强营养支持，改善机体免疫功能。最初的经验性抗生素应用须参考本单位的细菌学报告、流行趋势和耐药状况。一旦得到培养结果，立即改用敏感的抗生素治疗。通常疗程 7~10 天，重症者可延长至 14~21 天以减少复发。

2. 非感染性并发症

（1）气道受压：先天性心脏病患儿易合并气道异常。扩张的肺动脉总干或增大的左心房往往压迫左侧的支气管，引起不同程度的支气管软化及塌陷，肺不张，以及反复发作的肺炎。此外，主动脉弓成形术、利用外管道重建心室流出道手术均会造成不同程度及不同部位的气道受压。反复或长时间气管插管亦会造成不同程度的喉水肿和声门下狭窄。此类并发症发生率可达 2.3%，可明显延长呼吸机使用时间和 ICU 滞留天数。因此，术前对可疑气道异常患儿应及时进行 CT 等检查以确诊。也可行纤维支气管镜检查了解气管狭窄程度和病因，且可进行气道冲洗，吸出痰液。

（2）膈肌麻痹：先天性心脏病术后因膈神经损伤所致的膈肌麻痹占 0.3%~10%，可能为冷心肌保护液的寒冷刺激及手术创伤所致。腹部超声和胸部 X 线可明确诊断。<2 岁婴儿多见，造成临床上撤离呼吸机困难，需长时间依赖机械通气。文献报道，膈肌麻痹患儿的术后呼吸机平均使用时间约为 30 天，ICU 滞留天数平均约为 43 天。膈肌折叠术后 48 小时内可顺利撤离呼吸机。明确诊断膈肌麻痹且无法撤离呼吸机者，2 天内行膈肌折叠术。

（3）胸腔积液：先天性心脏病术后，胸腔引流量期望值为<3ml/(kg·d)，一般在术后第 3 天拔除胸腔引流管。过多的胸腔积液的原因有：液体摄入过多（两侧肺血管发育不均衡的患儿，即使总的液体入量未超负荷）、静脉压过高所致的毛细血管渗漏（Fontan 手术）、胸导管损伤所致的乳糜胸等。因无法拔除胸腔引流管，造成患儿住院天数延长。

（4）拔除气管插管失败：先天性心脏病术后需要再次机械通气的病例占 10%~19%，在婴儿病例中则占 22%~28%。在一项先天性心脏病术后拔除气管插管失败的危险因素分析中，心功能障碍、肺部疾病、气道水肿、唐氏综合征、深低温停循环、肺动脉高压是其独立的危险因素。

（五）中枢神经系统并发症

先天性心脏病术后早期的神经系统并发症（neurological complications）高达25%，其中最常见的是惊厥（4%~15%），其次为脑血管意外、运动功能障碍及脑死亡。常见于长时间CPB及主动脉阻断、术后LCOS病例。术前存在脑疾病如颅内、脑室内、脑室周出血（小于34周的早产儿发病率为20%，足月儿为3.5%）或术前缺氧的患儿，术后出现神经系统并发症的危险性高。婴儿病例术后头颅超声检查发现，约有27%存在脑室增大、局灶出血和梗塞；其中55%术前就存在异常。先天性心脏病小儿合并脑发育不全高达10%~29%。患有先天性心脏病的足月新生儿并发颅内出血的概率可达24%。唐氏综合征、威廉姆斯综合征、努南综合征等常同时累及心脏和神经系统，发绀型先天性心脏病在生后20个月内约有75%病例发生脑血管意外，其中，法洛四联症和大血管转位患儿的脑血管意外发生率高达90%。贫血患儿易发生动脉梗塞，血液黏滞患儿易发生静脉栓塞。脑脓肿由小的梗塞灶演变而来，因此，2岁前极少发生。脑脓肿的发生率与患儿的青紫程度有关。深低温停循环术后，4%~15%病例出现惊厥。术后48小时内临床诊断惊厥的发生率为11%，同组病例经持续脑电图监测惊厥发生率为26%；出院前约有7%婴儿病例肌张力减退，有1%~18%病例出现舞蹈症和手足徐动症样动作。深低温低流量和停循环术后，舞蹈症和手足徐动症易发生在术后2~7天。舞蹈症和手足徐动症可能与低温（<25℃）、α-稳态降温而非pH-稳态降温管理、不均匀的头部降温、主肺侧支血管从脑循环"窃血"等有关。Fontan术后的脑血管意外发生率为2.6%。随着年龄的增长，血栓栓塞的发生率增高。

大多数先天性心脏病患儿的认知和运动发育正常。一些研究发现，发绀型先天性心脏病患儿的IQ得分较低。经历低温停循环手术的患儿，其运动发育延缓和神经系统异常的危险性增高。早期行根治术的患儿，其智力发育改善。

先天性心脏病患儿术前必须注意神经系统评估，必要时辅以头颅超声、脑电图或CT检查。在深低温停循环术后，体温过高明显加剧功能性和结构性神经损伤，因此须避免发生。可用退热剂和降温毯来控制体温。应迅速止痉以避免增加代谢对适宜通气和心血管应激性的干扰。需纠正低氧血症、酸中毒、电解质失衡。

（六）肾脏并发症

术后早期急性肾衰竭（renal failure）的发生率可达4%~8%。先天性心脏病手术是新生儿和婴儿期急性肾衰竭最主要的原因。围手术期低容量血症、低血压、低氧血症、高碳酸性酸中毒、肾毒性药物（尤其是庆大霉素、万古霉素和两性霉素等），以及术中低温、低流量或停循环均为急性肾衰竭的高危因素。先天性心脏病伴肾脏、泌尿道畸形的发生率为3%~6%。根据肾功能受损程度不同，可表现为肾前性氮血症伴肾脏结构未受损或仅有轻度损伤；急性肾衰竭伴肾组织尤其是肾小管受损。因泌尿道梗阻所致的肾后性功能衰竭在先天性心脏病患儿中罕见。

肾前性氮血症表现为少尿[<1ml/(kg·h)]及特征性的尿素氮和血清学改变。通过扩容和正性肌力药物维持正常的肾脏灌注即可快速逆转肾前性氮血症。为保护心功能，推荐多次少量扩容[5ml/(kg·次)]，避免一次性快速扩容（20ml/kg）。

休克、药物毒性及败血症可引发肾缺血、肾小球渗透性下降、肾小球滤过液倒流至间质组织、细胞肿胀或碎屑堵塞肾小管，最终导致急性肾衰竭。长时间的肾灌注不足可引起组织缺氧、细胞三磷酸腺苷损耗，以及肾小管细胞功能衰竭。肾小管细胞受损可表现为线粒体功能改变及细胞内电解质调节功能丧失。早期改变可逆转，若续发展至线粒体破坏、细胞核变化、细胞质膜完整性丧失，则造成不可逆的细胞死亡。

先天性心脏病术后合并肾衰竭患儿的死亡率高达65%。肾功能的恢复依赖于心功能的改善及有效的透析治疗。因血流动力学不稳定所造成的急性肾功能损害一般不会发展成慢性肾功能不全。

先天性心脏病手术患儿均留置导尿管。每小时监测的尿量可提示肾脏灌注、前负荷和心排血量是否足够。术后需仔细地记录每小时尿量。各年龄段满意的尿量为：婴儿和小儿 1ml/（kg·h）年长儿和成人 20~40ml/h。因心排血量不足而造成的尿量减少，须通过改善心功能来纠正。在某些病例，需给予呋塞米利尿。呋塞米的起始剂量为 0.5~1.0mg/（kg·次），每 8 小时静脉推注 1 次，可逐渐加量至 5mg/（kg·次）以达到满意的利尿效果或出现急性肾衰竭时。为避免液体超负荷，根据患儿的不显性失水、尿量、胃肠引流量和胸腔引流量，严格限制静脉输液量。血清电解质、血尿素氮、肌酐水平，每 4~6 小时测定 1 次，以尽早发现无氮血症、低钠血症或高钠血症，尤其是高钾血症。高钾血症（>6mEq/L）会引起心动过速、心脏传导阻滞、收缩无力或心室颤动。持续或渐进性高钾血症需腹膜透析或血液透析。急性肾衰竭恢复的多尿期，需密切注意尿量和血清电解质水平以避免脱水、低容量血症和电解质失衡。

近期研发的一种新型的肾小管辅助装置有望用于儿科病例，作为肾脏替代疗法，来改善肾小管细胞和代谢功能。

先天性心脏病术后急性肾损伤（acute kidney injury，AKI）发生率较高，最近的荟萃分析结果显示其发生率高达 38.4%，对于其诊断，仍然需要根据血清肌酐的变化，但是有临床学者发现当血清肌酐升高时肾脏损伤往往已十分严重。研究发现，早期识别先天性心脏病术后 AKI 发生的生物标记物，其中中性粒细胞明胶酶相关脂质运载蛋白（neutrophil gelatinase-associated lipocalin，NGAL）研究较早，大部分研究结果表明其对先天性心脏病术后 AKI 的发生有一定预测价值，其他如胰岛素样生长因子结合蛋白 7（insulin-like growth factor binding protein 7，IGFBP7）与基质金属蛋白酶抑制因子 2（tissue inhibitor of metalloproteinases-2，TIMP-2）对 AKI 的早期诊断有一定价值。关于儿童肾区 rSO_2 与心脏术后 AKI 发生的关系，Ruf 等，前瞻性研究 59 例 CPB 下行心脏手术的婴儿，发现术中及术后 AKI 组患儿肾区氧饱和度明显低于非 AKI 组。Owens 等，前瞻性研究 40 例行双心室修补手术的婴儿，同样发现肾区 rSO_2<50% 并持续超过 2 小时的患儿发生 AKI 的比例明显高于未出现这种情况的患儿。

（七）消化道并发症

先天性心脏病术后的消化道并发症不多见，有主动脉缩窄切除后综合征、蛋白质丢失性肠病（protein-losing enteropathy，PLE）、肠缺血和坏死性小肠结肠炎（necrotizing enterocolitis，NEC）、缺血性肝炎、急性肝功能衰竭，以及胰腺炎。可能的原因为 CPB 期间和术后的内脏灌注不足，造成缺血/再灌注损伤。内脏灌注不足，导致胃黏膜 pH（pHi）降低是术后早期病情恶化的敏感指标。内脏灌注与 CPB 技术、持续时间，以及炎性介质释放密切相关。CPB 期间，影响内脏功能的因素有细胞外液体增多、钠离子交换增加、钾离子交换减少、氧输送量减少、氧耗量增加、肝静脉乳酸和丙酮酸盐增加，以及低温 CPB（24~28℃）时高血糖血症。引起内脏自身平衡失调的高危因素有低血压、长时间休克、长时间 CPB、血管加压药物、术后 LCOS、右心系统静脉压过高、代谢性酸中毒以及未成熟儿。

有些先天性综合征的患儿可同时存在心脏畸形和肠闭锁。心脾综合征患儿中，40% 合并肠道畸形，其他还有胃肠扭转、食管裂孔疝、胆道闭锁等。

（八）出血

先天性心脏病术后异常出血的发生率为 1%~2%，在严重发绀、红细胞增多症、再手术的患儿中稍多。CPB 期间，正常的血液机制发生了改变。这些变化归因于氧合器的血小板黏附、心内吸引对血小板和血液成分的机械损伤。术后出血的原因有肝素中和不够、血小板减少或与灌注相关的凝血因子的稀释，极少是由于鱼精蛋白过量、纤维蛋白溶解作用或弥散性血管内凝血（disseminated intravascular coagulation，DIC）所致。出血的处理包括病因纠正、控制体循环高血压、血小板和其他缺乏的凝血因子的及时补充。循环中肝素中和不够，使部分凝血酶原时间延长，可添加鱼精蛋白。血小板减少症（<50 000/mm²）需输血小板。血小板不可输入过快，否则会引起急性肺动脉高压和右心室衰竭。利用输液泵输入血小板，大于 20~30 分钟。如患儿术后无凝血功能异常，连续

3 小时胸腔引流量超过 3ml/(kg·h)，或胸腔引流量在 1 小时内超过 5ml/(kg·h)，有外科再探查的指征。拖延治疗会造成致命的心脏压塞。探查所有的缝线、粗糙面有无出血。大动脉转位术和主动脉瓣置换术后，在缝线出血处用纤维蛋白胶可起到止血作用。

使用新鲜全血可降低术后出血的发生率，尤其是大动脉转位术，有多处缝线出血的病例。若无新鲜全血，在 CPB 后、关胸前可给予新鲜血浆和血小板。研究证实，新生儿凝血系统主要受血液稀释的影响，使纤维蛋白原水平的大幅度下降。因此，新生儿病例 CPB 后输入新鲜全血有极大的益处。

四、特殊病理生理状态

（一）新生儿病例

重症先天性心脏病新生儿需在重症监护病房进行术前评估和管理。近年来，姑息性手术的适应证有了很大程度的扩展，但此类患儿术后并发症和死亡率均高于同年龄组的根治手术病例。新生儿期行姑息术，尚需考虑术后病理生理状态对其他脏器功能的影响。

先天性心脏病手术的低龄化趋势在一些先进的儿童心脏中心日趋明显。在美国波士顿儿童医院和费城儿童医院，每年心脏手术数超过 2 000 例，其中 25% 为新生儿病例，50% 以上的患儿不到 1 岁。上海交通大学医学院附属上海儿童医学中心每年心脏手术数近 3 000 例，其中小于 1 岁的患儿占 50%。

新生儿病例的特殊性在于器官结构和功能未成熟的特点，出生后过渡期循环生理，以及先天性心脏缺损对其他脏器造成的继发性损伤。新生儿对应激反应（如 pH、乳酸、血糖和温度的变化）快速且敏感。新生儿的脂肪和碳水化合物的储备少。新生儿的代谢率和氧耗量高，当患儿呼吸暂停时会快速进展至低氧血症。肝脏和肾脏的发育不成熟导致药物代谢的改变和肝脏合成能力的下降。在休克状态，新生儿能更好地维持血压，使发生循环衰竭前造成假象。

因此，对于新生儿病例，体循环血压值并非是反映足够的前负荷和有效氧供的可靠指标。新生儿心肌的顺应性比年长儿差，对后负荷的增加耐受性差，对前负荷的增加反应慢。新生儿的肺血管阻力持续增高现象较为普遍，术后易并发反应性肺动脉高压或危象。此外，虽体外循环对新生儿病例脏器功能的影响不容忽视，但新生儿期行根治手术有利于患儿术后健康的生长发育。早期手术尚可降低先天性心脏病患儿的认知能力受损，促进神经系统的发育。目前，由于新生儿有创监测，如 PICCO 监测的风险性相对增加，多通道的 NIRS 无创监测在临床中的意义越来越突显。

（二）心肺交互关系

由于机械通气与循环生理（mechanical ventilation and circulatory physiology）复杂的相互关系，机械通气时须考虑正压通气对循环生理的影响。

1. 肺容量的改变可影响肺血管阻力 在功能残气量水平，肺血管处于良好的弹性扩张状态，肺血管阻力（pulmonary vascular resistance, PVR）最低。肺过度充气或肺容量减少至正常功能残气量以下，由于肺泡毛细血管及肺泡外毛细血管牵拉力改变导致 PVR 增高。

（1）导管依赖型体循环的先天性心脏病：导管依赖型体循环的先天性心脏病如左心发育不良综合征新生儿，极易因为体循环灌注不足导致严重的并发症，如脑缺血、坏死性小肠结肠炎。对于这些患儿，机械通气策略需考虑：①选择性插管，人为调控 PVR；②防止 PVR 下降、肺循环血流增加；③尽量降低吸入氧浓度，维持动脉血氧饱和度在 75%~80%；④必要时吸入气中加入二氧化碳，使得患儿的动脉血二氧化碳分压为 50mmHg。

（2）左向右分流型的先天性心脏病：在新生儿早期，PVR 尚未下降可以防止肺血流过多，即使大缺损的新生儿亦可没有症状。出生 4~6 周，PVR 下降后，肺血管床血流量增加，将出现不同程度的心力衰竭表现。应用强心、利尿药物，不推荐使用血管扩张剂，因会导致 PVR 进一步下降，加剧充血性心力衰竭。

2. 正压通气对心脏前、后负荷的影响

（1）正压通气对右心系统的影响：正压通气时由于肺容量及胸内压增加，左、右心房前负荷下降，右心室后负荷提高。肺血流减少，增加肺动脉瓣及三尖瓣反流，右心室前负荷，右心室舒张末容积。右心室每搏量减少，而舒张末压力上升，对右心储备功能不足的患儿（如法洛四联症）是不利的，导致或加剧 LCOS 及右心衰竭。目前，右心保护性通气策略推荐 $PaCO_2$ 不超过 60mmHg。

（2）正压通气对左心系统的影响：左心室功能不全的患儿左心室舒张末压力/容量增加，进而肺水增加，肺顺应性下降，气道阻力增加，呼吸作功增加。新生儿由于呼吸作功储备能力有限，早期出现疲劳。因此，伴左心室功能不全的新生儿及婴儿用于呼吸作功的氧消耗成分明显增加。与右心室相反，正压通气期间可降低左心室后负荷，心室跨壁压下降，肺容量的改变可影响左心室前负荷，而胸腔内压改变对左心室后负荷的影响较大。因此，正压通气和呼气末正压（positive end expiratory pressure, PEEP）对左心功能不全的患儿（如全肺静脉异位引流）是有益的，可降低左心室舒张末压力、左心房压，减少肺水肿，增加心排血量。推荐应用电阻抗成像技术（electrical impedance tomography, EIT）精准滴定患儿的 PEEP 水平。

3. 不同病理生理状态下机械通气的管理

当选择了通气模式，设定相应的参数后，需密切观察患儿和呼吸机的情况，并通过血气分析来监测机械通气的效应。

（1）肺动脉高压：术前为左向右分流型先天性心脏病合并肺动脉高压的患儿，为防止术后反应性肺动脉高压及危象的发生，通常使其 PaO_2 维持在 100~150mmHg，$PaCO_2$ 持续在 30~35mmHg（尤其是手术当夜），机械通气期间给予患儿适当的镇静、肌肉松弛药有助于防止肺动脉高压危象的出现。

（2）腔肺吻合术后：若过度通气，可增加胸腔内压，减少上腔静脉回流到肺动脉血流，脑血流亦减少，因此轻度通气不良（$PaCO_2$ 维持在 50~55mmHg）可控制肺血流量在最适宜水平。

（3）Fontan 术后：尽量少用呼气末正压，设定较低潮气量，维持气道峰压在较低水平，并争取早拔管（术后 12~24 小时内）。

（三）功能性单心室

功能性单心室（functional single ventricle, FSV）为多种先天性畸形所具有的共同特征，即在功能上仅有一个泵血心室腔，通过一组或二组房室瓣与二个心房连接，同时接受两个心房的血液。本症病理复杂，常伴有内脏异位。FSV 的生理与正常心脏不同，FSV 的输出量为体循环血流和肺循环血流之和，其血流的分配取决于体循环阻力和肺循环阻力。FSV 病理生理改变取决于体循环和肺循环的静脉血流在单心室内混合的程度，以及肺动脉和主动脉血流的梗阻情况，可因肺血流过少导致低氧血症，或因肺血流过多导所致充血性心力衰竭。目前，对 FSV 患儿的理想外科手术治疗为生理性纠治术，即全腔肺吻合术。其间可能经历体-肺动脉分流术、肺动脉环缩术、Norwood 一期手术、腔肺吻合术及全腔肺吻合术。术后监护因不同的术前病理生理及手术方式而异。

1. 体-肺动脉分流术 可增加肺血流量，改善低氧血症。术后可因人工管道堵塞发生心脏骤停，或因人工管道有堵塞趋势而发生渐进性低氧血症。非 CPB 术后 3 小时或 CPB 术后 6 小时起用肝素，撤离呼吸机后改为口服阿司匹林。体-肺动脉分流术后舒张压明显降低，为保证正常的冠状动脉和脑血供，需相对较高的血压，可选用儿茶酚胺类药物，如多巴胺、肾上腺素提升血压，较同年龄正常值高 10~20mmHg。

术后还可引起膈肌抬高及乳糜胸。膈肌抬高为分离右肺动脉时，损伤同侧膈神经，造成膈肌麻痹。若造成患儿无法脱离呼吸机，需行膈肌折叠术。乳糜胸的原因为手术损伤胸导管或迷走淋巴管。患儿进食后，胸腔引流液转为混浊，送检胸腔积液乳糜试验呈阳性。治疗为脱脂饮食，辅以静脉滴注脂肪乳剂。必要时，外科治疗，结扎胸导管或胸腔内注射红霉素等助粘连剂。

2. 肺动脉环缩术 为了减少肺血流，控制充血性心力衰竭；同时降低肺动脉压力，保护肺血管床，以免因 PVR 过高失去进一步手术机会。术后可因环缩过紧，造成肺循环心室后负荷过重、心室

肥厚、心脏肿胀,导致心脏窘迫或造成肺血流量过少而引起低氧血症。必要时开胸松解环缩带。也可因环缩过松,造成肺血流过多,心腔扩大,导致肺充血和心衰。

需控制限制液体摄入,加强利尿。必要时开胸加紧环缩带。

3. Norwood一期手术 为了挽救右心室型单心室合并主动脉发育不良患儿的生命,在新生儿早期实施的急诊手术。术后可因心室功能差,无法承担体循环泵血功能而发生低心排血量综合征。

气胸、胸腔积液、肺水肿、肺炎、严重感染等引起肺静脉血氧饱和度降低。贫血、高氧耗状态(高热)、心排血量低下引起体静脉血氧饱和度降低;以及PVR增高、肺静脉高压、肺动脉扭曲、人工管道内血栓形成或成角致体-肺分流量减少引起肺血流减少,均可导致低氧血症,如果PVR过低,造成肺血流远远多于体循环血流,氧饱和度过高$SpO_2>90\%$,导致体循环灌注不足、肾衰竭及无法脱离呼吸机。

4. 腔肺吻合术及全腔肺吻合术 腔肺吻合术有助于减轻心室容量负荷,改善低氧血症。全腔肺吻合术将体、肺循环的血流分开纠正低氧血症,达到生理性纠治。术后常见并发症有:

(1)上腔静脉梗阻综合征:腔肺吻合术后上腔静脉压增高(>18mmHg),可能原因为吻合口梗阻、远端肺动脉扭曲、PVR显著升高。患儿表现为颜面部水肿、上半身肿胀伴皮肤青紫,上、下肢存在明显色差。应尽早撤离呼吸机,恢复正常的负压通气,减少胸内压,增加静脉回流,从而提高心排血量。选择股静脉输注血制品,尽早拔除颈内静脉留置针,常规抗凝治疗,防止吻合口处血栓形成。术后6小时起用肝素,撤离呼吸机后改为口服阿司匹林。

(2)低氧血症:可为体、肺静脉血氧饱和度降低,肺血流减少引起。全腔肺吻合术后可因板障开口过大,造成心房水平右向左分流过多;术前存在的肺动静脉瘘,静脉侧支回流入肺静脉心房引起。腔肺吻合术远期(术后数月至数年)渐进性低氧血症的主要原因为肺动静脉瘘的形成。此外,静脉侧支也是原因之一。控制$PaCO_2$约在45mmHg,以增加脑血流量,从而增加上腔静脉血流,进入双肺。若Psvc>20mmHg,TPG>10mmHg,$SpO_2<75\%$,可选用吸入一氧化氮和静脉维持曲前列尼尔。必要时,封堵肺动静脉瘘和静脉侧支。吻合口狭窄需及时再手术。

(徐卓明 陈 玲)

参 考 文 献

1. GIL-ANTON J, REDONDO S, GARCIA URABAYEN D, et al. Combined cerebral and renal near-infrared spectroscopy after congenital heart surgery. Pediatr Cardiol, 2015, 36(6):1173-1178.

2. HARER MW, CHOCK VY. Renal tissue oxygenation monitoring-an opportunity to improve kidney outcomes in the vulnerable neonatal population. Front Pediatr, 2020, 8:241.

3. DEWITT AG, CHARPIE JR, DONOHUE JE, et al. Splanchnic near-infrared spectroscopy and risk of necrotizing enterocolitis after neonatal heart surgery. Pediatr Cardiol, 2014, 35(7):1286-1294.

4. SANDER M, HEYMANN C, FOER A, et al. Pulse contour analysis after normothermic cardiopulmonary bypass in cardiac surgery patients. Crit Care, 2005, 9(6):729-734.

5. 国家儿童医学中心心血管专科联盟,中华医学会小儿外科学分会心胸外科学组CICU协作组.儿童先天性心脏病术后经肺热稀释及持续脉搏轮廓分析心排血量测定技术规范化使用专家共识.中华心力衰竭和心肌病杂志,2020,4(2):75-83.

6. CHARPIE JR, DEKEON MK, GOLDBERG CS, et al. Serial blood lactate measurements predict early outcome after neonatal repair or palliation for complex congenital heart disease. J Thorac Cardiovasc Surg, 2000, 120(1):73-80.

7. MAILLET JM, LE BESNERAIS P, CANTONI M, et al. Frequency, risk factors, and outcome of hyperlactatemia after cardiac surgery. Chest, 2003, 123(5):1361-1366.

8. HOFFMAN GM, GHANAYEM NS, TWEDDELL JS. Noninvasive assessment of cardiac output. Semin Thorac Cardiovasc Surg Pediatr Card Surg Annu, 2005, 8:12-21.

9. PÉREZ VELA JL, MARTÍN BENITEZ JC, CARRASCO GONZALEZ M, et al. Summary of the consensus document: "Clinical practice guide for the management of low cardiac output syndrome in the postoperative period of heart surgery". Med Intensiva, 2012, 36(4):277-287.

10. RELOS RP, HASINOFF IK, BEILMAN GJ. Moderately elevated serum troponin concentrations are associated with increased morbidity and mortality rates in surgical

intensive care unit patients. Crit Care Med,2003,31(11):
2598-2603.

11. KOCH A,SINGER H. Normal values of B type natriuretic
peptide in infants,children,and adolescents. Heart,
2003,89(8):875-878.

12. GONG X,ZHU L,LIU Y,et al. Elevated arterial-central
venous carbon dioxide partial pressure difference indicates
poor prognosis in the early postoperative period of open
heart surgery in infants with congenital heart disease.
Pediatr Cardiol,2021,42(7):1601-1606.

13. PÉREZ VELA JL,MARTÍN BENÍTEZ JC,CARRASCO
GONZÁLEZ M,et al. Clinical practice guide for the
management of low cardiac output syndrome in the
postoperative period of heart surgery. Med Intensiva,2012,36
(4):e1-44.

14. CHANDLER HK,KIRSCH R. Management of the low
cardiac output syndrome following surgery for congenital
heart disease. Curr Cardiol Rev,2016,12(2):107-111.

15. MASTROPIETRO CW,ROSSI NF,Clark JA,et al.
Relative deficiency of arginine vasopressin in children
after cardiopulmonary bypass. Crit Care Med,2010,38
(10):2052-2058.

16. MA M,GAUVREAU K,ALLEN CK,et al. Causes of
death after congenital heart surgery. Ann Thorcic Surg,
2007,83(4):1338-1343.

17. MCLAUGHLIN VV,ARCHER SL,BADESCH DB,et al.
ACCF/AHA 2009 expert consensus document on pulmonary
hypertension a report of the American College of Cardiology
Foundation Task Force on Expert Consensus Documents and
the American Heart Association developed in collaboration
with the American College of Chest Physicians;American
Thoracic Society,Inc;and the Pulmonary Hypertension
Association. J Am Coll Cardiol,2009,53(17):1573-1619.

18. BROWN KL,RIDOUT DA,GOLDMAN AP,et al.

Risk factors for long intensive care unit stay after
cardiopulmonary in children. Crit Care Med,2003,31(1):
28-33.

19. SCALLAN MJH. Brain injury in children with congenital
heart disease. Pediatr Anaesth,2003,13(4):284-293.

20. KWIATKOWSKI DM,KRAWCZESKI CD. Acute
kidney injury and fluid overload in infants and children
after cardiac surgery. Pediatr Nephrol,2017,32(9):
1509-1517.

21. WANG Y,BELLOMO R. Cardiac surgery-associated
acute kidney injury:risk factors,pathophysiology and
treatment.Nat Rev Nephrol,2017,13(11):697-711.

22. MCCULLOUGH PA,SHAW AD,HAASE M,et al.
Diagnosis of acute kidney injury using functional and
injury biomarkers:workgroup statements from the tenth
Acute Dialysis Quality Initiative Consensus Conference.
Contrib Nephrol,2013,182:13-29.

23. RUF BETTINA,BONELLI VITTORIO,BALLING
GUNTER,et al. Intraoperative renal near-infrared
spectroscopy indicates developing acute kidney injury in
infants undergoing cardiac surgery with cardiopulmonary
bypass:a case-control study. Crit Care,2015,19(1):27.

24. OWENS GABE E,KING KAREN,GURNEY JAMES G,
et al. Low renal oximetry correlates with acute kidney
injury after infant cardiac surgery.Pediatr Cardiol,2011,
32(2):183-188.

25. MALAON I,ONKENHOUT W,KLOK G,et al. Gut
permeability in paediatric cardiac surgery. Br J Anaesth,
2005,94(2):181-185.

26. NICHOLS DG. Critical Heart Disease in Infants and
Children. 2nd ed. Louis MO:Mosby & Co,2006.

27. JONAS RA. Comprehensive Surgical Management of
Congenital Heart Disease. 2nd ed. London:Arnolo,2004,
65-115.

第二十二章

儿童心脏起搏治疗

需要永久性心脏起搏的人群中,儿童仅占不到1%。成人经心内膜永久性起搏器植入技术已相当成熟。儿童,尤其是婴儿,因为体格较小,某些先天性心脏病术后患儿伴有的特殊心脏解剖及起搏器植入后涉及的生长发育等问题,在经心内膜方式起搏器植入技术、程控及随访等方面与成人起搏不尽相同。以下介绍儿童心脏起搏(cardiac pacing)的指征、起搏系统的选择、植入技术、起搏模式选择、体外程控、随访及儿童心脏起搏的一些特殊问题。

一、儿童心脏起搏的指征

2008年,美国心脏病学会(American College of Cardiology, ACC)/美国心脏协会(American Heart Association, AHA)/美国心律协会(Heart Rhythm Society, HRS)修订了此前发表的心脏起搏器和抗心律失常装置的植入指征(implant indication),其中有儿童、青少年及先天性心脏病患者植入起搏器指征专门章节(表22-1)。2013年,欧洲心律学会(European Heart Rhythm Association, EHRA)/欧洲心脏病学会(European Society of Cardiology, ESC)公布了新的心脏起搏和心脏再同步化治疗指南。该指南对心脏起搏及心脏再同步化治疗理念提出了进一步更新,并再次为儿童及先天性心脏病患儿群体心脏起搏治疗提供了指导(表22-2)。分类方式与以前相同,I类为无争议的起搏指征;II类为有争议的起搏指征,其中IIa类为倾向于植入起搏器,IIb类为倾向于不植入起搏器;III类为无需起搏治疗的心律失常。每一指征的强度按其资料来源的客观性又可分为A、B、C三级。A级为文献报道的资料来自多个随机临床试验且涉及较大的病例数;B级为文献报道的资料来自为数不多的临床试验且涉及的病例数也不多;C级为该指征来自专家意见。儿童病例的指征尚无A级,其原因是儿科病例数较少。

由于先天性心脏病心脏外科技术的发展,许多复杂先天性心脏病患儿存活期延长,且常接受姑息治疗,因此,发生心动过缓症状的机会比接受根治手术的患儿少。这些患儿的起搏指征主要取决于症状而不是绝对的心率标准。儿童心动过缓的定义因年龄而异,如在青少年运动员的某个心率可考虑正常,但同样的心率在患先天性心脏病的新生儿可能是起搏的指征。

先天性完全性房室传导阻滞(congenital complete atrioventricular block)不伴先天性心脏病的新生儿,若心室率≤55次/min应接受永久心脏起搏。最新ESC指南尚未更新,但鉴于新生儿期诊断三度房室传导阻滞较多伴有不良预后,实际临床操作中新生儿永久起搏器植入指征应当酌情放宽,但当前并无一致的循证医学依据。伴先天性心脏病或呼吸窘迫的新生儿,心室率≤70次/min也应接受起搏器植入。对于儿童,症状性心动过缓的三度/高度房室传导阻滞毫无疑问是永久起搏器植入的强指征。部分患儿可长时间表现为无症状,但出现心功能不全、长Q-T间期,提示有发生晕厥甚至猝死的可能,也是永久起搏器植入强指征。宽QRS逸搏节律更是起搏器植入的指征。在年龄较大的儿童,有报道心室率≤40次/min或宽QRS逸搏节律可导致晕厥或猝死。睡眠时心率≤30次/min及>4秒长间歇也是永久起搏(permanent pacing)的指征。复杂性室性心律失常如与先天性房室传导阻滞有关的室性期前收缩也需要起搏治疗,双腔起搏后这些患者的室性早搏通常消失。

先天性完全性房室传导阻滞的患儿出现逸

分类	指征
I类	1. 高二度或三度房室传导阻滞合并症状性心动过缓、心室功能异常或低心排血量（C 级） 2. 合并与年龄不符的心动过缓症状的窦房结功能异常患儿；心动过缓的定义依据患儿的年龄及预期心率（B 级） 3. 术后高二度或三度房室传导阻滞无缓解趋势或至少持续心脏术后 7 天（B 级） 4. 先天性三度房室传导阻滞伴宽 QRS 逸搏节律，复杂室性异位心律或心室功能异常（B 级） 5. 先天性三度房室传导阻滞的婴儿心室率<55 次/min；合并先天性心脏病者心室率<70 次/min（C 级）
IIa类	1. 先天性心脏病伴窦性心动过缓者为预防反复发作的心房内折返性心动过速；窦房结功能异常者可以是原发性的或继发于抗心律失常治疗（C 级） 2. 年龄大于 1 岁的先天性三度房室传导阻滞患儿平均心率<50 次/min 或有突发的 RR 长间歇，持续时间为基本心动周期 2~3 倍，或因心脏变时性功能不全而有临床症状者（B 级） 3. 合并复杂先天性心脏病的窦性心动过缓患儿静息心率<40 次/min 或心动长间隙>3 秒（C 级） 4. 先天性心脏病患儿因窦性心动过缓和房室收缩不同步而导致血流动力学异常（C 级） 5. 先天性心脏病术后出现短暂完全性房室传导阻滞，伴残留束支传导阻滞发生不能解释的晕厥，并排除其他原因者（B 级）
IIb类	1. 一过性术后三度房室传导阻滞转为窦性节律，伴双束支传导阻滞（C 级） 2. 先天性三度房室传导阻滞的儿童或青少年，心率在可接受范围，窄 QRS 波，心室功能正常，无临床症状（B 级） 3. 先天性心脏病双室修补后无症状性窦性心动过缓，静息时心率<40 次/min 或有>3 秒的长间歇（C 级）
III类	1. 术后一过性房室传导阻滞，恢复正常房室传导且无任何临床症状者（B 级） 2. 先天性心脏病术后发生无症状的双束支阻滞，伴或不伴一度房室阻滞，无先前一过性完全性房室传导阻滞者（C 级） 3. 无症状的二度I型房室传导阻滞（C 级） 4. 无症状性窦性心动过缓，最长 RR 间期<3 秒，最低心率>40 次/min（C 级）

表 22-2　2013 年欧洲心律学会/欧洲心脏病学会（EHRA/ESC）心脏起搏治疗指南（儿童章节）

I类	高度和完全性房室传导阻滞	有心动过缓症状
		心室功能不全
		Q-T 间期延长
		复杂性室性期前收缩
		宽 QRS 逸搏心律
		心室率<50 次/min
		心室停搏>基础 RR 间期 3 倍
I类	先天性心脏病术后获得性二度以上房室传导阻滞	持续>10 天
I类	病态窦房结综合征（慢快综合征）	有心动过缓症状
IIa	先天性心脏病术后短暂性完全性房室传导阻滞	持续性无症状性双分支阻滞
IIb	高度和完全性房室传导阻滞	无症状者
	静息心率<40 次/min	无症状者
	心脏停搏>3 秒	无症状者

搏灶传出阻滞的表现，如 R-R 间期 2 倍或 3 倍于基本逸搏周期，可能预示有晕厥或猝死的可能。Michaelsson 等建议患先天性房室传导阻滞的患儿应在青春期前接受永久起搏以预防晕厥、猝死和不可逆性心肌功能异常。对此，目前尚有不同意见。

二度房室传导阻滞也可能成为儿童起搏的指征。莫氏II型的二度房室传导阻滞不同于固定的 2∶1 房室传导阻滞，虽在儿童中少见，但在某些情况下可能需要起搏。由显著 Q-T 间期延长而引起的 2∶1 阻滞是起搏的指征。莫氏Ⅰ型（文氏现象）的二度房室传导阻滞不是永久起搏的指征。

既往认为术后高二度或三度房室传导阻滞无缓解趋势或持续 7 天以上是永久起搏的指征，但也有人认为可推迟至术后 3 周，理由是有些资料显示 30% 的外科获得性房室传导阻滞在术后 14 天仍能完全恢复传导。最新 EHRA/ESC 指南的更新提示术后获得性二度以上房室传导阻滞保守观察的时限控制在 10 天以内。总的来说，对于术后获得性二度以上房室传导阻滞具体观察时间存在争议，对于婴幼儿适当延长观察时间是合理的。

非外科原因所致的获得性房室传导阻滞在儿童中少见。这种情况通常是由于病毒或细菌感染引起，或免疫损伤累及传导束，导致急性重症心肌炎等，需根据其恢复程度决定是否需植入永久起搏器。

神经肌肉疾病伴任何程度房室传导阻滞（包括一度），无论是否有症状，均可能需要接受起搏治疗，因这些患者房室传导阻滞可能发生不可预测的进展。

肥厚型心肌病的患儿可应用起搏器预激右心室心尖部来减少左心室流出道的压力阶差。该指征争议很大，但经缜密选择后的患儿疗效明确。具有双腔起搏功能的埋藏式心脏复律除颤器（implantable cardiovertor-defibrillator，ICD）可用于肥厚型心肌病伴室性心律失常或濒临猝死的年长儿。

一些伴充血性心力衰竭及左束支传导阻滞的扩张型心肌病成人患者，接受双心室再同步起搏后，QRS 时间缩短，心室收缩同步化，血流动力学及心功能改善。这一方法在儿科应用的报道不多，一方面是因为儿童体格小，锁骨下静脉及冠状静脉窦血管条件有限，另一方面是先天性心脏病患儿，室内传导阻滞多涉及右束支。然而，对于低龄小体格婴幼儿，心衰伴左束支传导阻滞的者，可行左心室心外膜起搏治疗，同样能缩短 QRS 时限，使心室收缩同步化及心衰逆转，这是成人心脏再同步化治疗技术在儿童领域使用的适应性改良。

生理性起搏策略在成人心脏病学领域已取得令人瞩目的应用进展，其中左束支起搏治疗能够纠正远端阻滞，且较希氏束起搏具有更好的感知、低而稳定的夺获阈值而获得广泛推广。由于总体上需要永久起搏器植入、心脏再同步化治疗的患儿病例数无法与成人患者比拟，左束支起搏在儿童的使用经验少，目前仍为个案报道。显而易见的是年长儿、心衰伴完全性左束支传导阻滞、心脏再同步化治疗失败后是儿童左束支起搏的强指征，临床工作中应结合患儿实际病情做出个体化考量。

儿童血管迷走性晕厥（vasovagal syncope，VVS）反复发作也有行永久起搏治疗的报道。

二、起搏系统的选择

对于每一个具有起搏指征的患儿需选择最恰当的起搏发生器、起搏方式和起搏电极等，这些取决于多方面的因素。决定因素包括心律失常的电生理特征（如是窦性心动过缓抑或房室传导阻滞）、心脏的结构和功能、患儿的年龄和体重、起搏器需刺激（或感知）的时间百分率及需要的电池寿命等。起搏系统的目的是尽可能多地模拟正常传导系统以改善患儿的血流动力学（图 22-1）。

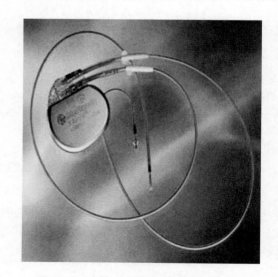

图 22-1　永久性心脏起搏器及电极导管

起搏发生器（起搏器）的应用应尽可能与患儿的起搏指征相符。选择的起搏器应能以多种方式起搏（表 22-3）。在窦房结功能正常的完全性房室传导阻滞患儿，最适合能心房同步起搏

表 22-3　修订的 NASPE/BPG 起搏代码 *

位置 1 起搏腔	位置 2 感知腔	位置 3 对感知的反应	位置 4 程控特性,频率应答	位置 5 抗心动过速功能
O=无	O=无	O=无	O=无	O=无
A=心房	A=心房	T=激发	P=单一程控	P=抗心动过速起搏
V=心室	V=心室	I=抑制	M=多项程控	S=电转复
D=A+V	D=A+V	D=A+I	C=遥控	D=P+S
			R=频率应答	
	S=单一	S=单一		
	（A 或 V）**	（A 或 V）**		

注:* 位置 1~3 专用于抗心动过缓功能;** 制造商指定。

（DDD）的起搏器。在窦房结功能异常的完全性房室传导阻滞患儿,可能需要增加频率应答功能（DDDR）。如果怀疑前者在以后可能会发生窦房结功能异常,植入的装置也应有频率应答起搏特性,但开始时可关闭此功能。

有窦房结功能异常而房室结功能正常的患儿,优先考虑心房起搏（AAICO）方式。如存在变时性功能异常,采用单腔起搏加频率应答特性最合适。如有心房内折返性心动过速或疑及可能会发生,心房抗心动过速起搏（AAICP）是首选的方式。需起搏的时间百分率低的患儿适合无频率应答特性的单腔心室起搏（VVICO）。静脉进入途径困难的患儿可应用有频率应答特性的单腔起搏（VVIRO）。发达国家单腔心室起搏在儿科人群的应用越来越少,国内限于多方面的因素（低龄、基础疾病等）,以及部分患儿家长不能负担安装生理性双腔起搏器的昂贵费用,因此当前 VVI 方式的单腔起搏器仍占有不少比重。

频率应答特性的需求取决于患儿是否具有变时能力,即在需要时能模拟增加窦性节律。频率应答系统使用多种机制之一,如加速计,压电晶体,或检测指示代谢变化的微量通气变化等。

某些程控特性对儿科患者极为重要。许多儿科患者希望有 180 次/min 的上限跟踪频率,因此,这就要求装置能提供高的上限频率。适当的 AV 间期及较短的心室后心房不应期（post ventricular atrial refractory period,PVARP）在儿童起搏器接受者是重要的。后者允许在起搏频率上限时发生文氏现象而不是 2∶1 阻滞。由于许多先天性心脏

病术后患儿有发生房性心动过速的危险,能将起搏方式切换为抗心动过速起搏方式或能提供 DDI 起搏方式的装置是最合适的。

三、电极导线

起搏电极导线的选择首先取决于应用心外膜还是心内膜植入技术。目前,心外膜途径因损伤大、起搏阈值高、电极导线易断裂及电池使用寿命短等缺点仅用于不能应用心内膜途径的少数患儿,如体重小于 5kg;有心内分流;上腔静脉在心房水平无连接;因解剖异常而不能通过静脉途径将电极导线植入需起搏的心腔,如伴完全性房室传导阻滞的 Fontan 术后先天性心脏病患儿。

心外膜电极导线的选择余地较小,三种最常用的单极电极导线是鱼钩状电极导线、螺旋电极导线及激素缓释电极导线。后者已成为国外某些中心首选的心外膜起搏电极导线,因为它的接触面小、慢性期阈值低、感知特性佳及可用于心房和心室的长期起搏。心外膜发生严重纤维化的患儿不适用这种电极导线,在这种情况下可使用鱼钩状或螺旋电极导线。

当采用心内膜或经静脉植入技术时,双极电极导线优于单极电极导线。虽双极电极导线较单极电极导线稍粗,但由于双极电极导线两电极的空间位置近,感知和刺激骨骼肌的可能性比较小。患儿较小或先天性心脏病术后的患儿放置心房电极导线时适宜采用主动固定的螺旋电极导线。被动固定的锡电极导线可放置于心室。总的

来说,硅化橡胶绝缘持续的时间较聚乌拉坦长,因而更适合于儿科领域应用,因为在儿科需起搏系统的寿命更长。激素缓释电极导线无论是主动固定还是被动固定,因其急性期及慢性期起搏阈值均较低,故起搏器电池消耗低寿命较长。可伸展及回收螺旋的主动电极导线固定及日后的拔除容易,但缺点是较硬,对患儿心脏的刺激及损伤较大。在儿科有报道用单根电极导线以VDD方式心房同步起搏,但儿童在生长期心室起搏电极与心房感知电极间的间距变化很大,易引起电极脱落而致房室失同步。此外,这种电极导线稍脆,易断裂。

电极导线长度的选择很重要。由于儿童的生长发育,过短的电极导线可因过度拉紧而断裂或脱落。通常在小婴儿心外膜起搏时,电极导线的长度可选择规格为35cm,而年龄较大的患儿可选规格为50cm,心内膜起搏时电极导线长度也不宜选得太短以延长使用寿命。

此外,在决定选用电极的固定方式时还需考虑以后可能的拔除问题。一般来说,主动固定电极比被动固定电极易于拔除。

四、植入技术

近年来,植入技术(technique of implantation)尚无较大更新,基于预期生存时间和体型差异,成人的新技术-经导管植入无导线心脏起搏器(Micra)在国内有个别中心应用于儿童患者,但尚未见儿童应用的相关报道。传统则根据接受起搏器植入患儿的年龄、病史及相关检查,确认有否心内分流及是否有阻碍心内膜电极导线放置的解剖异常决定电极导线植入途径。如有心内分流则心内膜起搏时发生栓塞的机会增加。

(一)心内膜技术

选择置管的静脉途径有头静脉、锁骨下静脉、颈内静脉及颈外静脉途径。每个途径均有其优缺点。头静脉途径技术成熟,但有时头静脉很纤细而难以插管(尤其是患儿较小时),当使用双腔起搏器时第二根管要从颈外静脉插入。锁骨下静脉穿刺置管在临床应用后促进了儿童起搏技术的飞跃发展,使经静脉心内膜起搏方式成为操作简便和安全的最常用方法,且血管径粗可容入两根导线,但偶可致气胸或其他并发症。个别患儿(多为小婴儿)如经锁骨下静脉与头静脉途径均不能送入导管,则可经颈内静脉或颈外静脉穿刺将电极导管送入。

儿童心内膜起搏(endocardial pacing)存在的特殊问题是如何使电极导线随着儿童生长而相应拉伸,否则由于导线长度不够会导致电极移位与起搏失效。目前,采用的解决方法是让导线在右心房形成一个环形圈,为以后导线延伸留有充分余地。

儿童与成人患者差异极大,儿童群体内同样具有极大的差异。总的来说,囊袋可制备于皮下组织与肌肉之间,或胸大肌肌层。囊袋位于皮下组织与肌层之间创伤稍小、出血少、操作简单、有利于后期起搏器更换时取出脉冲发生器,但缺点是低龄婴幼儿本身皮下组织层疏松稚嫩,术后依从性差,肢体不易制动等,容易发生起搏系统磨损、磨蚀等风险。囊袋位于肌层的,好固定、张力低、囊袋感染概率低,但缺点是创伤稍大,肌层出血增多,术后囊袋容易出现渗血肿胀。因此,儿童起搏器的埋藏部位需要妥善的个体化考量,原则上是年长儿或体型肥胖的儿童将起搏器固定于皮下组织下;低龄婴幼儿或体型消瘦、皮层薄弱患儿,宜将起搏器囊袋置于肌层。

电极导线在心腔内的固定位置,儿童与成人也有所不同。由于儿童心腔小、心室肌薄,心室导线如置于右心室心尖部靠近膈肌处,易发生膈肌刺激,故主张电极导线最好放置于心尖靠心室间隔部(图22-2)。由于儿童患者预期生存时间长,有条件的可优先考虑将电极固定于右心室间隔中后部,这是传统右心室起搏方案中,能最大化保护心室功能的部位。心房导线除侧壁靠近膈神经的位置外,其余位置均可放置,但优先建议将心房电极植入于右心耳。大动脉转位行心房改道术的患者,心房导线应置于解剖左心房的顶部,避开左侧外缘,避免刺激左侧膈神经。电极导线位置固定后用高输出能量(10V电压,1ms脉冲宽度)起搏心房和心室,以确定是否有膈肌刺激。

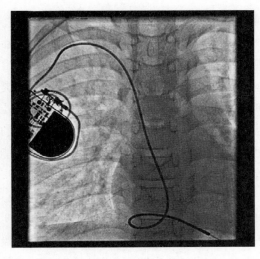

图 22-2 儿童心内膜永久起搏器植入

（二）心外膜技术

这是早期儿童植入永久起搏器的主要方法，目前主要应用于两种情况：①不适宜经静脉途径心内膜起搏的患儿；②心衰伴完全性左束支传导阻滞的儿童心脏再同步化治疗——心外膜左心室起搏。手术切口因患儿、术者及不同单位习惯而异，有正中胸骨切口、剑下途径、胸廓切口、肋间腋前线切口等。心外膜起搏系统的植入在手术室进行。安装时需将电极导线的端部缝扎于心外膜上，以免滑脱，多余的导线应卷于胸腔内以便随儿童体格增长可有延伸余地。心外膜起搏手术创伤大，并发症多与开胸手术及心包切开有关，后期起搏阈值容易增高，也较易发生电极导线断裂。

五、术中测试

（一）起搏器程控

即将植入的装置应在其无菌包装内预先程控。电极导线的极性应与起搏器极性一致。由于大多数装置在植入前程控为默认设置，因此某些程控值应视具体情况而调整。由于急性期起搏阈值在术后最初数周内将上升至峰值，起搏器植入时可用 3.5V、0.4ms 的标准输出设置。脉冲发生器频率的设置应满足患儿的个体需要。在双腔系统（DDDCO），患儿可接受的最低心房率可作为永久程控的下限频率。在频率应答系统，选择的下限频率应与年龄相适合，并具有较高的感知器驱动上限频率。在接受心房抗心动过速起搏装置（AAICP）的患儿，选择的起搏频率应比通常的心动过缓起搏频率要快，这样可减少异位节律，预防心动过缓诱发的心动过速发作。

装置的感知在术前程控，但可能需要依电极导管放置后的心腔内电图重新调整。虽然心房感知灵敏度设置为 1.0mV 是可接受的，但一般设置为 0.5mV，因为心房内电图的振幅在儿童随活动而降低。这种设置用于心房内心动过速的患儿常可导致对 R 波过度感知，但如感知灵敏度设置值较高又可导致对房性心动过速的感知减弱。因此儿童心房感知的设置也是极具个体化。心室感知依心室 R 波振幅一般程控为 2.8~5.6mV。

双腔装置上限频率的程控应适合患儿的年龄及血流动力学状态，真正的跟踪频率必须被视为总心房不应期（即房室延迟与心室后心房不应期的总和）。如总心房不应期低于程控的上限频率，装置将在文氏阻滞前出现 2∶1 房室阻滞，可使跟踪频率突然下降。上限频率适当时则表现为文氏现象。

房室延迟在新生儿设置为 75~100ms，年长儿和先天性心脏病术后患儿则设置为 120~150ms。频率应答房室延迟在儿科患儿很有用，因其可模拟随心房率的增加 P-R 间期相应缩短的生理现象。

心室不应期（主要用于避免 T 波过度感知）一般可程控至 200ms。心室空白期（ventricular blanking）应设置至室性早搏可适当感知，且同时对在心室通道上心房信号感知较弱的数值。对大多数患儿此值可设置至最低有效水平，同时又不出现不良后果。

频率应答参数术前程控至"正常设置"，术后进行测试以确保为每个患儿提供最合适的设置。外科术后的一些特殊情况，如胸部拍击或机械通气，可影响植入时频率应答参数的程控，这些情况可临时设置为固定频率起搏。

在多数情况下抗心动过速功能的程控须依赖于患儿临床心动过速的情况，即心动过速的特异性。在许多患儿，可检出高频率突然发作的方案足以识别大多数心房内折返性心动过速。

（二）急性期阈值测试

电极导线放置后，无菌测试电缆与电极导线和起搏系统分析仪（pacing system analyzer，PSA）连接。电极导线阻抗在 5V、0.5ms 时测量，依电极导线极性和不同的制造商而不同。在急性期电极导线的可接受阻抗范围是 200~1 000Ω。如所得结果超出该范围，应对自 PSA 至电极导线的所有连接进行检查，然后重新测试。当在更换脉冲发生器时测试慢性期电极阻抗时，所测值与最初测量值相差 200Ω 是可接受的。

急性期起搏阈值（pacing threshold）是指 100% 起搏心腔的最低输出值（伏特）。该阈值可以是同一脉冲宽度值时的伏特阈值，也可以是同一伏特值时的脉冲宽度阈值。心房可接受的急性期起搏阈值范围为 0.5~2.5V，心室为 0.5~2.0V。上述这些伏特阈值均是在 0.5ms 脉冲宽度时测定的。

心房电图的信号至少应有 1.0mV，可接受的范围是 1~3mV。心房电图最好几乎无 R 波。心室内电图或 R 波电图范围应大于 5mV，并与植入的脉冲发生器的有效心室感知灵敏度设置相容。

一旦所有急性期阈值测定已经完成，发生器已连接好并已放入囊袋，可进行遥控测试。此时可获得基础阻抗值，并可在关闭囊袋前确定有无连接问题。此外，还可用无菌磁铁检测植入装置的起搏与夺获。

六、随访

起搏器植入后需密切监护随访（follow-up），观察有无并发症发生，了解起搏功能是否正常及电池寿命。国外随访一般由门诊随访及经电话起搏器功能传输监测组成，但国内经电话传输监测尚未普遍开展。

门诊随访计划的制订应个体化，依患儿的基本心律、是否伴心脏结构异常、患儿年龄及装置植入的时间、先前的起搏器历史（如是否曾发生过阈值升高或电极导线断裂）等情况而定。一般而言，2 岁以下的患儿、接受心外膜起搏者、起搏器依赖者、有复杂先天性心脏病者及先前有阈值问题的患儿应每 6 个月随访 1 次。其他患儿则每年 1 次

随访。如电池将近耗尽，随访间期应缩短。

门诊随访应包括病史、体检及全套起搏器功能测试。病史获取很重要，如出现眩晕、新出现的运动不耐受、晕厥及无力等一些症状，常提示起搏器功能异常。体格检查不但可评价患儿整体状态，还能检出一些与起搏系统直接有关的问题，如心律不规则、起搏器囊袋感染、瓣膜功能改变等。

随访检查还包括胸片、运动试验、超声心动图、12 导联心电图及 24 小时动态心电图。17 岁以下的患儿应至少每年拍胸片 1 次以评价电极导管的长度、位置，是否有电极移位或对心功能是否有影响。伴先天性心脏病的患儿应接受超声心动图检查。

运动试验很有价值，可获得许多静态测试无法获得的资料，如患儿运动后出现非期望的上限频率表现（2∶1 房室阻滞），运动量增加时起搏心率增加过慢或过快，起搏阈值随运动而变化，由运动时心房电图电压变化而引起的心房感知灵敏度降低等。这些问题大多可通过参数的重新程控来纠正。

24 小时动态心电图检查能提供重要信息，这对不能接受运动试验的小患儿尤其重要。它可发现一些间歇出现的问题，如某一时期的感知灵敏度降低或过度，以及起搏未夺获。此外，还可检出起搏与自身节律间的竞争。患儿的某些症状是否与起搏系统有关也可予以证实。

起搏器电池的电压及阻抗应定期测量，并与既往资料比较以估计电池的寿命及确定以后随访的间期。大多数锂电池的阻抗随电池伏特的下降而增加。电极导线阻抗的测量是反映电极导线功能情况的较好指标。正常电极导线的阻抗随电极极性而异，其范围在 200~1 000Ω。测量值应与先前的数值比较以确定是否有任何明显变化。阻抗超出上述正常范围应引起重视，并在同一脉冲宽度及电压下重复测量来验证。一般而言，电极阻抗的突然降低提示有电极绝缘问题，而阻抗增加则提示可能存在电极断裂、起搏器接头问题、电极头端腐蚀或即将发生传出阻滞。

儿科患儿的程控起搏频率应随年龄的增长而定期调整。患儿达 16 岁时，在频率应答或心房同

步方式,下限频率可程控至 40 次/min。在患有术后快慢综合征的患儿,可选择高于正常的下限频率。在青少年,此频率通常为 80 次/min,以预防心动过速发作。

其他可程控的参数包括房室间期、频率应答参数、抗心动过速的识别及终止方案。由于正常 P-R 间期随运动而缩短,在大多数起搏患儿频率应答性房室延迟优于固定房室延迟。此值可设置成低至 50ms 而无不良反应。频率应答参数的设置应依感受器的类型而个体化,以满足不同患儿的特殊需要。在大多数情况下,设置值的合适与否应借助运动试验、24 小时动态心电图来评估。抗心动过速识别与终止方案的程控应依据心动过速的特征而定,通常也应个体化。如果开始应用抗心律失常药,则该方案需重新评估。

术后急性期失夺获(failure to capture)应即予以处理。在大多数情况下,这可通过加大程控输出量来纠正。如起搏阈值≥5V、0.4ms 而无激素应用的禁忌证者,可口服泼尼松 60mg/(m²·d)。在 7~10 天内剂量逐渐减少至 10mg/(m²·d)。如情况许可,可在门诊进行。否则,患儿应住院持续心律监护。静脉应用地塞米松收效更快。

膈神经刺激虽不多见,但仍可在随访期出现,主要表现为呃逆。在大多数患儿可通过减少脉冲幅度并延长脉冲宽度来减轻甚至消除。如不能缓解,而患儿又不能耐受,可能需重新放置电极导线,甚至更换导线。

目前,由于大多数市售脉冲发生器的感知灵敏度设置范围较宽,感知异常大多可纠正。在患有快慢综合征及先天性心脏病的患儿,具有心房抗心动过速功能的装置可能须使 R 波感知过度,否则有可能导致心房内折返性心动过速的感知不足。一些双极电极导线由于心腔内电图的信号减弱可发生感知不足,这可通过程控感知方式为单极,程控起搏方式为双极来纠正。

起搏器介导的心动过速(pacemaker mediated tachycardia,PMT)在儿科罕见,因大多数需植入装置的患儿都无完整的逆向传导通路。PMT 可通过延长心室后心房不应期(post ventricular atrial refractory period,PVARP)、降低心房感知灵敏度和/或消除激发 PMT 发作的室性早搏来缓解。

在随访期还可能出现一些其他的可通过程控来纠正的情况,如在植入房性抗心动过速装置的患儿出现房性心动过速复发,在以 DDDCO 方式起搏的患儿出现新发作的房性心动过速等。

七、并发症

尽管近年来起搏技术得到了长足的发展,但儿童永久性心脏起搏治疗并非没有并发症(complication),其再次手术率就比成人高得多。儿童安装永久性埋藏式心脏起搏器常见的并发症是电池过早耗竭、电极导管断裂及电极移位、起搏系统感染、起搏器故障等。

多伦多儿童医院对 31 年间 397 例患儿资料的回顾分析显示,起搏器植入后 2 年内再手术率为 23%,10 年时为 59%。再手术最常见的原因是电池耗竭、传出阻滞、导线断裂及电极移位。Villafañe 和 Austin 回顾性研究了 29 例患儿起搏器植入后 20 周内心房与心室起搏、心外膜与心内膜起搏时传出阻滞的发生率,他们发现心室起搏时传出阻滞的发生率较心房起搏高 4 倍,心外膜起搏较心内膜起搏高 11 倍,激素缓释电极无论植入的位置或方式如何均无传出阻滞。1992 年,上海交通大学医学院附属新华医院报道放置心外膜永久性埋藏式起搏器 11 例,使用国产或进口心脏起搏器或电极导线,并发症有电极导线断裂 2 例,电池破裂 1 例,电极导线周围感染 1 例,起搏器周围感染 4 例(其中 2 例因橡皮筋腰裤带压迫起搏器处皮肤,发生坏死感染)。并发症多发生在 1986 年以前。近年来,随着心脏起搏器及电极导线材料性能日益完善,术后并发症明显减少。

避免并发症的主要措施包括使用激素缓释电极以减少瘢痕、降低起搏/感知阈值;慎重选择插管的静脉。

八、儿童起搏治疗新进展

(一)右心室流出道起搏

长期随访发现,单纯右心室心尖部起搏可造成功能性二尖瓣关闭不全、左心室收缩功能下降、心房颤动和心力衰竭,使患儿临床症状加重,生活质量下降。究其原因考虑与右心室心尖部起搏使心室间(内)的电-机械活动异常有关。正常心室间电信号是通过His束、左束支、右束支传至心室,使左、右心室几乎同步兴奋-收缩,而右心室心尖部起搏兴奋-收缩顺序与正常迥异,为右心室心尖部-室间隔-左心室心尖-左心室侧壁-左心室基底部。右心室心尖部和室间隔先收缩,左心室侧壁收缩延迟,造成二尖瓣关闭不全,出现二尖瓣反流;室间隔和心尖部先收缩,左心室侧壁和基底部后收缩使左心室收缩不协调,造成左心室射血减少,导致心功能不全。此外,研究发现电极刺激部位心肌灌注减少,心肌纤维化及肌纤维排列紊乱也与心功能异常有关。有鉴于此,目前有部分医学中心采用右心室流出道(right ventricular outflow tract,RVOT)起搏,治疗效果理想。

右心室流出道起搏(right ventricular outflow tract pacing)是指将电极固定在RVOT间隔部位。RVOT解剖区域介于肺动脉瓣下缘,三尖瓣装置上缘(与His束在同一水平),外侧为心室游离壁、内侧为室间隔,可简单地分为前壁、后壁、游离壁和间隔壁。动脉圆锥部位间隔位置高,表面光滑,不利于电极固定,而室上嵴下的间隔,有肌小梁,为电极固定的常用部位。电极安装在右心室流出道,由于邻近His束,其电兴奋传导接近正常顺序,可明显减少心室间不同步现象。

RVOT起搏电极常选用主动螺旋电极,将电极在体外拧入室间隔。由于RVOT间隔部上部邻近升主动脉,为避免损伤主动脉瓣,电极常固定在低位。婴幼儿心腔小,间隔部位小,固定困难,限制了这一技术在低龄儿童中的应用。目前由于导线输送装置的改进,在年长儿操作相对容易,电极固定成功率可达80%以上。此外,临床研究发现,儿童由于右心室流出道相对狭小,固定电极导线时易将其固定在游离壁上,由于冠脉前降支走行于前室间沟内,游离壁固定容易损伤冠脉,需注意。因此,在电极固定前需通过X线不同投照视角来观察电极位置以防误操作(图22-3),也可以根据心电图来判断(图22-4)。

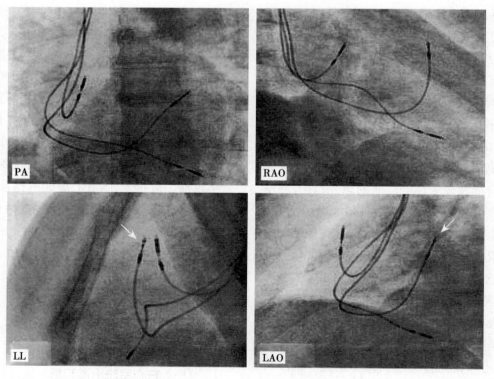

图22-3 PA位有时较难判断,参考RAO位较容易,LL位当电极末端指向后方时,电极位于间隔部,其特异性为100%,指向前方时,则是游离壁;LAO位当电极位于间隔部时,其末端指向右后,当位于游离壁时,则指向左前

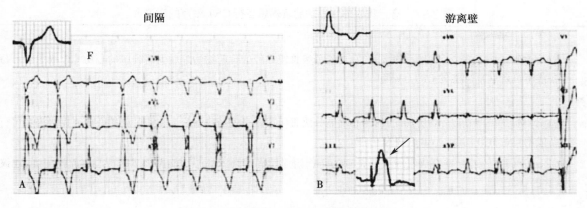

图 22-4　心电图显示电极安装的位置

A. 电极安装在室间隔，I导联主波向下；B. 电极安装在游离壁I导联 R 波向上，Ⅲ导联 R 波向上，且有切迹，其特异性可达 90%

RVOT 起搏由于起搏位置邻近正常传导束，起搏后兴奋沿左、右束支传导至心室，使双侧心室基本同步兴奋-收缩，从而避免了由于右、心室心尖部起搏所致心室间不同步收缩导致的二尖瓣反流和心功能不全。在儿童中的研究表明，无论是术后早期还是长期随访均发现，RVOT 起搏左、右心室不同步现象明显少于右心室心尖部起搏，其心肌灌注、左心室心肌收缩和心功能无明显改变，二尖瓣反流和心房颤动发生率低，心内膜下心肌活检无肌纤维排列紊乱等现象。尤其是术前合并心功能不全者，单纯右心室心尖部起搏可加重心功能不全症状，而行 RVOT 起搏可明显改善心功能、减轻临床症状、增加 6 分钟步行距离并提高其生活质量。RVOT 起搏为主动固定电极，术后不易发生移位，安全可靠，且容易拆除。并发冠状动脉和主动脉瓣损伤罕见。有一过性肺动脉高压的报道，为术后急性发作，原因不明，应用药物治疗后症状消失。

（二）心脏再同步化治疗

许多心力衰竭患者，如扩张型心肌病，缺血性心脏病和先天性心脏病术后患儿，在终末期心力衰竭时多存在左、右心室收缩不同步，这种心室间收缩不协调不仅增加心肌氧耗，还降低其收缩有效性，使心室射血分数（EF）进一步减低，并出现二尖瓣反流，药物治疗效果差。为改善患者临床症状，提高其生活质量，目前多采用在适当药物治疗基础上，以恰当的心脏辅助刺激，纠正这种心室间不同步收缩，改善心功能，这种治疗称为心脏再同步化治疗（cardiac resynchronization therapy, CRT）。

CRT 一般采用双腔（左、右心室）起搏或三腔（心房和左、右心室）起搏。1994 年最初应用于成人心力衰竭患者，随后的大样本研究如 MUSTIC-SR、PATH CHF、COMPANION 和 CARE HF 等均证实 CRT 治疗可明显改善心功能、逆转心脏重构、缩短住院时间和降低死亡率。儿童由于体格小、心脏结构复杂（先天性心脏病）、操作困难，临床应用较少。目前的治疗指征主要参考成人的指征（表 22-4、表 22-5）。

但严格按以上标准纳入的患者，行 CRT 有效率仅为 70% 左右。此前认为 QRS>0.12s 时，尤其是伴有 LBBB 时，常预示左、右心室间除极不同步，其除极不同步必然伴随收缩不同步。但部分患儿 QRS<0.12s，心脏超声也发现心室间收缩不同步，而有些患儿 QRS>0.12s 时，心脏超声结果却正常，而 CRT 疗效与是否存在心室间收缩不同步有明显正相关。因此现在认为，不能单纯依靠 QRS 波宽度来判断心室间收缩是否异常，而要结合心脏超声如传统超声、组织多普勒、应变率成像和组织示踪技术及三维超声等结果来综合判断。对于心功能 I 级或 Ⅱ 级的患者是否需行 CRT，目前尚有争议。有研究发现，心功能 Ⅱ 级，但出现 QRS 增宽和超声证实有心室间（内）收缩不同步，行 CRT 后可逆转心室重塑，提高 EF 值，改善临床症状。

表 22-4　有严重收缩性心功能衰竭患者行 CRT 治疗的建议 *

I 类

EF≤35%,QRS≥0.12s,窦性心律,纽约心功能分级 III 级或经合理药物治疗后无需卧床的心功能 IV 级患者可行具备或不具备 ICD 功能的 CRT（A 级）

IIa 类

1.　EF≤35%,QRS≥0.12s,心房颤动,纽约心功能分级 III 级或经合理药物治疗后无需卧床的心功能 IV 级患者可行具备或不具备 ICD 功能的 CRT（B 级）

2.　EF≤35%,纽约心功能分级 III 级或经合理的药物治疗后无需卧床的心功能 IV 级但需行心室起搏患者,建议行 CRT（C 级）

IIb 类

EF≤35%,经合理的药物治疗后纽约心功能分级 I 级或 II 级,已经安装永久起搏器和/或 ICD 既往有频繁心室起搏者,可行 CRT（C 级）

III 类

无症状的 LVEF 减低,且无其他需起搏指征者,无需行 CRT（B 级）

其心功能状态和寿命预期主要由非心脏原因所致,无需行 CRT（C 级）

*.2008 年 ACC/AHA/HRS《植入器械治疗心脏节律异常指南》。

表 22-5　窦性心律患者心脏再同步化治疗适应证 *

I 类	QRS 波宽度≥120ms、LBBB、射血分数≤35% 以及纽约心功能分级 II～IV 级
IIa 类	QRS 波宽度≥150ms、非左束支阻滞、射血分数<35% 以及纽约心功能分级 II～IV 级
IIb 类	QRS 波宽度 120～150ms、非左束支阻滞、射血分数<35% 以及纽约心功能分级 II～IV 级
III 类	QRS 波宽度<120ms,慢性心衰患者,不推荐 CRT 治疗

注:*2013 年欧洲心律学会/欧洲心脏病学会（EHRA/ESC）《心脏起搏器和心脏再同步化治疗指南》。

在成年患者,右心室电极放在心尖部,左心室电极通过冠状窦放在心静脉的侧支或后侧支,年长儿童也可采用此法。由于右侧心脏扩大、冠状窦解剖变异、心肌瘢痕导致起搏或感知阈值不理想及膈肌刺激等原因,只有约 70% 左心室电极可经冠状窦静脉找到合适位置。年幼儿经冠状窦植入左心室电极较困难,一般多在手术时,将左心室电极植入心外膜,但植入部位因人、因病而异,没有统一标准。

CRT 按功能分为同步起搏（CRT-Pacing,CRT-P）和同步起搏-除颤（CRT-Defibrillator,CRT-D）两种。CRT-P 仅具起搏功能而 CRT-D 兼具起搏和除颤功能。多数临床研究发现与单纯药物治疗相比,CRT-P 和 CRT-D 均可明显改善患者心功能,降低猝死发生率,但两者之间对猝死的预防无显著差异,无论是缺血性心脏病还是非缺血性心脏病导致的心衰。

CRT 随访需对 LVEF、6 分钟步行距离、住院时间,以及生活质量等几项内容进行评估。扩张型心肌病患者行 CRT 可改善其临床症状,但无法逆转心脏重构,EF 变化小。缺血性心肌病患者 CRT 疗效差。先天性心脏病术后患儿,由于电极置放位置难统一,疗效难以比较。功能性单心室术 Fontan 术后患儿,电极植入位置应参考超声结果,以左心室收缩最迟部位为电极安放处,一般多放在左心室侧壁、近基底部;或者在心尖部和基底部之间,原因是侧壁预先激动可使基底部提前激动,以减少其延搁,同时激动乳头肌,减少二尖瓣反流,改善心功能和降低氧耗。

CRT 不作为急性期心力衰竭的治疗手段,必须在合理的抗心力衰竭药物治疗基础上实施。需持续静脉给予正性肌力药物、反复水钠潴留和进行性肾功能不全的患儿,行 CRT 可增加病死率。CRT 常见并发症包括囊袋血肿、电极移位、肺水肿、低心排、胸腔积液、膈肌刺激、术后起搏阈值异常及心功能恶化等。

以左束支起搏为代表的生理性起搏是当前心脏起搏电生理领域最新最前沿的临床理念和手术策略,起搏信号沿左心室传导束进行,使左心收缩活动同步化和生理化。大量成人应用经验表明,在大部分病例中,其能代替传统 CRT 方案纠正左束支传导阻滞,逆转心肌重构,改善心功能。

上海交通大学医学院附属上海儿童医学中心于 2019 年对 1 例高度房室传导阻滞合并完全左束支传导阻滞的 10 岁患儿进行左束支起搏治疗,术中左心室达峰时间 56ms,随访监测阈值稳定(0.8mV/0.4ms),经胸心脏超声清晰地显示心室电极紧贴左心室心内膜下,并且患儿心功能改善明显。戴辰程等 2019 年完成 6 例儿童左束支区域起搏治疗,年龄分布自 9~14 岁,5 例三度房室传导阻滞,1 例传统右心室起搏术后心功能不全,术中心室平均达峰时间为 56ms,术后感知、阻抗、阈值良好且稳定,心功能不全的患儿 EF 自术前 45% 升至 57%。

左束支起搏要求将左心室电极(3830)紧贴左心室心内膜下。根据直接激动左束支,还是左束支附近的心肌组织分成选择性左束支起搏和非选择性左束支起搏。无论是哪种左束支起搏方式,左心室电极的植入位置要求非常高。低龄儿童具有快速生长发育的生理特点,在生长过程中,电极是否仍位于原来的位置,会否出现脱落、穿孔失夺获,目前无法预测。因此目前国内儿童左束支起搏治疗病例选择上大多纳入年长儿。目前对于儿童左束支起搏治疗指征尚未有明确的规范,如存在强适应证,低龄儿童应仍具有手术指征。杨志平等报道 1 例 3 岁先天性二度Ⅱ型房室传导阻滞合并完全性左束支传导阻滞患儿行左束支起搏治疗案例,术前心电图 QRS 156ms,左束支起搏治疗后可以将其纠正至 98ms,术中左心室达峰时间 60ms,总体手术效果良好,这是低龄儿左束支起搏治疗的一个尝试,远期预后有待观察。

儿童和先天性心脏病患者与成人有很大不同,其年龄小,解剖结构复杂,因装置选择、导线摆放位置不同,以及起搏模式各异等,都会具有各自独特的血流动力学和生理状况。为保证安全,减少并发症,治疗团队必须由相关专家组成,这些专家必需熟知 CRT、生理性起搏治疗的指征、安装技巧、并发症处理以及仪器程控和随访。不仅如此,还要给予患儿必要的心理支持和情感照顾。

(赵鹏军 吉炜 李奋)

参 考 文 献

1. GILLETTE P C, GARSON A.Clinical pediatric arrhythmias.2nd ed. Philadelphia: WB Saunders Company, 1999.

2. GILLETTE P C, ZEIGLER V L.Pediatric cardiac pacing. New York: Armonk, 1995.

3. GLIKSON M, ESPINOSA R E, HAYES D L. Expanding indications for permanent pacemakers. Ann Intern Med, 1995, 123(6):443-451.

4. CONNOLLY SJ, KERR C, GENT M, et al. Dual-chamber versus ventricular pacing. Critical appraisal of current data. Circulation, 1996, 94(3):578-583.

5. MICHAELSSON M, RIESENFELD T, JONZON A. Natural history of congenital complete atrioventricular block. Pacing Clin Electrophysio, 1997, 20(8 Pt 2): 2098-2101.

6. EPSTEIN A E, DIMARCO J P, ELLENBOGEN K A, et al. ACC/AHA/HRS 2008 Guidelines for device-based therapy of cardiac rhythm abnormalities. Heart Rhythm, 2008, 5(6):e1-62.

7. WiLKOFF B L, AURICCHIO A, BRUGADA J, Et al. HRS/EHRA Expert Consensus on the Monitoring of Cardiovascular Implantable Electronic Devices(CIEDs): description of techniques, indications, personnel, frequency and ethical considerations: developed in partnership with the Heart Rhythm Society(HRS) and the European Heart Rhythm Association(EHRA); and in collaboration with the American College of Cardiology (ACC), the American Heart Association(AHA), the European Society of Cardiology(ESC), the Heart Failure Association of ESC(HFA), and the Heart Failure Society of America(HFSA). Endorsed by the Heart Rhythm Society, the European Heart Rhythm Association(a registered branch of the ESC), the American College of Cardiology, the American Heart Association. Europace, 2008, 10(6):707-725.

8. SILKA M J. Implantable cardioverter-defibrillators in children. A perspective on current and future uses. J Electrocardiol, 1996, 29 Suppl:223-225.

9. NiSHIMURA R A, SYMANSKI J D, HURRELL D G, et al. Dual-chamber pacing for cardiomyopathies:a 1996 clinical perspective. Mayo Clin Proc, 1996, 71(11):

1077-1087.

10. RISHI F, HULSE J E, AULD D O, et al. Effects of dual-chamber pacing for pediatric patients with hypertrophic obstructive cardiomyopathy. J Am Coll Cardiol, 1997, 29 (4):734-740.

11. GLIKSON M, HAYES D L, NISHIMURA R A. Newer clinical applications of pacing. J Cardiovasc Electrophysiol, 1997, 8 (10):1190-1203.

12. CONNOLLY S J, SHELDON R, ROBERTS R S, et al. The North American Vasovagal Pacemaker Study (VPS). A randomized trial of permanent cardiac pacing for the prevention of vasovagal syncope. J Am Coll Cardiol, 1999, 33 (1):16-20.

13. 马长生, 盖鲁奥, 张奎俊, 等. 介入心脏病学. 北京:人民卫生出版社, 1998.

14. VLAY S C. The ACC/AHA/HRS 2008 guidelines for device-based therapy of cardiac rhythm abnormalities: their relevance to the cardiologist, internist and family physician. J Invasive Cardiol, 2009, 21 (5):234-237.

15. WALSH E P, CECCHIN F. Recent advances in pacemaker and implantable defibrillator therapy for young patients. Curr Opin Cardiol, 2004, 19 (2):91-96.

16. KAYE G, STAMBLER B S, YEE R. Search for the optimal right ventricular pacing site: design and implementation of three randomized multicenter clinical trials. Pacing Clin Electrophysiol, 2009, 32 (4):426-433.

17. TANTENGCO M V, THOMAS R L, KARPAWICH P P. Left ventricular dysfunction after long-term right ventricular apical pacing in the young. J Am Coll Cardiol, 2001, 37 (8):2093-2100.

18. YU C C, LIU Y B, LIN M S, et al. Septal pacing preserving better left ventricular mechanical performance and contractile synchronism than apical pacing in patients implanted with an atrioventricular sequential dual chamber pacemaker. Int J Cardiol, 2007, 118 (1): 97-106.

19. VICTOR F, MABO P, MANSOUR H, et al. A randomized comparison of permanent septal versus apical right ventricular pacing: short-term results. J Cardiovasc Electrophysiol, 2006, 17 (3):238-242.

20. TSE H F, WONG K K, SIU C W, et al. Upgrading pacemaker patients with right ventricular apical pacing to right ventricular septal pacing improves left ventricular performance and functional capacity. J Cardiovasc Electrophysiol, 2009, 20 (8):901-905.

21. Ng A C T, ALLMAN C, VIDAIC J, et al. Long-term impact of right ventricular septal versus apical pacing on left ventricular synchrony and function in patients with second- or third-degree heart block. Am J Cardiol, 2009, 103 (8):1096-1101.

22. BATRA A S, BALAJI S. Cardiac resynchronization therapy in children. Curr Cardiol Rev, 2009, 5 (1): 40-44.

23. SILVA J N, GHOSH S, BOWMAN T M, et al. Cardiac resynchronization therapy in pediatric congenital heart disease: insights from noninvasive electrocardiographic imaging. Heart Rhythm, 2009, 6 (8):1178-1185.

24. TAKABAYASHI S, SHIMPO H, MITANI Y, et al. Pediatric cardiac remodeling after cardiac resynchronization therapy. Pediatr Cardiol, 2006, 27 (4): 485-489.

25. WEI J, XUEYING C, JIE S, et al. Left bundle branch pacing improved heart function in a 10-year-old child after a 3-month follow-up. EP Europace, 2020, 22 (8): 1234-1239.

26. 戴辰程, 戴文龙, 郭保静. 儿童左束支区域起搏六例临床观察. 中华儿科杂志, 2020, 58 (2):107-112.

第二十三章

儿童机械辅助循环

迄今为止,心力衰竭是人类死亡的主要原因之一,且其发生机制仍未完全阐明。目前临床上治疗心力衰竭主要有三种方法:药物、心脏移植和机械辅助。不过药物并非对所有心力衰竭患者都有效,而心脏移植则受到供体来源的限制。因此,机械辅助循环(mechanical circulatory support)是为心力衰竭的患者提供了另一种选择,或更确切地说,是一种支持手段。该方法自身并没有治疗作用,不能促进心功能恢复,但可以让患者的心脏得到近乎彻底的休息以等待恢复或心脏移植,这就是心脏机械辅助的任务和作用。

在儿童,特别是婴幼儿、新生儿中应用心脏机械辅助的历史还不长,长时间的心脏辅助装置在儿童中使用历史更短。目前体外膜氧合(extracorporeal membrane oxygenation,ECMO)是儿童机械辅助循环的主要方式,国内近十年来,相关临床经验也在不断积累,机械辅助装置的重要性正在被人们逐渐认识。ECMO 可支持心力衰竭和呼吸衰竭的患者,本章节仅涉及心力衰竭的内容。

一、机械辅助的适应证

儿童心力衰竭病例使用心脏辅助装置的适应证和禁忌证和成人相似,用于支持可逆或可治疗的心功能无法支持机体循环功能的患者。几乎所有的适应证的目的都是为了暂时地支持生命,等待心功能恢复或心脏移植,在儿童中很少有将机械辅助循环作为终末期治疗手段的。

(一) 等待心功能恢复

各种原因引起的心脏功能不全,心搏出量不能满足全身灌注的需要而需依靠心脏辅助装置维持以等待心功能的恢复。这些原因主要包括两

类,一是外科手术后,如先天性心脏病纠治手术或心脏移植手术后;二是非外科原因,儿童中主要包括暴发性心肌炎、心肌病等。

(二) 等待心脏移植

对于那些心功能无法恢复的心力衰竭患儿,在等待供体时也可使用机械辅助装置维持循环。虽然有报道 ECMO 在这类患者中应用可以达到 50% 的成功率,但是长时间 ECMO 引起的并发症多于心室辅助设备(ventricular assist device,VAD),现在等待供体的时间也越来越长,因此 VAD 可能更适合等待移植的病例。

(三) 心肺复苏

机械辅助装置特别是 ECMO 可以在常规心肺复苏(cardiopulmonary resuscitation,CPR)无效的情况下延长患者生命,以利采取其他治疗手段。因此,现在 ECMO 与 CPR 方法的拓展,称为 ECPR(extracorporeal CPR,ECPR)。这种方法最好要在无效的心肺复苏后 20 分钟以内开始,如时间过长会影响神经系统的恢复,出现神经系统后遗症。为节约时间可先使用晶体液预充后立即开始机械辅助,然后再追加血液制品,只要抢救方法得当,插管迅速,在儿童中这类患者的抢救成功率可达到 40%。

二、机械辅助的禁忌证

有关机械辅助的禁忌证随着时间的推移在不断变化。绝对禁忌证包括体重低于 1.5kg(该禁忌证主要与现有的设备、插管等限制有关)、严重的颅内或腹腔内出血、严重的凝血障碍、严重的多器官功能衰竭、严重的先天畸形、严重的染色体异常

及已存在致命损伤等。术后残留严重的解剖畸形虽然并非是绝对禁忌证,但应尽早再次手术或介入治疗。以前败血症、单心室解剖结构和多脏器功能衰竭都是使用机械辅助的禁忌证,但是已有采用机械辅助救治这类患儿并获得成功的报道。虽然机械辅助的适用范围不断扩大,但也不能因此而任意使用,如严重心内畸形无法纠治等不可逆状态,除非可进行移植手术,否则不宜使用机械辅助设备。

三、可用于儿童的心脏辅助装置

在儿童中使用的机械辅助装置的种类与成人基本相同。但在成人中使用最多的是 VAD,而在小儿病例中最常用的则是 ECMO。近年来在儿科病例中 VAD 的使用虽有所增加,但受技术限制仍未大量使用。也有个别医疗机构在儿童病例中使用主动脉气囊反搏(intraaortic balloon pumping,IABP)进行心功能辅助,但病例数较少。如按照使用的时间长短划分,可将心脏辅助设备分为短期和长期两大类。

(一)短期机械辅助设备

短期机械辅助设备可以在数小时或数天的时间内支持患者的心功能,使用时间一般不超过30天。

1. 体外膜氧合(extracorporeal membrane oxygenation,ECMO) 儿科患者中,ECMO 技术是最为常用的机械辅助技术。从 1972 年起,该技术开始在儿童病例中使用,该技术早年主要用于呼吸功能衰竭的病例,最近几年对心功能衰竭病例的使用比例逐渐增加。目前,国际上因心功能和呼吸功能使用的儿童病例数已基本持平,而国内则是心力衰竭病例数明显高于呼吸衰竭病例,而 ECPR 的比例也有逐渐增加的趋势。

整套 ECMO 的装置主要包括心泵、氧合器(含变温装置)、插管和连接管道等。目前国内都是采用离心泵作为 ECMO 驱动泵,该类泵对血液有形成分破坏较少,但在低流量时,由于受泵后阻力的影响,流量不十分稳定,因此国外有些机构在新生儿病例中依然采用滚轴泵作为 ECMO 的驱动泵。

ECMO 的使用模式主要有静脉-动脉和静脉-静脉两种。心力衰竭的患者仅能使用静脉-动脉模式的 ECMO,可采用外周血管和胸内大血管两种插管方式。静脉-静脉模式仅能替代肺功能,虽然减轻了右心室负荷和改善供氧对心功能有一定的帮助,但是对于严重心力衰竭的患者并不适合,所以本章中不予讨论。小年龄儿童外周血管插管一般选用右颈内静脉和颈总动脉,年长儿可和成人一样进行股、动静脉插管。胸内插管主要用于心脏手术以后的患者或无法外周插管的病例,动静脉插管大多放置在主动脉和右心耳。

ECMO 的优点在于其能够辅助全心功能衰竭及伴有肺动脉高压的患者;可适用于所有年龄段的患者,特别在新生儿和婴幼儿中,该年龄阶段的患者体形小限制了其他的心脏辅助装置的使用;而且当采用外周血管插管时,该技术还可以保持胸腔的完整性。缺点是预充量大,需要血液预充,转流中需使用大量的抗凝药物,特别对心脏手术后的病例严重干扰了凝血系统功能,出血并发症较常见,且各类并发症的发生率较高,严重时直接危及生命。

2. 心室辅助装置(ventricular assist device,VAD) 由于 VAD 设备的限制,有些用于成人的 VAD 设备无法在小儿,特别是婴幼儿中使用。因此儿童中采用普通离心泵方式进行心室辅助也纳入 VAD 范畴,该类 VAD 则纳入短期机械辅助装置。即使如此,该技术在儿科病例,特别在体重低于 20kg 的患儿中的使用仍较为局限。国内也仅有上海交通大学医学院附属上海儿童医学中心等个别单位对少量儿童病例进行尝试。这类 VAD 中的动脉插管一般插在升主动脉,引流管可置于左心房。

VAD 能降低左心室后负荷及心室壁的张力,同时减少强心药物的使用,也随之减少强心药物所引起的不良效应。VAD 使用后能立刻降低收缩末期、舒张末期容量和室壁的张力,因此使用即刻就可提高已扩张心肌的收缩力。同时,通过降低左心房压力也使肺毛细血管静水压保持在较低的水平,可以防止肺水肿、右心室功能受损等情况的发生。

该技术的优点为较彻底地缓解心室负荷,有

些研究表明该方法较 ECMO 更有利于心脏功能的恢复。其缺点为该方法仅支持一个心室的功能,在支持左心室时右心室必须要有相当的功能,以维持左心足够的前负荷,否则需使用 ECMO 或双心室辅助,而儿童心脏小,难以容纳实现双心室辅助的插管,也使得 ECMO 在儿童中占主流地位。

3. 主动脉内球囊反搏(intraaortic balloon pumping,IABP) 主动脉内球囊反搏(IABP)是通过增加冠状动脉血流以提高心肌的氧供并减轻心肌氧耗,改善心肌对氧的供求比例,降低心脏后负荷来促进心功能的恢复。目前,IABP 在治疗成人难治性的心功能不全中已非常成熟,成为急性左心功能不全的常规治疗方法,但在儿童中的使用仍然有限。其原因可能是儿童和成人的心脏病种类有差异:成人中冠心病多见,通常引起左心功能不全,适合使用 IABP 治疗;儿童则以先天性心脏病为主,如出现严重的左心室功能不全也常伴有右心室乃至肺功能衰竭,且儿童病例还存在单纯右心室功能衰竭、全心衰竭或肺动脉高压等情况,仅使用 IABP 不能挽救患儿的生命,在青紫型先天性心脏病的患儿中支气管动脉粗大,也不适合使用 IABP。

(二)长期机械辅助设备

长期辅助设备在儿童患者中使用很少,特别对新生儿和婴幼儿尚没有适合长期使用的机械辅助设备,因此本章中仅做简要介绍。

1. 搏动型心室辅助泵 在欧洲,儿童长期心室辅助设备主要有 Berlin Heart VAD 和 MEDOS-HIA VAD 两种气动型的搏动泵。目前国际上还有 Thoratec、Abiomed BVS 5000、Pierce-Donachy Pediatric System、Toyobo-Zeon Pumps 等设备。这些泵大多是半植入式的,由瓣膜结构控制血液的流动方向,产生搏动血流,使用简便且可长期使用,抗凝程度低,血液破坏轻。患者可以脱离呼吸机,并且在一定程度上能够自由行动。缺点为有凝血倾向,特别在左心房易生成血栓,也会导致感染;安装/拆卸复杂、价格昂贵、需要心室插管和体积受到胸腔大小的限制等。这些泵大多是 20 世纪 80 年代问世,有些在儿童中有数百例的使用经验,有些仅使用在个别病例中。

2. 叶片型心室辅助泵 叶片型泵可分为离心泵、轴流泵和混流泵三类。其优点是体积小,安装和拆卸简便、低噪声、感染概率小,产生血栓的概率也较小。缺点是目前其使用范围还限制在体表面积超过 $1.5m^2$ 的患者中。

3. 全植入人工心脏 该类心脏辅助设备可全部植入体内,但由于它们体积过大,目前尚没有在儿童中使用的报道。

四、机械辅助装置的临床应用

最近十年来,机械辅助装置特别是 ECMO 在国内的使用已比较广泛,有少量单位也开始尝试使用 VAD,有些医院和医疗器械公司还独立或合作开发国产设备。在儿童领域,也有数十家医院已经在临床上开展了 ECMO 的使用。

(一)体外膜氧合(ECMO)

自 ECMO 技术问世以来,随着技术改进和经验积累,使用范围不断拓展,可在不同年龄的患者发生心脏或肺功能严重受损的情况下使用。如今该方法的应用范围几乎已涵盖了所有可逆性及部分不可逆的心肺功能衰竭的患者的支持以等待恢复或脏器移植。

ECMO 是通过将静脉血液引流至体外,由心泵将膜肺氧合后的血液再灌注入体内,维持机体氧供和排除体内的二氧化碳以保证机体代谢,同时保证机体足够的血流灌注,对心力衰竭和呼吸衰竭的患者进行有效支持。该方法可减少呼吸机的使用强度,从而减少呼吸机引起的各种并发症,保持血液的正常氧合,减少儿茶酚胺类药物支持,降低心肌组织的氧耗,改善全身灌注,为心肺功能的恢复或等待供体赢得宝贵的时间。

ECMO 所使用的设备包括心泵、氧合器、热交换器、动静脉插管、连接管道及各种监测设备。图 23-1 为静脉-动脉模式 ECMO 的连接示意图。

ECMO 起源于心肺转流(cardiopulmonary bypass,CPB),因此就血流和氧合的原理而言两者一脉相承,但两者也有不同的地方(表 23-1):①在血液循环上,CPB 是将静脉血流完全引出体

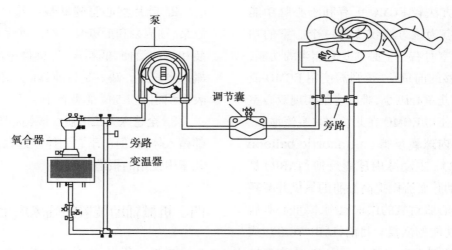

图 23-1　ECMO 示意图（静脉-动脉模式）

表 23-1　静脉-动脉模式 ECMO 和 CPB 的比较

	静脉-动脉 ECMO	CPB
使用地点	监护室	手术室
适应证	心和/或肺功能衰竭	心内直视手术
静脉插管	右心房或外周大静脉	右心房或上下腔静脉
动脉插管	升主动脉或外周大动脉	升主动脉
氧合器	可长时间使用膜肺为主	短时间（<6 小时）氧合器
动脉过滤器	不用	用
贮血瓶	不用	必需
ACT	160~220s	>480s
低温	偶尔	经常
血液稀释	否	是

外,氧合后回到主动脉,转流过程中肺循环完全旷置,CPB 替代心脏和肺的全部功能。而 ECMO 则是引出体内大部分的血液,经体外氧合后回到动脉或静脉,虽也可几乎全部的替代肺和心脏的功能,但通常有一定量血液流经肺。②在抗凝方面,CPB 中使用大量的肝素甚至可使凝血时间无限期延长,而 ECMO 仅使用小剂量肝素使激活凝血时间(activated clotting time,ACT)保持在适当的范围。③在代谢和供氧方面,CPB 中可利用低温降低全身代谢率,因此可采用血液稀释技术,也可以降低灌注流量,必要时还可使用低流量或停循环技术,而 ECMO 则更注重供给机体足够氧气以满足机体代谢和脏器功能恢复的需要,使用中保持体温正常或接近正常,不宜使用血液稀释,降低灌注量等技术。

1. ECMO 的安装

（1）设备的选择:目前,国内所有医院都使用离心泵为 ECMO 的辅助心泵,在静脉-动脉模式的 ECMO 中,在儿童和婴幼儿中的流量一般分别为 70~100ml/(kg·min)、和 100~150ml/(kg·min)。因此,在选择插管和管道时应考虑能满足静脉充分引流和适宜的动脉灌注压力(表 23-2)。

（2）预充液的选择及预充方法:当 ECMO 管道连接完毕后,先采用平衡液预充排气,如时间允许可在预充后添加白蛋白,使白蛋白先期黏附在氧合器和管道表面,以减少转流开始后纤维蛋白原的黏附。在新生儿、婴幼儿中需使用血制品保证转流开始时血细胞比容维持在正常范围,紧急情况如 ECPR 时可不使用血制品,而在转流开始后再补充血细胞、胶体和血小板。预充结束后最

表 23-2　静脉-动脉模式 ECMO 管道选择表

体重	< 2kg	2~5kg	5~10kg	10~20kg	20~35kg	35~70kg	>70kg
引流管/英寸	1/4	1/4	1/4	3/8	3/8	1/2	1/2
灌注管/英寸	1/4	1/4	1/4~3/8	3/8~1/2	1/2	1/2	1/2
动脉插管/Fr	8~10	8~14	16~20	17~21	17~21	19~21	21
静脉插管/Fr	8~10	10~16	12~17	17~19	21~23	23	23

好能对预充液进行血气分析,根据血气检查的结果调节酸碱平衡和钙离子浓度,减少开始转流时出现心肌抑制甚至心搏骤停的概率。

（3）插管位置的选择:ECMO 插管方式有外周插管和中央插管两种。外周插管可通过直接经皮插管或血管切开进行,插管后可使用超声诊断仪来判断插管位置是否恰当。30kg 以上的大年龄儿童可选用股动、静脉作为插管的位置,并将静脉插管尖端直接伸至右心房,动脉插管可选用 15~21F 的插管,静脉插管选用 18~28F(插管的选择见表 23-2)。为防止动脉插管远端肢体缺血,可在动脉灌注管上连接一旁路,灌注股动脉插管远端的肢体。20kg 以下的患儿不使用股动静脉转流,胸外插管多选择颈内动静脉。中央插管主要用于心脏手术后的患者或外周无法插管的患者,一般选择升主动脉和右心房作为插管的位置。由于使用 ECMO 的病例往往病情危重,且个体差异大,实际临床应用时需要根据实际情况判断合适的插管位置,必要时需要外周和中央插管结合使用。

2. ECMO 患者的管理　在 ECMO 使用过程中,全部或部分的静脉血回流引出至体外进行气体交换,减轻机体自身的心脏和/或肺的负担,等待脏器功能恢复。这时呼吸机使用强度和强心药物的剂量都应降低。在使用过程中,全身各脏器都受到一定的影响,因此 ECMO 的管理不仅要考虑到心肺功能,还必须要关注抗凝,肝肾功能,营养等多方面的因素。

（1）凝血系统:ECMO 过程中的抗凝是非常重要的任务,特别是由于小儿 ECMO 的流量低于成人,血栓形成概率更高,因此用肝素进行抗凝治疗是必不可少的。通常情况下,在 ECMO 插管前需在体内使用肝素 0.5~1mg/kg,并且在 ECMO 管路中添加肝素 5~10mg。ECMO 启用后,应定期检

测凝血指标,现在通常是每 4~12 小时联合检测 ACT 和活化部分凝血活酶时间（activated partial thromboplastin time,APTT）,根据两者的变化调节肝素的维持剂量,以维持 ACT 在 160~220 秒之间,APTT 在 60~80 秒之间为宜。ECMO 期间还需定期检测 DIC 全套,有条件的单位还可进行抗 X、AT Ⅲ 和血栓弹力图等的检测。不过对于 ECMO 中的抗凝并没有统一的策略,各医疗机构往往有各自不同的抗凝策略。儿童肝素维持剂量高于成人,大多在 5~60U/（kg·h）。由于 ECMO 过程中的抗凝以及体内凝血物质的不断消耗,因此,出血是 ECMO 中最常见的并发症,在 ECMO 使用过程中不仅要防止血液凝固,而且还需维持机体适当的凝血功能,防止出血,所以在 ECMO 治疗过程中需保持血小板水平不低于 50 000/mm^3,纤维蛋白原水平保持在 100mg/dl 以上。

（2）流量控制和循环支持:转流过程中流量应控制在能够保证全部的氧和二氧化碳的交换,通过调节血流量保持适当的血压及合适的动静脉氧饱和度。一般静脉氧饱和度超过 70% 可认为机体灌注充分。流量不足往往与容量不足、气胸、心脏压塞、管道梗阻有关。在保证流量的同时如为右心房插管应注意离心泵入口处的负压不低于 -40mmHg,股静脉插管时负压不低于 -80~-60mmHg,过低的负压会引起溶血和气穴现象。

在 ECMO 转流过程中,应尽量减少血管活性药物剂量,使心脏得到充分的休息,减少心肌耗氧和做功,一般来说,除使用小剂量多巴胺以增加肾脏血流外,不需使用其他强心药物。动脉平均压应保持在 >40mmHg(新生儿) 或 50~90mmHg(儿童或成人),同时应尽可能保持脉压 >10mmHg,使左心室有一定的搏出,防止心室内血液瘀滞,如心室较长时间没有搏出可能会导致心室内血栓形

成。ECMO 过程中还应监测中心静脉压,保持其处于较低的状态,以减少胸腔渗出,防止脏器淤血。左心房压也是一个重要的指标,左心房压的升高可导致左心室或左心房扩张,并由此引起肺水肿。左心房压力过高时需安放左心房引流管或施行球囊房隔造口术使左心房减压。

总之,在 ECMO 过程中应尽可能使心脏和肺处于适宜恢复的环境中,增加心肌灌注,减少心肌氧耗,转流中仅使用小剂量的强心药物维持体内基本的激素水平和增加肾脏灌注。

(3)呼吸机设置和血气管理:ECMO 转流过程中必须做到:①定时监测动脉血气,通过调节血流量和气体流量保持动脉二氧化碳分压维持在 40mmHg 左右;②实时监测静脉氧饱和度,以维持在 75% 左右为宜。静脉氧饱和度主要受到流量的影响,ECMO 开始后需调节流量保持恰当的静脉氧饱和度。

当 ECMO 仅仅是为了支持心脏功能的时候,机体自身的肺功能基本保持正常。这类患者使用静脉-动脉模式的 ECMO 时,如按常规使用呼吸机,肺部的气体/血流比值远远超出正常范围,且有造成肺部气压伤的可能,如仅根据低呼气末二氧化碳分压来降低呼吸机的通气量会导致肺泡塌陷,因此仍需保持适当的通气。如果病人肺也有损伤时,更要注意将呼吸机设置为肺保护通气的状态,即低潮气量(6ml/kg 及以下)、低呼吸频率(8~12 次/min)、低氧浓度(40% 及以下)和高呼气末正压(positive end expiratory pressure,PEEP)(8cmH$_2$O 及以上)。这样不仅可以预防肺不张,也能够防止发生气压伤。

(4)ECMO 的撤离:ECMO 治疗具有创伤性,维持时间越长,并发症发生率越高,预后也越差。上海交通大学医学院附属上海儿童医学中心的临床结果显示,心脏手术后 ECMO 辅助时间超过 3~5 天的患者生存率明显降低。

ECMO 使用过程中需定期评价心肺功能。心脏手术后使用 ECMO 的病例应定期行超声检查了解心功能恢复的情况。心功能恢复表现为:不改变其他状态如氧供、动脉氧含量时,出现静脉氧饱和度增加;动脉血压脉压增大和超声显示心脏收缩状况改善。

当心脏功能出现改善,估计能维持自身循环时,可考虑撤离 ECMO。在撤离过程中,应逐渐加强辅助心肺功能的各种措施,撤离的过程一般需 4~24 小时。当 ECMO 流量降低,机体自身的心排血量逐渐恢复时,呼吸机的频率和潮气量应随之恢复以免灌注冠状动脉的血液氧合不足。准备撤离前应重新开始使用强心药物,然后逐渐降低 ECMO 的流量,如果在小剂量或中等剂量的强心药物支持下,心指数能维持在 3L/(m²·min),则可考虑撤离 ECMO,也有采用逆流试验来判断患者是否能成功脱离 ECMO 支持。如果需使用较大剂量强心药物方能维持循环时,则应继续 ECMO 支持。经验显示,如需使用大剂量强心药物支持方能脱离 ECMO,在脱离后往往会出现左心功能进行性下降、心律失常甚至多脏器功能衰竭。

(5)其他:①抗感染,ECMO 使用过程中感染概率大,一般需使用抗生素预防感染。②营养支持,目前的研究显示,在 ECMO 使用过程中尽早给予肠内和肠外营养支持有利于促进恢复。③肾脏功能对血流动力学的改变非常敏感,低心排会直接引起尿量减少,因此在 ECMO 期间不仅要维持肾脏良好的灌注,保护肾脏的功能,必要时可使用小剂量的利尿药以维持适当的尿量。如机体液体符合过多,还可以采用持续肾脏替代治疗。④血红蛋白,ECMO 使用过程中应尽量维持血红蛋白在 120g/L 以上,其目的是保持血液的携氧能力。

3. ECMO 的并发症及其处理 由于 ECMO 使用时间长,且由于血液和人工材料表面的接触导致炎症反应、血小板数量减少和功能下降等,患者本身严重基础疾病也会产生各种影响,因此 ECMO 中各种并发症发生率较高。

(1)出血和栓塞:出血和栓塞是 ECMO 使用中最为常见的并发症,ELSO 统计结果显示该并发症的发生率达到甚至超过 1 次/病例,也是直接引起死亡的常见原因。在心脏手术后直接使用 ECMO 的患者最容易发生出血,为此需要再次手术止血的病例可达 36%~69%,这是由于体外循环后机体的凝血功能尚未恢复所致。呼吸衰竭或心源性休克的患者的凝血机制没有受到外界的干扰,早期出血的发生率较低,但也会随ECMO时间的延长,机体凝血系统受影响而导致出血。栓塞可发生在体内和ECMO循环管路中,小体重患儿由于血液在氧合器和管道内的流速较低,发生栓塞的可能性较成人为大。

(2)机械设备故障:目前,ECMO中使用的各种设备的性能越来越稳定,但是长时间的使用仍不免会发生一些故障。

1)泵故障:包括泵内血栓形成,离心泵失灵、停电等。一旦发现离心泵无法为血液提供动力,首要是钳夹管道,防止血液倒流,除非故障能马上解决,否则就应立刻使用手摇泵维持循环。如是因为泵内血栓形成等原因导致泵头失灵,由于在氧合器内估计也有较多血栓,应更换全套设备。

2)氧合器失灵:长时间的ECMO会造成氧合器功能下降,动脉血气结果显示氧分压逐渐下降或二氧化碳分压逐渐上升提示氧合器功能的下降。氧合器进出口压差增大提示氧合器内有血栓形成。气体交换能力不足或氧合器进出口压力阶差超过300mmHg是更换氧合器的指征。

(3)感染:使用ECMO病例中发生感染并不少见,这是由于ECMO病例长期使用呼吸机和多路血管管道,经胸腔插管的患者更易出现败血症和纵隔感染,股动静脉插管的病例特别应注意革兰阴性肠杆菌感染,有时还会出现霉菌感染。有时候在机械辅助过程中,感染所产生的唯一征象可能只是低血压,一旦出现感染,患者的生存概率即明显下降。

(4)肢体缺血:使用股动脉插管作为动脉灌注管时,由于影响股动脉对肢体远端的供血,因此会引发肢体缺血,严重者甚至会导致截肢。现在很多医院常规在股动脉插管的远端放置一小的灌注管,但并不能完全杜绝肢体缺血的发生。

(5)肾衰竭:肾衰竭往往继发于低心排血量,也是预后不佳的标志之一。目前,急性肾衰虽已不是ECMO治疗的禁忌证,可使用透析等方法治疗,但一旦发生,其病死率依然很高。

(6)神经系统并发症:ECMO过程中出现的神经系统并发症有颅内出血、缺氧性脑病、脑梗死、抽搐甚至脑死亡等。对于小婴儿,应定期进行经囟门超声检查,如怀疑颅内出血或有其他并发症,应在ECMO支持下行颅脑CT检查。现有随访发现,儿童,特别是新生儿病例,ECMO后长期神经系统预后并不乐观,其原因不仅为ECMO导致,也有相当一部分和严重的原发疾病有关。

(7)其他:①肺水肿,静脉-动脉模式中,由于ECMO灌注血流直接进入大血管,理论上增加了左心室后负荷,因此需要降低外周阻力,必要时还需要采用左心减压。如处理不当,会逆行性引起左心室,左心房压力升高,进而导致肺水肿。②心脏压塞,主要是由于胸腔内出血引起,可导致泵前压降低、静脉回流减少、动脉血压脉压减小等现象直接影响ECMO的使用。③肝功能,ECMO过程中大量的输血,血液破坏,血液同氧合器或超滤器等人工异物表面接触等都会导致高胆红素血症。肝实质也会因为微栓等原因受到损伤。特别是对于新生儿,由于其肝脏尚未发育完全,肝功能受损的情况更易发生。

(二)心室辅助装置

在小儿中心室辅助装置(VAD)的使用远不如ECMO普遍,单个VAD仅能用于支持单个心室的功能,而儿童中全心衰竭的发生率高于成人,且心脏的大小也限制了双心室辅助的使用。VAD仅需心泵、动静脉插管和连接管道(图23-2)。

使用VAD患者的管理和使用ECMO的患者相似,抗凝仍然是必需措施,只是VAD使用耗材少,没有氧合器,同血液接触的异物表面积明显较ECMO为少,所以抗凝强度可较ECMO为低。但在

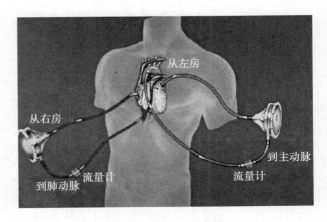

图 23-2 VAD 示意图
图示双心室辅助,左心辅助从左心房至主动脉,右心辅助从右心房至肺动脉。

一般情况下,仍以将 ACT 维持在 160~180 秒为宜,长期使用时,可采用口服抗凝药物。使用 VAD 时,由于其没有支持呼吸的功能,因此仍需依靠呼吸机或患者自身呼吸来保持气体交换,维持全身氧供。

在使用单个 VAD 时,使用者一定要有清晰的概念,即在使用 VAD 时,一定要注意保持另外一个非 VAD 支持心室的功能,因为另一个心室具有为 VAD 提供前负荷的功能。比如说,如果在进行左心室辅助时,必须保持右心室具有一定的功能,能够搏出足够的血液为辅助泵提供前负荷,如果一旦右心室功能丧失,那么 VAD 的流量无法维持,全身血液循环也无法维持。

成人使用 VAD 一般是为了等待心脏移植,也有部分作为终末期治疗,因此恢复概率较小。但在儿童 VAD 使用中,特别是用普通离心泵进行支持时,其目的是等待心功能恢复。临床上可根据患者心功能恢复的情况,考虑撤离心室辅助的时机。一般心脏手术以后使用 VAD,可以恢复的患者一般会在 3 天之内出现明显的心功能改善征象,而对于由于心肌炎或心肌病的患者就需要较长的时间,有时需要两周甚至更长的时间。当准备撤离辅助设备时,先逐渐降低流量,这一过程可能需要较长的时间,如循环稳定则可以撤离支持。但是整个过程中最低流量不宜低于 150ml/min,目前认为如果低于此流量就不可避免会引起血栓形成。

五、小结

虽然在儿童机械辅助中使用各种方法和多种不同的设备,但目前最常用的依然是 ECMO,该方法虽可替代心和/或肺功能,维持机体循环,延长患者生命,但必须清晰地认识到,该方法并不是一种治疗方法,本身没有治疗作用,其作用仅仅是给患者以时间,等待患者自身脏器功能的恢复,而且任何机械辅助装置都会引起各种各样的并发症,特别是对儿童长期神经系统预后有较明显的影响,因此在临床上既应当选择合适的时机予以使用,发挥其支持作用,同时要防止对脏器功能不可逆的患者过度使用机械辅助技术。随着国内经济和医疗技术的逐渐发展,现在儿童机械循环辅助技术已得到了一定程度的推广,但由于该技术本身是非生理状态,异物的接触、对凝血系统的影响等,都会导致各种并发症,因此,在使用过程中实现精细化管理,通过了解机体本身的病理机制进一步优化临床管理,是今后努力的目标。同时,在儿童中不仅要关心机械辅助循环短期使用的结果,还要注重其对长期生存质量的影响。

(王 伟)

参 考 文 献

1. 宫艺其,艾雪峰,王伟,等.中国儿童体外膜肺氧合技术应用现状调查.中华医学杂志,2018,98:2110-2114.
2. 于新迪,杨寅愉,沈佳,等.体外膜肺氧合在新生儿复杂先天性心脏病术后救治中的效果分析.中国体外循环杂志,2018,16:7-11.
3. JENKS C L,RAMAN L,DALTON H J. Pediatric Extracorporeal Membrane Oxygenation. Crit Care Clin, 2017,33(4):825-841.
4. GODOWN J,SMITH A,THURM C,et al. Mechanical circulatory support costs in children bridged to heart transplantation-analysis of a linked database. American heart journal,2018,201:77-85.
5. MICHELS G,WENGENMAYER T,HAGL C,et al. Recommendations for extracorporeal cardiopulmonary resuscitation(eCPR):consensus statement of DGIIN, DGK,DGTHG,DGfK,DGNI,DGAI,DIVI and GRC. Clinical research in cardiology:official journal of the German Cardiac Society,2019,108(5):455-464.
6. GOPALAKRISHNAN R,VASHISHT R. Sepsis and ECMO. Indian J Thorac Cardiovasc Surg,2020,37(Suppl 2):1-8.
7. TUME S C,CONWAY J,RYAN K,et al. Developments in Pediatric Ventricular Assist Device Support. World journal for pediatric & congenital heart surgery,2019,10 (6):759-768.
8. 鲁芳芳,张蔚,朱德明,等.小儿心脏机械辅助循环设备的临床应用及选择.中华小儿外科杂志,2016,37: 417-421.
9. PAUL COLLISON S,SINGH DAGAR K. The role of the Intra-aortic balloon pump in supporting children with acute cardiac failure. Postgrad Med J,2007,83(979): 308-311.
10. MASCIO C E. The use of ventricular assist device support in children:the state of the art. Artificial organs,2015,39

（1），14-20.

11. BROWN G，MOYNIHAN K M，DEATRICK K B，et al. Extracorporeal Life Support Organization（ELSO）: Guidelines for Pediatric Cardiac Failure. ASAIO J，2021，67（5）:463-475.

12. PANDYA N R，DALEY M，MATTKE A，et al. A comparison of pump-controlled retrograde trial off to arterio-venous bridging for weaning from venoarterial extracorporeal membrane oxygenation. European journal of cardio-thoracic surgery，2019，29:10.

第二十四章

儿童心脏病的营养问题

慢性心脏疾病患者普遍存在蛋白-能量营养不良（protein energy malnutrition，PEM）。反之，营养不良又会影响心肺功能和免疫机能，形成恶性循环。因此，营养支持也是治疗慢性心脏疾病患者不可缺失的一部分。

先天性心脏病（congenital heart disease，CHD）是婴幼儿和儿童期常见的心脏疾病，将近50%以上患儿伴有营养不良和生长迟缓，其程度与心脏的解剖异常相关，尤其是合并心力衰竭（heart failure，HF）患儿更为严重。在快速生长阶段的婴儿遭受营养不良将产生持久的体格或发育上的损害。目前，临床上往往为了等待这类患儿的体重增长而导致外科修补术被延迟，并且严重影响外科矫治手术的预后和术后恢复。一些资料显示这类患儿的能量摄入虽然与其年龄相符，但仍不能保证其正常的生长速率，提示能量消耗升高，使得提供其生长需要的能量相对增加。营养不良和生长障碍或许最终会增加手术的风险。同时，也存在远期营养不良风险，包括持续性的生长障碍，即使在外科修补术后，也会引起运动和认知发育的延迟。因此，更多地了解先天性心脏病患儿，尤其是伴有心力衰竭患儿的能量摄入和消耗的特点，尽早准确预测他们的代谢需要，以便给予更好的营养管理，降低营养不良和生长停滞的危险，继而降低手术风险。

一、先天性心脏病患儿的营养及其生长状况

先天性心脏病患儿的生长落后早已被人们认识到，最严重生长迟缓（stunting）通常见于大量左向右分流型及发绀型先天性心脏病患儿。先天性心脏病伴心力衰竭患儿常因能量摄入不足（实际热量摄入不足或吸收不良），或因疾病所致的代谢率增加影响其生长。Cameron 等，对 150 例年龄从新生儿至 24 岁住院患者的 10 次调查中发现，尽管先天性心脏病患者的护理得到改进，但实际营养不良的发生人数仍未得到控制，70% 的发绀型或心力衰竭患儿和 60% 的左向右分流型先天性心脏病患儿存在营养不良，最高发生率在 3 岁以内。张明杰等，回顾性分析 2013 年 1~12 月入住上海交通大学医学院附属上海儿童医学中心，18 岁以下，共 3 252 例先天性心脏病患儿，发现术前有 23.3% 患儿为低体重、23.3% 为生长迟缓、14% 为消瘦，明显低于印度共和国、阿拉伯埃及共和国和乌干达共和国等发展中国家；而 1 岁以下患儿营养不良更为常见，低体重、生长迟缓和消瘦的比例分别为 73.4%、45% 和 41.2%。近年来，随着医疗技术的不断进步，无论是外科处理，还是营养干预均取得相当大的进展，使这类患儿的营养不良发生率有望得到控制。

患先天性心脏病的新生儿在出生时体重通常为适于胎龄儿。然而，在出生后早期即出现明显的生长问题。通常体重比身高更容易受到影响，男孩比女孩更具有营养不良倾向。虽然体重和身高并不总是直接和先天性心脏病或心力衰竭的严重程度相关，但其生长受限的严重程度和模式与心脏畸形的类型和血流动力学的影响是相关的。对于发绀型先天性心脏病患儿（如大动脉转位、法洛四联症）来说，体重和身高均受到影响；而对于非发绀型心脏缺损患儿（如房间隔缺损、室间隔缺损或动脉导管未闭），则仅以体重受到影响为主。生长落后在严重左向右分流型的先天性心脏病患儿中最为显著，通常比单纯发绀型先天性心脏病更严重。普遍认为是由于左向右分流促使肺动脉高压和心力衰竭的更频繁之故。伴有严重青

紫患儿,通常在 12~13 岁还未出现青春期表现,骨龄测试则显示骨骼发育迟缓伴随体重及身高的增长迟滞,并且骨骼成熟的延迟和发绀型先天性心脏病患儿的缺氧严重程度相关。同样,心力衰竭患儿也有类似骨骼成熟延迟情况。严重先天性心脏病或伴随青紫和心力衰竭的青少年骨骼成熟和青春期延迟可能与低氧血症相关,同时也提示可能与内分泌受累有关。Dinleyici 等,将 94 名年龄在 1~192 个月的先天性心脏病患儿(9 名发绀型和 75 名非发绀型)和年龄性别匹配的 54 名无先天性心脏病的儿童进行了前瞻性随机研究。94 例患者中有 37 例(39.4%)和 54 例对照组中有 16 例(29.6%)存在营养不良。与对照组相比,先心患儿血清 IGF-1 水平较低[分别为(41.8 ± 3.9)mg/L 和(106.9 ± 17.9)mg/L,$P<0.001$],而 GH 水平较高[分别为(6.43 ± 0.9)ng/ml 和(3.87 ± 0.5)ng/ml,$P<0.05$]。青紫型先心患者的血清 IGF-1 水平显著低于非青紫型的患者分别为[(17.2 ± 3.2)mg/L,(48.7.0 ± 4.6)mg/L,$P<0.001$]。在整个研究组中,对血清 IGF-1 水平影响最大的因素是先天性心脏病($P<0.001$),在先天性心脏病患者中,对血清 IGF-1 水平影响最大的因素是发绀($P<0.001$),对 IGFBP-3 水平影响最小的因素是营养不良($P<0.01$)。该研究发现影响血清 IGF-1 水平的最重要因素是发绀。先天性心脏病患者 GH 水平升高时,IGF-1 水平降低,左心室重量减轻,这些表现在伴有发绀和营养不良的病例中尤为突出。

然而,缺氧是否是生长迟缓的首要原因仍不十分明确。有些研究已经指出发绀型和非发绀型先天性心脏病儿童的生长存在显著差异。先天性心脏病未伴心力衰竭(如法洛四联症)的患儿常表现为中等程度的发育不全,而伴随心力衰竭(如大动脉转位伴室间隔缺损)的患儿通常有更严重的发育不全。在心力衰竭和非心力衰竭的两组婴儿中观察到智力和动作技能方面也存在显著差异,心力衰竭的婴儿得分较低,有 49% 的心力衰竭婴儿存在低氧血症。

另外,外科修补的时间选择也可能影响患儿生长。随着小儿心胸外科技术的快速发展,手术前后的护理质量提高,以及肠内外营养支持技术的开展,使得多种先天性心脏缺损的早期矫正成为可能。早期外科修补可消除心力衰竭和低氧血症的发生,通常缓解了营养不良,甚至使婴儿出现了生长追赶。然而在大龄儿童中,手术对其生长的影响尚不肯定,有些儿童表现出生长追赶,而另外一些儿童则仍表现为持续生长迟缓。

二、先天性心脏病患儿的能量代谢

能量摄入少于能量消耗无疑是先天性心脏病患儿发生营养不良和生长迟缓的重要因素。虽然有些患儿的实际能量摄入充足,但仍然存在生长延迟,这提示存在潜在的营养吸收不良或能量消耗高于健康儿童。因此,要使这些患儿能在不增加心脏负担的前提下,尽量提高其能量供给,摆脱营养亏损的困境,保证或接近其正常生长发育,以及降低手术风险,应对该人群病理状态下的能量代谢特点有较为确切的了解。

(一)能量消耗

总能量消耗(total energy expenditure,TEE)是由三部分能量消耗组成,即静息能量消耗(resting energy expenditure,REE)、体力活动消耗和食物特殊动力作用(specific dynamic action,SDA)。各部分的消耗量随年龄、性别、体成分和健康状况而异。REE 是指在静息状态下,中性温度环境中(室温在 18~25℃),进食或体力活动 2 小时后,维持生命所需的最少能量消耗。它包括呼吸功能、心脏功能、体温调节,以及其他基本组织和细胞代谢所需的能量,是 TEE 最大的组成部分,约占健康成人 TEE 的 60% 和新生儿 TEE 的 80%。因此测量 REE 对于估计健康受试者的总能量消耗和检测不同人群的基础代谢差异是有帮助的。体力活动能量消耗的大小则主要取决于骨骼肌的活动量,它占 TEE 的比例从新生儿的 10% 到成人的 30% 不等。食物特殊动力作用组成了 TEE 的剩余部分(约占 TEE 的 10%),它是用餐之后能量消耗的增加部分,包括食物的吸收、代谢和储存的能量消耗。处于生长期的各阶段小儿,只有当摄入的能量超过其消耗的能量,达到能量正平衡时,躯体才有可能得到生长,甚至还有可能伴随多余的能量储存。当外源性可代谢的能量摄入少于能量消耗时,机体则处于负平衡,此时身体必须动员储存的能量以满足正在进行的能耗所需。

1. 人体能量消耗的测定方法 测量人体能量消耗的方法主要有直接测热法、间接测热法和双标记水法三种。

(1)直接测热法(direct calorimetry,DC)是在完全密封隔热的条件下,将人体整个能量代谢过程中散发出的所有热量(包括辐射、传导和对流等散发的热量)收集测量。由于此法装置复杂、操作烦琐、价格昂贵,已很少被采用。

(2)间接测热法(indirect calorimetry,IC)中最典型的是开放式间接测热法,也是临床上最常用的 REE 测定方法。操作方法是让患者处于塑料面罩下,空气通过抽气泵被推入面罩。通过测量气体流速及 O_2 和 CO_2 浓度的改变,O_2 的消耗和 CO_2 的产量就能被测算出,然后通过公式即可计算出静息状态下的能量消耗。这种方法是非侵入性的,测量持续时间可以从数十分钟到数小时不等。必须强调,虽然 REE 是评估个体能量需要的有用参考指标,但它仅是个体总能量需求的一个部分,不是饮食推荐量的直接参数。TEE 包括所有组成部分,才是个体实际能量消耗总值。

(3)双标记水法(the doubly labeled water,DLW)则可测量机体的 TEE,此技术是利用示踪量的稳定性同位素标记水的方法。当受试者摄入一定量的双标记水($^2H_2^{18}O$)后,体液内 ^{18}O 丰度反应 H_2O 和 CO_2 的排出量,即机体内同位素氧可通过排出的水和呼出的 CO_2 测出;而体液内 ^2H 丰度反应 H_2O 排出量,即机体内同位素氢只与排出的水有关。这两种同位素的排出率与 CO_2 的生成量成正比,结合呼吸商可计算出机体单位时间内的氧耗量,然后和测热法一样,通过公式即可计算出每日的总能量消耗。这种方法最大的优点在于能测算出自由活动和不需限制进食的个体在相当长一段时期内的 TEE,是目前较为理想的一种测定方法,但因其费用昂贵,目前主要用于科研领域,临床也很少采用。

2. 先天性心脏病患儿的能量消耗特点 有些学者通过对这类患儿的能量消耗测定,提出能量消耗增加是先天性心脏病婴儿生长障碍的原因之一。一些研究用间接能量消耗测定法,与同年龄正常婴儿的配对研究,发现先天性心脏病婴儿的能量消耗较高,同时能量摄入又较低。Krauss 等,也采用此法比较了出生后 1 个月内伴有心力衰竭患儿和无心力衰竭患儿的 REE,结果发现前者的 REE 显著大于后者。而且,该研究组发现在心脏缺损类型、先天性心脏病严重度、青紫程度及呼吸道损害与否等方面存在差异。但其他的能量消耗研究未发现有统计学上的差异。曾有对出生后 2 周的发绀型先天性心脏病新生儿和健康新生儿对照,随后在生后 3 个月再次对照研究,结果在两个时间段里都没有发现两组之间的 REE 存在显著差异。也有对生后 4 个月的 VSD 患儿和正常同龄婴儿的对照研究,也没有发现 REE 的差异。通过对年龄从 9 小时到 4 个月婴儿的 REE 系列测定,结果显示先天性心脏病婴儿组和那些年龄匹配的健康婴儿组的 REE 是相似的[(61.2±17.1)kcal/(kg·d) vs.(58.3±15.7)kcal/(kg·d)],而伴有心力衰竭的婴儿组有着较高 REE 趋势(76.9±16.3)kcal/(kg·d),但各组之间的差异没有统计学意义。Farrell 等,对生后 4 个月的 VSD 患儿和同龄健康婴儿也作了对照研究,其中 VSD 组又分为两个亚组(非心力衰竭组和心力衰竭组)。结果非心力衰竭组和正常对照组的 REE 几乎相同[(44.3±8.2)kcal/(kg·d) vs.(44.0±12.4)kcal/(kg·d)],而心力衰竭组的 REE 为(52.3±14.1)kcal/(kg·d),但也没发现统计学上的显著差异。

只有少数几项研究使用双标记水的方法测量先天性心脏病婴儿的 TEE。Trabulsi 等,测定 3 个月和 12 个月的先天性心脏病患儿的 TEE,并与年龄相近的健康婴儿比较,结果显示这两个时间点的患儿 TEE 与健康婴儿无明显差异。Leitch 等,研究了发绀型先天性心脏病和健康儿的 TEE,结果发现与年龄匹配的健康婴儿相比,2 周龄的发绀型先天性心脏病婴儿有 21%TEE 增高,而 3 个月患儿有 30%TEE 增高。Ackerman 等比较 4 月龄 VSD 的婴儿和年龄匹配的健康婴儿的 TEE,发现前者有 40%TEE 增高。由于在这些研究的各组中均没有发现 REE 的差别,因此增高的 TEE 推测主要是因为先天性心脏病婴儿身体活动消耗的增加之故。相同的研究显示心力衰竭组的 VSD 婴儿 TEE 显著高于非心力衰竭组的 VSD 婴儿[（92.3±20.4）kcal/（kg·d）vs.（77.0±17.2）kcal/（kg·d）]，非心力衰竭组婴儿的 TEE 又显著高于健康对照组婴儿[（61.3±9.2）kcal/（kg·d）]。并且，TEE 与肺和体循环血流量比（$Q_P : Q_S$）呈显著正相关（$P \leqslant 0.000\ 1$）。这些结果表明先天性心脏病或心力衰竭婴儿的 TEE 较年龄匹配的健康婴儿的 TEE 显著增高。

3. 手术前后的能量消耗特点 相关研究非常有限。Wit 等利用间接能量测定仪对开胸手术前和术后进行机械通气的 21 例先天性心脏病患儿进行能量消耗的检测，平均 REE 为（67.8±15.4）kcal/（kg·d）。其中进行体外循环患儿的 REE 水平比非体外循环患儿高[（73.6±14.45）kcal/（kg.d）vs.（58.3±10.29）kcal/（kg·d）]，说明体外循环对能量消耗有较大的影响。Barton 等研究了患有严重先天性心脏病 3~6 个月的婴儿，发现相对于健康婴儿，这些婴儿术前的 TEE 显著增高[（101.6±9.6）kcal/（kg·d）vs. 健康婴儿的文献值（66.9±14.3）kcal/（kg·d）]，而先天性心脏病患儿的摄入量只达到按年龄推荐需要量的 82%。其中有 4 个患儿在术后立即被测试，结果并未观察到能量消耗的改变。尽管研究的结果提示与先天性心脏病相关的 TEE 增加，但其发绀型和非发绀型心脏缺损的类型不同，并且 8 个婴儿中的 4 个存在心力衰竭。此外，这一调查并没有设立健康婴儿对照组，而用其他不同实验室和不同时间所获得的文献值来代替，故循证依据不足。Mitchell 等对 4~33 个月大的婴儿在他们心脏手术前和手术后即刻进行了研究。结果发现有些患儿术前 TEE 增加，大多数患儿 TEE 值在术后显著降低，甚至低于没有经历手术的健康儿童。作者把这种 TEE 的减少归因于术后身体活动减少的缘故。再者，这项研究的人群也存在高度异质性：被纳入的对象年龄跨度大；发绀型和非发绀型心脏缺损多样性；手术操作从姑息性到完全修补。国内陶晔璇等，在 2006 年曾对 22 例心脏修补术后 24 小时内的一组婴幼儿（年龄为 3~42 个月）的 REE 测试结果为（82±19）kcal/（kg·d），个体差异也很大[（49~110）kcal/（kg·d）]。

Avitzur 等近年对 29 例年龄<3 岁的先天性心脏病患儿（发绀型 14 例，非发绀型 15 例）于术前 1 天和术后第 5 天进行了 REE 测定，结果显示发绀型和非发绀型两组患儿的 REE 无差异，术前 1 天分别为（57±13）kcal/（kg·d）和（58±9）kcal/（kg·d）；术后第 5 天分别为（59±10）kcal/（kg·d）和（62±10）kcal/（kg·d）。而且两组手术前后的 VO_2 消耗值和 VCO_2 产生量也没有差异。但也有文献指出，与经历修补手术的法洛四联症或大动脉转位的婴儿比较，VSD 婴儿在手术后获得了体重的增长。对这一结果的可能解释是外科修补术后婴儿的能量消耗逐渐降低，从而有效地获得了生长所需的额外能量。

（二）能量摄入

营养摄入不足或许在先天性心脏病患儿（尤其是合并心力衰竭患儿）生长落后中扮演了重要的角色。有些调查报道认为这类患儿的能量摄入比其实际年龄或体重所期望值低，指出先天性心脏病患儿的营养不良和能量摄入不足相关。但也有一些研究报道认为他们的能量摄入是充足的。尽管目前还没有权威性的证据来阐明导致这些患儿营养不良的真正原因，但不可否认患儿的食欲减退、易吐、喂养困难，以及液体受限等均是营养摄入不足的原因。Sondheimer 等推测严重先天性心脏病的患儿存在胃肠道成熟延迟和功能不良，但在研究中并没有发现胃肠道异常的一致性模式，其中蛋白丢失性肠病和脂肪泻是最常被观察到的问题。8 个发绀型先天性心脏病儿童中有 4 个，以及 12 个心力衰竭儿童中有 4 个存在过多的蛋白丢失，但所有患儿在研究阶段保持正氮平衡。将近 8% 的先天性心脏病婴儿中存在较严重的先天性胃肠道畸形。心力衰竭患儿营养摄入减少的原因，可能是由于肝大导致胃容量减少且增加了不舒适感，心力衰竭也许会引起消化道水肿从而导致蠕动和吸收不良。

其他学者认为患儿术后早期对能量的需求是增加的，但此时他们的胃肠功能往往不能承受。研究发现术后第 1 年追赶生长最快，且大多在 2 年内完成。这提示在手术治疗后的某个阶段，生长发育受心脏本身情况的影响较小，而一旦心脏畸形手术纠正后，环境、饮食和遗传很可能是更为主要的因素。

三、先天性心脏病患儿手术前后营养支持的相关建议

尽管一些研究发现先天性心脏病或心力衰竭婴儿的能量摄入对其年龄来说也许是不低的，但要满足由于疾病导致的潜在能量消耗的增加，并允许其正常生长或达到生长追赶就显得不足了。对这些患儿进行营养支持的主要目标是提供足够的热能和蛋白质等以支持正常生长和预防机体体组织的分解；除此，提供充足的热能也是弥补以往的营养不足并期望达到生长追赶，以及降低手术风险。因此，当临床液体摄入受限时，高能量密度营养摄入是必须的。

（一）量和能量底物的供给

在生命早期，估计必须提供 120~150kcal/(kg·d) 的能量摄入才能达到正常的体重增加。由于临床上液体摄入受限（通常需频繁使用利尿剂），婴儿配方乳或母乳的能量密度必须增加到 0.8~1kcal/ml，1 岁以上的患儿建议选择能量密度为 1kcal/ml 的儿科专用肠内营养制剂。每天蛋白质供给为 2~3g/(kg·d)，以达到正氮平衡和伤口愈合的需求。接受心脏手术的患儿，与普通流质相比，使用水解蛋白配方或以乳清蛋白为基础的肠内营养配方可以提高蛋白转运水平并减少腹泻的发生。为了保证足够的能量和蛋白质的摄入，同时又需限制单位时间内的液体输入量，必要时应使用管饲缓慢滴入才能实现。随着肠外营养（parenteral nutrition，PN）支持技术在儿科临床上的普及和提高，这类患儿手术前后的营养状况也得到了一定程度的改善，但临床上也往往由于循环体液的限制而使能量供给不能足够保证。通常情况下，尤其是婴儿，建议静脉营养混合液的配方中可适当提高脂肪乳剂的含量来增加溶液的能量密度[脂肪供给量为 1~3g/(kg·d)，可占总非蛋白能量密度的 30%~50%]。

（二）手术后面临的常见营养支持问题和预后

1. 术后血糖维持　术后血糖的控制是手术后面临的营养支持问题之一，危重患者中高血糖比较常见，通常要予以考虑。此时应激激素释放、肝糖异生增加和外周胰岛素抵抗是高血糖发生的主要原因。由于高血糖会引起线粒体功能障碍，干扰神经系统、内皮组织和免疫系统，最终会导致重危患者多脏器损伤、长期机械通气和败血症。当心脏术后出现高血糖时，尤其同时伴有血清乳酸水平上升，采用胰岛素治疗非常有效。可根据连续血糖测定（必要时可 1~2 小时监测 1 次）的结果调整胰岛素滴速，以维持血糖水平在 5.6~8.3mmol/L。研究发现，一旦当胰岛素注射后血糖水平下降，即使不增加胰岛素滴速，血糖水平仍然会进一步下降，故不推荐胰岛素输注速率 >0.1U/(kg·h)，并且建议在输注胰岛素同时，不间断地给予葡萄糖输注有助于预防低血糖发生。Polito 等发现，术后早期高血糖（>7mmol/L）会使住院时间增加，而血糖水平低于 6.1mmol/L 或高于 7.9mmol/L 则会使并发症和死亡风险大大增加，提出接受心脏手术后的患儿血糖理想水平应控制在 6.1~6.9mmol/L 为最佳。

2. 怎样的喂养方式更好　众所周知，肠内营养（enteral nutrition，EN）对于肠道黏膜的本身营养、肠液分泌、肠道蠕动和其他功能有益。一些研究评价了标准化肠内配方喂养是否对心脏术后营养状况较差的儿童有益，促进其快速生长。Braudis 发现肠内喂养是能够作为左心发育不良综合征婴儿在术后第一阶段后采取的安全有效的营养方法。他们发现在研究组内达到每日推荐能量中位值的时间缩短；肠外营养需求的平均持续时间下降；还观察到，尽管肠内营养供给量递增的速度未减缓，但研究组内并没有坏死性小肠炎的发生。

鼻胃管饲（tube feeding）或鼻肠管饲（即幽门后喂养）方式在危重患儿中均可采纳。然而，研究指出幽门后喂养可保证危重患儿的喂养量，并在拔除气管插管期间更安全，可有效防止胃食管反流，降低肺部吸入危险。建议如果对胃部喂养不耐受（feeding intolerance，FI）的患儿，可考虑进行幽门后喂养。

尽管目前普遍认为与肠外营养相比，临床更主张采纳肠内营养来提供患儿的营养，但迄今为止，并没有良好的随机实验表明对于危重患儿全肠内营养更有优势。在危重患儿中，由于低心排

血量引起的胃肠道血流量减少,可能存在发生坏死性小肠炎的倾向,应谨慎实施肠内营养。尽管一些证明更倾向于早期喂养,但仍推荐在容量和能量密度的增加上应慎重。此时,肠内营养作为唯一的营养支持途径可能引起长期摄入不足,早期应联合肠外营养支持可避免摄入不足和其他相关的并发症发生。

3. 特殊营养素对术后患儿的影响

(1)镁:对帮助维持细胞离子平衡和心肌细胞膜的电位至关重要的。在接受体外循环的心脏手术患儿中,低镁血症约占34%,常导致延长重症监护病房时间和增加机械辅助通气的时间,以及高死亡风险。Manrique 近期的一项随机研究显示,提供接受心脏手术患儿 25mg/(kg·d)和 50mg/(kg·d)的硫酸镁补充剂可有效降低术后低镁血症和交界性心动过速的发生。因此,对于术后发生心律失常风险较高的患儿,镁的补充尤其重要。

(2)谷氨酰胺:心脏手术后免疫反应常表现为炎症应激和抗炎因子增加,同时伴随着淋巴细胞的凋亡。淋巴细胞计数下降最终导致术后并发症和病死率增加,以及院内感染率的上升。在危重和分解代谢状态下,谷氨酰胺(glutamine,Gln)缺乏很常见,肌肉释放大量的 Gln 来提供快速分裂细胞所需的燃料,如淋巴细胞和肠黏膜细胞。Gln 也是核酸合成和肾内酸碱平衡的重要前提。因此,在重症病人 Gln 被认为是条件必需氨基酸。成人研究的文献报道,在肠内营养中加入 Gln 可减少重症患者的感染并发症、缩短监护病房的时间和降低病死率。近期 Tubman 等发表的关于早产儿应用 Gln 补充剂的随机对照试验显示,对于发病率或病死率并没有影响。但提出在心脏手术前后或术后有低心排血量综合征的伴有小肠缺血风险的新生儿,每天给予 0.3~0.5g/kg 的 Gln 补充也许有益。

(3)精氨酸:是一种条件必需氨基酸,但对新生儿则属必需氨基酸(essential amino acids,EAA)。它是一氧化氮合成和其他重要代谢产物如肌酸、多胺、尿素、鸟氨酸、脯氨酸和谷氨酸的前体。它通过提升催乳素水平来增加 T 细胞,进而调节免疫系统,同时也能促进生长激素和胰岛素的分泌,对蛋白合成和小儿生长有利,可化解手术带来的代谢分解影响。尽管有人喜欢将精氨酸用于新生儿来降低坏死性小肠炎发生率,但心脏病患儿是否需要使用仍有待于进一步深入研究。

4. 心脏病术后的个别营养问题

(1)乳糜胸:乳糜胸是心脏术后容易遇到的问题,也是造成延长住院治疗时间的一个重要原因。乳糜胸发生后除了及时行胸腔引流外,同时需根据引流量及其性质制订营养支持方案。当乳糜量大于 20ml/(kg·d)时需短期禁食给予肠外营养支持;待乳糜量在 20ml/(kg·d)以内,可选择含较高比例中链甘油三酯(medium-chain triglyceride,MCT)的肠内营养配方,这种肠内配方以 MCT 替代标准配方中长链甘油三酯(long-chain triglyceride,LCT)的摄入,可有效减少淋巴导管中乳糜的生成;乳糜量在 10ml/(kg·d)以下时,可采用高 MCT 低 LCT 饮食持续 6 周。当引起乳糜胸的原因如血流动力和结构问题得到解决,肠内营养联合肠外营养会有很好的成功概率。只有当保守方法失败,胸导管结扎术才会被考虑。

(2)肾衰竭:急性肾衰竭是另一个常见的心脏术后问题。肾衰竭时,蛋白质分解代谢增加致负氮平衡。假如患儿正在接受透析治疗,则更需要营养支持。除了严格维持液体平衡,仍需要额外的蛋白质补充。急性肾衰竭而未接受透析的患儿每天应供给 1.5g/kg 蛋白质,如接受血液透析则每天应供给蛋白质 2~3g/kg,如行腹膜透析,则为 3g/kg。同时,还需注意水溶性维生素和微量元素的补充,在作透析时微量元素硒的补充尤为重要。

总而言之,心脏病患儿无论是术前还是术后,均面临着重大的营养问题。合理有效的营养支持可改善其预后和生存质量。对一些特殊患儿尤为重要的,不能忽视。为了精确评估患儿的能量需要和对各营养素的需求,尤其是心力衰竭患儿的能量消耗,进行更深入的扩大样本进行研究,以指导设计相应的饮食干预或临床肠内肠外营养支持方案来满足这些患儿的正常生长是必要的。术后的适宜血糖维持对临床预后关系密切,危重患儿的早期营养支持推荐肠内、肠外联合使用可能对患儿更有益,注意微营养素和免疫营养素的补充。

(汤庆娅 冯 一)

参考文献

1. BENJAMIN J T, LINDSAY E T, URSULA G K, et al. Perioperative nutritional support and malnutrition in infants and children with congenital heart disease. Congenit Heart Dis, 2014, 9(1):15-25.

2. FORCHIELLI M L, MC COLL R, WALKER W A, et al. Children with congenital heart disease: a nutrition challenge. Nntr Rev, 1994(52):348-353.

3. NEHAL E, AMIRA M, AYA M. Nutritional rehabilitation for children with congenital heart disease with left to right shunt. Turk Pediatr, 2017, 59(4):442-451.

4. TRABULSI J C, IRVING S Y, PAPAS M A, et al. Total energy expenditure of infants with congenital heart disease who have undergone surgical intervention. Pediatr Cardiol, 2015, 36(8):1670-1679.

5. CAMERON J W, ROSENTHAL A, OLSON A D. Malnutrition in hospitalized children with congenital heart disease. Arch Pediatr Adolesc Med, 1995, 149:1098-1102.

6. ZHANG M J, WANG L P, HUNAG R, et al. Risk factors of malnutrition in Chinese children with congential heart defect. BMC Pediatr, 2020, 20(1):213.

7. DINLEYICI E C, KILIC Z, BUYUKKARAGOZ B, et al. Serum IGF-1, IGFBP-3 and growth hormone levels in children with congenital heart disease: relationship with nutritional status, cyanosis and left ventricular functions. Neuro Endocrinol Lett, 2007, 28(3):279-283.

8. SCHUURMANS F, PULLES-HEITZBERGER C, GERVER W, et al. Long-term growth of children with congenital heart disease: a retrospective study. Acta Paediatr, 1998(87):1250-1255.

9. 吴国豪. 实用临床营养学. 上海: 复旦大学出版社, 2006.

10. JACKSON M, POSKITT E. The effects of high-energy feeding on energy balance and growth in infants with congenital heart disease and failure to thrive. Br J Nutr, 1991(65):131-143.

11. FARRELL A, SCHAMBERGER M, OLSON I, et al. Large left to right shunts and congestive heart failure increase total energy expenditure in infants with ventricular septal defect. Am J Cardiol, 2001, 87(9):1128-1131.

12. TRABULSI J C, IRVING S Y, PAPAS M A, et al. Total energy expenditure of infants with congenital heart disease who have undergone surgical intervention. Pediatr Cardiol, 2015, 36(8):1670-1679.

13. LEITCH C A, WRIGHT-COLTART S, SCHAMBERGER M, et al. Energy expenditure in infants with hypoplastic left heart syndrome. Pediatr Res, 2002(51):39.

14. WIT B D, MEYER R, DESAI A, et al. Challenge of predicting resting energy expenditure in children undergoing surgery for congenital heart disease. Pediatr Crit Care Med, 2010, 11(4):4946-4501.

15. BARTON J, HINDMARSH P, SCRIMGEOUR C, et al. Energy expenditure in congenital heart disease. Arch Dis Child, 1994(70):5-9.

16. MITCHELL I, DAVIES P, DAY J, et al. Energy expenditure in children with congenital heart disease, before and after cardiac surgery. J Thorac Cardiovasc Surg, 1994(107):374-380.

17. AVITZUR Y, SINGER P, DAGAN O, et al. Resting energy expenditure in children with cyanotic and noncyanotic congenital heart disease before and after open heart surgery. J Parenter Enteral Nutr, 2003(27):47-51.

18. CHEUNG M M, DAVIS A M, WILKINSON J L, et al. Long term somatic growth after repair tetralogy of fallot: evidence for restoration of genetic growth potential. Heart, 2003, 89(11):1340-1343.

19. CABRERA A G, PRODHAN P, BHUTTA A T. Nutritional challenges and outcomes after surgery for congenital heart disease. Curr Opin Cardiol, 2010, 25(2):88-94.

20. WINTERGERST K A, BUCKINGHAM B, GANDRUD L, et al. Association of hypoglycemia, hyperglycemia, and glucose variability with morbidity and death in the pediatric intensive care unit. Pediatrics, 2006, 118(1):173-179.

21. POLITO A, THIAGARAJAN R R, LAUSSEN P C, et al. Association between intraoperative and early postoperative glucose levels and adverse outcomes after complex congenital heart surgery. Circulation, 2008, 118(22):2235-2242.

22. BRAUDIS N J, CURLEY M A, BEAUPRE K, et al. Enteral feeding algorithm for infants with hypoplastic left heart syndrome poststage palliation. Pediatr Crit Care Med, 2009, 10(4):460-466.

23. TUBMAN T R, THOMPSON S W, MCGUIRE W. Glutamine supplementation to prevent morbidity and mortality in preterm infants. Cochrane Database Syst Rev 2008:CD001457.

24. YEH J, BROWN E, KELLOGG K A, et al. Utility of a clinical practice guideline in treatment of chylothorax in the postoperative congenital heart patient. Ann Thorac Surg, 2013, 96(3):930-936.

25. MARTINEZ J L, RIERA J A, JIMENEZ F J. Guidelines for specialized nutritional and metabolic support in the critically-ill patient: update. Consensus SEMICYUC-SENPE: acute renal failure. Nutr Hosp, 2011, 26:S21-26.

第二十五章

儿童心脏病的康复管理

一、概述

先天性心脏病（congenital heart disease,CHD）常存在神经发育问题,58.7% 有中到重度粗大运动功能障碍,40% 血流动力学异常的儿童存在语言发育迟缓,复杂性先天性心脏病患儿运动、认知、行为、言语、吞咽等障碍更常见。小儿心脏病康复旨在改善由心脏缺陷、住院治疗、过度保护、久坐的生活方式造成的不良影响,获得最佳的生理和心理功能,通过康复（rehabilitation）治疗、家庭康复及康复宣教等方式促进形成良好生活方式,增加有规律身体活动,减少身体和心理残疾及医疗需求。

20 世纪 80 年代,Goldberg 首次提出康复训练有益于法洛四联症和室间隔缺损术后心脏功能恢复及运动耐力提高。康复治疗相继在扩张型心肌病、心力衰竭及重症心脏病中开展,发布的建议和声明促进小儿心脏病康复系统化发展,形成相对完善的康复体系。2006 年,《欧洲先天性心脏病患者竞技运动、休闲运动推荐》鼓励所有先天性心脏病儿童进行推荐水平的定期运动,2012 年欧洲出台《先天性心脏病儿童身体活动、娱乐活动和运动训练的建议》,后译为中文版。2014 年美国发表《先天性心脏病儿童的神经发育评估和管理的声明》。2020 年,欧洲发表《青少年先天性心脏病参加竞技运动的建议》,提倡科学开展康复评定,肯定运动对患儿的有益影响,促进更加安全地参与不同类型的运动。

20 世纪 90 年代,我国开始关注儿童和青少年心脏病康复,1996 年谭莉莉等最早对先天性心脏病术后儿童进行康复训练,发现撤离呼吸机时间、监护及平均住院时间显著缩短;对先天性心脏病儿童进行行为训练可提高生活自理能力及术后治疗依从性。21 世纪,心肺运动试验和六分钟步行测试被用于评定运动功能或康复治疗效果,《学

龄前先天性心脏病儿童身体活动及静态生活推荐专家共识》的提出为先天性心脏病儿童积极参与身体活动提供参考,促进小儿心脏病康复治疗推广和普及。但目前我国小儿心脏病康复仍处于起步阶段,缺少系统研究,专业化康复医疗机构和专家团队数量相对较少,很难满足小儿心脏病人群健康需求,还应不断完善和优化,探索医院—社区—家庭三级康复管理模式,实现精准康复、智慧化康复、远程康复等特色性小儿心脏康复。

二、小儿心脏病的康复

（一）适应证、禁忌证、注意事项、内容与原则

1. **适应证** 适用于先天性及后天性心脏病患儿,包括房间隔缺损、室间隔缺损、动脉导管未闭、肺动脉瓣狭窄、主动脉瓣狭窄、法洛四联症、大动脉转位、艾森门格综合征、心肌疾病、心力衰竭、川崎病、肺动脉高压、心脏移植等疾病。

2. **禁忌证** 未控制的导致血流动力学不稳定的恶性心律失常;严重三尖瓣下移畸形;感染性休克及脓毒血症;重度瓣膜病变;急性心肌炎或心包炎;重度心室功能不全;运动可导致恶化的神经系统、运动系统疾病及风湿性疾病;新出现的心电图心肌缺血表现;不能配合者。

相对禁忌证:遗传性心肌病、长 Q-T 间期综合征和其他先天性离子通道病、心律失常、先天性冠状动脉畸形、心室功能不全、冠状动脉受压或功能不全、明显肺动脉高压、缺氧、晕厥。有以上相对禁忌证者,需根据临床医生建议决定是否进行康复治疗。

3. **注意事项** 对于病情不稳定者,康复治疗过程需进行监测:年龄较小者需观察运动中出汗

量、面色及呼吸频率等;年龄较大者注意观察运动中是否有头晕、气急烦躁、心率过快、胸痛、呼吸困难等症状。还可进行实时心电图监测,如果有临床显著的 ST-T 段改变、持续室性心动过速、早搏或房室传导阻滞,应立即停止运动。对于小年龄心脏病患儿,要注意康复治疗的趣味性,可结合相应年龄段的运动游戏进行康复治疗。对于严重的心脏病患儿,运动中要避免患儿情绪激动,尽量不使其哭闹,减少不必要的刺激,以免加重心脏负担。对于使用抗凝药的患儿,应避免进行身体碰撞类运动。对于安装起搏器或埋藏式心脏转复除颤器的患儿,运动中要注意保护装置和导线,防止撞击装置。小儿心脏病康复治疗场所应备有急救设备、措施和流程,以便及时对患儿实施抢救。

4. 内容与原则

(1)康复内容:心脏病康复管理的核心内容包括基线评定、健康风险因素的管理、运动训练、身体活动、心理治疗、营养治疗等。在此基础上,小儿心脏病康复管理还需考虑到儿童的不同年龄段特点,关注改善儿童的生长、运动、言语、认知发育等。康复管理的目标包含针对疾病本身与社会功能两个方面,针对疾病本身目标是增加有规律的身体活动和运动训练,降低患儿心血管事件再发率和病死率,提高患儿的心肺运动耐力;在社会功能方面是缓解患儿因心脏病带来的功能受限,恢复其生活自理能力,帮助患儿获得正常的生活状态,回归社会。

(2)康复原则:①早期干预。心脏病患儿异常的血流动力学可能造成不良的神经发育问题,主要表现在运动、言语、认知功能落后等,这些问题可影响患儿及其家庭的生活质量,应早期进行干预,确保及时给予康复治疗,以使患儿获得最佳的康复

效果。②多系统功能障碍的康复。心脏病患儿不仅仅是心肺运动耐力下降,部分患儿存在生长、运动发育落后、言语和认知障碍、行为异常、心理问题等。因此,心脏病患儿需要综合评估多方面问题,并进行有针对性的多系统功能障碍的康复治疗。③遵循不同年龄的康复需求。不同生长发育阶段的心脏病患儿,其康复需求存在较大差异。对于婴幼儿期的患儿,应诱导主动参与活动,促进立直和平衡反射等反射的建立,帮助其掌握基本的运动功能;学龄前期的患儿要考虑运动技能、协调能力的发展,为其入学做准备;青春期前患儿主要侧重于运动技能、协调、速度、柔韧性和力量训练,并提升对学校和社会的适应能力;青春期后患者需进行工作技能、社交技能的培养,为其融入集体、迈向社会做准备。④循序渐进。心脏病患儿应严格遵守康复医师所制订的运动处方,运动训练要从小剂量、小强度开始,逐渐增加运动量和运动强度。

(二)康复评定

1. 康复评定目的与意义 康复评定旨在了解心脏病患儿功能障碍情况、康复过程中的功能变化、康复治疗的效果。康复评定可为康复治疗方案的制订提供依据。

2. 康复评定内容 心脏病患儿的康复评定内容包括心肺功能、发育、肌力、肌张力、平衡功能、营养状况、生活质量和国际功能分类(International classification of functioning,ICF)评定。

(1)心肺功能评定。

1)心功能评定:可用纽约心脏病协会(New York Heart Association,NYHA)和改良 Ross 心功能分级法(表 25-1),两种方法均依据患儿的症状

表 25-1　儿童心力衰竭严重程度分级

分级	NYHA 分级	Ross 分级
I	体力活动不受限制	体力活动不受限制或无症状
II	休息时无不适,但一般活动后疲乏、心悸、呼吸困难或胸痛	婴幼儿:轻度呼吸急促,喂养时多汗 年长儿:活动后明显的呼吸困难
III	轻微活动即产生症状,影响日常活动	婴幼儿:明显呼吸急促,喂养时多汗,生长障碍 年长儿:活动后明显的呼吸困难
IV	不能从事任何体力活动,休息亦有心力衰竭症状,且活动后加重	休息时出现症状,如呼吸急促、呻吟、吸气凹陷、多汗

和活动能力,评定心力衰竭的严重程度及心功能状态,用于监测疾病的进展或治疗效果。NYHA心功能分级可用于年龄≥3岁的儿童。

2)心电图:可判断患儿心律失常、心室肥厚和心房肥大等情况。有心悸或晕厥史的患儿可进行24小时动态心电图监测。

3)超声心动图:可准确评定心脏和大血管的结构,评估心脏收缩和舒张功能。射血分数可用于评定心肌收缩能力。

4)肺功能评定:包括主观和客观评定两大类。肺功能主观评定可根据日常生活中出现气短、气促症状分成6级(表25-2)。客观评定为肺功能测定,适用于5岁以上配合检查的患儿,可评定肺容积、通气功能和气道阻塞情况。小年龄患儿配合程度差,肺功能测定存在较大的困难。

5)六分钟步行试验(six-minutes walking test,6MWT):是一种亚极量运动试验,可用于评价≥5岁患儿心肺运动耐力状况,具有简单易行、安全、可靠、可重复的特点。6MWT对扩张型心肌病儿童的死亡率或心脏移植具有预测价值。进行6MWT时,要求患儿在30m的走道上尽可能行走,测量步行6分钟可达到的最远距离。6MWT期间,若患儿出现胸闷、心悸、发绀、气促、呼吸困难、冷汗、颜面苍白等症状和体征,或感到极度疲乏不能继续运动,可终止试验。

6)心肺运动试验(cardiopulmonary exercise testing,CPET):可用于评定心脏病患儿的运动能力,帮助制订和实施运动处方以及康复治疗效果的监测,适用于认知能力较好的心脏病患儿。可在医师的监督下进行症状限制性最大量心肺运动试验,一般采用美国运动医学院推荐的递增功率 Bruce 方案,可使用运动平板或功率自行车进行测试。患儿表现出主观的难以忍受症状,无法再继续试验,或者患儿在强烈的口头鼓励下达到最大的努力时,试验终止。当呼吸交换率(respiratory exchange ratio,RER)>1.08、最大心率(maximal heart rate,HRmax)占预计值的百分比>85%或达到摄氧量平台时,认为患儿达到最大努力。试验过程中,同步记录运动过程中每一次呼吸时的气体交换指标、心率、血压、心电图和血氧饱和度等数据。CPET 常用的指标包括最大千克体质量摄氧量(maximum oxygen consumption,VO_2 max/kg)、最大千克体质量摄氧量占预测值的百分比(percent predicted max VO_2,VO_2 max%)、二氧化碳通气当量斜率(ventilatory equivalent of carbon dioxide slope,VE/VCO_2 Slope)、达到无氧阈时摄氧量(VO_2/kg at AT)、氧脉搏(oxygen pulse,VO_2/HR)、千克体质量摄氧效率斜率(oxygen uptake efficiency slope,OUES/kg)、最大通气量(maximum ventilation,VEmax)、HRmax 和 RER 等。研究显示青春期前的男孩 VO_2 max/kg 平均为 42ml/(kg·min),女孩为 38ml/(kg·min)。目前我国 CPET 常用指标的参考标准尚未建立。

(2)发育评定。

1)运动发育评定:推荐进行常规的运动发育评定,以评定患儿的粗大、精细运动功能,早期识别运动发育迟缓。常用的运动发育评定量有婴儿运动能力测试(Test of Infant Motor Performance,TIMP)、Alberta 婴儿运动量表(Alberta Infant Motor Scale,AIMS)、皮博迪运动发育量表第2版(Peabody Developmental Motor Scales 2nd,PDMS-2)等。TIMP 适用于34周胎龄的早产儿至纠正胎龄17周龄的患儿,评定患儿运动控制、姿势协调及功能活动相关的运动能力,预测将来患儿运动表现,并可以对干预的效果进行评价,共评估42个

表 25-2　肺功能主观评定

分级	表现
0级	虽存在不同程度的呼吸功能减退,但活动如正常人,并不过早出现气短、气促
1级	一般劳动时出现气短,但未参加一般劳动时不出现气短
2级	平地步行不气短,速度过快或登楼、上坡时感到气短,同行的健康人无气短
3级	慢走不及百步就会出现气短
4级	讲话或穿衣等轻微动作时有气短
5级	安静时也有气短,无法平卧

项目,得出原始分,从而判断患儿运动能力（motor performance）。AIMS 是一种有效和可靠的评估工具,适用于矫正月龄 0~18 月龄的心脏病患儿,可识别异常运动发育和评估儿童运动发育的情况。该量表分别在俯卧位、仰卧位、坐位及站立位 4 个体位下进行评估,共评估 58 个项目,根据总分得出与同龄儿相匹配的百分位数,百分位数≤5% 判断为运动发育异常。PDMS-2 被广泛用于心脏病患儿的粗大和精细运动发育评定,适用于 0~72 月龄的患儿。该量表由 6 个分测试组成,包括反射、姿势、移动、实物操作、抓握、视觉-运动整合,可得出粗大、精细和总运动商值,运动商值越高,运动发育越佳。

2）言语发育评定:常见的言语评定方法包括儿童语言（vocabulary）发育迟缓评定（S-S 法）、皮博迪图片词汇测验（Peabody Picture Vocabulary Test, PPVT）、格塞尔发育诊断量表（Gesell Development Diagnosis Schedule, GDDS）、改良 Frenchay 评定法、构音语音能力评定词表等。S-S 法适用于 1~6.5 岁因各种原因导致语言发育迟缓的患儿,可早期发现患儿语言发育障碍,指导康复训练,评定训练后的效果。S-S 法检查内容包括符号形式与指示内容关系、基础性过程、交流态度三个方面,将评定结果与正常儿童年龄水平相比较,从而发现语言发育迟缓儿童。PPVT 适用于评定 2 岁半~18 岁儿童和青少年的词汇能力,该测验侧重于语言理解能力的评定。GDDS 可评定 0~6 岁患儿的语言发育情况,该量表可评定患儿对别人语言的模仿和理解能力,评定结果以发育商表示。改良 Frenchay 评定法用于患儿构音器官功能性评定,可判断构音障碍严重程度,此法采用等级评分法,分为 a~e 五个等级,以量化功能受损程度。构音语音能力评定词表包含 18 项音位对比、37 对最小音位对比,通过正确率的评价,评定患儿整体构音清晰度。

3）认知发育评定:常用格塞尔发育诊断量表（Gesell Development Diagnosis Schedules, GDDS）、韦克斯勒幼儿智力量表第 4 版（Wechsler Preschool And Primary Scale Of Intelligence-Ⅳ, WPPSI-Ⅳ）、韦氏儿童智力量表第四版（Wechsler Intelligence Scale for Children-the fourth version, WISC-Ⅳ）进行评定。GDDS 是评定 0~6 岁患儿智力残疾的标准化方法之一,包括适应行为、大动作、精细动作、语言、个人-社交 5 个能区,结果以发育商表示,发育商≥85 分为正常水平,发育商 70~84 分为边缘水平,发育商 52~69 分为轻度落后,发育商 36~51 分为中度落后,发育商≤35 分为重度落后。各能区发育商（development quotient, DQ）<75 分为异常。WPPSI-Ⅳ 适用于 2 岁 6 个月~6 岁 11 个月患儿,WISC-Ⅳ 适用于 6~16 岁患儿,包括 10 个分测验。

（3）肌力评定:一般采用徒手肌力测定（manual muscle test, MMT）,适用于年龄较大或认知能力较好的患儿,要求患儿在特定的体位下,分别在减重力、抗重力和抗阻力的情况下完成标准动作,对于年龄较小或认知水平较差的患儿,无法按肌群进行肌力测定,可通过观察患儿功能性活动来判断相应肌群是否能抗重力或抗阻力。

（4）肌张力评定:小年龄患儿肌张力评定的指标量化相对较困难,可通过观察、触摸肌肉的软硬程度、被动活动肢体、测量关节活动范围来判断。常采用改良阿什沃思量表（Modified Ashworth Scale, MAS）进行肌张力评定,根据被动活动肢体时的反应及有无阻力的变化,将肌张力分为 0~4 级。

（5）平衡功能评定:早期识别患儿平衡功能障碍是构建综合康复方案的基础。平衡包括静态平衡、自我动态平衡和他人动态平衡,静态平衡主要观察睁眼、闭眼时是否能保持站立平衡,动态平衡主要观察儿童主动或被动移动身体时能否保持平衡。也可使用观察法和客观评定法（量表法和平衡仪测试法）。

（6）营养状况评定:评定方法有测量肱三头肌皮褶厚度、24 小时饮食回顾问卷调查、儿科营养不良评定筛查工具、主观全面营养评定（subjective global nutrition assessment, SGNA）等。肱三头肌皮褶厚度测量是一种简单可靠、成本低的评定方法。

（7）生活质量评定:一般分为普适性量表和疾病特异性量表的评定。普适性量表包括儿童生活质量（quality of life）普通适用核心量表 4.0（Pediatric Quality of Life Inventory Measurement Models Generic Core Scale, PedsQLTM 4.0）、世界卫

生组织生命质量量表（The Questionnaire of World Health Organization Quality of Life，WHOQOL）、儿童健康问卷（Child Health Questionnaire，CHQ）等。PedsQLTM 4.0 主要用于测定 2~18 岁健康或患有某些急慢性疾病的儿童或青少年的生活质量，2~4 岁仅有父母代评量表，5~7 岁、8~12 岁、13~18 岁 3 个年龄段的量表包括父母代评量表和儿童自评量表。WHOQOL 量表主要包含生理、心理、独立性、社会关系、环境和精神方面评定。CHQ 分为儿童问卷（Children's Health Questionnaire Children form-87，CHQ-CF87）和家长问卷（Children Health Questionnaire Parent form-50，CHQ-PF50），主要评定 5 岁以上儿童的生活质量。我国已有针对先天性心脏病的特异性量表 PedsQL 3.0 心脏病模块中文版，该量表针对心脏疾病特有的表现而制定。

（8）国际功能分类（International Classification of Functioning，ICF）评定：《国际功能、残疾和健康分类（儿童和青少年版）》（ICF-CY）记录了婴儿、儿童和青少年在身体功能和结构、活动、参与和环境等方面的表现，能够对儿童从身体、个人、社会 3 个方面进行全面评定。需要注意的是，心脏病儿童是一个发展中的个体，应用 ICF-CY 的评估需考虑其所处的年龄段对应的功能状态。

（三）康复治疗

1. 康复治疗目标与意义　小儿心脏康复可以提高患儿的运动机能、增进心理健康、降低危险因素、提高日常活动能力，从而促进患儿的正常发育并重返家庭与社会。对于患儿而言，心脏康复的意义在于延长预期寿命，提高生活质量；减少家庭的医疗支出，减轻照护的负担。

2. 康复治疗内容　小儿心脏康复的内容包括运动训练、营养支持、心理干预等，若患儿存在言语和认知障碍、行为异常等发育问题，也需要针对性地进行言语、认知与行为的康复。手术治疗患儿，术后病情稳定者可于重症监护室进行早期康复，例如早期摆位、牵伸、关节活动度及呼吸训练等；转入普通病房后至术后数月（一般为 3 个月），在评定生长发育、心肺功能、认知、心理和并发症情况的基础上，制订个体化的康复治疗目标及方案，在治疗师监督下进行运动发育促进训练、

心肺耐力训练，并就患儿的认知、心理和并发症情况进行康复干预，提供营养咨询等。在家庭康复训练中，可结合远程医疗监督及指导，定期进行随访，及时调整运动方案。对于保守治疗的心脏病患儿，应在保证患儿安全的前提下，促进运动参与，减少久坐和屏幕时间，进行运动技能、心理、营养、生活质量等的评估和综合康复治疗。

（1）运动疗法。

1）运动发育促进：①粗大运动，已成功治疗或不需要治疗的简单先天性心脏病患儿，推荐参与同年龄正常儿童运动。粗大运动基本不受限，运动促进以运动游戏为主，降低心血管危险因素，提高运动能力。年龄较小的婴幼儿的中高强度活动包括爬行、攀登、接抛球等。年龄较大、配合度好的可进行肌力训练，以较低重量或自体重量的抗阻活动为宜，包括上、下肢抗阻训练和核心肌力训练。每次运动结束后适当进行牵伸，包括对躯干、上下肢肌群（例如胸大肌、腘绳肌、小腿三头肌等）。可在家长帮助下自我牵伸，如利用毛巾进行小腿三头肌的牵伸。②精细运动：主要提升患儿的精细协调动作，促进生活自理能力与学习、社交能力，锻炼涉及手部的力量与耐力、手眼协调、节能技术等。需要根据儿童的兴趣合理设计游戏内容，包括串珠子、绘画、剪纸等，让其在轻松愉快的环境中接受精细运动的训练。根据日常生活需求训练独立进食、穿脱衣物、书写等能力，在训练的过程中也可增强与其他儿童、治疗师及家长的交流。

2）心肺耐力训练：①呼吸训练，患儿常合并限制性或阻塞性肺疾病、膈肌麻痹、反复肺部感染等影响患儿运动耐量。对于小年龄患儿，可以游戏的方式进行呼吸训练，如吹泡泡、吹风车、吸贴纸等。对于能配合完成呼吸训练的患儿，可采用腹式呼吸法、缩唇呼气法和呼吸训练器进行呼吸训练，以提高患儿肺泡摄氧能力、潮气量和有效通气量。②耐力训练，以心肺运动试验风险预测结果和基线运动水平为基础制订个性化的运动处方，遵循"FITT"原则，即运动频率（frequency）、运动强度（intensity）、运动时间（time）、运动类型（type）。一般运动频度为每周 3~7 次，8 周后出现有氧耐力提升，但会在 1~2 周内逐渐退化，需长

期坚持以保持机体良好的有氧运动能力。

为保证运动安全性及有效性,有氧训练的运动强度应为中低运动强度,从50%~60%HRmax开始。运动强度可使用自主感觉劳累分级表(rating of perceived exertion,RPE)评定,10~16分作为运动强度的训练标准,若无法准确表达,可根据运动时呼吸困难程度判断。已完成心肺运动试验的儿童运动强度可设置为50%~70%的VO_2max/kg。

运动时间的设定取决于运动强度与耐受情况。强度高运动时间可短,强度较低时间可稍长。运动耐受程度低的儿童可通过累积多次短时间运动完成训练目标。研究表明每次维持目标运动强度15~20分钟的锻炼才能有效改善心肺功能、关节及肌肉状态。运动方式以兴趣为导向,如爬行、直线走、跳方格、丢沙包等。6岁以上可进行健步走、慢跑、爬楼梯、自行车、游泳等活动。

(2)言语治疗:语言发育迟缓需根据评定结果确定语言发育的阶段水平,设定手势符号、词汇量、词句、语法、表达、文字、交流训练等内容。构音障碍的儿童,分析原因并对具体错误音节针对性训练,包括下颌、唇、舌的肌力训练,音位诱导、音位习得、音位对比和音位强化训练。

(3)认知功能:视觉、听觉、触觉、嗅觉等不同的感官刺激为大脑提供丰富的感觉信息,促进儿童对周围环境的感知和理解,接受环境刺激的大脑也能够对周围环境进行应答。在医疗环境与家庭中营造互动的氛围环境,鼓励多听、多看,主动表达,促进在交互中形成更多的神经环路和认知功能发育。

(4)家庭宣教:提高父母正确认识康复治疗的重要性,鼓励基于儿童年龄和日常生活活动需要,以运动游戏形式开展家庭康复,以解决实际生活需要为优先。伴有发育落后的儿童,需引导父母识别儿童正常运动与认知行为发育规律,了解发育潜力,共同参与制订合理、循序渐进的干预策略,促进儿童在欢乐、亲密、和谐的家庭环境中展现出更大发育潜能。

(四)康复护理

康复护理贯穿于在院护理、出院护理、延续居家护理和康复治疗。康复护士需要与患儿及其家长保持密切联系,要关注家长的疾病管理能力,可通过语言、态度和行为在精神上给予患儿和家长支持、鼓励,加强患儿和家长的心理关怀,指导家长及患儿如何进行日常身体活动和运动训练、正确的营养管理策略及心理干预,提升家长疾病管理效能,有助于促进患儿的心脏康复。

三、小儿心脏病的生活方式管理

先天性心脏病儿童身体活动基本不受限,应鼓励运动以降低心血管危险因素,提高运动能力。已成功修补的简单先天性心脏病6个月内避免参与接触性运动,伤口愈合后推荐参与同年龄正常儿童运动。5~17岁儿童每天至少要进行60分钟的中-高强度的身体活动,中等强运动包括如中速走(100步/min)、打乒乓球、舞蹈等,高等强度的运动包括跑步(≥6km/h)、篮球、足球、游泳、跳绳等,每周至少3次肌力训练与抗阻运动。儿童需限制久坐时间,3岁前无屏幕时间,大于5岁<2h/d。临床症状明显的儿童需根据医师推荐参与适宜运动,存在室性心律失常可进行低、中强度的静态或动态身体活动。除增强身体活动、减少久坐时间、保证充足睡眠外,需确保营养摄入充足且配比科学,蛋白质摄入、维生素D和微量元素摄入量合理。营养不良的儿童需在专科医师指导下选择特殊医学用途配方食品作为口服营养补充。

小儿心脏病康复管理需要儿童心血管科、影像医学科、康复科医师、治疗师、护士、社会工作者等组成多学科团队与患儿家长协同进行,建立合理的康复计划和目标,关注患儿生长发育、心肺功能、营养及生活质量,开展综合康复治疗。鼓励家长进行以运动游戏为基础的家庭康复治疗,培养患儿健康生活方式(life style),从而使心脏病患儿全面康复。通过促进小儿心脏病康复管理关口前移、开展早期康复和主动参与、普及儿童先天性心脏病早期运动理念等,可更好改善患儿及家庭的生活质量,最大化提升心脏病患儿的全生命周期的健康。

(杜 青)

参 考 文 献

1. BOER SUSANNA L,FLIPSE DANIËL H K,Meulen M H,et al. Six-minute walk test as a predictor for outcome in children with dilated cardiomyopathy and chronic stable heart failure.Pediatr Cardiol,2017,38（3）:465-471.

2. UBEDA T A,BERRY E,LECOUNT E,et al. Rehabilitation in pediatric heart failure and heart transplant. Front Pediatr,2021,9:674156.

3. 杨晓颜,孙锟,杜青,等.应用 ICF-CY 类目确定适用于先天性心脏病患儿功能评定的项目.中国康复理论与实践,2014（1）:11-14.

4. 中国康复医学会心血管病预防与康复专业委员会,中国老年学与老年医学学会,心血管病专业委员会.医院主导的家庭心脏康复中国专家共识.中华内科杂志,2021,60（3）:207-215.

5. 中华医学会,中华医学会杂志社,中华医学会全科医学分会,等.冠心病心脏康复基层指南（2020 年）.中华全科医师杂志,2021,20（2）:150-165.

6. 中华医学会儿科学分会心血管学组,中国医师协会心血管内科医师分会儿童心血管专业委员会,《中华儿科杂志》编辑委员会.儿童心力衰竭诊断和治疗建议（2020 年修订版）.中华儿科杂志,2021,59（2）:84-94.

7. TAKKEN T,GIARDINI A,REYBROUCK T,et al. Recommendations for physical activity,recreation sport,and exercise training in paediatric patients with congenital heart disease:a report from the Exercise,Basic & Translational Research Section of the European Association of Cardiovascular Prevention. Algorithmica,2012,51（4）:428-434.

8. VACCARO P,GALLIOTO F M,BRADLEY L M,et al. Development of a cardiac rehabilitation programme for children .Sports Med,1984,1（4）:259-262.

9. GOLDBERG B,FRIPP R R,LISTER GETAL.Effect of physical training on exercise performance of children following surgical repair of congenital heart diseases. Pediatrics,1981,68（5）:691-699.

第二十六章

儿童心脏移植及心肺联合移植

自 20 世纪初期,医学家即开始了对心脏移植的研究工作,19 世纪 60 年代末开始应用于临床,至今已开展了大量的心脏、肺及心肺联合移植工作并取得了较好的临床效果,为终末期心肺疾病患者提供了改善生活质量、延长生命确切有效的治疗方法。

一、心脏移植及心肺联合移植的发展和现状

根据国际心肺移植学会(International Society for Heart and Lung Transplantation,ISHLT)报道,自 1981 年注册登记研究开始,至 2018 年 6 月,全世界 481 个心脏移植中心,260 个肺移植中心,184 个心肺联合移植中心,共登记完成心脏移植 146 975 例,其中成人 131 249 例,儿童及青少年 15 264 例,至今世界范围内每年心脏移植总例数可达 5 500 例以上,儿童心脏移植数量每年均在 600 例左右。同期,全世界共完成 4 884 例心肺联合移植,其中小儿心肺联合移植 733 例,大部分儿童心肺联合移植的手术年龄集中在 11~17 岁。随着外科技术的改进及免疫抑制治疗的进展,目前心肺移植已成为广大医生所接受的常规治疗。

(一)心脏移植的发展与现状

20 世纪初期,Carrel 和 Cuthtric 开始了心脏移植(heart transplantation)的实验室工作,至 1930 年已进行了一系列动物异位心脏移植的实验室工作。1933 年,Frank 及其同事在美国明尼苏达州首次进行了犬的同种心脏异位移植,最长存活时间 8 天(平均 4 天),其后 Sinitsyn(1948)、Marcus(1951)等对心脏颈部移植的血管吻合方式进行了改进,使供心的左心室成为工作左心室。至 1950

年,心脏移植的外科技术不断改善,伦敦 Guy 医院 Brock Socass 利用左、右心房的吻合,替代体静脉及肺静脉的血管吻合。1960 年,美国 Lower 和 Shumway 成功地利用深低温保护供心,解决了长途运输问题,并采用受体左心房和右心房中部切口与供心的左心房、右心房分别吻合,供体与受体的主动脉、肺动脉分别作端-端吻合。他们的手术方法奠定了原位心脏移植的外科基本技术,至今没有大的变动。

1967 年 12 月 3 日,南非的 Christian Barnard 成功施行人类第一例同种异体原位心脏移植术,这是人类心脏移植史的里程碑。供体是一位 24 岁女性,因头部外伤导致脑死亡,受体是一位 54 岁糖尿病心脏病患者,曾 2 次心脏停搏,术后采用了激素,硫唑嘌呤及局部放射线照射等免疫抑制治疗,但最终于术后 18 天时死于肺部感染。尸检未发现移植物排异现象。1967 年 12 月 6 日,美国纽约的 Kantrowitz 等完成世界第一例小儿心脏移植,受体为患有严重 Ebstein 畸形的 17 天新生儿,供体来自无脑儿,术后存活 6 小时。至 1968 年,全世界 17 个国家 60 多个医学中心共作了 102 次心脏移植,但由于排斥反应和感染,患者大多死亡,此后心脏移植进入低潮时期,小儿心脏移植也近于停顿状态,10 年中仅 10 余个医学中心完成了不足 50 例心脏移植手术。斯坦福大学 1982 年报道术后 1 年及 5 年存活率分别为 65% 及 45%。20 世纪 80 年代,环孢素(cyclosporine)的诞生为心脏移植术开辟了一个新时代。同时心肌保护技术和外科技术的提高,使心脏移植术日趋完善,并逐渐成为常规手术。心脏移植数量显著增加并于 20 世纪 90 年代达到高峰,并保持一个长期平台,1981—1998 年小儿心脏移植 4 178 例,1998 年当年即完成 386 例。受体年龄自出

生后 3 小时~18 岁,1 岁以内(包括 1 岁)1982—1997 年共 1 021 例,约为小儿心脏移植总数的 1/4。同期心脏移植总数 45 993 例。近 20 年来开展小儿心脏移植的医疗单位相对集中、稳定,全世界新生儿~18 岁青少年的心脏移植数亦稳定增长,2004 年为 442 例,2011 年为 565 例,2014 年为 586 例,2015 年为 684 例。移植患者的年龄和病种分布保持稳定,1 岁以下婴儿心脏移植者先天性心脏病最为常见,而年长儿则以心肌病为最多。以 2010—2018 年在线注册登记为例,儿童心脏移植主要病因为扩张型心肌病和先天性心脏病,随年龄增长,心肌病比例逐步升高。小于 1 岁以先天性心脏病为主(55% vs. 35%)、1~5 岁两者接近(43% vs. 41%)、6 ~10 岁(43% vs. 34%)、11~17 岁的患儿扩张型心肌病占主要病种(53% vs. 24%)。儿童及青少年因心肌病心脏移植中扩张型心肌病占 76%,肥厚型心肌病占 5%,限制型心肌病占 12%。我国近年儿童心脏移植患者主要原发病亦为心肌病和先天性心脏病(83.7% vs. 13.5%)。

目前全世界 210 个儿科心脏移植中心,统计儿童心脏移植术后 1、5、10、15 及 20 年存活率分别为:87.23%、77.01%、65.83%、55.84% 和 47.63%。其中<1 岁心脏移植患儿中位生存期 20.7 年,1~5 岁心脏移植患儿中位生存期 18.2 年,6~10 岁心脏移植患儿中位生存期 14.0 年,11~17 岁心脏移植患儿中位生存期 12.7 年,提示心脏移植时年龄越小,存活时间越长。美国 1990—2004 年每年进行心脏移植的人数在 2 057~2 363 例,而术后 1 年和 5 年生存率也分别达到了 87% 和 72%。近年来术后 1 年和 5 年生存率更是高于 90% 和 85%,最长存活者达 30 余年。

我国最早的有关心脏移植的文字记载于《列子》上,迄今已有 2 000 年左右,描述了神医扁鹊为两个病人开胸交换心脏使疾病消除。这也是人类历史上有关心脏移植和器官移植的最早记录。1978 年 4 月 21 日上海第二医科大学瑞金医院张世泽等成功完成我国第一例原位心脏移植,患者存活 109 天。中国台湾大学医学院附设医院朱树勋于 1988 年完成中国第一例,也是亚洲第一例异位心脏移植。北京安贞医院陈宝田等于 1992 年

3 月 20 日在中国心脏移植停顿 13 年后,再次成功为一位 15 岁的扩张型心肌病女孩完成心脏移植术,术后存活 7 个月,死于急性排异。此后中国心脏移植发展迅速。2009 年中国心脏移植注册登记系统启用,2015 年中国公民自愿捐献系统建立,心脏移植数量与质量得以大幅度提升。我国现有心脏移植资质单位 57 家,截至 2020 年注册登记心脏移植 4 313 例,儿童心脏移植 275 例,占比与国际报道差距较明显(6.38% vs. 10.42%),且由于早年缺乏完善的随访系统,国内各中心尚鲜有术后长期生存率的报道。中国医学科学院阜外医院曾报道 2004—2015 年共完成 545 例心脏移植,1 年生存率为 93.9%;3 年为 90.0%;5 年为 89.2%;7 年为 79.7%;10 年为 75.0%。

小儿心脏再移植率近年缓慢上升,小年龄组少,主要在青少年组。分析原因为婴儿及儿童时期心脏移植的患儿已到青少年阶段,接受再移植的患儿大多在首次移植 3~5 年以后,但仍有少部分在首次移植后 1 个月以内。再次移植多是由于超急性、急性、慢性排斥反应;冠状动脉疾病;移植心脏心力衰竭等。小儿心脏移植后供心冠状动脉血管病在移植后 1 年、3 年、5 年的发生率分别为 2%、9%、17%,而一旦出现冠状动脉问题则预后不良,大约诊断 2 年内会出现移植物失功能,因此需心脏再移植。Mahic 等报道 4 227 例小儿心脏移植中 219 例再移植,其中 51% 因冠状动脉病变。再移植后 1 年、5 年、10 年生存率分别为 79%、53%、44%,明显低于首次心脏移植。2011 年,儿童心脏再移植 32 例,占当年移植总数的 5.6%,儿童再次心脏移植同样表现出年龄的差异性,从婴儿到 17 岁年龄组再移植的数量增长。大部分再次移植发生于初次移植后的 3 年。目前,再次移植与初次移植的生存率相当。但再次移植与初次移植间隔时间短的,尤其是间隔时间在 1 年以内的患者生存率降低,而心肌病和先天性心脏病患者再移植后的生存率并无明显差异。

(二) 心肺联合移植的发展与现状

心肺联合移植(combined heart-lung transplantation)指将供者健康心脏和双侧/单侧肺同期植入受者胸腔,取代受者终末期病变的心脏和肺。最早的

心肺联合移植记载于 1905 年,Carrel 等将一只 1 周龄猫的心、双肺、大动脉及腔静脉缝合在一只成年猫颈部,供体大动脉缝合于受体颈外动脉远端,立刻冠状动脉循环建立,供心跳动且肺颜色转红,因肺保护问题,数分钟后肺水肿、变硬而失败。此后经多年的动物实验探索,1968 年由 Cooley 等进行第 1 例人类的心肺联合移植。受体是心内膜垫缺损伴肺动脉高压的 2 个半月婴儿,术后 14 小时死于肺实变;第 2 例是 43 岁终末期肺气肿的男性患者,术后第 8 天死于支气管肺炎;第 3 例患者术后存活 23 天。1992 年 12 月刘晓程等完成我国,同时也是亚洲第 1 例心肺联合移植。1994 年中国医学科学院阜外医院完成我国第 2 例。同年北京安贞医院完成第 3 例心肺联合移植,患者为特发性扩张型心肌病伴肺动脉高压,术后存活 20 天死于继发感染。

心肺联合移植病例数在 1989 年达到顶峰,当年完成 284 例。之后由于供体器官短缺及外科治疗技术的进步,每年手术例数逐年减少,每年实施不到 100 例,2014 年甚至仅移植 11 例。截至 2018 年 6 月,全世界共完成 4 884 例心肺联合移植,其中小儿心肺联合移植 733 例,大部分儿童心肺联合移植的手术年龄集中在 11~17 岁。50 余年来,随着手术技巧,器官保存技术以及免疫抑制剂的发展,术后近、远期生存率显著提高。

二、心脏移植及心肺联合移植手术适应证

接受心脏移植及心肺联合移植手术的患者,均应为经过内科治疗,治疗效果极差,已发展为疾病终末期者。但并非所有终末期患者都适合做心脏移植或心肺联合移植,仍需经各种辅助检查后仔细选择,这是手术成功的重要条件之一。随着医疗技术的发展,心肺移植开展得日益广泛,以及患者医疗观念的转变,接受移植的患者数目也在不断增加。确定移植后,在等待受体期间,仍需要积极的内科治疗和各项准备工作,争取患者有一个好的手术条件。

什么是终末期心脏病,如何判断生存期短于一年,是很困难的问题。一般而言,积极而正确的内科治疗下心力衰竭难以纠正,症状严重而失去劳动力,病程中有严重心律失常,或有心脏停搏、心肺复苏史,轻微感染即诱发心力衰竭住院,慢性低血压,肝肾功能持续下降,及心源性恶病质倾向,应考虑为心脏病的终末期。也有学者提出如左心射血分数(EF)<20%,每搏量≤40ml,肺动脉楔压>25mmHg,患者多数于半年内死亡,1 年生存率低于 60%,而且生活质量极差,可以考虑为心脏移植的客观标准。

(一)心脏移植手术适应证

各年龄组心脏移植的原发心脏疾病的组成不同,有资料报道成人组中 49% 为心肌病,41% 为冠心病,4% 为心脏瓣膜病,1% 为先天性心脏病,其他 5%。符合以下条件是基本的手术适应证:①内外科均无法治愈的终末期心脏病(如心肌病、冠心病、心脏瓣膜病及先天性心脏病等)患者;②年龄一般在 60 岁以下,也可适当放宽;③经完善的内科治疗后,心功能仍为 NYHA Ⅲ~Ⅳ级,预期寿命<12 个月;④除心脏病外,其他脏器功能正常;⑤精神状态稳定,不愿长期内科治疗;⑥家属同意,并能提供各种支持。

儿童心脏移植适应证不同于成人,儿童心脏移植主要用于治疗晚期心肌病、无法常规矫治伴严重心力衰竭/缺氧的复杂先天性心脏病及经姑息或常规矫治仍不能改善症状的不可逆心脏病。由于外科手术水平的提高,使姑息手术或根治手术均取得了长足的进步,术后存活率增高,儿童心脏移植适应证及移植时机较成人心脏移植更宽泛和积极。

并非所有符合心脏移植适应证者均能接受手术,如果存在以下问题会极大影响移植术后的疗效,应属心脏移植的禁忌证:①全身有活动性感染;②恶性肿瘤;③肺、肝、肾不可逆性功能减退;④全身性疾病,如结缔组织病;⑤肺动脉高压,平均压>60mmHg,全肺阻力>8 Wood 单位;⑥吸毒或 HIV 抗体阳性;⑦活动性精神病。

婴幼儿心脏移植的禁忌证同成人,肺阻力严重升高,大于 5 个 Wood 单位为绝对禁忌证,可考虑心肺联合移植。不可逆肾脏和肝脏病变、活动性感染和恶性肿瘤为绝对禁忌证。近期肺梗死、可逆的肺血管病变、严重的精神心理障碍为相对禁忌证。

（二）心肺联合移植手术适应证

终末期心脏病合并终末期肺部疾病是心肺联合移植手术主要适应证。包括，①心血管疾病：修复失败或无法矫治且合并重度肺动脉高压（艾森门格综合征）的复杂先天性心脏病；②肺动脉高压：经过优化的药物治疗仍存在右心功能失代偿及结构性损伤的特发性和非特发性肺动脉高压；③支气管扩张：囊性纤维化和非囊性纤维化的支气管扩张；④慢性阻塞性肺疾病（chronic obstructive pulmonary disease，COPD）：非 α1-抗胰蛋白酶缺乏症及 α1-抗胰蛋白酶缺乏症；⑤间质性肺疾病：特发性和非特发性间质性肺炎；⑥其他：结节病，闭塞性细支气管炎，再次移植，晚期肺病合并难治性左心衰竭，右心室纤维化或梗死伴右心衰竭。

心肺移植的手术适应证是随着医疗条件的变化及供体的情况考虑的，没有绝对不变的标准。例如先天性心脏病伴重度肺动脉高压（艾森门格综合征），早期考虑心肺联合移植，后期因供体的缺乏，如果心功能尚允许的话可以采取单纯肺移植加心内畸形矫治术。

儿童及青少年心肺联合移植中先天性心脏病占 46%，原发性肺动脉高压占 19%，肺纤维化占 18%，其他肺部疾病占 7%，再移植占 9%；成人中先天性心脏病占 27.8%，原发性肺动脉高压占 28.5%，肺纤维化占 6.7%，其他肺部疾病占 24.0%，再移植占 3.0%。

三、心脏移植及心肺联合移植供体选择

心脏移植供体的选择标准是相对的，尤其小婴儿心脏移植供体来源有限，而受体大多急于手术，因此供体的选择往往较宽。通常供体的体表面积与受体的差异在 15% 上下，但也不是太绝对，稍微过大的供体心脏，可以采取术后晚关胸或注意降压措施以避免相关的并发症。美国斯坦福大学的 52 例 18 岁以下心脏移植手术，且存活 10 年以上的一组病例，受体年龄自 5 天~40 岁，平均 15.5 岁。供体死亡原因 35% 为机动车事故，14% 为行人-机动车事故，10% 为头部外伤，6% 为颅内出血。观察 HLA 匹配的相关性，但不作为选择

标准。供心选择标准为：①年龄小于 60 岁；②不需使用大量的正性肌力药物；③无心脏病史；④心电图正常；⑤ABO 血型相配；⑥体重相差不超过 20kg；⑦T-淋巴细胞交叉配型阴性；⑧血清学检查无病毒性肝炎。

小儿心-肺移植的供体获得较供心更困难。经机械通气的供体的肺功能衰退很快，因此适合心脏移植的供体中只有大约 20% 适合心肺移植。心肺移植的供体标准包括 ABO 血型配合、正常的气体交换功能、良好的肺顺应性、胸片清晰、无感染。机械通气短和供受体大小匹配也是很重要的。

四、心脏移植及心肺联合移植手术

（一）受体的术前检查

1. 心脏直视手术常规检查。
2. 血肌酐、空腹血糖及糖耐量试验、心肌酶。
3. 咽部、痰、尿和便细菌、病毒和霉菌培养。
4. 免疫学检查
（1）淋巴细胞毒性抗体试验。
（2）淋巴细胞交叉配型。
（3）人体白细胞抗原（HLA）系统。
5. 血清病毒学检查。
6. 动脉血气分析。
7. 肺功能测定。
8. 胃肠钡剂透视。
9. 心导管检查、血流动力学、心血管造影及心内膜心肌活检。
10. 心血池核素扫描。
11. 静脉肾盂排泄造影。

（二）受体的术前处理

1. 治疗心力衰竭　部分受体没有经过合理的系统治疗，静脉给利尿剂、血管扩张剂及正性肌力药物可以迅速改善血流动力学情况，为心脏移植创造条件。

（1）利尿剂应用：选用利尿剂时应根据其作用部位、机制、作用时间和用量来选择，避免同时用相同作用部位的两种利尿剂，可采用氨茶碱或

二羟丙茶碱与呋塞米联合静脉滴注(10%葡萄糖250ml、氨茶碱250mg和呋塞米20~40mg),可获得良好利尿效果。

(2)血管扩张剂应用:充血性心力衰竭患者周围血管阻力升高,血管扩张剂减轻周围血管阻力,降低心脏的后负荷,同时可扩张冠状血管,增加心肌灌注量,改善心脏功能。常用硝普钠、酚妥拉明和硝酸甘油静脉滴注。血管紧张素转换酶抑制剂和利尿剂联合口服有助于维持血流动力学。

(3)正性肌力药物应用:一些危重患者需要用正性肌力药物暂时或长时间维持心脏功能,许多患者有严重其他重要器官(肝、肾)功能不全时,即使用正性肌力药物而有效的机会也少。常规用洋地黄治疗心力衰竭和心律失常可能有效,但用量要小,防止中毒。重度心脏功能不全和低心输出量患者常用多巴胺或多巴酚丁胺,剂量为5~10µg/(kg·min),能增强心肌收缩力,扩张肾血管、脑血管和冠状动脉,剂量超过10µg/(kg·min)则可引起血管收缩,与血管扩张剂联合使用效果更佳。

2. 治疗心律失常 终末期心力衰竭患者常常合并心律失常,防止致命性室性心律失常发生是非常重要的问题。射血分数低和以前出现过室性心动过速的患者是高危的,应积极治疗,在治疗中需用动态心电图监测。频发室性期前收缩用利多卡因和胺碘酮比较安全;心动过缓,用少量异丙肾上腺素治疗;心房颤动可用洋地黄和普鲁卡因酰胺。

3. 抗凝治疗 扩张型心肌病常合并心房纤维性颤动,充血性心力衰竭时易发生体、肺循环栓塞。抗凝治疗可以预防栓塞,一旦发生周围血管栓塞,妨碍心脏移植或增加手术后危险性。如无禁忌情况少量抗凝剂治疗有利无害。

4. 体外生命支持(extracorporeal life support, ECLS) 抗心力衰竭药物治疗无效,其他重要脏器无重度功能不全的患者可以采用ECLS。ECLS主要包括体外膜氧合(extracorporeal membrane oxygenation,ECMO)和心室辅助装置(ventricular assist device,VAD)。儿童心脏移植患者由于供体短缺、供受体比例失衡,等待移植期间死亡风险较高,1年病死率约为17%。其中低体重和发生心源性休克者风险更高。1975年,ECMO成功救治第一例新生儿持续肺动脉高压,20世纪90年代,

VAD作为儿科患者机械循环支持手段开始普及。近年来体外生命支持的广泛应用使部分患者能够获得等待接受心脏移植的时间,降低了等待心脏移植过程中的死亡率,成为等待移植的桥梁。同时,心脏移植术后近期发生原发性移植物衰竭,也可应用体外生命支持作为心脏移植术后PGF的循环辅助措施,维持一定时间的血流动力学稳定以使心功能恢复或进行免疫干预。

(三)心脏移植和心肺联合移植手术简介

1. 心脏移植 心脏移植术分为原位心脏移植术及异位心脏移植术。原位心脏移植是指将患者的心脏切除后,将异体的供心移植于原来心脏的位置上;异位心脏移植是指不切除自体的心脏,并且另外植入一个心脏,置于患者自己的心脏旁边,起到辅助原来心脏的作用。

(1)原位心脏移植术(orthotopic heart transplantation):是指将患者的心脏切掉,留下主动脉、肺动脉的根部,连接着上腔静脉及下腔静脉的右心房后壁,连着肺静脉的左心房后壁。将供体的心脏经过修整后放入原心脏的位置,第一步将供心的左心房前壁与患者的左心房后壁相连,再缝合房间隔,这样供心的左心房即与患者的肺静脉和肺相连起来。第二步将供心的右心房前壁与患者的右心房后壁相缝合,这样供心的右心房即与患者的腔静脉和右心房相连起来。第三步将供心的肺动脉断端及主动脉断端分别与患者的肺动脉及主动脉断端缝合,即全部完成了手术(图26-1)。

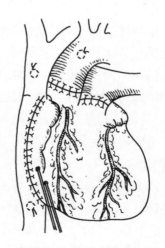

图26-1 原位心脏移植

（2）异位心脏移植术（heterotopic heart transplantation）：较原位心脏移植更复杂,开始于19世纪50年代。第一步将供心与患者的左心房侧面相吻合;第二步将供心的上腔静脉与患者的上腔静脉-右心房交界部的外侧缘做侧侧吻合,第三步将供心的主动脉与患者的升主动脉之间做一端侧吻合;异位移入的心脏,自患者的腔静脉接受一部分血液,送入肺循环,再回到左心房,因供心与患者的左心房为一个腔,因此血液一部分入供心左心室中,当心脏收缩时,两个心脏的左心室可将血液共同泵入一条大动脉,以完成循环任务。异位心脏移植保留了自己的心脏,故而患者思想负担相对轻而易于接受手术。患者的心脏仍可负担一定的工作,如患者心脏疾病是可逆的,也有可能在移入的心脏代偿阶段使患者原有心脏疾病得到治愈。但此方法手术困难,占据部分右侧胸腔,且患者的心脏疾病严重时心收缩排血困难,使血流速度减慢,易在心腔内出现血凝块而引起栓塞。因此异位心脏移植至今开展不多(图26-2、图26-3)。心脏外科专家始终致力于减少吻合口的异位心脏移植的技术。1980—1990年Banner和Sievers等设计的双腔技术（bicaval technique）近年来被广泛应用,该方法可保留正常心房结构、窦房结功能和瓣膜功能,减少心律失常发生和起搏器植入,较之经典方法提高了窦性心律,降低三尖瓣关闭不全的发生率,避免因急性心房扩大降低心室的收缩功能及心房内血栓形成。

大多数儿童心脏移植推荐双腔静脉法,小供心心脏移植或合并部分性肺静脉畸形引流的心脏移植,推荐双房法(标准原位心脏移植法),可减少人工管道植入和远期吻合口狭窄的发生,且有利于心脏畸形矫治。儿童心肌病心脏移植术式与成人相似,推荐应用可吸收缝线,以减少远期吻合口狭窄;吻合口重建推荐使用供者或受者自身组织,尽量避免使用人工材料,以减少出血和感染风险。对于再次心脏移植的患儿,由于心脏明显扩张和严重粘连,出血风险极大,可考虑通过外周血管建立体外循环,术前建议超声评估外周血管(如股动脉、腋动脉和颈动脉等)情况。

2. 心肺联合移植 心肺联合移植是将患者的心脏及双肺切除,留下其与上、下腔静脉连接的

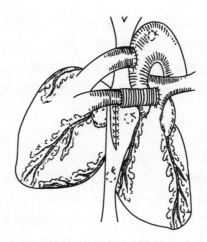

图 26-2 全心异位并列移植

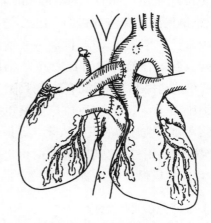

图 26-3 左心异位并列移植

右心房,主动脉及保留气管分叉和一个气管软骨环的气管,将供体的心肺植入患者胸腔后,只需吻合气管、主动脉及右心房即可建立起肺循环和体循环。所有吻合完成后,重新建立心肺灌注、排气、闭合排气等。术后常能恢复自主窦性心律,脱离体外循环支持常常并不困难,24小时多数可以脱离呼吸机支持。

五、心脏移植及心肺联合移植术后免疫抑制治疗

心脏移植及心肺联合移植术后主要是免疫抑制治疗及抗感染治疗。免疫抑制治疗（immunosuppressive therapy）包括诱导、维持和抗排斥反应治疗。免疫诱导治疗目的是在器官移植排斥反应风险最高时提供高强度免疫抑制。维持免疫抑制治疗的目标是使受者适应异体器官,同时最大程度减少感染和肿瘤的发生风险。各移植中

心免疫抑制剂选择、用量和联合用药方案各不相同,但是基本方案大同小异。不同个体免疫抑制剂不良事件的发生亦有明显差异,需根据移植受者的不同特征和危险因素采用个体化免疫抑制方案。

(一)抗体诱导治疗

心脏移植免疫诱导治疗可显著降低术后早期移植物功能不全发生,减少合并肾功能不全受者排斥反应的发生,并使术后早期无糖皮质激素或较低剂量糖皮质激素的维持免疫抑制方案成为可能。抗体诱导治疗包括IL-2受体拮抗剂和抗胸腺细胞免疫球蛋白(antithymocyte immunoglobulin,ATG)或抗淋巴细胞免疫球蛋白。IL-2受体拮抗剂可减少术后早期排斥反应,同时并未增加感染发生风险。我国目前常用的IL-2受体拮抗剂多为巴利昔单抗,其相关的严重不良事件报道极少,未发生细胞因子释放综合征,临床观察也未发现其增加感染和恶性肿瘤的发生风险。但是首次应用或二次移植使用首剂巴利昔单抗时可出现高敏反应,一旦发生应停用第2剂。

(二)维持免疫抑制治疗

目前,心脏移植最常用的维持免疫抑制方案仍是三联疗法,包括以下4类免疫抑制剂的组合:①钙调磷酸酶抑制剂(calcineur inhibitor,CNI):环孢素或他克莫司(tacrolimus);②淋巴细胞增殖抑制剂:霉酚酸酯(mycophenolate mofetil,MMF)或硫唑嘌呤;③雷帕霉素靶蛋白(mammalian target of rapamycin,MTOR)抑制剂:西罗莫司或依维莫司;④糖皮质激素:泼尼松或泼尼松龙。

1. 环孢素A 环孢素A(cyclosporine A)是一种从真菌中分离提取的复杂化合物,具有强大的免疫抑制能力,1980年斯坦福大学首次将其应用于心脏移植患者,发现其用药后排斥反应明显减少,发生排斥反应的时间推迟,使患者的存活时间明显延长。环孢素在移植患者的应用是心脏移植手术发展中的一个重要里程碑。

心脏移植前1~2日口服或静脉作为免疫抑制诱导治疗,口服剂量4~6mg/kg。如果患儿术前肝功能和/或肾功能不全,需慎用此药,可以使用霉酚酸酯或硫唑嘌呤,但需注意骨髓抑制。

术后当天只要血流动力学稳定即可使用,静脉应用初始剂量要小,一般0.25~0.5mg/kg,加入生理盐水中24小时持续静脉滴注(稀释方法按1mg环孢素A溶解在1ml液体中)。如需要静脉给药逐渐加量至0.5~2mg/kg。一旦可以进食即改为口服,开始剂量2~6mg/(kg·d)分两次给予(间隔12小时)。使用环孢素A初期数周需每日晨服药前查血药浓度,直到本药用量调至血药浓度稳定为止。然后可以数天测定1次,并逐渐减少检测次数。一般术后3个月内每日6~9mg/kg。

目前临床测定环孢素血药浓度方法有放射免疫法(radioimmunoassay,RIA)、荧光偏振免疫法(TDx)或高效液相色谱法(high performance liquid chromatography,HPLC)。RIA及TDx主要测定环孢素A的代谢产物,目前临床常用TDx法。各种方法测定的环孢素浓度不同,同一种方法在不同医疗中心测定的值也可以不同,因此结合血药浓度、临床抗排异效果、药物毒性反应3方面综合分析是十分重要的。一般可采用TDx方法,术后1个月内环孢素A血药谷值浓度900~1 000μg/L,2个月降至700~800μg/L,3个月500μg/L。术后3个月内维持较高血药浓度,可以有效遏制急性排斥反应。术后第6~7个月将其降至300~400μg/L,维持到1年。心脏移植术1年以后急性排斥反应很少发生,环孢素A剂量可以进一步减少,最小维持量2~3mg/(kg·d),血浓度谷值150~200μg/L,长期维持治疗期间,可每隔3~4个月测定1次血药浓度。

移植术后早期,免疫抑制强烈,易出现各种感染。一些抗生素可以降低环孢素血药浓度,增加肾毒性,利福平、甲氧苄胺嘧啶可降低血药浓度,红霉素可增加血药浓度,氨基糖苷类抗生素、两性霉素B、甲氧苄胺嘧啶等可增加肾毒性。其他药物如地尔硫䓬、糖皮质激素、酮康唑可增加其血药浓度,戊巴比妥及苯妥英钠可降低其血药浓度。与抗淋巴细胞免疫球蛋白、霉酚酸酯、硫唑嘌呤等免疫抑制药物合用时可依据临床效果及毒性反应,适当减少用量。

应用环孢素期间需监测血压、血常规、肝肾功能等,每年行冠状动脉造影。

2. 他克莫司 他克莫司(tacrolimus,FK506)

是继环孢素 A 之后的又一很强的免疫抑制剂,是环孢素 A 的 10~100 倍。某些医疗中心以此为一线用药,国外多中心研究,以他克莫司为基础的免疫抑制方案,效果优于环孢素组,同时其肾毒性及高血压的发生率均低于环孢素。似乎对肺移植后的慢性排斥反应出现的患者也有更好的免疫抑制作用,目前已经累积了较多的临床经验。一般术后 24 小时内 0.075mg/kg 持续静脉滴注,可口服后改用 0.15~0.3mg/kg,每日分两次服用,每日总量不超过 25mg。以全血血药浓度 10~20ng/ml 为参考。心脏移植 3 个月后血药浓度谷值降为 10~12ng/ml,6~12 个月为 8~10ng/ml,1 年后谷值维持在 4~6ng/ml。

他克莫司不与环孢素合用,可以与霉酚酸酯、硫唑嘌呤、皮质醇合用。多项临床研究结果均证实他克莫司抗排斥反应效果与环孢素相当或优于环孢素。2017 年 ISHLT 年报显示,应用环孢素+MMF 维持免疫抑制方案的心脏移植受者,术后 1 年内需要治疗的排斥反应发生率(24.3%)明显高于应用他克莫司+MMF 的受者(3.9%),但两组中长期生存率差异无统计学意义。一些心脏移植中心在排斥反应高危人群中,将他克莫司作为 CNI 的第一选择。该药物虽较环孢素毒副反应少,但引起的肾功能损伤、高血压、高血糖、低磷血症、头痛、震颤等副作用,临床仍需注意。

3. 霉酚酸酯 霉酚酸酯(MMF)是霉酚酸(mycophenolic acid,MPA)的前体,阻断 DNA 合成,使淋巴细胞的增殖被阻断在细胞周期的 S 期。心脏移植中,MMF 可减少移植器官急性排斥率,已替代硫唑嘌呤作为一线用药。也用于难治性排斥反应。MMF 的推荐剂量是 1~1.5g,2 次/d,移植术后即开始服用。不能口服者可静脉给药 14 天。与他克莫司或环孢素、皮质激素合用,可减少合用药物的剂量。儿童 0.5g,2 次/d。成人 1g,2 次/d。

用药期间需注意病人的肾功能及白细胞计数,如出现粒细胞绝对值<1.3×10^9/L,必须停药或减量。伴慢性肾功能不全患者,剂量不超过 2g/d,并须密切观察肾功能。

4. 硫唑嘌呤 硫唑嘌呤(azathioprine,Aza)是一种嘌呤拮抗剂,影响 DNA 及 RNA 合成抑制 T 淋巴细胞增殖。20 世纪 90 年代中期以前,硫唑

嘌呤是主要的术前免疫诱导剂,及三联免疫抑制方案的主要药物。剂量为 3mg/(kg·d),术后 3 个月减量至 1.5~2mg/(kg·d)。应用中须注意骨髓抑制及肝功改变,粒细胞下降或血小板减少须减量或停药。目前大多被霉酚酸酯替代。

5. 糖皮质激素 糖皮质激素可以抑制免疫过程的多个环节,是一种广泛应用的免疫抑制剂,也是心脏移植后的主要抗排异药物。甲泼尼龙用于心脏移植术中及术后数天,泼尼松用于免疫抑制维持治疗。术中甲泼尼龙剂量 500~750mg/m^2,术后 5mg/kg,每 8 小时 1 次,共 3 次,以后渐减量至 0.6mg/kg,分 2~3 次口服,共用 3 个月。近年来主张及早撤用激素以减少副作用。

6. 单克隆抗体及多克隆抗体 单克隆抗体(OKT$_3$)及多克隆抗体(抗胸腺细胞球蛋白 TGA),也是心脏移植术后常用的抗排斥反应用药,但目前已不作为一线用药,多用于术后急性排斥反应,用甲泼尼龙冲击治疗效果不佳者。

抗胸腺细胞免疫球蛋白(ATG)、抗淋巴细胞免疫球蛋白(ALG)在早期心脏移植中常用,用量个体差异性较大,可快速降低淋巴细胞,须注意使用方法。单克隆抗体 OKT$_3$,可用于术中或术后,建议剂量 5~10mg/d 静脉注射,可以连续 10~14 天,联合应用时可以减少环孢素的剂量。

(三)心脏移植后排斥监测及治疗

心脏移植后的排斥反应是必然的,由于严密的监测及积极的治疗,目前急性排斥反应死亡的病例明显减少。心脏移植急性排斥反应的典型临床症状和体征包括低热、疲倦、白细胞升高、心包摩擦音、室上性心律失常、低心排血量、运动耐量降低和充血性心力衰竭等,由于免疫抑制药物的应用,已经较为少见。非典型症状和体征包括轻微乏力或气短,心动过速或奔马律、颈静脉压力升高等右心功能不全的体征,严重时可有左心功能衰竭表现;新出现的心电图异常,如房性或室性心律失常,除外心包积液所致的心电图 QRS 波电压较前显著降低等;超声心动图发现心功能下降、室壁增厚,组织多普勒超声提示舒张功能减低。移植心脏发生不可逆排斥反应之前,尽早发现并处理可以显著减轻移植心脏的累积损害。心内膜心

肌活检一直被认为是诊断急性排斥反应的金标准。心脏移植后的监测手段仍以心内膜心肌活检的显微镜下检查为金标准。第一次活检时间约为术后 7 天,以后第 1 个月内每周 1 次,3 个月内每两周 1 次,3 个月至半年每月 1 次,半年后每 3 个月 1 次,1 年后每半年 1 次,大约两年内有 15 次心内膜心肌活检,如遇到治疗中的棘手问题可能还需增加次数。由于体表心电图、超声心动图、心脏 MRI 及脑钠肽、肌钙蛋白 I 或肌钙蛋白 T 和全身炎症反应标志物(如 C 反应蛋白)等无创检查灵敏度较差,国际指南并不建议临床常规使用以上方法替代 EMB 诊断和监测排斥反应。

婴幼儿心脏移植前治疗同成人,只是免疫接种计划应尽量在移植前完成,否则只能应用死疫苗,不能应用减毒活疫苗。小儿移植后的治疗方案基本同成人,仅小婴儿急性排斥反应的诊断方法有差异,由于心脏小,不能如成人那样反复进行心内膜心肌活检来判断。Bailey 等根据临床检查和超声心动图表现诊断婴幼儿急性排斥反应,只对年龄较大的儿童采用心内膜心肌活检。当出现发热、嗜睡、食欲缺乏、心动过速、呼吸急促和充血性心力衰竭时,可考虑诊断排斥反应。心电图、超声心动图和 X 线检查亦可出现排斥现象,如心脏肥大。白细胞计数升高也有助于排斥反应的诊断,但需与感染相鉴别。总的来说,小婴儿排异的发生率较低,故对心脏急性排异的实验室检查方法的探索更有临床意义。

心脏移植后急性排异的程度需心内膜活检病理诊断,根据排异的程度采取不同的治疗方案。2 级以下的急性排异,可以增加抗排异药物剂量 4~7 天,复查心内膜活检。3 级以上的急性排异,需甲泼尼龙冲击治疗,500~750mg/(m²·d)连用 3 天。也有在环孢素与 FK506 之间交换使用等方法。

心-肺联合移植后的免疫抑制治疗与心脏移植相同,有人认为 FK506 对肺慢性排异的抑制作用更好。心肺移植后最初 3 个月肺排异最频繁,以后排斥反应的发生率逐渐降低。儿童的排异较成人更强烈。虽然肺功能试验的第一秒最大呼气量,临床表现和放射学征象可提示排异的可能,但排斥反应的决定性诊断是支气管活检标本的特异性组织学检查,支气管活检不仅能证实排异,还可

能分离条件病原体和鉴别感染与排异,或证实是否感染与排异并存。但支气管镜检查对儿童较困难,往往需要全身麻醉。

肺感染对心-肺移植更显重要,囊性纤维化患者接受心肺移植之后呼吸道可能受病原体慢性感染,尤其是假单胞菌。根据外科手术前最后一次痰培养结果给予预防性抗生素治疗,以后根据术中获得的受体和供体标本的细菌培养及药敏试验调整抗生素是重要的环节,一般应用 7~10 天。巨细胞包涵体(CMV)和单纯疱疹病毒血清学阳性者均应预防性给予无环鸟苷治疗。如供体阳性者,尤其受体 CMV 阴性者,术后应采用更昔洛韦(ganciclovir)治疗。弓形体属不匹配的患者应预防性给予二氨嘧啶和甲酰四氢叶酸。应用复方磺胺甲噁唑预防卡氏肺包囊虫肺部感染也是必要的。

六、心脏移植及心肺联合移植术后并发症及术后监护

(一)心脏移植及心肺联合移植术后并发症

1. 早期并发症

(1)围手术期并发症:准备行心脏移植术的患者有 10%~20% 死于等待供心期中。这些终末期心衰常需加强治疗以过渡到心脏移植,当病情恶化时须使用心室辅助装置。心脏移植后中期常因肺动脉压升高,导致严重和顽固的右心衰竭,是造成围手术期死亡的主要原因。处理方法:①选用缺血时间相对较短的供心;②选用体重大于受者的供者供心;③纠正 pH、PO_2、PCO_2,防止肺血管的痉挛;④静脉给予多巴酚丁胺、异丙肾上腺素或前列腺素 E_1,以迅速控制肺动脉压。肾功能不全也是心脏移植早期易出现的并发症之一,这是由于心脏移植患者常伴有肾功能不全,加上体外循环和移植本身亦会导致肾功能的损害,以及免疫抑制药物环孢素的肾毒性。术后早期要严密观察尿量及肾功能的变化,尿量少者给予利尿,对出现急性肾衰药物治疗无效时,可使用腹膜透析或血液透析。

(2)排斥反应:在非特异性免疫抑制的条件

下,所有同种移植受者均处于过度免疫抑制和免疫抑制不足的威胁之下。免疫抑制不足可导致移植物的排斥甚至消失,过度免疫抑制虽可保留有功能的移植物,但却有导致机体免疫力低下,产生各种感染的可能。所有同种脏器移植均有移植后早期排斥最为活跃,但以后逐渐消弱的倾向。故临床上可根据具体情况调整免疫的强度。

同种心脏移植排斥反应(rejection)分为超急性、急性和慢性三种类型:超急性排斥反应在术后几小时到几天发生,早期往往没有临床症状和体征,晚期临床征象出现时,排斥可能已不可逆转。其发生原因是受者体内预先存在抗供者组织抗原的抗体,包括供者 ABO 血型抗原、血小板抗原和 HLA 抗原等。为早期检出心脏排斥,临床对超声心动图、磁共振、心电图和免疫学等许多不同的方法进行研究,然而这些方法只能帮助判断有无排斥,但没有一种方法具有高度的灵敏度和特异度,均不足以指导临床做出生死攸关的免疫抑制的决定。截至目前,对于心脏移植手术后的排斥监测,最可靠的方法和"金标准"仍是心内膜活检,可判断排斥的级别,并指导临床治疗。心内膜活检时如移植物 IL-2mRNA 呈阳性显现则意味着更严重的排斥将可能发生。这一发现对于预防严重排斥有一定的帮助。尽管组织活检是标准的检查方法,但目前更倾向于应用无创的检测手段,只是难以找到单一理想的检查方法,因此应综合各方面的资料做出判断以便早期干预。

(3)感染:手术后应用大量的免疫抑制剂造成患者免疫机能低下,容易发生感染,感染原可以是细菌、霉菌、病毒和原虫等,感染可累及任何器官,尤以肺部感染和泌尿系统感染常见。严格监测早期感染指标非常重要,采取积极的措施及时诊断和治疗各种感染关系到患者的生死存亡,术后的胸部 X 线检查、血和尿检查非常重要。移植后受者感染可用磺胺甲基异噁唑和甲氧苄胺嘧啶预防卡氏肺囊虫感染,更昔洛韦预防巨细胞病毒感染等。

2. 晚期并发症

(1)冠状动脉粥样硬化性心脏病(coronary atherosclerotic heart disease):迄今已有越来越多心脏移植患者受到弥漫闭塞性冠状动脉粥样硬化性疾病的影响。目前,缺血性后遗症是严重威胁心脏移植患者长期存活的主要并发症,是导致移植受者死亡的主要原因之一,约占心脏移植后死亡的 39%。术后 1 年冠状动脉造影,10% 的患者可见冠状动脉受损,术后 5 年可达 50%。这种血管病变仅限于移植心脏的血管,与血管内皮依赖物氧化氧合酶(NOS3)活性降低有关。除免疫因素外,很多学者认为还有许多非免疫因素联合作用加速这种病变的发展。这些因素包括传统危险因子,如血脂异常、肥胖、糖尿病、吸烟等。近年来,有些学者发现移植心脏的血管病变与巨细胞病毒感染有关。危险因素包括年长的受体和供体及第 1 年内有 2 次以上排异的受体。尽管儿童患者较少发生动脉粥样硬化,但心肌病理上的血管病变却很常见。儿童冠状动脉造影显示冠状动脉疾病的 5 年发病率为 17%,其中中至重度病例约占 6%,很多病例在明确诊断前死亡。因此,如何准确诊断儿童的冠状动脉病变很重要。此外,有研究表明他汀类药物可减少血管病变的发生,故可在儿童患者中常规应用。

(2)恶性肿瘤:长期免疫治疗均有发生恶性肿瘤的风险,最常见的是淋巴增殖性疾病和皮肤癌,恶性肿瘤占心脏移植后死亡的 11%。

(二)心脏移植及心肺联合移植术后监护

1. 病房、监护室的消毒隔离和术后监护工作 由于术后早期加强的免疫抑制治疗,患者极易感染,因此心脏移植术后监护室必须单独隔离成单间。监护室的门窗地板均必须彻底清洗,所有监护室内的监护仪、呼吸机及储存医疗用品的柜子、吊钩等也用消毒药水擦洗。病床用消毒水擦洗,被褥全部更换。所有进入病室的人员均须戴帽子、口罩,穿无菌隔离衣同时使用无菌手套。患者的护理和医疗的操作遵循从最干净的部位开始,最后在相对不干净处完成。口腔护理、全身护理、药物的准备、静脉用药、抽血等均戴无菌手套操作。胃管仅作为投入环孢霉素 A 的通道,每日更换 1 次,直至患者胃肠道通畅可口服为止。手术后的引流血不可再回输入体内,伤口的敷料必须严格无菌。

2. 心脏移植及心肺联合移植术后的监测指标 监测指标包括:①心电图、呼吸、脉搏、体温;②动脉压、中心静脉压、左心房压、肺动脉压、心排血量；③胸腔及心包引流量；④尿量及液体输入量；⑤血常规；⑥床旁胸片；⑦血气；⑧心电图；⑨肝肾功能、血糖。

七、心脏移植及心肺移植的展望

目前，心肺移植作为治疗终末期心脏病及肺部疾病的一种常规且有效的方法，已无可置疑。随着免疫抑制药物如环孢素A、他克莫司等的发现及应用使患者的生存率及生活质量明显提高。但移植器官被受体排异是绝对的，如何解决免疫耐受及慢性排异的问题将是进一步延长患者生存时间的关键。

体外生命支持技术已成为心脏移植桥梁手术。1991年8月2日，一位57岁患者曾于美国匹兹堡大学应用Thoratec泵做左心转流225天后，终于获得了心脏移植机会，最后痊愈出院。数周后这位患者还观看了匹兹堡棒球大赛，这是左心转流当时最长的纪录。全人工心脏（TAH）最早于1969年由Cooley应用于1例室壁瘤切除未能撤离人工心肺机的患者，植入后64小时进行了心脏移植。至1988年3月1日全世界有113名患者接受了人造心脏植入作为桥梁手术。1982年美国盐湖城犹他大学进行的首例永久性人工心脏植入，存活112天，证实其可行性。儿童心脏移植由于供体短缺、供受体比例失衡，患儿等待移植期间死亡风险较高，应用体外生命支持技术在心脏手术围手术期发挥重要的救治作用，维持机体血液循环，可成为等待心肌功能恢复和移植的桥梁。随着科技的进步，ECMO和VAD在临床应用越来越广泛，在过去的几十年中，左心室辅助装置（left ventricular assist device，LVAD）在泵的设计上进行创新，如今有完全磁悬浮轴承为特点产生连续性血流的三代离心泵，耐用性、血液相容性方面的都取得了巨大的进步。但在实际应用中，依然存在着感染、心律失常、血栓等并发症风险，期待不远的将来适用于儿童的微型化LVAD装置，替代右心室功能的VAD装置能够得到很快的研发及上市。

由于器官移植的广泛应用，供体缺乏逐渐成为主要矛盾。因此异种器官移植已是一个值得深入探讨及研究的问题，1964年，美国的Hardy及其同事将黑猩猩的心脏移植于一位68岁因左心室衰竭而濒死的男子，仅生存1小时，后又有使用狒狒心脏移植人体存活1个月的报道。虽然均无长期存活，但随着遗传工程的发展及转基因技术的成功，异种器官移植的前途是乐观的。由于异体移植的排异是难以抗拒的，近期又有自体心肌细胞移植的研究。

移植后术后感染的预防和治疗仍是影响移植后生存率的重要因素，有文献报道术后感染率达35.3%。巨细胞病毒（cytomegalovirus，CMV）感染是术后死亡的主要原因。尸体及无血缘相关的移植物，有急性排异发生史及肾-胰岛联合移植为感染危险因素。女性感染率高于男性（75.5% *vs.* 58.8%），OKT3及ALG的应用亦增加了CMV的感染率。近年来，静脉应用更昔洛韦可有效治疗CMV感染。新的抗病毒药物的发现必然与器官移植长期生存有密切关系。有文献报道，心脏移植后慢性冠状血管病变亦与CMV感染有相关性。

心脏移植已经成为终末期心力衰竭患者的标准治疗方法。免疫抑制剂、供体采购、手术技术和术后护理方面的改进已导致急性同种异体移植排斥反应大幅减少。然而，长期同种异体移植物存活仍存在限制，包括排斥、感染、冠状动脉同种异体移植物血管病变和恶性肿瘤。谨慎平衡免疫抑制治疗和并发症监测可以进一步改善心脏移植受体的长期预后。

随着细胞生物学、分子生物学等基础学科的发展，世界先进国家中器官移植、细胞移植、转基因动物的器官或细胞的人类应用研究等，已经有了很大的发展。我国在这方面也做了很多工作，在传统观念及法律方面均取得了很多进步，但仍有不健全的问题阻碍着移植工作的开展，存在着与我国科学技术高速发展不相称的状况，有待今后各有关学科不懈的努力。

（肖燕燕　韩　玲）

参 考 文 献

1. 周汉槎.临床心脏移植.长沙:湖南科学技术出版社，1993.

2. JOSEPH WR, TAJINDER PS, WIDA SC, et al. The International thoracic organ transplant registry of the international society for heart and lung transplantation: twenty-second pediatric heart transplantation report 2019, focus theme: donor and recipient size. J Heart Lung Transplant, 2019, 38(10): 1028-1041.

3. Jarosiav FS, Marc RL, Victor TT. 先天性心脏病外科学. 马维国, 张怀军, 朱晓东, 主译. 北京: 人民卫生出版社, 2009.

4. SARRIS GE, SMITH JA, BERNSTEIN D, et al. Pediatric cardiac transplantation(The Stanford experience). Circulation, 1994, 90(5 Pt 2): Ⅱ51-5.

5. BOUCEK MM, NOVICK RJ, BENNETT LE, et al. The registry of the international society of heart and lung transplantation: First official Pediatric report 1997. J Heart and Lung Transplantation, 1997, 16(12): 1189-1207.

6. BOUCEK MM, NOVICK RJ, BENNETT LE, et al. The registry of the international society of heart and lung transplantation: Second official Pediatric report 1998. J Heart and Lung Transplantation, 1998, 17(12): 1141-1160.

7. BOUCEK MM, FARO A, NOVICK RJ, et al. The registry of the international society of heart and lung transplantation: Third official Pediatric report 1999. J of Heart and Lung Transplantation, 1999, 18(12): 1151-1173.

8. DIPCHAND AI. Current state of pediatric cardiac transplantation. Ann Cardiothorac Surg, 2018, 7(1): 31-55.

9. 孙永丰, 张菁, 王国华, 等. 儿童心脏移植单中心回顾分析. 实用器官移植电子杂志, 2021, 9(4): 273-280.

10. D'ADDESE L, JOONG A, BURCH M, et al. Pediatric heart transplantation in the current era. Curr Opin Pediatr, 2019, 31(5): 583-591.

11. ROSSANO JW, DIPCHAND AI, EDWARDS LB, et al. The registry of the international society for heart and lung transplantation: nineteenth pediatric heart transplantation report 2016, focus theme: primary diagnostic indications for transplant. The Journal of Heart and Lung Transplantation, 2016, 35(10): 1185-1195.

12. 胡盛寿. 中国心脏移植现状. 中华器官移植杂志, 2017, 38(8), 449-454.

13. 中华医学会器官移植学分会. 中国心肺联合移植操作规范(2019版). 中华移植杂志(电子版), 2020, 14(3): 129-135.

14. 中华医学会器官移植学分会. 中国儿童心脏移植操作规范(2019版), 中华移植杂志(电子版), 2020, 14(3): 136-142.

15. 史嘉玮, 王志文, 孙永丰. 中国心肺联合移植操作规范(2019版). 中华移植杂志(电子版), 2020, 14(3): 129-135.

16. 廖崇先. 实用心肺移植学. 福州: 福建科学技术出版社, 2003.

17. MAIKE S, TORSTEN S, DAGMAR L, et al. Bicaval versus standard technique in orthotopic heart transplantation: A systemic review and meta analysis. J Thorac Cardiovasc Surg. 2007, 134(5): 1322-1331.

18. 中华医学会器官移植学分会. 中国心脏移植免疫抑制治疗及排斥反应诊疗规范(2019版), 中华移植杂志(电子版), 2019, 13(1): 15-20.

19. 柏利婷, 童媛媛, 国胜文, 等. 体外生命支持技术在儿童心脏移植术的应用. 中国体外循环杂志, 2021, 19(3): 183-187.

20. JAVIER MFM, DELMO EMJ, HETZER R. Evolution of heart transplantation since Barnard's first. Cardiovasc Diagn Ther, 2021, 11(1): 171-182.

第四篇
胎儿及新生儿时期心脏病

第二十七章

胎儿时期心脏病

第一节　胎儿心脏病发病情况、转归及管理

胎儿心脏病（fetal heart disease）主要指心脏的解剖结构畸形（先天性心脏病，简称先心病），还包括心律失常、心脏肿瘤、心肌疾病、心脏源性及非心脏源性心力衰竭等。自 20 世纪 80 年代初开始应用超声心动图技术进行先天性心脏病的产前诊断以来，该技术已得到广泛的推广应用并取得很多经验。我国在 20 世纪 80 年代成立了胎儿超声心动图协作组，包括北京协和医院、西安医科大学附属第一、二医院、哈尔滨医科大学附属第一、二医院，逐步在国内展开胎儿心脏病的产前诊断工作。胎儿心脏病的产前诊断对于出生后的处理及转归有重要的影响，尤其是近年来胎儿心脏病宫内治疗的开展。

（一）胎儿心脏病的发病情况

1. 胎儿先天性心脏病发病情况　胎儿先天性心脏病（fetal CHD）的真实发病情况尚难获知，目前只能依据应用产前诊断技术进行产前诊断的资料分析获得。胎儿时期先天性心脏病的发病率与生后活产儿发生率之间存在差异，胎儿 CHD 发病率与产前诊断技术对胎儿 CHD 的检出率及胎儿时期 CHD 的转归有关。国内一项多中心研究包括 8 个省 10 家三级医院，10 259 例胎儿先天性心脏病检出率为 7.1‰。根据国内外不同的胎儿心脏畸形筛查研究，胎儿 CHD 的发病率为 0.3%~1.4%。

胎儿时期发现的先天性心脏病病种与出生后所见的病种分布不同。郭宁等报道胎儿 CHD 101 例，最常见的依次为圆锥动脉干畸形（30.7%）、室间隔缺损（25.7%）、房室间隔缺损（19.8%）。Allan 等报道 1 006 例胎儿 CHD，最常见的依次为房室间隔缺损（17.4%）、左心发育不良（16.6%）、室间隔缺损（9.3%），三尖瓣下移或发育不良（5.9%）、二尖瓣闭锁（5.2%）。Russo 等报道 705 例胎儿 CHD 中，最常见的依次为圆锥动脉干畸形（23%）、房室间隔缺损（13%）、单心室（12%）、主动脉弓畸形（8.4%），其中 32% 合并心外畸形或染色体异常。Marek 等报道 1 604 例胎儿 CHD 中，最常见的为房室间隔缺损（15.1%）、左心发育不良（15.0%）、室间隔缺损（9.1%）、右心室双出口（8.7%）、肺动脉闭锁（6.0%）、法洛四联症（5.2%）。

受到 CHD 产前诊断、宫内死亡和终止妊娠等影响，出生后严重 CHD 的发生率有所下降，如果在孕期及早明确诊断，终止妊娠的比例就会增高。Buskens 等估计，如果为严重 CHD，产前诊断灵敏度为 50%，终止妊娠比例为 67%，严重 CHD 活产婴儿将减少 1/3。国内一项多中心研究则显示出生后先天性心脏病发病率呈上升趋势，主要为简单型 CHD 的增长，危重型 CHD 发生率无明显差异。

2. 其他胎儿心脏病发病情况　胎儿心律失常（fetal cardiac arrhythmia）在孕妇常规检查中发生率为 0.03%~1%，占所有胎儿心脏病的 6%~11%。在一项大型胎儿心律失常病例系列（1 384 例）中，最常见的是房性期前收缩（88%），其次是室上性心动过速（69 例）、完全性房室传导阻滞（39 例）、心房扑动（21 例）、二度房室传导阻滞（10 例），其余有窦性心动过速、室性心动过速、心房颤动、交界性心动过速和窦性心动过缓。

心脏肿瘤（cardiac tumor）在胎儿时期发病率

较低,其确切发生率仍未知,约占胎儿心脏病的1.4%。绝大多数胎儿原发性心脏肿瘤为良性,其中最常见的为横纹肌瘤,占胎儿心脏肿瘤60%以上,其次为畸胎瘤(25%)、纤维瘤(12%)、黏液瘤、血管瘤等,胎儿期恶性肿瘤非常罕见。

胎儿心肌病(fetal cardiomyopathy)的发生率在先天性心脏病高危因素的孕妇人群中为0.42%~1.7%,占胎儿心脏病的6%~11%,由于约1/3病例出现宫内死亡或终止妊娠,新生儿及婴儿的心肌病发病率占所有心脏病的2%~7%。在先天性心脏病高危孕妇人群中,胎儿扩张型心肌病发病率为0.25%~0.52%;肥厚型心肌病发病率为0.14%~1.0%;心肌致密化不全的发病率为0.7%;限制型心肌病发病率极低。

(二)胎儿心脏病的转归

1. **转归概况** 产前诊断的胎儿CHD整体转归较差,并与合并染色体异常和/或心外畸形,以及心脏畸形严重程度有关。许多资料显示自然死亡及流产的胎儿中心血管畸形比例更高。在1991—2003年8组报道资料(CHD胎儿3 306例)中,终止妊娠占31%;继续妊娠2 291例中宫内死亡占12%,出生后死亡占34%,存活占53%。福建省妇儿医院报道1 492例胎儿CHD(2012—2016年),随访1 235例,终止妊娠783例(63.4%),宫内死亡22例(1.8%),活产婴儿430例(34.8%),其中25例新生儿死亡,9例手术围产期死亡。Tegnander等报道严重的胎儿CHD 97例,其中产前诊断55例,终止妊娠44%,宫内死亡占14%,活产婴儿占42%,出生后死亡者占活产婴儿的35%,随访2年中存活15/55(27%),其中病残者9/15(60%)。Russo报道的705例胎儿CHD中,终止妊娠占24%,宫内死亡22例,生后死亡121例,最终存活率71.7%(383/534)。Marek等报道的1 604例胎儿CHD中,终止妊娠占57.3%,继续妊娠的685例中,宫内死亡59例(8.6%),出生后死亡147例,存活479例(29.9%)。

胎儿心律失常转归与心律失常类型(快速型、缓慢型及不规则型)相关。大多数为心脏结构正常的房性期前收缩,预后良好,无需干预。快速型心律失常药物治疗有效者预后良好。持续性的胎儿心律失常会导致胎儿血流动力学异常,引起胎儿水肿甚至胎儿窘迫、胎儿死亡。胎儿心律失常合并胎儿水肿、结构性心脏病往往预后不良。胡青等报道76例胎儿心律失常,19例行经胎盘药物治疗,11例引产(其中2例宫内死亡),65例活产(86%),其中20例出生后转为窦性心律,49例长期随访,11例转为窦性心律,38例心律失常持续至出生后,1例新生儿期死亡。胎儿心肌病的整体预后不良,病死率在胎儿期约为23.11%,新生儿期约为28.43%。

2. **常见胎儿先天性心脏病的转归**

(1)房室间隔缺损(atrial ventricular septal defect, AVSD):胎儿完全性AVSD常合并其他心内畸形,如内脏异位症、法洛四联症、右心室双出口、左心发育不良、主动脉弓缩窄等。合并心外畸形占13%~72%,合并染色体异常的占37%~58%,大多为21-三体染色体异常。多数AVSD胎儿能够适应并达到孕期末。部分胎儿因严重房室瓣反流或房室传导阻滞,发生心力衰竭和水肿,导致胎儿期或新生儿期死亡。Berg等报道246例胎儿AVSD病例,129例(52.4%)合并染色体异常,144例(58.5%)选择终止妊娠,18例(7.3%)宫内死亡,17例(6.9%)新生儿期死亡,19例(7.7%)婴儿期死亡,最终存活48例19.5%[随访(34.94±18.6)个月]。

(2)左心发育不良(hypoplastic left heart, HLH):HLH的整体转归较差。Galindo等报道HLH胎儿101例,房间隔完整者占19%,染色体异常者占14%,终止妊娠占79%,继续妊娠者宫内死亡占16%,活产婴儿36例中24例手术,12例未行手术者均在新生儿早期死亡,一期手术后存活9例。HLH伴限制性卵圆孔和重度主动脉瓣狭窄伴进行性HLH的宫内介入治疗已开展并获得一定的经验,很多报道显示了宫内治疗对特定HLH病例转归有积极作用,但远期预后仍未知。

(3)室间隔缺损(VSD):室间隔缺损可以为孤立性心内畸形,也可为复杂心内畸形的组成部分。单纯肌部或膜周部VSD可能自然闭合。Axt-Fliedner等报道146例胎儿VSD,合并染色体异常占32.9%,终止妊娠23例,宫内死亡2例,出生后死亡1例,宫内自然闭合者占32.7%(肌部缺损

31.1%，膜周部缺损 50%），出生后 1 年内闭合者占 44.3%（肌部缺损 45.6%，膜周部缺损 30%）。Cho 等报道 146 例胎儿孤立性 VSD，64 例（43.84%）在胎儿期自然闭合，25 例在生后随访中自然闭合。

3. 产前诊断及宫内治疗对转归的影响 产前诊断技术的发展和胎儿心脏宫内治疗的开展正在逐渐影响着胎儿 CHD 的转归。产前诊断的胎儿 CHD 可以根据病种及严重程度决定是否需要行胎儿心脏介入治疗（fetal cardiac intervention，FCI），计划分娩医院、分娩方式、围产期处理方案等，对 CHD 的处理有着积极的影响。自产前诊断技术开展以来，有许多研究数据提示 CHD 早期诊断与早期治疗可以改善严重复杂型 CHD 的预后，降低死亡率。Eapen 等认为产前诊断改善术前状态可促进神经系统发育，改善远期神经系统预后。然而也有一些研究资料显示，产前诊断有助于严重 CHD 新生儿术前状态的改善，缩短重症监护时间，但存活率无显著差异。

自 1991 年 Maxwell 报道首例胎儿主动脉瓣球囊成形术，FCI 成为目前胎儿心脏病研究的热点，对于胎儿 CHD 转归有积极的影响，但远期预后仍未知。目前 FCI 主要用于 3 类疾病：①严重主动脉瓣狭窄伴进行性左心发育不良；②左心发育不良伴限制性卵圆孔；③室间隔完整型肺动脉瓣闭锁。技术成功的 FCI 能促进胎儿心室发育，增加出生后双心室循环的可能。Tulzer 等报道 15 例重度主动脉瓣狭窄合并胎儿水肿病例，71%（10/14）术后 3~4 周水肿消失，心功能改善。目前，我国多家胎儿心脏中心已开展宫内治疗，但仍处于初期阶段。

（三）胎儿先天性心脏病的管理

胎儿先天性心脏病的管理（management of fetal congenital heart disease）包括疾病的发现、转诊、确诊、评估、产前咨询及围产期管理等，涉及超声科、产科、儿科心脏内外科、新生儿科及遗传学科等多个学科。胎儿先天性心脏病的管理从最初的提高产前诊断率，到现今强调疾病分型分层的诊断规范和个体化评估，提倡围产期多学科协作一体化管理模式。

"产前产后一体化"管理模式起源于 20 世纪 90 年代的欧美国家。基于多学科合作包括筛查诊断、咨询及处理的一体化管理模式是目前国际公认的胎儿先天性心脏病理想的管理模式。该模式不仅包括产前诊断、风险评估，也包括绿色通道转运及围产期急诊救治，目前更加入了宫内治疗，有利于优化医疗资源、提高产前诊断质量、减少严重出生缺陷、提高及改善先天性心脏病患儿整体预后。胎儿先天性心脏病管理方案的制订主要依据先天性心脏病严重程度及是否伴随遗传缺陷、心外畸形等的风险评估。

1. 胎儿先天性心脏病严重程度及预后评估（assessment of severity and prognosis） 常见的胎儿先天性心脏病可根据疾病严重程度及预后大致分为低危、中危和高危三级，其中低危先天性心脏病不影响或较小影响生活质量和寿命；中危先天性心脏病可以治愈，但长期生存率数据不足；高危先天性心脏病手术复杂，部分难以解剖纠治。2018 年发表的《中国心脏出生缺陷围产期诊断和临床处置专家共识》提出我国胎儿心脏出生缺陷临床预后评分体系。心脏异常的胎儿出生时循环系统发生巨大转变，极易发生血流动力学不稳定，因此需根据胎儿心脏异常类型、宫内代偿状态，评估出生时循环不稳定的风险，制订围产期管理计划，确保患儿稳定过渡，为后续手术治疗做准备。根据出生时及出生后短期内循环不稳定风险程度和需给予的医疗干预程度（levels of care，LOC）进行分级，制订分娩期处理策略。LOC 分级共分为 4 级，建议内容包括分娩方式和地点，分娩医疗条件和团队需求及生后即刻所需处理措施。LOC 1 级，出生时及新生儿期无循环不稳定风险，妊娠建议依据常规产科处理，新生儿生后无需特殊处理，疾病包括间隔缺损、轻度瓣膜疾病和良性心律失常等；LOC 2 级，出生时及新生儿期血流动力学不稳定风险低，但后续需要介入或手术治疗，需选择有新生儿 ICU 的产科中心分娩，必要时前列腺素 E_1（PGE_1）维持动脉导管开放，分娩需新生儿科医师在场，疾病包括导管依赖性 CHD，如 HLH、室间隔完整型肺动脉闭锁（PA/IVS）、重症法洛四联症（TOF）等，非持续性或控制良好的快速型/缓慢型心律失常，心室率控制良好；LOC 3 级通常需要计划分娩时间（孕 38~39 周）与方式，分娩时需新生儿及心脏专科医师同时在场,如有指征需行急诊干预治疗,疾病包括卵圆孔可能受限的 HLH 和完全型大动脉转位,心功能减低的先天性心脏病或心律失常;LOC 4 级需要计划分娩时间(孕 38~39 周)与方式(通常需要剖宫产),在有心脏中心的医疗机构分娩,分娩时需新生儿及心脏专科医师、心脏外科团队在场,疾病包括明确卵圆孔受限的 HLH 和大动脉转位、梗阻型完全性肺静脉异位引流、心律失常伴水肿、重度三尖瓣下移畸形或肺动脉瓣缺如型 TOF 伴水肿。

2. 胎儿先天性心脏病的遗传学评估　胎儿期先天性心脏病管理中遗传学评估越来越受到重视。虽然先天性心脏病不属于遗传性疾病,但遗传因素参与了先天性心脏病的发生。20%~25%的胎儿心脏畸形存在遗传学病因,尤其是伴有心外畸形的情况。部分先天性心脏病是染色体异常、基因异常或遗传综合征的一部分。遗传缺陷严重影响整体预后。应对所有确诊胎儿先天性心脏病的孕妇进行羊水穿刺或脐血穿刺、或其他分子遗传学技术进行染色体和/或基因检测,除外染色体异常和常见的遗传综合征。

3. 心外畸形的检查　国外报道,25.0%~36.9%的心脏异常胎儿可伴有心外畸形,涉及各系统,主要包括先天性膈疝、肾脏畸形、脐膨出、肠闭锁、食管瘘及中枢神经系统异常等。心外畸形的存在影响患儿的预后。因此对心脏异常的胎儿需要进行全面的胎儿结构超声或磁共振检查,以便发现其他系统的异常。

4. 胎儿先天性心脏病终止妊娠的管理　通过产科、胎儿医学、遗传学及儿科心脏内、外科专家合作沟通,根据胎儿心脏异常严重程度和伴发心外畸形及有无遗传学缺陷,综合评估胎儿的预后。对预后差或难以治疗的复杂心脏畸形,或伴有预后不良的心外畸形或遗传疾病者应建议终止妊娠(termination of pregnancy)。对于心脏异常的胎儿必须全面综合考虑,加强终止妊娠的管理,避免过度终止妊娠。在孕妇或家属充分知情同意下,应尽量在引产后争取胎儿尸检及病因学研究,必要时对父母进行遗传学检测,有助于评估患儿父母后代再发风险。

(赵丽晴　陈　笋　孙　锟)

参 考 文 献

1. CHU C,YAN Y,REN Y,et al. Prenatal diagnosis of congenital heart diseases by fetal echocardiography in second trimester:a Chinese multicenter study. Acta Obstetricia Et Gynecologica Scandinavica,2017,96(4):454-463.

2. 郭宁,王玲. 胎儿先天性心脏病超声筛查的体会及高危因素分析. 中国超声医学杂志,2012,28(12):1141-1144.

3. ALLAN LD,SHARLAND GK,MILBURN A,et al. Prospective diagnosis of 1,006 consecutive cases of congenital heart disease in the fetus. J Am Coll Cardiol,1994,23(6):1452-1458.

4. RUSSO MG,PALADINI D,PACILEO G,et al. Changing spectrum and outcome of 705 fetal congenital heart disease cases:12 years,experience in a third-level center. J Cardiovasc Med(Hagerstown),2008,9(9):910-915.

5. MAREK J,TOMEK V,SKOVRÁNEK J,et al. Prenatal ultrasound screening of congenital heart disease in an unselected national population:a 21-year experience. Heart,2011,97(2):124-130.

6. JICINSKA H,VLASIN P,JICINSKY M,et al. Does First-Trimester Screening Modify the Natural History of Congenital Heart Disease?Analysis of Outcome of Regional Cardiac Screening at 2 Different Time Periods. Circulation,2017,135(11):1045-1055.

7. ZHANG XH,SUN Y,ZHU JJ,et al. Epidemiology,prenatal diagnosis,and neonatal outcomes of congenital heart defects in eastern China:a hospital-based multicenter study. BMC Pediatr,2020,20(1):416.

8. STRASBURGER JF,WAKAI RT. Fetal cardiac arrhythmia detection and in utero therapy. Nat Rev Cardiol,2010,7(5):277-290.

9. YUAN SM. Fetal arrhythmias:Surveillance and management. Hellenic J Cardiol,2019,60(2):72-81.

10. YUAN SM. Fetal cardiac tumors:clinical features,management and prognosis. J Perinat Med,2018,46(2):115-121.

11. MONGIOVÌ M,FESSLOVA V,FAZIO G,et al. Diagnosis and prognosis of fetal cardiomyopathies:a review.Curr Pharm Des,2010,16(26):2929-2934.

12. 王川,周开宇,华益民. 胎儿心肌病诊断治疗现状. 中国循证儿科杂志,2012,7(2):6.

13. QIU XQ,WENG ZJ,LIU M,et al. Prenatal diagnosis and pregnancy outcomes of 1492 fetuses with congenital heart disease:role of multidisciplinary-joint consultation in prenatal diagnosis. Sci Rep,2020,10(1):7564.

14. TEGNANDER E, WILLIAMS W, JOHANSEN OJ, et al. Prenatal detection of heart defects in a non-selected population of 30,149 fetuses—detection rates and outcome. Ultrasound Obstet Gynecol, 2006, 27(3): 252-265.

15. VEDUTA A, PANAITESCU AM, CIOBANU AM, et al. Treatment of Fetal Arrhythmias. J Clin Med, 2021, 10(11): 2510.

16. 胡青, 廖华, 徐婷婷, 等. 胎儿心律失常围产结局分析及其临床管理. 实用妇产科杂志, 2021, 37(5): 364-369.

17. BERG C, KAISER C, BENDER F, et al. Atrioventricular septal defect in the fetus-associated conditions and outcome in 246 cases. Ultraschall Med, 2009, 30(1): 25-32.

18. GALINDO A, NIETO O, VILLAGRÁ S, et al. Hypoplastic left heart syndrome diagnosed in fetal life: associated findings, pregnancy outcome and results of palliative surgery. Ultrasound Obstet Gynecol, 2009, 33(5): 560-566.

19. FRIEDMAN KG, TWORETZKY W. Fetal cardiac interventions: Where do we stand?- ScienceDirect. Archives of Cardiovascular Diseases, 2020, 113(2): 121-128.

20. CHO YS, PARK SE, HONG SK, et al. The natural history of fetal diagnosed isolated ventricular septal defect. Prenat Diagn, 2017, 37(9): 889-893.

21. 中华医学会儿科学分会心血管学组, 中华医学会儿科学分会心血管学组新生儿心脏病协作组, 《中国实用儿科杂志》编辑委员会. 胎儿结构性心脏病介入治疗专家指导意见 (2019年). 中国实用儿科杂志, 2019(6): 458-460.

22. 孙琦, 吴琳, 杨颖俊, 等. 胎儿心脏病产前诊断与咨询一体化新模式的建立及其效果. 中华围产医学杂志, 2014(1): 5.

23. ZHANG X, HE S, LIU Y, et al. The significance of an integrated management mode of prenatal diagnosis-postnatal treatment for critical congenital heart disease in newborns. Cardiovasc Diagn Ther, 2021, 11(2): 447-456.

24. 中华医学会胸心血管外科学分会, 中华医学会小儿外科学分会心胸外科学组, 国家心血管病中心先天性心脏病专业委员会, 等. 中国心脏出生缺陷围产期诊断和临床评估处置专家共识. 中华小儿外科杂志, 2018(3): 163-170.

25. 李椋, 刘喆. 胎儿心脏异常的筛查与多学科协作处置. 中华妇产科杂志, 2021, 56(11): 6.

第二节　胎儿超声心动图

Winsberg(1972年)首先报道利用M型超声测量胎儿心脏的结果。自20世纪80年代初, Kleinman及Allan等相继建立胎儿超声心动图(fetal echocardiography)方法, 开展了先天性心脏病产前诊断及胎儿心律失常诊断与治疗的研究, 历经30余年, 胎儿超声心动图技术逐步完善、规范和飞速发展。2004年美国超声心动图学会、2005年国际妇产科超声学会分别制定完成胎儿心脏超声检查操作指南及标准, 包括仪器要求、检查指征、检查时间、检查方法及要求等, 2014年美国心脏病学会发表了《胎儿心脏病的诊断与治疗》共识, 2015年何怡华教授受国家卫生和计划生育委员会(现称为国家卫生健康委员会)委托组织全国专家编写了我国的《胎儿心脏病产前超声诊断咨询及围产期管理指南》, 为广大医务工作者开展胎儿心脏病产前超声诊断咨询及围产期管理提供了有益的技术参考。先天性心脏病是小儿最常见的先天性畸形之一, 也是新生儿及婴儿的重要死亡原因。近年来, 医疗卫生系统对于先天性心脏病的预防及产前管理工作不断加强, 针对胎儿先天性心脏病的产前筛查和诊断逐步在全国展开, 并取得显著成效。尤其是随着社会发展和医疗技术的进步, 特别是医学影像学的进展及多学科协作模式的建立, 胎儿心脏病产前诊断和围产期管理已日益受到医疗卫生工作者的重视。

(一)方法

1. **仪器** 由于胎儿心脏小、心率快, 并且声速要透过孕妇腹壁及胎儿胸廓或腹壁, 故要求超声仪器提供更高的帧频(>50Hz)、穿透能力和分辨率。缩小成像深度、扇角, 以及应用局部放大会增加帧频而使图像优化。调节仪器使图像灰阶变窄, 从而获得更好的敏感性。谐波成像应用提供了更好的穿透力, 使心内膜显示更好, 尤其在孕晚期。早、孕中期建议应用高频探头,孕晚期建议应用低频探头以获得更好的穿透力。

2. 超声切面及正常胎儿心脏表现 胎儿心脏超声的检查切面(sectional views)要求包括心脏筛查切面要求及心脏专项检查要求,其中心脏专项检查中包括胎儿心脏定性诊断切面要求(不少于5个)及预后危险分层相关的胎儿心脏定量诊断切面要求(不少于8个)。建议在筛查医院完成筛查切面检查,在诊断中心完成胎儿心脏定性诊断切面检查,在会诊中心条件允许情况下完成定性及定量诊断切面检查。

总体来讲,胎儿心脏超声应该包括二维灰阶显像、彩色多普勒血流显像(CDFI)及频谱多普勒,建议不少于前5个切面的动态扫查。在确定胎儿子宫内位置的基础上,建议动态序贯扫查以下切面(图27-1,见文末彩插;图27-2,见文末彩插):

(1)腹部横切面连续扫查(自胃泡至胆囊):正常胎儿腹主动脉位于脊柱的左侧,下腔静脉位于脊柱右侧,腹主动脉右前方;胃泡位于左上腹部。胆囊位于右侧,脐静脉走行于胆囊和胃泡之间。

(2)四腔心切面连续扫查(自冠状静脉窦至五腔心切面):标准四腔心切面可观察心脏的四个腔室及左、右心房室瓣膜。左心房靠近脊柱,可以显示左、右肺静脉连接于左心房,左心房的后方可见降主动脉的横断面。孕中期左右心房大致相等,心房之间有心房间隔,卵圆孔开放,卵圆瓣漂向左心房侧。孕中期左、右心室大致相等,但在妊娠晚期,右心可略大于左心,左心室内壁较为光滑,右心室呈三角形,内壁较粗糙,心尖可见调节束。

(3)左心室流出道切面:在四腔心切面基础上扫查出左心室流出道切面,可显示升主动脉,其前壁与室间隔相连续,其后壁与二尖瓣前叶通过纤维组织延续。可以观察主动脉瓣膜的形态及活动。

(4)右心室流出道切面:此切面可见主动脉横断面位于中央呈圆形结构,肺动脉环绕中央的主动脉,可见肺动脉瓣回声及开放情况,同时可显示左、右肺动脉,动脉导管及降主动脉。

(5)三血管切面至三血管气管切面:三血管-气管切面中的三血管是指上腔静脉、主动脉及肺动脉,正常胎儿上述三个血管从右向左排列,管腔内径从右向左逐渐增宽。主动脉与上腔静脉之间的管状回声是气管。

(6)动脉导管弓长轴切面:动脉导管弓切面形似"曲棍球杆状",可显示动脉导管与肺动脉及降主动脉连接关系。

(7)主动脉弓长轴切面:主动脉弓切面显示升主动脉、主动脉弓及降主动脉构成"手杖状",主动脉弓部发出三支头臂动脉分支,该切面可显示伴行的下腔静脉长轴。

(8)上下腔静脉长轴切面:腔静脉长轴切面显示上腔静脉与下腔静脉与右心房相连,形似海鸥,故称为"海鸥征"。

3. 胎儿超声心动图的诊断 首先进行先天性心脏病的二维超声心动图节段诊断(segmental diagnosis),包括判断内脏位置、心脏位置、心房位置、房室连接、心室袢、大动脉心室连接及静脉心房连接,以排除内脏异位症、心房-心室-大动脉连接异常等心脏畸形;之后仔细观察心房、心室间隔的完整性、大动脉比例、瓣膜功能情况及心脏功能。

然后使用彩色血流多普勒叠加在二维切面上,观察房室瓣、半月瓣、主动脉、肺动脉、主动脉弓、导管弓、静脉心房连接、脐动静脉、房室间隔血流方向及性质,包括有无血流加速、湍流、逆灌、分流等异常,帮助二维超声对畸形的进一步确认及对疾病严重程度的判断,并通过血流动力学异常来印证二维结构和功能的正常与异常。

另外,还需要对胎儿心脏超声二维结构、频谱多普勒、心脏功能参数、心脏节律进行相关定量测量。

4. 胎儿超声心动图新技术 胎儿心脏的评价主要依靠二维超声心动图、彩色多普勒和频谱多普勒技术,必要时三维和四维胎儿心脏成像、组织多普勒、应变等超声新技术可为心脏结构、功能和节律评价提供更详细的解剖及血流动力学信息。

(1)胎儿心脏三维及四维超声显像技术:三维和四维的应用使得胎儿容积计算更加准确及

实时,同时对于复杂的心脏结构畸形尤其是血管走行及引流终点的判断,高分辨率血流结合三维成像技术有较好的应用价值。随着超声技术的发展,分辨率的进一步提高,实时性的加强,实时三维超声技术在胎儿心脏超声的诊断中会有更佳的表现。因为胎儿心脏不受肺部的声影遮挡,理论上胎儿心脏三维成像具有较好的应用前景。

（2）高分辨率血流成像技术:运用双向能量多普勒(PDI)技术,双向PDI编码,显示血流方向和密度信息,无角度依赖性又能显示方向性,大大减少血流溢出伪像,在显示血流的同时,能够清晰显示二维血管或组织的边缘,对微小血管的显示具有高度灵敏性,适用胎儿心脏血管检查。

（3）组织多普勒显像:组织多普勒是一种实时定量评价局部心肌运动的技术。已被证实可评价心脏收缩和舒张功能受损并在早期确诊心脏功能不全方面有一定临床意义,并显示可用于胎儿心律的评价。

（4）应变及应变率显像:应变即组织形变能力,以百分数表示。应变率是指组织发生应变的速率。既有多普勒技术基础也有二维斑点追踪技术基础,二维斑点追踪对于角度依赖要小,理论上讲具有技术优势。但胎儿期心脏超声分辨率的限制使得应变和应变率的曲线不稳定。尽管有多个小样本的实验,但重复性差。因而随着超声技术分辨率的提高及三维超声技术的发展,将对胎儿心脏功能及心律失常的评价提供帮助。

（二）检查指征及检查时机

1. 检查指征 先天性心脏病的病因迄今尚未完全明确,但如存在以下情况胎儿心脏病发生风险较高,可以建议进行胎儿心脏超声专项检查。

（1）母体因素:①糖尿病合并妊娠;妊娠期糖尿病血糖未控制。②孕妇患苯丙酮尿症。③自身免疫性疾病和自身抗体阳性,建议有条件的情况下对于自身免疫性疾病和自身抗体阳性孕妇,尤其曾孕有三度房室阻滞(AVB)胎儿者,于孕16周开始每1~2周进行1次胎儿超声心动图检查直至28周,观察有无胎儿心脏传导阻滞及其严重程度,同时观察心内膜、心脏瓣膜情况。应用M型超声及频谱多普勒监测胎儿AV间期是否延长,

为孕妇及胎儿的治疗和管理提供依据。④孕期长期服用可能导致胎儿心脏畸形或功能异常发病率增高的药物,如卡马西平、苯妥英钠、丙戊酸盐等抗惊厥药,锂剂,血管紧张素转化酶抑制剂,维甲酸,选择性5-羟色胺再摄取抑制剂(SSRIs),维生素K拮抗剂,非甾体类抗炎药等,建议进行胎儿超声检查除外胎儿心脏结构及功能异常。⑤母体感染。孕期可能导致胎儿心脏畸形或功能异常发病率增高的感染,如风疹病毒感染、细小病毒感染等。⑥辅助生育技术受孕。⑦家族史,一级亲属(父母、兄弟姐妹)至少一人患有心脏畸形,建议行胎儿超声检查,除外胎儿心脏结构异常;二级亲属患有先天性心脏病的再发风险相对较低,但仍可以建议胎儿超声检查;三级亲属患有先天性心脏病的再发风险更低,可以不作为胎儿心脏超声检查指征。⑧遗传性疾病。先天性心脏病发生风险增高的遗传病,如曾生育患隐性遗传疾病孩子的孕妇的胎儿;患常染色体显性遗传病的父母的胎儿;患有与心脏表型密切相关的遗传综合征胎儿(如染色体22q11缺失、阿拉日耶综合征、威廉姆斯综合征等)。

（2）胎儿因素:①产前超声筛查怀疑心脏结构或功能异常;②产前超声筛查可疑心率及心律异常;③产前超声筛查发现心脏畸形;④产前超声筛查怀疑遗传性疾病;⑤产前超声筛查颈项透明层(NT或NF)增厚;⑥产前超声筛查发现脐带和静脉系统畸形,如单脐动脉、静脉系统异常;⑦产前超声筛查发现单绒毛膜双胎;⑧产前超声筛查发现非免疫性胎儿水肿和积液。

2. 检查时间

（1）胎儿心脏超声首诊时间:孕20~24周为胎儿心脏超声的最佳检测时间,提倡孕20周之后开始做胎儿心脏超声检查。如果产前筛查可疑心脏畸形应尽快安排胎儿心脏超声检查。有胎儿心脏病高危因素的胎儿可以适当提前胎儿心脏超声检查,以便及时完成后续相关检查。

（2）孕早期胎儿心脏超声检查:随着超声技术的发展,对于具有胎儿心脏病高危因素的胎儿,胎儿心脏超声检查时间可以提早至孕13~14周,应用经腹部或经阴道超声探头结合彩色血流频谱技术可排查一部分重大畸形,但需胎儿心脏超声

4~6 周的随诊验证。孕早期胎儿心脏超声检查尤其要注重用最短的时间、最小的输出功率排除重大畸形,使得胎儿检查风险最低,诊断获益最大。

(3)胎儿心脏超声随诊方案:对于疑似或诊断胎儿心脏病患者应该进行随诊,通常安排每 4 周随诊胎儿心脏超声。对于不同的疾病,如心律失常、流出道梗阻性疾病、心力衰竭等随诊时间可以个体化调整,增加随诊次数,缩短随诊间隔 1 天至 2 周不等。

(三)临床应用

1. **先天性心脏病的产前诊断**(prenatal diagnosis of congenital heart disease) 孕中期胎儿心脏超声检查先天性心脏病的检出率为 5%~45%,详细的胎儿超声心动图检查先天性心脏病检出率可达 100%。据文献报道,胎儿超声心动图对先天性心脏病检出率差异很大,与诸多因素有关,如检查对象为高危或低危孕妇、检查方法(基本的胎儿心脏超声或详细的胎儿心脏超声检查)、随访时间、先天性心脏病定义、检查时间及检查者的经验等。

Allan 等报道,因四腔切面异常而转诊检查的胎儿中,80% 确诊为先天性心脏病。据估计,四腔切面检查可检出 15%~25% 的先天性心脏病,其中包括 60% 的复杂先天性心脏病。四腔切面检查检出先天性心脏病的灵敏度在各报道中差异很大。Yagel 等报道,在低危人群孕中期检查,单独心脏四腔切面检查,检出先天性心脏病灵敏度为 48%,增加心室流出道的切面后为 86%。Bromley 等报道,单独心脏四腔切面的灵敏度为 63%,增加心室流出道切面为 83%。Carvelho 等,在孕 18 周以上人群中四腔及心室流出道切面异常筛查先天性心脏病的灵敏度为 75%。多种切面检查可提高检出率,有些心脏畸形仍然可能被遗漏。检查者经验是检出率及诊断质量重要的影响因素,有经验者的胎儿超声心动图诊断准确性高达 96%。2014 年,英国人群先天性心脏病筛查报告显示,自 2003 年以来,产前诊断总体检出率增加了一倍,从 23% 增加至 48%。

不同类型先天性心脏病的检出率不同,HLH(63%)、AVSD(56%)、SV(44%)、TA(40%)、PA(31%)及三尖瓣下移畸形(59%)的检出率较高,而 ASD(8%)、VSD(7%)、PS(9%)、AS(3%)等检出率较低。Jaeggi 等报道,先天性心脏病产前检出率为 15%,不同类型 SV 为 31%~50%,不平衡型 AVSD 为 44%,单纯 AVSD 为 13%,圆锥动脉干畸形(PS、AS、TGA、IAA 等)则 <10%。

检查时孕期也影响先天性心脏病检出率。时间早、心脏小使有些畸形不易被发现。但近年来随着超声仪器分辨率的改善,一些研究显示,孕早期使用四腔心切面和 3VT 切面及彩色多普勒,先天性心脏病的检出率已达到 75%。Jicinska 等回顾发现,孕 11~13 周最常见的几种先天性心脏病(CHD)依次为左心发育不良综合征(占 CHD 的 21.3%)、房室间隔缺损(占 CHD 的 20.5%)、肺动脉闭锁(占 CHD 的 7.9%)及主动脉缩窄(占 CHD 的 7.1%),其中左心发育不良综合征、肺动脉闭锁及三尖瓣闭锁超声诊断率较高,右心室双出口、大动脉转位和肺动脉狭窄常在孕 18~22 周确诊,而在孕 11~13 周易漏诊。有些心脏畸形呈进展性,故孕早期诊断有一定困难,不能替代孕中期检查。

目前的检查诊断方法尚难达到完全避免漏诊或误诊。因此,任何时候未发现胎儿心脏结构异常都不能完全排除先天性心脏病的可能。

大量观察发现,心脏畸形者同时合并心脏外畸形的发生率为 25%~62%,合并染色体异常的占 5%~36%。因此,发现胎儿心脏畸形后,应注意合并其他畸形和染色体异常的可能,对确定处理十分重要。

2. **胎儿心功能的综合评估**(comprehensive assessment of fetal cardiac function) 胎儿心力衰竭的诊断并不困难,但要判定这些异常的瞬变性或持久性、明确其原发病因及机制、准确把握其持续时间及严重程度,为疾病个体制订恰当的治疗方案及进行准确的预后判断,在胎儿心脏病学研究领域中,仍然是儿科、心血管科及产科医师所面临的极大挑战。

胎儿结构性心脏病、心肌病变、心律失常及负荷条件的改变影响心脏功能。胎儿心脏功能受损可导致胎儿低氧、酸中毒、胎盘功能受损,进一步加重心脏负荷,甚至胎死宫内。在胎儿心脏专项检查中常规胎儿心脏定性评价是必要的。胎儿心脏功能的评价包括胎儿心脏舒张功能及收缩功能。相对于收缩功能障碍,胎儿对于舒张功能障碍的耐受性更差,故对胎儿期舒张功能的评价很重要。心室流入道血流、下腔静脉或肝静脉、静脉导管和脐静脉多普勒频谱形态用于评估心脏舒张功能。下腔静脉反 A 波加深、静脉导管存在 A 波倒置、脐静脉搏动常见于中心静脉压增高胎儿病例。

心室的收缩功能指标包括左心室的二维及 M 型的缩短分数,二维应变及定量组织多普勒可在心室收缩功能的测量中尝试。费城儿童医院胎儿心脏功能综合评价指标是一个综合评价方法,评价指标包括 5 个类别(每个计 2 分),分别为胎儿积液、心脏大小、心脏功能、脐静脉及静脉导管、脐动脉血流多普勒参数,适用于胎儿水肿、先天性心脏病及生长受限病例。

3. 心脏节律的评估(assessment of heart rhythm) 胎儿心律失常是胎儿期较常见的异常情况,文献报道其发生率为 1%~2%。在首都医科大学附属北京安贞医院 11 598 例单中心胎儿心脏研究中胎儿心律失常占 4.8%。及时准确地对心律失常病因和分类的甄别及发展变化的监测将有利于合理的围产期管理并进行必要的、有效的干预,减少母婴伤害。

胎儿心脏超声是广泛应用于胎儿心律失常诊断及随诊最有效的检查手段。M 型超声评价心律失常是经典和常用的方法,通过将 M 型取样线置于通过心房壁、房室瓣和心室壁的方向,同时记录三者的运动曲线来描述房室运动,从而评价心房心室搏动的关系(图 27-3)、心动过速的来源、室上性心动过速的细化诊断及区分异常收缩的来源。采用频谱多普勒技术从多个反映房室运动的部位取得血流频谱鉴别心律失常性质也是近年来运用较多的方法(常用的取样部位有左心室流入-流出道区、上腔静脉和升主动脉相邻区、下腔静脉和腹主动脉相邻区、肺动脉和肺静脉相邻区);随着超声新技术,如组织多普勒技术、二维应变及应变率的发展,也可通过定量分析不同位置心肌运动曲线来分析胎儿心律失常的类型。

应用组织多普勒超声显像(TDI)技术可以在同一心动周期,测得不同区域心壁运动。通常在

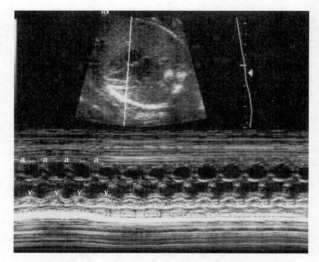

图 27-3　经过心房及心室的 M 型超声心动图
a,心房收缩;v,心室收缩。

心脏四腔切面中将取样容积置于心房后上壁、心室游离壁(房室瓣环处),可以同时记录典型的三相心房及心室壁运动曲线。心房曲线速度很慢,心房收缩的 A 波与心室曲线中的 A 波相对(不同方向)。脱机分析心房及心室 TDI 曲线可以诊断心律失常及测量 AV 间期。TDI 直接从心房壁记录心房收缩,可以观察到应用脉冲波式多普勒超声或心电图不能发现的发生在心室收缩时的房性早搏。从 TDI 曲线中测得 AV 心房收缩开始至等容收缩时间间期较其他根据血流技术估测的 P-R 间期,更加接近心电图中的 P-R 间期。根据血流技术测得 AV 时间间期较实际值稍长,并受负荷状况、心肌功能、心率及脉冲波传递速度等影响。Rein 等报道,在 31 例孕 18~38 周胎儿中,应用 TDI 技术均能获得诊断结果,采集信息平均 4 分钟(2~6 分钟),脱机分析时间明显短于传统的 M 型超声心动图检查诊断所需时间(5~30 分钟)。

胎儿心磁图能够清楚记录胎儿心脏电活动,对一度房室传导阻滞(AVB)敏感,较心脏超声有其优越性,但是因设备昂贵,目前仅在大的研究中心应用,尚未广泛应用于胎儿心律失常的临床诊断。

正常胎儿心律规整,心率为 120~160 次/min。胎儿心律失常中以单纯性房性早搏最常见,可占 80%,通常在出生前或出生后短期内消失而不需要治疗,少数可发展为室上性心动过速故需随访。室性早搏少见。持续的心动过速需经胎儿心脏超声进行心律失常的分类,同时评价心脏功能,孕

36周前多需要经孕妇口服地高辛控制心室率或转复心律失常,控制心力衰竭,根据胎儿心功能情况决定分娩时机,待分娩后转复或继续治疗。总体来讲,室上性心动过速、心房扑动预后良好,但如心律失常发生早,伴有心衰,则预后不良。心动过缓约占胎儿心律失常的10%。持续性心动过缓大多预后不良,容易发生胎儿心力衰竭、胎死宫内或出生后需要植入永久起搏器。持续性心动过缓中,完全性房室传导阻滞约占15%,常与胎儿心脏畸形和孕母患有自身免疫性疾病或携带自身免疫抗体有关。因此,近年来提倡对自身免疫性疾病或携带自身免疫抗体的孕妇进行胎儿一度房室传导阻滞的监测。大量研究结果表明,如果胎儿出现一度房室传导阻滞,及时给孕妇应用地塞米松,有可能逆转房室传导阻滞的进展,如果胎儿已经发展至二度以上房室传导阻滞,药物难以逆转。但是,激素类药物的应用会导致相关产科问题。因此,对这些高危妊娠的母亲需在有经验的风湿免疫科专家、胎儿心脏超声专家、小儿心脏内科专家、产科专家的协作下共同完成随诊计划。国际已有较公认的随诊技术路线,一般在孕16周开始胎儿超声心动图监测一度房室传导阻滞,每周随诊1次直至孕28周。

4. 多学科协作的胎儿心脏病产前及围产期管理 大多数先天性心脏病的产前诊断特征与出生后相同,也有些先天性心脏病的产前诊断特征不尽相同。胎儿心脏在不同孕周有不同的表现和发展,由于胎儿循环的特殊性,围产期血流动力学会有比较大的变化,一些心脏畸形的严重程度及预后需根据胎儿循环的特点及多种参数判断。同时一些母体疾病也会影响胎儿的心血管系统。因此需要相关的多学科协作会诊,根据胎儿心脏病的超声影像学资料、胎儿遗传学检查结果、孕妇临床信息甚至家族史等进行综合分析,评估危险分层、进行预后咨询、提出产前及围产期管理计划,并提供胎儿心脏病出生后救治路径。这是现代胎儿心脏病医学的理念,即围产期一体化管理,多学科协作。

(四) 安全性

超声对胎儿的影响取决于很多因素,包括超声频率、接触超声的时间、超声发射形式和探头与胎儿组织距离等。超声对组织的影响主要为产热,形成气泡(所谓气穴作用),均可导致细胞死亡,超声的生物作用也有涉及DNA修补,细胞遗传改变,致畸作用等。虽然迄今研究证明,目前诊断用超声对组织的影响很小或无影响,胎儿超声心动图检查仍应该遵循ALARA(合理的、越低越好)原则,建议用最短的时间完成必要的检查,同时限制高输出模式。

(五) 展望

随着超声技术的改进,分辨率的提高将有助于进一步广泛地开展孕早期胎儿心脏检查。实时三维超声心动图、时间空间成像相关(spatiotemporal image correlation,STIC)技术、斑点追踪显像技术、高分辨血流成像及立体血流成像等新技术已应用于产前诊断检查,对胎儿心脏结构功能的研究及先天性心脏病的检出将有很大的帮助。胎儿超声心动图提供心脏结构和功能异常时的心脏发育的信息,将能够帮助我们更好地了解先天性心脏病的自然史。先天性心脏病的治疗效果及预后将会随着产前诊断技术的进步而发生改变。今后仍需要积极开展先天性心脏病产前诊断的基础研究及诊断技术研究。

胎儿超声心动图的应用与发展已将先天性心脏病的诊断提早到胎儿时期,这对先天性心脏病的治疗和管理产生重要的影响。先天性心脏病产前-产后一体化管理需要多学科的协作(产科学、围产医学、小儿心内科、小儿心外科学、遗传学及影像医学等),这在我国还处于发展初期阶段。在区域内建立胎儿心脏病筛查及诊断的分级管理模式,包括胎儿心脏病筛查、胎儿心脏病定性诊断及咨询、胎儿心脏病危险分层诊断及干预三个层面的医疗体系,将成为今后发展的必然趋势。在此基础上同时形成有序的临床诊治路径。根据危险分层提供预后咨询、制订围产期管理方案为做好新生儿出生后救治准备,既避免遗漏预后不良胎儿心脏病,也避免对预后良好胎儿心脏病患者的过度干预。目前,先天性心脏病的宫内干预已成为现实,产时手术也为部分危重患儿提供了早期治疗的机会。预定围产期管理方案为出生后急诊救治建立绿色通道,为危重患儿得到及时治疗提供保障。

目前,产前超声检查中先天性心脏病的检出率差异比较大。因此,先天性心脏病筛查覆盖面有待扩大,筛查人员培训及筛查技术有待加强与规范。另外,未来人工智能(artificial intelligence, AI)技术在胎儿心脏筛查及诊断方面将会有很大的应用价值和前景。

(何怡华)

参 考 文 献

1. RYCHIK J, AYRES N, CUNEO B, et al. American Society of Echocardiography. Guidelines and Standards for performance of the fetal echocardiogram. J Am Soc Echocardgr, 2004, 17(7): 803-810.

2. DONOFRIO MT, MOON-GRADY AJ, HORNBERGER LK, et al. Diagnosis and treatment of fetal cardiac disease: a scientific statement from the American Heart Association. Circulation, 2014, 129(21): 2183-2242.

3. 何怡华, 姜玉新. 胎儿心脏病产前超声诊断咨询及围产期管理指南. 北京: 人民卫生出版社, 2015.

4. Fetal Echocardiography Task Force, American Institute of Ultrasound in Medicine Clinical Standards Committee, American College of Obstetricians and Gynecologists, et al. AIUM practice guideline for the performance of fetal echocardiography. J Ultrasound Med, 2013, 32(6): 1067-1082.

5. LEE W, ALLAN L, CARVALHO JS, et al. ISUOG Fetal Echocardiography Task Force. ISUOG consensus statement: what constitutes a fetal echocardiogram? Ultrasound Obstet Gynecol, 2008, 32(2): 239-242.

6. YAGEL S, ARBEL R, ANTEBY EY, et al. The three vessels and trachea view (3VT) in fetal cardiac scanning. Ultrasound Obstet Gynecol, 2002, 20(4): 340-345.

7. DEVORE GR, KLAS B, SATOU G, et al. Speckle tracking of the basal lateral and septal wall annular plane systolic excursion of the right and left ventricles of the fetal heart. J Ultrasound Med, 2019, 38(5): 1309-1318.

8. GIORGIONE V, PARAZZINI F, FESSLOVA V, et al. Congenital heart defects in IVF/ICSI pregnancy: systematic review and meta-analysis. Ultrasound Obstet Gynecol, 2018, 51(1): 33-42.

9. LIDE B, LINDSLEY W, FOSTER MJ, et al. Intrahepatic persistent right umbilical vein and associated outcomes: a systematic review of the literature. J Ultrasound Med, 2016, 35(1): 1-5.

10. DE ROBERTIS V, REMBOUSKOS G, FANELLI T, et al. The three vessels and trachea view (3VTV) in the first trimester of pregnancy: an additional tool in screening for congenital heart defects (CHD) in an unselected population. Prenat Diagn, 2017, 37(7): 693-698.

11. RANDALL P, BREALEY S, HAHN S, et al. Accuracy of fetal echocardiography in the routine detection of CHD among unselected and low risk populations: a systematic review. International J of Obstet and Gynecol, 2005, 112(2): 24-30.

12. YAGEL S, ACHIRON R. First and early second trimester fetal heart screening. Curr Opin Obstet Gynecol, 2007, 19(2): 183-190.

13. Carvalho J, Mavrides E, Shinebourne E, et al. Improving the effectiveness of routine prenatal screening for major CHD. Heart, 2002, 88(4): 387-391.

14. DONOFRIO MT, MOON-GRADY AJ, HORNBERGER LK, et al. Diagnosis and treatment of fetal cardiac disease: a scientific statement from the American Heart Association. Circulation, 2014, 129(21): 2183e242.

15. CARNE E, STOLL C, CLEMENTI, et al. Evaluation of prenatal diagnosis of CHD by ultrasound: experience from 20 European registries. Ultrasound Obstet Gynecol, 2001, 17(5): 386-391.

16. JICINSKA H, VLASIN P, JICINSKY M, et al. Does first-trimester screening modify the natural history of congenital heart disease? Analysis of outcome of regional cardiac screening at 2 different time periods. Circulation, 2017, 135(11): 1045-1055.

17. HORNBERGER LK. Echocardiographic assessment of fetal arrhythmia. Heart, 2007, 93(11): 1331-1333.

18. REIN AJJT, O'DONNEL CO, GEVA T, et al. Use of tissue velocity imaging in the diagnosis of fetal arrhythmia. Circulation, 2002, 106(14): 1827-1833.

19. NELL SL, WIJNGAARDE CA, PISTORIUS LR, et al. Fetal heart disease: severity, associated anomalies and parental decision. Fetal Diagn Ther, 2013, 33(4): 235-240.

20. VIGNESWARAN TV, ZIDERE V, MILLER OI, et al. Usefulness of the prenatal echocardiogram in fetuses with isolated transposition of the great arteries to predict the need for balloon atrial septostomy. Am J Cardiol, 2017, 119(9): 1463-1467.

21. DENG J, RODECK CH. Current applications of fetal cardiac imaging technology. Curr Opin Obstet Gynecol, 2006, 18(2): 177-184.

22. DEVORE GR, FALKENSAMMER P, SKLANSKY MS, et al. Spatio-temporal image correlation (STIC). New

technology for evaluation of the fetal heart. Ultrasound Obstet Gynecol,2003,22（4）:380-387.

23. ROBERTS D. How best to improve antenatal detection of CHD. Ultrasound Obstet Gynecol,2008,32（7）:846-848.

24. GARDINER HM. Advances in fetal echocardiography. Semin Fetal Neonatal Med,2018,23（2）:112-118.

25. DEVORE GR,SATOU G,SKLANSKY M. 4D fetal

echocardiography-An update. Echocardiography,2017,34（12）:1788-1798.

26. DEVORE GR,KLAS B,SATOU G,et al. 24-segment sphericity index：a new technique to evaluate fetal cardiac diastolic shape. Ultrasound Obstet Gynecol,2018,51（5）:650-658.

第三节　胎儿心脏磁共振成像

胎儿超声心动图是胎儿心脏异常首选的影像学检查方法。但超声检查在母体过于肥胖，羊水过少，双胎或有子宫肌瘤等情况下显示效果会有所降低，需要其他检查方法加以补充完善。磁共振成像（magnetic resonance imaging,MRI）有无射线损伤，良好的对比分辨率及空间分辨率，广阔的视野等特点，具备成为超声检查之外的另一种胎儿心脏产前影像学检查方法的条件。但胎儿心脏MRI诊断要求非常高，绝大多数从事胎儿磁共振的放射科医生并不熟悉胎儿先天性心脏病，故多年来胎儿心脏MRI（fetal cardiac MRI）发展不快，胎儿心脏磁共振检查普及程度也不高。如果从事胎儿磁共振的放射科医生熟悉先天性心脏病，由于胎儿心脏MRI对检查设备的要求并不高，扫描的序列并不多，扫描的时间也不长，诊断的效果也不错，是一项值得推广的技术。

（一）安全性

胎儿检查，安全第一。胎儿磁共振检查的安全性，不仅是医生，也是准妈妈们关心的重点。磁共振主要以磁场进行成像，不存在放射线和电离辐射，对胎儿是安全的。截至目前，还没有证据表明诊断强度的磁场会对胎儿造成危害。美国食品药品监督管理局、英国国家放射防护委员会、美国放射学院等权威机构都同意和允许进行胎儿MRI检查。过去十几年里，已经有大量的文献记载磁场强度对于胚胎发育的影响。有证据表明，诊断强度的磁场不影响胚胎的发育。但为确保胎儿安全，目前一般对孕三个月以内的胎儿不做磁共振检查，实际上，孕三个月以内如果做了磁共振检

查，对胎儿也不会有不良影响，但此阶段胎儿心脏结构太小，磁共振检查也不能获得诊断效果。特异性吸收率（the specific absorption rate,SAR），是指单位质量的对象吸收的射频能量（W/kg）。为避免射频磁场产生的热效应的潜在危险，一般胎儿检查SAR值要控制在3.0 W/kg以下（也有主张控制在2.0 W/kg以下和控制在4.0 W/kg以下的）。1.5T超导型MRI扫描系统大部分序列SAR值不会过高。3T MRI扫描系统如注意SAR值的变化，也不会出现SAR值过高的情况。SAR值变化与很多参数有关，如SAR值变化与TR/TE时间变化有关，TR/TE时间短，即扫描时间缩短，SAR值就增大。TR/TE时间长，SAR值减小，但扫描时间延长，易产生胎动伪影。TR/TE时间固定时，随着矩阵、翻转角度减小，SAR值减小。在其他扫描参数固定时，层厚/间隔变化对SAR值无影响。所以运用相对小的翻转角度，既能得到高SNR图像，又使SAR值较小，扫描时间适当，不会产生胎动伪影。有些设备可以直接调节调整SAR模式，可将SAR模式直接从标准的高模式调节到中或低模式，但扫描时间有所延长。

已有研究通过胎兔模型表明钆喷酸葡胺等MRI增强造影剂中的金属钆可对胎兔产生不良影响。虽然目前尚无有关人胎的金属钆不良影响报道，但钆通过胎盘、胎儿膀胱、羊水，再通过胎儿的吞咽至胃肠道清除，其在胎儿体内的半衰期还不清楚。因此，一般不主张在胎儿MRI中使用对比增强剂。曾有作者通过药物对胎儿进行镇静，这也有可能对胎儿产生危害，一般也不主张用药物对胎儿进行镇静。

(二)胎儿心脏扫描技术

MRI 扫描费时较长,胎儿在母体内不断运动,且运动没有规律,用于儿童 MRI 扫描的心电门控和呼吸门控等技术都无法直接应用于胎儿,胎儿 MRI 扫描不宜注射造影剂,不能做造影增强的心血管成像等,使得用于儿童的主要心脏 MRI 手段不能用于胎儿,是多年来胎儿心脏 MRI 发展缓慢的原因之一。一般认为,胎儿心脏 MRI 扫描可以以负间隔,中等层厚的二维稳态进动梯度回波快速成像(SSFP)序列为核心,辅以非门控的二维稳态进动快速成像动态电影序列和单次激发快速自旋回波序列进行扫描,可以取得良好的效果。SSFP 序列是以梯度回波为基础,多次、快速激发后对横向磁化进行相位重聚,较短的回波时间将胎儿运动伪影减到最低程度。单次激发快速自旋回波序列是进行单次脉冲激发后紧接着一次回波脉冲,图像立即进行重建而成,较短的成像时间减少了胎儿运动伪影。

目前常用的 SSFP 序列,扫描时孕妇基本采用仰卧,如有不适可采用左侧卧位,不予以任何镇静剂。SSFP 序列血管为高信号,图像分辨率较高,信噪比较好,羊水信号比较均匀,伪影较少,对层间隔没有要求,故可以使用无间隔或负间隔扫描,这对胎儿很小结构的显示有一定的价值。非门控 SSFP 动态电影序列可获得胎儿心脏动态图像,但信噪比略差。灵活选择扫描切面以获得相对标准的胎儿四腔位、短轴位、冠状位和横断位等位置的图像是胎儿磁共振检查的关键步骤。胎儿不断运动时,必须以上一个序列的图像为扫描定位标准,才能获得比较准确的扫描切面定位。

近年来,随着磁共振稀疏采样、压缩感知技术、胎儿心脏模拟心电门控技术和运动伪影矫正技术等新技术的出现和发展,胎儿心脏及大血管 MRI 扫描速度提高,图像质量改善,胎儿心脏磁共振已显示出良好的发展前景。

(三)胎儿心脏 MRI 扫描正常解剖

任何影像诊断都需要首先了解正常解剖结构,目前因胎儿心脏 MRI 研究国内外还较少,各家使用的技术也不完全一致。我们的扫描常规是在胸腹部常规的定位相扫描后,首先扫描斜冠状位单次激发快速自旋回波(SS FSE)序列,以观察气管支气管形态,胎儿的气管和支气管内为羊水,呈高信号,胎儿的气管支气管的形态有助于确定胎儿心房的位置,主支气管较长的一侧为左心房,主支气管较短的一侧为右心房,确定胎儿心房的位置对胎儿复杂先天性心脏病的节段分析非常重要。然后进行 SSFP 序列四腔位、短轴位、长轴位、横断位、冠状位和矢状位等多角度扫描。在胎儿期,最重要的扫描体位是四腔位或横断位(这两个位置在胎儿磁共振诊断中差别不大)和短轴位。SS FSE 序列由于血管心腔为低信号,对胎儿先天性心脏病的诊断有一定的价值,但不如 SSFP 序列。SS FSE 序列对胎儿心脏肿瘤、心包积液、心包囊肿等病变有较高的诊断价值。

胎儿心脏 MRI 的正常图像与儿童类似,SSFP 序列血管心腔为高信号,在主动脉弓平面的横断位,可见主动脉弓斜形于高信号的气管的左侧由右前向左后走行,气管和支气管在儿童是低信号而在胎儿图像上是高信号,需要和血管影区别。在主动脉弓平面的横断位还常可见动脉导管连接于降主动脉和左肺动脉起始部(图 27-4),胎儿主动脉略小于肺动脉。在稍下的主肺动脉

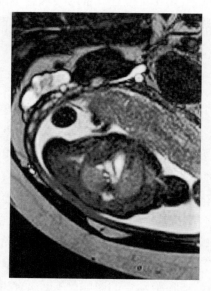

图 27-4 胎儿心脏磁共振 SSFP 序列主动脉弓平面横断位图像

可见主动脉弓斜形于高信号的气管左侧由前向后走行,动脉导管连接于降主动脉和肺动脉,主动脉略小于肺动脉。

窗层面,可以看到左、右肺动脉,升主动脉和降主动脉的横断面(图 27-5)。胎儿心脏 MRI 正常四腔位或横断位扫描在心房心室水平可见左心房、左心室、右心房、右心室、房间隔和室间隔,左心房和右心房大小接近,左心室和右心室大小接近或略小于右心室,房间隔和室间隔为低信号影(图 27-6)。矢状位和短轴位图像既可显示左心室、右心室和室间隔,也可显示肺动脉起源于前方的右心室。

(四) 胎儿心脏 MRI 的临床应用

胎儿心脏病中包括心脏结构畸形、心脏肿瘤、心脏憩室、心包积液、心包囊肿等。胎儿心脏结构畸形最常见,其他疾病如心脏肿瘤、心脏憩室、心包积液、心包囊肿等诊断相对都比较容易。胎儿心脏肿瘤最常见的是横纹肌瘤(图 27-7),常伴有结节性硬化(图 27-8)。

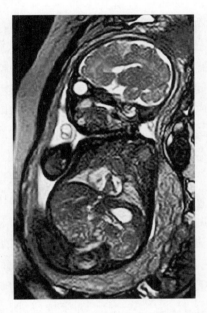

图 27-7　胎儿心脏磁共振 SSFP 序列短轴位图像
可见右心室横纹肌瘤,充盈缺损形成。

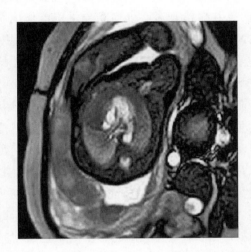

图 27-5　胎儿心脏磁共振 SSFP 序列主肺动脉窗平面横断位图像
可见肺动脉主干和右肺动脉,上腔静脉,升主动脉和降主动脉的横断面。

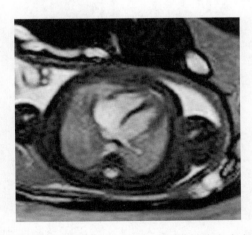

图 27-6　胎儿心脏磁共振 SSFP 序列四腔位心房心室水平图像
可见左心房、左心室、右心房、右心室、房间隔和室间隔,心腔高信号,房间隔和室间隔低信号。

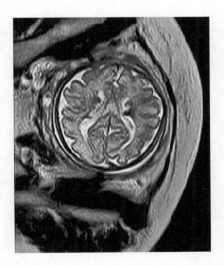

图 27-8　胎儿心脏横纹肌瘤,颅脑 SS FSE 序列横断位图像
见结节性硬化所致脑室旁低信号影。

胎儿心脏畸形是胎儿心脏病中诊断最难的疾病。四腔心图像是胎儿先天性心脏病 MRI 检查中最有诊断价值的图像，其次是主动脉弓层面图像，有些类似胎儿超声心动图中的三血管平面，也能提供许多重要的诊断信息。

由于胎儿心脏卵圆孔未闭合，除非见到巨大的房间隔缺损或房间隔下部的低位缺损，胎儿心脏 MRI 一般不轻易诊断房间隔缺损。正常情况下，胎儿的动脉导管是开放的，胎儿心脏 MRI 一般不诊断动脉导管未闭。但如在四腔心的图像上见到左心室和右心室间的室间隔连续性中断，胎儿心脏 MRI 要考虑室间隔缺损的存在（图 27-9）。胎儿房间隔下部和流入道室间隔均有连续性中断，并见到"鹅颈征"时，要考虑完全性房室间隔缺损的诊断。四腔心图像中右心房、右心室、左心房和左心室的大小对三尖瓣闭锁、左心发育不良综合征、室间隔完整的肺动脉闭锁、右心发育不良等有很好的诊断价值。胎儿心脏 MRI 对胎儿心脏的位置、心房位置、房室连接、心室位置、心室大动脉连接都可以较好地显示，有助于先天性心脏病的分段诊断。房室连接一致而心室大动脉连接不一致时两大动脉平行，主动脉在前，肺动脉在后，为完全型大动脉转位（图 27-10）。

房室连接与心室大动脉连接均不一致为矫正型大动脉转位。两大动脉完全或主要从右心室发出为右心室双出口。对于由于膈疝、肺发育不良或其他原因引起的心脏移位，胎儿磁共振也能很好显示。

磁共振对儿童心外血管畸形如双侧上腔静脉、下腔静脉中断，双主动脉、主动脉弓中断，外周肺动脉狭窄等的诊断敏感度、特异度和准确性均相当高，是磁共振的优势所在。在胎儿，虽然不能使用对比剂，没有造影增强的磁共振血管成像序列，但磁共振检查对心外血管异常仍能作出明确的诊断。对于其他的胎儿心脏疾病，如心包积液、心包囊肿、心脏横纹肌瘤等胎儿心脏磁共振均有比先天性心脏病更好的诊断效果。此外，磁共振对心脏以外的脏器畸形也能同时进行检查诊断。

虽然，胎儿 MRI 不是胎儿心脏畸形首选的检查方法，在超声检查诊断不足时胎儿 MRI 是最值得采用的影像学检查方法。目前认为对于心脏位置异常和心外大血管异常，胎儿 MRI 诊断价值较高。随着胎儿心脏磁共振各种新技术的不断出现，磁共振对胎儿心脏病的诊断效果也必将越来越好。现笔者医院胎儿心脏磁共振检查时的流程和效果见图 27-11。

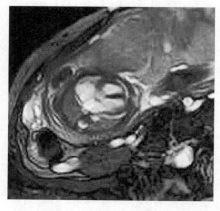

图 27-9 胎儿膜部室间隔缺损，SSFP 四腔心图像见室间隔连续性中断

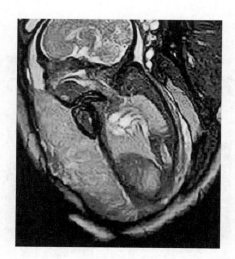

图 27-10 胎儿完全型大动脉转位，SSFP 矢状位图像显示主动脉在前，肺动脉在后，两大动脉平行

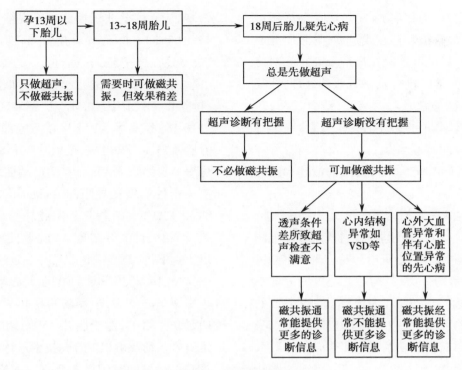

图 27-11 胎儿心脏磁共振检查流程图

（朱　铭）

参 考 文 献

1. 中华医学会放射学分会儿科学组,中华医学会儿科学分会放射学组.胎儿 MRI 中国专家共识.中华放射学杂志,2020,54(12):1153-1161.
2. DONOFRIO MT,MOON-GRADY AJ,HORNBERGER LK,et al. Diagnosis and treatment of fetal cardiac disease: a scientific statement from the american heart association. Circulation,2014,129(21):2183-2242.
3. ESPINOZA J. Fetal MRI and prenatal diagnosis of congenital heart defects. Lancet,2019,393(10181):1574-1576.
4. LLOYD DFA,PUSHPARAJAH K. Three-dimensional visualisation of the fetal heart using prenatal MRI with motion-corrected slice-volume registration: a prospective, single-centre cohort study. Lancet,2019,393(10335): 1619-1627.
5. GAUR L,TALEMAL L,BULAS D,et al. Utility of fetal magnetic resonance imaging in assessing the fetus with cardiac malposition. Prenat Diagn,2016,36(8):752-759.
6. MARINI D,VAN AMEROM J,SAINI BS,et al. MR imaging of the fetal heart. J Magn Reson Imaging,2020, 51(4):1030-1044.

第四节　胎儿心脏病药物治疗

在临床实践中,胎儿心脏干预(fetal cardiac intervention,FCI)的潜在价值受到关注,目前大部分胎儿心血管异常能够得到明确的产前诊断,部分胎儿心律失常、心力衰竭及严重心血管畸形的产前干预已在临床应用。药物性 FCI 主要针对部分严重胎儿心律失常、胎儿心力衰竭等疾病。

(一)胎儿心律失常

胎儿心律失常(fetal cardiac arrhythmia)是产科及儿童心血管科门诊常见的胎儿疾病,发生率为妊娠数量的 1%~2%。大多数胎儿心律失常呈一过性,属于胎儿心脏发育过程中的良性过程,无须处理,预后良好,但仍有约 10% 快速性或缓慢性胎儿心律失常持续性存在或进展,导致胎儿心力衰竭及水肿,甚至可致胎儿早产及死亡。对持续性胎儿心律失常应进行及时有效的处理,往往可控制胎儿心律失常及心力衰竭,改善预后;对治疗无效、持续、严重的胎儿心律失常,应在准确评估基础上,及时终止妊娠,防止及减轻对母体的威胁及损伤,同时避免不恰当产前治疗导致的风险。

1. 胎儿心律失常的诊断 胎儿心律失常的诊断方法有胎心听诊、连续胎心监护、胎儿心电图及胎儿超声心动图。胎心听诊和胎心监护不能进行胎儿心律失常的分类,并与胎儿心电图一样不能反映胎儿心血管形态结构及血流动力学方面的信息,而胎儿超声心动图则兼具上述特点,可以联合 M 型超声、频谱多普勒及组织多普勒技术对大多数胎儿心律失常的类型进行诊断,已成为胎儿心律失常产前诊断的主要工具。近年来,胎儿心磁图也逐渐应用于胎儿心律失常的诊断中。

完整的胎儿心律失常诊断包括胎儿心脏节律、心血管结构及心脏功能评估。胎儿心律失常是指无宫缩时胎心节律不规则或胎心率超出正常范围(正常胎儿心律规整,心率为 120~160 次/min)。若胎心率低于正常心率低限的 20% 持续10 秒以上,则诊断为胎儿心动过缓;若高于正常心率高限 20% 持续 10 秒以上,则为心动过速。

各种类型胎儿心律失常超声诊断特点为:①胎儿期前收缩:提前发生的房性及室性期前收缩,根据发生次数分为偶发(<5 次/min)及频发(≥6 次/min)期前收缩。②胎儿室上性心动过速(supraventricular tachycardia,SVT):指胎心率约为 >180 次/min,心房率 = 心室率,心房、心室壁运动曲线对应、规整,根据 VA 间期与 AV 间期的关系可进一步分为短 VA 的 SVT(VA<AV)及长 VA 的 SVT(VA>AV)。从发病机制来说,短 VA间期 SVT 主要包括房室折返性心动过速及房室结内折返性心动过速,房室结内折返性心动过速在胎儿期少见;长 VA 间期 SVT 主要包括异位性房性心动过速及交界性心动过速。③胎儿室性心动过速(ventricular tachycardia,VT):指胎儿心室率 >200 次/min,心室率 > 心房率,心室壁运动曲

线规整,心房壁曲线规整或不规整。④胎儿心房扑动(atrial flutter, AF):指胎儿心房率为 300~500 次/min,心房率>心室率,心房壁运动曲线规整,心室壁曲线不规整。⑤胎儿心房颤动(atrial fibrillation):指胎儿心房率>400~500 次/min,心房率>心室率,心房及心室壁曲线均不规整。⑥胎儿窦性心动过缓:是指胎心率<100 次/min,心房率=心室率,心房、心室壁运动曲线对应、规整。⑦完全性房室传导阻滞(complete atrioventricular block,CAVB):指胎儿心房收缩与心室收缩不一致,无相关性。⑧二度 AVB:胎儿心房收缩呈一定比例下传,与心室收缩具有一定的相关性,心房率 > 心室率。⑨一度 AVB:胎儿心率及节律正常,心房率 = 心室率,但反映房室传导时间的 AV 间期延长。目前,对于胎儿 AV 间期的测量可通过频谱多普勒及组织多普勒技术进行测量。频谱多普勒可通过同时记录左心室流入道/流出道或上腔静脉/升主动脉血流频谱,测量 A 峰起始点至收缩期起始点的时间差反映 AV 间期;组织多普勒主要通过在心尖四腔切面记录右心室游离壁与三尖瓣交界处组织的时间速度曲线进行 AV 间期测量。现测量机械性 AV 间期的常用方法有两种,分别为心房收缩(atrial contraction,Aa)起始点至等容收缩期(isovolumetric contraction,IV)起始点的时间差(Aa-IV)或 Aa 起始点至心室收缩射血期(ventricular systole,Sa)起始点(Aa-Sa)。然而,值得注意的是,上述不同方法的测量值均受到心率、孕周等因素的影响,关于不同人群、不同孕周及不同心率时不同方法测量所得的 AV 间期正常值仍没有建立。不同方法测量的 AV 间期存在较大差异,故目前对于诊断胎儿一度房室传导阻滞的最佳 AV 间期界值仍不统一,常用的标准是通过频谱多普勒方法测量的 AV 间期大于 150ms。

2. 胎儿心律失常的药物治疗

(1)胎儿心律失常药物治疗(pharmacologic therapy)历史及现状:1975 年,Eibschitz 等报道一例母亲口服普萘洛尔治疗胎儿 VT,开创了宫内胎儿心律失常治疗的先河,随后有学者进行胎儿 SVT 的治疗并取得成功。经历 40 余年的临床探索,特别是近 10 年,从主要集中在孕母口服一线治疗药物地高辛、索他洛尔及氟卡尼治疗胎儿

SVT 和胎儿 AF 的研究，发展到对一些复杂类型胎儿心律失常、难治性胎儿心律失常的产前干预方案制订及治疗药物的评价，特别是对胎儿房室传导阻滞、长 QT 综合征、不规则心律的临床研究取得可喜成果。基于多家中心的研究数据，2014 年美国心脏协会（American Heart Association，AHA）发布《胎儿心血管疾病诊断治疗科学声明》，对胎儿心律失常的干预原则、指征、药物选择及使用方法、药物剂量等均有说明。2016 年、2017 年在加拿大及日本分别开展了胎儿快速性心律失常不同给药方案的多中心前瞻性随机对照研究，其研究结果的发布可能为胎儿快速性心律失常宫内个体化药物治疗提供重要参考。

（2）胎儿心律失常药物治疗指征及原则：胎儿心律失常治疗时需要考虑的因素包括妊娠时间、胎儿心功能状况、心律失常类型和机制、孕妇及胎儿接受治疗的风险/效益评估。就妊娠时间而言，治疗后尚有足够的宫内恢复时间是最好的；对于伴有严重心血管畸形和/或心功能不全、心力衰竭的胎儿应及时干预；对于已经处于终末期的心律失常胎儿，应及时进行评估与决策，避免给母体带来风险。如果胎儿已有足够肺成熟度，提前分娩并在出生后治疗是正确的选择，因而进行医学干预的对象应为孕 35 周前的高危胎儿。

在决定采用药物干预胎儿心律失常之前，应当对转复心律的利益与药物对母胎可能的不利影响进行充分评估。不同类型心律失常对药物治疗反应不同。目前对治疗心律失常药物在胎儿的药物药代动力学研究尚少，在胎儿水肿、胎儿低蛋白血症等病理状态下，药物分布容积、半衰期等可能存在很大变化。此外，还应意识到几乎所有抗心律失常药物均有不同程度致心律失常不良反应。

胎儿心律失常的治疗目标可分为维持心室率在正常范围和/或转复心律，应在保证孕妇安全的前提下，有效控制胎儿心律失常，将心律失常相关血流动力学负性影响降至最低，尽量恢复胎儿生长环境，降低对重要脏器的继发性损伤。尽可能采用对母体及胎儿致心律失常作用最低的药物。对于宫内治疗疗效欠佳的病例，应对胎儿生长发育综合评估后适时分娩，争取产后继续治疗机会。

胎儿心律失常产前治疗方式包括：①经胎盘转运药物治疗；②经脐静脉注射药物治疗；③经胎儿腹腔给药治疗；④经羊膜腔给药治疗；⑤胎儿肌内注射治疗。脐静脉穿刺本身存在导致心动过缓等并发症，可能会进一步加重胎儿心力衰竭，因而应用极为有限。胎儿肌内注射可能会带来坐骨神经损伤或皮肤裂伤，经胎儿腹腔、羊膜腔给药同样会带来不同程度胎儿创伤。经胎盘转运药物治疗仍然是治疗的首选途径，仅在严重胎儿水肿，胎盘转运率极低的情况下考虑使用其他途径。

2014 年，AHA《胎儿心血管疾病诊断治疗科学声明》提出胎儿心律失常药物剂量、应用及副作用（表 27-1），有助于胎儿心律失常治疗的规范化。

（3）胎儿快速性心律失常药物治疗：胎儿快速性心律失常主要为室上性心动过速（SVT），而室性心动过速（VT）少见。在启动 SVT 药物治疗前，需详细评估快速性心律失常是间歇性还是持续性（胎儿心律失常发作时间超过监测时间的 50% 为持续性，反之为间歇性）、心室率、孕周、胎儿心功能情况，是否合并胎儿水肿等。

对于间歇性胎儿 SVT 或持续性 SVT 但心室率低于 180 次/min，同时胎儿心功能良好，未并发胎儿水肿者，可选择密切监测胎儿心率、心律及心功能变化，暂不需要进行药物干预。

对于持续性胎儿 SVT、心室率 >180 次/min，且孕周已超过 35 周者，提前分娩并在出生后治疗可能是更好的选择。对于持续性 SVA、心室率 >180 次/min，且孕周<35 周者，首先应评估胎儿心功能情况，尤其是 CVPS，如果 CPVS≤4 分，可考虑终止妊娠，因为此类胎儿已处于心力衰竭终末期，即使进行产前干预，胎儿预后仍不佳，且可能增加母体相关风险。

对于持续性胎儿 SVA、心室率 >180 次/min、孕周<35 周且心血管状况分（cardiovascular profile score，CVPS）5 分者，在取得患胎父母知情同意的情况下，可尝试母体口服药物经胎盘转运治疗胎儿 SVT。药物治疗的效果（包括转律成功率、转律的时间等）主要与药物的选择及是否合并胎儿水肿相关。

目前，治疗胎儿 SVT 的一线药物包括地高辛、索他洛尔及氟卡尼。结合 2014 年 AHA "胎儿心血管疾病诊断治疗科学声明"，中国人群药

表 27-1　妊娠期抗心律失常药物（2014 年 AHA 胎儿心血管疾病诊断治疗科学声明）

药物	母体剂量范围	治疗有效血药浓度及效果	中毒反应
地高辛	LD：1 200~1 500μg/24h，分 3 次静脉使用 MD：375~750μg/d，分 2~3 次口服 胎儿肌内注射剂量：88μg/kg，q.12h.，重复 2 次	0.7~2.0ng/ml 恶心、疲劳，食欲缺乏，窦性心动过缓，一度 AVB，罕见夜间文氏 AVB	恶心/呕吐（+++），致胎儿心律失常，窦性心动过缓或 AVB（+++） 胎儿肌内注射：坐骨神经损伤或皮肤裂伤
氟卡尼	100~300mg/d，分 2~3 次口服	0.2~1.0μg/ml 轻度 P、QRS 增宽，一度 AVB，Q-T 间期≤0.48 秒，头痛	视觉/中枢神经系统症状，束支阻滞，QTc≥0.48 秒，致母体/胎儿心律失常
索他洛尔	160~480mg/d，分 2~3 次口服	未监测血药浓度水平 心动过缓，一度 AVB，P、QRS增宽，QTc≤0.48 秒	恶心/呕吐，头晕，QTc≥0.48 秒，疲劳，束支阻滞，致母体/胎儿心律失常
胺碘酮	LD：1 800~2 400mg/d，分 4 次口服，共服 48 小时；如先前使用过则降低剂量为 800~1 200mg MD：200~600mg/d，口服 转律及水肿消失后可考虑停药或换用其他抗心律失常药物	0.7~2.8μg/ml 母体/胎儿窦性心动过缓，食欲下降，一度 AVB，P、QRS 增宽，QTc≤0.48 秒	恶心/呕吐（++++），甲状腺功能障碍，光敏性皮疹，血小板减少，QTc≥0.48 秒，束支阻滞，致母体/胎儿心律失常，胎儿尖端扭转室性心动过速伴 LQTS，胎儿甲状腺肿大，神经发育损伤
普萘洛尔	60~320mg/d，分 4 次口服	25~140ng/ml 一度 AVB，心动过缓，子宫张力增加	疲劳，心动过缓（++++++），低血压，AVB，胎儿生长受限，子宫张力增加
利多卡因	LD：1~1.5mg/kg，静脉推注 MD：1~4mg/min，静脉滴注	1.5~5μg/ml	恶心/呕吐（++），中枢神经系统症状，致心律失常作用
美西律	600~900mg/d，分 3 次口服	0.5~2μg/ml	恶心/呕吐（++），中枢神经系统症状，致心律失常作用
硫酸镁	LD：2~6g，静脉推注时间 >20min MD：1~2g/h，推荐治疗时间不能超过 48 小时 如果 VT 复发，可考虑重复使用	<6mEq/L 注意监控膝反射	疲劳，中枢神经系统症状，血药浓度 >5mEq/L，伴孕妇心电图改变，致心律失常作用； 膝反射消失、血药浓度 >6mEq/L 则停药

注：LD，负荷量；MD，维持量；AVB，房室传导阻滞；VT，室性心动过速；LQTS，长 QT 综合征。

代动力学特点及我们团队的临床经验，建议药物及剂量选择如下：①地高辛：起始剂量 0.25mg/次口服 q.8h.，48~60 小时查母血地高辛浓度，并根据浓度及母胎情况调整地高辛剂量；如 48~72 小时达到有效血药浓度后但未有效控制胎儿心室率，考虑换药或联合药；②索他洛尔：初始剂量 80mg/次 口服，b.i.d.，48~72 小时未转律可加量至 120mg/次 b.i.d.，48~72 小时未转律可再加量至 160mg/次 b.i.d.，根据胎儿心律失常控制情况调整药物剂量；如药物达到最大使用量后 48~72 小时仍未能有效控制心室率，考虑换药或联合用药；胎儿心律失常控制后可逐渐减量或减停。③氟卡尼：初始剂量 100mg/次 口服 b.i.d.，48~72 小时未

转律可加量至 150mg/次 b.i.d.，如药物达到最大使用量后 48~72 小时仍未能有效控制心室率，考虑换药或联合用药；胎儿心律失常控制后可逐渐减量或减停。不同研究表明，单用地高辛治疗，未合并胎儿水肿者的转律成功率为 50%~100%，合并发水肿者，转律成功率显著降低，甚至低于 20%；单用索他洛尔治疗，未合并胎儿水肿者的转律转律成功率为 40%~100%，合并水肿者转律成功率为 33%~50%；单用氟卡尼治疗，未合并胎儿水肿者的转律成功率为 58%~100%，合并水肿者转律成功率为 43%~58%。对于不同 SVT 而言，Jaeggi 等研究报道，氟卡尼、索他洛尔及地高辛对胎儿 SVT 的转律成功率分别为 90%~100%、60%~70%

及 80%,对胎儿 AF 的转律成功率分别为 50%、50%~60% 及 40%。2017 年一项纳入 21 项研究的荟萃分析结果表明,对于胎儿 SVT,氟卡尼及索他洛尔转律成功率高于地高辛;对于合并胎儿水肿者,氟卡尼和索他洛尔在转律成功率较地高辛优势更为明显;此外,对于胎儿房室折返性心动过速,氟卡尼优于地高辛及索他洛尔。

随后,另一项荟萃分析结果提示,对于无水肿的胎儿 SVT,氟卡尼转律成功率高于地高辛,而地高辛与索他洛尔之间无显著差异;对于合并胎儿水肿者,氟卡尼同样优于地高辛;对于胎儿 AF,地高辛与索他洛尔之间无差异,没有研究直接比较地高辛与氟卡尼或索他洛尔与氟卡尼对胎儿 AF 治疗效果的差异。小样本的研究发现对于长 VA 的 SVT,地高辛与氟卡尼效果不佳,索他洛尔有着较高的转律成功率。基于上述研究结果及笔者胎儿心脏病治疗研究团队的临床实践,对于胎儿 SVT 应根据不同类型及是否合并胎儿水肿进行个体化治疗:①短 VA 间期的 SVT、未合并胎儿水肿者,优先选择氟卡尼进行单药治疗,如不具备氟卡尼可选择地高辛或索他洛尔,单药治疗不能转律者可考虑联合治疗,如地高辛 + 索他洛尔或地高辛 + 氟卡尼;②AF、未合并胎儿水肿者,可首先选择索他洛尔氟卡尼及地高辛进行单药治疗,单药治疗不能转律者可考虑联合治疗,如地高辛 + 索他洛尔或地高辛 + 氟卡尼;③SVT 合并胎儿水肿者,鉴于上述三种药物在胎儿水肿时单药治疗转律成功率均降低,可尝试地高辛 + 索他洛尔或地高辛 + 氟卡尼联合治疗;④长 VA 间期的 SVT,可优先选择索他洛尔进行治疗。对于经上述治疗均不能转律或有效控制心室率的难治性 SVT,可尝试短期使用胺碘酮进行治疗。开始治疗后 1 周,每 2~3 天进行 1 次胎儿超声心动图评估,监测母体血药浓度、电解质、心电图及相关药物副作用;转律后可每 1~2 周进行 1 次评估,调整母体药物剂量,持续转律后每 2 周减量 1 次,逐渐停药。如在药物减量或停药过程中出现复发,可根据上述原则重新开始治疗。胎儿 SVT 的干预流程见图 27-12。

目前文献报道胎儿 VT 发生率低,因而对其宫内治疗尚缺乏经验。对于胎儿 VT,可尝试孕妇静脉或口服胺碘酮、孕妇口服普萘洛尔或孕妇静脉滴注硫酸镁进行治疗。此外,在治疗胎儿 VT 的同时需要通过胎儿心磁图或基因检测排除长 QT 综合征的可能。

(4)胎儿缓慢性心律失常药物治疗:病因、心室率及心功能的评估对于胎儿的治疗及预后判断十分重要。合并胎儿心脏结构异常、CAVB、胎儿水肿、心内膜弹力纤维增生症、扩张型心肌病及心室率<50~55 次/min 是胎儿缓慢性心律失常预后不良的危险因素。胎儿缓慢性心律失常的病因可分为以下几个方面:

1)母体因素:①免疫因素:母亲自身抗体尤其是抗 SSA/RoSSB/La 抗体可以与胎儿心肌细胞结合,使受累细胞钙稳态失调,导致心脏免疫球蛋白沉积增加,渐进性损伤传导系统组织,导致房室结纤维化、钙化;②特殊病原体感染:如 TORCH、细小病毒、腺病毒及柯萨奇病毒等病原体的感染;③药物:母体药物的使用,如镇静药物、β 受体拮抗剂、ACEI 等。

2)胎儿因素:①心脏结构异常:心房内脏异构、完全性大动转位、完全性房室隔缺损等;②基因异常:胎儿缓慢性心律失常尤其是窦性心动过缓、二度房室传导阻滞是长 QT 综合征、儿茶酚胺敏感性多形性室性心动过速及 Brugada 综合征在胎儿期的早期表现;③中枢神经系统发育异常、先天性甲状腺功能低下;④特发性:原因不明,研究表明此类胎儿长期预后良好,对于特发性胎儿一度、二度 AVB,甚至有自行转为正常心律的可能,推测可能与孕早、中期交感神经发育不完全所致。

非免疫相关的胎儿缓慢性心律失常,目前无针对上述病因的治疗方案,产前干预以提高心室率和改善心力衰竭为目标,对于心室率小于 55 次/min 和/或出现胎儿心力衰竭者,可尝试使用拟交感药物提高心室率,控制心力衰竭,保证胎儿有效心排血量及重要脏器灌注,常用的拟交感药物包括特布他林(2.5mg/次,口服 q.8h.)及舒喘灵(2.4mg/次,口服 q.8h.);对于合并胎儿心力衰竭者,可尝试使用地高辛(0.25mg/次,口服 b.i.d.)治疗。

免疫介导的胎儿缓慢性心律失常,部分研究认为产前糖皮质激素治疗可减轻免疫介导的炎症损伤,逆转不完全性 AVB 或改善 CAVB 的远期预后。目前,大部分中心选择地塞米松进行产前干

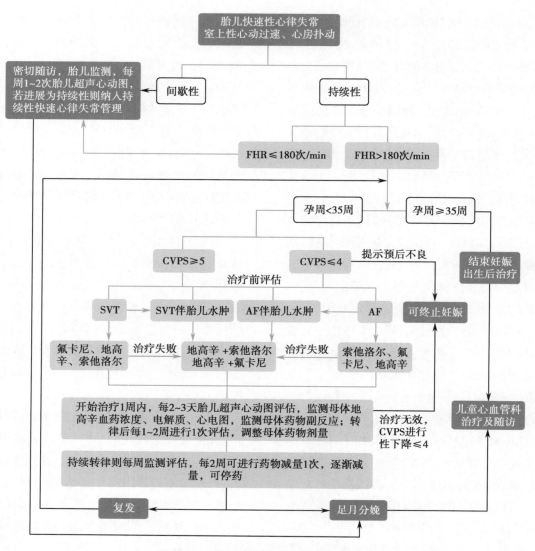

图 27-12　胎儿快速性心律失常干预流程

预,剂量为 4~8mg,口服 q.d.,使用过程中需要密切监测胎儿生长发育情况、胎儿羊水、母体感染及母体血糖等并发症。国外研究及中国系统性红斑狼疮患者围产期管理建议中均提示羟氯喹(hydroxychloroquine,HCQ)可以减少抗 SSA 和/或抗 SSB 抗体阳性母亲所生胎儿发生心脏传导阻滞的发生率。因此,建议在这些患者中使用 HCQ,剂量为 200mg/次,b.i.d.。鉴于抗 SSA/SSB 抗体及 HCQ 均可能导致 Q-T 间期延长,在使用 HCQ 过程中应密切监测母体 Q-T 间期。部分学者推测丙种球蛋白(intravenous immunoglobulin,IVIG)可能可以通过减少母体循环中自身抗体的滴度从而降低抗 SSA/SSB 对胎儿的免疫损伤,但是,目前关于胎儿缓慢性心律失常是否能够获益于 IVIG 的使用,仍存在较大争议。对于不同类型免疫介导的

胎儿缓慢性心律失常的药物治疗具体如下:①窦性心动过缓:现国内外仅有数例免疫介导的胎儿窦性心动过缓的报道,尚未见产前应用糖皮质激素治疗的报道。②一度 AVB:胎儿一度 AVB 的诊断标准不明确,机械性 AV 间期不等同于电活动相关的 PR 间期,两者之间的相关性较差,大部分胎儿期通过测量机械性 AV 间期诊断为一度 AVB 的患胎在出生后 PR 间期均正常。鉴于一度 AVB 有进展为 CAVB 的可能性,对于抗 SSA/SSB 抗体阳性且滴度较高的母体,尤其是既往有胎儿 AVB 妊娠史的母体,孕期密切监测胎儿 AV 间期动态变化,如 AV 间期进行性延长,产前糖皮质激素及时干预对于预防 AVB 的进展可能更有价值。③二度 AVB:现关于糖皮质激素产前治疗免疫相关二度 AVB 的有效性及安全性仍缺乏前瞻

性大样本随机对照研究。2018年，一篇荟萃分析共纳入5项研究的71例免疫相关的二度AVB胎儿，糖皮质激素干预组和非干预组宫内进展为三度AVB的发生率分别为52%及73%，转为一度AVB及窦性心律的发生率分别为25%及23%，新生儿期完全恢复为窦性心律的比例分别为21%及9%，两组间均没有统计学差异。鉴于免疫相关二度AVB有进展为三度AVB的风险及糖皮质激素干预后仍有部分患胎转律的可能，在获得患胎父母知情同意及严格监测母胎副作用的情况下，可尝试糖皮质激素治疗，但其有效性及安全性有待进一步探究。④三度AVB：现有的证据表明，三度AVB一旦发生，往往不可逆转，且短期及长期预后均较差。少数研究提示产前糖皮质激素干预可以预防宫内其他心脏免疫损伤及降低新生儿红斑狼疮非心脏表现的发生，甚至延长出生后首次起搏器植入时间。基于三度AVB的不良预后及不可逆转性，及时发现一度和二度AVB并进行早期干预是关键。有研究提示，从窦性心律进展为三度AVB可以发生在24小时甚至12小时内，常规的监测方案（每周1~2次）往往不能早期发现三度AVB，如何早期发现，掌握最佳的治疗时间窗，有待进一步探究。胎儿缓慢性心律失常干预流程见图27-13。

（二）胎儿心力衰竭

胎儿心力衰竭（fetal heart failure）的常见原因有胎儿心律失常、贫血、先天性心脏病伴瓣膜反流、心外畸形（如先天性膈疝、畸胎瘤等）、胎儿系统性感染、双胎输血综合征等。胎儿心力衰竭的长期预后依赖于脏器灌注不良状态的时间、程度及是否发生不可逆脏器损伤，尤其是脑损伤。

1. 胎儿心力衰竭的评估 目前，胎儿心血管功能的评价指标主要有心血管状况评分（cardiovascular profile score，CVPS）、心肌作功指数（Tei指数）、脐动脉阻力指数（umbilical artery resistance index，UARI）、搏动指数（pulsatility index，PI）及脐动脉收缩期最高血流速度S与舒张期血流速度D的比值（S/D）。

（1）CVPS：CVPS是较为完善的胎儿心力衰竭半定量评价指标，由胎儿水肿、C/T比值、心脏功能、脐静脉和静脉导管血流频谱及脐动脉血流频谱组成，每个项目2分，总分10分。①胎儿水肿（fetal hydrops）：严重心力衰竭可引起胎儿水肿，如有腹腔、胸腔和心包腔或多浆膜腔积液，评分减1分；如有皮肤水肿，评分减2分。胎儿水肿的围产期死亡率高达72%，伴有心脏或心外畸形者死亡率更高达80%~100%。②胎儿心脏扩大：正常胎儿

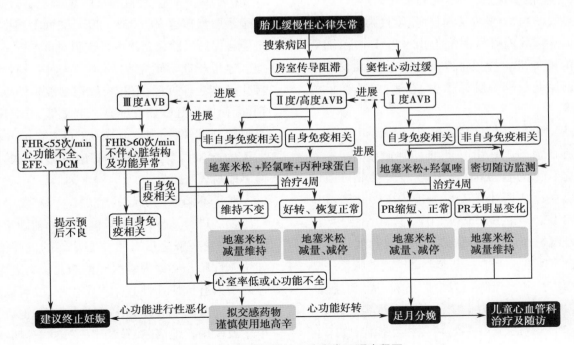

图 27-13　胎儿缓慢性心律失常干预流程图

C/T 比值在 0.20~0.35 之间。C/T>0.35,评分减 1 分,C/T>0.50,评分减 2 分胎儿预后更差。③心脏功能:主要包括房室瓣反流及血流频谱情况。出现全收缩期三尖瓣反流,则 CVPS 评分减 1 分;出现全收缩期二尖瓣反流或血流频谱为单相性充盈,CVPS评分减 2 分。正常胎儿房室瓣血流频谱为双相性充盈,先是心室舒张主动抽吸产生较小的 E 峰,紧随其后是心房收缩射血入心室产生较大的 A 峰。E 峰消失则入室血流频谱呈现单一波形,即单相性充盈频谱,提示心脏舒张功能严重受损,伴有严重心力衰竭,预后不良。④静脉血流频谱:正常情况下,胎儿脐静脉血流是非搏动性的,静脉导管血流呈低搏动性。静脉导管血流为胎儿静脉系统最快的血流,为双期连续血流。心房压增加可导致静脉血流搏动性增强,血流速度减慢。如果前向血流速度为零或出现反向血流,评分减 1 分;出现脐静脉搏动则评分减 2 分。心力衰竭终末期表现是房性脐静脉搏动,即所谓“舒张阻滞”或“双静脉搏动”(脐静脉和下腔静脉血流频谱相同),这是预示胎儿可能发生围产期死亡的紧急征象。⑤动脉血流频谱:正常胎儿脐动脉可检测到全收缩期正向血流。如缺乏舒张末血流则评分减 1 分;如舒张末出现逆向血流则评分减 2 分,提示预后不良。

(2)Tei 指数:Tei 指数是评价胎儿心功能的指标,具有很多优点,如不受心室几何形状、心率和胎龄的影响,测量方法简便、重复性强等。研究证明,Tei 指数能可靠评价胎儿的心脏功能,随着胎龄的增加,Tei 指数下降代表心肌的发育和成熟。但胎儿早期心脏体积小,心室 Tei 指数检测较困难。

(3)脐动脉阻力指数(UARI)、搏动指数(PI)、脐动脉血流 S/D:UARI、PI、脐动脉血流 S/D 主要反映血管床的阻力状态。上述三个参数可通过脐动脉血流波型计算:$UARI=PSV \times EDV/PSV$;$PI=(PSV-EDV)/Vm$;$S/D=PSV/EDV$,其中 PSV 为收缩期血流峰速,EDV 为舒张末期血流速度,Vm 为平均血流速度。上述三个参数可反映动脉某一横断面顺应性和血流弹性阻力的指标,从而对脏器实质损害及血流动力学变化程度进行客观评价。UARI、PI、S/D 的含义一致,可以相互替代,临床上多用 S/D 作为观测脐动脉血流的指标。一般认

为,随着胎龄的增加,胎儿胎盘循环阻力降低,脐带舒张期的血流稳定增长,胎儿脐动脉 S/D 降低。胎儿期 $S/D \geqslant 3.0$ 是危险信号,应进行密切监测;而 $S/D \leqslant 2.5$ 则认为胎儿安全。

CVPS 的 5 个检测项目涉及的症状体征多在心力衰竭中后期出现,所以 CVPS 能否早期预测胎儿结局还需进一步研究。有报道认为,CVPS 和Tei 指数呈负相关关系,而 Tei 指数又与胎儿的疾病严重度相关,Tei 指数与脐动脉 S/D 呈正相关关系,S/D 及 Tei 指数变化较 CVPS 更为敏感。因而在临床实践中,联合多指标进行动态监测对心力衰竭胎儿的诊断治疗更有指导意义。

2. 胎儿心力衰竭的药物治疗 胎儿心力衰竭药物治疗的目的不仅是提高有效心搏出量,而且还应注重预防早产及围产期缺氧缺血发生。目前,地高辛仍然为胎儿心力衰竭的一线治疗药物。地高辛给药方式主要采用经胎盘转运。经脐静脉或胎儿心腔的给药方式可能导致胎儿心动过缓、心包积血等加重心力衰竭,因而仅在胎儿严重水肿,胎盘转运率极低时方才考虑使用。文献中,地高辛治疗胎儿心力衰竭的推荐剂量为母亲口服地高辛负荷量 0.375~0.5mg/次,1~2 次后给予维持量 0.25mg/次,每天 2~4 次,根据母亲血药浓度调整服药次数,一般能迅速保持母亲血药浓度在 1.0~2.0ng/ml,在无胎盘水肿等情况下,母胎地高辛经胎盘转运率为 75%~80%,因而上述推荐剂量能够保证母胎血药浓度且避免对母亲的不良反应。遗传药理学研究表明,不同人种在药物生物转化及排泄等过程存在差异,药物敏感性也有差别,因而中国妊娠妇女地高辛剂量低于国外文献报道的剂量,推荐为负荷量 0.25mg/次,q.8h.,2 剂后改为维持量 0.125~0.25mg/次,每天 2 次,动态监测地高辛血药浓度,及时调整剂量。

对于不同原因引起的胎儿心力衰竭,必须针对原发病进行治疗,地高辛仅能作为辅助治疗措施,或原发病解除后对胎儿心功能的支持治疗。如快速性胎儿心律失常引起的胎儿心力衰竭,因地高辛具有抗快速性心律失常作用,故可以单用地高辛同时治疗心律失常及心力衰竭,也可考虑单用或联用索他洛尔、氟尼卡、胺碘酮等药物;胎儿感染引起的心力衰竭,应当针对感染病原治疗;

胎儿贫血性心力衰竭可以行胎儿输血治疗；胎儿心力衰竭的诊断并不困难，但要判定这些异常变化的瞬变性或持久性、明确其原发病因、准确把握其持续时间及严重程度，为疾病个体制订恰当的治疗方案及进行准确的预后判断，仍然是儿科、心血管科及产科医师所面临的极大挑战。

（三）总结与展望

妊娠早、中期胎儿交感神经发育不健全，可致胎儿心脏搏动异常，随着心脏交感神经逐渐发育完善，大部分胎儿心脏异常搏动会逐渐消失。对于一过性、不会造成胎儿血流动力学改变的胎儿心律失常，不需要特殊干预，可密切随访其演变。对于随访甄别出来的持续性的、可能会造成或已经造成胎儿血流动力学明显改变的严重胎儿心律失常胎儿应及时治疗。同时，还要注重对胎儿心律失常及心力衰竭病例进行长期随访和远期预后研究工作。

尽管胎儿心律失常、胎儿心力衰竭产前诊断及产前干预已取得较大进步，但仍存在较多不足：①不同测量技术、不同孕周及不同心率下胎儿 AV 间期正常值的缺乏导致尚无统一的胎儿一度 AVB 的诊断标准、超声心动图技术尚不能很好鉴别短 VA 间期及长 VA 间期的 SVT、胎儿长 QT 综合征诊断仍存在较多困难；②根据不同 SVA 类型选择个体化治疗方案，提高宫内转律成功率尚有待探究；③糖皮质激素及 IVIG 在不同类别免疫介导的胎儿缓慢性心律失常产前干预中的有效性及安全性尚不明确，如何甄别胎儿慢性心律失常发生的高危人群，进行早期干预，避免三度 AVB 的发生尚未明确。在 2014 年 AHA 关于"胎儿心血管疾病诊断治疗科学声明"的基础上，随着多中心前瞻性随机对照试验结果的累积，进一步制订和完善相关的诊断与治疗方案，一定能促进胎儿心脏病药物治疗的进步。

（王　川　周开宇）

参 考 文 献

1. MCELHINNEY DB, MARSHALL AC, WILKINS-HAUG LE, et al. Predictors of technical success and postnatal biventricular outcome after in utero aortic valvuloplasty for aortic stenosis with evolving hypoplastic left heart syndrome. Circulation, 2009, 120 (15): 1482-1490.

2. KLEINMAN CS, NEHGME RA. Cardiac arrhythmias in the human fetus. Pediatr Cardio, 2004, 25 (3): 234-251.

3. DONOFRIO MT, MOON-GRADY AJ, HORNBERGER LK, et al. American heart association adults with congenital heart disease joint committee of the council on cardiovascular disease in the young and council on clinical cardiology, council on cardiovascular surgery and anesthesia, and council on cardiovascular and stroke nursing. diagnosis and treatment of fetal cardiac disease: a scientific statement from the American Heart Association. Circulation, 2014, 129 (21): 2183-2242.

4. API O, CARVALHO JS. Fetal dysrhythmias. Best Pract Res Clin Obstet Gynaecol, 2008, 22 (1): 31-48.

5. NII M, HAMILTON RM, FENWICK L, et al. Assessment of fetal atrioventricular time intervals by tissue Doppler and pulse Doppler echocardiography: normal values and correlation with fetal electrocardiography. Heart, 2006, 92 (12): 1831-1837.

6. SEYBERTH HW, RANE A, Schwab M. Pediatric Clinical Pharmacology. Berlin: Springer, 2011.

7. SRIDHARAN S, SULLIVAN I, TOMEK V, et al. Flecainide versus digoxin for fetal supraventricular tachycardia: Comparison of two drug treatment protocols. Heart Rhythm, 2016, 13 (9): 1913-1919.

8. MIYOSHI T, MAENO Y, SAGO H, et al. Japan Fetal Arrhythmia Group. Antenatal antiarrhythmic treatment for fetal tachyarrhythmias: a study protocol for a prospective multicentre trial. BMJ Open, 2017, 7 (8): e016597.

9. PHOON CK, KIM MY, BUYON JP, et al. Finding the "PR-fect" solution: what is the best tool to measure fetal cardiac PR intervals for the detection and possible treatment of early conduction disease? Congenit Heart Dis, 2012, 7 (4): 349-360.

10. VAN DEN HEUVEL F, BINK-BOELKENS MT, DU MARCHIE SARVAAS GJ, et al. Drug management of fetal tachyarrhythmias: are we ready for a systematic and evidence-based approach? Pacing Clin Electrophysiol, 2008, 31 Suppl 1: S54-57.

11. JAEGGI ET, CARVALHO JS, DE GROOT E, et al. Comparison of transplacental treatment of fetal supraventricular tachyarrhythmias with digoxin, flecainide, and sotalol: results of a nonrandomized multicenter study. Circulation. 2011, 124 (16): 1747-1754.

12. HILL GD, KOVACH JR, SAUDEK DE, et al. Transplacental treatment of fetal tachycardia: A systematic review and meta-analysis. Prenat Diagn, 2017, 37 (11): 1076-1083.

13. ALSAIED T,BASKAR S,FARES M,et al. First-Line Antiarrhythmic Transplacental Treatment for Fetal Tachyarrhythmia:A Systematic Review and Meta-Analysis. J Am Heart Assoc,2017,6(12):e007164.

14. MIYOSHI T,MAENO Y,HAMASAKI T,et al. Japan Fetal Arrhythmia Group. Antenatal Therapy for Fetal Supraventricular Tachyarrhythmias:Multicenter Trial. J Am Coll Cardiol,2019,74(7):874-885.

15. ROY KK,SUBBAIAH M,KUMAR S,et al. Feto-maternal outcome in pregnancies complicated by isolated fetal congenital complete heart block. J Obstet Gynaecol,2014,34(6):492-494.

16. PRUETZ JD,MILLER JC,LOEB GE,et al. Prenatal diagnosis and management of congenital complete heart block. Birth Defects Res,2019,111(8):380-388.

17. LOPES LM,TAVARES GM,DAMIANO AP,et al. Perinatal outcome of fetal atrioventricular block:one-hundred-sixteen cases from a single institution. Circulation,2008,118(12):1268-1275.

18. NEWBURY A,FAHEY M. Resolution of fetal second-degree atrioventricular block. J Electrocardiol,2018,51(6):945-947.

19. MEVORACH D,ELCHALAL U,REIN AJ. Prevention of complete heart block in children of mothers with anti-SSA/Ro and anti-SSB/La autoantibodies:detection and treatment of first-degree atrioventricular block. Curr Opin Rheumatol,2009,21(5):478-482.

20. FRIEDMAN DM,LLANOS C,IZMIRLY PM,et al. Evaluation of fetuses in a study of intravenous immunoglobulin as preventive therapy for congenital heart block:Results of a multicenter,prospective,open-label clinical trial. Arthritis Rheum,2010,62(4):1138-1146.

21. HUHTA JC. Guidelines for the evaluation of heart failure in the fetus with or without hydrops. Pediatr Cardiol,2004,25(3):274-286.

22. HOFSTAETTER C,HANSMANN M,EIK-NES SH,et al. A cardiovascular profile score in the surveillance of fetal hydrops. J Matern Fetal Neonatal Med,2006,19(7):407-413.

第五节 胎儿结构性心脏病介入治疗

随着胎儿心脏病学和超声技术的进步,大多数胎儿结构性心脏病能够在妊娠中期准确诊断,使得医疗团队不断优化胎儿产前管理和产后救治,提高救治成功率。一般来说,单纯结构性心脏病(如房间隔缺损、室间隔缺损及半月瓣疾病)及部分复杂结构性心脏病(如法洛四联症、主动脉弓异常等)胎儿可正常发育,生后经外科手术或介入治疗,远期效果良好。但少数严重的半月瓣狭窄可进展为瓣膜闭锁,甚至心室发育不良和功能障碍,导致胎儿水肿和宫内死亡。目前,胎儿超声心动图技术可准确评估结构性心脏病产前自然病程进展情况和心脏发育不良严重程度,为开展必要的符合伦理的胎儿先天性心脏病宫内治疗(intrauterine therapy of fetal congenital heart disease)提供了良好的条件。1989年,Maxwell等首次对严重主动脉瓣狭窄的胎儿进行心脏介入手术,扩张狭窄的主动脉瓣后取得满意的临床效果。此后,世界多地逐步开展相关技术。临床研究证实胎儿心脏介入治疗可改善甚至恢复正常的胎儿血流动力学,减轻胎儿心脏和肺的继发性损害,避免或逆转充血性心力衰竭、心律失常及胎儿水肿,从而避免宫内死亡,改善远期预后。

胎儿心脏介入治疗指征需要儿童心血管、围产医学相关学科联合会诊确定。遗传学异常、胎儿生长发育迟缓、胎儿心外畸形、胎儿水肿、羊水过多、胎儿心律失常及单绒毛膜双胎均影响胎儿心脏介入治疗的决定,心脏缺陷与遗传学具有高度关联性。因此,胎儿心脏介入治疗前必须完善遗传学检查,无创DNA筛查联合羊水检查可显著提高遗传学检测的准确性。如果存在严重遗传学异常,终止妊娠可能是一个更为合理的选择。对于胎儿结构性心脏病,产前咨询是胎儿心脏病治疗相关学科的一项重要任务。目前,在中国的社会伦理背景下,大部分胎儿心脏介入手术对象是计划终止妊娠的胎儿,这增加了产前咨询的挑战性,咨询专家需解释胎儿超声心动图结果,使父母了解胎儿心血管病理变化、治疗和手术方案,以及包括生活质量在内的长期结果,保证父母在充分知情的情况下选择手术干预或终止妊娠。治疗前认真评估孕妇合并症、既往史和产科并发症等详细病史,任何增加孕妇手术风险的心肺疾病都应视为胎儿心脏介入治疗的禁忌证。由于心理、经济压力的差异,父母对结构性心脏病胎儿的态度直接决定胎儿的结局。

本章节主要介绍胎儿心脏介入治疗的三种不同类型的结构性心脏病:①室间隔完整的肺动脉闭锁伴右心发育不良综合征;②左心发育不良综合征伴卵圆孔早闭或高度限制性房间隔缺损;③严重的主动脉瓣狭窄。

(一)胎儿室间隔完整的肺动脉闭锁伴右心发育不良综合征

室间隔完整的肺动脉闭锁(PA/IVS)是一种复杂先天性心脏病,约占先天性心脏病的2%。该疾病主要表现为肺动脉瓣完全闭锁或近乎闭锁,右心室前向血流受阻,室腔压力升高,导致右心室心肌肥厚,逐渐演变进展为右心发育不良,可导致胎儿水肿、心力衰竭甚至胎死宫内。2002年,奥地利林茨儿童医院心脏中心报道了首例孕28周PA/IVS胎儿成功接受心脏介入治疗。经过20多年的发展,国内外多个医学中心临床探索证实胎儿肺动脉瓣成形术在技术上可行,效果可靠,能够及早中断疾病自然进展,促进右心室发育,增加生后建立双心室循环可能,最终改善远期预后。

胎儿肺动脉瓣成形术(fetal pulmonary valvuloplasty)主要适用于肺动脉瓣膜性闭锁,该病变类型约占肺动脉闭锁的75%。胎儿室间隔完整的肺动脉瓣闭锁或近乎闭锁的危重肺动脉瓣狭窄,需借助超声心动图仔细评估右心室发育情况,预测生后单心室结局的可能性。胎儿肺动脉瓣成形术主要应用于单心室结局可能性大的胎儿。国外学者提出了几种PA/IVS胎儿单心室结局的预测指标,这些指标多为右心与左心解剖结构的相对比值及反映右心室压力负荷的指标(表27-2)。若存在右心室流出道肌性闭锁和/或右心室依赖性冠状动脉循环,则不适用于胎儿肺动脉瓣成形术。右心室肥厚伴卵圆孔低速分流,三尖瓣低速反流(<2.5m/s)反映右心室呈低压萎缩状态,提示心肌储备能力不足,则丧失手术机会。在没有严重冠状动脉瘘或右心室流出道肌肉闭锁的情况下,PA/IVS胎儿的远期预后取决于右心发育不良的严重

表 27-2 室间隔完整的肺动脉闭锁胎儿生后单心室结局的预测指标

文献资料	预测指标
Salvin 等 (2006)	三尖瓣瓣环 Z 值 <-3
Roman 等 (2007)	三尖瓣瓣环/二尖瓣瓣环 <0.70 右心室长径/左心室长径 <0.60 三尖瓣流入时间/心动周期 <0.315 右心室-冠状动脉窦隙开放
Gardiner 等 (2008)	<23 周胎龄:肺动脉瓣瓣环 Z 值 <-1 或三尖瓣瓣环 Z 值 <-3.4 <26 周胎龄:三尖瓣瓣环 Z 值中值 <-3.95 26~31 周胎龄:肺动脉瓣瓣环 Z 值中值 <-2.8,三尖瓣瓣环/二尖瓣瓣环 <0.7 >31 周胎龄:三尖瓣瓣环 Z 值中值 <-3.9,三尖瓣瓣环/二尖瓣瓣环 <0.59
Gomez Montes 等(2012)	三尖瓣瓣环/二尖瓣瓣环 ≤0.83 右心室长径/左心室长径 ≤0.64 肺动脉瓣瓣环/主动脉瓣瓣环 ≤0.75 三尖瓣流入时间/心动周期 <0.36

程度。右心室腔的大小及三尖瓣发育情况是评估右心发育情况的重要指标,也是决定双心室结局的主要因素。

据国际胎儿心脏介入数据库统计,胎儿肺动脉瓣球囊扩张成形术技术总体成功率为70%,PA/IVS伴右心发育不良综合征胎儿心脏介入术后最终实现双心室循环的比例可达87%。2009年,波士顿儿童医院公布了10例胎儿肺动脉瓣球囊扩张成形术的临床资料,手术胎龄中位数为24周(21~28周),最初4例手术失败,而其余6例取得了成功。与未进行产前干预且生后单心室结局的PA/IVS胎儿(n=15)相比,6例手术成功胎儿的三尖瓣瓣环、右心室长径和肺动脉瓣瓣环均实现继续发育,差异具有统计学意义(P<0.05)。手术成功胎儿中5例(83.0%)最终实现双心室理想结局。2015年,国际胎儿心脏介入数据库公布的多中心临床数据显示,16例胎儿肺动脉瓣成形术中11例取得成功,3例技术性失败,2例未具体报道。11例手术成功的胎儿中3例发生与手术相关的死亡,1例胎儿晚期宫内死亡,最终5/7例(71.4%)生后获得双心室结局。

2018年,Tulzer等回顾性分析23例行肺动脉

瓣球囊扩张成形术胎儿,其中PA/IVS 15例、危重肺动脉瓣狭窄8例,共进行35次胎儿肺动脉瓣成形术。纳入手术的胎儿胎龄中位数为28周$^{+4}$(23周$^{+6}$~32周$^{+1}$),技术成功率为62.9%(22/35),纳入胎儿总体手术成功率为91.3%(21/23),术后需要干预的心包积液发生率为11%,持续性心动过缓发生率为31%,无胎儿死亡。21例成功接受手术的胎儿术后2~3天超声心动图评估右心室发育及功能指标:三尖瓣瓣环/二尖瓣瓣环、右心室长径/左心室长径、肺动脉瓣瓣环/主动脉瓣瓣环、三尖瓣流入时间/全心动周期及三尖瓣反流速度均较术前明显好转。手术成功的胎儿中71.4%(15/21)生后最终实现双心室循环,14.3%(3/21)为一个半心室循环,14.3%(3/21)结局仍不明确。胎儿肺动脉瓣成形术早期通过右心室减压可促进心腔反应性扩张,并实现右心室继续发育,改善心室远期功能。

笔者单位报道了13例胎儿肺动脉瓣球囊扩张成形术的临床资料,10例PA/IVS和3例危重肺动脉瓣狭窄,是目前国内公开发布的最大手术量。手术干预的胎龄中位数为28周(26~32周),所有胎儿均取得技术性成功。2例胎儿术后因严重持续性心动过缓选择终止妊娠,1例因孕晚期出现右心室依赖的冠状动脉循环而终止妊娠。10例胎儿均活产出生,无早产、胎膜早破,中位随访时间11.5个月(6~17个月),8例(80.0%)最终实现双心室循环,2例(20.0%)结局仍不明确。胎儿肺动脉瓣球囊扩张成形术后随访发现多数胎儿孕后期可观察到三尖瓣反流速度再次增快,提示术后肺动脉瓣出现粘连,可能与术中球囊与瓣膜比例不佳(<1.1)有关,是影响右心室再发育的主要因素。国外学者报道,胎儿肺动脉瓣成形术后肺动脉瓣再闭锁率为17.4%(表27-3)。

胎儿肺动脉瓣球囊扩张成形术后并发症与手术操作密切相关。PA/IVS胎儿右心室腔狭小,右心室流出道通常狭窄、弯曲,对穿刺角度要求极高。国际胎儿心脏介入数据库统计,围手术期(<48小时)胎儿并发症发生率为55%,其中胎儿死亡率为12%,最常见并发症是心动过缓(36%)、心包积液(48%)、胸腔积液或血胸(5.2%),无严重并发症。胎儿肺动脉瓣球囊扩张成形术母体麻醉存在差异。国际胎儿心脏介入数据库统计,55%行静脉麻醉联合区域麻醉,41%行局部麻醉,4%行全身麻醉,绝大多数胎儿(94%)接受芬太尼和神经肌肉阻滞药物干预。笔者单位胎儿肺动脉瓣球囊扩张成形术母体麻醉均采用全身麻醉,手术效果理想,胎儿无需额外应用药物治疗。

PA/IVS或危重肺动脉瓣狭窄合并右心发育不良综合征胎儿,理论上胎儿期接受肺动脉瓣球囊扩张成形术可减轻后负荷、增加右心室充盈,促进右心室继续发育,改善远期结局。但是由于此类疾病发病率低及推荐手术指征的差异,加强多中心合作纳入足够的患者数量非常必要,为确定最佳的入选标准和评估远期结局提供充分的数据支撑。

(二)胎儿左心发育不良综合征伴卵圆孔早闭或高度限制性房间隔缺损

左心发育不良综合征(HLHS)是以左心室、升主动脉、主动脉弓严重发育不良为特征的复杂先天性心脏病,约占先天性心血管病畸形的1.4%,活产儿发病率为0.16‰~0.36‰,同时合并限制性房间隔缺损为22%,而卵圆孔早闭发生率为6%。房间隔交通闭合或分流高度受限可导致胎儿左心房高压,继发肺淋巴管囊性扩张、肺静脉肌肉化为特征的肺发育异常,导致不可逆转肺血管病变,胎儿可因循环障碍导致宫内死亡。HLHS胎儿生后肺血管阻力下降,肺血流量急剧增加,可

表27-3 胎儿肺动脉瓣球囊扩张成形术的治疗效果

文献资料	病例数/例	FPV手术次数	技术成功例数	技术成功者双心室结局
Tworetzky,2009	10	10	6	5/6(83.0%)
Moon-Grady,2015	30	16	11	5/7(71.4%)
Tulzer,2018	23	35	21	15/21(71.4%)
泮思林,2019	13	13	13	8/10(80.0%)

因肺水肿和低心排血量发生严重低氧血症和代谢性酸中毒,导致早期死亡。

胎儿 HLHS 伴高度限制房间隔缺损超声心动图特征:房间隔缺损≤1mm 或卵圆孔早闭;左心房和肺静脉扩张;彩色多普勒超声示肺静脉收缩期血流呈双向,以逆向血流为主;肺静脉正、反向血流速度-时间积分比<2.7,对预测是否需要生后紧急心房减压灵敏度为 89%,特异度为 97%;肺静脉舒张早期见微小或无前向血流。上述超声心动图特征可作为胎儿心房减压术的参考指标。

有学者为改善 HLHS 伴高度限制房间隔缺损胎儿血流动力学,尝试胎儿心房减压术,技术可行。胎儿心房减压术主要包括胎儿房间隔造口术(fetal atrial septostomy)、房间隔缺损成形术和房间隔支架植入术。HLHS 伴高度限制房间隔缺损,根据心房腔和房间隔形态分为三种类型:A 型,左心房增大,继发隔壁厚,原发隔壁薄,彼此粘连,肺静脉显著扩张;B 型,左心房稍小,心房壁肌肉向心性肥厚,原发隔和继发隔均增厚,肺静脉轻度扩张;C 型,巨大的左心房,原发隔和继发隔均为薄壁且向右心房膨出,常伴有严重二尖瓣反流和肺静脉扩张。C 型更有利于行胎儿房间隔造口术、房间隔缺损成形术,对 A 型和 B 型厚壁房间隔胎儿建议植入房间隔支架。

2008 年,波士顿儿童医院报告了一组最大样本量的胎儿房间隔缺损成形术的经验总结,21 例胎儿接受经球囊房间隔缺损成形术,19 例取得技术性成功(90%)。心动过缓、心包积液或胸腔积液是常见的并发症,发生率为 38%。只有约 30% 胎儿术后房间隔缺损维持 3mm 以上,对于厚壁房间隔伴左心房高压的胎儿,经球囊房间隔成形术创造的心房交通过小且维持时间短,左心房减压效果不佳。利用冠状动脉支架行房间隔支架植入术,可以建立 3.0~3.5mm 的持续稳定的心房交通,理论上能在更大可能和更长时间内进行左心房减压。

2017 年,国际胎儿心脏介入数据库报告显示,共纳入 47 例 HLHS 伴高度限制房间隔缺损胎儿,27 例胎儿行房间隔造口术、房间隔缺损成形术,20 例行房间隔支架植入术,手术总体成功率为 77%(36/47),两种技术间差异无统计学意义

(85% vs. 65%,P=0.16)。母体无严重并发症发生,13% 的胎儿发生与手术相关的死亡。与胎儿心脏介入手术失败或未行干预治疗者相比,成功行胎儿心房减压术的胎儿剖宫产、有计划的即时产后干预、限制性卵圆孔和新生儿复苏的发生率均较低。所有接受胎儿心房减压术的活产儿,45%(18/41)生后存在无限制性的卵圆孔,支架植入术在维持非限制性卵圆孔方面优于房间隔缺损成形术(75% vs. 39%,P=0.075)。

目前,尚无数据证明胎儿心房减压术对 HLHS 伴高度限制房间隔缺损胎儿的生存具有明显优势。国际胎儿心脏介入数据库报告显示,HLHS 伴高度限制房间隔缺损胎儿的介入治疗总体出院存活率较低,为 35%,无论是与接受胎儿心脏介入手术者或未行干预治疗者相比(34% vs. 36%),还是手术成功者与未干预或手术失败者相比(44% vs. 33%)出院存活率均无差异。心房形态、球囊/支架比值或支架直径/房间隔厚度比值,以及手术经验的积累均可能与胎儿心脏介入的成功率相关,但缺乏相关数据支持。

左心发育不良综合征发病率低,远期预后差,由于患儿家庭心理、经济承受能力等因素影响,现国内该疾病多建议终止妊娠。因此,胎儿心房减压术在国内开展较为有限。根据国外文献资料,胎儿心房减压术具有较高的手术成功率。尽管无法评估胎儿心脏介入术后的肺静脉改善情况,房间隔缺损存在再次闭合的可能,且生后存活率与未干预者无显著区别,但是宫内干预仍有改善胎儿妊娠结局的潜力,在生后单心室姑息治疗过程中可能存在更长期的益处。总之,该技术为这一类危重先天性心脏病群体提供了希望,今后需集中多中心更多的经验,最大限度地改进介入方法,获得更好效果。

(泮思林)

(三) 胎儿严重主动脉瓣狭窄

在西方国家的统计中,主动脉瓣狭窄在活产婴儿中比例占千分之 0.2~0.5。但在胎儿期诊断的先天性心脏病中,主动脉瓣狭窄占 2%,其中 90% 以上是危重型主动脉瓣狭窄。亚洲人群中左心系统疾病发病率低于欧美国家,先天性主动脉

瓣狭窄或左心发育不良占比不高。

胎儿主动脉瓣狭窄介入治疗起始于 20 世纪 90 年代，最初由 Allan 和 Tynan 完成并报道。但此后 10 年间，由于效果不尽如人意，并未得到大规模的开展。直至 2004 年，波士顿儿童医院 Tworetzky 等报道单中心的胎儿主动脉瓣狭窄介入治疗经验，技术成功率达 70% 以上，并且证实胎儿主动脉瓣球囊成形术（fetal balloon aortic valvuloplasty）可以促进左心室的发育，减轻二尖瓣反流从而使部分病例可以达到双心室修补的结果。最近 Tworetzky 等报道，胎儿主动脉瓣狭窄宫内介入治疗的技术成功率达 94%，胎儿流产的比例从 9.8% 降至 6%，59% 的活产婴儿可以进行双心室修补。2018 年，上海交通大学医学院附属新华医院完成第一例胎儿主动脉瓣狭窄宫内介入治疗。

1. 胎儿主动脉瓣狭窄的自然病程　通常，胎儿主动脉瓣口流速可以比肺动脉瓣口流速略高。自孕早期直至分娩，主动脉瓣口流速可以逐步增加，通常至出生前流速可达 1~1.2m/s。胎儿超声心动图可以发现主动脉瓣膜增厚，开放受限。同时，应用多普勒超声可以显示过瓣血流速度增加，并出现湍流。胎儿期并不容易显示瓣叶的个数。

轻至中度的主动脉瓣狭窄，通常瓣环大小正常，四腔心大小正常，室壁厚度增加不明显，主动脉过瓣流速在 1.2~2.0m/s。中至重度主动脉瓣狭窄可见左心室壁明显增厚，主动脉瓣口流速在 2~4m/s 之间。左心功能大多正常范围。

危重型主动脉瓣狭窄可以有多种表现：孕早期或中期左心腔明显减小，左心扩大伴心内膜纤维化，左心扩大伴明显左心功能不全合并胎儿水肿，左心扩大伴有重度二尖瓣反流，左心房扩大。危重型病例中，可以观察到主动脉瓣明显增厚，开放受限，但由于常合并左心功能不全，主动脉过瓣血流速度并不能完全反映狭窄的程度。

有理由相信，主动脉瓣狭窄发生越早，越容易发展成左心室发育不良。即使孕中期发现的主动脉瓣狭窄，仍有一部分会进展到危重型，导致新生儿期难以进行双心室修补。据报道显示，主动脉瓣狭窄中，如果出现主动脉弓逆向血流、卵圆孔左

向右血流、二尖瓣血流单峰或左心功能不全，提示很可能出现左心发育不良。

2. 胎儿主动脉瓣狭窄宫内治疗适应证　胎儿主动脉瓣狭窄宫内干预的目的是通过改善主动脉血流，促进左心室的发育。因此，如果诊断时左心室发育已经极差，可能宫内介入意义不大；反之，如果没有左心室发育不良趋势，则不需要宫内干预。波士顿儿童医院提出的胎儿主动脉瓣宫内介入治疗的条件见表 27-4。

表 27-4　胎儿主动脉瓣成形术的病例选择

1. 主要心脏结构畸形为主动脉瓣狭窄，包括以下所有情况：
瓣叶活动度减弱
主动脉跨瓣前向血流呈喷射样，内径小于主动脉瓣环
无或轻微的主动脉瓣下流出道梗阻
2. 合并左心发育不良（HLHS）
定性评估左心室功能减退，同时满足
任何心动周期主动脉弓横断面出现逆向或双向血流
或以下 3 点中的 2 点：
（1）二尖瓣前向血流频谱呈单峰；
（2）卵圆孔左向右分流或房间隔完整
（3）肺静脉双向血流
3. 考虑技术成功与生后双心室循环的可能性
本研究主要病例入选标准（同时满足以下 3 点）：
（1）左心室长径 Z 值≥-2
（2）定性评估左室功能减退但主动脉跨瓣压差至少 10mmHg 或二尖瓣反流压差大于 15mmHg
（3）二尖瓣瓣环 Z 值 >-3
改良的入选标准：
明确诊断为主动脉瓣狭窄
左心室长径 Z 值 >-2
且满足以下 5 点中的至少 4 点：
（1）左心室长径 Z 值 >0
（2）左心室短径 Z 值 >0
（3）主动脉瓣环 Z 值 >-3.5
（4）二尖瓣瓣环 Z 值 >-2
（5）二尖瓣反流或主动脉跨瓣压差≥20mmHg

3. 胎儿主动脉瓣球囊成形术的步骤　术前 48~72 小时，应用硝苯地平可促进子宫松弛，术后

如有宫缩,可应用抑制宫缩的药物。术前,胎儿处于合适的体位对手术能否成功进行至关重要。胎儿主动脉瓣球囊成形术可以在孕母基础麻醉或局部麻醉下进行,为减少对孕母影响,笔者中心通常在穿刺部位应用利多卡因进行局部浸润麻醉,在孕妇处于清醒状态下进行相关操作。有的中心对孕妇进行麻醉后,通过体外的外调转手法使胎儿处于合适的体位。胎儿处于胸骨在前,脊柱在后,并且左心室长轴方向与预设的穿刺针进针路径平行时,可对胎儿进行麻醉。用21~22G穿刺针穿刺脐带或肌内注射麻醉药物。麻醉药物为芬太尼(5~10μg/kg),巴夫龙(10~20μg/kg)和阿托品(20μg/kg)。麻醉后胎儿位置可以相对固定。

介入治疗在超声引导下进行,但超声显示进入的导丝效果欠佳,需要同时保证操作时间不宜过长,因此,有必要预先装载好球囊,做好标记。通常,应用的都是冠脉介入治疗的球囊和导丝。0.014″导丝预先穿过微球囊,在导丝远端应用无菌胶带进行标记,确保只有导丝远端的3~4cm软头露出球囊头端。同时在球囊杆用无菌胶带标记球囊刚刚能完全露出穿刺套管针外芯处,确保球囊不会送出穿刺针过多。导丝预先装入球囊备用。

在超声持续监测引导下,应用长15cm,17G套管针,依次穿过孕妇腹壁、子宫、羊膜腔、胎儿胸壁、经胎儿心尖进入左心室,注意穿刺针指向左心室流出道。当穿刺针到达左心室,移除内芯,有搏动性血流流出,可以帮助确认穿刺针位于左心室。移除内芯后,把预装载的导丝-球囊系统送入穿刺针。在超声引导下,微调导丝球囊系统,使导丝、球囊穿过主动脉瓣膜。当降主动脉可见导丝,说明球囊系统通过了主动脉瓣。根据预先标记的记号和超声确认球囊位于主动脉瓣口即可用压力泵扩张球囊。通常选择直径比主动脉瓣环大10%~30%的球囊,扩张2~3次。

扩张成功后,吸瘪球囊,把穿刺针、球囊-导丝系统作为一个整体抽出孕妇腹壁。介入治疗过程中,胎儿可能出现一过性心动过缓,如果心动过缓持续超过3分钟,可以应用22G穿刺针经脐带或肌内注射肾上腺素或阿托品。心包积液也是常见并发症,如果对胎心率没有影响,可不予以处理,

通常1~2天可以逐渐吸收。如果心包积液较多,影响心率,可以应用22G穿刺针进行心包穿刺,抽出积血,注意心包穿刺不宜太晚进行,以免心包积血发生凝固。术后评估,如果主动脉过瓣血流增宽或新出现主动脉瓣反流,说明手术有效,与出生后不同,这种主动脉瓣反流大多随着孕周会逐渐减轻甚至消失。

术后,监测胎儿胎心和胎动。手术当日及次日复查胎儿超声心动图。必要时应用抑制宫缩药物。术后2~4周观察胎儿主动脉瓣狭窄情况及左心室功能。出生后进一步评估主动脉瓣狭窄程度、左心容积和功能,决定手术时机及手术方式。

(陈　笋)

参 考 文 献

1. MoON-GRADY AJ, MORRIS SA, BELFORT M, et al. International fetal cardiac intervention registry. international fetal cardiac intervention registry:a worldwide collaborative description and preliminary outcomes. J Am Coll Cardiol, 2015, 66(4):388-399.

2. CHIKKABYRAPPA SM, LOOMBA RS, TRETTER JT. Pulmonary atresia with an intact ventricular septum: preoperative physiology, imaging, and management. Semin Cardiothorac Vasc Anesth, 2018, 22(3):245-255.

3. GELLIS L, TWORETZKY W. The boundaries of fetal cardiac intervention:expand or tighten?. Semin Fetal Neonatal Med, 2017, 22(6):399-403.

4. HOGAN WJ, GRINENCO S, ARMSTRONG A, et al. Fetal cardiac intervention for pulmonary atresia with intact ventricular septum:international fetal cardiac intervention registry. Fetal Diagn Ther, 2020, 7:1-9.

5. TULZER A, ARZT W, GITTER R, et al. Immediate effects and outcome of in-utero pulmonary valvuloplasty in fetuses with pulmonary atresia with intact ventricular septum or critical pulmonary stenosis. Ultrasound Obstet Gynecol, 2018, 52(2):230-237.

6. 罗刚, 刘娜, 刘爱, 等. 胎儿介入治疗肺动脉瓣闭锁伴室间隔完整(附10例报告). 中国实用儿科杂志, 2020, 35:132-136.

7. SALVIN JW, MCELHINNEY DB, COLAN SD, et al. Fetal tricuspid valve size and growth as predictors of outcome in pulmonary atresia with intact ventricular septum. Pediatrics, 2006, 118(2):e415-e420.

8. ROMAN KS, FOURON JC, NII M, et al. Determinants of outcome in fetal pulmonary valve stenosis or atresia with

intact ventrieular septum. Am J Cardiol,2007,99（5）: 699-703.

9. GARDINER HM,BELMAR C,TULZER G,et al. Morphologic and functional predictors of eventual circulation in the fetus with pulmonary atresia or critical pulmonary stenosis with intact septum. J Am Coll Cardiol, 2008,51（13）:1299-1308.

10. GÓMEZ MONTES E,HERRAIZ I,MENDOZA,et al. Fetal intervention in right outflow tract obstructive disease:selection of candidates and results. Cardiol Res Pract, 2012,2012:592403.

11. TWORETZKY W,MCELHINNEY DB,MARX GR, et al. In utero valvuloplasty for pulmonary atresia with hypoplastic right ventricle:techniques and outcomes. Pediatrics,2009,124（3）:e510-e518.

12. MARSHALL AC,VAN DER VELDE ME,TWORETZKY W,et al. Creation of an atrial septal defect in utero for fetuses with hypoplastic left heart syndrome and intact or highly restrictive atrial septum. Circulation,2004,110 （3）:253-258.

13. GOLTZ D,LUNKENHEIMER JM,ABEDINI M,et al. Left ventricular obstruction with restrictive interatrial communication leads to retardation in fetal lung maturation. Prenat Diagn,2015,35（5）:463-470.

14. HATTAM AT. A potentially curative fetal intervention for hypoplastic left heart syndrome. Med Hypotheses,2018, 110:132-137.

15. JAEGGI E,RENAUD C,RYAN G,et al. Intrauterine therapy for structural congenital heart disease:Contemporary results and Canadian experience. Trends Cardiovasc Med,2016,26（7）:639-646.

16. JANTZEN DW,MOON-GRADY AJ,MORRIS SA,et al. Hypoplastic left heart syndrome with intact or restrictive atrial septum:a report from the international fetal cardiac intervention registry. Circulation,2017,136（14）:1346-1349.

17. KALISH BT,TWORETZKY W,BENSON CB,et al. Technical challenges of atrial septal stent placement in fetuses with hypoplastic left heart syndrome and intact atrial septum. Catheter Cardiovasc Interv,2014,84（1）: 77-85.

18. MARSHALL AC,LEVINE J,MORASH D,et al. Results of in utero atrial septoplasty in fetuses with hypoplastic left heart syndrome. Prenat Diagn,2008,28（11）:1023-1028.

19. BUTERA G,CHEATHAM JP,PEDRA CAC,et al. Fetal and hybrid procedures in congenital heart diseases. Switzerland:Springer,2016.

20. MCELHINNEY DB,MARSHALL AC,WILKINS-HAUG LE,et al. Predictors of technical success and postnatal biventricular outcome after in utero aortic valvuloplasty for aortic stenosis with evolving hypoplastic left heart syndrome. Circulation,2009,120（15）:1482-1490.

21. FRIEDMAN KG,TWORETZKY W. Fetal cardiac interventions:Where do we stand?Archives of Cardiovascular Disease,2020,113（2）:121-128.

22. WERNOVSKY G.Anderson's Pediatric Cardiology. 4th ed. Philadelphia:Elsevier,2020.

23. MAKIKALLIO K,MCELHINNEY DB,LEVINE JC,et al. Fetal aortic valve stenosis and the evolution of hypoplastic left heart syndrome patient selection for fetal intervention. Circulation,2006,113（11）:1401-1405.

第二十八章

新生儿时期心脏病

新生儿出生后循环系统经历了剧烈的变化。首先,呼吸的建立使肺血管床容量迅速扩张,肺循环阻力下降,右心压力明显下降。出生后24小时,平均肺动脉压力约为体循环压的一半,此后继续缓慢下降。由于经肺循环回流入左心房的血量明显增加,左心房压力增高、超过右心房,使卵圆孔发生功能性关闭,右心房血流不再通过卵圆孔进入左心房,但新生儿时期超声心动图常可检测到少量的左向右分流信号。出生后1年以内卵圆孔发生解剖性闭合,形成卵圆窝。正常人群中20%~25%卵圆孔未完全解剖性闭合,但一般不产生血流动力学异常。同时,出生后脐带结扎,体循环阻力增高,经动脉导管的血流由低氧饱和度的右向左分流转变为高氧饱和度的左向右分流,且刺激动脉导管平滑肌收缩导致动脉导管关闭,足月儿约80%在出生后一天内动脉导管功能性关闭;大多数婴儿出生后6~8周内动脉导管闭锁,形成动脉韧带。如果出生后3个月动脉导管分流持续存在,则可诊断动脉导管未闭。通过这些变化,新生儿肺循环和体循环逐渐相互独立,呈"串联"循环。

一般情况下,新生儿出生后5天内,体、肺循环很不稳定,可出现下列情况:①肺血管阻力下降缓慢,可存在右向左分流;②某些因素如感染、酸中毒等的影响,导致已经关闭的动脉导管再开放,这种情况尤其多见于早产儿;③先天性心脏病的影响:左向右分流型先天性心脏病者肺动脉压力的生理性下降缓慢;右心梗阻型先天性心脏病者,由于持续低氧血症和右心压力增高,可使动脉导管持续开放,卵圆孔闭合延迟。

由于新生儿循环系统的特点,新生儿时期心脏病也有其特殊性,本章重点介绍其临床表现和检查的要点、注意事项,以及常见的疾病类型及其诊治原则。

一、病史及体格检查

1. **病史** 对危重新生儿的病史应注意下列事项:①出生史;②家族史;③胎儿水肿;④宫内感染;⑤其他器官畸形;⑥染色体检查。Apgar评分低,缺氧和酸中毒对心肌及肺循环、体循环都有不利的影响。染色体异常如21、13、18-三体综合征往往合并心血管畸形。新生儿如有气管食管瘘、肛门闭锁及唇裂、腭裂等,需检查是否存在心脏畸形。

2. **青紫** 出生后即出现青紫者首先监测血气,以区分是肺还是心血管的原因,吸入氧气或一氧化氮可进行鉴别(图28-1)。

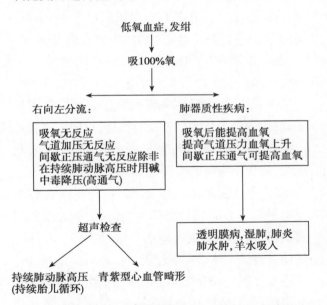

图28-1 新生儿持续低血氧、发绀的鉴别诊断

差异性青紫(differential cyanosis)常提示存在伴有动脉导管未闭的较严重的先天性心脏病或持续肺动脉高压。如果下身青紫较上身为深,要考虑肺循环阻力很高,右心血由肺动脉经动脉导管流入降主动脉,见于主动脉缩窄、主动脉弓离

断和持续肺动脉高压等。如果上身青紫较下身为深，则可能存在完全型大动脉转位，此时肺动脉血（转位后为氧合血）通过动脉导管向降主动脉分流。

3. **呼吸** 呼吸短促为肺间质有水分过多积聚刺激微血管旁的 J-受体（Juxta-capillary volume receptor）而致。任何情况有水分外渗至肺间质（湿肺症状、大量左向右分流、左心肌梗死阻、左心衰竭、心肌炎、间质水分汇集至淋巴管受阻）均可引起气促，所以必须寻找原因。如动脉血氧很低，肺血减少或正常，通气呈深而快的过度呼吸，为低氧血症刺激动脉的化学感受器所致，可能引起碱中毒。肺淤血时则表现为呼吸浅快。

4. **周围循环灌注不足** 心排血量不足表现为脉搏不易触及，四肢苍冷，微血管再充盈迟缓，这种向休克发展的情况虽多见于败血症，但在新生儿要考虑左心发育不良综合征、快速心律失常及心肌炎等。因可能有动脉导管向降主动脉供血，股动脉能清楚触及并不能排除主动脉缩窄。水冲脉可见于动脉导管未闭、主动脉关闭不全、动静脉瘘及贫血等。

5. **心率** 心电图上心率如超过 220 次/min，必须辨认是何种快速心律失常；如心率不到 100 次/min，必须检查有无缺血所致的心肌损害、中枢神经疾病或先天性房室传导阻滞。

6. **血压** 应早期发现高血压并搜寻原因如主动脉缩窄；血压太低要及时处理，可能为血容量太少、左心发育不良综合征、败血症、内出血、心肌疾病、心包疾病等原因所致。

7. **心前区搏动** 搏动活跃广泛见于心腔内血容量很多而心肌功能尚佳的情况，如大型室间隔缺损、房室瓣反流及输血补液过多等。心前区搏动微弱见于体循环灌注不足如心肌、心包疾病。左心发育不良综合征和主动脉缩窄患儿心前区搏动虽活跃，但体循环却灌注不足，反映右心及肺动脉的血容量虽多，但因动脉导管逐渐收缩关闭，使体循环血量不足。心前搏动如在右侧，提示心脏位置异常。

8. **第二心音** 仔细聆听第二心音及其分裂情况，以判定有无半月瓣闭锁。一般主动脉瓣关闭在前，肺动脉瓣在后，如两组瓣关闭音单一，可

能有一侧半月瓣闭锁或严重狭窄，或两组半月瓣同时关闭如完全型大动脉转位。

9. **杂音** 新生儿的胸廓较小，响亮的杂音前、后、左、右胸壁都可听到，不易辨其音区；因流量太小故有震颤者少。在心底区（胸骨左、右缘第二肋间）听到心室流出道的杂音，肺动脉瓣狭窄在胸骨左缘第二肋间可闻及喷射性杂音，并向后侧传导；主动脉瓣狭窄杂音在胸骨右缘第二肋间，向颈部传导；胸骨左缘下部全收缩期吹风样杂音往往为室间隔缺损；在有持续肺动脉高压时右心室扩大，可能发生三尖瓣反流，杂音亦可为全收缩期，位置也在胸骨左缘下部最响，且有青紫。如在心尖区有收缩期杂音，可能有二尖瓣关闭不全。杂音的响度不反映病变的严重程度，后者可受到心排血量及体、肺循环的阻力等因素的影响。

10. **肝增大** 评估新生儿的肝脏大小最好根据在乳脐线上肝脏距肋缘下的厘米数，正常新生儿为 2~3cm。在左侧触及肝缘可能为内脏不定位的横位肝（水平肝）。右心衰竭时肝脏增大，但必须在右心增大的基础上方可以确认心衰。缩窄性心包炎、限制型心肌病在此年龄可以排除。三尖瓣关闭不全时肝脏可有收缩期搏动，三尖瓣闭锁时右心房收缩有力，可有心室收缩期前的肝搏动。

二、辅助检查

1. **X 线检查** 注意观察：①心脏位置；②内脏位置，胃泡、肝脏和左、右主支气管位置等；③心脏是否增大，X 线在吸气时有无胸腺影；④肺血多少和分布、肺静脉有无淤血；⑤肺部阴影有无膈疝；⑥气道有无狭窄（血管环）。

2. **心电图检查** 可显示心率、节律、心室增大、心肌缺血及电解质紊乱等。出生时右心室壁厚度与左心室相仿，所以有相对的右心室肥厚，电势向前向右增强，右心前导联 R 波较高，而左心前导联 S 波较深。但任何年龄，在右心前导联上有高耸的 R 波或 qR 波，往往反映右心室肥厚。左心室肥厚时电势向后向左增强，向前减弱；左心前导联 R 波高，右心前导联 S 波深。如向前电势很小，提示右心室发育不良，如三尖瓣闭锁、肺动脉瓣闭锁。左心室肥厚时可伴有 ST 及 T 波改变，

提示有心肌缺血,如严重的主动脉狭窄。ST及T波改变也可反映心肌缺血、电解质失衡或心包疾病,新生儿窒息的心电图改变亦反映心肌缺血,重者可有心肌梗死的图形。

3. **超声心动图检查** 对心脏结构、心功能和血流情况都可获得重要信息,对先天性心脏病的诊断和鉴别诊断具有重要价值。

4. **动脉血气分析** 可反映缺氧的程度、重症先天性心脏病的代谢情况及通气代偿或失代偿的程度(高或低碳酸血症)。在体循环依赖动脉导管灌注的情况(主动脉瓣闭锁或缩窄),吸氧可使动脉血氧提高,但因血氧高可使动脉导管收缩甚至关闭,引起体循环血量进一步削减和严重代谢性酸中毒。在肺循环依赖动脉导管(肺动脉瓣闭锁或三尖瓣闭锁)的情况,因肺循环有限血流已经全部氧合,吸氧只能稍微提高溶解于血浆中的氧合量。以上情况给氧时因可促使动脉导管关闭而将使病情恶化。

5. **血红蛋白和血细胞比容** 血细胞比容如超过65%,血液黏度增高,可使肺循环阻力上升,引起胎儿循环通路的右向左的分流。如有贫血(血红蛋白低于12g/dl),心脏必须代偿性地提高心排血量,增加负担。大量左向右分流时(如室间隔缺损),贫血可提高分流量,这是患婴在生后2~3个月时心衰发生的原因之一。

6. **血糖和血钙** 低血糖和低血钙皆可导致心排血量减低,必须矫正以提高收缩力。

三、新生儿常见的心脏病

(一)危重先天性心脏病

我国新生儿发生率为8.98/1 000,其中约1/4为危重症先天性心脏病。这些患儿在出生后28天内需要介入或手术治疗否则将导致死亡或严重影响预后,包括左心发育不良综合征、肺动脉闭锁伴室间隔完整、完全型大动脉转位和主动脉离断,以及部分严重的主动脉缩窄、主动脉瓣狭窄、肺动脉瓣狭窄、法洛四联症、肺动脉闭锁伴室间隔缺损、全肺静脉异位引流及分流量大的室间隔缺损、房间隔缺损、动脉导管未闭等。若这些患儿不能

及时被发现,则可因严重缺氧、心源性休克、心力衰竭、肺炎等并发症而威胁生命。

然而,由于出生后循环处于"过渡"阶段的不稳定状态,出生后早期(3天以内)上述危重先天性心脏病的症状往往未表现出来,故不容易被及时发现。近年来,国际上采用脉搏血氧饱和度监测(pulse oximetry,POX)在新生儿早期筛查危重先天性心脏病。Shakila等检索Medline(1951—2011年)、Embase(1974—2011年)、Cochrane Library(2011年)和Scisearch(1974—2011年),评估脉搏血氧饱和度监测作为筛查方法以早期发现临床无症状的危重先天性心脏病的价值,筛选出552篇文献,最终纳入13篇符合要求的研究论文,共计229 421名新生儿,发现脉搏血氧饱和度监测筛查重症先天性心脏病的灵敏度为76.5% [95% CI(67.7,83.5)]、特异度为99.9% [95% CI(99.7,99.9)]。

为了克服脉搏血氧饱和度监测筛查检出率较低(<80%),且不能发现没有低氧血症但同样危及生命的先天性心脏病,如左心肌梗死阻型畸形和严重左向右分流型先天性心脏病。近年来,我国学者基于多项多中心大样本的前瞻性研究,提出脉搏血氧饱和度监测加心脏听诊(pulse oximetry plus cardiac auscultation)"双指标"筛查方案(图28-2),即在出生后6~72小时采用脉搏血氧饱和度监测+心脏杂音两项指标筛查新生儿危重症先天性心脏病,可以明显提高检出率(灵敏度 >92%)。

绝大部分新生儿危重先天性心脏病(neonatal critical congenital heart disease)可通过超声心动图检查明确诊断,如果治疗及时,手术成功率可超过95%。

(二)新生儿缺氧性心肌损害

新生儿窒息(neonatal asphyxia)引起的缺氧性心肌损害(hypoxic myocardial impairment)又称为暂时性心肌缺血(transient myocardial ischemia,TMI)。TMI最早是1947年通过尸体解剖而提出。1972年,Rowe指出TMI是非解剖学异常引起的一过性心力衰竭,一般经对症治疗后能好转。1977年,Bucciarelli等报道2例死亡的患儿,组织病理学显示三尖瓣的前乳头肌坏死。缺氧性心肌损害的主要病理生理包括三尖瓣反流和二尖瓣反

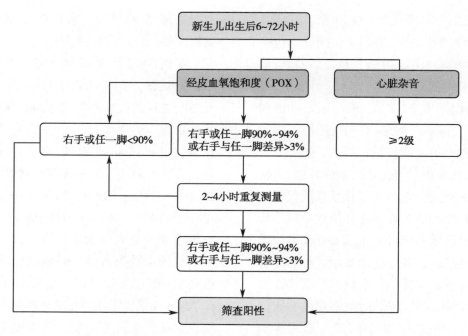

图 28-2 新生儿危重症先天性心脏病"双指标"筛查流程图

流,前者是引起新生儿收缩期杂音的最常见原因;后者不常见。临床表现多样化,可表现为呼吸增快、心律不齐、心动过速或过缓、心音低钝、心脏杂音,严重者有心力衰竭表现,包括呼吸增快 >60 次/min、心率增快 >160 次/min、肝大,循环不良如血压下降、面色肤色苍白、脉搏减弱、肢端发绀、毛细血管再充盈时间 >3 秒,可出现心源性休克、心搏骤停等。

肌酸激酶(creatine kinase,CK)同工酶(CK-MB)和肌钙蛋白(troponin,Tn)可反映急性心肌缺血的情况。心电图对诊断低氧性心肌损害有重要价值,可表现为从一个导联的 T 波倒置到典型的有异常 Q 波的节段性心肌梗死。超声心动图可半定量诊断低氧性心肌损害所导致的房室瓣反流,系统评价心室的收缩和舒张功能,同时探明缺血部位心室肌的运动异常,其表现包括二、三尖瓣高速反流,左、右心功能减退,肺动脉高压和室壁运动异常。

窒息后心肌损害的治疗主要包括降低肺动脉高压、限制液量、正性肌力药物、利尿剂、抗心律失常、给氧和呼吸支持、促进心肌代谢等。如果及时给予积极治疗,患儿渡过危重期,预后较好。但如果出现严重心律失常、心源性休克或心肌梗死则预后较差。

(三)新生儿持续肺动脉高压

新生儿持续肺动脉高压(persistent pulmonary hypertension of the newborn,PPNN)又称持续胎儿循环,可以原发,亦可有特殊诱因如围产期的感染、胎粪吸入、严重窒息、膈疝、肺发育不全、红细胞增多症、血糖或血钙过低及左心功能不全。多见于足月儿或过期产儿,青紫为突出的表现,且青紫的程度可时轻时重;如行气管抽吸或注射等其他操作可使青紫立即加重。杂音可有可无。X 线和心电图对诊断帮助不大,超声心动图可作出诊断,一般不必做心导管检查。

高氧试验(hyperoxia test)可将肺部或心血管疾病区分开来,超声心动图未见其他器质性疾病,右心室的射血前期延长和房间隔向左心房鼓出均为肺动脉高压的反映。彩超多普勒在动脉导管或卵圆孔显示右向左分流。

治疗原则:控制原发诱因,使肺血管床继续过渡转型到成人循环。如青紫持续存在,首先用人工呼吸机高通气形成适度的呼吸性碱中毒,可降低肺动脉压。硫酸镁和前列腺素 E_1 等药物可用于降低肺动脉高压,但这些药物除扩张肺动脉外,均能扩张体循环血管,必须审慎。近年来,应用一氧化氮吸入疗法(inhaled nitric oxide therapy,iNO)

可有选择地扩张肺血管,剂量为10~20PPM,疗效明显。预后与原发病有关,如低氧性肺动脉高压预后良好,而肺发育不良者预后较差。

(四)心律失常

1. 室上性心动过速(supraventricular tachy-cardia,SVT) 心率可快至250~300次/min,短阵发作可无症状,但如持续24小时以上可致充血性心力衰竭。心电图除显示心率特快外,QRS时限正常,发作停止后要检查有无预激综合征的存在。治疗可试用潜水反射法以制止,方法以冰、冷水巾盖于鼻、口部为6~10秒,促使迷走神经兴奋以停止发作。地高辛治疗可成功终止发作,但如有预激综合征则不宜用。如病情较重可用电击复律。维拉帕米可阻止钙通道,对儿童和成人效果良好,但新生儿钙通道未发育成熟,此药可引起停搏,所以忌用。一次发作后6~12个月内很可能复发,可常服地高辛以预防,如无效,可用普萘洛尔或奎尼丁,后者有预激者亦可用。

2. 室性心动过速(ventricular tachycardia,VT) 在心电图上为QRS增宽的快速心律失常;但室上性心动过速下传有差异传导时,亦可使QRS增宽,所以凡遇QRS增宽的快速心律失常,必须先鉴别其来源。室性心动过速常伴有器质性心脏病或严重的感染,应对因治疗;患婴可用利多卡因1mg/kg静脉滴注1~2分钟,注意监测血压;电击复律效果很好。

3. 传导阻滞 完全性房室传导阻滞(atrioventricular block,AVB)时心室率每分钟不到50次,大多为先天性,可能为单纯性,或伴有其他器质性心脏病。单纯者与母亲有红斑狼疮有密切关系,即使母亲无临床表现,亦需检查和随访。心率太慢时心腔有所扩大,以提高每搏量,严重者可发生充血性心力衰竭或猝死,需装起搏器。

4. 期前收缩(早搏) 房性、室性早搏(premature beat)在新生儿并不少见,如无器质性病变,早搏不治自消,一周后即减少。偶有早搏发展为快速心律失常,所以有时需24~48小时监测。单纯早搏大多不需治疗,预后良好。但如果早搏的QRS形态各异,可能有器质性畸形,预后较差。

(黄国英)

参 考 文 献

1. 邵肖梅,叶鸿瑁,丘小汕.实用新生儿学.5版.北京:人民卫生出版社,2019.
2. ZHAO QM,LIU F,WU L,et al. Prevalence of congenital heart disease at live birth in China. J Pediatr,2019,204:53-58.
3. 赵趣鸣,刘芳,吴琳,等.危重先天性心脏病新生儿产科医院出院前漏诊情况分析.中华儿科杂志,2017,55:260-266.
4. HU XJ,MA XJ,ZHAO QM,et al. Pulse oximetry and auscultation for congenital heart disease detection. Pediatrics,2017,140(4):e20171154.
5. 中华医学会儿科学分会新生儿学组,中华儿科杂志编委会新生儿学组.新生儿持续性肺动脉高压诊疗常规(草案).中华儿科杂志,2002(07):57-58.

第五篇
先天性心脏病

第二十九章

先天性心脏病的病因

先天性心脏病（congenital heart disease）是最常见的先天性畸形，欧美国家数据显示，其在足月活产新生儿的发生率约为9‰。我国近十几年来调查资料显示，不同地区先天性心脏病患病率存在较大差异，从1.23‰~14.9‰不等。最新报道的多中心大样本前瞻性研究资料显示，我国活产新生婴儿中先天性心脏病的发生率为8.98‰。

先天性心脏病的病因学（etiology）尚不完全明确，但随着医学遗传学和分子生物学的发展，目前普遍认为其发生与环境、遗传及母体等方面的因素有关。

一、环境因素

心脏胚胎发育的关键时期是在妊娠第3~8周，许多研究表明，如果女性在围孕期暴露于不良的环境因素（environmental factor），可增加子代发生先天性心脏病的风险。

1. **化学致畸物（chemical teratogen）** 包括杀虫剂类化学品如DDT（dichlorodiphenyl trichoroethane）；空气中化学污染物如一氧化碳、二氧化氮和臭氧；水中化学污染物如1,2-二氯甲烷、苯、三氯乙烯和四氯乙烯、氯、二乙烯及代谢物三氯乙酸。资料显示，化学废物处理站婴儿先天性心脏病发生的风险较高，可能与孕妇暴露于有化学物质释放的空气、水或土壤中有关。

2. **感染因素（infection factor）**。主要为病毒感染（virus infection），包括风疹、疱疹、麻疹、流感病毒、巨细胞病毒、流行性腮腺炎和柯萨奇病毒感染。此外，针对弓形体、人类微小病毒B19、巨细胞病毒、单纯疱疹病毒、梅毒螺旋体、柯萨奇病毒、人类免疫缺陷病毒等的研究也提示这些病毒的感染与先天性心脏病的发生存在一定的相关性。

病毒感染与先天性心脏病关系的研究可追溯到20世纪40年代。1941年，Gregg报道了在妊娠初3个月母亲风疹病毒感染与胎儿发生先天性风疹综合征（congenital rubella symdrome，CRS）（先天性心脏病、先天性白内障及耳聋，称为CRS三联症）之间的关系，这一发现很快得到证实。在1965—1966年美国的风疹大流行中，出现了超过2万例CRS三联症患儿。美国自1969年广泛应用风疹疫苗，经过30年，CRS三联症患儿减少了99%以上。充分说明了胎儿风疹病毒感染与发生CRS三联症的关系。

3. **药物** 可能导致先天性心脏病的药物主要有安眠药、抗癌药、避孕药、抗惊厥药、解热镇痛药（阿司匹林）、磺胺类药、外源性雌激素、青霉素衍生物和治疗糖尿病的药物等。

二、遗传因素

早在1745年，Cancisi就发现了先天性心脏病发病有家族集聚倾向，直至20世纪50年代，随着细胞遗传学和分子生物学的发展，才逐渐揭示了染色体和基因异常作为遗传因素在先天性心脏病发病中的作用。目前，已知与先天性心脏病相关的遗传因素包括单基因遗传缺陷、染色体畸变、先天性代谢病和多基因遗传缺陷。

1. **单基因病（monogenic disease）** 即孟德尔遗传病，根据遗传形式可分为常染色体（隐性或显性）遗传以及性染色体（隐性或显性）遗传。单一基因突变引起心脏发育异常通常是影响多个器官组织结构的发育，因此患者常表现为一个综合征而不是单独的心脏畸形。

在合并心血管畸形的单基因遗传病中，比较明确的有下列几种，均为常染色体显性遗传：

①遗传性心血管上肢畸形综合征（Holt-Oram syndrome，HOS）又称心手综合征，是具有代表性的疾病，1960年该病首先由Holt与Oram对一个伴有房间隔缺损和拇指畸形的四代家系进行描述，患病率为总出生婴儿的$0.95/10^5$，其合并的心脏畸形常为房间隔缺损和室间隔缺损，传导异常如进行性的房室传导阻滞与心房纤维性颤动也时常发生。1997年，Li等和Basson等各自克隆了与心手综合征发病有关的*TBX5*基因，并检测出6个突变，从而证实*TBX5*基因突变是该综合征的致病基因。②威廉姆斯综合征为*Elastin*基因缺陷，伴主动脉瓣上狭窄、周围肺动脉狭窄等。③阿拉日耶综合征为*Jag1*基因缺陷，表现有肺动脉和周围肺动脉狭窄。④埃勒斯-当洛综合征为*COL5A*和*COL3A*基因缺陷，常伴主动脉瘤、动脉瘤。⑤马方综合征为*Fibrillin*基因缺陷，心血管异常包括主动脉瘤、动脉瓣关闭不全、二尖瓣关闭不全。⑥努南综合征为*PTPN11*基因缺陷，伴肺动脉狭窄、房间隔缺损、限制型心肌病。

2. **染色体畸变（chromosomal aberration）** 占先天性心脏病的4%~5%。在人类染色体病中约有50种伴有心血管畸形，常见的临床类型有：①21-三体综合征（唐氏综合征），心血管受累的频率占40%~50%，主要为房室隔缺损、室间隔缺损和房间隔缺损，少数有法洛四联症和大动脉转位。②18-三体综合征（Eward综合征），近100%有心血管畸形，包括主动脉瓣和/或肺动脉瓣畸形、肺动脉瓣狭窄、主动脉缩窄、大动脉转位、法洛四联症、右位心和血管异常等。③13-三体综合征（Patau综合征），约90%有心血管畸形，包括动脉导管未闭、室间隔缺损、房间隔缺损、肺动脉狭窄、主动脉狭窄和大动脉转位等。④其他：如染色体组型3p-综合征，特征为出生时低体重、智力发育迟缓、上睑下垂、眼眦距过宽、下颌过小，约1/3的患者伴有房室隔缺损。CATCH22综合征则为染色体22q11微缺失，表现为多种圆锥动脉干畸形，常有特殊面容，可伴胸腺发育异常。

3. **先天性代谢缺陷（inborn errors of metabolism）** 其基本缺陷是某种酶缺乏，影响心血管胚胎发育过程，如Ⅱ型糖原贮积症和同型半胱氨酸尿症，心血管畸形表现为肺动脉瓣关闭不全和主动脉瓣关闭不全等。

4. **多基因病（polygenic disease）** 90%以上的先天性心脏病病例可能属于多基因遗传缺陷，多数不伴有其他畸形。近年来，多基因遗传因素如转录因子、信号通路、表观遗传调控等方面的研究取得了一些代表性的进展。我国学者发现GDF1启动子功能变异与先天性心脏病发生的风险具有相关性，GDF1启动子遗传变异通过影响Nkx2.5在GDF1上游启动子区的结合，导致基因异常表达，增加了先天性心脏病的发生风险；并报道了MIB1非同义突变能够导致NOTCH信号通路活性降低，可能导致心脏发育异常；通过对先天性心脏病患者的lncRNA表达进行了分析，筛选发现lncRNA-TBX5-AS1：2可增加TBX5的稳定性，其CpG岛在先天性心脏病患者心脏组织中被高甲基化，而呈现为低表达。

三、母体疾病

孕妇患有某些疾病可导致子代先天性心脏病发病的风险增高，这些疾病包括糖尿病、甲状腺疾病、免疫性疾病、风湿性疾病和遗传代谢病等。有学者通过对孕期甲状腺疾病对子代先天性心脏病及成年期心血管疾病发生影响的数据分析，发现孕期甲状腺功能减退的孕妇，其子代罹患心血管疾病的风险增加71%，表明母亲孕期甲状腺功能减退与子代成年期心血管疾病增加相关。利用北欧登记数据研究了父母亲疾病或用药对子代先天性心脏病、儿童期疾病和成年期心血管疾病的影响，发现母亲患自身免疫疾病者其子代患先天性心脏病发生风险增加2.3倍。

四、其他因素

先天性心脏病的常见的其他危险因素还有孕妇及其配偶年龄大、酗酒、吸烟、辐射、精神刺激、母亲先兆流产史、试管婴儿及营养素缺乏或过多等。研究发现，在妊娠期间，母亲饮酒1周不足1次，其后代发生永存动脉干的危险是不饮酒母亲的1.3倍[95%*CI*（1.0-1.9）]，母亲饮酒1周≥1次，其后代发生永存动脉干的危险是不饮酒母亲的

1.9 倍［95%*CI*（1.0-3.4）］，并且这种危险随着饮酒的频率和每次饮酒量的增多而增加。父母吸烟其后代发生动脉干缺陷和肢体缺陷的危险性增加［*OR*=1.9，95%*CI*（1.2，3.1）］。有学者比较了维吾尔族、汉族活产新生儿先天性心脏病的危险因素，发现孕期未服用或未按疗程服用叶酸片是维吾尔族新生儿先天性心脏病的危险因素之一。

总之，先天性心脏病的病因复杂，需要积极开展科普宣教，提高广大群众尤其备孕夫妇的预防意识及优生优育知识水平，采取综合预防措施，以降低先天性心脏病的发病率。

（黄国英）

参考文献

1. VAN DER LINDE D，KONINGS EEM，SLAGER MA，et al. Birth Prevalence of Congenital Heart Disease Worldwide：A Systematic Review and Meta-Analysis. J Am Coll Cardiol，2011，58（21）：2241-2247.

2. 李烁琳，顾若漪，黄国英. 儿童先天性心脏病流行病学特征. 中国实用儿科杂志，2017，32：871-875.

3. ZHAO QM，LIU F，WU L，et al. Prevalence of congenital heart disease at live birth in China. J Pediatr，2019，204：53-58.

4. TRIEDMAN JK，NEWBURGER JW. Trends in Congenital Heart Disease. Circulation，2016，133（25）：2716-2733.

5. BALDACCI S，GORINI F，SANTORO M，et al. Environmental and individual exposure and the risk of congenital anomalies：a review of recent epidemiological evidence. Epidemiol Prev，2018，42（3-4 Suppl 1）：1-34.

6. SCHLUTER WW，REEF SE，REDD SC，et al.Changing epidemiolgy of congenital rubella syndrome in the United States.J Infect Dis，1998，178（3）：636-641.

7. PIERPONT ME，BRUECKNER M，CHUNG WK，et al. Genetic Basis for Congenital Heart Disease：Revisited：A Scientific Statement From the American Heart Association. Circulation，2018，138（21）：e653-e711.

8. GAO X，ZHENG P，YANG L，et al. Association of functional variant in GDF1 promoter with risk of congenital heart disease and its regulation by Nkx2.5. Clin Sci（Lond），2019，133（12）：1281-1295.

9. LI B，YU L，LIU D，et al. MIB1 mutations reduce Notch signaling activation and contribute to congenital heart disease. Clin Sci（Lond），2018，132（23）：2483-2491.

10. MA J，CHEN SY，HAO LL，et al. Hypermethylation-mediated down-regulation of lncRNA TBX5-AS1：2 in Tetralogy of Fallot inhibits cell proliferation by reducing TBX5 expression. Journal of Cellular and Molecular Medicine，2020，24（11）：6472-6484.

11. MIAO M，LIU H，YUAN W，et al. Association of Maternal Hypothyroidism With Cardiovascular Diseases in the Offspring. Frontiers in Endocrinology，2021，12：739629.

12. YANG F，YUAN W，LIANG H，et al. Preconceptional paternal antiepileptic drugs use and risk of congenital anomalies in offspring：A nationwide cohort study. Eur J Epidemiol，2019，34（7）：651-660.

13. 刘国英，曲亚明，李芳芳，等. 维吾尔族、汉族活产新生儿先天性心脏病的筛查及危险因素初步比较分析. 中国优生与遗传杂志，2015，23（10）：84-85.

第三十章

先天性心脏病的顺序分段诊断

先天性心脏病（congenital heart disease）的种类很多，各种病种的病理解剖复杂程度差异很大，复杂先天性心脏病均伴有多种心血管畸形，诊断命名及分类易引起混淆。1936 年发表的加拿大 Abbott 对 1 000 个畸形心脏归类的资料成为先天性心脏病分类的里程碑。以后陆续发表的先天性心脏病临床病例及尸解资料的分类，以及命名大多针对个别先天性心血管畸形。

20 世纪 60 年代，美国 Van Praagh 等和墨西哥城 de la Cruz 等，分别根据心脏 3 个基本构件即心房、心室及动脉干，提出心脏节段的分类方法，着重分析每个心脏节段部分的解剖安排。由于当时诊断技术的限制而难以临床确定相邻心脏节段之间的连接特点。20 纪 70 年代中期，随着二维超声心动图的临床应用，而能够观察及确定心房与心室，心室与大动脉之间如何连接。1976 年，Anderson 等在以往分段诊断概念的基础上，提出以病理形态为依据，避免应用胚胎发育名称的分段诊断方法，除心房、心室及大动脉分段诊断外，还着重分析与临床表现密切相关的血流过程，即心房与心室的连接，心室与大动脉连接关系，而不是从心房、心室及大动脉的分段诊断来推断它们相互间的关系。以后在应用过程中也经过一些修改。分段诊断的概念已被普遍接受。最初，顺序分段诊断（sequential segmental diagnosis）方法用于病理解剖诊断分析，以后也应用于心血管造影诊断中。近年来，二维超声心动图的检查也能达到先天性心脏病顺序分段诊断的目的。顺序分段诊断的方法在复杂先天性心脏病诊断中特别重要，即使对单纯先天性心脏病患者也不应该忽视确定心房、心室位置等诊断步骤。完整的先天性心脏病顺序分段诊断包括心房位置、心室位置、房室连接、大动脉位置、心室大动脉连接及心脏位置、心尖朝向，胸腔及腹腔器官位置，合并心脏血管畸形的诊断等。

一、心房位置诊断

正常人在胚胎发育完成后内脏位置（visceral situs）的分布是不对称的。胸腔及腹腔的左、右侧器官与左心房、右心房保持同侧的关系。绝大部分正常人的解剖右心房与右侧肺（三叶）、右侧支气管、肝脏在右侧，解剖左心房与左肺（二叶）、左支气管、胃、脾在左侧（图 30-1）。解剖右心房在右侧，解剖左心房在左侧，称为心房正常位（situs solitus，S）。少部分人（<1/8 000~1/6 000）的内脏器官呈镜像反位。解剖右心房及肝脏等右侧胸、腹腔器官在左侧，解剖左心房及胃等左侧胸、腹腔器官在右侧，称为心房反位（sits inversis，I）。先天性心脏病患者中，2%~4% 患者的胸腔、腹腔器官呈对称分布，此时两侧心房的心耳形态（morphologic aspect of the atrial appendages）特点相似，称为心房不定位（situs ambiguus，A）。若两侧心耳均与解剖右心耳相似，称为右侧异构（right isomerism），与解剖左心耳相似称为左侧异构（left isomerism）（图 30-1）。内脏器官呈对称分布的也称为内脏异位症（visceral heterotaxies）。以往也将右侧异构称为无脾综合征，左侧异构称为多脾综合征。

解剖左、右心房的确认及其位置判断是分段诊断中的基础。左心房、右心房的判断和命名不是依据位置，而是根据解剖形态的特点。左心房、右心房的解剖特点不同。解剖右心房内光滑部分与右心耳间有明显突出的肌肉嵴，房隔面上有卵圆窝边缘，右心耳呈粗短的三角形，与右心房连接处较宽。左心房中不存在肌肉嵴，房隔面上有卵

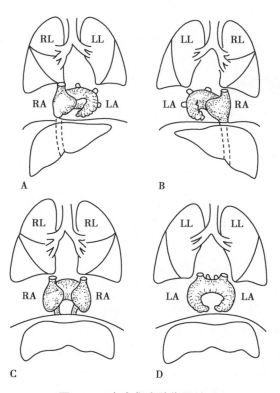

图 30-1 心房与内脏位置关系

A. 正常位；B. 反位（镜像）；C. 右侧对称或异构；D. 左侧对称或异构。RL，右肺；LL，左肺；RA，右心房；LA，左心房。

圆窝膜，左心耳呈手指状，与左心房连接处较窄。右心房及左心房分别与腔静脉及肺静脉连接。先天性心脏病中，心房的静脉连接及房隔均可异常或缺如，区别左心房、右心房最可靠的解剖标志为心耳的形态特点（图 30-2）。二维超声心动图检查可分别在胸骨旁短轴及胸骨上切面中可见左心耳及右心耳，一般在心房扩大时比较容易见到。经

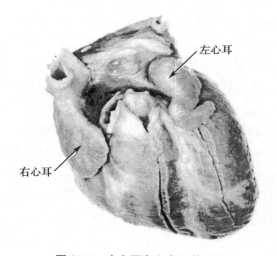

图 30-2 右心耳和左心耳的形态

食管超声心动图检查几乎均能确认两侧心耳的形态而有助于心房位置的诊断。一般情况可以根据胸部 X 线片上肝脏及胃泡位置推测心房位置正常或反位。内脏异位症时大多数肝脏居于中间呈水平位，少数仍可呈正常位置或反位。胸部 CT 可显示支气管形态（bronchial morphology）（图 30-3），右侧支气管的特点为自隆突至第 1 分支间的距离短，与经隆突的中轴线夹角小，位于右肺动脉上方，而左侧支气管自隆突至第 1 分支间距离长，与经隆突中轴线的夹角大，位于左肺动脉下方。左侧支气管与右侧支气管自隆突至第 1 分支间距离的比值为 >1.5~2，若左侧长度/右侧长度≤1.5 为对称支气管的标准。一般认为，根据支气管形态诊断心房位置较依据腹腔器官位置推测可靠。在内脏异位症的尸解资料中，无脾综合征或右侧异构组中双侧右支气管占 86%~95%，多脾综合征或左侧异构组中双侧左支气管占 69%~95%。因此，可存在心房位置与支气管形态不符的情况，在多脾综合征中较多。

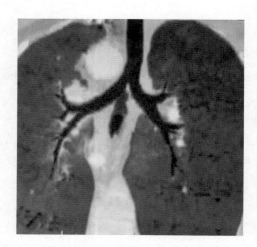

图 30-3 多层螺旋 CT 显示支气管反位

窦房结位于上腔静脉与右心房连接处。P 波除极向量有助于确定右心房的位置。心房位置正常时，Ⅰ、Ⅱ、Ⅲ、aVL、aVF 导联 P 波直立，aVR 导联 P 波倒置。aVR，aVF 导联 P 波直立，而 aVL 导联 P 波倒置则提示心房反位。心房不定位时窦房结位置异常或发育不良可导致激动起始及传导异常，在左侧异构患者中，P 波电轴上偏者占 49%~75%，少量呈冠状窦性节律。心电图检查对心房反位诊断有价值，但不能确定心房不定位的诊断。

病理解剖及心血管造影资料证明,腹腔横膈水平大血管位置及连接关系与心房位置有关。二维超声心动图检查可显示腹腔大血管位置及连接关系,间接判断心房位置。剑突下横切面可显示下腔静脉与腹主动脉的横断面,分别位于脊柱椎体前,下腔静脉腔径随呼吸变化,腹主动脉有搏动故易区别。若存在奇静脉延续,在椎体左侧或右侧可见其断面。探头旋转90°的矢状切面,可见下腔静脉纵切面与右心房连接关系,腹主动脉纵切面位于下腔静脉之后,奇静脉则位于腹主动脉之后,在心脏后方向头侧延续。正常时,肝静脉汇合至下腔静脉。可根据腹腔横膈水平大血管的特点将心房位置分为四种:①正常位:下腔静脉在椎体右前方,腹主动脉在左前方;②反位:下腔静脉在椎体左前方,腹主动脉在右前方;③心房不定位,右侧异构:下腔静脉与腹主动脉位于同侧,在椎体的右侧或左侧,下腔静脉在前,腹主动脉在后;④心房不定位,左侧异构:下腔静脉与右心房连接中断,肝静脉直接与心房连接,奇静脉延续位于椎体的右外侧或左外侧,腹主动脉位于椎体前(图30-4)。在内脏异位症的尸解资料中,左侧异构病例伴下腔静脉中断及奇静脉延续占76%。二维超声心动图检查腹腔横膈水平大血管位置与支气管解

剖形态判断心房位置结果比较,两者的符合率在心房反位中为100%,心房不定位,右侧异构中为94%,左侧异构中为78%,与病理研究资料相似。

二、心室位置诊断

确认右心室及左心室必须以解剖形态特点(specific morphologic features)为依据。心室包括自房室连接处至房室瓣腱束装置远端附着处的流入道、小梁部及支撑动脉瓣的流出道三部分结构。解剖左心室的特点为流入口为二尖瓣,附着室隔的部位离心尖较远,瓣口呈鱼嘴状,二个瓣联合,成对的乳头肌;二尖瓣与主动脉瓣呈纤维连接;心尖小梁结构较细;室隔面光滑无腱束附着等(图30-5)。解剖右心室的特点为流入口为三尖瓣,附着室隔部位离心尖较近;三尖瓣与肺动脉瓣之间为漏斗部肌肉组织;心尖小梁结构粗糙,有调节束;室隔面有三尖瓣隔叶腱束附着等(图30-6)。由于心室的流入道及流出道在有些先天性心脏畸形中可能缺如,但是心室小梁部总是存在的。因此心室小梁部结构的特点是确认解剖左、右心室的重要依据。正常心脏的解剖右心室位于右侧,解剖左心室位于左侧,Van Praagh 的分段诊断方

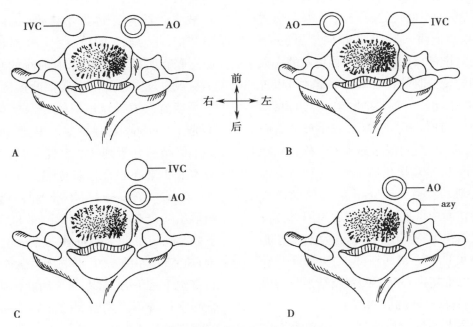

图 30-4　腹腔横膈水平大血管位置

A. 正常位;B. 反位;C. 右房对称位;D. 左房对称位时的横膈水平下腔静脉、腹主动脉与脊柱椎体位置相互关系示意图。

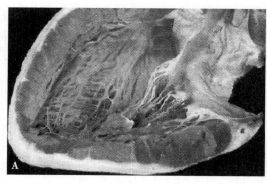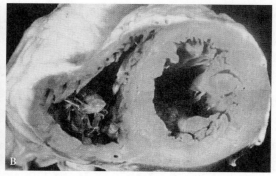

图 30-5　解剖左心室的结构
A. 左心室室隔面;B. 左心室短轴切面。

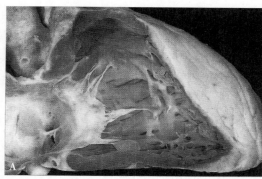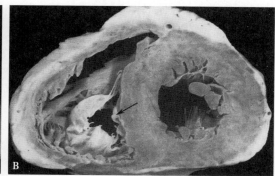

图 30-6　解剖右心室的结构
A. 右心室室隔面;B. 右心室短轴切面(箭头为三尖瓣隔叶)。

法中以右环(D-loop)心室表示,如果反位则为左环(L-loop)心室。正常位的右心室也称为右手型心室,任何右心室的空间位置,只有右手掌可以置于室隔面,拇指指向流入道,四指指向流出道,手掌面对室隔面。镜像反位或心房位置正常的先天性矫正型大动脉转位时的右心室左手掌才可以置于室隔面,拇指指向流入道,四指指向流出道,即为左手型心室。有时心房正常位,右手型的右心室可位于左侧,此时室间隔呈水平位,右心室在上,左心室在下,房室连接仍然一致,这种情况称为十字交叉心脏(criss-cross heart)。二维超声心动图心尖四腔切面中可见房室瓣附着室隔部位及心室心尖小梁结构等特点。胸骨旁主动脉及左心室短轴切面中可见右心室漏斗部,二尖瓣叶及乳头肌的特点。二维超声心动图的判断结果与心血管造影检查结果符合率很高(98%)。

如果室间隔几乎完全缺失时,可呈单个心室腔。此时心室游离壁分别部分为右心室、部分为左心室构成,可称为共同心室(common ventricle)。

单个心室腔心脏罕见,其心室心尖部小梁结构既不是右心室型,也不是左心室型,呈很粗的小梁并被多个肌束穿过为不定型(indeterminate)小梁结构,此为真正的单心室。相对较多的是两侧心室腔有明显大小区别,有时小的心室腔太小而不易被发现。小的心室腔壁厚正常或肥厚,结构上可能流入道或流出道缺如,或均缺如,可称为不完全(incomplete)心室。因此,若根据心室心尖小梁结构分析判断心室性质时,将具有 1 个大心室和 1 个小心室心脏描述为单心室或单室心(univentricular heart)是不准确的。鉴于这类心脏畸形不适合双心室矫治手术,故也称为功能性单室心(functionally univentricular heart)。通常不完全右心室位于前上方,并与大动脉连接,不完全左心室位于后下方,常不与大动脉连接。依据不完全心室位置可以判断大的优势(dominante)心室的解剖性质。二维超声心动图的心尖四腔、胸骨旁长轴及短轴切面均有助于观察有无室间隔及不完全心室的位置。磁共振成像检查也有助于心室位置的诊断。

三、房室连接诊断

正常心脏，心房肌肉在房室孔处邻近心室肌肉。除希氏束外，房室的心电传导被纤维脂肪房室沟隔绝。心房腔通过房室孔与心室腔连接。通常两个心房腔分别经左侧及左侧房室孔或共同房室孔与相应的心室连接。如果一侧房室瓣形成，但无孔时房室血流受阻，此时仍可作为房室连接分析。若心房与心室肌被房室沟纤维脂肪组织隔开而不是直接相互邻近形成房室瓣口闭锁，此时视为不存在房室连接。当心房及心室的解剖性质、位置及大小明确后可确定房室连接的关系。房室连接（atrioventricular connections）的类型可见图30-7。

1. 一致（concordant）型房室连接 当心脏房、室位置正常或反位时，解剖右心房及解剖左心房均分别与解剖右心室及解剖左心室连接。

2. 不一致（discordant）型房室连接 当心房位置正常或反位时，解剖右心房及解剖左心房均分别与解剖左心室及解剖右心室连接。

3. 混合（mixed）型房室连接 心房位置不定（ambiguous）（右侧异构或左侧异构）时，以一致或不一致型房室连接均不能反映实际的房室连接关系。

4. 单室（univentricular）型房室连接 两侧心房与一侧心室连接，房室连接方式有两种类型。

（1）双流入道心室：两侧心房通过两侧房室瓣或共同房室瓣与优势左心室、优势右心室或不定型心室连接。

（2）一侧房室连接缺如：右侧或左侧房室瓣闭锁时。

单室型房室连接可见于心房正常位、反位或不定位。

通常房间隔与室间隔是对线的，两侧心房通过各自室孔及房室瓣与心室连接。当存在室间隔缺损时房室孔和/或瓣膜可骑跨或跨越室间隔而影响房室连接。当房室瓣部分腱束装置跨越室间隔附着于室间隔两侧称为房室瓣跨越（straddling）。房室孔骑跨（overriding）室间隔可影响房室连接，如房室孔骑跨大部分连接到大的优势心室，而该心室又连接另一个心房时，这种房室连接模式实际是双流入道即单室型房室连接。房室孔骑跨既可单独存在，也可合并房室瓣骑跨（图30-8）。一侧房室连接缺如，唯一的房室瓣往往与单一心室腔连接，如果存在两个心室腔则必然存在房室孔骑跨及房室瓣的跨越形成一侧心房与两侧心室连接。房室瓣跨越影响室间隔缺损的修补。房室连接孔骑跨及瓣膜跨越也可见于

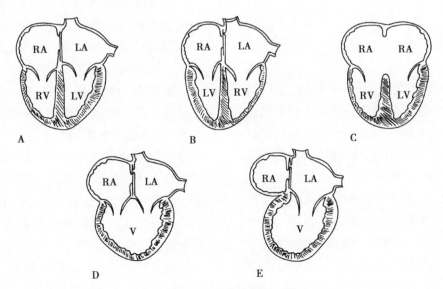

图 30-7 房室连接类型

A. 连接一致；B. 连接不一致 C. 不定型房室连接；D. 心室双入口；E. 一侧房室连接缺如。

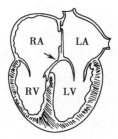
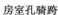
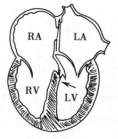
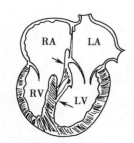

房室孔骑跨　　　　房室瓣跨越　　　　房室孔骑跨与房室瓣跨越

图 30-8　房室孔骑跨与房室瓣跨越

共同房室瓣。当双心室房室连接时需要确认二尖瓣与三尖瓣,通常二尖瓣与左心室同侧,三尖瓣与右心室同侧。如为共同房室瓣或双流入道心室时分别以右侧房室瓣或左侧房室瓣描述合适。二维超声心动图及磁共振成像可显示及明确房室连接类型,是否存在房室孔骑跨,二维超声心动图检查更能检查房室瓣状况,对诊断房室瓣跨越有重要价值。

　　Van Praagn 分段诊断方法中,根据心房位置及心室环类型确定房室连接类型。心房位置正常(S)或反位(I),右环(D-loop)心室或左环(L-loop)心室时,解剖右心房与解剖右心室连接,解剖左心房与解剖左心室连接,为房室连接一致;心房位置正常或反位,左环心室或右环心室时,解剖右心房、解剖左心房分别与解剖左心室、解剖右心室连接,为房室连接不一致;心房不定位(X)时则为不定型房室连接。

四、大动脉位置诊断

　　心室发出主动脉及肺动脉,或共同动脉干。确认动脉的解剖性质不及确认心房或心室解剖性质困难。分支特点是确认大动脉解剖性质的主要依据,主动脉在起始部分出冠状动脉,以后在弓部分出头臂动脉,肺动脉在离开心室后很快分为左肺动脉及右肺动脉,共同动脉干的分支有冠状动脉、至少一支肺动脉及大部分体循环血管。虽然肺动脉发生狭窄或闭锁的机会多,但不能忽视分支的特点就此将狭窄的大动脉确认为肺动脉。磁共振成像及二维超声心动图的胸骨旁长轴、短轴切面及剑突下长轴、短轴切面中均可观察到分支特点而确定大动脉的性质。

五、心室大动脉连接诊断

　　心室与大动脉连接(ventriculoarterial connections)有四种类型(图 30-9)。

　　1. 一致型心室大动脉连接　主动脉与左心室连接,肺动脉与右心室连接(完全或不完全心室)。

　　2. 不一致型心室大动脉连接　主动脉与右心室连接,肺动脉与左心室连接(完全或不完全心室)。

　　3. 心室双流出道　主动脉、肺动脉均与同一心室腔连接,为右心室、左心室(完全或不完全心室)或不定型心室。主动脉及肺动脉可完全起始于同一心室腔,或其中一个动脉超过50%口径及另一个动脉完全起始于同一心室腔。

　　4. 心室单流出道　可为共同动脉干,或一侧心室大动脉连接缺如(主动脉或肺动脉闭锁)。单一的动脉可完全起始于右心室、左心室或不定型心室。更多见的是骑跨在室隔之上。

　　主动脉与肺动脉在瓣膜及动脉干水平的相互位置关系与心室大动脉的连接关系并没有必然的联系,不能互相准确地推测。主动脉与肺动脉在瓣膜水平的相互位置可有 8 种组合(图 30-10)。主动脉在肺动脉的右后方为正常位(situs solitus,S),主动脉在肺动脉的左后方为反位(situs inversis,I),其他尚有主动脉在肺动脉右侧(D),左侧(L),前方(A)等。无论右位或左位主动脉弓,弓的位置均在左、右肺动脉之上。通常房室连接一致,心室大动脉连接不一致(完全型大动脉转位)时,主动脉在肺动脉的右前方;房室连接和心室大动脉连接均不一致(矫正型大动脉转位)时,

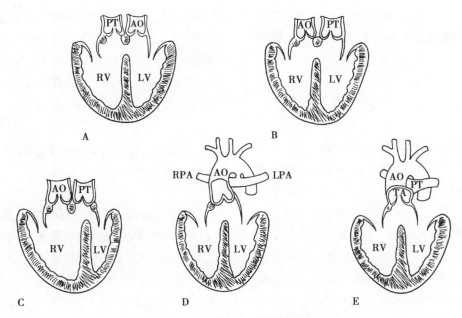

图 30-9　心室与大动脉连接类型

A. 连接一致；B. 连接不一致；C. 心室双出口；D. 一侧大动脉闭锁；E. 共同动脉干。

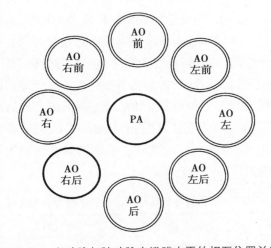

图 30-10　主动脉与肺动脉在瓣膜水平的相互位置关系

主动脉在肺动脉的左前方，但是例外的情况并不少见。主动脉干与肺动脉干的走行关系可为平行或螺旋状。螺旋状常见于一致型心室大动脉连接，平行常见于不一致型或双流出道型心室大动脉连接。心室流出道（漏斗部）不仅与连接动脉性质有关，漏斗部（圆锥）的形态特点影响大动脉的位置关系及动脉瓣与房室瓣的连接。漏斗部的形态（infundibular anatomy）有四种类型：①肺动脉下漏斗部；②主动脉下漏斗部；③双侧存在漏斗部；④双侧缺乏漏斗部。

正常心脏为肺动脉下漏斗部，三尖瓣与肺动脉瓣之间为漏斗部肌肉，主动脉瓣与二尖瓣之间无漏斗部肌肉，呈纤维连接。完全型大动脉转位者为主动脉下漏斗部。右心室双出口常伴有双侧漏斗部，主动脉瓣及肺动脉瓣与房室瓣之间均有漏斗部肌肉。有些左心室双出口的主、肺动脉下均无漏斗部。漏斗间隔向前或向后移位均可导致一侧心室流出道的狭窄。

心室与大动脉连接的关系直接影响临床表现，正确诊断至关重要。心血管造影，二维超声心动图及磁共振成像等均能显示心室与大动脉的连接而有助于诊断。二维超声心动图检查方法简便，综合应用心尖、胸骨旁及剑突下等切面可分析诊断心室大动脉的连接关系。室间隔自漏斗间隔至小梁间隔部分呈旋转状。很多复杂型先天性心脏病伴漏斗间隔与室间隔小梁部对位不良的室间隔缺损。单纯二维图像很难直接显示漏斗间隔与室间隔小梁部分对应的空间关系，往往难以判断是否超过 50% 的界限，如右心室双出口与法洛四联症、完全型大动脉转位的鉴别诊断。应用超声心动图或磁共振成像的二维图像进行三维重构有可能更清晰地显示心室与大动脉连接的空间关系。应用彩色多普勒超声并不能完全区别大动脉的闭锁或严重狭窄，甚至难以显示其动脉干，心血管造影及磁共振成像检查可弥补超声心动图检查的不足。二维超声心动图的胸骨旁大动脉根部短轴切面中可显示主动脉与肺动脉在瓣膜水平的相互空间关系,胸骨旁及剑突下切面中可观察圆锥的形态特点。

六、心脏位置

心脏在胸腔中的位置与心脏发育有关,但不能根据心脏位置(position of heart)推测心脏各段的关系。特别是在异常情况下,需要描述心脏位置和心尖指向。心脏的主要部分在左侧胸腔,心尖指向左侧称为左位心(levocardia),通常心房位置正常,房室连接一致(右环心室)的心脏呈左位心。心房反位,房室连接一致(左环心室)的心脏其主要部分位于右侧胸腔,心尖指向右侧,称为右位心(dextrocardia)。但是,右位心也可见于心房位置正常或心房不定位者。心房位置正常而呈右位心的称为孤立性右位心(isolated dextrocardia),心房反位而呈左位心的称为孤立性左位心(isolated levocardia)。当右侧肺发育不良或左侧气胸时可使心脏移至右侧胸腔,但心尖仍指向左侧。因此,心脏位置与心房位置并不一定保持一致,右位心并不等于心房反位。右位心伴左手型右心室(左环心室)远较右手型右心室(右环心室)常见,而心室大动脉连接关系中以大动脉转位(完全性或矫正性)最常见,其次为心室大动脉连接一致,右心室双出口。心脏位于胸腔中部,心尖指向中线时称为中位心(mesocardia),可见于心房正常位,反位或不定位。很多复杂型先天性心脏病可呈中位心。

七、合并心脏血管畸形

在绝大部分病例中,心脏、心房位置正常,房室连接及心室大动脉连接均正常,合并心脏血管畸形(associated cardiovascular malformations)为其主要的诊断部分。在分段诊断过程中必须同时详细检查腔静脉、肺静脉、心房间隔、心室间隔、瓣膜活动,冠状动脉,主动脉弓等。心房不定位,即右侧异构(无脾综合征)或左侧异构(多脾综合征)大多合并多种心血管畸形。右侧异构几乎全部合并心血管畸形,且多为复杂畸形,有 5%~10% 的

左侧异构不伴其他心血管畸形。腔静脉及肺静脉畸形常见于右侧异构及左侧异构。心房及内脏反位(镜像反位)者可不伴其他心血管畸形,若心房与内脏位置不一致者几乎均伴其他心血管畸形。

八、先天性心脏病分段诊断方法及命名的比较

Van Praagh 分段诊断方法及命名中将心房、心室、大动脉(瓣膜水平)位置三段分别以字母表示(表 30-1)。"S、D、S"代表心房位置正常(S),右环心室(D),大动脉位置正常(S),即主动脉位于肺动脉右后方。"I、L、I"代表心房反位(I),左环心室(L),大动脉反位(I),主动脉位于肺动脉左后方,以上各段连接均一致。大动脉转位中,心房位置正常,右环心室,主动脉位于肺动脉右前并与右心室连接,为完全型大动脉转位"S、D、D";心房反位,左环心室,主动脉位于肺动脉左前并与右心室连接的大动脉转位,为完全型大动脉转位"I、L、L";心房位置正常,左环心室,主动脉位于肺动脉左前并与左心室连接,为先天性矫正型大动脉转位"S、L、L";心房正常位,右环心室,主动脉、肺动脉均起自右心室,主动脉位于肺动脉右侧的为右心室双出口"S、D、D"。

表 30-1 先天性心脏病分段诊断方法及命名的比较

Van Praagh 等	Anderson 等
内脏心房位置	
正常位(S)	正常位
反位(I)	反位
不定位(A)	不定位 右侧异构
	左侧异构
心室位置	
右环心室(D)	房室连接类型
左环心室(L)	一致型
不定位(X)	不一致型
	混合型
	单室型
	双流入道心室
	一侧房室连接缺如

Van Praagh 等	Anderson 等
大动脉位置	
正常位（S）	心室大动脉连接
反位（I）	一致
右位（D）	不一致
前位（A）	双流出道
左位（L）	单流出道
	共同动脉干
	一侧连接缺如
心脏位置	
合并心血管畸形	

续表

经过多年的讨论及实际应用，在 Van Praagh 等与 Anderson 等分段诊断方法及命名之间已不存在原则分歧。分段诊断概念对推动和提高先天性心脏病诊断和治疗水平发挥了非常重要的作用。分段诊断方法不仅对复杂型先天性心脏病的诊断是必要的，也应作为所有先天性心脏病诊断的基础。

（陈树宝）

参 考 文 献

1. ANDERSON RH, BECKER AE, FREEDOM RM, et al. Sequential segmental analysis of congenital heart disease. Pediatr Cardiol, 1984, 5（4）: 281-287.
2. VAN PRAAGH R. Nomenclature and classification: morphologic and segmental approach to diagnosis// MOLLER JH, HOFFMAN JIE. Pediatric cardiovascular medicine. New York: Churchill Livingstone, 2000.
3. ANDERSON RH, SHIRALI G. Sequential segmental analysis. Ann Pediatr Card, 2009, 2（1）: 24-35.
4. MOLLER JH, HOFFMAN JIE, BENSON WD. Pediatric cardiovascular medicine. 2nd ed Philadelphia: Churchill Livingstone, 2012.
5. ALLEN HD, SHADDY RE, PENNY DJ, et al. Moss and adams's heart disease in infants, children, and adolescents. 9th ed. Philadelphia: Walters Kluwer, 2016, 213-234.
6. WERNOVSKY G, ANDERSON RH, KUMAR K. Anderson's Pediatric Cardiology. 4th ed Philadelphia: Elserver, 2020.
7. TREMBLAY C, LOOMBA RS, FROMMELT PC, et al. Segregating bodily isomerism or heterotaxy: potential echocardiographic correlations of morphological findings. Cardiology in the Young, 2017, 27（8）, 1470-1480.
8. CALDER AC. Thoracic situs as an indicator of atrial appendage morphology: a postmortem study of 306 specimens with situs solitus in 250 and heterotaxy in 56 cases. Pediatr Cardiol, 2011, 32（7）: 875-884.
9. 陈树宝, 聂云章, 王莹, 等. 31例心房对称位的心律分析. 临床心血管病杂志, 1994, 7: 25-26.
10. 陈树宝, 朱铭, 孙锟. 二维超声心动图在心房位置诊断上价值. 上海医学, 1992, 45: 573-575.
11. 陈树宝, 朱铭, 孙锟, 等. 应用二维超声心动图顺序分段诊断复杂型先天性心脏病. 中华儿科杂志, 1994, 32（4）: 222-224
12. JACOBS ML, ANDERSON RH. Nomenclature of the functionally univentricular heart. Cardiol Young, 2006, 16（Suppl.1）: 3-8.

第三十一章

房间隔缺损

一、概述

房间隔缺损（atrial septal defect，ASD）是由于原始心房间隔的发育、融合、吸收异常，导致出生后在心房间隔上仍残留房间孔，为常见的左向右分流型先天性心脏病。根据缺损位于房间隔胚胎发育起源不同的部位，有位于房间隔中央、卵圆窝区域的继发孔型房间隔缺损，位于静脉窦隔区域的静脉窦型房间隔缺损；位于冠状窦口区域的冠状窦性房间隔缺损；位于心内膜垫区域的原发孔型房间隔缺损。房间隔缺损（以下称房缺）约占出生时所有先天性心脏病10%，男女之比约1∶（2~3），是成人最常见先天性心脏病之一。高原地带发病率比较高。

房间隔缺损多为散发，但偶有家族性。房间隔缺损常合并在一些综合征中，如遗传性心血管上肢畸形综合征，临床特征为继发孔型房间隔缺损、上肢畸形（常为桡骨缺如或发育不良）、房室传导阻滞，呈常染色体显性遗传，为 *TBX5* 基因突变所致。其他综合征有努南综合征、唐氏综合征、克兰费尔特综合征、威廉姆斯综合征等。心脏转录因子NKX2.5突变可引起家族性继发孔型房间隔缺损伴有房室传导阻滞，亦为常染色体显性遗传。这些家族性房间隔缺损的一级亲属有50%患病，但散发的房间隔缺损只有30%的一级亲属患病。

二、病理解剖

房间隔在左、右心房面上解剖形态各异；如将右心房打开，在上、下腔静脉开口和三尖瓣开口之间有一开阔的隔面，但实际上只有一部分真正与左心房相隔，即卵圆窝及其肌性窝缘。在上部

窝缘，常称为"第二隔"，由房壁内折而成。在其前，窝缘小部分与左心房相隔，大部与主动脉根部相隔。在卵圆窝后下部则与下腔静脉管壁相连，无窝缘。在窝缘前下部与冠状静脉窦开口之间有窦隔存在，在窦隔中有一韧带（Todaro 韧带）与中心纤维体相接，此韧带与三尖瓣环组成三角区（Koch 三角），房室结即在三角的内部（图31-1）。韧带与卵圆窝之间的窦隔与左心房相隔，而下腔静脉开口与冠状静脉窦开口之间的肌部为右心房的游离壁。韧带与三尖瓣隔瓣之间并非与左心房相隔，而与左心室相隔，因三尖瓣隔瓣在室间隔的附着部位较二尖瓣前瓣更近心尖，所以此部为房室间隔。综上所述，真正将左、右心房分隔者仅卵圆窝的薄层透亮的窝壁及其周边的窝缘（继发孔型房间隔缺损部位），其他各型为左、右心房间有交通而非真正的房间隔缺损。

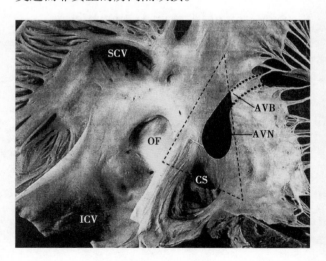

图 31-1　Koch 三角
OF，卵圆窝；CS，冠状静脉窦；AVB，房室束；AVN，房室结；SCV，上腔静脉；ICV，下腔静脉。

（一）继发孔型房间隔缺损

继发孔型房间隔缺损（secundum ASD）为卵

圆窝的帘样隔膜发育不全,未能将继发孔遮盖而致缺损,此为房缺最常见的类型,占房缺的75%。缺口可单个,或为多孔(图31-2)。大型缺损窝壁完全缺如,仅残留条索。有时缺损还可向下腔静脉开口等方向扩展,但卵圆孔为缺损的主口,仍属继发孔型房缺的范畴。此种类型的小型房缺有时与卵圆孔不易区别。缺损的部位、大小和形态,对导管封堵缺损成功与否很重要。

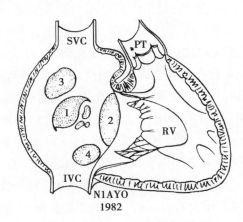

图 31-2 各种缺损的依次部位

1.最常见者为继发孔,可有多孔;2.原发孔;3.静脉窦型两房交通;4.冠状静脉窦与左房相通,上腔(SVC),下腔(IVC),右室(RV),肺动脉干(PT)。

(二)静脉窦型房间隔缺损

静脉窦型房间隔缺损(sinus venosus ASD)占房缺的5%~10%,是由于胚胎期静脉窦与心房异常融合所致。缺损位于卵圆窝的后方,其缺损仅在前下有间隔组织,后方为右心房的游离壁,上方为骑跨左、右心房的上腔静脉开口(图31-3),骑跨过度可引起青紫。右上肺静脉或全右肺静脉与上

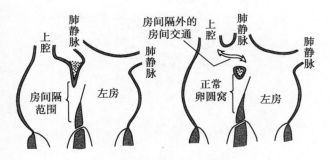

图 31-3 静脉窦型房间隔缺损

左图为正常房间隔范围,右图静脉窦型房间隔缺损实际上房间隔正常,左右房的交通是通过肺静脉与上腔开口之间的洞口。

腔静脉的下部或上腔静脉与右心房交界部相连,80%有部分性肺静脉异位连接。偶有缺损在后下方近下腔静脉开口处,使下腔静脉血与左右心房均通。患儿约有半数P波电轴不到30°;超声由剑突下探查易于显示,年长儿须做食管超声。

(三)冠状静脉窦型缺损

对于冠状静脉窦型缺损(coronary sinus septal defect),房间隔本身完整无缺,只是冠状静脉窦与左心房之间的间隔部分或完全缺失,所以左心房血可由冠状静脉窦与右心房相通(图31-4)扩张的冠状静脉窦往往提示该型缺损。当右心房压力超过左心房时,可发生右向左分流,出现青紫。有称此为"无顶"(unroofing)冠状静脉窦。往往伴有左上腔静脉残存与左心房相通。

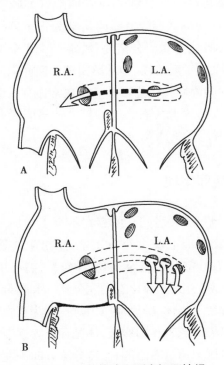

图 31-4 冠状静脉窦型房间隔缺损

A.两房之间的左向右分流,心脏无其他畸形;B.一例三尖瓣闭锁,通过冠状静脉窦由右向左分流。

(四)卵圆孔未闭

Loscalzo 等在1 000例尸检中卵圆孔能用铅笔(0.6~1.0cm)通过者约有6%,用探针(0.2~0.5cm)能通过者有29%。1~29岁能探通者约为35%,35~79岁约为20%,80~97岁为10%,故

在成年期卵圆孔仍未闭合。卵圆孔未闭（patent foramen ovale）无症状，因正常情况下左心房压超过右心房压，卵圆窝的帘样隔膜总是遮到继发孔的窝缘而无分流。但如心房有扩大的情况，继发孔因被撑大而使帘样隔膜不能完全遮盖可发生分流。胸腔内压力暂时增高如瓦氏动作、用力排便、举重或婴儿嚎哭等，右心房压力超过左心房时在未闭的卵圆孔部位可有右向左的分流，甚至出现青紫。如此时右心房血流中有小血栓，栓子沿分流引起体循环栓塞，致头痛、昏厥、血尿或心肌梗死等，称反常性栓塞（paradoxical embolism），老年人多见。因此，有人主张有此类病史者应采用介入手术关闭卵圆孔。

原发孔型房间隔缺损属于房室间隔缺损范围，详见第三十三章。

房缺可合并其他心血管畸形。如肺动脉瓣狭窄、室间隔缺损等。有时房缺为很多复杂型先天性心脏病的血流分流途径，常见于完全型大动脉转位、三尖瓣闭锁、肺动脉闭锁伴室间隔完整及完全性肺静脉异位连接等。房缺常伴有二尖瓣脱垂，有人认为此为右心室的扩大使房间隔向左侧偏移，导致二尖瓣宽松、脱垂。

三、病理生理

在胎儿期，房间孔的存在不至于增加心脏的负担，出生时心脏大小可正常；刚出生或婴儿早期，因右心室壁仍较厚，顺应性较差，右心房的压力高于左心房，血流由右向左分流，因而可发生暂时性青紫。当体、肺循环压力对比转为正常后，青紫即消失。随着年龄增长，体循环压力逐渐增高，左心房压力超过右心房，血流分流方向为左向右，右心房、右心室及肺循环血流量增多，可引起右心房、右心室扩大，肺循环充血；而左心室、主动脉及体循环血流量减少。肺循环充血的结果使患儿容易患肺炎，体循环血流量减少则引起全身供血不足，影响生长发育。

（一）房缺产生左向右分流的机制

1. 压力的差别 正常左心房压力位 0.66~1.3kPa（5~10mmHg）高于右心房 0.27~0.53kPa

（2~4mmHg），但左、右两房之间的压力差距并不悬殊，有缺损时压差更小，不能解释临床所见的巨大分流量。

2. 引力的作用 立位时左心房位于右心房的左后上方，血流可借引力的作用由左心房流入右心房；但患儿取卧位或倒立位时分流的方向仍不变，说明引力与分流方向无关。

3. 左、右心室的充盈阻力不同 左心室壁较厚，心腔狭长，且二尖瓣的瓣口面积较小（成人为 4~6cm²）；而右心室壁薄，顺应性能良好，易于舒张，且心腔短阔，三尖瓣口的面积亦较大（11~13cm²），当心室舒张时血流由右心房充盈右心室远较由左心房充盈左心室容易。在房间隔缺损时，左、右心房的压力趋于相等，为 0.53~0.66kPa（4~5mmHg），以此压力充盈右心室轻而易举，但以之充盈左心室则稍嫌不足，所以造成左心房的血流在心室舒张时通过缺损向右侧心腔分流，这是房隔缺损大量左向右分流的主要机制。当心室收缩时在两心房之间也有左向右分流，除右心房壁较左心房为薄、压力较低外，右心房连腔静脉系统，其纳血能力远较左心房所连的肺静脉系统为大，所以在心室的收缩晚期缺损口已有左向右分流的发生，但在心房收缩早期由于右心房收缩较左心房稍早，可有少量右向左分流，随着大量左向右分流，少许分流入左心房的血流又被驱赶回右心房。由于右肺静脉开口接近房缺口，所以房缺的左向右分流部分由右肺静脉而来（图31-5）。

正常肺循环的阻力很小，即使通过缺损的分流量很大，右心室仍能将全部血流泵入肺循环。

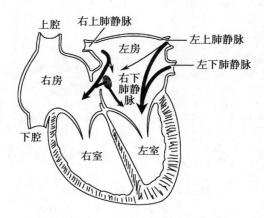

图 31-5 房间隔缺损分流

通过缺口的血源大多由右肺静脉而来。

刚出生及婴儿期,左、右心房压力相差不大,所以分流量较少,这样肺血管有足够的时间进行正常的发育和成熟。年长后分流量虽增加,但因肺血管已经发育成容量大、阻力小的完善结构,故在20岁以前多无明显的肺动脉高压,除非居于海拔很高的患者。

(二)房缺血流动力学的影响因素

1. 右心室流出道梗阻 如有右心室流出道梗阻(如肺动脉瓣狭窄),右心压超过左心时房缺或卵圆孔未闭可发生右向左的分流产生青紫。

2. 梗阻性肺动脉高压 房缺大量左向右分流,初期发生功能性肺动脉高压,随年龄增长可发生梗阻性肺动脉高压,使左向右分流量减少,甚至引起右向左的分流。肺动脉高压时房缺的存在可有保护作用,以防右心室压急升。如原发性肺动脉高压有卵圆孔未闭者寿命较长,严重者有心衰或屡发昏厥者行房间隔造瘘术后症状可缓解。

3. 左心室流入道梗阻 三房心等左心室流入道梗阻,获得性(风湿性)或先天性的二尖瓣狭窄与房缺联合存在,称卢滕巴赫综合征(Lutembacher syndrome),将使房缺口的左向右分流量增多,右心室的容量负荷加重。

四、临床表现

(一)症状

症状出现的早晚和轻重取决于缺损的大小和血流动力学的影响。婴儿期因左、右心室壁的厚度差距不大,左、右心室舒张期的充盈阻力差别不如年长儿的悬殊,分流量不致过大,所以临床症状较少。通常不到1/10的患者在两岁内有症状而就诊。患儿生长发育大多正常,体型多属瘦长,仅在体检或其他疾病检查时闻及杂音进一步超声检查而被诊断。

缺损小者可终身无症状,缺损较大者症状出现较早,吃奶、剧烈哭吵时可出现暂时性青紫,活动后心悸、气促及易疲倦。多数房缺患者至20~30岁仍能生活如常。少数患者有咳嗽、咯血、肺小叶不张及频发呼吸道感染,如有肺动脉过度扩张可压迫左喉返神经而引起声音嘶哑。偶有患婴以阵发性室上性心动过速为最早表现,如早年出现房颤或心房扑动则缺损必然很大。

(二)体征

1. 心前区较饱满,搏动活跃,剑突部亦很显著,肺动脉的搏动在胸骨左缘第二肋间能清楚触及,患儿取前倾坐位时更为明显。少数患儿(10%)于肺动脉瓣区可扪及震颤,提示右心室与肺动脉之间有较大的压力阶差存在。患儿的脊柱如有侧凸,常伴有二尖瓣脱垂。

2. 胸骨左缘第2、3肋间可听到喷射性收缩期柔和杂音,常不超过3/6级,向两肺传导。杂音在婴幼期可无或很轻。杂音并非直接由房间隔缺损分流形成,而是因通过肺动脉瓣口的血流量太多,产生相对性的肺动脉瓣狭窄所致。此外,肺动脉的主干扩张,血流射入后产生漩涡,可能亦为杂音产生的原因之一。由于三尖瓣的关闭特响,导致胸骨左缘的下部第1心音亢进。肺动脉压虽不高,但其瓣膜关闭音常响亮。最特征性的听诊表现为肺动脉瓣音区第2心音常呈固定分裂(0.05秒以上),年龄越大越明显。正常人呼吸可影响第2心音分裂的程度,吸气时腔静脉回心血流增加,右心室容量增加,收缩泵血费时较长,肺动脉瓣关闭延迟;同时肺的吸气膨胀,使肺血管床容量增加,回左心的流量一时减少,左心室泵血提早完成,故主动脉瓣关闭提前。所以,第2心音的分裂随呼吸周期而有所变动。但在房间隔缺损的情况下,呼吸对左右心室容量影响不复存在,产生第2心音的固定分裂。在婴儿期固定分裂不易听出,至3~4岁即趋明显。

其他可能出现的杂音有:分流量大者于心尖与胸骨左缘之间有一舒张中期杂音,是由于通过三尖瓣口流量洪大,造成相对性的狭窄所致;三尖瓣如有反流,在胸骨左缘下部可听到粗糙的收缩期杂音;如年长后发生肺动脉高压,第2心音分裂的时距缩短,胸骨左缘上部收缩期杂音减轻,三尖瓣相对性狭窄的舒张中期杂音消失。如有肺动脉瓣关闭不全,在胸骨左缘中部可听到舒张早期杂音。呼吸与体位对所有与房间隔缺损有关的杂音影响很小。

五、辅助检查

(一) X线检查

婴幼儿患者心脏大小可正常或稍有增大,肺血增多亦不明显;如缺损很大,分流量很多,右心房、右心室、肺动脉总干及其分支均扩大(图31-6),搏动强烈;左心室和主动脉相对较小。左心房因有向右心房的分流,所以不大,此与室间隔缺损和动脉导管未闭等有别。在X线片上有时右心室与左心室增大不易明辨,可在左侧位片上所见,如进右心房的下腔静脉影暴露在心缘外,则为右心室增大,如下腔静脉影包涵在心影以内,则为左心室增大。

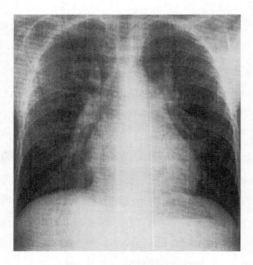

图31-6 房间隔缺损的胸片
女,5岁,分流量很大,肺血多,升主动脉细。

X线片可见肺血管影粗大,肺动脉干膨出,肺门影增大。根据心脏的大小和肺血管影的粗密可以估测分流量。分流量大者肺静脉影与正常不同,肺野上部的静脉回流量可与下部相仿甚至超过下部。

(二) 心电图

大多病例有右心室增大伴有右束支传导阻滞的图形,V_1上有rsR'样图形(图31-7)。实际上右束支传导功能仍正常,只是因为右心室扩大,所以传导延时,R'波为右心室流出道最后除极所产生。P-R间期可延长(20%),是因右心房增大使传导时间延长所致。

P波的额面电轴朝向左下;如系静脉窦型房缺,P波电轴可朝向左上,即P波在Ⅱ、Ⅲ、aVF导联上倒置,可能是正常窦房结部位有缺损所致。

中年后(1/4)可发生房性的心律失常如房性心动过速、心房扑动及房颤等。直至老年可有完全性右束支传导阻滞。

(三) 超声心动图

M型超声上继发孔型房间隔缺损可示右心室增大,室间隔大多有矛盾运动,二尖瓣运动多属正常,与房室隔缺损时二尖瓣在舒张时穿过室间隔不同。二维超声可见各型的房间隔缺损,当声束垂直房间隔的切面中可见特征性的回声失落,剑突下切面最为常用(图31-8)。年长后剑突下探查可能不能满意,可加用胸骨旁位以观察房间隔。

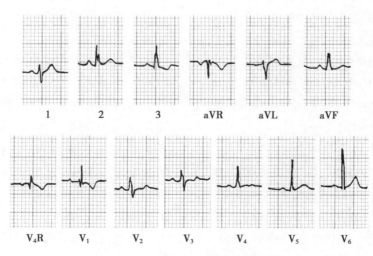

图31-7 继发孔房间隔缺损的心电图

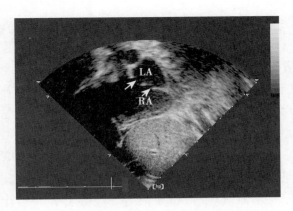

图31-8 超声心动图,剑突下矢状(二房)切面显示

心尖四腔位亦可显示房间隔,但因声束与房间隔平行,卵圆窝的房间隔又较薄(婴儿为0.2mm,儿童为0.4mm),可以发生回声失落的假象。此外,二维超声可显示右心房、右心室及肺动脉扩大,以及室间隔的矛盾运动。体静脉的连接情况如左上腔静脉的存在、下腔静脉中断、奇静脉延续至上腔静脉等亦可查实。有的肺静脉虽可查见,但仍以彩色多普勒超声检查为佳。

脉冲多普勒超声可显示通过房缺的异常血流,分流主要发生于收缩晚期和舒张早期,因左右心房之间压差很小,又非限制性,所以分流的流速不快。脉冲多普勒超声可估测肺循环与体循环血流量比(Q_p/Q_s)。应用脉冲多普勒超声测量肺动脉及主动脉口处血流平均速度,或流速时间积分及截面积可以分别估算肺循环血流量(Q_p)与体循环血流量(Q_s),与心导管检查结果相近。彩色多普勒超声可直接看到经过房缺的血流,对多发的筛孔型缺损尤为有助。对肺静脉与心房的连接情况可以显示,胸骨旁短轴可看见两侧的下肺静脉,左上肺静脉亦可由胸骨旁探查,当然胸骨上探查亦佳。彩色多普勒超声可显示异常的肺静脉回流。如有左上腔静脉和无顶冠状静脉窦,于左臂注射显影剂,可见显影剂在左心房出现较右心房为早。

年长儿经胸超声(TTE)探查房间隔可能不令人满意,经食管超声(TEE)较为理想,因探头距房间隔很近,且与房间隔垂直,如辅以造影剂更能证实。在介入手术关闭房缺时,可以指导放置封堵器、观察有无残余分流及对二尖瓣、三尖瓣的影响。近年来开展的实时三维超声(RT-3D-TTE)

可更准确显示房缺的大小,房缺口与卵圆窝上缘与下缘及房室瓣的关系。

(四)磁共振

MRI可用于检测较大房缺的大小和位置,其最大的优势在于能够评估右心室大小、容积、功能及体肺静脉回流。

(五)心导管及心血管造影

由于接受了自左心房分流的血氧饱和度高的血液,右心房的血氧升高,与腔静脉之间的血氧饱和度差超过10%对诊断有意义。因下腔静脉血液在不同节段和不同时间的血氧差异很大,所以用上腔静脉与右心房对比较为可靠。但如上腔静脉血氧较高,饱和度超过85%,应考虑有肺静脉异位回流,可用右锁骨下静脉对比。由血氧差算出的分流量小者,$Q_p:Q_s$约2:1,大者可达4:1甚至5:1。由肺动脉的血氧饱和度可粗略预估分流量的大小,如为80%~85%,为小分流量;85%~90%,为中等量;90%以上为大分流量。右心房的血氧高于腔静脉尚需排除下列情况:室间隔缺损伴三尖瓣反流,左心室与右心房交通,部分性或完全性房室隔缺损,部分性或完全性肺静脉异位连接,及主动脉窦破入右心房等。如同时伴有肺静脉异位连接到上腔静脉,则上腔静脉与右心房的血氧差即不明显。

导管如由大隐静脉循下腔静脉上插,较易通过房缺而入左心房,但这不能排除导管是推开卵圆孔的帘样隔膜而入左心房的可能,后者实际并无分流存在。如导管确实通过房缺而入左心房,右心房与上腔静脉需有明显氧差,左、右心房压差缩小或消失有意义。如通入左心房的位置特低,应考虑"原发孔"缺损,此时很易插入左心室,但不易插入肺静脉。

右肺静脉回流入右心房的畸形在病理生理上与房缺相仿,临床上亦无法区分。心导管检查(cardiac catheterization)时如已插入右肺静脉,抽出时仔细观察,如心导管端始终朝向右侧,则可提示右肺静脉直接连接右心房,彩超可协助诊断。

房间隔缺损患儿肺动脉压往往稍高,肺循环阻力可不高。导管通过肺动脉瓣口时,可能有收缩压的阶差;分流量大者,右心室与肺动脉压差可达 20~30mmHg(2.6~4kPa),而并无器质性的肺动脉瓣狭窄存在,房缺术后压差消失。

左心室造影可排除房室隔缺损、室间隔缺损、二尖瓣脱垂,估量左心室功能。右心室或肺动脉造影可显示肺动脉的解剖、肺静脉的回流、观察房隔缺损的分流。如插至右上肺静脉用四腔位造影,可显示房缺的位置和大小(图 31-9)。

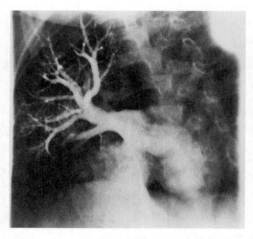

图 31-9 房间隔缺损(中央型)造影(肝锁位)
右上肺静脉造影,造影剂下来左右房均显影。

临床表现与非入侵性的检查如能确诊者,可省略心导管检查而直接进行手术或介入治疗。

六、治疗

房间隔缺损的治疗基于临床和超声心动图的资料,包括左向右分流引起血流动力学影响,肺动脉压力升高致右心室超负荷临床表现;或分流量大(Q_p/Q_s 超过 1.5)时需关闭房间隔缺损。缺乏临床症状不是关闭房间隔缺损的禁忌。鉴于成年后发生心衰或肺动脉高压后手术死亡率较高,所以宜在儿童期尚未出现并发症时即进行治疗,患儿可健康成长。对于分流量小(Q_p/Q_s 低于 0.7)、重度肺动脉高压或不可逆的肺血管梗阻性病变引起右向左分流,且静息状态动脉血氧饱和度低于 90% 者,不建议关闭房间隔缺损。

治疗方式有外科手术和经导管介入治疗,有心力衰竭或房性心律失常的患者则需药物治疗。

1953 年,John Gibbon 首次采用开胸直视下成

功关闭房缺,开启外科手术治疗房缺的先河。外科正中开胸修补时打开右心房先查看缺损的位置,查得下腔静脉开口后由下而上修补,慎勿将下腔静脉开口残存的欧氏瓣误认为卵圆窝缘而打补片,使下腔静脉与缺损口相通,造成下腔静脉向左心房分流而产生术后青紫。

虽然传统外科手术修补房缺疗效确切,但创伤较大、需体外循环、术后恢复时间较长、需要输血,以及遗留瘢痕等。经导管介入治疗(transcatheter interventional therapy)克服了上述缺点,得到患者和家长青睐。20 世纪 70 年代早期,King 和 Mills 医生首次采用经导管介入关闭继发孔型房缺,20 世纪 70 年代末,William Rashkind 使该技术得到了进一步发展。目前,有血流动力学改变的继发孔型房缺首选超声或 X 线指引下经导管介入封堵治疗,其疗效与传统外科开胸手术相仿。现原发孔型、静脉窦型及无顶冠状静脉窦型房缺仍需外科手术治疗。20 世纪 80 年代中期,我国开展了先天性心脏病介入治疗,房缺封堵的成功率已达 94.2%~99.4%。继发孔型房缺缺损边缘至上、下腔静脉、冠状动脉窦、右上肺静脉之间距离≥5mm,至房室瓣距离≥7mm,年龄 >2 岁者可以选择介入治疗。应严格掌握介入治疗的适应证,减少介入相关并发症的发生。有报道介入封堵 2 392 例房缺病例,发生各种并发症 184 例(7.69%)。房缺封堵术前应注意排除合并畸形,如部分性或完全性肺静脉异位引流、冠状动脉起源异常、心肌疾病及小直径房缺合并肺动脉高压等。另外,封堵术后应定期随访观察,警惕晚发并发症的发生。

随着腔镜技术在临床的广泛应用,对于因解剖或缺损较大、边缘不佳不宜采用经导管介入治疗的房缺患者,可采取经胸腔镜辅助下或全腔镜下房缺修补术,相对于传统的心脏外科手术方式,胸腔镜手术仅右胸壁有 3 个 1~2cm 的切口,创伤小、手术时间短、出血少、恢复快。有研究者回顾性分析了 37 名房缺患者接受全腔镜下戊二醛处理的自体心包补片修补术的临床疗效,没有手术相关的死亡,也没有再次手术或术后因心力衰竭再入院等,随访超声证实无残余分流和自体心包补片的钙化。

七、自然病程和预后

有报道出生1周的新生儿超声心动图检查在房间隔上有1孔洞（3~8mm）约占24%，1岁后92%自然闭合（spontaneous closure）。大多数房间隔缺损患儿如不治疗仍可活到成人，30岁前很少发生严重肺动脉高压。然而自然存活超过40~50岁不到50%，40岁后的每年病死率约为6%，大多死于心力衰竭。继发孔房隔缺损4岁前约有15%自然关闭，但其他类型的两房间交通不能自闭。有时超声检查可见卵圆窝的帘样隔膜松宽而向右心房鼓出一囊袋［房间隔瘤（atrial septal aneurysm）］，常伴有卵圆孔未闭、继发孔房缺、二尖瓣脱垂或房性心律失常，甚至有肺循环或体循环的血栓等。新生儿及幼婴有房间隔瘤形成可能为自动关闭的先兆。中风和心房颤动为晚期并发症。

（易岂建）

参 考 文 献

1. WANG W, NIU Z, WANG Y, et al. Comparative transc-riptome analysis of atrial septal defect identifies dysreg-ulated genes during heart septum morphogenesis. Gene, 2016,575（2 pt 1）:303-312.

2. CHEN J, QI B, ZHAO J, et al. A novel mutation of GATA4（K300T）associated with familial atrial septal defect. Gene, 2016,575（2 pt 2）:473-477.

3. CHEN FL, HSIUNG MC, HSIEH KS, et al. Real time three-dimension transthoracic echocardiography for guid-ents with atrial septal defect. Echocardiography, 2006, 23（9）:763-770.

4. KAYA Y, YURTDAS M, CEYLAN Y, et al. Percutaneous closure of secundum atrial septal defects in pediatric and adult patients: short- and mid-term follow-up results. Turk Kardiyol Dern Ars, 2013, 41（8）:705-713.

5. PAWELEC-WOJTALIC M, MROWCCYASKI N. Comparison of cardiac functionin children after surgical and Amplatzer occluder closure of secundum atrial septal defects. Euro J of Cardio-thoracic Surgery, 2009, 29（1）:89-92.

6. NISHIDA H, NAKATSUKA D, KAWANO Y, et al. Outcomes of totally endoscopic atrial septal defectclosure using a glutaraldehyde-treated autologous pericardial patch. Circ J, 2017, 81（5）:689-693.

7. SIEVERT H, QURESHI SA, WILSON, et al. Percutaneous interventions for congenital heart disease. London: Informa Healthcare, 2007.

8. THOMSON JD, ABARAW EH, WATTERSON KG, et al. Surgical and transcatheter（Amplater）closure septal defects: a prospective comparison of results and cost. Heart, 2002, 87（5）:466-469.

9. 孙锟, 李奋. 儿童常见先天性心脏病介入治疗专家共识. 中华儿科杂志, 2015, 53（1）:17-24.

10. 蒋世良, 徐仲英, 赵世华, 等. 先天性心脏病介入治疗并发症分析. 中华心血管病杂志, 2009, 37（11）:976-980.

11. RAO PS, SIDERS EB. Long-term complication of ASD closure devices. Catheter Cardivasc Interv, 2007, 69（6）:924-925.

12. AI-AUANI SJ, WEBER H, HIJAZI ZM. Atrioventricular bloch after transcatheter ASD closure using the Amplatzer septal occluder: risk factors and recommendations. Catheter Cardivasc Interv, 2010, 75（5）:67-72.

13. JONES TK, LATSON LA, ZAHN E, et al. Results of the U.S. multicenter pivotal study of the HELEX septal occluder for percutaneous closure of secundum atrial septal defects. J Am Coll Cardiol, 2007, 49（22）:2215-2221.

14. 邓安东, 朱鲜阳, 侯传举, 等. 房间隔缺损介入治疗后随诊观察. 中国介入影像与治疗学, 2006, 3（5）:337-340.

第三十二章

三 房 心

三房心（cor triatriatum）包括左位三房心（cor triatriatum sinister，CTS）和右位三房心（cor triatriatum dexter，CTD），是指左心房或右心房被一薄的纤维肌性隔膜分成两个腔，属于罕见的先天性心脏病，其中 CTS 相对多见。

一、左位三房心

左位三房心（cor triatriatum sinister）是一种罕见的先天性心脏畸形，1868 年由 Church 首次描述，1905 年由 Borst 命名。尸检发现在先天性心脏病中占 0.1%~0.4%，无性别差别，目前尚未发现相关的遗传易感性。CTS 常合并其他先天性心脏病，常见为继发性房间隔缺损或卵圆孔未闭，其次是永存左上腔静脉、肺静脉异位引流、二尖瓣反流、肺动脉狭窄、法洛四联症、右心室双出口。

（一）病理解剖和病理生理

关于左心房内异常分隔有多种理论，但确切的胚胎原因不清且存在争议。最有说服力的是合并不良理论，共同肺静脉不能正常融合入左心房，形成通过小开口相通的两个腔室，然而，卵圆窝和近心腔心房肌纤维的存在不支持共同肺静脉的合并不良。分隔不良理论认为原发隔的异常生长导致分隔异常。卡压理论认为静脉窦的左角卡压肺总静脉，阻止其与左心房融合。此外，静脉窦左瓣的异常持续存在也被认为导致左心房内的异常分隔。肺静脉通常回流入近心腔，然而一条或多条肺静脉可能异常回流入右心房、上腔静脉或左心房远心腔。

异常隔膜将左心房分隔成两个腔，接受肺静脉的腔称为近心腔（又称为附房，accessory atrium），与二尖瓣口相连的腔称为远心腔（又称为

真房，true atrium），包含左心耳和房间隔（图 32-1，见文末彩插）。隔膜可以是完整、不完整或有孔，其大小、形状、隔膜厚度和位置因患者而异（图 32-2，见文末彩插）。解剖形态也存在隔膜型、沙漏型或管型多种变异。其中，隔膜型最常见，膜呈水平位，心房的几何形状保持不变；沙漏型隔膜的特征是心房近心和远心腔交界处的外部收缩；而管型隔膜的共同肺静脉通过隧道通向真房。

CTS 的早期分类在 1949 年由 Loeffler 提出（表 32-1），根据异常隔膜开窗的数量和大小将其分为 3 组。1962 年，Lam 等提出了一个更详细的形态学分类（表 32-2）。2000 年，Lucas 等对 CTS 的解剖变异进行了改良分类（表 32-3）。多数学者采用 Lam 分类的简化方法，即所有肺静脉进入近端左心房（A 型）、冠状窦（B 型）和一种极为罕见的变异——没有肺静脉进入近端左心房（C 型）。

表 32-1　Loeffler 分类

类别	定义
1 型	完全分隔，近心腔和远心腔没有交通，近心腔可与右心房或异常回流的肺静脉相连
2 型	隔膜上有一个或多个开口
3 型	近心腔与远心腔存在大的交通

表 32-2　Lam 分类

类别	定义
A	近心腔接收所有肺静脉；远心腔包括左心耳和二尖瓣；两个心腔通过隔膜上一个或多个缺损相交通（经典三房心）
A1	右心房与近心腔之间有房间隔缺损
A2	右心房与远心腔之间有房间隔缺损
B	肺静脉流回流入冠状静脉窦（心内型 TAPVC）
C	肺静脉和近心腔之间没有解剖连接

表 32-3　Lucas 改良的三房心分类

类别	定义
Ⅰ	附房接收所有肺静脉并与左心房交通 　A. 无其他连接（经典三房心） 　B. 其他异常连接 　C. 直接到右心房
Ⅱ	附房接收所有肺静脉，与左心房不交通 　A. 直接与右心房异常连接 　（心内型 TAPVC，所有肺静脉首先回流入静脉汇合处） 　B. 完全异常肺静脉连接（心上或心下 TAPVC）
Ⅲ	其他三房心 　A. 附房接受部分肺静脉并与左心房相连 　1. 其余肺静脉连接正常 　2. 其余肺静脉连接异常（部分三房心伴 PAPVC） 　B. 附房接受部分肺静脉并与右心房相连 　1. 剩余肺静脉连接正常（PAPVC，肺静脉异常连接，首先回流至静脉汇合处） 　2. 剩余肺静脉连接异常（混合型 TAPVC）

注：TAPVC，完全性肺静脉异位引流；PAPVC，部分性肺静脉异位引流。

隔膜上缺损大小、是否存在房间隔缺损及合并的心脏畸形决定了发病年龄、病理生理结果、手术决策和预后。如果近心腔至远心腔的血流受限，在近心腔内形成高压并传输至肺静脉，使肺静脉高压，继而导致肺动脉高压、右心衰竭及三尖瓣反流，类似二尖瓣狭窄。起初，肺静脉和肺动脉压力升高是可逆的，梗阻解除，压力将恢复正常；但如果梗阻长期未解除将导致肺血管树的不可逆变化，以及肺血管阻力的固定升高。

（二）临床表现

症状可在不同年龄出现。如果左心房两个心腔间的交通小于 3mm，通常在婴儿期出现症状；较大的交通可以无症状，或延迟至幼儿、青少年、成人甚至老年。肺静脉淤血（pulmonary vein congestion）引起不同程度的呼吸困难，在新生儿期可能出现呼吸窘迫综合征和心源性哮喘表现，需要气管插管和机械通气，直到梗阻解除。左心房异常隔膜可发生退行性变，尤其是成人和老年患者，导致纤维化和钙化，与风湿性二尖瓣病变非常相似。因此，在高龄人群，随着隔膜孔径逐渐变窄而出现症状，包括劳累性呼吸困难、心悸、端坐呼吸、咯血、短暂性脑缺血发作、晕厥、右心衰竭和

低氧血症。如果无症状的成年患者烧伤、创伤和感染后过度补液，可出现肺充血症状，妊娠和产后也会由于高循环血量产生症状。与二尖瓣狭窄时左心房扩大类似，近心腔扩张也会出现房性心律失常，形成血栓导致脑和全身栓塞事件，需要进行长期抗凝治疗。房性心律失常导致舒张充盈时间缩短，流向左心室的血流进一步减少，出现低心排综合征，低全身灌注导致生长发育不良。在儿科患者可发生无脉电活动导致的心搏骤停。

体检可发现气促，有时伴有发绀。P_2 响亮或亢进提示肺动脉高压，出现三尖瓣反流时可闻及胸骨左缘的收缩期杂音。响亮的第一心音但无开瓣音可与二尖瓣狭窄鉴别。肺淤血可导致双侧捻发音。

（三）诊断和鉴别诊断

胸片显示肺淤血，常见 Kerley B 和 C 线。除非存在严重的右心室肥大和右心衰竭，通常心脏大小是正常的，肺动脉段扩张致左心缘变直。心电图变化范围从正常到右心室肥厚、电轴右偏。经胸超声心动图（TTE）是主要的诊断方法，可以确定三房心的诊断及合并的心脏畸形。TTE 的心尖四腔等切面中可见左心房内薄的线性膜样结构将左心房分隔成两个腔，并可排除引起左心室流入道梗阻病变如二尖瓣上环、二尖瓣狭窄和肺静脉梗阻。彩色多普勒可帮助确定隔膜位置并估测近心腔和远心腔之间交通大小。脉冲多普勒估测穿过隔膜孔的最大和平均压力阶差，流速超过 2m/s 视为严重梗阻（图 32-3，见文末彩插）。三维超声心动图可显示隔膜孔的形状和大小。如经胸视窗不佳可选择经食管超声心动图（TEE），食管中段 5 腔或 4 腔切面，可以清楚显示心房隔膜。食管上段右肺静脉和左肺静脉切面可以显示所有 4 个肺静脉开口，有助于诊断肺静脉异位引流；食管中段 4 腔、2 腔和改良 2 腔切面可观察隔膜与房间隔缺损的空间关系。心导管检查很少用于诊断心房内隔膜，却可确定肺动脉压力和肺血管阻力，肺动脉压及肺毛细血管楔压升高而左心室舒张末压正常说明存在左心室流入道的梗阻。CT 检查对隔膜诊断价值不大，但可显示肺静脉及其他大血管结构。

CTS 鉴别诊断主要包括二尖瓣狭窄、二尖瓣上环、肺静脉狭窄和房间隔瘤。

（四）治疗

CTS 如能早期诊断且未并发其他严重心脏畸形的情况下，可进行手术纠治并取得很好效果，早期和长期存活率满意，再干预风险很低。梅奥诊所的 25 名系列病例报道，手术时的中位年龄为 19 岁，平均随访时间为 12.8 年，无早期死亡病例，10 年生存率为 83%，所有存活患者心功能均在 I 级和 II 级。然而，有 2 例合并复杂先天畸形进行纠治的婴儿在术后 2 个月和 5 个月死亡。另一组 65 例患者，手术时中位年龄为 7.2 个月，随访 5.4 年，5 例出现室上性心律失常，无患者因复发左心房梗阻而接受再干预，7 例患者残余小的三房心但无梗阻，8 例患者有肺静脉狭窄（其中 4 例在三房心手术前确诊），其中 6 例接受干预。

手术方法（surgical procedures）为切开左心房进行隔膜切除和相关畸形的纠治。术前评估至关重要，分流生理学、合并的心脏畸形和肺淤血程度决定手术方案。如果心导管检查显示阻力性肺动脉高压，切除隔膜后需保留房间隔缺损。有文献报道球囊扩张成功治疗 CTS，球囊扩张前需考虑隔膜的解剖特征和变异，如隔膜的位置、开口的位置、钙化程度、肺静脉狭窄程度及是否存在其他心脏畸形。只有孤立性 CTS，即所有肺静脉都流入左心房近心腔，才适合球囊扩张；大部分球囊扩张只是在危急状态下的一种缓解症状的方法（如失代偿性心力衰竭和怀孕期间），最终仍需要手术治疗。

CTS 大部分合并严重肺动脉高压，围手术期需避免肺动脉高压危象。理想的麻醉目标是避免心动过速、肺血管阻力升高和全身血管阻力下降。全身血管阻力下降可引起反射性心动过速和全身血压降低。心动过速会使左心室的舒张期血流量减少、舒张末期左心室容积降低，每搏输出量降低。手术解除梗阻之前，应保持足够的前负荷和心肌收缩力，TEE 可很好评估心室容量和收缩力。在 CTS 患儿，容量管理安全空间很小，容量不足导致低血压，容量过多导致肺和全身静脉充血。还应避免瓦尔萨尔瓦动作、过度的呼气末正压，防止右心房压力增高。麻醉剂、苯二氮䓬类、挥发性药物（七氟醚）和非迷走神经肌肉松弛剂（维库溴铵）的组合是全身麻醉诱导和维持的理想选择。

给予高 FiO_2（氧气吸入分数）、维持正常酸碱平衡和体温以避免肺血管阻力升高。

二、右位三房心

右位三房心（cor triatriatum dexter，CTD）比 CTS 更少见，1875 年由 Rokitansky 首次描述。胚胎学上，静脉窦的右角并入右心房，形成右心房后方平滑部，即上腔静脉和下腔静脉的开口。在发育过程中，静脉窦的右瓣分隔右心房，然后退化并向尾部移动，留下界嵴、欧氏瓣和冠状静脉窦。如果静脉窦右角的右瓣持续存在，将右心房后方平滑部和前方小梁部之间进行分隔，即产生 CTD。CTD 的隔膜可以从网状到一片大的组织。常合并右心室发育不良、肺动脉瓣闭锁、肺动脉瓣狭窄和埃布斯坦综合征。

CTD 同样也可在不同年龄出现症状。右心房间的分隔程度及合并的心脏畸形决定临床表现的严重程度，且宫内右心室发育不良常影响胎儿的生长。大部分 CTD 无症状，也可出现类似于三尖瓣狭窄表现，如颈静脉压力升高、肝功能障碍等体静脉淤血和右心室前向血流减少症状。合并房间隔缺损时，房间隔水平右向左的分流可能会引起低氧血症，表现为间断性中央型发绀及反向栓塞，栓塞至冠状动脉可导致心肌梗死。

CTD 需与大的欧氏瓣、埃布斯坦综合征等相鉴别。对于有症状病例可行外科手术，如无伴发畸形，球囊扩张治疗也是可以选择的方法。围手术期 CTD 患儿需要最佳的右心室充盈，以确保足够的肺血流量，防止严重低氧血症。手术效果和预后取决于梗阻严重程度及合并畸形。

（刘　芳）

参 考 文 献

1. JHA AK，MAKHIJA N. CorTriatriatum：AReview. Semin Cardiothorac Vasc Anesth，2017，21（2）：178-185.

2. MAVROUDIS C，BACKER CL. 小儿心脏外科学. 4 版. 刘锦纷，孙彦隽，译. 北京：世界图书出版公司，2014.

3. PANKAJ S，HAROLD MB，HARTZELL VS，et al. Surgical Repair of Cor Triatriatum Sinister：The Mayo Clinic 50-Year Experience. Ann Thorac Surg，2014，97（5）：1659-1663.

第三十三章

房室间隔缺损

房室间隔缺损（atrial ventricular septal defects, AVSD）是一组以房室瓣周围的间隔组织缺损及房室瓣异常为特征的先天性心血管畸形，由于胚胎时期心内垫房室组织发育缺陷所致。房室间隔缺损也称为房室管缺损（atrioventricular canal defects）、心内膜垫缺损（endocardial cushion defects）。房室间隔缺损的发病率为活产婴儿的4/10 000~5.3/10 000，占所有先天性心脏病的7%。死胎中房室隔缺损在所有先天性心脏病中的比例较高为6.2%。房室间隔缺损常见于多种综合征，如21-三体综合征、CHARGE 综合征、努南综合征、VATER 综合征、遗传性心血管上肢畸形综合征（Holt-Oram syndrome, HOS）、22q11.2 缺失综合征和内脏异位等。40%~45% 患有21-三体综合征（trisomy 21syndrome）的儿童合并先天性心脏病，其中45% 为房室间隔缺损。内脏异位症患者常出现房室间隔缺损，在右侧异构（无脾综合征）中，完全性房室间隔缺损的患病率为90%，在左侧异构（多脾综合征）中，部分性房室间隔缺损的患病率为60%~70%，表明至少部分房室间隔缺损病例的形态发生可能与机体正常左/右不对称发育缺陷有关。房室隔缺损的发病与遗传综合征的关系，以及房室隔缺损患者的子代中较高的再发率（10%）均显示遗传因素对房室隔缺损发生的影响。最近的遗传学研究表明，CRELD 和 VEGF-A 和 SHH 通路中的基因与房室间隔缺损发生有重要关联。家族性房室间隔缺损少见。除遗传危险因素外，还有一些关于母亲危险因素的报道。在没有21-三体综合征婴儿中发现完全性房室间隔缺损和母亲糖尿病和肥胖之间存在关联。

一、病理解剖

（一）病理特征

房室间隔有两部分即膜部与肌部。膜部位于前，分隔右心房与左心室流出道（房室段），左心室与右心室（室间段）。肌部位于后，分隔右心房与左心室流入道。正常情况下，二尖瓣和三尖瓣大部分不附着于相同水平（图33-1）。二尖瓣前叶环部小部分附着间隔，大部分附着主动脉瓣环和中央纤维体。在房室间隔膜部区域有较大间隙，主动脉根部可楔入左、右心房室孔之间。

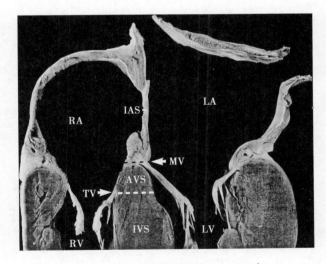

图 33-1　正常的房室隔（Edwards）

房室隔介于右房（RA）与左室（LV）之间，其上为房间隔（IAS），其下为室间隔（IVS）；三尖瓣的隔瓣（TV）较二尖瓣的前瓣（MV）位置偏低（更近心尖部），其间为房室隔（AVS）；LA，左房；RV，右室。

房室间隔缺损均有以下共同的病理特征（pathologic characteristics）。

1. 共同房室环及房室瓣异常　由于房室间隔的缺损，房间隔与室间隔不直接连接而导致形成共同的房室纤维环。即使房室瓣前桥叶与后桥叶连接并通过组织舌状结构（tissue tongue）完全附着于室间隔嵴上形成左、右心房室孔，房室纤维环仍是共同的。房室间隔缺损时房室瓣为5个瓣叶，即前桥叶、后桥叶、左侧叶、右侧叶及右前外侧叶，不同于正常的二尖瓣或三尖瓣。如为左、右心房室孔时分别称为左侧房室瓣或右侧房室瓣。左侧房室瓣为三叶，前桥叶、后桥叶及左侧叶。左侧叶较正常小，占瓣环<1/3，而正常为2/3。右侧房室瓣叶为右前外侧叶，右侧叶及后桥叶。右前外侧叶的大小因前桥叶分裂的部位而不同，实际上，右前外侧叶与前桥叶为一个整体（图33-2）。通常后桥叶不分裂，发育不良，瓣叶增厚。房室瓣向心室沉降。如呈两个房室孔时，在左侧房室孔前桥叶与后桥叶之间形成朝向室间隔的分隔区也称为："二尖瓣"前叶裂缺。房室间隔缺损时，除房室瓣分叶异常外，常有房室瓣叶组织缺失，多见于左侧前、后桥叶的联合处及左侧叶与后桥叶的联合处。反流多见于房室瓣叶缺失部位，也有瓣叶增厚、发育不良。左心室2个乳头肌不似正常的前下、后上位置而呈上下位置，上位的乳头肌可影响左心室流出道。乳头肌可融合或其中1个乳头肌发育不良、缺如，右心室乳头肌大致与正常相似。

2. **原发孔型房间隔缺损**　通常原发孔型房间隔缺损（primum atrial septal defect）较大，下缘为向下移位的房室瓣，上缘为新月状边缘的房间隔组织，房间隔组织的下端与房室瓣环融合。有时缺损巨大，为原发孔型房间隔缺损兼有继发孔型房间隔缺损，甚至形成共同心房。原发孔型房间隔缺损也可能很小，偶有房室瓣与房间隔缺损的下缘粘连而呈现房间隔完整，不存在心房水平的交通。

3. **流入道室间隔缺损**　缺损部位在膜部，并向后下方延伸形成勺状凹陷的室间隔。从左心室面观察，缺损的前上部是主动脉根部，后上部是房间隔的下缘，下部为肌部室间隔。房室间隔缺损均存在延伸范围不同的流入道室间隔缺损。房室瓣向下移位，前、后桥叶黏附于勺状凹陷的室间隔，有时可能不呈现室间隔缺损。流入道部分室间隔缺损导致左心室流入道长度（房室瓣附着处至心尖距离）短于流出道长度（主动脉瓣至心尖距离）。正常心脏，左心室流入道长度与流出道长度相同。左侧房室瓣叶尖部朝向室间隔（正常时朝向心尖）。

4. **左心室流出道延长**　正常心脏两侧房室瓣环呈"8"字形，主动脉根部揳于两侧房室瓣环之间。房室间隔缺损则为共同房室瓣环，主动脉根部不能正常地揳入，而是向前上移位。主动脉根部位置的变化，使其与左侧房室瓣距离延长，导致左心室流出道延长呈鹅颈状（鹅颈征）。左心室流出道形似狭长，但无梗阻。也可因有腱束附着

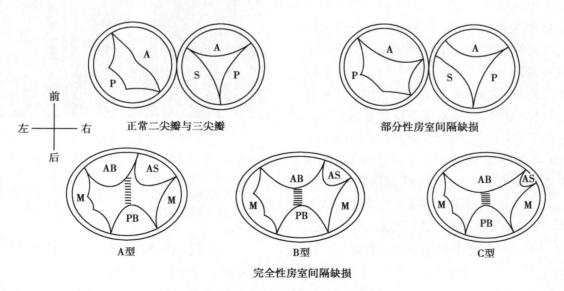

前
左━┼━右
后
正常二尖瓣与三尖瓣　　　部分性房室间隔缺损

A型　　　B型　　　C型

完全性房室间隔缺损

图33-2　房室间隔缺损的房室瓣

A，前叶；P，后叶；S，隔叶；AB，前桥叶；PB，后桥叶；AS，右前外侧叶；M，侧叶。

于左心室流出道,或左心室流出道部分有纤维肌肉嵴形成狭窄。部分型房室间隔缺损合并左心室流出道梗阻较房室隔缺损多见。主动脉根部的前上移位也使左心室流出道径长于流入道径。

(二)分型

房室间隔缺损的范围,房室瓣异常及房室瓣与间隔组织的关系变异很大。根据房室间隔缺损的范围及房室瓣异常的程度,房室间隔缺损可分为部分型、过渡型及完全型三类。

1. **部分型房室间隔缺损(partial AVSD)** 前桥叶与后桥叶相互连接,并通过组织舌状结构附着于勺状凹陷的室间隔,形成2个房室孔。房室瓣与室间隔之间无缺损,或连接桥叶与室间隔的组织在心室收缩时突向右心室呈囊状,也称为三尖瓣囊(tricuspid pouch),不存在心室水平的血流分流。房室瓣上方房间隔缺损(原发孔型)合并不同程度的左侧房室瓣畸形("二尖瓣"前叶裂缺)并伴不同程度的左侧房室瓣反流。

2. **过渡型房室间隔缺损(transitional AVSD, intermediate AVSD)** 前桥叶与后桥叶连接,通过组织附着于勺状凹陷的室间隔形成2个房室孔。房室瓣叶上方原发孔型房间隔缺损,下面可有室间隔缺损,通常较小并有桥叶腱束附着室间隔嵴部,连接组织也在心室收缩时突向右心室,但是不如部分型房室间隔缺损紧密,存在心室水平少量的限制性分流。

3. **完全型房室间隔缺损(complete AVSD)** 前桥叶与后桥叶均骑跨在室间隔上,相互不连接而形成共同房室孔。房室瓣上方为原发孔型房间隔缺损,房室瓣下方为室间隔缺损均伴有血流分流,心室水平分流为非限制性。根据前桥叶骑跨的程度,房室瓣与室间隔的关系可以分成3种类型(rastelli分型)(图33-2)。

(1)A型:前桥叶在室间隔处分成两部分,左侧部分完全在左心室,右侧部分(右前外侧叶)完全在右心室。连接两部分联合的腱束附着于勺状凹陷的室间隔上。右前外侧叶大小正常,附着右心室内乳头肌及前乳头肌,内乳头肌位置正常。

(2)B型:前桥叶骑跨程度中等,分裂的部位

在右心室,右前外侧叶较小。联合的腱束连接乳头肌在室间隔右侧。内乳头肌位置异常,下移至隔缘小梁,靠近前乳头肌。

(3)C型:前桥叶极度骑跨,通常不分裂而飘浮在室间隔之上。即使存在右前外侧叶,也是非常小。内乳头肌不明显或消失。前桥叶的右心室部分连接前乳头肌(右心室游离壁)。此型常合并法洛四联症或右心室双出口。

大多数房室间隔缺损(56%~75%)为完全型房室间隔缺损,在完全型房室间隔缺损中,A型最常见,C型其次,B型较少见。

根据共同房室环与心室腔相对的关系,在房室间隔缺损中(包括部分型及完全型)可有均衡或不均衡两种情况。两侧心室大小相似,共同房室环与两侧心室相对关系平均为均衡型。共同房室环主要连接右心室,以致左侧心室小为右心室优势,常合并主动脉缩窄等主动脉弓异常。共同房室环主要连接左心室,以致右侧心室发育不良为左心室优势,左心室优势型常伴肺动脉瓣狭窄或闭锁。右心室优势及左心室优势均为不均衡型。完全型房室间隔缺损中均衡型占大多数,不均衡型占6%~10%,2/3的不均衡型房室间隔缺损为右心室优势。如果房间隔与室间隔对位不良,可能两侧心房的血液流向一侧心室为心房双出口(double outlet atrium)。

房室间隔缺损使房室结的位置偏后近冠状静脉窦开口,房室束的未分支部缩短,其走向与室间隔缘相近,尤在后下缘更靠近。左束支较早分出,左前分支发育不良,传导组织的偏后使QRS在额面呈逆钟向的向量环,心电图上表现电轴左偏,此为本病的特征之一。

(三)合并心脏畸形

部分型房室间隔缺损合并其他心脏畸形,有继发孔型房间隔缺损、左上腔静脉残存与冠状静脉窦连接、肺静脉连接异常、肺静脉狭窄、主动脉瓣下狭窄、主动脉缩窄、三尖瓣狭窄、动脉导管未闭等。完全型房室间隔缺损常合并其他圆锥动脉干畸形,如法洛四联症(占6%~16%),右心室双出口(<5%)及内脏异位症等。

二、病理生理

房室间隔缺损的血流动力学改变主要为心房、心室水平分流及房室瓣反流。心房、心室水平的分流量取决于缺损大小，房室瓣与房间隔、室间隔组织的关系，体、肺循环压力和阻力。房室瓣反流与瓣膜缺失程度及瓣膜装置畸形有关。原发孔型房隔缺损均存在心房水平左向右分流，如房隔偏左与室间隔对位不良或房隔缺如呈共同心房时部分体静脉血流可直接引入左心室。左侧房室瓣（二尖瓣）反流不显著的部分型房室间隔缺损的血流动力学改变与继发孔型房间隔缺损相同。心房水平左向右分流导致右侧心腔扩大，肺动脉增宽。房室间隔心室部分的分流取决心室流出道的阻力。通常为左向右分流，如合并主动脉狭窄或主动脉缩窄时更促使左向右分流，合并右心室流出道梗阻或肺动脉高压则趋向右向左分流。房室隔缺损均伴有不同程度房室瓣反流，心室收缩时由桥叶对合处心室向心房分流，多数为左心室向右心房，右心室向左心房则较少。左侧房室瓣反流显著则同时有左心室增大的表现。完全性房室间隔缺损同时存在心房，心室水平的分流，以及不同程度的房室瓣反流，两侧心室负荷增加，心腔扩大。肺血流量增加，肺动脉压力明显增高。完全性房室间隔缺损较早发生心力衰竭和严重肺动脉高压。21-三体综合征患儿更易发生严重肺动脉高压。重度肺动脉高压时，心室水平可呈双向分流，出现青紫。房室间隔缺损合并左心室流出道梗阻时更加重左心室的负荷。如合并右心室流出道梗阻可减少肺血流量，而出现心室水平右向左分流。

三、临床表现

部分型房室间隔缺损仅限于心房水平分流者可能在婴儿时期无症状而未被发现。在儿童时期可因检查发现心脏杂音而被确诊。心脏体征与房间隔缺损相似，胸骨左缘上部 2/6 喷射性收缩期杂音，肺动脉第二心音固定分裂，左向右分流较大量时可在胸骨左缘下部听到三尖瓣相对狭窄的舒张期杂音。完全型房室间隔缺损伴非限制性、

大量心室水平分流者可在出生后 3 个月内出现心力衰竭，并有反复呼吸道感染。患儿呼吸急促、喂养困难，偶有青紫，生长发育落后。胸前隆起，膈肌的使劲牵拉而形成郝氏沟。胸骨左缘第二、三肋间有明显搏动，反映肺动脉干扩张和搏动强烈，有时因肺动脉高压还可触及肺动脉瓣关闭的震动。在胸骨左缘下部及剑突附近可触及右心室收缩期搏动。在胸骨左缘下部可听到房室瓣反流的杂音，向胸骨方向传导，因房室隔缺损的房室瓣反流可呈左心室向右心房喷射。在胸骨左缘下部有室间隔缺损分流的收缩期杂音，心脏杂音响度因肺动脉压而异，合并肺动脉高压时杂音短而轻。因房室传导稍有延迟，故第一心音柔和，第二心音往往响亮且有固定分裂，如有肺动脉高压，分裂即不明显。此外，由于舒张时心房有大量血流灌注心室腔，在胸骨左缘下部及心尖可有房室瓣相对狭窄的杂音。

房室瓣反流的程度明显影响临床表现。如果部分型房室间隔缺损合并显著的二尖瓣反流则可增加心房水平的分流，并增加左心室的负荷可能早期出现症状。同样，完全型房室间隔合并重度房室瓣反流也会加重心力衰竭。合并心脏畸形也会改变临床表现，如果合并主动脉缩窄或左心室发育不良可在婴儿早期出现重度的心力衰竭；合并肺静脉异位连接或法洛四联症可出现青紫；出生后持续肺动脉高压，特别合并 21-三体综合征的婴儿可能心脏杂音轻或不明显，但临床表现青紫，甚至形成艾森门格综合征而至儿童期才被发现。

四、辅助检查

（一）心电图

房室间隔缺损均有相似的心电图特点（ECG finding）（图 33-3）。由于房室结移位接近冠状窦口，左束支后下移位，导致心室除极方向从右下向左上部位而呈现电轴左偏，在完全型房室间隔缺损中更明显。Ongly 等总结 30 例完全型和 116 例部分型房室间隔缺损 QRS 向量朝上的程度，35 例（30%）部分型者 QRS 的电轴为 0°~61°，完全型者仅 1 例；在 61°~91°之间者部分型 47 例（41%），完

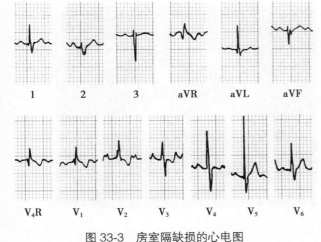

图33-3　房室隔缺损的心电图
因房室结及房室束位置偏后下,使电轴左偏(-60°),P-R延长(0.2秒)右束支传导阻滞型(rsR'-V₁型),左室电压高。

全型者6例(20%);91°~151°之间者部分型25例(22%),完全型者21例(70%);部分型中有3例,完全型者有1例电轴在90°~180°之间;电轴不定者完全型者1例,部分型者6例,以上的电轴差异与心室肥厚无关,而与传导组织的位置有关,电生理显示左心室后壁的激动有非协调的现象。

额面QRS向量环呈逆钟向,朝向上,Ⅲ、aVF导联中S波优势,aVR导联中R波明显,额面R轴向右上偏移更多,则室间隔勺状凹陷更深,完全型房室间隔缺损的可能更大。

90%以上完全型房室间隔缺损及3/4的部分型房室间隔缺损患者伴P-R间期延长,多由于房内激动的延迟,而非结内传导有异。P波电轴正常,可有增宽和增高,分别反映左、右心房增大。右心前导联常为rsR'波,反映右心室肥厚;有时可有双室大或左心室大的图形,反映房室瓣反流量很大。

(二)X线检查

X线检查表现与病理类型及血流动力学改变有关。部分型房室间隔缺损伴有明显二尖瓣反流,左心室的血反流入左心房后迅速进入右心房,右心房、右心室、左心房和左心室的容量负荷均增加,均有扩大,心影明显增大,并显得心影增大和肺血增加不成比例。若无二尖瓣反流,其血流动力学改变与继发孔型房间隔缺损相似,X线检查表现也与继发型房间隔缺损相似,右心房、右心室

增大,肺动脉段突出。

完全型房室间隔缺损伴有较大的室间隔缺损,并合并不同程度房室瓣反流,X线检查表现右心房、右心室、左心房和左心室均有增大,肺动脉段突出,肺血增加明显,常有肺动脉高压表现。由于房室瓣反流程度不同,X线表现有所差别,左侧房室瓣反流明显则以左心房和左心室增大为主;右侧房室瓣反流明显则以右心房和右心室增大为主。

(三)超声心动图

应用二维超声心动图(echocardiography)经过不同切面检查可以观察房室间隔缺损所有的重要病理改变,剑突下切面检查帮助最大。结合彩色多普勒超声有助于发现瓣膜反流及缺损的分流,评估血流动力学及肺动脉高压程度。房室间隔缺损常为内脏异位症合并心血管畸形的主要类型,因此必须重视心房、心室位置及心室大动脉连接的诊断。

1. 房室间隔缺失征象　房室间隔缺损可导致原发孔型房间隔缺损,室间隔流入道部分呈勺状凹陷,以及左、右心房室瓣附着在室间隔的相同水平位置。原发孔型房间隔缺损位于房间隔的下端,直接在房室瓣上方。剑突下及心尖四腔切面中容易发现原发孔型房间隔缺损,通常不易漏诊。如果房室瓣叶黏附于房间隔缺损的下缘,缺损可能不明显。缺损延伸至邻近房间隔则缺损就比较大,或呈共同心房。心尖及剑突下四腔切面前后连续扫查可以观察流入道部分室间隔缺损的延伸及房室瓣与室间隔组织的关系。当桥叶腱束组织附着室间隔时需要应用多普勒超声或彩色多普勒血流显像以确定是否存在心室间交通。部分型房室间隔缺损中不显现室间隔缺损,或房室瓣与室间隔嵴之间呈瘤状,无血流通过(图33-4)。通常,心尖切面显示室间隔前部组织,剑突下切面显示室间隔后部组织。左、右心房室瓣附着相同水平位置是房室间隔缺损的特殊征象,在心尖四腔切面中很清楚。正常心脏,二尖瓣与三尖瓣附着不同水平,三尖瓣隔叶附着靠近心尖,近心脏十字交叉处更明显。

胸骨旁左心室长轴切面中可以测量左心室流

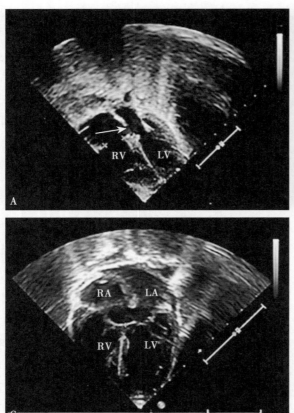

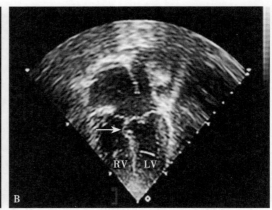

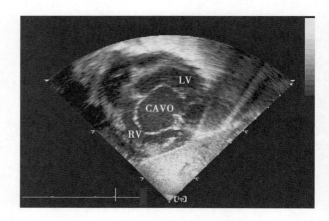

图 33-4　房室间隔缺损超声心动图心尖四腔切面
A. 部分型房室间隔缺损,房室瓣直接附着室间隔,上为原发孔型房室间隔缺损;B. 部分型房室间隔缺损,房室瓣与室间隔嵴之间呈瘤状,无分流;C. 完全型房室间隔缺损。

图 33-5　超声心动图显示共同房室孔

入道与流出道的长度。房室间隔缺损时,左心室流出道长度长于流入道长度。

2. **房室瓣形态及功能**　在获得标准剑突下四腔切面后顺时针旋转探头 30°~45° 可以获得正面显示房室瓣的切面。以此切面从心尖向心底(从左向右)扫查可以观察到房室间隔缺损的 5 个房室瓣叶,及其与室间隔的关系。前桥叶附着前上部室间隔(漏斗部),后桥叶附着后方的流入道室间隔。相同的切面中,也可显示共同房室孔(图 33-5)或由前、后桥叶互相连接并附着于室间隔而形成 2 个分隔的房室孔。当形成 2 个房室孔时左侧房室孔三个瓣叶可在剑突下短轴切面中见到。前桥叶与后桥叶间隙指向室间隔,与单纯性二尖瓣前叶裂缺不同(裂缺指向左心室流出道)。剑突下矢状切面对观察及确定共同房室环与心室腔相对的关系有帮助。连接左心室的房室瓣面积占总的房室瓣面积比值为 0.4~0.6 可认为是均衡的,如 <0.4 为右心室优势,>0.6 为左心室优势,均为不均衡。心尖四腔切面显示共同房室瓣的前桥叶,根据前桥叶分裂部位及其腱束附着的部位可

以对完全型房室间隔缺损进行分型诊断。腱束可紧密或稀疏附着于室间隔嵴,或在心室收缩时连接组织突向右心室呈瘤状。前桥叶中度骑跨时,腱束附着在右心室室间隔旁。极度骑跨的前桥叶呈飘浮状。剑突下四腔切面显示共同房室瓣的后桥叶。后桥叶骑跨室间隔,分别于连接左、右心室后乳头肌。后桥叶附着室间隔嵴。前桥叶下室间隔缺损较后桥叶下明显。胸骨旁短轴切面中也可观察房室孔及房室瓣。

在检查中可观察房室瓣叶增厚,瓣叶大小改变,闭合程度。结合多普勒超声及彩色血液显像估测房室瓣反流程度、反流方向、反流部位,可以进一步判断房室瓣的形态改变。左侧房室瓣双孔畸形在短轴切面中观察。剑突下及胸骨旁短轴切面对观察左心室乳头肌有帮助。

3. **左心室流出道形态** 剑突下切面显示左心室流出道狭长,形似鹅颈,与主动脉根部向前上移位没有楔入房室瓣环有关,同时也使左心室流出道长度延长(图33-6)。左心室流出道梗阻较常发生于部分型房室间隔缺损。前桥叶紧紧地附着室间隔嵴使得左心室流出道更长、更狭。腱束附着于左心室流出道、主动脉瓣下嵴、间隔肌肉肥厚、乳头肌异常等均可引起左心室流出道狭窄。胸骨旁长轴切面也可用于检查左心室流出道,并可见舒张期左侧房室瓣叶碰到室间隔的征象。

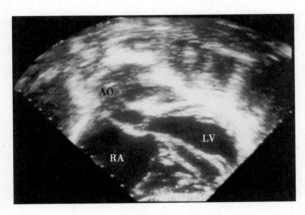

图 33-6 超声心动图显示延长的左心室流出道

4. **血流动力学评估** 房间隔部位左向右分流无限制时,血流呈低速度、层流血流,分流束宽度与缺损大小相似。室间隔缺损部位的分流束宽度也与缺损大小相似,如有组织遮挡时则可呈限制性分流。结合心腔扩大程度可以间接推测分流量。但是房室瓣环与二侧心室相对的关系可以影响心室的大小。右心室优势时,左心室较小或发育不良。

肺动脉压力可以根据心室水平分流速度、右侧房室瓣反流速度及肺动脉瓣反流速度估测。在测量右侧房室瓣反流速度时要注意避免左心室向右心房分流血液的影响。

(四) 磁共振成像

磁共振成像(magnetic resonance imaging,MRI)显示的心脏切面图像及其价值相类似于二维超声心动图,也能显示房室间隔缺损病理特征。应用梯度回波电影序列也可根据异常血流判断房室瓣反流。但是在婴儿检查尚需要镇静处理。因此,仅在怀疑合并主动脉或心脏外血管畸形时值得MRI检查。

(五) 心导管及心血管造影

目前,无创性影像检查技术如超声心动图及磁共振成像已能较完整地显示房室间隔缺损病理形态特征及瓣膜功能等满足临床诊断的要求。房室间隔缺损合并肺动脉高压患者在婴儿期错过手术机会很易发生肺血管病变。这类病例仍需要进行心导管检查评估肺动脉高压程度,同时进行肺血管反应检查评估肺血管病变程度,以确定是否适合手术及估计手术的效果。当超声心动图检查不能明确合并心脏畸形如肺静脉连接异常,心室流出道梗阻,内脏异位等病变时尚需要心血管造影辅助诊断。完全型房室间隔缺损时心腔内血源结构比较复杂,常会影响肺循环血流量及肺血管阻力的准确计算。在评估肺动脉高压时要排除上呼吸道梗阻等因素的影响。21-三体综合征患儿常合并慢性鼻咽部梗阻影响气道通气,导致 CO_2 潴留,后者可使肺动脉压增高,Rp/Rs 高于 1,吸入纯氧后差别消失。

房室间隔缺损的心血管造影(angiocardiography)方法以左心室造影为主,选择猪尾巴左心造影导管,导管头端位置位于左心室尖部,造影剂用欧乃派克 350,1~1.5ml/kg。

虽然心导管较易从右心房进入左心房、左心室,也可用右心导管做左心室造影,因导管通过房室瓣可能加重房室瓣反流,因此通常用猪尾巴导管经主动脉逆行送入左心室做左心室造影,以保证准确判断房室瓣反流的严重程度,同时可测定左心室舒张末期压,以评价左心室功能。正位左心室造影是显示房室间隔缺损的特征性心血管造影表现"鹅颈征"的最好位置。无论何种类型的房室间隔缺损均有"鹅颈征"表现。心室舒张期,显示"鹅颈征"较收缩期更明显。有时可见左心室右缘呈锯齿状改变，此系二尖瓣前叶附着于室隔嵴所致，左心室右缘的中下部有时可见一横形的透亮影，为二尖瓣裂缺所致，并可见反流的造影剂从此处喷出。肝锁位左心室造影是显示房室间隔缺损心室水平分流的最佳体位，如心室水平的分流少量与房室瓣反流易混淆。房室间隔缺损的室间隔缺损位置较低，造影剂流动方向向下，而房室瓣反流的造影剂向上流入右心房。完全型房室间隔缺损如室间隔缺损大，左心室造影有较多造影剂进入右心室，在心室舒张期可见不含或少含造影剂的心房血进入心室，勾画出共同房室瓣轮廓，形成卵圆形的负性阴影。判断房室瓣反流的严重程度也以肝锁位左心室造影为佳，造影剂自左心室反流入左心房后立即经原发孔房间隔缺损进入右心房，根据右心房分显影的面积及有无腔静脉显影，判断反流的严重程度。若原发孔房间隔缺损较小，为限制性，以左心房显影为主，则可根据左心房显影面积有无肺静脉显影，判断反流的严重程度。肝锁位左心房造影可显示位置较低的原发孔型间隔缺损。

（六）产前筛查及诊断

完全性房室间隔缺损是产前筛查（prenatal screening）中最常见的先天性心脏病。在宫内房室间隔缺损的发病率占先天性心脏病的18%。胎儿超声心动图四腔切面中显示两侧房室瓣在房室交界处附着位置异常及房室间隔缺失，短轴切面中显示共同房室孔及左侧房室瓣对合异常或裂缺，彩色多普勒超声显示房室交界处分流及房室瓣反流等均有助于房室间隔缺损的诊断。由于房室间隔发育较晚及二尖瓣和三尖瓣附着偏移在孕14周后较明显，大多数的房室间隔缺损在孕18~24周通过中期产科超声筛查发现或确认。一项大型研究报道先天性心脏病的产前检出率为57%，完全性房室间隔缺损检出率为71%。也有研究结果显示，均衡型房室间隔缺损检出率高达67%和不均衡型房室间隔缺损检出率高达93%。

由于房室间隔缺损常合并其他心脏和心外异常，染色体非整倍体（40%~50%唐氏综合征）发生率高，故应进一步行详细超声检查和遗传学检查。目前，尚无研究表明房室间隔缺损的产前诊断在出生后病残率和病死率方面优于产后诊断，但房室间隔缺损的产前诊断可以提供所有必要信息，有助于孕期及围产期处理计划的决策。

五、病程

产前确诊、未终止妊娠的房室间隔缺损胎儿中，60%~80% 出生时是活产。如果在出生后未进行修复手术，6个月生存率为54%，12个月生存率为35%，24个月生存率为15%，5年生存率为4%。房室间隔缺损胎儿如合并左心室发育不良或心房、动脉导管水平逆向分流者预后差，超过2/3胎儿难以存活。房室间隔缺损患者的病程取决于房室间隔缺损范围、房室瓣反流程度、心室流出道梗阻及合并综合征。如果无显著房室瓣反流，部分型房室间隔缺损患者的病程与继发孔型房隔缺损者相似，有些患者至青年期才被发现。达成人期而未经治疗者，房性心律失常，如心房颤动是影响生活质量或死亡的主要原因。合并肺动脉高压的不多见。如合并房室瓣反流则有心力衰竭，病情加重。

完全型房室隔缺损患儿出生后早期出现心力衰竭，如未及时治疗大多数患儿在1~2岁内因心力衰竭、肺炎死亡。房室间隔缺损患儿的肺血管内膜增殖较单纯室间隔缺损者发展早且严重。严重的血管中层肥厚及内膜增殖可出现在出生后六七个月前。如果房室瓣反流严重，肺静脉壁异常增厚，毛细血管床及小静脉周围结缔组织过度增生，更加重肺动脉高压及肺血管病变。21-三体综合征患儿合并完全型房室隔缺损多于部分型房室隔缺损，更易发生严重肺动脉高压，在<1岁患儿中发生不可逆性肺血管病占11%。合并重度肺动脉高压及肺血管病者如未接受心肺移植治疗，至成人阶段可因缺氧或心力衰竭死亡。

合并其他心脏畸形也影响房室间隔缺损患者的病程，如合并肺动脉狭窄或闭锁则类似法洛四联症的病程，不均衡型房室隔缺损患者的病程与单心室者相似。

六、治疗

(一) 内科治疗

对出生后早期出现心力衰竭患儿应首先给予呋塞米、地高辛及卡托普利等抗心衰治疗，并维持足够营养供给以稳定病情达到合适的手术治疗年龄。不宜长期药物治疗延迟手术，因为房室间隔缺损不像单纯室间隔缺损，后者有自然闭合的机会。药物治疗不能缓解病情时仍需考虑手术治疗。术前吸氧可减轻或减少术后肺动脉高压危象发生。

(二) 外科治疗

除极少数间隔缺损很小，又无房室瓣反流的患者外，几乎所有的房室间隔缺损患者均需接受手术治疗(surgical repair)。完全型房室间隔缺损患儿早期易发生肺动脉高压及肺血管病，故宜在6个月左右手术治疗。近年来更趋向将手术年龄提早至3~4个月。体重低的患儿术后机械通气及重症监护时间将延长，体重<5kg残余分流再次手术风险增高。如果药物控制心力衰竭无效时仍应早期手术。如果手术时间过于延长，大分流量及重度房室瓣反流将使心室、瓣环扩大更加重房室瓣反流，反流处的瓣膜将发生纤维化改变，肺动脉高压也将加重。合并其他心脏畸形如法洛四联症，右心室双出口或心室发育不良者在4岁以后手术风险相对减低。单纯部分型房室间隔缺损可在1~2岁时手术治疗。

20世纪50年代中期，Lillehei等报道第一例房室间隔缺损患儿手术纠治成功。随着外科手术技术的进步，绝大部分房室间隔缺损患儿均可进行纠治手术。房室间隔缺损纠治手术包括修补间隔缺损及修复房室瓣膜消除瓣膜反流，同时要避免左心室流入道及流出道梗阻，避免损伤房室传导阻滞。在过去数十年里，有三种技术被用于外科纠治房室间隔缺损，即传统单片法、双片法及改良单片法。最早采用1个补片关闭房室间隔缺损的心房及心室部分(传统单片法)。1976年出现采用两个补片分别关闭心房及心室间隔缺损部分(双片法)。1997年，Wilcox等提出改良单片法，即

将共同房室瓣桥叶直接缝于室间隔嵴关闭室间隔缺损，用一个补片关闭房间隔缺损部分。单片法需切开共同房室瓣桥叶后缝合于补片，容易撕裂。双片法不需要切开共同房室瓣桥叶。改良单片法修补简便，但可能会导致左心室流出道狭窄及瓣膜装置变形。补片材料可采用合成纤维，自体或异体心包。合成纤维坚硬，表面粗易引起溶血。心包组织光滑不会引起溶血。自体心包取材方便，经过0.2%戊二醛处理5分钟可防止变形。补片大小必须合适，太宽或太深将影响房室瓣功能。临床资料显示3种手术方法术后短、中期效果(左侧房室瓣反流、左心室流出道梗阻及残余分流)相似。Loomba等荟萃分析1997—2015年10组房室间隔缺损手术资料(其中353例接受改良单片法修复，371例接受改良单片法修复)研究比较双片法与改良单片法的结果，应用改良单片法患儿的体外循环时间及主动脉阻断时间均较应用双片法患儿明显缩短(分别平均少28.53及22.69分钟)，而ICU及住院时间、左心室流出道梗阻或左心房室瓣反流需要再手术、需要植入起搏器及住院死亡率等在两组之间无统计学差异。体外循环时间及主动脉阻断时间缩短对长期预后，如神经精神发育的影响尚不清楚。术式的选择因患儿心脏病理而异，取决于心房和心室间隔缺损的程度。不均衡型房室间隔缺损需要考虑单室修补策略。

房室间隔缺损的房室瓣修复比较复杂，取决于房室瓣畸形及发育不良的程度。如果侧瓣叶小或缺如，前后桥瓣叶之间的对合缝合后将会形成房室瓣狭窄。侧瓣叶缺如常合并单乳头肌。术中必须根据侧瓣叶大小及形成的角度决定瓣膜修复的方法。侧瓣叶过大也会造成修复困难。瓣叶组织缺失较多的尚需应用心包组织修补。术中应用经食管超声心动图彩色血流显像技术检查房室瓣修复后有无反流，反流程度及反流部位，以及间隔缺损修补处有无残余分流，左心室流出道有无梗阻等，如有问题可以在术中及时处理。随着外科手术经验的积累已有许多技术改进修复房室瓣以最大限度减轻术后房室瓣反流，并延长手术的效果。

在过去数十年，由于内科诊断治疗，外科手术技术，术中心肌保护及术后处理的进步，房室间隔

缺损的手术治疗效果明显改善。总体手术死亡率为 3%。据报道，累计 20 年生存率为 95%，30 年生存率为 94%。但是，仍有相当数量（约 25%）的患儿术后需要再次手术，最常见的原因是进行性左侧房室瓣膜反流或左心室流出道梗阻。在术后 5~40 年，左侧房室瓣反流的发生率在部分型房室间隔缺损为 3%~18%，完全型房室间隔缺损为 6%~14%，且随时间逐渐加重常需要再次手术。Pediatric Heart Network（PHN）研究发现，26% 的房室间隔缺损患儿在手术矫治 6 个月后出现中度以上的左心房室瓣反流。部分型房室间隔缺损术后发生主动脉下狭窄形起左心室流出道梗阻较完全型房室间隔缺损多见。

手术相关的术后心律失常，包括完全性心律失常阻滞导致起搏器植入（发生率为 0.5%~7.5%），更多见于完全型房室间隔缺损修复后。

虽然 21-三体综合征伴房室间隔缺损患儿合并肺动脉高压机会多且早，但最近资料显示 21-三体综合征不是外科治疗的危险因素。

（陈　笋　陈树宝）

参 考 文 献

1. CALKOEN EE, HAZEKAMP MG, NICO A, et al. Atrioventricular septal defect: From embryonic development to long term follow-up International Journal of Cardiology, 2015, 202: 784-795.

2. ALLEN HD, SHADDY RE, PENNY DJ. Moss and Adams's Heart disease in infants, children, and adolescents. 9th ed. Philadelphia: Walters Kluwer, 2016.

3. Moller JH, Hoffman JIE, BENSON WD. Pediatric Cardiovascular Medicine. 2nd ed Philadelphia: Churchill Livingstone, 2012.

4. WERNOVSKY G, ANDERSON RH, KUMAR K. Anderson's Pediatric Cardiology. 4th ed Philadelphia: Elserver, 2020.

5. MUREȘAN D, MĂRGINEAN C, ZAHARIE G, et al. Complete atrioventricular septal defect in the era of prenatal diagnosis. Med Ultrason, 2016, 18(4): 500-507.

6. COOK AC, ALLAN LD, ANDERSON RH, et al. AVSD in fetal life-a clinicopathological correlation. Cardiol Young, 1991, 1: 334.

7. COHEN GA, STEVENSON JG. Intraoperative echocardiography for atrioventricular canal: decision-making for surgeons. Semin Thorac Cardiovasc Surg Pediatr Card Surg Ann, 2007, 10: 47-50.

8. BACKER CL, STEWART RD, MARVROUDIS C. What is the technique for repair of complete atrioventricular canal? Semin Thorac Cardiovasc Surg, 2007, 19(3): 249-257.

9. ADACHI I, HO SY, MCCARTHY KP, et al. Ventricular scoop in AVSD: relevance to simplified single-patch method. Ann Thorac Surg, 2009, 87(1): 198-203.

10. GARSON JR A, BRICKER JT, MCNAMARA DG, et al. The Science and practice of pediatric cardiology. Lea&Febiger: Philadelphia, 1990.

11. SHUHAIBER JH, HO SY, RIGBY M, et al. Current options and outcomes for the management of atrioventricular septal defect. Eur J Cardiothoracic surg, 2009, 35(5): 891-900.

12. LOOMBA RS, FLORES S, VILLARREAL EG, et al. Modified single-patch versus two-patch repair for atrioventricular septal defect: a systematic review and meta-analysis. World Journal for Pediatric and Congenital Heart Surgery, 2019, 10(5): 616-623.

第三十四章

室间隔缺损

室间隔缺损（ventricular septal defect，VSD）是最常见的先天性心脏病，约占所有先天性心脏病的40%。根据前瞻性研究结果，单纯性VSD的发病率为活产婴儿2.56‰~3.94‰，VSD发病率差异与检查方法和被检查的人群组成有关。应用超声心动图技术进行检查，小型及肌部VSD的诊断率显著增加。有的新生儿前瞻性超声心动图研究报道，VSD发病率为活产婴儿53.2‰。VSD的自然闭合也会影响VSD的检出率。在早产婴儿中VSD发病率较足月婴儿高。

VSD的发病率与种族、性别、母亲年龄、胎次及社会经济情况无明显关系。虽然没有显示遗传倾向对VSD发病率的影响，仍影响VSD的类型。在亚洲人群中，双动脉下型VSD很常见，肌部和多发性VSD少见。Wilkinsm等报道，在亚洲人群中双动脉下VSD至少占需手术病例的30%，而在西方人中约占5%，在西方人中肌部VSD约占需手术病例的30%，多发性VSD约占10%，而在亚洲人群中很少。

约40%VSD合并其他先天性心血管畸形，常见合并室间隔缺损的先天性心脏病有法洛四联症、右心室双出口、永存动脉干、完全型大动脉转位，肺动脉闭锁、三尖瓣闭锁等，也可合并房间隔缺损、动脉导管未闭、主动脉弓畸形、主动脉狭窄、右心室双腔等。本章内容仅限于单纯VSD。

一、病理解剖

室间隔并不是一个完全平面的结构，在心脏短轴切面中新月形右心室围绕着圆形的左心室，室间隔呈100°~120°弧形。横切面中，室间隔从后向前，分隔左、右心室流入道，然后朝向右前成为左心室的流出道，再弯向左，几乎与额平面平行分隔两侧心室的流出道。因此，任何一个平面不可能完整地显示室间隔的每个部分。室间隔分为膜部及肌部。膜部室间隔为中央纤维体的一部分，与二尖瓣前叶、三尖瓣隔叶及主动脉瓣关系密切（图34-1）。膜部室间隔直接位于主动脉右冠瓣与无冠瓣间之下。三尖瓣隔叶横跨附着于膜部室间隔，三尖瓣隔叶附着上部的膜部室间隔，分隔左心室与右心房称为房室部分，构成房室间隔的前部，后部为肌部室间隔，而三尖瓣隔叶附着下部的膜部室间隔，分隔左、右心室，称为心室间部分。

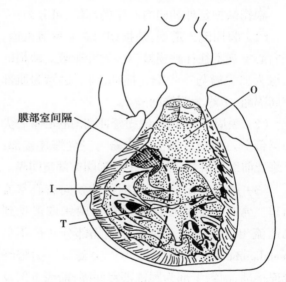

图34-1　室间隔的解剖分区（右心室面）
I，流入道；T，小梁部；O，流出道。

室间隔缺损的病理分类（pathologic classification）有多种（图34-2），根据缺损在室间隔的部位及其朝向右心室的部位，或根据缺损边缘特点及其与房室瓣、主动脉瓣关系分类。各种分类，各有侧重不同。通常将VSD分为：

1. **膜周型VSD**　膜部室间隔较小，缺损常超过膜部室间隔范围累及邻近部分的室间隔，故称为膜周型VSD（perimembranous VSD），占所有

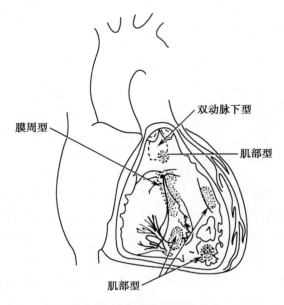

图 34-2　室间隔缺损部位

VSD 的 60%~70%。膜周型 VSD 均邻近于中央纤维体（二尖瓣、三尖瓣及主动脉瓣相互连续部位），均位于主动脉瓣下。

根据缺损延伸朝向右心室的部位，可分为：

（1）膜周流入道型：缺损朝向右心室流入道，从右心室观察往往缺损被三尖瓣叶遮蔽。缺损的后缘为二尖瓣与三尖瓣连接部；前下边缘为肌部室间隔嵴；上缘为圆锥间隔。

（2）膜周小梁部型：缺损延伸朝向右心室心尖小梁部分。缺损后缘为二尖瓣与三尖瓣连接部；下缘及前缘为肌部室间隔；上缘为圆锥部室间隔。

（3）膜周流出道型：缺损延伸朝向右心室流出道。常伴一定程度的主动脉瓣骑跨或可见到肌部流出道间隔与其余肌部室隔部分对位不良（malalignment）。缺损后缘为二尖瓣与三尖瓣纤维连接部；前缘上部为圆锥部室间隔；前缘下部及下缘为肌部室间隔。大型缺损可累及 2 个或 3 个部分时称为膜周融合型。

2. **肌部型 VSD（muscular VSD）**　缺损的边缘均为室间隔的肌肉，膜部室间隔完整，占 VSD 的 15%~25%。根据缺损朝向的部位可分为：①流入道；②小梁部型；③流出道型。

肌部缺损可为单个或多个，也有合并膜周型 VSD。

3. **双动脉下型 VSD（doubly committed subarterial VSD）**　缺损的上缘直接邻近主动脉瓣环与肺动脉瓣环连接部，圆锥部室间隔往往发育差或缺如。该型 VSD 占所有 VSD 的 3%~6%，但东方人群中的发生率较高，可达 29%。

2000 年，中国医师协会胸外科医师分会提出 VSD 分为：1 型 VSD（包含动脉下型、嵴上型、圆锥间隔型、漏斗型）、2 型 VSD（膜周型）、3 型 VSD（流入道型、房室管型）和 4 型 VSD（肌部）。2018 年，国际儿科及先天性心脏病分类协会提出 VSD 分类并为国际疾病分类第 11 版（ICD11）采纳，即将 VSD 分为：①膜周中央型 VSD；②流入道型 VSD（包含膜周流入道、肌部流入道型）；③小梁肌部型 VSD；④流出道型 VSD（包含膜周流出道、肌部流出道，双动脉下型）。

二、病理生理

室间隔缺损的病理生理（pathophysiology）取决于与分流量有关的缺损大小及肺血管阻力，直接与临床表现有关。缺损大小可粗分为三类：小型者缺损口径小于主动脉瓣口径 1/3，对分流量有一定的限制，左、右心室的压力保持很大的差距；中型者缺损口径约为主动脉瓣口径 1/2，仍能保持左、右心室间有一定的收缩压差距（≥20mmHg），但对分流限制较小；大型者缺损口径已达到主动脉瓣口径，无法限制分流量，左、右心室压力持平，这时分流量取决于肺循环和体循环的阻力。有人提出，VSD 缺损口径小于 $1cm/m^2$ 或 $0.8cm^2/m^2$（正常主动脉瓣口约为 $2.0cm^2/m^2$）为限制性缺损，对血流动力学影响轻微或无。缺损部位对血流动力学的影响很小，至于心脏收缩时缺损是否缩小，只有小型缺损在收缩后期可能暂闭，对大、中型缺损的分流无影响。限制型室间隔缺损的分流受肺血管阻力的影响次于缺损大小。非限制型室间隔缺损的分流主要受肺血管阻力的影响。肺血管阻力低则分流量大，到达肺的血流量也大。

新生儿的肺循环阻力高，此时血细胞比容仍较高（约 50%），血流黏滞也使肺循环阻力增高。新生儿如有大型 VSD，起初分流量不大，在新生儿期很少心衰表现。早产儿的 VSD 症状出现较早，因早产肺血管壁的平滑肌尚未发育完善，所以肺循环阻力较低。正常新生儿在出生后 2 周内肺循环阻力即下降至出生后正常水平。在高原地带肺循环阻力不易下降,所以在青藏高原的 VSD 患婴,有心衰的症状较少且轻。这是由于氧分压较低,肺血管收缩,肺动脉和右心室压力持续偏高使分流量减少。大型 VSD 婴儿可能因出生后肺发育及腺泡内血管数量的限制,肺血管阻力延迟下降,出生后数周才出现经过缺损的大分流量。如果肺血管阻力下降有限,分流量则少。这些患者可能直到形成严重肺血管病时才被发现。

大量左向右分流使肺血流量明显增加,回流至左心房及左心室血流量增多,左心室超容引起扩大和逐渐肥厚。心脏扩大使心肌纤维拉长,在生理范围内可以增强收缩,但心腔内超容使舒张压上升。心肌的肥厚可减轻室壁的应力,但室壁的顺应性因此减弱,也使左心室舒张末压上升。左心室舒张压上升使左心房血回流左心室受限,因此肺静脉、肺微血管等后续血流受堵,导致肺内淤血引起肺间质水肿,水分渐渐向肺泡渗出引起肺泡水肿,使肺的顺应性减低,呼吸费力,通气和换气都受到影响。

左向右分流必然减少左心室向主动脉的泵血量。体循环血流量不足导致许多代偿机制出现:血流中的儿茶酚胺增高和交感神经兴奋,使体循环血管收缩,阻力增高以维持血压;肾脏血流量减少兴奋肾素-血管紧张素系统引起水钠潴留血容量增多,使肺循环和体循环的静脉血管床淤血,引起肺水肿、肝增大及皮下水肿。

长期大量的左向右分流使肺血量持续增加,肺血管收缩而使肺动脉压及肺血管阻力升高。肺血管发生特征性组织学改变,血管中层平滑肌肥厚,平滑肌细胞向无肌化血管延伸,间质成分沉积在中层,最终严重破坏正常血管结构出现"丛状病变"。肺动脉高压可由肺血流量增加所致的动力性(hyperkinetic)肺动脉高压(pulmonary arterial hypertension)向梗阻性(obstructive)肺动脉高压演变,肺动脉压可达到或超过主动脉压的高度,使缺损处发生右向左分流,称为艾森门格综合征(Eisenmanger syndrome)。伴随肺动脉高压的发生和发展,右心室负荷增加而扩大和肥厚。

三、临床表现

临床的症状取决于通过缺损的分流量及分流方向。心脏杂音大多于出生后 1~6 周被发现,亦有因肺动脉压像正常婴儿于出生后 1~2 日内即下降的中、小型缺损者,杂音出现较早。缺损的大小关系到患儿的临床表现和治疗措施,小缺损者终身无症状,不需治疗;大缺损者在婴儿期即可死于心力衰竭,所以临床估量(clinical assessment)室间隔缺损大小和肺循环阻力,对治疗和预后有重要意义。

(一)小型缺损

临床常无症状,多为体检时意外发现心脏杂音方被诊断。患儿生长发育正常,胸廓无畸形,左心室大小正常或稍有饱满。主要体征为胸骨左缘第三、四肋间响亮的全收缩期杂音,与第一心音同时出现,可有震颤。杂音亦可于收缩中期较响,偶有在收缩晚期消失,可能因缺损在肌部,心肌收缩后缺损缩小。如系流出部缺损,杂音和震颤部位可高至胸骨左缘第二肋间。

(二)中型缺损

临床可无症状,亦可能在婴儿期曾有心衰症状而后缺损缩小。生长发育正常,胸廓无畸形或稍饱满。因分流量多,左心室可增大及搏动活跃,心脏杂音和震颤与小型缺损相同,但在心尖部偶可有舒张中期杂音,此因通过二尖瓣口的血流增多,功能性的二尖瓣狭窄所致,这时肺、体血流量比(Q_p/Q_s)已达 2:1。因左心室排血有两条出路致提前完成,致使原比肺动脉瓣关闭稍早的主动脉瓣关闭得更早,所以第二心音分裂明显。

(三)大型缺损

患婴出生后初无症状,当肺循环阻力迟至四、五周后逐渐下降,此时的"生理性贫血",血液黏度下降,肺循环阻力亦因此偏低,通过缺损左向右分流量明显增加。左向右分流量很大,肺体血流量比(Q_p/Q_s)达(3~5):1,肺动脉压升高,肺循环阻力可能并不高。肺血增多使肺的顺应性减小,于是患婴呼吸急促,喂养困难,多汗,吸气时可见胸骨上部抬高,而上腹及肋间内陷(郝氏沟)。患婴往往由于喂养不足,瘦小和体重不增。多汗为体循环血流不足使交感神经兴奋和呼吸劳累所致。左、右心室均有增大,但以左心室为主。心脏杂音为全收缩期的渐弱杂音,但因左、右心室间压差不大,所以杂音可不很响,且无震颤。第二心音亢进,心尖部常可听到第三心音,构成奔马律。临床上患婴有心衰肺水肿,并发肺炎者多属此型。

患儿的肺血管对高分流量所引起的反应因人而异。有些婴儿出生后肺循环阻力仍按正常婴儿一样下降,于是早期大量分流而使肺循环血流增加,患婴可死于心力衰竭和肺水肿的呼吸衰竭。有些婴儿的肺血管对过多的血流量有强烈的收缩反应而限制分流,可无心衰症状。这些患儿虽能度过婴儿期,但却有将来发生梗阻性肺动脉高压的可能。

当肺循环阻力高达体循环阻力的 40%~70% 时,缺损虽大,因右心室的压力已高,所以分流量渐趋减少,但仍保持左向右的分流。体力活动时因肺循环阻力上升,可能出现右向左分流引起青紫。生长发育落后,胸骨常突出似鸡胸。右心室增大可较左心室明显,听诊收缩期杂音减短,多无震颤,心尖区无舒张中期杂音,可闻及肺动脉的收缩期喀喇音,肺动脉瓣关闭音很响,且可触及,与主动脉瓣关闭音很接近,而使第二心音分裂不明显。

肺循环阻力几乎达到体循环的水平,甚至超过体循环,因此由右向左的分流可出现青紫,并有杵状指及红细胞增多。过去认为肺血管的阻力增高病变由胎儿沿袭下来,实际上为胎儿期的平滑肌增厚逐渐演变为梗阻性病变,且可因年龄的增长而愈加严重;所以在学龄前期很少出现青紫,年长后青紫方明显。患儿生长发育可在正常范围内,胸廓往往有畸形。体征主要表现为肺动脉高压征,听诊常有肺动脉喷射性喀喇音,肺动脉瓣关闭音很响,且容易触及,分流的杂音可很轻,甚至不易听得,可能有肺动脉瓣反流的舒张早期杂音。

四、辅助检查

(一) 心电图检查

小型室间隔缺损及大型限制性室间隔缺损婴儿在出生后的心电图可在正常范围。心电图检查可间接反映血流动力学状况(图 34-3)。大型非限制性室间隔缺损伴肺血流量增多的婴儿可为正常窦性节律,窦性心动过速,额面 QRS 波电轴正常,双室增大。左胸前导联 QRS 波呈左心室优势伴深 Q 波为左心室容量超负荷的表现。P 波有切凹,V_1P 波双向,向下的部分不小,提示左向右分流引起左心房增大,亦间接反映左心室的容量负荷。如已有右心室肥厚图形并伴左心室容量超负荷,则提示左向右的分流量仍相当大。合并肺动脉高压者可呈电轴右偏,右心室收缩期超负荷图形。在出生后数月系统随访检查心电图较单次心电图更能提供有关病情及预后的信息。新生儿电轴往往在 +90°~+130°,如数月内电轴逐渐向左进入 +75°、+60°、+30° 的角度,则可提示肺循环的阻力已逐渐下降,如电轴继续朝右偏,反映肺循环阻力未降或逐步增高,在高分流的患儿中,观测电轴的动向对估量预后尤有价值。电轴左偏(朝上向量)往往提示多发性缺损、流入道部位的缺损。在 2 岁内约有半数心电图上示双室增大,2 岁后左心室占优势渐多,也有随着缺损的相对或绝对缩小而在心电图上渐趋正常。如有肺动脉高压或右心室流出道梗阻则可表现电轴右偏,右心室肥厚而无左心室肥厚。

(二) X 线检查

对估量分流量和肺循环的阻力可有帮助,如配合体征和心电图,对随访病程发展和判断预后亦有参考价值。典型的改变为心脏增大和肺动脉主干及其分支增粗。分流量大者左心房左心室增大,伴肺动脉压高者右心室增大,右心房一般不大。如原有左心房左心室增大,肺动脉压增高后因分流量减少,左心房左心室增大减轻。在 2 岁以内患儿,约有 70% 的心胸比例大于 55%,但到 10 岁时大于 55% 者即降至 20%。其原因为:①正常小儿肺容量和胸廓的增长较心脏为快,所以心

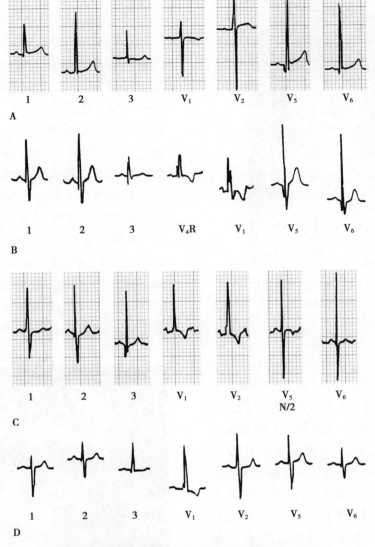

图 34-3　室间隔缺损的大小和肺循环阻力的心电图型

A. 中型缺损,左室超容有高电压,肺、体循环流量比 2:1;B. 大型缺损,左右室皆超容,肺、体流量比 4:1;C.肺循环阻力增高,左右心室压力几乎持平;D.肺动脉压力很高,有右向左分流,肺、体循环阻力 1.5:1。

胸比例由婴儿到儿童应有所下降;②室间隔缺损的口径有相对或绝对地缩小;③肺部的血管床容量增长很快,所以即使缺损大小不变,肺血管容量可增加承纳分流;④肺血管产生梗阻性病变,分流量减少,左心房左心室的容量负荷下降,心脏增大减轻甚至不大。心脏明显增大可压迫左主支气管而引起左下肺不张。小型或限制型室间隔缺损者胸部 X 线片正常。

肺血管影可反映分流量多少和肺动脉压力高低,如分流量很大而肺循环阻力不高时,肺血管影增多增粗,肺门有明显搏动;如有肺血管病变,分流量减少,肺门搏动减弱,肺门血管粗大,但周围分支管径锐减(图 34-4)。如合并右心室流出道梗阻,中央及周围肺动脉影均减少,肺动脉主干通常没有增粗。在一岁内的婴儿 X 线上心影的大小及形态表现无特征性改变,无确定规律。

(三) 超声心动图检查

在二维超声心动图(echocardiography)切面中可见室间隔连续中断为诊断缺损的依据。室间隔中断,断端粗钝而影浓密,并能在多种切面中见到,则诊断缺损比较可靠,彩色多普勒显像是确认

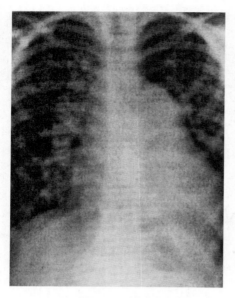

图34-4　男,11岁,大型室隔缺损的胸片
左右心室均大,肺血管充血,肺动脉段凸出,分流仍系左向右,肺动脉压力已接近主动脉。

（图34-6）。双动脉下型 VSD 的上缘为主动脉瓣环与肺动脉瓣环纤维连接,两个动脉瓣处于相似水平（图 34-7）。左心室长轴切面偏向右心室流出道,或从主动脉短轴转向长轴切面过程能够清楚显示双动脉下型 VSD 的特征,剑突下右心室流出道切面也可见上述特征。心尖四腔切面中未见双动脉下型 VSD,膜部室间隔完整。经过多种切面检查,二维超声心动图对 VSD 的分型诊断与手术观察比较总符合率达 90%~97.5%。结合彩色血流显像检查也有助于 VSD 的分型诊断。在主动脉根部短轴切面,向流入道缺损者其分流血流与三尖瓣环平行,小梁部缺损者其分流血流朝向右心室体部,流出道缺损者分流血流朝向流出道。室间隔的大小不等,还受心肌舒缩及邻近组织黏附的影响。大部分缺损为单个,也有多发性,最常见于小梁部肌部室间隔缺损,也有膜周型 VSD 与

室间隔缺损的可靠手段。各种切面中所见室间隔的解剖组成不尽相同,检查时可从多种切面及不同方向扫描以确定缺损的部位进行分型诊断。室间隔的膜部较薄,通常在心尖及剑突下四腔加主动脉根部切面中可以见到,位于主动脉瓣下,延续于室间隔肌部。胸骨旁左心室长轴切面中邻近主动脉瓣的室间隔为流出道部分。肌部室间隔流入道部分可见于心尖或剑突下四腔切面,上自三尖瓣环附着处,下至三尖瓣腱束附着点,其余可见的室间隔为小梁部。膜周型室间隔缺损包括膜部室间隔及周边的肌部室间隔缺损（图 34-5）,肌部室间隔缺损周边均为肌肉,而膜部室间隔完整

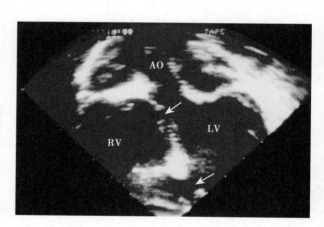

图34-6　心尖五腔切面显示多发性室间隔缺损,小梁肌部室间隔缺损(↑)

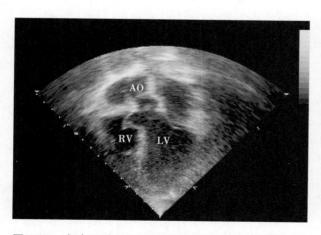

图34-5　心尖五腔切面显示膜周部流入道室间隔缺损。缺损位于主动脉下,部分三尖瓣组织附着并形成瘤状

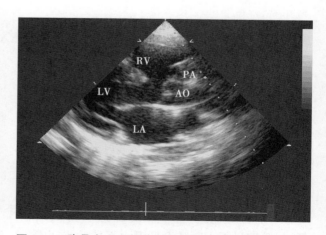

图34-7　胸骨旁左室长轴切面显示双动脉下型室间隔缺损。肺动脉瓣环与主动脉瓣环的连接为缺损的上缘

小梁部肌部 VSD 同时存在。二维超声心动图对 VSD 诊断敏感性很高，但小型 VSD（<2mm），近心尖部的 VSD 或多发性 VSD 易被遗漏，如同时应用彩色血流显像有助于发现上述类型的 VSD。动物实验及临床应用结果证明，三维超声心动图在显示室间隔缺损部位、大小及形状等方面优于二维超声心动图。

假性膜部室隔瘤（false aneurysm of the membranous ventricular septum）常见于膜周流入道型 VSD，剑突下或心尖四腔加主动脉根部切面中均可观察（图 34-8）。心室收缩时突向右心室呈瘤状，舒张期回复于缺损平面。随着假性膜部室隔瘤的形成，分流逐渐减少，分流多在瘤的下部。但 VSD 的边缘仍保持原来大小，彩色血流显像可以清楚显示分流的部位及范围。

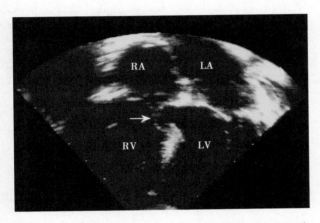

图 34-8　心尖四腔切面显示室间隔缺损假性膜部室隔瘤形成

应用二维及多普勒超声心动图技术可以估测 Q_p/Q_s。除通过测量三尖瓣反流速度、肺动脉瓣反流速度，估测右心室收缩压及肺动脉舒张压外，还可应用连续波式多普勒超声，直接测量经 VSD 分流血流的流速来了解左、右心室收缩压的压差（ΔP），可进一步估测右心室收缩压。如不存在右心室流出道梗阻时，肺动脉收缩压与右心室收缩压相似，因此可以评估肺动脉高压。M 型超声用于测量心腔内径，间接反映室间隔缺损的血流动力学状况，也可测得左心室功能。

手术或停体外循环后及时进行经食管超声心动图检查可确定是否存在残余分流或残余梗阻。

室间隔缺损术后即刻经食管超声心动图检查有残余分流可达 1/3 病例，其中 2/3 病例在出院时可消失。残余分流束宽≥4mm 者需要再次手术修补。残余分流束宽为 3mm 者需要结合左向右分流量（Q_p/Q_s）决定。流出道部位的室间隔缺损时常合并主动脉瓣脱垂及反流，术中经食管超声心动图检查可以评估纠治后各个主动脉瓣叶脱垂情况及反流程度提高手术效果。

超声心电图检查尚有助于发现合并的右心室流出道梗阻及主动脉瓣脱垂、反流，以及其他合并畸形如房间隔缺损、动脉导管未闭等。

（四）CT 和 MRI

单纯的室间隔缺损一般不需做 CT 和 MRI 检查。MRI 检查一般以自旋回波 T_1W 图像为主来观察室间隔连续性是否中断（图 34-9），若同时在梯度回波电影序列上发现有异常的分流血流存在，则是诊断室间隔缺损可靠的依据，梯度回波电影序列还可用来观察有无伴随的主动脉瓣关闭不全等。CT 和 MRI 检查对于发现肌部的小缺损比较敏感，其中多层螺旋 CT 的空间分辨率更高一些。CT 和 MRI 检查还可清楚地显示左心房增大，左心室增大，右心室增大，肺动脉扩张等室间隔缺损的间接征象。CT 或 MRI 检查有助于发现合并的主动脉弓缩窄等心外血管异常及气道异常。

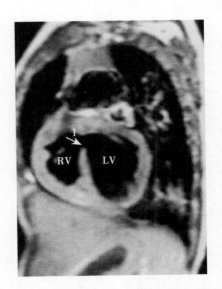

图 34-9　MRI 自旋回波 T_1W 左前斜位图像，显示室间隔缺损征象（↑）

（五）导管及心血管造影

由于超声心动图及MRI等无创性影像诊断技术已经能够有效地诊断室间隔缺损的部位及血流动力学改变，目前单纯室间隔缺损很少再需要心导管及心血管造影（angiocardiography）作为手术前的诊断方法。当诊断不明确，特别合并重度肺动脉高压而不能确定是否适合手术治疗时，心导管检查则有重要的诊断价值。通过心导管检查测定心腔压力及体、肺循环血流量可计算肺血管阻力，并可根据吸入纯氧或扩肺血管药物（如一氧化氮、前列腺素等）干预后分流量、肺动脉压及阻力的变化评估肺血管的反应性，以了解肺动脉高压的程度及性质。

左心室造影轴向投照有助于显示缺损部位（图34-10）。长轴斜位投照时，X线与前部室间隔相切，对最常见的膜周型室间隔缺损及小梁区肌部缺损显示最好。长轴斜位左心室造影也可显示位于流入道的肌部缺损。但肝锁位左心室造影对流入道肌部缺损的直接征象显示更好。多发性室间隔缺损也以长轴斜位左心室造影显示最佳。左心室造影右前斜位30°~45°投照，X线与流出道（漏斗部）室间隔基本相切，是漏斗部缺损的最佳造影体位，可显示漏斗部缺损的直接征象。右前斜位左心室造影片上，漏斗部缺损由主动脉瓣下方向肺动脉瓣下方喷射的造影剂束显示。根据进入右心室时造影剂束上缘是否紧靠肺动脉瓣，判断是肺动脉瓣下型缺损还是流出道肌部缺损。右前斜位左心室造影不仅能显示漏斗部缺损的直接征象，还能显示伴随的主动脉瓣脱垂及主动脉瓣脱垂的程度。为排除或诊断伴发的主动脉瓣关闭不全或动脉导管未闭可加做升主动脉造影。右心室造影适应于怀疑右心室流出道梗阻时。

五、病程

VSD婴儿中发生心力衰竭而需要药物治疗的约占1/6，大部分是在出生后6个月以内。部分患儿经过治疗病情获得好转，严重者如果不手术则难以存活。大型VSD婴儿往往合并肺动脉高压，并有发生肺血管病的风险。如果早期未能得到手术治疗，该类患儿预后差。虽然也可能存活至成人期，通常在40岁前死亡。

小型缺损即使不闭亦无碍，不致发生心衰或梗阻性肺动脉高压。根据Kidd和Gersony等对1 280例室间隔缺损患儿的长期随访，至25岁仍健在者有87%，明显低于正常人群。小型缺损至25岁健在者有95.9%，中型缺损有86.3%，大型缺损有61.2%，如已有艾森门格综合征至25岁仍存活者为41.7%，艾森门格综合征患者的死亡风险是肺血管阻力正常患者的12倍；术后补残余分流需再次手术者占5.5%。最近有几组更长随访研究，成人有小室间隔缺损者运动量较正常人为低，发生严重的心律失常及猝死者较正常稍高。Wu等回顾分析877例单纯膜周型室间隔缺损病例，随访（62±51）个月（1~240个月，中位数48个月）645例（74%）缺损处发生瘤样变化（aneurysmal transformation），在这些患者中发生左心室-右心房分流占45%，缺损自发闭合（spontaneous closure）占35%，主动脉下嵴占6%，发生左心室-右心房分流或主动脉下嵴病例中未见缺损闭合。Ottersted等随访70例成人小型室间隔缺损未手术者6~29年有11例死亡，还有14例与室间隔缺损有关的并发症。Gabriel等评估222例因缺损太小而不需手术的VSD患者，平均随访（30±10）年，所有患者存活，4例患者（1.8%）发生感染性心内膜炎，其中2例必需主动脉瓣置换，1例（0.5%）因主动

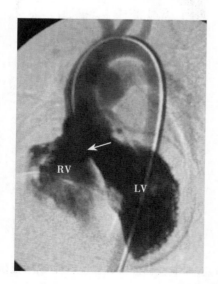

图34-10　长轴斜位左心室造影显示较大的室间隔缺损（↑）

脉窦破裂手术同时修补室间隔缺损,1例因仍有明显分流而手术修补室间隔缺损。室间隔缺损有自然缩小及闭合趋势,也可能发生主动脉瓣脱垂及反流,或右心室流出道肥厚影响自然病程。

(一)自然缩小及闭合

室间隔缺损的自然缩小及闭合可见于单纯VSD,特别是小型VSD,也可见于复合心血管畸形中的VSD。确切的自然缩小及闭合发生率很难估计,通常认为VSD自然闭合率为20%~40%,如果包括超声心动图检出的较小的VSD,则VSD自然闭合发生率更高。膜周部VSD及小梁肌部VSD发生自然缩小及闭合的较多,而流出道部位,靠近肺动脉瓣及对位不良型VSD很少发生自然闭合。小型VSD发生自然闭合的较多,但≥10mm的膜周部VSD,或曾有心功能不全者也有自然闭合的机会。Miyake等报道,膜周型VSD,$Q_p/Q_s<1.7$的青年患者中发生自然闭合的达23%。

尽管VSD的自然闭合可发生在任何年龄阶段,包括在胎儿时期,如出生前缺损未闭合者,其中76%将在出生后第一年内闭合。通常在3岁以内自然闭合机会较多,之后闭合的发生率逐渐下降,在10岁以后发生的机会更低。有一组观察显示,98%的自然闭合发生在6岁前。随着VSD自然缩小,心脏杂音失去全收缩期杂音的特点而变为较短,渐减型的收缩期杂音。

VSD自然缩小或闭合的机制可能是:①室间隔肌肉生理肥厚及缺损边缘纤维化,见于肌部VSD闭合;②高速分流血流产生间隔内皮粗糙,导致血小板积累在缺损边缘的粗糙内皮上,三尖瓣叶附加组织与缺损边缘粘连、融合或形成假性膜部室隔瘤,多见于膜周型VSD;③血栓形成闭塞缺损。最近,人们发现膜周型VSD自发闭合儿童的基质金属蛋白酶-9水平高于未闭合组,提示基质金属蛋白酶-9参与的结缔组织重塑可能在VSD闭合机制中起重要作用。目前,对假性膜部室隔瘤与VSD自然闭合的关系尚有不同的看法。据报道,在临床诊断VSD自然闭合的病例中,VSD局部呈现假性膜部室隔瘤的占74%。

VSD自然缩小,无肺动脉高压或左心室肥厚患者的预后很好,不影响生长发育,活动能力正常,没有任何症状。

(二)动脉瓣脱垂及反流

膜周型VSD,双动脉下型及邻近肺动脉的VSD均靠近主动脉瓣可能发生主动脉瓣脱垂(aortic valve prolapse),流出道肌部室隔发育不良的肌部流出道缺损也可发生主动脉瓣脱垂。主动脉瓣的脱垂和反流发生机制,与VSD解剖部位和血流动力学有关(图34-11)。依据Venturi效应,流体的流速越快,则压力越低。因此,通过缺损分流的流速越快,在右冠瓣及附近主动脉窦壁下方的压力越低,故这些组织向下塌陷。在收缩期,分流的流速很快时,主动脉瓣叶因缺口处低压而向下脱垂,舒张时瓣膜又恢复到原有位置。瓣叶脱垂影响瓣叶关闭而发生反流。早期手术关闭缺损,瓣膜尚可恢复密闭;如反流增多,脱垂瓣叶在舒张时因主动脉的压力而不能复位,固定塌陷在

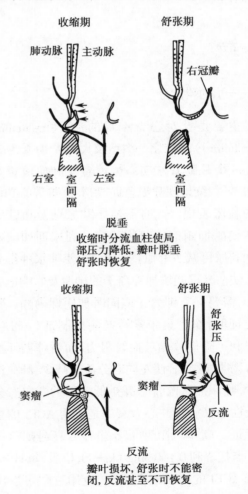

图34-11 肺动脉瓣下室间隔缺损所致主动脉瓣脱垂和反流的发生机制

缺损口,日久与缺口缘粘连,此时反流不可回逆。如果存在肺动脉高压,分流速度慢则不会发生主动脉瓣脱垂。右冠状动脉瓣叶脱垂最多见,也可累及无冠状动脉瓣,左冠状动脉瓣很少累及。肺动脉下型VSD合并主动脉瓣脱垂约占70%。主动脉瓣脱垂后可发生主动脉瓣反流(aortic valve regurgitation)并逐渐加重。主动脉瓣反流加重左心室负荷而可发生心力衰竭,偶见于儿童时期,多数发生在成人阶段。主动脉瓣脱垂也可能完全堵闭缺损。绝大多数的主动脉瓣脱垂仅使缺损缩小,同时有主动脉瓣反流风险故仍应手术治疗。

(三)右心室流出道肥厚

有5%~7% VSD患者发生右心室流出道肌肉肥厚狭窄,限制左向右分流,有的最终出现青紫。有些VSD患者中右心室腔中部异常肌束肥厚而形成右心室双腔。

六、治疗

(一)内科治疗

主要是针对心力衰竭的治疗(treatment for heart failure)的治疗。中型及大型VSD婴儿出生后2~3个月随着左向右分流量及肺血流量显著增加,可相继出现呼吸急促、喂养困难等心功能不全的临床表现。此时需给予利尿剂及血管紧张素转换酶抑制剂等药物治疗。利尿剂如呋塞米排钠利尿可减少心脏的前负荷,使肺水肿得到缓解。呋塞米可能增加钾离子的排泄及影响电解质平衡,需要补充钾离子或同时加用螺内酯。临床研究证明,血管紧张素转换酶抑制剂(ACEI)卡托普利可降低体循环血管阻力,而对肺循环血管阻力无明显影响,使左向右分流量减少,肺血流量减少,临床症状改善。高排低阻型的左向右分流先天性心脏病合并心力衰竭是应用ACEI的主要适应证。高排低阻型不合并心力衰竭则疗效不定。卡托普利0.1~0.3mg/(kg·d),口服,每日3次。随着ACEI的剂量逐渐增加,应用过程可以出现低血压和肾功能障碍。大量左向右分流型先天性心脏病合并心力衰竭时应用地高辛尚有争议。

已有研究结果发现,室间隔缺损合并心力衰竭时大多数病例的左心室心肌收缩力正常,少数病例(13%~15%)LVEF降低也因心室负荷增加所致。然而临床经验也发现经过地高辛治疗部分病例心力衰竭临床表现得到明显改善。地高辛调节神经体液的药理作用可能对改善室间隔缺损合并心力衰竭的临床表现更为重要。实际上,地高辛发挥调节神经体液的作用早于增强心肌收缩的作用。地高辛0.01mg/(kg·d),可分2次口服,不必采用饱和剂量。通常卡托普利与地高辛联合应用的效果较单独用药好。

液体的摄入亦需限制,每日<120ml/kg;热量每日约140kcal/kg,必要时插胃管点滴营养液。患婴的症状和体征很难排除合并继发的肺部感染,可适当应用抗生素。供氧虽属常规治疗,但必须注意氧对肺循环的作用为血管扩张,所以如用氧过度可增加分流量。在有肺水肿时供氧可改善缺氧,但如血氧不低,不必持续供氧。严重的呼吸窘迫可用持续正压呼吸。

在药物治疗过程中需要临床评估心力衰竭的表现及超声心动图评估室间隔缺损血流动力学、肺动脉高压状况。鉴于相当部分的室间隔缺损有自然缩小或闭合的机会可以继续内科治疗随访观察。如果药物治疗后仍然喂养困难、体重不增或肺动脉高压持续时则应考虑及时外科手术治疗。

部分中型及大型室间隔缺损婴儿左向右分流量减少而临床表现改善,其中部分患儿系因室间隔缺损自然缩小而使分流量减少,但也可能因为合并肺动脉高压或右心室流出道肌肉肥厚梗阻而使左向右分流量减少。特别是重度肺动脉高压致使分流量减少形成临床好转的假象会延误手术治疗的时机。因此,超声心动图检查评估病情非常重要。至2岁以后很少因左向右分流而发生心力衰竭,如有心力衰竭可能由于呼吸道感染、感染性心内膜炎或主动脉瓣反流引起,需要针对病因进行治疗。

小型VSD,无症状也无肺动脉高压征象则不需治疗,也不必应用抗生素预防感染性心内膜炎。

大型VSD合并重度肺动脉高压患者如就医太晚失去手术机会,将逐渐发展为艾森门格综合征,出现青紫,运动能力减退。对症治疗仅改善症状,肺血管扩张药物很少获得理想效果。

(二)外科治疗

室间隔缺损外科手术修补始于1954年。随着外科手术、体外循环及围手术期处理技术进步,室间隔缺损外科手术修补(surgical repair)已不受年龄及体重的限制。大型室间隔缺损合并肺动脉高压患儿也可在生后早期获得及时手术治疗,目前单纯室间隔缺损的外科手术死亡率低于1%。

室间隔缺损外科手术治疗的指征为:①中型或大型室间隔缺损合并心力衰竭经过药物治疗无改善,喂养困难,生长迟缓,反复呼吸道感染;②大型室间隔缺损合并肺动脉高压,即使无临床症状;③年长室间隔缺损患儿,随访过程缺损不见缩小,$Q_p/Q_s > 2:1$,即使无临床症状;④室间隔缺损合并主动脉瓣脱垂及反流或右心室流出道梗阻。

小型室间隔缺损可占所有室间隔缺损的70%~80%,是否应该手术治疗尚无统一意见。小型室间隔缺损的自然闭合率可高达75%~80%,该类患儿无任何临床症状,生长发育正常,运动能力不受限制,唯有室间隔缺损的心脏杂音,寿命与正常人相似。一般认为室间隔缺损增加发生感染性心内膜炎(infective endocarditis,IE)的风险。在所有室间隔缺损患者中,感染性心内膜炎的发生率为每1 000例每年1~2例,成人室间隔缺损的感染性心内膜炎发生率为1.8%。室间隔缺损的大小与感染性心内膜炎的风险无关,室间隔缺损关闭前发生感染性心内膜炎的风险是术后的两倍。单纯VSD死于感染性心内膜炎的占2%~3%。多数认为小型室间隔缺损不必手术治疗。目前,也有认为手术效果好可考虑手术修补消除心脏杂音。波士顿儿童医院统计出生后发现室间隔缺损者最后需手术治疗仅占15%,原有症状者占25%。

如合并严重肺血管病变是室间隔缺损手术治疗唯一的禁忌证。经过心导管检查,肺血管阻力超过8Wood/m²通常认为是不宜手术的。如果肺血管阻力4~8Wood/m²则需要经过吸入纯氧或其他肺血管扩张剂(如NO吸入)干预检测肺血管反应性确定肺动脉高压是否可逆再决定是否适合手术治疗(详见第八十二章)。随着科学技术进步,

对待室间隔缺损合并重度肺动脉高压患者的治疗策略也有变化。有些临床研究发现部分患者经过靶向药物治疗后仍能接受手术治疗,也有应用暂时介入封堵室间隔缺损观察血流动力学指标,发现部分患者仍能接受手术。肺血管病变很少见于1岁内患儿。

手术治疗的适宜时间主要取决于室间隔缺损的病情及部位。中型或大型室间隔缺损患儿出生后早期合并心力衰竭经过药物治疗而无改善的,应早期(6个月内)手术治疗,如6个月以后肺动脉高压仍然持续的,应在1岁内手术治疗。双动脉下或肺动脉下型室间隔缺损很少自然缩小或闭合,且常合并主动脉瓣脱垂及反流,应早期手术治疗避免发生主动脉瓣反流。如果已经合并主动脉瓣反流,但无心脏扩大或心力衰竭,最好延至青年期手术以适应需要瓣膜置换的可能;已有心脏扩大及心力衰竭者无论年龄均应手术治疗;心脏扩大(左心室收缩末期内径>29mm/m²)即使无临床症状也应及时手术治疗。其他类型室间隔缺损,如无肺动脉高压或临床症状,手术时间则不限定。但是,中-大型室间隔缺损手术后随访研究发现,手术时平均年龄5岁,术后1.6年复查无残余分流,LVEDV为正常的118%,LV mass为正常的278%,LVEF为正常的85%;手术时平均年龄12个月,术前P_{RV}/P_{LV} 1.0,右心室压力96mmHg。术后1.5年复查,LVEDV从正常的278%降至113%,LV mass从正常的136%降至98%,LVEF正常。由此可见,早期手术对左心室结构及功能的恢复有利。

随着外科手术技术的进步,目前基本采用直接修补室间隔缺损的方法。肺动脉环缩术仅用于不适合直接修补缺损的复杂型室间隔缺损(如多发性肌部室间隔缺损,合并房室瓣跨越的室间隔缺损等)。缺损修补手术可经心室切开或心房切开经三尖瓣进行,流出道部位的缺损则可经肺动脉切开后修补。心尖肌部缺损的暴露比较困难,有时需要心尖部左心室切开修补,住院病死率达7.7%。目前,联合心导管介入方法堵闭肌部缺损为常用的治疗方法。

绝大部分单纯室间隔缺损患者经过外科手术治疗后能够正常生活及具有正常的运动能力。少

数患者术后有残余分流及心脏传导阻滞。术后有残余分流的占 10%~25%，残余分流多见于缺损补片边缘，绝大部分残余分流不影响血流动力学，而且有消失的可能。如果分流量较大者则需要闭合处理，占 1%~2%。伴有残余分流（residual shunt）术后必须接受预防感染性心内膜炎的措施。室间隔缺损外科修补后发生心脏传导阻滞（heart block）的约占 5%，损伤房室结或希氏束而导致持续完全性房室传导阻滞仅占<1%，需要安装起搏器治疗。术后曾有暂时性心脏传导阻滞者以后发生严重心律失常及骤停的机会较高，即使恢复后无症状也应定期（每年或每 6 个月）接受 24 小时动态心电图检查。术后曾有室性早搏者也应复查监测心电图。心室内传导障碍见于大部分心脏直视手术患者。右束传导阻滞见于 26% 室间隔缺损术后患者，包括经心房或心室修补缺损者。长期随访结果显示右束支传导阻滞不影响心室收缩功能，可能影响心室舒张功能。如果右束支传导阻滞合并心电轴左偏及 P-R 间期延长，特别是在术后曾有暂时性完全房室传导阻滞的，则为晚期发生完全性房室传导阻滞的预兆，需要密切随访观察。

部分患者术后左心室持续增大，心室功能减低但无临床症状，长期预后尚不明确。晚期出现主动脉瓣反流，可见于术前伴或不伴主动脉瓣脱垂及反流者。术后三尖瓣反流可因合并三尖瓣异常或缺损补片影响所致。

有些室间隔缺损合并肺动脉高压患儿术后经过 20~30 年长期随访研究，结果显示心肺功能低于对照组，且部分患者肺动脉压仍高于正常。进一步说明室间隔缺损合并肺动脉高压早期（1~2岁内）手术的重要性，而且术后需要长期随访检查。

（三）经心导管或经胸介入治疗

应用特制的堵闭器经心导管封堵肌部室间隔缺损始于 1988 年。堵闭器可直接经心室（镶嵌）或经导管实施封堵，主要用于心尖肌部室间隔缺损或多发性肌部室间隔缺损。美国注册资料显示，经皮放置堵闭器成功率为 87%，12 个月缺损闭合率为 97%，合并症发生率为 11%。膜周型室间隔缺损经心导管介入治疗始于 1994 年。国内临床经验显示，对适宜的病例，介入治疗也有较高的成功率。室间隔缺损外科手术后残余分流，如需闭合治疗时，介入治疗则是一种选择。膜周型室间隔缺损经导管封堵的并发症包括损伤主动脉瓣、三尖瓣及心脏传导束。完全性房室传导阻滞的发生率为 1.4%~3%，传导阻滞可发生于当时或放置堵闭器后≥1 年（详见第十七章）。最近的荟萃分析发现，膜周型室间隔缺损经导管介入封堵治疗（transcatheter interventional closure therapy）与外科手术治疗的效果相当，经导管介入封堵治疗的完全性房室传导阻滞发生率为 1.1%，略高于外科手术治疗。

（陈　笋　陈树宝）

参 考 文 献

1. WERNOVSKY G. Anderson's pediatric cardiology. 4th ed. Philadelphia：Elsevier，2020.

2. MOLLER JH，HOFFMAN JE. Pediatric Cardioventricular Medicine. 2nd ed Philadelphia：Churchill Livingstone，2012.

3. ALLEN HD，SHADDY RE，DRISCOL DJ，et al. Moss and adams' heart disease in infants，children，and adolescents including the fetus and young adult. 9th ed. Philadelphia：Walters Kluwer，2016.

4. VALDES-CRUZ LM，CAYRE RO. Echocardiographic diagnosis of congenital heart disease：An embryologic and anatomic approach. Philadelphia：Lippincott-Raven，1999.

5. 陈树宝. 先天性心脏病影像诊断学. 北京：人民卫生出版社，2004.

6. LOPEZ L，LUCILE HOUYEL L，COLAN SD，et al. Classification of ventricular septal defects for the eleventh iteration of the international classification of diseases——striving for consensus：a report from the international society for nomenclature of paediatric and congenital heart disease. Ann Thorac Surg，2018，106（5）：1578-1589.

7. 陈树宝，刘薇廷，陆欧伦. 二维超声心动图在室间隔缺损部位中的诊断价值. 上海医学，1991，14（1）：7-9.

8. KIDD L，DRISCOLL D，GERSONY W. et al. Second natural history study at congenital heart defect，Results of treatment of patients with ventricular septal defect Circulation，1993，87（Suppl 1）：38-51.

9. TURNER SW. The natural history of ventricular septal defect. Arch. Dis Child，1999，81（5）：413-416.

10. WU MH, WU JM, CHANG CL, et al. Implications of aneurysmal transformation in isolated perimembraneous ventricular septal defect. Am J Cardiol, 1993, 72 (7): 596-607.

11. GABRIEL HM, HEGER M, INNERHOFER P, et al. Long-term outcome of patients with ventricular septal defect considered not to require surgical closure during childhood. J Am Coll Cardiol, 2002, 39 (6): 1066-1071.

12. 陈树宝, 王莹, 刘薇廷. 室间隔缺损自然闭合的二维超声心动图观察. 中华心血管病杂志, 1992, 20 (1): 25-26.

13. ZHANG J, KO JM, GUILEYARDO JM, et al. A review of spontaneous closure of ventricular septal defect. Proc (Bayl Univ Med Cent), 2015, 28 (4): 516-520.

14. DRISCOLL DJ, ALLEN HD, ATKIN DL, et al. Guidelines for evaluation and management of common congenital cardiac problems in infants, child, and adolescents. Circulation, 1994, 90 (4): 2180-2188.

15. 陈树宝, 李万镇, 马沛然, 等. 小儿心力衰竭. 北京: 人民卫生出版社, 2008.

16. SCULLY BB, MORALES DLS, ZAFAR F, et al. Current expectations for surgical repair of isolated VSD. Ann Thorac Surg, 2010, 89 (2): 544-551.

17. PALLADINO-DAVIS AG, DAVIS2 CS. Outcomes of infants and children undergoing surgical repair of ventricular septal defect: a review of the literature and implications for research with an emphasis on pulmonary artery hypertension Cardiol young, 2020, 30 (6): 799-806.

18. SANTHANAM H, YANG LQ, CHEN ZJ, et al. A meta-analysis of transcatheter device closure of perimembranous ventricular septal defect. Int J Cardiol, 2018, 254: 75-83.

19. EL-KADEEM S, EL NEMR S, EL AMROUSY D, et al. Comparison of transcatheter versus surgical closure of perimembranous ventricular septal defect in pediatric patients: A systematic review and meta-analysis. J Saudi Heart Assoc, 2019, 31 (4): 188-197.

第三十五章

动脉导管未闭

动脉导管未闭（patent ductus arteriosus，PDA）是指胎儿时期连接肺动脉和主动脉的动脉导管在出生后未能正常关闭，是最常见的先天性心脏病之一。PDA约占先天性心脏病的10%，其发病率在足月新生儿中约为1/2 000，在早产儿中约为8/1 000，而在低体重早产儿中高达21%。研究发现PDA存在性别差异，男女发病比例为1:(2~3)。

一、动脉导管的胚胎发育及其出生后的生理关闭

胚胎心脏发育过程中动脉囊先后出现6对动脉弓，其中第6对动脉弓左、右两侧的近端与其同侧发到肺芽的分支分别形成左、右肺动脉，而右侧第6动脉弓的远端萎缩消失，左侧第6动脉弓的远端保留并连接于左、右肺动脉分叉处与主动脉弓远端之间形成动脉导管。动脉导管在组织结构上分为外、中、内膜3层，中膜主要由纵向和螺旋层排列的平滑肌组成，外周被同心排列的弹性组织包围，肌层中亦有少量弹力纤维和壁薄的小血管分布。

在胎儿期，由于肺部血流很少，动脉导管存在内在张力，需要较高水平的前列腺素 E_2（prostaglandin E_2，PGE_2）、NO等物质来维持动脉导管开放。PGE_2 主要通过EP4受体发挥作用，通过激活cAMP/PKA诱导动脉导管扩张。出生后，血氧的升高和前列腺素的降低是促使动脉导管关闭的主要因素。出生后，胎盘-脐循环中断，前列腺素来源减少，而肺血流增加，使前列腺素迅速降解；另外，出生后建立呼吸，血氧很快升高，引起动脉导管中平滑肌收缩而使管腔变细、缩短，最后关闭。正常情况下，动脉导管于出生后12~24小时内发生功能性关闭（functional closure），随后管壁的营养血管断源和破裂，使组织无菌性坏死，于生后3~4周形成动脉导管韧带而永久性关闭，约88%的婴儿于8周内完成闭合。如果动脉导管在出生前过早关闭，胎儿有发生右心衰竭和胎儿积液的风险。腺苷和心房脑钠肽分别通过上调cAMP和cGMP信号来扩张动脉导管；CO是cGMP介导的血管舒张剂之一，既往研究表明内源性CO水平升高与早产儿症状性PDA相关。此外，研究发现前列腺素以外途径也可能参与动脉导管的重塑，这些途径主要参与血管重塑，如平滑肌细胞的迁移和增殖、细胞外基质的产生、内皮细胞的增殖等，这为未来的PDA的防治提供了可能的靶点。

二、发病机制

目前认为PDA的形成与环境和遗传因素的共同交互作用有关。

（一）环境因素

已知的环境因素主要有：①早产：早产儿易患PDA，可能与其动脉导管的纤维发育不足或肺清除前列腺素能力不足有关。②低氧：生理情况下动脉导管组织对氧敏感而收缩，新生儿期的各种缺氧性疾病或高原性低氧等因素可影响导管组织的有效收缩而不能及时关闭。③感染因素：宫内感染是重要的高危因素，现明确有关的是风疹病毒感染。怀孕3个月内，尤其是孕期4周内最易胎传风疹；在先天性风疹综合征中PDA占88%，胎内感染风疹的新生儿中有近50%的患有孤立性PDA。④其他因素：包括放射线、代谢性疾病、药物等因素影响导管的正常收缩关闭。

（二）遗传因素

动物模型研究和临床遗传学研究支持 PDA 的发病存在遗传因素。

利用模式动物研究显示，一些与 PGE_2 代谢、调节平滑肌收缩、神经嵴特异性转录因子、血小板生物生成有关的基因功能缺陷会导致 PDA 发生。例如，前列腺素的合成依赖于两种环加氧酶（cyclooxygenase，COX）：COX-1（Ptgs1）和 COX-2（Ptgs2）。Ptgs1 缺失的小鼠动脉导管闭合正常，但 35% 的 Ptgs2 缺陷小鼠出生后不久就会死于 PDA。同时缺乏 Ptgs1 和 Ptgs2 的小鼠有较大的 PDA，并且在生后第 1 天死亡率接近 100%。PGE_2 通过 EP4 受体介导动脉导管舒张，EP4 缺陷小鼠存在较高比例 PDA 发生和死亡率。前列腺素转运蛋白基因 *Slco2a1* 缺失的小鼠在出生后第 2 天就会出现 PDA。

临床遗传学研究发现染色体异常，包括非整倍体（aneuploidy）和微小缺失（microdeletion）是综合征型 PDA 最常见的病因。30% 的染色体异常伴有心脏畸形，其中合并 PDA 的综合征有特纳综合征（45，XO）、卡塔格内综合征、克兰费尔特综合征（47，XXY）等。此外，一些单基因畸形综合征也常合并 PDA，如 Mowat-Wilson 综合征（SMADIP1）、洛伊-迪茨（TGFBR1/2）、努南综合征（PTPN11）、遗传性心血管上肢畸形综合征（TBX5）、Rubinstein-Taybi 综合征（CREBBP）等。研究还发现与非综合征 PDA 病例相关的单核苷酸多态性。如早产儿中 *TFAP2b* 基因（rs987237）多态性与 PDA 发生相关。

三、病理解剖分型

对于典型的左位主动脉弓，PDA 的主动脉端起于左锁骨下动脉发出部位的远端，而肺动脉端止于主肺动脉和左肺动脉连接处（图 35-1），即介于稍前的肺动脉和稍后的降主动脉之间，所以导管的方位是偏前后和高低的方向。PDA 的大小、长短和形态不一，根据导管形态主要分为 5 型：

1. 漏斗型 主动脉端较粗，而肺动脉端较窄，形成在主动脉端开口扩大呈喇叭或漏斗状。

此型临床多见。

2. 管型 导管连接主动脉和肺动脉的两端直径一致。

3. 窗型 导管很短但直径很大，呈窗样结构。

4. 铃型 导管两端粗而中间细。

5. 瘤型 导管两端细但中间呈瘤样扩张。

若 PDA 合并右位主动脉弓（right aortic arch），则动脉导管解剖结构变异，一般情况下，导管起自左侧的无名动脉，止于近端左肺动脉；部分病例动脉导管起自右锁骨下动脉起始处的远端，止于右肺动脉近端。对于右位主动脉弓伴迷走左锁骨下动脉合并 PDA，如果动脉导管发自迷走锁骨下动脉，连接于左肺动脉近端，则形成了血管环。此时，主动脉位于气管和食管的右前方，迷走锁骨下动脉位于其后方，而动脉导管沿左侧走行，连接锁骨下动脉和肺动脉。双侧 PDA 相对罕见，通常伴有其他复杂心血管畸形。

此外，在一些特殊情况下，肺动脉端为盲端，在胸部 X 线片上显示为动脉瘤。如有先天性肺动脉闭锁或严重狭窄者，在胎内肺动脉内血流减少，导管则往往很细且扭曲，此时主动脉的血流可通过导管流向肺动脉（正常胎儿为由肺动脉向主动脉），出生后往往需要依靠动脉导管的开放维持肺部血流进行血氧交换。如果导管关闭，使肺血突减，可导致青紫加重甚至死亡。

四、病理生理

一般情况下，PDA 患儿由于体循环压力高于肺循环压力，血液在收缩和舒张期连续性从主动脉通过动脉导管分流向肺动脉（图 35-1），造成肺循环充血；肺循环的血回到左心房、左心室，造成左心房、左心室容量负荷增加而继发增大，左心室继发肥厚以适应容量的超负荷。因左心室每搏量增加，左心室收缩时血流大量涌入主动脉，所以主动脉收缩压不低甚至升高，而舒张期主动脉瓣关闭，主动脉血继续通过动脉导管向阻力低的肺动脉分流使舒张压降低，造成脉压增大，并产生周围血管征。如果持续、严重的左向右分流造成左心室容量负荷明显增加，左心室扩大、舒张压上升，导致左心房及肺血管床淤血引起肺水肿。

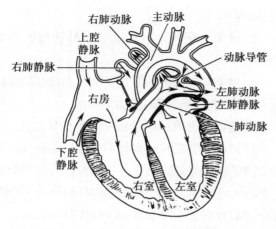

图 35-1　动脉导管未闭的血流动向图

PDA 分流量大小主要取决于主动脉与肺动脉之间的压力差、动脉导管的直径与长度以及体、肺循环之间的阻力差。

肺血管对分流血的反应可影响临床表现，如肺血管反应强烈，保持收缩状态可限制分流量，即使较粗的导管可能症状轻微；如肺血管反应轻，无法限制分流，即使较小的导管也可造成明显症状。导管较长、扭曲也可使分流减少，甚至还可因体位不同而与纵隔脏器位置关系变更压迫导管，出现"间歇性"导管，杂音时有时无。

由于长期大量左向右分流，肺血流量增加，形成肺动脉高压。如出生后肺动脉壁结构未向成年型转变，依旧保留胎儿型的壁厚管细的结构也与肺动脉高压有关。当肺动脉高压发展至器质性肺动脉高压，肺动脉压超过主动脉压时，产生右向左分流，肺动脉血流逆向分流入降主动脉，临床出现发绀，即艾森门格综合征（Eisenmenger syndrome）。此时，患儿出现左上肢轻度青紫，右上肢正常，下半身青紫，即差异性发绀（differential cyanosis）。患者因下肢动脉血氧偏低，常有行走乏力，腿部酸痛，甚至杵状指；因呼吸中枢的供血为氧饱和血，所以虽有下肢缺氧而无呼吸急促现象。

在完全型大动脉转位时，依靠动脉导管进行体、肺循环血流交换，出生后肺循环阻力下降，主动脉内的静脉血通过动脉导管向肺动脉分流，肺血增加，肺血管可有反应性收缩，使肺动脉压力达到主动脉水平，则在导管内既有右向左又有左向右的分流。严重主动脉狭窄（导管前）及主动脉

弓离断时依赖动脉导管分流维持降主动脉血流，也会出现下肢青紫明显，如果合并完全型大动脉转位时，降主动脉血源主要由左心室-转位的肺动脉-导管而来，躯干下部有氧合高的血流，而上身由右心室-转位的主动脉而来，由此产生了上身紫而下身不紫的差异性青紫。

五、临床表现

PDA 的临床表现主要取决于导管的粗细和分流量。PDA 细小者可无杂音、无症状。PDA 粗大者可造成显著血流动力学改变，临床表现主要包括两方面：一是由于左向右分流造成的体循环缺血的表现，如发育迟缓、体重不增等；二是肺循环充血的表现，如气促咳嗽、喂养困难、心功能不全等。

新生儿 PDA 因出生数日内因肺动脉压仍高，所以分流量不明显，杂音可不明显；当肺循环阻力日趋下降，左向右分流逐渐增加，心脏杂音渐明显。如 PDA 较粗，肺血显著增加，常于出生 3~6 周出现心功能不全的表现。婴儿期后心衰发生的机会减少，但并发感染性心内膜炎的机会增加，心内膜炎的赘生物常在动脉导管的肺动脉端，脱落后导致肺梗死，表现似肺炎。年长患儿多属瘦长体型，早期无明显症状，常于体检时意外发现心脏杂音，偶有劳累后呼吸困难、易出汗、乏力等表现。大型 PDA 如不及时治疗纠正，可出现肺动脉高压引起的劳力性气急、青紫。肺动脉段的扩张可压迫喉返神经而致声嘶，晚期可有咯血。自幼分流量大而治疗较迟者，即使治疗后可留有鸡胸、心前区凸出和郝氏沟等体征。

PDA 最突出体征为连续性杂音（continuous murmur），杂音位于胸骨左缘第 2 肋间，常伴有震颤。当发生肺动脉高压时，舒张期杂音减弱或可消失，仅表现为收缩期杂音。第二心音亢进。PDA 细小者，心脏杂音可不明显。

周围血管征（peripheral vascular signs）是 PDA 另一特有体征，由于脉压增加而导致周围血管和毛细血管搏动增强的体征，如水冲脉、明显颈动脉搏动、点头运动、毛细血管搏动、枪击音和双重杂音等。动脉导管血管瘤很少见，发生于婴儿

或老年患者,或继发于手术后或心内膜炎,有时可压迫邻近喉返神经而有嘶哑。

六、辅助检查

(一) 心电图

心电图的改变取决于左心室容量负荷和右心室压力负荷的严重程度。PDA较细者心电图大致正常;PDA粗大者,可出现左心室负荷重表现,如电轴左偏、左心室肥厚。伴有肺动脉高压时可出现双室肥厚。在某些肢体导联和左心前导联P波可有切迹、双峰或增宽,提示肺血流量增多而使左心房增大。

(二) 胸部 X 线

心脏的大小与PDA大小和分流量直接有关,PDA细小者,心胸比例可正常;PDA粗大者,心胸比例多有增大。婴儿期有心衰症状者,心脏明显增大,心胸比例多超过0.6;幼儿和儿童患者大多有心脏轻度增大,有肺动脉高压时可见肺动脉干突出,左、右心室增大。升主动脉在婴儿期往往正常,年长后渐渐增粗,主动脉结亦大,此与其他左向右分流型先天性心脏病不同;但在动脉导管开口处因一部分主动脉血分流入肺动脉,所以入降主动脉的流量锐减,管径趋小,似漏斗,为本病特征性改变(图35-2)。

(三) 超声心动图

绝大部分PDA可以通过经胸超声心动图确诊。M型超声可显示左心容量负荷增加,如左心房、左心室扩大。二维超声可显示肺动脉分叉处与降主动脉之间异常连接的动脉导管(图35-3),可测量动脉导管的内径、长度和形态,确定其类型。彩色多普勒显示降主动脉至肺动脉之间双期连续高速血流频谱,根据分流血流的速度可以估测肺动脉压。但如果导管细长、扭曲时,可能影响检测结果。

(四) 增强 CT 和磁共振成像

单纯的PDA一般不需要CT和MRI检查。对于PDA合并右位主动脉弓或其他复杂心血管畸形时,可选择增强CT或MRI检查进一步明确诊断。

(五) 心导管和造影检查

大部分PDA病例不需要心导管检查。特殊情况下,如窗型PDA合并肺动脉高压(无典型杂音)或伴发其他畸形征象者,可进行心导管检查。如肺动脉分叉处的血氧超过右心室0.6%~1.0%,提示存在大动脉水平左向右分流。如有降主动脉血氧低于升主动脉,提示存在导管水平右向左反

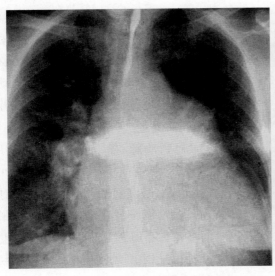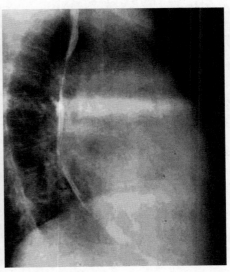

图 35-2　动脉导管未闭的较大分流时的 X 线改变
双肺纹理增粗,肺门血管扩大,左心房、左心室扩大,主动脉结突出。

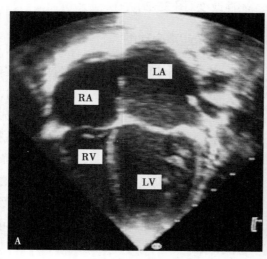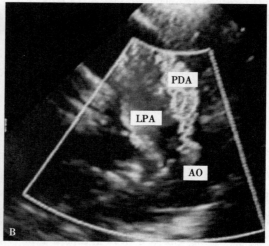

图 35-3 动脉导管未闭的超声心电图像

A. 心尖四腔切面显示左心房、左心室扩大,室间隔往右侧偏移;B. 胸骨上窝切面可见肺动脉分出左肺动脉处见降主动脉与肺动脉之间的异常血流。LA,左心房;RA,右心房;RV,右心室;LV,左心室;LPA,左肺动脉;AO,主动脉;PDA,动脉导管未闭。

向分流可能。如右心导管由右心室至肺动脉,并可进入降主动脉则为 PDA 存在的明证,造影可以清楚观察 PDA 的形态(图 35-4)。

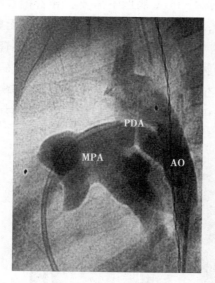

图 35-4 降主动脉造影示降主动脉与肺动脉之间见异常血流通道

MPA. 主肺动脉;PDA. 动脉导管未闭;AO. 主动脉。

七、鉴别诊断

本病的特征为连续性杂音,典型者确诊不难,下列情况可有相似的杂音,应注意鉴别诊断（differential diagnosis）：

1. **室间隔缺损合并主动脉瓣关闭不全** 此时杂音为收缩期及舒张期的双期杂音,但非连续性,非机器样,不向颈部传导,而向心尖传导,超声心动图检查可鉴别。

2. **主动脉窦瘤破裂** 破入右心房或右心室可产生连续性杂音,但破裂时有突发的休克样症状,杂音位置低,多在心前区最响,超声心电图显示扩张的主动脉窦并突入某心腔,升主动脉造影可见升主动脉与窦瘤破入的心腔同时显影。

3. **主-肺动脉窗** 杂音与 PDA 类似,但位置低,以胸骨左缘 3~4 肋间明显,超声心动图在胸骨旁大动脉短轴切面显示升主动脉横断面与肺动脉主干之间回声缺失,右心导管在主肺动脉易直接进入升主动脉,同时升主动脉造影见肺动脉和升主动脉同时显影。

4. **冠状动脉-右心瘘** 如冠状动脉-右心房瘘或冠状动脉-右心室瘘,可产生与 PDA 相似的连续性杂音,但位置低,舒张期较收缩期明显,瘘入右心室者,以胸骨左缘 4~5 肋间舒张期杂音最响,而瘘入右心房者,则胸骨右缘第 2 肋间收缩期杂音最响。超声心动图可见扩大的冠状动脉及瘘入相应心腔的分流血流;升主动脉造影可见扩张的冠状动脉及瘘入相应心腔同时显影。

5. 肺内动-静脉瘘　对于分流量大的粗大肺动-静脉瘘,可于瘘管对应部位听到连续性杂音,伴有青紫。其他,如一侧肺动脉起源于主动脉亦可有连续性杂音。心血管造影可以明确诊断。

6. 完全性肺静脉异位连接　肺静脉汇总后通过垂直静脉入左无名静脉,如无梗阻,由于流量很大,转弯又急,在左胸上部可听到连续性杂音,结合 X 线及超声检查不难鉴别。

7. 静脉杂音　颈静脉回锁骨下静脉的流向急转可产生连续性的血管杂音,但头颈的转动、体位和呼吸变化均有影响,压迫颈静脉和平卧可使杂音消失。心脏超声可鉴别。

八、治疗

动脉导管未闭的治疗主要包括外科手术和介入治疗。外科手术包括 PDA 结扎术和离断并缝闭术,后者适合于动脉导管特别短而粗者。自1938 年 Gross 首次结扎动脉导管成功后,外科手术已成为 PDA 的常规治疗方法。1993 年,法国Laborde 等首先应用胸腔镜结扎动脉导管未闭,目前经胸腔镜下动脉导管结扎手术已成为可供选择的治疗方法之一。

经导管介入治疗(transcatheter interventional therapy)现已经成为 PDA 的首选治疗方法。1967年,Postmann 首次采用动脉-动脉导管-静脉轨道法应用泡沫塑料堵塞 PDA 成功,以后各国学者陆续发展了多种介入治疗 PDA 的方法,主要有Postmann 法、Rashkind 双面伞法、Sideris 纽扣法、弹簧圈法、Amplatzer 法等。目前主要应用后两种,其中尤以 1997 年推出的 Amplatzer 蘑菇伞封堵器的出现推进了介入治疗在临床的广泛应用。对于直径 2mm 以下的 PDA 可应用弹簧圈堵闭。近年来,第二代动脉导管未闭封堵器(ADO Ⅱ)的面世,进一步扩大了介入治疗 PDA 的范围。

对于存在明显左向右分流的婴幼儿 PDA,可能并发生长发育迟缓、反复呼吸道感染、心脏增大和心力衰竭、肺气肿或肺不张及感染性内膜炎等,存在发展为不可逆转的肺动脉高压风险,所以应积极治疗。在婴儿期如有心衰,可先用利尿剂、血管扩张剂及洋地黄类等治疗,心衰控制后择期手术或介入治疗;如心衰顽固,可考虑急诊手术结扎动脉导管。

儿童 PDA 介入治疗适应证:

Ⅰ类:PDA 伴有明显左向右分流,并且合并充血性心力衰竭、生长发育迟滞、肺循环多血以及左心房或左心室扩大等表现之一者,且患儿体重及解剖条件适宜,推荐行经导管介入封堵术。

Ⅱa 类:心腔大小正常的左向右分流的小型PDA,如果通过标准的听诊技术可闻及杂音,可行经导管介入封堵术。

Ⅱb 类:①通过标准听诊技术不能闻及杂音的"沉默型" PDA 伴有少量左向右分流(包括外科术后或者介入术后残余分流);②PDA 合并重度肺动脉高压,动脉导管水平出现以左向右分流为主的双向分流,如果急性肺血管扩张试验阳性,或试验性封堵后肺动脉收缩压降低 20% 或 30mmHg 以上,且无主动脉压力下降和全身不良反应,可以考虑介入封堵治疗。

以下情况为 PDA 介入治疗禁忌证:①PDA 合并严重肺动脉高压,动脉导管水平出现双向分流或者右向左分流,且急性肺血管扩张试验阴性;②PDA 合并需要外科手术矫正的其他心脏畸形;③存在依赖于动脉导管的开放维持有效肺循环或体循环的心脏畸形。如肺动脉闭锁或主动脉闭锁,其肺循环或体循环的血源完全依靠动脉导管供血,在此情况下吸氧要慎重(以免吸氧后促使导管关闭),必要时静脉滴注前列腺素 E_2 维持动脉导管的开放。

九、早产儿动脉导管未闭

PDA 是早产儿(premature baby)最常见的先天性心脏病。早产儿动脉导管的收缩平滑肌细胞层数较成熟儿动脉导管少,且缺乏血管滋养管;而暴露于持续双向、右向左或低速血流的动脉导管更容易保持开放状态,并对治疗药物产生耐药性,造成早产儿动脉导管不易关闭。

(一)临床表现

症状轻重取决于左向右分流量和早产儿对肺血增多和左心室超容的耐受能力,临床表现大致有 3 种类型。

1. 合并肺部疾病 此组患婴体重多<1 200g，需呼吸机维持生命，但因 PDA，所以需要较高的压力和频率。动脉 PaCO_2 往往升高，杂音可能听不到，呼吸窘迫的症状因肺部情况或导管分流不易辨认，只能根据周围血管体征以识别。

2. 发生于肺部疾病的恢复期 体重多为1 000~1 500g，出生数小时后发生呼吸窘迫综合征，于第 3~4 天缓解而出现 PDA 左向右分流。由于肺部疾病时肺循环阻力较高，分流量较小；肺部情况好转后阻力下降，发生大量左向右分流。虽然血氧提高可促成导管关闭，但因早产儿对氧的反应迟钝，所以动脉导管仍保持开放。这类患婴大多正在使用呼吸机，宜在停用呼吸机时仔细检查心脏杂音，肺部情况虽有好转但时有反复，所以杂音可时有时无。

3. 未合并肺部疾病 患婴体重 >1 500g，出生约 1 周发现杂音，以后杂音逐渐响亮和延长，心尖区可有舒张期杂音，可致心衰，表现为心动过速、呼吸急促、肺底可能有啰音、动脉血 PaCO_2 升高。如病程进展，可能发生心动过缓和呼吸暂停的发作。

(二) 诊断

二维超声和多普勒超声可助诊断，一般不需要心导管或造影检查。

血流动力学改变显著 PDA（hemodynamically significant PDA，hsPDA）的定义尚存争议。Hamrick 等总结了 hsPDA 风险决定因素，包括多器官损害、需要呼吸支持、心动过速、气促等情况。超声心动图通常用于确定 PDA 是否具有血流动力学意义，包括导管直径、左心容积过载的证据、导管分流量和肺过度循环的程度。一些血清生化标志物可用于协助诊断 hsPDA，包括 B 型脑钠肽、N 末端 B 型脑钠肽前体和心肌肌钙蛋白 T（cTnT）；还有尿液标志物，如中性粒细胞明胶酶相关脂质运载蛋白和心型脂肪酸结合蛋白，被用于预测导管关闭时间。此外，血小板聚集功能差和血小板压积低被认为是胎龄<32 周早产儿hsPDA 的独立危险因素。临床上需结合上述因素进行综合评判。

(三) 治疗

新生儿和心脏科专家在新生儿 PDA 管理方面存在许多差异。Hamrick 等总结了早产儿 PDA 的药物治疗（pharmacological therapy）策略，这些建议主要基于专家意见，需要在临床中加以实践和验证：

1. PDA 的早期预防（生后 6~24 小时） 考虑到早产儿发生药物不良反应的风险高，在疗效不明的情况下，早期预防只应在经过筛选的自发闭合率低的患儿中进行尝试（如胎龄<26 周，体重<750g）。吲哚美辛（indomethacin）通常被认为是预防性治疗的首选药物，静脉注射，共 3 次，每次剂量 0.1mg/kg，每次间隔 12 小时。不要在出生后6 小时内开始治疗。

2. 无症状 PDA 的早期治疗（生后<6 天） 对于胎龄<28 周的婴儿，伴有中度到较大的血流动力学显著分流，需要大于最小值的呼吸支持（如>2L 鼻导管流量，>25% 的氧气浓度），建议在出生6 天内进行药物治疗。吲哚美辛，静脉注射，共 3次，首次剂量为 0.2mg/kg，随后两次剂量为 0.1mg/kg，每次间隔 12 小时；若使用布洛芬（ibuprofen），静脉注射或口服，共 3 次，每次间隔 24 小时，第1 次剂量标准为 10mg/kg，第 2 次和第 3 次剂量为5mg/kg。建议出生后 24 小时内不要使用布洛芬，以免增加肾衰竭、消化道出血和肺动脉高压的风险。此外，口服布洛芬后建议口服 2ml/kg 牛奶。

3. 症状性 PDA（hsPDA）治疗（生后 >6 天） 所有 >6 日龄的极低体重儿，若所需呼吸支持大于最小值，都应该进行超声心动图筛查。如果存在中度到较大的 hsPDA 和其他危险因素，如呼吸机脱机失败和吸入氧气浓度 >25%，可以考虑治疗，尽管对长期结果的积极影响尚未确定。布洛芬通常是首选药物，静脉注射或口服，共 3 次，每次间隔 24 小时，第 1 次剂量标准为 10mg/kg，第 2 次和第 3 次剂量为 5mg/kg。新的研究发现，当布洛芬剂量增加一倍时，闭合率更高，且没有增加并发症的发生。

4. 症状性 PDA 的晚期和抢救治疗 经观察或治疗失败后，对于有中至大型 PDA 分流和需要大于最小呼吸支持的婴儿，目前还没有评价药物、介入和手术结扎的随机对照研究。通常会建议首先尝试药物关闭。吲哚美辛和布洛芬治疗失败后，可以尝试对乙酰氨基酚，口服或静脉注射，每次 15mg/kg，间隔 6 小时，治疗 3~7 天。对乙酰氨基酚被建议作为吲哚美辛和布洛芬的替代品，特别在其禁忌或无效的情况下，有研究显示对乙酰氨基酚与布洛芬一样有效，且胃肠道出血更少，血清肌酐水平更低，也有研究显示对乙酰氨基酚的初始收缩率明显低于吲哚美辛和布洛芬。但需要注意的是，该药尚未获得美国食品药品监督管理局（Food and Drug Administration，FDA）的批准。

与年龄较大的婴儿和儿童相比，超低体重儿的动脉导管形态长而曲折，这可能会影响这些设备对这些患儿的有效性。最近，Amplatzer Piccolo 封堵器获得了美国 FDA 的批准，用于治疗体重 >700g 的早产儿；在一项有 200 名患儿参加的多中心试验中，该封堵器的植入总成功率为 95.5%。但关于该设备使用后的长期结果、时机和导管干预的设置，仍缺乏研究。

（杨世伟　张璐彦）

参考文献

1. PARKERSON S, PHILIP R, TALATI A, et al. Management of patent ductus arteriosus in premature infants in 2020. Front Pediatr, 2020, 8: 590578.

2. CROCKETT SL, BERGER CD, SHELTON EL, et al. Molecular and mechanical factors contributing to ductus arteriosus patency and closure. Congenit Heart Dis, 2019, 14 (1): 15-20.

3. HSU HW, LIN TY, LIU YC, et al. Molecular Mechanisms Underlying Remodeling of Ductus Arteriosus: Looking beyond the Prostaglandin Pathway. Int J Mol Sci, 2021, 22 (6): 3 238.

4. LEWIS TR, SHELTON EL, VAN DRIEST SL, et al. Genetics of the patent ductus arteriosus (PDA) and pharmacogenetics of PDA treatment. Semin Fetal Neonatal Med, 2018, 23 (4): 232-238.

5. LOFTIN CD, TRIVEDI DB, TIANO HF, et al. Failure of ductus arteriosus closure and remodeling in neonatal mice deficient in cyclooxygenase-1 and cyclooxygenase-2. Proc Natl Acad Sci U S A, 2001, 98 (3): 1059-1064.

6. SEGI E, SUGIMOTO Y, YAMASAKI A, et al. Patent ductus arteriosus and neonatal death in prostaglandin receptor EP4-deficient mice. Biochem Biophys Res Commun, 1998, 246 (1): 7-12.

7. CHANG HY, LOCKER J, LU R, et al. Failure of postnatal ductus arteriosus closure in prostaglandin transporter-deficient mice. Circulation, 2010, 121 (4): 529-536.

8. DAGLE JM, LEPP NT, COOPER ME, et al. Determination of genetic predisposition to patent ductus arteriosus in preterm infants. Pediatrics, 2009, 123 (4): 1116-1123.

9. 孙锟, 李奋, 张智伟, 等. 儿童常见先天性心脏病介入治疗专家共识. 中华儿科杂志, 2015, 53 (01): 17-24.

10. KUMAR J, DUTTA S, SUNDARAM V, et al. Platelet transfusion for PDA closure in preterm infants: a randomized controlled trial. Pediatrics, 2019, 143 (5): e20182565.

11. HAMRICK SEG, SALLMON H, ROSE AT, et al. Patent ductus arteriosus of the preterm infant. pediatrics, 2020, 146 (5): e20201209.

12. SLAUGHTER JL, CUA CL, NOTESTINE JL, et al. Early prediction of spontaneous patent ductus arteriosus (PDA) closure and PDA-associated outcomes: a prospective cohort investigation. BMC pediatrics, 2019, 19 (1): 333.

13. REN Y, GAO XY, WANG HY, et al. Predictive value of platelet aggregation rate in hemodynamically significant patent ductus arteriosus in preterm infants. Chinese journal of pediatrics, 2021, 59 (2): 113-118.

14. SATHANANDAM S, WHITING S, CUNNINGHAM J, et al. Practice variation in the management of patent ductus arteriosus in extremely low birth weight infants in the United States: Survey results among cardiologists and neonatologists. Congenit Heart Dis, 2019, 14 (1): 6-14.

15. MITRA S, FLOREZ ID, TAMAYO ME, et al. Association of placebo, indomethacin, ibuprofen, and acetaminophen with closure of hemodynamically significant patent ductus arteriosus in preterm infants: a systematic review and meta-analysis. Jama, 2018, 319 (12): 1221-1238.

16. OHLSSON A, SHAH PS. Paracetamol (acetaminophen) for patent ductus arteriosus in preterm or low birth weight infants. Cochrane Database Syst Rev, 2020, 1: CD010061.

17. LIEBOWITZ M, KAEMPF J, ERDEVE O, et al. Comparative effectiveness of drugs used to constrict the patent ductus arteriosus: a secondary analysis of the PDA-TOLERATE trial (NCT01958320). J Perinatol, 2019, 39 (5): 599-607.

18. SATHANANDAM S, GUTFINGER D, O'BRIEN L, et al. Amplatzer Piccolo Occluder clinical trial for percutaneous closure of the patent ductus arteriosus in patients ≥700 grams. Catheter Cardiovasc Interv, 2020, 96 (6): 1266-1276.

第三十六章

主肺动脉隔缺损

主肺动脉隔缺损（aortopulmonary septal defect,
APSD）或主肺动脉窗（aortopulmonary window, APW）
由 Elliotson 于 1830 年首次阐述,是一种比较少见
的心脏畸形,占所有先天性心脏病的 0.1%~0.2%。

一、病理解剖

APSD 是胚胎期将动脉干分隔为主动脉和肺
动脉的对向圆锥脊融合失败引起。缺损可位于从
半月瓣上方到较远的升主动脉和主肺动脉的任何
地方,大小和形态可不同。目前尚未发现与圆锥
动脉干畸形有关的 22q11 缺失与 APSD 有关。

Kutsche 及 Van Mierop 将 APSD 分为 3 型(图
36-1):I 型(近端型),缺损位于半月瓣和主肺动脉
分叉之间,圆形或卵圆形,最常见;II 型(远端型),
缺损较远端,缺损边缘常包含肺动脉分叉,呈螺旋
型,常合并右肺动脉起源于主动脉;III 型(完全型
或混合型),大型缺损,没有后边和远端边缘,较少
见。Kutsche 及 Van Mierop 对 249 例 APSD 病例
统计显示,48% 为单发畸形,52% 合并其他畸形,
最常见合并畸形为 A 型主动脉弓中断(中断位于
左锁骨下动脉远端)或严重导管前缩窄,其他包括
一侧或双侧冠状动脉异常起源于肺动脉、右肺动
脉起源于主动脉(尤其是远端型 APSD)、法洛四

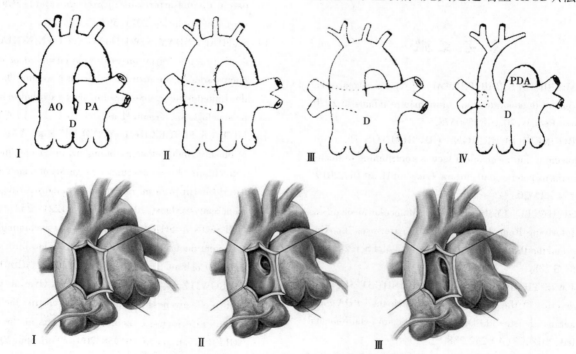

图 36-1 主肺动脉隔缺损分类(上图为模拟示意图,下图为解剖示意图)
I. 近端圆形缺损;II. 远端螺旋型缺损;III. I、II 联合存在;IV. II 型主肺动脉隔缺损、右肺动脉起源于主动
脉、动脉导管未闭、A 型主动脉弓离断(Berry 综合征)。(上图引自:Freedom RM, Mawson JB, Yoo SJ, et al.
Congential Heart Disease:Textbook of angiocardiography.Armonk NY, Futura Publishing Co. Inc, 1997:243-247。
下图引自:C L Backer, C Mavroudis.Surgical management of aortopulmonary window:a 40-year experience.Eur J
Cardiothorac Surg, 2002, 21:773-779)

联症、二叶式主动脉瓣、室间隔缺损、肺动脉闭锁伴室间隔缺损、三房心、完全型大动脉转位和三尖瓣闭锁等。Berry 等报道远端缺损型 APSD、右肺动脉起源于主动脉、动脉导管未闭、主动脉峡部发育不良常联合存在，称为 Berry 综合征。另外，还有相当比例患儿合并心外畸形。

二、诊断与鉴别诊断

APSD 的病理生理表现与大的非限制性左向右分流先天性心脏病如室间隔缺损、动脉导管未闭相似，主要特征为肺血增多、充血性心力衰竭和肺动脉高压。临床上常在生后几周内出现心功能不全表现，如呼吸急促、多汗、体重不增、反复呼吸道感染。尽管大的缺损有时会出现双向分流，临床上发绀并不明显。如合并主动脉弓中断或重度缩窄，当动脉导管关闭后会出现急性循环衰竭和酸中毒，而 APSD 的临床表现常被掩盖。

体检可见气急及三凹征，心前区活跃，右心室搏动显著，P₂增强伴窄分裂，一些患儿肺动脉瓣区可闻及收缩期喀喇音，胸骨左缘上方可闻及响亮收缩期喷射性杂音或机械样杂音（通常不是连续性杂音），心尖区还常闻及舒张中期隆隆样杂音，说明通过二尖瓣血流增加。类似于动脉导管未闭，可产生周围血管征，如水冲脉、股动脉枪击音。

心电图无特征性，常表现为右心室肥大或双心室肥大。胸片为大量左向右分流表现，心脏增大，肺血增多，肺动脉端凸出，主动脉结影常不明显。肺野过度充气，有时有肺水肿。超声心动图可明确诊断，二维超声见左心房、左心室增大，主动脉瓣与肺动脉瓣位置和运动正常，肺动脉明显增粗，常可见主肺动脉间隔的缺损直接征象（图 36-2），但正常人有时也可在此区见到假性回声失落，脉冲和彩色多普勒可协助诊断。降主动脉内见明显舒张期逆向血流应考虑该诊断。超声心动图还可诊断其他合并畸形并估测肺动脉压力。现代超声技术检查诊断后多不需再进行心导管检查。心导管检查的主要目的为测定肺动脉压力并计算肺血管阻力，需要进行血管扩张试验评估肺动脉压力为动力性或梗阻型，以明确是否有手术指征；同时导管可自升主动脉进入主肺动脉或反之，升主动脉或主肺动脉内造影亦可直接显示缺损（图 36-3A），还可显示主动脉弓畸形或冠状动脉异常等其他合并畸形，理论上心导管检查评估冠状动脉的起源是金标准，但在主动脉窦上方的大型缺损加上巨大的肺血流常使造影无法清楚显示冠状动脉解剖结构。

鉴别诊断主要为引起两大动脉间交通的畸形如动脉导管未闭、动脉单干，它们均引起脉压增大、连续性杂音，临床上很难鉴别，通常动脉导管未闭症状没有 APSD 出现早，而动脉单干发绀常较 APSD 严重。其他需要鉴别的包括室间隔缺损合并主动脉瓣反流、主动脉窦瘤破裂等，超声心动图可进行鉴别。

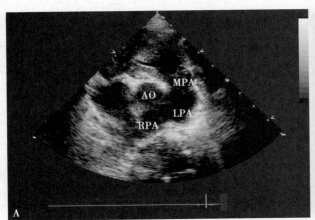
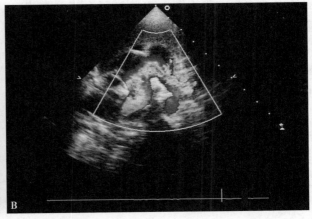

图 36-2　胸骨旁大动脉根部短轴切面显示肺动脉总干及右肺动脉起始部与主动脉的间隔缺损（A）；彩色多普勒血流显像呈现局部高速左向右涡流血流，同时能看到肺动脉瓣（B）

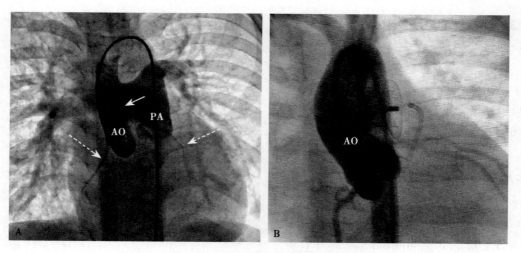

图 36-3　主动脉造影显示主肺动脉隔缺损（实线箭头）

虚线箭头为冠状动脉（A）；膜周部室间隔缺损堵闭器成功堵闭缺损（B）；AO，主动脉；PA，肺动脉。

三、治疗

1. 内科治疗　出现心衰症状应对症处理，注意伴发畸形的存在与处理。如合并主动脉弓中断或重度缩窄，需应用前列腺素 E 保持动脉导管开放；如果出现急性循环衰竭除给予作用快速的正性肌力药物（如多巴胺或多巴酚丁胺）及利尿剂外，可通过限制过多的肺血流来增加体循环输出量，类似于不伴肺动脉狭窄的单心室循环或动脉单干，如气管插管和机械通气、镇静、给予肌肉松弛药，应保持高碳酸血症以增加肺血管阻力，减少左向右分流，改善体循环血供。

2. 手术治疗　APSD 患儿早期即可发生肺动脉高压，无论是新生儿或小婴儿，一旦诊断应尽可能早手术治疗。第 1 例手术是 1952 年波士顿儿童医院的 Gross 医生进行的非体外循环下直接结扎两大动脉间的连接，由于这种方法常引起半月瓣和肺动脉扭曲且影响左冠状动脉，残余分流发生率也高，已被摒弃。随后外科医生进行了多种尝试，如体外循环下用单个补片修补缺损，包括经肺动脉修补、经主动脉修补及经窗修补缺损；其中经主动脉修补缺损死亡率和再干预率最低，在无冠窦之上垂直切开主动脉壁，可以清楚显示缺损，以及冠状动脉开口、主动脉瓣叶、左肺动脉开口、右肺动脉开口，直视下人工补片修补缺损。也有医生进行彻底分割主动脉和肺动脉，根据缺损大小分别给予补片修补主动脉、肺动脉或直接缝合。

注意是否伴有冠脉异常，通常起源于缺损交通区域，沿近端主动脉行进到达心肌。单纯 APSD 手术效果很好，再干预率较低，合并其他复杂心脏畸形如主动脉弓离断是再手术或手术死亡的主要风险。

单纯的 APSD 患儿，如果缺损上下均有足够边缘且不合并需要外科手术治疗的其他畸形，可进行经导管堵闭治疗，甚至新生儿的非限制性 APSD 亦有堵闭成功报道。理论上，等边的 Amplatzer 膜部室间隔缺损堵闭器比较适合于 APSD 形态（图 36-3B）。还有很多报道，I 代的动脉导管堵闭器成功堵闭病例，需根据患儿体重，以及缺损形状、大小、上下边缘进行个体选择；尽可能地顺行静脉途径放置堵闭器，可顺行操作导管直接自肺动脉进入主动脉，也可以采用类似于室间隔缺损堵闭的操作方法，自股动脉穿过缺损建立动静脉轨道，堵闭器释放前注意监测主动脉和肺动脉内有无压力阶差，是否影响半月瓣及左冠状动脉开口。

（刘　芳）

参 考 文 献

1. MICHAEL E，BARNES A，MICHAEL E，et al. Aortopulmonary Window. Semin Thorac Cardiovasc Surg Pediatr Card Surg Annu，2011，14（1）：67-74.

2. FOTAKI A，NOVAES J，JICINSKA H，et al. Fetal aortopulmonary window：case series and review of the

literature. Ultrasound Obstet Gynecol, 2017, 49 (4): 533-539.

3. KUMAR V, SINGH RS, THINGNAM SKS, et al. Surgical outcome in aortopulmonary window beyond the neonatal period. J Card Surg, 2019, 34 (5): 300-304.

4. BAHAALDIN A MD, BRIAN S, COURTNEY M, et al. Current outcomes of surgical management of aortopulmonary window and associated cardiac lesions. Ann Thorac Surg, 2016, 102 (2): 608-614.

5. YAKUT K, TOKEL NK, ÖZKAN M, et al. Diagnosis and surgical treatment of aortopulmonary window: Our single-center experience. Turk Gogus Kalp Damar Cerrahisi Derg, 2018, 26 (1): 30-37.

6. VIJAY T, ARIMA N, SANJAY T. Percutaneous closure of nonrestrictive aortopulmonary window in three infants. Catheterization and Cardiovascular Interventions, 2008, 71 (3): 405-411.

7. AYŞE Y, ABDULLAH E, AYSU TK. Transcatheter closure of the aortopulmonary window in a three-month-old infant with a symmetric membranous ventricular septal defect occluder device. Turkish Journal of Thoracic and Cardiovascular Surgery, 2021, 29 (1): 101-104.

第三十七章

肺静脉畸形

一、肺静脉的正常解剖及变异

在胚胎早期,肺芽的血管与原始心管并不相连(图 37-1),它被属于前肠丛的内脏血管丛包绕。肺芽内先有原始的喉-总气管-支气管血管丛,肺的原基内血管丛与前肠内的血管丛相连,其静脉回到左主静脉(左无名静脉、冠状静脉窦)、右主静脉(上腔静脉、奇静脉)及脐静脉、卵黄静脉。随后一部分内脏血管丛演变成肺血管,而此时原始的心房亦开始分隔成左、右两房;由左心房的后壁先长出一凸起称为肺总静脉(common pulmonary vein),或称原始肺静脉(primary pulmonary vein),

向上延伸与肺部的静脉渐渐对接(图 37-1A),以使肺静脉与左心房连接;同时肺芽与体静脉的连接萎缩断离;肺总静脉接通肺部血管后又渐与左心房融合参加左心房的组成,从而 4 根肺静脉直接和左心房连接(图 37-1C)。

最常见的肺静脉解剖是右上肺静脉引流右肺上叶和中叶、右下肺静脉引流右肺下叶、左上肺静脉引流左肺上叶和舌叶、左下肺静脉引流左肺下叶,然后 4 支肺静脉形成总汇连接左心房,这种解剖类型的比例占 60%~70%。肺静脉的正常解剖变异并不少见,常见的变异类型是肺静脉异常融合或额外的肺静脉分支。肺静脉异常融合是指同

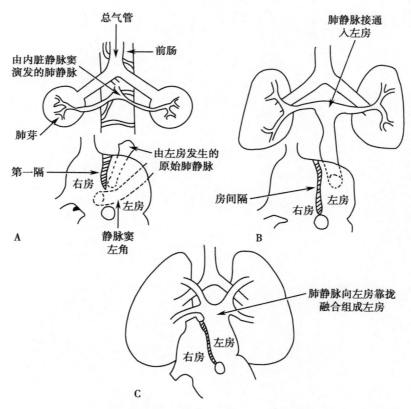

图 37-1 正常肺静脉接向左心房的演发过程

A. 左心房长出的原始肺静脉与肺芽血管尚未连接;B. 肺静脉已接通左心房;C. 肺静脉融合左心房。

一侧的上、下肺静脉分支先融合成一支再进入左心房，或两侧的上肺静脉分支或下肺静脉分支融合成一个共汇，再与余下的肺静脉分支汇合进入左心房。额外的肺静脉分支是指除两侧上、下肺静脉之外，还有单独连接到肺静脉总汇或左心房的肺静脉，30%的病人中可有额外的肺静脉分支。正常解剖变异均在常规检查中偶然发现。

如果原始的肺静脉部分性或完全未与肺总静脉相连，仍然部分地或完全地回到体静脉，则造成肺静脉异位连接。

肺静脉畸形（anomalies of pulmonary veins）的胚胎学分类有：

1. 肺总静脉闭锁（胚胎早期） 此时肺静脉与体静脉尚连未断，肺血回流入体静脉系统。

（1）完全性肺静脉异位连接。

（2）部分性肺静脉异位连接。

2. 肺总静脉闭锁（胚胎晚期） 肺静脉与体静脉已断开，肺总静脉闭锁成盲管，肺血回不到心腔。

3. 肺总静脉狭窄 三房心（详见第三十二章）。

4. 肺总静脉融入左心房发生异常 包括：①肺静脉狭窄；②肺静脉数目异常，对生理无碍。

二、完全性肺静脉异位连接

完全性肺静脉异位连接（total anomalous pulmonary venous connection，TAPVC）指所有肺静脉都不直接与左心房连接，而直接或借道体静脉间接入右心房。此病并不少见，约占先天性心脏病的2%，大多在婴儿期即有严重症状，未经治疗80%死于1岁内。本病诊断不难，但因患婴呼吸道症状突出，所以易被误诊为呼吸道疾病而延误诊断。

（一）病理解剖

本病多根据异位连接的部位而分型。

Darling等分型，根据异位连接心脏的部位而分为（图37-2）：

（1）心脏上型（55%）：连接左无名静脉、上腔静脉或奇静脉，其中3/4连接左无名静脉。

（2）心脏型（30%）：直接连接右心房或由冠

状静脉窦再入右心房。

（3）心脏下型（13%）：连接肝门静脉、下腔静脉、静脉导管或肝静脉。

（4）混合型（2%）：连接于两处或两处以上。

Neill等分型，从胚胎发育的角度来分：

（1）连接右心房（15%）。

（2）连接右主静脉：①上腔静脉（15%）；②奇静脉（极少）。

（3）连接左主静脉：①左无名静脉（36%）；②冠状静脉窦（16%）。

（4）连接脐静脉、卵黄静脉：①门静脉（6%）；②静脉导管（4%）；③下腔静脉（2%）；④肝静脉（1%）。

肺静脉血全部回到右心房，左心房、左心室的血液完全由房间隔缺口分流而来，所以房间隔缺损（27%）或卵圆孔未闭（73%）为本病所必有。左心房无肺静脉血直接进入，所以患儿的右心房、右心室及肺动脉都有扩张，而左心房、左心室及主动脉往往偏小。

1. 心脏上型

（1）连接左无名静脉（图37-2A）：最为常见，两侧肺静脉在左心房后面汇合成一总汇（confluence），由总汇的左侧经垂直静脉（vertical vein），在左肺门之前向上入上纵隔，在主动脉弓之前向上与左无名静脉连接，所有氧合的肺静脉血通过左无名静脉经上腔静脉而入右心房。这一异常通道大多畅通，但亦可因内在或外在原因而受阻，内部受阻一般发生于垂直静脉的起始处或中段，外部受阻系因垂直静脉上行时因肺动脉扩张而受压迫（图37-3）。

（2）连接上腔静脉：肺静脉的总汇右侧有一干道经右肺门之前向上开口于上腔静脉的后壁，亦偶有开口于奇静脉，多伴有复杂的畸形。这一上行的干道可能走在右肺动脉及气管之间，受到压迫出现梗阻。

2. 心脏型

（1）连接右心房：4支肺静脉汇总后开口于右心房的后下部，或2~3或4支肺静脉各自分别开口于右心房，开口的梗阻不多见，常伴发其他畸形。

（2）连接冠状静脉窦：异位的连接通路在心

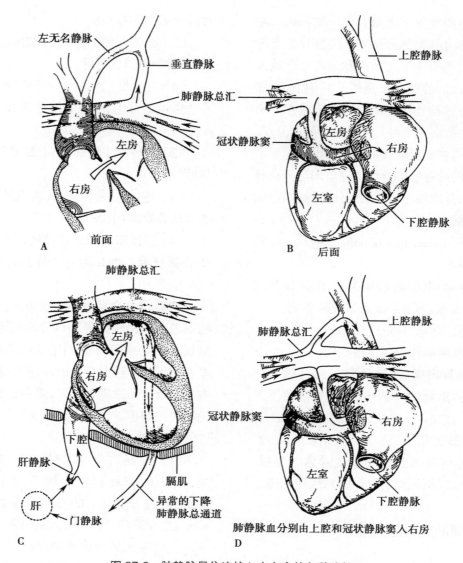

图 37-2　肺静脉异位连接入右心房的各种途径

A. 左、右肺静脉汇总后由垂直静脉通过无名静脉入上腔静脉及右心房;B. 由总汇通过冠状静脉窦入右心房;C. 由总汇通过下降的异常通道进门静脉经肝循环回下腔静脉及右心房;D. 总汇分路由上腔静脉和冠状静脉窦入右心房。

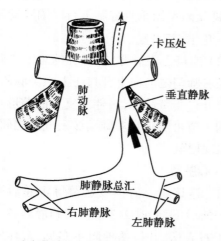

图 37-3　垂直静脉在左侧肺动脉与支气管之间穿过,当肺动脉血流增多扩张后压迫垂直静脉,构成所有肺静脉血回右心房的关卡

包膜之内,肺静脉汇总后在房室沟与冠状静脉窦有一短管相连,通过此途径进入右心房,冠状静脉窦因流量大而扩张(图 37-2B)。

3. **心脏下型**　肺静脉的总汇经导出的降干沿食管之前向下穿过膈肌的食管裂孔而入腹部与脾静脉,或脾静脉与肠系膜上静脉汇合部相连,最后汇入门静脉进肝(图 37-4)。少数降干连静脉导管或肝静脉进入下腔静脉。肺静脉回右心房的路途较长,中途多处可遇到梗阻(obstruction):①在食管裂孔处;②降干与门静脉相连处;③出生后静脉导管关闭断流。回流的梗阻使肺静脉血流郁积于肺内,产生严重的肺水肿,出生数日内夭折。

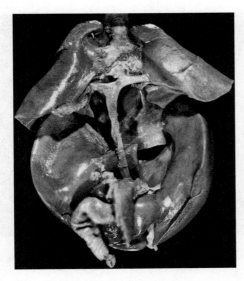

图 37-4　完全性肺静脉异位连接(心脏下型)

4. 混合型　全部肺静脉异位连接至右心静脉系统的不同水平。

本病约有 1/3 合并其他心脏畸形:如二腔心、单心室、房室间隔缺损、左心发育不良综合征、动脉单干、完全型大动脉转位、动脉导管未闭、肺动脉瓣闭锁、主动脉缩窄及内脏异位症等。

(二)病理生理

体静脉和肺静脉血流都到右心房汇合,并自右心房分两路发出,一路入右心室,另一路通过房间隔缺损或卵圆孔入左心房、左心室,此路是左心和体循环的唯一血源。房间隔洞口与血流动力学关系重大。在胎内,因肺循环的阻力高,肺静脉血流量不大,通过卵圆孔的血流仅较正常稍多。出生后肺循环阻力下降,肺血流量大增,右心房回血增加,如房间隔洞口太小,到左心的血流减少,导致体循环血太少。右心房容量增多,压力上升,使回到右心房的体静脉和肺静脉的压力均升高,肺循环血流量是体循环的 1.5~5 倍,导致右心室扩大,肺动脉压明显升高,正常向右心室凸出的室间隔这时向左心室凸出。左心房的容量因来血太少仅及正常的一半,同时由于室间隔向左心室膨出,左心室容量也减少,射血分数偏小。主动脉血氧饱和度可以不会很低,为 85%~90%,此因肺循环血流量特多。体、肺动脉血流都来自右心房,血氧饱和度应相仿,但肺动脉的血氧饱和度可稍高于股动脉。此因心脏上型和心脏型异位连接的肺静脉血流在右心房有层流涌向右心室及肺动脉,而含有血氧饱和度较低血流的下腔静脉开口对准卵圆孔,所以股动脉与肺动脉血存在氧饱和度阶差。

约有 20% 的患儿房间隔洞口处血流畅通无阻,体、肺静脉血在右心房汇合,流向左心房或右心室的血流量取决于两心室的顺应性和体肺循环的阻力,而肺循环的阻力要取决于肺静脉回右心房的路途上有无梗阻(obstruction)(表 37-1)。Gersony 根据此点将本病分为三类:①严重梗阻,肺循环通过量少,肺循环严重淤血,肺动脉压力很高;②中度梗阻,肺循环通过量增多,肺动脉压增高;③无梗阻,肺循环通过量很多,肺动脉压力不高。如房间隔洞口够大,患者可活至成年,与继发孔型房间隔缺损相仿,心衰和肺动脉高压要到 30 岁或 40 岁后出现。

肺静脉血流回右心房受阻往往因连接的管口狭窄,或受外界器官的压迫所致。再者回右心房的管路越长,亦越易受阻;心脏下型除管路漫长外,肺静脉血流回右心房还需通过肝静脉窦方可出肝静脉进下腔静脉至右心房,梗阻不可避免。血流堵塞在肺内产生肺水肿,致使肺内淋巴管扩张,还有肺静脉与体循环的支气管静脉串通以解压疏淤。因肺循环阻力高致肺动脉高压,右心室

表 37-1　肺静脉血流回右心房的梗阻百分率和部位

异常连接部位	梗阻的百分率	梗阻部位
垂直静脉	40%~50%	入无名静脉口或夹在左肺动脉与左支气管之间
上腔静脉	70%	肺静脉总汇入上腔静脉的开口
冠状静脉窦	22%	总汇连窦腔的短管
右心房	5%	肺静脉入右心房的开口
膈下静脉	95%~100%	肺静脉降干受膈肌等压迫或入门静脉开口处

压力上升,右心房压亦高,通过房隔的洞口入左心房的血流增多,所以胸片上心影可不大,但青紫明显,代谢性酸中毒愈益加重,引起多脏器缺氧而死亡。这时如扩大房缺亦无济于事。

(三) 临床表现

症状随血流动力学的改变而异;其决定因素为肺静脉回流有无梗阻和房间隔的洞口是否够大以决定体循环的血流量。

1. 无梗阻

(1) 症状与体征:患婴出生数日可无症状,但约 1 个月时即出现呼吸急促、喂养困难、体重不增,常有呼吸道感染;逐渐扩张的肺动脉和垂直静脉可压迫左喉返神经而使患婴哭声变低或嘶哑。约半岁时心衰加重,但青紫并不严重。肺血虽多但体循环血流不足,如不及时治疗,75%~85% 患婴死于一岁内,大多在 3 个月内死亡。如果肺静脉回流无梗阻,而且心房间通道畅通者临床表现类似大型房间隔缺损,可能存活至年长。

杂音可有可无。肺动脉瓣区可有Ⅱ级收缩期杂音,在胸骨左缘下部及剑突附近,可有三尖瓣反流的杂音,因通过三尖瓣口的血流量较大,此处可有舒张期杂音。第一心音往往很响,继之有一喀喇音,第二心音亢进分裂。心尖区可有第三心音,年长后可能听到第四心音。如异位回流系通过导出的左垂直静脉,则在心底区左侧可能听到静脉杂音,此杂音与一般体静脉杂音不同,并无舒张期趋响,体位与压迫颈静脉对此杂音亦无改变。肝脏增大,有时可见颈静脉怒张和周围水肿。

(2) 心电图:右心房增大,电轴右偏和右心室肥厚,少数活至成年者心电图改变与继发孔房间隔缺损相仿。

(3) 胸部 X 线:肺野血流增多,右心房、右心室增大,肺动脉干凸出,而左心房、左心室不大。有些异位连接部位在 X 线片上亦可有特征性影像;如连于左无名静脉,则在左上心缘可见扩张的垂直静脉及左无名静脉,在右侧可见扩张的上腔静脉,使心影呈 "8" 字形或 "雪人" 样(图 37-5),但在出生数日内此种典型影像可尚未形成。如异位引流入上腔静脉,则可见心影右上缘鼓出。

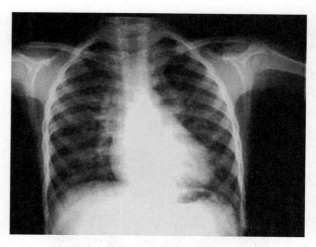

图 37-5 完全性肺静脉异位连接(心脏上型),心影轮廓呈 "8" 字形

(4) 超声心动图:应用超声心动图(echocardiography)诊断肺静脉畸形,对检查者的经验和技术水平有较高的要求。一般均可通过超声心动图诊断肺静脉异位连接等畸形,甚至可以在产前通过胎儿超声心动图诊断胎儿肺静脉畸形异位连接。心尖及剑突下切面中可见右心房及右心室明显扩大,左心房及左心室较小,不能见到肺静脉直接与左心房连接征象(结合多普勒彩色血流显像),而在左心房后方可见肺静脉总汇腔(图 37-6)。房隔部位可见缺损或卵圆孔未闭,呈右向左分流。如为心脏型,倾斜探头即可见肺静脉总汇与冠状静脉窦连接。胸骨上切面对诊断心脏上型有帮助,可见直接显示肺静脉血流经垂直静脉、左无名静脉、上腔静脉回流至右心房的路径(图 37-7)。剑突下切面对显示心脏下型的肺静脉血回流途径有价值(图 37-8)。结合彩色多普勒显像有助于了解肺静脉血回流有无梗阻。

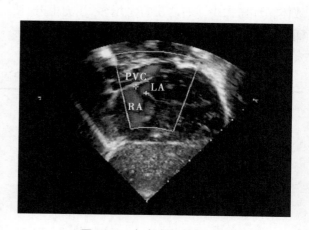

图 37-6 心尖或剑突下切面

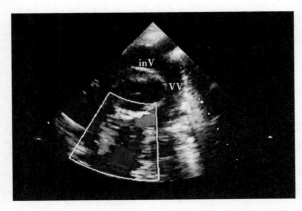

图 37-7　胸骨上切面显示心上型完全性肺静脉
异常连接的垂直静脉（VV）连接无名静脉（inV）

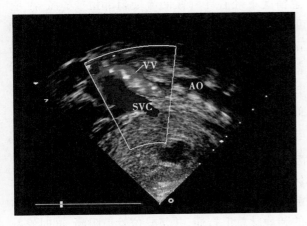

图 37-8　剑突下矢状切面显示心下型完全性肺静脉异常
连接的垂直静脉在下腔静脉与腹主动脉之间穿过膈肌

（5）CT 和 MRI：如果超声心动图无法完全显示所有肺静脉分支或明确梗阻部位，尤其是心脏下型和混合型肺静脉异位连接，CT 或 MRI 检查很有必要。CT 和 MRI 均能很好地显示和诊断肺静脉异常连接，多角度的最大密度投影重建可从矢状位、冠状位和横断位等多个角度显示肺静脉异常连接的直接征象，对判断肺静脉异常连接的类型和有无梗阻均有帮助。两者拥有等同的诊断效力，各自的优缺点也非常明显。CT 检查广泛使用，其拥有更高的空间分辨率，能快速完成图像采集，对镇静要求低，在显示肺静脉走行的同时对胸部解剖进行全面的评估，能显示冠状动脉，可用于体内有金属植入物患者；缺点是需要接受射线、可能出现含碘造影剂过敏、时间分辨率较心脏彩超和磁共振低。MRI 检查具有更高的时间分辨率，既能清晰显示肺静脉解剖还可以对血流动力学指标和心功能进行评估，因没有射线的危害，不使用

含碘造影剂，故没有诱发或加重肺水肿的危险性；缺点是空间分辨率比 CT 低，检查时间长，对镇静要求高，普及程度较 CT 低。

（6）心导管和造影（cardiac catheterization and angiography）：如异位连接于左无名静脉、上腔静脉、冠状静脉窦或右心房，则可分别在异常连接部位意外地发现血氧突高，与其前段血氧之低形成鲜明对照，即可断定有肺静脉血流入。由肺静脉而来的氧合血与腔静脉血在右心房汇合，右心房的血氧很高，左、右心房室的血液均由此输出，所以左、右心房室及主、肺动脉等处血氧相似，但各路血液在右心房并非均匀混合，有时肺动脉血氧较体动脉为高。如为心脏下型的异位连接，则上述氧饱和度阶差恰好相反。

右心室和肺动脉压力均高，有时分别超过左心室、主动脉。左、右心房的压差虽可反映房间隔洞口的大小，但非完全可靠。一般说来，如右心房压高于左心房 0.260kPa（2mmHg）以上提示洞口太小，但如左、右心房压力相仿仍可能洞口太小。最为精确的方法仍以用球囊导管拉过洞口时所见的球囊大小为准，超声亦可估测洞口的大小。

导管如由左臂进入，可能插入垂直静脉进肺静脉总汇，注射造影剂后可显示进上腔静脉的影踪。在肺动脉注入造影剂经肺后可显示肺静脉血回流至右心房的走向（图 37-9）。但造影剂易冲淡，又可与再次进肺的显影重叠，效果不理想；如由左、右肺动脉分别注射效果较佳。如由右心房

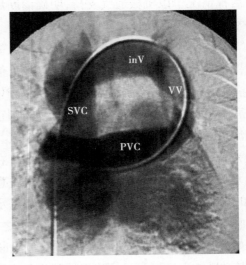

图 37-9　正位肺静脉造影显示心上型完全性肺静脉异位
连接

插入异常的肺静脉,少量造影剂即可清晰显示,但不易插到。

2. 有梗阻

（1）症状与体征:肺静脉回流至右心房途中如有梗阻,必然形成肺静脉淤血,肺水肿必然存在。患婴出生 1~2 日即有青紫及呼吸急促,喂养困难及日益加重的心力衰竭,多于数日内或少数于 3~4 个月死亡。如异位连接至膈肌以下的静脉,提高腹腔内压力或膈肌收缩压迫肺静脉的降干均加重梗阻,故吞咽、啼哭、使劲排便等可使青紫和气促加重。临床上患婴的症状虽很重,但心脏的体征却很少。因肺血回心阻于肺内,所以心脏不大。肺动脉瓣关闭音很响,可无心脏杂音,肺底部可有啰音,肝脏增大。

（2）心电图:右心室增大,但右心房可不大,因回入右心房血流不是很多,而右心室所面临的肺循环阻力很大,左心室的电势却很小。

（3）胸部 X 线:心脏多不大,肺野有弥漫的斑点网状阴影,由肺门向周围放射,心缘常被肺野的浓密阴影所模糊;肺野上部的静脉影增粗,下部外围可见淋巴管扩张（Kerley B 线）。

（4）CT 和 MRI:当患儿因肺静脉回流梗阻出现严重的肺动脉高压、心功能不全时,同时超声心动图未能完全明确肺静脉的解剖及梗阻部位,则可进行 CT 或 MRI 检查。危重情况下 CT 检查因其便捷性更有优势,CT 检查需要使用含碘造影剂,可能会诱发或加重肺水肿。在 CT 检查前或完成后视情况予以机械通气支持,明确诊断后尽快手术干预。

（5）心导管和造影:采取各部位静脉血氧值可以提示异位连接的部位。本病肺血虽多,但因回流受阻,氧合血回心的血流量太小,所以异位连接以后的血氧提高不如无梗阻者明显。又因正常肾血流量较大,肾静脉回下腔静脉的血氧较其他静脉为高,不可依此诊断异位连接的所在。右心室压力很高,而右心房压往往不高。值得注意的是,如左心房压不高,但肺动脉的楔压很高提示肺静脉血不能进入左心房,为诊断本病的证据之一。导管如能通过梗阻部位,不可久留,以免阻断循环。肺动脉注射造影可显示连接的部位及梗阻程度。本病因肺循环流速很慢,所以造影时应延长记录时间,自开始注射后连续摄片达 10~12 秒,以能录得全程。

（四）治疗

如出生后数日内有严重青紫,呼吸窘迫及心血管功能不全症状时,应考虑肺静脉异位回流有梗阻,内科的紧急治疗为纠正酸中毒,降低肺循环阻力包括应用 NO;心脏下型者尤为危重。如有严重的梗阻,手术宜早;对梗阻不重,出生 1~2 周后方显症状者,可先进行球囊导管房隔造口术（balloon aterial septostomy,BAS）,再择时手术。紧急情况下经心导管在回流梗阻部位放置支架,有助于缓解患儿的危重状态,为外科手术（surgical repair）创造更好的术前状态。手术的目标为将肺静脉回路直接归入左心房,如异位肺静脉直接开口至右心房,可改造房间隔以使肺静脉开口于房间隔的左侧;如回到冠状静脉窦,可将冠状静脉窦与左心房之间的壁隔打通,并修补房间隔缺损,这样由心肌回冠状静脉窦的所有静脉血虽掺入左心房,但流量不多,影响不大;如回至无名静脉,上腔静脉或膈肌以下者,原则上都是将左心房与其后的肺静脉总汇打通,并将异位管道阻断,同时修补房间隔缺损。

（五）预后

完全性肺静脉异位连接的预后与房间交通的大小和肺静脉异常连接通路有无阻塞病变有关。肺血管床的状况对预后也有重要影响。在 Keith 等对所有类型 TAPVC 的调查中,50% 在 3 个月时死亡,80% 在 1 岁时死亡。肺静脉异位通道存在梗阻时,预后较差。死亡通常发生在出生后最初几周内。婴儿期存活的患儿通常由于肺血管阻力增加提供的保护,但可能影响随后的手术效果。有报道早在 8 个月大时就有肺动脉小动脉内膜病变。

接受手术治疗的完全性肺静脉异位连接患儿,3 年生存率为 85%,多变量分析中与死亡相关的风险因素包括手术时年龄较低、肺静脉发育不良（或狭窄）、合并心脏病变、术后肺动脉高压与术后合并肺静脉梗阻。其中术后合并肺静脉梗阻患儿（15%）,3 年死亡率为 41%,出现症状时肺静脉发育不全(或狭窄),以及没有肺静脉共汇是发生术后肺静脉梗阻的危险因素。

术后随访非常重要。二维超声心动图结合彩色血流多普勒检查识别和定位术后肺静脉梗阻的发展情况。MRI 和 CT 可能在评估 TAPVC 修复后肺静脉梗阻的发生中特别有用。少数患者可发生晚期心律失常。房性心律失常是最常见的,包括窦性心动过缓、心房扑动和室上性心动过速。室性心律失常少见。

三、部分性肺静脉异位连接

一根或数根(但非全部)肺静脉未回左心房,而直接或间接与右心房连接,称为部分性肺静脉异位连接(partial anomalous pulmonary venous connection)。本病占尸检的 0.6%~0.7%,但因患者多无症状,所以临床诊断的病例远较实际为少。本病常与房间隔缺损伴发,在所有房间隔缺中有

9%~15% 伴肺静脉连接异常。男女无差别。

(一)病理解剖

本病的肺静脉异位连接解剖类型颇多,最为常见者如图 37-10。

1. **右肺静脉连接上腔静脉**(图 37-10A) 右肺上叶和中叶的肺静脉与上腔静脉相连最为常见,上叶的肺静脉有一根或两三根与上腔相连,或中叶的肺静脉与上腔静脉和右心房的交界处相连,而下叶的肺静脉仍回入左心房。上腔静脉的终段往往扩张,常伴有静脉窦型房间隔缺损,缺损口位于房间隔的上部,靠上腔静脉的开口,在上腔静脉与卵圆孔之间。偶亦有伴发继发孔或原发孔型房间隔缺损,亦可有左上腔静脉残存。

2. **右肺静脉连接右心房** 往往为所有的右肺静脉都回右心房,开口于右心房后壁近房间沟处。本病常伴有静脉窦型房间隔缺损,亦可能为继发孔或原发孔型房间隔缺损,偶有房间隔完整者。

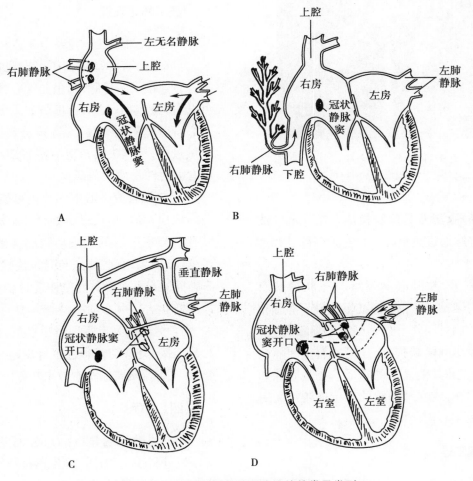

图 37-10 部分性肺静脉异位连接的常见类型

3. **右肺静脉与下腔静脉相连** 所有右肺的静脉,或仅中叶和下叶肺静脉与下腔相连(图37-10B)。连接部位可在横膈之上或下(图37-11),房间隔往往存在缺损。右肺门因有右肺静脉的干道下行,故在胸部X线片上似弯刀样。Neill及Ferencz称为弯刀综合征(scimitar syndrome)。本病常伴有其他畸形:①右肺发育不良,支气管亦可有畸形;②心脏位置偏右:右位心或心脏右旋;③右肺动脉发育不良;④右肺动脉起源于主动脉;⑤发自主动脉或其主要分支的体循环动脉侧支从膈下分出供应右下肺。其他亦可能有室间隔缺损、动脉导管未闭、主动脉缩窄及法洛四联症等。Neill等认为此畸形可能为右肺发育的异常所致。

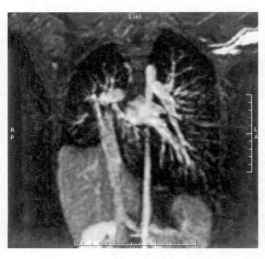

图37-11 弯刀综合征
右肺静脉向下与下腔静脉相接。

4. **左肺静脉与无名静脉相连** 左肺上叶或全部左肺的静脉通过垂直静脉与左无名静脉相连(图37-10C)。

除上述者外,左肺静脉还可与冠状静脉窦(图37-10D)、下腔静脉、右心房或左锁骨下静脉相连。右肺静脉偶可与奇静脉或冠状静脉窦相连。伴发的畸形除房间隔缺损外,还可能有室间隔缺损、法洛四联症及其他复杂的畸形。右肺静脉如与下腔静脉相连,或左肺静脉的异位连接常无房间隔缺损。

(二)病理生理

异位连接的肺静脉氧合血进右心房、右心室

后入肺循环,所以肺血流量增加。其血流动力学的改变取决于异位连接的肺静脉根数及是否伴有房间隔缺损。如仅一根肺静脉异位连接,血流量约占肺循环的20%,患者可无症状。如仅留一根肺静脉与左心房相连,其他肺静脉都异位连接,故可有80%的肺静脉血入右心房,则血流动力学与完全性肺静脉异位连接相似。如一侧肺静脉全入右心房,则通过此侧的肺静脉流量可超过半数,为总数的60%~70%;此因右心房的顺应性较左心房为佳,肺静脉回右心房较回左心房便捷,所以患侧的肺循环阻力较小,因此肺静脉入患侧的血流量较多。如无房间隔缺损,左心血流全部来自正常的肺静脉所属肺叶,此肺叶如有疾病或行外科切除时,可发生意外死亡。

如房间隔缺损开口邻近房间隔时亦可能有一部分肺静脉血(尤其是右肺静脉)引流入右心房,与部分性肺静脉异位连接的病理生理上相仿,故本病称为异位"连接"较异位"引流"为妥。

(三)临床表现

1. **症状与体征** 轻者全无症状;年幼时无青紫,至成年后有肺动脉高压可出现青紫。如为右肺静脉连接下腔静脉,则患儿常有呼吸道感染,并可见右胸腔偏小,心脏右偏。如无房间隔缺损,第二心音分裂不明显,且无固定分裂。右心可因血流量过多,于三尖瓣口可有舒张期杂音和肺动脉口有喷射性收缩期杂音。

2. **辅助检查** 心电图检查可能正常,或与房间隔缺损相似,年长患者如合并肺动脉高压时则可有右心室肥厚的表现。胸部X线显示肺血增多、右心增大,有些征象与异位连接部位有关,如右肺静脉与下腔静脉异位连接时在右下肺野有新月形样影。超声心动图检查需要通过剑突下、心尖、胸骨旁及胸骨上等切面检查左、右各支肺静脉及其连接部位,结合彩色多普勒超声有助显示肺静脉。CT及磁共振检查效果较好。

(四)治疗

左向右分流明显($Q_p/Q_s>2$)或有临床症状者应予以外科手术治疗。异位连接肺静脉的处理基本与完全性肺静脉异位连接相似。右肺静脉与上腔静脉或下腔静脉连接者通常可在腔静脉及右心房内建立板障引导血流回流入左心房，或将右肺静脉与左心房吻合。左肺静脉经垂直静脉回流者则可将左肺静脉直接与左心耳吻合。若是弯刀综合征合并供应右下肺的体循环动脉侧支，可行心导管介入封堵侧支。手术死亡率低于1%。

有一种特殊情况是异位连接的肺静脉存在双向的回流，即可同时回流至左心房和体静脉。此解剖情况下可以考虑心导管介入封堵的方法将回流至体静脉系统的通路封闭，保留回流至左心房的通路。

四、肺静脉狭窄或闭锁

胚胎发育过程中肺总静脉融合入左心房的过程发生异常可能会导致肺静脉部分性或完全闭塞，其组织学特点是结缔组织细胞增生，出现中膜层增厚、内膜纤维化。肺静脉狭窄可以是局限性狭窄或弥漫性发育不良（图37-12），引起相关的肺部水肿。本病少见，约有一半伴发其他畸形如室间隔缺损。有的肺静脉狭窄（stenosis of pulmonary vein）延伸至肺内肺静脉，有的狭窄仅限于开口到左心房的近端。临床表现取决于狭窄的根数和程度，如两侧皆狭窄者早年即有呼吸系统症状如气促，屡发下呼吸道感染，生长发育落后和右心衰竭，可时有咯血。如仅一侧肺静脉狭窄，肺循环的血流往往皆流向健侧。胸部X线、心电图及超声心动图检查可有右心室增大，肺动脉高压等间接证据，但临床需对此高度怀疑方可进一步行心导管、CT及磁共振等检测后得出结论。如伴发于其他畸形，其存在更易被忽略，术后或尸检方知其存在。治疗颇非易事，总体死亡率可以高达50%以

上，双侧肺静脉狭窄或3~4支肺静脉狭窄较单侧，或1~2支肺静脉狭窄死亡率高。球囊扩张后多再狭窄，手术难以接通，且术后仍可再狭窄。利用可扩张的支架保持通畅可获得一定的疗效。介入或外科治疗效果不佳时，肺移植是最终的选择。

五、肺总静脉闭锁

肺总静脉闭锁（atresia of common pulmonary vein）的肺静脉不但与左心房不通，且又未借道体静脉与右心房相通，这样氧合血无法出肺入心，肺内有严重淤血及水肿，出生不久即死亡。如能成活数日，支气管静脉引血出肺入体静脉可能为肺血的唯一出路。患婴出生后即有呼吸困难及青紫，杂音可有可无；心电图可有右心室增大，X线示肺野有弥漫性的网状阴影，心影多不大。心导管检查示肺动脉高压，楔压亦高。造影时可见造影剂滞留于肺野而不进左心房。手术治疗将肺静脉的总汇与左心房接通即可治愈。

（鲁亚南　陈树宝）

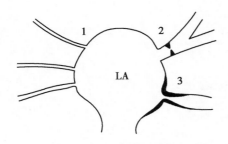

图37-12　肺静脉狭窄各种类型
1，长段狭窄；2，隔膜样；3，局部内膜纤维化；LA，左心房。

参 考 文 献

1. LYEN S, WIJESURIYA S, NGAN-SOO E, et al. Anomalous pulmonary venous drainage: a pictorial essay with a CT focus. Journal of Congenital Cardiology, 2017, 1 (1): 1-13.

2. HERLONG JR, JAGGERS JJ, UNGERLEIDER RM. Congenital Heart Surgery Nomenclature and Database Project: pulmonary venous anomalies. Ann Thorc Surg, 2000, 69 (4 Suppl): S56-S69.

3. PORRES DV, MORENZA ÓP, PALLISA E, et al. Learning from the Pulmonary Veins. Radiographics, 2013, 33 (4): 999-1022.

4. HERLONG JR, JAGGERS JJ, UNGERLEIDER RM. Congenital Heart surgery nomenclature and database project: pulmonary venous anomalies. Ann Thorac Surg, 2000, 69 (4 Suppl): S56-S69.

5. FILES MD, MORRAY B. Total anomalous pulmonary venous connection: preoperative anatomy, physiology, imaging, and interventional management of postoperative pulmonary venous obstruction. Seminars in Cardiothoracic and Vascular Anesthesia, 2017, 21 (2): 123-131.

6. PALADINI D, PISTORIO A, WU LH, et al. Prenatal diagnosis of total and partial anomalous pulmonary venous

connection：multicenter cohort study and meta-analysis. Ultrasound Obst Gyn,2018,52（1）:24-34.

7. AWASTHY N,TOMAR M,RADHAKRISHNAN S,et al. Scimitar syndrome：A novel management approach for palliation in a sick infant. Journal of Cardiology Cases, 2014,10（2）:48-50.

8. KOBAYASHI D,FORBES TJ,AGGARWAL S. Palliative stent placement in vertical vein in a 1.4 kg infant with obstructed supracardiac total anomalous pulmonary venous connection. Catheter Cardiovasc Interv,2013,82 （4）:574-580.

9. YLÄNEN K,LITWIN L,OJALA T,et al. Left superior vena cava draining to left atrium with partially anomalous pulmonary venous connection and left-to-right shunt-multimodality imaging and percutaneous treatment. Postepy Kardiol Interwencyjnej,2018,14（3）:312-313.

10. ALLEN HD,SHADDY RE,DRISCOL DJ,et al.Moss and Adams' Heart disease in infants,children,and adolescents including the fetus and young Adult. 9th ed. Philadelphia: Walters Kluwer,2016.

11. BACKES CH,NEALON E,ARMSTRONG AK,et al. Pulmonary vein stenosis in infants：a systematic review, meta-analysis,and meta-regression. J Pediatr,2018,198: 36-45.

第三十八章

体静脉连接异常

体静脉连接异常（abnormal systemic venous connections）多为胚胎时期静脉连接的持续,有些无临床意义,有些则可导致青紫或影响外科手术的纠治。在心房内脏保持同侧关系（心房正位或反位）时有临床意义的体静脉异常不多见。内脏异位症（心房异构）合并体静脉异常者超过90%。

一、体静脉的发育

自胚胎13体节起,自静脉窦的尾侧出现3对左右对称的体静脉。最内侧为卵黄静脉,中间为脐静脉,最外侧为总主静脉。

右侧卵黄静脉发育为下腔静脉的近心段。它和右下主静脉吻合后形成心肝下静脉吻合（subcardiohepatic anastomosis）,最后成为下腔静脉的肝段。左侧卵黄静脉则和左脐静脉连接,最终发育成为静脉导管。

总主静脉（common cardinal vein）是汇合胎儿全身静脉血的最大的静脉系统。左、右总主静脉在出现后迅速分为前主静脉和后主静脉,前主静脉向头侧延伸,回收头端的静脉回流。在左、右前主静脉之间,后出现的交通支最终发育成为左无名静脉。后主静脉回收躯干和四肢的静脉回流。胚胎发育过程中,后主静脉的远端互相吻合,最终形成髂总静脉和骶中静脉。

右总主静脉最后发育成为上腔静脉。右后主静脉的根部则参与奇静脉的形成。左总主静脉大部最后退化消失,残留的部分沿房室沟后壁走行,成为冠状静脉窦。后主静脉在发育过程中,同时向腹侧和背侧发出分支,腹侧称为下主静脉,背侧称为上主静脉。左、右下主静脉汇合形成下腔静脉中段。右上主静脉形成下腔静脉的末段（肾后段）和奇静脉,左上主静脉则退化形成半奇静脉和副半奇静脉（图38-1）。

脐静脉主要作用是从胎盘吸取动脉血,再经静脉导管流入下腔静脉,供应胎儿血氧和养分。通常右侧脐静脉近段消失,左侧脐静脉和左侧卵黄静脉连接并最终发育成静脉导管。

二、病理类型及临床表现

体静脉发育经历复杂的重塑及退化过程。体

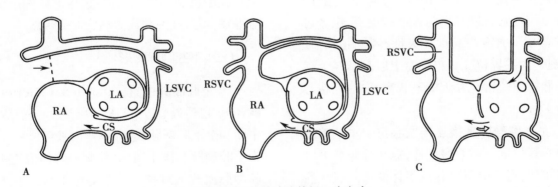

图 38-1　体静脉连接汇入右心房

A. 右上腔静脉缺如（↑）,左上腔静脉连接冠状静脉窦;B. 左上腔静脉连接冠状静脉窦;C. 双侧上腔静脉,左上腔静脉连接左心房,冠状静脉窦隔缺损。RSVC,右上腔静脉;LSVC,左上腔静脉;RA,右心房;LA,左心房;CS,冠状静脉窦。

静脉异常种类繁多,有些没有临床表现。重要的是与腔静脉相关的体静脉异常,包括连接、回流及路径异常。以下主要涉及在心脏与内脏位置一致(正常位或镜像反位)患者中相对比较常见的体静脉异常。

(一)左上腔静脉残存

左上腔静脉残存(persistent left superior vena cava)是临床最常见的体静脉异常,为胚胎期左侧前主静脉未完全退化所致。在解剖心脏标本中,左上腔静脉残存发生率为0.3%~0.5%。在先天性心脏病患者中,左上腔静脉残存的发生率要高得多,发生率较高的有法洛四联症(11%)、房室间隔缺损(19%)、二尖瓣闭锁(17%)、右心耳并列(34%)。左上腔静脉通过冠状静脉窦与右心房连接,或通过部分或完全无顶冠状静脉窦(unroofed coronary sinus)的方式引流至左心房,或直接与左心房连接。

1. 左上腔静脉残存 引流入冠状静脉窦,最终开口于右心房,可伴或不伴左无名静脉中断(此时左无名静脉称为桥静脉)。此时,左上肢血流经左上腔静脉最终回流入右心房,通常伴有冠状静脉窦的扩张。超过92%的左上腔静脉经冠状静脉窦进入右心房。此畸形对血流动力学并无影响,但在心内直视手术中,需要同时阻断双侧上腔静脉。扩张的冠状静脉窦有时会对邻近的心脏结构造成阻塞。

2. 左上腔静脉经部分或完全性冠状静脉窦隔缺损 又称无顶冠状静脉窦入左心房,在左上腔静脉残存中发生率少于10%。此时,左上腔静脉部分血流经冠状静脉窦与左心房交通,患者可以出现青紫。大多与其他先天性心脏病同时发生,特别是内脏异位症。单纯左上腔静脉经无顶冠状静脉窦引流常合并大的冠状窦开口,存在心房间的交通。

3. 左上腔静脉直接连接左心房 左上腔静脉在左心耳位置与左心房相连,冠状静脉窦可以完整或缺如,房间隔可以伴或不伴缺损。冠状静脉窦缺如者,其胚胎机制为原始心房和静脉窦未能正常分隔,左总主静脉仍开口于左心房,导致冠状静脉窦未能正常形成。冠状窦正常者的胚胎基

础是左上腔静脉与左心房之间残存的交通。左上腔静脉入左心房通常伴发其他严重心脏畸形如单心房、心脾综合征、永存动脉干、大动脉转位等。

4. 左上腔静脉与左肺静脉连接 此型和肺静脉异位引流无法区分。

(二)右上腔静脉畸形

1. 右上腔静脉缺如 内脏心房正常位时右上腔静脉缺如(absent right superior vena cava)或闭锁是罕见的,在心血管畸形患者中发生率为0.07%~0.13%。缺如可以发生在右上腔静脉远心段,即奇静脉与无名静脉之间,右侧头臂静脉经无名静脉入残存的左上腔静脉,奇静脉与右上腔静脉的近心段相连;也可发生在近心段,即奇静脉与右心房之间,右侧头臂静脉和奇静脉血流都经过无名静脉引流至左上腔静脉。右上腔静脉全部缺如,指远心段、近心段全部缺如,右头臂静脉经无名静脉引流入左上腔静脉,奇静脉与半奇静脉形成侧支,最后引流入左上腔静脉。

在没有其他心血管畸形的情况下,右侧上腔静脉缺如,血流经左上腔静脉、冠状静脉窦进入右心房是无症状的。有报道,该类患者可有心律失常,包括房室传导阻滞、窦房结功能障碍、室性心动过速、左束支传导阻滞、右束支传导阻滞、室上性心动过速和猝死。

右上腔静脉缺如绝大多数合并于内脏异位症,常合并单心室、完全性房室间隔缺损、肺动脉闭锁、大动脉位置异常等。

2. 右上腔静脉直接与左心房或双侧心房相连 胚胎机制不详,只有少数报道病例。患儿可有潜在青紫,在哭吵或活动后青紫明显。

(三)下腔静脉畸形

1. 下腔静脉中断(interrupted inferior vena cava) 包括近心段(肝段)中断、远心段(腹腔段)中断和全下腔静脉缺如(不伴内脏反位)。常见者为下腔静脉肝段中断,肝静脉通常回流正常。下腔静脉血流通过扩大的奇静脉引流入右上腔静脉。胚胎发生机制为右侧下主静脉未能与右侧卵黄静脉吻合所致。下腔静脉肝段中断的发生率在先天性心脏病中占0.6%。虽然可以存在于内脏

位置正常或内脏反位者,但在内脏异位症,左心房异构(多脾)者下腔静脉中断发生率高达86%。

2. 下腔静脉连接于左心房 Van Praaugh 否认此畸形的存在。可能是下腔静脉连接位置正常,而血流经下腔静脉瓣通过房间隔缺损进入左心房。

(四)肝静脉和冠状静脉窦畸形

1. 左、右肝静脉通常汇合成肝总静脉在右心房入口处进入下腔静脉有时肝总静脉可以单独开口于右心房,也可开口于左心房,左、右肝静脉也可分别进入左、右心房。

2. 冠状静脉窦的右心房口闭锁或严重狭窄是罕见的。冠状静脉窦血液没有其他出口的患者可有心肌缺血、梗死和死亡。当发现完整的冠状静脉窦有持续左上腔静脉并有向无名静脉逆行的血流时,应提示仔细检查冠状静脉窦口。少数情况下,冠状静脉窦可以开口在左心房侧。

(五)全静脉畸形

少数的病例中可见所有肺静脉、腔静脉均开口于左心房。胚胎机制不明。

三、诊断

多数上腔静脉或下腔静脉异常患者没有临床表现,在超声心动图检查中应该常规进行剑突下、胸骨上等切面检查观察上腔静脉或下腔静脉的连接,胸骨上切面可以显示异常扩大的奇静脉或左上腔静脉,剑突下及胸骨旁切面可以显示扩大的冠状静脉窦。从不同的肢体部位进行多次注射盐水对比剂后,超声心动图检查不同心脏腔内微气泡的出现顺序有助于明确腔静脉异常引流。然而,对冠状静脉窦异常和腔静脉路径异常的诊断效用有限。

在需要同时评估血流动力学和形态学改变的情况下,最好采用心导管造影检查。随着技术的发展,绝大多数体静脉异常的诊断也可以通过CT或MRI予以证实。

四、治疗

不造成异常分流的体静脉异常并不需要治疗。如有异常血流动力学改变或青紫等临床表现时需要将全身静脉血重新定向到达肺部进行氧合。在大多数情况下,可以通过手术来实现。有时,如果存在可供选择的血液引流血管,则可以通过经皮介入方法堵闭异常血管。

(陈　笋)

参 考 文 献

1. NADAS AS, FYLER DC. Nadas' pediatric cardiology. 4th ed. Philadelphia: Hanley &Belfus, 1992.
2. WERNOVSKY G. Anderson's Pediatric Cardiology. 4th ed. Philadelphia: Elsevier, 2020.

第三十九章

三尖瓣畸形

三尖瓣复合结构位于右心室流入道,由三尖瓣环、三尖瓣叶、腱索和乳头肌四个部分组成,它们在功能上为一个整体,任何一部分胚胎发育异常均可导致先天性三尖瓣畸形,常见的有三尖瓣闭锁、三尖瓣下移畸形、先天性三尖瓣狭窄或关闭不全等。

一、三尖瓣闭锁

三尖瓣闭锁(tricuspid atresia)是指三尖瓣发育障碍而在形态学上缺如或闭锁,右心房与右心室之间无直接交通,呈纤维性或肌性闭锁,占先天性心脏病的 1.1%~2.4%,在青紫型先天性心脏病中居第三位,仅次于法洛四联症和大动脉换位。根据亚洲、非洲、欧洲,以及美国和澳大利亚等地区和国家的联合大样本统计资料显示,在 62 109 例先天性心脏病中,本病 867 例(占 1.4%)。国内报道本病占先天性心脏病的 0.26%。三尖瓣闭锁患儿约 20% 伴有消化道畸形等心外异常。

一般认为,胚胎发育早期三尖瓣从心内膜垫和右心室心肌分化而成,在这个过程中三尖瓣发育异常,瓣叶退化、变性,瓣叶组织缺乏、瓣孔被纤维组织包围、封闭,最终导致三尖瓣闭锁。动物实验已经证实,将小鼠多锌指蛋白基因 fog-2 敲除后,可导致三尖瓣闭锁伴房间隔缺损、室间隔缺损和肺动脉瓣狭窄,说明三尖瓣闭锁的发生可能与某些基因的异常有密切的关系。Van Praagh 曾根据本病的病理特点,提出其病理过程可能系心室成袢时室间隔与房室管对位异常,右心室窦部发育不良,室间隔向右侧移位,堵住了右侧房室口,使三尖瓣先天性闭合,不存在瓣孔。

(一)病理解剖

三尖瓣闭锁的病理形态特征是正常的三尖瓣组织消失,右心房和右心室无直接交通,其中,在右心房底部原三尖瓣的位置仅见一个肌性的小陷窝或局部纤维增厚的组织,呈肌型闭锁最常见,约占 89%,其他呈膜型和瓣膜型闭锁等均少见。通常心房和心室的位置是正常的,但右心室往往发育不良,由圆锥部和发育不良的窦部组成。1817年,Kresig 首先描述了本病,以后 Edward、Keith 和 Rao 等学者先后提出了较系统的分类方法,使其病理分型(pathologic classification)不断得到完善。目前,临床上通常根据三尖瓣闭锁是否合并大动脉异常分成三大类型,然后根据是否存在肺动脉闭锁、肺动脉狭窄和室间隔缺损等又分成若干亚型:

1. **I型** 大动脉位置关系正常。①亚型 a:室间隔完整伴肺动脉闭锁;②亚型 b:小型室间隔缺损伴肺动脉狭窄;③亚型 c:大型室间隔缺损不伴肺动脉狭窄。

2. **Ⅱ型** 完全型大动脉转位(D-TGA)。①亚型 a:室间隔缺损伴肺动脉闭锁;②亚型 b:室间隔缺损伴肺动脉狭窄;③亚型 c:室间隔缺损不伴肺动脉狭窄。

3. **Ⅲ型** 除 D-TGA 以外的大动脉转位不良。

在上述类型中,以 I 型为最常见,占 69%~82%;Ⅱ型次之,占 12%~28%;Ⅲ型最少见,占 3%~6%。I 型 75% 存在肺动脉口梗阻和限制型室间隔缺损,约 10% 有肺动脉瓣闭锁;Ⅱ型室间隔缺损往往较大,位置近主动脉瓣下,多数病例不存在肺动脉口梗阻,肺动脉瓣闭锁少见。Ⅲ型以矫正型大动脉换位为多见,且常伴肺动脉口或主动脉口狭窄。

三尖瓣闭锁均合并卵圆孔未闭或房间隔缺损方能存活,除大动脉转位、室间隔缺损和肺动脉瓣畸形外,其他合并畸形还有动脉导管未闭、房室隔缺损、左上腔静脉、主动脉缩窄、主动脉弓离断、冠状动脉起源异常和肺静脉异位引流等。

三尖瓣闭锁伴室间隔完整或小型室间隔缺损的病例,其右心室腔容积很小,仅为数毫升,右心室宛如附着于左心室壁上的憩室。但如果室间隔缺损较大,右心室窦部发育可相对较好,右心室腔不小,肺动脉发育较好(图39-1)。

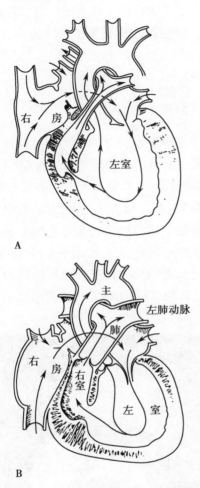

图 39-1　三尖瓣闭锁伴室间隔缺损
A. 室间隔缺损较小,右心室腔容量仅为数毫升,宛如附着于左心室壁上的憩室;B. 室间隔缺损较大,右心室窦部发育相对较好,右心室腔和肺动脉不小。

(二)病理生理

三尖瓣闭锁必然存在心房间交通,使体静脉、冠状静脉的回血经卵圆孔或房间隔缺损得以进入左心房,与肺静脉回血相汇合后注入左心室。若房间隔缺损太小,血流受阻,使右心房和外周静脉压增高,则出现体循环淤血和右心衰竭表现。由于左心室接受的是动静脉混合血,故外周动脉血

氧饱和度降低,临床上出现青紫症状。青紫的严重程度与肺循环血流量的多少有关,而肺血流量又取决于三尖瓣闭锁的类型,因为肺部的血流来自左心室,通过室间隔缺损进入肺动脉,若室间隔缺损大又无肺动脉狭窄的病例,肺血流量较多,青紫可不明显;如果肺血流量明显增多,还可能导致左心衰竭。反之,若合并肺动脉狭窄、闭锁或小型室间隔缺损,则肺血流量减少,青紫症状就较严重。在合并大动脉转位和室间隔缺损时,左心室血流直接流入肺动脉,并经动脉导管注入降主动脉;若室间隔缺损小,主动脉接受来自右心室的血流量很少,可引起主动脉发育不良。三尖瓣闭锁合并肺动脉闭锁和室间隔完整的情况罕见,此时血液到达肺部的唯一通道为动脉导管未闭或体-肺侧支循环。

(三)临床表现

青紫和心脏杂音为本病的主要临床表现。青紫的轻重和出现时间的早晚取决于病理类型和肺血流量。合并肺动脉口梗阻者,肺血流量较少,青紫出现早;半数以上在出生后不久出现青紫,如果未经治疗约80%于6个月内夭折。Ⅰc和Ⅱc型因无肺动脉口梗阻,肺血流量较多,故青紫症状较轻或不明显,但常表现心力衰竭症状如多汗、气促,易罹肺炎。多数患儿有喂养困难、活动量小,易疲劳和劳力性呼吸困难,16%~45%在婴儿期出现缺氧发作,其机制可能与肺动脉口狭窄加重、室间隔缺损和动脉导管自然闭合等有关,是肺循环量明显不足的征象。较大患儿可有蹲踞现象,生长发育大多迟缓。

体格检查可见发绀、杵状指,心前区隆起,心尖搏动有力,但胸骨左缘下段心脏搏动相对安静,少有震颤。听诊时心脏杂音随合并的畸形而异,通常可在胸骨左缘闻及来自室间隔缺损或肺动脉狭窄的收缩期杂音,若此杂音减弱,提示严重肺动脉狭窄或室间隔缺损的自然闭合。伴动脉导管未闭者则可闻及连续性杂音。多数病例第一心音单一。肺动脉瓣区第二心音可单一、减弱或明显分裂;若室间隔缺损较大不伴肺动脉瓣狭窄(Ⅰc型),则因肺动脉压升高而第二心音增强或亢进。有时因心房水平的交通呈限制性,右心房收缩加

强,可产生第三心音。Ⅰc和Ⅱc型因肺循环量增多,汇入左心的血流量也增多,导致二尖瓣口相对性狭窄,在心尖部可听到舒张期隆隆样杂音。有心功能损害时可出现第三心音或奔马律。7%的患儿可出现严重心律失常,1.3%~5%并发脑栓塞和脑脓肿等。

(四) 心电图

90%的病例有典型心电图异常表现(abnormal ECG features),即心电轴左偏、右心房扩大、左心室肥大、右心室低电压,表现为右心前导联S波加深,左心前导联R波增高伴T波倒置(图39-2)。右心房明显扩大,常见P波显著高尖或双心房扩大,也可表现左心房扩大。多数病例,特别是肺血流量增多者常有ST-T改变,提示心肌损害。V₂导联R波明显增高往往提示右心室发育较好。V₆出现较高的R波和较深的S波提示肺血较多;反之则提示肺血较少。

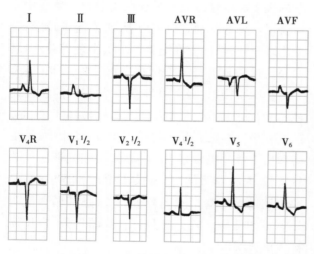

图 39-2　三尖瓣闭锁典型心电图表现
心电轴左偏,右心房扩大,左心室肥大,右心室低电压,表现为Ⅰ导联R波向上而Ⅲ导联R波向下,P波显著增高,V₄R和V₁导联S波加深,V₅和V₆导联R波增高伴T波倒置。

(五) 胸部X线

心脏大小与肺血流量的多少有关。肺血流量减少者胸片示肺血管纹理纤细、肺门影缩小、肺动脉段凹陷、心尖圆钝;心脏外形正常或轻度增大,需与法洛四联症、三尖瓣下移畸形等肺血减少类先天性心脏病鉴别。肺血流量增多者胸片示肺血管影增粗,肺血管纹理增多,肺动脉段突出,心脏明显扩大,且呈进行性扩大,需与大型室间隔缺损、永存动脉干和其他不伴肺动脉狭窄的先天性心脏病鉴别。

三尖瓣闭锁时右心缘由扩大的右心房组成,可突出或平直,右心室不大,左心房和左心室扩大,如伴肺动脉发育不良,正位片心影可呈方形,这是三尖瓣闭锁的特征性表现。当合并右型大动脉换位,往往肺充血,心影扩大呈蛋型,心底部较窄。对合并左型大动脉换位者,左上心缘由升主动脉构成。

(六) 超声心动图

二维超声显示正常的三尖瓣结构消失,取而代之的是一回声增强的反光带分隔右心房和右心室,无启闭活动,右心室腔大多狭小(图39-3)。二尖瓣的位置、形态和活动正常,左心室增大,可有大动脉换位。结合多普勒和彩色血流显像技术,还可显示室间隔缺损、心房水平分流、动脉导管开放和肺动脉瓣狭窄等情况。超声检测时,应特别强调分段诊断,以利于确定病理类型和避免漏诊。

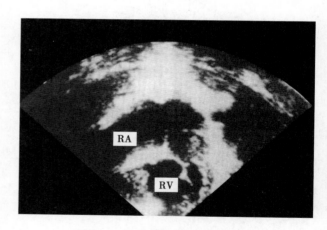

图 39-3　三尖瓣闭锁的超声心动图
超声心动图心尖四腔切面观显示,正常的三尖瓣结构消失,取而代之的是一回声增强的反光带分隔右心房和右心室,无启闭活动;RA,右心房;RV,右心室。

超声造影(contrast echocardiography)可见造影剂从周围静脉进入右心房后未能直接进入右心室,而是先进入左心房、左心室后,才出现于右心室。对于儿科病人,由于超声透声条件较好,一般不需要应用超声造影技术。

经食管超声心动图检查可清楚地显示三尖瓣闭锁的情况、房间隔缺损和室间隔缺损等,适合于围手术期的监测。

(七)心导管和心血管造影

心导管检查时导管行径从静脉到达右心房后,未能直接进入右心室,但可进入左心房、左心室。右心房压力往往高于左心房,如右心房与左心房压差较大,则提示卵圆孔未闭或房间隔缺损较小,此时右心房的压力曲线常可见大的"a"波。如果存在较大的室间隔缺损,则导管可从左心室进入右心室并插入肺动脉,此时左心室压力与右心室往往相近。如果合并肺动脉狭窄,肺动脉压可降低。血氧饱和度测定显示左心房、左心室、右心室、肺动脉和主动脉的血氧饱和度十分接近,体循环低氧血症严重。

选择性右心房造影的显影顺序为右心房→左心房→左心室→大动脉,右心室显影出现在左心室显影之后,右心房明显扩张,部分造影剂可从右心房反流至扩张的下腔静脉和肝静脉。因右心房造影时不能使右心室窦部显影,故正位胸片可见右心室充盈缺损,呈尖端向上的三角形透亮区,称为右心室"洞窗",是本病的造影特征。三角形的底部为横膈,右边为右心房或下腔静脉,左边为左心室。选择性左心室造影可见发育不良的右心室,像附着于左心室前侧壁的憩室,可显示室间隔缺损的部位、大小及大动脉位置关系。此外,造影既可观察主动脉形态及其与心室的连接情况,也可观察动脉导管开放情况等。

(八)诊断和鉴别诊断

典型病例的诊断要点包括出生后不久出现青紫,心电图示心电轴左偏、右心房和左心室肥大,胸部 X 线片示肺缺血、心影正常或稍大,超声心动图检查可明确诊断并进行病理分型。心导管检查和心血管造影一般在决定手术方案前进行,除有助于诊断外,还可了解肺动脉压力、阻力,以及肺小血管的发育情况,对确定治疗方案很有价值。

诊断时需注意与肺动脉闭锁伴室间隔完整、极重型肺动脉狭窄伴右心室发育不良、三尖瓣狭窄伴室间隔缺损、单心室伴肺动脉狭窄、大动脉转位伴肺动脉狭窄和右心室发育不良,以及三尖瓣下移等复杂心血管畸形进行鉴别。

对于三尖瓣闭锁伴肺血流量增多者,则应注意与大型室间隔缺损、单心室、完全性房室缺损、永存动脉干、右心室双出口、大动脉转位伴室间隔缺损等疾病鉴别。

(九)治疗

出生后不久即出现严重青紫者,其治疗原则为缓解低氧血症,纠正酸中毒。对于 14 天以内的新生儿,可静脉滴注前列腺素 E_1,以保持动脉导管开放,增加肺循环量,可迅速提高体循环血氧饱和度,剂量为 $0.03\sim0.10\mu g/(kg\cdot min)$。该药品的副反应有高热、激惹、惊厥、呼吸暂停、心动过缓和血压降低等,应注意观察。如果心房水平交通较小,可进行球囊房间隔造口术(balloon atrial septostomy)。

手术治疗是根本的办法,新生儿期出现症状的严重病例可先进行姑息性分流手术,以增加肺循环量,缓解低氧血症。目前,常用的方法有改良的 Blalock-Taussig 分流术(B-T shunt),通过人造血管在无名动脉或锁骨下动脉与肺动脉之间"搭桥"连接。6 个月以上的患儿,因肺动脉已经发育较粗及肺血管阻力已下降,则可选择 Glenn 分流术(Glenn shunt),将上腔静脉与右肺动脉吻合。

对于年长儿,大多采用改良 Fontan 手术(Fontan operation),用人工血管材料在右心房内作为板障形成内隧道,将下腔静脉血经内隧道达上腔静脉,上腔静脉与同侧肺动脉连接,或将下腔静脉入右心房口横断并缝合,用人工血管(外管道)连接下腔静脉与上腔静脉,使体循环静脉血回流入肺循环,同时将未闭卵圆孔或房间隔缺损关闭,从而达到体、肺循环分开。经典的 Fontan 手术应符合下列条件:①年龄 4~15 岁;②窦性心律;③体、肺静脉回流正常;④右心房容量正常;⑤肺动脉平均压≤15mmHg;⑥肺循环阻力<4Wood/m²;⑦肺动脉与升主动脉内径比值>0.75;⑧左心室功能好(射血分数 >0.60);⑨二尖瓣关闭良好;⑩无肺血管发育异常或扭曲。

但随着手术技术、术后监护水平的提高和手术经验的积累,上述条件已有了许多改良。目前认为,年龄不是主要的高危因素,1~4岁行Fontan手术同样获得良好效果,甚至由于避免了左心室长期超负荷而发生不可逆性心肌病变的危险而使手术病死率明显下降。虽心律失常仍然是高危因素,但可以有效控制,故不是绝对禁忌证。体静脉回流异常可以通过全腔肺分流术加以解决。右心房容量、肺动脉与主动脉比值已经不作为手术指征。二尖瓣反流可以根据瓣膜情况同时修补,因此也不是绝对禁忌证。然而,必须强调肺动脉发育情况和肺循环阻力、左心室功能状况等,这些因素仍然是影响手术预后的重要指标。

(十) 病程和预后

本病未经治疗者预后不良,49.5%在出生后6个月内死亡,66%在1岁以内死亡,少数可存活至10岁以上。病变的类型和血流动力学异常的程度是决定预后的因素。出生时青紫症状严重、房间隔或室间隔水平分流较少者,90%在1岁以内死亡;肺血流量增多者预后稍好,但有部分患儿在早期死于心力衰竭。在经过适当手术治疗的病例中大多数患者术后恢复良好,术后10年存活率为50%~90%,15年存活率为50%~80%。2015年,梅奥诊所报道1 052例Fontan手术后患者的随访研究,其中三尖瓣闭锁患者术后的10年、20年和30年生存率分别为79%、62%和45%。Fontan术后常有心功能不全、心律失常、全身静脉充血,包括失蛋白质肠病等合并症。

二、三尖瓣下移畸形

三尖瓣下移畸形也称Ebstein畸形(Ebstein anomaly),是指三尖瓣隔瓣和/或后瓣偶尔连同前瓣下移附着于近心尖的右心室壁上,占先天性心脏病的0.5%~1.0%。流行病学调查显示,每2万名新生儿中有1个患有三尖瓣下移畸形。1866年,德国学者Ebstein在尸检中首先发现本病,并对其病理解剖做了详细地描述。之后还有许多学者报道,并将该畸形称为"Ebstein畸形"(图39-4)。1949年,Taussig在临床上诊断首例Ebstein畸形。1969年,Lundstrom报道了本病的超声心动图诊断。本病无性别差异,多数为散发性,家族性发病

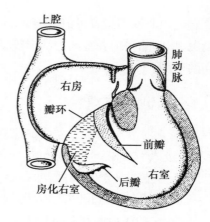

图 39-4　三尖瓣下移畸形

三尖瓣后瓣出自右心室壁,致其上方的一部分右心室腔"房化"。

罕见。在双胞胎中、有先天性心脏病家族史、妊娠早期的孕妇服锂制剂者其子代患本病的风险增高。

Ebstein畸形的发生机制是由于胚胎发育过程中三尖瓣瓣叶未能正常剥脱游离至房室瓣环所致(图39-5)。在胚胎发育早期,三尖瓣发生于心内膜垫和右心室心肌,通过剥脱形成瓣叶和肌小梁。前瓣形成较早,而后瓣与隔瓣则迟至胚胎3个月时才全部游离出来。这种发育时间上的差异可解释为何前瓣、隔瓣和后瓣的病变程度不一致。

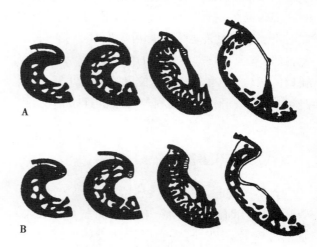

图 39-5　三尖瓣下移畸形的发生机制

A. 正常发育的三尖瓣;B. 三尖瓣下移系由于三尖瓣瓣叶未能正常剥脱游离至房室瓣环。

(一) 病理解剖

本病的病理改变包括三部分:①三尖瓣隔瓣和后瓣离开瓣环下移附着于右心室壁的心内

膜上,下移程度轻重不等,轻者仅隔瓣下移,重者隔瓣和后瓣均下移附着于壁束、室上嵴、隔束、节制束或前乳头肌所形成的壁环上;瓣叶大多发育不良、短缩变形。②三尖瓣前瓣宽大冗长,大多附着于正常部位,约13%有下移现象;常由于合并腱索短缩、乳头肌小或瓣叶与右心室壁粘连而造成不同程度的关闭不全。③下移的三尖瓣组织将右心室腔分成两部分,瓣膜上方的原右心室流入道变薄,称为"房化"右心室(atrialized right ventricle),与右心房共同组成一个大心腔;瓣膜下方为功能右心室,其功能减退的程度取决于右心室流入道的房化范围和瓣叶贴附于右心室壁的下移程度,轻者瓣叶贴于右心室的肌小梁表面,重者与右心室壁紧贴,局部心肌很少,甚至右心室几乎完全房化,类似于 Uhl 畸形(Uhl anomaly),致使右心室失去收缩功能(图 39-6)。

本病常伴发其他畸形,如右心室发育不良、房间隔缺损或卵圆孔未闭;原发孔型房间隔缺损偶有报道;室间隔缺损、肺动脉狭窄或闭锁等亦不少见;约 1/4 合并左半心畸形。右心室发育异常可累及传导系统,房室结受压易引起预激综合征或右束支传导阻滞等。

(二) 病理生理

本病的病理生理改变轻重不一,轻者瓣膜功能基本正常;重者三尖瓣口狭小,右心室腔狭小,从右心室射入肺动脉的血流量少,且由于瓣叶变形、腱索短缩或乳头肌发育不良致使三尖瓣关闭不全,导致三尖瓣反流。三尖瓣狭窄加上关闭不全,使右心房压力日益增高,右心房扩大,右心房的血流分流至左心房,临床出现青紫症状。因房化右心室与功能右心室同步收缩,而与右心房活动不一致,故当心房收缩时,血流由右心房流向房化的右心室,待心室收缩时,这部分血流又返回至右心房。因此,右心房压持续明显增高,这种情况在房化右心室心肌功能尚佳者尤为明显。

新生儿期因肺动脉压较高,三尖瓣如有关闭不全,则反流量很大,右心房压很高,产生右心房到左心房的大量分流,青紫明显。且因肺动脉压力和阻力较高,而右心室容量较小,三尖瓣严重反流,可造成右心室收缩期无前向血流射入肺动脉,这种现象称为"功能性肺动脉闭锁(functional pulmonary atresia)",这时肺循环血流完全依赖动脉导管分流或侧支循环。之后,随着肺循环的阻力下降,右心室的压力亦相应减低,则三尖瓣的反流量、右心房压及右心房向左心房的分流量均有所减少,从右心室射入肺动脉的血流量增多,动脉血氧提高,因此新生儿期所见的青紫症状逐渐减轻或消失。如果多次反复出现青紫加重,应警惕阵发性心动过速发作,因心动过速可加重三尖瓣反流,且使右心室的舒张期缩短,右心房无法向右心室充盈,而右心房压力更加增高,因此低氧血症更加明显。

青紫即使能在婴儿期缓解,但年长后仍不可避免地重新出现,可能系因三尖瓣和右心室心肌的功能逐渐减退,三尖瓣反流使三尖瓣口逐渐扩大,使反流加重,并形成恶性循环,使右心房压升

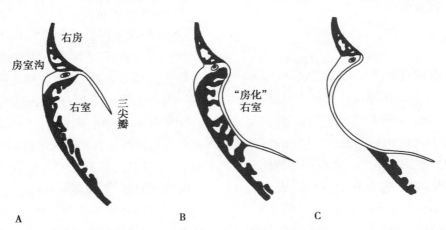

图 39-6 三尖瓣下移畸形右心房室交界切面
A. 正常房室交界和三尖瓣;B. 轻度三尖瓣下移;C. 重度三尖瓣下移,房化右心室壁薄。

高,右心房向左心房分流加重。轻型病例,房间隔缺损可为左向右或双向分流。如卵圆孔较小或出生后关闭,患儿可不出现青紫,但右心房压显著增高,体循环淤血严重。

(三)临床表现

轻者可无任何症状,或仅有易疲劳、气短和心悸等。一般病例缺乏特征性,可有青紫、心力衰竭、杂音和发育落后。20%~30% 的患儿反复发生阵发性心动过速,大多为房性心动过速。约有半数患儿在新生儿期即出现青紫,但以后青紫可减轻,直到 5~10 岁时重新出现。双侧面颊常呈紫红或暗红,或伴有微血管痣。心力衰竭时出现肝脏肿大、颈静脉充盈和水肿等。本病颈静脉可有明显怒张,但颈静脉搏动并不强烈,其原因为右心室压不高,而巨大右心房具有很大的缓冲能力,故三尖瓣反流波不易传至颈静脉。少数患儿可出现眩晕、头痛、晕厥和一过性失明等。严重病例可为死胎或出生后不久死亡。

听诊时多在胸骨左缘下部闻及三尖瓣关闭不全的收缩期杂音,因右心室压不高,收缩晚期三尖瓣反流量很少,故杂音在收缩晚期减轻或消失。有时可闻及舒张期杂音,个别病例可无杂音。心音正常或减弱,第一心音分裂明显,与三尖瓣前瓣关闭延迟有关,此音似有喀喇的性质,有人将其形容为"风帆"音。第二心音往往正常。肺动脉瓣关闭虽可延迟,但不易听到。可听到第三心音和第四心音。婴儿心率很快,杂音和各心音互有重叠,听诊时很难逐一辨清,易与心包摩擦音混淆,出现这种征象可怀疑本病。

(四)心电图

对本病的诊断很有价值,多为窦性心律,心率正常或偏缓,约 1/3 的病例屡发阵发性心动过速,往往为房性心动过速、心房扑动或房颤。早搏、交界性心律或房室分离等也较常见,心率快时可伴室内差异性传导。本病房室之间常存在右侧传导旁路,所以有 20%~30% 的心电图(ECG)表现为预激综合征(preexcitation syndrome),以 B 型多见。婴儿期因 P-R 间期本身较短,QRS 波较窄,故较难辨认预激综合征。预激综合征可持续存在,也

可间歇发生。预激综合征常诱发心动过速,但两者并无必然的联系。

P 波很高,在右心房极度扩张时甚至出现 P 波增宽、有切迹,在 I 和 II 导联最显著,Taussig 称之为"喜马拉雅"P 波,提示右心房增大伴房内传导迟缓。P 波进行性增高是病情恶化的征象。轻型病例 P 波可正常。1/4 的病例有 P-R 间期延长,可能与右心房增大和右心房内传导延迟有关。根据心电生理检查证实本病存在希氏束内和束下的传导延缓。75%~95% 有完全性右束支传导阻滞(complete right bundle branch block,CRBBB),QRS 波增宽,形态貌似两部分组成,起始部分正常,而后半部畸形,有时在标准导联上 QRS 波后节均朝下,呈 $S_1S_2S_3$ 波型,此与右心室"房化"的病理特点有关。QRS 波电轴常呈多向,无规律性,其电压则随着年龄增大而相对趋低。

右心导联上 QRS 波多样,V_1 上的终末常有 r' 或 R' 波,其时限较宽,r' 或 R' 波越高,QRS 波越宽,右心前导联电压不高,一般不超过 7mm。约有半数病例在 V_1 导联上有 q 波,有时直到 V_4 仍有 q 波,并伴有 T 波倒置,这种现象可能与室间隔后上部纤维化有关,是本病特征性表现,但小儿较少见。有时候在 V_6、V_7 和 V_8 也可见 q 波。

(五)胸部 X 线

严重者 X 线片上心影中至重度增大。肺血往往减少,其减少的程度与青紫程度成比例。肺动脉干不突出,升主动脉亦细小,使心底部狭小。在先天性心脏病中,心影增大而两根大动脉均细小者,为本病的特征。右心房增大为本病的突出表现,有时几乎占据整个增大的心影;正位片上右心缘向右上膨突,左前斜位和侧位时右心房向前上隆突占据胸骨后,其后缘亦可扩大到与脊柱重叠。右心室流出道如有扩张,正位片上可见左上心缘稍有突出;如扩张明显,左上心缘可向外平直突出。当同时有右心室流出道向左突出和右心房向右膨出时,心影外形呈球形或烧瓶状。透视见心脏搏动减弱,左前斜位见右心室搏动尤弱,右前斜位可见右心室流出道搏动,这种心影搏动的减弱随年龄增长而更加明显。但当合并明显三尖瓣反流时,搏动可增强。

（六）超声心动图

正常三尖瓣环和二尖瓣环不在同一个水平，三尖瓣隔瓣附着点比二尖瓣前瓣附着点低0.5~1.0cm，二尖瓣到心尖的距离与三尖瓣到心尖的距离比值为1.0~1.2（平均1.09）。二维超声心动图（echocardiography）可清楚显示三尖瓣下移的程度，具有确诊价值。一般采用心尖或剑突下探测，在四腔心切面观可见三尖瓣隔瓣短小，附着点下移，与二尖瓣前叶的附着点相距1.5cm以上，二尖瓣到心尖的距离与三尖瓣到心尖的距离比值大于1.2，隔瓣下移的毫米数与患儿体表面积的比值超过8mm/m^2。主动脉根部短轴观示隔瓣附着点从正常的9点~10点处下移到11点~12点处。后瓣下移时可在右心室流入道长轴观显示。此外，超声叠加多普勒技术和彩色血流显像还可观察三尖瓣活动情况、三尖瓣狭窄或关闭不全的程度、巨大的右心房和房化的右心室，以及诊断其他合并畸形（图39-7）。

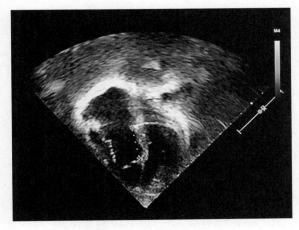

图39-7　三尖瓣下移

超声心动图心尖四腔切面显示三尖瓣隔瓣下移距离（虚线）。

（七）心导管和心血管造影

由于超声心动图检查已可明确诊断，故目前仅在手术治疗前才进行该项检查。早期报道心导管检查操作中有20%~30%发生心律失常，甚至发生心脏停搏而导致死亡。近年来，由于监护技术的完善，造影剂的改良，除颤等抢救措施的应用，以及操作技术的进步，本病在心导管检查时发生死亡的情况已属罕见。

本病巨大的右心房和房化右心室的共腔可由导管在其中打圈而清楚显示。血氧测定可显示右心房向左心房分流，左心房、左心室和主动脉的血氧含量下降。当畸形严重时，导管插入右心室和肺动脉有难度，导管探查右心室流出道时最容易诱发心律失常，操作时应格外小心。导管从右心室回抽时可见三尖瓣的位置偏左。右心室压力正常，曲线亦大致正常；右心室舒张末期压增高，系由于右心房收缩的"a"波所致，此波甚至可在肺动脉显示。体循环和肺循环的血流量均减少，有青紫者尤为突出。

心血管造影可显示三尖瓣下移程度及右心房、右心室等情况。右心房造影可分辨三个心腔：巨大的右心房、房化的右心室和右心室的其余部分。巨大的右心房除向右扩大外，其左缘也远远超过正常的左界，如心房水平由右向左分流，右心房显影后左心房也很快显影，左心室和主动脉相继显示，需与三尖瓣闭锁鉴别。必须注意的是，心房水平右向左分流加上造影剂通过右心室的延缓，可使四个心腔重叠，不易——识别。

右心室造影（right ventriculography）可显示三尖瓣的位置，以及右心室、右心室流出道、肺动脉瓣环和肺动脉的大小。在造影片上，隔瓣和后瓣有时因太小难以显示清楚，但前瓣较易显示，呈位于房化右心室与右心室之间突向右心室腔的弧形细线状帆样透亮影，称为"帆样征"，是Ebstein畸形的特征性表现。在心影下缘可见两个切迹，第一切迹为三尖瓣环，位于脊柱左缘的右侧；第二切迹为下移的三尖瓣，位于脊柱左缘的左侧，两个切迹间为房化右心室。此外，若右冠状动脉能显影，则其开口往往代表三尖瓣环的正常位置，由此至下移三尖瓣附着处的距离可以代表下移的程度和房化右心室的大小。

（八）诊断

下列要点对诊断本病具有参考价值：①新生儿期青紫症状明显，以后减轻或完全消失，年长后青紫重新出现；②青紫症状合并快速型心律失常应首先考虑本病；③右向左分流的先天性心脏病，肺血偏少而无右心室肥厚；④心脏增大，但心前区搏动很弱，听诊时有"多音律"心音；⑤肺血偏少而心影增大,主动脉和肺动脉影偏小,心影似球囊;⑥P波特高,但无右心室肥厚的图形;⑦右心前导联示完全性右束支传导阻滞及细小多相的宽QRS波;⑧青紫伴B型预激综合征,肺血偏少者;⑨V$_{1-4}$导联上有QR型波及T波倒置;⑩超声心动图显示三尖瓣附着点下移。

诊断时根据临床表现及血流动力学变化可将Ebstein畸形分为三型:

1. 轻型 无或轻度青紫,心功能Ⅰ~Ⅱ级,心脏轻至中度增大,心内分流以左向右为主,右心房与功能性右心室之间无压差,心血管造影无双球征,不需要手术或仅关闭心内缺损即可,预后良好。

2. 狭窄型 青紫明显,心功能Ⅱ级以上,心脏轻至中度增大,肺循环血流量减少,扩大的右心房与功能性右心室之间有压差,心内分流为右向左,心血管造影见双球征,需要手术治疗。

3. 关闭不全型 无或轻度青紫,心功能Ⅱ级以上,心脏重度增大,右心房与功能性右心室之间无压差,心内分流可为左向右或右向左,造影见右心房极大,有双球征,需要手术治疗。

(九)治疗

治疗原则因病情而异,新生儿严重青紫者,可选用前列腺素E静脉滴注,并密切观察肺动脉压力和阻力下降过程中病情的变化。如有心力衰竭或心律失常,可按常规处理。心功能Ⅰ~Ⅱ级者,不需要手术;如已达Ⅲ~Ⅳ级,有心力衰竭症状或青紫者,应手术治疗。右心室功能不佳或严重右心室流出道梗阻者,可行Blalock-Taussig或Glenn分流术,以增加肺循环血流量,有一定效果。

有多种针对瓣膜畸形的外科治疗方法,如Carpentier手术(Carpentier operation),该瓣膜成形术将房化的右心室壁折叠,将过大的右心房壁切除,将前瓣扩建使之关闭,取得了良好效果。许多学者根据情况不断加以改良,综合应用各种瓣膜成形技术,如利用自体心包、涤纶片等修补瓣膜孔洞、乳头肌和腱索转移技术等。如果三尖瓣前瓣未分化程度>50%,前瓣前缘有部分或完全粘连在右心室壁上,三尖瓣修补很难达到效果时,可考虑三尖瓣置换术。近年来也有采用锥形重建手术(cone reconstruction surgery),即充分剥离三尖瓣叶,经过整修后建成锥形置附于房室交界瓣环处,必要时辅加瓣环成形术取得良好效果。目前,儿童或青年Ebstein畸形患者已很少需要进行瓣膜置换。如果合并预激综合征,可在术前进行电生理测定,对旁路进行射频消融治疗。手术治疗后10年和20年的生存率分别为90%和76%,10年和20年无再手术生存率分别为74%和46%。术后的长期问题包括再手术和房性心动过速。

(十)预后

未经治疗者,其平均寿命约为20岁,1/3于10岁以内死亡,10%~20%于1岁以内夭折,但也有报道存活至80岁者。肺血流量的多少是决定预后的关键因素,肺血明显减少而心脏进行性增大者,多于早年死亡。死亡原因约2/3为心力衰竭,1/3为心律失常。偶有并发脑栓塞和脑脓肿,但并发感染性心内膜炎者罕见。有心房颤动或心胸比例大于0.65者,预后较差。

三、先天性三尖瓣狭窄和关闭不全

先天性三尖瓣狭窄和关闭不全十分少见,且常与肺动脉狭窄、肺动脉闭锁或右心室发育不良合并存在。除Ebstein畸形属于一种特殊的类型外,造成三尖瓣狭窄和关闭不全的主要为三尖瓣发育不良或三尖瓣瓣叶畸形,较少见的原因还包括腱索和乳头肌发育障碍。由于右心室发育不良常与三尖瓣病变并存,故在本节中加以讨论;此外,Uhl畸形因表现有三尖瓣功能障碍,故一并做简要地介绍。

(一)三尖瓣狭窄

三尖瓣狭窄(tricuspid stenosis)包括三尖瓣发育不良和三尖瓣瓣叶狭窄两种情况,可有家族史,前者瓣环狭小,三尖瓣瓣叶仍附着于瓣环,瓣叶及附件的异常程度变异较大,瓣叶和腱索可无明显异常,亦可呈残缺不全;后者瓣环正常或基本正常,三尖瓣瓣叶增厚、融合,腱索粗短,因而开放活动受到限制。三尖瓣狭窄严重者临床表现、心电图和胸片均类似于三尖瓣闭锁,出生后不久即有青紫和心力衰竭。胸骨左缘下部可闻及舒张期杂音,伴关闭不全时尚可闻及收缩期杂音。心电图示 P 波高尖。X 线示心脏增大,肺血减少。超声心动图检查对诊断和鉴别诊断具有重要价值,可显示右心房和三尖瓣瓣环大小、三尖瓣形态和活动的异常情况,以及心房水平是否有右向左分流。重者预后较差。手术治疗效果迄今不太理想,可采用瓣膜分离或瓣膜置换术,亦可选用 Fontan 手术。

(二)三尖瓣关闭不全

除因围产期缺氧导致的"新生儿暂时性乳头肌缺血"引起三尖瓣关闭外,新生儿三尖瓣关闭不全(tricuspid insufficiency)主要为先天性因素所造成,其病理类型包括三尖瓣发育不良、瓣叶裂缺,瓣叶、腱索或乳头肌畸形。因新生儿肺循环压力和阻力较高,右心室射入肺动脉的血流较少,而三尖瓣反流较重,故本病常于新生儿时期出现症状,如果合并围产期缺氧性心肌损害,则症状更加严重。主要临床表现为青紫、右心衰竭,胸骨左缘下部可闻及全收缩期杂音,一般伴有震颤。心电图检查缺少特征性改变,如出现 ST-T 改变,提示伴有心肌损害。胸部 X 线片示心影增大,以右半心增大为主,肺血流量减少。超声心动图除可证实三尖瓣反流及其程度外,还可详细观察三尖瓣复合体的形态及其他合并畸形,仔细探测肺动脉瓣可鉴别真性和假性肺动脉闭锁。心导管检查显示右心房压增高,心房水平存在右向左分流;右心室收缩压可增高,但当三尖瓣反流较重时,右心室收缩压则可在正常范围。本病预后与三尖瓣病变类型和程度及合并的畸形有关,新生儿期即有明显症状者预后较差。治疗难度较大,可采用瓣膜修补术或三尖瓣置换术。

(三)右心室发育不良

右心室发育不良(hypoplastic right ventricle)一般是指右心室窦部和流入道发育不全,见于多种畸形。Van Praagh 等曾报道右心室发育不良 322 例,占 2 915 例尸检资料中先天性心脏病的 11%;伴发畸形包括三尖瓣闭锁 86 例、肺动脉闭锁伴室间隔完整 81 例、三尖瓣下移畸形 53 例、单心室(左心室优势型)49 例、完全性房室隔缺损(左心优势型)23 例、三尖瓣骑跨 8 例、Uhl 畸形 6 例、右心房双出口 5 例、二尖瓣骑跨 4 例、左右心室呈上下关系 3 例、十字交叉心 2 例、三尖瓣缺如 1 例和孤立性圆锥大动脉倒置 1 例。心脏泵血功能主要靠左心室承担,治疗可采用 Fontan 手术。

(四)Uhl 畸形

Uhl 畸形(Uhl anomaly)十分罕见,于 1952 年由 Uhl 首先报道,在有限的病例报道中,本病与性别无关,年龄分布为 1 天至 57 岁。病理特征为右心室心肌几乎完全缺如,右心室壁薄如羊皮纸,右心室、右心房腔扩大,而左心正常。除房间隔缺损或卵圆孔未闭外,少有合并其他畸形。右心室乳头肌功能失调导致三尖瓣关闭不全,而瓣叶往往无明显异常。主要症状为青紫和右心衰竭、心尖搏动不明显、脉搏微弱、第一心音较低,有时可闻及三尖瓣反流性杂音。心电图示右心房增大,而右心室电势微弱,在右心前导联尤为显著,偶有心律失常。X 线表现示心脏扩大,主要为右心室大,肺血减少。超声心动图显示右心室腔扩大、室壁薄、收缩无力,三尖瓣关闭延迟、关闭不全伴不同程度三尖瓣反流,肺动脉瓣提前开放。本病治疗困难,可试用 Fontan 手术。

(黄国英)

参 考 文 献

1. 张善通,陈张根,贾兵.小儿胸心外科学.上海:上海科学技术出版社,2007.
2. SVENSSON EC, HUGGINS GS, LIN H, et al. A syndrome of tricuspid atresia in mice with a targeted mutation of the gene encoding Fog-2. Nat-Genet, 2000, 25(3):353-356.
3. 黄国英.小儿超声心动图学.上海:上海科学技术出版社,2015.
4. 肖学钧,黄焕雷,黄达宇,等.简化 Manipal 法三尖瓣成形术.中华胸心血管外科杂志,2007,23(3):165-167.
5. NAGDYMAN N, EWERT P, KOMODA T, et al. Modified repair in patients with Ebstein's anomaly. J Heart Valve Dis, 2010, 19(3):364-369.
6. ALLEN HD. Moss & adams heart disease in infants, children and adolescents. 9th ed. Philadelphia: Lippincott Williams & Wilkins, 2016.

第四十章

右心室流出道梗阻

右心室流出道梗阻（right ventricular outflow tract obstruction, RVOTO）可发生于心室内、瓣膜或肺动脉。梗阻可以是单发的,也可以是多水平。不同水平的肺动脉狭窄,有或无其他合并病变在所有先天性心脏病患者中占 25%~30%。本章内容限于室间隔完整时不同部位的右心室流出道梗阻。

一、肺动脉瓣狭窄

肺动脉瓣狭窄（pulmonary valve stenosis, PS）约占先天性心脏病总数的 10%,是最常见的右心室流出道梗阻病变,占 80%~90%。因瓣口狭小,使右心室射血困难,只有右心室收缩压相应地提高,血液方能冲过狭窄的瓣口以维持足够的心排

血量。静息时,右心室收缩压与肺动脉收缩压的压差超过 10~15mmHg 提示有肺动脉瓣狭窄的存在。

（一）病理解剖

正常肺动脉瓣叶为 3 个半月瓣,瓣叶交界处完全分离,瓣环与右心室漏斗部肌肉相连接,肺动脉瓣狭窄根据病变特点分为:

1. **典型肺动脉瓣狭窄（图 40-1A）** 肺动脉瓣叶结构完整,三个瓣叶游离缘互相融合呈鱼嘴状,绝大多数瓣口位于中央,偶偏于一侧,在肺动脉壁上可见三个瓣叶融合的嵴线向肺动脉壁放射,瓣叶可缩短、增厚,有时仅有两瓣。瓣叶活动受限,开放时呈圆顶状,瓣环发育正常,肺动脉总干呈狭窄后扩张,其周径可超过主动脉,扩张自瓣环起,

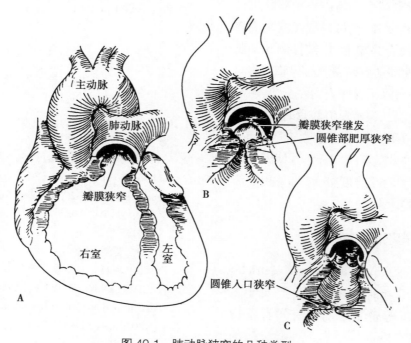

图 40-1 肺动脉狭窄的几种类型

A. 单纯的瓣膜狭窄;B. 瓣膜狭窄继发圆锥部肌层肥厚而狭窄;C. 圆锥部的入口狭窄,瓣膜正常。

可延伸至左肺动脉。初生时可无扩张,由于狭窄口喷射出的急速血流及形成侧向的旋涡所具有的动能作用于肺动脉管壁,年久后使管壁弹力纤维失去弹性而扩张,但扩张的程度与狭窄的严重性并不成比例。

2. 发育不良型肺动脉瓣狭窄(dysplastic pulmonary valve stenosis) 肺动脉瓣叶形态不规则且明显增厚或呈结节状,瓣叶间无粘连,瓣叶启闭不灵活,瓣环发育不良,肺动脉总干扩张不明显。该型在肺动脉瓣狭窄中占 10%~20%。常见于努南综合征(Noonan syndrome, NS),也可能见于非家族性病例。

本病的继发性病变为右心室向心性肥厚。右心室,特别是漏斗区弥漫性肥厚,并可产生动力性瓣膜下梗阻。肺动脉瓣狭窄严重者,右心室腔小,右心室游离壁心内膜下和乳头肌常见心肌梗死病变。三尖瓣亦增厚,其闭合线及腱束附着处有纤维组织增生,可能因右心室长期高压的刺激所致,甚可致三尖瓣关闭不全。右心房有继发性增大,心房壁增厚,卵圆孔开放,或伴有房间隔缺损。

(二) 病理生理

肺动脉瓣口狭窄,导致右心室向肺动脉射血受阻,右心室必须提高收缩压方能向肺动脉射血,其收缩压增高的程度与狭窄的严重程度成正比。肺动脉严重狭窄时,由于室间隔是完整的,右心室收缩压可超过左心室,此与法洛四联症时左、右心室压力相等不一样。随着年龄的增长,如果狭窄不解除可造成右心室进行性向心性肥厚,右心室顺应性下降,右心室舒张压增高,有时伴有三尖瓣反流,右心房、右心室扩大,随之出现右心衰竭。此外,年长儿严重肺动脉瓣狭窄未获治疗可继发肝硬化,这与长期肝静脉淤血有关。

中、重度肺动脉瓣狭窄,在胎儿期因有右心室心肌增厚,右心室心排血量可维持正常。如狭窄程度很重,腔静脉血回右心房后,大多通过卵圆孔或房间隔缺损进入左心房、左心室,可使右心室心腔偏小呈先天性发育不良,三尖瓣环也偏小。由于出生后心房水平大量右向左分流,临床可产生持续性中央性青紫,呈严重低氧血症,其血流动力学改变类似于室间隔完整的肺动脉闭锁,在婴儿期如未及时处理将危及生命。新生儿重症肺动脉瓣狭窄为心脏科急诊,需及时予以持续静脉滴注前列腺素 E_1,以维持动脉导管开放,改善低氧血症,待全身情况稳定后应立即行经皮球囊肺动脉瓣成形术(PBPV 术)或外科手术治疗。

(三) 临床表现

轻度肺动脉瓣狭窄及部分中度狭窄者可无临床症状,仅在常规体检时发现心脏杂音获得确诊。只有当安静时右心室不能维持正常的心排血量及活动时心排血量不能相应增加时出现临床症状,症状轻重相当悬殊,轻者仅表现为活动时气促及轻度发绀,重者可呈右心衰竭的表现。自觉症状随年龄增长而增多,偶尔剧烈活动可导致晕厥甚至猝死,这类患者发作前常感心前区疼痛和/或上腹部疼痛。有蹲踞者罕见。

患儿生长发育往往正常,即使有右心衰竭,表面看上去也不消瘦,呈满月脸。如心房水平无分流,大多无青紫,狭窄严重者可产生周围性青紫,面颊和指端可呈暗红色。狭窄严重者如心房水平(卵圆孔)存在右向左分流,可产生中央性青紫。如为较大的房间隔缺损,出生后即可见明显发绀。

颈静脉有明显的搏动(a波)者提示狭窄严重,此种收缩期的搏动在肝区也可摸及,有心力衰竭时搏动可不明显。许多婴幼儿尽管在心导管检查时记录到大的 a 波,但在颈部却摸不到明显的颈静脉搏动。

查体心前区较饱满,明显隆起者少见。左侧胸骨旁可触及右心室的抬举搏动。右心室扩张,在心前区有广泛的搏动,甚至可延伸至腋前线。在胸骨左缘第二、三肋间可触及收缩期震颤,杂音很响者震颤可波及胸骨上窝及胸骨左缘下部,心力衰竭时震颤减弱甚至消失,新生儿可无震颤。听诊第一心音正常,轻至中度狭窄者可听到收缩早期喀喇音(肺动脉喷射音),其来源系由于增厚但仍具弹性的瓣膜在右心室开始收缩时打开,瓣膜突然绷紧所致。狭窄越重,喀喇音出现时间越早,甚至与第一心音重叠。喀喇音的响度随呼吸轻重不一,吸气时减弱,呼气时增强,主要与心室收缩时狭窄的瓣膜所处的位置不同有关。吸气时,增加的右心房收缩压传导至右心室及肺动脉瓣心室面,随即右心室收缩时,肺动脉瓣已处于相对打开的位置,其收缩期移动的幅度相对较小,因而肺动脉收缩期喷射音相对柔和或减弱。相反,在呼气时,右心室收缩前肺动脉瓣处于相对关闭的位置,在收缩期肺动脉瓣移动的幅度相对较大,其喀喇音较响。收缩早期喀喇音为单纯性肺动脉瓣狭窄的特征性体征之一。第二心音分裂,分裂程度与狭窄严重性成比例,重者可达 0.14 秒,但肺动脉瓣关闭音很轻甚至听不到。

听诊在胸骨左缘上部有响亮的喷射性收缩期杂音,此杂音为本病的另一特征性体征,杂音的响度与狭窄程度有关,轻度狭窄者,杂音在 3/6 级以下,中、重度狭窄者,杂音响度可达 4/6 级或 4/6 级以上,严重狭窄者通过瓣口血流减少则杂音反而轻。因通过狭窄口的血流湍流进入肺动脉及其分支,杂音可向左上胸、心前区、颈部、腋下及背面传导。心音图上示振幅先呈渐强后渐弱的菱形状,振幅高峰在收缩中期或更晚;频率中或高。轻度狭窄时杂音短促,振峰不超过收缩中期;严重狭窄时,渐强的振动延时很长,甚至主动脉的关闭音亦可被杂音掩盖(图 40-2)。

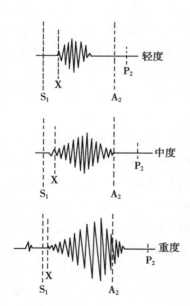

图 40-2 肺动脉瓣狭窄各种程度的心音和杂音
S₁,第一心音;X,喷射性喀喇音;A₂,主动脉瓣关闭音;P₂,肺动脉关闭音。

(四)胸部 X 线

正位胸片中肺动脉段突出是单纯性肺动脉

瓣狭窄最具特征性改变(80%~90%),由狭窄后肺动脉总干及左肺动脉近端扩张(图 40-3)所致,但在婴儿期及发育不良型肺动脉瓣狭窄此特征不明显。有心力衰竭而致心脏扩大者肺动脉扩张可完全被掩盖。

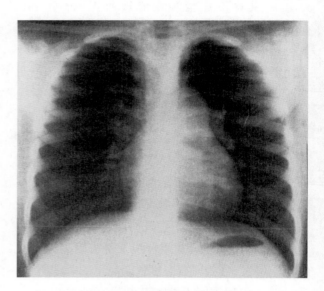

图 40-3 肺动脉狭窄的正位胸片
心影不大,肺血正常,狭窄后肺动脉扩张明显。

约 50% 病例胸片中可见右心房影增大,心尖圆隆。通常肺血管影是正常的。轻至中度肺动脉瓣狭窄时心影大小通常是正常的,重度狭窄时如不伴心力衰竭,心影仅轻度增大,如合并三尖瓣反流、心力衰竭,可见心影呈中至重度扩大,主要为右心房、右心室扩大。

(五)心电图

可估测右心室流出道梗阻的严重程度(图 40-4),但不能反映梗阻的部位。轻度肺动脉瓣狭窄时 40%~50% 的心电图(ECG)是正常的,通常唯一的异常是平均 QRS 额面电轴轻度右偏,如伴发于努南综合征,电轴则左偏。Rv_1 波振幅除新生儿外,不超过 15mm,通常小于 10mm,右胸导联可看到心室间传导异常的图形:rSR' 或 rR',T 波正常。中度狭窄时仅有不到 10% 的心电图是正常的,电轴右偏在 90°~130°,V_1 导联呈 rR' 或 RS 波,R/S 可达 4:1,R 波振幅小于 20mm,T 波倒置或直立。严重狭窄时电轴可右偏至 110°~160°,甚至更多,右心前导联呈单纯 R 波或 Rs、qR 波,

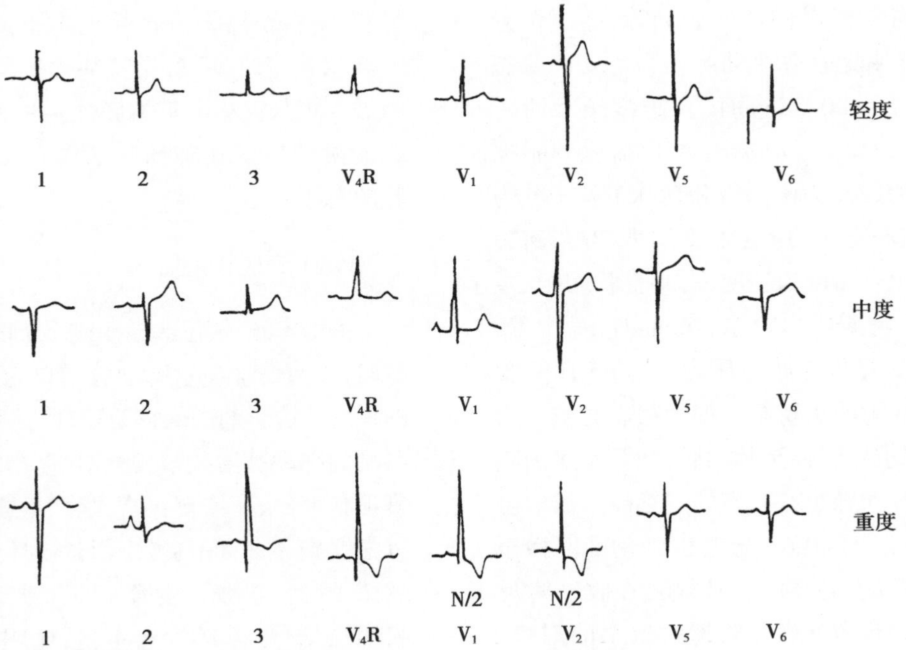

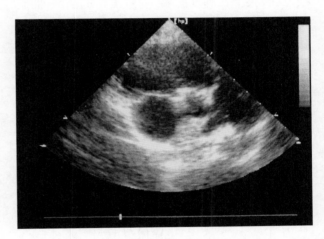

图 40-4　肺动脉瓣狭窄的轻重不同心电图形

R 波振幅多高于 20mm，T 波深倒，在左心前导联上 R/S<1.0。avR 导联 R 波振幅亦增高。极严重病例 V_1 导联呈 qR 型，R 波高耸，T 波呈对称深倒，且可延伸至 V_5、V_6 导联。P 波在 II 导联高尖，提示右心房压高，右心房增大；V_1 导联 P 波亦常高尖，有时 V_1 导联的 P 波完全倒置，为右心房有明显的扩张所致。根据心电图改变可以估测右心室压力，但亦有例外。一般说来，V_1 导联 R 波高度如超过 30mm，右心室压力已超过 100mmHg。2~20 岁的严重狭窄患者，R 波在 V_4R 或 V_1 导联的 R 波高度乘 5，相当于右心室的收缩压。如 V_1 导联出现 Q 波，avF 导联的 T 波倒置，$R_{V1}+S_{V5} \geq 35mm$，有青紫或心衰者，右心室与肺动脉间的压力阶差已超过 110mmHg。

（六）超声心动图

二维超声心动图（echocardiography）可用于对肺动脉瓣狭窄的解剖形态及功能的评价。通常采用剑突下及胸骨旁切面显示右心室流出道、肺动脉瓣、肺动脉总干及狭窄后扩张，剑突下及心尖四腔切面评估心室腔及三尖瓣形态及功能（图 40-5）。二维超声心动图可用于鉴别典型肺动脉瓣狭窄与发育不良型肺动脉瓣狭窄，可经胸骨旁短轴切面探查肺动脉瓣叶形态及活动度，瓣环及

图 40-5　肺动脉狭窄（胸骨旁肺动脉长轴）

肺动脉总干改变。应用多普勒超声测跨瓣血流速度估测肺动脉瓣的跨瓣压力阶差，可以评估狭窄程度。许多研究表明，通过多普勒超声估测的肺动脉跨瓣压力阶差与心导管检查结果相关性强。

（七）心导管

通过查体、心电图、胸片及二维超声心动图等无创检查方法能对肺动脉瓣狭窄作出明确诊断，心导管术（cardiac catheterization）通常用于介入治疗时。

经心导管可获得的最重要的信息是狭窄严重程度及狭窄的部位。可采用端孔导管插入肺

动脉,然后向右心室慢慢地回撤导管,连续记录压力曲线,并同步记录降主动脉压力。安静状态下右心室收缩压 >30~35mmHg 及跨瓣压力阶差 >10mmHg 应视为异常。心输出量正常时,可根据右心室压力及跨瓣压力阶差将肺动脉瓣狭窄分为轻、中、重度,右心室压力< 左心室压力 50%,跨瓣压力阶差 <35~40mmHg 为轻度,右心室收缩压<左心室压力 75%,跨瓣压力阶差 >40mmHg 为中度,右心室压力为≥75% 左心室压力,且跨瓣压力阶差 >60~70mmHg 为严重狭窄。如测得右心室压力很高时,不必强求导管插至肺动脉,尤其是房间隔完整者。根据肺动脉至右心室的连续压力波形可判断狭窄的部位(图 40-6),导管由肺动脉回撤至梗阻部位时,压力因受射流的影响,在收缩时反成负数(Venturi 现象);当导管撤过狭窄的瓣口,曲线立即由肺动脉的低压变为右心室的高压曲线,反映狭窄在肺动脉瓣;如系漏斗部狭窄,曲线先为肺动脉的低压,撤到漏斗部时收缩压与肺动脉相同,而舒张压与右心室相同,以后至右心室腔后出现高耸的收缩压力波形;如系瓣膜和漏斗部皆有狭窄则可有两个压力梯度,一个在瓣膜,

另一个在漏斗部;在严重的瓣膜狭窄继发漏斗部的管状狭窄时,只可见特征性的漏斗部狭窄的压力波;如狭窄发生于瓣膜之后的肺动脉,压力曲线的阶差出现在肺动脉的左右分支处或在肺动脉的总干。

(八) 心血管造影

右心室正、侧位造影,当造影剂射入扩张的肺动脉时,可清楚地显示肺动脉瓣口的大小、瓣膜增厚的程度及造影剂进入肺动脉时的射流征(图 40-7)。典型的肺动脉瓣狭窄,瓣膜轻度增厚,在收缩时呈幕顶状,舒张期恢复正常,除严重瓣膜狭窄婴儿可有中度瓣环发育不良外,通常瓣环是正常的,肺动脉总干明显扩张。发育不良型肺动脉瓣狭窄,瓣膜明显增厚,瓣环发育不良,无明显收缩期幕顶征,远端肺动脉发育不良,在收缩-舒张期瓣叶的形态几乎无变化,无收缩期射流,无狭窄后肺动脉总干扩张。在严重肺动脉瓣狭窄者,因漏斗部肌肉肥厚可见弥漫性右心室流出道狭窄,在收缩中晚期可见狭窄进一步加重。选择性左心室造影,可显示正常大小的左心室及主动脉,在严重肺动脉瓣狭窄中有些患者室间隔可突向左心室腔。

(九) 治疗

1. 介入治疗 1979 年,Semb 等首先描述肺动脉瓣狭窄的非手术治疗方法。1982 年,Kan 等首先采用非开胸经导管球囊扩张法,即经皮球囊肺动脉瓣成形术(percutaneous balloon pulmonary valvuloplasty,PBPV)治疗肺动脉瓣狭窄,因其简便、有效、安全、经济,已替代外科开胸手术,成为治疗肺动脉瓣狭窄的首选方法。典型肺动脉瓣狭窄的儿童和成人,经皮球囊肺动脉瓣成形术的短期和中期结果是良好的。有研究结果显示,533 例患者,随访中位时间为 33 个月,最长为 8.7 年,典型肺动脉瓣狭窄患者中 85% 达到良好的结果,即多普勒超声残余压差 36mmHg 或更低,不需要重复治疗,但发育不良型肺动脉瓣狭窄患者达到良好结果的比例较低。134 例长期随访,平均随访时间为 11.9 年,结果显示在 1 年、5 年、10 年和 15 年,不需要再干预的分别为 90%、83%、83% 和 77%。17 例需要再干预,其中 11 例为发育不良型

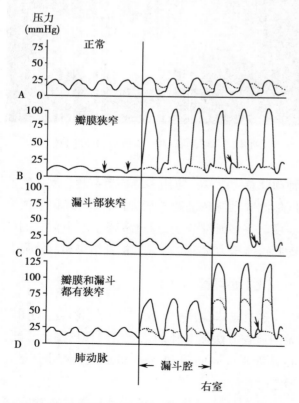

图 40-6 右心导管由肺动脉回撤入右室时的压力曲线,以推断肺动脉狭窄的类型

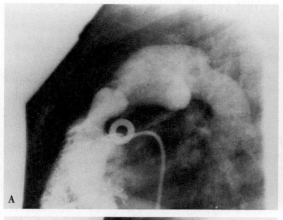
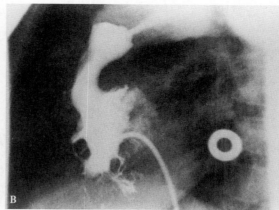
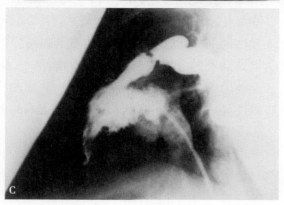

图 40-7　肺动脉瓣狭窄的心血管造影
左侧位右室造影,圆圈为直径 1cm 的比例标志。

肺动脉瓣狭窄。

　　新生儿严重肺动脉瓣狭窄也可进行肺动脉瓣成形术,在中期随访中肺动脉瓣成形术的效果不如年长儿童。通常完成扩张后,超过 90% 的患儿可以立即实现有效的压差降低。尽管梗阻缓解,但由于严重漏斗部肥厚,心肌顺应性差,其中有 5%~10% 患儿无法有效通过肺动脉瓣维持足够的前向血流以维持足够的血氧饱和度。

　　经皮球囊肺动脉瓣成形术重要并发症的发生率在儿童和成人中极低,但在婴儿和新生儿中较高。病死率约为 0.2%,轻微并发症发生率为 1.3%,包括静脉血栓形成、静脉撕裂和心律失常。新生儿病死率约为 3%。大多数接受肺动脉瓣成形术的患者都有一定程度的肺动脉瓣反流,在肺动脉瓣成形术后早期,中度肺动脉瓣反流的发生率<5%,到中期随访时高达 24%。与外科瓣膜切开术相比,临床梗阻的缓解效果相当时,经皮球囊瓣膜成形术后肺动脉瓣反流的发生率较低。

　　2. 外科手术　自从经皮球囊肺球囊瓣膜成形术出现以来,手术瓣膜切开术(surgical valvulotomy)仅适用于发育不良型肺动脉瓣狭窄

对扩张无反应或有多节段固定性梗阻的患者。通过肺动脉总干进行瓣膜切开术。对发育不良型肺动脉瓣狭窄,可能需要部分或全切除肺动脉瓣。此外,为了扩大发育不良的肺动脉瓣环和肺动脉主干,需要跨瓣环补片。单纯性肺动脉瓣狭窄术后可能压差持续,为肥厚的漏斗部动力性狭窄所致。这种压差在术后 24 小时内降低,在随后的几个月肥厚逐渐缓解,压差缓慢持续降低。肺动脉瓣切开术后梗阻的长期缓解良好,再狭窄少见。研究表明,手术治疗患者 10 年内无再手术者占 96%。术后肺动脉瓣反流发生率为 57%~90%,超声心动图估计为中至重度反流占 28%。

　　经皮球囊肺动脉瓣成形术是目前治疗肺动脉瓣狭窄的首选方法,适用于任何年龄,任何瓣膜形态患者。有症状的肺动脉瓣狭窄患者确诊后应尽快进行经皮球囊肺动脉瓣膜成形术。即使是无症状的严重梗阻患者,也应在诊断后进行选择性经皮球囊肺动脉瓣成形术治疗。如延迟可能发生漏斗部肥厚的进展会增加后期治疗的困难,并延长解除瓣膜狭窄后右心室高压的持续时间。严重肺动脉瓣狭窄的婴儿如果瓣膜成形术不成功,应

进行外科瓣膜切开术。中度肺动脉瓣狭窄患者，如果右心室压大于或等于左心室压的50%，应进行择期瓣膜成形术。轻度肺动脉瓣狭窄患者不需要干预，体育活动不受限制，不推荐心内膜炎预防。研究证明，轻度肺动脉瓣狭窄患者（压差<40mmHg）进行4~8年随访，只有3例压差进展到60mmHg或更多，压差<25mmHg的患者随访中压差没有增加。但年龄小于1个月的轻度肺动脉瓣狭窄患儿中，发展为中度或重度狭窄占29%，其中一半发生在出生后6个月内。

二、周围肺动脉狭窄

周围肺动脉狭窄（peripheral pulmonary artery stenosis）约占先天性心脏病总数的>3%。可能是孤立性病变（40%）或合并其他心脏病变（60%），如肺动脉瓣狭窄、房间隔缺损、室间隔缺损、动脉导管未闭；大约20%的法洛四联症合并周围肺动脉狭窄。周围肺动脉狭窄也是几种先天性综合征一种表现，可见于威廉姆斯综合征（Williams syndrome）、努南综合征、阿拉日耶综合征（Alagille syndrome）、埃莱尔-当洛综合征（Ehler-Danlos syn-

drome）及先天性风疹综合征等。

（一）病理解剖

肺动脉总干及其分支在胚胎发育过程中起源于3个不同的部分。肺动脉总干近端部分起源于心球，总干其余部分起源于动脉共干，左、右肺动脉近端起源于第6对主动脉弓，肺动脉分支的外周部分起源于"弓动脉后肺血管丛"。周围性肺动脉狭窄根据累及部位不同可分为以下4型（图40-8）：①累及肺动脉总干及左、右肺动脉；②累及肺动脉分叉处并延伸至左、右肺动脉；③多发性周围肺动脉狭窄；④同时累及肺动脉总干及周围肺动脉分支。在大约2/3的病例中，狭窄累及肺动脉总干及分叉或主要分支。狭窄段短呈局限性可见狭窄后扩张。长段狭窄则远端的血管扩张不明显。肺动脉总干通常不扩张。

（二）病理生理

单纯周围肺动脉狭窄血流动力学改变类似肺动脉瓣狭窄。根据狭窄范围及狭窄的程度，可造成不同程度的右心室收缩期压力负荷增加，右心室肥厚，随着年龄的增长，肺动脉狭窄可加重。

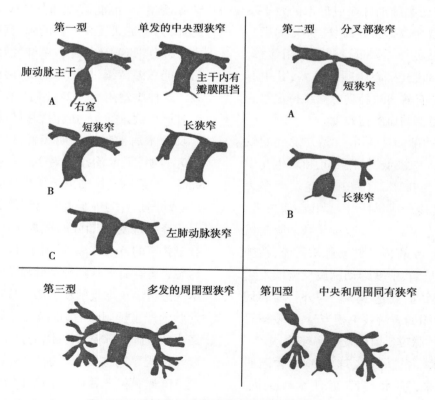

图40-8　肺动脉干或肺动脉分支狭窄的类型（Gay）

(三)临床表现

单纯周围肺动脉狭窄通常无明显临床症状，随着年龄的增长，可逐渐出现运动耐力下降。重度狭窄者可表现为活动后气促，婴儿期卵圆孔未闭，可出现哭吵后青紫。有些合并周围肺动脉狭窄的先天性综合征可有特殊的面容。胸骨左缘上部有时可闻及Ⅱ级收缩期杂音。胸部X线检查有时可见肺血管影不对称。心电图表现类似肺动脉瓣狭窄，呈右心室高电压及右胸导联T波改变。二维超声心动图仅可显示肺动脉总干及左、右分支近端狭窄，但不能显示远端、局限性、多发性狭窄，需依赖肺动脉造影（pulmonary angiography）检查（图40-9）。因其他心血管畸形行心导管检查发现肺动脉总干压力曲线类似于右心室时，应疑及可能存在周围肺动脉狭窄，导管需探查左、右肺动脉，测连续压力曲线，如压力阶差大于10mmHg，需进一步做选择性肺总动脉造影。有些心血管畸形，如主动脉瓣上狭窄、法洛四联症等常合并肺动脉分支狭窄，应常规行肺总动脉或右心室造影。

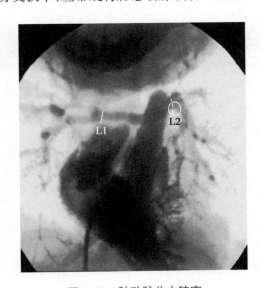

图40-9　肺动脉分支狭窄

钆增强磁共振血管造影（MRA）能够很好地显示肺动脉解剖形态，在评估肺动脉狭窄或发育不全时已被证明与血管造影检查有相同的诊断效果，但受运动伪影影响。CT检查结果与心血管造影术也有良好的相关性，获取信息所需时间短，对运动伪影的敏感性较低，且空间分辨率比MRA好，但要接受放射和造影剂。准确的血流动力学

测量仍然需要心导管检查。

(四)治疗

严重的周围肺动脉分支狭窄，尤其是多发性狭窄，外科手术困难，疗效也不满意。20世纪80年代初，球囊血管成形术用于治疗周围肺动脉狭窄，但治疗效果明显低于肺动脉瓣狭窄，且术后并发症及再狭窄发生率较高。近年来，血管扩张术后植入血管内支架（endovascular stents）对周围肺动脉狭窄治疗的有效性和安全性已被证实，其成功率为>96%。随着年龄的增长，可用球囊扩大支架，改善治疗的中、远期疗效。

三、瓣下右心室流出道梗阻

瓣下右心室流出道梗阻（subvalvular ventricular outflow tract obstruction）可分为：①单纯右心室漏斗部狭窄（isolated infundibular stenosis of right ventricule）：十分少见，由于漏斗壁的肌性或纤维肌性增厚，可以从肺动脉瓣下直接延伸到漏斗近端。巨大型室间隔缺损由于大量左向右分流，可产生继发性右心室漏斗部肥厚对肺动脉高压的进行性发展起自限性作用；②右心室双腔（double chambered right ventricle，DCRV）也称为右心室异常肌束（anomalous muscle bundles of right ventricule），其可为一单独的畸形，但多数情况下伴有其他心脏畸形，如室间隔缺损（最常见约占75%）、主动脉瓣下狭窄、肺动脉瓣狭窄、三尖瓣关闭不全等。右心室被异常肌束或纤维结构分割成两个腔，最常见的异常肌束起于右心室前壁，终止于右心室室间隔，走向呈左前下方向右后上方，按异常肌束位置可分为低位型异常肌束，肌束位于右心室中部，较常见；高位型异常肌束：肌束位于漏斗部下方，较少见。在异常肌束分割的两个腔中，近端为高压腔，远端为低压腔，三尖瓣开口于高压腔，室间隔缺损通常开口于高压腔，偶尔开口于低压腔。右心室双腔合并的室间隔缺损以膜周部最多见，其次为漏斗部缺损。

临床表现类似于肺动脉瓣狭窄，在胸骨左缘第2、3肋间可闻及响亮的收缩期喷射性杂音伴震颤。心电图与X线片所见与肺动脉瓣狭窄相仿，

但 X 线片中无肺动脉瓣狭窄后扩张征象,肺动脉段平直或凹陷。二维多普勒超声心动图可显示狭窄部位、根据狭窄部血流速度,估测跨狭窄部的压力阶差;同时观察室间隔及肺动脉瓣等结构以排除可能存在的合并畸形。心脏磁共振或心脏 CT 检查可以识别双腔右心室的解剖特征,甚至可以定量测量通过狭窄部位流速来评估梗阻的严重程度(图 40-10)。对于年长患者,心脏磁共振检查可

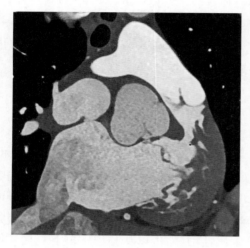

图 40-10 心脏 CT 右心室异常肌束

最大密度投影斜冠状位,显示右心室流出道异常肥大肌束,导致管腔重度狭窄,将右心室分隔为近右心室流入道的高压腔及肺动脉瓣下的低压腔,肺动脉发育好,继发性右心室壁肥厚。

能优于超声心动图。右心导管检查,连续记录从肺动脉向右心室回撤时的压力曲线,可见典型的压力曲线图(图 40-6)。右心室造影可显示狭窄部位及程度(图 40-7)。

右心室双腔为进行性疾病,由于异常肌肉束引起的梗阻可能逐渐加重。如合并室间隔缺损,随着梗阻加重缺损可能逐渐变小或自发闭合。右心室漏斗部狭窄、右心室双腔首选手术治疗。如合并室间隔缺损需同时修补。

(黄美容　周爱卿)

参 考 文 献

1. 周爱卿. 心导管术:先天性心脏病诊断与治疗. 济南:山东科学技术出版社,1997.
2. GARSON A, BRICKER JT, MCNAMARA DG. The science and practice of pediatric cardiology. Philadelphia:Lea & Febiger,1990.
3. ALLEN HD, SHADDY RE, DRISCOL DJ, et al. Moss and Adams' Heart Disease in Infants, Children, and Adolescents Including the Fetus and Young Adult, 9th ed. Philadelphia:Walters Kluwer,2016:983-1007.
4. Moller JH, Hoffman JE. Pediatric Cardioventricular Medicine. 2nd ed. Philadelphia:Churchill Livingstone,2012:459-475.

第四十一章

法洛四联症

法洛四联症（tetralogy of Fallot,TOF）是一种最常见的青紫型先天性心脏病,其发生率在活产婴儿中为 577/1 000 000,占先天性心脏病的 12%~14%,占青紫型先天性心脏病手术的 80%。上海交通大学医学院附属上海儿童医学中心统计自 2010—2020 年,法洛四联症共 1 587 例,约占心脏手术（38 156 例）4.2%。它的基本病理特征是不同程度的右心室流出道和/或肺动脉狭窄及室间隔缺损。1671 年,Stensen 首次描述了 TOF 的解剖特征。1888 年,Fallot 详细描述了此症的四种病理特点,即肺动脉狭窄、主动脉骑跨、室间隔缺损和右心室肥厚,故此病称为法洛四联症。法洛四联症的发生与心脏胚胎发育时期圆锥动脉干发育异常有关。1970 年,Van Praagh 等认为 TOF 的本质是胚胎时漏斗部发育不良及漏斗部间隔向头侧、向前及向左移位所致;而 1975 年 Goor、Lillihei 等,认为与肺动脉干的内翻不足和圆锥隔部向小梁间隔部对线的旋转不完全有关。

大约 20% 的法洛四联症与遗传综合征相关,也称综合征型法洛四联症。最常见的是染色体 22q11 微缺失综合征（22q11 microdeletion syndrome）、德乔治综合征、腭心面综合征及圆锥干-异常面容综合征均与染色体 22q11 微缺失有关,占 16%~20%。其他染色体异常有 21-三体、18-三体及 13-三体,占 5%~7%,以 21-三体为主。法洛四联症相关的遗传综合征还有阿拉日耶综合征、努南综合征、威廉姆斯综合征、歌舞伎面谱综合征（Kabuki syndrome）等。大部分为非综合征型,有家族性发病,大多数为散发。在非综合征型法洛四联症患者中发现的变异基因部分与综合征型法洛四联症重叠,包括染色体 22q11 微缺失。

一、病理解剖

在法洛四联症的四项病理（pathology）中,肺动脉狭窄及室间隔缺损是最主要的病变（图 41-1）。

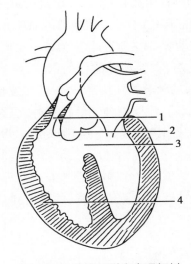

图 41-1　法洛四联症病理解剖

1,肺动脉狭窄;2,主动脉骑跨;3,室间隔缺损;4,右心室肥厚。

（一）肺动脉狭窄

1. **肺动脉瓣下狭窄**　漏斗部狭窄在法洛四联症中几乎都有不同程度的存在。正常的右心室漏斗部左前方为右心室游离壁,右后方为圆锥（漏斗部）间隔,而法洛四联症圆锥间隔向前向上向左移位,与右心室游离壁相靠近,使漏斗腔变窄,产生右心室流出道狭窄,由于右心室压力升高,圆锥间隔及游离前壁肌肉逐渐肥厚,使流出道狭窄呈进行性加重。漏斗部狭窄有多种形态,最常见的是管状狭窄,其次为漏斗状狭窄,即流出道下部狭窄较明显而上部狭窄较轻,在狭窄部与肺动脉瓣之间形成一个腔又称"第三心室";其他还有以漏斗部入口处局限性狭窄为主或严重似细长管状狭窄或右心室内异常肌束将右心室分成高压、低压两个心室腔的改变。

2. 瓣膜及瓣环狭窄 约90%的法洛四联症有肺动脉瓣狭窄,可为单纯的瓣环或瓣膜狭窄,但更多的是同时有瓣环和瓣膜的狭窄,多见于二瓣畸形,也可见于单瓣畸形。

3. 肺动脉总干和/或分支狭窄 法洛四联症的肺动脉总干几乎都较主动脉小,重者可仅为主动脉的1/2或1/3大小。一般情况下,婴儿期肺动脉总干内径若<0.7cm,儿童期<1.3cm即为重度狭窄。法洛四联症可伴有左、右肺动脉狭窄。正常情况下,左肺动脉通常直接延续自肺动脉总干,而右肺动脉以直角起自总干。在法洛四联症中,由于圆锥间隔移位,右心室流出道的血流方向改变,指向右肺动脉,使左肺动脉血流减少易产生狭窄。狭窄可在左、右肺动脉的任何部位,经常可见左和/或右肺动脉起始部狭窄、局限性多发狭窄或弥漫性狭窄等。除周围肺动脉狭窄外,也经常伴有一侧肺动脉闭锁或缺如,以左肺动脉最常见,通常为部分或全部纵隔内肺叶肺动脉闭锁或缺如,而肺内肺动脉仍然存在,其血供来自动脉导管、支气管动脉或体肺循环侧支血管,此时右肺动脉常代偿性扩张。

(二)室间隔缺损

室间隔缺损是由于移位的漏斗部间隔与肌部间隔不能相连所致,故常称为连接不良型室间隔缺损,均为非限制性的大室间隔缺损,其大小与主动脉开口大小相似。大致可分为三型:

1. 膜周型 缺损的上缘为漏斗部间隔,下缘达三尖瓣瓣环。此型室间隔缺损最多,且希氏束和右束支沿缺损的下缘行进,因此,手术时传导束较易受损。

2. 漏斗部肌部型 缺损的上缘为漏斗部间隔,下缘未达到三尖瓣瓣环,有一条肌束将缺损与三尖瓣分开,传导束不再沿缺损下缘走行,手术较方便。

3. 肺动脉瓣下型 缺损上缘直达肺动脉瓣,下缘常有肌束使缺损与三尖瓣环分开,希氏束在缺损后下方,手术较易行。

此外,法洛四联症除主要的连接不良型室间

隔缺损外,还可伴有多发的室间隔缺损,大多位于肌部,据上海交通大学医学院附属上海儿童医学中心统计占全部法洛四联症的2%~3%。

(三)主动脉骑跨

主动脉骑跨(overriding aorta)是由于主动脉根部右移,顺钟向转位及漏斗间隔移位所造成,使主动脉起源于两心室,骑跨在室间隔之上。但无论主动脉骑跨程度如何,主动脉与二尖瓣之间仍为纤维连接,与右心室双出口不同。

(四)右心室肥厚

右心室肥厚继发于右心室压力负荷增高,与肺动脉狭窄及心室水平分流有关。而且右心室漏斗部肌肉肥厚呈进行性改变,可进一步加重右心室流出道梗阻,使右心室顺应性降低,不利于肺动脉发育。

(五)法洛四联症伴发畸形

1. 冠状动脉 冠状动脉畸形(coronary artery abnormalities)在法洛四联症中不常见,虽占法洛四联症的4%~8%,但其对外科手术及降低病死率特别重要。与手术密切相关的冠状动脉畸形为左前降支发自右冠状动脉和单支左冠状动脉,右冠状动脉起始于左前降支(图41-2),这些异常的冠状动脉往往横过右心室流出道前方,如手术前未能作出诊断,手术时有可能被切断,引起心肌供血不足的并发症。

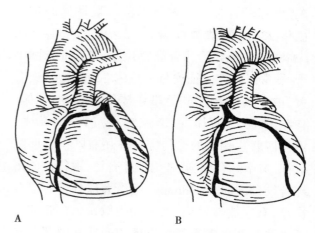

图41-2　法洛四联症常见冠状动脉异常示意图
A. 单支左冠状动脉,右冠状动脉起始于左前降支;B. 左前降支起源于右冠状动脉。

2. 侧支循环 因进肺血量严重不足，故由体循环向肺循环丛生侧支血管（collateral vessels）以济补匮乏，这在法洛四联症伴肺动脉闭锁中尤为明显。有作者认为侧支血管可分为三类，第一是支气管动脉与肺动脉二者在肺内深部相连接；第二为发自主动脉支丛至肺门与肺动脉相连；第三为主动脉的分支发出，最常见为锁骨下动脉与肺动脉在进肺门之前相连接。

3. 右位主动脉弓 约25%的法洛四联症主动脉弓位于气管的右侧。法洛四联症的右位主动脉弓（right aortic arch）一般均为镜像右位主动脉弓，主动脉依次发出左无名动脉、右颈总动脉及右锁骨下动脉。若有迷走左锁骨下动脉，则其为第四支头臂动脉。法洛四联症伴右位主动脉弓中，动脉导管可位于右侧，但更常见的是动脉导管仍位于左侧，连于左锁骨下动脉起始部及左肺动脉起始部。

4. 房间隔缺损 约10%的法洛四联症伴有房间隔缺损，一般为继发孔房间隔缺损。

5. 动脉导管未闭 在一般先天性心脏病中，动脉导管与其远端的降主动脉夹角为钝角，而在法洛四联症中常可见动脉导管与其远端的降主动脉夹角为锐角，因此被称为锐角型动脉导管或垂直型动脉导管。

6. 肺动脉闭锁 法洛四联症中肺动脉闭锁位置可在肺动脉瓣水平，其右心室漏斗部开放但发育不良；另外，闭锁位置也可在右心室漏斗部，肺动脉血流由动脉导管或体肺循环侧支血管供应。

7. 左上腔静脉 约5%法洛四联症伴有永存左上腔静脉，左上腔静脉一般进入冠状静脉窦，并无重要血流动力学意义，但由于走行于左肺动脉前方，所以对左肺动脉起始部狭窄的手术治疗有一定影响。

8. 左心室较小 在法洛四联症中，左心室较右心室相对较小，但真正左心室发育不良者很少。这是因为虽然肺动脉狭窄使肺循环血流量减少，流入左心房血量少，但同时左心室又可接受右心室通过室间隔缺损分流入左心室的血流。

9. 肺动脉瓣缺如 占法洛四联症的2.4%~6.3%。肺动脉瓣缺如常伴肺动脉瓣环狭小，可引

起肺动脉主干、左、右肺动脉明显扩张，呈动脉瘤样改变，通常右肺动脉比左肺动脉扩张更明显。

10. 其他伴随畸形 法洛四联症较常见的其他伴发心脏畸形有房室间隔缺损、主动脉瓣和三尖瓣关闭不全、二尖瓣狭窄并左心室发育不良、三尖瓣下移、左心室流出道梗阻、双主动脉弓、部分性肺静脉异位引流、孤立性左锁骨下动脉等。在先天性心脏病中，法洛四联症是心外畸形发生率最高的疾病之一，常见的心外畸形有颅面、泌尿系统及肌肉骨骼畸形。

二、病理生理

法洛四联症的室间隔缺损往往是非限制性的，故左、右心室收缩压相似。通过室间隔缺损的血流方向与血流量由肺动脉狭窄的程度所决定。若肺动脉狭窄程度轻，心室水平仍为左向右分流；若肺动脉狭窄较明显，右心室至周围肺动脉的阻力与体循环阻力相仿，心室水平呈双向分流；当肺动脉重度狭窄，其阻力超过体循环阻力，引起心室水平以右向左分流为主，同时伴有低肺血流量灌注，肺静脉回流量减少，通过主动脉的血流大部分来自右心室，故造成明显的青紫。尽管有明显的肺动脉狭窄，但肺动脉压力正常或低于正常，而心搏出量正常或增加。由于有非限制性室间隔缺损的存在，右心室压力不会超过体循环压力。

在法洛四联症中室间隔缺损的位置、肺动脉狭窄部位及主动脉骑跨的程度对血流动力学改变不起决定性作用，而右心室肥厚则是继发于右心室收缩压增高的一种代偿性改变。

此外，法洛四联症的青紫程度还与血红蛋白的增高程度和是否伴有动脉导管未闭及体肺侧支血管的多少等因素有关。

法洛四联症的右心室压力增高，但由于有大的室间隔缺损存在，右心室血可通过肺动脉、室间隔缺损及骑跨的主动脉到达肺及体循环，通常不引起右心室容量负荷增加，因此，很少发生右心衰竭。法洛四联症因肺血减少，回流至左心血液亦减少，左心容量负荷亦较少，故左心衰竭亦罕见。所以，法洛四联症中心脏不大甚至偏小。

慢性低氧血症可代偿性地产生肺部侧支循环

及红细胞增多症,肺部侧支循环多发生在出生后数年,而后者在婴儿期即可出现。另外,婴儿铁的储备及含铁食物供给有限,故有小红细胞及低色素性贫血倾向发生。由于红细胞增多,致使血液黏滞度增加,易发生血栓,脱落后可致栓塞。

三、临床表现

(一)症状

1. **发绀** 法洛四联症患者均有不同程度的发绀(cyanosis)。发绀常表现在唇、指/趾甲、耳垂、鼻尖、口腔黏膜等毛细血管丰富的部位。出生时发绀多不明显,生后3~6个月(有的在1岁后)渐明显,并随着年龄的增长及肺动脉狭窄加重而发绀越重。新生儿期患儿多数时间处于睡眠状态,活动少,出生后5~6个月,睡眠时间较前减少,同时活动量的增加,氧的需要量也因此增加,发绀就趋明显。此外,婴儿由于生理性贫血,故发绀表现可不明显。若在出生时即出现明显发绀,应考虑伴有肺动脉闭锁或广泛的右心室流出道发育不良或严重的漏斗部及瓣膜、瓣环狭窄等可能。肺动脉狭窄不严重者一般在静止状态可不出现发绀,活动后出现轻微发绀,至年长后由于漏斗部呈渐进性肥厚,发绀渐加重。少数非发绀型法洛四联症,婴儿期以左向右分流为主,临床上不仅没有发绀,而且还可有心衰和呼吸道感染等病史,酷似单纯大型室间隔缺损。

2. **缺氧发作及活动耐力降低** 在喂养、啼哭、行走、活动后气促加重。20%~70%患婴有缺氧发作(hypoxic spells)史。表现为起病突然,呼吸深快,神情萎软,伴发绀明显加重,甚至可发生昏厥、痉挛或脑血管意外。发作可持续数分钟至数小时,常能自然缓解,但也有少数因严重低氧血症与脑血管并发症而导致死亡。缺氧发作多发生在晨起时或在大便、哭吵及喂养后。发作频繁时期多是生后6~18个月,之后发作减少,可能与侧支循环建立有关。发作一般与发绀的严重程度无关。缺氧发作的机制可能是由于激动刺激右心室流出道的心肌使之发生痉挛与收缩,从而使右心室流出道完全堵塞所致。另有学者认为是敏感的呼吸中枢及流出道收缩的协同作用所致。由于啼哭、喂养或长睡苏醒后均可促使氧需要量增加与心搏加快,致心搏量增多,静脉回流量也增加,但因有肺动脉狭窄,故增加的血流只能从右侧向左侧分流,这样就导致体循环动脉PO_2及pH下降,而PCO_2却升高,敏感的呼吸中枢对此化学刺激产生的反应是呼吸深快,但呼吸增快的效应又能使静脉回流量增加,进而增加右向左分流,如此反复则形成恶性循环。严重的发绀引起严重的代谢性酸中毒也可能导致缺氧发作。此外,体循环阻力下降,使肺循环血流突然减少,也可发生缺氧发作。由于组织缺氧,活动耐力和体力皆低于同龄儿,肺动脉狭窄越重,活动耐力降低就越明显。

3. **蹲踞** 是法洛四联症患儿活动后常见的症状。发绀伴蹲踞者多见于法洛四联症。蹲踞时下肢屈曲,可增加体循环阻力,减少右向左分流,同时使肺血流量增多,同时可使下腔静脉回心血流明显减少,从而使体循环血氧饱和度增加,可防止昏晕感。法洛四联症患儿喜取的几种特殊姿势如婴儿常喜侧卧将双膝屈曲呈胎儿姿势;竖抱时喜将双膝屈曲,大腿贴腹部。年长儿站立或坐位均将双足交叉,坐时更喜屈膝,双小腿交叉盘坐。一般均不喜长时间的站立,因可导致体位性低血压与昏厥的发生。

4. **其他** 法洛四联症很少发生心力衰竭,如有心衰发生,可见于婴儿期伴有轻的肺动脉狭窄并伴心室水平为左向右分流、伴有肺动脉瓣缺如、大的体肺侧支血管及室间隔缺损部分闭合等,后者偶可引起左心室压大于右心室压。另外,法洛四联症可发生的并发症有脑脓肿、脑栓塞和感染性心内膜炎等。

(二)体征

1. **生长、发育迟缓** 主要发生于肺动脉严重狭窄患儿,身高体重低于同龄儿,但智力往往正常。

2. **青紫、杵状指/趾** 为法洛四联症中常见的体征。典型者全身皮肤出现发绀、眼结膜充血、咽部及口腔黏膜青紫、牙釉质钙化不良和牙龈易出血。如发绀持续6个月以上,由于长期缺氧,指/趾端毛细血管扩张与增生,局部软组织及骨组织增生、肥大,出现杵状指/趾,呈鼓槌状。

3. **心脏检查** 大多数患儿心前区无隆起,心脏搏动不移位,胸骨左缘可扪及右心室肥厚的右心抬举感。第一心音多正常,第二心音在非发绀型法洛四联症中有时可听到分裂,但在典型者中多因肺动脉狭窄而出现肺动脉第二心音减弱延长或消失。在左侧第三肋间可出现单一而亢进的第二心音,这是主动脉瓣关闭音。在胸骨左缘3~4肋间可出现由于漏斗部狭窄引起的短促而中等响度的收缩期喷射性杂音,极少数伴收缩期震颤。少数无青紫者在剑突上或胸骨左缘4~5肋间出现室间隔缺损的全收缩期杂音。但多数由于血流呈双向分流,或右向左分流,故室间隔缺损多不发出杂音。通常法洛四联症的心脏杂音是由于右心室流出道狭窄所引起,杂音越响、越长,说明狭窄越轻,右心室到肺动脉血流量也越多,发绀也越轻。反之杂音越短促与柔和,说明狭窄越重,右向左分流越多,肺动脉的血流量也越少,发绀也重。狭窄严重,听诊收缩期杂音柔和而短促,单一第二心音,可有主动脉喷射喀喇音。此外,有左肺动脉缺如者可在胸骨右侧闻及杂音。肺动脉闭锁者,由于都有明显而丰富的支气管侧支循环,因此胸骨左、右缘及背部大多可听到广泛的连续性血管杂音。伴有动脉导管未闭者,少数在婴儿期于左锁骨中部可出现连续性杂音,若在右胸上部出现连续性杂音,多提示右位主动脉弓伴大的右上肺侧支循环。典型法洛四联症者脉搏及血压一般多正常,左心室仍维持正常的有效每搏量。

四、辅助检查

(一)实验室检查

法洛四联症患儿红细胞计数和比容通常升高,且与发绀程度成正比。但在新生儿与婴幼期由于常处于生理性贫血状态,故红细胞增多较少见。红细胞比容大多为60%~70%,血红蛋白也增高至170~230g/L;若血红蛋白低于150g/L,考虑有相对性贫血存在。此外动脉血氧饱和度大多降低,在60%~80%。严重发绀者,血小板可降低、凝血酶原时间延长,肝功能检查谷丙转氨酶及谷草转氨酶升高。

(二)心电图

法洛四联症的心电图(ECG)特点为电轴右偏和右心室肥厚(图41-3)。在体表心电图上表现为 V_3R、V_1 导联大 R 波形,V_5、V_6 导联深 S 波。由于右心室收缩期负荷加重,故 V_3R 或 V_1 导联 T 波呈双向或直立。右心房肥大在婴幼儿少见,但可见于2/3较大儿童。另外,T 波呈深倒置或 ST 段下降等心肌劳损图形也少见于法洛四联症。双室肥厚仅见于非发绀型法洛四联症。房室传导在法洛四联症中多正常,但室性早搏在年长儿和成人中经常可见。

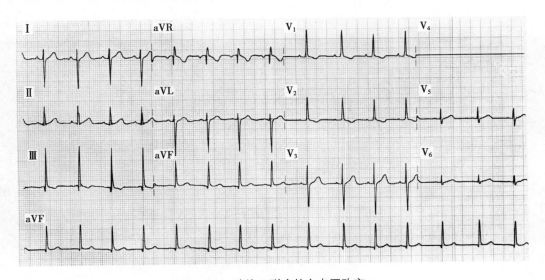

图 41-3 法洛四联症的心电图改变

(三）胸部 X 线

典型者一般心影大小正常，右心房可增大，左心房、左心室不大，上纵隔血管影由于扩大的主动脉可以增宽，少数可见主动脉弓右位；肺门血管阴影小，搏动不明显。肺野清晰，中侧带及外 1/3 肺血管影较细小。中度及重度患者由于右心室肥厚，使心尖上翘，圆钝，而肺动脉段内凹，使心影呈靴型轮廓（图 41-4）。若气管左偏伴上腔静脉推向右外，提示右位主动脉弓，而主动脉的大小与肺动脉狭窄严重程度成反比。肺野透亮度愈增加，肺血管阴影越细小，提示狭窄越严重。若双侧肺血管影不对称提示左、右肺动脉大小不等，即狭窄程度不一样，或一侧肺动脉缺如或闭锁。左肺动脉

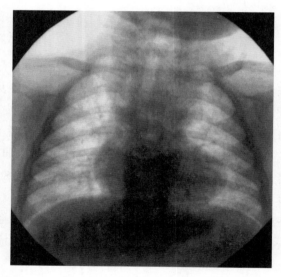

图 41-4　法洛四联症后胸部前位 X 线片显示"靴形心"

缺如常见，X 线显示左侧肺血管影明显减少，同时右肺动脉都代偿性扩张。在轻型法洛四联症，心影大小及肺血管分布均可正常。如有丰富的侧支血管形成，肺野可呈纤细网状结构样改变。

（四）超声心动图

超声心动图（echocardiography）是确诊法洛四联症的首选方法。采取心脏长轴、短轴及胸骨上凹、剑突下探察常能显示法洛四联症的病理解剖特异征象（图 41-5），易确诊。左心室长轴切面见到增宽的主动脉根部，主动脉前壁右移并骑跨于室间隔上，室间隔与主动脉前壁连续中断，显示出室间隔缺损，但主动脉后壁与二尖瓣前叶仍呈纤维连接。心底大血管短轴切面，可显示右心室流出道及肺动脉狭窄的部位、程度及第三心室，同一切面还能比较主动脉与肺动脉内径的比例为手术提供依据。心尖四腔切面，可了解左、右心室大小及室壁的厚度。常可见右心室前壁肥厚，内径增大，有时还可出现乳头肌及腱索增粗现象，左心房、左心室一般偏小。胸骨上切面既可观察主动脉弓位置，也可观察异常头臂血管，动脉导管未闭及侧支血管等。

彩色多普勒显示心室水平分流血束在整个心动周期中随左、右心室压力阶差而发生改变，频谱多普勒可记录收缩期向下、舒张期向上的双向低速分流频谱；而在肺动脉部位可见狭窄后方呈五彩镶嵌血流束射向肺动脉，射流束近端的宽度取决于肺动脉狭窄的程度，狭窄愈重，射流束愈窄；

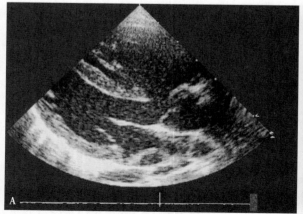 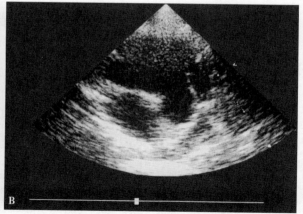

图 41-5　法洛四联症超声心动图
A. 胸骨旁左心室长轴切面；B. 胸骨旁大动脉根部短轴。

严重狭窄者,狭窄远端及肺动脉内血流量少,可无明显血流信号。频谱多普勒可记录到全收缩期双向充填的尖峰状频谱。

(五) 磁共振(MRI)和CT

超高速 CT 和 MRI 可清晰显示室间隔缺损、漏斗部狭窄、右心室肥厚及主动脉骑跨;在进行三维重建后可清楚地显示主动脉、肺动脉的形态,对于外周肺动脉的发育情况显示满意(图 41-6)。利用 MRI 电影序列矢状面可显示快速血流通过狭窄漏斗部及肺动脉瓣口而在肺动脉根部产生无信号影。虽然,MRI 和 CT 对心内结构的显示略逊于心脏超声,且 CT 成像有一定的电离辐射,但在显示心外大血管及肺循环血管解剖方面,已能接近心血管造影的图像。

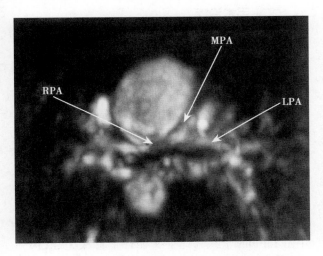

图 41-6 法洛四联症造影增强的磁共振血管造影图像(横断面)显示肺动脉总干(MPA)及左、右肺动脉(LPA,RPA)

(六) 心导管和心血管造影

由于超声心动图和磁共振(MRI)或 CT 已能对法洛四联症作出明确诊断,一般不需再行心血管造影。但对外周肺动脉分支发育不良及体肺侧支血管存在的患者应行心血管造影(angiocardiography)检查。如有粗大体肺侧支血管则需要进行封堵。

通常做左心室造影,常取长轴斜位,可显示室间隔缺损位置、大小及有无多发缺损、左心室发育情况、主动脉骑跨程度、主动脉弓及头臂血

管有无变异和冠状动脉有无畸形(图 41-7);右心室造影,取坐观位,可清楚显示肺动脉及其周围肺动脉和右心室流出道的解剖形态及狭窄程度(图 41-8)。如左心室造影未能显示冠状动脉解剖或疑及冠状动脉有异常者、疑有动脉导管未闭及侧支血管,应再行升主动脉根部造影。根据笔者所在医院经验,主动脉造影一般足以显示冠状动脉解剖,不必再行选择性冠状动脉造影。法洛四联症伴肺动脉闭锁者,如升主动脉造影未能显示肺动脉,需行降主动脉或侧支血管或肺静脉楔入造影。

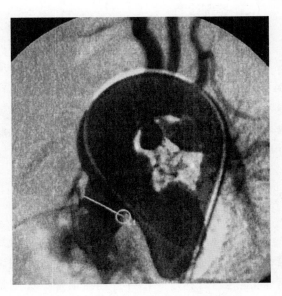

图 41-7 法洛四联症左心室长轴斜位

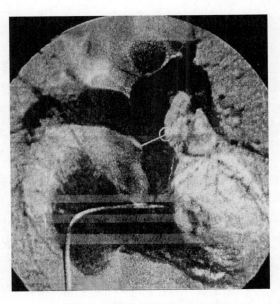

图 41-8 法洛四联症右心室坐观位

五、诊断与鉴别诊断

（一）诊断

有以下临床特点应考虑是法洛四联症：①生后数月出现青紫伴有缺氧发作、蹲踞等，心前区收缩期杂音伴肺动脉第二心音减弱；②心电图示电轴右偏及右心室肥厚；③胸片示肺血少，肺动脉段凹陷、心影不大，心尖抬高呈靴状。超声心动图、磁共振（MRI）或CT、心导管和心血管造影可以确诊。

（二）鉴别诊断

轻型或非青紫型的法洛四联症应与单纯室间隔缺损相鉴别，其他需鉴别的发绀型先天性心脏病有完全型大动脉转位伴室间隔缺损及肺动脉瓣狭窄、右心室双出口伴肺动脉狭窄、单纯肺动脉瓣狭窄伴心房水平右向左分流、室隔完整的肺动脉闭锁、单心室伴肺动脉瓣狭窄等。

六、治疗

未经外科手术治疗的法洛四联症患者的自然寿命明显短于经过外科手术者。故凡是诊断明确者，都应施行外科手术治疗。内科治疗的原则是对症处理，预防及处理并发症，使患儿能在较好的条件下进行手术。

（一）内科治疗

法洛四联症因低氧血症代偿性红细胞增多，血红蛋白提高，血细胞比容也增高，血液黏滞度增加，致使循环滞缓，易于形成血栓及凝血障碍。应注意液体的摄入量，尤其是在夏天，或遇腹泻、呕吐、高热等情况应预防脱水，必要时可给予静脉补液。红细胞过多时也可给予放血或换血使血红蛋白不超过200g/L，血细胞比容不超过65%。有感染时及时给予抗生素治疗，以防止感染性心内膜炎的发生。本病常伴有小细胞低色素性贫血，若血红蛋白<150g/L，应补充铁剂，必要时也可输血5~10ml/kg，因贫血也可诱发缺氧发作。如有缺氧发作，应将患儿置于胸膝位，再给予吸氧，建

立通畅的输液通道，对极重型缺氧发作患儿，可行经皮股静脉插管，将导管直插至下腔静脉近右心房处，便于药物快速作用于心脏。同时皮下或静脉注射吗啡0.1~0.2mg/kg或静脉注射普萘洛尔0.05~0.1mg/kg。也可间隙静脉注射去氧肾上腺素（phenylephrine）0.05~0.1mg/kg，该药能提高外周动脉血管阻力，使左心室压力增高，减少心室水平右向左分流，血压上升后可用静脉维持，病情稳定后维持应用12~24小时，再根据经皮血氧饱和度及血压调整剂量和停药。不宜在右心室流出道痉挛尚未完全解除时撤药，以防再次缺氧发作而加重病情。此外，静脉注射碳酸氢钠以纠正代谢性酸中毒。长期口服普萘洛尔每日1~2mg/kg可以预防缺氧发作。如经内科治疗仍有反复缺氧发作，则需进行外科急症手术。

（二）手术治疗

法洛四联症的外科治疗（surgical therapy）经历从姑息治疗至目前大部分病例可在任何年龄段进行解剖纠治的发展过程。1945年，Blalock和Taussing首先采用锁骨下动脉与肺动脉吻合术（BT shunt）；此后1946年Potts和Smith，1962年Waterston陆续报道了其他部位的体肺动脉吻合的分流术；1948年，Sellors和Brock采用经右心室做闭式肺动脉瓣切开与漏斗部肌肉切除的疏通术治疗本症；而法洛四联症的根治手术则是1954年由Lillihei于在人体交叉循环下首次完成；1955年，Kirklin用人工心肺机在体外循环下行TOF手术治疗。我国于20世纪60年代初开展TOF根治术。随着对法洛四联症病理解剖、生理改变的理解越来越深刻，以及心脏外科的迅速发展，对法洛四联症手术的基本方法和手术技巧有不断改进，法洛四联症根治术的成功率也越来越高。至20世纪90年代，较先进的心脏中心的手术死亡率已降至1%左右。

1. **手术指征**　对外科手术纠治法洛四联症解剖畸形没有争议，但在选择手术的最佳年龄、对有症状的婴幼儿及新生儿是行一次根治，还是行分流手术后再行根治术，以及法洛四联症伴肺动脉闭锁或多发体肺侧支血管的处理上仍有争议。但越来越多的研究表明，对法洛四联症早期纠治

可减少和消除先天畸形对心脏本身的损害作用（如心肌肥厚、纤维化、左心功能的影响及心律失常等），同时还可以促进心脏以外的其他器官正常发育，特别是可清除长期发绀对中枢神经系统的发育影响，以及早期建立肺部正常血流将会促进肺动脉和肺组织本身的发育。随着体外循环技术发展及新生儿和婴幼儿麻醉术改进、术后监护和心脏外科手术技术的不断提高，使法洛四联症早期一期纠治术成功率大大提高，同时与外科镶嵌治疗的心导管介入治疗迅速发展，使一些外科难以处理的问题及并发症不需二次外科手术而得以解决（如侧支血管的堵塞、外周肺动脉狭窄球囊扩张及支架植入术），而且前景乐观。目前，我院对6个月以上有症状的法洛四联症患儿可进行根治手术。对于严重缺氧的患儿，根治手术的年龄可适当提前到3~6个月。出生后早期手术者中跨肺动脉瓣补片应用及再手术的机会较高。

决定能否根治手术及手术方案的选择，主要取决于左、右肺动脉发育、左心室发育情况和冠状动脉情况。目前，左、右肺动脉发育情况的评估常用左、右肺动脉发出第一分支前血管的直径之和除以降主动脉横膈水平直径来替代原来采用的主、肺动脉比（McGoon 比值）；该数值大于1.2~1.3时，行根治术较为安全。另一参考指标为肺动脉指数（Nakata 指数），测量左、右肺动脉的截面积之和除以体表面积，其正常值为≥330mm²/m²。肺动脉指数≥150mm²/m²，可考虑一期根治术，如<150mm²/m²，根治手术应慎重。肺动脉指数<120mm²/m²，提示两侧肺动脉发育不良。左心室发育情况可用左心室舒张末容量指数［左心室舒张末期容量（ml）/体表面积（m²）］衡量，小于30ml/m²为左心室发育不良。冠状动脉畸形对手术方案的选择也有影响，单支冠状动脉（左前降支异常起源于右冠状动脉或右冠状动脉异常起源于左前降支等）可能存在冠状动脉分支跨过右心室流出道，如术时损伤，可影响手术结果。

2. 手术方法

（1）姑息手术（palliative surgery）：法洛四联症姑息术有锁骨下动脉与肺动脉吻合术（Blalock-Taussig 术）、降主动脉与左肺动脉吻合术（Potts-Smith 术）、升主动脉与右肺动脉吻合术（Waterston

术）、闭式漏斗部切除术和肺动脉瓣切开术（Brock术）和上腔静脉与左、右肺动脉吻合术（Glenn术）。某些姑息手术方法有较多并发症，目前常用的法洛四联症姑息手术有两种，一种为改良 Blalock-Taussig 术即以人工管道连接右锁骨下动脉与右肺动脉，主要适用于婴幼儿四联症伴肺动脉条件较差或冠状动脉畸形。待患儿4~5岁后再用同种带瓣管道作二期矫治术。另一种为右心室流出道补片扩大术，在体外循环下作右心室流出道跨瓣环补片扩大术，而不关闭室间隔缺损，主要适用于左、右肺动脉发育不良的四联症患儿。术后需密切随访观察肺血流状况，以防肺血流过多引起心功能不全，必须根据病情及时处理。对多数病例，通常在术后约1年甚至6个月后待左、右肺动脉发育改善后再行二期矫治术。目前，鉴于 Blalock-Taussig 术等姑息手术的合并症如导致肺动脉扭曲，多建议采用心导管介入方法置入支架扩张动脉导管，或用球囊扩张肺动脉瓣缓解缺氧，促进血管发育，以取代体-肺动脉分流术，为进行根治术创造条件。但球囊扩张易诱发缺氧发作、室性心律失常甚至室颤的可能，因此需慎重。

（2）心内纠治术（intracardiac repair）：根治手术采用中度低温体外循环法。先做胸骨正中切口，然后根据冠状动脉的走向选择右心室流出道纵切口。如仅有瓣膜狭窄，则作瓣交界切开扩大；如有瓣环和肺总动脉狭窄，则应延长切口过瓣环至分叉；如有一侧肺动脉开口或起始部狭窄，则切口应延伸至该侧肺动脉。切除梗阻的壁束、隔束及右心室前壁肥厚肌肉及右心室腔内异常肉柱。用涤纶补片或自体心包补片修补室间隔缺损，再做右心室流出道补片扩大术。如无瓣环或肺动脉干狭窄，则补片扩大仅限于右心室流出道；如有瓣环或肺动脉干狭窄，则需做跨瓣环右心室流出道补片扩大术。如患儿有冠状动脉异常、肺动脉发育不良、肺动脉闭锁或一侧肺动脉缺如等畸形，则需做右心室至肺动脉同种带瓣管道术或牛颈静脉带瓣管道。如合并肺动脉瓣缺如并有压迫气道表现者，需尽早、尽快手术治疗，以防止支气管软化及其他肺部并发症。过去，为了避免术后存在右心室流出道残余梗阻及再次手术，心内矫治手术时注重切除右心室流出道肥厚的肌肉，采用跨肺动脉瓣环补片扩大右心室流出道。这种方法对右心室流出道功能影响较大，效果并不理想。现今手术中注重右心室功能的保护，如尽量经右心房、肺动脉路径避免右心室切开、在肺动脉分支条件允许的情况下，尽量避免跨肺动脉瓣环补片等。这种手术策略对减少肺动脉反流及右心室流出道扩大、瘤形成及维护右心功能起到积极的作用。

此外，对于气道压迫明显者，还可以做主动脉和肺动脉换位以减轻左、右肺动脉对气道的压迫。法洛四联症伴有大侧支血管时，如侧支血管与肺动脉相通，可行介入封堵侧支血管后再手术治疗；如分别供血，则不能封堵，否则有发生肺梗死的危险。对因侧支血管扭曲而心导管无法封堵的大侧支血管，外科手术需尽量结扎。对有体肺大侧支血管的法洛四联症采用内外科镶嵌治疗能明显提高一期根治手术的成功率，并能减少患儿的创伤。

法洛四联症手术纠治效果较为满意。上海交通大学医学院附属新华医院、上海交通大学医学院附属上海儿童医学中心手术死亡率约为 2%。常见的术后并发症有低心排血量综合征、残余右心室流出道梗阻、残余室间隔缺损、心律失常和肺动脉瓣关闭不全等。

七、预后

本病预后（prognosis）与肺动脉狭窄的严重程度、并发症及手术的早晚有关。法洛四联症若不手术，预后差，1 岁时生存率为 64%~75%，10 岁时为 23%~30%。早期出现严重发绀、气促者，死亡常发生于低氧血症。许多患者死于脑血管意外、脑脓肿等并发症。但经过手术治疗能存活的婴儿，90% 以上能够存活至成年阶段。据大样本资料，在 1982—2003 年经手术治疗的法洛四联症患者的 25 年生存率为 94.5%。合并遗传缺陷及心外畸形的法洛四联症预后不如单纯的法洛四联症。事实上，法洛四联症心内纠治术并不能使患者达到完全正常，如术后 60%~90% 患者存在不同程度的肺动脉反流及心肌纤维化、心电生理异常等。长期肺动脉反流（pulmonary regurgitation），导致右心容量负荷增加、右心功能不全，并最终影响左心功能和运动能力。当有残余室间隔缺损和外周肺动脉狭窄等存在时，这种影响更为明显，并且有发生严重室性心律失常及猝死的可能。因此，法洛四联症手术后的定期随访非常重要。目前，国产的肺动脉支架（图 41-9A、B）的临床应用已解决了法洛四联症外科术后残留肺动脉狭窄的问题。上海交通大学医学院附属上海儿童医学中心已成功为百余例法洛四联症术后肺动脉分支狭窄患儿植入支架，随访效果良好。同样，在右心功能失代偿前需提前干预，可通过外科手术带瓣管道置换或经皮导管肺动脉带瓣支架植入，实验研究证明肺动脉支架植入可有效治疗右心室流出道功能紊乱，术中瓣膜植入后即刻肺动脉反流明显减少，右心室收缩功能有显著改善。值得关注的是，目前国产肺动脉带瓣支架（图 41-10A、B）已进入临床试验阶段。

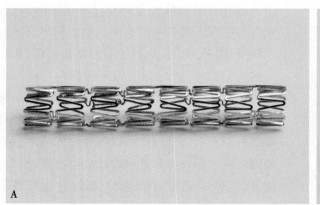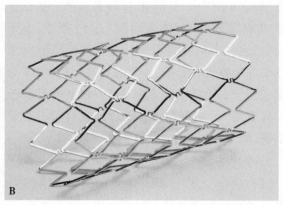

图 41-9 国产肺动脉支架
A. 扩张前；B. 扩张后。

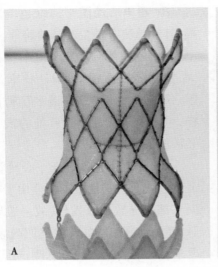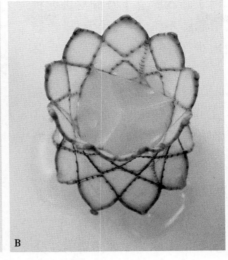

图 41-10　国产肺动脉带瓣支架

A. 整体带瓣支架；B. 肺动脉瓣。

（高　伟）

【附】　肺动脉瓣缺如

先天性肺动脉瓣缺如（absence of the pulmonary valve）是一种少见的先天性心脏畸形，占全部先天性心脏病的 0.1%~0.2%。1846 年，Chevers 最早报道了尸解病例，1962 年，Millen 才开始报道此病特异的临床表现。上海交通大学医学院附属上海儿童医学中心统计从 2010 年 1 月—2020 年 12 月共 28 例，占同期先天性心脏病的 0.073%。可以单独存在，但大多与法洛四联症共存。压迫气道致呼吸困难和心衰是其主要症状，与一般法洛四联症不同。

（一）病理解剖及分型

先天性肺动脉瓣缺如很少单独存在，大多与法洛四联症共存，占法洛四联症的 2.4%~6.3%。其他少见的伴发畸形有房间隔缺损、三尖瓣下移畸形、三尖瓣闭锁、大动脉转位等。其发生原因可能为胚胎时第 6 对弓发育异常，导致动脉导管缺如，由于胚胎时肺循环阻力极高，右心室的血进入近端肺动脉后既不能通过动脉导管进入降主动脉，又不能通过肺小动脉进入肺静脉，只能反流回右心室，造成右心室扩大，并使右心室的血反复冲入肺动脉，导致近端肺动脉极度扩张，使肺动脉瓣

膜无法正常形成，造成了肺动脉瓣缺如。除此之外，没有出路的右心室血只能经室间隔进入左心室，使得室间隔不能正常地融合，伴有法洛四联症者其漏斗部只有轻微的狭窄。对于单独存在的肺动脉瓣缺如，动脉导管在新生儿常存在，故有学者认为动脉导管并不参与其发病机制。

肺动脉瓣缺如的基本病理改变是肺动脉瓣的全部和部分缺如。肺动脉瓣环狭小，在肺动脉瓣膜所在部位常有残余的嵴状结构和小结节状纤维组织存在，这些结构组织学上常不显示肺动脉瓣膜的结构特征。肺动脉瓣缺如引起肺动脉主干、左、右肺动脉明显扩张，可呈动脉瘤样改变，通常右肺动脉比左肺动脉扩张更明显（图 41-11）。肺

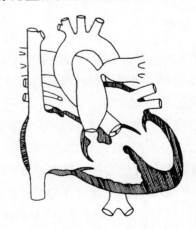

图 41-11　肺动脉瓣缺如解剖示意图

动脉瓣缺如患儿由于肺动脉总干及分支极度扩张,可压迫气道,引起肺不张、肺气肿等,导致婴幼儿严重的呼吸困难,若不及时诊治,可有生命危险。

肺动脉瓣缺如按其瓣缺如的程度分为完全和部分缺如。另外,还可按伴随畸形来分类,如法洛四联症伴肺动脉瓣缺如,室间隔缺损伴肺动脉瓣缺如等。

(二)病理生理及临床表现

法洛四联症伴肺动脉瓣缺如患儿刚出生时,由于肺循环阻力仍高,心室水平主要为右向左分流,患儿有不同程度的青紫,但出生不久随着肺循环阻力下降,心室水平分流方向发生改变,这主要取决于肺动脉瓣环发育不良的程度,若肺动脉瓣环狭窄轻,则为左向右分流,若肺动脉瓣环狭窄很重,可仍为右向左分流。肺动脉瓣缺如患儿总伴有肺动脉关闭不全,可加重右心室容量负荷,使右心室增大,可致充血性心力衰竭。同时肺动脉收缩压与舒张压之间差也增大,肺动脉搏动增大。

肺动脉瓣缺如患儿出生时常有发绀,以后发绀逐渐消退,但在数周至 3 个月时,可再度出现发绀,此为肺动脉瓣缺如的特征性表现。因为扩张的肺动脉干及左、右肺动脉压迫了气管下部及左、右支气管,故引起气道梗阻,严重时可导致肺不张。此时常伴有呼吸困难、喘鸣及反复呼吸道感染等,查体时患儿可有呼吸急促、呻吟等,心前区隆起及抬举感,胸骨左缘有来回收缩期与舒张期杂音,第二心音单一。心功能不全时可出现奔马律。肺部呼吸音可正常,但可闻及干、湿啰音。

(三)诊断

如患儿出生时常有发绀,同时伴有充血性心力衰竭、反复呼吸道感染和呼吸窘迫等,经内科治疗效果不佳,需考虑此病。

1. **心电图** 表现与典型法洛四联症相似。电轴右偏,右心室肥厚,可有右心房扩大。

2. **胸部 X 线片** 心影呈轻至中度扩大,右心室扩大为主,肺动脉总干及分支均明显扩张,常可见肺不张及伴有代偿性肺气肿,明显肺不张时有纵隔移位。

3. **超声心动图** 二维超声显示除室间隔缺损、肺动脉狭窄及主动脉骑跨外,还可见肺动脉总干、一侧或双侧肺动脉分支明显扩张及右心室扩大,室间隔矛盾运动,瓣环狭窄及无明显肺动脉瓣,仅见原始残迹。频谱多普勒在肺动脉口处取样,可记录经肺动脉瓣环处的狭窄和关闭不全的频谱图形。

4. **心导管造影检查** 心导管检查也有其特征性改变。普通法洛四联症由于导管通过狭窄的漏斗部易导致缺氧发作,故一般导管不探入肺动脉,而肺动脉瓣缺如伴法洛四联症者则相反,一般要求将心导管送入肺动脉测定压力及造影。对于肺动脉瓣缺如患儿,应特别注意设法获得左心房血氧资料,最好能得到两侧肺静脉血氧资料,左心房和肺静脉血氧饱和度的降低常提示肺部通气不良,这与扩张的肺动脉压迫气道有关。其压力特征性改变为肺动脉收缩压与舒张压压力差增大,肺动脉舒张压与右心室舒张压趋于接近。右心室和/或肺动脉造影则能清晰显示该病特征,即肺动脉干、一侧或双侧肺动脉分支呈瘤样扩张(图41-12)

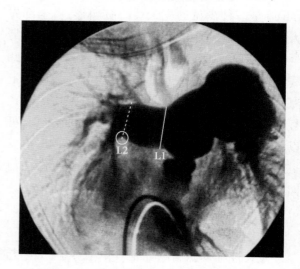

图 41-12 肺动脉瓣缺如右心室坐观位造影

(四)治疗

对于有压迫气道表现者,需尽早、尽快手术治疗,以防止支气管软化及其他肺部并发症。手术除修补室间隔缺损外,还需做肺动脉裁剪整形,推荐使用牛颈静脉带瓣管道连接右心室流出道切口和肺动脉,能有效减少右心室容量负荷。此外,对于气道压迫明显者,还可以做主动脉和肺动脉换位以减轻左、右肺动脉对气道的压迫。即使有支气管软化，也可在根治术后，再植入支气管内支架和支气管外支架。

（五）预后

法洛四联症伴肺动脉瓣缺如，如有气道压迫表现者，则预后凶险。而无气道压迫表现者，其临床表现与非发绀型法洛四联症相似，随年龄增长可有心力衰竭表现。也有无症状者活到老年的报道。

上海交通大学医学院附属新华医院、上海交通大学医学院附属上海儿童医学中心早期为11例法洛四联症伴肺动脉瓣缺如患儿做心导管造影检查及外科手术，方法为肺动脉整形和/或用自体心包做右心室流出道跨瓣补片。其中10例术后恢复良好，1例伴左肺动脉缺如者术后1天因心律失常死亡。之后又为28例法洛四联症伴肺动脉瓣缺如患儿进行外科手术，方法为肺动脉整形和/或用自体心包做右心室流出道跨瓣补片及肺动脉右心室带瓣管道重建术。手术死亡2例，其中1例伴有冠状动脉畸形，其余26例术后恢复良好。在多中心126例法洛四联症伴肺动脉瓣缺如手术治疗中，肺动脉右心室带瓣管道重建占64%，右心室流出道跨瓣补片占34%，术后院内死亡率为25%，出院后的25年无心脏移植生存率为92%，与单纯法洛四联症患者接受右心室流出道跨瓣补片手术的结果（97%）相似。

（高　伟　周爱卿）

参 考 文 献

1. 周爱卿. 先天性心脏病心导管术. 上海：上海科学技术出版社，2009.
2. 朱铭，杨贞勇，黄廉溪. 室间隔缺损伴肺动脉闭锁的心血管造影方法及诊断. 中华放射学杂志，1996，30：102-103.
3. 高伟，周爱卿，王荣发，等. 法乐四联症心导管术时缺氧发作机理与治疗：附56例分析. 临床儿科杂志，1996，14：158-159.
4. 周爱卿，李奋，高伟，等. 经皮球囊肺动脉瓣成形术姑息治疗法乐四联症13例疗效评价. 临床儿科杂志，2000，18：195-197.
5. MORGENTHAU A, FRISHMAN WH. genetic origins of tetralogy of Fallot. Cardiol Rev, 2018, 26（2）：86-92.
6. FYLER DC. Nadas' Pediatric Cardiology. St. Louis：Mosby Year Book Inc, 1992.
7. DI DONATO RM, JONAS RA, LANG P, et al. Neonatal repair of tetralogy of Fallot with and without pulmonary atresia. J Thorac Cardiovasc Surg, 1991, 101（1）：126-131.
8. GEVA T, AYRES NA, PAC FA, et al. Quantitative morphometric analysis of progressive infundibular obstruction in tetralogy of Fallot. A prospective longitudinal echocardiographic study. Circulation, 1995, 92（4）：886-892.
9. ANDERSON RH, DEVINE WA, DEL NIDO P. The surgical anatomy of tetralogy of Fallot with pulmonary atresia rathen than pulmonary stenosis. J Card Surg, 1991, 6（4）：517.
10. YEN HO S, CATANI G, SEO JW. Arterial supply to the lungs in tetralogy of Fallot with pulmonary atresia or critical stenosis. Cardiol Young, 1992, 2：65-72.
11. DABIZZI RP, TEODORI G, BARLETTA GA, et al. Associated coronary and cardiac anomalies in the tetralogy of Fallot. An angiographic study. Eur Heart J, 1990, 11（8）：692-704.
12. CARVALHO JS, SILVA CM, RIGBY ML, et al. Angiographic diagonosis of anomalous coronary arteries in tetralogy of Fallot. Br Heart J, 1993, 70（1）：75-78.
13. MCCONNELL ME. Echocardiography in classical tetralogy of Fallot. Semin Thorac Cardiovasc Surg, 1990, 2（1）：2-11.
14. RAO PS, WILSON AD, THAPAR MK, et al. Balloon pulmonary valvuloplasty in the management of cyanotic congenital heart defects. Cathet Cardiovasc diagn, 1992, 25（1）：16-24.
15. SLUYSMANS T, NEVEN B, RUBAY J, et al. Early balloon dilatation of the pulmonary valve in infants with tetralogy of Fallot. Risks and benefits. Circulation, 1995, 91（5）：1506-1511.
16. KREUTZER J, PERRY SB, JONAS RA, et al. Tetralogy of Fallot with diminutive pulmonary arteries：preoperative pulmonary valve dilation and transcatheter rehabilitation of pulmonary arteries. J Am Coll Cardiol, 1996, 27（7）：1741-1745.
17. WERNOVSKY G. Anderson's pediatric cardiology, 4th ed. Philadelphia：Elsevier, 2020.
18. SMITH CA, MCCRACKEN C, THOMAS AS, et al. Long-term outcomes of tetralogy of Fallot：a study from the pediatric cardiac care consortium. Jama Cardiol, 2019, 4（1）：34-41.
19. CHANDAR JS, WOLFF GS, GARSON A JR, et al. Ventricular arrhythmias in postoperative tetralogy of

Fallot. Am J Cardiol,1990,65(9):655-663.

20. CHEATHAM JP,HELLENBRAND WE,ZZHN EM, et al. Clinical and hemodynamic outcomes up to 7 years after transcatheter pulmonary valve replacement in the US melody valve investigational device exemotion trial. Circulation,2015,131(22):1960-1970.

21. 高伟,周爱卿,黄美蓉,等.先天性肺动脉瓣缺如:附12例报告.临床儿科杂志,2001,19:170-171.

22. 徐志伟,苏肇伉,丁文祥,等.法洛四联症肺动脉瓣缺如综合征的外科治疗.中华胸心血管外科杂志,1995,11:263-264.

23. TUCKER BL,LINDESMITH GG,TAKAHASHI M. Obstructive lesions of the right hear:The third clinical conference on congenitial heart disease. Baltimore:University Park Press,1984.

24. FYLER DC. Nadas'pediatric cardiology. St. louis:Mosby-Year Book Inc,1992.

25. NAKAYAMA-K,OKAZAKI-H,EGUCHI-S. Long-term fate of isolate congenitial absent pulmonary valve. Am Heart J,1992,124(2):526-529.

26. GODART F,HOUYEL L,LACOUR-GAYET F,et al. Absent pulmonary valve syndrome:surgical treatment and considerations. Ann Thorac Surg,1996,62(1):136-142.

27. CONTE S,SERRAF A,GODART F,et al. Technique to repair tetralogy of Fallot with absent pulmonary valve. Ann Thorac Surg,1997,63(5):1489-1491.

28. HRASKA V,PHOTIADIS J,SCHINDLER E,et al. A novel approach to the repair of tetralogy of Fallot with absent pulmonary valve and the reduction of airway compression by the pulmonary artery. Semin Thorac Cardiovasc Surg Pediatr Card Surg Annu,2009:59-62.

29. SUBRAMANIAN V,ANSTEAD M,COTTILL CM,et al. Tetralogy of Fallot with absent pulmonary valve and bronchial compression:treatment with endobronchial stent. Pediat Cardiol,1997,18(3):237-239.

30. WANG L,LIU WH,HE JK,et al. Treatment of bronchomalacia using three-dimensional printed polycaprolactone scaffold in a pediatric patient. Thoracic and Cardiovascular Surgery,2019,157(5):e287-e290.

31. SIDDEEK H,LUNOS S,THOMAS AS,et al. Long term outcomes of tetralogy of Fallot with absent pulmonary valve(from the Pediatric Cardiac Care Consortium). Am J Cardiol,2021,158:118-123.

第四十二章

肺动脉闭锁合并室间隔缺损

肺动脉闭锁合并室间隔缺损（pulmonary atresia with ventricular septal defect，PA/VSD）通常被认为是法洛四联症类型中最严重的，也常被命名为肺动脉闭锁/法洛四联症，心内畸形无例外地与法洛四联症相似，而肺动脉由主动脉通过动脉导管或体肺侧支动脉供应。由于肺动脉血供的变异非常大，该畸形被认为是最复杂和难以处理的先天性心脏畸形之一。

一、发病率和病因学

肺动脉闭锁合并室间隔缺损的发病率在活产婴儿中为 0.007‰。占所有类型先天性心脏病的 1.5%，占所有类型法洛四联症的 10%~20%。法洛四联症合并肺动脉闭锁或狭窄的确切病因尚未知。多数病例是散发的，也有研究提示有多基因遗传模式，已经证明染色体 22q11 微缺失（chromosome 22q11 microdeletion）与法洛四联症之间有关联。22q11 微缺失患者同时伴有心脏畸形及德乔治综合征（DiGeorge syhdrome）及腭心面综合征（velo-cardiofacial syndrome）等。已报道的法洛四联症合并肺动脉闭锁或狭窄患者的基因突变包括 *Tbx1*（基因位于 22q11.2）发生于 22q11.2缺失综合征、*JAG1*（基因位于 20q12）发生于阿拉日耶综合征、*Nkx2.5*（基因位于 5q34）、*ZFPM2*（基因位于 8q23）。据报道，如果父母一代无患病者，法洛四联症同胞的再发生风险为 3%。如果父母中有一方患病，后代再发的风险高达 10%。然而，22q11 微缺失的母亲其后代有 50% 的概率遗传该缺失，因此其后代患有法洛四联症的概率将远远高于所报道的 10%。

二、胚胎学

解剖改变提示在法洛四联症中，存在心室流出道和心脏动脉干分隔不良，而影响肺动脉干。同时主动脉流出道不能正常地与左心室融合。另外，肺动脉下肌性狭窄发展到极端导致肺动脉闭锁。在一些心包内肺动脉缺如的病例中，仍有可能存在共同肺动脉干连接心室，而不是主动脉。

胚胎学上，肺接受双重血供，包括来自成对的原始背主动脉的营养血供，和与肺血管丛相吻合的第六对动脉弓分支。随着胚胎发育，第六对动脉弓分支扩大形成肺动脉，而来自降主动脉的分支血管形成支气管动脉。PA/VSD 的体肺侧支动脉可以解释为原始节间动脉的持续存在，其中一部分形成支气管动脉。有人认为这些侧支动脉只有在动脉导管缺如的情况下才存在。重要的体肺侧支动脉（major systemic-to-pulmonary collateral arteries，MAPCA）与支气管动脉间的关系还尚未完全阐明。一些研究人员提出这些血管具有共同的胚胎起源，有些人则反对这种看法。

三、病理解剖

肺动脉流出道梗阻（pulmonary outflow tract obstruction）程度和范围变异很大。少数情况下，梗阻由肺动脉瓣闭锁引起，肺动脉总干存在。通常，肺动脉下圆锥呈肌性闭锁。肺动脉总干也可能不存在。极少情况下，心包内肺动脉完全缺失。

基本的心内畸形与法洛四联症相同。通常，心室间通过大的非限制性膜周部室间隔缺损而交通，缺损有时也可为肌部缺损或双动脉下缺损。极少数情况下，由于三尖瓣附属组织覆盖，室间隔缺损呈限制性分流。右心室呈中度或明显肥厚。

主动脉位于闭锁的肺动脉流出道的后方,骑跨在室间隔上。通常主动脉为双侧心室起源,但也可主要从右心室或左心室发出。升主动脉扩张,由于进行性主动脉瓣环扩大,即使在根治术后,主动脉瓣反流仍可能进展。1/4~1/2 的病例为右位主动脉弓。多数病人冠状动脉的起源及分布正常。

中央肺动脉形态及肺动脉血供变异非常大。在极少见的情况下,一方面仅肺动脉瓣闭锁,肺动脉总干是存在的。另一方面,肺动脉总干仅是右心室流出道与肺动脉汇合之间的纤维条索。

如心包内自身的左、右肺动脉存在,通常是有汇合的,也可无汇合而两侧与动脉导管连接。当动脉导管的肺动脉端闭合收缩时,汇合的肺动脉也可变成无连接。在极严重的情况下,心包内自身的左、右肺动脉缺如,肺血完全由重要的体肺侧支动脉(MAPCAs)供应。

肺动脉血供(blood supply of pulmonary artery)来自体循环动脉,通常通过动脉导管和/或体、肺侧支动脉。偶尔,肺血来自冠状动脉或支气管动脉丛。因此,把肺血供描述成两类:①当心包内汇合的肺动脉供应两肺的所有节段时为单源性;②一叶肺的不同节段有一个以上来源的肺动脉血流时为多源性。

已知的 PA/VSD 肺血供主要有三种类型(图 42-1):

(1)第一种类型也是最有利的类型,为左、右肺动脉有汇合,由动脉导管呈单源性方式供血。动脉导管通常是单侧的,供应左、右肺动脉汇合处。该类型肺动脉通常按照正常的方式分布到所有的肺段。少见的情况是双侧动脉导管分别供应没有汇合的肺动脉。

(2)在第二种类型中,汇合的心包内肺动脉与体肺侧支动脉共存。侧支血管通常发自降主动脉,其次是锁骨下动脉,有时甚至是冠状动脉。汇合的肺动脉的分布变异很大,但通常不会供应所有的支气管肺段。那些不由肺动脉供应的支气管肺段直接由体、肺侧支动脉供应。在某些支气管肺段两种血供可能重叠。然而,供应双肺的汇合肺动脉很少由孤立的体肺侧支动脉供血。

(3)第三种类型,心包内肺动脉缺如。所有的支气管肺段均由 MAPCAs 供应。

先天性心脏病手术命名与数据库根据肺循环将 PA/VSD 分为三种类型:A 型存在固有肺动脉而无 MAPCAs;B 型同时存在固有肺动脉和 MACPAs;C 型仅存在 MAPCAs。

四、病理生理

由于右心室流出道闭锁,所有体静脉回流的血均经室间隔缺损右向左分流进入主动脉。如前述,室间隔缺损通常是大而非限制性的,因此,左、右心室的收缩压平衡。偶尔,由于三尖瓣组织遮盖导致室间隔缺损呈限制性,右心室的收缩压可以高于体循环。

体、肺循环静脉血在主动脉完全混合。体、肺循环血液的分配取决于两个循环的相对阻力。肺血管阻力因肺动脉的分布及梗阻程度而异,与临

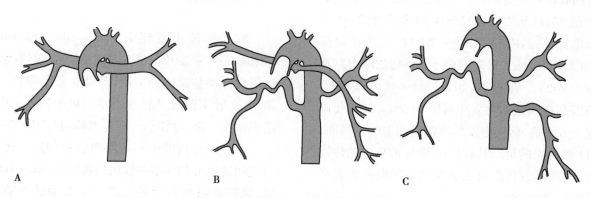

图 42-1 肺动脉血液供应的三种类型

A. 左、右肺动脉汇合,动脉导管供血;B. 动脉导管及体-肺侧支动脉供血;C. 心包内肺动脉缺如,所有支气管肺段均由多源体-肺侧支动脉供血。

床症状相关。

合并大的动脉导管供应肺动脉或大的体、肺侧支动脉肺血流量高时，血氧饱和度高，可能发生心衰。一方面，部分肺段暴露于大的无梗阻体肺侧支动脉的高灌注压和较多肺血，可能发展成肺血管病变。另一方面，当肺血供受阻时，体循环氧合差。这可能由于动脉导管肺动脉端收缩导致心包内肺动脉动脉导管处狭窄，或由于体、肺侧支动脉的进行性局限性梗阻所致。

五、临床表现

出生前的超声检查可较准确地诊断 PA/VSD。出生后，新生儿时期当动脉导管收缩或关闭时最常见的临床表现是中至重度青紫，这是肺血供完全或主要来自动脉导管未闭的典型表现。相反，有大的体肺侧支动脉的患儿在新生儿时期无明显的青紫。然而，随着时间的推移，当生理需要超过相对固定的肺血供时，这类患儿会逐渐出现青紫。偶尔有大的体、肺侧支动脉而肺血过多出现心力衰竭症状。心力衰竭症状常表现于 4~6 周龄时，此时肺小动脉平滑肌逐渐退化，肺血管阻力下降。

查体时，异常面容特征（扁平脸、球状鼻、向上或向下倾斜的眼裂、小圆低位耳、小嘴巴、小下颌）可提示德乔治综合征或腭心面综合征（与德乔治综合征相似，但有明显的咽张力不全、腭裂，以及咽功能不全引起的鼻音语言）。在新生儿早期大部分有明显发绀，然而如果有大的动脉导管未闭或体、肺侧支动脉时，发绀较轻。新生儿时期外周脉搏是正常的。通常没有呼吸困难。

在小部分有大型体、肺动脉侧支动脉存在左向右大量分流的患儿，在 4~6 周后由于肺血流大幅增多而出现明显的心力衰竭症状。这类患儿发绀较轻甚至不被注意，外周脉搏有力，呼吸困难、心脏增大及肝脏增大经常看到。

心前区可触及右心室搏动。心尖通常无移位，除非是大的体、肺侧支动脉患儿因肺血流高出现心力衰竭症状时。听诊第一心音正常，第二心音单一。有动脉导管未闭时，在胸骨左上缘可听到柔和的收缩期或连续性杂音。胸壁前后左右均可听到广泛连续性杂音提示多发体、肺侧支动脉。

六、诊断与辅助检查

目前，肺动脉闭锁合并室间隔缺损的多数病例在胎儿期即可确诊。出生后，体格检查结合胸部 X 线、心电图检查通常即能作出临床诊断。超声心动图检查通过显示心内畸形及肺动脉解剖可进一步证实诊断。综上所述，为了明确肺血流灌注的细节，心导管检查是必要的。

（一）胸部 X 线

胸部 X 线检查提示靴形心（图 42-2）。这与由于右心室肥厚使心尖上抬及肺动脉闭锁致肺动脉段凹陷有关。PA/VSD 时经常可见右位主动脉弓。由于不同的支气管肺段由变异很大的体、肺侧支动脉供应，肺血管影通常是不均匀的。当肺血由动脉导管供应时，动脉导管收缩可导致肺野缺血。由于大型体、肺侧支动脉导致心力衰竭的病例，心脏增大，肺血管纹理增加。

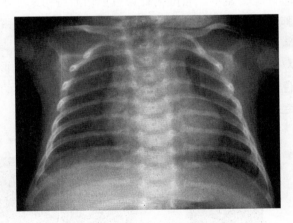

图 42-2　胸片示心影呈靴形

（二）心电图

心电图通常提示右心房增大，右心室肥厚。

（三）超声心动图

超声心动图可证实 PA/VSD 的心内畸形（图 42-3）。通常应用彩色多普勒显像能够证实动脉导管向心包内肺动脉汇合供血的单源性肺血供，除外大型体、肺侧支动脉。然而，超声不能描述 MAPCAs 时复杂的肺血供应细节。

通常心尖四腔切面提示心腔大小正常，右心

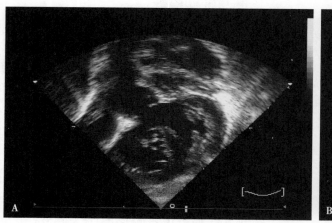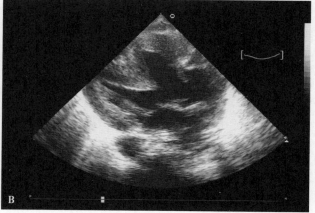

图 42-3　超声心动图

A. 剑突下切面；B. 胸骨旁长轴切面示大的非限制膜周型室间隔缺损，主动脉骑跨。

室肥厚。五腔切面和胸骨旁长轴切面可显示主动脉骑跨在室间隔上。胸骨旁长轴切面可很好显示主动脉根部扩张和主动脉瓣反流。闭锁的右心室流出道可通过胸骨旁短轴切面和剑突下切面稍逆时针旋转显示。高位胸骨旁短轴切面可用来显示肺动脉汇合和测量心包内肺动脉大小。通过高位胸骨旁切面和胸骨上窝切面可容易地显示单侧或双侧动脉导管。此外，胸骨上窝切面有时通过彩色多普勒还可判断左弓或右弓，体、肺侧支动脉的起源是主动脉分支或降主动脉。

（四）磁共振（MRI）和CT

尽管心导管和造影检查仍是诊断的金标准，但 CT 血管造影（CT angiography）越来越多地应用于显示中央肺动脉，以及大型体、肺动脉侧支动脉的起源和分布（图 42-4）。另外，它还有助于确定 MAPCAs 与肺动脉之间的关系。高分辨率的三维数据集应用于 3D 打印，更有利于干预方案的制订。尽管磁共振在以上方面不如 CT 和血管造影，但它可应用于测量 MAPCAs 和肺血流量，

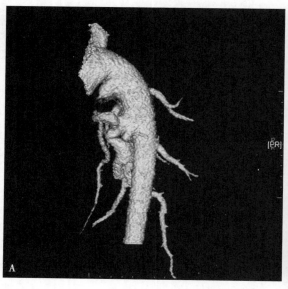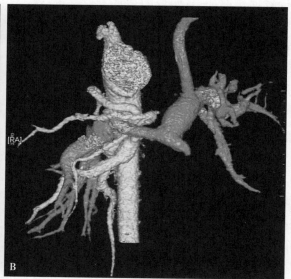

图 42-4　CT 显示

A. 多支体-肺侧支动脉起自降主动脉；B. 体-肺侧支动脉与心包内肺动脉汇合点关系。

这对于术后右心室压力有预测价值。

入造影以除外中央肺动脉存在。

（五）心导管和造影检查

心导管和造影（cardiac catheterization and angiography）检查的目的：①明确肺血供来源（中央肺动脉和体肺侧支动脉）；②中央肺动脉的解剖形态和他所供应的肺段；③所有 MAPCAs 的起源与走行，是否有梗阻，它们与中央肺动脉的连接，以及与主要气道的位置关系；④血流动力学评估，尤其是远端肺动脉压力，存在限制性室间隔缺损时右心室压力的严重程度（图 42-5）。

主动脉根部造影可显示从通常位置发出的动脉导管，从头臂动脉发出的动脉导管，以及从头臂动脉或锁骨下动脉发出的体肺侧支动脉。降主动脉造影可显示大部分大型体、肺动脉侧支动脉。选择性侧支血管造影可以描述每一肺段的血供，中央肺动脉与侧支血管之间的连接，以及侧支血管狭窄的部位。当导管到达这些血管时，应测量中央肺动脉及远端侧支血管的压力。当主动脉造影不能很好显示中央肺动脉时，需要行肺静脉楔

（六）基因检测

应进行基因检测（genetic testing）明确是否有染色体 22q11.2 缺失，因大约有 1/3 患者有此微缺失。更重要的是，存在 22q11.2 微缺失与心脏术后早期不良结局和单源化术后晚期不良预后相关。基因检测同时有利于围产期管理，由于此类患者同时存在低钙血症和围手术期感染的风险，输血治疗时可能需要应用辐射血。对于怀疑阿拉日耶综合征伴肺动脉狭窄的患儿，基因检测应包括 JAG1 基因突变。

新生儿时期青紫明显的患儿应与肺动脉闭锁伴室间隔完整、完全型大动脉转位、法洛四联症伴严重肺动脉狭窄、功能性单心室伴肺动脉严重狭窄或闭锁者相鉴别。在比较少见的患儿，由于大的体、肺侧支动脉，肺血流量增多，发绀较轻而有心力衰竭症状，应与永存动脉干，功能性单心室无明显肺动脉狭窄，完全性肺静脉移位引流无梗阻者相鉴别。

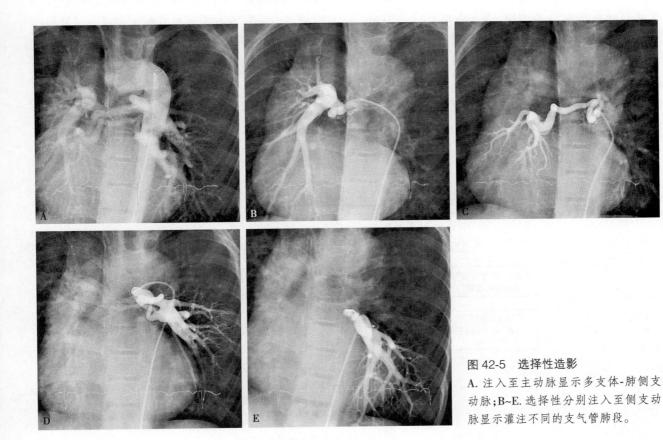

图 42-5　选择性造影
A. 注入至主动脉显示多支体-肺侧支动脉；B~E.选择性分别注入至侧支动脉显示灌注不同的支气管肺段。

七、自然病程

一方面,肺血供依赖动脉导管的患儿预后很差,当导管闭合早期死于严重的低氧血症。另一方面,拥有相对固定的来自体、肺侧支动脉的肺血供,当血流量不是过多时,在无任何外科干预的情况下,可存活至30~40岁。这类患者长期的问题包括慢性的低氧血症、心室功能不全,以及因主动脉根部进行性扩张所导致的主动脉瓣反流。随着进行性的体、肺侧支动脉狭窄,可发生体循环动脉血氧合不良。在肺血流过多的病例,婴儿期的心力衰竭是特征性的。由于大型体、肺侧支动脉无梗阻,肺血管长期暴露于高灌注压,加之肺血流增加,长此以往可发生肺血管病变。

八、治疗

PA/VSD是依赖导管的发绀型先天性心脏病,因此,新生儿时期有严重发绀者在外科干预前,应通过外周静脉输注前列腺素 E_1 或 E_2 维持动脉导管开放以保持临床平稳。少部分因大型体、肺侧支动脉导致肺血过多病例,需要内科治疗心力衰竭。对于疑似22q11.2缺失综合征者,应明确有无染色体22q11微缺失,以及检查低钙血症、甲状旁腺功能减退和免疫缺陷。对于已知免疫功能异常的患者,外科手术时应使用照射后的血,以免因输入淋巴细胞而导致移植物抗宿主病。

如果肺动脉血供复杂多样,外科手术策略(surgical strategy)应基于肺血供的模式及自身心包内肺动脉的大小而个体化。应用无创影像和心导管检查的方法可清晰描述肺动脉血供的起源和模式(图42-6)。

1. **存在汇合肺动脉而无MAPCAs(A型)** 自身肺动脉发育良好和动脉导管单源供应肺血的病例,通常的方法是在新生儿时期建立改良Blalock-Taussig分流,几年后再行外科根治手术。或直接行外科根治手术(radical surgery),关闭室间隔缺损,安装带瓣的右心室至肺动脉管道。两种方法的选择取决于自身肺动脉的大小及收治医院的经验。对于肺动脉发育不良的患者,最初的治疗方案是姑息手术(palliative surgery),如体肺动脉分流术,动脉导管支架置入术或闭锁肺动脉瓣穿刺成形术,建立右心室到肺动脉的通道促使肺动脉发育。

2. **同时存在汇合肺动脉和MAPCAs(B型)** 存在MAPCAs的病例,最重要的是明确相应支气管肺段的血供是双重的还是单一的。如果肺段的血供是双重的,并且汇合固有肺动脉发育良好,可以通过心导管放置弹簧圈或血管塞或通过外科结扎的方式闭塞侧支血管。另外,对于拥有双重血供,但固有肺动脉发育不良,连接右心室与肺动脉,使用Goretex管道在汇合肺动脉和主动脉之间完成中央分流术,或将其端-侧吻合至升主动脉,以促进肺动脉发育。右心室与肺动脉连接的优点

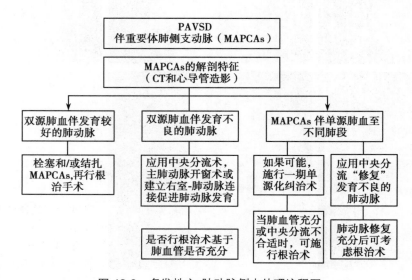

图42-6 多发性主-肺动脉侧支处理流程图

是可以建立进一步经心导管干预的通道以处理肺动脉分支狭窄，但是需要体外循环。这类病例不需要 MAPCAs 单源化处理。然后根据肺血管是否充分，进行根治术，关闭室间隔缺损并置入右心室-肺动脉带瓣管道。

对于侧支动脉是肺段单一血供的病例，汇合的固有肺动脉通常发育不良，有两种策略，即单源化和修复，不同的外科医生采用不同的组合策略。

单源化（unifocalization）手术是最常使用的干预策略，目的是建立单一肺动脉系统尽可能灌注最多的支气管肺段。单源化应尽可能通过自身组织用于吻合及肺动脉重建来实现。通常在 4~7 月龄进行实现单源化。对于存在无节段性狭窄的大内径 MAPCAs 的病例，可进行一期单源化纠治术，关闭室间隔缺损和安装右心室-肺动脉带瓣管道。对于无节段性狭窄而内径较小 MAPCAs 的病例，可以完成一期完全单源化手术，但可能或无法同时进行根治术。对于 MAPCAs 存在广泛节段性狭窄的病例，在单源化的同时需要行体-肺动脉分流术。在一些病例中，当单一途径难以进入特定血管或血管发育差需要进一步恢复和生长时，单源化需要分期完成。

第二种干预策略侧重于对发育不良的固有动脉进行修复，尽可能避免 MAPCA 的加入。该策略基于的理念是大部分肺动脉分支连接所有的肺段，即使很小的中央肺动脉也有显著的生长潜力，中央肺动脉的存在是基本原则。最初的姑息性手术可以是中央分流术或改良 B-T 分流术、主肺动脉与升主动脉端侧吻合或建立右心室-肺动脉连接。

虽然上述两种干预策略的初始路径有所不同，但在具体病例治疗过程中，这些策略可能会重叠，并可能在完全根治和关闭室间隔缺损前组合应用。

3. 仅存在 MAPCAs（C 型） 第三种模式中央肺动脉完全缺如者是最难处理的。应用人工或心包管道建立中央肺动脉汇合的方法已经使用。可以通过分流供应汇合部，然后再将侧支血管单源化连接汇合部。然而长期的效果尚不明确。在肺血灌注稳定平衡的病例，主张采用保守的治疗方法，最终的目的是进行心肺移植。保守的处理方法是改善体循环氧合的姑息措施，包括建立分流，球囊扩张或支架置入狭窄的体肺侧支动脉。

4. 关闭室间隔缺损的决策 决定是否关闭室间隔缺损取决于术前与术中对肺动脉阻力和室间隔缺损关闭后右心室压力的判断。这可以基于肺血管分布（至少 15~20 肺段），MAPCAs 的大小和单源化的结果。术中血流研究确定单源化后肺动脉平均压，当肺血流从单独灌注回路逐渐增加至全心排血量，可以作为评估术后右、左心室压力比值的方法。理想状态下，根治术后右心室收缩压应低于左心室收缩压的 60%。如果无法关闭室间隔缺损，则可应用适当大小的中央分流或右心室-肺动脉管道作为肺血的来源。在完全关闭室间隔缺损之前，需要进一步经导管或手术修复肺动脉和单源的体肺侧支动脉，同时可以放置合适大小的右心室-肺动脉带瓣管道。

九、结果

多数病例需要多次外科手术或导管干预。然而，由于初始治疗方案和过程的不同，肺动脉压力数据的不完整及长期随访数据的缺失，很难比较不同管理策略的预后（prognosis）。报道的根治治疗比例有较大差异，为 42%~95%。在较大的病例组中，住院死亡率低于 5%，早期死亡率低于 15%。据报道，初次手术治疗后 3~20 年的整体生存率约为 80%。将满意降低的右心室收缩压作为一个可接受的结局标准，根治术后右心室收缩压为 ≤50% 动脉压，根据机构的不同，比例为 <40%~80%。尽管如此，经历了分期手术，由于固有肺动脉或单源化的 MAPCAs 发育不良，一些患儿仍无法最终获得完全救治。

（张耀辉 著 赵莉晴 武育蓉 翻译）

参 考 文 献

1. TCHERVENKOV C I, ROY N. Congenital heart surgery nomenclature and database project: pulmonary atresia-ventricular septal defect. Ann Thorac Surg, 2000, 69: 97-105.

2. MEINEL F G, HUDA W, SCHOEPF U J, et al. Diagnostic accuracy of CT angiography in infants with tetralogy of

Fallot with pulmonary atresia and major aortopulmonary collateral arteries. J Cardiovasc Comput Tomogr, 2013, 7: 367-375.

3. ANWAR S, SINGH G K, MILLER J, et al. 3D Printing is a transformative technology in congenital heart disease. JACC Basic Transl Sci, 2018, 3: 294-312.

4. GROSSE-WORTMANN L, YOO S J, VAN ARSDELL G, et al. Preoperative total pulmonary blood flow predicts right ventricular pressure in patients early after complete repair of tetralogy of Fallot and pulmonary atresia with major aortopulmonary collateral arteries. J Thorac Cardiovasc Surg, 2013, 146: 1185-1190.

5. GOLDMUNTZ E, CLARK B J, MITCHELL L E, et al. Frequency of 22q11 deletions in patients with conotruncal defects. J Am Coll Cardiol, 1998, 32: 492-498.

6. KAUW D, WOUDSTRA O I, VAN ENGELEN K, et al. 22q11.2 deletion syndrome is associated with increased mortality in adults with tetralogy of Fallot and pulmonary atresia with ventricular septal defect. Int J Cardiol, 2020, 306: 56-60.

7. SOQUET J, BARRON D J, D'UDEKEM Y. A Review of the management of pulmonary atresia, ventricular septal defect, and major aortopulmonary collateral arteries. Ann Thorac Surg, 2019, 108: 601-612.

8. MALHOTRA S P, HANLEY F L. Surgical management of pulmonary atresia with ventricular septal defect and major aortopulmonary collaterals: a protocol-based approach. Semin Thorac Cardiovasc Surg Pediatr Card Surg Annu, 2009: 145-151.

9. BRIZARD C P, LIAVA'A M, D'UDEKEM Y. Pulmonary atresia, VSD and Mapcas: repair without unifocalization. Semin Thorac Cardiovasc Surg Pediatr Card Surg Annu, 2009: 139-144.

10. AMARK K M, KARAMLO U T, O'CARROLL A, et al. Independent factors associated with mortality, reintervention, and achievement of complete repair in children with pulmonary atresia with ventricular septal defect. J Am Coll Cardiol, 2006, 47: 1448-1456.

11. CHO J M, PUGA F J, DANIELSON G K, et al. Early and long-term results of the surgical treatment of tetralogy of Fallot with pulmonary atresia, with or without major aortopulmonary collateral arteries. J Thorac Cardiovasc Surg, 2002, 124: 70-81.

12. REDDY V M, MCELHINNEY D B, AMIN Z, et al. Early and intermediate outcomes after repair of pulmonary atresia with ventricular septal defect and major aortopulmonary collateral arteries: experience with 85 patients. Circulation, 2000, 101: 1826-1832.

第四十三章

肺动脉闭锁伴室间隔完整

肺动脉闭锁伴室间隔完整（pulmonary atresia with intact ventricular septum，PA/IVS）是一种不常见的复杂发绀型先天性心脏病，首先由 John Hunter 在 1783 年描述。这种心脏畸形外科姑息治疗开始于 1961 年，在 20 世纪 70 年代早期开始应用前列腺素 E_1 和 E_2 保持动脉导管开放以减轻新生儿时期的低氧，有助于后续的治疗。

PA/IVS 占所有先天性心脏病的 2%。尽管男孩发生率稍高一点，但发生率没有明确的性别倾向性。家族发病也可见到。

PA/IVS 的确切发病原因不清楚。胚胎时心内膜垫发育不良可导致最终发育成肺动脉瓣的半月瓣发育异常。在多数病例肺动脉的大小是正常的。尽管有人提出炎症或感染的病因，三尖瓣、卵圆孔和动脉导管异常导致左心室负荷增加和右心室血流量通过肺动脉瓣减少引起肺动脉瓣融合的原发的血流动力学改变是更可能的发病机制。

一、病理解剖

几乎毫无例外，PA/IVS 患儿均为心房正位，房室连接及心室大动脉连接一致。该病的特征为肺动脉瓣完全梗阻，两个独立的心室，室间隔完整及三尖瓣口开放。一些研究者曾详细描述 PA/IVS 的病理解剖（pathologic anatomy）。右心室有不同程度发育不良，冠状动脉异常较常见。肺动脉瓣、三尖瓣、右心室心肌和冠状动脉的病变严重程度不等。尽管肺动脉瓣闭锁是原发的病变，但病残率、病死率和预后更取决于三尖瓣、右心室和冠状动脉异常等继发的形态学改变。

（一）肺动脉瓣

肺动脉瓣往往已形成，三叶瓣，交界融合，二叶瓣和四叶瓣少见。肺动脉瓣完全闭塞，形成膜样结构，造成右心室流出道的梗阻。偶尔，肺动脉瓣下漏斗部肌肉可能完全闭塞右心室流出道（漏斗部肌性闭锁）。通常肺动脉瓣环大小正常，或仅稍小于正常，少数发育不良。肺动脉分支大小及血流均正常。

（二）三尖瓣

三尖瓣（TV）通常小于正常，从几乎正常到极度狭窄均可见。据报道 PA/IVS 的三尖瓣中位 Z 值为 -2.2，在正常瓣膜两个标准差以下。三尖瓣的大小与右心室腔大小相关良好，因此对预后也非常重要。三尖瓣发育异常程度不同，可以狭窄、反流或两者并存。多数病例存在中度三尖瓣反流，约 25% 有重度三尖瓣反流。5%~10% 合并埃布斯坦综合征。

（三）右心室

90% 的病例右心室肥厚、腔小，60% 的病例右心室腔极小。5%~10% 的病例由于合并严重三尖瓣反流或埃布斯坦综合征，右心室可能扩张。

形态学上右心室可分为三部分，这个概念可以用来对 PA/IVS 的右心室进行分类。右心室可以是单部分（流入道部）、两部分（流入道和流出道）或三部分（流入道、流出道和小梁部）。这种分类方法可以用于指导治疗，并影响预后。这种分类的有效性也受到一些质疑，当右心室腔极小而三部分均存在时，极度肥厚的心肌可闭塞小梁部和流出道部分，使右心室不能承担全部的心排血量。

除发育不良和肥厚外，还存在弥漫的纤维化和心内膜弹力纤维组织增生，可能是由于慢性心肌缺氧引起。在大部分病例，心肌纤维排列混乱。

（四）冠状动脉和右心室心肌窦隙

病理检查和造影时冠状动脉异常和右心室心肌窦隙（right ventricular myocardial sinusoid）在PA/IVS均较常见。存在于约50%病例的右心室心肌窦隙定义为右心室心肌内与右心室腔相交通的内皮覆盖的线样盲端隧道，是冠状动脉形成前营养心肌的窦状间隙的遗迹。在PA/IVS，这些遗迹将持续存在，并与冠状动脉出现交通。这种瘘管样交通，也称心室-冠状动脉交通，在小而高压的右心室更常见。在报道的病例中，发生率为8%~55%。因此，三尖瓣、右心室腔大小及右心室收缩压与心肌窦隙发生率相关。心肌窦隙与左前降支及左冠状动脉的交通多于右冠状动脉。偶尔冠状动脉与主动脉近端的交通缺如。当肺动脉瓣闭锁后，来自右心室腔的低氧合血进入这些窦隙到达冠状动脉循环。这将产生不同的影响，如果心肌还有来自主动脉-冠状动脉的双重血供，则影响较小；然而如果主动脉-冠状动脉路径中断、闭塞或狭窄则影响较大，可导致心肌缺血。在约20%的病例中，近端冠状动脉狭窄或闭塞可导致心肌仅由低氧合的右心室血通过心肌窦隙供应，这被描述为右心室依赖的冠状动脉循环。中度的右心室依赖血流较常见。冠状动脉可发生病理改变，包括串珠样变、结节样变和动脉内膜炎。组织学上，狭窄以内膜增生伴有内膜和中层不同程度增厚或动脉壁完全被纤维组织所代替为特征。在合并重度三尖瓣反流和埃布斯坦综合征的病例，往往不存在右心室冠状窦隙。

（五）肺动脉

通常肺动脉总干和分支大小正常，仅有6%的病例有明显的发育不良。动脉导管总是开放的。

（六）右心房和心房间交通

右心房通常扩张，扩张的程度与三尖瓣反流的严重程度并不完全相关。因为右心室没有前向血流，所以卵圆孔总是开放并允许血流右向左分流入左心房。可有继发型房间隔缺损。房间隔通常向左心房侧膨出，在少数病例，心房间交通限制，则使心排血量减少。

（七）左心室

PA/IVS时左心室容量负荷过重，向体循环和肺循环泵血，通常扩张并肥厚。心室肌肉不同程度缺血常见，也可发生心内膜弹力纤维增生。心肌纤维排列紊乱，如右心室。发育不良、肥厚及高压的右心室也可影响左心室的形态及功能。部分病例二尖瓣腱索和瓣叶异常可导致二尖瓣反流。所有上述因素均可能影响远期的左心室功能进而影响预后。PA/IVS患者主动脉瓣通常正常，尽管有报道合并主动脉瓣狭窄。

二、病理生理学

胎儿PA/IVS由于缺乏右心室前向血流，所有体循环静脉血均经心房间交通进入左心室，使左心室容量负荷过重，要泵出全部的心排血量而不是正常胎儿循环时心排血量的33%，所以左心室和主动脉比正常大。动脉导管的血流是相反的，即从主动脉进入肺动脉。右心室流出道无前向血流，因此右心室血经三尖瓣反流。如果三尖瓣反流较轻，右心室保持小、肥厚、压力高，将有助于形成明显的心肌窦样间隙和冠状动脉瘘。三尖瓣前向血流少因而出现发育不良。三尖瓣显著反流可导致右心室压力降低，不容易形成心肌窦隙和冠状动脉瘘。

出生后，肺动脉血流依赖动脉导管开放，低氧血症的程度取决于肺血流是否充足。动脉导管闭合后将导致严重的低氧血症。为了维持心排血量，体循环静脉血必须通过心房间交通进入左心室，限制性的卵圆孔或房间隔缺损可降低心排血量。左心室必须承担体循环和肺循环，其功能可因容量负荷过重、心肌缺血和严重低氧而受损。

体循环动脉血氧饱和度降低，程度取决于肺血流量，在不吸氧情况下波动在70%~90%之间。由于动脉导管血流逆向肺动脉，体循环血压脉压增大。该分流从其他器官窃血而导致缺血，肠系膜动脉缺血使PA/IVS新生儿易患坏死性小肠结肠炎。

右心室压力与三尖瓣反流程度相关，右心室压高于体循环血压见于右心室小而发育不良者，少见的情况是如三尖瓣反流较重,右心室压低于体循环压力。

右心室的冠状动脉血流是不正常的。正常时,由于右心室压力低,在收缩期和舒张期血流均通过右冠状动脉系统。但是在 PA/IVS 患儿,右心室压极度升高使冠状动脉血流减少,甚至在无窦隙交通新生儿,将导致心肌尤其是心内膜下区域慢性缺血,这可以解释多数患儿有右心室纤维化。

如果冠状动脉系统和右心室窦隙的交通存在,则形成心内的右侧环状分流,使静脉血不通过体循环毛细血管床而直接进入右心房。这条通路是从右心室-心肌内冠状窦隙-冠状动脉-冠状静脉-冠状窦-右心房-右心室。在多数严重病例,由于冠状动脉狭窄或完全闭塞缺乏来自主动脉的前向血流,冠状循环完全依赖右心室,在高于体循环的收缩压和相对低的舒张压下,完全由低氧合血供应。这导致心肌储备不同程度下降,无论以何种方式打通右心室流出道,均使那些处于边缘的储备功能者很容易受损。这些异常的冠状循环生理尤其是右心室依赖的冠状循环(RV-dependent coronary artery circulation)对于选择治疗决策至关重要。

多数病例存在三尖瓣反流,一部分是生理性的,即继发于肺动脉瓣闭锁,还有一部分是因三尖瓣发育不良所致。三尖瓣反流程度与右心室大小呈正相关,与右心室压力呈负相关。

三、诊断

(一) 临床表现

多数 PA/IVS 患儿都是足月的,偶尔有早产的。生后几小时至几天可出现不同程度发绀。动脉导管关闭时可能发绀突然加重。严重的低氧血症时可发生严重代谢性酸中毒,导致代偿性呼吸增强。低氧血症、酸中毒和低血糖症可导致抽搐。

查体可发现轻至重度发绀,心排血量降低和外周血管收缩可导致皮肤苍白、末梢冷。外周脉搏多数正常,但在心排血量降低时可能减弱。心脏听诊可闻及第二心音单一和动脉导管的收缩期杂音。在胸骨下缘可听到来自三尖瓣反流的较长的收缩期杂音。肝脏可触及。

(二) 胸部 X 线

大多数 PA/IVS 病例的心影不同程度增大,主要取决于右心房增大的程度,后者又取决于三尖瓣反流的程度(图 43-1)。

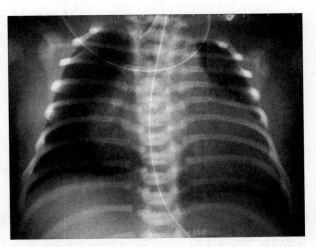

图 43-1　胸部 X 线
心影增大,右缘膨隆提示右心房增大,伴肺野缺血。

右心房增大通常使心脏右缘突出,偶尔巨大的右心房可以使心影类似于埃布斯坦综合征的心影。肺血管影减少,肺野正常可以与其他引起发绀和呼吸困难的呼吸疾病相鉴别。

(三) 心电图

PA/IVS 的心电图表现变化多样,取决于其解剖特征(图 43-2)。窦性心律,由于右心房增大,P 波明显增高。通常 P 电轴正常,QRS 电轴右偏,90°~180°。右心室发育不良可产生明显向后的向量,因此 S 波很深,R/S 比值降低。极少数右心室扩张病例,可出现右心室肥厚。通常 ST 段和 T 波正常,除非出现心肌缺血或左心室功能下降。

(四) 超声心动图

联合使用二维超声、彩色多普勒、脉冲和连续性多普勒等技术是诊断 PA/IVS 的主要方法,可以提供明确诊断及详细的解剖特征(图 43-3)。闭锁的肺动脉瓣、右心室流出道、右心室腔、三尖瓣、房间隔和动脉导管开放的形态学细节均可评估。心尖四腔切面可比较房室的相对大小。右心室通常

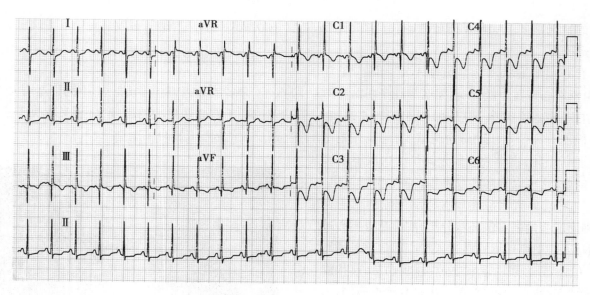

图 43-2 心电图

Ⅱ导联中 p 波高,提示右心房增大,ST 段压低示心肌受损或缺血。

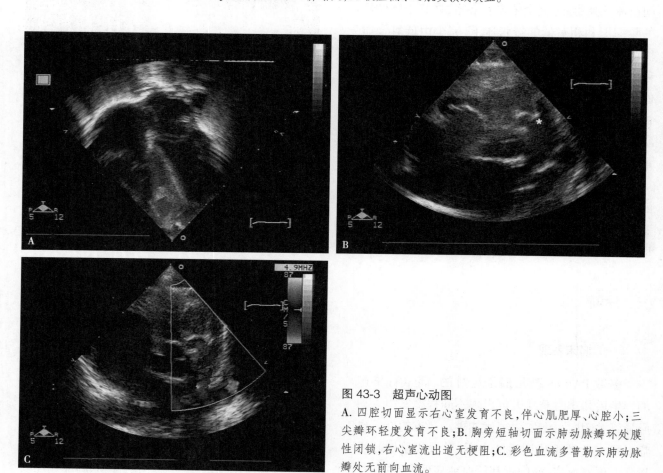

图 43-3 超声心动图

A. 四腔切面显示右心室发育不良,伴心肌肥厚、心腔小;三尖瓣环轻度发育不良;B. 胸旁短轴切面示肺动脉瓣环处膜性闭锁,右心室流出道无梗阻;C. 彩色血流多普勒示肺动脉瓣处无前向血流。

发育不良、肥厚。可以测量三尖瓣环并与二尖瓣环相比较。三尖瓣瓣叶下移可以提示埃布斯坦综合征。可以应用彩色多普勒评估三尖瓣反流的程度,多普勒测得的压力阶差可用来估测右心室

的压力,通常是高于体循环的,也可显示左心室的收缩功能。通常右心房增大,房间隔向左侧膨出。彩色多普勒可显示卵圆孔开放,右向左分流。如果是限制性的,彩色多普勒显示湍急血流,脉冲多

普勒可显示跨房隔的明显压差。短轴切面可以显示闭锁的肺动脉瓣，在肺动脉瓣环处呈膜样结构，应用彩色多普勒明确从右心室流出道至肺动脉总干无前向血流即可诊断。肺动脉瓣下肌肉肥厚的程度变异很大，少数病例漏斗部呈肌性闭锁，这类病例不能行闭锁瓣膜的射频打孔。右心室流出道肌肉明显肥厚者建议行外科瓣膜切开，单独的闭锁瓣膜射频打孔不足以解除右心室流出道梗阻。可以评估动脉导管未闭及其大小，彩色多普勒可显示明显的左向右分流，并测量肺动脉的大小。右心室心肌窦隙可以通过彩色多普勒证实，但交通的程度及冠状循环的右心室依赖很难可靠评估。多数病例，仅超声检查就可提供足够的信息以做出治疗决策。

(五) 心导管检查和心血管造影

超声心动图可明确诊断，但心导管检查和心

血管造影（angiocardiography）对于确定冠状动脉解剖还是必要的，尤其是对于提示右心室依赖的冠状循环病例应除外是否出现冠状动脉狭窄或中断。这对于决定右心室流出道是否可以开放至关重要。在选择以肺动脉瓣射频打孔随后球囊瓣膜成形术作为首选的右心室流出道开放方法时，应首先常规行诊断性心导管检查以明确是否符合适应证。

结合右心室和主动脉根部造影，可以明确冠状动脉解剖并再次证实肺动脉瓣闭锁。也可观察右心室形态，应特别注意流入道、流出道及小梁部三部分（图43-4）。

很多中心都曾报道血流动力学特征。主要为右心房压升高，A波增高，平均压 3~18mmHg。左心房压较低，2~3mmHg。在限制性卵圆孔未闭，右心房压明显增高，平均压与左心房相比明显不同，可以行球囊房隔造口，但仅是偶尔需要。右心室压

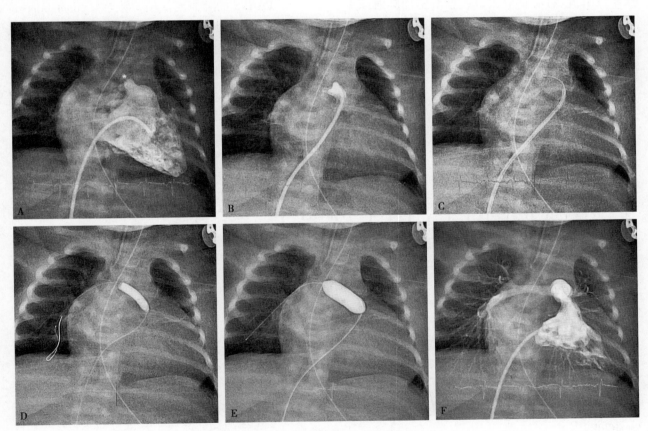

图 43-4 肺动脉闭锁/IVS 新生儿射频打孔后球囊导管扩张心血管造影

A. 右心室造影示右心室发育不良，肺动脉膜性闭锁无造影剂通过。右心室流入道，小梁及流出道部均存在。少量心室-冠状动脉交通存在；B. 射频打孔前心导管位置；C. 射频打孔的导引丝通过膜性肺动脉瓣进入肺总动脉；D. 应用冠状动脉导管首次扩张打孔后的肺动脉瓣；E. 应用较大的球囊再次扩张；F. 右心室造影示造影剂从右心室顺利通过肺动脉瓣口进入肺总动脉。

通常高于体循环压力,为150~180mmHg(图43-5)。严重三尖瓣反流者右心室压力可较低。左心室压力通常正常,但因缺血、低氧或低血糖心功能受损时压力可降低。

动脉血氧饱和度在应用前列腺素E的病例通常仅轻微低于正常,波动于80%~90%,动脉导管即将关闭者血氧饱和度非常低。在导管术中谨慎操作导管和导丝非常重要,以免导致动脉导管痉挛,否则将危及患儿的生命。许多心内科医生可以在心导管检查或右心室肺动脉瓣射频打孔术中避免导丝或导管通过动脉导管。腔静脉和右心房的血氧饱和度通常较低,左心房的血氧变异很大,取决于右向左分流量。肺静脉血氧饱和度正常。导管术中必须检测动脉血气以早期发现酸中毒。

应与新生儿时期出现严重青紫的其他疾病相鉴别,包括完全型大动脉转位、严重肺动脉瓣狭窄、法洛四联症伴肺动脉闭锁、梗阻型完全性肺静脉异位引流、右心室双出口或单心室伴肺血减少者等。

四、自然病程

未经治疗的PA/IVS预后极差,生后两周50%

死亡,6月龄时85%死亡。通常因动脉导管关闭或狭窄时引起的严重低氧血症和代谢性酸中毒而导致死亡。偶尔,动脉导管保持开放或存在其他替代肺动脉血流的病例可存活至20~30岁。

宫内PA/IVS的自然病史(natural history)可应用胎儿超声心动图密切随访。有一部分胎儿超声心动图检查可观察到曾有通过肺动脉瓣的前向血流,瓣膜狭窄逐渐进展直至闭锁。通常,PA/IVS胎儿右心室小者不受影响可生存至足月出生,右心室扩张并三尖瓣严重反流者可出现胎儿水肿致流产,在胎儿时期比出生后更常见。

自然选择改变了出生后所见PA/IVS的形态学范围。目前,有些中心胎儿心脏干预已经成为可能,将改变胎儿的病程及出生后的结果。

五、治疗

PA/IVS的肺血流依赖动脉导管(ductal-dependant),生后早期即需要应用前列腺素E_1或E_2保持动脉导管开放以改善低氧。如果诊断延误或发生动脉导管关闭,将出现严重的低氧血症、代谢性酸中毒和呼吸困难,需要给予碳酸氢钠、正性肌力药物支持和机械通气以稳定病情。病情稳定后应

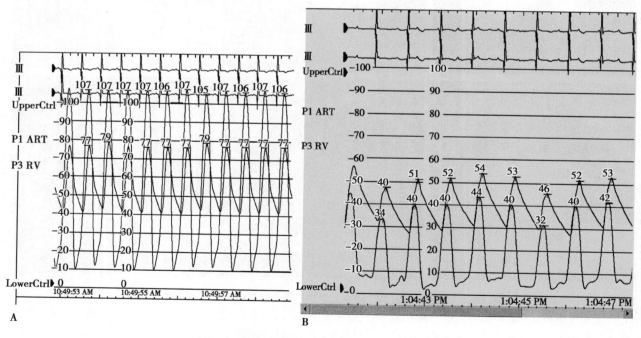

图43-5 肺动脉闭锁/IVS新生儿心导管压力曲线
A.建立交通前右心室压力超过体循环压;B.射频打孔及球囊扩张成功后右心室压力明显下降。

行心导管检查,限制性卵圆孔未闭或房间隔缺损病例有时需要行球囊房隔造口术。

后续治疗的原则是尽可能行双室修补,如不可能,可考虑行一又二分之一心室修补或单心室修补。主要是选择不同治疗策略和合适的病例,因该病异质性高,解剖畸形差异很大,右心室轻至重度发育不良,三尖瓣形态各异伴不同程度发育不良,右心室漏斗部从发育不良至肌性闭锁,以及各种冠状动脉异常,所以PA/IVS治疗是非常复杂的问题,有时需要多次分期手术,没有一种治疗策略可以应用于所有的病例。在治疗过程中,根据首次治疗后的反应及疾病进展的情况可能需要改变治疗策略。已知即使右心室腔较小也经常能支持双室循环,使问题进一步复杂化。然而,仍然很难预测新生儿的发育不良右心室是否有潜力支持足够的心排血量。

在大多数情况下,初始治疗的目的首先是建立右心室-肺动脉连接以促进右心室发育,除非存在右心室依赖的冠状动脉循环;其次是降低病死率和减少多次手术的需要。因此,采取的治疗方法应不增加早期的病死率,同时允许观察疾病的进展尤其是右心室的生长,以指导进一步的治疗。

可以通过外科手术或经导管肺动脉瓣射频打孔的方法建立右心室与肺动脉的交通。传统的初始外科手术方式也不同,从单纯建立主动脉-肺动脉分流,到开放右心室流出道,包括闭式或直接肺动脉瓣切开和右心室流出道重建。这些手术还需另行分流手术以增加肺血流。外科手术治疗的病残率和死亡率较高,且需要多次手术。死亡率为20%~40%。

1991年、1993年分别开始应用激光或射频导丝(radio frequency wire)行经导管闭锁肺动脉瓣打孔(transcatheter perforation of the atretic pulmonary valve),这大大增加了PA/IVS初始治疗的选择。在早期研究阶段,经导管肺动脉瓣打孔术的死亡率也较高,但最近的报道提示操作死亡率仅为3%~5%。因此,激光或射频打孔术最主要的优点是大大降低病死率、低侵入性和恢复快。主要的并发症是右心室流出道穿孔,引起心脏压塞。有经验者及谨慎操作可以减少并发症。在难度大的病例,超声引导结合X线透视有助于避免心脏

穿孔。总之,该方法现已经逐渐普及,被多数中心采用。

(一)依据形态学的治疗策略

由于PA/IVS是异质性高的疾病,没有单一的方法适用于所有的病例。目前普遍认为在形态学上PA/IVS病例可大致分为三组:

1. **1组(右心室发育良好)** 肺动脉瓣膜性闭锁,右心室轻度发育不良,漏斗部发育良好,三尖瓣Z值>-2.5,无大的心室-冠状动脉交通。

2. **2组(右心室发育中等)** 肺动脉瓣膜性闭锁,右心室中度发育不良,小梁部缩小,漏斗部虽小但仍保持开放,存在肺动脉瓣下狭窄,肺动脉瓣环小,三尖瓣Z值通常在-2.5~-4.5。存在大的或小的心室-冠状动脉交通。

3. **3组(右心室重度发育不良)** 右心室重度发育不良,漏斗部肌性闭锁。即使漏斗部未闭锁,通常也缩小至极狭窄的通道并不具有正常的功能。右心室有时仅有一部分,小梁部和流出道部缺如。三尖瓣重度发育不良,Z值>-5.0。常见大的心室-冠状动脉交通,可有狭窄甚至中断。这组病例很可能出现右心室依赖的冠状动脉循环。

基于这种分类,可以制订依据形态学治疗策略(morphology-based therapeutic strategy)以期获得最好的结果。在下面的三组治疗策略中,将描述结合心导管介入治疗和外科手术的治疗方法。

(1)1组:在这组病例中,有指征建立右心室与肺动脉连接及右心室减压。首选的初始治疗是肺动脉瓣射频打孔继以球囊瓣膜成形术(图43-4)。这类患者通常对治疗反应良好,右心室充分减压后长期效果非常好。可望右心室发育至正常或接近正常,通常不需要再次干预。

尽管操作很成功,但术后也会有发绀,主要是由于持续的右心室顺应性降低。需要延长输注前列腺素E_1/E_2数周,等待右心室顺应性改善。如果增加肺血流非常必要,可以通过外科中央分流术实现。近年来,一些中心通过放置PDA支架以避免外科分流手术。上述措施可以使患者度过这一时期,允许其出院回家。偶有肺动脉瓣开放后因肺血流过多需要结扎动脉导管,也可以后经导管堵闭分流。

中期随访中,肺动脉瓣可发生再狭窄,需要再次球囊扩张。偶见进行性固定的肺动脉瓣下狭窄,需要行右心室流出道重建。如果已经成功建立双室循环,由于心房水平右向左分流导致动脉血饱和度轻度降低,可以经导管关闭房间隔缺损。

如果不能实施射频打孔,传统的外科治疗即肺动脉瓣交界切开,或右心室流出道补片重建,理想的选择是肺动脉瓣交界切开。如果交界切开不足以减轻肌性梗阻、漏斗部发育不良或瓣环较小时,将需要行跨瓣补片重建。但跨瓣补片重建可能使患者早期遭受发绀、右心室功能不全等肺动脉反流的副作用。需经过初始的外科治疗,后续的治疗如前所述。

另外,还有结合外科手术和介入技术的镶嵌方法(hybrid procedure)。心胸外科医生行胸骨正中切开术后,再行肺动脉瓣穿刺及肺动脉球囊扩张术。可同时进行 PDA 结扎或体-肺分流术。这种镶嵌技术成功的案例已有报道,在一些中心,这项技术也被改良为经剑突下切口,而非胸骨正中切口。

(2)2组:这组病例的形态学特征与第1组相比不是很理想,包括肺动脉瓣环小、漏斗部小、肺动脉瓣下肌性狭窄、右心室和三尖瓣发育不良、存在一些右心室-冠状动脉交通。尽管有这些不利因素,但只要患者是膜性闭锁,仍然推荐射频打孔继以球囊扩张作为初始治疗,因发育不良的右心室仍可能生长至足以支持双心室循环的大小。

由于发育不良的右心室术后不可能立即承担正常右心室的容量负荷,这组患者仍会有持续的心房水平右向左分流和低氧血症。常需要应用前列腺素 E_2、分流手术或 PDA 支架以增加肺血流。在一些中心,行射频打孔术时即同步放置 PDA 支架以避免术后需要应用前列腺素 E_2 或分流手术。

然而,也有研究对于这种"预防性"PDA 支架植入提出了质疑,该研究表明,有相同适应证的同组病例中,约 1/3 的患者能够很好地适应短期前列腺素维持治疗,最终并不需要行体-肺分流术。因此,这些患者接受的 PDA 支架植入术是不必要的。此外,PDA 支架植入术的技术要求很高,可能出现相关并发症,包括急性支架血栓形成、内膜增生引起的早期支架血流受限、晚期肺动脉分支狭窄、肺循环超负荷和心肌缺血。考虑到体-肺分流术的安全性与有效性和 PDA 支架植入术相当,预防性 PDA 支架植入术似乎并没有令人信服的优势。预防性 PDA 支架植入术的合理性尚需进一步研究,目前该方法尚未被广泛采用。

由于肺动脉瓣环小或瓣下肌性狭窄而导致右心室流出道梗阻需要行外科手术重建右心室流出道。如果右心室不能充分生长,需要行双向腔肺分流术或所谓的 $1\frac{1}{2}$ 心室修补。当右心室仍小,右心室流出道梗阻固定化时,需要同时进行双向腔肺分流和右心室流出道重建。

在没有固定右心室流出道梗阻的患儿,决定是否需要行双向腔肺吻合分流前,等待 3~4 年以期待右心室发育是合理的。有些患者的右心室获得发育能够支持双室循环,但由于心房水平右向左分流而导致轻度持续性低血氧饱和度者,可以经导管应用堵闭装置关闭房间隔缺损或卵圆孔未闭以最终完成双室循环。如果分流不需要时也可应用装置封堵。

(3)3组:右心室、三尖瓣和漏斗部(往往缺如)重度发育不良患者,应进行单心室修补接受 Fontan 手术。该组患者的肺循环依赖动脉导管,在新生儿时期需要行主、肺动脉分流作为初始治疗。一些中心推荐使用 PDA 支架替代传统的改良 Blalock-Taussig 分流术作为初始的姑息治疗,因 PDA 支架术后在有大的右心室-冠状动脉交通或过量分流患者,发生血流动力学不稳定较少出现,降低术后并发症发生率。但是,PDA 支架姑息治疗效果因新生内膜增生而不能持久,早在 4~6 月龄就需要行双向腔肺分流。PDA 支架伴左肺动脉轻度狭窄在行腔肺分流时需扩大。通常在 12~18 月龄行腔肺分流,在约 3 岁时完成 Fontan 手术。远期预后与三尖瓣闭锁者相似,两者均以左心室作为主要的心室泵。然而,右心室-冠状动脉循环是预后不良的一个因素。

(二)PA/IVS 的胎儿宫内介入治疗

随着胎儿超声心动图和导管技术的不断发展,一些中心已经开始对某些特定的心脏畸形开展宫内心脏介入(intrauterine cardiac intervention)治疗,其中包括室间隔完整型的肺动脉瓣闭锁和重度肺动脉瓣狭窄。胎儿肺动脉瓣成形术的目的在于对高压的右心室进行减压，促进右心室血流的流入与泵出，从而促进三尖瓣与右心室的发育，改善胎儿的循环，使其生后更有可能实现双心室循环。在合并重度三尖瓣反流的病例中 FCI 还可以预防或逆转胎儿水肿。

该技术涉及多学科之间的合作，要求有丰富的经验和技术才能获得成功。在一项多中心的研究中，经选择的胎儿技术成功率约为 70%。

FCI 的胎儿并发症发生率较高，有超过一半（55%）的病例，最常见的并发症包括需要引流的心包积液，胎儿心动过缓，胸腔积液和血胸。高达 12% 的胎儿可能发生胎儿死亡。

由于 FCI 所需要的资源和专业性非常高，所以该技术仅在数量有限的一些中心开展。

六、预后

1991—1995 年，英国的一项群体研究提示，如不治疗所有患者均会死亡。无论是经导管介入治疗或外科手术，还是两者结合，1 年和 5 年生存率分别为 70.8% 和 63.8%。低出生体重、右心室仅有一部分、右心室扩张是死亡的独立风险因子。冠状动脉瘘、右心室依赖的冠状动脉循环和三尖瓣 Z 值不是死亡的风险因素。9 年随访后，29% 的病例成功行双室循环修补，3% 患者行一又二分之一心室修补，10.5% 患者行单心室修补，16.5% 患者仍然处于混合循环，41% 的患者死亡。

来自欧洲先天性心脏病外科医师协会的数据显示了相同的结果。1 月龄总生存率为 81%，4 岁时为 64%。死亡的风险因素包括三尖瓣环小和明显的右心室依赖的冠状动脉循环。55% 的患者经初始治疗后需行再次干预。

总体来讲，应用依据形态学治疗策略，进行双室或单室修补，生存率均显著改善。几乎所有 1 组和大部分 2 组的患者，均可达到双室修补。但仍然需要长期的随访资料，尤其是接受 Fontan 或一又二分之一心室修补的患者。Chen 和 Chau 等研究提示整体的双心室循环实现率为 84%。对于中等右心室发育不良的病例，长期随访获得的双心室修补实现率可高达 80%，并且心室功能良好。

通常，较小的三尖瓣瓣环和肺动脉瓣瓣环 Z 值，较小三尖瓣环/二尖瓣环比值，存在右心室窦隙和明显的三尖瓣病变如埃布斯坦综合征，这些往往与无法实现双心室循环相关。较高的三尖瓣环/二尖瓣环比值是实现双心室循环的良好预测指标。

（周启东 著 赵莉晴 武育蓉 翻译）

参 考 文 献

1. GARSON A J R, BRICKER J T, FISHER D J, et al. The science and practice of paediatric cardiology. Baltimore：Williams & Wilkins, 1998.

2. HANLEY F L, SADE R M, BLACKSTONE E H, et al. Outcomes in neonatal pulmonary atresia with intact ventricular septum. A multiinstitutional study. J Thorac and Cardiovasc Surg, 1993, 105：406-423.

3. STELLIN G, SANTINI F, THIENE G, et al. Pulmonary atresia, intact ventricular septum, and Ebstein's anomaly of the tricuspid valve. Anatomic and surgical considerations. J Thorac Cardiovasc Surg, 1993, 106：255-261.

4. KIRKLIN J W, BARRATT-BOYES B G. Cardiac surgery. 2nd ed. New York：Churchill Livingstone, 1993.

5. ALWI M, GEETHA K, BILKIS A A, et al. Pulmonary atresia with intact ventricular septum percutaneous radiofrequency-assisted valvotomy and balloon dilation versus surgical valvotomy and Blalock Taussig shunt. J Am Coll Cardiol, 2000, 35：468-476.

6. HUMPL T, SODERBERG B, MCCRINDLE B W, et al. Percutaneous balloon valvotomy in pulmonary atresia with intact ventricular septum：impact on patient care. Circulation, 2003, 108：826-832.

7. MARASINI M, GORRIERI P F, TUO G, et al. Long-term results of catheter-based treatment of pulmonary atresia and intact ventricular septum. Heart, 2009, 95：1520-1524.

8. AGNOLETTI G, RIECHAUD J F, BONHOEFFER P, et al. Perforation of the atretic pulmonary valve-long-term follow-up. J Am Coll Cardiol, 2003, 41：1399-1403.

9. ALWI M. Management algorithm in pulmonary atresia with intact ventricular septum. Cath Cardiovasc Intervent, 2006, 67：679-686.

10. GIBBS J L, BLACKBURN M E, UZUN D, et al. Laser valvotomy with balloon valvuloplasty for pulmonary atresia with intact ventricular septum：five years experience. Heart, 1997, 77：225-228.

11. ALWI M, GEETHA K, CHOO K K, et al. Risk factors

for augmentation of the flow of blood to the lungs in pulmonary atresia with intact ventricular septum after radiofrequency valvotomy. Cardiol Young,2005,15:141-147.

12. ZHANG H,LI S J,LI Y Q,et al. Hybrid procedure for the neonatal management of pulmonary atresia with intact ventricular septum. J Thorac Cardiovasc Surg,2007,133 (6):1654-1656.

13. LI S,CHEN W,ZHANG Y,et al. Hybrid therapy for pulmonary atresia with intact ventricular septum. Ann Thorac Surg,2011,91(5):1467-1471.

14. LIN M C,WEI H J,FU Y C,et al. A novel hybrid therapy for pulmonary atresia with intact ventricular septum. Int J Cardiol,2010,144(3):438-439.

15. BURKE R P,HANNAN R L,ZABINSKY J A,et al. Hybrid ventricular decompression in pulmonary atresia with intact septum. Ann Thorac Surg,2009,88(2):688-689.

16. CHEN R H S,CHAU A K T,CHOW P C,et al. Achieving biventricular circulation in patients with moderate hypoplastic right ventricle in pulmonary atresia intact ventricular septum after transcatheter pulmonary valve perforation. Congenit Heart Dis,2018,13(6):884-891.

17. JAHANGIRI M,ZURAKOWSKI D,BICHELL D,et al. Improved results with selective management in pulmonary atresia with intact ventricular septum. J Thorac Cardiovasc Surg,1999,118:1046-1055.

18. DAUBENEY P E F,WANG D,DELANY D J,et al. Pulmonary atresia with intact ventricular septum:predictors of early and medium-term outcome in a population-based study. J Thorac Cardiovasc Surgery,2005,130:1071-1078.

19. KREUTZER C,MAYORQUIM R C,KREUTZER G O A, et al. Experience with one and a half ventricle repair. J Thorac Cardiovasc Surg,1999,117:662-668.

20. ALWI M,CHOO K K,HAIFA A L,et al. Initial results and medium-term follow up of stent implantation of patent ductus arteriosus in duct-dependent pulmonary circulation. J Am Coll Cardiol,2004,44:438-445.

21. GARDINER H M,BELMAR C,TULZER G,et al. Morphologic and functional predictors of eventual circulation in the fetus with pulmonary atresia or critical pulmonary stenosis with intact septum. J Am Coll Cardiol, 2008,51(13):1299-1308.

22. HOGAN W J,GRINENCO S,ARMSTRONG A,et al. Fetal cardiac intervention for pulmonary atresia with intact ventricular septum:international fetal cardiac intervention registry. Fetal Diagn Ther,2020,7:1-9.

23. GELLIS L,TWORETZKY W S. The boundaries of fetal cardiac intervention:Expand or tighten?Fetal Neonatal Med,2017,22(6):399-403.

24. FRIEDMAN K G,TWORETZKY W A. Fetal cardiac interventions:Where do we stand?Cardiovasc Dis,2020, 113(2):121-128.

第四十四章

永存动脉干

永存动脉干（persistent truncus arteriosus，truncus arteriosus）又称动脉单干（truncus arteriosus）、动脉总干或共同动脉干（common truncus arteriosus），为罕见的复杂先天性心血管畸形，是原始动脉干分隔为主、肺动脉发育过程的早期停顿，以致保存了胚胎期的单一动脉干，供应体循环、肺循环和冠状循环的血流。发生率为先天性心血管疾病的0.5%~3%。

一、染色体、基因和蛋白水平研究

Goldmuntz 等证实 34.5% 永存动脉干患儿存在染色体 22q11 缺失，22q11 缺失也可致 22q11.2 微缺失综合征、法洛四联症和主动脉弓中断等先天性心脏病。Minchiotti 等证实在鼠原肠胚早期可在中胚层细胞中检测到膜锚定蛋白 Gripto mRNA，但之后则仅在发育的心脏中动脉干中检测到，提示 Gripto 蛋白在胚胎早期发育中形成心脏特异性立体结构起重要作用。此外，*Pax3T*、*dgf1*、*C-jun*、*Dgcr8*、*Tgfbr2*，*PIX2* 等基因也在心脏发育中形成共同动脉干起重要作用。*GATA6*、*TBX1*、*TBX20*、*FGF8*、*NKX2-6* 等突变，血小板源性生长因子受体（PDGFR）α 亚单位、Neuropilin-1 蛋白缺失亦可导致共同动脉干等心脏畸形，心脏神经嵴细胞双敲除 Hand1 和 Hand2 转录因子表现出永存动脉干。

二、胚胎学

胚胎第三周末至第四周出现动脉干的间隔发育，由圆锥部向头部方向呈螺旋形生长，使总动脉干分隔成主动脉和肺动脉。主动脉口位于右后方，肺动脉口位于左前方。动脉干间隔与圆锥间隔相连，参与膜部室间隔的形成，并关闭室间孔。如果心球嵴和球间隔发育缺陷，动脉干未能分隔成主动脉和肺动脉则形成永存动脉干，接受左心室及右心室的血液。由于动脉干间隔连于圆锥间隔，并参与室间隔的形成，故必存在室间隔缺损，一半是膜周部或干下型巨大缺损，永存动脉干恰好骑跨在室间隔缺损之上，即两心室之上。

三、分类

1949 年，Collett 和 Edwards 根据肺动脉起源不同将永存动脉干分为 4 型（图 44-1，见文末彩插）。I 型（47%）：左、右肺动脉通过一个共同的肺动脉干起于动脉干近端；II 型（29%）：左、右肺动脉分别起于动脉干后壁；III 型（13%）：左、右肺动脉分别起于动脉干侧壁；IV 型（11%）：左、右肺动脉缺如，肺循环由起自降主动脉的支气管动脉供应。目前，也有学者认为 Collett 和 Edwards IV 型应属于肺动脉缺如伴室间隔缺损，肺循环由支气管动脉供血。有的称为假性永存动脉干，而不应属于永存动脉干之列。

1965 年，Van Praagh 夫妇根据有无室间隔缺损将永存动脉干分为 A 组和 B 组，有室间隔缺损的 A 组约占 96.5%，无室间隔缺损的 B 组约占 3.5%。在 A 组中再以肺动脉分支分为 4 型（图 44-1，见文末彩插）。

1. A₁ 型 最多见，约占 50%，肺动脉干直接从动脉干发出，主、肺动脉间隔部分形成，短的肺动脉主干起自动脉干的左背侧。并分为左、右两支肺动脉，动脉干自成为升主动脉，相当于 Collett 和 Edwards 分类的 I 型。

2. A₂ 型 占 25%~30%，左、右肺动脉直接起自共同动脉的后壁或侧壁，无主肺动脉，两分支的开口距离或近或远，主、肺动脉间隔完全消失。相当于 Collett 和 Edwards 分类的Ⅱ型或Ⅲ型。

3. A₃型 约占8%，仅有单一肺动脉分支起自动脉干，供应同侧肺叶，另一支肺动脉缺失，受累侧肺叶由体循环的侧支或动脉导管供应。

4. A₄型 约12%，动脉干直接在干瓣上方分为一狭窄或发育不全的升主动脉和显著扩大的肺动脉主干，粗大的动脉导管连接肺动脉分支和降主动脉，而发育不全的主动脉弓在峡部还有狭窄，甚至完全断离。

1974年 Berry 等概括分为2型：Ⅰ型（即 Collett 和 Edwards 分类的Ⅰ型或 Van Praagh A₁型），指从永存动脉干上先分出一段肺动脉干，再发出左、右肺动脉；Ⅱ型（即 Collett 和 Edwards 分类的Ⅱ型或 Van Praagh A₂型），指肺动脉干缺如，左、右肺动脉直接从永存动脉干后壁或侧壁发出。将 Collett 和 Edwards Ⅳ型动脉干或假性永存动脉干归于肺动脉闭锁。从外科观点看，对 Collett 和 Edwards Ⅳ型动脉干的处理也类似肺动脉闭锁。

四、病理解剖

主、肺动脉起源于动脉总干，动脉总干骑跨于两心室之上，同时接受两心室的排血，少数动脉干偏向一侧。永存动脉干只有一组半月瓣，可有2~6个瓣叶，以3个瓣叶多见，瓣叶增厚，常有关闭不全或狭窄。肺动脉干与右心室无直接联系，而是从永存动脉干分支发出。绝大多数伴有较大的瓣下室间隔缺损，冠状动脉开口多变，常见者左支开口较高，在后面近肺动脉开口，13%~18%为单根。远支分布多正常。

永存动脉干常合并心内外其他畸形，此对临床表现及手术方法的选择与手术设计均很重要。Van Praagh 报道，合并右位主动脉弓占27%，Calder 等报道资料中约为1/3，较法洛四联症伴发的右位主动脉弓（1/5）为多。约1/5伴主动脉弓中断（B型），12%伴有左上腔静脉，1%左右伴部分肺静脉异位引流。心外的伴发畸形约33%伴22q11.2缺失综合征，包括面容异常，胸腺发育不良，甲状旁腺发育不良或缺如，面容眼距宽，小颌，人中短，鱼口，耳位偏后下，眼组织缺陷。因

细胞遗传学研究发现22q11.2缺失综合征染色体22q11有缺失，故为 CATCH22q11 综合征（心脏畸形、面容异常、胸腺发育不良、裂腭及低钙）之一。

五、病理生理

永存动脉干的血流动力学影响主要取决于肺循环阻力及血流量。高肺血流量伴低的肺血管阻力，导致心脏负荷加重，婴儿期即有心衰，肺动脉粗大，心室扩大和肥厚。如有动脉干瓣膜关闭不全，在舒张期有血液反流入心室，充血性心力衰竭则更严重。由于永存动脉干同时接受左、右心室的混合血，临床出现不同程度的发绀，肺血流量与发绀的程度成反比。如果肺血管阻力增高，肺血流量不太多，心力衰竭可以不明显，心脏不大，但有明显发绀。少数出现肺动脉狭窄或发育不全，限制进入肺的血流量，发绀明显，但无心衰。

六、诊断

（一）临床表现

临床症状随动脉发育情况及肺血管阻力不同而异，症状出现较早，生后第1周出现者占39%，第1个月出现者占65%，第3个月出现者占91%。一般出生后的最初几周内，由于肺血管阻力较高，症状可较轻，出现的症状常为心动过速。出生后随肺血管增多和壁薄，肺血管阻力降低，肺血流量增加，出现心力衰竭表现，如呼吸困难、乏力、拒哺，常反复出现肺部感染。患儿肺血增多，淤血易致下气道感染而加重心力衰竭的表现。肺左上叶支气管受其前方左肺动脉与其后方主动脉弓压迫，以及动脉瘤样扩张的永存动脉干患儿，如果伴主动脉中断，可紧压右主支气管而引起右肺萎缩时均可导致呼吸困难。

婴儿期心衰者表现为发育差、体重不增、心率增快、脉压增宽、呼吸急促、心脏增大、肝脏大等体征。听诊通常第一心音正常，大部分有第二心音增强。胸骨左缘可闻及收缩期和舒张期杂音，同时伴有收缩期震颤，偶可因肺动脉狭窄而有连续性杂音。当永存动脉干的瓣膜狭窄时，则可闻及

粗糙的收缩期喷射性杂音,并以胸骨右缘最响。

(二)胸部X线

婴儿期即可见心脏增大。根据不同的解剖类型,肺血流增多、正常或减少,心脏多呈中度以上增大,Collett 和 Edwards 分类Ⅰ~Ⅲ型左、右心室都显著增大,心影可呈"座鸭"型(图 44-2);Ⅳ型心脏略增大,以右心室增大为主,心尖上翘,类似法洛四联症的"靴形心"。升主动脉影明显增宽,搏动强烈。两侧肺血管影不一致提示肺血少侧肺动脉狭窄。右位主动脉弓常见。

(三)心电图

心电轴通常正常,也可右偏或极度左偏,双室肥厚最为常见,亦可只有左心室肥厚。如果肺血流量减少,则可能出现单纯右心室肥厚的心电图表现。

(四)超声心动图

胸骨旁左心室长轴切面中可显示单一粗大的动脉干(图 44-3,见文末彩插),骑跨于室间隔上,仅有一组动脉干瓣膜,与二尖瓣相接,往往增厚或发育不良。如能记录到两组半月瓣则可排除永存动脉干。室间隔缺损位于动脉之下。沿长轴略微顺时针旋转探头,则常可见左肺动脉的起始部,进一步把探头旋转至胸骨旁短轴切面,可显示左、右肺动脉在动脉干上的起始部。在剑突下四腔切面可显示扩大的左心室和左心房。剑突下切面中也

可见动脉干的根部很大,骑跨于室间隔的缺口上,及肺动脉起始的部位。将探头置于胸骨上窝时,长轴切面可见主动脉弓的位置。诊断永存动脉干必备的条件是证明肺动脉起始于动脉总干和半月瓣的上方。

当左心室长轴切面显示共同动脉干长径时,如发现其侧方有一分支发出,不能仅凭此切面判断是肺动脉总干还是左肺动脉。需多切面扫查,对共同动脉干、共同动脉瓣、肺动脉起源及室间隔缺损部位等畸形作出诊断。

胸骨上窝切面对分型很有帮助,该切面见向上走行的共同动脉干,其侧方发出一支血管,此血管若为肺动脉总干,则后方应有肺动脉分支;若为左肺动脉,则其始终为一直走行血管。对 Van Praagh 分类 A$_1$ 型永存动脉干诊断率较高,而对其他类型中肺动脉及其分支的追踪较难。多普勒超声心动图可准确确定永存动脉干的瓣膜有无关闭不全及其程度。

(五)产前超声诊断

较难在常规的四腔心切面得到正确诊断,存在较高的漏诊率。产前超声心动图左心室流出道、右心室流出道及三血管-气管切面可观察心室大动脉的连接关系及大血管的发育,显著提高了诊断准确率。当发现室间隔上段回声中断,仅见一根大动脉骑跨于室间隔之上,动脉干内径明显增粗未见右心室流出道及肺动脉瓣是产前超声诊

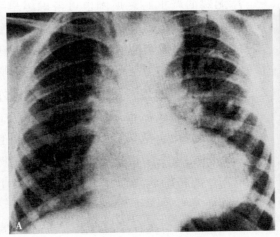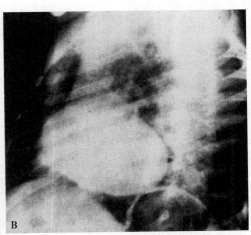

图 44-2 永存动脉干的胸片

粗大的主动脉(单干),肺动脉段缺如,左肺动脉在高位分出,左右心室增大,肺血多。

断（prenatal echocardiographic diagnosis）胎儿永存动脉干的主要依据。

（六）心导管及造影检查

测定大血管及心腔各部位的压力及氧分压，了解永存动脉干患儿的肺血管阻力，对诊断及选择手术适应证、手术方法可提供极大的帮助。由于左右心室射血共同进入动脉总干，左、右心室压力相同，肺动脉如无狭窄，压力同动脉总干相同，肺血流量很大，又因肺血流量回流增加也可使左心房压力经常增高。肺动脉的血氧分压常较主动脉低约10%，可能在总干中有层流。右心室血氧含量较右心房明显增加，动脉血氧饱和度降低。右心导管由右心室进入动脉干容易转向降主动脉，但到肺动脉比较困难，主动脉逆行插管常可进入肺动脉，便于测定肺小血管阻力，以判断肺动脉高压的性质，更有利于对手术效果的判断。右心室造影可清楚显示动脉干和主、肺动脉。选择性动脉干造影既可显示肺动脉的起源和类型，又可显示有无瓣膜关闭不全。若有一侧肺动脉缺如则对侧肺动脉显影早而浓，而另一侧肺动脉显影慢而淡。此外，造影还可显示有无其他合并畸形。

（七）计算机断层（CT）及磁共振（MRI）

为无创性且相当准确的诊断检查方法，CT 和 MRI 对心外大血管的显示优于超声。CT 和 MRI 可显示肺动脉起源自动脉干的直接征象，对诊断及分型很有帮助，对了解合并畸形如主动脉弓中断，动脉导管未闭等也有帮助。

七、鉴别诊断

（一）肺动脉闭锁型的严重法洛四联症

生后即现发绀和心力衰竭，X 线检查示肺部缺血，右心房、右心室增大。心电图示右心房、右心室肥大。右心导管检查可见右心房、右心室压力增高。多普勒超声心动图和心血管造影可明确诊断。

（二）主、肺动脉间隔缺损

类似永存动脉干的 I 型，超声心动图可见两

组大动脉的瓣膜，主动脉造影可显示两个大动脉和间隔缺损的部位。

（三）大动脉转位

生后即出现发绀和心力衰竭，若伴大型房间隔缺损或室间隔缺损时发绀较轻，症状出现较迟。X 线检查示心脏增大呈蛋形，心血管造影显示主动脉起源于右心室，主肺动脉起源于左心室。

（四）三尖瓣闭锁

右心房扩大，左心室肥大，心电图示电轴左偏，而永存动脉干常见右心室肥大。多普勒超声心动图及心血管造影可见三尖瓣闭锁。

八、治疗

内科治疗是为了控制患儿心力衰竭和继发感染，药物主要包括强心苷、利尿剂及抗生素，但对心力衰竭应用强心苷效果很差。

最根本的治疗方法是早期进行手术矫治（surgical repair）。由于其早期产生重度肺动脉高压，而常合并的共干瓣反流则进一步加剧充血性心衰，因此应及早手术治疗。由于环束肺动脉的姑息性手术和以后再行根治性二期手术死亡率相加较高，近年来多数学者主张一旦确诊而又无手术禁忌证应早进行根治手术，最好于 6 个月内手术，目前国外亦有推荐婴幼儿早期（<3 个月）甚至新生儿期就积极手术治疗，特别是对内科治疗无效的严重心衰病例也可考虑尽早手术。如肺血管阻力明显增高，伴有不可逆肺血管梗阻性病变是手术的禁忌证。在术前可应用药物改善心功能后进行手术，以提高手术成功率。婴儿永存动脉干的外科手术、围手术期体外膜氧合（extracorporeal membrane oxygenerator，ECMO）的使用增加死亡危险，主要与低体重和 ECMO 使用时间及并发症相关，因此，缜密的病例选择和 ECMO 的精细管理以预防并发症的发生对提高转归非常必要。

对 I~III 型永存动脉干根治手术主要包括由单干分离肺动脉，修补室间隔缺损使左心室与主动脉相连，应用带瓣膜管道重建右心室-肺动脉通

道（图 44-4）。Ⅳ型患者有 1 支至数支发自降主动脉的体-肺侧支，在这些侧支中常伴有一处或多处狭窄，而侧支无狭窄的病例常具有较高的肺血管阻力，给手术治疗带来了不利因素。因对侧支无明显狭窄或狭窄不重，并且肺血管病变为可逆性，则手术可获较好的效果。其矫治手术与肺动脉闭锁伴室间隔缺损相似。

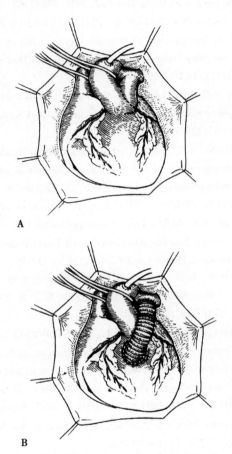

图 44-4　永存动脉干（第一型）的手术方法（Rastelli 法）
A. 将肺动脉从单干切开，将室间隔缺损口与主动脉接通；
B. 用外通道将右心室与肺动脉接通。

　　永存动脉干外科治疗面临的主要挑战是右心室流出道重建方法的选择。目前，报道的右心室流出道重建方法主要包括带瓣心外管道、无瓣管道、肺动脉直接下拉吻合法（REV 术）三大类。这些重建手段各有优缺点。带瓣心外管道如牛颈静脉带瓣管道（bovine jugular vein valved conduit，BJVC）、同种移植物和聚四氟乙烯（polytetrafluoroethylene，PTFE）管道等，有助于术后早期血流动力学稳定，克服术后早期肺动脉高压及危象，对大龄儿童具有优势。其缺点是较早

出现管道失去功能，需要更早期的再干预，特别是 <15mm 的带瓣管道，是晚期再干预的主要原因。无瓣心外管道如自体心包、Gore-Tex 等的优点为婴儿早期手术，死亡率与带瓣管道无差异，且管道耐久性更好，更长的管道更换间期；其缺点为对于大龄、重度肺动脉高压患儿，术后早期血流动力学不稳定，易反复发生肺动脉高压危象。对于无管道重建，包括肺动脉直接下拉吻合法及各种改良术式，如 Lecompte 操作、改良 Tran VietNeveux 技术、Barbero-Marcial 技术等，潜在优点为后壁自体组织（肺动脉或心房壁），有生长潜能，可能有助于降低晚期再干预率，但其吻合口张力偏大，左、右肺动脉狭窄风险较高。有学者为了避免带瓣管道移植后梗阻等严重并发症，提出不应用心外带瓣管道，而应用带单瓣补片重建右心室肺动脉通道，亦获得较好的手术效果。

　　永存动脉干患儿常合并动脉干瓣叶畸形和反流。既往一些研究发现，动脉干瓣反流是永存动脉干患儿死亡的危险因素，对于动脉干瓣中至重度反流需要积极修复处理。Mavroudis 和 Backer 等，报道一种瓣叶切除联合瓣环重构技术。Phillip 等认为减小共干瓣环是手术成功的关键因素。

　　手术中要注意冠状动脉的位置，注意勿损伤异位的冠状动脉。手术采用中低温体外循环或在深低温、低流量或停循环条件下进行。对于伴有动脉干瓣关闭不全者，心肌保护需在切开动脉干后直接经冠状动脉开口灌注冷心停搏液，或经冠状静脉窦逆行灌注冷心停搏液，以保护心肌。术后应调整呼吸机的工作状态，维持术后动脉血 PCO_2 为 3.33~4.0kPa（25~30mmHg），术后不宜过早拔管，并应静脉持续点滴前列腺素 E_1 及硝酸甘油等扩血管药。保持右心外管道通畅，术后定期复查。

九、自然病程及预后

　　生存期的长短与合并畸形有很大关系。死亡多在几周至 6 个月以内，70%~85% 在 1 岁以内死亡。婴儿早期死亡的常见原因为充血性心力衰竭合并肺炎，或低氧血症、脑脓肿、心内膜炎等。随年龄增长多发生严重不可逆性肺动脉高压而失去手术治疗机会。如伴中度的肺动脉狭

窄,可无心衰,青紫仅轻度,则存活较长。手术疗效取决于手术年龄与病变类型等因素,A_1 型临床预后较 A_2 型和 A_3 型好,A_4 型由于早期出现肺动脉高压,且常合并主动脉弓中断,手术死亡率高于其他类型。

术后若肺动脉压与主动脉压的比值大于 0.5,或右心室压与左心室压的比值大于 0.8,则手术死亡率较高。若有一侧肺动脉缺如,动脉干瓣有中、重度反流,远期效果不佳。Tlaskal 等研究发现,术后的早期死亡率已由 46% 降至 4%,但多数中心报道死亡率仍为 7%~14.7%。关于手术的远期效果,Gellis 等报道术后 1 年、5 年及 20 年的生存率分别为 93.7%、87% 和 80.9%。

（黄星原　王世红　魏　丽　江钟炎）

参 考 文 献

1. GOLDMUNTZ E, CLARK B J, MITCHELL L E, et al. Frequency of 22q11 deletions in patients with conotruncal defects. J Am Coll Cardiol, 1998, 32 (2): 492-498.

2. MINCHIOTTI G, PARISI S, LIGUORI G, et al. Membrane-anchorage of Cripto protein by glycosylphosphatidylinositol and its distribution during early mouse development. Mech Dev, 2000, 90 (2): 133-142.

3. ZHANG E, HONG N, CHEN S, et al. Targeted sequencing identifies novel GATA6 variants in a large cohort of patients with conotruncal heart defects. Gene, 2018, (641): 341-348.

4. HASTEN E, MCDONALD-MCGINN D M, CROWLEY T B, et al. Dysregulation of TBX1 dosage in the anterior heart field results in congenital heart disease resembling the 22q11.2 duplication syndrome. Hum Mol Genet, 2018, 27 (11): 1847-1857.

5. HUANG R T, WANG J, XUE S, et al. TBX20 loss-of-function mutation responsible for familial tetralogy of Fallot or sporadic persistent truncus arteriosus. Int J Med Sci, 2017, 14 (4): 323-332.

6. TIAN A, WANG S, WANG H, et al. Over-expression of Fgf8 in cardiac neural crest cells leads to persistent truncus arteriosus. J Mol Histol, 2021, 52 (2): 351-361.

7. RITTER A, WERNER P, LATNEY B, et al. NKX2-6 related congenital heart disease: Biallelic homeodomain-disrupting variants and truncus arteriosus. Am J Med Genet A, 2021, 18 (6): 1454-1459.

8. RICHARTE A, MEAD H, TALLQUIST M, et al. Cooperation between the PDGF receptors in cardiac neural crest cell migration. Dev Biol, 2007, 306 (2): 785-796.

9. TA-SHMA A, PIERRI C L, STEPENSKY P, et al. Isolated truncus arteriosus associated with a mutation in the plexin-D1 gene. Am J Med Genet A, 2013, 161A (2): 3115-3120.

10. VINCENTZ J W, FIRULLI B A, TOOLAN K P, et al. HAND transcription factors cooperatively specify the aorta and pulmonary trunk. Dev Biol, 2021, 476: 1-10.

11. HAMES D L, MILLS K I, THIAGARAJAN R R, et al. Extracorporeal Membrane Oxygenation in Infants Undergoing Truncus Arteriosus Repair. Ann Thorac Surg, 2021, 111 (1): 176-183.

12. XU Z W, SHEN J. Repair of truncus arteriosus: choice of right ventricle outflow reconstruction. J Card Surg, 2010, 25 (6): 724-729.

13. ZHANG Y, LI S J, YAN J, et al. Mid-term results after correction of type I and type II persistent truncus arteriosus in older patients. J Card Surg, 2012, 27 (2): 228-230.

14. LUO K, ZHENG J, ZHU Z, et al. Outcomes of Right Ventricular Outflow Tract Reconstruction for Children with Persistent Truncus Arteriosus: A 10-Year Single-Center Experience. Pediatr Cardiol, 2018, 13 (3): 354-355.

15. 邹明晖, 马力, 夏园生, 等. 永存动脉干的外科治疗及早中期随访. 中国胸心血管外科临床杂志, 2019, 26 (4): 321-325.

16. PADALINO M A, ÇELMETA B, VEDOVELLI L, et al. Alternative techniques of right ventricular outflow tract reconstruction for surgical repair of truncus arteriosus. Interact Cardiovasc Thorac Surg, 2020, 30 (6): 910-916.

17. PHILLIP S, NAIMO M D, IGOR E, et al. Surgery for Truncus Arteriosus: Contemporary Practice. Ann Thorac Surg, 2021, 111: 1442-1450.

18. TLASKAL T, CHALOUPECKY V, HUCIN B, et al. Long-term results after correction of persistent truncus arteriosus in 83 patients. Eur J Cardiothorac Surg, 2010, 37 (6): 1278-1284.

19. MASTROPIETRO C W, AMULA V, SASSALOS P, et al. Characteristics and operative outcomes for children undergoing repair of truncus arteriosus: A contemporary multicenter analysis. J Thorac Cardiovasc Surg, 2019, 157 (6): 2386-2398e4.

20. ALAMRI R M, DOHAIN A M, ARAFAT A A, et al. Surgical repair for persistenruncus arteriosus in neonates and older children. Journal of Cardiothoracic Surgery, 2020, 15: 83.

21. GELLIS L, BINNEY G, ALSHAWABKEH L, et al. Long-Term fate of the truncal valve. J Am Heart Assoc, 2020, 9 (22): e019104.

第四十五章

二尖瓣畸形

二尖瓣复合体位于左心室流入道,由瓣叶、瓣环、腱索和乳头肌等组成。二尖瓣正常的启闭活动有赖于二尖瓣复合体结构的完整性及其与左心房和相邻左心室壁相互协调的运动,其中以瓣叶、腱索和乳头肌的作用最为重要。

一、二尖瓣梗阻性畸形

二尖瓣梗阻性畸形(obstructive mitral valve abnormalites)的特征为二尖瓣复合体发生广泛的病变,如瓣环狭小、瓣叶卷曲增厚或融合、腱索增粗缩短和乳头肌异常等,从而妨碍左心房和肺静脉内的血流在舒张期流向左心室。先天性二尖瓣畸形较少见,临床上占先天性心脏病0.21%~0.42%,常与其他心血管畸形,特别是左半心的畸形并存。

(一)病理类型

1. **二尖瓣发育不良**(hypoplasia of mitral aparatus) 二尖瓣瓣环狭小,瓣叶增厚,腱索间隙狭小或闭锁,乳头肌可延伸到瓣叶。瓣口既狭窄又有反流。有时仅有前(侧)乳头肌发育不良,甚至缺如,使二尖瓣的前侧联合直接附于左心室壁,或连于一小的乳头肌,此与降落伞二尖瓣不同,后者所有腱索连于单一的乳头肌。严重者可表现为二尖瓣闭锁,常见于左心发育不良综合征。

2. **二尖瓣瓣上狭窄环**(supramitral steno-sing ring) 为二尖瓣瓣上左心房内膜折叠的环状或膜状结构,其根部附于二尖瓣与左心房连接部,小者仅一折片,大者可阻挡血流,使左心房和肺静脉淤血。本病可单独存在,或伴发其他二尖瓣畸形。经胸或经食管超声心动图可较好地显示该畸形。手术切除效果良好。

3. **拱形二尖瓣**(mitral arcade) 因瓣叶游离缘增厚卷曲,腱索粗短、融合,瓣叶直接连于乳头肌,两组乳头肌在前瓣缘相连,形成拱顶样结构。如由左心房看,腱索粗短,与增粗的乳头肌相连,宛如吊床。由于前瓣短小,后瓣相对较长,两者对合不良,故除引起二尖瓣狭窄外,常发生严重二尖瓣关闭不全。

4. **降落伞二尖瓣**(parachute mitral valve) 仅有一组乳头肌,或虽有两组乳头肌,但其中一组明显退化。来自二尖瓣前叶和后叶的腱索均附于同一组乳头肌,宛如降落伞,腱索大多粗短,二尖瓣开放受限,且由于血流只能由腱索之间的缝隙进入左心室,从而造成瓣口水平和腱索水平的双重梗阻(图45-1),常与主动脉缩窄、主动脉瓣或瓣下狭窄,以及二尖瓣的瓣上狭窄环并存,合称为"Shone复合征(Shone complex)"。

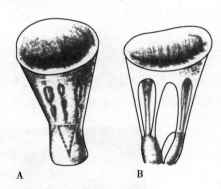

图 45-1 降落伞二尖瓣

A. 二尖瓣前叶和后叶的腱索均附于一组的乳头肌,宛如降落伞,腱索短缩增粗,二尖瓣开放受限,血流只能由腱索之间的缝隙通过进入左室。同时显示手术时将乳头肌作楔形切开。B. 手术后腱索被修整,狭窄解除。

5. **双孔二尖瓣**(double-orifice mitral valve) 多数因瓣膜组织过多跨越前后瓣之间,将二尖瓣口分隔形成双孔。多余的瓣膜组织阻塞腱索间隙导致瓣口和瓣下狭窄。偶见两组二尖瓣,各具瓣环、瓣叶、腱索和乳头肌。

6. 吊床型二尖瓣（hammock 瓣膜） 乳头肌正常结构消失，被较多的肌束和纤维带所替代，后者直接插入左心室后壁较高位置上，瓣叶活动受限，在腱索之间存在多余的瓣膜组织，导致瓣口和瓣下狭窄及瓣膜关闭不良。

7. 三房心（cor triatriatum） 是指左心房被一隔膜分成上下两腔，上腔又称为附腔，是肺静脉胚胎发育过程中所遗留的，与肺静脉相连，但未能与左心房融合为一；下腔又称正腔，与左心耳和二尖瓣口相交通。正腔与附腔之间的隔膜有漏斗样孔洞相通（详见第三十二章）。

（二）病理生理

由于二尖瓣口狭窄，左心房血流未能顺畅地流入左心室，左心房扩张，肺静脉回流障碍，肺静脉与肺毛细血管压升高，造成慢性肺淤血、间质水肿、呼吸困难乃至左心衰竭。如果这种情况持续存在，最终可引起"逆向性"肺动脉高压，右心室阻力负荷加重，进而可使右心室腔扩大，三尖瓣相对性关闭不全，最后右心房扩张，导致体循环淤血。另外，左心室因充盈不足，负荷减轻，故左心室正常或缩小；左心室容量下降引起心排血量减少，全身血流灌注不足，从而导致代谢性酸中毒、肾功能减退和电解质紊乱等。

（三）临床表现

临床症状与二尖瓣狭窄的程度、是否合并其他畸形、营养状况和生长速度等因素有关。轻者

可在出生 1 个月后才出现症状，包括激惹、喂养困难、气促、慢性咳嗽、体重不增、反复呼吸道感染和心力衰竭等。严重者则于出生后不久即出现症状，与动脉导管关闭、心排血量减少和肺水肿等因素有关，如未经治疗，常于 2 岁以内死亡。

体格检查发现脉搏减弱，第一心音减低，发生肺动脉高压时右心室搏动强烈，肺动脉瓣区第二心音增强、分裂，有时可闻及第三心音、第四心音，心尖部大多可闻及轻度柔和的舒张期隆隆样杂音，病变严重时因通过二尖瓣口的血流量较少而可不出现舒张期杂音。可伴二尖瓣反流性收缩期杂音或肺动脉瓣反流性舒张期杂音。一般无开放拍击音，与风湿性二尖瓣狭窄不同。

（四）辅助检查

1. 心电图 电轴往往右偏 90°~150°，左心房明显扩大，表现为 II 导联 P 波宽大、有切迹。后期肺动脉高压时表现有右心房、右心室肥大。可有房性快速型心律失常。

2. 胸部 X 线 肺野淤血。多数心影中度增大，主要为左心房和右心室增大。由于左心房扩大，可见双心房影。肺动脉高压时肺动脉段突出。

3. 超声心动图 M 型超声心动图二尖瓣前叶正常的双峰活动曲线不典型，甚至消失，瓣膜狭窄者呈多重回声；二尖瓣后叶活动曲线可变为平线、前移，取决于瓣膜粘连的严重程度。

二维超声心动图（echocardiography）对二尖瓣复合体仔细探测，可检出大多数二尖瓣畸形（图45-2）。一般选择胸骨旁左心长轴切面观、心尖四

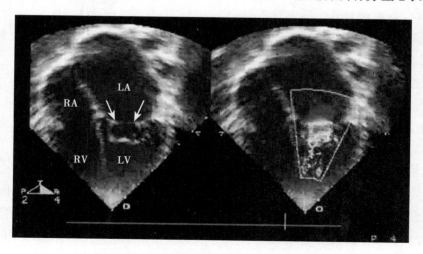

图 45-2　心尖四腔切面显示二尖瓣上纤维环

腔切面观和左心房左心室二腔切面观等,观察二尖瓣瓣叶的形态和活动情况、瓣环大小、腱索、乳头肌和左心室壁运动等,可显示二尖瓣叶增厚变形、活动受限、回声强弱不等;腱索粗细不均、粘连、缩短;二尖瓣开放幅度缩小,二尖瓣环缩小等。经食管超声心动图能清楚观察二尖瓣的解剖结构,对术中的监测很有价值。

结合多普勒超声心动图和彩色血流显像技术,可显示二尖瓣口舒张期血流速度增快。脉冲多普勒技术显示二尖瓣口舒张期血流 E 峰和 A 峰大多相互融合或 E 峰低于 A 峰,血流速度较大时可呈平顶形而不能显示最大速度峰值。连续波式多普勒可测得二尖瓣口舒张期最大血流速度 (V),根据简化的 Bernoulli 方程可计算跨瓣压差 (ΔP):

$$\Delta P = 4V^2$$

借此可判断二尖瓣口狭窄的程度。但当左心房顺应性较高时则 ΔP 偏低,造成对狭窄程度的低估。此外,还可观察是否存在二尖瓣反流、三尖瓣反流或肺动脉瓣反流,根据三尖瓣反流速度和肺动脉瓣反流速度可估测肺动脉高压的程度。其他间接征象包括左心房扩大、房间隔呈弧形或球形膨向右心房侧、肺动脉主干及分支增宽和右心室扩大;合并右心衰竭时,剑突下矢状或半横位切面观显示右心房扩大、下腔静脉和肝静脉扩张。

4. 心导管检查和心血管造影 由于肺水肿影响肺循环的气体交换,动脉血氧饱和度往往下降。左心房压增高,左心房与左心室之间的舒张期压差增大。严重二尖瓣狭窄时,右心房血氧含量可增高,其原因为左心房显著扩大,房间隔被推挤向右心房,未闭的卵圆孔被牵拉撑开,左心房血流通过此处分流入右心房。肺动脉压力和阻力及肺小动脉楔嵌压均增高。心导管检查时应注意将二尖瓣狭窄与肺静脉狭窄、三房心及二尖瓣瓣上狭窄环等进行鉴别,此时往往需要结合超声心动图检查才能作出正确的诊断。

心导管检查(cardiac catheterization)显示严重肺动脉高压时,应判断其性质,即是可逆性改变抑或是不可逆性改变。可采用纯氧或一氧化氮吸入试验或应用血管扩张剂以鉴别。此外,还可进行肺组织活检,观察肺小动脉壁病变的程度。

肺动脉造影或左心房造影在右前斜位可显示二尖瓣狭窄的情况,如瓣环小、瓣叶活动受限、左心房扩大、左心房内造影剂排空延迟和伴二尖瓣反流等。选择性左心室造影在舒张期可见二尖瓣呈圆顶状或裂隙状充盈缺损。如为降落伞二尖瓣,则可见舒张期左心房内的造影剂通过瓣口进入左心室时,其形态犹如计时玻璃器的沙子从上格漏入下格的样子。

(五)治疗

二尖瓣口梗阻性畸形的治疗原则是,在取得良好疗效的同时尽可能地保留二尖瓣的功能。轻、中度狭窄一般可采用保守治疗,处理心力衰竭、肺炎、感染性心内膜炎、心律失常和栓塞等。尽管洋地黄对这一类心力衰竭效果不够理想,但必要时仍然需要选用;而利尿剂在减轻肺水肿的同时,常常可导致血容量下降,应加以重视。

外科手术(surgical therapy)是根本的治疗方法。手术指征为症状严重影响患儿的生活质量,或生长发育明显迟缓。目前主张尽早施行成形术。选择手术方法时,要充分考虑病情的严重程度、手术的预期效果和远期预后等。一般地说,患儿的年龄、体重、左心室大小和功能,以及伴发畸形等因素可影响手术效果。当伴发主动脉缩窄时,通常先治疗主动脉缩窄,以免发生进行性心功能减退。肺动脉高压对手术效果的影响尚需积累更多的经验,但根据成人风湿性二尖瓣狭窄的治疗经验,可以推测当发生严重梗阻性肺动脉高压时,手术治疗的风险将明显增高。

一般主张尽可能将换瓣手术推迟至 10 岁以后,在此之前可先选择二尖瓣成形术帮助患儿度过危重期。1975 年以后的报道显示,二尖瓣成形术近期疗效良好,手术死亡率为 2.9%。在修补二尖瓣畸形之前,应全面了解整个二尖瓣复合体各部分的形态结构和功能。Carpentier 根据病变的类型采用不同的修补方法,如瓣环重塑、瓣叶成形、腱索缩短和乳头肌开窗等技术,开创了二尖瓣畸形外科治疗的新纪元。之后,二尖瓣修补技术不断趋于完善。随着对二尖瓣解剖和功能的深入认识,外科修补技术也日趋成熟。

二尖瓣瓣上狭窄环的修补,通常将瓣上的隔膜剪除即可达到疗效,但应避免损伤瓣膜,特别是当隔膜紧贴二尖瓣组织时尤需注意。

对于降落伞二尖瓣,因只有一组乳头肌,故手术时将乳头肌做楔形切开,分为两组,并修整腱索,将其相应分开。这种畸形常与左心室流出道梗阻、主动脉瓣狭窄和主动脉缩窄合并存在,手术时需一并修补。

拱形二尖瓣常有多组乳头肌,而吊床样二尖瓣则缺乏正常的乳头肌,两者均具有腱索分布紊乱、阻塞二尖瓣口等异常,外科修补十分复杂,一般需要换瓣治疗。

二、二尖瓣关闭不全

任何原因引起二尖瓣瓣叶、瓣环、腱索、乳头肌及其邻近的左心室心肌的解剖结构异常或功能失调,均可导致二尖瓣前叶与后叶收缩期对合不良,造成二尖瓣反流。先天性二尖瓣关闭不全(mitral insufficiency)较少见,且常与室间隔缺损、动脉导管未闭、房室间隔缺损、主动脉缩窄、矫正型大动脉换位和马方综合征等并存。

(一)病理类型

1. **二尖瓣脱垂**(mitral valve prolapse) 原发性二尖瓣脱垂病因未明,在1岁以内很少导致二尖瓣关闭不全和心力衰竭,一旦发生,大多需要外科治疗。详见"二尖瓣脱垂"一节。

2. **二尖瓣裂缺**(mitral valve cleft) 系二尖瓣发育不良造成瓣叶完全性或不完全性断裂,大多是原发孔型房间隔缺损或房室隔缺损的合并畸形。瓣叶大多较增厚,前叶裂缺多见,后叶裂缺很少见。完全性裂缺常延及瓣叶基部,瓣叶被分为各自独立的两部分;不完全性裂缺则多局限于瓣叶的边缘部分。裂缺的边缘常有腱索附着,并连接到室间隔,称为附加腱索。二尖瓣反流严重。

3. **其他** 拱形二尖瓣、双孔二尖瓣、吊床型二尖瓣等二尖瓣畸形除二尖瓣狭窄外,大多也存在二尖瓣关闭不全。房间隔缺损、室间隔缺损、动脉导管未闭、主动脉缩窄、左心室憩室、左冠状动脉起源于肺动脉等,则可造成二尖瓣环扩大、腱索断裂、乳头肌功能失调、房室收缩功能失调或二尖瓣关闭活动受阻碍等异常,而导致二尖瓣关闭不全。

(二)病理生理

轻度二尖瓣关闭不全一般不会引起明显血流动力学紊乱。中、重度二尖瓣关闭不全则由于收缩期从左心室反流入左心房的血流较多,使左心房扩大,继之可出现肺淤血、肺动脉高压和右心室肥大。一方面,反流入左心房的血液在舒张期与来自肺静脉的血液汇合进入左心室,导致左心室舒张期容量负荷过重、左心室扩大和二尖瓣环扩大。另一方面,由于存在左心室向左心房的反流,左心室搏出量减少,故出现心率增快,以维持心排血量。晚期肺动脉高压可导致右心衰竭;左心室功能失代偿则导致左心衰竭。此外,还可并发房性或室性心律失常。

(三)临床表现

婴幼儿期即可出现心排血量不足和肺淤血的症状,如苍白、多汗、少动、易疲劳、气促及易罹患肺炎。体格检查:心尖搏动强烈、弥散;心率增快,第一心音减低,第二心音增强、分裂,有时可闻及第三心音;心尖部闻及响亮收缩期杂音,向左腋下和背部传导;心尖部若闻及低调舒张期杂音,则提示舒张期通过二尖瓣口的血流量较大,二尖瓣反流较重。

(四)辅助检查

1. **心电图** 表现为电轴左偏,左心房、左心室肥大,严重者有心肌劳损、心律失常等。当发生肺动脉高压时,表现有右心室肥大。

2. **胸部X线** 心影增大,以左心房、左心室增大为主,严重者左心房呈瘤样扩张。肺野淤血,有肺水肿时可见肺门区呈弥漫性云雾状阴影,出现Kerley线。主动脉结偏小,肺动脉段饱满或突出。

3. **超声心动图** M型超声心动图显示左心房、左心室内径增大。二尖瓣前叶增厚时呈多条索状回声反射。

二维超声心动图可观察二尖瓣脱垂、裂缺、瓣叶启闭活动和乳头肌等情况。间接征象包括左心房明显扩大、左心室容量扩大等（图 45-3）。

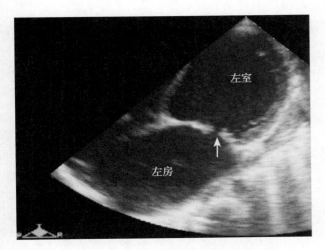

图 45-3　二尖瓣关闭不全超声心动图
心尖二腔心切面显示二尖瓣瓣叶增厚、闭合不良（箭头所示），同时可见左房、左室扩大。

彩色血流显像显示收缩期可见反流束自二尖瓣口射入左心房。反流的程度可用反流指数表示。一般可取左心长轴或心尖四腔心切面观测量二尖瓣反流束面积（MRa）和同一切面左心房面积（LAa），计算两者之比值，得到反流指数（RI）：

$$RI=MRa/LAa$$

反流指数小于 0.20 为轻度反流，0.20~0.40 为中度反流，大于 0.40 是为重度反流。

多普勒技术可观察反流的速度和估测反流压差。由于二尖瓣反流时血流通过一个狭小的开口，因此反流常具有高速和非层流的特征。将脉冲多普勒或连续波式多普勒的取样点置于二尖瓣左心房面，可在该处记录到收缩期宽频带的湍流频谱。因房室压差大，所以反流速度通常较快，多在 4m/s 以上。根据简化的 Bernoulli 方程，可以计算左心室与左心房之间的压差，间接估测左心房压力。

经食管超声心动图对手术前进一步观察病变部位和类型，以及手术中修补的监测均具有重要价值。

4. **心导管和心血管造影检查**　肺小动脉楔压、左心房压和左心室舒张末期压均增高。左心室造影显示左心室扩张，右前斜位和长轴斜位可显示收缩期造影剂通过二尖瓣口反流入左心房。

（五）治疗

1. **一般处理**　包括合理营养、利尿、血管紧张素转换酶抑制剂，必要时给予地高辛和抗心律失常药。对于继发性二尖瓣关闭不全，则应积极治疗原发病。当出现严重心功能不全时，预后较差。因此，左心室进行性扩大、左心室射血分数进行性减低时，宜及早手术治疗。

2. **手术治疗**　一般根据二尖瓣瓣叶的形态和功能选择相应的治疗方案。

（1）二尖瓣瓣叶正常：大多为继发性关闭不全，瓣环扩大，可采用"瓣膜矩形切除缝合术"，即瓣叶矩形切除加瓣环折叠和瓣叶切缘缝合的手术修补方法。

（2）二尖瓣裂缺：可直接缝合裂缺处，但远期效果往往不理想。如伴瓣环扩大，则同时采用瓣膜矩形切除缝合术。

（3）二尖瓣脱垂：根据病变部位选择手术方法。如腱索过长，可分离乳头肌，将部分腱索包埋其中。详见"二尖瓣脱垂"部分。

（4）二尖瓣活动受限：这种情况主要见于拱形二尖瓣、降落伞二尖瓣、乳头肌发育不良、瓣叶融合和腱索过短等，应针对不同情况进行修补，但疗效常欠佳，往往需要换瓣治疗。

因儿童处于生长发育的过程中，故二尖瓣瓣膜置换术在儿科的应用较为困难，故大多首先考虑选择瓣膜修补术治疗先天性二尖瓣关闭不全，但对于那些难以用瓣膜修补方法治疗的患儿，仍应考虑瓣膜置换术，一般选用机械瓣，术后长期抗凝，可选用华法林或阿司匹林，每 2~4 周监测凝血酶原时间，以维持 18~21 秒为佳，同时须避免剧烈运动。

三、二尖瓣脱垂

二尖瓣脱垂（mitral valve prolapse，MVP）是指二尖瓣前瓣和/或后瓣在收缩期关闭时向左心房突出的一种病理状态，可分为原发性和继发性两种。原发性是指二尖瓣本身或腱索发生黏液样变性造成二尖瓣松弛，瓣叶面积过长、过宽等变化，其病理机制尚不明了，可有家族性，马方综合征、成骨不全和其他结缔组织病常有此症。继发性是指瓣叶以外的因素，导致腱索、乳头肌等损害，使瓣叶在关闭时失去牵拉与支撑而凸向左心房，如心肌病、感染性心内膜炎和冠心病等。特征性临床表现为心尖部收缩中期喀喇音及收缩中晚期或全收缩期杂音。1963 年，Barlow 和 Basman 采用心血管造影证明了上述收缩中期喀喇音及收缩期杂音与二尖瓣脱垂的关系。

（一）流行病学

本病女性多于男性，约为 2∶1。低血压、女性乳腺发育不全和扁平胸者的发病率较高。根据美国 Framingham 地区的调查，17% 的女性青年存在二尖瓣脱垂，其发生率随年龄的增长而降低，到80 岁时仅 1% 患有此症。男性患病率为 2%~4%，不受年龄影响。但之后的一组儿童调查报道却显示随着年龄的增长本病的发生率有增高现象。Ohara 等，采用二维多普勒超声心动图的方法观察 4 328 名 1 天至 15 岁的婴儿和儿童，结果显示二尖瓣脱垂的发生率分别为：1~28 天的新生儿中，无二尖瓣脱垂；6~18 个月为 0.25%；6~7 岁为2.1%；12~15 岁为 5.1%。其中，6 例伴明显二尖瓣反流者均发生在较大儿童，分别为 6~7 岁组 2 例，12~15 岁组 4 例。我国部分地区调查资料显示本病的患病率为儿童 1.9%，成人 4.3%~5.3%，成年女性多于男性。

（二）病理类型

根据脱垂的形态和血流动力学的改变，可将二尖瓣脱垂分成两种类型：①气球样脱垂：脱垂的瓣膜部分呈气球样突向左心房，前瓣和后瓣的对合严密，一般不伴反流；②花瓣样脱垂：脱垂的瓣膜部分呈花瓣样突向左心房，前瓣和后瓣的对合不良，伴有反流。

（三）病理生理

二尖瓣脱垂一般经历的过程：心室开始收缩时，二尖瓣正常关闭，当主动脉瓣开放左心室射血时，左心室容量突减，瓣叶突向左心房，该后向运动使腱索及相关结构突然处于牵张状态，产生收缩中期喀喇音，此后，瓣叶向左心房疝出。当前瓣

和后瓣对合不良时则导致二尖瓣反流，重度反流可引起左心房压增高、左心房增大、左心室舒张期容量负荷过重和左心室扩大，逐渐导致左心室舒张末期压增高、左心房压进一步增高，最后发生肺静脉淤血、肺动脉高压和心力衰竭等。

二尖瓣脱垂时，左心房内二尖瓣后叶附着处常有血小板聚集、出血和纤维素沉积，形成微血栓，可引起脑栓塞和冠状动脉栓塞等。

（四）临床表现

有 1/4~1/5 病例无症状，仅在体格检查时发现。常见的症状有间歇性左心前区疼痛、心悸、气短、疲乏和晕厥等，多与体力活动无关，硝酸甘油片疗效不佳。可有心律失常，其中以室性早搏和室上性心律失常较常见。

部分病例的症状与二尖瓣脱垂的程度不相符合，如出现心悸、疲乏、焦虑、活动量减少、气短、胸痛和其他不适性主诉，但缺乏明显的二尖瓣反流和心功能改变，这种现象被称为"二尖瓣脱垂综合征"，原理不明，可能与自主神经功能紊乱或内分泌失调有关，胸痛可能与乳头肌及邻近的心室壁受牵拉或冠状动脉栓塞有关。

患者体型多为瘦长无力型，可见胸廓呈漏斗胸、扁平胸、胸椎侧突或直背，上腭深拱，关节松弛。听诊对临床发现本病很有帮助，特征性体征为：①收缩中期喀喇音，多在心尖及其内侧听到，为一尖锐具有拍击样的额外心音，可单一，为瓣叶突然膨出或腱索突然绷紧所致，偶尔可发生于收缩晚期。如多个部位脱垂，甚至可呈短阵连珠鞭炮样喀喇音，此时须注意与心包摩擦音鉴别。②收缩中晚期吹风样杂音，始于喀喇音之后，在心尖部易听到，呈由轻到强再到轻的趋势，向后可延至第二心音主动脉瓣成分。约有 10% 病例呈全收缩期杂音，此时喀喇音常被遮盖而听不清，多见于严重脱垂。亦有部分听诊无异常。在 Bisset 等调查的儿童患者中，62% 有典型的收缩中期喀喇音和收缩晚期杂音，24% 仅有收缩期杂音，13%仅有喀喇音。杂音的传导对判断二尖瓣脱垂的部位有一定帮助，前叶脱垂时杂音向左腋下和背部传导；而后叶脱垂时杂音可沿胸骨左缘向上传导到主动脉瓣区，须与左心室流出道梗阻鉴别。

通过采用不同体位,可发现听诊内容的变化:如体位由卧而坐,由坐而立,或由蹲而站,活动使心率增快,用血管扩张剂及瓦尔萨尔瓦动作等,可使二尖瓣脱垂加重,喀喇音提前,甚至可出现新的喀喇音;杂音则更为明显,持续时间延长,可持续整个收缩期。而应用 β 受体阻断剂可使听诊体征减轻。这种体征的变化原理与左心室容量、心率和心肌收缩力的改变有关。如当体位从蹲位站立时,左心室容量减小,二尖瓣关闭提前,故喀喇音也提前出现。

(五)辅助检查

1. **心电图** 多表现正常,部分病人有复极的改变,如 T 波倒置或 QTc 延长等。如果出现 Q-T 间期延长有重要临床意义,猝死的风险增高。ST 段改变常在运动时出现。T 波倒置和 ST 段移位的现象多见于 Ⅱ、Ⅲ、avF 或 V₄~V₆ 导联,原理不明。心律失常以室性早搏最常见,房性早搏次之,亦可表现为室性心动过速或室上性心动过速。二尖瓣脱垂合并室上性心动过速时,提示可能存在房室旁路,宜行心电生理测定以指导治疗。

2. **胸部 X 线** 心影大多正常,无特征性变化。伴中、重度二尖瓣反流者可出现左心房和左心室扩大。此外,可观察到胸廓骨骼畸形。

3. **超声心电图** 显示二尖瓣脱垂的程度、瓣叶形态、瓣环大小、腱索长短粗细、左心室容量、左心房大小和心功能等,是目前诊断二尖瓣脱垂最具有决定性的无创伤性方法。

M 型超声心动图的典型表现是二尖瓣活动曲线 CD 段呈串珠样向后膨出 2~3mm 以上。可以是中晚期向后膨出,亦可以是全收缩期向后膨出。但这种表现亦可见于正常人,因此仅可作为参考。

二维超声心动图检测时,通常在胸骨旁左心长轴切面观显示,偶尔在心尖四腔切面观更清楚。正常人二尖瓣关闭时,瓣叶向左心房面活动,但不应超过二尖瓣环水平;二尖瓣前叶与主动脉后壁及二尖瓣后叶与左心房后壁之间的夹角均大于 90°。在二尖瓣脱垂时,上述夹角从钝角变为锐角;异常的瓣叶部分呈穹顶向上超过房室瓣环突入左心房,同时瓣叶的结合点出现异常,如后叶脱垂时结合点向后移位(图 45-4)。由于二尖瓣环呈马鞍状,有时在四腔心切面观可造成脱垂的伪像,因此一般主张采用多个切面进行观察更为可靠。此外,可有二尖瓣关闭不全的间接征象,如左心房、左心室扩大。结合彩色血流显像和多普勒技术,可估测二尖瓣反流程度和方向。

4. **心导管和心血管造影检查** 不作为二尖瓣脱垂的常规诊断手段。仅用于需要了解伴随畸形或寻找原发性病因(如冠状动脉病变)等情况。

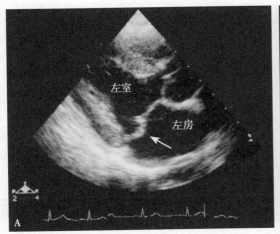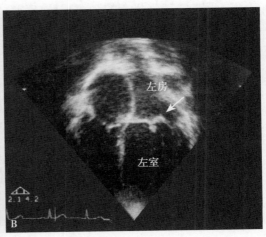

图 45-4 二尖瓣脱垂

5 岁 10 个月女孩,显示二尖瓣后叶与左房后壁夹角小于 90°;后叶增厚,瓣体呈穹顶突入左房(箭头所示)。
A. 胸骨旁左心长轴观;B. 心尖四腔观。

（六）诊断

根据典型的听诊体征和超声心动图所见，诊断不难。二尖瓣脱垂的诊断应包括病变的部位、程度和合并畸形，同时还须描述脱垂的发生时间、瓣膜形态、二尖瓣反流程度、瓣环大小及左心房和左心室大小等。诊断时必须注意以下几点：①体征典型，而超声心动图未见异常，此时应结合体位改变或应用血管扩张剂加以判断，并定期随访；②体征不典型，而超声心动图在多个切面均具有典型表现，可以诊断。③体征不典型，超声心动图在左心室长轴切面显示二尖瓣突向左心房面的瓣叶与瓣环连线的最大垂直距离小于2mm，在心尖四腔心切面该距离小于5mm，此时诊断应慎重，可长期随访，密切注意是否伴发二尖瓣反流。

（七）治疗

儿童期无症状者大多不需要特殊治疗。若合并心律失常，则可选择β受体拮抗剂治疗。常诉胸痛者应避免服用咖啡因、吸烟和酗酒，鼓励适当的体格锻炼，适当服用β受体拮抗剂可能有所帮助。严重二尖瓣反流、心力衰竭者可采用外科手术治疗，如修复过长的腱索或采用瓣膜矩形切除缝合术等。

（八）预后

本病发展缓慢，一般经历无二尖瓣反流→轻度反流→中度反流→重度反流的过程，需定期随访，及时防治并发症，如心律失常、感染性心内膜炎、腱索断裂和血栓栓塞等。这些并发症多发生于成年后，其高危因素包括二尖瓣瓣膜增厚、男性、大于50岁、明显收缩期杂音和左心室扩大等。二尖瓣脱垂偶有猝死报道，多发生于女性、反复晕厥、持续室上性心动过速或复杂心律失常，以及有猝死家族史者。

（黄国英）

参 考 文 献

1. 张善通，陈张根，贾兵. 小儿胸心外科学. 上海：上海科学技术出版社，2007.
2. POPESCU B A，JURCUT R，SERBAN M，et al. Shone's syndrome diagnosed with echocardiography and confirmed at pathology. Eur J Echocardiogr，2008，9（6）：865-867.
3. MA X J，HUANG G Y，LIANG X C，et al. Atypical shone's complex diagnosed by echocardiography. Pediatr Cardiol，2011，32（4）：442-448.
4. 黄国英. 小儿超声心动图学. 上海：上海科学技术出版社，2015.
5. MALHOTRA S P，LACOUR-GAYET F，CAMPBELL D N，et al. Outcomes of reparative and transplantation strategies for multilevel left heart obstructions with mitral stenosis. Ann Thorac Surg，2008，86（4）：1305-1309.
6. CHAUVAUD S，FUZELLIER J F，HOUEL R，et al. Reconstructive surgery in congenital mitral valve insufficiency（Carpentier's techniques）：long-term results. J Thorac Cardiovasc Surg，1998，115（1）：84-93.
7. TAMURA M，MENAHEM S，BRIZARD C. Clinical features and management of isolated cleft mitral valve in childhood. J Am Coll Cardiol，2000，35（3）：764-770.

第四十六章

左心室流出道梗阻

左心室流出道是一组比较复杂的结构,主要包括主动脉瓣及瓣上、瓣下三部分,发生在这些部位的梗阻统称为左心室流出道梗阻(left ventricular outflow tract obstruction,LVOTO),由瓣膜引起的占60%~75%。轻症病例左心结构正常,且主动脉弓和峡部也正常;重症病例可有多处梗阻性病变,合并左心室和主动脉弓发育异常,归入左心发育不良综合征的范畴。本章节内容限于主动脉瓣及瓣上、瓣下狭窄。

一、主动脉瓣狭窄

主动脉瓣狭窄(aortic valve stenosis)是指主动脉瓣开放受限或发育不良引起的瓣膜水平的左心室流出道梗阻,可分先天性和获得性。因获得性主动脉瓣狭窄多继发于风湿热和动脉粥样硬化,在儿童中较少见,故儿童的主动脉瓣狭窄多为先天性。先天性主动脉瓣狭窄占所有先天性心脏病的3%~6%,男性多于女性,男女比例(3~5):1。大多数主动脉瓣狭窄出现症状的时间比较晚,程度较轻,不需手术;少数在新生儿期即出现明显症状者,属于新生儿危重型主动脉狭窄,需要尽早手术干预。

(一)病理解剖

正常的主动脉瓣由三个半月形状的瓣膜组成,称为半月瓣。三个瓣膜大小相似,游离缘互相对合形成联合,在瓣膜关闭时相互重叠呈Y形。瓣叶下缘附着在主动脉根部下缘,由主动脉根部壁与左心室流出道壁交界形成椭圆形结构为主动脉瓣环。在瓣叶附着边缘之间的主动脉根壁向外膨出形成主动脉窦。三个瓣叶根据对应的冠状动脉起源主动脉窦分别称为左冠瓣、右冠瓣及无冠瓣。通常先天性主动脉瓣狭窄的瓣膜游离缘有不同程度的互相融合,有些瓣膜融合后开放时呈圆顶状,瓣孔呈圆形或椭圆形,开口在中央或偏心。瓣膜数可为单瓣、二叶瓣、三叶瓣或四叶瓣(图46-1),其共同之处为瓣膜增厚、变硬,导致瓣口缩小。

最常见的主动脉瓣畸形是二叶主动脉瓣(bicuspid aortic valve),约占70%。在95%的病例中,二叶瓣的瓣叶大小不等,在较大的瓣叶上有缝迹或纤维脊融合的痕迹。在大多数情况下(70%~85%)融合发生在右冠瓣叶与左冠瓣叶之间,其次是右冠瓣叶与无冠瓣叶之间(29%~30%),而左冠瓣叶与无冠瓣叶之间的融合非常罕见(1%)。有

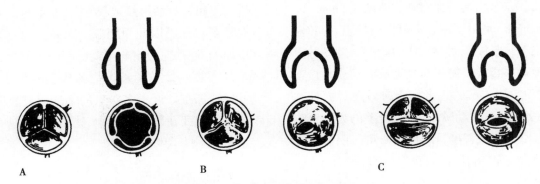

图46-1 主动脉瓣狭窄瓣膜形态示意图

A.正常主动脉瓣;B.单瓣主动脉瓣;C.二瓣主动脉瓣。

的二叶主动脉瓣叶完全没有缝隙，为对称的瓣叶和两个窦，也称为"真性"二叶主动脉瓣，非常罕见。出生时二叶瓣的血流动力学常不显著，只有2%的二叶主动脉瓣在青春期出现明显的狭窄或关闭不全。二叶瓣的瓣口呈鱼嘴状，常偏向一侧，由于快速血流的冲击使瓣膜增厚、纤维化、钙化、失去正常的启闭功能。病变的进展和预后与瓣叶形态有关，右冠瓣和无冠瓣融合的二叶瓣发生明显主动脉瓣狭窄或关闭不全的风险明显高于左冠瓣与右冠瓣之间融合的二叶瓣。

约30%的先天性主动脉瓣狭窄是三叶瓣，三个瓣膜增厚，大小可不相等。当主动脉三个瓣叶的交界联合有粘连融合时，且左心室收缩时，主动脉瓣不能完全开放，形成主动脉瓣狭窄。单叶和多叶主动脉瓣很少见，单叶瓣往往是由多叶瓣膜融合而成，形成一个狭缝样开口。除瓣叶形态和数目异常外，瓣膜的钙化、纤维化、脂质沉积、炎症变性、瓣环发育不良和瓣膜黏液性变也可以导致瓣膜狭窄。

二叶主动脉瓣的儿童和年轻成人患者会出现不同程度的升主动脉扩张，升主动脉扩张程度与主动脉瓣狭窄严重程度不成比例。严重的新生儿主动脉狭窄，在子宫内左心室流出道梗阻塞常导致心内膜纤维弹性增生，左心室心内膜弥漫性增厚和瘢痕。

二叶主动脉瓣常合并于主动脉缩窄（55%）、左心发育不良综合征或主动脉弓中断（11%）。主动脉瓣狭窄常合并动脉导管未闭、肺动脉瓣狭窄、二尖瓣异常、室间隔缺损等。

（二）病理生理

主动脉狭窄引起的血流动力学改变（hemodynamic changes）是由于左心室流出道梗阻，导致左心室与主动脉收缩压间存在压力阶差。主动脉瓣正常的患者左心室收缩压与主动脉收缩压是接近的，而主动脉瓣狭窄的患者由于有效瓣口面积减少，左心室压超过主动脉压，压力阶差的大小反映了瓣膜狭窄的严重程度。轻度狭窄可无明显血流动力学改变，随着病情的发展，狭窄程度加重，血流动力学改变也更明显。

1. 左心室后负荷加重 由于主动脉瓣口面积减少，左心室排血时阻力增高，心排血量降低，为维持正常的心排血量，左心室压力必须代偿性增高，而为了保持很高的左心室收缩压，左心室心肌可出现继发性肥厚。

2. 左心室顺应性降低 轻症主动脉瓣狭窄患者，左心室舒张末压在正常上限，较严重的主动脉瓣狭窄不仅左心室收缩压增高，舒张末压也有升高。左心室舒张末压增高往往提示左心功能受损。严重的主动脉瓣狭窄，可由于心肌血供不足无法满足肥厚心肌的需要，导致心肌纤维化，出现左心室收缩功能降低，左心室舒张末压、左心房和肺血管压增高。使冠状动脉灌注量减少，动脉灌注时间缩短。

3. 心肌缺血 严重的主动脉瓣狭窄，左心室排血量减少及主动脉内压力降低、左心室排血阻力大，收缩时限延长，而舒张期时间缩短、左心室收缩力过高，使心内膜心肌组织受压，冠状动脉灌注阻力增高及左心室舒张末压增高，主动脉舒张压降低均导致冠状动脉灌注量减少。左心室收缩期负荷加重，心肌代谢和心肌耗氧量增加，肥厚的心肌冠脉血供和心肌氧需求不平衡。上述因素可以导致心肌缺血性改变，由于心内膜下心肌受压最大，且该区域距离心外膜冠脉最远，所以最容易受到影响。休息状态下，心内膜下灌注可能满足需求，但运动的影响会促进缺血的发展。主动脉瓣狭窄的患者冠脉储备能力差，即使休息时冠脉扩张已接近最大，运动时机体氧需求增加，以及运动引起的全身血管扩张导致舒张压更低，冠脉灌注更少，故加重心肌缺血。

主动脉瓣狭窄的自然病程与狭窄的严重程度密切相关，重症病例未经治疗，常在生后早期夭折。当患儿存活继续成长时，心排血量必须增加，但狭窄口并不因此而相应扩大，故左心室的收缩压加大，导致左心室与主动脉间的压差愈益增大，尤其当患儿处在生长较快的年龄阶段狭窄程度可自然加重。近十多年来的临床研究表明，大约20%的患儿在随访过程中，狭窄进行性加重而需介入或外科手术治疗。

（三）临床表现

1. 症状 大多数先天性主动脉瓣狭窄的患

儿在儿童时期没有明显症状,生长发育良好,甚至可以参加体育锻炼,常在常规体检时发现心脏杂音后进一步检查而确诊本病。严重的主动脉瓣狭窄在新生儿和婴儿期即可出现心力衰竭表现,即呼吸急促、心动过速、面色苍白、两肺有水泡音、肝大。这些心力衰竭的表现可急剧恶化而导致患儿夭折。易疲劳是最常见的症状,见于少数轻症患者和部分严重主动脉瓣狭窄患者,随着年龄增长及病情加重可出现活动后气促、胸痛、心绞痛甚至昏厥。约4%的主动脉狭窄病例并发感染性心内膜炎。个别严重狭窄的患者在剧烈运动后猝死,心肌急性缺血导致的严重室性心律失常可能是猝死最主要的原因。

2. **体征** 轻度主动脉瓣狭窄时,心尖冲动是正常的,随着狭窄程度加重,心尖冲动变得有力,常可在心前区扪及心跳冲击感。多数患者可在胸骨右缘第二肋间触及震颤,中至重度患者也可以触及心前区震颤。如无震颤,则提示狭窄较轻。心脏杂音是本病的重要体征,在胸骨右缘上部或胸骨中部可闻及粗糙、响亮的喷射性收缩期杂音,向颈部及胸骨上窝传导。与肺动脉瓣喷射音不同,主动脉瓣喷射音的时间和强度不随呼吸而变化,其响度取决于左心室的排出量,轻至中度狭窄的杂音比重度狭窄要响,心功能不全时杂音减轻。如喷射性收缩期杂音消失,常提示狭窄在进行性加重。有时可闻及舒张期杂音,提示伴有主动脉瓣关闭不全。第一心音通常是正常的,胸骨左缘可听到收缩早期喀喇音,为瓣膜不能完全开放瓣叶震动所致。轻度狭窄主动脉第二心音正常。严重狭窄者,第二心音减弱。由于左心室收缩期延长,所以第二心音中主动脉瓣关闭音延迟,与肺动脉瓣关闭音接近,使正常时第二心音分裂时距缩短;狭窄重者,压差超过70mmHg,左心室射血时间则更延长,使主动脉瓣与肺动脉瓣关闭音相重叠,第二心音单一。如极度狭窄,主动脉瓣关闭音甚至落后于肺动脉瓣关闭音,且呼吸的影响与正常相反,吸气时分裂较短,而呼气时分裂扩大,形成所谓第二心音逆分裂(paradoxical splitting of the second heart sound)。心尖部常可听到第三心音,严重狭窄甚至可听到左心房收缩充盈左心室的第四心音。

(四)辅助检查

1. **心电图** 心电图表现与狭窄的严重程度有关。轻度主动脉瓣狭窄心电图无明显改变,但正常或接近正常的静息心电图并不能完全排除严重狭窄。明显狭窄可表现为左心室肥大,V_1 导联 S 波加深,V_5 导联 R 波振幅增高,但其程度不一定能反映狭窄的程度,左胸前导联的 T 波平坦或倒置与 ST 段的压低则反映狭窄的严重程度(图46-2),尤其是在运动状态下出现的 ST 段变化,往往反映心内膜下缺血。

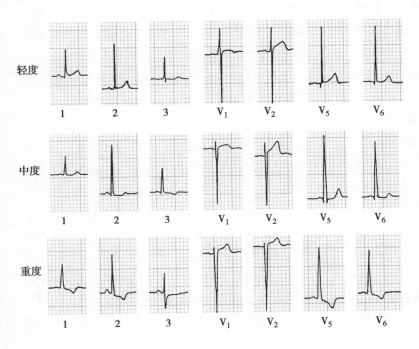

轻度

1　2　3　V_1　V_2　V_5　V_6

中度

1　2　3　V_1　V_2　V_5　V_6

重度

1　2　3　V_1　V_2　V_5　V_6

图 46-2　主动脉瓣狭窄心电图
左心室肥厚,ST-T 变化。

2. X线检查 心脏大小与形态改变与狭窄程度有关。轻度狭窄心脏大小正常,中度和重度狭窄则表现为左心室增大。如果存在左心房扩大,则强烈提示有严重的狭窄。伴左心衰竭时右心室亦有增大,且肺野充血。升主动脉扩张是主动脉瓣狭窄的特征性X线表现,是主动脉瓣狭窄后扩张所致。

3. 超声心动图检查 超声心动图(echocardiography)是确定主动脉瓣解剖结构和评估主动脉瓣狭窄程度最常用的方法。二维超声心动图可显示左心室壁的厚度。胸骨旁左心室长轴切面可观察到收缩期主动脉瓣回声增强,瓣膜明显增厚,活动受限。胸骨旁大动脉短轴切面观察主动脉瓣叶数目、瓣膜增厚、瓣膜交界有无粘连及瓣口有无偏心,在舒张期尚可测量瓣口面积大小。多普勒超声可测得通过狭窄瓣膜后的主动脉内血流流速增快,测得最快流速峰值,根据简化的Bernoulli公式 $\Delta P=4\times V^2$(ΔP 为压力阶差 mmHg,V 为最大流速 m/s)计算跨瓣口压力阶差(pressure gradient,PG),以估测狭窄严重程度并可显示是否存在主动脉瓣关闭不全。根据主动脉瓣跨瓣峰值压力阶差,评估主动脉瓣狭窄严重程度,一般认为峰值压差<50mmHg为轻度狭窄,50~75mmHg为中度狭窄,>75mmHg为重度狭窄。应用彩色多普勒超声检查可诊断是否存在主动脉瓣关闭不全(aortic valve insufficiency)。

4. 心导管检查 鉴于超声心动图能很好地观察主动脉瓣的瓣叶数目、瓣膜形态、活动状况及估测狭窄程度,目前已很少经心导管检查来确定主动脉瓣狭窄的诊断和狭窄的严重程度。心导管检查一般仅用于经皮球囊主动脉瓣成形术介入治疗主动脉瓣狭窄的术前评估。左心导管检查可测得左心室收缩压明显升高,与主动脉收缩压间存在压力阶差。在传统观念上,经导管测得的左心室-主动脉峰值压力阶差被用来评估主动脉瓣狭窄的严重程度并指导治疗决策。峰值压差不仅取决于狭窄程度,也受心室收缩力和心率影响,各种因素包括麻醉状态导致的心率加快可以使峰值压差增加,心功能不全引起的心室收缩力下降会导致峰值压差被低估。也有认为,由于主动脉压峰值达到时间滞后于左心室压峰值,两者不同步,而

平均压阶差可能更与实际吻合,倾向于应用平均压阶差来指导临床治疗。

左心室造影(left ventricular angiography)可见主动脉瓣增厚,左心室收缩时瓣膜不能完全开放,瓣叶向上形成拱形形态,被称为"幕顶征"或"鱼口征",并可见"射流征",反映瓣口狭窄严重程度(图46-3)。主动脉根部造影可显示主动脉瓣的活动度,负性"射流征",有无反流、瓣环大小和狭窄后的升主动脉扩张情况。

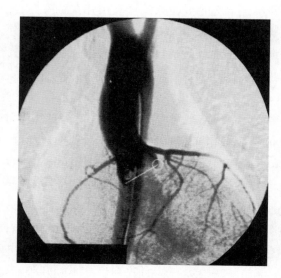

图46-3 左心室造影,主动脉瓣狭窄

(五)治疗

1. 内科治疗 严重主动脉瓣狭窄患者需限制活动,避免参加竞技性体育运动。如有心功能不全,使用洋地黄等增加心肌收缩力的药物往往效果不佳,可考虑用减轻心脏后负荷药物,如血管扩张剂。注意预防感染性心内膜炎。定期超声心动图随访主动脉瓣的情况,酌情决定治疗时机和方式。

2. 球囊瓣膜成形术 2015年制定并沿用至今的《儿童常见先天性心脏病介入治疗专家共识》提出,主动脉瓣狭窄经皮球囊主动脉瓣成形术(percutaneous balloon aortic valvuloplasty,AoVP)的适应证为:典型主动脉瓣狭窄不伴主动脉严重钙化,心排血量正常时经导管检查跨主动脉瓣压差≥60mmHg,无或仅轻度主动脉瓣反流;对于青少年患者,若跨主动脉瓣压差≥50mmHg,同时合并劳力性呼吸困难、心绞痛、晕厥或先兆晕厥等症

状,或体表心电图(安静或运动状态下)左胸导联出现 T 波或 ST 段变化,也推荐球囊扩张术。新生儿和小婴儿严重主动脉瓣狭窄球囊瓣膜成形术属于相对适应证。目前,国内外关于主动脉瓣狭窄介入治疗的专家共识中,均未专门提及二叶主动脉瓣介入治疗的适应证。一般认为,无论是二叶瓣还是三叶瓣,只要跨瓣压差超过≥60mmHg 或≥50mmHg 合并症状,主动脉瓣没有明显反流和钙化,都是可以进行瓣膜成形术的。

球囊扩张导管的球囊直径应等于或略小于主动脉瓣环,通常选择以球囊/瓣环比值为 0.8~1.0 或更小。一般评价球囊主动脉瓣扩张成形术成功的标准是:①跨主动脉瓣口压差下降 50% 以上;②主动脉瓣口面积增大 25% 以上。虽然主动脉瓣球囊扩张成形术的疗效很好,但仍有部分病例在瓣膜成形术后出现主动脉瓣反流,且主动脉瓣球囊扩张成形术并发症较肺动脉瓣球囊扩张成形术多,需要严格遵守适应证。

3. **外科手术**　2020 年《先天性心脏病外科治疗中国专家共识》认为,左心室与主动脉压峰值压差超过 50mmHg 应行手术治疗。在重症新生儿或小婴儿患者中,如果存在心力衰竭或动脉导管依赖性体循环,此时跨瓣压差常被低估,应结合临床症状来决定手术时机。外科手术(surgical operation)有多种方式,主要有主动脉瓣交界切开成形术、瓣叶延长扩大、瓣叶置换及重建术、Ross 手术、人工瓣膜置换、主动脉瓣环狭窄和/或窦部发育不良的纠治等,应根据患者瓣膜情况选择术式,各种手术方式均需重视冠状动脉的保护,并针对近远期并发症进行处理。

主动脉瓣狭窄的介入治疗与外科治疗结果比较研究的荟萃分析显示,球囊瓣膜成形术与外科瓣膜切开术的早期结果(压差减低)、明显的主动脉瓣反流发生率和生存率均无明显差异,长期随访中,不需主动脉瓣置换术的概率或生存率也没有差异。首次球囊瓣膜成形术后的再干预率明显较高,特别是婴儿及新生儿。

(六)病程及预后

主动脉瓣狭窄是一种进展性疾病,诊断时年幼,狭窄程度重则进展风险高。未治疗主动脉瓣狭窄婴儿,1 年死亡率为 10%~36%。未治疗主动脉瓣狭窄儿童总死亡率约 1%/年。未治疗主动脉瓣狭窄患者的长期结果(long term outcome),受瓣膜形态和狭窄程度影响。长期随访研究结果显示,轻度主动脉瓣狭窄(压差<25mmHg),20 年不需要主动脉瓣手术占 87%,明显高于压差>50mmHg 患者(38%)。

先天性心脏病自然史(natural history)研究结果显示,2 岁以上诊断的主动脉瓣狭窄,预计生存率与年龄匹配正常人群(96%)比较,研究病例 25 年生存率为 92.5%(压差<50mmHg)及 81%(压差≥50mmHg),压差 50mmHg 者心律失常猝死增加。狭窄严重度增加的在轻度主动脉瓣狭窄(压差<40mmHg)为 30%~50%,中度主动脉瓣狭窄(压差 50~79mmHg)为 70%~90%。

主动脉瓣狭窄术后再手术率较高,15~20 年时为 30%~40%。

二叶主动脉瓣患者的感染性心内膜炎风险高,约为 0.27%/年,高于一般人群 70 倍。主动脉瓣狭窄在儿童猝死中占 10%,几乎多在运动时。

二、主动脉瓣下狭窄

主动脉瓣下狭窄(subvalvular aortic stenosis)是较少见的先天性心脏病,儿童发病率约 0.025%,占所有左心室流出道梗阻的 15%~20%,发病率低于主动脉瓣狭窄而高于主动脉瓣上狭窄。尽管有家族性主动脉瓣下狭窄的报道,但大多数病例似乎是散发的。单纯性约占 1/3,常伴发其他先天性心血管畸形如室间隔缺损、二尖瓣异常等。此处不包括特发性肥厚型心肌病的主动脉瓣下狭窄。

(一)病理解剖

主动脉瓣下狭窄的病理形态常见的有纤维肌性嵴、隔膜及管样,也可合并存在如隔膜及纤维肌性嵴。隔膜型(membrane type)主动脉瓣下狭窄是最常见的主动脉瓣下狭窄,主动脉瓣下隔膜通常位于主动脉瓣下 2cm 之内,以距主动脉瓣下 0.5cm 内多见。主动脉瓣下隔膜为纤维性或纤维肌性,常与主动脉瓣平行,可为圆环形,中间有一小孔,但多数为半月形、马鞍形等。主动脉瓣下隔膜纤维组织可延伸至二尖瓣前瓣覆盖一层异常的纤维组织,使二尖瓣前瓣增厚、变硬、活动受限,导致二尖瓣关闭不全。也有以纤维肌性组织形成主动脉瓣下纤维嵴(subaortic fibromuscular ridge),突入左心室流出道。

主动脉瓣下狭窄患者的主动脉瓣通常是三瓣,形态一般正常,部分病例的主动脉瓣由于受到来自左心室通过主动脉瓣下狭窄处快速血流的冲击,使主动脉瓣叶增厚、变形。另外,贴近主动脉瓣的隔膜可累及主动脉瓣叶,部分有粘连,导致瓣叶增厚,活动受限,早期即出现主动脉瓣关闭不全。

管形主动脉瓣下狭窄相当少见,狭窄段从主动脉瓣向下伸展,长达1~3cm,可较局限,也可呈弥漫性和隧道样梗阻。狭窄段左心室心肌表面覆盖一层很厚的纤维组织,使其变得僵硬,在心室收缩和舒张时活动受限。管形主动脉瓣下狭窄多见于Shone综合征(合并降落伞样二尖瓣、二尖瓣上环及主动脉缩窄)。

主动脉瓣下狭窄患者的左心室均有肥厚,左心室心肌肥厚时会加重主动脉瓣下狭窄。少数病例可有心内膜弹力纤维增生。

主动脉瓣下狭窄常伴有其他先天性心血管畸形,其中最常见的伴发畸形为室间隔缺损、右心室双腔、动脉导管未闭、房室隔缺损等;其他伴发畸形为法洛四联症、右心室双出口等。

(二)病理生理

主动脉瓣下狭窄血流动力学机制同主动脉瓣狭窄一样,由于左心室流出道梗阻,左心室收缩期负荷增加,左心室收缩压升高,导致左心室压力超负荷,出现向心性肥厚,肥厚程度与梗阻程度相关。严重情况下,心内膜氧需求超过供应,出现心内膜下缺血,纤维增生。部分病例由于伴发二尖瓣关闭不全或主动脉瓣关闭不全,左心室容量负荷增加,左心室可有扩大。

(三)临床表现

1. 症状 与主动脉瓣狭窄相似,婴幼儿常无症状,根据梗阻程度和病变复杂程度不同,年长儿可能有气促、心悸、胸闷、胸痛、活动耐量下降、生长发育受限、晕厥、猝死等。

2. 体征 胸骨左侧中上缘可闻及喷射性收缩期杂音,但无收缩早期喀喇音。第二心音正常。合并主动脉瓣关闭不全者,可闻及舒张期杂音。

(四)辅助检查

1. 心电图 与主动脉瓣狭窄相似,轻者表现正常,严重瓣下狭窄则表现为左心室肥厚,左心室收缩期负荷加重和心肌劳损。

2. X线检查 心影大小可正常或轻至中度增大,一般无升主动脉扩张。

3. 超声心动图检查 超声心动图(echocardiography)对诊断主动脉瓣下狭窄和确定病理类型具有高度灵敏度和特异度。胸骨旁左心室长轴切面可观察主动脉瓣下狭窄形态和狭窄的严重程度。主动脉瓣下狭窄多呈纤维嵴状(图46-4),少部分呈隔膜状,重者呈管状主动脉下狭窄。多普勒超声可检测狭窄前后血液流速改变,测得最大流速峰值,应用Bernoulli公式计算狭窄前后的压差。彩色多普勒超声可以显示有无主动脉瓣关闭不全。并能评估左心室肥厚程度,诊断合并的其他心血管畸形。

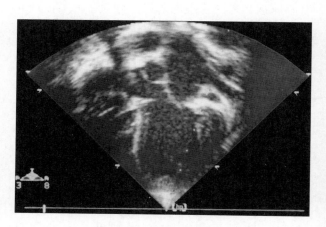

图46-4 超声心动图
心尖五腔示主动脉瓣下纤维状狭窄。

4. CT和磁共振 通过增强CT显像或三维重建技术,可获得更清晰的心脏内、外结构影像,对于主动脉瓣下狭窄合并复杂病变的评估有重要意义。心脏磁共振可准确评估心脏功能、梗阻部位及心肌纤维化病变。

5. 心导管和心血管造影检查 左心导管检查可测得左心室收缩压增高,从左心室至升主动脉的连续压力曲线存在压力阶差并可显示动脉瓣下狭窄的特征性压力曲线,表现为心导管从收缩压增高的左心室回拉越过主动脉瓣下狭窄后,左心室收缩压突然降低但舒张压无变化,继续回撤越过主动脉瓣后,收缩压不变而舒张压升高。左心室长轴斜位造影可显示主动脉瓣下狭窄的直接征象(图 46-5)。升主动脉造影主要观察是否伴发主动脉瓣关闭不全引起的反流及程度。

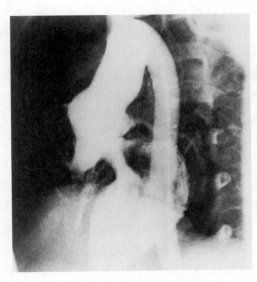

图 46-5 长轴斜位左心室造影
见主动脉瓣下狭窄呈管型。

(五)治疗

由于主动脉瓣下狭窄有进行性加重的趋势并会损伤主动脉瓣,故一般认为主动脉瓣下狭窄的平均压力阶差≥30mmHg,峰值压力阶差≥50mmHg 即为外科手术适应证。如随访中主动脉瓣反流有进展,即使压差较低 >30mmHg 也应考虑治疗。外科手术(surgical repair)中切除主动脉瓣下隔膜及纤维肌性嵴,如存在纤维组织向二尖瓣叶或主动脉瓣叶延伸的覆盖膜也要剥离。管形主动脉瓣下狭窄或累及主动脉瓣和瓣环发育不良可考虑改良 Konno 手术(Konno operation)或 Ross-Konno 术式。左心室流出道-二尖瓣环加宽术用于伴有二尖瓣环狭窄的病例。术后长期随访是必须的,以观察有无再狭窄和其他术后并发症的发生。

(六)病程及预后

主动脉瓣下狭窄有进展趋势,但在不同病例中有差异,有进展快,也有稳定、轻度狭窄维持多年的。进展与诊断时压差、主动脉瓣膜附着二尖瓣、主动脉瓣厚度及主动脉瓣与主动脉下膜距离短有关,特别在管道型主动脉瓣下狭窄及年幼时诊断的患儿中。主动脉瓣反流(aortic valve regurgitation)也是主动脉瓣下狭窄重要的异常,随着狭窄的程度及随访时间主动脉瓣反流程度会加重。

早期手术死亡率低<5%,15 年生存率 90%,但有主动脉瓣下狭窄再发和主动脉瓣反流进展的风险。主动脉瓣下狭窄再发需要再手术的占7%~25%。再发风险预测因素为主动脉瓣与梗阻距离<6mm,峰值压差≥60mmHg。膜切除伴肌肉切除再发风险低于单纯膜切除。但肌肉切除广泛,环周肌肉切除可有完全性房室传导阻滞合并症。

三、主动脉瓣上狭窄

主动脉瓣上狭窄(supravalvar aortic stenosis)是一种以升主动脉窦管交界处狭窄或发育不良为特征的少见的先天性心脏病,在左心室流出道梗阻中占 6%,约占先天性心脏病的 0.5%。主动脉瓣上狭窄最常见于威廉姆斯综合征(Williams syndrome)占 30%~50%,也有为家族性,呈常染色体显性遗传倾向约占 25%,散发性病例约占 25%。威廉姆斯综合征的临床特征包括主动脉瓣上狭窄、外周肺动脉狭窄、特殊面容、智力减退、牙齿发育异常、婴儿期高钙血症等。近年来分子遗传学研究发现,主动脉瓣上狭窄与 7 号染色体 q11.23 位点弹力蛋白基因(Elastin,ELN)微缺失有关;引起弹性蛋白量或质的缺陷,导致血管病变、形成特殊面容等临床表现。遗传方式为常染色体显性遗传。

(一)病理解剖

主动脉瓣上狭窄有局限性的和广泛性的,最常见的是在主动脉瓣上窦管交界处(sinotubular junction)局限性纤维肌性肥厚狭窄,升主动脉呈沙漏状异常,在主动脉瓣上狭窄中占 50%~75%,

约有 1/4 的患者存在升主动脉的广泛性狭窄,某些病例可弥漫到主动脉弓部(图 46-6)。主动脉壁内膜增生纤维化,中层肥厚,弹力纤维发育不良,外膜纤维弹力增生。由于存在主动脉瓣上狭窄,使左心室负荷加重,引起左心室肥厚。

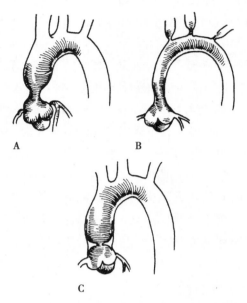

图 46-6 主动脉瓣上狭窄 病理类型示意图
A. 漏斗型;B. 管型;C. 隔膜型。

约一半的患者可能出现主动脉瓣异常。60%患者伴肺动脉分支狭窄(branch pulmonary artery stenosis)。其他合并畸形有肾动脉狭窄、头臂动脉局限性狭窄、二尖瓣狭窄和关闭不全、房间隔缺损、室间隔缺损、动脉导管未闭及主动脉缩窄等。

随着年龄的增长,患者的主动脉瓣上狭窄常变得更严重,但其外周肺动脉狭窄则逐步自行减轻。

(二)病理生理

主动脉瓣上狭窄梗阻部位位于冠状动脉开口的近端,冠状动脉承受很高的灌注压;又有左心室肥厚,使冠状动脉扩张、纡曲;升高的左心室收缩压直接影响冠状动脉的灌注,使舒张期冠状动脉流量明显减少,可导致冠脉供氧/需求不匹配而存在显著的心内膜下缺血、纤维化及冠脉钙化现象。主动脉瓣上狭窄造成的左心室压力升高的病理生理变化与主动脉瓣狭窄相似,左心室收缩负荷加重,左心室收缩升高,左心室肥厚。

因血液经主动脉瓣上狭窄口直接注入无名动脉的血流动力学附壁作用(coanda effect),右上肢血压高于左上肢血压。

(三)临床表现

1. **症状** 同主动脉瓣狭窄相似,婴幼儿很少有症状,出现症状多见于儿童患者,表现为胸痛、晕厥、呼吸困难等,常在运动后发生。伴有主动脉及其分支狭窄可发生猝死。

2. **体征** 威廉姆斯综合征患者有特殊面容,表现为前额宽、圆脸、鼻梁宽平、鼻孔上翘、嘴唇厚、下颌尖、发育落后、智力迟钝。胸骨右上缘可听到收缩期杂音,向胸骨上和颈部传导,常可扪及收缩期震颤。但无舒张期杂音,有别于主动脉瓣狭窄。右上肢血压常高于左上肢血压。

(四)辅助检查

1. **心电图** 婴幼儿表现为右心室肥厚。儿童患儿则表现为左心室肥厚及心肌劳损,电轴左偏。合并外周肺动脉狭窄时双室大甚至右心室肥厚。

2. **X 线检查** 肺野血管影正常,心影正常或轻至中度增大,左心室肥厚,但无升主动脉扩张。合并外周肺动脉狭窄时,肺野纹理纤细或两侧肺野纹理不对称。肺动脉狭窄严重右心室扩大。

3. **超声心动图检查** 超声心动图诊断主动脉瓣上狭窄很敏感,但有时不能完全显示升主动脉、主动脉弓和分支的情况。二维超声可显示左心室室壁增厚,胸骨旁左心室长轴切面可观察主动脉瓣上狭窄的形态、狭窄的范围和狭窄的程度。通常主动脉窦扩张,升主动脉和主动脉弓正常或较小。心底短轴切面和剑突下四腔切面观察肺动脉有无狭窄。多普勒超声根据检测经过狭窄段的血液流速变化计算左心室与升主动脉间的压力阶差。合并肺动脉狭窄时肺动脉血流速度有改变。

4. **CT 和磁共振成像检查** 造影增强磁共振血管成像及多层螺旋 CT 检查可以同时得到升主动脉、头臂动脉、肺动脉及肾动脉等部位信息。对主动脉瓣上狭窄及合并其他畸形的诊断很有帮助。磁共振成像检查尚可显示左心室向心性肥厚及测量左心室功能。

5. 心导管和造影检查 心导管测压可显示左心室收缩压增高,明显高于体循环压力,从左心室至主动脉瓣越过瓣上狭窄连续压力曲线的压力阶差反映主动脉瓣上狭窄的严重程度。伴有外周肺动脉狭窄时,右心导管检查可提示右心室收缩压增高,从肺小动脉至右心室的连续压力曲线存在压力阶差。左心室和升主动脉造影能清楚显示瓣上狭窄的类型和严重程度(图46-7)。升主动脉造影还能观测冠状动脉的改变情况,有无主动脉瓣反流,以及头臂动脉起始部有无狭窄。选择性右心室造影观察外周肺动脉发育情况。需要注意的是,合并冠脉开口狭窄的病例,可能因主动脉根部冠脉开口处注射造影剂或操作导管引起冠脉血流受损而导致心搏骤停。

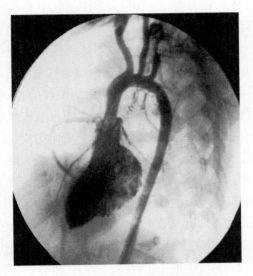

图46-7 左心室造影示主动脉瓣上狭窄

（五）治疗

主要是外科手术(surgical repair)治疗,手术适应证类似于主动脉瓣狭窄的压力阶差标准,出现症状时应立即考虑手术。根据狭窄的类型,手术的方法有窦管连接处的补片扩大主动脉成形术,以及升主动脉部分切除置换术。任何冠脉血流的阻塞都应该在瓣上狭窄修补时一并手术纠正。合并外周肺动脉狭窄的患者,目前外科手术仅对左、右肺动脉起始部局限狭窄有效,可采用经皮球囊血管成形术和在狭窄血管内安置支架的方法解除狭窄以减轻右心室收缩期负荷。建议预防感染性心内膜炎。

（六）病程及预后

主动脉瓣上狭窄有进展趋势,合并肺动脉狭窄往往随时间有改善,原因不明。威廉姆斯综合征及合并严重全身性动脉病患者的死亡率高于无遗传疾病者。右心室压增高者预后差。

手术后病死率低,由于补片远端再狭窄或合并的主动脉瓣的问题,需要再干预率高达10%~20%。长期生存率为70%~97%,20年无事件生存率为65%。

（沈 捷）

参 考 文 献

1. JONAS R A. 先天性心脏病外科综合治疗学. 刘锦纷, 孙彦隽,译. 2版. 上海:世界图书出版公司,2016.
2. 周爱卿.先天性心脏病心导管术.上海:上海科学技术出版社,2009.
3. 孙锟,李奋,张智伟,等.儿童常见先天性心脏病介入治疗专家共识.中华儿科杂志,2015,53(1):17-24.
4. AJITH A P, VIDYHAKAR R B, DEVENDRA K S. Immediate and long-term follow up results of balloon aortic valvuloplasty in congenital bicuspid aortic valve stenosis among young patients. J Heart Valve Dis,2018, 27(1):17-23.
5. 贾兵,李守军.先天性心脏病外科治疗中国专家共识(二):小儿先天性主动脉瓣狭窄.中国胸心血管外科临床杂志,2020,27(3):246-250.
6. HILL G D, GINDE S, RIOS R, et al. Surgical valvotomy versus balloon valvuloplasty for congenital aortic valve stenosis:a systematic review and meta-analysis. J Am Heart Assoc,2016,5(8):e003931.
7. SAUNG M T, MCCRACKEN C, SACHDEVA R, et al. Outcomes following balloon aortic valvuloplasty versus surgical valvotomy in congenital aortic valve stenosis: a meta-analysis. J Invasive Cardiol,2019,31(6): E133-E142.
8. MOLLER J H, HOFFMAN J E. Pediatric Cardioventricular Medicine. 2nd ed Philadelphia:Churchill Livingstone,2012.
9. WERNOVSKY G. Anderson's pediatric cardiology. 4th ed. Philadelphia:Elsevier,2020.
10. 董硕,闫军,李守军.先天性心脏病外科治疗中国专家共识(九):主动脉瓣下狭窄.中国胸心血管外科临床杂志,2020,2(10):1113-1118.
11. SALIL V D, HAROLD M B, JOSEPH A D. Supravalvar aortic stenosis:current surgical approaches and outcomes. Expert Rev Cardiovasc Ther,2013,11(7):879-890.

第四十七章

主动脉缩窄

先天性主动脉缩窄（coarctatioan of the aorta, CoA）是一种较常见的胸降主动脉局限性狭窄, 国外报道占先天性心脏病的 4%~8%, 国内报道占 1%~3%, 男性多于女性, 男女之比为 (4~5)：1。缩窄段绝大多数（95% 以上）位于主动脉弓左锁骨下动脉开口远端, 靠近动脉导管或导管韧带连接处, 少数缩窄可发生在左锁骨下动脉开口的近端或降主动脉的膈肌平面。1760 年, Morgagni 首先报道主动脉缩窄病例。主动脉缩窄常与特纳综合征 (Turner syndrome) 及威廉姆斯综合征有遗传学的相关性, 近来的一些证据提示左心发育不良综合征、二叶式主动脉瓣畸形等左心室流出道梗阻疾病存在遗传学的基础。随着诊断和矫治技术提高, 主动脉缩窄的手术死亡率已大大降低, 但术后主动脉弓再梗阻和远期高血压仍是目前亟待解决的问题。

一、胚胎发育及发病原理

正常主动脉弓及其分支在孕期第 4~8 周发育。发育成熟的左位主动脉弓由胚胎时期主动脉囊（形成弓部近心段）、左第 4 动脉弓（形成弓部中间段）、左背主动脉远端和联合的背主动脉（形成弓终末段）4 部分发育形成。左第 6 动脉弓远端部分成为动脉导管。正常的动脉导管与邻近的主动脉有着不同的组织结构, 主动脉内壁光滑, 动脉导管的内壁则高低不平似果肉样。左锁骨下动脉来自左第 7 体节间动脉, 随着心脏向尾侧移动, 逐步降入胸腔, 左背主动脉缩短, 使左锁骨下动脉与动脉导管距离缩短。

主动脉缩窄的形成与妊娠 4~8 周时左侧第 4 和第 6 动脉弓的连接和左锁骨下动脉向头端迁移有关系。如果左侧第 4 和第 6 动脉弓的连接不完全, 则动脉导管组织延伸到降主动脉, 动脉导管与降主动脉形成结构连续的共同峡部。出生后动脉导管开始收缩, 受累的主动脉峡部随之收缩而产生缩窄。此外, 流经主动脉血流量的改变也影响主动脉缩窄的形成。主动脉缩窄常伴有主动脉血流减少的心脏畸形, 如大的动脉导管未闭、二叶式主动脉瓣狭窄、室间隔缺损、左心室流出道梗阻等。

正常胎儿循环中, 下腔静脉回流的血液主要经卵圆孔到左心房, 左心室, 升主动脉, 最后进入头臂血管, 流经主动脉弓峡部的血流量仅为左、右心室排血量的 10%。上腔静脉回流的血液流向右心房, 右心室进入肺动脉。由于肺血管阻力高于周围血管, 肺总动脉血流的 90% 经动脉导管进入降主动脉。胎儿期流经主动脉峡部的血流较少, 导致主动脉峡部较窄。出生后随着动脉导管关闭, 通过峡部血流增加, 促进了峡部的扩张。若存在影响左心室搏出量的先天性心血管畸形, 使患儿出生后流经主动脉的血流量始终较少, 缺乏对主动脉峡部的扩张刺激, 可能逐渐发展为主动脉缩窄。

综上所述, 先天性主动脉缩窄的形成既受动脉导管、主动脉弓胚胎发育异常的影响, 也兼有主动脉血流减少的影响。根据导管前型主动脉缩窄常合并其他影响主动脉血流的心脏畸形, 故此推测血流动力学改变可能是导管前型主动脉缩窄的主要胚胎学基础, 而动脉导管、主动脉弓胚胎发育异常可能是导管后型主动脉缩窄的主要胚胎学基础。

二、病理解剖

先天性主动脉缩窄的部位绝大多数是在主动脉弓左锁骨下动脉开口远端, 靠近动脉导管的连接处。缩窄部位主动脉中层形成膜状皱襞突向主动脉腔内造成狭窄。少数患者,缩窄可发生在左锁骨下动脉开口的近段或在降主动脉的一段。根据缩窄位于动脉导管的近侧端或远侧端,将先天性主动脉缩窄分为导管前型和导管后型(图47-1)。导管前型又称婴儿型,缩窄位在动脉导管或导管韧带的近心段,狭窄段较长,均合并其他心脏畸形,常见的有动脉导管未闭、室间隔缺损、二叶式主动脉瓣狭窄、二尖瓣狭窄(瓣上环、瓣叶发育畸形、腱索短缩、单纯降落伞乳头肌)等。导管后型又称成人型,缩窄于动脉导管或韧带的对侧或远心端。狭窄段较短,多呈隔膜状,缩窄处的主动脉外壁呈凹陷形切迹,内面狭窄口居中央或偏向一侧,内径较小,仅0.2~0.5cm,甚至呈针孔样狭窄。血流明显受阻时可致使头臂血管,尤其左锁骨下动脉扩张和纡曲。缩窄远端主动脉受涡流冲击而扩大。此型常为单一畸形,侧支循环丰富,病情较轻,多数可活到成年人。

这种主动脉缩窄分型容易混淆,误认为婴儿型只发生在婴儿,其实不然,有不少婴儿患"成人型",或成人也患"婴儿型"。因此,近年来主动脉缩窄的分型(classification)有了新的变化,根据是否合并其他心内畸形,国际先天性心脏病手术命名与数据库项目将其分为3种类型:①孤立性主动脉缩窄;②主动脉缩窄合并室间隔缺损;③主动脉缩窄合并其他心内畸形。根据缩窄的范围和程度,亦将主动脉缩窄分为单纯性主动脉缩窄与主动脉弓发育不良两类,后者多指主动脉横弓或峡部存在一定程度的狭窄。主动脉弓发育不良的诊

断标准有如下几种判定方法:①主动脉近弓、远弓和峡部直径分别小于升主动脉直径的60%、50%和40%;②新生儿或小婴儿的横弓直径(mm)<体重数(kg)+1;③横弓直径小于膈肌水平降主动脉直径的50%;④近弓直径的Z值<-2。

主动脉缩窄在发展过程中可形成广泛的侧支循环(collateral circulation),其发展程度与缩窄的严重程度及生存时间成正比。侧支循环网组成主要包括锁骨下动脉、内乳动脉、椎动脉、肋间动脉、腹壁下动脉、肌膈动脉及椎前动脉等(图47-2)。侧支循环的广泛形成,不仅增加缩窄段远端的血液供应,还对升主动脉具有一定的减压作用。

三、病理生理

正常胎儿双心室输出量仅有10%通过主动脉弓峡部,因此,即使有主动脉缩窄也不影响胎儿血流动力学。出生后,随着卵圆孔和动脉导管关闭,全部心排血量必须通过主动脉弓峡部。当主动脉弓峡部管腔截面积小于邻近正常主动脉管腔截面积50%时,将产生一系列的血流动力学变化,其改变程度与缩窄的严重程度及合并的心内畸形密切相关。主动脉缩窄血流动力学的主要改变包括:

1. 上肢高血压 主动脉缩窄段以上的血液增加和左心室面对的射血阻力使上肢血压升高,而缩窄以下血流量减少则下肢血压降低。在安静状态下,跨缩窄段收缩压力梯度可达60~70mmHg。由主动脉缩窄引起的高血压,经介入

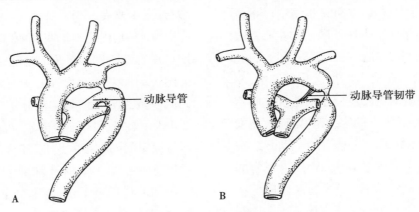

图 47-1 主动脉缩窄示意图

A. 动脉导管前;B. 动脉导管后。(引自:陈树宝.先天性心脏病影像诊断学.北京:人民卫生出版社,2004:311)

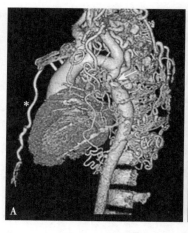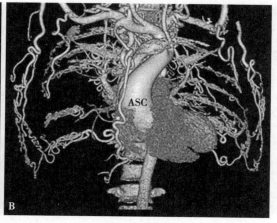

图 47-2 主动脉缩窄 CT 造影并三维重建图

A. 侧位图像可见主动脉缩窄（箭头所指），主动脉弓轻度发育不良，同时可见大量侧支循环形成；B. 冠状面图像可见升主动脉根部（ASC）扩张以及大量侧支循环。（引自：Kische S, Schneider H, Akin I, et al. Technique of interventional repair in adult aortic coarctation. J Vasc Surg, 2010, 51: 1550-1559）

治疗或手术解除缩窄后，仍有些患者血压不能降低，其原因是主动脉缩窄患者的血管生理学异常，主要表现是血管的反应性、动脉壁的顺应性和压力感受器反射功能的改变。1985 年，Gidding 等报道主动脉缩窄纠治后，有高血压的患者经动脉灌注去甲肾上腺素，证实最靠近缩窄部位（上肢）的小动脉阻力血管反应性增强。1983 年，Beckman 等研究主动脉缩窄纠治后有高血压的患者，由于最靠近缩窄部位的主动脉壁顺应性的降低，改变了压力感受器的反射功能。动脉生理学的异常，可以在主动脉缩窄成功纠治后持续存在，这可解释为有些主动脉缩窄患者接受介入治疗或外科手术纠治后多年仍存在高血压的原因。

2. **左心室肥厚** 在导管后型（成人型）主动脉缩窄的患者中，于新生儿时期除非缩窄严重或由于动脉导管关闭使缩窄迅速发展导致左心室收缩功能障碍和充血性心力衰竭外，绝大多数患儿都可存活到儿童期乃至成人。在这些病例中，左心室面对流出道梗阻的主要反应是代偿性左心室肥厚。此时，左心室舒张末期容量正常，而收缩末期容量减少，使大多数无心力衰竭的主动脉缩窄患者左心室射血分数正常或增高，表现为正常的收缩功能。随着时间的推移，持续的高血压可使左心室肥厚进一步加重和心肌纤维化导致左心室顺应性降低，舒张性心力衰竭，如不及时治疗可发展为全心衰竭。

3. **合并其他心内畸形使血流动力学改变加重** 主动脉缩窄常合并主动脉瓣或瓣下狭窄，使增加的左心室收缩压和后负荷进一步加重。当合并大的室间隔缺损、动脉导管未闭或二尖瓣反流时，将增加左心室舒张末期容量和心室的前负荷，导致左心室舒张末期压增高，左心房压升高而发生肺静脉和肺动脉高压。因此，充血性心力衰竭和肺动脉高压在导管前型主动脉缩窄中很常见。由于肺动脉高压超过降主动脉压使动脉导管产生右向左分流，患者可表现为差异性发绀。

四、临床表现

主动脉缩窄的临床表现与患者年龄及缩窄类型有关，主要表现为三种形式：婴儿期呈现充血性心力衰竭；儿童或青年期呈现体动脉高血压；儿童期呈现心脏杂音。婴儿主动脉缩窄常因动脉导管突然关闭而发生充血性心力衰竭和休克，这些婴儿大多数为导管前型主动脉缩窄，多合并心内重要畸形，如室间隔缺损或主动脉瓣（瓣下）狭窄。伴有大室间隔缺损的患儿，于生后 8~12 天可突然发生急性心力衰竭、休克和酸中毒，除非及时进行内科和外科积极干预，否则会很快死于多脏器衰竭，特别是肾脏衰竭和坏死性小肠炎。

儿童和成人主动脉缩窄在 15 岁前往往无明显自觉症状，30 岁以后可因高血压引起的头痛、头胀、耳鸣、失眠等。查体时偶然注意到杂音,测量血压时会发现上肢高血压和上、下肢血压差异,下肢血压显著降低,腹主动脉、股动脉、腘动脉和足背动脉搏动减弱或触摸不到。一般在 10 岁以后上肢血压增高明显。缩窄部位在左锁骨下动脉开口近端者,左上肢血压可低于右上肢。一些儿童出现头痛或运动相关的下肢供血不足引起下肢乏力、酸痛、麻木等。偶见因粗大的侧支循环动脉压迫脊髓而发生下肢瘫痪,压迫臂丛神经而导致的上肢麻木,甚至瘫痪等。本病可出现感染性心内膜炎、心力衰竭、脑血管意外和主动脉瘤破裂等危及生命的并发症。

心脏浊音区向左下扩大,沿胸骨左缘、中上腹部、左侧背部有收缩中期吹风样杂音。肩胛骨附近、腋下、胸骨旁可听到侧支循环的收缩期或连续性杂音。侧支循环动脉曲张,较常见于肩胛区、腋下、胸骨旁和中上腹部动脉搏动显著,有时合并震颤。

婴儿主动脉缩窄伴充血性心力衰竭使心排血量减少,或合并动脉导管未闭伴右向左分流,使降主动脉血流增加,或伴大的室间隔缺损时体征不典型。这些情况下,跨缩窄段的压力阶差可明显减少。在主动脉缩窄中,3%~4% 的患者右锁骨下动脉异常起源于缩窄段的远端,此时,右上肢和下肢动脉搏动与血压相同,而仅有左上肢的血压升高与动脉搏动增强。另外一种情况,左锁骨下动脉开口紧靠主动脉缩窄部位使口径变窄,此时可仅表现为右上肢血压高。提示不同血流动力学改变和头臂血管的某些变异可使主动脉缩窄的体征不典型。因此,对怀疑病例应做进一步检查,以防止手术矫治其他心内畸形而遗留较重的主动脉缩窄的不良后果。

五、辅助检查

1. **心电图** 婴儿期心电图正常,若有左心室肥厚表现,尤其伴 ST 段降低和 T 波倒置时,要高度怀疑伴主动脉瓣和瓣下狭窄,或心内膜弹力纤维增生症。较大儿童和青年人主动脉缩窄的心电图表现为左心室肥厚。当主动脉缩窄合并其他心内畸形时,会出现畸形相应的心电图改变,如伴房室隔缺损,呈额面 QRS 电轴显著左偏。左心室肥厚伴劳损样心电图图形,表示有严重主动脉瓣或瓣下狭窄。婴儿期以后主动脉缩窄患者心电图呈持续性右心室肥厚提示有室间隔缺损,动脉导管未闭或二尖瓣病变引起的重度肺动脉高压。

2. **胸部 X 线片**(chest roentgenogram) 主要改变为:①心影左上缘可见主动脉缩窄的“3字形”征(图 47-3),上部弧形影为扩张的主动脉弓与左锁骨下动脉,下部的弧形影为降主动脉的缩窄后扩张,两个弧形影之间的凹陷切迹为缩窄的部位。②肋骨切迹:为纡曲扩张的肋间动脉对肋骨下缘的压迫侵蚀所致,好发部位为第 4~8 后肋骨下缘呈局限性凹陷。此征象是 1928 年由 Roesler 首先发现,亦称为 Roesler 征(Roesler sign),是反映主动脉缩窄伴侧支循环的主要征象,但在婴幼儿罕见。③心脏轮廓:心脏多数不大或轻度增大,约 1/4 的患者可呈中至重度增大,心影多呈主动脉型。④合并心内畸形:当合并动脉导管未闭和/或室间隔缺损时,可有左向右分流的征象,如肺血多、肺动脉段突出、心脏多呈中度以上增大,易贻误主动脉缩窄的诊断。

3. **超声心动图** 二维多普勒彩色超声心动图是常用于检测主动脉缩窄解剖和缩窄程度的诊断方法。二维超声心动图胸骨上主动脉弓长轴切

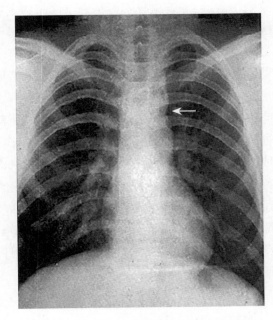

图 47-3 先天性主动脉缩窄胸部 X 正位片

显示心尖部圆隆,左心缘上方箭头所指处呈“3”字形,为缩窄前后主动脉影像。

面可显示主动脉弓的全貌,确定主动脉缩窄的部位、程度与合并畸形。连续多普勒测量通过狭窄部位血流流速估测缩窄严重程度,彩色多普勒血流显像可见血流通过缩窄部位时呈五彩镶嵌的高速血流束(图47-4,见文末彩插)。检查时应特别注意二尖瓣、乳头肌结构、左心室流出道和主动脉瓣的情况。通过胸骨旁大动脉短轴切面及心尖或剑下四腔心切面可诊断室间隔缺损等其他心脏畸形;高位胸骨旁切面及胸骨上切面可显示动脉导管未闭。超声心动图还可以观察左心室体积、收缩和舒张功能。

4. 心脏计算机断层血管摄影术(CTA)和磁共振成像(MRI) CTA注射一次造影剂对主动脉弓降部进行连续扫描,三维计算机成像可以清楚显示主动脉缩窄部位,头臂血管和纵隔血管(图47-5,见文末彩插)。MRI可获得主动脉缩窄的高质量影像,矢状面或斜位,冠状位并结合横轴位可明确主动脉弓缩窄的部位和严重程度,也可获取动脉导管和侧支循环动脉及其周围软组织结构的信息。CTA特别适合于主动脉缩窄外科手术和球囊扩张或支架置入术前和术后长期随访研究,造影增强MRI成像三维重建可提供主动脉缩窄的解剖细节,是主动脉缩窄效果最佳的诊断技术。

5. 心导管和心血管造影 随着先进的3D成像技术出现,心导管检查不再是确定诊断的主要方法。目前仅用于测量主动脉缩窄处的压差,合并心内畸形时评估肺动脉压和肺血管阻力,有冠状动脉疾病危险因素的老年患者,冠状动脉造影是术前重要的辅助检查。对低心排血量或有肾衰竭的危重婴儿,造影时用非离子造影剂总量应限制在每千克体重4~5ml。正侧位双向升主动脉造影可清楚显示主动脉缩窄的解剖信息和侧支动脉来源与范围,为介入或手术治疗提供依据。左心室造影采用左心室长轴斜位(左前斜70°+向头成角20°)投照可观察左心室、膜部室间隔、左心室流出道和主动脉弓及主动脉缩窄;右前斜位(25°~30°)投照可帮助评估左心室功能和二尖瓣反流。

六、治疗

危重症主动脉缩窄是新生儿的急症,早期识别和采取积极的支持措施是获得最佳治疗效果的保证。出现休克的婴儿在给予前列腺素后动脉导管开放使临床症状改善。通常需要精准补充液体、肌力支持、正压通气和纠正代谢异常,保持患儿病情稳定后进行早期手术修复。在较大的儿童和成人中,由于主动脉缩窄使低于缩窄段水平的组织灌注减少,高血压的管理具有挑战性。血管紧张素转换酶抑制剂或血管紧张素受体阻滞剂和β受体拮抗剂常作为一线治疗药物。主动脉缩窄修复后24~48小时首选β受体拮抗剂,由于儿茶酚胺激增,肾素-血管紧张素介导的高血压机制,血管紧张素转换酶抑制剂在术后48小时后使用。根据患者的年龄大小、主动脉缩窄的解剖结构和相关的心内畸形确定治疗策略。

由于婴儿手术死亡率较高,无上肢高血压、无症状婴儿选择在1~3岁手术,术后晚期复发的风险降低。但是,手术推迟到儿童后期,会增加持续性高血压和早期动脉粥样硬化性心血管疾病。在年龄较大的儿童和成人中,静息时上下肢血压差异≥20mmHg,或静息状态有高血压迹象、左心室增厚和功能不全,即使血压差≤20mmHg,均需要矫治手术。治疗主动脉缩窄的方式有介入和开胸手术两种矫治方法。

(一)介入治疗

根据2018年美国心脏协会/美国心脏病学会(American Heart Association,AHA/ American College of Cardiology,ACC)和欧洲心脏病学会(European Society of Cardiology,ESC)的指南,主动脉缩窄若有以下情况之一均可考虑介入治疗:①上下肢血压相差>20mmHg,无论其是否存在症状,上肢高血压>140/90mmHg(成人),运动时血压异常或存在左心室异常肥厚(Ⅰ,C);②无论压差,有高血压的主动脉缩窄患者在CTA、MRI或主动脉造影图像上缩窄直径≥50%膈肌水平的降主动脉直径(Ⅱa,C);③无论压差和高血压,主动脉缩窄患者在CTA、MRI或主动脉造影图像上缩窄直径≥50%膈肌水平的降主动脉直径(Ⅱb,C)。介入治疗为球囊血管成形术和支架植入术。

1. 经皮球囊血管成形术(percutaneous balloon angioplasty) 应用球囊扩张使狭窄的血

管平滑肌和内膜撕裂从而扩大血管腔,形成纤维性斑痕,使其表面重新内皮化,达到扩张主动脉内径的目的。1979 年,Siderman 等首先应用球囊在新生儿尸检时扩张主动脉缩窄获得成功。1982 年,Lock 等对动物实验性主动脉缩窄进行球囊扩张术,扩张后跨缩窄段压差明显下降,缩窄处直径增宽。1982 年,Singer 等首次报道 1 例外科手术后再狭窄的婴儿成功地进行球囊扩张术。经近 30 多年的临床应用结果,经皮球囊血管成形术由于操作简单,治疗效果显著,使其迅速成为先天性主动脉缩窄和外科手术后再狭窄的治疗方式(图 47-6)。

经皮球囊血管成形术对年龄并无严格限制。由于动脉导管组织的反应性收缩和主动脉壁弹性回缩,患者年龄太小实施球囊扩张后再缩窄发生率较高,通常推荐 3~6 个月以后实施球囊成形术,但如果患者病情严重,球囊成形术仅作为姑息性手术以稳定病情,新生儿同样具有适应证。术后再狭窄的发生率与成形术时年龄密切相关。通过中期随访发现新生儿、婴幼儿和 2 岁以上术后再狭窄的发生率分别为 85%、35% 和 10%。对于≤2 岁未经外科手术的主动脉缩窄,如合并严重左心功能不全、重度肺动脉高压或其他肺部疾病、近期发生颅内出血、其他明显的全身疾病等导致外科手术风险明显增加,可作为姑息疗法替代外科急诊手术。由于球囊成形术再狭窄和主动脉瘤等并发症发生率偏高,对于条件适合的患者均建议采用支架植入术。

2. **经皮血管内支架植入术**(percutaneous endovascular stent implantation) 在球囊血管成形术的基础上,应用支架的支撑作用防止扩张后血管壁的弹性回缩导致再狭窄的一种可行方

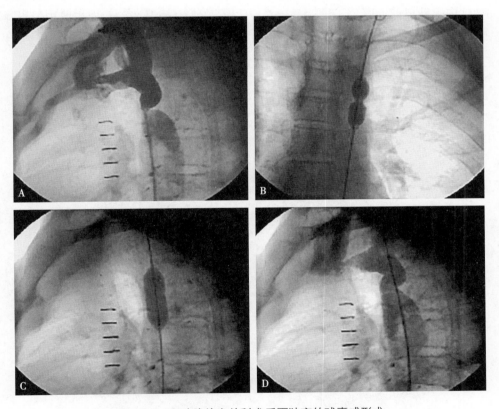

图 47-6 主动脉缩窄外科术后再狭窄的球囊成形术

A. 主动脉缩窄段近心端行主动脉造影,造影可见主动脉弓发育正常,缩窄段呈局限性狭窄,缩窄段远心端扩张明显;B. 在加硬交换导丝协助下送入球囊导管(CBV12×30mm),充盈球囊后可见球囊"腰征"非常明显;C. 充盈球囊至"腰征"消失;D. 撤出球囊导管后再次送入猪尾导管行升主动脉造影,可见缩窄完全消失,未见主动脉破裂和夹层,缩窄段略有纡曲,测量跨缩窄段压力阶差消失。

法,同时可避免使用过大球囊扩张后引发的血管壁撕裂问题,减少动脉瘤的发生。BIB(balloon in balloon)球囊与CP(cheatham-platinum)覆膜支架(covered stent)的临床应用,使支架置入治疗主动脉缩窄的适应证不断拓宽(图47-7)。操作时要考虑此种支架有20%~25%的缩短率,选用扩张的球囊直径应与缩窄的近端血管直径相一致。

3. 并发症的预防及处理

(1)主动脉夹层和动脉瘤形成:球囊成形术后主动脉瘤(aortic aneurysm)发生率为4%~11.5%,主动脉夹层(aortic dissection)发生率为1%~4%。长期随访发现,儿童主动脉缩窄球囊成形术后主动脉瘤发生率可达47%。使用球囊过大,球囊/缩窄段直径比值>4,支架植入术前采用球囊预扩张是造成动脉瘤发生的主要因素。动脉瘤形成多发生于术后第1年内,一旦发生主动脉夹层和动脉瘤形成,应积极处理,可行覆膜支架植入术,隔绝主动脉内膜破口或瘤腔。

(2)术后再缩窄:球囊血管成形术后主动脉壁均有不同程度的弹性回缩,术后短期再缩窄(recurrent stenosis)率较高,发生率为13%~31%,新生儿及婴儿术后再缩窄率可达39%~83%,儿童及青少年再缩窄率亦高达5%~25%。再缩窄与年龄存在密切关系,成人发生率较低,而1岁以内再缩窄率>50%。出现再缩窄之后可以考虑再次行球囊成形术,或支架植入术治疗。血管内支架置入术后,中期随访资料提示再狭窄发生率较单纯球囊扩张术低2.3%~4%。

(3)术后高血压:主动脉缩窄矫治不彻底存在残余压差,或发生再狭窄患者,术后会出现持续性高血压(hypertension)。部分患者即使缩窄完全消失,术后早期仍可出现收缩压或舒张压升高,历时长短不一。延迟出现且以舒张压升高为主的患者,可能与血管壁压力感受器调节失常有关。建议术后24小时内静脉滴注硝普钠,使收缩压维持在110mmHg左右,而后改用口服降压药物降低

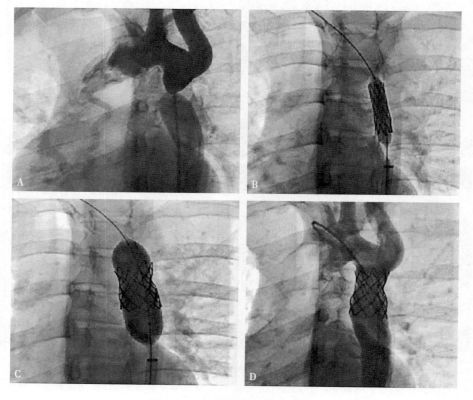

图47-7 主动脉缩窄支架植入术

A. 主动脉弓部左前斜位造影显示降主动脉上段局限性狭窄,压差72mmHg;B. 选择BIB球囊(内囊11cm,外囊22cm)和覆膜支架(8 zig×4.5cm),从输送鞘送入覆膜支架系统,定位后先充盈内囊;C. 观察位置良好后充盈外囊,充分扩张支架;D. 术后主动脉造影示主动脉缩窄的狭窄段管径明显增大,压力阶差消失。

血压。主动脉缩窄术后远期随访发现,高血压发病率比普通人群高4~5倍,尤其是手术时年龄在20岁以上者,术后远期高血压发生率更高,因此术后应定期随访。支架植入术后约34%患者可以停用或减少高血压药物治疗。

（4）支架置入过程中的并发症:尽管操作仔细,偶有在球囊扩张和支架定位时也会出现球囊破裂、支架滑脱移位等,发生率为3%~6%。球囊过大、过小或球囊破裂均可引起支架脱落和移位,可在球囊协助下将支架置入到无分支血管处,然后充盈球囊使之固定,也可考虑经动脉鞘取出,或需外科手术取出支架。

4. 疗效评价 多数资料均表明球囊扩张术可获得良好的即刻及中期疗效（outcome）。对外科手术后再狭窄及局限性缩窄效果更好,对有主动脉弓发育不良及长段型缩窄效果较差。经皮球囊血管成形术和血管腔内支架置入术的成功标准:①术后跨狭窄段压差≤20mmHg;②术后跨狭窄段压差较术前下降>50mmHg或术后压差较术前下降>50%;③球囊扩张后缩窄部直径较术前增加30%。临床随访内容包括查体（动脉搏动强度,上下肢血压监测）、心电图、X线片、多普勒超声心动图检测跨缩窄段压差。CTA和MRI能清楚显示主动脉的形态和有无动脉瘤发生。大样本研究显示,如果以术后跨缩窄部位压差≤20mmHg作为成功标准,球囊成形术成功率为80%~90%,婴幼儿球囊成形术后短期效果非常明显,股动脉搏动明显增强,心力衰竭和高血压等症状显著改善,中期效果总体令人满意,成形术后1~2年跨缩窄段压力阶差可维持在16mmHg左右,明显低于成形术前。在3~10岁儿童中,球囊成形术后主动脉瘤和再缩窄的发生率高于外科手术组,而外科手术患者神经系统并发症略偏高。比较3个月以上婴幼儿主动脉缩窄球囊成形术和外科手术效果发现,两组患者主动脉再缩窄和再次手术处理的概率相同,但球囊成形术后死亡率和并发症发生率明显低于外科手术组。半身不遂和反常高血压等并发症在外科手术患者中常见,而球囊成形术后非常罕见,且即使发生,症状也非常轻。

支架植入手术效果令人满意。Golden等对1989—2005年实施支架植入术的主动脉缩窄患者多中心回顾性调查显示,在588例接受支架植入术患者,580例介入治疗成功,跨缩窄处压力阶差由34mmHg降至3.4mmHg,成功率达98.6%。CCISC（Congenital Cardiovascular Interventional Study Consortium）总结2002—2007年17所中心565例单纯性主动脉缩窄及术后再缩窄患者（平均年龄18.1岁）支架植入术的结果,97.9%的患者手术成功（术后跨缩窄压差≤20mmHg以下）,收缩期压差由（31.6±16.0）mmHg降低至（2.7±4.2）mmHg,缩窄处直径由（7.4±3.0）mm扩大至（14.3±3.2）mm。病死率仅0.4%,总并发症率为14.3%。从上述结果可以看出,支架植入术与外科手术相比,不仅创伤小,恢复快,且成功率高、近中期疗效显著、并发症及病死率均明显低于外科手术,并可作为外科手术术后并发症的补救方法。Steiner等总结2011年1月—2017年12月63例患者,平均年龄6.8岁的介入治疗效果。其中原发性主动脉缩窄11例,术后再缩窄52例。原发性主动脉缩窄球囊扩张成功率为71%,平均压差从32mmHg下降至17mmHg,支架置入术成功率100%,压差从20mmHg下降至2mmHg。术后再缩窄的患者69%成功进行球囊扩张术,平均压差从20mmHg降低至9mmHg,支架置入术后压差从18mmHg降低至0mmHg。

总之,主动脉缩窄的介入治疗安全、有效、微创,已成为外科开放式手术的替代方法。球囊成形术主要用于不适于外科手术的患者,如早产儿、低体重儿、外科手术后及再狭窄的患者;支架植入术是青少年及成人单纯型主动脉缩窄的首选治疗方法。随着支架及推送系统的不断改进,支架在主动脉缩窄治疗中的应用越来越广泛,不仅可用于严重的、复杂的主动脉缩窄,甚至突破年龄限制用于较小儿童。

（二）外科手术治疗

根据2020年发表的《先天性心脏病外科治疗中国专家共识》,主动脉缩窄按照患者的年龄、病情程度分为急诊、限期和择期3种手术。急诊手术主要用于主动脉缩窄的新生儿及小婴儿,随着动脉导管关闭,极易出现急性心力衰竭和休克,应在内科治疗全身情况稳定后及时手术。一旦动脉导管有闭合趋势、少尿、乳酸进行性升高需急诊手术治疗(推荐级别Ⅰ,证据水平B级)。限期手术见于主动脉缩窄小婴儿,存在呼吸费力、喂养困难、生长发育落后等慢性心功能不全症状,应在药物治疗调整心功能后限期手术治疗(推荐级别Ⅰ,证据水平B级)。择期手术多适用于无明显症状患儿,但缩窄段压力阶差>20mmHg,或压差虽≤20mmHg,但影像学显示明确解剖狭窄证据且有丰富侧支或已存在收缩期高血压(成人≥140/90mmHg)。一般认为治疗时间越晚,出现高血压、动脉瘤及死亡的风险也就越高,均尽早手术(推荐级别Ⅰ,证据水平B级)。

主动脉弓外科重建包括:①主动脉缩窄段楔形切除吻合术;②主动脉缩窄段全切除端端吻合术;③左锁骨下动脉带瓣主动脉成形术;④人造补片主动脉扩大成形术;⑤人造血管或锁骨下动脉与主动脉旁路术。合并室间隔缺损、左心室流出道梗阻可以同时矫治。目前,主动脉缩窄的手术风险已很低,术后并发症有吻合口出血、喉返神经损伤、高血压、乳糜胸、腹部疼痛及脊髓神经受损等,新生儿主动脉缩窄手术修复后复发梗阻仍然是主要的问题。据报道,新生儿修复后的再缩窄率高达11%~25%,其中以端端吻合(33%)和锁骨下皮瓣成形术(20%)再缩窄率最高。在新生儿和婴儿采用端端延伸吻合术修复,1岁以上儿童采用Gore-Tex-补片主动脉成形术可减少主动脉缩窄的复发。

美国STS-CHS数据库中2006—2010年的主动脉缩窄手术数据表明,总体术后早期死亡率为2.4%,其中单纯性主动脉缩窄早期死亡率为1%,合并室间隔缺损者为2.5%,合并其他畸形者为4.8%。国内文献报道的早期死亡率与此相近。术后10年、20年和30年的生存率分别为93.3%、86.4%和73.5%,和正常人群相比生存率略有偏低,其中接受手术时年龄偏大和术前存在高血压是主要危险因素。术后残留高血压与手术年龄有关系,一般发生在>5岁的儿童病例,故主张矫治手术应在5岁以前较宜。在美国梅奥诊所1946—2005年单纯性手术修补的819例患者的长期随访中,修复时平均年龄(17.2±13.6)岁,

124例有175次再干预,随着年龄生长大于10年、20年和30年的患者,免于再次手术概率分别为97%,92%和89%,再次手术最多的是在术后5年以内。存活率在初次修复后10年、20年和30年分别为93%,86%和74%,显著低于年龄和性别匹配的对照组,最常见的死因是冠状动脉疾病,其次是猝死、心力衰竭、脑血管意外和主动脉瘤破裂。手术死亡率与合并其他心内畸形有关。单纯主动脉缩窄为2%~5%,若合并心内畸形可达10%~20%。术后残留狭窄或再狭窄约占8%。主动脉缩窄术后均应长期、密切随访。每年随访内容除心脏超声评估主动脉弓部及左心室流出道情况外,尚需复查静息血压、上下肢血压差、24小时血压监测等。5岁以上患者每3~5年行心脏MRI或CTA检查,必要时行心导管检查和造影。

七、预后

先天性主动脉缩窄看似是一种简单的主动脉弓梗阻性病变,但在解剖、生理和临床表现上有巨大差异。长期生存率低于一般普通人群,总死亡率为5%。未经治疗的患者自然预后很差,出生后10年内50%死亡,50岁前90%死亡,平均死亡年龄34岁。死亡原因包括充血性心力衰竭(26%)、主动脉破裂(21%)、感染性心内膜炎(18%)和脑出血(12%)等。因此,一经诊断后均应进行矫治。目前,经皮介入治疗已经被证明是安全和有效的,对患者的生活质量有良好的改变。成功矫治的主动脉缩窄女性患者,妊娠前无高血压或活动后无心血管症状者能够良好地耐受妊娠,极少发生与妊娠相关的重大心血管并发症事件。但未经治疗的,或术后再缩窄的女性患者在妊娠、待产和分娩期间会发生难治性高血压、主动脉夹层、动脉瘤形成或破裂的风险显著增大,高危与极高危的心脏不良事件发生率将高达40%~100%,妊娠是禁忌证,如果发生意外怀孕,应立即终止妊娠。主动脉缩窄女性后代发生先天性心脏病的风险为4%。尽管成功修复,仍需要终身监测和随访,早期筛查和及时治疗高血压及其他晚期并发症。

(朱鲜阳　张玉威)

参 考 文 献

1. 易定华,徐志云,王辉山.心脏外科学.2版.北京:人民军医出版社,2016.

2. ST LOUIS J D,HARVEY B A,MENK J S,et al. Mortality and operative management for patients undergoing repair of coarctation of the aorta:A retrospective review of the pediatric cardiac care consortium. World J Pediatr Congenit Heart Surg,2015,6(3):431-437.

3. 陈树宝.先天性心脏病影像诊断学.北京:人民卫生出版社,2004.

4. 张海波,李守军.先天性心脏病外科治疗中国专家共识(十一):主动脉缩窄与主动脉弓中断.中国胸心血管外科临床杂志,2020,27:1255-1261.

5. KISCHE S,SCHNEIDER H,AKIN I,et al. Technique of interventional repair in adult aortic coarctation. J Vasc Surg,2010,51:1550-1559.

6. KIM Y Y,ANDRADE L,COOK S C. Aortic coarctation. Cardiol Clin,2020,38:337-351.

7. GANIGARA M,DOSHI A,NAIMI I,et al. Preoperative physiology,imaging,and management of coarctation of aorta in children. Semin Cardiothorac Vasc Anesth,2019,23:379-386.

8. ZHAO Q,SHI K,YANG Z G,et al. Predictors of aortic dilation in patients with coarctation of the aorta:evaluation with dual-source computed tomography. BMC Cardiovascular Disorders,2018,18:124-131.

9. STOUT K K,DANIELS C J,ABOULHOSN J A,et al. 2018 AHA/ACC guideline for the management of adults with congenital heart disease. J Am Coll Cardiol,2019,73:81-192.

10. BAUMGARTNER H,BONHOEFFER P,DE GROOT N M,et al. ESC guidelines for the management of grown-up congenital heart disease(new version 2010). Eur Heart J,2010,31:2915-2957.

11. DIJKEMA E J,LEINER T,GROTENHUIS H B. Diagnosis,imaging and clinical management of aortic coarctation. Heart,2017,103:1148-1155.

12. DIJKEMA E J,SIESWERDA G T,TAKKEN T,et al. Long-term results of balloon angioplasty for native coarctation of the aorta in childhood in comparison with surgery. Eur J Cardiothorac Surg,2018,53:262-268.

13. HOFFMAN J I. The challenge in diagnosing coarctation of the aorta. Cardiovasc J Afr,2017,28:1-4.

14. 朱鲜阳,韩雅玲.结构性心脏病心导管介入治疗.北京:北京大学医学出版社,2019.

15. BUGEJA J,CUTAJAR D,ZAHRA C,et al. Aortic stenting for neonatal coarctation of the aorta-when should this be considered?Images Paediatr Cardiol,2016,18:1-4.

16. HAJI ZEINALI A M,SADEGHIAN M,QURESHI S A,et al. Midterm to long-term safety and efficacy of self-expandable nitinol stent implantation for coarctation of aorta in adults. Catheter Cardiovasc Interv,2017,90:425-431.

17. GOLDEN A B,HELLENBRAND W E. Coarctation of the aorta:stenting in children and adults. Catheter Cardiovasc Interv,2007,69:289-299.

18. FORBES T J,KIM D W,DU W,et al. CCISC Investigators. Comparison of surgical,stent,and balloon angioplasty treatment of native coarctation of the aorta:an observational study by the CCISC(Congenital Cardiovascular Interventional Study Consortium).J Am Coll Cardiol,2011,58:2664-2674.

19. STEINER I,PRSA M. Immediate results of percutaneous management of coarctation of the aorta:A 7-year single-centre experience. Inter J Cardiol,2021,322:103-106.

20. UNGERLEIDER R M,PASQUALI S K,WELKE K F,et al. Contemporary patterns of surgery and outcomes for aortic coarctation:an analysis of the Society of Thoracic Surgeons Congenital Heart Surgery Database. J Thorac Cardiovasc Surg,2013,145:150-157.

21. MA Z L,YAN J,LI S J,et al. Coarctation of the aorta with aortic arch hypoplasia:Midterm outcomes of aortic arch reconstruction with autologous pulmonary artery patch. Chin Med J(Engl),2017,130:2802-2807.

22. EGBE A C,QURESHI M Y,CONNOLLY H M,et al. Determinants of left ventricular diastolic function and exertional symptoms in adults with coarctation of aorta. Circ Heart Fail,2020,13:e006651.

23. BECKMANN E,JASSAR A S. Coarctation repair-redo challenges in the adults:what to do?J Vis Surg,2018,4:76-89.

24. SURADI H,HIJAZI Z M. Current management of coarctation of the aorta. Glob Cardiol Sci Pract,2015,4:44-55.

25. REGITZ-ZAGROSEK V,ROOS-HESSELINK J W,BAUERSACHS J,et al. 2018 ESC Guidelines for the management of cardiovascular diseases during pregnancy. Eur Heart J,2018,39:3165-3241.

第四十八章

主动脉弓中断

主动脉弓中断（interrupted aortic arch，IAA）是主动脉与降主动脉没有直接连接的先天性主动脉弓畸形。1778 年由 Steidele 首次描述。1955 年，Merrill 等首次报道采用直接吻合法成功纠治 A 型短段 IAA，但没有同时进行室间隔缺损修补。一期完全纠治手术由 Barratt-Boyes 等首次完成，主动脉弓中断采用人工管道连接。1975 年，Trusler 和 Izukawa 首次一期手术主动脉弓直接吻合获得成功。1976 年，Elliott 等引入前列腺素 E_1（prostaglandin E_1，PGE_1）等代谢复苏药物，使 IAA 治疗成功率显著提高。

IAA 是一种少见的先天性心脏病，在中国新生儿中的发病率约为 0.5/10 000，约占所有先天性心脏病的 1.5%。IAA 最常发生在左颈总动脉和左锁骨下动脉间，时常合并左心结构发育偏小。尽管现在许多医疗中心新生儿一期根治手术死亡率相对低，但是远期左心系统结构发育不良并不少见，特别是左心室流出道狭窄需再次手术的发生率高。

一、病理解剖

主动脉弓分为近弓、远弓和峡部。近弓部分指无名动脉起始处至左颈总动脉，远弓部分指左颈总动脉至左锁骨下动脉起始处，连接远弓与降主动脉近导管区部分称为峡部（图 48-1）。临床上通常将 IAA 分型为 3 型（图 48-2）：A 型中断发生在峡部，位于左锁骨下动脉远端，有时中断处为一纤维索带连接。B 型中断发生在左颈总动脉和

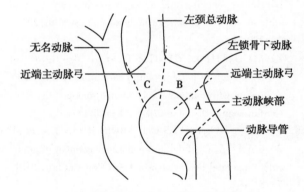

图 48-1　主动脉弓分段

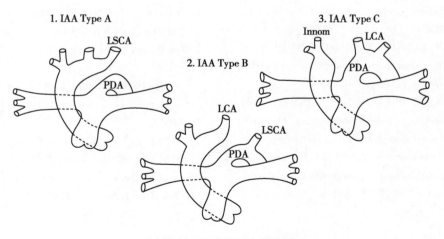

图 48-2　主动脉弓中断分型

PDA，动脉导管未闭；LSCA，左锁骨下动脉；LCA，左颈总动脉；Innom，无名动脉。

左锁骨下动脉之间,此型常合并迷走右锁骨下动脉,由于胚胎时期更多的血流经动脉导管进行供血,而左心室流出道血流相对较少,主动脉瓣下狭窄发生率较高。C型中断发生在无名动脉起始处至左颈总动脉之间。在西方人群中,IAA以B型最为常见,约为55%;A型其次,约占40%;C型则极为罕见。在我国人群中则A型IAA更为常见。上海交通大学医学院附属上海儿童医学中心近10年来IAA手术病例中A型占70%以上,无C型病例,可能与人种差异或部分患儿在早期死亡有关。

单纯IAA极为罕见。除动脉导管未闭以外,室间隔缺损是最多见的合并畸形。房间隔缺损也是常见的合并畸形(associated anomalies),通常是扩张得比较大的未闭卵圆孔。在宫内发育期,由于主动脉弓中断和左心室流出道梗阻导致血流受阻,产生心房水平的左向右分流,从而形成房间隔缺损。合并的复杂畸形包括永存动脉干、右心室双出口、大动脉转位等。上海交通大学医学院附属上海儿童医学中心近10年来双心室修补的IAA及其合并畸形中,合并室间隔缺损占82%,合并主肺动脉窗占10%,合并右心室双出口或大动脉转位占6%,合并永存动脉干占2%。IAA合并主肺动脉窗、右肺动脉起源于升主动脉、室间隔完整者又称为Berry综合征。值得注意的是各种类型的单心室约占4%。

左心室流出道梗阻在IAA患儿中也较为常见,其产生的原因包括圆锥隔与室间隔对位不良向后移位、室间隔对侧的左心室游离壁有突起的肌肉即所谓的"Moulaert肌肉"向左心室流出道凸出有关。左心室流出道梗阻包括二叶型发育不良的主动脉瓣、主动脉瓣下狭窄、主动脉瓣环狭窄、升主动脉和主动脉弓的发育不良等。

二、病理生理

左心室血泵入升主动脉,而右心室血流向肺动脉经动脉导管入降主动脉;如有室间隔缺损,则在心室水平为左向右分流,而动脉导管为右向左分流。左心室血流有两条去路,一为入升主动脉,

另一个为通过室间隔缺损入右心室、肺动脉、动脉导管至降主动脉。降主动脉的血源虽由右心室而来,但因右心室掺有左心室分流而来的氧合血,血氧并不很低,所以躯体下部的青紫可不明显。如无动脉导管未闭和室间隔缺损,则降主动脉的血源全靠肋间动脉上下串连和断离前后的头臂动脉侧支供血。断离的部位决定侧支交通发生的部位和高血压发生的动脉。如本病既不伴有动脉导管未闭,又无室间隔缺损,则肺动脉的压力可不高。

三、临床表现

出生前经胎儿超声心动图获得诊断,生后即使用前列腺素E_1(PGE$_1$)可避免酸中毒。对胎儿期未诊断的常见主动脉弓中断的类型,即合并动脉导管未闭和圆锥隔室间隔缺损,在新生儿期很少被怀疑有严重先天性心脏病,除非动脉导管开始关闭。如果动脉导管突然关闭出现或没有被迅速识别,患儿不久即可表现为严重的酸中毒,以及由于下肢的血流灌注完全依赖两个独立的主动脉系统之间的侧支供应不足造成的无尿。触诊脉搏依赖于IAA的解剖类型,如B型IAA时,右上肢脉搏可触及,而若动脉导管关闭后左上肢和股动脉脉搏则不能触及。肝脏缺血损伤可出现谷草转氨酶和乳酸脱氢酶升高,肠缺血损伤可出现坏死性小肠结肠炎如便血,肾脏损伤则有肌酐水平上升。

非常严重的酸中毒(pH<7.0)最终可导致包括脑和心脏在内的所有重要脏器损伤。患儿表现为抽搐、软弱无力和反应低下。由于低心排状态使心肌损伤非常明显。动脉导管关闭前肺血流得到保证,很少有肺功能障碍。

偶尔动脉导管在新生儿期没有关闭,诊断可能延迟数周。由于肺血管阻力下降,左向右分流增加,患儿表现为充血性心力衰竭和生长落后。

部分IAA患儿常合并22q11.2缺失综合征,即先天性胸腺发育不全,伴有常染色体22q11.2微缺失,与胚胎期第三、四对咽弓发育缺陷相关,表现为免疫缺陷、低钙血症、特殊面容、大血管畸形等。

四、诊断

产前胎儿超声心动图或胎儿磁共振能够对主动脉弓中断作出诊断。准确的产前诊断（prenatal diagnosis）对出生后的处置极为重要。超声心动图对主动脉弓中断的位置，中断的长度，左心室流出道有无狭窄，主动脉瓣环及升主动脉直径，合并畸形如室间隔缺损等都能提供重要且有价值的信息帮助诊断（图48-3）。超声心动图还可明确峡部存在与否，无峡部的患儿往往伴有22q11.2微缺失和22q11.2缺失综合征。

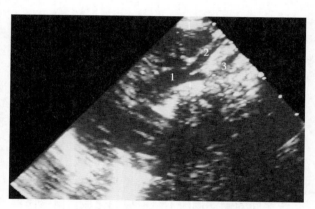

图48-3 超声心动图主动脉弓中断
1,主动脉弓;2,无名动脉;3,左颈总动脉。

如果患儿全身情况允许，心脏增强CT或磁共振成像能够直观了解解剖情况（图48-4）。国内部分患儿就诊时间晚，合并不同程度肺动脉高压。心导管检查能够准确评估这部分患儿的肺动脉压力与肺血管阻力，判断手术指征，指导手术治疗。

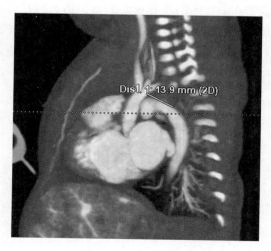

图48-4 心脏增强CT
提示 A 型 IAA,中断距离 13.9mm。

五、治疗

（一）围产期处理

IAA 在我国胎儿心脏缺陷远期预后危险度评分体系中处于Ⅳ级，即出生-转运过程中血流动力学基本稳定、但存在新生儿急诊手术可能。围产期建议在孕38~39周计划分娩，必要时剖宫产，在能够提供快速生命支持的医院分娩，最好是邻近儿童心脏疾病治疗中心。新生儿与心血管专业医生产房待命，准备必要设备，分娩后立即转运至儿童心血管重症监护室。

（二）术前支持治疗

1976 年,PGE$_1$的应用对主动脉弓中断的治疗起了革命性的改变。以往,主动脉弓中断新生儿通常只能进行必要的酸中毒纠正,然后在急诊心导管检查后进行手术,生存率很低。

PGE$_1$必须从可靠的静脉通路输入,如果小于1周的新生儿在使用PGE$_1$1小时内动脉导管没有开放的迹象应考虑技术问题,应从中央静脉输入。建立动脉导管的开放是抢救治疗的第一步,因为下半身的血流依赖动脉导管（ductus dependent）灌注。导管内的血流也有机会进入肺循环,肺血管阻力增加非常重要,因此应避免高浓度吸入氧（通常空气就合适）和过度机械通气所致碱中毒:吸气峰压和呼吸频率应选择调整至PaCO$_2$水平为40~50mmHg,防止肺充血,并积极纠正代谢性酸中毒、避免整体碱中毒。同时给予中等容量负荷和多巴胺、多巴酚丁胺、米力农等正性肌力药物维护心功能。根据主动脉弓中断远端动脉血压（脐动脉压、股动脉压）情况随时调整 PGE$_1$ 剂量[5~10μg/（kg·min）],保持血压收缩压 50~60mmHg,特别是舒张压 25~30mmHg 以改善肾脏、肝脏灌注,尿少或无尿患儿可腹膜透析治疗。

（三）手术治疗

除非维持动脉导管开放,否则 IAA 患儿就无法生存。因此,在疾病明确诊断、完成代谢性复苏后,应尽快实施手术纠治。随着手术技术、体外循环及围手术期监护水平的提高,目前一期纠治IAA及其合并畸形已成为共识。

手术通过胸骨正中切口进行。一般可采取升主动脉和肺总动脉分别插管的方法灌注上下半身,联合灌注降温。应注意在转流开始后,尽快阻断左、右肺动脉,防止血液过多灌注肺循环导致灌注肺。阻断降主动脉时,必须降低流量,防止脑部过高的灌注流量和灌注压力,造成术后脑并发症。

主动脉弓重建(aortic arch reconstruction)的原则是充分游离主动脉、弓部分支和降主动脉,尽可能切除所有导管组织,将降主动脉直接与升主动脉进行无张力吻合(图48-5),可在选择性脑灌注(selective cerebral perfusion)或深低温停循环(deep hypothermic circulatory arrest)下进行。合并室间隔缺损时,手术可先行主动脉弓重建,然后开放降主动脉,恢复正常流量,在复温的过程中探查室间隔缺损并予以修补。

存在主动脉瓣下或瓣水平的梗阻,对于新生儿和小婴儿,如果患儿主动脉瓣环直径(mm)>体重(kg)+1.5,适用于一期主动脉弓重建,术后早期发生左心室流出道梗阻的概率较低,如果患儿主动脉瓣环直径(mm)<体重(kg),可考虑采取左心室流出道"改道"手术(如Yasui手术)。体外循环辅助停止后,应立即利用食管超声探测左心室流出道的压力阶差,左心室流出道压差应小于30mmHg。如果压差超过此数值,尤其是合并左心功能不全、血流动力学不稳定时,应考虑选取其他左心室流出道重建方法重新进行手术。

六、手术效果

随着各项技术的进步,IAA合并简单畸形的术后死亡率有明显的年代差异,近10年来文献报道大多在10%以下。上海交通大学医学院附属上海儿童医学中心自2009—2019年纠治IAA/VSD的新生儿及婴儿共计123例,术后早期死亡率为13%,其中体外循环时间长于135分钟、新生儿期接受手术、手术年代早于2016年的患儿死亡率高。术后主动脉弓残余梗阻多发生于术后早期,术后半年、1年和5年免于发生主动脉弓残余梗阻率分别为75%、72%和72%。术后左心室流出道梗阻则贯穿患儿术后随访过程中,术后半年、1年和5年免于发生左心室流出道梗阻率分别为91%、83%和73%。术后共有17例患儿接受21例再手术,再手术距首次手术的平均间隔为1.8年。再手术包括左心室流出道疏通、主动脉瓣交界切开、主动脉瓣上狭窄补片扩大、主动脉弓狭窄补片扩大或球囊扩张等。11例(79%)患儿随访过程中再次出现梗阻。IAA合并复杂畸形仍是治疗的难点,术后早期死亡率并没有随着年代而减低,且术后再手术率也比合并简单畸形者高。

七、术后随访要点

IAA患儿术后应长期、密切随访。每年随访内容除心脏超声评估主动脉弓部及左心室流出道情况外,尚需复查静息血压、上下肢血压差、24小

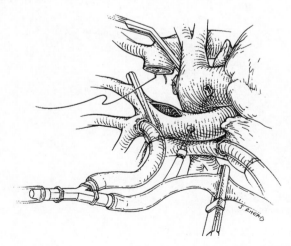
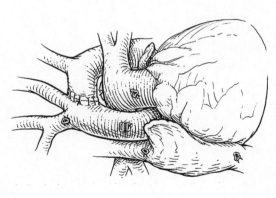

图48-5 主动脉弓重建方法

(引自:Kouchoukos NT,Blackstone GH,Dory DB,et al. Kirklin/Barratt-Boyes Cardiac Surgery. Philadelphia,Elsevier,2013:1761)

时血压监测等。5 岁以上患儿仅行心脏超声无法明确主动脉弓部情况的,可每 3~5 年行心脏 MRI 或 CT 检查和必要的心导管造影检查。

(张海波)

参 考 资 料

1. MCCRINDLE BW,TCHERVENKOV CI,KONSTANTINOV IE,et al. Risk factors associated with mortality and interventions in 472 neonates with interrupted aortic arch:A congenital heart surgeons society study. J Thorac Cardiovasc Surg,2005,129(2):343-350.

2. JONAS RA,QUAEGEBEUR JM,KIRKLIN JW,et al. Outcomes in patients with interrupted aortic arch and ventricular septal defect. A multi-institutional study. Congenital Heart Surgeons Society. J Thorac Cardiovasc Surg,1994,107:1099-1113.

3. HU R,ZHANG W,LIU X,et al. Current outcomes of one-stage surgical correction for Berry syndrome. J Thorac Cardiovasc Surg,2017,153(5):1139-1147.

4. DONG SZ,ZHU M,LI F. Preliminary experience with cardiovascular magnetic resonance in evaluation of fetal cardiovascular anomalies. J Cardiovasc Magn Reson,2013,15(1):40.

5. 中华医学会胸心血管外科学分会,中华医学会小儿外科学分会心胸外科学组,国家心血管病中心先天性心脏病专业委员会,等. 中国心脏出生缺陷围产期诊断和临床评估处置专家共识. 中华小儿外科杂志,2018(3):163-170.

6. 张文,蒋琪,朱奕帆,等. 新生儿及婴儿期主动脉弓中断合并室间隔缺损的手术疗效分析. 中华胸心血管外科杂志,2021,37(6):321-325.

7. ANDRIANOVA EI,NAIMO PS,FRICKE TA,et al. Outcomes of interrupted aortic arch repair in children with biventricular circulation. Ann Thorac Surg,2021,111(6):2050-2058.

第四十九章

血 管 环

血管环（vascular ring）是指主动脉弓系统先天性的发育异常对食管和气管产生压迫并产生相应症状一类血管畸形的总称。其中,最常见的两种类型分别是双主动脉弓和右位主动脉弓合并左侧动脉韧带。

一、胚胎学

血管环的发生始于胚胎期的主动脉弓系统。这一系统包含腹侧与背侧的主动脉,以及其间相连的六对原始主动脉弓构成的原始动脉环,将气管和食管围绕在其中。六对原始主动脉弓经过复杂的存续、融合或退化的演替过程,使原始动脉环在不同的位置退化开环,如有异常就会形成各种不同类型的主动脉弓畸形（aortic arch anomalies）。在正常的左主动脉弓系统发育中,第一、第二和第五对弓最先退化,然后右侧第四弓也退化,而左侧的第四弓仍存续,最后形成了正常的左位主动脉弓。如果上述发育过程在右侧第四弓退化前出现了停滞,就会使原始动脉环形成闭环,导致出现双主动脉弓。如果左侧第四弓出现退化而右侧第四弓保持畅通,则患者将出现右位主动脉弓（图 49-1）。对于所有不同类型的血管环,已经发现多种在特征上略有不同的亚型。特别是双主动脉弓中,右、左或双侧的主动脉弓均可通畅。弓闭锁的位置也可能因位置的不同而不同。

近年来,对锁骨下动脉起始部的动脉瘤样扩张有了更多的认识。这种扩张最先被 Kommerell 所描述,故现在被称为 Kommerell 憩室（Kommerell diverticulum）。它是原始第四背弓远端因退化失败而残留的部分。Salomonowitz 将主动脉憩室分为以下三种类型:①左位主动脉弓伴憩室和迷走右锁骨下动脉（aberrant right subclavian artery）

（即最早被定义的 Kommerell 憩室,或称 Lusoria 根）;②右位主动脉弓伴憩室和迷走左锁骨下动脉（aberrant left subclavian artery）（即广义上的 Kommerell 憩室）;③位于主动脉-动脉导管交界处的憩室,即导管憩室（这一类不称为 Kommerell 憩室）。另外,也有不合并迷走锁骨下动脉的动脉憩室的报道,但似乎也可将其归为第三类 Salomonowitz 分型中。左弓合并的憩室常较小,一般呈圆锥形;而右弓合并的憩室则更大,一般呈圆球形,这是因为胎儿期大量血液经由开放的左侧动脉导管直接输送到憩室的缘故。临床常见的主动脉弓畸形合并主动脉憩室的情况如图 49-2 所示。

二、病理分型

（一）右位主动脉弓

右位主动脉弓（right aortic arch）有两种主要类型。65% 的患者合并食管后左锁骨下动脉（retroesophageal left subclavian artery）和左侧动脉韧带,是真正的血管环。34% 的右位主动脉弓患者则有镜像分支（mirror-image branching）（镜像左无名动脉）,即左侧由无名动脉发出左颈总动脉和左锁骨下动脉。这种类型根据左侧动脉韧带（left ductus ligamentum）附着的位置又可分为两种亚型。一种是左侧动脉韧带位于左无名动脉与左肺动脉之间,这一亚型并不属于血管环范畴。另一种则是食管后左侧动脉韧带连接着降主动脉与左肺动脉,在降主动脉端通常有动脉憩室形成,这一亚型是完全性血管环（图 49-3）。

在许多右位主动脉弓、食管后左锁骨下动脉和左侧动脉韧带的患者中,随着年龄的增长,左锁

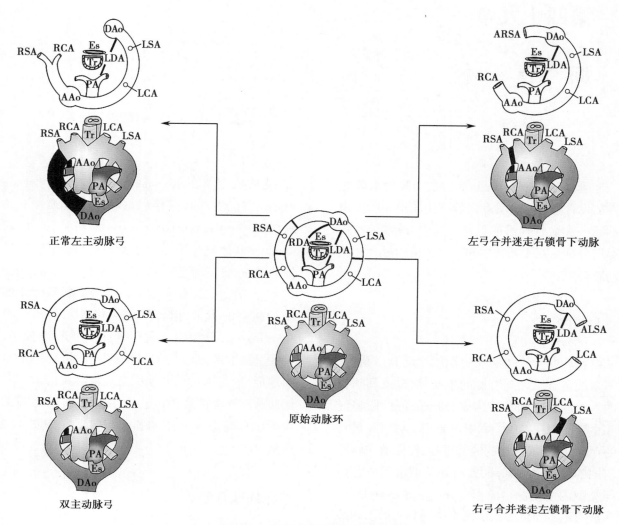

图 49-1　常见血管环的胚胎学演进

原始动脉环(中),同时存在左侧和右侧的主动脉弓和双侧的动脉导管,气管与食管被包绕于其中,这是所有主动脉弓系统正常或异常胚胎学演进的基础。正常左主动脉弓(左上):原始动脉环在右锁骨下动脉与降主动脉之间的部分退化,使原始动脉环开环,同时右侧动脉导管退化,形成正常的左弓。双主动脉弓(左下),仅右侧的动脉导管退化,气管和食管仍然被原始动脉环围绕,因此形成完全性血管环。左弓合并迷走右锁骨下动脉(右上),原始动脉环在右颈总动脉与右锁骨下动脉之间的部分退化,右侧动脉导管退化,导致右锁骨下动脉发自降主动脉。原始动脉环开环,因此不形成完全性血管环。右弓合并迷走左锁骨下动脉(右上):原始动脉环在左颈总动脉与左锁骨下动脉之间的部分退化,右侧动脉导管退化,导致左锁骨下动脉发自降主动脉。原始动脉环虽然开环,但因为左侧动脉导管韧带的存在,气管和食管仍被围绕其中,因此形成完全性血管环。

骨下动脉近端 Kommerell 憩室的病理性膨大多有逐渐增大的趋势,成为气管和食管压迫的独立原因,甚至有破裂猝死的风险。现在认为,对于存在 Kommerell 憩室的右位主动脉弓患者,在对血管环进行切断手术时必须仔细考虑这种结构的潜在病理风险,对于大的 Kommerell 憩室应予以同期切除。

(二)双主动脉弓

双主动脉弓(double aortic arch)主要有三种主要类型,分别为右弓优势合并细小的左弓(80%)、左弓优势合并细小的右弓(10%),以及"平衡"的双弓(10%)。许多双主动脉弓患者会出现劣势一侧的弓远端在汇入降主动脉处闭锁的情况。

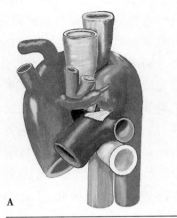
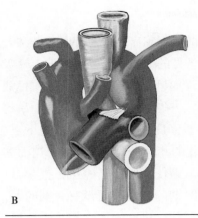

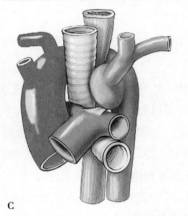
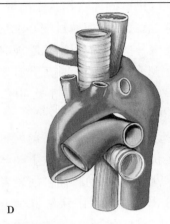

图 49-2　不同主动脉弓畸形合并主动脉憩室的胚胎学演进

A. 双主动脉弓：主动脉憩室同时与左主动脉弓（通常闭锁或是劣势弓）和左侧动脉导管韧带相连；B. 右弓合并迷走左锁骨下动脉：左侧动脉导管韧带与主动脉憩室相连，同时左锁骨下动脉发自憩室；C. 右弓合并迷走左无名动脉：左侧动脉导管韧带与主动脉憩室相连，同时左无名动脉发自憩室；D. 左弓合并迷走右锁骨下动脉：由于右侧动脉导管很早退化，因此主动脉憩室一般较小，右锁骨下动脉发自憩室。

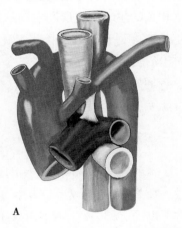
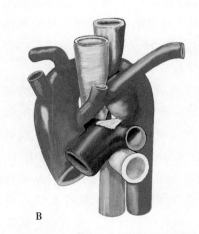

图 49-3　右位主动脉弓合并镜像分支的两种不同情况，左侧动脉韧带的起源位置将决定是否形成血管环

A. 左侧动脉韧带起源于左无名动脉时，并不形成血管环；B. 左侧动脉韧带起源于位于降主动脉的憩室时，则形成完全性血管环。

三、临床表现

儿童血管环的典型临床表现是呼吸嘈杂和犬吠样咳嗽。其他常见的症状是反复出现的上呼吸道感染、喘息、运动时呼吸困难（dyspnea）和吞咽困难（dysphagia）。一些婴儿甚至可有危及生命的不良事件或呼吸暂停病史。在极少数情况下，气管严重受压或软化的儿童可发展为呼吸窘迫而需要气管插管治疗。即使血管环已经压得很紧，母乳或配方奶喂养时期的婴儿也可没有吞咽问题，吞咽困难症状可能到以进食固体食物时才出现。有少部分患儿被称为"无症状"，但通过细心观察和询问病史仍可以发现一些异常，如患儿吃饭时非常仔细地咀嚼食物，进食缓慢，也有些患儿有哮鸣史，或曾被诊断为"哮喘"，并有其他呼吸问题，且这些问题可能还不明显。

绝大多数的双主动脉弓患儿在 1 月龄前就有呼吸嘈杂或咳嗽的症状。相较而言，右位主动脉弓、食管后左锁骨下动脉和左侧动脉韧带的患者通常在 1~6 月龄时才出现症状。因从解剖学上看，后者血管环的一部分是由低压的肺动脉和动脉韧带构成的，故比双主动脉弓要"松"。

四、诊断

儿童血管环的诊断在过去的 15 年中发生了很大的变化。诊断评估的关键在于应采用循序渐进的模式，而非进行过多的检查。因一旦诊断明确，外科医生知道该进行何种手术时，就没有必要行进一步的影像学检查。

胸部 X 线检查是最先需要的检查。对胸部 X 线检查的仔细分析通常可以揭示主动脉弓的位置。在非血管环的患者中，由左弓形成的主动脉结一般显而易见。而在双主动脉弓的患者中，胸部 X 线检查却难以分辨主动脉弓的位置，但这往往就是一个线索。如果是右弓，则胸部 X 线检查通常会显示气管右侧受压的征象。虽然食管吞钡检查也曾被用作为一种诊断方法，但如今却早已被 CT 检查所取代。采用新一代的双源 CT 扫描，可在不进行气管插管的情况下快速获得清晰的血管重建图像，从而便于外科医生进行手术设计，同

时将放射剂量控制在合理的范围内。磁共振成像（MRI）检查也是一种备选的影像诊断手段，但其空间分辨率和对气管解剖结构的显示均不如 CT。

部分临床上最先表现为呼吸嘈杂和咳嗽的患者也会先接受支气管镜检查。支气管镜下常可见气管腔外在的搏动性压迫，这就强烈提示血管环的存在，应需进一步 CT 检查证实。另一项常规检查方法是超声心动图，可以清晰地揭示主动脉弓的位置及其他异常。12% 的血管环患者合并心脏结构的病理异常。因此，所有的血管环病人都应接受超声心动图检查。

五、治疗

绝大多数的真性血管环患者都有临床症状，有症状的患者都应进行手术治疗（surgical repair）。其中特别是双主动脉弓的患者应及早进行手术。少数右位主动脉弓和左侧动脉韧带的患者可能并没有明显的气管或食管压迫。对于这类患者，可以进行密切随访而暂不进行手术。

围手术期的营养支持、感染控制及呼吸治疗对手术的成功有很大的助益，需要足够重视。有症状的患者，应在确诊后尽快进行手术矫治，以免出现呼吸暂停、缺氧发作或上呼吸道感染等严重并发症。另外，还有一些罕见的并发症是由于未矫治的血管环所引起的，包括在留置鼻胃管或气管插管时引发的灾难性出血，特别是与 Kommerell 憩室相关的主动脉夹层和主动脉瘤等。如果患者在年长时才得到诊断和手术，那么气管软化在手术矫治后仍会持续存在。多年食管受到严重压迫的患者通常会出现吞咽困难，且在血管环解除后也可能无法缓解。

（一）双主动脉弓

手术的原则是离断劣势侧的弓而保留优势侧的弓。在"平衡"的双弓患者中，通过仔细的评估通常可以确定哪一侧弓实际占有优势。判断降主动脉与脊柱的位置关系也可以帮助决策，通常建议保留与降主动脉位于同一侧的弓。此时 CT 成像就发挥了主导作用。在非常罕见的降主动脉居于中线、两侧弓的大小也完全相同的情况下，一般

离断左弓以避免对右侧气管的残余压迫。取需要离断弓的一侧胸廓切口，第3或第4肋间进胸。需注意的是，如果离断的是左弓，则左侧的动脉韧带也应一并离断。如果劣势侧的弓很细小或趋于闭锁，也可以在电视胸腔镜辅助下离断血管环，以达到微创治疗的目的。

（二）右位主动脉弓合并左侧动脉韧带和迷走左锁骨下动脉

一般只需要离断左侧动脉韧带即可解除血管环。但需要注意的是，合并食管后迷走左锁骨下动脉的患者往往同时存在 Kommerell 憩室。一般认为 Kommerell 憩室基底部的直径大于远端锁骨下动脉直径 1.5 倍时，即具备手术切除的指征。在切除憩室后，需移植远端左锁骨下动脉，与左颈总动脉进行端侧吻合，以保留其血液供应来源。

（三）左位主动脉弓合并左侧动脉韧带和迷走右锁骨下动脉

除正常的左位主动脉形态外，左弓占优势的血管畸形最常见的情况应是左位主动脉弓合并迷走右锁骨下动脉和左侧动脉韧带。这种情况不是血管环，在人群中并不罕见，约占 0.5%。故经常在有吞咽困难患者的检查中发现这一畸形。往往将迷走右锁骨下动脉离断后吞咽困难仍可持续存在。与迷走左锁骨下动脉不同的是，由于右侧动脉导管很早就退化，迷走右锁骨下动脉近端的动脉憩室一般较小或根本不显著，因此不存在压迫食管的形态学基础。所以，除非存在明确的证据表明食管受到压迫，否则不主张对迷走右锁骨下动脉进行移位手术。

（杜欣为　徐志伟）

参 考 文 献

1. JONAS R A, DINARDO J, LAUSSEN P C, et al. Comprehensive surgical management of congenital heart disease. London: Oxford Univ Pr, 2002.

2. BACKER C L, MAVROUDIS C, RIGSBY C K, et al. Trends in vascular ring surgery. J Thorac Cardiovasc Surg, 2005, 129（2）: 1339-1347.

3. LAMBERT V, SIGAL-CINQUALBRE A, BELLI E, et al. Preoperative and postoperative evaluation of airways compression in pediatric patients with 3-dimensional multislice computed tomographic scanning: effect on surgical management. J Thorac Cardiovasc Surg, 2005, 129（5）: 1111-1118.

4. KANABUCHI K, NOGUCHI N, KONDO T. Vascular tracheobronchial compression syndrome in adults: a review. Tokai J Exp Clin Med, 2011, 36: 106-111.

5. WOODS R K, SHARP R J, HOLCOMB G W. Vascular anomalies and tracheoesophageal compression: a single institution's 25-year experience. Ann Thorac Surg, 2001, 72（2）: 434-439.

6. KOGON B E, FORBESS J M, WULKAN M L, et al. Video-assisted thoracoscopic surgery: is a superior technique for the division of vascular rings in children? Congenit Heart Dis, 2007, 2（2）: 130-133.

7. FISHER R G, WHIGHAM C J, TRINH C. Diverticula of Kommerell and aberrant subclavian arteries complicated by aneurysms. Cardiovasc Intervent Radiol, 2005, 28（5）: 553-560.

8. KIM J B, YANG D H, KANG J W. Right aortic arch and an aberrant left subclavian artery arising from a kommerell diverticulum complicated by acute aortic dissection. J Thorac Cardiovasc Surg, 2012, 144（4）: 978-979.

9. SHINKAWA T, GREENBERG S B, JAQUISS R D, et al. Primary translocation of aberrant left subclavian artery for children with symptomatic vascular ring. Ann Thorac Surg, 2012, 93（4）: 1262-1265.

10. LUCIANO D, MITCHELL J, FRAISSE A, et al. Kommerell diverticulum should be removed in children with vascular ring and aberrant left subclavian artery. Ann Thorac Surg, 2015, 100（6）: 2293-2297.

11. NAIMO P S, SAWAN E, DONALD J S, et al. Longterm outcomes of a complete vascular ring division in children: 36 year experience from a single institution. Interact Cardiovasc Thorac Surg, 2017, 24（2）: 234-239.

第五十章

肺动脉吊带

肺动脉吊带（pulmonary artery sling, PAS）是一种罕见的先天性心血管畸形，是指左（右）肺动脉起源于右（左）肺动脉，随后走行于气管与食管之间，最终到达肺门，属于血管环（vascular ring）的一种。1897年，Glaevecke 与 Doehle 等最早对该疾病进行了详细的描述。1954年，Potts 等首次手术成功。1958年，为了和双主动脉弓（double aortic arch）等其他血管环进行区分，Contro 等提出了"血管吊带"这一名词。由于 PAS 经常和完全性气管环形畸形同时存在，1984年，Berdon 提出了"环-吊带综合征（ring-sling complex）"这一名词。中国台湾学者报道 PAS 的发病率约为0.059%，男女比例约为 3∶2。

一、胚胎与病理

胚胎发育机制不清，Sade 等提出的假说被大多数学者认可。正常胚胎发育时，左、右肺动脉由左、右原基肺动脉发育而成，左、右原基肺动脉分别与两侧第 6 号动脉相连，经过一系列的胚胎发育，形成正常的肺动脉分叉。当左侧原基肺动脉无法与左侧第 6 号动脉相连时，左侧原基肺动脉则通过胚胎时期气管周围的原始间充质血管与右侧原基肺动脉相连，导致左肺动脉异常起源于右肺动脉，称为左肺动脉吊带。当右侧原基肺动脉无法与右侧第 6 号动脉相连时，右侧原基肺动脉则通过胚胎时期气管周围的原始间充质血管与左侧原基肺动脉相连，导致右肺动脉异常起源于左肺动脉，称为右肺动脉吊带。整个左肺动脉起源于右肺动脉称为完全性左肺动脉吊带；左上肺动脉起源正常，左下肺动脉起源于右肺动脉，则称为左下肺动脉吊带，也称为部分性左肺动脉吊带，或迷走性左下肺动脉。右肺动脉吊带非常罕见，本

章阐述的肺动脉吊带均指左肺动脉吊带。

病理解剖特征为主肺动脉的位置关系正常，并与右肺动脉分支正常连接，而左肺动脉多异常起源于右肺动脉后壁。左肺动脉呈半环状绕过右主支气管起始部，自右向左走行于气管远端与食管之间，最终进入左侧肺门，形成不完整血管环，易造成对气管和食管的压迫而出现相应的症状。一般来说，左侧肺门较正常肺动脉主干位置偏低，左肺动脉发育也较正常小。当同时存在动脉导管韧带或动脉导管起源于主肺动脉，走行于左主支气管的前上方，并且连接于降主动脉时，则形成完整血管环，但这一血管环仅造成气管压迫，很少伴有食管压迫。

由于起源及行走异常的左肺动脉压迫气管后壁，PAS 患者常伴有气管狭窄（tracheal stenosis），尤其是在隆突上和右主支气管起始部。大约 50%肺动脉吊带病例存在完全性软骨环，气管软骨失去正常"U"形而变成"O"形，气管后壁膜性组织缺如。气管和包括完全软骨环的主支气管壁的软骨分布异常，形成真正的狭窄。因此，气管狭窄不仅可发生于肺动脉吊带压迫的区域，还可延及整个气管，此时形成所谓的"环-吊带综合征"。

大约 50% 的 PAS 合并其他心血管畸形，如房间隔缺损或卵圆孔未闭、左侧上腔静脉残存、动脉导管未闭、室间隔缺损、左肺动脉狭窄、法洛四联症、双主动脉弓、迷走锁骨下动脉、主肺动脉间隔缺损等。

二、临床表现

左肺动脉压迫气管、食管可引起喘鸣、呼吸困难及吞咽困难等症状，严重程度取决于气管、食管受压的程度及合并的其他心血管畸形。气急、

喘鸣及阵发性呼吸困难是患儿就诊的主要原因，严重者可出现发绀、呼吸困难、意识障碍、抽搐等表现，危及生命。食管压迫时，小婴儿可表现为呛奶，较大儿童表现为吞咽困难。少数患者可以没有任何症状，大多在青春期或成年时偶然被发现。心血管系统症状多取决于合并畸形的种类，无特异性。

三、辅助检查

（一）心电图

无特异性表现，取决于合并的心血管畸形，如右心房、右心室增大等。

（二）X 线片

胸部 X 线片可以了解肺充血和肺动脉段突出情况，了解有无肺炎、肺不张和肺气肿等，但无特异性表现。右肺过度通气提示可能存在肺动脉吊带，高千伏摄片可见压迫的气道影，左侧肺门低于右侧，气管下段及隆突处向左侧移位。食管吞钡检查可见气管后方有搏动软组织影压迫食管，食管前方形成明显切迹。高千伏摄片及钡餐造影临床应用较少。

（三）超声心动图

选择胸骨旁大动脉短轴切面、剑突下肺动脉长轴切面、胸骨上窝右肺动脉长轴切面进行检查，正常肺动脉分叉处不能显示左肺动脉，右肺动脉第一级分支开口前见左肺动脉开口；如能见到超声回声增强的气管影，左肺动脉在其右侧为左肺动脉起自右肺动脉的特征；彩色多普勒显示右肺动脉血流进入左肺动脉，呈蓝色（图 50-1），血流频谱与右肺动脉相同；如果左肺动脉开口狭窄，可以显示高速血流。部分性肺动脉吊带患者在肺动脉分叉处显示左上肺动脉发自肺动脉总干，在右肺动脉第一级分支开口前左下肺动脉发自右肺动脉（图 50-2，见文末彩插）。超声心动图可以显示肺动脉分叉，判断肺动脉分支的起源，诊断肺动脉吊带；但难以清晰地显示肺动脉分支的走行途径及其与食管、气管的关系。

（四）CTA 检查

增强 CT 心血管造影 + 气道重建检查是诊断 PAS 的最佳方法。可以清晰显示肺动脉分支的起源、走行及其与气管、食管的关系，气道重建可以直观显示气管、食管有无狭窄，以及狭窄的程度、位置和长度等（图 50-3，见文末彩插）。

（五）纤维支气管镜

气管或支气管的局部病变情况需进行纤维支气管镜（fiberoptic bronchoscope）检查，可以直观地显示气管狭窄的程度、管壁搏动及有无完全性气管软骨环等畸形。可在手术室进行术前诊断

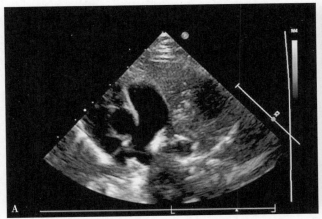
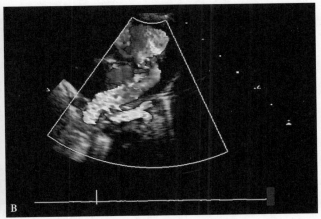

图 50-1 胸骨旁大动脉短轴切面，完全性肺动脉吊带

A. 二维超声显示左肺动脉发自右肺动脉，位于气管后方；B. 彩色多普勒超声显示血流自右肺动脉进入左肺动脉，向左前方走行，包绕气管。

及术后效果判断等。由于存在加重气道阻塞的风险,不作为常规的检查方法。

(六)肺功能

了解呼吸道有无阻塞性改变,大多表现为气道阻力增高,小气道功能障碍等。

四、鉴别诊断

由于气道压迫,且常合并肺炎、肺气肿等,PAS 患者大多因咳喘或呼吸困难而就诊,需要与喘息性支气管炎、支气管肺炎、支气管哮喘等呼吸系统疾病鉴别。临床表现与单纯呼吸道疾病不易区分,如果临床医师对本病认识不足则容易漏诊、误诊。X 线、心脏超声检查可确诊,必要时行 CTA 或心血管造影检查明确诊断。

五、治疗

肺动脉吊带的内科治疗包括抗感染、物理治疗及营养支持等,通常作为术前准备的一部分。有症状的患者在明确诊断后需要尽快行手术治疗。单纯肺动脉吊带,可在体外循环下直视手术,将左肺动脉切断,移至气管前与肺动脉总干做端侧吻合,效果良好。合并中至重度气管狭窄或气管软化(tracheomalacia)者,需行气管成形术(tracheoplasty),如端端吻合和 Slide 气管成形术。术后应长期随访及时发现肺动脉狭窄、气管狭窄及气管吻合口瘘等并发症。

(张玉奇)

参 考 文 献

1. BACKER C L,MONGÉ M C,POPESCU A R,et al. Vascular rings. Semin Pediatr Surg,2016,25(3):165-175.
2. 张玉奇,鲍圣芳.血管环的产前超声心动图诊断及预后评估.诊断学理论与实践,2019,18(05):6-9.
3. BINSALAMAH Z M,THOMASON A,IBARRA C,et al. Midterm outcomes of pulmonary artery sling repair with and without tracheoplasty. Cardiol Young,2021,31(1):52-59.
4. KWAK J G,KIM W H,MIN J,et al. Is tracheoplasty necessary for all patients with pulmonary artery sling and tracheal stenosis? Pediatr Cardiol,2013,34(3):498-503.
5. MUTHIALU N,MARTENS T,KANAKIS M,et al. Repair of pulmonary artery sling withtracheal and intracardiac defects. Asian Cardiovasc Thorac Ann,2020,28(8):463-469.
6. YONG M S,D'UDEKEM Y,BRIZARD C P,et al. Surgical management of pulmonary artery sling in children. J Thorac Cardiovasc Surg,2013,145(4):1033-1039.
7. WANG G,ZHOU G. Left superior pulmonary artery sling. J Card Surg,2019,34(12):1659-1660.
8. 吴力军,张玉奇,高玲玲,等.肺动脉吊带的超声心动图诊断价值及漏误诊分析.中国临床医学影像杂志,2015,26(10):696-699.
9. 张志芳,张玉奇,陈轶维,等.左下肺动脉吊带的彩色多普勒超声心动图诊断价值分析.医学影像学杂志,2016,26(11):1994-1997.
10. COLLELL R,MARIMÓN C,MONTERO M. Partial left pulmonary artery sling. Rev Esp Cardiol,2010,63(7):850.
11. SEZER S,ACAR D K,EKIZ A,et al. Prenatal diagnosis of left pulmonary artery sling and review of literature. Echocardiography,2019,36(5):1001-1004.

第五十一章

左心发育不良综合征

左心发育不良综合征（hypoplastic left heart syndrome，HLHS）是 1958 年由 Noonan 和 Nadas 命名的。HLHS 的发生率在活产婴儿中为（0.16~0.36）/1 000，占先天性心脏病的 1.4%~3.8%，尽管发病率相对较低，但死亡率极高。约 40% 的 HLHS 患儿在生后 48 小时内需要紧急治疗，若不经治疗 90% 以上的 HLHS 患儿在出生后第一周内死亡。约 10% 的 HLHS 患儿伴有心外畸形。HLHS 虽有家庭遗传倾向的报道，但目前多因素致病仍被认为是主要的病因。

一、病理特点

HLHS 以左半心发育不良为共同特点，左半心发育不良程度不一，轻者仅表现为主动脉瓣狭窄，而重者可表现为左心室缺如；还包含主动脉瓣或二尖瓣的闭锁或重度狭窄，或两者兼具，以及升主动脉和主动脉弓发育不良或离断。根据二尖瓣和主动脉瓣形态，又可分为 4 组类型：①主动脉和二尖瓣均狭窄；②主动脉和二尖瓣均闭锁；③主动脉闭锁伴二尖瓣狭窄；④二尖瓣闭锁伴主动脉狭窄。当存在主动脉闭锁时升主动脉发育不良更为严重。在典型病例中，左心室发育不良与二尖瓣和主动脉瓣发育不良，以及升主动脉发育不良同时发生。有学者报道，主动脉和二尖瓣均闭锁类型为最常见，其次为主动脉闭锁伴二尖瓣狭窄。1956—2021 年，复旦大学附属儿科医院共收治 HLHS 患儿 56 例，其中主动脉闭锁伴二尖瓣狭窄 19 例（33.9%），主动脉和二尖瓣均有狭窄者 18 例（32.1%）。HLHS 的左心室体积小，无正常功能或完全闭塞，而右半心扩大、心肌肥厚，动脉导管往往粗大，右心室搏出的血液大量经动脉导管进入主动脉。房间隔可能完整或只具有正常的卵圆孔。HLHS 患儿的房间隔缺损发生率约为 15%，约 10% 的患者伴室间隔缺损，75% 的患儿合并主动脉缩窄。有学者认为部分 HLHS 患儿由于二尖瓣狭窄时左心室腔的异常血流影响了左心室内皮层的内皮-间充质转化过程而合并心内膜弹力纤维增生。HLHS 患儿脑部畸形的发病率也很高，约有 29% 的患者存在中枢神经系统畸形，包括存在明显的结构异常、脑体积偏小、皮质层发育不成熟等。

二、血流动力学表现

本病的主要血流动力学改变为左心室功能不全，左心室无法充分支持体循环。因此，出生前后，肺循环和体循环皆由右心室维持。其发育不良的主动脉内的血液来自右心室通过动脉导管逆向灌注，这是全身动脉血流及冠状动脉的唯一或主要来源。另外，肺静脉回流的血液至左心房后，需通过房间隔进入右心房。因此，房间隔缺损和动脉导管未闭是 HLHS 患儿维持生命的通道，对患儿出生后的存活至关重要。若患儿心房水平分流受限制，左心房和肺静脉压力会显著增高，肺动脉的阻力也随之上升，可导致左心房和肺静脉高压、肺水肿、肺静脉管壁肌化和肺淋巴管扩张等改变。因此，房间隔完整或限制性卵圆孔是 HLHS 患者的高危和预后不良因素。

出生后患儿即面临存活困难，主动脉瓣闭锁者多数随着动脉导管的逐渐关闭而于出生后 2 日内死亡。但只要动脉导管保持通畅，且左心房和右心房之间存在足够的交通，患儿则可以存活。出生后 HLHS 患儿死亡主要有以下原因：①动脉导管关闭。体循环血流量的维持依赖于动脉导管开放，动脉导管关闭后，其结果是主动脉灌注压和体循环心排血量显著降低;②出生后肺血管阻力减少。其会导致肺循环血量增加,右心负担加重;而全身灌注不足。上述两个原因的最终结果是主动脉灌注压和体循环心排血量显著降低,导致循环性休克和严重代谢性酸中毒。③心房间分流量不足。足够大的心房间通道对于左心房减压非常重要。在存在较大房间隔缺损的情况下,肺水肿并不严重,动脉氧饱和度也可达到 80%。出生后肺循环血量增加,回流入左心房血量增加,若心房间分流量不足,左心房压力增高,则可发生严重的肺水肿,动脉氧饱和度会明显降低。

三、临床特征

HLHS 患儿在出生后数小时或数天内即可出现重症表现:即面色苍白,呼吸急促困难,肺部啰音,心动过速,四肢血压明显降低,外周脉搏细弱,肢体厥冷,体温下降,随之发生严重的心力衰竭。患儿可能不伴有严重的发绀,但皮肤由于灌注差呈灰蓝色。第二心音响亮且单一,可有肝大、奔马律。

心电图通常表现为右心室肥大。常可在 V_5 和 V_6 导联见到高大 R 波。胸部 X 线片特征性地显示肺淤血和肺水肿,心影中度或重度增大。严重的代谢性酸中毒(由于心排血量显著降低引起)、动脉 PO_2 轻度降低,PCO_2 正常是该病的特征。通常不需要做心导管和造影检查,心脏超声检查即可诊断,需要明确以下结构和参数:①左心各节段情况(左心房和左心室的大小、二尖瓣是否狭窄或闭锁、主动脉是否狭窄或闭锁、升主动脉和主动脉弓的大小);②三尖瓣、右心室和肺动脉瓣的功能;③房间隔交通的情况、动脉导管的情况;④其他的心脏结构异常。

以下分别叙述两种比较典型的左心发育不良综合征。

(一)主动脉瓣闭锁

主动脉瓣闭锁(aortic atresia,AA)的主要特征是整个心脏左侧结构,包括左心房、左心室、升主动脉均发育不良,并伴有主动脉瓣闭锁。与此相反,心脏右侧结构,包括右心房、右心室和肺动

脉显著扩大,动脉导管粗大,血液经此通道进入主动脉(图 51-1)。患者体、肺、冠状动脉三个循环的泵血均由右心室负担而左心室则无功能。

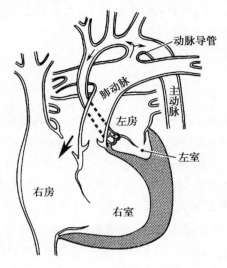

图 51-1　主动脉闭锁血流方向

主动脉瓣闭锁血流(左心室发育不良,主动脉瓣闭锁,升主动脉缩小,主动脉血源有肺动脉通过动脉导管,升主动脉血流倒向灌注冠状动脉)。

1. **病理解剖**　左半心发育不良的程度不一,但主动脉发育均很差。若冠状动脉循环量过小,婴儿出生后会很快死亡。右心房多明显扩张,左心房则很小,两个心房之间有卵圆孔未闭或房间隔缺损。少数房间隔完整的病例,二尖瓣必定开放,并伴室间隔缺损。一般三尖瓣发育良好,二尖瓣发育不良或闭锁。左心室腔很小,室壁多肥厚。肺动脉主干扩张,分支的形态和位置多正常。

2. **病理生理**　对于典型患儿,其血液回到左心房后,经卵圆孔或房间隔缺损进入右心房,与来自腔静脉的血混合,再流入右心室,然后部分经动脉导管进入主动脉供应全身,并逆行灌注冠状动脉。动脉导管往往粗大,右心室扩大且室壁增厚。由于体循环获得的是混合血,故临床上出现发绀。患儿肺部充血明显,出生后肺血管阻力下降,肺循环血量进一步增加,右心室负荷过重,可导致出生后不久即发生充血性心力衰竭。

患儿存活多久取决以下 4 个因素:①较大的房间隔缺损使左心房的血液较容易进入右半心,有利于提高动脉血氧饱和度;②较大的动脉导管使主动脉获得较多的血液,有利于心肌和全身组织的血供;③若伴有大型室间隔缺损,可降低左心

房过高的压力和促进左右两侧血液的混合;④左、右肺动脉的轻度狭窄可减轻肺部充血,并使主动脉获得更多血液,延长存活时间。

3. **临床表现** 患儿出生的最初几天即出现呼吸困难,以及气促,呼吸频率显著增快,生后最初 2 天即可发现轻微青紫,并逐渐加重。1~2 周内发生明显心力衰竭,肝脏迅速增大。左心房血液进入右心房受到限制者,青紫较重,并伴有显著肺部淤血。多数病例心率增快,心音低钝,胸骨左缘第二肋间可闻及因肺动脉扩张而产生的收缩期喀喇音。伴有室间隔缺损时,则可闻及响亮的收缩期杂音。偶尔可有连续性杂音,系血液通过卵圆孔时所产生。周围动脉搏动微弱,动脉导管逐渐关闭时尤为明显。

4. **胸部 X 线** 患儿刚出生时心影增大不明显。随着临床症状的加重心脏迅速增大。心尖圆钝、稍上翘,右心房和右心室增大。肺门血管影增多且模糊,呈淤血改变。

5. **心电图** 出生时心电图示正常右心优势,数天后即出现右心房和右心室肥厚改变。V_1 导联 T 波多直立。V_5 和 V_6 导联 T 波倒置,与冠状动脉血供不足有关。

6. **超声心动图** 二维超声心动图可见升主动脉细小,根部瓣膜闭锁,左心室腔很小,右心房和右心室则明显增大。彩色多普勒超声心动图可测到经房间隔的左向右分流及经动脉导管的右向左分流。以上表现结合典型临床症状可进行确诊,可避免进行心导管及心血管造影等创伤性检查。

7. **心导管及心血管造影** 右心造影可见扩大的右心房、右心室及较粗的动脉导管,狭小的升主动脉往往不能清晰显示。导管经脐动脉或股动脉做逆行主动脉造影,可见细小的升主动脉,但导管不能进入左心室。心导管检查右心房尚可测到左向右分流及右心室压力过高。

(二)二尖瓣闭锁

二尖瓣闭锁(mitral atresia,MA)时整个左半心发育不良,左心房较小,左心室腔很小或缺如,同时可伴有主动脉瓣狭窄或闭锁及升主动脉发育不良。但亦可能主动脉瓣正常,升主动脉发育

良不明显。本节主要叙述后一类型的二尖瓣闭锁(图 51-2)。

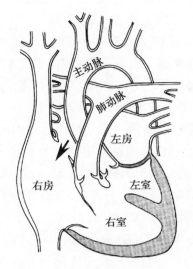

图 51-2 二尖瓣闭锁血流方向

左心室发育不良二尖瓣闭锁,右心室很大,而左心室很小,其血源全由室间隔缺损而来,房间隔缺损必然存在,左、右心房血混同进入右心室。

1. **病理解剖** 二尖瓣的位置无正常瓣膜结构,或偶见左侧房、室之间为一膜状组织,上有隐约可辨的瓣膜融合。左心房腔较小,房壁肥厚。有卵圆孔未闭或房间隔缺损。永存左上腔静脉颇为常见,也可伴有不同类型的肺静脉异位引流。右心室腔扩大,心室壁增厚。通常存在室间隔缺损。可合并肺动脉狭窄或闭锁、主动脉右移,或完全型大动脉转位。也可伴右位主动脉弓或主动脉缩窄。

2. **病理生理** 肺静脉的血液回到左心房后,通过未闭卵圆孔或房间隔缺损进入右心房,与腔静脉的回流血混合,然后经右心室进入肺动脉和主动脉。经房间隔的左向右分流通道和经室间隔的右向左分流通道均可能因不够大而发生循环梗阻。右心房和右心室均肥厚,右心室发挥单心室的功能。由于左心房发育不良,肺静脉回流受阻,肺部有不同程度淤血。

3. **临床表现** 患儿多于出生后第一周即出现青紫,但亦可发生于数月之后。青紫于哭吵时加重,还可有喂养困难、易激惹、烦躁等表现,体格发育差。可伴有杵状指/趾,可闻及室间隔缺损或肺动脉狭窄产生的收缩期杂音,亦可闻及经房间

隔的左向右分流所产生的连续性杂音。肺动脉瓣听诊区第二心音多亢进。充血性心力衰竭常见。

4. 胸部 X 线 绝大多数患儿右心房和右心室增大，心尖略上翘，肺动脉段鼓出。合并大动脉转位时心底部变窄。肺部多呈淤血改变。

5. 心电图 电轴显著偏右，多数在 +120° 以上。P 波高尖，右心室肥厚。右胸导联 QRS 波多呈 qR 型，T 波直立。

6. 超声心动图 二维超声心动图可见二尖瓣闭锁，左心室腔很小或缺如，左心房腔亦小，右心房和右心室增大。彩色多普勒超声心动图可探及经房间隔的左向右分流，以及合并的室间隔缺损或大动脉转位等其他结构异常。

7. 心导管及心血管造影 心导管检查在右心房可测到左向右分流，还可测得右心室压力增高。右心造影可见扩大的右心房、右心室及动脉导管；造影剂自右心室经室间隔缺损进入主动脉。

四、诊断及鉴别诊断

HLHS 是新生儿充血性心力衰竭（neonatal congestive heart failure）常见的原因。因此，当婴儿出生后 2 周内出现心力衰竭伴轻度青紫时，首先应考虑此诊断。结合患儿临床表现、超声心动图、胸部 X 线检查、心电图等检查结果可明确诊断。心导管检查和造影可进一步探查心脏结构异常情况。新生儿时期的心力衰竭可见于多种复杂先天性心脏病，仅从临床表现很难进行鉴别诊断。鉴别诊断主要考虑以下疾病：新生儿心肌炎，心电图多表现为低电压和 ST-T 改变；梗阻型完全性肺静脉异位回流，往往有明显发绀而心脏不增大；主动脉缩窄可有严重心力衰竭并伴有与 HLHS 类似的胸部 X 线和心电图表现，上、下肢脉搏强度不等为其重要特征，但应注意严重心力衰竭时该特征不明显。

五、治疗

（一）胎儿期干预

产前及时发现 HLHS 十分关键。通常在妊娠 18~22 周时可通过胎儿超声心动图诊断 HLHS，左心室严重发育不良者可在妊娠 11~14 周时就被发现。目前，HLHS 胎儿干预（fetal intervention）指征包括：①HLHS 伴完整房间隔或限制性卵圆孔。左心房的早期减压可阻止肺血管的进行性变化。胎儿球囊房间隔成形术有一定局限性，因为随着妊娠的进展，房间孔可能会再次逐渐狭窄，故在房间孔处放置支架可能效果更佳。②重症主动脉瓣狭窄伴随 HLHS。严重主动脉瓣狭窄的胎儿在妊娠中期可能发生左心生长发育停止，导致出生时 HLHS。胎儿主动脉瓣膜成形术的目的是通过对左心室减压和增加左半心的血流来促进左心室的生长发育。但对于左心室功能差、合并心内膜弹力纤维增生等异常的患儿，术后左心室功能可能不能恢复。因此，胎儿主动脉瓣膜成形术的选择标准必须是进行评估后，确定后续不仅将发生 HLHS，而且对胎儿干预后将改善左心室功能和发育情况。

（二）内科治疗

HLHS 患儿明确诊断后，要立即进行内科积极的支持治疗，维持较稳定的状态以备进行外科手术矫治。治疗关键是纠正缺氧，保持体、肺循环的平衡，积极矫正代谢性酸中毒。保持心房有足够的左向右分流，必要时采用经导管球囊房间隔撕裂术（transcatheter balloon atrial septostomy）；应用前列腺素 E_1（PGE_1）保持动脉导管持续开放以维持患儿生命。状况稳定的 HLHS 患儿可予以低剂量 PGE_1 0.05μg/（kg·min）输注；对于严重的 HLHS 患儿 PGE_1 输注应从较高剂量 0.2μg/（kg·min）开始。另外，可酌情应用正性肌力药物如多巴胺。

若应用呼吸机氧浓度过高或直接吸入氧气，HLHS 患儿会因肺动脉扩张、肺循环阻力降低，肺血流量增多使体循环血量下降，导致体肺循环的平衡遭到破坏。体循环血量下降可造成严重的代谢性酸中毒并使冠状动脉血流量下降。因此 HLHS 患儿建议低流量、低浓度给氧。

（三）介入治疗

对于限制性房间隔缺损（restrictive ASD）需

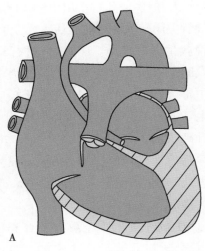
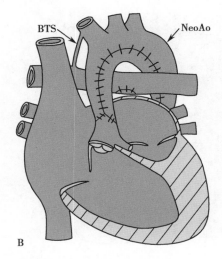

图 51-3　Norword 一期手术

A. 左心发育不良综合征;B. Norword 一期手术:将肺动脉干切断,肺动脉干与发育不良的升主动脉合并成新的主动脉(NeoAo),右心室通过此新主动脉供应体循环。进行Blalock-Taussig 分流术(BTS),通过新建的体-肺分流管道供应肺血流。并结扎动脉导管。

要利用球囊房间隔造口术或使用切割球囊扩大房间隔通道,以助左心房减压、增加右心房血量、改善循环。另外,对于使用前列腺素后仍无法保持动脉导管开放者,可首选动脉导管支架置入术。

(四)外科治疗

近年来随着外科手术的发展,HLHS 患儿术后存活率和生存质量有了很大提高。手术的最佳年龄为出生后 2~7 天。但对于危重症患儿可能需要在出生后第 1 天就进行紧急手术。HLHS 经典的手术治疗方法是始于 20 世纪 80 年代初的 Norwood 分期手术(Norwood staged operation),其手术目的是既提供足够的体循环血流量和肺循环血流量,同时又保证冠状动脉血流量。其分为以下 3 期:

1. **一期**　包括:①右心室和主动脉之间建立无梗阻的永久性通道。将肺动脉主干与左、右肺动脉隔断,其近端与发育不良的升主动脉和主动脉弓形成新的扩大的主动脉,使右心室通过此通道供应体循环(图 51-3)。②限制肺内血流。肺血来源则由新建的体-肺分流管道(Blalock-Taussig 手术)供应(图 51-3)。在保证生存血氧的情况下使肺动脉压力和阻力保持基本正常。③建立无梗阻的心房内通道,保证肺静脉回流通畅。进行

房间隔切开或切除,务必保持房间隔左向右分流通畅。

2. **二期**　在患儿生后约 6 个月时,进行 Hemi Fontan 或进行腔肺分流术,使上腔静脉与肺动脉连接(图 51-4)。

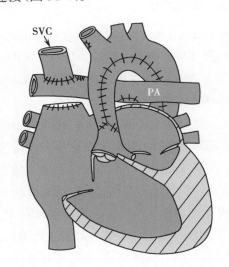

图 51-4　Norword 二期手术

上腔静脉(SVC)被切断并与肺动脉(PA)吻合,进行腔肺分流术。

3. **三期**　在 12~18 个月内行改良 Fontan 术,使全部静脉血通过上下腔静脉回流至肺动脉,右心室只承担支持体循环功能(图 51-5)。

影响手术成功率和术后存活率的主要因素包括患儿出生时的胎龄、出生体重、是否存在完整房

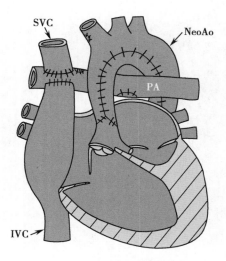

图 51-5 Norword 三期手术

Fontan 手术,经下腔静脉(IVC)返回右心房的血液在右心房内通过心房内隧道流入肺动脉,从而全身静脉的血液都进入肺动脉。

间隔和限制性卵圆孔、是否存在三尖瓣中度以上反流、是否存在梗阻型完全性肺静脉异位回流等。另外,主动脉闭锁、升主动脉直径<2mm、右心室功能差也是影响手术的高危因素。

(五)镶嵌治疗

近年来,内外科镶嵌治疗(hybrid therapy)方法被逐渐开展以替代 Norwood 手术。与 Norword 手术相比,镶嵌治疗有如下优点:简化手术操作步骤、减少麻醉和气管插管时间、部分手术不需要体外循环。镶嵌治疗一期:开胸但在心脏不停跳下进行肺动脉环缩术,限制肺血流量。通过房间隔开口术或植入支架使心房间交通畅通。放置支架保持动脉导管开放。二期:取出 PDA 支架并结扎 PDA,解除肺动脉环的扎带。横断肺动脉干,远端心包补片闭合,近端肺动脉与升主动脉吻合,扩大主动脉弓,取出心房间支架,最后进行改良的腔肺分流术。三期:通过颈内静脉途径,穿通右心房和上腔静脉之间的隔膜,建立颈内静脉-股静脉轨道,植入下腔静脉-上腔静脉覆膜支架,完成经皮 Fontan 手术。

六、预后

HLHS 患儿生后未手术者死亡年龄平均为

4~5 天,但多数死亡于出生后 48 小时之内。动脉导管关闭较晚者可能存活数周。手术治疗是唯一挽救生命的措施。HLHS 需进行早期宫内诊断,及时采取措施改变术前血流动力学状态,减少酸中毒、低氧和器官损害,有助于预后。目前,通过上述 Norword 三期手术治疗,患儿的存活率明显升高,但术后 5 年存活率为 50%~70%,术后 10 年存活率大约 40%。另外,Norwood 一期手术后的患儿,并非都能进入 Fontan 手术,而需要选择心脏移植。

HLHS 患儿神经系统发育异常的患病率较高,会对患儿预后产生影响。目前已证实在妊娠晚期,HLHS 胎儿的大脑和胎盘血流发生明显变化,且大脑发育存在进行性损害。因此建议对 HLHS 胎儿进行胎盘和脑血流情况评估且患儿出生后应进行详细的神经系统检查。

(桂永浩 孙淑娜)

参 考 文 献

1. ABRODI M, MASTROPIETRO C W. Hypoplastic left heart syndrome:from comfort care to long-term survival. Pediatr Res,2017,81(1-2):142-149.

2. NELSON A, ANNALISA A, DAVID J,et al. Guidelines for the management of neonates and infants with hypoplastic left heart syndrome:The European Association for Cardio-Thoracic Surgery(EACTS)and the Association for European Paediatric and Congenital Cardiology(AEPC)Hypoplastic Left Heart Syndrome Guidelines Task Force. European Journal of Cardio-Thoracic Surgery,2020,58(3):416-499.

3. WEIXLER V,MARX G R,HAMMER P E,et al. Flow disturbances and the development of endocardial fibroelastosis. J Thorac Cardiovasc Surg,2020,159(2):637-646.

4. DONOFRIO M T,MOON-GRADY A J,HORNBERGER L K,et al. Diagnosis and treatment of fetal cardiac disease:a scientific statement from the American Heart Association. Circulation,2014,129(21):2183-2242.

5. OHYE R G,SCHRANZ D,D'UDEKEM Y. Current therapy for hypoplastic left heart syndrome and related single ventricle lesions. Circulation,2016,134(17):1265-1279.

6. COSTELLO J M,PASQUALI S K,JACOBS J P,et al. Gestational age at birth and outcomes after neonatal

cardiac surgery: an analysis of the Society of Thoracic Surgeons Congenital Heart Surgery Database. Circulation, 2014, 129(24): 2511-2517.

7. GUPTA P, CHAKRABORTY A, GOSSETT J M, et al. A prognostic tool to predict outcomes in children undergoing the Norwood operation. J Thorac Cardiovasc Surg, 2017, 154(6): 2030-2037.

8. SHAMSZAD P, GOSPIN T A, HONG B J, et al. Impact of preoperative risk factors on outcomes after Norwood palliation for hypoplastic left heart syndrome. J Thorac Cardiovasc Surg, 2014, 147(3): 897-901.

9. TWEDDELL J S, SLEEPER L A, OHYE R G, et al. Intermediate-term mortality and cardiac transplantation in infants with single-ventricle lesions: risk factors and their interaction with shunt type. J Thorac Cardiovasc Surg, 2012, 144(1): 152-159.

10. MCGUIRK S P, STICKLEY J, GRISELLI M, et al. Risk assessment and early outcome following the Norwood procedure for hypoplastic left heart syndrome. Eur J Cardiothorac Surg, 2006, 29(5): 675-681.

11. QUARTERMAIN M D, HILL K D, GOLDBERG D J, et al. Prenatal diagnosis influences preoperative status in neonates with congenital heart disease: an analysis of the society of thoracic surgeons congenital heart surgery database. Pediatr Cardiol, 2019, 40(3): 489-496.

12. WEBER R W, STIASNY B, RUECKER B, et al. Prenatal diagnosis of single ventricle physiology impacts on cardiac morbidity and mortality. Pediatr Cardiol, 2019, 40(1): 61-70.

13. FEINSTEIN J A, BENSON D W, DUBIN A M, et al. Hypoplastic left heart syndrome: current considerations and expectations. J Am Coll Cardiol, 2012, 59(5): 1-42.

14. PUNDI K N, JOHNSON J N, DEARANI J A, et al. 40-year follow-up after the Fontan operation: longterm outcomes of 1,052 patients. J Am Coll Cardiol, 2015, 66(15): 1700-1710.

第五十二章
完全型大动脉转位

完全型大动脉转位（complete transposition of the great arteries，TGA）是在新生儿期导致青紫的，最常见的心脏畸形，占小儿先天性心脏病的5%~7%，发生率为活产婴儿的（0.2~0.3）/1 000，男性占多数（60%~70%）。TGA指大血管解剖位置与正常相反，主动脉直接发自解剖右心室，肺动脉发自解剖左心室，主动脉瓣膜水平位于肺动脉右前，故也称D-TGA（图52-1）。但不排除存在肺动脉发自解剖左心室而主动脉瓣膜水平与肺动脉的相互关系并不是典型的主动脉右前和肺动脉左后关系的完全型大动脉转位。

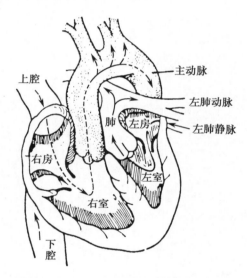

图 52-1　完全型大动脉转位的血流动向图
右室的静脉血误入主动脉供应全身，左室的动脉血误入肺动脉再陡然入肺。

一、胚胎学

在正常胚胎发育过程中，主动脉肺动脉隔将原始动脉干及原始心球分割成两根血管即前位的肺动脉及后位的主动脉，同时肺动脉下圆锥发育和主动脉下圆锥吸收，导致主动脉连接于左心室，肺动脉连接于右心室，并形成主动脉瓣膜水平在肺动脉的右后方的正常位置关系。大血管转位是一种严重的圆锥动脉干畸形，发病原理尚不清楚，主要有两种理论解释大动脉转位的形成。一种认为是动脉下圆锥的错误发育即主动脉下圆锥发育而肺动脉下圆锥吸收导致主动脉位于右前方而肺动脉位于左后方，大动脉和心室发生错误连接。另一是所谓"直动脉隔"理论，即主、肺动脉隔缺乏螺旋，最终形成大动脉和心室的错误连接。动物实验研究表明，神经嵴发育异常可导致圆锥动脉干畸形。与其他先天性心脏病不同，D-TGA无特异的伴发综合征或染色体异常。糖尿病母亲所生婴儿大血管转位发生率较高，且早产儿合并D-TGA极少见，有高孕周婴儿多发的倾向。

二、病理解剖

在D-TGA，主动脉发自解剖右心室，位于肺动脉右前，少数在前或右与肺动脉并列；肺动脉在主动脉后方发自解剖左心室，此角度易造成左心室血液直接冲入右肺动脉使患儿右侧肺血增多。主动脉瓣下可见圆锥，肺动脉与二尖瓣为纤维连接。由于患儿通常在出生时或出生后极短的时间内即被发现，卵圆孔及动脉导管常处在开放状态，但约一半的患儿仅存在卵圆孔未闭或小的动脉导管未闭。在D-TGA伴室间隔完整（with intact ventricular septum，IVS）时，左心室流出道功能性狭窄常见，主要原因是右心室压力较高将室间隔凸向左心室，使室间隔靠近二尖瓣所致。该功能性狭窄在解剖纠正后可自然消失。

有近50%的患儿伴有室间隔缺损（with ventricular septal defect，VSD），其中1/3的患儿在一岁以内可自然愈合。室间隔缺损可发生在室间隔的任何部位,且约有 10% 的患儿同时合并严重的左心室流出道狭窄。合并室间隔缺损的 D-TGA 较多并发其他心脏畸形,如肺动脉瓣狭窄、肺动脉闭锁、房室瓣骑跨、主动脉缩窄及主动脉弓中断。D-TGA 的冠状动脉常由面对肺动脉的冠状窦发出。冠状动脉起始部位、分支及走行可呈多种类型,左冠状动脉起于面对肺动脉的前窦,右冠状动脉起于面对肺动脉的后窦,这种类型最常见,占 2/3。冠状动脉畸形(coronary artery abnormalities)可包括以下几种类型:①回旋支起自右冠脉;②回旋支及右冠脉反向;③壁内左冠脉;④单支右冠脉;⑤单支左冠脉;⑥左右冠脉反向;⑦壁内左前降支。壁内冠状动脉畸形发生在少于 3% 的患儿。除壁内冠状动脉及单支冠状动脉畸形外,大多数冠状动脉畸形不影响大动脉换位手术(arterial switch operation)效果。二尖瓣及三尖瓣轻度异常较常见,仅在 Senning 或 Mustard 术后右心室承担体循环压力时才有临床意义。

三、病理生理

在正常心脏,非氧合血被泵入肺(肺循环),在肺循环氧合后经左心被泵入主动脉(体循环),该两个循环紧密相接。在 D-TGA,右心室将非氧合血泵入主动脉而左心室将氧合血泵入肺。该两个循环如果平行无任何混合(图 52-2),体循环的器官不能接受足够的氧气将产生渐进的酸中毒,使患儿无法生存。大血管转位患儿之所以在刚出生时尚能存活主要是因动脉导管未闭(非氧合血从主动脉进入肺动脉)及卵圆孔未闭(氧合血从左心房进入右心房)的血液混合。

出生后,随着肺动脉阻力的下降,如果存在动脉导管未闭或室间隔缺损,将有更多的血流从体循环进入肺循环。几乎所有的患者,左心房压力均高于右心房压。所以,如果存在房间隔缺损,分流绝大多数是左向右分流(氧合血从左心房进入右心房)。此时,房间隔缺损提供了氧合血进入体循环的途径。动脉导管存在的自主动脉向肺动脉的分流将使非氧和血进入肺动脉,从而在肺循环进行有效的血气交换。

随着动脉导管和卵圆孔的关闭,患儿将出现

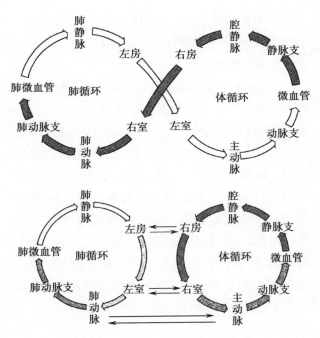

图 52-2 体循环和肺循环

上图为正常的线路;下图示完全性大动脉转位时体循环和肺循环的单独运行线路,失去循环的生理意义,中间必须有房缺、室缺或动脉导管在两个循环之间交换血流方能暂时存活。

进行性加重的低氧血症、酸中毒。可导致患者在新生儿期即死亡,如果不进行手术治疗,90% 的患儿将在 6 月龄之前死亡。

在室间隔完整的 D-TGA,由于生后动脉导管开始关闭(通常在数小时内)导致氧合不足,患儿出生后不久即会出现青紫。此时应用前列腺素 E_1(PGE_1)可以挽救生命。虽然动脉导管未闭可使非氧合血进入肺循环,但卵圆孔必须开放使氧合血左向右分流进入体循环,且只有在两者的血流量相仿的情况下才能保持患儿生命体征的稳定。通常情况下,卵圆孔开放是限制性的,阻止心房水平的左向右分流,导致左心房压升高(肺静脉及毛细血管压也相应升高)。房间隔缺损可非常有效地解决此问题,当存在房间隔缺损(无论先天性或由球囊房间隔造口术形成)时,通过房间隔缺损可形成有效的双向分流,稳定患儿的生命体征,从而减少前列腺素的使用。球囊房间隔造口术形成左向右分流对此类患儿很有裨益。

在少数情况下,大血管转位新生儿对前列腺素 E_1 反应较差,甚至在球囊房间隔造口后仍有青紫,此类患儿血氧混合较差,需要及早手术干预。

在极少见的情况下,可伴发持续性的肺动脉高压,通常采用不用于心源性青紫的治疗方法(如正压通气和纠酸疗法)。

在 D-TGA 伴有室间隔缺损时,中等至大型室间隔缺损多见,主要为右向左分流(右心室-左心室-肺动脉)。尽管因完全型大动脉转位体循环低氧,但此类患儿的血流动力学与单纯室间隔缺损一致。D-TGA 伴有室间隔缺损及肺动脉狭窄常有较充分的心内分流,体肺循环血流较平衡,使得血流动力学比较稳定,可在一定程度上推迟手术治疗时间,且肺血管床得到一定的保护,不易发生肺动脉高压,但这类患儿的手术难度较大。肺动脉狭窄的程度可轻度(不限制肺动脉血流)至重度(明显限制肺动脉血流且导致青紫)不等,需要密切观察。

D-TGA 伴有室间隔缺损或大型动脉导管未闭的患儿青紫常不明显,但较易发生心力衰竭。许多合并大型室间隔缺损的患儿在 3~4 月龄之后肺血管病变进展较明显,因此,手术治疗最好在此之前进行。

四、临床表现

大部分 D-TGA 患儿发育与其胎龄相符,男性高体重儿多见。室间隔完整的 D-TGA 患儿生后数小时即可由于血液混合不良而出现青紫(cyanosis),甲床及黏膜是容易发现青紫的部位。青紫在吸氧后无改善,活动后(哭闹或进食)可出现青紫加剧。患儿在无心力衰竭的情况下可出现难治性的呼吸过快。如伴有 ASD、VSD 或 PDA,血液混合较好,青紫可较晚至第 1 个月内发现。除非伴有大的 VSD 致肺血流增加,通常无呼吸困难及心力衰竭表现。右心室(体循环心室)承受体循环压力,在左下胸骨旁可见右心室搏动。肝脏无明显增大,脉搏正常,有动脉导管未闭时可有轻度脉搏增强。当心力衰竭时,则会出现肝脏增大及呼吸困难。

在完全型大动脉转位患儿,第二心音(S₂)通常亢进且单一,亢进原因为主动脉瓣前位贴近胸骨后方,而肺动脉瓣后位使肺动脉关闭音减低。在绝大多数的单纯完全型大动脉转位多为无明显

的杂音或柔和的非特异性的左侧胸骨旁收缩期杂音。如果有室间隔缺损,随着肺血管阻力下降,在左侧胸骨旁可闻及全收缩期杂音(右心室至左心室分流)。室间隔缺损越小,杂音越响。肺动脉狭窄或左心室流出道狭窄则导致左中上胸骨旁喷射性收缩期杂音。通常动脉导管多存在,除非患儿已有数周至数月大小,一般不会有连续性杂音。

五、辅助检查

(一) 胸部 X 线

当新生儿伴有青紫时,应做胸部 X 线检查。心影通常正常或轻度扩大。由于主动脉与主肺动脉呈前后位关系及可能由于交感的过度兴奋所导致胸腺退化,上纵隔较窄,形成蛋形心的表现(图 52-3)。肺血管纹理增多。主动脉通常为左弓,右弓在室间隔完整者占 1%,在伴室间隔缺损者占 3%,在伴室间隔缺损及肺动脉狭窄者占 10%。

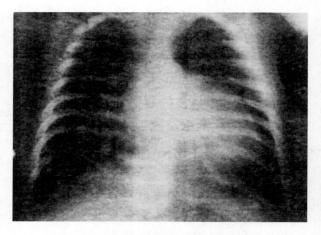

图 52-3 完全性大动脉转位伴室隔缺损
心脏增大呈蛋形,看不到肺动脉段,肺血很多。

(二) 心电图

大血管转位常无特异的心电图表现,常为窦性心律,如果有青紫或酸中毒,为提高心搏出量而出现窦性心动过速,QRS 电轴右偏(90°~160°)并出现右心室肥厚。在生后 3 天,V₁ 导联的 T 波直立可能是提示右心室肥厚的唯一异常。合并大型室间隔缺损、动脉导管未闭或肺血管梗阻性疾病

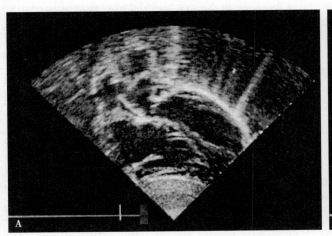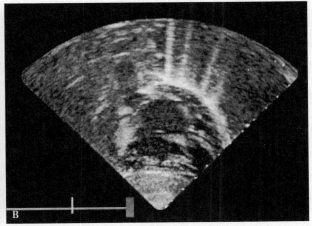

图 52-4 剑突下超声心动图

A. 肺动脉发自左后方的解剖左心室,室间隔完整;B. 主动脉发自右前方的解剖右心室。

的患儿可能出现双室肥厚。当患儿伴有三尖瓣骑跨时,由于右心室发育小,可出现电轴向左上偏转,有时也可能出现右心房扩大。

(三) 超声心动图

超声心动图(echocardiography)为最常用的诊断手段,剑突下超声心动图检查对诊断 D-TGA 非常重要(图 52-4)。二维超声图像常提示后位的大血管有分叉(提示为肺动脉及其分支)、发自解剖左心室(图 52-5);前位的大血管无分叉但向头侧发出弓型血管,提示为主动脉,起自解剖右心室。判断有无肺动脉瓣或瓣下狭窄非常重要;由于高压右心室将室间隔推向低压的左心室,可有动力性肺动脉瓣下狭窄。房间隔应注意有无卵圆孔未闭或房间隔缺损及分流方向,同样在室间隔应注意有无室间隔缺损及其分流方向。另外,D-TGA 亦可伴主动脉缩窄,导致一种少见的临床表现——差异性青紫,由于头颈部由升主动脉提供低氧的血液而出现青紫,而氧合血通过动脉导管未闭进入降主动脉故下半身无青紫。超声心动图对判断动脉导管未闭是否对前列腺素有反应、球囊房间隔造口术的效果非常有用。尽管外科技术的发展可对任何类型的冠状动脉类型进行手术,但术前超声心动图判断冠状动脉类型对降低手术死亡率很重要。诊断冠状动脉正常的严格条件应是:①可见有冠状动脉分别起自左、右冠状动脉窦;②排除在肺动脉与二尖瓣之间有冠脉走行;

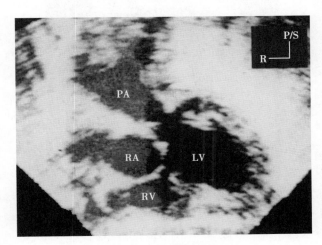

图 52-5 超声心动图

左室(LV),肺动脉(PA),RA(右房),RV(右室)。

③可见左冠状动脉起始后有分支。判断有无冠脉异常的方法,即从剑突下或心尖、或胸骨旁切面,如能排除肺动脉与二尖瓣之间有冠脉走行,通常为冠脉起源正常,或单根左冠状动脉。因此,如果肺动脉与二尖瓣间无冠脉走行,又明确有右冠状动脉正常起源,冠状动脉通常无异常,当然尚需排除极少见的左回旋支在主动脉前面绕行的单根右冠状动脉。单根冠状动脉及反向冠脉起源在大血管侧位时多见(5~20 倍)及伴室间隔缺损者多见(2~4 倍)。后位主动脉多伴有反向冠脉起源。

(四) 心导管及心血管造影

既往心导管检查为诊断新生儿发绀型心脏病(或排除先天性心脏病)的金标准,并通过心导管做球囊房间隔造口术。随着超声心动图技术的发展及前列腺素的应用，现已不必进行诊断性心导管检查。如果冠状动脉解剖不清楚或怀疑有异常时，则可取长轴斜位及右前斜位或使前后位C臂向足侧最大成角行升主动脉造影（造影剂 1.0ml/kg）或右心室造影（造影剂 1.5~2.0ml/kg）进一步明确（图 52-6）。造影时如用球囊阻塞造影处远端的主动脉可提高造影效果。如果伴发畸形（如室间隔缺损、肺动脉狭窄）或明确诊断较晚可做心导管检查进行血流动力学检测为治疗提供必需的信息。偶尔，心血管造影可提供左心室流出道梗阻及伴发室间隔缺损的数量及位置的更多信息。

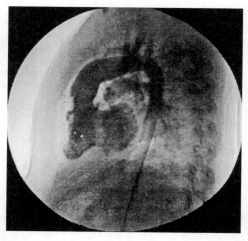

图 52-6　右心室侧位造影

主动脉位于肺动脉前方，发自前位右心室；肺动脉位于后方，发自后位左心室。

近 20 年来，球囊房间隔造口术（balloon atrial septostomy）在心导管室在 X 线透视下简单而安全地进行。近几年，球囊房间隔造口术可在监护室由超声导引，并取得较好的效果。通常脐静脉用来插入球囊（在静脉导管仍保持通畅时）；否则用股静脉。当然，在心导管室进行较在监护室进行有其优点，如可进行心血管造影、如有严重的问题发生时易于急救处理。房间隔造口术的理想结果是血氧饱和度上升大于 10% 及双房间的压力差减小。

六、治疗

治疗的目的是纠正血液的流向（非氧合血泵入肺动脉、氧合血泵入主动脉）并形成理想的远期血流动力学效果。治疗分成三步：①即刻的诊断及稳定病情；②外科手术；③随访及介入治疗（在必要时）。

最初，患儿在检查及诊断时病情尚稳定，纠正诊断前已出现的酸中毒、高碳酸血症、低血容量。应用前列腺素 E_1 静脉注射以保持动脉导管开放直到行手术治疗。常用的剂量为 $0.05\mu g$（$0.025~0.1\mu g$）/（kg·min）。因前列腺素 E_1 可导致呼吸暂停和低热，故需要心肺监护。由于限制性卵圆孔导致心内混合不充分的新生儿仅用 PGE 不会得到改善，且肺血流量增加可能导致有害的肺充血、低心排血量和左心房高压，可行球囊房间隔造口术。在一些医疗中心，对单纯大血管转位均进行球囊房间隔造口术，不保留静脉或动脉留置管，这些患儿被允许进食并在 7~14 天内进行外科手术。国内较少进行球囊房间隔造口术，通常在明确诊断后 3~4 天内进行手术。

外科手术分为姑息术和根治术，但一般不行姑息术，除非早期不能行动脉换位（arterial switch）术。既往根治术在 3 个水平进行换位，即心房水平（如 Senning 或 Mustard 术），心室水平（Rastelli 术）和大动脉水平（arterial switch 术），现大动脉换位术为最常用的手术方式。除非是特殊情况，一般很少行心房水平的换位术。Rastelli 术可在室间隔缺损和肺动脉下狭窄的患儿中进行。由于 Rastelli 术的远期效果不理想，其他手术方式如 Nikaidoh 术，REV 术等越来越多予以采用。

1. 心房内转位（atrial switch）术（Mustard 术、Senning 术） 该手术为在心房内建立板障，将来自上下腔静脉的非氧合血导致二尖瓣入左心室并泵入肺动脉，而将从肺静脉回流的氧合血导致三尖瓣入右心室并泵入体循环。该手术早期死亡率较低，可使重度青紫患儿基本"正常"。Senning 术设计并使用自身心房组织代替了人工板障材料。然而，在 Mustard 术或 Senning 术后 8~15 年，患儿发生上腔静脉梗阻，心律失常引起的猝死，右心室功能衰竭、三尖瓣关闭不全等越来越多见，因此动脉换位术已基本代替了心房水平换位术，除非存在动脉换位术禁忌证（如冠状动脉移植难度很大）。

2. Rastelli 术　适合于 D-TGA 合并室间隔缺损和严重的肺动脉狭窄的患儿。该手术方式是通过建立室间隔缺损和主动脉间的心室内隧道将左心室与主动脉连接，用带瓣管道将右心室与肺动脉连接。许多外科医生习惯将该手术推迟到 1 周岁左右进行，病死率为 10%~29%。术后并发症包括内隧道梗阻和完全性心内传导阻滞。带瓣管道随着患儿的生长需要被更换。有时，左心室流出道可在室间隔缺损或心室内隧道水平发生梗阻，重要的是，该术的 20 年生存率仅为 50%，故现用 Nikaidoh 术或 REV 术来代替。

3. 大动脉换位（arterial switch）术　是目前最常用的一种手术方式。一般来说，大动脉换位术在室间隔完整的 D-TGA 需在生后两周内进行，在伴有足够大的室间隔缺损时可延至生后 2 个月内。该术包括切断主动脉及肺总动脉、先将肺动脉前移并将其与右心室缝接、再将主动脉后移并与左心室缝接，然后将冠状动脉从前位大血管（原主动脉）移至后位的大血管（新主动脉）（图 52-7）。这种手术方式适用于各种类型的 D-TGA，其优点是从解剖上纠正转位且远期并发症较少。目前，室间隔完整的 D-TGA 新生儿行动脉换位术的死亡率已降至 6%。动脉换位术的术后并发症不多，其中，冠状动脉梗阻引起心肌缺血、心肌梗死甚至死亡是较严重的并发症，肺动脉瓣上狭窄（吻合口处）是导致二次手术最常见的原因。左心室压力和冠状动脉的解剖位置是动脉转位术能否成功进行的重要因素。术后的左心室必须能够承受体循环的压力，因此动脉转位术应在出生后短期内进行。对于那些左心室压力低的患儿可以先行肺动脉环束术训练左心室，使左心室压力升高至超过右心室压力 85% 后再行二期动脉转位术。

Nikaidoh 术和 REV 术针对 D-TGA 合并室间隔缺损，以及严重的肺动脉狭窄而不能行动脉换位术或 Rastelli 术的患儿。

七、病程及预后

如果不进行治疗，大约 30% 的完全型大动脉转位婴儿会在出生后的第 1 周死亡，52% 在出生后第 1 个月死亡，90% 会在第 1 年内死亡。目前，因早期诊断与及时处理的进展，完全型大动脉转位婴儿在手术前的死亡率明显降低。在一些医疗中心，单纯大动脉转位在动脉转位术后早期死亡率接近 3%，合并室间隔缺损的 TGA 死亡率至 6.4%。长期随访，总体 10 年生存率为 88%~97%，无再手术约为 82%。也有报道大动脉转位术后 25 年的生存率为 96.7%，再干预率为 3.8%。晚期并发症（late complications）包括冠状动脉阻塞、进行性新主动脉扩张、新肺动脉狭窄（肺动脉瓣上和肺动脉分支狭窄）和右心室流出道梗阻。冠状动脉梗阻是动脉转位术后死亡的主要原因，与冠状动脉转移过程中，解剖扭曲或外在压迫冠状动脉引起心肌缺血有关。晚期冠状动脉事件可随着年龄的增长内膜增厚或拉伸。在应用血管造影检查动脉转位术后冠状动脉通畅的研究中发现，大约 7% 的患者出现冠状动脉狭窄或闭塞的血管造影征象。大部分患者没有明显症状。

新主动脉根部和升主动脉扩张是动脉转位术后患者常见的并发症，占 50%~76%。新主动脉反流也较常见，22%~26% 为轻度、≥中度为 1%~9%。一项研究发现，29% 的患者在动脉转位术后出院时有轻度主动脉反流，随访中发展到>中度主动脉反流，而出院时无主动脉反流患者发展到中度主动脉反流者仅为 3.4%。

右心室流出道梗阻是再次手术最常见的原因。动脉转位术后右心室流出道梗阻发生在肺动脉瓣上、肺动脉瓣或肺动脉瓣下区、分支肺动脉。肺动脉上狭窄是最常见的，包括吻合口或之前肺动脉环束处的狭窄。

完全型大动脉转位婴儿经过动脉转位术后大部分进入到青年、成年阶段。他们的神经、精神发育状况越来越受到关注。这些患者在儿童时期面临着认知和行为发育的挑战，面临长期学习障碍和学业不佳的高风险。事实上，近 50% 的患儿需要接受早期补救服务。认知障碍的连续性，这些问题可能会随着年龄增长而增加，涉及不同领域，主要是注意力、视觉空间能力和执行功能。与普通人群相比，动脉转位术后患者的抑郁和焦虑障碍发生率更高。

完全型大动脉转位术后患儿需要在先天性心脏病专科医院定期复查，包括超声心动图、CT 或

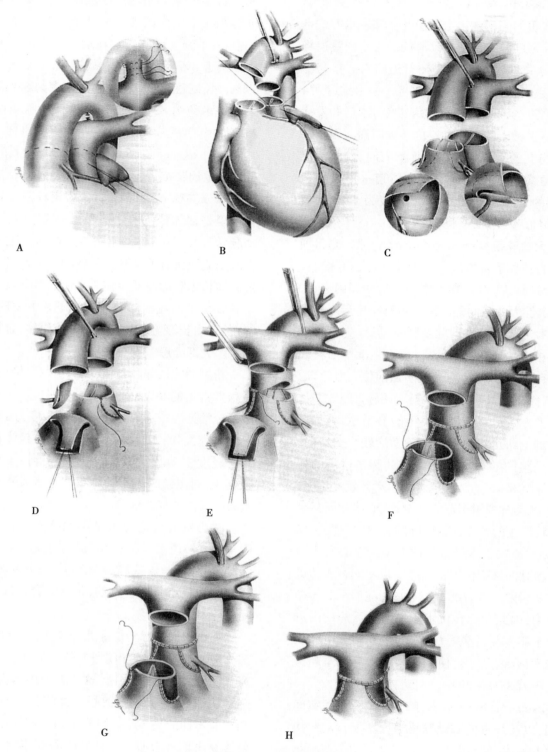

图 52-7　Jaten 大动脉换位手术

A. 在升主动脉远端插管,动脉导管在两缝扎线间切开(右上),左、右肺动脉向肺门解剖游离,以便可向前移位,肺动脉根部的缝线所示为冠状动脉移接处;B. 两根大动脉横切开,检查左心室流出道、主动脉瓣及冠状动脉开口;C. 冠状动脉开口连同其主动脉游离壁,剪下一纽片;D. 将小纽片接于新主动脉(过去的肺动脉根部)V 字形的切口;E. 将肺动脉移置于主动脉之前,将新主动脉与原肺动脉根部相连;F、G.冠状动脉移走的原口以心包膜修补,将冠状动脉的纽片补于新主动脉根部;H. 将肺动脉与原主动脉的根部缝合。

磁共振等影像技术检查冠状动脉,必要时行心血管造影。如有心肌缺血征象、肺动脉狭窄等合并症需要及时干预。

(孙　锟)

参 考 文 献

1. DE LA CRUZ M V,ARTEAGA M,ESPINO-VELA J, et al. Complete transposition of the great arteries:types and morphogenesis of ventriculoarterial discordance. Am Heart J,1981,102(2):271-281.

2. PASQUINI L,SANDERS S P,PARNESS I A,et al. Conal anatomy in 119 patients with dloop transposition of the great arteries and ventricular septal defect: an echocardiographic and pathologic study. J Am Coll Cardiol,1993,21(7):1712.

3. PASQUINI L,SANDERS S P,PARNESS I A,et al. Coronary echocardiography in 406 patients with dloop transposition of the great arteries. J Am Coll Cardiol, 1994,24(3):763.

4. SANDERS S P,PASQUINI L.Intramural coronary artery in transposition of the great arteries.Ann Thorac Surg, 1994,58(6):1792.

5. NIKAIDOH H. Aortic translocation and biventricular outflow tract reconstruction. A new surgical repair for transposition of the great arteries associated with ventricular septal defect and pulmonary stenosis. J Thorac Cardiovasc Surg,1984, 88(3):365.

6. RAJA S G,SHAUQ A,KAARNE M. Outcomes after arterial switch operation for simple transposition. Asian Cardiovasc Thorac Ann,2005,13(2):190.

7. MOE T G,BARDO D M E. Long-term outcomes of the arterial switch operation for d-transposition of the great arteries. Prog Cardiovasc Dis,2018,61(3/4):360-364.

8. KASMI L,BONNET D,MONTREUIL M,et al. Neuropsychological and psychiatric outcomes in dextro-transposition of the great arteries across the lifespan:a state-of-the-art review. Front Pediatr,2017,5:59.

第五十三章

先天性矫正型大动脉转位

先天性矫正型大动脉转位（congenitally corrected transposition of the great arteries,cc-TGA）又称心室反位，或左型大动脉转位（L-transposition）。1875年，由 Rokitansky 首次描述并命名。ccTGA 少见，发生率约为活产婴儿的 0.03/1 000，约占所有先天性心脏缺陷的 0.4%，在圆锥动脉干缺陷中占 4%。胚胎期原始心管成襻方向与正常相反（图53-1）导致心房-心室连接不一致（atrioventricular discordance）及心室-大动脉连接不一致（ventricular-artery discordance）：腔静脉血经右心房、入解剖结构的左心室达肺动脉,肺静脉氧合血经左心房、入解剖结构的右心室达主动脉,循环生理仍维持正常（图 53-2）。同时存在心脏传导束分布及发育异常,随年龄增长可出现不同程度的房室传导阻滞（atrioventricular block）。ccTGA 中仅 1% 其他心内结构正常,极大部分合并心内畸形,因伴发畸形的不同使临床表现呈多样性。

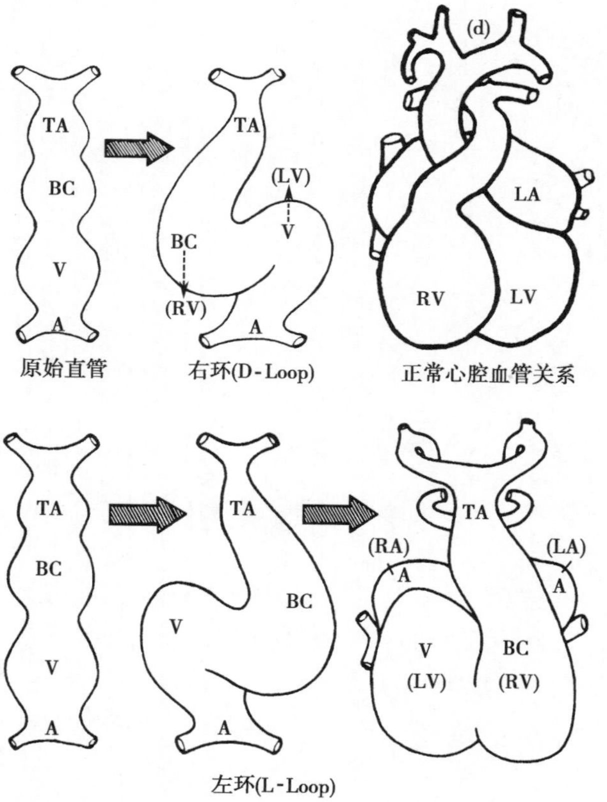

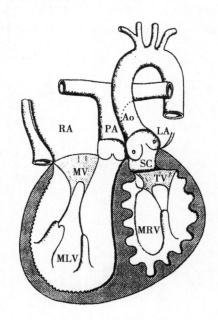

图 53-2 循环生理

一、病理

胚胎期,正常原始心管呈右环（D-Loop）,使右心室位于右前方,左心室位于左后方。心房位置正常的 ccTGA,心管呈左环（L-Loop）,使解剖结构的左心室位于右侧,成为静脉血心室,解剖结构的右心室位于左侧,成为动脉血心室;左、右心室位置并列,室间隔呈矢状位（6 点至 12 点方向）,正常时室间隔呈左前斜位（4 点至 10 点方向）;房室瓣随心室转位,即三尖瓣位于左侧与解剖右心室

图 53-1 胚胎早期原始心管左环（下图）与正常右环的心腔血管关系比较

TA,总干;BC,心球;V,心室;A,心房;RA,右房;LA,左房;LV,左室;RV,右室。

连接，二尖瓣位于右侧与解剖左心室连接；肺动脉从解剖左心室发出，位于主动脉的右后方，且楔入二尖瓣与三尖瓣之间，主动脉从解剖右心室发出，位于肺动脉左前，两大动脉流出道呈平行走向；二尖瓣与肺动脉瓣间呈纤维连接，无漏斗部，三尖瓣与主动脉瓣间为肌性连接，有漏斗部存在。

心房位置正常的 ccTGA 其冠状动脉呈镜像反位分布，供应解剖左心室的冠状动脉起自于主动脉右窦，分为两支，分别走行于前室间沟及右心房与解剖左心室的房室沟中，相当于正常心脏左冠状动脉的前降支及回旋支，该"回旋支"越过肺动脉瓣下区前方，这对手术切口有一定的影响；供应解剖右心室的冠状动脉起自于主动脉左窦，走行于左侧房室沟，相当于正常心脏的右冠状动脉，呈现冠状动脉-心室一致性。

先天性矫正型大动脉转位存在传导系统异常（conduction system anomalies），窦房结位置是正常的，存在两个房室结，由于房间隔与室间隔对位不良，致使通常位于 Koch 三角尖部的房室结不能与室间隔上的传导组织正常连接，而由位于肺动脉瓣和二尖瓣的连接处相当于右心耳开口处的另一房室结"副结"发出较长的异位的房室传导束，沿肺动脉右、前瓣叶的下方绕行至肌部室间隔的上方然后分成左、右束支，由于分支前通路较长，易发生传导阻滞。如伴有室间隔缺损，传导束由缺损的前上缘，而不是由后下缘向前延伸。由于心室反位，左束支位于室间隔右侧，右束支位于左侧，呈正常镜像分布。心室除极方向亦与正常相反，即自右向左。

仅 1% 的 ccTGA 不伴其他心脏畸形，绝大多数伴有其他心脏畸形，如室间隔缺损、形态左心室流出道梗阻、三尖瓣异常等。室间隔缺损最常见（占 90%），缺损均较大，且以膜周型多见。30%~50%ccTGA 合并形态左心室流出道梗阻，可为肺动脉瓣狭窄、瓣下肌肥厚性狭窄及膜部间隔突向流出道的组织团块等所致，常合并大型室间隔缺损。尸检时发现至少 90% ccTGA 伴三尖瓣结构异常（structural anormalies of the tricuspid valve），主要病理改变为瓣膜发育不良及瓣膜附着位置异常，其中约 30% 存在功能异常，主要是三尖瓣关闭不全。ccTGA 室间隔完整者几乎均伴有

三尖瓣异常，而肺动脉狭窄罕见，主动脉流出道梗阻较多。其他少见的合并畸形有三尖瓣骑跨、三尖瓣腱束附着异常、上下心室、主动脉缩窄、主动脉弓中断、一侧心室发育不良、功能性或解剖性主动脉闭锁、主动脉瓣下狭窄、左心室发育不良伴肺动脉闭锁、左侧房室瓣上狭窄等。心房正位的右位心或中位心发生率为 25%，心房反位占 5%。

二、病理生理

先天性矫正型大动脉转位如无其他心脏畸形，血液循环正常。合并室间隔缺损，其血流动力学改变与单纯的室间隔缺损相似：心室水平左向右分流，即自解剖右心室向解剖左心室分流。如合并室间隔缺损及肺动脉狭窄，由于室间隔缺损往往较大，其血流动力学改变类似于法洛四联症。如存在三尖瓣关闭不全，可产生类似于结构正常心脏伴二尖瓣关闭不全时的一系列血流动力学改变。伴完全性房室传导阻滞，则影响心脏功能。

三、临床表现

先天性矫正型大动脉转位如不合并其他心脏畸形或无心律失常可长期不被发现。临床表现因伴随畸形的不同而有很大差异。合并室间隔缺损时，大多数患儿在婴儿期即出现症状，表现为气急、吸奶停顿、多汗、体重不增及反复呼吸道感染。胸骨左缘第三肋间可闻及单一响亮的第二心音，通常是主动脉关闭所产生的，由于肺动脉瓣位于主动脉瓣右后位，当合并肺动脉高压时，肺动脉第二心音增强通常不明显。合并室间隔缺损及严重肺动脉狭窄，心室水平呈双向分流，出现中央性青紫。合并三尖瓣关闭不全表现为气促、多汗及活动耐力下降，胸骨左缘第四肋间可闻及收缩期杂音，重者在肺底部可闻及粗湿啰音。

不伴其他心脏畸形者可无任何症状，在随访中应注意心率及心律，定期复查心电图，如出现心动过缓应疑及出现完全性房室传导阻滞，约 10% 矫正型大动脉转位表现为完全性房室传导阻滞，20%~30% 患儿表现为一至二度房室传导阻滞，随年龄增长可有发展趋势。麻醉、心导管造影检查、

开胸术可促使发生房室传导阻滞。

四、辅助检查

(一)胸部X线

胸部X线片显示心影左上缘有斜行向上的升主动脉影(图53-3),此特征在新生儿期可不明显,也可见于完全型大动脉转位、上下心室、右(左)心室双出口及解剖矫正型大动脉异位等。如大血管位置接近前后位、大量左向右分流、左侧房室瓣大量反流、主动脉相对发育较小或主动脉闭锁等,此特征也可不明显。

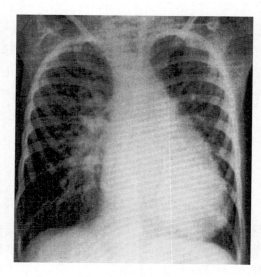

图 53-3　胸部X线

左心缘笔直下斜为升主动脉影,因伴有室隔缺损,所以肺血很多。

大量左向右分流合并肺动脉高压时,X线片上未见凸出的肺动脉段,而常在食管吞钡检查时发现左侧壁有异常压迹,这是由于增粗的肺动脉段位置偏中,隐藏在心影内。

(二)心电图

心房位置正常的矫正型大动脉转位,P波电轴正常;心房呈镜像反位时,P_I、avL倒置,但P_{avF}直立。

正常心室除极方向为自室间隔左侧至右侧,Q波出现在左心前导联,而右心前导联无Q波,约25%新生儿在V_6导联可不出现Q波。因矫正型大动脉转位室间隔内的束支分布为正常的镜像反位,所以激动系自室间隔右侧至左侧,Q波出现在右心前导联,而左心前导联上无Q波。虽然在重度右心室肥厚时V_1上亦可出现Q波,但本病Q波较R波为大可资鉴别。当心脏位于胸腔右侧或因心内畸形造成心室压力或容量负荷过重时,此特征可不明显。可能因本病传导组织的异常,位于左侧的右心室后底部首先除极,所以QRS电轴常左偏。室间隔激动反向和电轴左偏可导致Ⅲ、avF及右心前导联上有QS波。T波在所有心前导联上可皆直立(80%)(图53-4)。

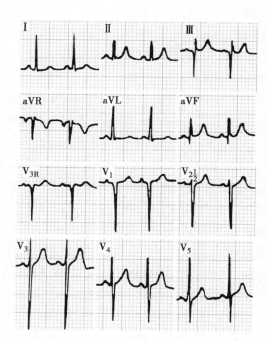

图 53-4　纠正性大动脉转位的心电图

图示电轴左偏,V_{3R}及V_1上呈QS波,而左心前导联无Q波。

可有不同程度房室传导阻滞、室上性心动过速、预激综合征。

(三)超声心动图

应用二维超声心动图,根据横膈水平腹主动脉、下腔静脉与脊柱的相对位置可以确定心房的位置。心室四腔切面中,可见三尖瓣附着室间隔位置较二尖瓣低(靠近心尖),右心室肌小梁粗并有调节束,与左心室明显不同,有助于左、右心室的辨认。胸骨旁短轴及长轴切面中可根据大动脉分支的特点而确认主动脉及肺动脉。此可诊断心房与心室、心室与大动脉的连接关系。结合二维超声及多普勒超声可检查合并的心脏畸形。

（四）CT 及 MRI

CT 及 MRI 检查可以通过显示心耳判断心房位置，根据心肌肌小梁特点判断心室位置，确定心房与心室，心室与大动脉的连接关系对 ccTGA 诊断有重要价值，并可诊断合并的心脏畸形。MRI 对评估体循环右心室功能特别有用。

（五）心导管及造影

右心导管不能在正常位置进入肺动脉，而在偏中后位进入肺动脉干，由于二尖瓣与肺动脉间相对位置有别于正常心脏的三尖瓣与肺动脉，右心导管进入肺动脉有时相当困难且易造成房室传导阻滞，故右心导管应选用球囊漂浮导管，在做心导管检查前，应准备好临时心脏起搏器。

心导管置于右侧心腔内造影显示右侧心室为左心室结构：肌小梁纤细，有粗大的体部和狭小的尾部，宛如丰满的胡萝卜，造影剂进入肺动脉显示：肺动脉主干位于胸腔中部，与脊柱影重叠。侧位可见显影的心室靠近胸腔前壁，但流出道向后，肺动脉瓣也偏后，因其下无漏斗部，所以位置较低；左侧心室造影显示：肌小梁较粗大，呈球形，为典型的右心室结构，主动脉瓣位于左侧，因其下有漏斗部，所以位置偏高，升主动脉暴露于心缘左上方，主动脉弓向后，在脊柱左侧下降。侧位片示此心室流出道有主动脉瓣下圆锥，主动脉位于前方，两心室呈左右并列，不似正常的右前左后关系。升主动脉造影剂显示：冠状动脉分布呈镜像反位。

五、诊断

大型室间隔缺损患儿存在肺动脉高压及充血性心力衰竭的临床表现，如胸部 X 线片显示心影的左上方缺乏明显的肺动脉段，心电图左心前区导联不存在 Q 波，Q 波出现在右心前区导联，提示可能存在矫正型大动脉转位合并室间隔缺损。如临床表现类似于法洛四联症，且胸部 X 线片及心电图有类似的表现，提示可能同时存在矫正型大动脉转位，明确诊断必须进行二维心脏超声及心血管造影检查。

六、治疗

1. **内科治疗**　矫正型大动脉转位合并大型室间隔缺损如存在三尖瓣反流，应早期给予地高辛及血管紧张素转换酶抑制剂治疗。

2. **外科治疗（surgical repair）**　主要有两类方式，即生理修复及解剖修复。生理修复是纠治合并心脏畸形完成左、右心腔分隔及序列循环的双室矫治术，房室及心室大动脉连接不一致仍被保留。生理修复术主要针对室间隔缺损、房间隔缺损、左心室流出道梗阻及三尖瓣畸形的纠治。近年来，该类手术早期死亡率已下降至 3%，但解剖右心室及三尖瓣能否长期承受体循环功能仍是很大的问题。

解剖修复的目的是通过"正常"的解剖结构序列来恢复血流路径，具体来说，是通过全身静脉引流至解剖右心房，然后解剖右心室，再进入肺循环，从肺静脉引流到解剖左心房，然后解剖左心室，再进入体循环。解剖修复不是一个简单的外科手术，而是通过一系列的修复来实现这个目标。1990 年，解剖修复理念最早由 Ilbawi 提出，通过心房调转和动脉调转联合手术，常称为"双调转手术"（double switch operation）实现。在心房水平做 Mustard 或 Senning 手术实现心房血流调转，主-肺动脉转换术达到心室与大动脉连接一致。该手术优点是使解剖右心室恢复行使肺循环泵功能，有利于保护三尖瓣，使术前三尖瓣反流程度减轻，可避免传统修补术后三尖瓣不能长期耐受体循环的压力，避免损伤传导束，取得了良好效果。当存在肺动脉瓣狭窄时，动脉调转手术是不可行的，可用替代方法包括 Rastelli 手术、Nikaidoh 手术和 REV 手术。当 ccTGA 合并一侧心室发育不良时采用双向腔肺吻合或 Fontan 手术。手术死亡率一般 <10%。

在 ccTGA 中，解剖左心室处于肺动脉下，如无流出道梗阻者，将暴露于低肺动脉血压，并最终达到与主动脉压相当的压力的能力降低。因此，在动脉调转术前需要通过肺动脉环束（pulmonary artery banding）训练解剖左心室以适应主动脉压力。随着患者年龄的增长，解剖左心室可能失去训练的潜力。一般认为，年龄超过 16 岁的患者可能因训练失败而不太适合动脉转手术。

术前有完全性房室传导阻滞者手术同时需植入永久性心脏起搏器。

七、病程及预后

产前诊断为 ccTGA 的胎儿回顾分析中未发现宫内心脏失代偿事件，出生后 32 个月时手术的风险为 46%。未经手术修复、单纯 ccTGA 的自然史（natural history）依赖解剖右心室在体循环压力下的功能状态及三尖瓣功能。尽管出现症状的时间有差异，但有些患者在症状出现前仍可以正常生活，包括成功分娩。不伴其他心内畸形的 ccTGA，其病程及预后取决于发生心律失常的早晚、严重性及三尖瓣的功能情况。Masden 等认为无伴随畸形的患者在 35 岁前很少发生充血性心力衰竭。Benson 等应用放射性核素造影评价心室功能发现动脉血心室的射血指数与正常心脏的右心室相仿，而低于左心室，但由于右心室舒张末容量大于左心室，当后负荷增加时其容量并不增加，虽然右心室的射血指数低，仍能保持正常的每搏输出量，而不显示功能减退。20~30 岁出现心力衰竭的患者常伴有三尖瓣关闭不全、完全性房室传导阻滞或房性心律失常。还有研究发现，大多数患者出现进行性右心室功能障碍，有时早在 10 岁前。在一项 ccTGA 成人的研究表明，在 30 岁以前体循环右心室功能不全和充血性心力衰竭症状很常见，无论患者有无合并其他心脏畸形，均随着年龄的增长频率而增加。ccTGA 中先天性心脏传导阻滞的风险为 7%，完全心脏传导阻滞发生的年风险为 1.3%~2%。

经过生理修复手术的 ccTGA 患者的 5 年生存率（survival rate）为 77%~78%，10 年生存率为 60.7%~95.5%，20 年生存率为 63%~90.2%。体循环房室瓣反流是需要再次手术的重要原因，也是导致晚期死亡的体循环心室功能不全的标志。解剖修复手术后的存活率报道各不相同，1 年生存率为 81%~100%，5 年生存率为 80.5%~100%，10 年生存率为 62%~100%，15 年生存率为 95%，20 年生存率为 70.2%~100%。一些研究直接比较双调转手术和心房调转 +Rastelli 的长期生存率。在这些比较中，Rastelli 患者的长期生存率并未改善，Rastelli 患者的早期生存率较高，而双调转手术患者的晚期生存率较高。

（黄美容）

参 考 文 献

1. VAN PRAAGH R，PAPAGIANNIS J. Pathologic anatomy of corrected transposition of the great arteries：medical and surgical implications.Am Heart J，1998，135（5 Pt 1）：772-785.

2. IMAI Y. Double-switch operation for congenitally corrected transposition. Adv Cardiac Surg，1997，9：65.

3. IMAMURE M，DRUMOND-WEBB J J，MURPHY D J，et al. Results of the double switch operation in the current era. Ann Thorac Surg，2000，70（1）：100-105.

4. KUTTY S，DANFORD D A，DILLER G P，et al. Contemporary management and outcomes in congenitally corrected transposition of the great arteries. Heart，2018，104（14）：1148-1155.

5. SPIGEL Z，BINSALAMAH Z M，CALDARONE C A. Congenitally corrected transposition of the great arteries：anatomic，physiologic repair，and palliation. Semin Thorac Cardiovasc Surg Pediatr Card Surg Annu，2021，24：95-96.

6. RUTLEDGE J M，NIHILL M R，FRASER C D，et al. Outcome of 121 patients with congenitally corrected transposition of the great arteries. Pediatr Cardiol，2002，23（2）：137-145.

第五十四章

心室双出口

一、右心室双出口

右心室双出口（double outlet of right ventricle,
DORV）是指当两根大血管完全或接近完全起自
右心室，约占所有先天性心脏缺陷的1%。其发
生率为活产的（0.03~0.24）/1 000，发生率的差异
与右心室双出口的定义差异有关。男女发病率约
为1.7：1，且研究发现右心室双出口在21-三体综
合征和18-三体综合征患儿发病率较高。近年来，
由于右心室双出口外科手术治疗技术的发展，其
解剖学诊断标准随之进行了重新评估。由于在病
理解剖研究中比较容易准确判断骑跨的大动脉瓣
与下方室间隔的相互连接关系，因此诊断标准通
常为当一根大动脉根部完全，而另一根大动脉一
半以上均连接至形态右心室（50%原则）时即诊
断为右心室双出口。右心室双出口可与双心室、
单心室或任何大血管相互关系及任何房室连接类
型同时存在。本章仅限于心房位置正常及房室连
接一致的右心室双出口。右心室双出口发生的胚
胎学机制主要源于胚胎期心脏半月瓣下圆锥的移

行与吸收异常，主动脉瓣和肺动脉瓣下圆锥不同
程度残留形成右心室双出口的不同类型（type）。

（一）病理解剖

右心室双出口不是一种单一的先天性心脏
畸形，该诊断仅用于描述各种心脏畸形时大血管
的起源位置。尽管这种心室大血管连接可合并任
何类型的房室连接，但绝大多数为心房正位，房室
连接一致。描述右心室双出口的诊断有三个关键
点：①心室与大动脉之间的空间关系；②室间隔缺
损与大动脉之间的空间关系；③是否存在右心室
流出道梗阻。大血管相互关系的类型有：①主、肺
动脉瓣相对关系正常，主动脉瓣位于肺动脉的右
后方；②大动脉总干相互平行，主动脉瓣位于右
侧，此型最多见；③主动脉瓣位于肺动脉右前方；
④主动脉瓣位于肺动脉左前方（图54-1）。也有两
根大血管呈螺旋交叉而主动脉位于肺动脉的左后
方者。但近30%的右心室双出口主动脉瓣位于
右侧且与肺动脉瓣在同一水平，近54%的右心室
双出口主动脉瓣位于肺动脉瓣的右前方。

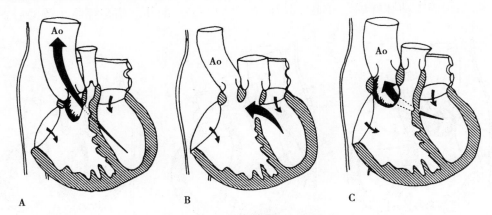

图 54-1　右室双出口最常见的三种类型

A. 主动脉瓣下室缺，主肺动脉关系正常，主动脉瓣位于肺动脉的右后，常有肺动脉狭窄（法洛四联症型）；
B. 大动脉干相互平行，主动脉瓣位于右侧，肺动脉瓣下室缺（Taussig-Bing）；C. 主动脉瓣位于肺动脉瓣的右
前，主动脉瓣下室缺，无肺动脉狭窄（图中小箭头为三尖瓣或二尖瓣口流向，粗箭头为穿过室缺的流向）。

绝大多数的右心室双出口伴有室间隔缺损，多数为典型的圆锥室性（conoventricular）室间隔缺损，位于隔缘小梁（septomarginal trabeculum）的两个分支之间，室间隔膜周部并延伸到小梁部，缺损的上部为圆锥的下缘。室间隔缺损与动脉瓣膜之间的空间关系受大动脉排列、相互关系和流出道室间隔大小的影响。根据室间隔缺损（ventricular septal defect，VSD）与动脉瓣膜的位置关系，可分为主动脉下型（subaortic）、肺动脉下型（subpulmonic）、远离大动脉型（noncommitted）及双动脉下型（doubly committed）室间隔缺损。主动脉下型室间隔缺损是最常见的类型（图 54-2），缺损上缘靠近主动脉，在右心室双出口手术患者中约占 50%。肺动脉下型室间隔缺损（图 54-1B）上缘靠近肺动脉瓣，约占 30%。远离大动脉型室间隔缺损（图 54-3B）不靠近任何一个动脉出口，缺损通常是房室隔缺损的心室部分，也可能是肌性缺损，通往右心室的流入道或心尖部，占 10%~20%。双动脉下型室间隔缺损（图 54-3A）上缘被两支大动脉骑跨，流出道间隔呈纤维状，或仅为纤维状的中缝，标志着动脉瓣叶之间的连接，约占 10%。在右心室双出口中，室间隔缺损是左心室结构的一部分。通常室间隔缺损是非限制性的（直径等于或大于主动脉瓣环），但约有 10% 是限制性的。室间隔完整罕见，通常与二尖瓣和左心室发育不全并存。

圆锥（conus）的发育决定两个动脉瓣与心室的相对位置。当动脉瓣下圆锥肌越多，瓣膜被推向上及前越多，相关的大动脉就越有可能与形态

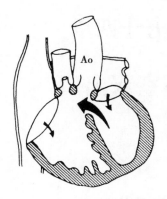

图 54-2　右室双出口，主动脉瓣下室隔缺损，血流动力学与大型室间隔缺损相仿

右心室对接。正常心脏中肺动脉瓣下圆锥保留，而主动脉瓣下圆锥被吸收，故而保持正常的肺动脉与主动脉空间关系及其与心室的连接，主动脉瓣与二尖瓣保持纤维连接。因圆锥发育异常，右心室双出口的肺动脉瓣及主动脉瓣下均保留不同程度的圆锥。曾有将双圆锥（bilateral conus）作为右心室双出口的病理特点，对此仍有争议。当肺动脉瓣下圆锥保留较多，主动脉瓣下圆锥保留较少时，两根大动脉的空间关系基本正常，室间隔缺损多为主动脉下或双动脉下。当主动脉瓣下圆锥保留较多，肺动脉瓣下圆锥保留较少时，两根大动脉的空间关系基本平行且主动脉位于右侧，室间隔缺损为肺动脉下。主、肺动脉瓣下都有大量的圆锥，两根大动脉都稍向上旋转，没有一根大动脉是真正后位，室间隔缺损为远离大动脉型。当室间隔缺损的底部边界为隔缘小梁的两支；左右边界为流出道间隔、心室游离壁或心室-漏斗部褶时，心室-漏斗部褶与隔缘小梁的后支融合，使室

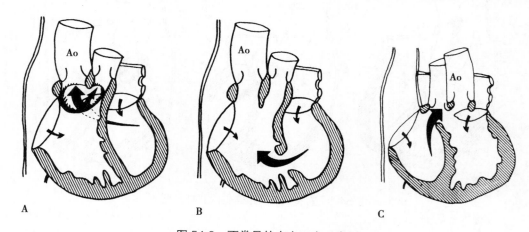

图 54-3　不常见的右室双出口类型
A. 双动脉瓣下室间隔缺损；B. 远离大动脉的室间隔缺损；C. 房室连接不一致，左房连右室。

间隔缺损保留肌性后下缘,房室传导束与缺损边缘无直接关系,手术时不易受损。

1/2~2/3的右心室双出口均有不同程度的肺动脉狭窄甚至闭锁,多为圆锥隔组织导致的肺动脉瓣下狭窄。合并继发隔型性房间隔缺损约占25%。其他合并病变发生率很低,如动脉导管未闭的、右位主动脉弓、主动脉下狭窄、二尖瓣异常等。冠状动脉异常发生率约为10%,最常见的异常是前降支起源于右冠状动脉。

根据上述主动脉、肺动脉空间关系,室间隔缺损类型及是否伴有肺动脉狭窄,右心室双出口可以分为:①法洛四联症型:伴主动脉下或双动脉下室间隔缺损,合并右心室流出道狭窄,约占40%;②大动脉转位型:伴肺动脉下室间隔缺损,主动脉瓣位于肺动脉右侧,不伴右心室流出道狭窄,即Taussing-Bing畸形(Taussing-Bing anomaly),约占20%,可合并主动脉下狭窄和主动脉弓畸形。③室间隔缺损型:伴主动脉下或双动脉下室间隔缺损,不伴右心室流出道狭窄,约占15%;④远离大动脉室间隔缺损型,伴远离大动脉室间隔缺损,不伴右心室流出道狭窄,约占10%。

右心室双出口可能合并的心脏节段连接异常包括:房室连接不一致(图54-3C)、心室双入口或房室瓣闭锁,在以上情况中外科的纠治方案完全不同。同时,右心室双出口合并内脏异位症并不少见,无脾综合征(右房异构)绝大多数合并肺静脉异位引流,多脾综合征(左房异构)常合并体静脉的回流异常,特别是下腔静脉的奇静脉延续和共同房室瓣。同时还要注意窦房结异位。

(二)病理生理

室间隔缺损与大血管的相对关系、有无合并流出道狭窄及体、肺循环的相对阻力决定患儿的血流动力学状态,合并的其他心内结构畸形也可影响其血流动力学。右心室双出口的血流动力学可类似于大分流的室间隔缺损、法洛四联症、完全型大动脉转位。可有青紫、充血性心力衰竭或两者同时存在。几乎所有的患儿均有不同程度的低氧血症。当右心室双出口伴有主动脉下室间隔缺损且不伴有右心室流出道狭窄或器质性肺动脉高压时,左心室血液可通过非限制性室间隔缺损进入主动脉,此时肺动脉血流量亦充足,血氧饱和度正常,随着肺血管阻力上升,肺动脉血流量下降,可导致血氧饱和度下降,临床症状类似于艾森门格综合征;当存在右心室流出道狭窄时临床表现可类似于法洛四联症。在右心室双出口伴肺动脉下室间隔缺损且不伴有右心室流出道狭窄(Taussig-Bing畸形)时,动静脉血混合且肺动脉血流量增加,氧饱和度下降,由于不伴有右心室流出道狭窄,此时左、右心室和肺动脉压力相等。同时,如伴有主动脉缩窄或主动脉弓畸形可能进一步增加肺动脉血流量导致左心室容量增加。当肺血管阻力升高时,可促使右心室的血液更多地进入主动脉而导致体循环血氧饱和度降低。

(三)临床表现及诊断

根据解剖类型不同,患儿可有青紫、充血性心力衰竭的症状,亦可无明显症状。临床症状及其出现时间取决于右心室双出口病理类型及其伴发畸形的严重程度,尤其是取决于合并肺动脉狭窄的程度。在法洛四联症型右心室双出口中,如果存在严重的肺血供不足,可在新生儿期即有青紫表现。其他类型的右心室双出口体,肺循环平衡良好,往往在新生儿期后才逐渐出现青紫或缺氧发作。伴主动脉下室间隔缺损的右心室双出口的典型临床表现是在出生近1月时出现充血性心力衰竭而无青紫表现,与单纯大型室间隔缺损临床表现相似,如果生后早期出现心力衰竭则应考虑是否同时伴有主动脉缩窄。伴肺动脉下室间隔缺损的右心室双出口常表现为安静时轻度青紫,哭吵后青紫加剧。右心室双出口常无特异性的体征。

心电图常表现为窦性心律、电轴右偏及不同程度的右心室肥大,右胸前导联QRS波常表现为qR型。同样,胸部X线片亦无特征性的改变,心脏大小及肺血多少取决于当时的血流动力学状态,可为心脏不大,肺血减少,也可表现为心脏增大,肺血明显增多(图54-4)。超声心动图检查尤其是剑突下扫查对诊断右心室双出口非常有用,诊断标准为两根大血管全部或大部分发自右心室(图54-5),双圆锥是右心室双出口与其他疾病鉴别的要点,但并不是诊断的必需条件。胸骨旁

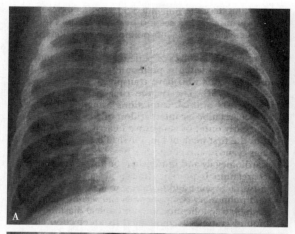
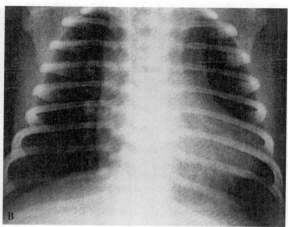
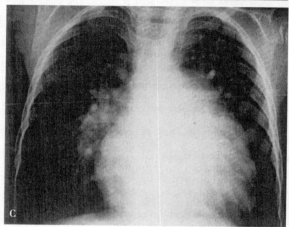

图 54-4　右室双出口的胸部 X 线平片

A. 大动脉相互关系正常,室缺在主动脉瓣下,大量左向右分流使心脏增大,肺血很多,与大型室隔缺损相仿;B. 两大动脉并列,有严重肺动脉狭窄,肺血减少,心尖稍翘,状似四联症;C. 肺动脉瓣下室缺,主动脉在前左,心脏增大,肺血增多,与完全性大动脉转位伴室缺相仿。

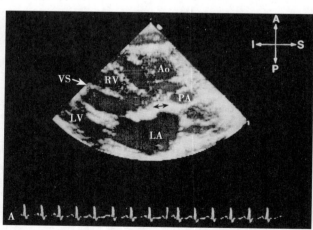
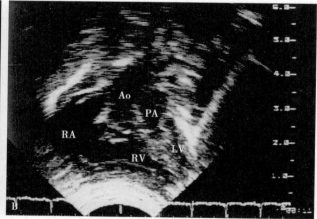

图 54-5　右室双出口超声心动图

A. 胸骨旁长轴示右室出主动脉(AO)及肺动脉(PA),偏后的肺动脉根部与偏前的主动脉根部同源,肺动脉瓣下有大室缺,肺动脉瓣下的圆锥(黑箭头)将二尖瓣和肺动脉瓣分开,室间隔(VS)与流出隔不对位;B. 肋下四腔位示两大动脉源于右室(RV),依其分支分辨主动脉(AO)和肺动脉(PA)、右房(RA)、左室(LV)。

长轴及短轴可检测大血管的相互关系及动脉下圆锥。由于右心室双出口的解剖类型变化较多且伴发畸形多样,必须进行全面的循序分段诊断。

既往在手术以前,通常需要通过心导管及造影证实超声心动图诊断并获得详细的血流动力学信息。目前,超声心动图、磁共振和CT在大多数病例中可以获得手术所需的信息。少数病例需要心导管和造影明确室间隔缺损的位置、肺动脉压力和阻力等血流动力学指标。

由于大动脉多为侧位关系且半月瓣在同一水平(图54-6),采用双向数字减影心血管造影行前后位及侧位投照较为理想。

(四) 治疗

在治疗前必须考虑以下几点:心室发育是否正常?双心室修补是否可能?如果有可能进行双心室修补,是否存在肺动脉狭窄?是否需要人工带瓣管道?在小婴儿,由于生长发育较快,应避免使用人工带瓣管道而先采用分流手术。

新生儿及小婴儿右心室双出口手术方式(surgical procedures)的选择:①伴主动脉下室间隔缺损不伴有右心室流出道狭窄者,可以根据室间隔缺损的大小,临床症状及一般情况选择姑息术(肺动脉环束术)或根治术;②伴主动脉下室间隔缺损及右心室流出道狭窄者可行体肺分流术;③伴肺动脉下室间隔缺损,早期易发生器质性肺动脉高压,可行大动脉换位术。④对合并远离大动脉室间隔缺损的右心室双出口则根据情况,可能在新生儿期姑息治疗。

右心室双出口多数适宜行双心室修补,但伴有严重的左心室发育不良时,应该采用单心室/Fontan循环的手术思路。通常右心室双出口的双心室修补有以下几种方式:①对于法洛四联症类型或接近法洛四联症类型的右心室双出口者通常采用心室内修复方式,即通过心包补片构建心室内隧道将左心室与主动脉相连,同时切除圆锥隔延伸部分及壁束以解除肺动脉瓣下狭窄;②对于大动脉转位类的右心室双出口合并肺动脉下狭窄者可采用Rastelli手术(Rastelli operation)或REV手术;③对于伴有肺动脉瓣环发育不良的右心室双出口者可采用主动脉换位及右心室流出道重建的Nikaidoh手术;④对于大动脉转位类型的右心室双出口及仅有轻微肺动脉瓣狭窄者采用大动脉换位手术。

(五) 预后

右心室双出口手术矫治的死亡率取决于解剖变异和任何相关异常的存在。据报道右心室双出口手术的早期死亡率为2%~9%,在最近的大量研究中,术后15年的总生存率为56%~90%。也有

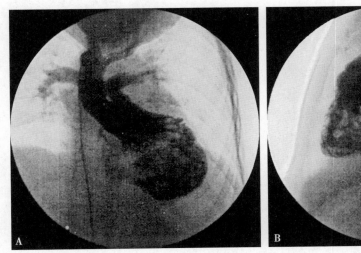
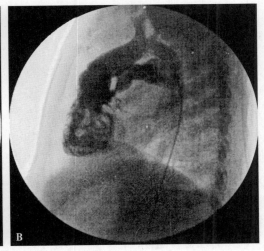

图54-6 右室双出口右心室造影

主、肺动脉均发自右心室,主动脉瓣位于肺动脉瓣的右前方且与肺动脉瓣在同一水平。

A. 右心室前后位造影;B. 右心室侧位造影。

报道完全修复术后 5 年、10 年和 15 年的无再手术生存率分别为 96%、86% 和 63%。主动脉下室间隔缺损,无肺动脉梗阻的右心室双出口患者术后预后最好,与室间隔缺损手术结果相似,10 年长期生存率为 97%。肺动脉下室间隔缺损型右心室双出口的手术死亡率在使用动脉转换手术后,结果明显改善。目前,手术的住院死亡率为 2.3%~7%,随访期间的生存率为 85%~91%。

术后需要再干预很常见,已达到 50%。主动脉下梗阻是再干预的主要原因。

二、左心室双出口

左心室双出口(double-outlet left ventricle,DOLV)在先天性心脏病中非常少见的,其最新定义为两根大动脉完全或近乎完全起自左心室(图 54-7)。左心室双出口在临床、病理方面与右心室双出口有许多相似之处,但前者明显少于后者,发病率在活产儿中<1/200 000。1967,年 Sakakibara 等首次报道了左心室双出口并手术纠治成功。1988 年,Van Praagh 通过回顾 109 例左心室双出口的临床和尸检结果,对左心室双出口的不同解剖类型和伴随畸形做了详细的描述。左心室双出口的分型主要基于 3 个标准:①主要心脏节段的位置(如心房、心室、大动脉);②心房、心室、大动脉的连接情况(如心房心室连接一致或不一致);③伴随的心血管或非心血管畸形。

(一)病理解剖

Paul 等提出假说认为,两大动脉瓣下圆锥的发育情况是决定左心室双出口两大动脉相互正常与异常关系的最重要因素,两大动脉下圆锥的缺如与左心室双出口的形成有关。Anderson 等提出另一种假说即圆锥吸收的差异导致左心室双出口,并有不同的圆锥形式。但目前没有一种假说可以解释所有类型的左心室双出口。

左心室双出口通常是心房正位、房室连接一致,约占 65.1%(71/109)。但也有心房反位、心房不定位及房室连接不一致。

在左心室双出口中,动脉下圆锥(conus)可有多种形式。肺动脉下有圆锥而主动脉下无圆锥、主动脉下有圆锥而肺动脉下无圆锥、两大动脉下均无圆锥、两大动脉下均有圆锥。大部分是主动脉下无圆锥,肺动脉下有圆锥存在且有狭窄。双动脉下均有圆锥较少见。

除 Paul 报道 1 例经尸检证实室间隔完整的左心室双出口外,左心室双出口几乎均伴有室间隔缺损且缺损较大(图 54-7)。室间隔缺损(ventricular septal defect,VSD)的位置有四种解剖类型(anatomic type):主动脉下室间隔缺损、肺动脉下室间隔缺损、双动脉下室间隔缺损和远离大动脉室间隔缺损。主动脉下室间隔缺损最常见,占 68%~77.5%,肺动脉下室间隔缺损占 13.7%~17%,双动脉下室间隔缺损、动脉下圆锥缺如或发育正常约占 10%。远离大动脉室间隔缺损少见,常为多发性室间隔缺损。心室流出道狭窄可由圆锥肥厚、移位引起,主动脉下室间隔缺损常伴肺动脉下狭窄,肺动脉下室间隔缺损,也可有主动脉下狭窄。

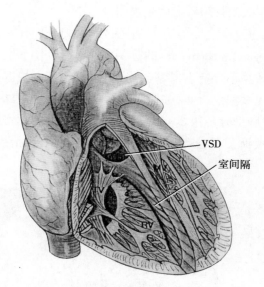

图 54-7　左室双出口

左室双出口伴肺动脉瓣下室缺,主动脉在右后,两大动脉关系正常。室缺在前部嵴上,流出隔亦缺,肺动脉瓣骑跨于室缺之上,50% 以上自右室,主动脉出自左室。如无肺动脉狭窄,血流动力学与大室缺伴肺动脉高压相仿。

左心室双出口中两大动脉关系多变,如不考虑心房的位置变化,有 8 种基本的两大动脉关系:主动脉右后位(正常)、主动脉右侧位(并列)、主动脉右前位、主动脉前位、主动脉左前位、主动脉左侧位、主动脉左后位和主动脉后位。但最常见的为主动脉右前位、主动脉左前位、主动脉右后位、主肺动脉左侧位。

左心室双出口中其他伴随畸形有三尖瓣闭锁、三尖瓣狭窄伴右心发育不良、Ebstein畸形，二尖瓣裂缺、狭窄、闭锁，动脉导管未闭，房间隔缺损等。

（二）病理生理

左心室双出口的临床表现及血流动力学改变，主要取决于室间隔缺损位置及其与大动脉关系。

Van Praagh提出在内脏心房正位、房室连接一致的左心室双出口中主要有三种类型。

1. **主动脉下室间隔缺损** 根据两大动脉的位置关系再分为主动脉位于右前位及左前位。①主动脉位于右前且伴肺动脉瓣及瓣下狭窄最为常见，临床表现及心血管造影类似法洛四联症，故此种类型又称法洛四联症型。主动脉位于右前不伴有肺动脉狭窄，临床及解剖上与完全型大动脉转位相似。②主动脉位于左前伴肺动脉瓣及瓣下狭窄者，此种类型在临床及解剖上也与完全型大动脉转位相似，称完全型大动脉转位型；事实上完全型大动脉转位伴主动脉左前位在解剖、临床特点上与左心室双出口相似。

2. **肺动脉下室间隔缺损** 这种类型的室间隔缺损位置高，较偏前，延伸至流出道特别是圆锥间隔，肺动脉骑跨在室间隔上。因室间隔缺损延伸至圆锥间隔，故肺动脉下圆锥间隔相对缺少，由于肺动脉下无圆锥，肺动脉与三尖瓣纤维连接消失，而主动脉与二尖瓣呈纤维连接。两大动脉关系正常或主动脉偏右前。肺动脉下室间隔缺损可伴有主动脉下狭窄、主动脉瓣环发育不良及主动脉缩窄。肺动脉下无圆锥，一般没有肺动脉瓣及瓣下狭窄。由于无肺动脉瓣及瓣下狭窄，大的肺动脉下室间隔缺损，在临床及血流动力学上与大的室间隔缺损相似，又称室间隔缺损型。

3. **双动脉下室间隔缺损** 双动脉下室间隔缺损在左心室双出口中相对少见。双动脉下室间隔缺损一般较大，两大动脉呈侧侧关系较为常见。两大动脉下无明显圆锥，主动脉与二尖瓣、肺动脉与三尖瓣呈纤维连接。两大动脉下圆锥间隔可有

缺损，由于圆锥间隔的缺损，此类病人往往无肺动脉狭窄存在，但可有主动脉狭窄。

（三）临床表现

左心室双出口的临床症状是随室间隔缺损位置及有无肺动脉狭窄而变化。如主动脉下室间隔缺损伴有肺动脉狭窄，生后即可有严重发绀、杵状指/趾、呼吸困难、活动受限和蹲踞。左心室双出口不伴有肺动脉狭窄者，肺血增多，常出现充血性心力衰竭和发育障碍。临床体征有心尖冲动幅度增强，范围增大，并向左下移位。肺动脉有狭窄时肺动脉第二心音减弱或消失，如无肺动脉狭窄，肺动脉第二心音亢进，胸骨左缘3~4肋间常可听到收缩期杂音。

（四）诊断及鉴别诊断

左心室双出口的诊断（diagnosis）主要依靠心血管造影及超声心动图检查。左心室双出口需注意与房室连接不一致的右心室双出口、主动脉位于左前位的完全型大动脉转位相鉴别。心房正位，心室反位即房室连接不一致的右心室双出口，解剖右心室位于左侧，发出两大动脉，可误将解剖右心室诊断为解剖左心室。如进行左心室造影并仔细辨别肌小梁粗糙程度即可鉴别，在完全型大动脉转位伴室间隔缺损、肺动脉狭窄时，特别是主动脉位于左前位，上述已提及其在解剖和临床特点上与左心室双出相似，如果造影时未选择适当的角度，也会将起于右心室的主动脉误认为起于左心室，从而将完全型大动脉转位误诊为左心室双出口。

（五）外科治疗

按右心室发育情况，左心室双出口可分为2种类型：第1种类型，左心室双出口伴右心室发育正常，可行双室修补；第2种类型，左心室双出口伴右心发育不良，可行单心室修补。

室间隔缺损与大动脉的相对位置及有无肺动脉狭窄是决定采用何种手术方式进行双心室修复的主要决定因素。目前多采用室间隔修补，离断并结扎肺动脉近端，用心外管道连接右心室及远端肺动脉（心外或"Rastelli型"修复）。

（高　伟　陈树宝）

参 考 文 献

1. MENON S,HAGLER D J. Double outlet left ventricle:
   diagnosis and management. Curr Treat Options Cardiovasc
   Med,2008,10(5):44-45.

2. VAN PRAAGH R,WEINBERG P M,RIEMENSCHNEIDER
   TA. Moss's heart disease in infants,children and adolesents.
   Baltimore:Wklliam and Wilkins,1989.

3. 陈树宝.先天性心脏病影像诊断学.北京:人民卫生出
   版社,2004.

4. ANDERSON R,GALBRAITH R,GIBSON R,et al.
   Double outlet left ventricle. Br Heart J,1974,36(6):
   554-558.

5. RAJA J,MENON S,RAMANAN S,et al. Bi-ventricular
   repair of double outlet left ventricle:Experience and review
   of the literature. J Card Surg,2020,35(8):1865-1870.

6. LUCIANI G B,DE RITA F,LUCCHESE G,et al. Current
   management of double-outlet left ventricle:towards biventricular
   repair in infancy. J Cardiovasc Med(Hagerstown),2017,
   18(5):311-317.

7. WERNOVSKY G. Anderson's pediatric cardiology. 4th
   ed. Philadelphia:Elsevier,2020.

8. VAN PRAAGH S,DAVIDOFF A,SHIEL F S,et al. Double
   outlet right ventricle:Anatomic types and developmental
   implications based on a study of 101 autopsied cases.
   Coeur,1982,8:389.

9. WALTERS H L,MAVROUDIS C,TCHERVENKOV C I,
   et al. congenital heart surgery nomenclature and database
   project:double outlet right ventricle. Ann Thorac Surg,
   2000,69(4 Suppl):S249-263.

10. 马弗蒂斯,贝克.小儿心脏外科学.刘锦纷,译.3版.北
    京:北京大学医学出版社,2004.

第五十五章

冠状动脉及主动脉根部畸形

一、冠状动脉畸形

先天性冠状动脉异常（congenital anomalies of the coronary arteries）是一组具有不同解剖特征、临床表现和结局的疾病，临床意义范围从几乎为零（在无症状患者中偶然发现、预良好后的冠状动脉异常），到最极端的表现（发生心脏性猝死）。大体可分为起源、走行、终止及直径异常，常见的包括起源于对侧冠脉窦或肺动脉的异常冠状动脉（起源异常）、心肌桥（走行异常）、冠状动脉瘘（终止异常）、冠状动脉闭锁或瘤（直径异常）。冠状动脉闭锁非常罕见，儿童冠状动脉瘤大部分为川崎病后遗症，两者不在本章讨论，先天性心脏病合并冠状动脉畸形见第四十一章、第五十二章。

（一）冠状动脉异常起源于肺动脉

冠状动脉异常起源于肺动脉（anomalous origin of coronary arteries from pulmonary artery）是指部分或全部冠状动脉不从主动脉根部发出，而是起源于肺动脉的先天性畸形，由于胚胎时期动脉干主、肺动脉隔旋转不良和冠状动脉胚芽的错位所致。左冠状动脉胚芽更接近肺动脉，因此左冠状动脉异常起源于肺动脉最多见，约占90%；右冠状动脉异常起源于肺动脉较少见，占7%~8%，且多无临床症状；双侧冠状动脉或单支冠状动脉起源于肺动脉极为罕见，如无合并畸形多无法生存。

1. 左冠状动脉异常起源于肺动脉 左冠状动脉异常起源于肺动脉（anomalous origin of the left coronary artery from the pulmonary artery, ALCAPA）是指左冠状动脉起源于肺动脉而右冠状动脉仍正常起源于主动脉的先天性畸形，为冠状动脉起源异常中最常见和最具临床意义的一

种。该病的症状最初由 Bland、White 和 Garland 在 1933 年描述，故又称为 Bland-White-Garland 综合征。发病率占活产婴儿的 1/300 000~1/30 000，占所有先天性心脏病的 0.25%~0.5%，男女之比约 2.3∶1，如不治疗 90% 的患儿在 1 岁内死亡。大约 15% 患儿可合并其他先天性心脏病如室间隔缺损、动脉导管未闭、法洛四联症、肺动脉瓣狭窄、主动脉缩窄、右心室双出口、左心发育不良等。

（1）病理解剖：胚胎发育时动脉干内间隔分隔，左上部分形成肺动脉，左冠状动脉胚芽若向上移位，分隔在肺动脉侧，则导致左冠状动脉异常起源于肺动脉。左冠状动脉主干多数起源于肺动脉的左窦或后窦，偶可起源于右窦或肺动脉分支，左前降支或回旋支单独起源异常极少见。左冠状动脉走行仍正常，左前降支走行于前室间沟，左回旋支走行于左心房室沟；右冠状动脉正常起始于主动脉右窦，有侧支循环建立时右冠状动脉明显扩张。左冠状动脉内径正常或发育不良，部分患儿由于灌注压降低，左冠状动脉壁变薄，呈静脉化改变。左冠状动脉分布的心室壁呈弥漫性纤维化、局灶性钙化及心肌梗死等病变，严重者可出现心内膜弹力纤维增生。左心室乳头肌，尤其是前乳头肌，由于心肌缺血（myocardial ischemia）、梗死及瘢痕形成可引起乳头肌和腱索变形、缩短，从而导致二尖瓣关闭不全。左心房、左心室扩大，心肌收缩无力，左心室略肥厚或心内膜弹力纤维增生，有时可出现室壁瘤。

（2）病理生理：根据左、右冠状动脉间侧支循环建立的程度和血流方向，本病可分为两种类型病理生理循环，并决定临床症状的初始表现和严重程度：①婴儿型，左、右冠状动脉间极少或没有侧支血管建立，导致症状早期出现。胎儿期或新生儿早期，由于肺循环压力与体循环压力一致

及动脉导管开放,肺动脉血流可以进入左冠状动脉;生后几天或几周,随着动脉导管的关闭及肺循环血管阻力逐渐下降,异常起源的冠状动脉灌注压逐渐降低,可出现严重的心肌缺血和左心功能低下、乳头肌缺血引起二尖瓣反流。患儿在未出现严重症状前可能迅速死亡,故确诊后即应手术,尽可能保护心肌;②成人型,右冠状动脉明显占优势,大量的侧支循环建立,右冠状动脉血流逆向灌注至异常起源的左冠状动脉,可生存至成人。由于肺动脉压力低,左冠状动脉血流逆向分流到肺动脉,形成左冠状动脉"窃血"现象,引起左心室扩张、心内膜下心肌缺血、乳头肌失去功能、二尖瓣反流和左心衰竭;若分流量大,可产生肺动脉高压,左心负荷加重,肺血增多,左心房、左心室增大,出现充血性心力衰竭。能存活到成年的患者一般有较粗大的右冠状动脉,大量的侧支血管,由于左冠状动脉起源于肺动脉的开口处,狭窄或轻度肺动脉高压而使冠状动脉内压增高,仅出现轻至中度的左心室功能降低。但这些患者中80%~90%在平均年龄35岁时发生猝死,因此一旦诊断明确应尽早手术治疗。

(3)临床表现:一般与左心室功能不全、二尖瓣反流程度有关,可引起心肌缺血和心力衰竭甚或猝死。ALCAPA病程演变分为四期:即无症状期、心肌缺血期、动静脉瘘期及冠状动脉窃血期。出生时发育良好,症状通常在2周至6个月内出现。喂奶时出现面色苍白、多汗、哭闹不安等

所谓"婴儿心绞痛综合征"表现,以及呼吸困难、心动过速和肝大,多因心力衰竭而死亡。可反复呼吸道感染及充血性心力衰竭(congestive heart failure,CHF),或青少年时期发生猝死。若心内膜下心肌缺血和乳头肌功能失调导致二尖瓣关闭不全,可有全收缩期杂音,常可闻及第三心音和第四心音。侧支血管丰富者可闻及连续性杂音。不明原因的左心室扩张,收缩功能减低伴二尖瓣反流应高度警惕ALCAPA的可能。

(4)诊断与鉴别诊断:因临床症状与心内膜弹力纤维增生症、扩张型心肌病、心肌炎、糖原贮积症累及心脏等相似,易被误诊,以致失去手术治疗机会。早期诊断是本病治疗的关键。心电图特征性表现常有前侧壁心肌缺血及心肌梗死的图形(图55-1),表现为I、aVL导联S-T段压低、T波倒置和宽深Q波,左心室肥厚、电轴左偏。心内膜弹力纤维增生症和扩张型心肌病虽有左心室肥厚和心腔增大,但少有异常Q波出现。如有上述临床表现的患儿心电图表现为左心室高侧壁、前侧壁各导联中有1个以上的导联为QR波形,且Q波深度大于3mm,宽度大于30ms就应高度怀疑本病。X线片显示心脏明显增大,尤以左心室增大为主,肺血增多。

超声心动图检查是诊断的主要方法,特征性表现为左冠状动脉与主动脉根部无正常连接,右冠状动脉明显纡曲扩张,可见在肺动脉瓣上方靠肺动脉外侧壁的左冠状动脉开口(图55-2A、C,见

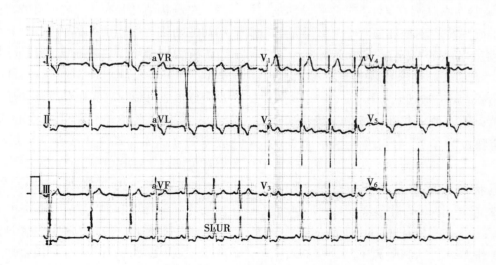

图 55-1　心电图表现

1例左冠状动脉异常起源于肺动脉3岁患儿的心电图表现;aVL导联异常q波并广泛的ST-T改变。

文末彩插）。有时二维超声心动图显示左冠状动脉与主动脉连接的假象，但彩色多普勒显示左冠状动脉内为逆向流入主动脉的蓝色血流而非自主动脉流向左冠状动脉的红色血流，此为重要鉴别点（图55-2B，见文末彩插）。彩色多普勒还可显示左、右冠状动脉间丰富的侧支循环，并可见自异常起源左冠状动脉到肺动脉的血流（图55-2D，见文末彩插）。因心肌、乳头肌供血不足可有左心室壁节段性运动异常、乳头肌萎缩、二尖瓣反流、左心室扩大表现，左心室乳头肌纤维化回声增强为ALCAPA较特异的超声征象（图55-2E，见文末彩插）。心功能指标降低。若发现起源于主动脉的右冠状动脉扩张，而左冠状动脉起源显示不清时，应高度怀疑左冠状动脉异常起源于肺动脉的可能。

冠状动脉造影是诊断ALCAPA的可靠手段，造影的目的为明确左、右冠状动脉起源的部位、侧支循环建立情况、左冠状动脉有无狭窄或发育不良及合并畸形。首先在主动脉根部造影（图55-3A，见文末彩插），可显示自主动脉根部没有发出左冠状动脉，仅自右冠窦发出右冠状动脉且扩张、纤曲，经侧支血管向左冠状动脉供血而使左冠脉显影并最终回流入肺动脉。如主动脉根部造影未能满意显示左冠状动脉全貌，可加做选择性右冠状动脉造影（图55-3B，见文末彩插）。小婴儿常因没有足够侧支血管形成而不能显示左冠状动脉，可加做肺动脉根部造影。对于有良好侧支循环的患者，由于肺动脉压力低于冠状动脉，肺动脉造影常不能很好充盈左冠状动脉，因此肺动脉造影没有必要，而肺动脉内血氧较腔静脉升高可体现左向右的分流。左心功能受损患者必要时加做左心室造影，以观察左心室收缩功能、二尖瓣反流程度及室壁各部分的运动情况和有无室壁瘤形成（图55-3C，见文末彩插）。

多层螺旋CT和磁共振显像（MRI）可直观显示大多数冠状动脉及其分支，明确冠状动脉起源异常畸形（图55-3D，见文末彩插）。可以进行图像的三维重建，按需要做不同方位、不同角度的旋转成像，将扭曲、重叠的冠状动脉充分显露出来，对先天性冠状动脉疾病的诊断有着广阔的应用前景，可替代有创的冠脉造影成为诊断冠状动脉畸

形的重要检查手段。

（5）治疗：内科治疗包括抗心力衰竭、心肌能量药物、抗心律失常，治疗效果差，未经手术治疗的患儿约90%在1年内死亡，即使为成人型也是猝死的高危因素。因此，多数学者认为一旦确诊均应积极进行手术治疗。建立有效的双冠状动脉血供是手术的目的。ALCAPA手术方法选择原则是根据冠状动脉异常起源开口位置，常用的手术方法有：①带蒂左冠状动脉移植术：适用于左冠状动脉起源于肺动脉右窦或左窦，即开口位置不影响冠状动脉移植者。该术式最符合人体生理，是ALCAPA首选术式；②人造主-肺动脉窗加肺动脉内隧道术（takeuchi procedure）：适用于左冠状动脉开口离主动脉根部较远，移植冠状动脉张力过高的病例。以往的左冠状动脉结扎术已基本废除。心肌梗死造成的左心衰竭失代偿期，实施心脏移植为最后的挽救措施。

近年来，体外膜氧合（extracorporeal membrane oxygenerator，ECMO）的应用提高了术后生存率，当术后并发左心力衰竭时，有应用ECMO的指征。

（6）预后：自然病程预后差。冠状动脉起源异常造成左心室功能损伤，但在恢复双冠状动脉灌注后，缺血心肌可恢复活力，左心室功能显著改善，二尖瓣反流好转，而心肌瘢痕和室壁瘤难以恢复。若二尖瓣反流、左心功能仍未好转，则可能移植冠脉继发梗阻。多数轻至中度二尖瓣反流不需即刻处理，严重的二尖瓣功能不全，可行二尖瓣成形或置换术。所有患儿术后均需长期随访。

2. 右冠状动脉异常起源于肺动脉 右冠状动脉异常起源于肺动脉（anomalous origin of the right coronary artery from the pulmonary artery，ARCAPA）是指右冠状动脉起源于肺动脉而左冠状动脉仍正常起源于主动脉的先天性畸形，罕见。由于其临床症状不明显，常因伴有其他先天性畸形时才被发现。约24%主肺动脉窗患儿合并ARCAPA。

（1）病理解剖及病理生理：右冠状动脉起源于肺动脉右窦，沿右心房室沟和右心室分布，外观大致正常，左冠状动脉正常起源于主动脉左冠窦，常伴有扩张、扭曲。右心室流出道可见左前降支和右冠状动脉间的侧支血管。

由于右心室壁薄，张力低，虽然右冠状动脉起源于肺动脉，尚能使右心室获得一定的血液供应。随着侧支血管的建立，右心室的血液供应得到补偿，因此不会发生心肌梗死。由于肺动脉压力低，右冠状动脉血流逆向分流到肺动脉，形成右冠状动脉"窃血"现象，右冠状动脉分布区域心肌血液供应减少，如伴有右冠状动脉肺动脉开口狭窄，则心肌缺血的程度可有减轻。若分流量大，肺血增多，左心负荷加重，左心房、左心室增大，甚至出现充血性心力衰竭，可能由于管腔内压力低，此类病人右冠脉常不易发生粥样硬化。

（2）临床特点：大部分患儿没有症状，但亦有报道晕厥、心绞痛发作、充血性心力衰竭、猝死病例。最早出现症状为2个月婴儿。部分患儿于胸骨左缘可闻及连续性杂音。心电图和X线片检查大多正常。超声心动图显示增粗的左冠状动脉起源于主动脉左冠窦，而右冠窦没有发出右冠状动脉，右冠状动脉与肺动脉的右侧连接；肺动脉内可探测到来自冠状动脉的逆向血流。冠状动脉造影可明确诊断，升主动脉造影仅见左冠状动脉发出，其主干及重要分支纤曲扩张，右冠状动脉经侧支循环逆行充盈显示，与肺动脉相连。多层螺旋CT和MRI亦能准确地判断冠状动脉的异常起源和行程，部分患儿可避免行冠脉造影。

（3）治疗及预后：虽然大多数患儿没有症状，但目前没有很好方法预测发生猝死危险因素，因此大部分心脏科医生仍主张早期手术治疗，尤其是对有症状和心肌缺血患儿。手术处理与ALCAPA相同，术后应长期随访，建议每年超声心动图检查，直至冠状动脉扩张恢复正常。

3. 左、右冠状动脉均异常起源于肺动脉 双侧冠状动脉均异常起源于肺动脉极其罕见，至今仅有数例报道。作者曾报道一例3个月法洛四联症、动脉导管未闭的患儿伴发双侧冠状动脉均起源于肺动脉。此类患儿常在生后3天之内出现严重症状且多在两周内死亡，必须合并其他左向右分流畸形，使肺动脉内的血氧和压力均升高患儿才能生存。明确诊断需行心导管检查和造影，主动脉根部造影未见冠状动脉显影，肺动脉内造影显示左、右冠状动脉，但常发育不良。由于冠状动脉多发育不良，即使手术治疗死亡率亦很高。

（二）冠状动脉主动脉起源异常

冠状动脉主动脉起源异常（anomalous aortic origin of a coronary artery，AAOCA）是指左、右冠状动脉主干及分支均起源于主动脉非正常解剖部位，可以表现为两条冠状动脉均来自同一主动脉窦的单个开口或两个单独的开口，也可能发自窦的上方或交界上方，而不是窦本身，可涉及所有冠脉。异常起源于升主动脉的冠状动脉本身不引起任何症状，但当冠状动脉异常起源于对侧冠状窦且走行于主、肺动脉之间时易导致冠状动脉狭窄和闭塞，引起心绞痛、心肌梗死、晕厥甚至猝死。AAOCA是引起美国年轻运动员猝死（sudden death）的第二大原因（17%），仅次于肥厚型心肌病（36%）。

1. 病理解剖及病理生理 AAOCA包括左冠状动脉（left coronary artery，LCA）主干异常起源（ALCA）、右冠状动脉（right coronary artery，RCA）异常起源（ARCA），以及回旋支异常起源（ACX）和单支冠脉。异常起源的冠脉可发自对侧冠脉窦或起自另一冠脉主干，在总体人群中的发病率分别为：ARCA 0.06%~0.9%、ALCA 0.02%~0.1%、ACX 0.02%~0.6%。异常冠状动脉均以不同的方式走行。ALCA或ARCA可沿右心室流出道前方（肺前）或主动脉后方（心后或主动脉后）走行，这些走行通常为良性病变，偶有报道后方ALCA出现缺血；但第3种动脉间走行，常与心肌缺血和心源性猝死相关。动脉间血管通常位于壁内，起自邻近交界或就在交界上方的异常开口后走行于主动脉壁内。

由于有猝死风险，人们试图确定缺血的发生机制。如果异常冠脉发出后呈锐性角度和近端壁内走行，当主动脉根部在舒张期开始扩张时，会使冠脉受压或阻塞，最终导致心肌缺血和室性心动过速或室颤；运动会诱发主动脉根部和肺动脉主干扩张，使冠脉受压加重。异常冠脉的锐角性起源导致开口呈裂口（或狭缝）样或椭圆形。对英国18年来所有心源性猝死（sudden cardiac death，SCD）的回顾研究中，有17例AAOCA（0.7%），其中10例为ARCA，7例为ALCA，所有患者都是动脉间走行，其中8例为壁内，7例为椭圆形开口。

此外,在 AAOCA 的大型尸检系列中,大多数猝死病例都是从主动脉锐角发出。成人的血管内超声(intravascular ultrasound,IVUS)提供了一些病理生理学的见解,显示近端壁内走行冠脉的发育不良和主动脉对其侧管腔压迫,收缩时压迫更明显,运动时压迫最大。

2. 临床特点　AAOCA 患儿通常没有症状,查体和心电图也均正常,多为其他原因(如心脏杂音或心电图异常)进行超声心动图检查时意外发现。如果有症状通常是在休息时、运动期间或运动时胸痛、心悸、头晕和/或晕厥,但这些患者的首发症状是猝死或心搏骤停。因此一旦怀疑诊断,需接受心脏 CTA 或 MRI 检查,以更好地显示冠状动脉的起源和近端行程(图 55-4)。并需要评估有无心肌缺血证据,包括动态心电图监护、运动平板试验、负荷超声心动图检查、静息及负荷核素心肌灌注显像,以及负荷心脏磁共振检查等。另一种常用于危险分层的测试是心肺运动试验

(cardiopulmonary exercise test,CPET)。CPET 是诊断为 AAOCA 患儿评估的一项内容,也是术后能否参加竞技体育比赛评估的一项内容。然而,因儿童的阳性预测率较低,单用 CPET 评估缺血亦不可靠,另外,AAOCA 导致心肌缺血发生是间歇性的。临床上需结合多种心肌缺血的评估结果进行综合分析。此外,模拟患儿通常参与的运动类型的"非标准程序"运动测试可能更容易再现症状,并有助于证明是否存在心肌缺血。

由于有猝死风险,必须对诊断为 AAOCA 患儿进行危险分层,以区分高风险组或低风险组。表 55-1 列举了区分高风险和低风险的 AAOCA 的一些特征。对于动脉间走行的患者,狭缝状开口、壁内行程、血管痉挛通常是高危或猝死特征,以及 IVUS 显示的壁内段发育不良的长度、壁内段侧向压迫及运动期间的侧向压迫程度与临床严重程度相关的因素,但尚无一个特定的定量方式进行预测。其中,壁内走行是高风险的最重要因素,有报

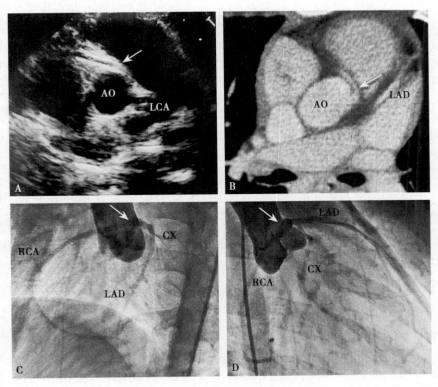

图 55-4　右冠状动脉(RCA)异常起源于左冠窦的超声心动图、冠脉 CTA 及冠脉造影表现

A. 超声心动图大动脉短轴切面显示 RCA 未从右冠窦发出,可追踪至发出左冠状动脉(LCA)的左冠窦(箭头所示)并走行于主动脉(AO)和肺动脉之间(PA);B. 冠脉 CTA 显示 RCA 发自左冠窦,发出的角度为锐角,并走行于 AO 和 PA 之间;C 和 D. 冠脉造影显示 RCA 发自左后方的左冠窦。LAD,左前降支;CX,回旋支。

道 CTA 测量的 3.9mm 的壁内长度预测该病变高风险的灵敏度为 77%,特异度 75%。

表 55-1　冠状动脉主动脉起源异常的危险分层

AAOCA 特征	低风险	高风险
异常起源的冠脉	RCA、LCX	LMCA、LAD
行径	肺动脉前(prepulmonic) 主动脉后(retroaortic) 心后(retrocardiac) 肺动脉下(subpulmonic)	动脉间 (interarterial)
肌内成分	无	有
肌内长度	短	长
从主动脉发出的角度	不锐(≥45°)	锐(<45°)
开口	正常或椭圆	狭缝状
IVUS 检查狭窄面积(程度)&*	≥45%~55%	>45%~55%
FFR*	≥0.8	<0.8

注:& 最佳阈值不明确;* 为有创检查,且目前 IVUS 置入导管最小为 6F,也无适合于不同年龄儿童的合适导管,限制了在儿童中应用;AAOCA,冠状动脉主动脉起源异常;FFR,血流储备分数;IVUS,血管内超声;RCA,右冠状动脉;LCX,左回旋支;LMCA,左冠脉主干;LAD,左前降支。

3. 治疗及预后　确定 AAOCA 患者的理想治疗方法仍然具有一定挑战性。对患儿进行风险分层后,高风险人群建议接受手术和/或运动限制。对于大多数动脉间、壁内 ALCA 和症状性 ARCA 患者,建议采用改良去顶术进行手术治疗,该手术死亡率很低,但术后仍需随访评估有无心肌缺血。一项成人研究发现,比较限制运动和手术,10 年死亡率没有差异,儿童和年轻人的长期致病率和病死率仍然未知。当异常冠脉发自交界上方且不在壁内走行时,或同时存在其他畸形时,可进行其他手术方案,包括原位侧-侧吻合修复阻塞或成角的冠脉开口、冠脉再植和肺动脉重置以减轻动脉间冠脉的收缩压,极少进行冠状动脉旁路移植术。

对于不在两条大动脉之间走行的任何冠状动脉异常,大多数不建议进行手术或运动限制,AHA

2015 指南(先天性心脏病患者运动推荐)还指出,在与患者及家人充分讨论相关风险后,允许无症状的年轻 ARCA 患者选择参加竞技体育运动。

(三)心肌桥

心肌桥(myocardial bridge,MB)定义为冠状动脉沿其行程自心外膜,以不同的深度穿入心肌层并在其内延伸,通常在终止前返回心外膜,又称为隧道动脉(tunneled artery)。心肌桥是一种常见的冠状动脉异常,可发生于任何冠状动脉,但绝大多数见于左前降支(LAD)。通常由于其他原因进行冠脉 CT 造影(CCTA)或冠状动脉造影(CAG)时偶然发现,因此确切发生率不清。尸解发现报道其发生率为 5%~86%(平均 25%),CAG 中为 0.5%~12%,而随着 CT 广泛应用及设备越来越先进,CCTA 检出率为 5%~76%。由于大部分心肌桥不引起临床症状,被看作是正常变异,但也有报道引起心绞痛、心肌缺血、急性冠脉综合征、左心功能不全、心律失常等明显心脏问题甚至猝死。儿童心肌桥缺乏系统研究。

1. 病理解剖及病理生理　心肌桥有不同的长度、深度或不同数量的冠状动脉或分支。典型心肌桥的深度为 1~10mm,长度为 10~30mm。据报道心肌桥 70% 累及 1 支冠脉;20% 累及 2 支冠脉;10% 累及 3 支冠脉,多见于 LAD 的中远段(70%~98%)。

心肌灌注主要发生在舒张期,因为心肌收缩暂时阻碍冠状动脉血流,尤其是心内膜下的血流。因此,心肌桥复制了高舒张和低收缩流量的正常微血管生理学。鉴于在正常情况下,只有 15% 的冠状动脉血流发生在收缩期,并且心肌桥的作用是血管造影时的收缩事件,因此心肌桥的临床相关性受到质疑。心肌桥在深度(如表面、>1~2mm、>2mm)和包裹长度方面存在显著的解剖学差异(图 55-5,见文末彩插),尤其是包裹长度不仅影响被夹闭的 LAD 节段的动态压缩,还影响其附近或发出的间隔支的动态压缩;其他重要解剖属性包括隧道段动脉的数目,以及收缩时直径缩小或扭结的程度,均是引起冠状动脉血流动力学改变和影响心肌血供的重要解剖因素。

在成人,引起心肌桥相关临床表现的病理生

理因素包括年龄、心率、左心室肥厚和冠状动脉粥样硬化。在儿童心肌桥患者中，主要因运动或情绪引起的交感相关性心动过速通过缩短舒张期灌注时间减少血流和心肌灌注，同时也增加心外膜冠状血管收缩及心肌桥内血管收缩。最终导致心内膜下或跨壁缺血和由"壁内窃血"或"分支窃血"机制引起的间隔缺血（图55-5，见文末彩插）。因此，常见的心肌桥引起心肌缺血必须是由内在和外在因素相关的复杂病理生理引起，包括随时间而变化的血压、动脉和心肌压缩、舒张期流量、跨壁灌注梯度、心率或舒张期灌注时间、交感神经驱动的心肌收缩和冠状动脉收缩之间的相互作用。

2. **临床表现及诊断**　绝大部分心肌桥患儿没有症状，在血管造影时偶然发现。然而，少数患者可能出现症状，包括运动或情绪诱发的胸痛、胸闷等心肌缺血症状，心律失常、左心室功能不全甚至猝死等。成人可出现由心肌桥相关的并发症（如冠状动脉痉挛、血栓形成和冠状动脉夹层）导致的急性冠脉综合征。儿童和青少年也可出现胸闷、胸痛等症状，甚至有猝死报道。肥

厚型心肌病儿童及成人的心肌桥发生率均明显高于普通人群。心肌桥患者可出现胸痛甚至晕厥症状，尽管鉴别因心肌桥还是心肌肥厚所致有一定困难，但有报道术后症状明显改善。儿童心肌桥如果合并其他基础心脏病，如冠脉起源异常则会增加心脏事件的严重性。年轻运动员尤其是没有主诉的运动员在运动期间猝死也可能与心肌桥有关。为了预防此类危险因素，在对有症状的患者，如频繁非特异性胸痛、劳累性呼吸困难和原因不明晕厥进行鉴别诊断时，应考虑心肌桥，并进行相关检查。

CAG 或 CCTA 是诊断心肌桥的金标准，并用以评估其解剖和临床意义。表现为受累冠脉收缩性狭窄或"挤奶征"，舒张期完全或部分受压（图55-6）。冠状动脉内推注硝酸甘油可加重心肌桥的收缩性狭窄，而邻近的非桥动脉节段扩张。血管内超声（IVUS）有助于提高检出率，更好地描述肌桥的长度、深度和位置。LAD 肌桥的 IVUS 特征是"半月现象"，即桥动脉段和心外膜组织之间在整个心动周期中存在一个回声透亮区域。无创性检查包括运动平板试验、负荷超声心动图、负荷

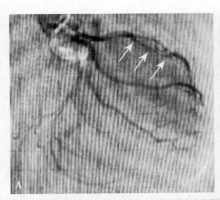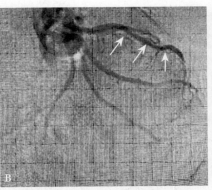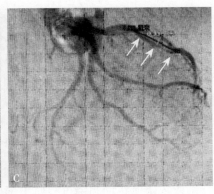

图 55-6　心肌桥患儿的冠脉造影图及心电图

8 岁女孩，反复运动后晕厥。A~C. 右前斜 30°左冠状动脉造影，显示左前降支中段自心外膜穿入心肌层并在其内延伸一段距离后（箭头所示），又返回心外膜向远端走行。A. 收缩期心肌桥内的冠脉重度狭窄（挤奶征）；B. 舒张期冠脉恢复；C. 测量心肌桥的长度16.9mm，深度 3.3mm；D. 心电图显示多导联广泛的 ST-T 改变。

心脏磁共振及负荷心肌灌注显像等,主要评估心肌缺血情况。

3. 治疗 没有公认的心肌桥的解剖或功能分类可以为患者提供需要特定治疗的依据。此外,临床症状的变异性、无创检查的结果及伴随的疾病,如冠状动脉疾病、肥厚型心肌病或瓣膜性心脏病,可能独立影响心肌桥患者的治疗选择和结果。

(1)药物治疗:如果存在症状或心肌缺血的客观依据,且检查证实与心肌桥有关,则选择β受体拮抗剂或钙通道阻滞剂。伊伐布雷定通过特异性抑制 I_f 离子通道减慢心率,可代替或联合小剂量β受体拮抗剂或钙通道阻滞剂应用。避免使用单纯扩血管药物如硝酸甘油,其可使隧道动脉收缩压增加、心动过速和近端血管扩张,可能加剧肌桥内血管缺血。

(2)非药物治疗:包括支架植入、肌桥心肌切开松解术和冠状动脉血管移植术(CABG)。由于支架血栓形成、再狭窄、支架断裂和血管穿孔等合并症在该类疾病中发生率高,通常不鼓励对心肌桥患者进行经皮冠状动脉介入治疗,尤其是儿童。对于药物难以缓解的症状明显患儿,可考虑手术治疗。心肌切开松解相对简单,可能并发症包括室壁穿孔、室壁瘤形成和术后出血等。如果肌桥长(>25mm)或深(>5mm)(心肌切开松解的风险较大),或当肌桥的冠状动脉段在舒张时不能完全减压时,CABG优于心肌切开术。

(四)冠状动脉瘘

冠状动脉瘘(coronary artery fistulae,CAF)是指一条或多条冠状动脉绕过心肌毛细血管床与心腔之间的异常连接(coronary-cameral fistulae),或冠状动脉直接与大血管相连(coronary arteriovenous fistula,冠状动静脉瘘)。1865年,由 Krause 再次报道。80%冠状动脉瘘单独发生,约20%合并其他心脏畸形,如房间隔或室间隔缺损、法洛四联症、动脉导管未闭等。

先天性冠状动脉瘘是一种罕见的心血管畸形,由于其未诊断率很高,因此确切的发病率不清,占所有心脏畸形的0.2%~0.4%,占所有冠脉畸形的14%。性别及种族间的发病率无差别。大约

75%的冠状动脉瘘患者无症状被偶然发现。右冠状动脉病变比左冠状动脉更多,两支同时发生病变较少,绝大多数瘘的终点在心脏右侧。

1. 病理解剖 先天性冠状动脉瘘是由于胚胎时期心肌小梁间隙和窦状隙未退化而持续存在所致。冠状动脉瘘多为单发,约90%病例为单一瘘口,10.7%~16%为多个瘘口,可来自3支不同的冠状动脉,多数来源于右冠状动脉和左冠状动脉前降支,很少源于左冠状动脉回旋支。来源于右冠状动脉及其分支的瘘占55%,来自左冠状动脉的瘘占35%,来自双侧冠状动脉者仅占5%。近90%的报道病例中瘘分流至低压的右心系统,包括右心室(40%)、右心房(30%)、肺动脉(20%),以及上腔静脉、冠状静脉窦、肝静脉等。发生冠状动脉瘘时,冠状动脉开口较正常粗大,管壁多扩张、扭曲或变薄,有时形成梭形扩张或囊状动脉瘤。瘘管进入的心腔常有不同程度的增大。

根据瘘管起源部位可分为两型(图55-7,见文末彩插)。近端型:瘘管起源于冠脉主干的近端1/3,较多见,瘘管可呈瘤样扩张或扭曲;远端型:正常走行及分支的冠脉远端瘘入心腔或大血管,冠状动脉直径扩张可不明显,亦可明显扩张。

2. 病理生理 Holzerz 根据交通部位将血流动力学异常分为两大类:①动-静脉瘘:指与右心房、右心室或肺动脉、腔静脉交通者;②体循环的内瘘:指与左心房、左心室或肺静脉交通者。冠状动脉瘘的血流动力学改变取决于瘘管的长度直径和扭曲度、瘘口大小和部位及瘘口前后的压力阶差。瘘口小则分流量小,对血流动力学影响不大,临床症状不明显。瘘口大时,若分流进入右心系统,相当于左向右分流型先天性心脏病的血流动力学改变,且为收缩期和舒张期的连续性分流;若瘘管开口于左心系统,如瘘入左心室者,一般只在舒张期出现分流,瘘入左心房者则出现连续性左向左分流,两者均可形成类似于主动脉瓣关闭不全的病理生理变化,分流明显者加重左心室负担导致左心室扩张和心力衰竭。大的瘘口冠状动脉内的血流量经瘘管分流而减少,尤其是在舒张期,导致灌注压下降,造成"窃血"现象,影响局部血液供应引起心肌缺血。同时合并冠状动脉粥样硬化、冠状动脉瘘局部的附壁血栓、赘生物脱落栓塞

冠状动脉分支等均为导致心肌缺血的原因。短暂的心肌缺血可产生心绞痛,持续严重的心肌缺血将出现心肌坏死,长期反复的心肌缺血可引起心肌破坏和心功能降低,慢性容量负荷增加,最终出现心力衰竭。

3. **临床表现** 症状轻重取决于分流部位及严重程度,是否合并其他心脏畸形。成年患者多数无症状。分流量大者可表现为乏力、呼吸困难、胸痛、心律失常、心源性休克、心肌缺血和心肌梗死。小儿多数有症状,婴儿可在喂奶时出现烦躁不安、面色苍白、出汗等。可发生肺动脉高压和感染性心内膜炎。听诊可在心前区闻及收缩期、舒张期或连续性杂音,典型的连续性杂音为递增-递减型,舒张期更响,这与其他连续性杂音在闻及第二心音时达到最强相反。血流通过瘘口而产生杂音,杂音响度与冠状动脉与瘘口远端的压力阶差成正比。杂音最响位置通常在瘘入口处:瘘入右心房或右心室,杂音在胸骨右缘或左缘;瘘入肺动脉,在胸骨左缘第二肋间最响;瘘入左心室,最响处近心尖。

4. **诊断与鉴别诊断** 多数细小瘘管是在进行心血管造影检查时偶然发现的。多种影像学诊断技术有助于诊断。心电图无特异性表现,可出现心脏缺血、心脏负荷过重、心肌梗死和心律失常等。X线片可显示由左向右分流引起的肺血增多。超声心动图可显示扩张的冠状动脉及瘘的位置和类型,但常无法显示冠状动脉的全貌。

冠状动脉造影可明确诊断,更重要的是显示冠状动脉的走行及引流部位、瘘口大小、瘘口近心端冠状动脉分支的分布情况。分流量小的瘘口近端冠状动脉正常或轻度扩张,分流量大的瘘口近心端冠状动脉显著扩张,而瘘口远端冠脉变细或不显影(窃血现象),随后瘘入的心腔显影。大多数左心室和主动脉根部造影可清楚显示,有时需选择性冠状动脉造影,尤其是瘘的远端冠状动脉显示不清时。

近年来,多层螺旋CT和MRI的重建技术对该病诊断帮助较大,如不考虑介入治疗,有时可避免冠状动脉造影。鉴别诊断主要包括动脉导管未闭、肺动静脉瘘、主动脉窦瘤破裂、主肺动脉窗、嵴上型室间隔缺损合并右冠瓣脱垂、胸廓内动脉-肺动脉瘘、全身动静脉瘘。

5. **治疗** 冠状动脉瘘自然闭合的机会很少。除非常小的、没有显著血流动力学改变的冠状动脉瘘外,大多数冠状动脉瘘一经诊断即应早期治疗,以预防合并症的发生,如感染性心内膜炎、瘘破裂、心肌梗死及猝死的可能性。关闭瘘管的方法包括经导管封堵治疗和外科手术治疗。

(1)手术治疗:1947年,报道了首例冠状动脉瘘矫正手术。目前,手术方式主要有瘘管直接心外结扎术、经冠状动脉直视修复术和经心腔或肺动脉内修补瘘口术等。手术目的为关闭瘘口而不影响正常冠脉血流,手术方式视瘘的类型和部位而定,手术安全、疗效好,病死率仅为0~5%。在无症状的病例中,考虑到将来可能的并发症,故主张应积极手术,手术的风险远低于并发症带来的风险。尤其在多发性瘘或合并其他心脏畸形的冠状动脉瘘病例中,手术治疗是首选。

(2)导管堵闭治疗(transcatheter occlusion):自1983年首例介入堵闭术成功报道以来发展迅速,现已广泛应用,随访疗效良好,目前是单一瘘口冠状动脉瘘治疗的首选。采用不同投影角度造影评估瘘管及正常冠脉的解剖结构,以选择合适的堵闭器类型、尺寸及最佳放置部位。通过建立动静脉轨道自静脉途径或直接自动脉途径放置,注意观察是否影响冠状动脉侧支血流。常用堵闭器包括弹簧圈、动脉导管或室间隔缺损封堵器、血管塞等,近端型可选择瘘管内合适位置放置堵闭器,远端型尽可能堵闭心腔开口或近开口处(图55-8)。堵闭过程需注意冠脉痉挛、血栓形成、心律失常甚至穿孔等并发症。介入封堵和手术治疗在安全性、有效性、死亡率方面没有显著差异,鉴于其创伤小、恢复快等优势,已成为首选的治疗方法,但对于瘘管特别扭曲、堵闭器放置后影响正常冠脉血流、多个瘘口等仍需要手术治疗。

6. **预后** 有报道瘘入右心室的冠状动脉瘘有1%的机会可自然闭合,但数据有限,我们在造影中曾见一例冠状动脉瘘自然闭合患者。成功关闭冠状动脉瘘的患儿预后良好,早期关闭瘘管对并发症的预防非常重要。无论是经导管堵闭或手术,尤其是年长患者,术后即刻或晚发的心肌梗死均有报道,儿童相对少见,因此建议术后进行抗血

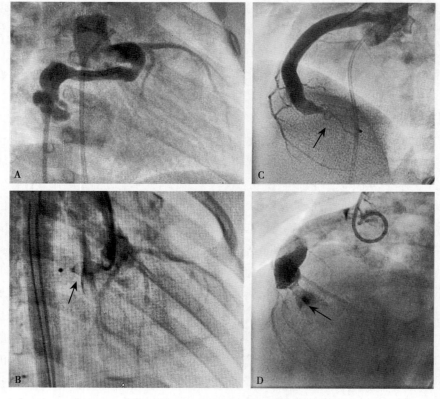

图 55-8　冠状动脉瘘的介入堵闭图例

A 和 B. LCA-RA 瘘近端型（A），Ⅱ代血管塞（箭头）放置于瘘管水平走行段（B）；
C. RCA-RV 瘘远端型：Ⅱ代血管塞（箭头）放置于冠脉分支远端。该患儿为左冠优势；
D. RCA-RV 瘘远端型：动脉导管堵闭器（箭头）堵 RV 瘘口处，正常冠脉显影良好。LCA，左冠状动脉；RA，右心房；RCA，右冠状动脉；RV，右心室。

栓治疗。现尚无统一的治疗方案,部分学者建议:①所有接受治疗的冠状动脉瘘患者都应该进行某种形式的抗血栓治疗至少 1 年。如果近端冠状动脉无明显扩张或轻度扩张仅给予小剂量阿司匹林治疗;如残余血管明显扩张建议给予华法林抗凝治疗;对于残余血管非常粗大且血流非常缓慢(参考川崎病冠脉病变的定义,内径≥8mm 为巨大冠脉瘤),建议华法林抗凝联合抗血小板治疗。②1 年后根据残余冠脉的内径,给予不同的治疗方案。轻至中度扩张长期服用抗血小板药物;重度扩张(≥8mm)抗凝治疗或联合抗血小板治疗。患儿需长期随访,定期检查心电图及超声心动图,必要时进行冠脉 CTA 甚至冠脉造影检查,对预防术后瘘的复发,冠状动脉的扩张、钙化、血栓形成及心肌梗死是必要的。无症状保守治疗的患者也需要密切随访。

（刘　芳）

二、主动脉-左心室隧道

主动脉-左心室隧道（aortico-left ventricular tunnel）是指升主动脉根部与左心室之间存在于主动脉瓣旁的异常内皮化通道。1961 年,Edward 首先描述主动脉-左心室隧道,1963 年,Levy 等首先报道手术成功矫治。主动脉-左心室隧道极为罕见,在病理资料中约占所有先天性心脏畸形的 0.1%。上海第二医科大学附属新华医院 23 274 例小儿超声心动图检查中诊断主动脉-左心室隧道有 6 例;1996—2008 年中国医学科学院阜外医院在 28 979 例先天性心脏病手术中有 9 例(0.03%)。男女比例 2∶1,合并其他心脏畸形的占 27%。主动脉-左心室隧道的胚胎学起因尚不清楚。有些学者认为主动脉-左心室隧道是因主动脉壁与主动脉的纤维架分隔或局部薄弱引起。

（一）病理

隧道起自主动脉,止于左心室。隧道的主动脉端口绝大部分在右冠状动脉窦区域,在右冠状动脉开口上方的占40%,下方的占25%,相似水平的占16%,有纤维嵴与右冠状动脉口分隔。隧道开口处在外表呈隆起,隧道的主动脉端口在左冠状动脉窦处的很少。隧道沿室间隔上部向下,跨越右心室流出道的后壁,在右冠状动脉或无冠状动脉瓣下开口于左心室(图55-9)。隧道分为两部分,主动脉部分通常扩大,甚至呈瘤状,心室内部分较窄或呈管状。通常隧道较短,也可呈瘤状,隧道直径3~8mm。位于右心室流出道后方的隧道如扩大可导致右心室流出道梗阻。主动脉也可经隧道与右心室、右心房连接,但均很少见。

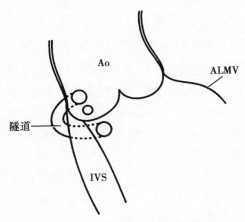

图55-9 主动脉-左室隧道示意图
Ao,主动脉;IVS,室间隔;ALMV,二尖瓣前叶。

通常冠状动脉起始正常,大部分病例合并主动脉瓣异常,瓣叶增厚,主动脉与左心室连接处扩大而导致主动脉瓣反流(aortic valve regurgitation)。升主动脉常扩大,左心室扩大、增厚。主动脉瓣异常中也有狭窄或闭锁。其他合并畸形有肺动脉狭窄、室间隔缺损、动脉导管未闭、房间隔缺损及右侧主动脉窦瘤等。

主动脉-左心室隧道的存在使左心室有2个出口。收缩期时血流经主动脉瓣及隧道流向主动脉,舒张期时血流自主动脉经隧道流至左心室。如伴有主动脉瓣变形,主动脉瓣关闭不全也可伴主动脉瓣反流。左心室容量负荷增加,左心室扩大并可合并心力衰竭。

（二）临床表现

症状及体征取决于隧道大小及主动脉瓣反流严重程度。大多数患儿在新生儿期就有充血性心力衰竭表现。体征包括因主动脉关闭不全引起舒张压降低的脉压增大,左心室、左心房扩大,左心室搏动增强,在心底位置可以闻及杂音等。

（三）诊断

心电图显示不同程度的左心室增大,伴左心房肥厚的表现。胸部X线检查显示心影增大,伴肺淤血等充血性心力衰竭的表现,同时尚可显示不同程度的降主动脉增宽。

超声心动图是确诊主动脉-左心室隧道最常用的检查手段。通过不同切面可以显示直接连接主动脉及左心室的隧道。结合多普勒超声及彩色血流显像则可以清楚地显示主动脉与左心室之间经隧道的血流,即收缩期血流自左心室向主动脉,而舒张期血流自主动脉逆向左心室,逆向血流在主动脉瓣旁不通过主动脉瓣,可与主动脉瓣反流区别。但主动脉-左心室隧道可以合并主动脉瓣反流,应注意区别。仔细探查可以显示冠状动脉开口及宽度正常可以与冠状动脉瘘相鉴别。与主动脉窦瘤破裂鉴别的要点在于通常没有主动脉窦的扩张,同时隧道位于主动脉窦的前方,而主动脉窦瘤需向后方才能破入左心室。

心导管检查在升主动脉造影中可以显示舒张期的反流(图55-10),此反流起源于主动脉壁而非来自主动脉瓣。

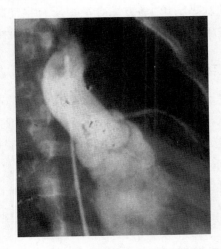

图55-10 主动脉-左心室隧道右前斜位升主动脉造影

新生儿、幼婴儿病例伴主动脉瓣反流时要仔细检查考虑主动脉-左心室隧道的可能。在2岁以下小儿中,主动脉-左心室隧道是严重主动脉瓣反流的常见病因。

(四)治疗及预后

在文献资料中,曾有主动脉-左心室隧道自然闭合的病例。鉴于主动脉-左心室隧道病程进展有发生主动脉瓣反流并加重的趋势,大多建议确诊后应早期及时手术治疗。手术方法包括缝合或补片闭合主动脉-左心室隧道的主动脉口或左心室口,术后长期效果相当。手术中要注意对冠状动脉开口及主动脉瓣的影响,也有介入治疗的报道。手术后通常会遗留不同程度的主动脉瓣反流,有些患者最终需要主动脉瓣修复或置换。

三、主动脉窦瘤

主动脉窦也称瓦氏窦(the sinus of Valsalva)是指与主动脉瓣叶相对应的主动脉管腔向外膨出的部分,其下界为主动脉环,上界为窦管嵴。主动脉窦瘤(aneurysm of the sinus of Valsalva)为主动脉窦局部发育缺陷,窦壁组织缺乏弹力纤维和平滑肌,在主动脉内高压的影响下,管壁变薄并向外呈瘤样突出的病变。在儿童中,主动脉窦瘤是较少见的疾病,在先天性心脏病中约占不到0.1%,在东方国家中发病率较高。男女比例约3:1。主动脉窦瘤也可由后天因素引起,如感染性心内膜炎、结缔组织病等。先天性主动脉窦瘤都为局限性主动脉窦膨出,马方综合征中所有主动脉窦广泛扩张膨大。以下重点述及先天性主动脉窦瘤。

(一)病理

主动脉窦有3个,右冠状动脉窦(右冠窦)、左冠状动脉窦(左冠窦)及无冠状动脉窦(无冠窦)。主动脉窦包埋在心底部中央,周围有四个心腔,与重要血管及心包相邻,其后半周被右、左心房包围。右冠窦与右心室流出道、室上嵴下右心室、右心房邻近。左冠窦与左心房邻近,后方为心包腔。主动脉窦瘤的基本病理变化为主动脉中层与主动脉瓣环组织的分离,扩张的主动脉窦瘤

壁由疏密结缔组织构成,缺乏弹力纤维及平滑肌纤维。窦瘤多呈纤维膜囊状。右冠窦瘤最常见(60%~90%),其次为无冠窦瘤(25%),左冠窦瘤少见。主动脉窦瘤可以单发也可伴发其他畸形。据报道,30%~50%的主动脉窦瘤合并室间隔缺损。在东方人群中,肺动脉下室间隔缺损合并主动脉瓣脱垂常见,主要累及右冠窦。其他伴发的畸形包括主动脉缩窄、房间隔缺损、法洛四联症、动脉导管未闭等。

由于主动脉窦被四个心腔包绕,因此主动脉窦瘤可以向各个方向破裂,产生与任何一个心腔的分流。最常见的是主动脉右冠窦瘤破裂入右心室,在合并肺动脉下室间隔缺损时尤为常见。其次是无冠窦瘤破裂入右心房。破裂入心包的极为少见。形态上,窦瘤类似于囊袋一样突入相邻的心腔,在囊袋的末端可以有一个或数个开口。

儿童时期,虽然主动脉窦瘤存在,但是主动脉窦瘤破裂者相对少见。主动脉窦瘤可以突入右心室流出道造成梗阻,可使主动脉瓣扭曲形成主动脉反流,可压迫左冠状动脉造成心肌缺血,甚至可以压迫心脏传导系统造成传导异常。由于这些症状通常与主动脉窦瘤大小有关,而主动脉窦瘤的扩张较为缓慢,因此临床症状在婴儿和儿童期非常少见。据统计,主动脉窦瘤突然破裂产生症状的平均时间是31岁。主动脉窦瘤的破裂可以由胸部外伤或剧烈运动而诱发。

如果主动脉窦瘤破裂,瘘口的大小及瘘入的位置决定其临床表现。主动脉窦瘤破入右心室可以产生不同程度的左向右分流,而破入左心室则左向右分流不明显。感染性心内膜炎是小的主动脉窦瘤破裂的重要并发症。据统计5%~10%的先天性主动脉窦瘤合并感染性心内膜炎。

(二)临床表现

如果主动脉窦瘤不发生破裂,通常没有临床表现,患儿可以因其他原因进行超声心动图检查而被发现。突然发生的主动脉窦瘤破裂(ruptured aortic sinus aneurysm)可以产生胸前或胸骨后撕裂样疼痛,产生的大量左向右分流可以导致急性心力衰竭。但如果主动脉窦瘤破裂产生的分流量小,需很长时间才会逐渐产生心功能不全的表现。

大约 20% 的主动脉窦瘤破裂患者并没有任何临床表现。

如果破口不大,在体征上可以听到一个类似于动脉导管的连续性杂音,杂音位置通常位于胸骨左缘三、四肋间。如果主动脉窦瘤破入右心房,杂音最响亮的位置可以出现在胸骨右缘。主动脉窦瘤破裂分流量较大时,可以出现脉压增宽,水冲脉、枪击音等表现。主动脉窦瘤破入左心室时,且破口较大时可以出现类似于主动脉反流的舒张期杂音。

(三)诊断

慢性主动脉窦瘤破裂在心电图上可以出现相应心腔增大的征象。少数情况下由于主动脉窦瘤的压迫可以出现心肌缺血或传导阻滞的表现。

胸部 X 线片可以显示肺血增多或心力衰竭的相应征象。根据窦瘤破裂位置不同,可出现相应心腔肥大的征象。

超声心动图是诊断主动脉窦瘤及其破裂的重要工具。二维超声心动图可以直接显示瘤样扩张的主动脉窦,结合彩色多普勒和脉冲多普勒可以显示破口的血流及其破裂的位置。结合心腔大小,可以评估分流量的多少。近年来,CT 和 MRI 可以部分代替心血管造影显示主动脉窦瘤及破口的位置。

既往心导管造影是诊断主动脉窦瘤的金标准。应用猪尾巴导管在主动脉根部造影可以显示窦瘤破口的位置及破入的心腔(图 55-11)。

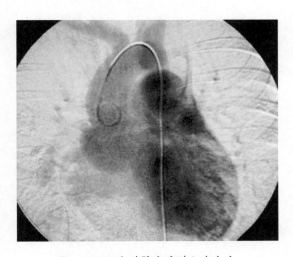

图 55-11　主动脉窦瘤破入右心室

(四)治疗

内科的治疗主要是减轻心脏的前后负荷,控制心功能不全。治疗主要依赖外科手术对主动脉窦瘤进行修补。部分病人可以应用心导管介入的方法,经皮植入相应堵塞装置,封闭破口。介入治疗成功的关键在于选择合适的病例,保证置入堵塞装置后不会造成新的主动脉反流。在随访中,主动脉瓣功能不全的进展可能发生,主动脉瓣置换是必要的,术后残留的瘘管交通可能会在随访中出现,在某些情况下也需要修复。

(陈　笋)

参 考 文 献

1. 陈树宝. 先天性心脏病影像诊断学. 北京:人民卫生出版社,2004.
2. LI D,YAN J,SHEN X,et al. Surgical treatment of aortico-left ventricular tunnel:a 12-year experience. Cardiology,2009,114(2):150-156.
3. HO S Y,MURIAGO M,COOK A C,et al. Surgical anatomy of aorto-left ventricular tunnel. Ann Thorac Surg,1998,65(2):509-514.
4. MARTINS J D,SHERWOOD M C,MAYER J E,et al. Aortico-left ventricular tunnel:35 year experience. J Am Coll Cardiol,2004,44(2):446-450.
5. VAIDYA Y P,GREEN G R. Coronary artery fistula. J Card Surg,2019,34(12):1608-1616.
6. BUCCHERI D,CHIRCO P R,GERACI S,et al. coronary artery fistulae:anatomy,diagnosis and management strategies. Heart Lung Circ,2018,27(8):940-951.
7. GOWDA S T,LATSON L A,KUTTY S,et al. Intermediate to long-term outcome following congenital coronary artery fistulae closure with focus on thrombus formation. Am J Cardiol,2011,107(2):302-308.
8. VERDINI D,VARGAS D,KUO A,et al. Coronary-pulmonary artery fistulae:a systematic review. Thorac Imaging,2016,31(6):380-390.
9. HEERMANN P,HEINDEL W,SCHÜLKE C. Coronary artery anomalies:diagnosis and classification based on cardiac CT and MRI(CMR)-from ALCAPA to anomalies of termination. Rofo,2017,189(1):29-38.
10. SAID S A. Congenital coronary artery fistulas complicated with pulmonary hypertension:Analysis of 211 cases. World J Cardiol,2016,8(10):596-605.
11. KARAZISI C,ERIKSSON P,DELLBORG M. Coronary

artery fistulas: case series and literature review. Cardiology, 2017, 136 (2): 93-101.

12. GIUSEPPE T FEDERICO M, FILIPPO C, et al. Left anterior descending artery myocardial bridging—a clinical approach. J Am Coll Cardiol, 2016, 68 (25): 2887-2899.

13. GHULAM M, DEBABRATA M, SHAHYAR M G, et al. An updated review on myocardial bridging. Cardiovasc Revasc Med, 2020, 21 (9): 1169-1179.

14. NURDAN E R O L. Challenges in evaluation and management of children with myocardial bridging. Cardiology, 2021, 146 (3): 273-280.

15. YUAN S M. Myocardial bridging. Braz J Cardiovasc Surg, 2016, 31 (1): 60-62.

16. MARON B J, DOERER J J, HAAS T S, et al. Sudden deaths in young competitive athletes: analysis of 1 866 deaths in the United States, 1980—2006. Circulation, 2009, 119 (8): 1085-1092.

17. MOLOSSI S, AGRAWAL H, MERY C M, et al. Outcomes in anomalous aortic origin of a coronary artery following a prospective standardized approach. Circ Cardiovasc Interv, 2020, 13 (2): e008445.

18. JULIE A. Introduction to anomalous aortic origin of a coronary artery. Congenital Heart Disease, 2017, 12 (5): 600-602.

19. KAUSHAL S, BACKER C L, POPESCU A R, et al. Intramural coronary length correlates with symptoms in patients with anomalous aortic origin of the coronary artery. Ann Thorac Surg, 2011, 92 (3): 986-992.

20. ADAM E L, GENEROSO G, BITTENCOURT M S. Anomalous coronary arteries: when to follow-up, risk stratify, and plan intervention. Curr Cardiol Rep, 2021, 23 (8): 102.

21. KRISHNAMURTHY R, MASAND P M, JADHAV S P, et al. Accuracy of computed tomography angiography and structured reporting of high-risk morphology in anomalous aortic origin of coronary artery: comparison with surgery. Pediatr Radiol, 2021, 51 (8): 1299-1310.

22. POYNTER J A, BONDARENKO I, AUSTIN E H, et al. Repair of anomalous aortic origin of a coronary artery in 113 patients: a congenital heart surgeons'society report. World Journal for Pediatric and Congenital Heart Surgery, 2014, 5 (4): 507-514.

23. KASTELLANOS S, AZNAOURIDIS K, VLACHOPOULOS C, et al. Overview of coronary artery variants, aberrations and anomalies. World J Cardiol, 2018, 10 (10): 127-140.

24. GOO H W. Anomalous origin of the coronary artery from the Pulmonary Artery in Children and Adults: A Pictorial Review of Cardiac Imaging Findings.Korean J Radiol, 2021, 22 (9): 1441-1450.

25. KARIMI M, KIRSHBOM P M. Anomalous origins of coronary arteries from the pulmonary artery: a comprehensive review of literature and surgical options. World Journal for Pediatric and Congenital Heart Surgery, 2015, 6 (4): 526-540.

26. GUENTHERT M, SHERAZEE E A, WISNES K I A D, et al. Anomalous origin of the right coronary artery from the pulmonary artery: a systematic review. Ann Thorac Surg, 2020, 110 (3): 1063-1071.

27. LIU F, HUANG G Y, WU L. Anomalous origin of both coronary arteries from the pulmonary artery associated with tetralogy of Fallot and patent ductus arteriosus. Pediatr Cardiol, 2009, 30 (4): 560-561.

第五十六章

动 静 脉 瘘

先天性动静脉瘘（congenital arteriovenous fistulae）是由于胚胎期血管发育异常，出现动、静脉分支之间不经毛细血管而直接建立起来的异常血管通路，病变范围从简单的胎记到危及生命的全身疾病，可以发生在体循环系统或肺循环系统，且能引起不同的血流动力学效应，是一种少见的疾病，需要多学科的诊断和治疗。随着科学技术的发展，国际血管异常研究学会（International Society for the Study of Vascular Anomalies，ISSVA）和德国血管跨学科学会（The German Interdisciplinary Society of Vascular Anomalies）最近更新了先天性血管异常的分类，将其分为血管瘤和血管畸形两大类。血管瘤可分为良性、局部侵袭性、交界性和恶性肿瘤，具有多种组织学和临床表现。一般在出生后的婴儿期（增生期）由于内皮细胞发育不良，血管瘤呈良性肿瘤样生长；此后 5~8 年为自然退化期（退化期），没有明显的扩张和增大，随着患者年龄的增长，可以逐渐趋于退化。血管畸形扩大与恶化可以随着年龄增长而加重，根据血管畸形的组织解剖结构的异常分为毛细血管畸形、静脉畸形、淋巴畸形、动静脉畸形和混合性畸形。从外观上看，静脉畸形是血管畸形最常见的类型，约占 70%，其次是淋巴畸形占 12%，动静脉畸形占 8%，混合畸形综合征占 6%、毛细血管畸形占 4%。根据血流速度分为慢速（毛细血管、淋巴管、静脉和混合型）和快速（动静脉瘘和动静脉畸形）两种类型。这些异常发生在体循环或肺循环中，导致不同的血流动力学紊乱。流行病学调查显示先天性静脉血管异常很少出现血流动力学症状，除颅内动静脉瘘男性多于女性外，大多数无性别差异。临床上通常将血管畸形分为体动静脉瘘、肺动静脉瘘和血管瘤三种类别，这些畸形不同于先天性心脏病。

一、体动静脉瘘

胚胎发育期，血管正常生长发育分三个时期：①毛细血管网状形成期；②扩大的血管腔形成期，在此期有一根轴动脉和两个边缘静脉，与周围的毛细血管网和吻合管有广泛的连接；③血管基干定型期，此期中原始毛细血管网结构和吻合管道均消失。在血管生长发育的第二期中，原始毛细血管网状结构和吻合管道持续存在是先天性体动静脉瘘形成的胚胎学基础。先天性体动静脉瘘在胚胎时期形成，多数在出生后发病并进展，可发生于人体任何部位，但以四肢最多见，尤其是下肢。病变主要发生在体表皮肤和软组织，但也可累及中枢神经系统，如大脑和脊髓。先天性体动静脉瘘（systemic arteriovenous fistulae）与后天性体动静脉瘘的主要区别是常累及无数细小的动、静脉分支，瘘口呈多发性。因此，很少引起全身血流动力学紊乱。1815 年，Bell 首次发表先天性动静脉瘘的临床表现，随后陆续有多篇关于先天性动静脉瘘对心脏大小、心率、血压、皮肤温度及肢体生长影响的报道。后天获得性体动静脉瘘多由创伤、血管穿刺、动脉发育异常（神经纤维瘤）、动脉粥样硬化、梅毒和肾母细胞瘤等所致。

（一）病理解剖

根据瘘口大小和发生部位，可分为三种类型（图 56-1）。

1. **干状动静脉瘘** 瘘口位于小动、静脉干之间。多数瘘口较大分流较多，可导致邻近部位静脉压增高，可伴震颤、杂音、静脉曲张和蜿蜒状或所谓曲张状动脉瘤（cirsoid aneurysm）。Szilagy 称为巨瘘性动静脉交通或动静脉瘤。少数瘘口较小，则无震颤与杂音。

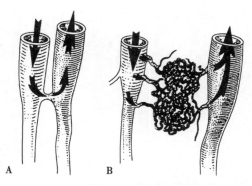

图 56-1　先天性体动静脉瘘类型
A. 干状动静脉瘘；B. 瘤状动静脉瘘。(引自：吴孟超,吴在德. 黄家驷外科学. 2 版. 北京：人民卫生出版社,2008：1176)

2. 瘤状动静脉瘘　当血管发育停留在早期阶段可形成无数动静脉瘘间的交通支,其瘘口在细小的动、静脉分支之间,局部伴有瘤样血管扩张,分流量较小,无震颤和杂音。Szilagy 称为微瘘性动静脉瘤。

3. 混合型　兼有干状和瘤状的多发性动静脉瘘。瘘口小者对心脏功能无明显影响,瘘口大者可影响心脏功能。

先天性体动静脉瘘多为单发或仅累及一个肢体。具有血流动力学影响的好发部位包括：①脑部：如由脉络膜动脉和胼胝体周围动脉引流入 Galen 静脉(脑静脉干)的大脑动静脉瘘(cerebral arteriovenous fistula),在婴儿期可有充血性心力衰竭。由于畸形为高流量,脑血管造影可显示体动脉和静脉均有扩张(图 56-2)。②肝脏：若肝动静脉畸形引流至门静脉,可表现为胃肠出血和门静

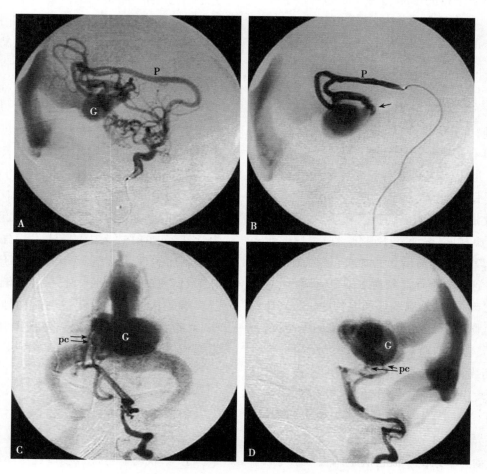

图 56-2　脑动静脉瘘
由脉络膜动脉和胼胝体周围动脉供血的巨大脑深部动静脉畸形,经髂动脉选择性造影显示动静脉瘘(箭头)；A. 右侧颈内动脉的侧位造影；B. 栓塞前胼胝体周围动脉超选择性侧位造影；C 和 D. 左侧椎动脉造影的正面和侧面投影。P,胼胝体周围动脉；pc,脉络膜后动脉；G,Galen 静脉。
(引自：ALLEN HD,GUTGESELL HP,CLARK EB,et al. Moss and Adams heart disease in infants,children,and adolescents. 6th ed. Philadelphia：Lippncott Williams & Wilkins,2001：689-706.)

脉高压的其他体征。③胸廓:动静脉畸形常包括内乳动脉与内乳静脉和静脉管的异常管道交通,其他还有锁骨下动脉与无名静脉、肋间动脉与奇静脉、腋动脉与腋静脉、颈动脉到奇静脉与上腔静脉之间的管道交通。当瘘口大时,在婴儿期可有充血性心力衰竭。④下肢或骨骼:具有高流量时受影响的肢体增粗且较长,骨骼、肌肉和脂肪过度生长。⑤面部和颈部:畸形动脉主要来自颈外动脉、锁骨下动脉和椎动脉分支。尽管大多数损害可引起牙龈出血和鼻出血,或面部畸形,但大的动静脉瘘也可导致婴儿充血性心力衰竭。

虽然先天性体动静脉瘘为生后就有的良性病变,但病变也可不断发展蔓延,累及邻近的组织和器官,因此,一般在儿童学龄期或青春发育期发病。早期诊断需要多专业学科参与。

(二) 病理生理

先天性体动静脉瘘主要血流动力学改变是血液从高压力、高阻力动脉系统的左向右分流,使循环血容量负荷增重,其负荷增重的程度取决于瘘口直径大小、类型和离心脏的远近。一般瘘口越大,离心脏越近,分流量越多,心脏容量负荷越重。体动静脉瘘是依其分流程度不同可以发生不同程度局部和全身血流动力学改变。

1. 局部改变 包括:①瘘口附近压力改变:随时间推移瘘口近端动脉压力可高于同水平的正常动脉压力,瘘口远端动脉压力因分流原因而降低。瘘口近端静脉压力降低,远端因动脉压力传导使管腔扩张,管壁变薄,压力明显升高。②异常血流动力学改变导致局部血管形态学改变:瘘口两端附近动脉和静脉管腔扩张、扭曲、管壁变薄,呈退行性变和动脉瘤样扩张;③静脉高压:瘘口远端静脉压升高使静脉管腔扩大,静脉瓣功能不全发生静脉血倒流,血液淤滞。若发生在肢体可表现为肢体肿胀,静脉曲张,皮肤色素沉着,进而出现皮肤溃疡;④缺血:流经瘘支动脉较大时,由于动脉血流"窃血",可导致瘘口周围组织灌注压降低,产生缺血;⑤侧支循环形成:瘘口远端动脉血流减少和阻力降低,局部组织可出现缺血现象,随时间推移周围侧支循环逐渐形成,缺血现象可改善。

2. 全身改变 体循环血管阻力降低,舒张压下降,静脉回心血量增加,心脏容量负荷过重。临床上可表现为心动过速,脉压增宽和心排血量增加的高动力状态;若同时有中心静脉压升高就可诊断有高排血量心力衰竭。由于舒张压降低,心脏舒张期充盈时间缩短(心动过速)或血管窃血引起的相对心肌缺血可发生心肌功能障碍,此时心脏无法处理过重的容量负荷即发展成低排血量心力衰竭,临床上表现为血压低和脏器灌注不足的症状和体征。

(三) 临床表现

先天性体动静脉瘘的症状和体征取决于动静脉瘘的位置、大小和患者年龄。新生儿时期,由于卵圆孔和动脉导管开放,唯一的血流动力学改变是肺血管阻力升高及相对右心室肥厚和顺应性减低。肺动脉高压和肺血管阻力升高及体循环阻力降低,将加大经动脉导管的右向左分流。肺血流减少和左心房容量继发性相对减少,有助于卵圆孔的右向左分流。瘘支动脉向低压静脉分流使静脉的回流增加致右心房压升高,进一步增大心房水平右向左分流。

当右向左分流量大时,新生儿生后第一天就可发生较重的充血性心力衰竭,常伴发绀。动静脉瘘常见部位是中枢神经系统、肝或胸腔。出生后新生儿症状若出现较晚与从宫内循环(动静脉瘘与低阻力胎盘相同,限制动静脉瘘血流)变换到宫外循环(体循环阻力增加,使过动静脉瘘的血流增加)有关。至少有 20% 患者发生发绀,这提示周围灌注不足或经卵圆孔和未闭动脉导管存在右向左分流。

靠近瘘口动脉扩张、搏动强,并触及震颤,而瘘口以远的动脉正常,搏动轻。如脑动静脉瘘,颈动脉搏动明显而股动脉搏动减弱,这种表现易与主动脉缩窄诊断相混淆。心脏扩大,心肌力收缩增强,可触及冲动。听诊第二心音强,可听到第三心音或第四心音。于三尖瓣区可听到相对关闭不全的收缩期杂音和流经半月瓣过多血流的喷射性收缩期杂音,以及二尖瓣和三尖瓣舒张中期流量性杂音。据报道,30% 脑静脉干畸形患者在头颅部位可听到杂音;肺动静脉瘘很少听到杂音。肝、脾常增大。仔细检查头皮、皮肤和眼部可发现静脉循环增加和其他血管异常。

如果经瘘口血流量小,可在儿童期出现临床改变。患儿可表现为高动力状态。瘘口部位搏动弥散、触及震颤,可听到连续性或收缩期杂音。可有 Branhams 征即压迫瘘口后,杂音减轻或消失,心率减慢,血压升高和静脉压降低。

(四)辅助检查

1. 心电图 新生儿时期,QRS 电轴右偏,右心房大和右心室或双心室肥厚,但有症状的新生儿很少显示单纯右心室肥厚。在脑动静脉瘘的新生儿中可发生不同程度的缺血性 ST 段和 T 波改变,经尸检证实,92% 的患儿心肌缺血与广泛心内膜下心肌坏死的心电图改变相似。较大婴儿和儿童,心电图正常或右心室传导延迟,或显示左心室肥厚。总之,动静脉瘘的心电图改变缺乏特异性。

2. 胸部 X 线 新生儿期,胸部 X 线片显示心脏增大,肺纹理增粗和肺水肿改变。大的胸部动静脉瘘呈现上纵隔增宽(升主动脉扩张),气管向后移位。婴儿期肝动静脉瘘则有降主动脉扩张。较大的婴儿和儿童,微毛细血管扩张而没有肺实质受累时 X 线片可以正常或心脏轻度增大,也有主动脉扩张或肺动脉段突出。

3. 超声心动图 有助于解剖学诊断和排除其他先天性心脏病,对评价心内畸形、异常血流模式、心腔大小、心室功能及体动静脉瘘诊断有重要作用。动静脉瘘可使往来血流增加,导致心血管腔扩大。上腔静脉比主动脉弓直径宽和无名静脉扩张,提示身体上半部有分流;下腔静脉和肝血管扩张提示肝动静脉瘘或下半身有分流。动静脉瘘引流至腔静脉可见紊乱的血流图形,而不是原来正常的舒张期血流图形。颅内或胸腔动静脉瘘可有升主动脉和头臂血管扩张,脉冲多普勒检查升主动脉和颈动脉显示低速舒张期前向血流,而动静脉瘘远端血管显示舒张期逆向血流。新生儿时期,多普勒超声可显示动脉导管未闭和卵圆孔部位右到左分流。脑深部动静脉瘘似为大的流动液体充盈的结构,大脑大静脉明显扩张。脉冲多普勒、彩色血流多普勒超声能将动静脉瘘与脑囊肿与脑室扩大等鉴别。新生儿期胸腔动静脉瘘需

与动脉导管未闭、冠状动脉瘘、主动脉窦瘤破裂或主肺动脉窗鉴别。动静脉瘘杂音多局限于病灶部位,联合影像学检查不难鉴别。

4. 多层螺旋 CT 和磁共振成像 CT 检查简便易行,可应用于头、颈、躯干和四肢病变诊断,可有效显示病变和周围组织的关系。实施 CT 增强显示软组织和骨骼肥大等情况,但行冠状位和矢状位图像三维重建略逊于磁共振成像和造影增强磁共振成像。磁共振成像和造影增强磁共振成像可进一步证实动静脉瘘的特征性表现,清楚地描绘病灶轮廓,既能显示病变部位与周围组织的关系,又能检测病变冠状面和矢状面及异常的血管交通。

5. 心导管和心血管造影 如果经临床检查和非侵入性影像技术能够确定诊断,可不必行心导管检查。心导管血氧含量资料显示上腔静脉和下腔静脉(包括动静脉瘘部位静脉)氧饱和度均高,与其他左向右或右向左分流区域之间氧饱和度有明显差别。有严重充血性心力衰竭时,动静脉氧差变小,并提示存在体动静脉瘘。在新生儿时期,肺动脉压升高,偶尔可超过体动脉压。在儿童期,肺动脉压常正常。采用 Seldinger 插管技术,经股动脉或肱动脉插管行选择性血管造影,可检测动静脉瘘位置、大小,供血动脉和引流静脉。可显示传入动脉和传出静脉扩张,通过动静脉瘘的循环时间缩短。对多个滋养动脉的超选择性造影,能增加瘘支的检出率。动静脉瘘选择性动脉造影的典型表现是多个异常主干和动静脉沟通伴静脉相提前显影。若临床怀疑动静脉瘘,而动脉造影又不能直接证实时,以下间接征象也有助于诊断:即流入动脉血流增加、近端动脉扭曲扩张、静脉早期充盈显影、瘘口部位造影剂滞流和远端动脉造影剂缺乏。

(五)治疗

伴有较大脑动静脉瘘的新生儿,其中 90% 生后第一周可发生难治性充血性心力衰竭或神经系统并发症,如感染和脑出血。较大年龄的患者,50%~70% 有脑出血病史,脑出血的年龄为 15~20 岁,常为蛛网膜下腔出血,但也可为脑出血。新生儿高流量肝动静脉瘘,如果不及时治疗,其死亡率

可高达 85%。这部分危重患儿应快速诊断,及时介入治疗,以减少分流,是降低死亡率和减少并发症的唯一有效方法(图 56-3)。

瘘口较小的局限性病变,为防病变扩展,可早期手术切除。瘘口较大者,供血动脉明确的病变可行栓塞治疗。弥漫性病变常不易根治,且易复发。如发生在肢体,在症状不明显时倾向于弹力压迫为主的保守治疗,目的是减少动静脉分流。手术治疗的指征为:①浅表病变影响美观;②肢体受累引起畸形和影响功能;③并发皮肤、黏膜或内脏出血;④肢体缺血,感染或久治不愈的溃疡;⑤瘘口较大导致全身血流动力学改变。手术原则是"病变切除,节流开源",即能切除则切除,不能切除者,从动脉节流和从静脉开源上着手,以缓解病情,阻止或延缓发展。具体治疗方法包括:

1. **经导管栓塞术** 经导管栓塞(transcatheter occlusion)治疗体动静脉瘘具有重要价值。对少数动脉和静脉连接的动静脉瘘,通过精确地将封堵器置于瘘口可获得治愈,对大多数病例能够达到制止毛细血管前或毛细血管水平的异常分流,以减少动静脉瘘体积,缓解症状,预防病灶扩展或便于切除病灶和减少术中出血的目的。主要操作

方法是通过 seldinger 插管技术,经动脉插管,在 X 线监视下将导管尖端送到动静脉瘘附近的主要动脉分支或滋养动脉(feeding arteries),试注造影剂证明流入病灶而不进入正常的主干血管后,再按同样速度向病灶注射栓塞剂,使部分动静脉瘘栓塞,以使患者症状缓解或为以后病变切除做准备。为减少栓塞并发症,如组织损伤、神经炎、肢端缺血和栓塞后综合征等发生,以分期多次注射方法为好。理想的栓塞剂是永久性材料,能够选择性释放和深入到病灶区域。目前,常用的有各种机械性堵闭器(弹簧圈、线圈等),液态或半固体胶黏剂,聚烯酒精微粒(Ivalon)和可脱落球囊。材料选择取决于病变位置,瘘口大小、解剖类型、周围组织的易损性和操作者经验。早在 1991 年,Friedman 等报道经导管栓塞治疗新生儿脑静脉干畸形死亡率达 50%,41% 有癫痫发作,37% 有严重智力障碍。对存活者的随访调查中,82% 有癫痫发作史。随着非侵入性检查诊断和经导管栓塞技术的进展,使存活者增加,而神经系统后遗症减少。1993 年,Verma 等报道 10 例新生儿,用液态组织胶黏剂栓塞无死亡,随访 30 个月,10 例中有 6 例功能正常。随着新器材和新技术的发展,经

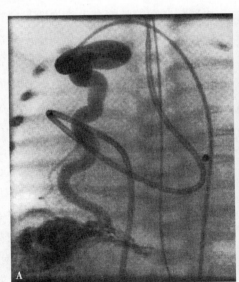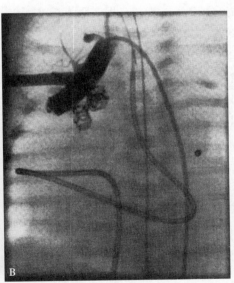

图 56-3　1 天大的婴儿发绀和充血性心力衰竭

右内乳动脉造影显示巨大动静脉畸形流经膈肌进入肝脏,1 周后经降主动脉将供血动脉血管用弹簧圈栓塞,效果良好。引自:ALLEN HD,GUTGESELL HP,CLARK EB,et al. Moss and Adams heart disease in infants,children,and adolescents. 6th ed. Philadelphia:Lippncott Williams & Wilkins,2001.

导管栓塞治疗已成为先天性动静脉瘘主要治疗方法。值得注意的是,当有较大瘘口且注射较大量的栓塞剂时,要注意从引流静脉导致肺栓塞的危险,此时采用适合的机械性堵闭器可以避免这种并发症。

2. 动静脉瘘切除术 病变比较局限而表浅,应尽可能全部切除;对于范围广泛,如侵犯一组肌肉外,尚累及附近肌腱、骨骼和周围软组织者,可做选择性切除。术中应保护主要的神经和动静脉主干,以维持肢体的循环和功能;需做动静脉主干切除术时,必须施以相应的血管重建术。

3. 姑息性手术 对处于发育中的病例可采用骨骺钉固定术,以减慢患肢骨骼生长或刺激骨骺使健肢生长加快,以及缓解肢体长度不等。当动静脉瘘弥漫、呈高血流动力学状态,涉及一个肢体或指/趾,并同时有难以控制的感染、溃疡、出血、坏死或心力衰竭时,则要考虑行截肢或截趾术。

4. 栓塞和手术联合治疗 大多数动静脉瘘,由于动脉间交通支众多而细小,病变范围广泛,手术治疗往往只能结扎主要病变血管,术后细小瘘支可逐渐扩展而复发;栓塞治疗可栓塞细小瘘支,但很难精确地将导管插入瘘支内,很多情况下只能作为一种姑息性治疗方法。有报道手术前和手术后联合栓塞治疗的疗效明显优于单独手术或栓塞治疗。栓塞后48小时内施行手术治疗为宜,虽然该段时间内病变部位有血栓形成的可能,但其周围组织结构正常,如手术时间较晚(1~2周后),则因周围组织炎症、纤维化和正常组织结构消失而增加手术难度。病变范围较大者,可间隔几周多次栓塞治疗,在最后一次栓塞后的48小时内手术治疗。术后患者可用弹力护套加压,并长期随访观察。

二、肺动静脉瘘

肺动静脉瘘(pulmonary arteriovenous fistulae)是一种罕见的先天性肺血管畸形,又称为肺血管瘤、肺动静脉血管瘤等,是由肺动脉、肺静脉及两者间的薄壁瘤囊(或取代正常毛细血管的纡曲扩张的异常血管网)共同构成的病理性交通,形成一个或多个血管样囊腔。其发病率为(2~3)/10万。1897年,Churton首先在尸检中发现并进行描述,命名为多发性肺动脉瘤。1939年,Smith和Horton首次报道肺动静脉瘘的临床诊断病例。80%肺动静脉瘘为先天性异常。据文献报道,该病与遗传性出血性毛细血管扩张症(hereditary hemorrhagic telangiectasia,HHT)关系密切(47%~90%)。遗传性出血性毛细血管扩张症是一种常染色体显性遗传疾病,又称为奥斯勒-韦伯-朗迪病(Osler-Weber-Rendu disease)。存在内皮糖蛋白(ENG基因,HHT1亚型)或激活素A受体Ⅱ型激酶1(AKL1基因,HHT2亚型)基因突变。在其不同亚型中,HHT1与肺动静脉瘘之间的关系最为密切,内皮糖蛋白可能是TGF-β细胞膜受体的组成部分,后者在血管新生的调节中发挥重要作用。少数研究发现SMAD4基因突变,并与青少年结肠息肉病患者共存。目前,除ENG、AKL1、SMAD4等基因外,尚未发现其他可疑基因位点参与肺动静脉瘘的病程演变。

肺动静脉瘘形成原因可能包括:①肺芽时期,动静脉丛之间原始连接的间隔发育障碍而造成毛细血管发育不全;②供血动脉与输出静脉之间缺乏毛细血管袢,形成腔大壁薄的血管囊;③多支肺动静脉之间的肺终末毛细血管呈囊性扩张形成肺动静脉瘘。患者表现为黏膜皮肤和内脏毛细管扩张,以及动静脉畸形;由于毛细管扩张和动静脉畸形可影响中枢神经系统、肺、肝、脾和胃肠道黏膜,故可导致严重的并发症。后天性肺动静脉瘘多继发于外伤、二尖瓣狭窄、放线菌病、结核病、血吸虫病、转移性甲状腺癌、肝硬化、感染、淀粉样变、既往胸部手术和支气管扩张等疾病。复杂先天性心脏病Glenn术后也可导致弥漫性肺动静脉瘘。

肺动静脉瘘自然转归欠佳:27%儿童或成人早期死亡;12%存活,但有症状,37%存活和无症状,24%因其他原因死亡。常见致死并发症是肺动静脉瘘破裂、大咯血、感染性心内膜炎和脑脓肿等。因此,对肺动静脉瘘供血动脉直径≥2mm的患者均应行栓塞或手术治疗。

(一)病理解剖

肺动静脉瘘好发于两肺的下叶,50%~75%为单发,30% 为多发性病变。单发病变最多见于左肺的下叶,其次为右肺下叶、左肺上叶、右肺中叶、右肺上叶,多发病变多见于双下肺,双侧同时受累者占 8%~20%,瘘口多接近胸膜,在肺实质者少见。尚有一种特殊类型为右肺动脉左心房瘘。约 95% 的肺动静脉瘘由肺动脉供血,其余的由体循环动脉或两者同时供血。参与体循环供血的动脉包括胸主动脉、乳内动脉、肋间动脉、冠状动脉等异常分支。肺动静脉瘘可小到 1.0mm,大到巨大的管状或呈囊状的多叶结构,动脉瘤形成和退行性变可伴发囊瘘自发性破裂、咯血、血胸和肺含铁血黄素沉积症。

病理上分为囊型和弥漫型。囊性者瘘管部形成蜿蜒屈曲团状的血管瘤囊,瘤壁厚薄不均,部分瘤体为海绵状血管瘤,瘤内被分割成多个囊腔。病理标本显示瘤囊边界清楚,内含血块,囊壁含丰富的弹力纤维,表现为珍珠白色,组织学检查显示壁的结构伴有动脉和静脉的特征。囊型又分为单纯型和复杂型(图 56-4,见文末彩插):单纯型为 1 支供血肺动脉与 1 支引流肺静脉直接沟通,瘤囊无分隔。其中,右肺动脉和左心房直接交通是单纯型中的罕见类型;复杂型为 2 支以上的供血肺动脉与引流肺静脉直接沟通,囊腔有分隔。弥漫型可局限于一个肺叶或遍及两肺,动静脉之间仅有多数细小瘘管相连,而无瘤囊形成。

(二) 病理生理

肺动静脉瘘使肺动脉血未经肺泡氧合而直接流入肺静脉、回流至左心房产生右向左分流,并进入体循环。动脉血氧饱和度降低和继发性红细胞增多,可使血容量轻度增加,心排血量不增加。肺动静脉瘘病变部位阻力低,而无肺动静脉瘘区域阻力可增加 2 倍。由于正常肺血管系统和肺动静脉瘘呈平行,这种阻力差别有助于血流通过低阻力的肺动静脉瘘。然而,正常肺动脉是低压,低阻力系统,因此肺动静脉瘘的右向左分流不足以明显影响血流动力学。当体循环中静脉血掺杂显著增多时,血流动力学显示心外型右向左分流,使动脉血氧饱和度和氧分压皆有不同程度的下降,严重者可出现呼吸衰竭。生理条件下解剖分流的血流量占心排血量的 2%~3%,肺动静脉瘘时分流量可

达 18%~89%,动脉血氧饱和度常在 50%~85% 之间,吸入纯氧对肺动静脉瘘导致的氧分压降低无明显作用。低血氧饱和度可继发红细胞增多症,因此,虽然动脉血氧饱和度和氧分压低于正常,但血氧含量仍可正常或接近正常。由于正常动静脉血间的氧分压差达 50mmHg,而二氧化碳分压差仅 6mmHg,所以动静脉分流时静脉血进入体循环后,混合血中氧分压下降程度大于二氧化碳分压升高程度;氧气和二氧化碳解离曲线不同,机体对缺氧和二氧化碳潴留产生不同的代偿效果。缺氧反射性地引起呼吸加深加快,但流经通气肺泡的毛细血管内的血液已达到很高的氧饱和度,血氧含量亦不会再明显增加。而二氧化碳解离曲线则在生理范围内基本上呈直线式,故通气增加后就可排出更多的二氧化碳。此外,因二氧化碳分子经肺泡膜弥散速度较氧气快 20 倍,故肺动静脉瘘患者的动脉血二氧化碳分压可以正常,甚至有所下降。当右向左分流量较小时,临床症状和体征较轻,血红细胞总数及其他指标无明显改变。随着年龄增长,大的肺动静脉瘘或肺动脉与左心房直接沟通使右向左分流量增大达中至重度分流时,病变部位未充盈的管道开放,动静脉交通支增多,可出现左心室负荷过重。由于动静脉瘘血管薄弱,动脉瘤形成和退行性改变,可自发破裂引起致命性大咯血和血胸。故在患者无创伤史或无心脏手术史时,应仔细检查以排除遗传性出血性毛细血管扩张症,对患者及其亲属的无症状时筛查和治疗也非常重要。

(三) 临床表现

肺动静脉瘘可发生于任何年龄段,但通常到成年时才出现症状。临床症状与病变大小及肺组织受累范围密切相关。早期症状通常表现为呼吸困难和乏力,可持续多年且未得到及时诊断。其次是鼻出血、咯血,以及皮肤、胃肠道出血。合并遗传性毛细血管扩张症的患者皮肤及黏膜可见血管痣或扩张的毛细血管网。大多数肺动静脉瘘患者没有明显的呼吸系统症状和不明原因的严重低氧血症,因失去肺毛细血管的滤过功能,栓子和细菌能直接经肺动静脉瘘进入体循环发生脑栓塞和短暂性脑缺血发作,引起卒中和脑脓肿,具有较高

的发病率和病死率。

依据肺动静脉瘘解剖和血流动力学改变引起相应的临床表现。当右向左分流量超过右心排血量20%时，会导致不同程度的低氧血症（hypoxemia）及并发症（表56-1）。患者易疲劳，有运动性呼吸困难。查体常见的表现为发绀（cyanosis）、杵状指/趾，心脏听诊正常，偏大而表浅的肺动静脉瘘所在位置的胸部可听到低调的收缩期或连续性杂音，吸气时可以增强。当胸膜下肺动静脉瘘破裂引起咯血时，尚可发生胸痛。神经系统并发症有矛盾血栓栓塞（40%~50%）、偏头痛（43%）、短暂脑缺血发作（37%）、癫痫发作（8%）、脑卒中（18%）和脑脓肿（5%~9%）等。合并遗传性出血性毛细血管扩张症时，由于毛细血管壁和小血管结构有先天性变薄和舒缩功能不良，可引起局部血管扩张。通常以口腔、鼻黏膜多见，但也可累及脑、鼻和胃肠的动脉。临床表现为鼻出血、咯血、呕血、黑便、血尿、颅内出血等，可使肺动静脉瘘患者病情加重和死亡。

表56-1　肺动静脉瘘患者临床症状、体征和并发症

症状	体征	相关并发症
无症状	贫血	脑脓肿
胸痛	杵状指/趾	卒中
咳嗽	发绀	感染性心内膜炎
头晕	低氧血症	鼻出血
呼吸困难	红细胞增多症	咯血
活动后气短	肺动脉高压	血胸
乏力	肺水肿	心力衰竭
偏头痛	毛细血管扩张	内脏脓肿
斜卧呼吸-直立性低氧血症		内脏栓塞
		短暂性脑缺血发作
心悸		脑栓塞
癫痫		卒中
晕厥		

（四）辅助检查

1. **纯氧试验**　患者先吸纯氧20分钟，然后计算分流分数。如果分流分数≥50%提示有分流存在，需进一步检查。目前多采用公式计数：分流分数=$(PAO_2-PaO_2)/(PAO_2-PaO_2+1\ 670)$，其中

PAO_2是肺泡氧分压，PaO_2是动脉氧分压。纯氧试验敏感性高，对有临床意义的肺动静脉瘘的诊断率接近100%，简单易行，是临床上首选筛检方法。纯氧试验的缺点是特异性不如对比超声心动图；吸纯氧可导致肺膨胀不全和一定量分流（分流分数可达11%）；吸氧时常常有空气渗入而影响测定结果。

2. **心电图**　多数病例心电图正常。当巨大肺动静脉瘘或右肺动脉与左心房直接沟通时，可显示有QRS电轴左偏，左心房扩大和左心室肥厚，但对肺动静脉瘘诊断缺乏特异性。

3. **胸部X线**　胸部X线片对诊断具有良好的灵敏度（70%）和特异度（98%）。目前作为一线筛选检查。在X线片上局限性动静脉瘘可表现一侧或双侧肺野中大小不等的一个或多个圆形影（图56-5），通常最大直径≤5mm，偶有直径达20mm的报道。

有条形影与肺门供血动脉和引流静脉相连，而心影大小正常，结合临床资料多数可作出诊断，但弥漫型肺动静脉瘘多缺乏典型X线征象。

4. **超声心动图右心声学造影检查**　超声心动图声学造影（contrast echocardiography）是敏感性最强的肺动静脉瘘筛查工具。经肘正中静脉或贵要静脉在2~3秒内推注振荡后生理盐水对比剂，选择心尖四腔心切面，以静止单帧图像上出现的微泡数量进行判断。观察静息状态下及有效瓦尔萨尔瓦动作时，右心显影后第3~5个心动周期左心内微泡显影的数量，判断有无右向左分流量。有效瓦尔萨尔瓦动作的标志为使用压力表吹气测压，将胸腔压提升≥40mmHg（1mmHg=0.133kPa）。正常情况下小气泡完全被阻止在肺毛细血管中，不进入左心房，在生理盐水注入后第3~5个心动周期以后可发现左心房内有气泡，或停止注射后右心室腔内微泡消失，但左心腔内仍存在微泡，这种肺动静脉畸形所致右向左分流增多，出现进入左心的微泡量延迟，或称为"迟滞"现象（图56-6）。灵敏度几乎达100%，甚至能发现很小的没有临床意义的肺动静脉瘘，目前广泛用于肺动静脉瘘的诊断。该项检查的缺点是只能作定性诊断，不能确定病变具体部位和范围，不能测定分流量。

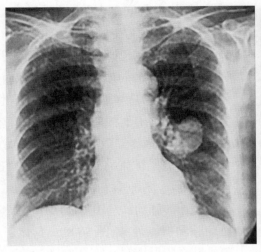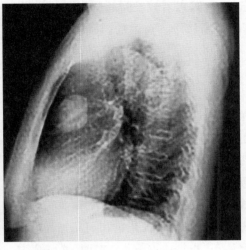

图 56-5　肺动静脉瘘胸部 X 线片正侧位

肺动静脉瘘胸部 X 线片正侧位显示左肺中部有一局限性密影,呈团状,边界清楚,有两条以上纤曲、扩张的血管纹理与肺门影相连,为肺动静脉瘘典型表现。

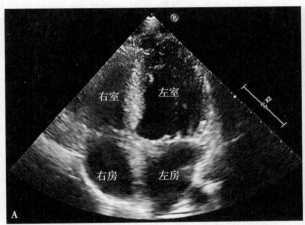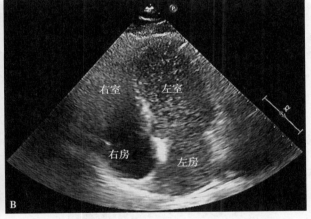

图 56-6　超声心动图右心声学造影

A. 静息状态下观察心尖四腔心切面;B. 有效瓦尔萨尔瓦动作后右心显影的第 5 个心动周期后左心房和左心室充满微泡影像,判断为来源于肺动静脉瘘所致的右向左分流延迟消失的"迟滞"现象。

5. 放射性核素肺灌注显像(pulmonary perfusion imaging)　是诊断肺动静脉瘘一项灵敏度很高的方法,不仅能确定病变部位和范围,而且能测定分流分数。方法为从外周静脉注射标记的 ^{99m}Tc-白蛋白微粒(7~25μm),正常情况下这些微粒不能通过肺毛细血管,当肺动静脉瘘存在时可经肺随血流到达脑、肾等器官。通过肺和肾脏的核素扫描可测定分流分数。其优点不需要取动脉血样,并适合在运动时测定,不足之处是不能区分肺内和心内的分流,无法观察具体的解剖细节。

6. 螺旋 CT 和磁共振成像　肺部螺旋 CT 对细小病灶的检查能力远高于 X 线片。肺动静脉瘘表现为圆形或椭圆形病灶,可呈分叶状边界清楚。注射对比剂后病灶与肺动脉同步强化,引流肺静脉与左心房提前显影,受累的肺动静脉扩张、延长和扭曲。肺部螺旋 CT 为诊断肺动静脉瘘的一种有效方法,根据需要可以进行三维重建。据报道,三维重建螺旋 CT 对肺动静脉瘘检出率较肺动脉造影高 2 倍多。螺旋 CT 横断位扫描并三维重建成像诊断肺动静脉瘘的准确性可达 95%。此项系无创检查,重复性强,临床上常用于治疗后随诊,但也有一定缺点，需患者较长时间屏气，配合不好将影响检查效果。另外，对大的肺动静脉瘘空间分辨率差，容易将血管瘤误诊为肺动静脉瘘。有研究表明，相位对比电影序列是磁共振技术中诊断肺动静脉瘘中最准确的方法，可明确病变部位、形态、累及的范围（图56-7）。近年来，对比增强磁共振造影的应用增加了诊断的准确性。Balci等对10例婴幼儿进行了动态增强磁共振血管造影评估肺血管异常，成功地证实先天性肺血管异常和肺循环异常的通路，具有改进时间和空间分辨率的对比剂动态图像可用于儿童和婴儿先天性血管疾病的评估。Schneider等研究表明，增强磁共振造影是一种检测遗传性出血性毛细血管扩张症患者肺动静脉瘘的有效筛查工具，能准确诊断和鉴别。

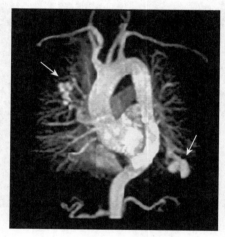

图56-7　磁共振图像

箭头显示右上肺和左下肺细小呈囊状型肺动静脉瘘。

7. 右心导管检查和选择性肺动脉造影　右心导管检查显示，肺静脉血氧饱和度降低，与心内右向左分流相同，吸氧治疗对肺静脉血氧饱和度降低无影响，心脏压力和心排血量仍正常。即使有红细胞增多症，其肺阻力也在正常范围内。尽管肺动脉造影仍是诊断肺动静脉瘘的金标准，但是随着CT及磁共振等影像学手段的迅速发展，其诊断地位不断式微，目前主要应用于介入治疗中。肺动脉造影（pulmonary angiography）通常经股静脉途径进行，目的在于证实是否存在动静脉畸形及其位置，并清楚显示其供血动脉的数量。

用猪尾导管进行选择性左肺动脉及右肺动脉造影，其后以病变为中心，选用多功能导管或Cobra导管深入进行超选择性造影，对于简单病变，直接将导管插入动静脉畸形的供血动脉内；对于复杂病变，则将导管选择性插入其中一支供血动脉，详细了解病变的解剖特点。部分肺动静脉瘘由体循环发出的动脉侧支供血，包括胸主动脉、乳内动脉、肋间动脉、扩张的支气管动脉、膈下动脉等需仔细甄别。

超选的肺动脉造影可展示病变部位、数目、供血动脉和引流静脉（图56-8）。具体征象为：①局限性肺动静脉瘘供血多为肺动脉，可表现为孤立的动脉瘤样，多房囊状或局限性纤曲扩张的血管影，在肺动脉显影后0.5~1.0秒肺静脉即显影，左心房早期显影；②弥漫性肺动静脉瘘表现为双肺多发的纤曲扩张的血管影及肺静脉、左心房提早显影。投照时应选择适当角度，如对右肺病变可选择右前斜位投照，对左肺病变可选择左前斜位投照。这样可清楚显示供血动脉、瘤囊形态、传出静脉及其关系，便于准确无误地施行栓塞治疗。

（五）治疗

目前，肺动静脉瘘患者发生脑梗死等严重并发症的概率明显增高，因此，所有伴有临床症状的肺动静脉瘘均需进行治疗。治疗方法有外科手术治疗、介入栓塞治疗。

1. 手术治疗　外科治疗（surgical therapy）曾经是治疗肺动静脉瘘的唯一方法，包括结扎、肺叶切除、肺段切除、局部切除、全肺切除等。1940年，Shenstone成功进行首例肺动静脉瘘患者肺切除术，1942年，Blalock首次对肺动静脉瘘患者做肺节段性切除术。1961年，Steinberg报告手术死亡率约5%，治愈率上升至75%。手术原则是力求完全切除病变且尽可能保留正常肺组织。由于手术治疗创伤大，并发症多，尤其婴儿、儿童肺叶切除可使胸壁畸形，引起肺的力学改变，现主要用于对造影剂过敏的肺动静脉瘘患者，亦有人建议应用肺移植治疗继发于弥漫性肺动静脉瘘的严重低氧血症患者。但在许多病例中，肺动静脉瘘远期并发症的发病率比肺移植相关并发症要低。目前，肺动静脉瘘基本均采用介入治疗。

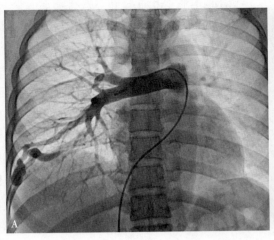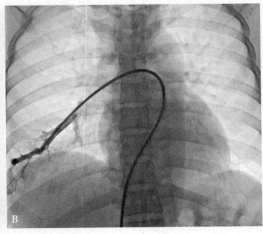

图 56-8　肺动静脉瘘封堵术前后

女性,35 岁,因偏头痛就诊右心声学造影阳性,未见卵圆孔未闭;A. 经右肺动脉造影显示右下肺叶有单一肺动静脉瘘;B.选用 Amplatzer 血管塞进行封堵后造影见瘘管堵闭,术后随诊患者偏头痛消失。

2. **介入治疗**　自 1977 年 Portsmann 用手工制作的金属弹簧圈经导管成功栓塞 1 例肺动静脉瘘后,从 1980 年起陆续有用不锈钢弹簧圈和可脱落球囊栓塞肺动静脉瘘的报道。通过近半个世纪的研制发展,经导管介入治疗(transcatheter interventional therapy)的新器材和新技术已成为治疗肺动静脉瘘的首选方法。研究表明,病理性血栓能够通过很小直径的供血动脉造成脑脓肿,建议对直径大于 2mm 的供血动脉均应采取常规栓塞治疗。多发性囊型肺动静脉瘘可选择分流量较大的供血动脉分次逐一栓塞(图 56-9);弥漫型可选择较严重的一处肺分叶进行栓塞。外科治疗难度较大,风险较高,或有外科治疗禁忌证者;外科治疗后复发或病灶残留;病灶虽然较小但在随访过程中有增大趋势均可采用介入治疗。存在肺动脉造影的禁忌证;呼吸道感染或肺炎;合并中度以上肺动脉高压,特别是用球囊导管试验性阻断供血动脉后压力明显升高(平均压力绝对值升高 >25mmHg);内科治疗难以纠正的心律失常均属介入治疗禁忌证。

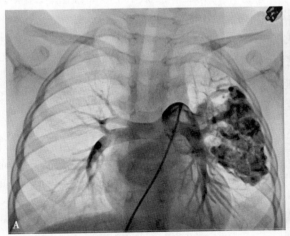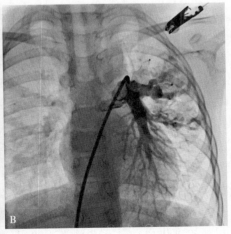

图 56-9　肺动静脉瘘封堵术前后

患者男,3 岁,有发绀和杵状指,无创血氧饱和度 66%;A. 肺动脉造影显示左肺中上叶肺动脉分支明显扩张,形成多发性相互重叠的阴影,诊断为肺动静脉瘘;B. 分别 2 次行介入治疗,选用 3 枚血管塞进行肺动静脉瘘封堵后造影,显示瘘瘤消失,患儿血氧饱和度达 90%。

现临床应用的栓塞材料主要有3种：①可控弹簧圈：Cook 的 Gianturco 带纤毛可控弹簧栓子，是栓塞肺动静脉畸形的主要材料之一。其优点在于栓塞技术成熟，来源方便，价格便宜。对于供血动脉的直径介于 3~7mm 且瘤颈较长者尤为合适。但若供血动脉直径大于 7mm 时往往需多枚弹簧钢圈才能达到完全封堵，且移位脱落异位栓塞等并发症与残余分流的发生可能性会明显增加。栓塞单一囊型肺动静脉瘘的弹簧圈直径应大于栓塞血管直径的 50%；多发性弥漫型肺动静脉瘘栓塞需采用多个栓子，若用弹簧栓子应大于栓塞血管直径的 30%~40%。②Amplatzer 血管封堵器（Amplatzer vascular plug，AVP）：一种自膨式镍肽合金丝编织的圆柱形网篮结构的塞子；对于供血动脉直径较大的肺动静脉瘘应选 Amplatzer 封堵器，其型号齐全，操作简便，稳定性好，回收方便。动脉导管未闭封堵器较为常用，特殊情况下也可依据病变解剖学特点，选用房间隔缺损封堵器。选用 Amplatzer 蘑菇伞直径应大于供血动脉直径的 2~4mm。血管塞直径应比供血动脉大 50%。③可脱性硅树脂球囊（detachable silicone balloon，DSB），可供选择的直径为 3.0~9.9mm，适用于供血动脉直径在 7~9mm 的肺动静脉瘘。可脱落球囊的填充物有聚乙烯酒精、碘海醇 140、硅酮等。选择可脱落球囊时，球囊的直径应等于靶血管的直径；球囊未解脱前具有反复充盈的特点可用于预栓塞性试验并可重新定位，联合弹簧钢圈可加强栓塞效果。其主要缺点是原位球囊日后可发生球囊萎陷，是肺动静脉瘘再通与复发的重要原因之一。如今，由于各种新型导管与微导管，以及适于微型导管释放微弹簧圈的问世，可脱式球囊、液体胶黏剂或微粒物质（聚乙烯酒精）在肺动静脉瘘栓塞中已逐渐减少。

介入治疗注意事项：①通过选择性或超选择性肺动脉造影全面评估肺动静脉瘘的形态特征，包括供血动脉、瘤囊及引流肺静脉的数量、大小和形态；②根据肺动静脉瘘特点选择最佳封堵方法和材料；③尽量栓塞供血动脉远端且要适中，距瘤囊过远可能栓塞到正常的肺动脉分支而损伤正常的肺组织，离瘤囊过近则使供血动脉远端残留过长，该供血动脉就可能与支气管动脉形成侧支循

环引起术后"再通"，更不要将输送管尖端送到瘤囊口或进入到瘤囊释放封堵器械；④为预防选择的供血动脉栓塞后，由于肺血流动力学改变（压力升高）使栓塞前未显现小的供血动脉开放导致肺动静脉瘘栓塞后再灌注，栓塞后一定要行选择性肺动脉造影进行效果评估。⑤术中操作要谨慎、轻柔，避免异位栓塞、空气栓塞、肺动静脉瘘破裂和肺梗死等并发症。常见的并发症有穿刺部位血肿、造影剂过敏、胸膜炎、矛盾栓塞、空气栓塞、肺梗死、穿刺部位静脉血栓形成等。少见的并发症有肺动脉高压、菌血症、败血症、肺炎、深静脉血栓等。

肺动静脉瘘栓塞治疗的目的不仅是提高血氧饱和度，更重要的是降低脑卒中、脑脓肿及咯血等并发症的发生率。肺动静脉瘘患者在进行牙科或外科手术之前应该使用抗生素治疗，以预防脑脓肿发生。有短暂性脑缺血发作者，即使其基础病变为遗传性出血性毛细血管扩张症，也应停止激素治疗，选择抗血小板治疗。近远期随访证明，肺动静脉瘘栓塞治疗不仅能明显改善缺氧症状，提高氧饱和度，还能明显降低脑卒中及脑脓肿等并发症的发生率，疗效明显。

（朱鲜阳　张玉威）

参 考 文 献

1. SADICK M，MÜLLER-WILLE R，WILDGRUBER M，et al. Vascular anomalies（Part Ⅰ）：classification and diagnostics of vascular anomalies. Fortschr Röntgenstr，2018，190（9）：825-835.

2. WASSEF M，BLEI F，ADAMS D，et al. Vascular anomalies classification：Recommendations from the International Society for the Study of Vascular Anomalies. Pediatrics，2015，136（1）：e203-e214.

3. HARTLEY J L，SHARMA A，TAHA L，et al. High-output cardiac failure secondary to high-output arteriovenous fistula：investigations，management and definitive treatment. BMJ Case Rep，2020，13（2）：e233669.

4. RAYMUNDO S R，LEITE R L，REIS L F，et al. Traumatic arteriovenous fistula with serious haemodynamic repercussions endovascular treatment. BMJ Case Rep，2020，27，13（4）：e234220.

5. 吴孟超，吴在德. 黄家驷外科学. 8 版. 北京：人民卫生出版社，2021.

6. ALLEN H D, GUTGESELL H P, CLARK E B, et al. Moss and Adams heart disease in infants, children, and adolescents. 6th ed. Philadelphia: Lippncott Williams & Wilkins, 2001.

7. ABDEL AAL A K, EASON J, MOAWAD S, et al. Persistent pulmonary arteriovenous malformations: percutaneous embolotherapy. Curr Probl Diagn Radiol, 2018, 47(6): 428-436.

8. CONTEGIACOMO A, CIELLO A D, RELLA R, et al. Pulmonary arteriovenous malformations: what the interventional radiologist needs to know. Radiol Med, 2019, 124(10): 973-988.

9. ZANCHETTA M, RIGATELLI G, PEDON L, et al. Transcatheter Amplatzer duct occluder closure of direct right pulmonary to left atrium communication. Catheter Cardiovasc Interv, 2003, 58(1): 107-110.

10. LIN Y, HOGAN W, STILLWELL K, et al. Giant neonatal pulmonary arteriovenous malformation: An imaging and management challenge. CASE(Phila), 2020, 4(6): 526-530.

11. GUO Y Z, GAO Y S, GUO Z N, et al. Comparison of different methods of Valsalva maneuver for right-to-left shunt detection by contrast-enhanced transcranial doppler. Ultrasound Med Biol, 2016, 42(5): 1124-1129.

12. 杜亚娟, 张玉顺, 成革胜, 等. TTE 结合 cTTE 在成人 PFO 诊断及分流方向判定中的应用. 心脏杂志, 2014, 30(9): 800-803.

13. FREEMAN J A, WOODS T D. Use of saline contrast echo timing to distinguish intracardiac and extracardiac shunts: failure of the 3-to 5-beat rule. Echocardiography, 2008, 25(10): 1127-1130.

14. JOSEPH G, KAMATH P, GEORGE O K. Transcatheter embolization of multiple bilateral pulmonary arteriovenous malformations in hereditary hemorrhagic telangiectasia. Int J Cardiol, 2004, 97(1): 135-137.

15. ÇELEBI A, YÜCEL I K, DEDEOĞLU R, et al. Echocardiographic diagnosis and transcatheter occlusion of pulmonary arteriovenous fistula in cyanotic newborn. Congenit Heart Dis, 2013, 8(6): 188-191.

16. HIROTA T, YAMAGAMI T, NAKAMURA T, et al. Small pulmonary arteriovenous fistulae revealed by scintigraphy during selective injection of 99Tc(m)-macroaggregated albumin. Br J Radiol, 2004, 77(917): 445-448.

17. MEEK M E, MEEK J C, BEHESHTI M V. Management of pulmonary arteriovenous malformations. Semin Intervent Radiol, 2011, 28(1): 24-31.

18. 朱鲜阳, 韩雅玲. 结构性心脏病心导管介入治疗. 北京: 北京大学医学出版社, 2019.

19. DEVANAGONDI R, TAPIO J B, GRIFKA R G, et al. Transcatheter occlusion of large pulmonary arteriovenous malformations using multiple devices in a neonate. Catheter Cardiovasc Interv, 2015, 85(3): 430-434.

20. BIÇAKÇIOĞLU P, GÜLHAN S Ş, SAYILIR E, et al. Surgical treatment of pulmonary arteriovenous malformations. Turk J Med Sci, 2017, 47(1): 161-166.

21. MORGAN G J, QURESHI S A. The diagnosis and interventional management of pulmonary arteriovenous malformations. EuroIntervention, 2016, 12(Suppl X): 24-27.

第五十七章

单 心 室

单心室（single ventricle，SV）为发绀型先天性心血管畸形，只具有一个有功能的心室腔，同时接受左、右心房的血液（图 57-1）。1924 年，Holmes 报告 1 例仅有 1 个心室的心脏畸形，为心室右祥的双入口左心室型单心室，残留的右心室发出主动脉（图 57-2）。单心室的命名较多，如共同心室（common ventricle），三腔二房心（cor biatrium triloculate），左心室双入口（double inlet left ventricle）、原始心室（primitive ventricle）、单室心（univentricular heart）、双入口心室（double inlet ventricle），本文仍采用单心室（single ventricle，SV）。

单心室占先天性心脏病中 1%～3%，出生后第一年的发绀型先天性心脏病中约占 10%。1950—1973 年，加拿大多伦多儿童医院统计 15 104 例先天性心脏病，其中单心室 222 例，占 1.5%。1983—2001 年，首都医科大学附属北京安贞医院

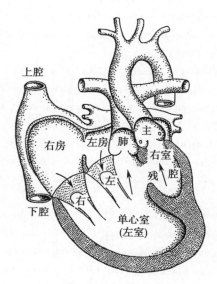

图 57-1 单心室示意图

左、右二心房都入单心室，其形态为左心室腔，由此单腔往往连肺动脉。主动脉连一残腔，其形态为右心室流出道，在主腔与残腔间有一缺损，以供应主动脉的血源，如缺损太小，可致主动脉狭窄。

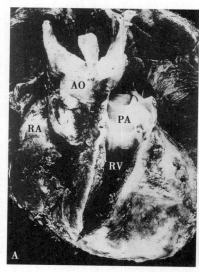
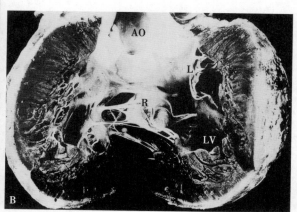

图 57-2 单心室（左心室型）

心室双入口伴心室大动脉正常连接，大动脉关系正常；A. 心室外面观示发育不良右心室与肺动脉连接，主动脉位于肺动脉的右侧；B. 左心室剖面观示左心室与左、右两组房室瓣相通，主动脉起自左心室。AO，主动脉；PA，肺动脉；RV，右心室；LV，左心室；RA，右心房；R，右侧房室瓣；L，左侧房室瓣。

先天性心脏病住院 10 016 例,其中单心室 105 例,占 1.04%。中国人民解放军东部战区总医院病理科 428 例尸检心脏标本中,共检出单心室 10 例(2.36%)。

一、病理解剖及分类

单心室是一种极为复杂的先天性心血管畸形,病理学家们对其认识还存在很大的分歧,直至 1979 年以下三个问题上取得了较一致的看法:①单心室的定义;②二尖瓣或三尖瓣闭锁应分两大类,一类为缺如,即左或右的房室孔及房室瓣均缺如,心室的流入部也缺如,属单心室范畴;另一类为房室孔及房室瓣均存在,只是未穿通,而且心室的流入部也存在,则不属单心室范畴,为一侧房室瓣闭锁;③单心室的形态学可分型为左心室型、右心室型和未定型三种。但也存在不同的看法,①Van Praagh 等主张单心室的命名,仍按习惯沿用单心室(single ventricle),不包括二、三尖瓣闭锁,和二、三尖瓣骑跨;②Anderson 等主张单心室应称为单一心室或一室性房室连接心脏(univentricular atrioventricular connection),同时主张包括左或右侧房室连接缺如,和二、三尖瓣骑跨超过 50% 的病例;③Bharati 等主张单心室限指两组房室瓣所流入的共同室腔,为原始室腔,和伴有一个小的流出腔者(即多数认为左心室型心腔伴右心室流出腔的病例),至于双入口右心室型及房室瓣骑跨均不属单心室范畴。从病理分类及临床分型,我国多采用 Van Praagh 的分型。但从血流动力学及外科治疗的观点,Anderson 的分型更有其实用价值。

(一) Van Praagh 分型(图 57-3)

1. **按心室形态结构分类** A 型:主腔为左心室解剖结构,右心室的漏斗部为残余腔。右祥者(D-loop)残余腔位于右前方 1/3,左祥者(L-loop)位于左前方 2/3,此型占 78%。B 型:主腔为右心室解剖结构,左心室残余腔常位于单心室(右心室)的左后或前下部,占 5%。C 型:左右侧心室肌各半,组成共同室腔,没有或仅有残余的室间隔,占 10%。D 型:无左、右心室窦部及室间隔结构,

心室形态分辨不清楚,占 10%。

2. **按主动脉与肺动脉关系分类** Ⅰ型,主动脉与肺动脉关系正常;Ⅱ型,大动脉右转位,即主动脉瓣口位于肺动脉瓣口的右前方;Ⅲ型,大动脉左转位,即主动脉瓣口位于肺动脉瓣口的左前方;Ⅳ型,大动脉左转位,但主动脉瓣口位于肺动脉瓣口的左后方。

3. **按心房和内脏位置分类** 通常位者(situs solitus)心房和内脏位置正常。反位者(situs inversus)心房和内脏位置是正常位置的镜面。异位者(situs ambiguous)心房和内脏位置不定或无法确定。

Van Praagh 收集的 60 例中心房正常者 83%,反位者 3%,不定位者 13%。心室右祥者 57%,左祥者 43%。大动脉关系正常者 15%,左-转位者 43%,右-转位者 42%。临床最常见者为 AⅢ型。

(二) Ellior(1982 年)将单心室分为三种类型

1. **双入口左心室**(double-inlet left ventricle,DILV) 主腔解剖结构为左心室,残余右心室腔多在主腔的右前上方(1/3)或左前上方(2/3),有时可在心前方,此型占绝大多数。

2. **双入口右心室**(double-inlet right ventricle,DIRV) 主腔解剖结构为右心室,残余左心室腔可在主腔左后,前下或中线后方,大多在左后。

3. **双入口不定型心室**(double-inlet indeterminate ventricle) 仅有单一心室腔,其小梁发育不良,分辨不清属左或右心室结构。

以上三型的内脏与心房关系多为通常位,少数可出现反位,或右心房、左心房异侧同构(atrial isomerism),即两侧均为右心房或两侧均为左心房结构的现象。单心室(左心室型)伴大动脉转位者占 90% 以上,而主腔右心室者常见房室瓣骑跨或跨坐。

(三) 合并畸形

与单心室并存的畸形(associated anomalies)以大动脉转位最常见(占 80%),还有肺动脉狭窄、房间隔缺损、单心房、主动脉狭窄、主动脉缩窄,主动脉弓离断、房室共同通道、肺静脉异位引流、动脉导管未闭和右位心等。如并有永存动脉干、肺

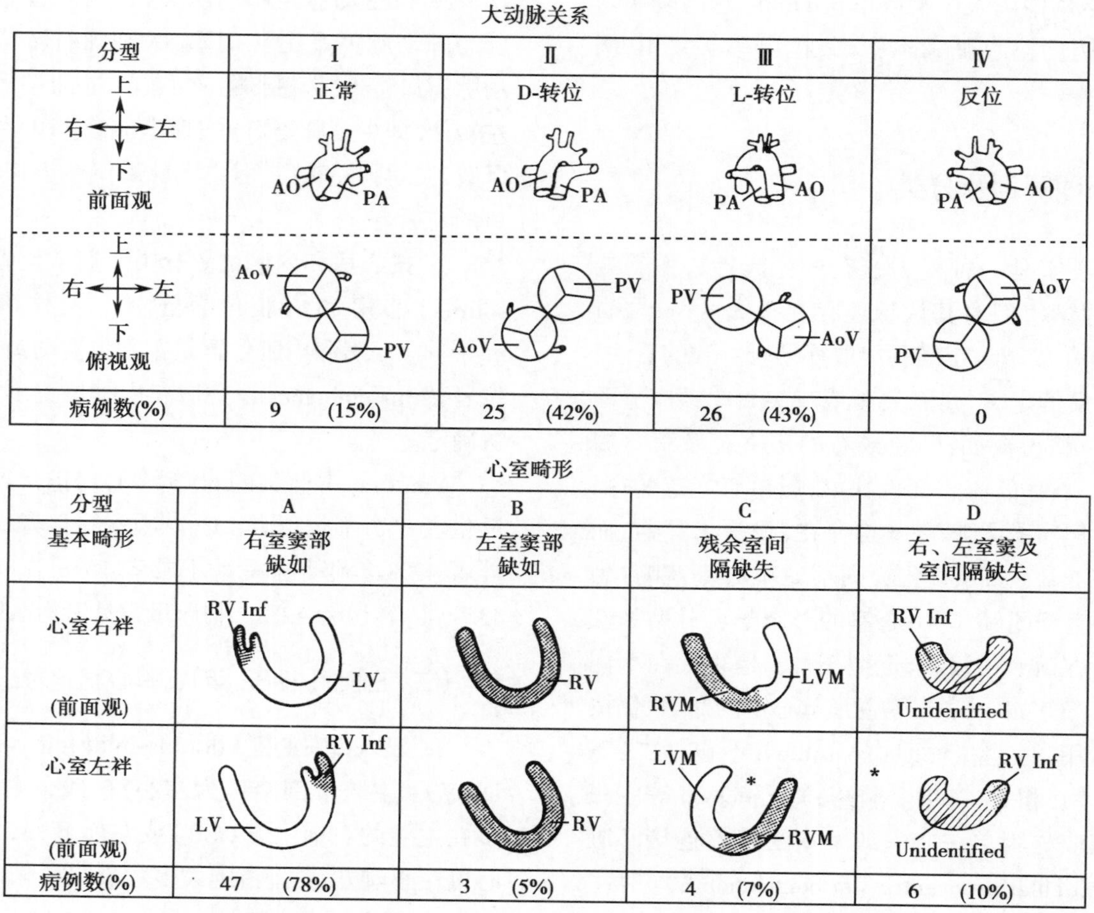

大动脉关系

分型	I	II	III	IV
上 右←→左 下 前面观	正常 AO、PA	D-转位 AO、PA	L-转位 PA、AO	反位 PA、AO
上 右←→左 下 俯视观	AoV、PV	PV、AoV	PV、AoV	AoV、PV
病例数(%)	9 (15%)	25 (42%)	26 (43%)	0

心室畸形

分型	A	B	C	D
基本畸形	右室窦部缺如	左室窦部缺如	残余室间隔缺失	右、左室窦及室间隔缺失
心室右祥（前面观）	RV Inf、LV	RV	RVM、LVM	RV Inf、Unidentified
心室左祥（前面观）	RV Inf、LV	RV	LVM、RVM、*	*、RV Inf、Unidentified
病例数(%)	47 (78%)	3 (5%)	4 (7%)	6 (10%)

图 57-3　Van Praagh 的 60 例单心室分型示意图

AO,主动脉;PA,肺动脉;AoV,主动脉瓣;PV,肺动脉瓣;RV,右心室;LV,左心室;inf,圆锥;RVM,右心室心肌;LVM,左心室心肌;Unidentified,不能辨。* X 祥:2 例因心尖部指向后面定为右位心;* 右位心。

动脉或主动脉闭锁,则心脏只有单一出口。

冠状动脉走行及其异常对外科手术,尤其是需要心室切开者是十分重要的资料。Keeton 描述 17 个单心室中 12 个为左心室双入型,符合左手定则的单心室,并且伴常见大动脉转位(AⅢ型)。其前主动脉瓣为无冠瓣,且左冠状动脉起源于左后冠状动脉窦。13/17 例的左侧冠状动脉为主冠状动脉,另外,3/17 例起自右冠窦的右冠状动脉为主冠状动脉。

心室区的主室腔与流出腔之间无明显室间沟存在,但左、右冠状动脉各可以发出一个主要分支,称为界动脉(delimiting artery),可为非主要的前面的右心室流出腔标界的位置。界动脉发出类型与大动脉位置密切相关。Keeton 报道的 12/17

例冠状动脉分支及走行为经典类型,而 5 例走行各异(图 57-4),资料显示大多右侧界动脉较左侧粗大。主冠状动脉走行于房室沟中,且自此发出 2~6 支大的平行于界动脉的分支。有一组 70 例单心室造影报道为左侧较右侧界动脉粗大。朱氏报道 6 例左心室双入型,其中 4 例主动脉位于肺动脉左前方者:两条界动脉分别起自左、右主动脉窦发出的左、右冠状动脉近段,右冠状动脉均越过肺动脉根部前下方。2 例主动脉位于肺动脉右前方,1 例为单冠状动脉起自主动脉左窦,即分为左、右冠状动脉。另 1 例两冠同时开口于主动脉右窦。2 例的左冠均沿肺动脉干后壁行走,并进入左冠状沟,右冠立即进入右冠状沟。1 例右心室双入型左、右冠状动脉起自主动脉根部,口径细

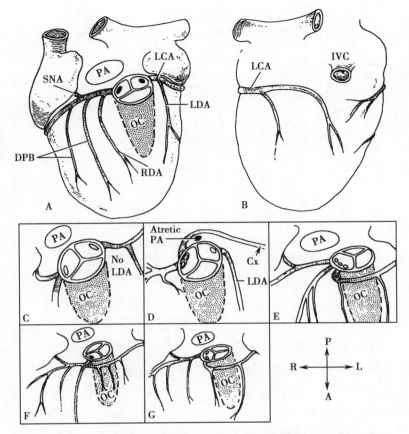

图 57-4　左心室型（符合左手定则）单心室常见冠状动脉异常
A. 前面观；B. 背面观；C~G. 非典型类型。SNA，窦房结动脉；PA，肺动脉；
LCA，左冠状动脉；OC，流出腔；LDA，左侧界动脉；DPB，界动脉平行分支；
RDA，右侧界动脉；IVC，下腔静脉；Cx，回旋支；R，右侧；P，后侧；A，前侧；
L，左侧。

小，沿左、右冠状沟行走，分别向左、右心房室壁发
出分支。心室区表面没有前后纵沟，也看不出界
动脉。3 例未定室型均因畸形复杂而早期死亡，
主动脉瓣均由前、左、右 3 个半月瓣叶组成。左、
右冠状动脉分别起自左、右窦，沿左、右心房室沟
走行和向左右侧房室壁发出分支。因心室区既无
前后纵沟，也无前后降支动脉。

　　单心室的传导系统有各种变异，是外科医生
十分重视的问题。由于心脏的十字交叉部无室间
隔组织，所以房室结不能与心室的传导组织相接，
故在右侧的房室口前缘有一异常的房室结。房室
束由此结穿越中心纤维体而分出室内传导组织，
房室束的走向依右心室残腔的位置而异。如在
右侧，此束下行至室间隔，而与肺动脉下流出道无
缘；如在左侧，此束即向前上走行，围绕肺动脉瓣
环而达间隔（图 57-5、图 57-6）。

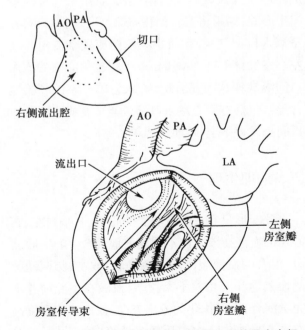

图 57-5　左心室型（符合右手定则）单心室传导束走行
AO，主动脉；PA，肺动脉；LA，左心房。

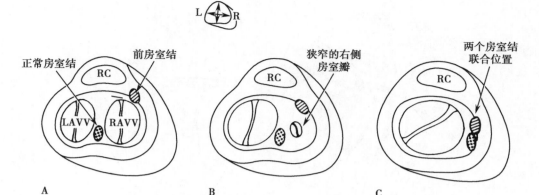

图 57-6　示意右侧房室连接的变化前、后房室结位置的关系
A. 心室双入；B. 心室双入伴右侧房室瓣狭窄；C. 心室双入伴右侧房室瓣闭锁。
L，左；R，右；RC，残余腔；LAVV，左侧房室瓣；RAVV，右侧房室瓣。

二、胚胎发育

单心室的胚胎发育异常情况，各家学说不同。一种假设是正常心室发育过程为左心室肌小梁部自原始心室管心室部分的流入段发育而来，而右心室肌小梁部自流出段发育演化而来的。De la Cruz 等的胚胎理论认为 Van Praagh C、D 型，可能是肌小梁部及室间隔发育障碍所致。另外，也认为在心脏发育第二阶段，即心室球吸收到心室期，房室管未能正常向右侧偏移，使房室口或完全与原始心室相连，或不同程度的右侧房室口骑跨，形成左心室双入口型，而右心室的肌小梁部呈残余流出心腔，如果房室管偏移右侧过度，则形成右心室双入口型，左心室肌小梁部构成残余流出腔及左心室发育不良。Anderson 等根据单心室的流入口间隔缺如这一显著特征，认为单心室的胚胎发育异常包括右侧心室入口部未能转变成心球及入口间隔发育不全，从而形成单心室。

三、病理生理

此畸形只有一个有功能的心室腔，来自左、右心房的血液在该腔内不同程度地混合。心室收缩时，混合的血液流向两条大动脉，故主、肺两动脉的血氧饱和度相差不大；有时血液在主腔内并不完全混合，而呈优化的流出方向，使血氧饱和度高的左心房血进入主腔后较多地流向主动脉，而血氧饱和度较低的右心房血较多地流向肺动脉，故

临床上发绀程度可较轻。另一方面，肺循环血流量的多少对临床症状可发生明显的影响，合并肺动脉狭窄者，肺血流量减少，临床上发绀明显。无狭窄者，肺血流量增多，肺动脉压力增高，可出现心力衰竭的症状，但青紫不重。如合并主动脉狭窄或主动脉缩窄，体循环阻力增加，进入肺的血液较多，心力衰竭也更明显。

四、临床表现

（一）肺血多型

主心室腔连肺动脉而无狭窄，肺血明显增多，临床上可出现气促、呼吸困难、进食量少、喂养困难、疲乏和多汗等心力衰竭症状。生后几天之内既可以听到杂音及奔马律，也可无症状，3~6 周后随着肺血管阻力的下降，肺血流增加，症状加重，往往以心力衰竭就诊，但发绀轻微。

体征可见生长发育迟缓，心界常增大，心前区可见弥漫性搏动，心率增快，胸骨左缘闻及全收缩期杂音可伴震颤；第一心音常增强，肺动脉第二心音不减弱或增强，心尖区可闻及舒张早-中期高流量杂音和第三心音；肝脏增大。

（二）肺血少型

以肺动脉狭窄，肺血减少，发绀为主要症状。临床症状与法洛四联症相似。患儿可于出生后即有发绀，啼哭或活动时加重。有红细胞及血红蛋

白增高,但心力衰竭少见。

体征可见杵状指/趾;心底部闻及响亮、粗糙喷射性收缩期杂音伴有收缩期震颤,严重狭窄者杂音及震颤反减轻;肺动脉第二心音减弱或呈单一第二心音。

单心室因多伴有其他先天性心血管畸形,心脏体征往往受合并畸形的影响。

五、辅助检查

1. **胸部 X 线** 心脏多为正常位置,大动脉有转位,肺动脉干位于后中,即使扩张也可不在心缘显露。如肺血很多但无左心缘突出的肺动脉段对诊断很有意义。肺动脉干在上纵隔扩张可将右肺动脉抬起,在右肺门的肺动脉影宛如瀑布下泻,心影增大。如有中度肺动脉狭窄,肺血管可正常或偏少,心影不大。如有肺动脉闭锁,肺野有体循环前来供血的侧支影。升主动脉往往朝向右心室残腔的一边凸出;如右心室残腔在左侧,则可占左上心缘的 1/2~1/3。只有当右心室残腔在右侧,又无大动脉转位的情况下,方可见升主动脉、主动脉结及肺动脉段的正常关系。

2. **心电图** 心电图有多种变化,常见的是四种类型:①右心室占优势;②左心室占优势;③左、右心室均势(左、右心前导联都有 R 波);④所有心前导联均有深 S 波。左心室双入口而右心室残腔在右侧时,有左侧优势的图形者占 83%,95% 为电轴右偏。右心室双入口而右心室残腔在左侧者77% 为除左心室优势的其他图形,98% 电轴左偏。右心室双入口时 94% 右心室占优势。心电图形经久不变。一般为窦性心律,据报道约 30% 呈一度房室传导阻滞,但随访尚未发现进行性加重的现象。有伴发室上性心动过速,心房颤动、预激综合征及 L-G-L 综合征的报道。

3. **超声心动图** 剑突下或心尖四腔位可显示两组房室瓣或共同的房室瓣开口至一个大室腔,主心室腔与残腔之间的肌小梁部间隔亦可显示;如未见,可仔细由短轴检查,并可查看残腔与主腔间的关系。由心尖或心前的长轴切面亦可检查残腔。确定残腔位置有助于判断主心室腔的解剖性质。一般残腔位于前上方者,多为左心室型

单心室,残腔位于后下方者,多为右心室型单心室,如找不到残腔,则可能为不定型单心室。如看到其间的间隔,则可观察其对房室瓣的关系。心室与大动脉的关系可在剑突下或心前长轴找到大动脉的根部,并追踪鉴定其为主动脉或肺动脉。多普勒超声可查看房室瓣有无反流,以作为考虑Fontan 手术的参考(图 57-7)。

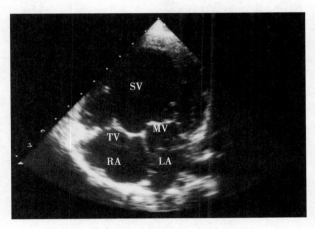

图 57-7 单心室的超声心动图
左、右心房室瓣共同开口于一主要心腔,主腔肌小梁细腻,为左心室结构,位于左侧;残腔位于右侧,为右心室结构。

4. **心导管与心血管造影** 右心导管从右侧房室口进入一大室腔(主腔),腔内血氧饱和度比腔静脉和右心房增高,且具有体循环压力。导管如越过房间隔,经左侧房室口可同样进入主腔。逆行左心导管时,导管亦可直接进入主腔或先到残腔再进入主腔。进行心导管术时,应常规先将心导管送入肺动脉,取得该处压力资料,以利于手术方法的选择及对预后的判断。

心血管造影如应用轴位投照,可获得比惯用的投照位置更为满意的效果。四腔投照可见心房和心室四个心腔互相分开,能清楚地显示"室间隔",并能观察房室瓣及其与室间隔的关系。长轴斜位投照能较满意地观察小梁隔及大动脉的连接关系、有无骑跨等(图 57-8)。进行心导管和心血管造影时,应按节段诊断步骤,了解下列几点:

(1)心房位置与内脏的关系,是通常位、反位或异构(isomerism)现象,有无房间隔缺损或单心房。

(2)房室瓣是一组瓣或二组瓣,瓣膜有无骑跨或跨越、狭窄或闭锁现象。

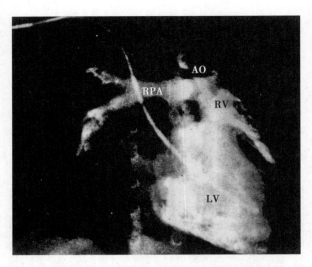

图 57-8 左心室型单心室左心室造影

造影可见主动脉发自较小的流出道心腔。AO，主动脉；LV，左心室；RV，右心室（流出道心腔）。

（3）根据心室小梁结构判断单心室类型，有无残腔，残腔的位置及其与主腔的关系。

（4）了解心室与大动脉的关系是正常或转位，是一根或两根大动脉，以及主动脉出自主腔或残腔，有无狭窄或闭锁。

（5）各房室及大动脉的压力、肺循环阻力、血氧资料和导管所进入的异常途径。

（6）有无合并其他心血管畸形。

随着无创性检查设备的技术发展及技能熟练，其他检查如超声心动图、磁共振成像、电子束CT（EBCT）、64排CT等使有创性的导管及心血管造影诊断的重要性逐渐下降。应强调的是，EBCT的增强单层容积扫描及64排CT可作定性诊断，若显示两组房室瓣或一组共同房室瓣开口于单一心室，即可诊断单心室。容积扫描的空间分辨力高，因此有利于根据解剖细节的辨认，确定主心腔的结构类型。电影扫描及血流扫描可定量评估心室功能，有利于判断手术适应证。三维重建可显示单心室与大动脉关系，肺静脉畸形引流、主动脉弓发育不良、主动脉缩窄等畸形。

单心室心室功能的测定对术前、术后及远期随访均具有重要的临床意义。由于单心室的复杂心脏结构，心腔容量和压力的超负荷等因素导致心脏变形，形态不规则，使常规超声测定心功能方法的应用受到限制。近年来，单心室的心室功能的评估方法成为了研究焦点。心血管造

影（cardiac angiography，CAG）准确性高，但因其创伤性而限制了应用。一些研究提示，磁共振成像（MRI）对单心室的心室功能检测是目前非创伤性检查及术后随访中最可靠的方法，美国波士顿儿童医院对比MRI与导管检查对双向Glenn术的病例，手术成功率及术后并发症均无明显差异，但前者无创且医疗费用低。但因设备昂贵、噪声大、低年龄患者需镇静等因素，广泛应用受到限制。超声心动图技术具有简单、易重复的优点，尤其是近年来超声新技术的发展，如实时三维超声心动图（real time 3-D echocardiography，R-T 3DE）、左心室压力峰值变化率（dp/dt）、心肌工作指数（myocardial performance index，MPI）、组织多普勒成像（tissue Doppler imaging，TDI）等方法估测单心室的心功能，虽然较常规的超声心动图测定单心室心功能更显示了优势，但由于多普勒超声检查受超声声束与血流方向之间的角度影响，若角度大于20°故可能造成较大误差。由于心脏与大血管的空间位置使经胸超声检查很难达到最大血流速度，另外取样容积和位置亦会影响频谱图像的结果。因此，目前的超声技术对单心室心功能的评价仍存在局限性，新的技术仍有待进一步开发和研究。速度向量成像技术（velocity vector imaging，VVI）不存在角度依赖性，已广泛应用于成人和儿科先天性心脏病的心功能研究，并可能在单心室心功能的评估有新的发现。

六、治疗

（一）内科治疗

单心室患儿难以长期存活，据文献报道，A型单心室患者的每年自然死亡率为4.8%，因此内科药物治疗只能短期内纠正心功能不全或前列腺素E维持动脉导管开放并保证一定的肺血流为患儿创造手术条件，不能依赖长期用药存活。肺血增多型多伴有心功能不全，常规强心、利尿、抗心力衰竭治疗是必要的。静脉内血管活性药物的应用需慎重，因肺血管床及体血管床对血管活性药物反应是多变的，难以判断是否有利。如肺循环

阻力过低,可致肺循环血容量过多,使体循环血流灌注不足,出现代谢性酸中毒及休克。如果确定存在未闭动脉导管,可以采取降低体循环阻力,升高肺循环阻力的措施以平衡体肺循环血流量。如果患儿动脉血氧饱和度>90%,说明心脏排出的血过多地"窃"入肺循环,此时血管活性药物,尤其α-受体阻断剂应减少使用。如果体循环后负荷升高且血压正常,可使用降低后负荷的药物如硝普钠,可能有益。手术前可采用呼吸机治疗,低潮气量及呼吸次数,使PCO_2保持在40~50mmHg,纠正代谢性酸中毒,或交替吸入CO_2气及氮气,降低肺泡内含氧,可能升高肺阻力以减少肺循环血流量,增加体循环血流量。血细胞比容应保持在40%~45%,增加血液黏度亦有助于升高肺循环阻力。如因肺血管阻力过高形成的缺氧状态,可利用呼吸机呼吸治疗,增加氧浓度,过度换气至呼吸性碱中毒,以及静脉内给碱性液体($NaHCO_3$)保持体液pH 7.5~7.6;还可给予一氧化氮吸入等,静脉内血管扩张剂应慎用。

需要强调的是,过高的动脉血氧饱和度在单心室的患者可能说明组织氧携带及交换不足,因体循环组织灌注不足,可致代谢性酸中毒,低心排血量,心室壁舒张期应力及氧消耗量增加,过多的血进入肺循环可使心室容量负荷增加,最终可致心肌功能不全及房室瓣膜关闭不全。

(二) 外科治疗

理论上,心室分隔是矫治单心室理想的手术方法。心室分隔手术仅能用于两侧心室大小相仿,存在正常两组房室瓣、足够的乳头肌和附件分布以允许分割的单心室患者。符合这种解剖条件的单心室非常少见,且心室分隔手术的早、晚期死亡率高,临床应用十分有限。由于单心室解剖畸形的复杂性,因此难以用一种手术方式解决全部患者的问题,目前临床采用分阶段姑息手术治疗(staged palliative operation)方法。最初的姑息手术目标是保护肺血管系统和心室功能,保持较低的肺动脉压,并达到足够的全身氧饱和度(≥80%)。然后完成部分右心旁路(partial right-sided heart bypass)及完全右心旁路(total right heart bypass)手术。如果不适合分期姑息手术或

手术失败,这部分单心室心脏患者可以进行心脏移植。

1. 初始姑息手术 在新生儿期出现症状而得以明确诊断单心室的患儿,由于肺动脉瓣狭窄或闭锁所致的肺循环血流不足,或由于心内或主动脉弓水平的梗阻所致的体循环血流不足,静脉滴注前列腺素 E 或置入动脉导管支架维持动脉导管开放是有益的。如果患儿酸碱平衡,肝肾功能正常,应用前列腺素 E 后,心脏复苏基本是可以成功的。待患儿血流动力学得到代偿,根据肺血流量多或少进行最初的姑息手术。

(1)体-肺循环分流术(Blalock-Taussig 分流术):适用于合并严重肺动脉狭窄者。利用锁骨下动脉与同侧肺动脉吻合,或采用 Goretex 人工血管连接主动脉及肺动脉以增加肺循环血流,使发绀改善。但体-肺循环分流术会引起心室容量负荷增加,应给予注意。

(2)肺动脉环扎术(pulmonary banding 术):适用于无肺动脉狭窄而有顽固心力衰竭者。此手术可减少肺血量,收到改善症状的效果,并可以限制肺动脉压力,为将来完成 Fontan 手术准备良好的条件。有些在术后引起继发性主动脉瓣下或肺动脉瓣下狭窄,尤其是主动脉起源于残余右心室腔的主动脉瓣下狭窄发生率更高。

目前,新生儿的初始姑息性手术的早期手术死亡率小于 5%,但因不同的姑息性手术及不同条件,手术死亡率为 2.7%~17%。

2. 第二阶段姑息性手术(部分右心旁路手术) 部分右心旁路(partial right-sided heart bypass)手术即 Glenn 分流术或双向腔静脉-肺动脉分流术,将上腔静脉切断,近端与右肺动脉作端-侧吻合术,远端缝合成盲端,其目的是增加肺血流,提高全身氧饱和度(80%~85%)和减少心室前负荷(约回心血量的 30%)和心房充盈压力,有利于心室功能的改善及房室瓣膜关闭不全的减轻,为将来完成 Fontan 手术创造条件。约 3 个月大时,当心导管和心血管造影排除右侧心脏旁路手术的危险因素后,进行双向腔肺吻合术。严重高危因素如 Nakata 指数<120mm^2/m^2、严重心室功能不全、严重外周肺动脉狭窄伴发育不全等是手术禁忌证。

3. 第三阶段姑息性手术（完全右心旁路手术）

完全右心旁路（total right heart bypass）手术即Fontan系列手术。Fontan手术最初由Fontan和Baudet在1971年提出，原理是使上、下腔静脉的血流绕过肺动脉瓣下心室而直接进入肺动脉。传统的Fontan手术直接将右心房和肺动脉吻合，利用右心房的泵功能向肺动脉供血。1987年，de Leval利用右心房后壁制作心房内通道，将上腔静脉与肺动脉进行端侧吻合，即心房内通道全腔静脉-肺动脉吻合术（total cavo-pulmonary connection，TCPC）。此后，手术方式逐渐演变为完全的心脏外管道，直接将腔静脉血流引入肺动脉（图57-9）。目前常用后两种方法。

手术适应证（indication for surgery）是主心腔功能正常（EF≥0.6）、心室舒张末压正常、肺循环阻力低于5Wood单位/m²、肺动脉平均压力低于2.67kPa（20mmHg），无或轻度左心房室瓣反流者、肺动脉直径适当（肺动脉：主动脉直径≥0.75）。有报道导管测定的Fontan index=（Rap+VEDP）/（Qs+Qp）（Rap，肺血管阻力；VEDP，心室舒末压力；Qs及Qp分别为体、肺循环量），如果≤4Wood单位/m²，估计改良Fontan术后的早、远期存活率约为92%。

Fontan循环（Fontan circulation）的特点和局限性：由于缺乏肺动脉瓣下心室的泵辅助，Fontan术后的循环为从腔静脉至肺动脉的非搏动性被动血流，前向血流量取决于体静脉与肺静脉间的压力阶差，因此较正常双心室循环减少。成功的Fontan循环依赖于较低的肺动脉压和肺血管阻力，通常心排血量仅轻度下降，而体循环静脉压轻度升高。Fontan循环的这种局限性在运动时表现更加明显。正常双心室循环运动时，由于右心室收缩做功增加，以及肺血管扩张和更多的肺血管节段开放导致肺血管阻力下降，心排血量可增加40%~50%。Fontan术后运动时心排血量的增加更加依赖于肺血管阻力的下降，而肺血管的反应性及肺血管节段的开放显著受限或缺失，因而心排血量增加有限。通常Fontan术后最大氧耗量只有正常预计值的60%~70%。

Fontan循环对心脏功能的影响：Fontan术后单心室的舒张功能可发生潜在的变化，晚期也可影响收缩功能。Fontan手术使单心室经历了从容量负荷过重、扩张肥厚的状态向相对充盈受限、容量浓缩状态的转变。心肌纤维可能不能完全适应这种前负荷的显著变化，出现舒张受限，最终导致心室重塑、顺应性下降和充盈压升高。此外，前负荷的减少还可引起动脉收缩和后负荷的增加。

多种用于单心室的手术治疗效果均有赖于针对不同病人个体的相适应的设计和恰当的手术时间。近年来，外科手术和内科导管介入治疗相结合的镶嵌治疗亦随着医学发展不断探索。

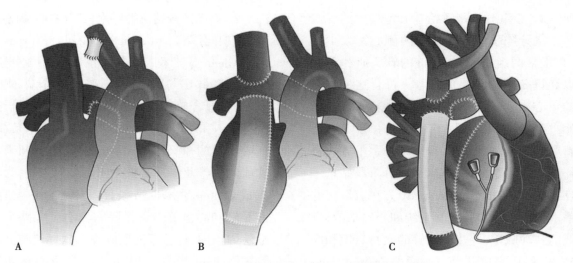

图 57-9 Fontan 手术的演变和改进

A. 右心房和肺动脉直接吻合；B. 心房内通道，将上腔静脉与肺动脉进行端侧吻合；C. 心脏外管道，将腔静脉血流引入肺动脉。

七、预后

(一) 自然转归

功能性单心室的自然转归(natural outcomes)取决于体动脉及肺动脉的血流量是否充足,总血流量对心室的影响。Moodie 等报道 50% 的患者在诊断后 14 年死亡。最常见的原因是充血性心力衰竭(20%)、心律失常(20%)、原因不明(10%)。Franclin 等总结 191 例未经治疗的单心室患者 1 年、5 年及 10 年的实际生存率分别是 57%、43% 及 42%。影响功能性单心室生存率最主要的解剖原因是体循环系统流出道梗阻和主动脉瓣下狭窄。合并全肺静脉异位引流的功能单心室病例(多见于心脾综合征),婴儿期死亡率极高。三尖瓣闭锁的功能性单心室如果大动脉关系正常自然转归与室间隔缺损及漏斗部梗阻存在与否,及其是否随年龄增长加剧相关。若梗阻加剧,临床发绀会随之严重,如不及时外科手术 90% 以上病例 1 岁内死亡。出生时肺血流正常或增加的患儿,1 个月内可出现心力衰竭甚至引致死亡。如能存活,患儿随年龄增加肺血管阻力不断增高,可出现肺血管梗阻性病变。三尖瓣闭锁的功能性单心室如果大动脉关系异常自然转归更差,肺血流无梗阻会出现心力衰竭,大多 1 岁内死亡,如同时合并主动脉下梗阻预后更差。极少主动脉无梗阻而有肺动脉狭窄的病例不手术可以存活数年。即使临床症状较轻的患者如不接受手术,三尖瓣闭锁病人因左心室容量负荷增加,慢性缺氧,数年后亦会产生严重的左心室衰竭,二尖瓣关闭不全。

(二) Fontan 术后转归

1. Fontan 术后长期结果(longterm outcomes after Fontan operation) Fontan 手术至今已开展 50 年,随着手术方式的改进,临床预后显著改善。在一项 1971—2016 年 9 390 例患者的荟萃分析中,尽管初期手术的早期死亡率高达 20.1%,近年来下降至 0.5%;15 年的生存率也由早期报道的 52%~82% 提高至近年来的 95%;25 年的生存率也高达 83%。晚期死亡最常见的原因为体循环心室衰竭,其次为猝死和再次手术后的死亡,尤其是心脏移植术后。术后最常报道的并发症为心律失常(3%~41%)、血栓栓塞(0.6%~10.2%)、蛋白丢失性肠病(0.9%~10.2%);最常见的再次手术包括起搏器植入、房室瓣手术、Fontan 式的转变,心脏移植的比例高达 3.5%。此外,大多数患者为纽约心脏病协会心功能分级 I~II 级。另一项 2000—2016 年 5 859 例患者的荟萃分析显示 Fontan 术后 5 年、10 年及 15 年的生存率分别为 90.7%、87.2% 及 87.5%;整体的死亡率与早期开展的手术、直接心房-肺动脉吻合术和较大的手术年龄相关,而与形态学上右心室型单心室无关。此外,蛋白丢失性肠病、再次手术、起搏器植入、心脏移植的发生率分别为 2.1%、5.6%、6.8%、1.5%。Alsaied 等的荟萃分析总结与晚期死亡相关的 8 个危险因素:①解剖学危险因素(左心室发育不良或内脏异位);②术前肺动脉平均压升高 >15mmHg,或术后 Fontan 通道后压力 >20mmHg;③心房-肺动脉吻合 Fontan 术式;④心力衰竭症状或需要利尿剂治疗;⑤心律失常;⑥中至重度的心室功能异常或中至重度的房室瓣反流;⑦蛋白丢失性肠病;⑧终末器官疾病,包括肝硬化或肾功能不全。关于 Fontan 通道与心房之间造孔的疗效,近期的一项荟萃对比分析显示造孔可以有效降低肺动脉压和减少胸腔引流的可能,而卒中的发生率没有显著差异。

2. Fontana 术后常见并发症

(1)肺血管阻力升高:如前所述,低水平的肺血管阻力对维持 Fontan 术后的循环和心排血量至关重要。但随着年龄的增加,肺血管阻力逐渐升高。此外,部分单心室患者术前肺动脉血流不受限或存在体肺分流,导致肺血增多和肺血管阻力增高,而 Fontan 术后肺血管床改变和肺血管阻力增高依然存在,表现为可开放的肺毛细血管床减少、中膜增厚等。肺血管阻力的增高与 Fontan 循环衰竭和不良预后相关。过去的研究表明肺血管扩张剂可显著增加 Fontan 患者的活动耐量。西地那非不但可以降低肺血管阻力,改善心室充盈(前负荷)和心排血量,还可降低外周血管阻力(后负荷),从而改善心脏的收缩功能。内皮素受体拮抗剂,如波生坦,可选择性扩张肺血管,但不能有效降低后负荷。此外,吸入性的前列环素也有效,且全身副反应小。

（2）心律失常:①房性心律失常,可见于 50%~60% 的心房-肺动脉吻合术的患者,而在心房内通道和心外 TCPC 的患者中发生率较低。心房内折返性心动过速是最常见的室上性心动过速（75%）,其他包括局灶性房性心动过速和心房颤动。患者常不能耐受较快的心室率而导致临床状况恶化,可考虑直流电复律。射频消融有助于减少心律失常的发作,但由于新生折返通路的出现,4~5 年的复发率高达 50%。部分患者可考虑心率控制。对于难治性心房内折返性心动过速,心房-肺动脉 Fontan 转变为心外管道 TCPC+ 心房缩减术、MAZE 手术、起搏器植入也是潜在的治疗手段。②窦房结功能不全,见于 Fontan 术中损伤窦房结,可植入起搏器。③室性心律失常,见于心室功能衰竭,可导致猝死。

（3）血栓栓塞:Fontan 术后发生血栓栓塞的风险较高。具体机制如下:抗凝血物质的缺乏和血小板高反应性,心排血量较低,非搏动性血流,房性心律失常及人工假体材料的应用。血栓和栓子可出现在心脏内、肺动脉和体循环系统,因此有抗凝治疗的指征。

（4）蛋白丢失性肠病:特征为肠道丢失蛋白,包括白蛋白、免疫球蛋白、凝血因子等,可表现为外周水肿、腹水、腹泻、体重下降、吸收不良。发病机制尚不明确,但与较低的心脏指数有关。既往蛋白丢失性肠病治疗困难,预后不良,5 年的死亡率高达 50%;近年来随着治疗手段的提高,5 年和 10 年的存活率分别提高至 88% 和 72%。较低的心脏指数、混合静脉氧饱和度、纽约心脏病协会心功能分级 II 级以上及较高的血清肌酐与死亡相关。治疗原则包括低脂高蛋白饮食、纠正促发因素和对症治疗。心脏方面应积极处理 Fontan 或流出道梗阻、严重的瓣膜反流、严重的窦性心动过缓和房性心律失常。对于低心排血量的患者,如 Fontan 通道后压力 >15mmHg,可考虑板障打孔或肺血管扩张剂;如心室射血分数低于 55%,可考虑抗心力衰竭治疗。

（郑建勇　韩　玲）

参考文献

1. PACIFICO A D, KIRKLIN J K, KIRKLIN J W. Surgical management of double inlet ventricle. World J Surg, 1985, 9（4）:579-589.
2. FREEDOM R M.Subaortic stenosis, the univentricular heart, and banding of the pulmonary artery:an analysis of the courses of 43 patients with univentricular heart palliated by pulmonary artery banding.Circulation, 1986, 73（4）:758.
3. 朱清淞,金崇厚.先天性心脏病病理解剖学.北京:人民军医出版社,2001.
4. 王惠玲,孙衍庆.小儿先天性心脏病学.北京:北京出版社,1998.
5. GARSON A J, BRICKER J T, FISHER D J, et al. The science and practice of pediatric cardiology:Vol II.2nd ed.Philadelphia:Williams&Wilkins, 1999.
6. 戴汝平,支爱华.心血管病 CT 诊断学.北京:人民卫生出版社,2000.
7. EMMANOUILIDES G C, RIEMENSCHNEIDE T A, ALLEN H D, et al.Heart disease in infants, childrens, and Adolescents:Vol II.Baltimore:Williams & Wilkins A waverly company, 1995.
8. CHANG A C, HANLEY F L, WERNOVSKY G, et al.Pediatric Cardiac intensive care. Philadelphia:Lippincott William & Wilkins, 1998.
9. CASTANEDA A R, JONAS R A, MAYER J E, et al.Cardiac Surgery of the neonate and infant.Philadelphia:W.B.Saunders Compary, 1994.
10. 钟玉敏,朱铭,孙爱敏,等.磁共振在单心室心功能检测中的应用.中国医学影像技术,2009,25（2）:185-187.
11. 白凯,苏肇伉,金彪,等.MRI 评估不同手术阶段功能性单心室心功能.中华胸心血管外科杂志,2006,22（2）:21-24.
12. 张琦,俞波,陈树宝,等.多普勒超声心肌工作指数估测单心室患者心功能.中华超声影像学杂志,2005,14（3）:188-190.
13. 朱善良,陈树宝,孙锟,等.组织多普勒超声检测单心室心功能.中华超声影像学杂志,2006,15（4）:273-276.
14. 陈丽君,张玉奇.超声心动图评估单心室患儿心功能的新进展.医学影像学杂志,2009,19（3）:359-361.
15. CONSTANTINE M, CARL L B. 小儿心脏外科学.3 版.刘锦纷,译.北京:北京大学医学出版社,2005.
16. DAVID W B, KIMBERICE G, ANDREW J P, et al.Cardiac magnetic resonance versus routine cardiac catheterization before bidirectional Glenn anastomosis in infants with functional single ventricle.Circulation, 2007,

116(23):2718-2725.

17. ASHWIN P,MUHAMMAD A K,ROSE H,et al. A new diagnostic algorithm for assessment of patients with single ventricle before a Fontan operation. J Thoraic cadiolvasc surg,2009,138(4):917-923.

18. ROBERT D B,JAQUISS,MICHIAKI I. Single ventricle physiology:surgical options,indications and outcomes. Current Opinion in Cardiology,2009,24(2):113-118.

19. ALSAIED T,BOKMA J P,ENGEL M E,et al.Predicting long-term mortality after Fontan procedures:A risk score based on 6707 patients from 28 studies. Congenit Heart Dis,2017,12(4):393-398.

20. BOUHOUT I,BEN-ALI W,KHALAF D,et al.Effect of Fenestration on Fontan Procedure Outcomes:A Meta-Analysis and Review.Ann Thorac Surg,2020,109(5):1467-1474.

21. BUDTS W,RAVEKES W J,DANFORD D A,et al.

Diastolic heart failure in patients with the fontan circulation: a review. JAMA Cardiol,2020,5(5):590-597.

22. GEWILLIG M,BROWN S

23. C. The Fontan circulation after 45 years:update in physiology.Heart,2016,102(14):1081-1086.

24. JOHN A S.Fontan repair of single ventricle physiology: consequences of a unique physiology and possible treatment options. Cardiol Clin,2015,33(4):559-569.

25. KVERNELAND L S,KRAMER P,OVROUTSKI S. Five decades of the Fontan operation:A systematic review of international reports on outcomes after univentricular palliation. Congenit Heart Dis,2018,13(2):181-193.

26. SCHWARTZ I,MCCRACKEN C E,PETIT C J,et al.Late outcomes after the Fontan procedure in patients with single ventricle:a meta-analysis.Heart,2018,104(18):1508-1514.

第五十八章

心脏位置异常及内脏异位症

心脏位置异常（malposition of the heart）包括心脏在胸腔内位置的异常，心脏全部或部分在胸腔外及联体儿部分心脏的融合。心脏在胸腔内的位置取决于心脏胚胎时心管环化及心室部分相应的旋转，也受心脏邻近器官病变的影响。胚胎发育期心管右侧环化，心室相应的旋转完全则为通常的左位心，而心管左侧环化则将形成右位心，心房位置与心脏在胸腔内位置往往协调。房室连接不一致时，无论心房位置正常或反位，心室部分旋转时往往不完全，可导致心脏在胸腔内位置异常（右位心、左位心及中位心），心房位置与心脏在胸腔内的位置往往不协调。心房不定位即右侧心耳异构或左侧心耳异构时心脏位置异常的机会更多。因此，心脏位置异常并不能成为独立的诊断名称，而是先天性心脏病分段诊断中的一部分，必须详尽检查以了解心脏内部结构及其相互的关系。心脏位置异常会对诊断及手术治疗造成一定困难。

一、心脏位置异常

（一）心脏在胸腔内位置的异常

通常心房位置正常（situs solitus）时，心脏位于胸腔纵隔内，1/3 在中线的右侧，2/3 在中线的左侧，即心脏主要部分在胸腔的左侧，心尖指向左下。心房反位（situs inversus）时，心脏主要部分在胸腔的右侧，心尖指向右下，称为右位心（dextrocardia）。此时，所有内脏器官的位置与正常相反，呈镜像反位，故也称为镜像右位心（mirror-image dextrocardia）。心房正常位时的右位心称为孤立性右位心（isolated dextrocardia）。如果心房反位，心脏主要部分仍在胸腔左侧称为孤

立性左位心（isolated levocardia），以区别于正常时的左位心。心脏主要部分位于胸腔中央称为中位心（mesocardia）。除心脏本身因素外，邻近器官病变也可导致心脏移位。如左肺过度充气、左侧气胸或胸膜腔积液均可将心脏推向右侧；右肺发育不良或萎陷也可将心脏向右侧牵拉，以致心脏大部分位于右侧胸腔，然而心尖往往仍指向左侧，该种右位心应称为继发性右位心。弯刀综合征（scimitar syndrome）即为典型的例子，因右肺动脉缺如，右肺发育不良而致右位心。内脏反位的发生率估计为人群的 1/20 000~1/2 500。根据成人放射资料调查，其发生率为 1/8 000~1/7 000。孤立性右位心较少见，发生率为 1/29 000~1/7 500。Campbell 等发现在 1 130 例先天性心脏病患者中右位心 29 例（占 2%）。在右位心的病理尸检资料中，心房正常位即孤立性右位心占 28%~49%，心房反位占 18%~26%，心房不定位占 34%~47%。虽然孤立性右位心在放射资料调查中较少见，但在因先天性心脏病死亡的资料中则是最常见的右位心类型。

右位心可发生在心房位置正常（孤立性右位心），心房反位（镜像右位心）或心房不定位。孤立性右位心几乎均伴有心内畸形（表 58-1）。孤立性右位心在房室及心室大动脉连接均一致时，其临床表现取决于合并的心内畸形如室间隔缺损、主动脉缩窄、房室隔缺损等。房室连接及心室大动脉连接均不一致很常见，呈矫正型大动脉转位的病例约占 1/2，同时常合并其他心内畸形如室间隔缺损、肺动脉狭窄等，也有房室连接不一致合并右心室双出口。孤立性右位心也常见于左心室双入口。肺动脉闭锁、完全性房室隔缺损、二尖瓣闭锁、三尖瓣异常及体肺静脉连接异常等也见于孤立性右位心。

心房反位合并右位心（镜像右位心）合伴心内畸形较少。Korth 等收集 1 000 例镜像右位心资料中合并心内畸形者仅 1 例，其发生率甚至低于一般人群，然而在临床心血管造影和病理尸检资料中，镜像右位心合并心内畸形的比例相当高（见表 58-1）。这种差异可能与对象来源不同有关。房室及心室大动脉连接一致的心房反位右位心在病理资料中较少。Van Praagh 等报道的病理资料 7 例，心房反位右位心中 5 例合并心脏畸形如室间隔缺损、房间隔缺损、法洛四联症、肺动脉闭锁等。房室连接一致，心室大动脉连接不一致在心房反位右位心中最常见，呈现反位的完全型大动脉转位，常合并室间隔缺损、左心室发育不良、肺动脉狭窄伴室间隔完整。房室连接及心室大动脉连接均不一致在心房反位右位心中少见，呈现反位的矫正型大动脉转位，大多数合并室间隔缺损、肺动脉狭窄或闭锁。房室连接不一致及心室大动脉连接一致的心房反位右位心则与孤立性心室相似，血流动力学与完全型大动脉转位相似。

大约 1/3 的右位心与内脏异位症有关（见内脏异位症部分）。

虽然大多数内脏反位右位心的心内结构可能正常，但发生肺部疾病的风险高于一般人群，常见者为卡塔格内综合征（Kartagener syndrome）（内脏反位右位心、慢性鼻窦炎、鼻息肉、支气管扩张及男性不育症）。15%~25% 的心房内脏反位患者存在 Kartagener 综合征。Kartagener 综合征的呼吸道病变及男性不育是由于呼吸道黏膜纤毛及精子超微结构异常引起的纤毛及精子不运动或运动力降低所致。

孤立性左位心少见，其发生率估计在普通人群中约为 1/22 000，在先天性心脏病患者中占 0.4%~1.2%。合并心房反位或不定位，在病理资料中合并心房反位少见，在孤立性左位心中仅占 3%~14%，合并心房不定位（无脾或多脾综合征）的比例相当高（约 80%）。孤立性左位心几乎均合并重要的心内畸形（接近 100%），多数为房室连接不一致，伴心室大动脉连接不一致或右心室双出口，常合并肠梗阻。由于合并心脏畸形的严重程度，孤立性左位心患者预后差。根据先天性心

脏病的病例尸检资料中位心仅占 0.2%。身高而体瘦的青少年或成人的心脏通常呈垂直型位于胸腔中位，心脏结构正常故无临床意义。因此，中位心的意义关键在于有无临床症状及有无心脏结构异常。

表 58-1　右位心合并的心内畸形*（%）

心内畸形	内脏位置正常	内脏反位
房室连接不一致	50	25
单心室	25	少见
室间隔缺损	60	60
矫正型大动脉转位	50	20
完全型大动脉转位	10	30
右心室双出口	10	30
大动脉关系正常	40	40
肺动脉狭窄（闭锁）	60	50
右位主动脉弓	5	80

注：* 根据 188 例内脏位置正常右位心，89 例内脏反位右位心病例尸检或心血管造影的资料。

（二）心耳并置

正常心脏左、右心房心耳分别位于主动脉及肺动脉根部的两侧。右心耳呈三角形而左心耳呈手指形，此为辨认心耳解剖的特征性标志。如两侧心耳位于同侧则为心耳并置（juxtaposition of the atrial appendages），此时仍然保留左、右心耳的解剖特点（图 58-1）。心耳并置可发生于心房正常位、心房反位或心房不定位。心房正常位时，左侧心耳并置最常见，即右心耳经过横窦左移至大动脉根部左侧，位于左心耳之上。心耳的左侧并置常合并复杂心脏畸形如三尖瓣闭锁、右心室发育不良、大动脉转位、右心室双出口等。有时心耳部分并置，部分右心耳仍凸向大动脉根部的右侧。心耳并置改变房间隔形态，移位的心耳占据原卵圆窝的部位，而卵圆窝呈裂缝状移向后下方。右心房的变形将影响心房内转流手术的实施，心耳并置也会改变窦房结的界标。心房正常位时心耳右侧并置非常少见，左心耳经过横窦右移位于右心耳之上。可能仅合并房间隔缺损，也可能合并非常复杂心脏畸形。心耳左侧并置在胸部 X 线上可见右下心缘直或凹陷，左侧心缘中部明显突

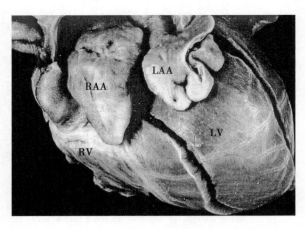

图 58-1 心耳并置
左右心耳并置于大血管的左侧,右心耳(RAA)呈三角形,其起源较宽,左心耳(LAA)细长,其起源较窄。RV,右室;LV,左室。

出。二维超声心动图剑突下四腔切面及心前区短轴切面中可见右心耳向左移位的征象。心脏磁共振显像也有助于心耳并置的诊断。

(三)十字交叉心脏

十字交叉心脏(criss-cross heart)的特征是腔静脉回流血流与肺静脉回流血流在房室水平交叉而不混合,丧失正常两侧心室流入道轴平行的特点及心室空间位置异常(图 58-2)。1961 年,Lev 等首先报道这种心脏畸形,并名为混杂的左位心(mixed levocardia)。以后文献报道曾有不同名称,如楼上-楼下心室(upstairs-downstairs ventricles)、

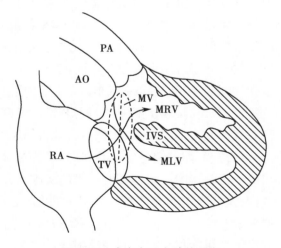

图 58-2 十字交叉心脏的形态
MRV,形态右心室;MLV,形态左心室;MV,二尖瓣;TV,三尖瓣;RA,右心房;AO,主动脉;PA,肺动脉;IVS,室间隔。

上下心室(superoinferior ventricles)、交叉房室连接(crossed atrio-ventricular connections)及十字交叉心脏等。十字交叉心脏均伴心室空间位置异常,室间隔呈水平位,右心室位于上方,左心室位于下方。然而,呈上下心室者并不一定伴有两侧房室连接交叉的现象。因此,十字交叉心脏与上下心室的名称不能互换。十字交叉心脏是少见的心脏畸形。据报道,在 3 734 例小儿心脏超声检查中仅见 3 例十字交叉心脏。十字交叉心脏均伴有其他心脏畸形。

绝大多数(96.3%)十字交叉心脏的心房位置正常,肺静脉连接正常。左位心占 80%。房室连接一致者占 81%,心房位置正常时,解剖右心室在左上方,而心房反位时,解剖右心室在右上方。房室连接不一致者占 19%,均伴心房位置正常。Carminati 等报道的十字交叉心脏及上下心室的病例中,房室连接不一致者占 37%~47%,但是房室连接不一致者均无房室连接交叉的现象,仅为上下心室。心室大动脉连接一致占 11%,不一致(大动脉转位)占 54%,右心室双出口占 30%,单流出道伴肺动脉闭锁占 5%,尚未见共同动脉干或单流出道伴主动脉闭锁的病例报道。主动脉左位常见。

室间隔呈水平位,与横膈平行。房室连接一致时,三尖瓣由右向左,而二尖瓣则从后上向前下。虽然部分三尖瓣可延伸至二尖瓣的左侧,但三尖瓣环总是在二尖瓣环的右侧。

绝大多数的十字交叉心脏合并大型室间隔缺损。室间隔完整的病例也有报道。肺动脉狭窄常见,狭窄部位可在瓣下、瓣膜或分支,以瓣下狭窄为多见。主动脉流出道狭窄少见。其他合并畸形有动脉导管未闭、房间隔缺损、心耳并置、左上腔静脉残存、下腔静脉间断及三心房等。十字交叉心脏常伴解剖右心室流入道及小梁部发育不良。三尖瓣异常很常见,如发育不良、狭窄、下移畸形、瓣环骑跨及瓣叶跨越等。二尖瓣异常较三尖瓣异常少见。

(四)异位心

异位心(ectopia cordis)是指心脏完全或部分位于胸腔外,非常少见,发生率为(5.5~7.9)/100 万

活产婴儿。异位心可分为颈、胸颈、胸、胸腹及腹型。颈及胸颈型异位心仅见于胎儿,腹型异位心非常罕见。胚胎心脏形成时羊膜破裂羊水过少对心脏的压迫可能与胸及胸腹型异位心的形成有关。胸型异位心是典型的异位心类型(图58-3),胸骨裂开而使心脏位于胸腔外,同时有心包壁层的缺如,上腹部脐膨出和小胸腔。胸腹型是部分型异位心,胸骨下端部分缺如或裂开,心包横膈部壁层缺如,横膈中线部缺损以致心包腔与腹腔交通,心脏心室部分移至上腹部。包括腹壁中线、胸骨下端、心包囊、横膈缺损,以及先天性心脏结构异常也称为 Cantrell 五联症(pantalogy of Cantrell),并非所有该综合征有心脏移至腹腔,也有心室憩室经过体壁中线缺损部分突出,或呈完全异位心。异位心常伴多种类型畸形如法洛四联症、室间隔缺损、房室隔缺损、三尖瓣闭锁、肺动脉狭窄或闭锁、大动脉转位等。也有少数异位心无心脏结构异常。近年来,因外科手术的进步,异位心可被成功移置回胸腔内,但手术常因胸腔空间小等因素而受到限制。

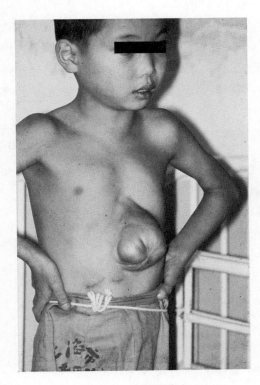

图58-3 胸型异位心

男,9岁,胸骨下部裂开,膈肌前部缺损,心包膈面缺如,心脏由缺口突入膈下腹部,心内有法洛四联症病变,左右心室各有一憩室。

(五)胸部连体双胎

胸部连体双胎(thoracopagus conjointed twins)是最常见的连体双胎类型,由于在前胸部及心脏融合,是心脏异位中一种少见的类型。胸部连体双胎中,胸骨往往部分或完全缺如,两个婴儿的心包腔与胸膜腔或分隔,或成为共腔。心血管的融合可为共同心包腔,但心脏分开;心房及心室水平融合;仅心房水平融合。常合并复杂心脏畸形。心房水平融合时常合并单心房、大型房间隔缺损、部分或完全肺静脉连接异常。心室水平融合时常合并单心室,室间隔缺损,大动脉转位,右心室双出口,肺动脉、主动脉狭窄或闭锁等。两个婴儿的心脏畸形不尽相同。

二、内脏异位症

很久以前已经认识到先天性脾脏缺如或多脾合并严重复杂的心血管畸形。近60年来对先天性脾脏畸形合并心脏及心脏以外器官畸形进行了很多系统的分析,先天性脾脏畸形往往合并内脏器官位置的不正常,也不同于镜像反位,胸腔左、右侧器官的结构特点趋向类同,故而称内脏异位症(visceral heterotaxies)或内脏异位综合征(heterotaxy syndrome),也有根据脾脏畸形而分别称为无脾综合征(asplenia syndrome)及多脾综合征(polysplenia syndrome)(图58-4)。有些学者研究发现,无脾综合征患者呈现双侧心房心耳类似右心耳即右心耳异构(right atrial appendage isomerism),多脾综合征患者呈现双侧心房心耳类似左心耳即左心耳异构(left atrial appendage isomerism)。鉴于临床诊治心脏患者时并不知晓患者脾脏的状况,且常有脾脏与内脏位置不一致的情况,但心耳的特征是恒定的,有些学者认为以右心耳或左心耳异构名称为好。但也有认为无脾、多脾综合征名称简单易懂。由于名称不统一,内脏异位症的确切发病率很难确定。据估计,内脏异常症的发病率为1/40 000~1/22 000活产婴儿,在先天性心脏病中内脏异常症占2.3%~4%。右侧异构/无脾综合征在男性较多见,左侧异构/多脾综合征则无性别差异。多数为散发病例,

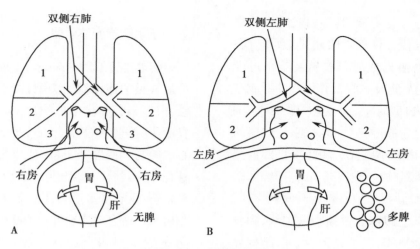

图 58-4　内脏异位症

A. 左右两支气管均较短即分支,两侧肺均三叶,两侧心房均像右房,所以是双右结构(Bilateral rightsidedness);B. 左右两支气管皆较长,即为分支,两侧肺均二叶,两侧心房均像左房,所以是双左结构(Bilateral leftsidedness),往往多脾。内脏心房不定位的肝脏为横置肝,胃的位置不定。

但也有家族发病倾向。

内脏异位症的发生与胚胎发育早期的左-右侧模式发育异常有关。在胚胎发育早期,不同器官发育起源的结构大部分位于胚体的中线,两侧对称。动物实验发现,左-右侧模式发育起始于原结单纤毛的单向顺时针旋转形成向左液流,同时将不对称信号传输至左侧侧板中胚层,激活下游的左侧特异性生长和转录因子如 Nodal、Lefty2 和 Pitx2c,Pitx2c 和其他未确定因素调节身体左侧的基因程序,达到不对称器官形态的发生。随着胚胎左-右侧模式的发育,确定了神经、消化、循环及呼吸等系统器官在左、右侧的差异,即发生侧化(laterality)或不对称化(asymmetry)。最近的人类和动物模型研究发现一些与左-右侧模式发育缺陷有关的基因,在人类中与内脏异位症相关的基因有 ZIC3、NODAL、CFC1、ACVR2B、LEFTY2、CITED2 和 GDF1。然而有些与左-右侧模式发育相关基因突变也见于心房位置正常或孤立性心脏异常的病例,如大动脉转位。心房异构也见于很多遗传综合征和染色体异常,如 VACTERAL(vertebral anal cardiac tracheo-esophageal renal and limb syndrome)综合征、阿拉日耶综合征、Cantrell 五联症等;染色体 22q11.2 微缺失及染色体三倍体或单倍体异常等。此外,研究发现大多数内脏异位症患者存在原发性纤毛运动障碍,表现为纤毛运动异常或纤毛无运动。总之,内脏异位症的

发生可能与多种因素有关。

(一)病理解剖

1. 右侧异构/无脾综合征　两侧心房心耳形态相似,类似解剖右心房心耳。心脏位置不一,右位心占33%~69.2%,中位心很少见,约为3%,均合并心脏畸形,心脏畸形较为复杂(表58-2),腔静脉、肺静脉连接异常非常常见。双侧上腔静脉见于52.8%~86%病例。两侧上腔静脉分别连接于两侧心房的顶部,或共同心房的左、右侧。多数

表58-2　无脾综合征与多脾综合征合并心脏血管畸形(%)

	无脾综合征	多脾综合征
右位心	40	40
房间隔缺损/单心房	90	80
单心室	50	10
房室通道	85	40
大动脉转位	80	30
肺动脉狭窄/闭锁	80	30
左心室流出道梗阻	罕见	40
双侧上腔静脉	50	40
下腔静脉缺如	罕见	70
完全性肺静脉异位连接	70	罕见
部分性肺静脉异位连接	罕见	40
双侧右肺	70	10
双侧左肺	罕见	60

冠状静脉窦缺如。下腔静脉与主动脉在同侧,可在右侧或左侧,通常不间断。不间断的下腔静脉同时伴奇静脉、半奇静脉,或两者同时存在见于8.3%病例。下腔静脉回流至右侧心房,或共同心房的右侧部分较左侧常见。下腔静脉与肝静脉分别回流至心房少见。超过80%病例伴有完全性肺静脉异位连接。肺静脉完全回流至体静脉(心上或横膈下),异位连接的方式多种多样,其中近一半存在梗阻。

房间隔部分或完全缺如、卵圆孔未闭或房间隔完整的约占9%。完全或部分性房室隔缺损常伴乳头肌异常(移位、发育不良)。约半数病例伴共同房室瓣连接的心室双入口。其他的心脏畸形有大动脉转位(异位)、右心室双出口、肺动脉狭窄(闭锁)、动脉导管未闭、主动脉狭窄等。在一组资料中,除腔静脉、肺静脉畸形外,合并心脏畸形的常见组合为单心室、大动脉异位及肺动脉狭窄;或右心室双出口及肺动脉狭窄,合并完全性房室隔缺损的占93%。

脾脏通常缺如,也有多脾或脾脏正常的报道。肝脏呈中间位的占50%~77%,其余位于右侧或左侧的比例大致相等。两侧肺呈三叶(图58-5),两侧支气管也呈右侧形态特点。但也有支气管形态与心房形态不一致的,约占14.4%。

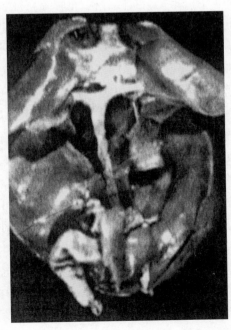

图 58-5　内脏心房不定位右侧异构二侧肺均三叶(右型肺)

2. **左侧异构/多脾综合征**　两侧心房心耳形态相似,类似解剖左心房心耳。心脏位置呈左位心的占61.2%,右位心占38.3%,中位心占0.5%。合并的心脏畸形不如右侧异构/无脾综合征合并的畸形严重、复杂(表58-2)。最常见的腔静脉回流异常是下腔静脉间断伴奇静脉或半奇静脉延续,占55%~91%。奇静脉位于腹主动脉的右后,半奇静脉位于腹主动脉的左后。奇静脉、半奇静脉可与右、左或双侧上腔静脉连接。肝静脉直接与右侧心房或左侧心房连接,或在中间骑跨房间隔,或分别与两侧心房连接。少数病例下腔静脉与奇静脉同时存在。双侧上腔静脉占44%~70%,左上腔静脉血流回流至位于左侧的解剖左心房顶部或共同心房的左侧,或冠状静脉窦。两侧肺静脉分别与左、右侧心房,或共同心房的左、右侧连接最常见。4支肺静脉分别与一侧心房连接少见。所有肺静脉血流回流至体静脉的约占21.7%。

其他合并的心脏畸形有完全或部分性房室隔缺损(40%~65%)、右心室流出道梗阻(35%~66%)、室间隔缺损、房间隔缺损、动脉导管未闭、法洛四联症等。心室大动脉连接关系一致的占50%~84%,其余为大动脉转位或右心室双出口。不伴心脏畸形的占5%~10%。

合并多脾的病例占55%~95%,数目在2~16不等,位于上腹部的左侧或右侧。也有左侧异构的病例仅有1个脾脏或分为二叶的报道。因此,有的学者认为多脾综合征的名称不够确切。肝脏位于中线(图58-6),或在上腹部的右侧或左侧。两侧支气管形态呈解剖左侧支气管特征,即支气管在肺动脉下,在左侧异构/多脾综合征病例中约占60%,而支气管形态正常的占5.2%~16%,反位的占5.2%~33.3%,两侧呈解剖右侧支气管特征的占6.9%~15.7%。

内脏异位症可合并胆道、胆囊畸形,如胆囊缺如或发育不良。胆外胆道闭锁可见于左侧异构/多脾综合征,导致梗阻性黄疸。其他畸形尚有肠旋转不良,泌尿道畸形等。

(二)临床表现

右侧异构/无脾综合征患儿几乎均合并严重

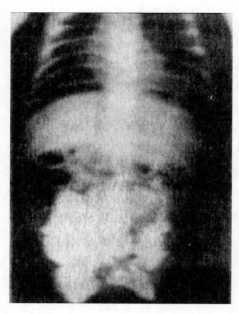

图 58-6 内脏心房不定位，横位肝

肝脏左右叶大小相仿，横置于上腹，回盲部在左侧，示肠旋转不良。

心脏畸形，肺动脉血流梗阻（肺动脉闭锁占 40%）或肺静脉回流梗阻，出生后早期就有青紫、呼吸窘迫。体格检查可发现心脏搏动位于胸腔右侧，肝脏在中央部位，心脏收缩期杂音或无杂音。左侧异构/多脾综合征患儿合并的心内畸形相对不严重，约 2/3 为单纯的心内畸形。合并心内左向右分流畸形者可出现心力衰竭，有些患儿因肺动脉狭窄等复杂畸形引起青紫，部分左侧异构/多脾综合征患儿仅有下腔静脉中断而无其他心脏血管畸形故无临床症状，仅在检查或因心外畸形（如胆道闭锁、肠梗阻）而偶然发现内脏器官异位。

（三）辅助检查

1. **心电图** 心电图改变对内脏异位症的诊断无特异性，但右侧异构/无脾综合征与左侧异构/多脾综合征的心电图改变不同。右侧异构/无脾综合征的 P 波电轴向下，并在不同时间呈现起源右、左侧心房的变化，以及双侧窦房结活动，罕见心房率慢及交界区逸搏。左侧异构/多脾综合征由于心房异位起搏或交界区逸搏节律而导致 P 波电轴向上，心房率慢并随年龄进行性减慢；约 10% 患者伴完全性房室传导阻滞、房室交界区存在双通道而易引起折返性心动过速。

2. **X 线片** 在内脏位置异常的诊断方面有重要的作用。在观察心脏、肺、支气管、肝、胃、脾等其他脏器的形态和位置方面，X 线片简单、方便。正常胸部 X 线检查可见胃泡影位于左上腹，肝脏位于右上腹。普通的胸部 X 线片气管及支气管仅隐约可见，CR、DR 片对气管及支气管的形态显示较好，正常时气管位置居中或略偏右，左主支气管细长而右主支气管粗短，气管及支气管的形态对判断心房的位置很有价值。如有下腔静脉中断，侧位胸部 X 线检查有时可见下腔静脉影消失，正位胸部 X 线检查有时可见气管、支气管交界处圆形血管影，代表扩张的奇静脉。肺静脉回流梗阻可见肺血管纹理增加。

3. **超声心动图** 二维超声心动图剑突下四腔切面及心尖（左或右）的四腔切面中可根据心尖的指向，以及心脏在胸腔的位置判断心脏的位置，即左位心、右位心及中位心。由于心外因素而迫使心脏位置右移，或心脏旋转不良而导致心脏位置右移的，心尖仍然指向左侧。超声心动图检查可以观察心耳形态对内脏异位症诊断有价值。如果透声条件差，或心脏位置异常时经胸二维超声显示心耳就比较困难，经食管超声心动图检查心耳的效果明显优于经胸超声心动图。解剖心房位置的诊断还可根据在横膈水平的腹主动脉、下腔静脉与脊柱的相对位置关系来确定（详见第三十章）（图 58-7）。右侧异构/无脾综合征者腹主动脉与下腔静脉位于同侧，下腔静脉在腹主动脉的前方，部分病例肝静脉血流汇合至下腔静脉，少数呈双侧肝静脉回流。左侧异构/多脾综合征者下腔静脉中断，肝静脉与心房直接连接。肝静脉血流回流情况的检查很重要，可影响手术的规划。

内脏异位症合并双侧上腔静脉多见。胸骨上短轴切面中可见左、右无名静脉汇合至右侧上腔静脉的征象。沿左无名静脉向左侧检查可观察有无左上腔静脉，结合彩色多普勒血流显像可以判断腔静脉与心房顶部或冠状静脉窦连接。对肺静脉连接的评估很重要。心尖及剑突下四腔切面，结合多普勒超声彩色血流显像检查可以根据肺静脉血流回流判断与心房连接的部位。由于内脏异位症合并肺静脉异位连接的类型很多，以及肺静脉的部位较深，二维超声详细显示肺静脉的途径及连接部位比较困难。

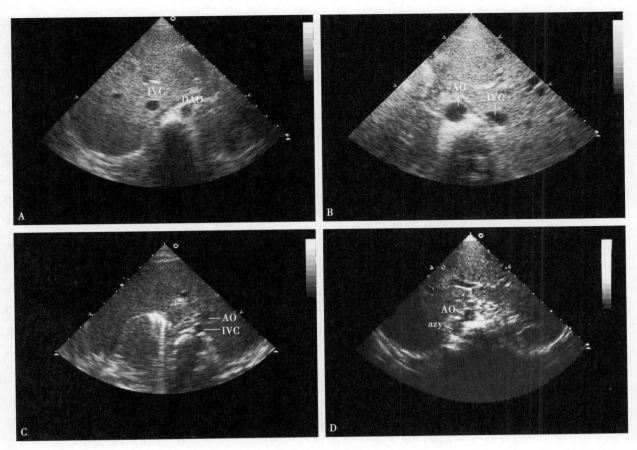

图 58-7　超声心动图
A. 心房正常位;B. 心房反位;C. 右心房对称位;D. 左心房对称位。

内脏异位症常合并心房心室连接不一致,心室大动脉连接异常。应用二维超声心动图技术,按照顺序分段方法可以对房室、心室大动脉连接的类型及方式作出诊断(详见第三十章)。通过不同部位,多种切面检查可以发现房间隔、室间隔、房室瓣、大动脉及半月瓣的畸形。

4. 计算机断层扫描(CT)和磁共振成像(MRI)　CT 和 MRI 检查不仅有可能通过直接显示心耳来确定心房位置,也可显示双侧主支气管形态来推断心房位置(图 58-8、图 58-9)。MRI 检查视野很大,还可清楚地显示腹腔脏器的位置和腹部大血管的位置,了解有无脾脏,肝脏位置或腹主动脉与下腔静脉位置等。MRI 自旋回波 T_1W 图像可很好地显示心肌小梁,据此判断心室位置。CT 和 MRI 检查均能显示房室连接、心室大动脉连接、腔静脉的连接情况,以及肺静脉的回流情况,有无肺动脉狭窄及严重程度等。房室瓣关闭不全也为心脏内脏位置异常常见的伴随畸形,在

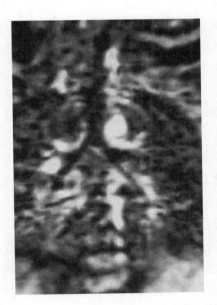

图 58-8　CE-MRA 扫描最小密度投影冠状位重建图像
显示两侧支气管对称,均为形态学右支气管。

梯度回波电影序列上可根据异常的血流存在来判断房室瓣有无反流及严重程度。

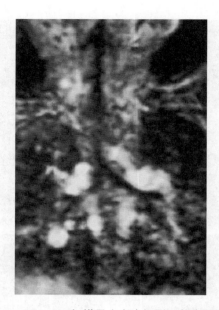

图 58-9　CE-MRA 扫描最小密度投影冠状位重建图像

显示两侧支气管对称,均为形态学左支气管。

5. 心血管造影　目前,应用超声心动图及 CT、MRI 检查已经能够获得心脏异位症大部分心脏血管,特别是心脏内部结构畸形的信息,心导管造影检查应针对无创性检查不能提供或不能完全提供信息的部分,如腔静脉、肺静脉连接,体-肺循环侧支血管等。

内脏异位症者常需做腔静脉造影,以观察双上腔和下腔静脉中断及下腔静脉经奇静脉回流。为更好显示桥静脉,可用端孔球囊漂浮导管做上腔静脉造影,在球囊内注入二氧化碳使之堵塞上腔静脉,然后手推造影剂,常可很好地显示桥静脉,再抽吸球囊内的气体,仍可显示腔静脉与心房的连接。腔静脉造影右心房显影后应注意观察心耳的形态。右心房显影后可见造影剂逆流入下腔静脉及肝静脉,应特别注意观察肝静脉的位置。肺动脉闭锁者要加做主动脉造影或肺静脉楔入造影,以显示肺动脉的解剖。除此之外还应注意观察心室的收缩功能,这对手术方式的选择有重要价值。无脾综合征心室造影若见到肺动脉显影,应延长拍摄时间,观察肺静脉回流,了解有无肺静脉异常连接存在,有时加做肺静脉造影,有助于观察肺静脉血流回流有无梗阻等。

(四) 治疗

内脏异位症患儿出生后即伴有严重青紫及代谢性酸中毒者,往往伴有肺循环流入道或流出道梗阻。如果肺血流减少的,应用前列腺素 E_1 维持动脉导管开放及纠正酸中毒可增加肺血流量改善低氧血症。如果呼吸窘迫、青紫没有改善反而加重者则考虑合并肺静脉梗阻可能。如确诊为心下型肺静脉连接异常或肺静脉梗阻则需要及时手术矫治。如果不能通过维持动脉导管开放有效改善青紫则需要建立体-肺分流手术以增加肺血流量。早期进行纠治肺静脉梗阻手术,往往需要同时建立体-肺分流以保证足够的肺血流量。肺血流量过多而导致心力衰竭时需要进行肺动脉环缩手术以控制肺血流量减低心室负荷,防止肺动脉阻力增高。Alongi 等报道的内脏异位症外科治疗病例(103 例)中,需要在新生儿期实施第 1 次手术的占 57%,右侧异构/无脾综合征患儿明显多于左侧异构/多脾综合征患儿,右侧异构/无脾综合征患儿最常见的初次手术是全肺静脉连接异常矫治术及体肺分流术。初次全肺静脉连接异常矫治术是早期死亡的危险因素。在新生儿期需要手术者的存活率明显低于 1 个月以后手术者。

因为内脏异位症合并体-肺静脉连接异常,单心室、肺动脉或主动脉流出道梗阻及大动脉异位的比例高,外科手术矫治难度大。外科手术的可能性及手术类型取决于心脏血管畸形类型及严重程度。内脏异位症患者能够接受双心室矫治手术的仅占 18%~64%。左侧异构/多脾综合征患者能够接受双室矫治手术的占 45%~78%,而在右侧异构/无脾综合征患者中仅占 5%~28%。绝大部分右侧异构/无脾综合征及部分左侧异构/多脾综合征患者合并严重复杂心脏血管畸形难以通过手术使心脏结构达到正常,单室型手术(single ventricle operation)是目前较好的选择,即经过双向腔肺吻合(Glenn)手术,最终实施 Fontan 手术。

肺静脉梗阻、房室瓣重度反流是与术后死亡有关的危险因素。如果合并房室瓣中至重度反流,在双向腔肺吻合(Glenn)手术时同时进行房室瓣(环)成形手术将对术后早期经过有积极影响,并可减轻心室负荷。左侧异构/多脾综合征合并下腔静脉中断者,完成双向腔肺吻合(Glenn)手术后,肝静脉回流血液与肺静脉回流血液汇合进入体循环,腔静脉回流血液均进入肺循环(即

Kawashima 手术）。与非左侧异构/多脾综合征患者双向腔肺吻合术后比较，左侧异构/多脾综合征患者双向腔肺吻合术后早期肺动静脉瘘的发生率明显增高；青紫改善后又趋于加重、动脉血氧饱和度下降。横膈上方压力较高的体静脉系统与横膈下方压力较低肝静脉系统之间形成侧支血管，使进入肺循环低血氧饱和度的血流分流至肝静脉系统，而后入心房（右向左分流）也与青紫加重有关。发生肺动静脉瘘后如果再将肝静脉血流引入肺循环会导致肺动静脉瘘消退、青紫缓解。因此，在实施 Kawashima 手术时应以板障或管道将肝静脉血流连接奇静脉系统汇入肺循环。近年来，Fontan 手术技术已有许多改进，其中以心外管道建立 Fontan 循环可以避免心房内复杂的板障隧道，在合并体循环及肺静脉连接异常时心外管道 Fontan 手术也许更为合适。

既往内脏异位症 Fontan 手术后死亡率明显高于非内脏异位症患者。近年来，通过选择适宜的病例、病例年幼化、外科手术技术及术后处理技术的改进等，内脏异位症患者 Fontan 手术效果（outcomes）改善，死亡率也接近其他类型先天性心脏病患者。Marathe 等内脏异位症患者（848 例）Fontan 手术结果荟萃分析显示，1995 年以后手术病例的早期死亡率（30 天/住院死亡率）为 9%，1 年、5 年和 10 年生存率分别为 89%,85% 和 90%。

左侧异构/多脾综合征患者心房率往往进行减低，或合并房室传导阻滞需要随访监测心律，部分患者需要置入起搏器。房室隔缺损术后因房室瓣反流或左心室流出道狭窄需要再次手术的分别占 1/5 及 1/6，均明显高于非左侧异构/多脾综合征者。

心脏移植对复杂心脏血管畸形也是一种治疗选择。但心脏异位，体循环及肺静脉连接异常，大动脉关系异常及以往减状手术对肺动脉分支影响等均使心脏移植手术难度很大。临床资料显示，内脏异位症患儿心脏移植早期死亡率明显高于心肌病心脏移植者。

先天性脾脏缺如者容易发生严重感染。通常肺炎链球菌、流感嗜血杆菌引起的感染最常见，在出生后 6 个月内革兰阴性菌感染仍占多数。围手术期预防感染非常重要。平时可应用阿莫西林或青霉素预防感染，也可应用肺炎球菌疫苗。

（五）预后

内脏异位症预后（prognosis）差。如果未经治疗右侧异构/无脾综合征患儿在出生后第一周病死率超过 1/3；1 岁内高达 85%。心血管畸形的低氧血症是死亡的主要原因，其次为脓毒血症。左侧异构/多脾综合征患儿在 1 岁内病死率达 65%。合并心血管畸形为死亡的主要原因，其次是心律失常及肝外胆道闭锁。与先天性心脏病但无内脏异构比较，内脏异位症的死亡率更高，在出生后最初 3 年病死率最高，10 岁时生存率为 61%，25 岁时生存率为 35%。2000 年后出生的内脏异位症患儿，13 岁时存活率为 70%。左侧异构/多脾综合征患儿 5 岁生存率为 94%，10 岁生存率为 83%，右侧异构/无脾综合征患儿 5 岁生存率为 76%，10 岁生存率为 64%。双心室循环患者的生存率高于单心室循环患者，双心室循环患者的 5 岁和 10 岁的生存率分别为 89% 和 84%。

最近报道的一项评估内脏异位症长期预后的队列研究结果显示，虽然近年来诊断及治疗技术进步，但内脏异位症的预后仍很差。264 例患者中，右侧异构/无脾综合征患儿 118 例（44.7%），左侧异构/多脾综合征患儿者 146 例（55.3%），总病死率为 40.2%，死亡患儿平均年龄为 0.47 岁，12% 发生在新生儿期，24% 死于非心血管原因。5 年、8 年、15 年及 20 年的生存率分别为 65%、64%、61% 及 54%。无脾表型、房室瓣反流、肺静脉狭窄和单心室循环均与不良预后相关。近年来新生儿期病死率显著改善，但这种趋势在新生儿期后并没有持续，婴儿和幼儿期的死亡危险最高，在儿童期和青年期风险缓慢增加。

内脏异位症患者手术后的合并症如房室瓣反流、肺静脉血回流梗阻复发或持续，固有的肺静脉狭窄及心律失常等均会明显影响患者的生活质量。

（陈树宝）

参 考 文 献

1. MOLLER J H, HOFFMAN J E. Pediatric cardiovascular medicine. 2nd ed. Oxford: Wiley-Blackwell, 2012.

2. ALLEN H D, SHADDY R E, DRISCOLL D J. Moss and Adams' heart disease in infants, children and adolescents. 8th ed. Philadelphia: Lippincott Williams & Wilkins, 2013.

3. WERNOVSKY G, ANDERSON R H, KUMAR K. Anderson's pediatric cardiology. 4th ed. Philadelphia: Elserver, 2020.

4. VALDES-CRUZ L M, CAYRE R O. Echocardiographic diagnosis of congenital heart disease. An embryologic and anatomic approach. Philadelphia: Lippincott-Raven, 1999.

5. GARSON J R A, BRICKER J T, FISHER D J, et al. The science and practice of pediatric cardiology. 2nd ed. Baltimore: Williams&Wilkins, 1998.

6. 陈树宝, 朱铭. 十字交叉心脏的二维超声心动图诊断. 中华心血管病杂志, 1992, 20(6): 337.

7. SHIRAISHI I, ICHIKAWA H. Human heterotaxy syndrome-from molecular genetics to clinical features, management, and prognosis. Circ J, 2012, 76(9): 2066-2075.

8. 陈树宝. 先天性心脏病影像诊断学. 北京: 人民卫生出版社, 2004.

9. FREEDOM R M, MAWSON J B, YOO S J, et al. Congenital heart disase: textbook of angiocardiography. Armonk, NY: Futura Publishing Company, Inc, 1997.

10. 陈树宝, 聂云章, 王莹, 等. 37 例心房对称位的心律分析. 临床心血管病杂志, 1991, 7(1): 25-26.

11. 陈树宝, 朱铭, 孙锟. 二维超声心动图在心房位置诊断上的价值. 上海医学, 1992, 15(10): 573-575.

12. 陈树宝, 孙锟, 朱铭. 应用二维超声心动图顺序分段诊断复杂先天性心脏病. 中华儿科杂志, 1994, 37(4): 222-224.

13. ALONGI A M, KIRKLIN J K, DENG L, et al. Surgical management of heterotaxy syndrome: current challenges and opportunities. World Journal for Pediatric and Congenital Heart Surgery, 2020, 11(2): 166-176.

14. SUPREET P, MARATHE S P, CAO J Y, et al. Outcomes of the fontan operation for patients with heterotaxy: a meta-analysis of 848 patients. Ann Thorac Surg, 2020, 110(1): 307-315.

15. BANKA P, ADAR A, SCHAETZLE B, et al. Changes in prognosis of heterotaxy syndrome over time pediatrcs, 2020, 146: e20193345.

第五十九章

先天性心脏病术后心功能不全与心律失常

先天性心脏病（congenital heart disease，CHD）是一种危害儿童身心健康的疾病，其发病率占出生婴儿的 4‰~9‰，其导致的心力衰竭常与心室功能不全、容量或压力负荷过重有关。与心肌病比较，儿童先天性心脏病导致心室功能不全的机制和心力衰竭的临床表现既有不同点，也有共同点。研究发现，单纯先天性心脏病患儿约 20% 会出现心室功能障碍，其中再有 6% 左右可能出现心力衰竭，生后 1 年先天性心脏病患儿病死率约占所有出生缺陷死亡患儿的 50%。先天性心脏病的治疗通常是手术矫正，单纯心血管畸形经过手术治疗可以获得解剖及生理上的纠正，但有些复杂的先天性心血管畸形即使经过手术其解剖畸形也不能得到完全纠正。有些先天性心脏病患者手术后可能存在与手术无关的残留问题（residue），如房室间隔缺损合并的电轴左偏与 P-R 间期延长、固有的心室形态结构及肥厚、故意未修补的限制性室间隔缺损、二尖瓣关闭不全等；或与手术有关，新出现的后遗问题（sequelae），如法洛四联症纠治手术跨瓣环补片导致的肺动脉反流，与手术有关的心律失常及心室功能不全等。尽管手术技术和围手术期护理不断进步，但接受复杂先天性心脏病手术儿童的死亡率仍然较高。研究发现，先天性心脏病患儿术后并发心力衰竭是其常见且重要的致死因素。这些问题影响患者的生活质量及预后，对于它们的识别、治疗及预防应引起临床医师的重视。

一、术后心功能不全

（一）房室间隔缺损

房室隔缺损（atrioventricular septal defect，AVSD）的特征是有不同程度的房室隔缺损，并有共同或部分分开的房室孔道。房室隔缺损均伴有房室瓣的结构异常并导致反流，且反流的严重程度与房室瓣结构异常的严重程度相关，房室瓣反流导致心室容量负荷增加，心室肌代偿性增厚以维持较低的心室充盈压。代偿初期，心室收缩功能反而升高，此时，临床症状可不明显，若长期未纠治会导致心功能不全。据估计，AVSD 的发生率为（0.24~0.31）/1 000 活产，男女差异无统计学意义，且与唐氏综合征有很强的相关性。AVSD 未经治疗的预后是很差的。50% 的患者在婴儿期死于心力衰竭或肺部感染。手术矫正是 AVSD 的最终治疗方法，房室隔修补术是一项复杂的外科手术，即使在当代先进的外科技术下，其手术死亡率仍超过 3%。

1954 年，Lillehei 等首次报道在交叉循环下成功施行完全性房室隔缺损（complete atrioventricular septal defect，CAVSD）的修补手术案例。由于残留的心内分流、房室瓣反流、左心室流出道阻塞和心律失常，CAVSD 的术后死亡率较高。左侧房室瓣反流是术后影响生活质量的重要原因，可导致心功能不全。

McGoon 首先成功修复 12 个月以下婴儿 AVSD。此后，大多数 AVSD 患儿被建议在 1 岁内进行手术修复。早期手术可以预防房室瓣反流和瓣环扩大。1974—2000 年，Ginde 等对 198 名接受 AVSD 修复手术的患儿长期随访。10 年、20 年及 30 年的总生存率分别为 85%、82% 及 71%，免于再手术的存活率分别为 88%、83% 及 78%。

多项研究证明 CAVSD 修复手术时的年龄与结果有关，手术时年龄小于 2.5 个月及体重 <3.5kg，病死率和并发症发生率都增加。也有研究表明早期 CAVSD 组的并发症发生率和再手术

率更高。Stephens 等在 139 例 CAVSD 婴儿组中比较<3 月龄及≥3 月龄的手术治疗结果，二组的术后早期死亡率及再手术率相似。该研究有利于早期修复较小的婴儿 CAVSD。但是对低体重儿、合并主动脉弓缩窄、复杂的心内解剖和其他心外问题，在决定 CAVSD 修复手术时需采用个体化方法。据报道，在手术矫正左心房室瓣发育不全 15 年后，复发率高达 18.2%。

近期 Ramgren 等回顾分析 304 名 CAVSD 患儿术后结果发现，术后 30 天死亡率为 1.0%，幼龄和大龄婴儿之间无差异，20 年随访时总生存率为 95.1%，生存率较差的独立危险因素是存在额外的室间隔缺损、主动脉瓣狭窄、永存左上腔静脉和除 21-三体综合征以外的遗传综合征。20 年未出现左心房室瓣相关再手术的发生率为 92.6%，小婴儿与大婴儿左心房室瓣相关再次手术的发生率无显著差异，其数据提示早期修复完全性房室隔缺损可以获得良好的长期生存，且由于左心房室瓣反流而需要再次手术的情况发生率很低。CAVSD 术后左侧房室瓣反流导致的再手术率为 3.5%~22%。在临床有需要时，年龄小于 3 个月的患儿手术矫治效果良好。据报道，接受手术修复的患儿 15 年生存率约为 90%，总体治疗效果满意，但患儿出现左侧房室瓣反流时仍需再次手术治疗，其中 15 年内需要再次手术者占 9%~10%。

（二）法洛四联症

法洛四联症（tetralogy of Fallot，TOF）是先天性心脏病中最早（1954 年）实施体外循环矫治手术的病种，随着诊断治疗技术的改进大部分病例可以在婴儿期手术治疗，由于小儿心脏外科和小儿心脏病学的进展，存活至成年的法洛四联症术后人数正在稳步增长，目前超过 90% 的法洛四联症术后儿童存活到成年。多数术后病例遗留解剖、心功能异常及残留的血流动力学改变，包括肺动脉反流（pulmonary regurgitation）和右心室高容量负荷，这是迟发性心力衰竭的主要原因。右心室衰竭是法洛四联症患者术后最常见的症状之一。大量研究结果提示肺动脉反流与右心室扩大，心力衰竭有关，也与心律失常及猝死的发生有关。有跨肺动脉瓣环补片者肺动脉反流更显著。心脏多普勒超声提示右心室收缩功能指标在严重肺动脉反流患者中显著低于轻度或中度肺动脉反流患者。右心室功能减低与肺动脉反流直接相关，并与右心室肥厚、右心室手术瘢痕、流出道补片有关，残余分流及残余梗阻加重心功能不全。重度三尖瓣反流可能由于右心室扩张而产生，并可加重右心室衰竭。

显著的慢性肺动脉反流和随之而来的右心室扩张，增加心室壁应力，最终导致右心室收缩期和舒张期功能障碍，这可能使心功能储备受损、室性心律失常甚至死亡。显著的慢性肺动脉狭窄使右心室肥厚，最终导致舒张功能和运动能力受损，在某些情况下导致右心室功能衰竭。虽然轻至中度右心室流出道功能障碍可能在儿童和青少年中耐受良好，但在术后第 3 个 10 年中，心力衰竭、心律失常和死亡的发生率几乎增加 3 倍。

Abd El Rahman 等应用三维超声心动图检测 40 例法洛四联症平均术后 9.5 年患者的右心室容量及功能，肺动脉反流重度 5 例，轻至中度 35 例，重度患者的右心室收缩功能低于轻至中度患者，并与右心室舒张末期及收缩末期容量成反比。Lindsey 等对 101 例≤13 岁的法洛四联症术后患者（平均手术时年龄 6 个月）应用磁共振成像技术测验右心室功能，右心室收缩功能不全占 46%。Davlouros 等对 85 例成人法洛四联症术后（平均 24.3 年）病例应用磁共振成像技术检测右心功能及肺动脉反流分数等，研究结果显示右心室收缩功能与肺动脉反流无直接关系，右心室收缩功能减低主要继发于没有收缩功能的右心室流出道补片，而不是肺动脉反流的直接作用。应用跨瓣环补片或右心室流出道补片不仅可引起或加重反流，也会引起右心室流出道瘤或无运动而影响右心室功能。Diller 等在对法洛四联症术后患者随访研究中发现，右心房中位面积和右心室长轴应变与不良结局相关，是预后的重要预测因素，并独立于左、右心室射血分数和峰值摄氧。

超声心动图和心血管造影检查发现成人和青年法洛四联症术后存在左心室功能不全。临床上，无症状法洛四联症术后患者行心脏磁共振成像测量提示左心室舒张和收缩功能障碍（表现为左心室体积/容积比低于正常），与右心室的不利变化相关。低于平均值的右心室质量、右心室扩张和右心室质量/容积比较低，可导致左心室收缩和舒张功能受损。并伴有细胞外基质扩张的左心室重塑不良、心肌细胞体积减小（萎缩），提示左心室心肌病变。左心室收缩功能障碍和不良的组织重塑（心肌细胞体积减小）标记物与心肺运动测试中低于正常峰值耗氧量相关，这是法洛四联症的重要风险预测因子。左心房大小可以预测慢性心力衰竭的预后。Baggen 对法洛四联症术后患者研究发现左心房长度、总排空分数和主动排空分数与心血管事件显著相关。

近年来，法洛四联症的右心室舒张功能（right ventricular diastolic function，RVDF）受到重视。Gatzoulis 等对 41 例法洛四联症根治手术后 15~35 年（平均 23.6 年）病例进行右心室舒张功能状态的研究。20 例（52.6%）伴肺动脉内舒张晚期前向血流（A 波），其与心电图 P 波时相一致，呼气相 A 波占总的前向血流（收缩及舒张）3.5%~25%，吸气时明显增加（30%~50%）。肺动脉内 A 波血流与右心室顺应性有关。当舒张末期右心室充盈阻力超过肺血管阻力时，在右心房与肺动脉之间的右心室作为通道，右心房收缩经过三尖瓣的血流进入肺动脉为 A 波血流，即为限制性生理（restrictive physiology）表现。有限制性生理表现的病例，三尖瓣血流频谱 E 峰减速时间明显缩短，吸气时肺动脉反流的时间较短，胸部 X 线检查中心胸比例也较小，提示有限制性生理表现者肺动脉反流较轻。有限制性生理表现者与无限制性生理表现者（无 A 波血流或 A 波血流仅限于吸气时）运动能力，最大氧消耗量均低于正常，有限制性生理表现者的运动能力好于无限制性生理表现者，心脏往往不大，室内阻滞少见。尽管该组病例左心室功能（LVFS）均正常（29%~45%），NYHA Ⅰ级者占 95.1%，晚期单纯右心室限制性生理表现仍较常见，有限制性生理表现时保持窦性心律很重要。已经证明，法洛四联症病例术后有右心室限制性表现者其术后早期恢复过程较长。

严重肺动脉反流是右心室扩大及功能不全的重要及可治的原因。近年来对肺动脉反流的预防及处理已有许多研究报道。目前，右心室扩张和右心室收缩期功能障碍是进行肺动脉瓣置换术（pulmonary valve replacement，PVR）的主要标准，以减轻肺动脉反流和降低不良结局的风险。肺动脉瓣置换可明显降低右心室容量保持心功能及预防心律失常的发生。目前，肺动脉瓣置换术安全，手术风险较低，合并 30 天病死率为 0.87%，合并 5 年病死率为 2.2%，但是对于肺动脉瓣置换的指征、方法及适宜手术时间尚有不同的意见。加拿大心血管学会和欧洲心脏病学会发布了法洛四联症患者肺动脉瓣置换术时机建议指南。加拿大心血管学会指南中适应肺动脉瓣置换术的 RVEDVI 截断值为 $170ml/m^2$，欧洲心血管学会指南 RVEDVI 的截断值为 $160ml/m^2$，美国心脏病学会和美国心脏协会相关指南均未给出截断值。2012 年，日本循环学会也发布了先天性心脏病初期修复后长期再介入治疗的管理和指导方针，他们提到的对于最佳方案并没有普遍的共识，修复法洛四联症合并严重肺动脉反流时肺动脉瓣置换的时间选择应为 RVEDVI 小于 $150~170ml/m^2$ 和右心室收缩期末容积指数（RVESVI）小于 $82~90ml/m^2$。Kwak 等，研究发现法洛四联症术后病人 10 年、20 年和 25 年的总生存率分别为 93.8%、89.7% 和 88.4%，肺动脉瓣置换组患者生存率要优于肺动脉反流而未置换肺动脉瓣组。然而，针对法洛四联症肺动脉反流行肺动脉瓣置换术后结果好坏参半，有些患者右心室功能恢复，右心室射血分数增加，有些患者则没有。Del Nido 建议去除瘢痕和右心室重塑技术改善肺动脉瓣置换术后结果，通过对 64 例 TOF 修复患者随机分配接受单独肺动脉瓣置换术或肺动脉瓣置换术合并右心室重塑手术。采用右心室重建和右心室减容后，即通过移除、更换或减少右心室流出区瘢痕和补丁（非收缩组织），但右心室射血分数改善不显著。

（三）大动脉转位

自从 20 世纪 60 年代 Senning 和 Mustard 相继建立心房内转流（atrial switch）手术，完全型大动脉转位（complete transposition of the great arteries，CTGA）的预后明显改善，术后 10~20 年的存活率为 75%~85%，21~25 年不需再干预的存活率为 49%~95%。心房内转流术从生理上矫正异常的血流循环,解剖右心室仍然作为支持体循环的心室。对于解剖右心室能否长期承受支持体循环的功能始终存在疑问。尽管目前动脉转位手术已成为治疗完全型大动脉转位的首选方法,曾经接受心房内转流术患者的心功能及其发展仍然受到关注。

中晚期随访研究显示,完全型大动脉转位心房内转流术后进展性晚期右心室功能障碍和严重的三尖瓣反流是主要并发症。完全型大动脉转位病例接受心房内转流手术后10年内发生右心室衰竭的约占10%,右心室功能对负荷反应异常的也可早至术后1年。Ross-Hesselink等对91例TGA病例Mustard手术后前瞻性研究心功能,术后14年超声心动图检测右心室功能正常,术后25年中至重度右心室功能不全,QRS间期增宽,运动功能下降。存活至25岁的占77%,无事件(event-free)存活占36%,需要再手术占46%。Ramsey等应用核素心脏造影检查接受Mustard手术10年后的23例患者中,仅17例RVEF≥0.50。Redington等应用心血管造影检查接受Mustard手术10年后的患者发现RVEF<0.45的占1/3。Couperus通过对76例分别采用Mustard手术或Senning手术治疗的TGA患者,回顾分析发现术后15年、15~30年及30年以上,室性心律失常的发生率分别为0、8%及13%,心力衰竭发生率分别为0、5%及19%,再手术的概率分别为0、5%及11%,右心室功能下降占46%,慢速心律失常、室上性心动过速和室性心律失常占48%,这与右心室功能降低有关。

先天性矫正型大动脉转位(congenitally corrected transposition of the great arteries,cc-TGA)是以解剖右心室作为体循环心室。解剖右心室能否长期承受体循环负荷而保持正常功能也是临床关注的问题。右心室功能障碍会持续亚临床数十年,通常在生命的第40和第50年表现出来。45岁时,30%的孤立性先天性矫正型大动脉转位患者和超过2/3的伴有相关病变的患者发展为临床充血性心力衰竭。Dobson等报道77例成人先天性矫正型大动脉转位患者,40岁时的病死率为16%,死亡原因多为心力衰竭、房性心动过速等。Deng等回顾性分析57例接受三尖瓣手术的先天性矫

正型大动脉转位的患者,其中三尖瓣成形术11例,三尖瓣置换术46例。随访期间,大多数患者(90%)的晚期右心室射血分数保持不变(40%)。多因素回归分析确定术前右心室舒张末期内径作为术后死亡率或是否需要三尖瓣置换的独立预测指标。右心室舒张末期内径>60mm的患者与右心室舒张末期内径<60mm的患者相比,生存率显著降低。Graham等在182例(平均32岁,18~75岁)先天性矫正型大动脉转位的回顾性研究中发现,合并病损(大型室间隔缺损、肺动脉狭窄或闭锁、中至重度三尖瓣反流、三尖瓣Ebstein样畸形)及心脏手术史病例中,2/3在45岁前有充血性心力衰竭表现,无合并病损或轻微病损病例中,50岁前约1/3有心力衰竭表现。心力衰竭、右心室功能不全及三尖瓣反流的发生均随年龄增加。解剖左心室功能不全的发生率在合并病损中(25%)明显高于无合并病损(7%),同样其发生率随年龄增长而增加。Hornung等认为体循环右心室功能正常者的平均年龄为7岁,通常在30岁以前发生明显的右心室功能不全,右心室心肌灌注缺损与室壁运动异常及壁增厚有关。右冠状动脉不能为肥厚的右心室心肌提供足够的血流灌注。

支持体循环的右心室经过若干年后发生心功能不全的机制可能与多种因素有关,右心室的结构不足以长期适应体循环负荷。晚期发生心功能不全与术前缺氧导致心肌损伤有关。Redington等,研究证明右心室功能减低与局部右心室壁运动异常有关,这在Mustard手术前就已经存在。往往生后1个月内手术者的RVEF较高于年长手术者。支持体循环右心室扩张及肥厚,而冠状动脉血供未能满足需求可导致心肌灌注不足。Babu-Narayau等,应用磁共振显像钆晚期增强检测心肌纤维化,完全型大动脉转位心房内转流术后36例(平均年龄27岁)中22例(61%)存在右心室钆晚期增强现象。

(四)单心室

单心室(single ventricle,SV)循环特点使心室处于慢性过度容量负荷,负荷程度取决于肺循环血流量及瓣膜反流程度。左心发育不良病例,50%~60%合并三尖瓣反流。左心室双入口及三

尖瓣闭锁病例的心室容量可为正常心脏的 2~3 倍,随年龄增长过度容量负荷更明显,室壁心肌质量为正常的 2 倍多,心室几何形态也发生变化,心室腔短轴径增加,长短轴之比减小,并接近 1。心室容量负荷增加继而引起心室壁应力的增加,为了代偿适应继而心室肥厚。右心室型单心室的心室肌纤维结构长期适应容量负荷较差。心肌负荷增加而增高氧的需求。应用不同的方法,检测单心室的心室收缩及舒张功能均减低,射血时间缩短,等容收缩和等容舒张时间延长,心肌工作指数(MPI)显著增高。部分病例尚有室壁运动异常。

1. 不同手术对单心室心功能的影响

(1)减状手术:在新生儿期及婴儿早期,单心室病例常接受肺动脉环缩术、体循环-肺动脉分流通道建立、房间隔切开或体循环心室流出道梗阻解除等手术减轻症状。无论哪种手术均可导致心室负荷过重。欲达到腔静脉回流血流与肺静脉血充分混合,需动脉氧饱和度 >85%,Q_p/Q_s 必定 >1.5。心室排血量达正常的 2~3 倍,如果射血分数维持正常,舒张末容量也将为正常的 2~3 倍。收缩功能减低,心室必须更加扩大以维持心排血量。心室功能与动脉血氧饱和度成反比。心室对容量负荷的反应与主动脉瓣反流时相似。

有报道认为,心室大小及功能与单心室解剖类型及减状手术方法不同有关。体循环-肺动脉分流通道手术后的心室大于肺动脉环缩术后的心室。也有报道,尽管心室扩大程度相似,三尖瓣闭锁的心室较左心室双入口的心室更具球形,射血分数更低,肺动脉环缩术后可减低心室容量负荷,既可导致心室肥厚,又可导致室间隔缺损(球室孔)缩小,如果室间隔缺损(球室孔)是主动脉的出口,则可造成主动脉瓣下梗阻。因此,室间隔缺损较小时不宜进行肺动脉环缩术。

左心发育不良病例经过 Norwood 一期手术后冠状动脉血流状态与主动脉瓣反流时相似,两者舒张期血压均低。

(2)双向腔肺动脉吻合术(bidirectional cavopulmonary anastomosis,BDCPA):通常 BDCPA 术后没有血流直接从单心室进入肺循环。单心室泵出血流供应全身,其中上半身血液经上腔静脉而成为肺循环血流,其余部分经下腔静脉回流入单心室。因此,BDCPA 术后使心室容量减低,并减少心室舒张末期容积和心室肥厚。许多研究结果均证明 BDCPA 术后心室舒张末期容量减低 20%~25%。由于青紫尚持续存在,仍需要提高心排血量以满足全身组织氧的需要。中心静脉压应维持在 15~20mmHg,以实现被动肺灌注,维持心排血量。虽然术后心室舒张末期容量较术前减低,但心室舒张末期容量仍为正常的 125%~200%。BDCPA 术后心室容量减低的程度在各病例中不尽相同,与多种因素有关。术前曾接受体循环-肺动脉分流术的病例,BDCPA 术后心室容量减低程度明显大于术前接受肺动脉环缩术的病例。左心室型单心室病例术后心室容量明显减低,而右心室型单心室则不明显。Forbes 等报道,BDCPA 术后心室容量减低程度与年龄有关,>10 岁病例术后心室容量减低不明显,心室射血分数减低,<3 岁病例术后心室容量减低明显,心室射血分数较高。BDCPA 术对心室容量减低的作用随时间而变化。Fogel 等报道,BDCPA 术后 6~9 个月心室舒张末期容量与术前无显著差别。这可能与血流重新分布,即为满足肺血流量需要,头部血流量增加及体肺循环侧支血管发生有关。体肺循环侧支血管形成可见于 65% 的病例,导致增加心室容量负荷。BDCPA 术后心室心肌质量减低并不确定。Seliem 等报道,超声心动图测量心室壁厚度,BDCPA 术后仅增加 11%~13%,与术前无显著差别。心脏 MRI 测量心肌质量,在术后 6~9 个月无明显变化。Forbes 等报道仅在 <3 岁病例中,术后心室心肌质量明显减低。BDCPA 术后减低心室容量负荷的同时,既会对心室功能有负面影响,也可促使主动脉瓣下心室流出道狭窄。

(3)Fontan 手术:Fontan 手术(Fontan operation)通过上、下腔静脉与肺动脉连接,将体循环、肺循环分开,并以类似正常呈序列进行。如果肺血管阻力低,心室功能和瓣膜功能完善,保持较低的左心房压就能以较低的腔静脉压为驱动肺血流的动力,维持有效的循环,尽管腔静脉压可能增高。Fontan 类手术已成为治疗功能单心室患者的标准治疗术式,极大地提高了单心室、左心或右心发育不良患者的生存率。目前,Fontan 术后 30 年生存率约为85%。Fontan手术可解决低氧血症及心室容量超负荷。术后短期随访,可见心功能状态改善。现有的研究结果表明,单心室病例Fontan术后短期心功能状态改善,经过数年后心功能进行性减低,多数病例的运动能力减低,预计最大氧耗量为正常的55%~65%,心排血量及射血分数均降低。成人病例中运动能力及射血分数均低于儿童及青少年病例。心室舒张末期容量减低而使心肌质量/心室容量比值增高,该比值增高提示会类似于高血压或肥厚型心肌病,使心室顺应性的降低。波士顿儿童医院资料显示,术后心室舒张末压与术前动脉血氧饱和度比成反比。术前Q_P/Q_S和动脉血氧饱和度越高,术后心室质量/心室容量比值升高也越多。心室顺应性减低,使心室舒张末期压增高。

长期的Fontan循环会产生很多并发症。Fontan术后患者有两种类型的心力衰竭,典型的心室泵衰竭和Fontan循环衰竭(Fontan circulation failure)。在最近的一项成人回顾中,心力衰竭在Fontan术后死亡病例中占34%。心力衰竭在Fontan术后随访病例中很常见,呈进行性,可呈收缩型、舒张型或两者兼有。心力衰竭与Fontan循环的晚期死亡率相关,无论是形态学左心室优势还是形态学右心室优势,Fontan术后均可能发生心力衰竭,且其发生率无明显差异,而左心发育不良综合征和内脏异位症是不良预后的指标。Fontan循环衰竭不一定包括由心室功能障碍引起的循环衰竭,可能是肺血管功能障碍、血栓栓塞、器官衰竭或心律失常的结果。如果对同时存在的并发症如房室瓣反流、心律失常、静脉-静脉-动静脉侧支血管梗阻等进行治疗,则功能可能得到改善。心室充盈压力也随着年龄的增长而增加,部分原因是与纤维化相关的,心室舒张受损的自然退行性变化。

多数研究结果认为,单心室Fontan术后长期的心功能状况与心室的解剖特征有关,解剖右心室支持体循环的耐久性存在问题,左心室型单心室Fontan术后的预后好于右心室型单心室。另外,与Fontan手术时年龄有关:在10岁前手术者,心室重塑改善包括容量,心肌质量及心室壁应力的减低,而手术晚者则得不到改善。

2. 单心室心力衰竭的处理 单心室的心室腔扩大、肥厚及功能降低,与固有的心脏畸形及伴随不同时期手术导致异常的心室负荷有关。单心室的长期预后也很差,10年无移植存活率为39%~50%。Fontan手术后的生存率有了显著提高,据估计,目前Fontan术后的患者30年生存率为85%,如未经治疗,心室收缩及舒张功能进行性减低。因此,注意维护单心室心功能,预防心功能不全的发生及发展是非常重要的。

心力衰竭(heart failure)是单心室Fontan手术后长期随访过程最常见的问题,也是Fontan手术失败的主要原因。在一项对500例Fontan患者的分析中,心室功能障碍约占61%。单心室Fontan术后心力衰竭时检测心室收缩功能降低,伴房室瓣反流,血脑利钠肽升高,而腔肺动脉吻合失败时体循环静脉充血类似心力衰竭,但不伴心室功能降低或房室瓣反流,血脑利钠肽不升高。Fontan循环衰竭与传统心力衰竭相似,血液循环不能满足机体的代谢需求。Fontan循环衰竭产生系统性静脉高压影响其他器官,导致肝脏充血,淋巴、肺、肝、肾、脑和周围血管的异常。

单心室Fontan术后心力衰竭常用地高辛、利尿剂及扩张血管药物治疗(pharmalogical therapy)。由于单心室经过Fontan术后的循环条件不同于正常循环时,传统的心力衰竭治疗措施常得不到满意的治疗效果。理论上应用血管紧张素转化酶抑制剂(ACEI)有助于降低心室后负荷,改善心室功能。Kouatli等报道随机双盲研究结果,Fontan术后患者应用ACEI并没有改变异常的体循环血管阻力、静息时心脏指数、舒张功能及运动能力。长期以来在成年双心室心力衰竭患者中一直认为β受体拮抗剂治疗,如卡维地洛和美托洛尔有良好疗效,逆向重构和降低死亡率。一项双盲安慰剂对照临床试验表明,卡维地洛用于收缩期心力衰竭儿童没有显著益处,而卡维地洛用于右心室衰竭患者有恶化的趋势。Ishibashi等报道,单心室患者Fontan术后使用卡维地洛治疗心胸比例、射血分数有改善、利尿剂剂量减少,但BNP水平并未出现显著变化。最近,Butts等对Fontan术后患者进行双盲、安慰剂对照、交叉试验观察应用卡维地洛对运动能力的影响,结果显示卡维地洛对运动能力无影响,N-proBNP 轻度增加,不支持对无症状的 Fontan 患者常规使用卡维地洛。

在单心室 Fontan 术后人群中,全身血管阻力增加、心室舒张功能衰竭和运动能力下降是一个严重的问题。Fontan 循环中,肺血流依赖于中心静脉压、肺血管阻力和体循环心房压的关系。肺血管阻力对循环效率至关重要。因此,以降低肺动脉压力为目的的治疗(肺血管扩张剂治疗),如内皮受体拮抗剂、前列腺素类和磷酸二酯酶 V 型抑制剂(phosphodiesterase type 5 inhibitor,PDE5I)常用于该类患者。

磷酸二酯酶 V(phosphodiesterase type 5,PDE5)在整个肺血管和冠状动脉中显著表达。在心血管系统方面,心脏应激条件下,心肌和心肌细胞特异性 PDE5 表达增加,并已被证明与心肌适应不良反应相关。PDE5I 治疗常用于治疗成人和儿童肺动脉高压。选择性和竞争性 PDE5I 治疗,如西地那非和他达拉非,越来越多地用于单心室生理的儿童和成人,目的是降低肺血管阻力,增加肺静脉返回心脏血流,改善心排血量。已有一些研究,应用不同种类的肺血管扩张剂于 Fontan 术后患者,单次服用显示急性改善,但没有观察持续效果或长期使用结果。Goldberg 等多中心报道,3 期临床试验观察乌地那非对 Fontan 术后患者运动能力的影响,结果显示应用乌地那非并没有伴有运动高峰时的耗氧量改善,但通气无氧阈值多项运动表现指标有改善,在适度运动的情况下,使用乌地那非治疗可改善心血管生理。

经过 Fontan 手术的单心室患者中,血管收缩肽内皮素-1 的血浓度增加。一项在 Fontan 手术后的青少年和成人中进行的随机、安慰剂对照、双盲研究发现,内皮素受体拮抗剂波生坦改善 Fontan 术后患者的运动能力、运动时间和功能等级,没有严重的不良事件或肝毒性。

虽然使用前列腺素相对罕见,但两项小型研究评估了吸入式前列腺素治疗在 Fontan 患者中的应用。吸入伊洛前列素可提高 Fontan 患者的运动能力、最大耗氧量和心排血量。

磷酸二酯酶Ⅲ(PDE3)是一种 cAMP 特异性磷酸二酯酶,通过 cAMP 调节心肌收缩功能,调节肌质网钙 ATP 酶活性。PDE3 制剂米力农已成功用于等待心脏移植的单心室心力衰竭儿童。事实上,米力农治疗可改善单心室患者的心力衰竭症状,从而减少与心力衰竭相关的急诊就诊和住院次数。

一项针对儿童单心室人群的 1 期临床试验表明,在计划的姑息性手术时,将自体干细胞直接注入右心室心肌是安全可行的,然而对其疗效的评估不够。随后的一项 2 期随访研究发现,在分期姑息术后冠状动脉内灌注心源性干细胞改善心室功能和整体应变。其他小型研究和病例报告已经表明单心室患者中基于干细胞的治疗潜力,并且有益的效果在儿童中似乎比在成人中更大。目前,两项基于干细胞的临床试验正在儿童单心室人群中进行,这将有望提供更多关于干细胞干预措施的安全性和有效性的信息。

心室辅助装置(ventricular assist device,VAD)的使用已成为提高成人和儿童末期收缩期左心室心力衰竭患者生存率的有效干预措施。VAD 支持在 Fontan 循环单心室中的效果不如双心室患者。

Fontan 手术过程损伤窦房结及其供血血管,心房切口缝合,以及术后心房压增高均为发生心律失常的因素。心律失常可导致心力衰竭,心力衰竭又可加重心律失常。减轻心室容量手术后,长期随访发现窦房结功能不全的发生率为 20%~40%。窦房结功能不全时不能通过增加心率适应代谢需要,以及房室收缩不协调而限制每搏量均影响心脏功能。单心室术前及术后可合并高度房室传导阻滞。Fontan 术后因心动过缓而需要安装起搏器治疗者约占 10%。采用房室顺序起搏治疗的病例,其存活情况可与不需安装起搏器的单心室病例相同。

Fontan 手术房性快速心律失常通常为心房内折返性心动过速(intra atrial reentrant tachycardia,IART),类似于心房扑动。儿科病例中 Fontan 术后 5 年 IART 的发生率约为 20%,在成人病例中约为 40%,窦房结功能不全可与 IART 同时存在。IART 在单心室病例中很容易引起心力衰竭。治疗比较困难者,可应用胺碘酮或索他洛尔。药物治疗有效的仅占 50%。如同时合并窦房结功能不全可应用起搏器治疗。以消融方法阻断折返途径可获得迅速疗效,但常有 IART 复发。

避免心室过度超负荷及负荷不足,最大限度保护心功能。如果存在主动脉-肺动脉侧支血管交通时应用弹簧圈堵闭;存在肺动脉分支狭窄时应用球囊及支架扩大;存在 Fontan 手术血管吻合处狭窄时应用介入治疗或手术解除。供氧或应用扩血管药物对增加肺血流有益,心房内板障上留孔也可增加心室的充盈。以上措施均不能改善心力衰竭时,可考虑心脏移植。

随着长期免疫抑制等器官移植技术发展,心脏移植的早期及中期存活率明显提高。儿科心脏移植病例中,包括单心室在内的复杂先天性心脏病占很大比例。移植成功后心力衰竭症状消失。2009 年,Lamour 等发现与心肌病患者相比,先天性心脏病患者的心脏移植生存率低于心肌病患者。Tabarsi 等对 1995—2015 年 12 项研究的荟萃分析,351 例接受心脏移植(1984—2013 年)的 Fontan 患者,回顾性观察性研究 351 名接受心脏移植的 Fontan 患者,平均年龄 14 岁(7~24 岁),术后 1 年和 5 年生存率分别为 80.3% 和 71.2%,与其他先天性心脏病心脏移植后的死亡率相当。然而,Hernandez 等报道 2004—2014 年美国各医院接受心脏移植的成年患者中,共有 93 例 Fontan 患者(占所有心脏移植的 0.5%)。与非 Fontan 心脏移植相比,Fontan 心脏移植患者更年轻,肝脏疾病和凝血功能障碍的发生率更高,心脏移植后住院期间的死亡率高于非 Fontan 患者 5 倍(26.3% *vs.* 5.3%),这与肝病及凝血功能障碍的高患病率、复杂的解剖结构和多次胸骨切开术导致移植时泵血时间和缺血时间延长有关。因此,对于 NYHA 分级下降、室性功能不全、心律失常、峰值氧耗量(VO_2 max)恶化、反复住院或急诊、终末器官功能恶化的患者,建议尽早转诊进行移植评估。Fontan 相关肝病的发病率很高,需要重视监测评估。有报道,联合心-肝移植治疗的 Fontan 患者术后 30 天和 1 年生存率为 100%。但如何选择进行心脏移植或肝-心联合移植仍存在争议。

(肖婷婷　陈树宝)

二、术后心律失常

1938 年,Gross 首次为一例 7 岁女孩成功完成动脉导管未闭的结扎手术。这次手术标志着应用介入方法治疗先天性心脏病的开始,彻底改变了 5 年前儿科医生 Holt 在其儿科书所表达的对儿科先天性心脏病的悲观情绪。随着诊断和手术的创新,几乎所有的心脏解剖畸形都有了手术方案,使得大多数先天性心脏病婴儿能够生存到成年。然而,血流动力学的改善,并不能降低所有患者的病死率,其中主要问题是心律失常。有些心律失常是先天性心脏病术前已存在的,但多数情况下,心律失常是解剖矫治术带来的不良并发症,手术补片、缝线、心肌肥厚和纤维化是折返性心律失常的形成基础。幸运的是,在对先天性心脏病心律失常理解的同时,也出现了心律失常的介入治疗。导管消融术、心律失常的外科手术、心脏起搏器和植入除颤器已经成为术后心律失常不可缺少的治疗方案。

先天性心脏病的发生率约占活产婴儿的 0.8%,其中 30%~50% 的病例,早期需要经过一次外科矫治手术。心律失常的机制是根据先天性心脏病的类型和外科手术方式的不同而不同。电生理机制涉及的相关因素为严重心脏结构异常之间复杂的相互作用;异常压力引起的心腔增大和容量负荷增加;细胞缺氧和体肺侧支形成;手术补片和缝线附近的纤维化及直接对心脏传导系统的损伤等。表 59-1 是根据流行病学列出的先天性心脏病各种心律失常发生的相对风险。

(一)缓慢性心律失常

1. **窦房结功能异常**　外科手术切口的直接损伤或高位右心房的缝合都有可能损伤窦房结。在 Fontan、Glenn、Mustard 和 Senning 手术特别容易发生。Mustard 术后 50% 以上的存活者在成年后会出现窦房结功能障碍。窦房结的变时性功能不良会限制运动耐量,加重房室瓣的反流,增加心房内折返性心动过速的发生。这些患者植入起搏器是必须的,但解剖的变形增加了起搏器的植入的难度。

窦房结功能异常(sinus node dysfunction)见于 Mustard 和 Fontan 术后,房间隔缺损修补术后及肺静脉畸形引流矫正术后。近 10 年来,人们对于手术中避免损伤窦房结及其血液供应所做的努

表 59-1　常见先天性心脏病合并心律失常的相关危险程度

	IART	AF	WPW	VT/SCD	窦房结功能障碍	自发的房室阻滞	手术损伤房室阻滞
室间隔缺损	+			+			+
房间隔缺损	+	+					
法洛四联症	++			++			+
主动脉瓣狭窄		+		++			+
完全型大动脉转位（M&S）	+++			++	+++		
完全性心内膜垫缺损	+					+	++
单心室（F）	+++	+		+	+++		
矫正型大动脉转位	+		++	+		++	+++
Ebstein 畸形	++		+++	+			

注：IART，心房内折返性心动过速；AF，心房颤动；SCD，心源性猝死；M&S，Mustard 或 Senning 术后；F，Fontan 术后；+++，高度危险；++，中度危险；+，轻度危险；WPW，预激综合征；VT，窦性心动过速。

力已使术后窦房结功能失常的发生率大幅度地下降。

窦性心律的消失是大动脉转位心房分流术后最常见的心律失常，随着术后时间的推移，发生率逐渐上升。大量随访资料表明，术后 10~15 年约有 50% 的患者仍保持窦性心律；其余患者均表现为交界性心律，交界性心动过速，但多无症状。

Mustard 和 Fontan 术后 2%~10% 的病例因心动过缓或逸搏心律植入起搏器，其作用是缓解症状，如疲惫、头晕、晕厥前兆，以及由于心动过缓而引起的晕厥。无症状性心动过缓的病人是否须安装起搏器尚有争议。虽然有些患者在安静及睡眠状态下严重缓慢的心率及窦性停搏没有症状，仍应给予安装起搏器。但目前心动过缓与猝死的关系尚不清楚，起搏器的植入也并不能降低猝死发生率。

慢性的交界性逸搏心律或逸搏夺获二联律在心脏正常儿童中多无须治疗。但若发生于先天性心脏病术后早期，将导致心排血量下降。另外，这种心律可能为发生心房扑动及心房内折返性心动过速的先兆（图 59-1），缓慢的心率反映了心房内可能已形成折返环路。治疗方面以心房起搏最为有效，选择按需心房起搏（AAI），异丙肾上腺素及阿托品有时可起到维持窦性心律的作用。

2. **完全性房室阻滞**　先天性心脏病房室传导障碍可能是由于传导系统发育异常或直接损伤所引起。在两种特殊畸形中，完全性房室隔缺损（CAVSD）和矫正型大动脉转位（L-TGA）患者传导功能异常，是由于房室结的位置异常，分布在 Koch 三角以外。5% 的 L-TGA 患者在出生时即出现房室传导阻滞（atrioventricular block），大多数在 20 年内传导功能进行性减退，20% 以上的患者成

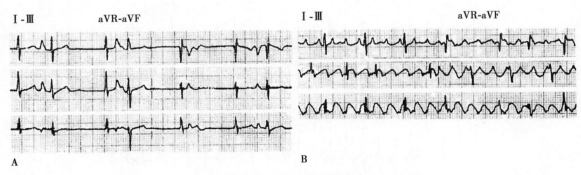

图 59-1　Fontan 术后心电图

A. 于 Fontan 术后 8 小时患儿心电图显示结性逸搏心律伴间断性窦房结夺获；B. 同一患儿 10 天后记录到的心房扑动。

年后需要起搏器治疗。此外,对 CAVSD 和 L-TGA 的患者,外科手术和导管操作非常容易损伤传导组织,即使在房室结位置正常,分布在 Koch 三角内的患者也是如此,少部分患者房室结的功能损伤出现在常规室间隔缺损修补术,左心室流出道疏通术或瓣膜置换术中。对心脏外科手术相关的高度房室传导阻滞,预计不会恢复或术后持续存在 >7 天为永久性心脏起搏器植入的适应证。

尽管近年来对各种先天性心脏病传导路径进行了大量研究,但因传导系统在术中受损而导致完全性房室阻滞仍为儿童植入永久性起搏器的主要原因。术后完全性房室阻滞较易识别,其主要特点为缓慢的心室率及房室分离。如术中发现完全性房室阻滞,应随即安装心外膜电极用于起搏。对所有接受心脏手术的患儿术中常规安装临时心外膜电极,可使术中发生间断性完全性房室阻滞或术后发生完全性房室阻滞的治疗变得简单。需要时,可立即安装心室按需型起搏器(VVI)。临时心外膜起搏可持续应用 2~3 周。完全性房室阻滞持续存在,是植入起搏器的绝对指征。因手术导致完全性房室阻滞的预后难以预测,当患儿无明显感染时,即使可耐受该种心律失常,亦应植入永久性起搏器。

一些先天性心脏病患者术前便存在完全性房室阻滞,如单心室、左心房异构等完全性房室阻滞。

(二)快速心律失常

室上性心动过速(supraventricular tachycardia, SVT)是儿童先天性心脏病合并的常见心律失常,尤其心房颤动和心房扑动术后最为常见。这一类

心律失常发生的原因可能为:①心房充盈压的增高;②心脏修补术切口瘢痕相关。大动脉转位患儿接受心房分流手术(Mustard 或 Senning 术)发生心脏猝死的风险约为每 10 年 5%。房性心律失常是导致心脏猝死的重要高危因素之一,导致猝死的潜在机制为房性心动过速伴快速的房室 1:1 下传而恶化的室颤和原发的室性心律失常。Fontan 术后心律失常相关的心脏猝死并不罕见。一项随访时间为 12 年的研究其发生率为 9%。交界性异位心动过速主要见于室间隔缺损、房室隔缺损、法洛四联症、大动脉转位和 Norwood 矫治术后,发生率为 2%~10%。

1. 交界性异位心动过速

(1)发病机制及流行病学:术后早期交界性异位心动过速(junctional ectopic tachycardia,JET)的发生率为 2%(图 59-2)。发生的相关因素为小于 1 月龄、有心力衰竭病史、体温升高、术后肌钙蛋白 T 或肌酸激酶升高、长时间的机械通气支持,以及应用大量的正性肌力药物。JET 可见于任何先天性心脏病手术,但最常见于室间隔缺损修补术(4%),房室间隔缺损修补术(2%),以及法洛四联症矫治术(22%)。其发生最有可能是由于希氏束自主兴奋性增强,潜在的病因包括房室结区域的缝线导致的出血、水肿或炎症反应;对房室结的直接损伤;外科手术暴露室间隔或疏通右心室流出道切除肌束时对房室结区域的纵向牵拉。

(2)治疗与预后:交界性异位心动过速常出现于先天性心脏病术后早期,且多见于婴儿,通常表现为自限性,在术后数天之内自行消失,但由于可导致血流动力学异常,需要积极予以处理。多种抗心律失常药物曾被试用于治疗该类心动过

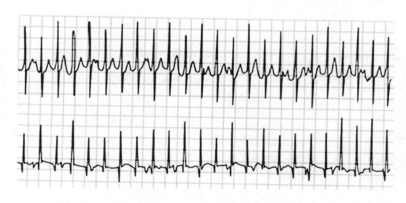

图 59-2　交界性异位心动过速(窄 QRS 波心动过速伴房室分离)

速,其中胺碘酮被证实可有效降低患儿心率。药物治疗转复为窦性心律的仅为11%,病死率约为4%,未采用胺碘酮治疗的病死率约为35%。口服或静脉注射胺碘酮为治疗交界区异位性心动过速的首选药物。约62%的患儿需联合用药治疗,可联合应用地高辛、β受体拮抗剂。

2. 房性心律失常

(1) 发病机制及流行病学:房性心律失常(atrial arrhythmia)包括心房扑动(atrial flutter, AFL)和心房内折返性心动过速(intra-atrial reentrant tachycardia),常见于术后晚期,可发生于术后数月至数年,常见于Fonta术、Mustard术、Senning术和法洛四联症矫治术后,也可见于室间隔缺损修补术,特别是心房扩大的患者。术后心律失常发生与先天性心脏病复杂程度,手术术式与数量,血流动力学状态及术后时间等因素相关。而术后晚发房性心动过速主要是围绕手术瘢痕的折返所引起。诱发因素包括异物组织的存在和心房结构的电生理病理改变。导致发生心房折返性心动过速的危险因素包括右心房扩大、心房压增高、心房不应期离散度增加、窦房结功能障碍、手术时年龄偏大、肺动脉高压、低氧饱和度、术前心律失常以及术后时间延长。管道的使用、较长的缝合线路或瘢痕组织作为折返环路的屏障。心律失常的发生率随着术后时间推移有所增加。在Mustard术、Senning术和Fontan术的术后发生率可高达21%~50%。

窦房结功能障碍所致持续性心动过缓是心房扑动的相关和诱发因素。曾有报道资料显示儿童心房扑动合并病窦综合征的发病情况,在先天性心脏病术后心房扑动的29例中,其电生理机制为三尖瓣峡部依赖心房扑动占52%,心房切口折返性房速占14%,两种机制均参与的占34%,射频消融成功率为100%,复发率为3%。先天性心脏病术后心房扑动合并病态窦房结综合征占59%。

(2) 治疗与预后:传导功能正常的患者因1:1房室传导而引起血流动力学障碍的快速心室率,可致患者昏迷甚至猝死。早期大规模随访研究显示,先天性心脏病术后心房内折返性心动过速超过6.5年的病死率为17%,其中约10%为猝死。有Fontan术、Mustard术和Senning术史且合并房性心动过速的患者随访3年以上,心源性猝死率高达6%,与猝死相关的危险因素包括持续和/或难以控制的心动过速。抗心律失常药物治疗总体效果不理想,而经导管消融是治疗先天性心脏病术后心房内折返性心动过速最有效的治疗方法。尤其是近年来随三维标测技术的发展、冷盐水灌注消融导管的应用,心房内折返性心动过速经导管消融的即时成功率达90%,极大地提高了该类患者的生存率。

3. Ebstein 畸形合并心律失常

(1) 发病机制及流行病学:Ebstein 畸形(Ebstein anomaly)在活产婴儿中占1/200 000,在所有先天性心脏病中低于1%。Ebstein 畸形最易合并室上性心动过速,约25%的 Ebstein 畸形患者合并房室旁路或房束旁路,旁路多见于右后侧壁(56.4%)、右后间隔(32.5%),少数旁路分布于右前间隔右前壁、右中间隔及左侧,多旁路发生率相对较高。Ebstein 畸形患者典型的心电图表现为 P 波的时限延长、P-R 间期延长与右心房扩大,多伴右束支传导阻滞或心前导联 QRS 波形态呈QS 型。P 波时限延长的发生机制是三尖瓣位置下移导致右心房扩大,心房内激动的传导延迟及延迟程度与三尖瓣下移的程度呈正相关。房室结-希氏束系统的传导异常导致 P-R 间期延长。激动在房化右心室中传导的延迟表现为右束支传导阻滞。对于合并房室阻滞的 Ebstein 畸形患者进行心脏组织学检查可见房室结位于下移的三尖瓣隔瓣上缘,多数被挤压变形,甚至发育不良,只能见到一条狭窄的组织嵴或纤维脂肪组织。这些房室结的异常可能是导致患者发生房室阻滞的原因。组织学检查发现三尖瓣隔瓣中至重度下移、三尖瓣隔瓣发育不良或缺如的患者常合并右束支发育不良或缺如,提示三尖瓣隔瓣的发育与右束支的发育可能密切相关。右束支发育不良或缺如很可能是患者发生右束支传导阻滞的原因。

(2) 治疗与预后:Ebstein 畸形儿童发生房室折返性心动过速存在一定的危险性,药物治疗效果欠佳,且由于心脏结构异常,心动过速不及时终止易造成心力衰竭,应在 Ebstein 畸形外科矫治术前接受射频消融手术消除旁路。

4. 室性心动过速

（1）发病机制及流行病学：室性心动过速（ventricular tachycardia）在先天性心脏脏病术后早期并不常见，多见于法洛四联症术后，亦可见于右心室双出口矫治术、室间隔缺损修补术和 Rastelli 术后。近 20 年来，法洛四联症的手术效果有了很大的改善，术后死亡率已降至很低，患者寿命接近于正常人。法洛四联症术后室性心律失常的发生率要大于其他类型的先天性心脏病，其发生与手术密切相关。术后心律失常多起源于补片处及心室切口处，可能是纤维化的组织成为室性心律失常的折返回路。其他导致心律失常的原因包括局部心肌组织的心电分裂及延迟，使心脏组织中形成慢传导区域，这些慢传导区域成为折返环的重要组成部分。发生室性心律失常及猝死的高危人群：①手术不满意者；②持续性右心室高压者；③心室功能受损者；④多次手术的患者。

（2）治疗与预后：对于症状轻微的室性早搏应给予 β 受体拮抗剂治疗。症状严重或可诱发出室性心动过速的患者应采用射频消融治疗。有报道对法洛四联症根治术后患者进行长达 21 年的随访，室性心动过速的发生率高达 12%，而猝死的发生率接近 8%。

（三）先天性心脏病术后快速心律失常的射频消融

1. Ebstein 畸形

中华医学会心电生理和起搏分会小儿心律学工作委员会、中华医学会儿科学分会心血管学组、中国医师协会儿科分会心血管专业委员会，于 2017 年发表的《中国儿童心律失常导管消融专家共识》，将 Ebstein 畸形合并预激综合征外科矫治术前应行射频消融（radiofrequency ablation）列为Ⅱa 类适应证。

Ebstein 畸形合并房室旁路（Ebstein anomaly with atrioventricular bypass）的射频消融治疗具有一定的技术难度：①这类患者右心结构扩大使得消融电极很难固定贴靠于靶点位置；②射频消融靶点须选择在正常三尖瓣环部位（即真正的房室沟部位），而非下移三尖瓣瓣叶附着的部位，由于右心结构严重变异，寻找该部位有一定难度；③多数患者三尖瓣环右后间隔至右后壁及向下的房化

心室区域局部电位形态碎裂，影响消融靶点的判断；④消融靶点处心肌薄，且有损伤右冠状动脉的可能性，因此消融的强度及深度受到限制。手术成功率约为 85%，低于心脏结构正常的右侧房室旁路。有报道采用右冠状动脉造影法及窄口径电极导管在右冠状动脉内标测房室沟的部位，能够清晰显示 A 波及 V 波，从而确定消融靶点。本中心于消融手术过程中于正常三尖瓣瓣环处采用心室起搏或心动过速下标测 VA 融合点作为消融靶点效果较为可靠，疗效满意。应用 Swartz 鞘可增加消融电极的稳定性，有效提高消融成功率（图 59-3，见文末彩插、图 59-4、图 59-5，图 59-6，见文末彩插）。

2. 房性心律失常

经导管消融是治疗先天性心脏病术后心房内折返性心动过速（IART）最有效的治疗方法。近年来，三维标测技术的发展、灌注消融电极和大头消融电极（large-tip ablation catheters）的应用使 IART 的导管消融即时成功率达 90%，但复发率仍较高，尤以 Fontan 术患者多见，可能与其存在多折返环、心房大且厚有关。先天性心脏病患者导管消融后"复发"的房性心律失常多为新出现的心律失常，提示心律失常"复发"可能更多源于心房纤维化加重，而非原先导管消融本身的失败。某些类型的先天性心脏病患者导管消融难度较大，特别是在单心室行 Fontan 手术后。此类患者右心房通常明显扩大，导管稳定贴靠困难，存在大面积低电压及碎裂电位区域，消融难以达到透壁损伤，且房速折返部位复杂多变，手术难度大，手术成功率相对较低。

先天性心脏病术后 IART 的电生理标测和消融：在三维系统指导下行右心房建壳及激动标测，激动顺序显示激动围绕心房内经峡部的大折返环，提示为峡部依赖大折返性心房扑动。先天性心脏病术后常规行右心房电压标测（图 59-7C，见文末彩插），自高右心房至低右心房标测到低电压或心房 A 波双电位区定义为手术切口瘢痕区（图 59-7D，见文末彩插），激动顺序显示激动沿手术切口瘢痕区折返，提示为切口折返性心房扑动。采用冷盐水消融导管，自三尖瓣环口小 A 大 V 处至下腔静脉口行峡部线性消融，7F 蓝加硬消融导管设定 55℃，30~35W 消融，冷盐水灌注导管采用流

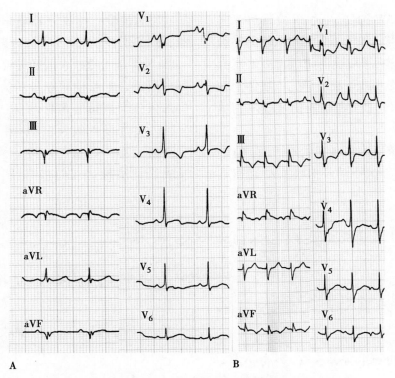

图 59-4 Ebstein 畸形合并预激综合征射频消融前后心电图

3岁1个月男孩,反复心动过速发作1年半。心脏彩超示三尖瓣下移畸形,房间隔缺损,三尖瓣中度反流。心电图显示有预激波。

A. 射频消融前,心电图显示有预激波;B. 成功射频消融后,预激波消失,QRS 呈右束支阻滞图形。

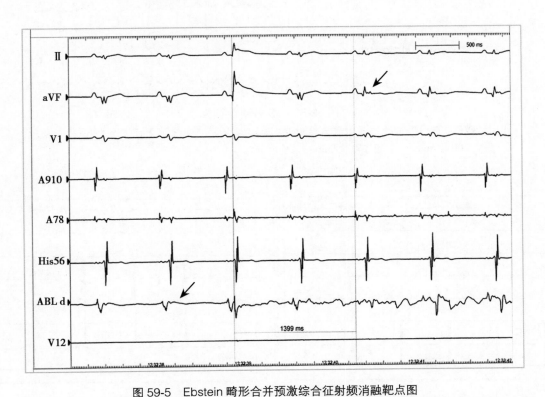

图 59-5 Ebstein 畸形合并预激综合征射频消融靶点图

第二个搏动实心箭头所指为成功消融靶点图,心房波(A 波)和心室波(V 波)融合;第三个搏动开始放电消融,1.4秒旁路被阻断,体表心电图预激波消失。

量 17ml/min、43℃、35W 消融,电生理检测达双向阻滞定义为消融终点。如为心房切口依赖的心房扑动,在完成三尖瓣峡部线性消融后再沿瘢痕低电压区底部至三尖瓣环或下腔静脉完成线性消融(图 59-7A、B,见文末彩插),经检测消融线两侧达双向阻滞为消融终点。

病例:12 岁女孩,Ebstein(三尖瓣下移)畸形矫治术后先后发生心房扑动及房性心动过速成

功射频消融。11 岁行 Ebstein 矫治术,术后 5 个月发现心房扑动(图 59-8),行射频消融术。术中经 8F 鞘管送入冷盐水消融导管至右心房,构建右心房模型。电激动顺序显示为沿三尖瓣环逆行峡部依赖大折返心房扑动,以 43℃、35W、17ml/min 行三尖瓣峡部线性消融(图 59-9,见文末彩插),消融过程中心房扑动终止恢复为窦性心律,完成线性消融达双向阻滞(图 59-10)。心房扑动

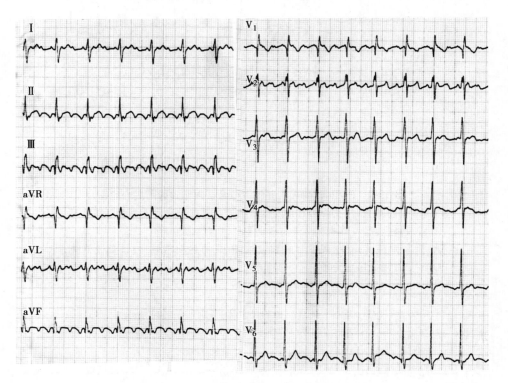

图 59-8 心房扑动心电图

Ⅱ、Ⅲ、aVF 导联可见较为明显的负向锯齿波(F 波),之间等电位线消失,F 波 3:1 下传心室,心房率 300 次/min,心室率 100 次/min。

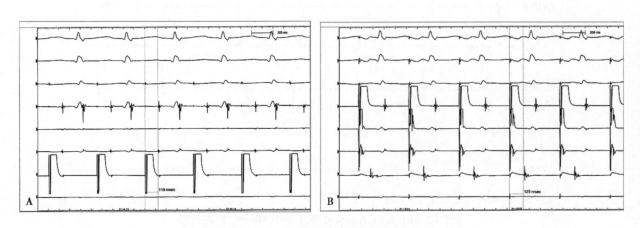

图 59-10 完成线性消融达双向阻滞

A. 低位右心房起搏,起搏信号至 CS3,4A 波传导时间 125ms;B. 起搏 CS3,4,起搏信号至低位右心房传导时间 119ms。

成功消融术后 5 天再发心动过速,心电图显示为房性心动过速(图 59-11),经倍他乐克、普罗帕酮和索他洛尔等抗心律失常药物治疗无效,再行射频消融。术中经鞘管送入高密度标测导管至右心房,构建右心房模型,显示为起源于右心耳根部(手术切口瘢痕区域)的局灶性房速(图 59-12,见文末彩插),在此区域精细标测,标测到房速最早起源点 A 波较体表心电图 P 波提早 27ms,其前可见碎裂 A 波电位(图 59-13),在此以 43℃、30W、17~20ml/min 放电,消融成功。患儿术后为窦性心律(图 59-14)。

与心脏结构正常的心房扑动患儿不同,先天性心脏病术后心房扑动的电生理机制较为复杂。本中心资料显示 52% 为单纯的三尖瓣峡部依赖的典型心房扑动,其余均有手术切口瘢痕参与心房扑动折返形成。先天性心脏病术后心房扑动的消融策略为无论三尖瓣峡部依赖或手术切口瘢痕参与,均行三尖瓣峡部线性消融后,再沿瘢痕低电压区底部至三尖瓣环或下腔静脉完成线性消融,消融成功率为 100%,随访复发率约为 16%,经二

次射频消融最终复发率为 6.3%。

3. 室性心动过速 室性心动过速易发生于外科心室切开术或心室肌切除术后。多见于法洛四联症外科矫治术后患儿(图 59-15,见文末彩插),亦可见于右心室双出口矫治术、室间隔缺损修补术和 Rastelli 术后患儿。室性心动过速的主要机制为大折返环路的形成。折返环路围绕先天性电传导屏障与获得性外科术后电传导屏障形成。

大折返性心动过速可由心室程序刺激诱发,如果心动过速持续且患儿能够耐受,则可采用与房性心动过速中相同的规则进行标测。对于无法诱发或血流动力学无法耐受的心动过速,可行单纯位置标测识别瘢痕、先天性电传导屏障、慢传导和不均一传导区,以及正常心肌。采用现代三维电解剖导航系统所获得的更多数据信息能够在无须诱发或患儿耐受室性心动过速的情况下指导导管消融。关于先天性心脏病术后室性心动过速的射频消融报道极少,主要为法洛四联症外科术后患儿。射频消融即刻成功率为 50%~100%,复发

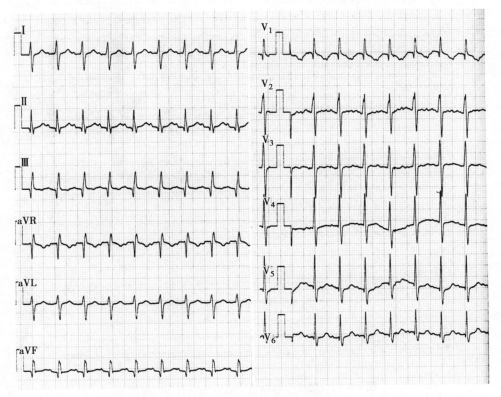

图 59-11 房性心动过速心电图

V_1 导联 P 波极性负向且增宽,呈 "W" 形,Ⅱ、Ⅲ、aVF 导联 P 波极性向上;房室 1∶1 下传,心率 136 次/min。

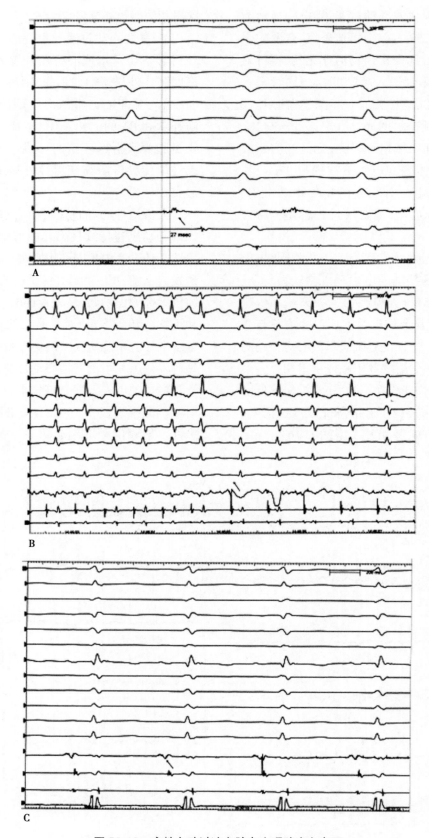

图 59-13　房性心动过速心脏电生理腔内心电图

A.消融靶点处 A 波较 V_1 导联 P 波提早 27ms,该处 A 波低幅碎裂(箭头所示);
B.消融过程中房速终止恢复窦性心律(箭头所示);C.手术瘢痕区可见低幅碎
裂电位(箭头)。

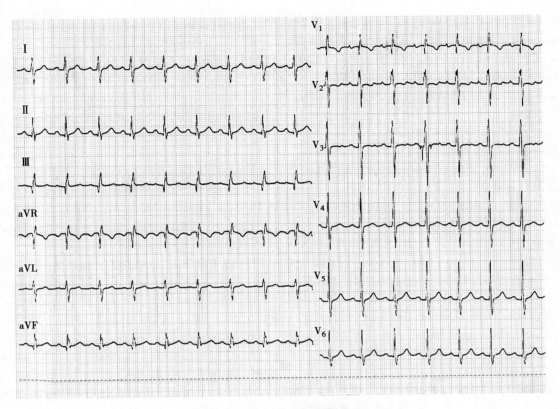

图 59-14 消融术后窦性心律心电图

V₁ 导联 P 波极性为正负双向,Ⅱ、Ⅲ、aVF 导联 P 波极性向上;aVR 导联 P 波极性向下。

率为 9%~40%。

在先天性心脏病术后室性心动过速,射频消融仅作为血流动力学稳定及心功能良好的单形性室性心动过速的一项治疗选择。

(李小梅)

参 考 文 献

1. FISHBERGER S B,WERNOVSKY G,GENTLES T L,et al. Factors that influence the development of atrial flutter after the Fontan operation. J Thorac Cadiovas Surg,1997,113(1):80-86.

2. CECCHIN F,JOHNSRUDE C L,PERRY J C,et al. Effect of age and surgical technique on symptomatic arrhythmias after the Fontan procedure. Am J Cardiol,1995,76(5):386-391.

3. MANNING P B,MAYER J E,WERNOVSKY G,et al. Staged operation to Fontan increases the incidence of sinoatrial node dysfunction. J Thorac Cardiovasc Surg,1996,111(4):833-840.

4. ANDERSON R H,HO S Y. The disposition of the conduction tissues in congenitally malformed hearts with reference to their embryological development. J Perinat Med,1991,19:201-206.

5. THIENE G,WENICK A C G,FRESCURA C,et al. Surgical anatomy and pathology of the conduction tissues in atrioventricular defects. J Thorac Cardiovasc Surg,1981,82(6):928-937.

6. HUHTA J C,MALONEY J D,RITTER D G,et al. Complete atrioventricular block in patients with atrioventricular discordance. Circulation,1983,67(6):1374-1377.

7. CONNELLY M S,LIU P P,WILLIAMS W G,et al. Congenitally corrected transposition of the great arteries in the adult:functional status and complications. J Am Coll Cardiol,1996,27(5):1238-1243.

8. WEINDLING S N,GAMBLE W J,MAYER J E,et al. Duration of complete atrioventricular block after congenital heart disease surgery. Am J Cardiol,1998,82(4):525-527.

9. BrUGADA J,BLOM N,SARQUELLA-BRUGADA G,et al. Pharmacological and non-pharmacological therapy for arrhythmias in the pediatric population:EHRA and AEPC-Arrhythmia Working Group joint consensus statement. Europace,2013,15(9):1337-1382.

10. BLOMSTROM-LUNDQVIST C,SCHEINMAN M M,

ALIOT E M, et al. ACC/AHA/ESC guidelines for the management of patients with supraventricular arrhythmias-executive summary. a report of the American college of cardiology/American heart association task force on practice guidelines and the European society of cardiology committee for practice guidelines (writing committee to develop guidelines for the management of patients with supraventricular arrhythmias) developed in collaboration with NASPE-Heart Rhythm Society. J Am Coll Cardiol, 2003,42(8):1493-1531.

11. 江河,李小梅,张仪,等. 小儿心房扑动射频消融及临床资料分析. 中华儿科杂志,2017,55(4):267-271.

12. TAMMO D, GIDEON J, MARRY E R, et al. A multicenter, long-term study on arrhythmias in children with Ebstein anomaly. Pediatr Cardiol,2010,31(2):229-233.

13. RIVERA R L, ITURRALDE P, CALDERN C J, et al. Surgical radiofrequency catheter ablation of accessory pathways in Ebstein's anomaly. Arch Cardiol Mex,2005, 75(4):421-424.

14. 中华医学会心电生理和起搏分会小儿心律学工作委员会,中华医学会儿科学分会心血管学组,中国医师协会儿科分会心血管专业委员会. 中国儿童心律失常导管消融专家共识. 中华心律失常学杂志,2017,21(6):463-471.

15. LEO B, ELENA G, MADINA D, et al. Advantages and disadvantages of one-stage and two-stage surgery for arrhythmias and Ebstein's anomaly. Eur J Cardiovasc Surg,2005,28(4):536-540.

16. EDWARD P. Interventional cardiac electrophysiology in patients with congenital heart disease. Circulation,2007, 115:3224-3234.

17. 李小梅,张宴,包敏. 小儿 Ebstein 畸形合并房室折返性心动过速的射频消融治疗. 中国实用儿科杂志, 2012,27(2):106-108.

18. SÁNCHEZ-BARRIGA J J. Mortality trends from congenital malformations of the heart and the great vessels in children and adults in the seven socioeconomic regions of Mexico,2000—2015. Congenit Heart Dis,2018,13(5): 690-699.

19. HINTON R B, WARE S M. Heart failure in pediatric patients with congenital heart disease. Circ Res,2017, 120(6):978-994.

20. PASQUALI S K, HE X, JACOBS J P, et al. Measuring hospital performance in congenital heart surgery: administrative versus clinical registry data. Ann Thorac Surg,2015,99(3):932-938.

21. GAIES M, PASQUALI S K, DONOHUE J E, et al. Seminal postoperative complications and mode of death after pediatric cardiac surgical procedures. Ann Thorac Surg,2016,102(2):628-635.

22. 王丽平,张明杰,陈曦,等. 小儿先天性心脏病术后早期死亡因素分析. 中国小儿急救医学,2020,27:527-530.

23. JACOBS J P, BURKE R P, QUINTESSENZA J A, et al. Congenital heart surgery nomenclature and database project: atrioventricular canal defect. Ann Thorac Surg, 2000,69(4 Suppl):36-43.

24. STEPHENS E H, IBRAHIMIYE A N, YEREBAKAN H, et al. Early Complete Atrioventricular Canal Repair Yields Outcomes Equivalent to Late Repair. Ann Thorac Surg, 2015,99(6):2109-2115.

25. RAMGREN J J, NOZOHOOR S, ZINDOVIC I, et al. Long-term outcome after early repair of complete atrioventricular septal defect in young infants. J Thorac Cardiovasc Surg, 2021,161(6):2145-2153.

26. MULDER B J M. Epidemiology of adult congenital heart disease: demographic variations worldwide. Neth Heart J, 2012,20(12):505-508.

27. LINDSEY C W, PARKSW J, KUGEN B W, et al. Pulmonary valve replacement after TOF repair in preadolescent patients. Ann Thorac Surg,2010,89(1):147-151.

28. DILLER G P, ORWAT S, VAHLE J, et al. Prediction of prognosis in patients with tetralogy of Fallot based on deep learning imaging analysis. Heart,2020,106(13):1007-1014.

29. ANDRADE A C, JEROSCH-HEROLD M, WEGNER P, et al. Determinants of left ventricular dysfunction and remodeling in patients with corrected tetralogy of Fallot. J Am Heart Assoc,2019,8(17):e009618.

30. BAGGEN V J M, SCHUT A W, CUYPERS J A, et al. Prognostic value of left atrial size and function in adults with tetralogy of Fallot. Int J Cardiol,2017,236:125-131.

31. GEVA T, GAUVREAU K, POWELL A J, et al. Randomized trial of pulmonary valve replacement with and without right ventricular remodeling surgery. Circulation, 2010,122(11 Suppl):201-208.

32. YU H, DEL NIDO P J, GEVA T, et al. Surgery for repaired tetralogy of Fallot patients with reduced right ventricle ejection fraction: a pilot study. Front Physiol,2020,11: 198.

33. KWAK J G, SHIN H J, BANG J H, et al. Effect of pulmonary valve replacement in the repaired tetralogy of Fallot patients with trans-annular incision: more than 20 years of follow-up. Korean Circ J,2021,51(4):360-372.

34. HIRAMATSU T, MATSUMURA G, KONUMA T, et al. Long-term prognosis of double-switch operation for congenitally corrected transposition of the great arteries.

Eur J Cardiothorac Surg,2012,42（6）:1004-1008.

35. COUPERUS L E,VLIEGEN H W,ZANDSTRA T E,et al. Long-term outcome after atrial correction for transposition of the great arteries. Heart,2019,105（10）:790-796.

36. DOBSON R,DANTON M,NICOLA W,et al. The natural and unnatural history of the systemic right ventricle in adult survivors. J Thorac Cardiovasc Surg,2013,145（6）: 1493-1501.

37. DENG L,XU J,TANG Y,et al. Long-Term Outcomes of Tricuspid Valve Surgery in Patients With Congenitally Corrected Transposition of the Great Arteries. J Am Heart Assoc,2018,16（7）:e008127.

38. SCHILLING C,DALZIEL K,NUNN R,et al. The Fontan epidemic:population projections from the Australia and New Zealand Fontan Registry. Int J Cardiol,2016,219: 14-19.

39. DOWNING T E,ALLEN K Y,GLATZ A C,et al. Long-term survival after the Fontan operation:twenty years of experience at a single center. J Thorac Cardiovasc Surg, 2017,154（1）:243-253.

40. OHUCHI H,INAI K,NAKAMURA M,et al. Fontan Investigators. Mode of death and predictors of mortality in adult Fontan survivors:A Japanese multicenter observational study. Int J Cardiol,2019,276:74-80.

41. KUTTY S,RATHOD R H,DANFORD D A,et al. Role of imaging in the evaluation of single ventricle with the Fontan palliation. Heart,2016,102（3）:174-183.

42. KOTANI Y,CHETAN D,ZHU J,et al. Fontan failure and death in contemporary fontan circulation:analysis from the last two decades. Ann Thorac Surg,2018,105（4）: 1240-1247.

43. ALLEN K Y,DOWNING T E,GLATZ A C,et al. Effect of Fontan-associated morbidities on survival with intact fontan circulation. Am J Cardiol,2017,119（11）:1866-1871.

44. DE LANGE C. Imaging of complications following Fontan

circulation in children-diagnosis and surveillance.Pediatr Radiol,2020,50（10）:1333-1348.

45. KOTANI Y,CHETAN D,ZHU J,et al. Fontan failure and death in contemporary Fontan circulation:analysis from the last two decades. Ann Thorac Surg,2018,105（4）: 1240-1247.

46. RYCHIK J,ATZ A M,CELERMAJER D S,et al. American Heart Association Council on Cardiovascular Disease in the Young;Council on Cardiovascular and Stroke Nursing. Evaluation and management of the child and adult with Fontan circulation:a scientific statement from the American Heart Association. Circulation,2019, 140（6）:e234-e284.

47. SHADDY R E,BOUCEK M M,HSU D T,et al. Carvedilol for children and adolescents with heart failure:a randomized controlled trial. JAMA,2007,298（10）: 1171-1179.

48. ISHIBASHI N,PARK I S,WARAGAI T,et al. Effect of carvedilol on heart failure in patients with a functionally univentricular heart. Circ J,2011,75（6）:1394-1399.

49. GOLDBERG D J,ZAK V,GOLDSTEIN H,et al. Results of the Fontan Udenafil Exercise Longitudinal（FUEL） trial. Circulation,2020,141（8）:641-651.

50. GARCIA A M,BEATTY J T,NAKANO S J. Heart failure in single right ventricle congenital heart disease: physiological and molecular considerations. Am J Physiol Heart Circ Physiol,2020,318（4）:H947-H965.

51. TABARSI N,GUAN M,SIMMONDS J,et al. Meta-Analysis of the effectiveness of heart transplantation in patients with a failing Fontan. Am J Cardiol,2017,119 （8）:1269-1274.

52. HERNANDEZ G A,LEMOR A,CLARK D,et al. Heart transplantation and in-hospital outcomes in adult congenital heart disease patients with Fontan:A decade nationwide analysis from 2004 to 2014. J Card Surg, 2020,35（3）:603-608.

第六十章

发绀型先天性心脏病的并发症

目前,诊断治疗技术的显著进展使得绝大部分发绀型先天性心脏病(cyanotic congenital heart disease)患者可以在婴儿期或儿童期得以手术纠治,从而解除发绀。但对于极小部分无法手术治疗的患者,或已错失根治手术时机的患者,发绀将长期存在并可导致多系统的并发症(complications)。

一、中枢神经系统

导致先天性心脏病的遗传基因异常还可引起患儿神经系统的发育障碍,如大家熟知的 21、12 和 18-三体综合征、特纳综合征、22q11 微缺失等。近年来,单基因病变所导致的先天性心脏病和神经系统发育异常也逐渐被揭示。如 *JAG1* 基因异常所导致的阿拉日耶综合征可使心脏、肝脏、肾脏和脑的发育异常。超过 30 多种遗传综合征与单心室相关,而单心室与神经系统发育迟缓相关联。

某些类型的先天性心脏病可导致胎儿期的脑血流动力学和脑代谢异常。如在患有左心发育不良综合征的胎儿中,大脑通过动脉导管得以逆行灌注。合并小头畸形的发生与更小的升主动脉直径的关联提示,脑灌注不足可能是出生时脑部发育较小的原因之一。孕晚期罹患复杂先天性病的胎儿的(经胎龄和体重调整后)脑容量小于正常胎儿,且存在神经轴突发育和代谢受损。

先天性心脏病是并发儿童脑卒中(stroke)最常见的疾病,占 25%~30%。心源性脑卒中的发生主要有三大类原因:心腔内形成的血栓直接进入体循环;静脉或右半心系统形成的血栓通过右向左分流进入体循环;由于颅内静脉高压、静脉淤滞和红细胞增多症的共同作用使得颅内静脉血栓形成。心脏体外循环手术或心导管手术操作可对先天性心脏病,尤其是发绀型先天性心脏病患者,带来栓塞引起的脑卒中。Fontan 术后患者容易发生脑卒中。一项回顾性研究显示 645 例 Fontan 术后患者中,2.6% 患者在术后 3~15 年发生脑卒中,尤其多发生于因板障残余漏或板障留孔存在右向左分流的患者。儿童脑卒中患者中,74% 可在出院时留有神经系统障碍,并且显著增加惊厥、学习障碍及行为异常的发生风险。

发绀型先天性心脏病是并发脑脓肿(brain abscess)主要的易感因素,发生率为 2%~6%。在儿童脑脓肿患者中,合并先天性心脏病患者占了近一半。患者的动脉血氧饱和度与脑脓肿的发生概率、并发症及死亡率呈负相关关系。在发绀型先天性心脏病患者中,红细胞增多症、脱水都可严重影响脑部微循环灌注,造成局部区域梗死。当微生物绕过肺循环的滤过作用直接进入颅内后,进一步破坏已受损的血脑屏障,从而进入坏死区域形成局部细菌性脑炎,最后形成脑脓肿。75% 的脑脓肿发生于大脑幕上,尤其多见于大脑中动脉分布供血区域。后颅窝的脓肿比较少见,但往往更具危险性。脑脓肿可暂时无临床表现,直至因小脑扁桃体疝或脑干受压而出现病情急剧恶化。在大约 20% 的患者中,脑脓肿是多发性的。先天性心脏病患者在 2 周岁以前并发脑脓肿是少见的。脑脓肿的相关临床表现主要是由于颅内高压、局部神经元损伤及败血症所致。初始时,症状可不显著,以后逐渐缓慢进展。极少数情况下,症状出现突然,如发生抽搐。头痛与呕吐作为脑脓肿常见的早期症状,分别占 50% 和 72%。性格改变及激惹也可在早期发生。发热并不多见,75% 的患者无发热表现。脑脓肿最佳诊断手段是增强 CT 和 MRI 扫描。增强 CT 显示脑脓肿为一低密度区域,四周增强环状影包绕,脓肿周边脑组织显著水肿。尽管目前诊断与治疗技术的进展使得脑脓肿的死亡率由 40% 下降至 10%,但在存活者中,神经系统的后遗症仍高达 35%~45%。目前,关于脑脓肿的最佳治疗策略尚存有争议,手术依然被作为一线治疗手段。对于是手术直接切除还是在 CT 导引下抽吸脓肿是更好的治疗方式尚无定论。抗生素与神经影像技术的进展使得在脑部扫描的密切监测下实施抗生素保守治疗也成为可能,这对于具有局灶性脑炎且进展不快的早期患者尤其有效。无论是否予以手术治疗,所有患者必须给予抗生素治疗至少 6 周。链球菌与葡萄球菌是最为常见的致病菌。在使用免疫抑制剂的患者中,其他病原菌,如真菌和寄生虫感染也需要考虑。30% 的脑脓肿患者临床表现与无菌性脑卒中非常相似,因此在发绀型先天性心脏病患者中,如果出现类似脑卒中的临床症状,建议在明确排除脑脓肿的诊断之前给予抗生素治疗。

二、血液系统

长期慢性青紫可引起组织缺氧,从而通过肾脏释放促红细胞生成素,刺激骨髓生成红细胞增多,提高携氧能力对发绀患儿有益。然而当血细胞比容升高至 70% 以上时,血液黏度急剧升高,临床上可出现头痛、眩晕、疲乏、肌痛、视觉异常、性情改变、指/趾末端感觉异常及耳鸣等症状。铁元素缺乏对于发绀型先天性心脏病患儿是非常有害的,可导致红细胞形态由双凹面盘状转变为球形小红细胞,后者不仅僵硬度大且直径大于毛细血管内径。因此,即使在血细胞比容增高不显著时,单纯的红细胞形态变化也可导致血液黏度增高。

发绀型先天性心脏病患儿通常有出血倾向(bleeding tendency),易出现青肿、皮肤和皮下黏膜紫癜、鼻出血、牙龈出血、咯血等。造成凝血障碍的机制并不十分清楚,但大多见于血细胞比容显著增高者。最常见的是血小板减少,其次有凝血因子 V、Ⅷ 水平的降低,偶见凝血因子 Ⅱ、Ⅶ、Ⅸ、X 水平的降低。正常人血小板的形成是由于巨核细胞在流经肺循环时胞质碎片化形成。发绀型先天性心脏病患者的心腔内存在右向左分流,使得部分血液巨核细胞不经过正常肺循环而导致血小板减少症。凝血因子水平的降低更多的是由于缺氧和红细胞增多症所导致的肝功能异常引起凝血因子合成减少,而非异常激活的血管内凝血消耗所致。

三、肾脏系统

长期发绀与继发性红细胞生成增多可导致肾脏解剖结构的改变,包括细胞增生所致的肾小球肥大伴有基底膜增厚、局部间质纤维化、肾小管萎缩,以及入球小动脉和出球小动脉的玻璃样变性。上述肾小球和肾小管病变,可引起蛋白尿和肾小球滤过率下降。病理性蛋白尿的发生与患者红细胞数目的增高程度及年龄有直接关系。20 岁以上患者大多受累,而 10 岁以下受累者少见。

高尿酸血症(hyperuricemia)在发绀型先天性心脏病青少年及成年人患者中常见。同样血清尿酸水平也直接与患者年龄、红细胞增多症的严重程度相关。服用呋塞米者更易出现血清尿酸水平增高。高尿酸血症提示发绀型先天性心脏病患者的嘌呤分解代谢增高。在低氧状况下,由于细胞有氧代谢途径受抑制,腺苷酸(AMP,嘌呤碱基复合物)在组织器官中积聚,造成机体嘌呤负荷增加。尿酸性肾结石、尿酸盐结晶及急性痛风关节炎在发绀型先天性心脏病患者中均有报道,但并不常见。

四、循环呼吸系统

心脏收缩泵的功能在很大程度上是依赖心肌细胞有氧代谢通路。严重低氧血症可导致心肌内高能磷酸盐迅速耗竭,心肌糖原消失及乳酸堆积。在发绀型先天性心脏病年长患者中,往往存在心肌功能不全(myocardial dysfunction)。心室肌内自由脂肪酸代谢异常,心房、心室肌内需氧酶活力降低均可导致心肌收缩力下降。此外,长期低氧还可以造成乳头肌与心内膜下心肌梗死与纤维化。

心肌细胞对于自由基损伤易感性高是发绀型先天性心脏病患者术后心室功能下降的原因之

一。正常情况下,细胞生成少量自由基可被心肌组织内存在的抗氧化酶——如超氧化物歧化酶、过氧化氢酶、谷胱甘肽过氧化物酶可及时清除自由基,避免心肌组织损伤。然而,抗氧化酶的水平与术前动脉氧分压密切有关。在绝大多数发绀型先天性心脏病患者中,心肌组织内抗氧化酶是处于最低保护水平。体外循环时,动脉氧分压骤然升高,自由基负荷增加,抗氧化酶清除系统难以清除所产生的自由基。因此体外循环术后,由于发绀型先天性心脏病患者对氧化应激损伤更为敏感,自由基释放造成的心肌损害往往表现得更为显著。

颈动脉体与主动脉体是自主呼吸调节的化学感受器,主要感受动脉氧分压的变化。动脉氧分压降低,可以反射性地引起呼吸频率与心率明显增高。在发绀型先天性心脏病患者中,由于长期存在低氧血症,外周化学感受器敏感度降低,呼吸自主保护调节机制丧失。因此,需谨慎使用具有呼吸抑制副作用的药物。

发绀型先天性心脏病患者中,心腔内右向左分流导致长期慢性发绀,患者的运动耐受性差,这是由于患者在基础水平上进一步提高摄氧的能力十分有限。

五、肌肉骨骼系统

在发绀型先天性心脏病患者中,脊柱侧凸(scoliosis)的发生率为4%,明显高于正常普通人群(1.1%),其机制目前尚不明了。

青紫型先天性心脏病患者有杵状指/趾。杵状指/趾是由中央性发绀导致的甲床下软组织生长所致。目前,有关软组织生长的机制仍不清楚。一种假说认为,由于心腔内存在右向左分流,因此巨核细胞未流经正常肺循环,而在体循环外周指/趾端毛细血管网被捕获、嵌塞。巨核细胞胞质中含有生长因子(如血小板趋化生长因子 PDGF 和转化生长因子 β),促进间质细胞的生长与分裂,逐渐引起杵状指/趾。杵状指/趾在生后6个月或年龄更大时才出现,最早见于拇指/趾,且该处最明显。早期表现为指/趾尖发亮、发红。完全形成后,指/趾变厚、变宽、甲床凸起。

还发现发绀型先天性心脏病患者有骨骼肌代谢异常。运动中,^{31}P 磁共振显像技术显示,相比于健康对照组,发绀型先天性心脏病患者在运动中骨骼肌内磷酸肌酸的排空,以及细胞内酸化是明显增高的;运动停止后,磷酸肌酸、二磷酸腺苷和磷酸盐水平的恢复是延长的。这与发绀性先天性心脏病患者三磷酸腺苷氧化合成的速率降低一致。

(吴 琳)

参 考 文 献

1. MOLLER J H, HOFFMAN J I. Pediatric cardiovascular medicine. 2nd ed. Oxford: Wiley-Blackwell, 2012.
2. LANSKA M J, LANSKA D J, HORWITZ S J, et al. Presentation, clinical course and outcome of childhood stroke. Pediatr Neurol, 1991, 7(5): 333-341.
3. RIELA A R, ROACH E S. Etiology of stroke in children. J Child Neurol, 1993, 8(3): 201-220.
4. MOLLER J H, HOFFMAN J I E. Pediatric cardiovascular medicine. Philadelphia: Churchill livingstone, 2000.
5. DU PLESSIS A J, CHANG A C, WESSEL D L, et al. Cerebrovascular accidents following the Fontan procedure. Pediatr Neurol, 1995, 12(3): 230-236.
6. DA CRUZ E M, IVY D, JAGGERS J. Pediatric and congenital cardiology, cardiac surgery and intensive care. London: Springer, 2014.
7. YANG S Y. Brain abscess associated with congenital heart disease. Surg Neurol, 1989, 31(2): 129-132.
8. AEBI C, KAUFMANN F, SCHAAD U B. Brain abscess in childhood: Long-term experiences. Eur J Pediatr, 1991, 150(4): 282-286.
9. KAGAWA M, TAKESHITA M, YATO S, et al. Brain abscess in congenital heart disease. J Neurosurg, 1983, 58(6): 913-917.
10. PARK M K. Pediatric cardiology for practitioners. Philadelphia: Mosby Elsevier, 2008.
11. AMOOZGAR H, BASIRATNIA M, GHASEMI F. Renal function in children with cyanotic congenital heart disease: pre-and post-cardiac surgery evaluation. Iran J Pediatr, 2014, 24(1): 81-86.
12. ADATIA I, KEMP G J, TAYLOR D J, et al. Abnormalities in skeletal muscle metabolism in cyanotic patients with congenital heart disease: A ^{31}P nuclear magnetic resonance spectroscopy study. Clin Sci, 1993, 85(1): 105-109.

第六十一章

青少年及成年期先天性心脏病

在过去的 60 年中,小儿心脏内科及心脏外科的进展使得许多先天性心脏病(congenital heart disease),即使复杂类型先天性心脏病患儿能够获得早期手术治疗。在 20 世纪 50 年代,仅有 25% 先天性心脏病患儿能够存活至 1 岁后,而如今先天性心脏病患儿经过治疗能够达到成年阶段已超过 95%。先天性心脏病,特别是复杂先天性心脏病经过治疗能够达到完全正常的很少,大多数患者遗留不同程度的合并症,并需要长期随访处理。青少年(adolescence)及成年(adult)患者的临床问题不同于新生儿或婴儿时期的临床问题,并有独特的社会心理问题。成人患者的心脏经历长时期容量及压力负荷,心功能不全往往是很常见的问题,即使负荷消除,心功能也不如年幼患儿恢复得快。心脏手术瘢痕及心肌纤维化则是心律失常的重要原因。青少年及成年患者面临的学习、工作及体育运动等都需要医学专业的指导。女性成年患者有妊娠及分娩的问题。随着年龄增长,有些疾病如高血压、糖尿病、冠心病等也会发生,并影响原有的心脏问题。这部分人群正在逐渐增加,临床经验也在逐步积累,在有些国家已形成新的亚专业,并开展相关的研究。

一、成人先天性心脏病

随着影像诊断技术、麻醉、术后监护、介入治疗及外科手术的发展,先天性心脏病治疗效果明显改善,超过 95% 的患儿能够生存到成年阶段而形成新的人群。这部分人群尚缺乏准确的统计。2001—2011 年,根据在高收入国家成年先天性心脏病(adult congenital heart disease,ACHD)患病率的数据,患病率为(1.7~4.1)/1 000 成年人,并随时间稳步上升,最近的统计数字达到 6.12/1 000

成年人。2010 年,美国成年先天性心脏病患者估计为 140 万,比过去 10 年增长 63%,预计还将继续以每年 5% 的速度增长。2003—2010 年,成年人先天性心脏病患者的住院人数增加 81.5%。在大多数西方国家,成人先天性心脏病患者的数量超过儿童,且差距还在继续扩大。在欧洲,成年先天性心脏病患者估计为 230 万,儿童先天性心脏病患者为 190 万。加拿大的资料表明,成人先天性心脏病患者的数量与儿童的比例为 2:1,成人先天性心脏病患者的数量从 2000 年的近 10 万人增加至 2010 年的超过 16 万人,增加了 57%,在此期间,先天性心脏病儿童增加 11%。

这部分人群包括在小儿时期已发现先天性心脏病,但未经治疗的患者;直到成人才发现为先天性心脏病患者;曾接受手术治疗,但有残留(residue)或后遗(sequelae)问题的患者。负责诊治上述患者的医师必须了解患者以往的病史,特别是手术情况,还要熟悉不同类型先天性心脏病的自然史,以及手术治疗后的远期结果。有些患者可能还需要再次手术,以及长期随访。

(一)房间隔缺损

大多数房间隔缺损(atrial septal defect,ASD)患者在达到成年期前已经手术或介入治疗。有些可能至青年期后在体格检查或胸部 X 线检查时被发现。如果房间隔缺损直径超过 1cm,估计 $Q_p/Q_s>$ 1.5 伴右心房及右心室增大,均应介入或手术治疗,而不受年龄限制。房间隔缺损很小,而没有明显血流动力学改变的患者可不予闭合治疗,但需要定期随访检查。随年龄增长,左心室舒张压增高可使左向右分流量增加而右心室增大。另外,小型房间隔缺损患者也可能发生逆向(paradoxical)栓塞,导致脑血管栓塞。如有栓塞病史应该闭合缺损。部分大型房间隔缺损合并严重肺动脉高压的患者则不适合闭合缺损，缺损可能有利于缓解右心室负荷。房间隔缺损女性患者在妊娠前应接受外科手术或介入治疗闭合缺损，如在孕期中发现房间隔缺损则可在分娩后6个月闭合缺损。房间隔缺损术后长期随访研究显示，远期预后与手术时年龄及肺动脉压有关。25岁以后或肺动脉收缩压≥40mmHg接受手术治疗者长期存活率较低，随访过程中死亡病例均与心力衰竭、卒中及心房颤动有关，25岁以前手术治疗者的长期生存状况与正常人相似。绝大部分在儿童时期经过外科手术或介入治疗的房间隔缺损患者临床无症状，也有发生房性心律失常及病态窦房结综合征，但不多见。

有研究资料显示，晚期心房扑动和心房颤动的发病率随手术时平均年龄（11岁以后）增加而增高。也有报道，60岁以上房间隔缺损患者的心律失常发病率为52%。年长患者长期右心房扩大，可发生房性快速心律失常及过缓心律失常，但心源性猝死少见。

房间隔缺损经过介入堵闭后右心房及右心室容量减少，心腔恢复可能更快，右心室较右心房更明显，恢复过程至少1年。右心房恢复的程度与闭合手术时的年龄成反比。晚期接受闭合手术的房间隔缺损患者中，持续右心房扩张高达65%。

（二）动脉导管未闭

动脉导管未闭（patent ductus arteriosus，PDA）是能够经过外科手术或介入治疗获得治愈的先天性心脏病之一，除非动脉导管再通。动脉导管未闭可经外科手术结扎或经导管堵闭治疗，治疗效果好且安全。外科手术的完全关闭率为94%~100%，介入治疗的完全关闭率超过90%~95%。动脉导管未闭的临床表现不一，可以完全无症状，也可为严重心力衰竭，或艾森门格综合征。有些动脉导管未闭患者对左向右分流代偿良好，在儿童时期无临床症状，而到成年期经过许多年的慢性容量负荷导致心力衰竭，有些患者因左心房进行性增大而以心房颤动为初始临床表现。很多患者无临床症状，在体格检查时因心脏杂音而被发现。

凡因明显左向右分流而有相应临床症状的动脉导管未闭患者，无论在儿童期或成人期，均有关闭动脉导管的指征。即使无临床表现，但左心室增大者仍有手术指征。成人动脉导管未闭患者如果合并肺动脉高压，应进行心导管检查评估肺血管对扩张血管药物的反应性。如肺动脉压或肺血管阻力有明显降低，被证明为可逆性肺动脉高压者则适宜手术或介入治疗。有报道，成人动脉导管未闭合并艾森门格综合征者在动脉导管关闭后可以减少肺血流量和肺动脉压，即使肺血管阻力仍然维持增高。临床沉默（silent）的动脉导管未闭，即未闭的动脉导管很小，分流量也很少时，手术指征尚难以确定。该类动脉导管未闭发生动脉内膜炎也曾有报道。由于动脉导管未闭的治疗效果好且安全，对该类患者予以闭合治疗的策略是合理的。成人动脉导管未闭手术结扎时，存在动脉导管壁可能钙化而发生撕裂的风险，故应予以重视。

（三）室间隔缺损

约有25%的膜周部及小梁肌部室间隔缺损（ventricular septal defect，VSD）有自然闭合的机会。如自出生后观察，无症状、限制型膜周部或小梁肌部室间隔缺损患者中缺损自然闭合机会可高达50%~75%。中等大的5%~10%、非限制型室间隔缺损也可能自然闭合。发生缺损自然闭合在1岁内最多，3岁前约占60%，8岁前为90%，但在成人期也有自然闭合。

成人期未经手术治疗的室间隔缺损患者有两类：无临床症状，缺损已经自然闭合或缺损已缩小；非限制型室间隔缺损合并肺动脉高压。限制性室间隔缺损患者的生活质量及寿命与正常人相似，但发生感染性心内膜炎的风险增加。Berglund等报道根据瑞典先天性心脏病注册资料，531例未经手术治疗小型室间隔缺损患者中有13例发生感染性心内膜炎；248例行手术修补室间隔缺损患者中有3例发生感染性心内膜炎，较一般人群风险增加20~30倍。

在室间隔缺损部位形成假性室间隔瘤可使缺损缩小，甚至闭合，也可导致房室传导异常。如果有显著的左向右分流（$Q_p/Q_s>1.5$）或左心室扩大应予以外科手术或经导管堵闭治疗。流出道部位或漏斗隔部位室间隔缺损常合并主动脉瓣脱垂，并导致主动脉瓣关闭不全、反流，有时也会导致右心室流出道梗阻应手术治疗。

合并肺动脉高压（pulmonary arterial hypertension）的室间隔缺损成人患者中，部分在儿童时期即因肺动脉高压失去手术治疗机会，也有在青年期或成人期发现室间隔缺损已合并肺动脉高压。部分患者发展为艾森门格综合征，即肺血管阻力超声体循环血管阻力，并合并右向左分流。艾森门格综合征不适宜手术治疗。近年来，应用西地那非、波生坦等药物治疗对艾森门格综合征患者的预后有明显影响，据报道死亡时平均年龄[（31±8.1）]岁较早期的报道[（45.3±15.8）岁]延长10~20年。在艾森门格综合征患者中，心律失常、心内膜炎、胆囊结石、痛风性关节炎、咯血、肺动脉血栓形成、肥大性骨关节病等常见。

室间隔缺损患者中2岁内手术治疗远期预后良好。经右心房切开修补室间隔缺损可以减少因右心室切开部位引起的心律失常风险。室间隔缺损在年长儿童时手术者已增高的左心室内径及左心室心肌质量可能持续，并伴有左心室收缩功能减低。室间隔缺损合并轻度主动脉反流，术后可能反流消失或仍保持轻度反流。中度或重度反流则往往需要瓣膜整形处理。如术后存在残余分流或植入人工瓣膜则增加感染性心内膜炎风险需要预防。

（四）房室隔缺损

部分型房室隔缺损（atrioventricular septal defect，AVSD）患者，如二尖瓣裂缺伴轻度反流或无反流，临床表现与继发型房间隔缺损相似。在小儿时期未手术治疗也能达到成人期，或至成年期才被诊断。如二尖瓣反流明显不仅增加左心室负荷，同时也增加房间隔缺损的左向右分流及右心负荷，将增加发生心功能不全及肺动脉高压的风险。如未治疗，50%患者在20岁前死亡，仅25%患者生存超过40岁。

Hynes等报道52例部分型房室隔缺损成人患者，所有超过45岁者均有症状。房性心律失常，如心房颤动是影响生活质量及死亡的重要因素。40~71岁患者手术治疗的早期死亡率为6%。

完全型房室隔缺损并发肺动脉高压的机会非常高，且时间早，程度重。约有1/2房室隔缺损患者合并染色体21-三体（Down）综合征，肺动脉高压在染色体21-三体综合征患者中多达10倍。因此，完全型房室隔缺损患者在出生后早期往往因心功能不全及肺动脉高压而临床症状明显。大多数患儿在生后6个月内手术治疗。未经手术治疗的完全型房室隔缺损患者很少能够存活至成人期，少数存活者均合并肺血管病变，严重肺动脉高压。房室隔缺损的手术死亡率较以往有明显降低。长期预后取决于术后房室瓣功能。由于房室瓣结构异常，术后大多数病例存在一定程度的反流。随年龄增长相关的左心室形态改变、缺血性心脏病及高血压等也可能影响瓣膜的功能。如果无明显左侧房室瓣反流，房性心律失常少见。合并左侧房室瓣反流者需要预防感染性心内膜炎。术后患者需要定期复查心电图及超声心动图。在部分型房室隔缺损患者术后长期随访中，往往因左侧房室瓣关闭不全或狭窄、主动脉下狭窄、残余分流需要再次手术。因左侧房室瓣反流而需要再次手术占术后存活者的10%~15%。瓣膜裂缺残留或闭合不全可进行瓣膜和/或瓣环整形术，严重瓣叶发育不良需进行瓣膜置换手术，约占瓣膜手术的80%。左侧房室瓣狭窄可因瓣膜下装置异常或房室瓣孔发育不良而形成。在小儿时期曾进行瓣膜置换手术，随年龄增长而发生人工瓣膜与患者不匹配。部分型房室隔缺损合并主动脉下狭窄的发生率高于完全性房室隔缺损。约有38%的病例接受主动脉下狭窄手术后平均5年期间需要再次手术。完全型房室隔缺损患者在术后20年内需要再次手术的约占17%，再次手术的原因包括左、右侧房室瓣反流，左侧房室瓣狭窄及残留分流。

（五）肺动脉瓣狭窄

除极重型肺动脉瓣狭窄（pulmonary valve stenosis，PS）外，绝大部分患者虽并未经治疗也多能达到成人期。患者的寿命主要取决于：肺动脉瓣狭窄严重程度；狭窄程度稳定或进展；右心室对压力负荷的适应及三尖瓣反流程度。虽然肺动脉总干明显扩张，即使呈动脉瘤状，破裂的风险也不大。狭窄的瓣膜口通常随年龄而增大,但继发性右心室流出道肥厚的发生可增加梗阻程度。年长患者症状逐渐明显,运动耐力减低。相同的瓣膜狭窄程度,不同患者的临床表现可不同,有些中至重度肺动脉瓣狭窄成人患者仍然无临床症状。最常见的死亡原因是右心室功能不全,往往在40岁以后。肺动脉反流的程度及持续时间也影响患者寿命。凡有症状(运动性呼吸困难、心绞痛、晕厥等)的患者或右心室与肺动脉的压力阶差超过50mmHg,即使无症状的患者均应接受经导管球囊肺动脉瓣成形术。右心室与肺动脉压力阶差低于50mmHg(心排血量正常)患者即使不治疗,寿命也与正常人相似。典型的肺动脉瓣狭窄患者,无论在儿童或成人期进行介入治疗均效果好,且安全。中长期随访资料显示,右心室与肺动脉压力阶差≤36mmHg,不需要再次治疗的病例占85%,肺动脉瓣发育不良效果较差。部分患者介入治疗后仍有残余压差,大多数位于右心室漏斗部。如术前右心室漏斗部狭窄明显,术后漏斗部压差也明显。多数病例残余压差随漏斗部肥厚缓解而减低。介入治疗后可合并肺动脉瓣反流,但反流程度较轻不影响长期预后。右心室经受压力负荷的时间越长,则影响介入治疗后右心室心肌肥厚及功能恢复的程度及时间。

(六) 主动脉瓣狭窄

先天性二叶主动脉瓣是最常见的先天性心血管畸形,在一般人群中其发生率为2%。在15岁以上人群中二叶主动脉瓣在主动脉瓣畸形中占98%,二叶主动脉瓣是成人主动脉瓣狭窄(aortic valve stenosis)最常见的病因。体格检查时有收缩期喷射性杂音及喷射性喀喇音。二叶主动脉瓣(bicuspid aortic valve)可呈正常功能,即无狭窄、轻微或无反流。但是二叶主动脉瓣可发生纤维钙化改变而发生狭窄。主动脉瓣叶在10~20岁开始硬化,主动脉瓣跨瓣压差每10年增加18mmHg,30岁后开始主动脉叶钙化。二叶主动脉瓣随年龄增长的变化,主动脉瓣反流也会逐渐加重。二叶主动脉瓣发展为主动脉瓣狭窄的风险因素尚不清楚,可能与瓣膜特点有关。有研究发现,前后式及不对称(偏心)二叶主动脉瓣进展狭窄较快,主

动脉瓣跨瓣压差每10年增加平均27mmHg。无明显主动脉瓣狭窄(跨主动脉瓣压差<25mmHg),伴轻微主动脉反流时仅需要随访复查及预防感染性心内膜炎。但病变可进展,临床表现为运动耐力减低,运动后呼吸困难、胸痛。在一组473例主动脉狭窄患者随访(平均20年)研究中,在初次心导管检查压力峰值阶差<25mmHg患者中需治疗的仅占20%,压差>50mmHg患者,心律失常、猝死、心内膜炎及心绞痛的每年发生率为1.2%。主动脉瓣叶无钙化,跨主动脉瓣压差超过60mmHg或超过50mmHg同时伴有症状的患者应接受球囊瓣膜成形治疗。介入治疗可使压力峰值阶差减低平均60%。系统的随访非常重要,观察压差变化及主动脉反流的程度。经过介入治疗或外科手术治疗后瓣膜结构仍然如前,随时间延长而可能再狭窄。再狭窄或主动脉反流的进展需要再次手术。距离初次手术时间愈长,再手术的机会愈多。再手术的机会,5年时2%,10年时8%,15年时19%,20年时35%,22年时44%。猝死的风险为每年0.4%。术后感染性心内膜炎的风险无变化。在青年或成人患者中根据主动脉瓣膜的病变程度也可选择应用自身肺动脉瓣替代主动脉瓣(ROSS手术)或人工瓣膜置换。二叶主动脉瓣患者超声心动图检查可见主动脉根部扩大,即使无狭窄也可发生主动脉根部扩张及升主动脉夹层瘤。

(七) 主动脉缩窄

未经手术的主动脉缩窄(coarctation of the aorta,CoA)患者出现症状如左心功能不全有2个高峰,2/3病例在1岁以前,或40岁以后。大部分病例可生存至成人期,超过3/4的未手术病例在50岁前死亡。主动脉缩窄患者的病残率及病死率受合并心血管畸形的影响。主动脉缩窄不仅是局限性先天性畸形,还是广泛动脉病的一部分,并有在远离缩窄部位的动脉形成瘤及夹层病变的倾向。超过50%主动脉缩窄患者合并二叶主动脉瓣,10%患者合并脑动脉瘤。在30年前,在儿童或青年期手术的主动脉缩窄患者,经过长期随访观察发现,长期存活率明显低于正常人,死亡时平均年龄为38岁,经过手术治疗患者的寿命与手术时年龄有关。单纯主动脉缩窄在婴儿期手术,晚期存

活率约为 92%,儿童期手术在 25 岁的存活率为83%,在 20~40 岁期间手术,术后 25 年的存活率为 75%,40 岁以后手术者术后 15 年存活率仅为50%。以后的研究结果显示主动脉缩窄术后生存率有改善。Choudhary 等报道 140 例术后主动脉缩窄病例(手术时中位年龄 5 岁),40 岁时实际存活率为 98%,50 岁时为 98%,60 岁时为 89%。常见的死亡原因依次为冠状动脉性心脏病、心力衰竭、猝死、脑血管意外及主动脉瘤破裂。尽管手术能够成功地解除主动脉缩窄的梗阻,但并不意味着"治愈",在矫治手术后 30 年,由于冠状动脉闭塞性疾病的心脏合并症、再次缩窄,包括动脉瘤和/或夹层在内的主动脉疾病、脑血管意外、高血压和主动脉瓣手术可发生在多达 40% 的患者。

高血压(hypertension)是主动脉缩窄患者术后最常见的合并症,发生率为 25%~68%,发生率的差异与高血压定义、人群及诊断方法有关。Rinnstrom等,根据瑞典国家先天性心脏病注册资料,653 例主动脉缩窄术后患者[中位年龄(36.9±14.4)岁]中有高血压(血压≥140/90mmHg)占 52.7%。早期报道认为,术前高血压的时间是术后高血压的重要危险因素。术后高血压可见于安静或运动时。晚期手术高血压的比例高于早期手术。手术年龄越早,高血压的发病率越低。最近的报道显示,即使早期手术术后高血压仍然常见。在出生后 2~3个月手术者,7~16 年的随访 28% 伴有高血压。高血压与术后残留梗阻无关。安静时血压正常者往往存在收缩压对运动的异常反应。许多研究结果证明,主动脉缩窄患者的大动脉反应性异常,大动脉壁僵硬,顺应性减低。尽管手术成功,术后固有的主动脉功能异常仍持续存在。如果安静时有高血压,上下肢收缩压阶差≥20mmHg,影像学技术检查诊断为存在再缩窄者需要介入或外科手术治疗,如无再缩窄者可应用抗高血压药物治疗。

术后再缩窄(postoperative restenosis)的发生率为 8%~54%,取决于手术的方法、随访时间及诊断再缩窄的方法。婴儿期以后施行缩窄段切除、端-端吻合手术后再缩窄发生率最低。新生儿期,端-端吻合手术后再缩窄发生率为 5%。经典的端-端吻合手术后再缩窄发生率最高,然后依次为锁骨下动脉垂片及补片主动脉成形术。缩窄段切除加延伸的端-端吻合术可能是最佳的方法。如有再缩窄可选择介入或外科手术治疗。

主动脉缩窄常合并二叶主动脉瓣,有报道的达 66%。合并二叶主动脉瓣存在发生感染性心内膜炎及夹层动脉瘤的风险。在婴儿期接受主动脉缩窄手术者,3~7 岁时因二叶主动脉狭窄需要外科手术的占 7%。患者术后往往因升主动脉瘤在成人期死亡或需要外科手术。有报道,合并二叶主动脉瓣者主动脉合并症的发生率为 22%,在无二叶主动脉瓣者中仅为 8%。

术前的高血压引起冠状动脉内膜增生,壁中层增厚成为早期发生动脉硬化性冠状动脉疾病的危险因素。心肌梗死、心力衰竭及冠状动脉硬化合并症是主动脉缩窄术后 11~25 年死亡的主要原因。脑动脉瘤破裂出血可以发生于血压正常的术后患者。主动脉缩窄合并先天性二尖瓣装置异常的发生率为 26%~58%,畸形可能很轻,也可形成二尖瓣狭窄或关闭不全。

主动脉缩窄术后可能存在严重的残留问题,患者需要终身随访,定期行影像学检查观察主动脉及主动脉瓣。监测血压,并控制血压以减少对主动脉的切变应力。β 受体拮抗剂可以预防主动脉扩张。

(八) 法洛四联症

法洛四联症(tetralogy of Fallot)是最常见的发绀型先天性心脏病。随着外科手术技术的进步,大部分法洛四联症在小儿时期可获得外科手术治疗。即使是在 1950—1960 年接受手术治疗病例,术后 32 年存活率为 86%。手术时≤11 岁的患者存活率为 90%~93%,≥12 岁患者的存活率为 76%。近年来,法洛四联症手术治疗提前至婴儿期,长期存活率进一步改善,15 年存活率为93%。术后常见的残留问题包括右心室流出道梗阻解除不彻底,严重肺动脉反流及残留室间隔缺损。外科手术中应用补片扩大右心室流出道或跨瓣环补片可以有效地解除右心室流出道梗阻,也可导致肺动脉瓣装置变形,不可避免地引起肺动脉反流。

通常,肺动脉反流能够被耐受许多年。长期肺动脉反流必将导致右心室容量负荷过量,最终发生右心室功能不全,继发性三尖瓣关闭不全,室上性及室性心律不齐,甚至猝死。置换肺动脉瓣可有效地减低右心室负荷,使右心室内径缩小,维护右心室功能,预防心律失常。目前,可以通过手术或经导管的方式置换肺动脉瓣,置换肺动脉瓣的指征在有症状的严重肺动脉反流患者比较明确,但对无症状的重度肺动脉反流患者尚有争议。肺动脉瓣置换的时间应该在心脏结构,甚至是细胞水平发生不可逆变化之前。美国多中心研究资料显示,2000—2012年肺动脉瓣置换例数增加两倍多,肺动脉瓣置换使症状改善、QRS波间期缩短、右心室内径变小、右心室收缩功能和左心室收缩功能改善,然而没有伴随运动能力、心律失常风险、心源性猝死和全因死亡率的改善。因置换的肺动脉瓣组织会发生进行性变化,平均10年后需要再次手术,所以考虑置换肺动脉瓣手术的时间必需权衡多次手术的可能。

心律失常是法洛四联症术后最常见的遗留问题。房性心律失常和室性心律失常分别影响11%~25%和9%~22%的术后患者。法洛四联症术后患者最常见的死亡原因是终末期心力衰竭和心律失常/突发性心脏死亡。根据2000—2014年美国住院病例数据库资料,法洛四联症成人住院病例中心律失常相关的住院占27.6%,最常见的心律失常为房颤(占15.5%)、心房扑动(占8.4%)和室性心动过速(占8.2%),心律失常相关住院死亡率为5.4%。威胁生命的室性心律失常是法洛四联症术后成人心脏性猝死的重要原因。据报道,法洛四联症术后成人的心脏性猝死风险在20年中明显增加。猝死预测的因素尚不肯定,可能与手术时年长、心力衰竭、残留室间隔缺损、右心室压力有关。猝死患者心电图QRS间期延长(>180ms)。

据报道,20%的法洛四联症患者存在左心室功能不全的晚期后遗症。法洛四联症患者左心室收缩功能障碍的发病机制可能与多因素有关,如长期的发绀缺氧、在法洛四联症修复前进行姑息分流导致慢性左心室容量超负荷、法洛四联症纠治手术时间和随后的手术干预时心肌缺氧损伤、心室-心室相互作用、传导干扰和右心室起搏引起的不同步影响,以及严重肺动脉反流导致左心室

前负荷显著减少等。重型法洛四联症的肺血流量明显减少,同时使左心室容量及射血分数减低。2岁内手术者术后左心室容量恢复正常,收缩功能恢复正常或接近正常,2岁以后手术者,左心室容量正常,而左心室功能仍低于正常。Andrade等对103例手术修复后(中位时间为14年)无症状法洛四联症患者(中位年龄16.3岁)的心脏磁共振左心室重塑研究表明,常有左心室收缩和舒张功能受损、左心室不良重构伴左心室萎缩、质量/体积比降低和细胞外基质扩张提示心肌病的改变。以前的组织学研究显示,法洛四联症患者左心室和右心室壁间质胶原含量均增加。Egbe等在评估左心室射血分数(left ventricle ejection fraction,LVEF)和心血管不良事件(死亡、突然死亡流产或持续性室性心动过速)之间关系的荟萃分析发现,左心室收缩功能障碍是心血管不良事件的独立预测因素,LVEF每降低5%,心血管不良事件风险增加30%,与其他患者相比,LVEF<40%的患者心血管不良事件风险增加3倍。因此,对术后法洛四联症患者长期随访中应关注监测左心室功能。

严重程度不同的法洛四联症未经手术的患者中,生存至20岁占11%,至30岁占6%,至40岁时占3%。法洛四联症合并肺动脉闭锁未经手术者生存至1岁约占50%,10岁内为8%。还有报道,生存至成人期占16%。部分法洛四联症患者可能因肺动脉发育不良不适宜心内矫治手术,而接受减状手术(如体肺动脉吻合术);或右心室流出道狭窄不严重,肺血流量合适;或因侧支血管供血维持肺血流而生存至青年或成人期。

大多数因肺动脉发育差而未接受心内手术的病例青紫非常严重,血液黏度高易发生血栓形成,应注意预防脱水及出血倾向。对位不良的圆锥隔右前移位愈明显,右心室流出道狭窄愈严重,主动脉也愈宽。同时因受主动脉壁中层缺陷的影响,主动脉增宽有逐渐增加的趋势,伴随主动脉反流逐渐加重,可增加心室的负荷。法洛四联症的心内矫治手术并不能达到完全"根治"的目的,术后的残留及后遗问题影响患者的生活质量,需要长期随访观察,如影像学技术检查肺动脉反流,心功能、心动图监测心律及QRS间期等,应预防感染

性心内膜炎。

(九) 完全型大动脉转位

完全型大动脉转位(complete transposition of the great arteries)患儿存活时间取决于心房、心室或大动脉水平的交通及肺血流。大多数存活时间较长的患者合并大型室间隔缺损与肺血管疾病或肺动脉狭窄。

1960—1970年,相继开展 Mustard 及 Senning 手术治疗完全型大动脉转位。Mustard 手术后 10 年生存率为 83%,20 年生存率为 80%,Senning 手术后 10 年生存率为 92%。在长期随访中,这些患者存在重要的残留及后遗问题,如心律失常、三尖瓣反流、心房内板障梗阻、体循环(右)心室衰竭及猝死。多数患者术后发生窦房结功能不全伴交界区逸搏或交界性节律、心房颤动、室性心动过速。Mustard 手术后 5 年仍保持窦性节律的占 35%,15 年时仅占 18%。室性心律失常少见。定期心电图检查及 24 小时动态心电图监测很重要。应用抗心律失常药物时应注意对心电传导的影响。大多数成人患者存在承担体循环功能房室瓣(三尖瓣)反流,随时间反流程度逐渐加重。虽然右心室功能与三尖瓣反流的关系尚不确定,三尖瓣反流将加剧右心室功能不全。成人期承担体循环的右心室功能不全患者约占 15%。心房内板障梗阻发生不多,但与术后严重合并症及猝死有关。猝死的发生率为 7%。与猝死有关的特殊危险因素尚不明确。心律失常、右心室功能不全、三尖瓣反流及心房内板障梗阻值得关注。严重三尖瓣反流者需要外科手术整形或置换瓣膜。右心室功能不全除药物治疗外,也可通过环束肺动脉增加左心室压力负荷以"训练"左心室,最后进行大动脉换位手术以恢复心室与大动脉的连接一致关系。

自 1976 年开始,动脉换位手术治疗完全型大动脉转位,完全恢复正常的心室大动脉解剖连接关系。1989—1992 年手术死亡率<5%。多中心资料显示,术后 1 个月、1 年及 5 年生存率分别为 84%、82% 及 82%。在新生儿时期接受动脉转位手术的患儿现在已达青年或成人阶段。2000 年初期报道动脉换位手术后出院患儿 20 年生存率>95%。此后,Lalezari 等报道 332 例完全型大

动脉转位患儿接受动脉换位手术,医院幸存者的总生存率在 5 年时为 96.9%,在 10 年和 15 年时均为 96.3%。Santens 等报道 318 例完全型大动脉转位患儿接受动脉换位手术后出院后在 5 年、10 年、20 年和 30 年的总生存率分别为 92.1%、91.7%、89.6% 和 89.6%。动脉换位手术后患者存活至成年是很普遍的,但在 30 年的随访时间只有 25% 保持无心脏事件发生。肺动脉狭窄、冠状动脉狭窄及新主动脉扩张和反流是最常见的晚期并发症。

在动脉换位手术后患儿中发生肺动脉狭窄的高达 1/3,肺动脉狭窄部位可发生在肺动脉总干、肺动脉分支、肺动脉瓣或肺动脉瓣下区域。Santens 等报道病例中发生肺动脉狭窄占 80.6%,肺动脉狭窄部位主要位于肺动脉分叉处。动脉吻合口部位的生长不足或先前的肺动脉环缩处狭窄可能与肺动脉狭窄的发生有关。大多数适合经皮球囊扩张和/或肺动脉支架置入治疗,也可通过手术矫正。

动脉换位手术幸存者中冠状动脉狭窄占 5%~7%。在手术后早期和生命的后期冠状动脉狭窄风险增加。手术后早期事件通常与冠状动脉吻合口阻塞灌注有关。冠状动脉转移技术的改进已使这类冠状动脉并发症的发生率和相关死亡率显著下降。但是,动脉换位手术中冠状动脉转移的过程可使患者血管内膜增厚,导致冠状动脉血流储备异常。冠状动脉的解剖扭转或外在压迫可能引起局部缺血。晚期冠状动脉事件也可能归因于患者年龄的增长,内膜逐渐增厚或伸展,增加动脉粥样硬化疾病发生的风险。研究发现,在无症状动脉换位手术后患者冠状动脉血管内超声检查中,几乎 90% 显像的血管有一定程度的冠状动脉粥样硬化,其中严重的占 30%。心源性猝死发生率为 0.3%~0.8%,据认为与心律失常,心肌缺血或梗死有关。

动脉换位手术后原肺动脉瓣和肺动脉根部成为新主动脉瓣和新主动脉根部,随着时间的推移其形态可能会发生变化。动脉吻合部位和新主动脉可能伴狭窄和扩张,新主动脉根部扩张持续,至 10 年时受影响的患者高达 50%。新主动脉瓣关闭不全继发于新主动脉根部的扩张或由于肺动脉

瓣作为新主动脉瓣受到体循环压力的影响。长期研究显示 15%~20% 的患者合并新主动脉瓣关闭不全,多达 15% 的患者术后 20 年内发展为中至重度新主动脉瓣反流。

(十)先天性矫正型大动脉转位

单纯的先天性矫正型大动脉转位(congenitally corrected transposition of the great arteries,cc-TGA)患者可能到青年或成人期才被诊断。大多数患者合并三尖瓣反流,并随年龄增长逐渐加重。严重三尖瓣反流占 26%,需要外科手术治疗的占 70%。容易被误诊为获得性二尖瓣反流。延迟转诊常见,Beauchesue 等报道 44 例 20~75 岁 cc-TGA 病例,转诊时已有显著三尖瓣反流占 59%,需要置换三尖瓣的病例中临床心力衰竭已超过 6 个月。单纯的 cc-TGA 患者在 50 岁前发生心力衰竭的超过 1/3,合并其他心脏畸形(如室间隔缺损、肺动脉狭窄等)或未手术治疗者发生心力衰竭的超过 2/3。合并不同程度房室传导阻滞的超过 75%,完全性房室传导阻滞约占 30%,发生完全性房室传导阻滞的递增风险高达每年 2%。Connelly 等报道 52 例成人 cc-TGA,25% 病例死亡时平均年龄 38 岁,进行性心力衰竭、猝死为死亡原因的占 70%,因完全性房室传导阻滞需要使用起搏器治疗的占 50%,38% 病例有房性心律失常(心房颤动、心房扑动、室上性心动过速)。Ruledge 等报道 121 例儿科不同严重程度(无症状、合并心力衰竭或青紫)cc-TGA 病例,5 年、10 年及 20 年生存率分别为 92%、91% 及 75%。20 例(16.5%)死亡,平均年龄 13.2 岁。

成人 cc-TGA 患者中常需要瓣膜置换手术治疗重度三尖瓣反流。Van Son 等报道 40 例术后 5 年及 10 年生存率分别为 78% 及 61%,死亡原因均为体循环心室功能不全。进行双室型矫治手术者,术后多数合并三尖瓣反流程度加重。术后 10 年生存率仅 67%,合并三尖瓣反流占 44%。室间隔缺损修补后瓣环变形、室间隔位置的变化及肺动脉狭窄解除后瓣环的扩大均是导致术后三尖瓣反流加重的因素。因此,在进行心内矫治手术时,如果合并轻度以上的三尖瓣反流最好同时进行瓣膜置换手术。

近年来,采用 Mustard 或 Senning 手术加大动脉换位手术治疗 cc-TGA 达到解剖矫治,恢复心室与大动脉连接的一致。术前需要"训练"左心室以达到能够承受体循环的功能。如合并肺动脉狭窄及室间隔缺损,则以补片建立隧道连接左心室与主动脉,而外管道连接右心室与肺动脉(Rastelli 方法)。Langley 等报道 54 例治疗的结果,手术死亡率为 5.6%,术后 9 年生存率为 77%。术前伴三尖瓣反流患者预后较差。部分病例需要换管道,主动脉瓣置换或移植。左心室功能不全、房性心律失常仍是需要关注的问题。

(十一)单心室

单心室(single ventricle,SV)包括心室双入口、一侧房室连接缺如、不平衡型完全性房室隔缺损及单心室内脏异位综合征等。单心室患者生存时间主要取决于单心室的形态性质;是否存在肺动脉狭窄或主动脉下狭窄及程度;无肺动脉狭窄时肺血管阻力;房室瓣形态及功能。未经手术的单心室患者预后差。Moodie 等报道,70% 左心室型单心室患者在 16 岁前死亡,患者每年减少 4.8%,右心室型单心室患者的预后更差,诊断后 4 年生存的占 50%,主要死亡原因为心律失常、心力衰竭和猝死。

接受 Glenn 手术或双向 Glenn 手术可达到改善症状的目的。Glenn 手术后 10 年及 20 年生存率为 84% 及 66%,晚期死亡者为 22%。双向 Glenn 手术后 2 年的生存率为 87%。Glenn 手术后发生右下肺叶肺动静脉瘘者为 9%~25%,在 Fontan 手术后可消退。Fontan 手术(心房内隧道)术后 10 年生存率为 91%。术后窦房结功能不全可见于 13%~16% 患者,并随时间而增加。房性心动过速的发生率为 57%。3.7% 患者术后晚期发生失蛋白性肠病(水肿、胸腔、腹腔及心包积液、慢性腹泻),出现全身水肿患者 5 年生存率为 50%。随着 Fontan 手术技术的改良,长期生存率也有所改善。梅奥诊所 1 052 例 Fontan 术后患者 40 年的回顾性研究中,总生存率在 10 年时为 74%,20 年时为 61%,30 年时为 43%。在 2001 年后接受手术治疗患者生存率明显更高,10 年生存期为 95%。采用心外管道 Fontan 手术的患者总体生存率高于心内隧道 Fontan 手术者。2018 年，Fontan 手术长期结果的荟萃分析（5 859 例）显示 5 年、10 年和 15 年的生存率分别为 90.7%、87.2% 和 87.5%。另一项荟萃分析显示，Fontan 手术后晚期死亡常见的原因是心力衰竭、心律不齐、肾脏疾病、呼吸衰竭和各种凝血问题。

二、体育活动

参加体育锻炼（physical exercise）和正常的体力活动对先天性心脏病患者身体健康、良好的心理、培养自信及社会交往都有利。通常对先天性心脏病患者参与体育活动多数比较保守，往往不必要地限制参加活动。实际上，这对患者生活质量是不利的。一些资料表明，与普通人群相比，他们的活动更少，肥胖患病率更高。很多人担心在运动时或运动后猝死的风险。其实，在已知心脏状况的患者中，运动期间的并发症，包括心源性猝死是罕见的。

对先天性心脏病青年患者参与体育活动的推荐需根据患者的先天性心脏病类型及其潜在并发症，先前的健康状况，以及体育活动对心脏血流动力学的影响。在考虑推荐意见时也要了解不同体育活动对能量的消耗。运动有两种类型即动态运动及静态运动。动态运动也称等张运动，运动时肌肉长度及节律改变，如慢跑、游泳等。动态运动导致心脏容量负荷及氧耗量增加、心排血量增加、血压收缩压增高，但因周围血管阻力下降，血压舒张压、平均压相对无改变。静态运动也称为等长运动，突然发力，肌肉长度无明显改变，如举重等。静态运动导致心脏压力负荷，血压收缩、舒张及平均压增高，心排血量及氧耗量稍有增加。动态运动比静态运动更适合。在推荐体育运动之前，应该对身体锻炼能力进行评估以避免未经训练的患者进行剧烈运动。可以通过运动试验测试患者的体力，如达到目标心率（最高心率的 60%~80%）而无症状或血流动力学影响，运动时呼吸加快但能保持舒畅地讲话。可根据测试相当于患者期望的日常活动的运动水平反应制订方案，也可指导患者掌握限制自己运动的方法。

绝大部分不严重的先天性心脏病患者及经过介入或外科手术治疗后的患者都不应被限制参加体育活动，可以安全地进行有规律的、适度的体育活动。体育活动的强度需要根据患者具体情况制订个体化的方案，并根据适应情况进行调整。在绝大多数情况下，推荐参加适当（舒适）程度的运动，不推荐参加竞技性的体育活动。定期运动和心脏康复可改善运动能力应予以鼓励。但也要注意防止参加不安全的体育活动。少数情况，如体循环心室收缩功能障碍、体循环心室流出道梗阻、肺动脉高压、血流动力学明显的心律失常或主动脉扩张，需要更加谨慎。应用起搏器，抗凝药物的患者避免剧烈活动。有严重心律失常或心功能不全患者不宜参加体育活动。

三、妊娠

由于诊断及治疗技术的迅速发展，超过 95% 先天性心脏病婴儿经过诊治已有可能进入成人期，其中半数女性患者将面临生育问题。大约 1% 孕妇有心血管疾病，其中 80% 为先天性心脏病，其他尚有心肌病及高血压等。大多数不严重的先天性心脏病女性患者在适当的医学监护下能够耐受妊娠（pregnancy）及分娩。怀孕前接受检查评估先天性心脏病的程度、血流动力学及心功能状况，充分了解怀孕对孕母及胎儿的影响是非常必要的。必要时整个妊娠及分娩过程需要产科、心脏科、新生儿科及遗传学等医师及专业人员共同参与评估及处理。

（一）妊娠及分娩对心血管功能的影响

妊娠过程是以高血容量及低阻力生理为特点。在受孕第 6 周血容量开始增加，孕期血容量增加 50%，通常孕 28~34 周达高峰，孕晚期血容量保持平稳。孕期红细胞增加，但血浆容量增加超过红细胞而呈血流稀释。血容量增加，相对贫血而使血黏度降低，改善微循环均有利于胎儿-胎盘循环充盈。体循环血管阻力在受孕第 6 周开始下降，同时在孕早期动脉血压减低，孕中期达最低后保持平稳。体循环血管阻力在孕 32 周缓慢上升，直至足月。由于每搏量与心率增加，孕期心排血量早在孕 5 周起逐渐增加，孕 30 周时达高峰。每搏量较未怀孕时的基础值增加 20%~30%,心率平均增加 10~20 次/min。孕早期心排血量增加受每搏量增加影响多,而孕晚期心率持续增加影响多。左心室收缩功能在孕期也稍有增加。分娩过程受焦虑、疼痛及子宫收缩等影响使血压升高,心排血量增加。分娩时体循环影响明显。分娩后由于子宫血液进入循环及子宫对腔静脉压迫的消除使心脏的前负荷突然增加。前负荷增加的影响也受到分娩出血部分抵消。前负荷、充盈压及每搏量的突然增加可能促使心力衰竭的发生。对适应妊娠的血流动力学改变要到分娩后数周才不明显。

正常妊娠过程主动脉中层发生变化。雌激素对与血管弹性有关的胶原更新有影响。在孕期血清中存在的 Relaxin 是一种类胰岛素生长因子激素,可降低胶原的合成。这些主动脉中层变化成为发生动脉夹层改变的基础,在合并固有主动脉中层病变的先天性心脏病,如二叶主动脉瓣,主动脉缩窄及马方综合征中则有叠加影响。

孕期黄体酮水平的增加可诱导呼吸增快,孕晚期横膈抬高而影响肺容量储备也会使呼吸增快。正常妊娠常伴有气促的表现。除前述正常妊娠时的血液改变外,通常还存在高凝状态,故有深部静脉血栓形成,肺栓塞和人工瓣膜血栓形成的风险。

在患有某些类型的先天性心脏病或其他孕产妇危险因素的患者中,上述妊娠中的生理变化可能难以耐受。心脏不良结局包括肺水肿、心律失常、充血性心力衰竭和血栓栓塞。不良的产科结局包括子痫前期、早产、产后出血和胎盘早剥。夫妻应该接受咨询孕产妇危险因素及不良胎儿结果危险因素分析。

(二)遗传咨询

在决定怀孕前应该咨询胎儿发生先天性心脏病的风险。先天性心脏病在兄弟姐妹中再发风险的研究资料较多,而父母为先天性心脏病在子女中再发风险(recurrence risk)的资料不多。一般人群中,先天性心脏病的发生率为 0.4%~0.6%,在兄弟姐妹中的再发风险为 1%~6%,父亲或母亲患先天性心脏病子女中再发风险增高 10 倍,母亲为先天性心脏病患者的再发风险更高。不同类型先天性心脏病的再发风险不同,单基因疾病和/或染色体疾病的再发风险较高,如努南综合征、马方综合征、遗传性心血管上肢畸形综合征、威廉姆斯综合征和 22q11 微缺失综合征,但外显和表型可有差异。

在一组兄弟姐妹,或父母中有先天性心脏病先证者的 6 640 例胎儿中发现先天性心脏病占 2.7%,母亲、父亲或兄弟姐妹为先证者的再发风险分别为 2.9%、2.2% 及 2.7%。家属成员中先天性心脏病的类型完全一致的占 37%,归类(胚胎起因相似)一致的占 47%。房室隔缺损的一致度达到 80%。

目前,估计再发风险主要依据多基因遗传模式,结合先天性心脏病类型及现有的经验等,可能存在一定的缺陷。也有报道在某些地区先天性心脏病再发风险明显高。一般的经验法则,先证者父母正常,其同胞再发风险为 1%~6%,如果两个同胞受累则再发风险增高至 10%,子代再发风险高于同胞,母亲为先证者再发风险较高,左心梗阻型先天性心脏病再发风险较高(8%~10%)。某些缺陷的再生风险较高,如主动脉狭窄在同胞中为 13%,左心发育不良综合征者在同胞中为 31%。再发表型可一致或不一致,左心梗阻型先天性心脏病再发表型一致性低(26%),间隔缺损型先天性心脏病再发表型一致性较高(48%),流出道缺陷型先天性心脏病再发表型一致性居中(31%)。

应在孕 18~20 周接受胎儿超声心动图检查。有些孕妇需要遗传学检查,可以采取绒毛血(孕 14 周前)、羊水进行染色体核型分析或染色体基因芯片分析检查,必要时可进行全基因组或全外显子组测序检查。

(三)心脏病影响的评估

妊娠期间孕妇的心脏病对孕产妇、胎儿和新生儿并发症是危险因素,仔细评估与风险分层(risk stratification)是心脏病孕产妇处理的重要方面。2001 年,加拿大妊娠合并心脏病研究组(Cardiac Disease in Pregnancy,CARPREG)首先研究及报道心脏病孕产妇发生心脏事件的危险因素,并开发及验证用于预测心脏病孕妇风险的评分系统。对心脏事件(肺水肿、心律失常、中风、心搏骤停或死亡)的 4 项预测因素:①以前曾有心脏事件(心力衰竭、暂时性脑缺血发作)或心律失常;②NYHA 心功能>Ⅱ级或发绀;③二尖瓣或主动脉梗阻;④左心室射血分数<40%。经过前瞻性研究发现,4 项预测因素中具备 1 项者心脏事件发生率为 27%,具备 2 项及以上者发生率为 75%,无任何预测因素者发生率为 5%。心脏病孕妇中74% 是先天性心脏病,不包括艾森门格综合征,总的心脏事件发生率为 13%,55% 心脏事件发生在分娩前。但是以往认为是高危因素如艾森门格综合征、肺动脉高压、Fontan 手术后或马方综合征伴主动脉根部扩张在该评分系统中没有得到反映。在后续仅包括先天性心脏病孕妇的研究中心脏事件(肺水肿、有症状的心律失常,需要紧急侵入性干预)发生率为 25%。预测因素中增加肺动脉下心室功能不全和严重肺动脉反流可进一步改善预测的效果。修改的世界卫生组织提出的心脏病孕妇风险的评估及分类主要依据合并心血管疾病的严重程度,分为极低风险(Ⅰ类)、低至中风险(Ⅱ类)、高风险(Ⅲ类)和极高风险(Ⅳ类)。Ⅰ类包括:①无并发症、轻型的肺动脉狭窄、动脉导管未闭、二尖瓣脱垂;②成功修复单纯性病变(房间隔、室间隔缺损、动脉导管未闭、肺静脉引流异常);③孤立性心房或心室异位搏动。Ⅱ类(其他情况良好且无并发症)包括:①未手术的房间隔缺损或室间隔缺损;②修复的法洛四联症;③大多数心律失常。Ⅱ~Ⅲ类包括:①轻度左心室功能障碍;②肥厚型心肌病;③不被认为是Ⅰ或Ⅳ类的自身瓣膜疾病;④无主动脉扩张马方综合征;⑤主动脉内径<45mm,伴有二叶主动脉瓣的主动脉疾病;⑥修复的 CoA。Ⅲ类包括:①机械瓣;②体循环右心室;③Fontan 循环;④发绀型心脏病(未修复);⑤其他复杂先天性心脏病;⑥主动脉扩张40~45mm 马方综合征;⑦主动脉扩张 45~50mm 伴二叶主动脉瓣的主动脉病。Ⅳ类包括:①任何原因的肺动脉高压;②严重体循环心室功能不全(左心室射血分数<30%,NYHA Ⅲ~Ⅳ级);③既往有围产期心肌病伴左心室功能残余损害;④严重二尖瓣狭窄和有症状的严重主动脉瓣狭窄;⑤马方综合征伴主动脉扩张>45mm;⑥双瓣主动脉瓣病变的主动脉扩张>50 mm;⑦严重原发性 CoA。

Ⅳ类为妊娠禁忌证。

在一项文献资料分析(2007 年)中显示,先天性心脏病孕妇 2 491 次妊娠中(491 次自然或选择性流产)心脏合并症发生率为 11%,心力衰竭最常见。复杂先天性心脏病和曾经接受减状手术的发绀型先天性心脏病患者的风险更高。合并艾森门格患者孕妇的死亡率≥50%(常在分娩后)。如果孕妇合并糖尿病,高血压或置换人工瓣膜,应用抗凝药物则增加心脏事件的风险。

2018 年,加拿大妊娠和心脏病研究组经过多年研究对预测心脏病孕妇风险的评分系统进行修订,包括不同分值的 10 个风险预测因子:①以前曾有心脏事件或心律失常(3 分);②NYHA 心功能>Ⅱ级或发绀(3 分);③人工机械瓣膜(3 分);④左心室收缩功能不全(射血分数<40%)(2 分);⑤高危左心瓣膜疾病/左心室流出道梗阻(2 分);⑥肺动脉高压(2 分);⑦冠状动脉病(2 分);⑧高危主动脉病(2 分);⑨无先前心脏干预(1 分);⑩最近的妊娠评估(1 分)。原发性心脏事件的预测风险按分数分层分为 0~1 分(5%)、2 分(10%)、3 分(15%)、4 分(22%)和>4 分(41%)。

先天性心脏病孕妇的胎儿及其围产期的风险也很高,包括早产、体重低于孕期、呼吸窘迫综合征、脑室内出血、胎儿或新生儿死亡。

不适宜妊娠者包括以下因素:①艾森门格综合征;②马方综合征伴主动脉根部扩张;③严重主动脉瓣狭窄或主动脉缩窄;④体循环心室射血分数<35%。如已妊娠应选择终止。

心室功能正常,无肺动脉高压的左向右分流型先天性心脏病,或单纯的轻、中度梗阻病变,或无症状反流病变,或即使有体循环心室功能正常的复合性非发绀型先天性心脏病的女性患者均能承受妊娠,无或很少有妊娠风险,多数患者术后无残留或后遗问题,未置入机械人工瓣膜的也可承受妊娠。

(四) 避孕

心脏病女性患者的妊娠风险差异很大,应根据具体情况采用避孕(contraception)措施,选用前必须考虑不同类型避孕措施或药物效用及安全性。避孕药如含有雌激素有血栓形成的风险,不宜用于合并发绀型先天性心脏病、Fontan 手术后、持续心律失常、明显心室功能不全及曾有血栓栓塞病史的女性患者。含单纯黄体酮的避孕药虽无血栓形成的风险，但有较高的失败率。放置子宫内装置常伴发菌血症，不宜用于曾有心内膜炎病史，合并发绀型先天性心脏病，或置入人工瓣膜/管道的女性患者。约有 5% 妇女在放置装置时发现血管迷走反应，特别对肺动脉高压或 Fontan 术后妇女有危害。

对不宜妊娠的高危女性患者，必要时可采用外科绝育手术。

(五) 妊娠期的药物影响

妊娠期应用任何药物必须考虑对胎儿的潜在毒性及妊娠相关改变对药物作用的影响。药物的致畸影响主要在孕 3~12 周，妊娠后期药物有效取决于药物类型，剂量及时间长短。因很多药物的致畸影响尚不清楚，为了避免对胎儿的毒性影响，应尽量少用药，或较短时间及最低有效剂量，尽可能避免在孕早期用药。妊娠相关的改变影响药物吸收，转运、代谢及排泄，对不同的药物影响也不同，如经过肾脏排泄的药物，因妊娠时肾小球滤过率增高，则需要增加给药的次数。

有些心脏药物对胎儿有影响应避免使用。在孕早期，血管紧张转换酶抑制剂增加先天性畸形的发生率，在孕中、晚期，应用血管紧张转换酶抑制剂及血管紧张素受体阻滞剂可合并羊水减少、胎儿生长迟缓、肺发育不全、关节挛缩 (hypocalvaria)、新生儿肾功能不全、低血压和死亡。有报道，β 受体拮抗剂与胎儿生长发育迟缓及胎儿心动过缓有关。非心源性水肿不应用利尿剂，妊娠早期利尿剂可降低孕妇血浆容量，对胎儿有潜在的危害。如果孕妇因置入机械瓣膜或静脉血栓形成而使用抗凝药物需要特别注意。阿司匹林可能对胎儿动脉导管有收缩作用应避免使用，法华林有致畸作用，也有增加流产的风险，这些作用与剂量有关。如果需用法华林时应使用最低的剂量，或选用低分子量肝素替代。

随着儿科心脏病，特别是先天性心脏病患者进入青少年及成年期，且这部分人群数量逐渐增加，儿科及成人心脏科医师将面临新的挑战。在过去 10 多年中，一些欧美国家已经开始建立相关的专业，开展人员培养及研究，且建立了转诊系统。普遍认为应该成立诊治中心负责处理一些疑难的问题。美国、加拿大及欧洲心脏病学会也相继制定了成人先天性心脏病诊断、治疗建议及指南，有助于改善和提高诊治水平。可以预见在不久的将来，国内也会出现类似的情况，提早准备才会不失时机。

（陈树宝）

参 考 文 献

1. BAUMGARTNER H, DE BACKER J, BABU-NARAYAN S V, et al. 2020 ESC Guidelines for the management of adult congenital heart disease. Eur Heart J, 2021, 42 (6): 563-645.

2. STOUT K K, DANIELS C J, ABOULHOSN J A, et al. 2018 AHA/ACC Guideline for the Management of Adults With Congenital Heart Disease. Circulation, 2019, 139 (14): e698-e800.

3. THAKKAR A N, CHINNADURAI P, LIN C H. Adult congenital heart disease: magnitude of the problem. Curr Opin Cardiol, 2017, 32 (5): 467-474.

4. WEBB G, BARBARA J, MULDER B J, et al. The care of adults with congenital heart disease across the globe: Current assessment and future perspective. International Journal of Cardiology, 2015, 195: 326-333.

5. BERGLUND E, JOHANSSON B, DELLBORG M, et al. High incidence of infective endocarditis in adults with congenital ventricular septal defect. Heart, 2016, 102 (22): 1835-1839.

6. CHOUDHARY P, CANNIFFE C, JACKSON D J, et al. Late outcomes in adults with coarctation of the aorta. Heart, 2015, 101 (15): 1190-1195.

7. RINNSTROM D, DELLBORG M, THILEN U. Hypertension in Adults with Repaired Coarctation of the Aorta. Am Heart J, 2016, 181: 10-15.

8. O'BYRNE M L, GLATZ A C, MERCER-ROSA L. Trends in pulmonary valve replacement in children and adults with tetralogy of Fallot. Am J Cardiol, 2015, 115 (1): 118-124.

9. EGBE A C, Vallabhajosyula S, Rahul Vojjini R, et al. Prevalence and in-hospital mortality during arrhythmia-related admissions in adults with tetralogy of Fallot. Int J Cardiol, 2019, 297: 49-54.

10. ANDRADE A C, JEROSCH-HEROLD M, WEGNER P, et al. Determinants of left ventricular dysfunction and

remodeling in patients with corrected tetralogy of Fallot. J Am Heart Assoc,2019,8(17):e009618.

11. SANTENS B,VAN DE BRUAENE A,DE MEESTER P, et al. Outcome of arterial switch for transposition of the great arteries. A 35-year follow-up study. Int J Cardiol, 2020,316:94-100.

12. KIRZNER J. Long-term management of the arterial switch patient. Current Cardiology Reports,2018,20(8):68.

13. SCHWARTZ I,MCCRACKEN C E,PETIT C J,et al. Late outcomes after the Fontan procedure in patients with single ventricle:a meta-analysis. Heart,2018,104(18): 1508-1514.

14. ALSAIED T,BOKMA J P,ENGEL M E,et al. Factors associated with long-term mortality after Fontan procedures: a systematic review. Heart,2017,103(2):104-110.

15. TRAN D,MAIORANA A,AYER J,et al. Recommendations for exercise in adolescents and adults with congenital heart disease Progress in Cardiovascular Diseases,2020, 63(3):350-366.

16. REGITZ-ZAGROSEK V,LUNDQVIST C B,BORGHI C, et al. ESC Guidelines on the management of cardiovascular diseases during pregnancy. European Heart Journal,2011, 32(2):3147-3197.

17. ALCICCIOLI K B,COTTS T B. Pregnancy in women with adult congenital heart disease. Cardiol Clin,2021,39(1): 55-65.

18. WERNOVSKY G,ANDERSON R H,KUMAR K. Anderson's pediatric cardiology. 4th ed. Philadelphia: Elserver,2020,1441-1449.

19. SILVERSIDES C K,GREWAL J,MASON J,et al. Pregnancy outcomes in women with heart disease:the CARPREG II study. J Am Coll Cardiol,2018,71(21): 2419-2430.

第六十二章

先天性心脏病与神经发育障碍

先天性心脏病(congenital heart disease)是最常见的出生缺陷,也是婴儿期主要的死亡原因。大约25%的先天性心脏病患儿需要在一岁内手术及治疗。在过去40年中,随着先天性心脏病诊断和治疗技术的发展,先天性心脏病婴儿的生存率有明显的改善,即使严重先天性心脏病的生存率亦能超过90%。经过治疗的先天性心脏病儿童大多存活到成人时期,先天性心脏病成人数量已经超过先天性心脏病儿童,占先天性心脏病人群的66%。目前,研究工作重点已经从提高短期生存率转变到改善先天性心脏病患者的功能结果和生活质量。在高收入国家进行的研究(20项)结果荟萃分析,发现与健康对照组相比,先天性心脏病患者术后与健康相关的生活质量(health-related quality of life)在所有领域都较差。与单纯性先天性心脏病相比,复杂先天性心脏病患者与健康相关的生活质量更差。认知功能(cognitive function)是与健康相关的生活质量的重要方面,认知功能障碍有许多后果,包括学习能力差,以及情感和社交困难等,可能影响终身。越来越多的研究结果显示,先天性心脏病儿童的长期神经发育预后比同龄人差,其神经发育障碍(neurodevelopmental deficit,NDD)患病率高于健康儿童。已有报道,复杂先天性心脏病婴儿有神经发育损害的高达50%。神经发育损害的表现多样性,包括认知、精细和粗大的运动技能、执行功能、视觉构建和感知、注意力及社会交流技能障碍等。以往关于神经发育后果的研究中多聚焦与心脏手术的关系,已有很多研究资料支持这些儿童在手术前已存在神经发育障碍的风险。研究阐明,先天性心脏病患者神经发育障碍的危险因素及发生机制,对于早期预防及干预有重要意义。

一、先天性心脏病术后的神经发育结果

由于手术和围手术期治疗水平的提高,先天性心脏病儿童手术过程所致的脑瘫和重度神经感觉障碍患病率已减少至<5%,但术后惊厥和神经系统异常较多见,临床和亚临床惊厥发生于8%~30%心脏手术后的婴儿。心内直视术(open heart surgery)后神经学检查显示异常占30%~41%。先天性心脏病儿童的早期细微运动和大运动发育延迟的风险较高。发生大运动发育延迟的高达64%,超过一半在1岁时表现。Miller等报道91例先天性心脏病手术后,出院前出现神经症状的有惊厥(15%)、肌张力低(34%)、肌张力高(7%)、肌张力不对称(5%)及警觉性下降(19%)。据其他报道,手术后惊厥发生率为4%~11%。手术后48小时持续脑电图监测异常可高达20%。先天性心脏病患儿手术后表现为吞咽功能不全和吸吮异常,是后期神经发育结果的早期预测指标。

接受外科手术治疗的先天性心脏病患儿的智力功能与一般人群相当,大多数研究显示,总体智商(IQ)在较低的平均范围内。尽管如此,特定类型的先天性心脏病儿童的平均IQ有显著差异。接受单心室修补手术儿童的智商明显低于对照组。发绀型先天性心脏病的儿童往往比非发绀型先天性心脏病的儿童平均智商低。大多数研究显示,总体IQ在较低的平均范围内,中位值IQ分数范围为91~95分,且明显低于正常标准或健康对照。

神经发育障碍可能是先天性心脏病儿童最常见的不良结果。多达25%~50%需要治疗的先天性心脏病儿童表现为NDD,包括轻度认知障碍、注意力障碍和多动,运动功能、社会互动、语言和

沟通技能障碍,以及执行功能延迟,可持续至上学年龄甚至更久。通常神经发育障碍可以是轻微的,可能单独或组合出现。NDD 会对学业产生不利影响,从而影响就业、独立性和人际关系,并可能加重心理障碍负担,降低整体生活质量。有29%需要在婴儿期心脏手术的儿童表现为中至重度损伤,在 12 个月龄时至少在神经发育一个领域出现损伤表现。在婴儿期发现的异常可能持续至童年早期。在青少年先天性心脏病患者中伴NDD 是正常人群的近两倍,在神经发育不同方面可见神经发育滞后,包括全面智商、知觉推理、工作记忆、视觉知觉、视觉运动整合、执行和运动功能。有多达 12% 的先天性心脏病青少年需要就读特殊学校,多达 65% 需要接受学业补习。神经发育障碍在复杂先天性心脏病的儿童和青少年中比心血管问题更常见。随着孩子的成长,在学习障碍、行为问题、社会认知困难和注意力缺陷/多动障碍方面可导致学习困难,在课堂和社交方面可发生不良行为,自卑、行为控制困难及最终的犯罪行为。在一项多中心的研究中,1 770 例婴儿期接受心脏手术的先天性心脏病患儿在(14.5±3.7)个月时接受评估,与正常平均值比较,先天性心脏病儿童的心理运动发育指数(psychomotor development index,PDI)(77.6±18.8)和精神发育指数(mental development index,MDI)(88.2±16.7)显著降低(P<0.01)。PDI 和 MDI 比一般人群低于平均值≥1SD 分别为 63.5% 及 36.1%,而低于平均值≥2SD 分别为 36.8% 及 15.3%。更严重的心脏病,与较低的 PDI 显著相关。

先天性心脏病儿童的语言发育影响明显,尤其是在表达技能方面。据文献报道,在 15 个月龄时,先天性心脏病儿童在表达和接受技能方面的标准化语言评估得分比健康儿童低(平均低10~17 分),与接受能力相比,他们的表达能力缺陷更为显著。在 21 个月龄时语言障碍率为 15.5%,而认知障碍率保持在正常范围(≤2.27%)。语言发育迟缓持续存在,随着年龄的增长,语言发育异常的儿童比例会增加。在 24 个月龄时超过 25%的先天性心脏病儿童表现出较低的沟通能力。

先天性心脏病的婴儿运动技能的发育障碍较显著,先天性心脏病儿童的运动缺陷与运动耐受

性无关。动态平衡和精细运动技能受影响最大。发绀型先天性心脏病新生儿在 6~12 个月时进行心脏手术,手术后有运动功能障碍风险明显增高。一项研究发现在出生一年内接受手术的儿童严重运动障碍的风险是对照组儿童的 11 倍。

先天性心脏病儿童和青少年通常表现为注意力缺陷多动障碍(attention deficit and hyperactive disorder,ADHD)。虽然 ADHD 在普通人群中较多,但在先天性心脏病儿童中更常见,尤其是发绀型先天性心脏病的儿童。有证据表明,先天性心脏病儿童的孤独症发生率高于一般人群。最近一项研究,中国台湾 3 552 名先天性心脏病患者与年龄/性别匹配的对照相比,诊断为 ADHD 的校正危险比为 2.52,诊断为孤独症谱系障碍的校正危险比为 1.97。

单纯性间隔缺损的成年患者与一般人群比较,往往病残率、死亡率增加,精神疾病风险也会增加。Asschenfeldt 等对在儿童时期接受单纯性房间隔缺损(n=34)或室间隔缺损(n=32)手术的患者(平均年龄 25.6 岁)及健康配对的同龄人(n=40)进行标准的神经心理测试和 3.0T 脑部磁共振成像检查对比发现,先天性心脏病患者的智力受到影响,与对照组比较全量表智商、言语理解、知觉推理和工作记忆得分较低,同时,视觉空间能力、记忆力、执行功能及社会认知较差。先天性心脏病组自我报告的执行功能障碍、注意缺陷和多动行为及社会认知功能不全的概率高于一般人群和对照组。两组整体和区域脑容量相似和脑部磁共振成像异常发生率相似。先天性心脏病组精神疾病发生率高,学龄期特殊教学需求较大。

法洛四联症儿童 IQ 平均值(88.5)低于其他先天性心脏病(90.6~102.4)。法洛四联症青春期儿童与对照比较,平均 IQ 相差 6~10 点,合并遗传综合征者差于非综合征者。有报道,ADHD发病率在伴与不伴遗传异常的法洛四联症患者中分别为 39% 与 19%,对照组为 5%。法洛四联症儿童的神经发育结果受合并遗传异常(22q11微缺失等)有关。法洛四联症婴儿在早期(中位年龄为 4.5 个月)贝利婴儿神经发育筛查测验(Bayley Infant Neurodevelopmental Scree ner,

BINS）中,43% 患儿有缺陷并与 1 岁后 Bayler-Ⅲ 评分相关。1/3 的患者存在相关发育障碍,其中大运动障碍最常见,其次是接受语言、认知和精细运动技能障碍。

大动脉转位儿童在算术、学习和一般知识测试中得分较低。60 例在新生儿期接受大动脉转位手术的儿童,23.3% 的表现低于预期。在表现较差的组中,18.3% 的表现低于平均值 1 个标准差,5% 的表现低于平均值 2 个标准差。波士顿儿童医院先天性心脏病外科停循环矫治患儿的研究发现,在不同神经发育领域,大动脉转位人群的结果低于正常人群标准。在儿童时期不同时间点,与对照组相比低于平均分值持续至 16 岁,特别是在学业成绩、社会认知方面。大部分大动脉转位患者得分低于预期的总体均值≥1SD,包括记忆(35%)、学术成就(26%~27%)和视觉空间技能(54%),还有执行能力和注意力。在 Aachen 研究中得到类似的结果,如明显的运动功能不全,5 岁时与正常比较学习知识获得能力较差和语言障碍,10 岁时评估发现神经系统和语言障碍更多见。在青春期重新评估时,智商分数在正常范围内,然而低于预期平均成绩的分值≤2 个标准差的发生率为 11%,表明特殊认知缺陷的发生率高于正常人群。尽管完全型大动脉转位儿童总体智力与正常相似,学龄儿童存在言语障碍的占 40%。

大多数最严重的心脏缺陷患者,如单心室畸形,15%~30% 的患者会有严重的认知和/或行为缺陷。心脏外科手术后的单心室儿童 IQ 显著低于对照组。Wernovsky 等报道 133 例 Fontan 手术后(1970—1980 年),检测时年龄中位数 11 岁,IQ 值(97.5±17.4)明显低于正常值,8% 例在精神发育迟滞范围,左心发育不良综合征(hypoplastic left heart syndrome,HLHS)患儿分值低于其他类型的单心室患儿。Mahle 等对 1992 年前 Fontan 手术存活者进行神经发育测试,28 例中精神发育迟滞占 18%,学习障碍占 14%,脑瘫占 17%,头小占 13%,精细运动异常占 48%,粗大运动异常占 39%,语言缺陷占 30%,多数儿童有 ADHD。在一项单心室先天性心脏病患者长期随访中,111 例患者中 66% 被诊断为精神疾病,主要是焦虑症和注意力缺陷多动障碍症。

二、出生后术前的神经发育异常

中至重度先天性心脏病婴儿在手术前有神经系统异常(nervous system abnormalities before surgery)表现的占 30%~71%,这些异常表现大多是轻度,常见的包括肌肉张力减退或增高、运动质量差、运动不对称、嗜睡和激动,以及吸吮和进食不良,也有抖动(jitteriness)或惊厥。发绀患儿氧饱和度低于 85% 者常见。主动脉缩窄或左心发育不良患儿脑发育异常的风险最高。总的来说,先天性心脏病婴儿在神经发育测试中的得分低于健康婴儿。10%~37% 的先天性心脏病新生儿出生时和术前有小头症,头部生长与体重及身长不成比例地减低。近年来,随着新生儿脑成像技术的进步,在手术前就可能发现脑异常,新生儿脑部磁共振成像检查显示,在先天性心脏病矫正术前已存在大脑发育延迟等异常。

Kahlil 等综合 1966—2012 年 13 项研究分析 425 例手术前或未手术先天性心脏病新生儿或婴儿的神经影像学(MRI、超声、CT)检查结果,9 项研究分析 512 例手术前神经发育评估结果。神经影像检查发现脑病变的发生率,在完全型大动脉转位中为 34%,左心先天性心脏病中为 66%,其他先天性心脏病中为 46%。脑病变包括脑室增大、脑白质损伤、缺血病变、脑室周围白质软化、卒中及脑萎缩。神经发育延迟总的发生率为 42%,神经发育异常表现为惊厥、肌张力改变、意识水平减低及运动发育延迟。有相当数量的患儿合并先天性脑发育异常,如胼胝体发育不良、前脑无裂畸形及皮质形成异常。头颅超声检查发现的脑病变,包括脑萎缩,脑室或蛛网膜腔增宽,脑室内出血。磁共振检查也有相似的发现。

Mebius 等综合 2000—2016 年 40 项应用磁共振成像检查不同类型先天性心脏病婴儿的术前脑发育状况的研究,分析出生后手术前常见的脑发育异常的征象。先天性心脏病婴儿总的脑容量减低 21%,可以影响所有脑区域。与正常比较,差异最大的区域为胼胝体、脑灰质及枕叶,脑容量差异持续至 3 月龄。然而,在一项研究中,先天性心脏病新生儿和健康对照组的大脑生长速率似乎没有差异。除大脑发育迟缓外,磁共振成像中最常见的病变是点状白质损伤、脑室周围白质软化及卒中，见于19%~52%的病例。虽然先天性心脏病的类型与脑部磁共振成像的发育迟缓或脑损伤的发生有关，但大多数研究没有明确指出这些差异。术前脑损伤与多种临床因素有关。术前脑损伤的危险因素包括脑不成熟、动脉氧饱和度降低、5分钟时Apgar评分降低、异常脑电图、术前时间较长、男性、乳酸高等。有些研究提出房间隔球囊造口术是脑损伤的独立危险因素，而有些研究没有发现两者的联系。经颅超声有脑损伤的报道高达42%，但经颅超声脑损伤阳性预测值很低（20%）。高达63%新生儿术前脑电图异常，轻度占42%~45%，重度占15%~21%，0~19%病例存在癫痫活动。癫痫活动多见于非发绀型先天性心脏病患儿。

一些研究发现，在先天性心脏病胎儿和新生儿中小脑、蚓部、脑干、嗅球、胼胝体和海马体中可以发生轻度脑畸形（发育不全），并与异常的呼吸纤毛运动有关，表明这些畸形具有遗传因素。

出生后的脑部磁共振检查发现1/5先天性心脏病患儿在心脏手术前有脑白质损伤。Andropoulos等通过脑部磁共振检查显示，出生时较低的脑成熟度与术前或术后较重的脑损伤相关。Beca等报道，出生时脑不成熟的严重程度预示心脏手术后2年神经发育障碍的严重程度。此外，von Rhein等表明大脑体积在青春期仍然较小，且缩小的幅度与神经发育结果相关。

出生后，先天性心脏病婴儿心脏手术前脑损伤最常见的病变均与脑血流减少（缺血）有关，包括点状白质损伤、脑室周白质软化和卒中。除缺血外，缺氧也可能在先天性心脏病婴儿早期发生脑损伤中发挥作用。术前脑低氧饱和的程度和持续时间是影响神经认知预后的重要决定因素。

三、胎儿期的脑损伤

在过去60年，已有很多报道提示复杂先天性心脏病合并宫内生长迟缓。研究发现，完全型大动脉转位婴儿出生体重正常，但头围较小。左心发育不良新生儿出生时体重、身长及头围均低于正常。法洛四联症婴儿体重、身长及头围均低

于正常。在整个孕期不同先天性心脏病胎儿头围较小也见于不同报道。Jansen等综合13项研究，发现先天性心脏病胎儿头围较小，Z值-0.51。Matthiesen等在一项大样本（924 422新生儿）研究中发现头围较小也见于非严重先天性心脏病（如室间隔缺损）的新生儿，但尚未在产前研究中证明。

近年来，由于神经影像检查技术进展，先天性心脏病胎儿脑异常（brain abnormalities in fetuses with congenital heart disease）研究报道增多。Limperopoulos等，首先报道先天性心脏病胎儿MRI检查发现脑发育异常。脑影像检查的结果与病理的结果相似，在病理研究中几乎1/2左心发育不良患儿合并先天性脑异常。不同的先天性心脏病胎儿脑部磁共振检查主要发现为脑发育延迟，16%~39%的病例有单侧轻度脑室扩张、轴外脑脊髓腔增宽，这些改变是脑发育延迟的标志。此外，其他脑发育延迟的征象有头围较小、双顶径较小、总脑重量及容量较低、脑室容量较高及脑沟发育延迟（3~4周）也见于先天性心脏病胎儿。脑供氧缺陷严重的先天性心脏病胎儿脑发育延迟重于脑供氧足够的先天性心脏病胎儿。

Khalil等，综合1966—2015年期间20项研究分析先天性心脏病胎儿（1 175例）脑异常的发生情况。在孕18~39周，先天性心脏病胎儿脑部磁共振检查发现最常见的异常为脑室扩大（8.9%），其他异常包括皮质发育异常或延迟（4.5%）、小脑蚓部发育不良（1.4%）、并胝体发育不良（0.9%）、前脑无裂畸形（0.5%）、小脑发育不良（0.5%）、脑室出血（0.5%）、蛛网膜腔增宽（1.9%）及脑室周围囊肿（5.1%）。总体上，脑结构异常的发生率为28%。另有报道，法洛四联症胎儿脑结构异常发生率为25%，脑皮质沟回化延迟，顶枕裂浅。

近年来，功能性磁共振可用于定量评估脑发育，可以早期和重复检测。Khalil等综合3项研究发现先天性心脏病胎儿的脑代谢和氧饱和度有明显异常。

在孕中期与晚期，应用多普勒超声检测先天性心脏病胎儿脑血流有改变。胎儿氧合受到影响时，出现血流到脑循环的再分布，即脑保护（brain sparing）反应，这种血流动力学现象为脑动脉舒张

期血流增加,降主动脉及脐动脉舒张期血流减少。胎儿脑某些特殊区域可较其他区域受到更多保护。可以在脑动脉,脐动脉处测量相关参数,阻力指数是指收缩期血流速度(SV)-舒张期血流速度(DV)/SV,搏动指数是指SV-DV/平均速度。这些参数代表血流流向血管远端某处的阻力。正常胎儿在孕15周后脑动脉和脐动脉的阻力均呈线样下降,但是脑动脉阻力稍高于脐动脉阻力(>1.0),研究中,正常胎儿97%>1.0,88%的生长迟缓胎儿<1.0。最常检测的脑血管是中脑动脉,结合脐动脉血流多普勒数值可获得脑-胎盘多普勒比值(cerebroplacental Doppler ratio,CPR)。大脑中动脉和脐动脉的搏动指数改变与孕周有关,有些研究采用Z值或百分数。与正常对照比较,先天性心脏病胎儿的大脑中动脉血流多普勒有明显改变。

Jansen等(2016)分析21项(1 412例胎儿)胎儿大脑中动脉血流多普勒超声检测研究结果,显示先天性心脏病胎儿大脑中动脉搏动指数(pulsatility index of the middle cerebral artery,MCA-PI)较低,整组Z值-0.33,左侧先天性心脏病Z值-0.70。脑-胎盘多普勒比值(CPR)<1.0(脑保护)的发生率在不同孕期不同,孕晚期11%,孕中期56%,任何孕期阶段44%。

Mebius等(2017)综合2000—2016年22篇胎儿血流多普勒超声指标研究文献报道,绝大部分(86%)文献报道的超声指标为大脑中动脉搏动指数(MCA-PI),在全组较低或某些心脏病较低,特别在左心发育不良或合并脑血流供应障碍的先天性心脏病。右心梗阻型先天性心脏病MCA-PI往往与正常对照相似。在完全型大动脉转位胎儿中报道不同,由于到脑部的血氧较低,存在脑保护现象,MCA-PI较低,但仍有报道结果与正常对照相似。没有先天性心脏病胎儿出现MCA-PI较高的报道。异常较低的MCA-PI出现在孕中期。脑-胎盘多普勒比值(CPR)在大多数(75%)胎儿先天性心脏病中较低,左心发育不良胎儿CPR低于大动脉转位和右心梗阻型先天性心脏病胎儿。在2篇文献中37%~56%的病例的CPR低于1.0。反映胎盘阻力的脐动脉(umbilical artery,UA)PI在11篇文献报道的结果不同,5篇文献报道PI较高,另外5篇文献报道与正常相似。

脑/胎盘阻力比值与孕周关系在正常胎儿和先天性心脏病胎儿不同。在先天性心脏病胎儿中呈两次方作用,在正常胎儿中呈线性关系,这种现象在脑发育进入关键期(孕24~26周)更明显。正常胎儿,孕24周后脑血管搏动性降低提示进入脑血流增加。从20~24周神经元发生增殖和迁移。神经元迁移后,孕24~28周灰质形成。先天性心脏病胎儿脑血流自主调节发生在脑发育快速时期,增加血流灌注代偿脑缺氧。与正常胎儿比较,先天性心脏病胎儿平均脑动脉阻力,脑/脐动脉阻力比值较低。脑/脐动脉阻力比值异常发生率在左心发育不良(58%)及右心发育不良(60%)最高,法洛四联症(45%)及大动脉转位(25%)稍低,心室流出道梗阻无异常。

四、神经发育障碍的危险因素及发生机制

先天性心脏病患者神经发育障碍的病因(causes of neurodevelopmental disorders)及脑损伤的相关机制(mechanisms related to brain injury)是多因素和复杂的。初期研究主要集中于外科手术及与体外循环技术相关的潜在危险因素。体外循环带来很多影响脑发育的因素,包括温度的动态变化、血液稀释、氧合、无搏动的血流、低流量灌注及停循环等。与低流量脑灌注比较,1980—1990年完全型大动脉转位婴儿经过深低温,停循环心脏直视手术显示术后明显脑功能紊乱。在1岁及4岁随访研究发现深低温停循环策略带来神经发育异常较大风险,深低温停循环时间较长,预后较差。不同危险因素还存在于围手术期(麻醉、缺氧、缺血、再灌注、低血压、栓塞等)及手术后(低血压、低心排、栓塞、药物、惊厥、感染等)。临床资料证明,围手术期因素(perioperative factors)只能解释部分心脏手术后神经发育的结果,外科手术技术的改进并没有明显改善神经发育结果。一些研究表明,体外循环手术时间、深度低温停循环确实与神经发育结果较差相关,也可能还与其他非手术因素如家庭支持及产前大脑发育的改变相关。一项先天性心脏病儿童的队列(419例)研究发现,不需要心脏外科手术(包括只需要导管干预)与需要心脏手术先天性心脏病患者有相似的

神经发育结果。一项包括1770名不同类型先天性心脏病儿童的队列研究，表明手术因素不是预测1年预后的独立因素。心脏手术后的先天性心脏病儿童与早产儿童在神经发育障碍的表现和严重程度的相似性表明，导致大脑发育改变的损伤机制具有相似性。最近的研究表明，先天性心脏病对神经发育的影响是包括内在的，与术前、围手术期和术后的危险因素综合作用的结果。

大量临床研究证明，先天性心脏病患儿在心脏手术前就存在神经发育障碍或脑损伤，甚至脑损伤源自胎儿期。最近研究发现脑发育异常的发生可以早至胎儿时期，可能是先天性心脏病患儿神经发育结果差的重要原因。脑发育是一个高度动态过程，涉及细胞和分子事件的固有时相和程序。人脑的发育是一个长期过程，开始于妊娠的第3周，持续至成人的早期。出生后脑容量在第1年增加超过100%，第2年末增加15%，在这些发育的关键时间窗，先天性心脏病患儿脑发育异常和病理伤害的风险将会影响神经发育的结果。

脑部磁共振成像检查证明在先天性心脏病中脑白质成熟不全和损伤最常见，包括广泛脑白质损伤、局灶性脑白质损伤如脑室旁白质软化。脑成熟程度与脑白质对缺氧缺血的易感性成反比。脑发育期间的损伤对认知，行为等影响在很多年以后才明显。以前对这些神经缺陷的原因认识受到缺少监测脑发育方法的限制。磁共振技术的进展在先天性心脏病病例中能够发现高发的脑发育不成熟和损伤。磁共振光谱特别适用于评估脑区域神经元的代谢状况。左心发育不良及法洛四联症胎儿在孕中期磁共振成像测量脑容量减低，皮质容量及表面积、白质容量在孕晚期也显著减低。脑发育延迟高达4周，脑发育延迟（不成熟）导致脑易受损性增加，对先天性心脏病婴儿脑损伤是一个重要的影响因素。

胎儿循环改变（fetal circulation change）是影响脑生长成熟的病因。脑成熟延迟可能由于脑血流减少、低氧饱和度或两者共同引起。胎儿超声研究发现先天性心脏病时脑血管阻力改变。胎儿左心梗阻性疾病，如左心发育不良综合征，与正常比较脑血管阻力降低。在主动脉闭锁，胎儿心排血量，通过动脉导管向颅侧输送血流到脑，同时

向尾侧到低阻力的胎盘。因此，脑血管阻力必须低于正常才能有足够的血流至发育中的大脑。相反，在右心梗阻型先天性心脏病如法洛四联症，至肺动脉的血流受阻，从动脉导管输送至胎盘的血流发生改变。这样左心及升主动脉的前向血流参与胎盘的血流，同时伴脑血管阻力升高。这种改变的影响尚不清楚，可能对神经发育有影响。正常胎儿的循环连接，保证高氧饱和度血流供应脑组织，低氧饱和度血流到胎盘。完全型大动脉转位胎儿较低的氧饱和度血流至升主动脉和脑，高氧饱和度的血流至腹腔器官和胎盘。这种循环改变会导致巨大儿较多，相对的头围小发生也较多。脐静脉血氧饱和度较低提示胎盘功能不全。

通过磁共振成像检测胎儿大脑氧合发现先天性心脏病胎儿的氧含量随着胎龄的增加而降低，早在妊娠32周就明显低于正常水平，灌注受损也与大脑体积变小有关。Sun等发现先天性心脏病胎儿大脑氧输送减少，脑VO_2降低与胎儿脑容量减少有关，支持脑氧合减低和脑生长受损之间有直接联系。已经观察到先天性心脏病胎儿大脑中某些血管生成基因的调节异常。Sánchez等（2018）在先天性心脏病胎儿脑组织血管生成因子表达研究中，发现先天性心脏病胎儿的脑组织血管生成整体失调，血管生成的净平衡趋向抗血管生成，可能导致先天性心脏病胎儿脑内血管形成和分支的异常，推测血管形成异常是所有先天性心脏病胎儿的共同特征，包括心脏、大脑和胎盘。因此，先天性心脏病胎儿存在内在的血管生成障碍，导致胎盘改变，继而导致一定程度的胎儿缺氧，这可能与心脏和大脑发育异常有关。

胎盘和胎儿心脏发育并行，共同受到遗传缺陷的影响，提示这些基因通路的有害缺陷可能导致心脏和胎盘形态的异常，胎盘功能不全进一步加剧关键器官如心脏和大脑的发育缺陷。慢性胎盘功能不全对胎儿生长发育有严重影响，宫内生长受限与先天性心脏病有关。然而，这种关系的确切因果机制尚不清楚。

以上因素尚不能完全解释先天性心脏病合并神经发育缺陷的高发生率和类型。智力发育和认知功能与遗传有关，可能依赖于多种基因和环境因素。临床发现先天性心脏病与神经发育障碍，

遗传综合征（genetic syndrome）有关。高达 30% 先天性心脏病儿童为多系统综合征的心脏表现，是神经发育结果比较差的独立预测因素。最常见的心脏型综合征如染色体 21-三体（唐氏综合征）和 22q11 缺失（德乔治综合征）都与神经发育障碍有关。遗传学研究技术的快速发展，有助于研究先天性心脏病发生的机制和神经发育的结果。高达 50% 先天性心脏病合并综合征患儿确认遗传异常，即使非综合征散发病例，应用全外显子测序在高达 10% 病例中发现新的突变，在合并神经发育异常和心外畸形病例中高达 20%。许多遗传缺陷和综合征既伴有神经精神发育和智力障碍，也伴有复杂先天性心脏病。多种基因涉及个体对环境因素的反应，形成个体差异。最近研究发现，载脂蛋白 E 多态性可预测心脏手术后神经发育后遗症。

在先天性心脏病合并神经发育缺陷的病例中应用外显子筛选发现新的遗传突变。1 213 例非综合征型先天性心脏病患儿及其父母与 900 例对照儿童及其父母，在 20% 的先天性心脏病伴神经发育缺陷和其他心外畸形患者中发现大脑和心脏发育中高表达基因的新生突变，但仅在 2% 的孤立型先天性心脏病患者中有类似发现。先天性心脏病合并神经发育缺陷患者存在心脏和脑均表达的基因突变，即存在共同的遗传病因（common genetic cause），一些基因缺陷引起先天性心脏病，也引起神经发育异常。在先天性心脏病患者中通过全外显子组测序已经发现新的候选基因。值得注意的是，在对单纯先天性心脏病队列进行遗传评估，致病基因突变与孤独症发病有关的基因有很多重叠。这个结果突出先天性心脏病和神经发育受损可能有共同潜在基础。对先天性心脏病合并神经发育障碍的患者进行基因检测，基因筛选成果比神经发育正常的先天性心脏病患者要高得多，特别是在 Ras 通路中的基因。

五、临床意义

很多研究结果提示，经过心脏手术或未经心脏手术的先天性心脏病患儿存在神经发育延迟或缺陷，并延续到成年阶段。神经发育延迟或缺陷

会不同程度影响患者的学习、认知行为和社会交流，在成人阶段影响社会活动和就业。神经发育延迟或缺陷影响生活质量，已成为导致先天性心脏病长期结果不良的主要因素之一。但是，临床工作者和先天性心脏病患者及其家长对此重视不够。早期预防，早期发现及早干预（early detection and early intervention）对促进神经发育有积极作用。

虽然，先天性心脏病合并神经发育障碍的机制尚未完全清楚，大量研究结果表明存在于胎儿期、出生后手术前、围手术期及手术后的多种因素与神经发育障碍发生有关。因此，预防或避免这些危险因素对防止、减少或减轻神经发育障碍有重要意义。

不同类型先天性心脏病的神经发育障碍发生率不同，神经发育障碍的严重程度存在个体差异。通常复杂先天性心脏病、先天性心脏病合并染色体异常或存在基因变异者发生神经发育障碍的风险更高。先天性心脏病的产前筛查及诊断非常重要，超声检查如有胎儿心脏结构异常，需要注意有无心外畸形，必要时进行胎儿磁共振检查及遗传学检测。这些检查信息不仅可以提供详细的产前咨询，还可以协调和规划围产期处理。许多经验证明，产前诊断有助于降低术前脑损伤的风险、改善出生后脑发育和神经发育的结果。如果能够在有条件的医学中心分娩，通常先天性心脏病的胎儿不必提早分娩，无论早期早产还是晚期早产均与较重的神经发育障碍有关。对先天性心脏病胎儿，特别是影响脑部供血或供氧的复杂先天性心脏病胎儿，检测脑动脉及脐动脉血流获取脑-胎盘多普勒比值（CPR）等脑血流动力学参数及头围对早期发现脑发育异常有帮助。脑血流动力学改变可能早至孕 20 周被检测到。最近研究报道，先天性心脏病胎儿脑发育障碍与脑氧化减低直接有关，提出母亲吸氧治疗改善宫内胎儿脑发育的可能性。

神经发育延迟或缺陷的表现差异很大，表现的明显程度及涉及神经发育的领域不仅与脑损害程度有关，还与年龄及生长发育阶段相关。神经发育的监测和评估既需要相关专业人员参与，也需要长期系统随访观察。2006 年，美国儿科学会

发表了适用于普通儿科人群的发育监察及筛查政策的声明,2012 年,美国心脏协会发表先天性心脏病儿童神经发育结果:评估与管理的科学声明。美国心脏协会建议在整个儿童时期对先天性心脏病患者进行系统的发育监测、筛查和评估,以促进早期诊断,早期干预,最终改善神经发育预后。此后许多先天性心脏病诊治中心建立包括多学科人员参与的先天性心脏病神经发育随访项目。实践证明,经过系统监测、筛查和评估能够早期发现先天性心脏病患儿的神经发育缺陷,积极干预后可以取得较好的结果。

(陈树宝)

参 考 文 献

1. VERRALL C E,BLUE G M,LOUGHRAN-FOWLDS A, et al. "Big issues" in neurodevelopment for children and adults with congenital heart disease. Open Heart,2019,6 (2):e000998.

2. LADAK L A,HASAN B S,GULLICK J,et al. Health-related quality of life in congenital heart disease surgery in children and young adults:a systematic review and meta-analysis. Arch Dis Child,2018,104(4):340-347.

3. RUSSELL M W,CHUNG W K,KALTMAN J R,et al. Advances in the understanding of the genetic determinants of congenital heart disease and their impact on clinical outcomes. J Am Heart Assoc,2018,7(6):e006906.

4. LIAMLAHI R,LATAL B. Neurodevelopmental outcome of children with congenital heart disease. Handb Clin Neurol,2019,162:329-345.

5. MARINO B S,LIPKIN P H,NEWBURGER J W,et al. Neurodevelopmental outcomes in children with congenital heart disease:evaluation and management.Circulation, 2012,126(9):1143-1172.

6. NATTEL S N,ADRIANZEN L,KESSLER E C,et al. Congenital heart disease and neurodevelopment:clinical manifestations,genetics,mechanisms and implications. Canadian Journal of Cardiology,2017,33(12):1543-1555.

7. SCHULTZ A H,ITTENBACH R F,GERDES M,et al. Effect of congenital heart disease on 4-year neurodevelopment within multiple-gestation births. J Thorac Cardiovasc Surg,2017,154(1):273-281.

8. WERNOVSKY G,LICHT D J. Neurodevelopmental outcomes in children with congenital heart disease-what can we impact? Pediatr Crit Care Med,2016,17(8 Suppl 1):S232-S242.

9. GAYNOR J W,STOPP C,WYPIJ D,et al. Neurodevelopmental outcomes after cardiac surgery in infancy. Pediatrics,2015,135(5):816-825.

10. FoURDAIN S,ST-DENIS A,HARVEY J,et al. Language development in children with congenital heart disease aged 12~24 months. Eur J Paediatr Neurol,2019,23(3): 491-499.

11. HOWELLA H B,ZACCARIOA M,KAZMI S H,et al. Neurodevelopmental outcomes of children with congenital heart disease:A review. Curr Probl Pediatr Adolesc Health Care,2019,49(10):100685.

12. ASSCHENFELDT B,EVALD L,HEIBERG J,et al. Neuropsychological Status and structural brain imaging in adults with simple congenital heart defects closed in childhood. J Am Heart Assoc,2020,9(11):e015843.

13. HOLLAND J E,CASSIDY A R,STOPP C,et al. Psychiatric disorders and function in adolescents with tetralogy of Fallot. J Pediatr,2017,187:165-173.

14. FAVILLA E,FAERBER J A,HAMPTON L E,et al. Early evaluation and the effect of socioeconomic factors on neurodevelopment in infants with tetralogy of Fallot. Pediatric Cardiology,2021,42(3):643-653.

15. DEMASO D R,CALDERON J,TAYLOR G A,et al. Psychiatric disorders in adolescents with single ventricle congenital heart disease. Pediatrics,2017,139(3): e20162241.

16. KHALIL A,SUFF N,THILAGANATHAN B,et al. Brain abnormalities and neurodevelopmental delay in congenital heart disease:systematic review and meta-analysis. Ultrasound Obstet Gynecol,2014,43(1):14-24.

17. MEBIUS M J,KOOI E M W,BILARDO C M,et al. Brain injury and neurodevelopmental outcome in congenital heart disease:a systematic review. Pediatrics,2017,140(1): e20164055.

18. JANSEN F A R,EVERWIJN S M R,SCHEEPJENS R, et al. Fetal brain imaging in isolated congenital heart defects—a systematic review and meta-analysis. Prenatal Diagnosis,2016,36(7):601-613.

19. KHALIL A,SUFF N,THILAGANATHAN,et al. Prevalence of prenatal brain abnormalities in fetuses with congenital heart disease:a systematic review. Ultrasound Obstet Gynecol,2016,48(3):296-307.

20. WHITE B R,ROGERS L S,KIRSCHEN M P. Recent advances in our understanding of neurodevelopmental outcomes in congenital heart disease. Curr Opin Pediatr, 2019,31(6):783-788.

21. RYAN K R,JONES M B,ALLEN K Y,et al. Neurodevelopmental outcomes among children with congenital heart disease:at-risk populations and modifiable risk factors.

World Journal for Pediatric and Congenital Heart Surgery, 2019,10(6):750-758.

22. ROLLINS C K,NEWBURGER J W,ROBERTS A E,et al. Genetic contribution to neurodevelopmental outcomes in congenital heart disease:are some patients pre-determined to have developmental delay?Curr Opin Pediatr,2017,29 (5):529-553.

23. SÁNCHEZ O,RUIZ-ROMERO A,DOMÍNGUEZ C, et al. Brain angiogenic gene-expression in fetuses with congenital heart disease. Ultrasound Obstet Gynecol, 2018,52(6):734-738.

24. HOMSY J,ZAIDI S,SHEN Y,et al. De novo mutations in congenital heart disease with neurodevelopmental and other congenital anomalies. Science,2015,350(6265): 1262-1266.

25. FOURDAIN S,LAURA CARON-DESROCHERS L, SIMARD M N,et al. Impacts of an interdisciplinary developmental follow-up program on neurodevelopment in congenital heart disease:the CINC study. Frontiers in Pediatrics,2020,8:539451.

第六篇
心肌、心内膜、心包疾病

第六十三章

心 肌 病

第一节 心肌病定义、分类

1980 年,世界卫生组织及国际心脏病协会(WHO/ISFC)提出心肌病定义和分类。1995 年,WHO/ISFC 修订心肌病定义和分类。2006 年,美国心脏协会(AHA)制订心肌病定义和分类新方案。2008 年,欧洲心脏病学会(ESC)也提出心肌病定义和分类方案。2013 年,Arbustini 等提出从形态功能异常(M)、受累器官(O)、遗传特性(G)、病因学(E)及心功能分级(S)等 5 个方面的心肌病 MOGE(S)分类,是一种更有前景的分类方法。2019 年,AHA 发表《儿童心肌病的分类和诊断:AHA 科学声明》,对目前儿童心肌病病因方面的最新认识和最优诊断策略进行总结。近年来,从分子遗传学及临床对心肌病的病因、发病机制及病理等方面进行深入研究,对心肌病的认识不断提高,有必要对心肌病定义和分类进行修订。心肌病是一类异质性疾病,病因复杂、心脏解剖与病理变化不同、临床表现变化多样,同一种基因突变可引起不同的心肌病,同一种心肌病可由多种基因突变引起,有不同的心肌解剖和功能变化。故增加了分类的困难。目前,对不同的心肌病定义和分类尚有争议。

一、2006 年 AHA 心肌病的定义和分类

1. 定义(definition) 心肌病(cardiomyopathy)是一种异质性(heterogeneous)心肌疾病合并机械和/或电功能障碍,通常表现为不适当的心肌肥厚或扩张,其病因不同而以基因异常为常见。心肌病既可局限于心肌,也可是全身系统疾病的一部分,常导致心血管原因的死亡,或与进行性心

力衰竭相关的合并症。

心肌病分为原发性和继发性。原发性指病变局限于心肌或主要累及心肌,由遗传和获得性病因单独或混合引起心肌病变,常见的致病原因趋于明确。继发性心肌病指心肌病变是全身系统疾病的一部分,不包括高血压、肺动脉高压、心脏瓣膜病、先天性心脏病等心血管疾病所引起的心肌病变,常有明确的病因,可以针对其原发病进行治疗。

2. 分类 包括原发性和继发性两大类。

(1)原发性心肌病

1)遗传性:肥厚型心肌病(hypertrophic cardiomyopathy,HCM)、致心律失常型右心室心肌病(arrhythmogenic right ventricular cardio-myopathy,ARVC)、左心室心肌致密化不全(Left ventricular noncompaction,LVNC)、糖原贮积症(Danon 病,PRKAG2 缺陷)、线粒体心肌病、传导系统疾病(家族性 Lenegre 病)、离子通道病。

2)混合性:扩张型心肌病(dilated cardiomyopathy,DCM)、限制型心肌病(restrictive cardiomyopathy,RCM)。

3)获得性:炎症性心肌病(心肌炎)、应激性心肌病、围产性心肌病、心动过速性心肌病、酒精性心肌病、胰岛素依赖糖尿病母亲的婴儿。

(2)继发性心肌病:包括浸润性疾病、贮积性疾病、中毒性疾病、心内膜疾病、炎症性疾病、腭心面综合征、内分泌疾病、神经肌肉性/神经系统性疾病、营养缺乏性疾病、自身免疫病/结缔组织病及肿瘤治疗并发症。

2006 年,AHA 把原发性心肌病的定义改为

病变全部或主要在心肌,而不是原因不明的心肌疾病,并以是否有家族史/遗传性作为原发性心肌病分类中的第一个依据。但目前遗传学和基因学的检查还不普及,家族史有时也很难确定,故以此作为分类诊断依据,临床应用有困难。心肌病患儿来院就诊都是因为临床上有症状和体征,应同时结合超声心动图检测的心脏解剖和功能变化作为原发性心肌病的首要分类依据。2006年,AHA 心肌病定义和分类把离子通道病列为原发性心肌病的一种,多数离子通道病很少有可测出的心脏形态和血流动力学的变化,但未将婴儿时期最常见的原发性心内膜弹力纤维增生症(primary endocardial fibroelastosis,PEFE)列入分类中。AHA 心肌病分类中继发性心肌病内心内膜心肌病中的心内膜纤维化和嗜酸细胞性心内膜炎(Löeffler's endocarditis)是与 PEFE 是完全不同的疾病。

二、2008 年 ESC 心肌病的定义和分类

1. 定义 心肌病是心肌构造和解剖异常,但不包括冠状动脉疾病、高血压、心脏瓣膜病和先天性心脏病引起的心肌病变。

2. 分类 心肌病分为 HCM、DCM、RCM、ARVC、未分类心肌病。以上五类再分为家族性/遗传性和非家族性/非遗传性。家族性/遗传性再分为疾病亚型和未确定基因缺陷;非家族性/非遗传性再分为特发性和疾病亚型(图 63-1)。

2008 年,ESC 的心肌病分类根据心室形态和功能作为分类的基础仍是临床上对心肌病诊断与处理最实用的方法,有利于临床分析诊断。但不用原发性和继发性的分类方法,不利于心肌病的病因分析、诊断和治疗。小儿时期常见的 PEFE、LVNC 远多于 RCM 和 ARVC,但此分类方案将 LVNC 置于未分类心肌病中,完全没有提到 PEFE。

三、世界心脏病联盟(World Heart Federation,WHF)支持的 MOGE(S)分类标准

2013 年,Arbustini 等借鉴肿瘤 TNM 分期标准,提出一种心肌病表型-遗传型 MOGE(S)分类标准,并得到了 WHF 的支持。核心是从 5 个特性进行心肌病分类:M——结构及功能特性,O——受累的器官,G——遗传模式,E——明确的病因(包括已探明的遗传学缺陷或其他潜在疾病),可选的 S——心功能和活动耐量分级(包括 ACC/AHA 分期及 NYHA 心功能分级)。该分类法涵盖了心肌病的临床表现及遗传学特性,并可以据此对各种心肌病进行命名,且由于加强了遗传机制在心肌病诊断中的地位,对描述遗传性心肌病家系中的所有个体具有优越性。

MOGE(S)分类法不足之处:①既往分类法所定义的疾病如离子通道病、心动过速性心肌病、围产期心肌病、内分泌相关心肌病等未被纳入;②许多特发性心肌病难以用该命名法分类。由于国内在遗传相关心肌病的基因筛查,尤其是无症

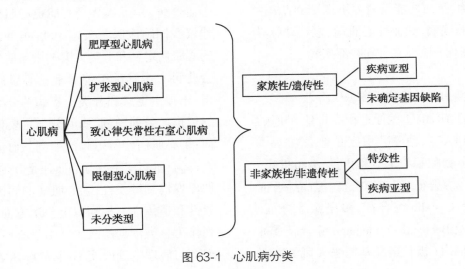

图 63-1 心肌病分类

状家系成员基因筛查方面的不足,应用该命名系统存在困难。许多专家提出了对 MOGE(S)分类法的补充建议,包括添加"未分类组"描述一些无法命名的特发性心肌病,以及增加对发生恶性心律失常及猝死风险的分级等。

四、2019 年儿童心肌病的分类和诊断:AHA 科学声明

AHA 科学声明主要内容涉及儿童心肌病的发病率、病因、分类、形态学、分子遗传检测及诊断方法,是首个关于儿童心肌病分类和诊断的共识声明,该科学声明建议儿童心肌病分类首先采用临床医师熟知的结构和功能作为顶级分类依据,然后再根据具体病因作为次级分类依据。此外,此科学声明还纳入了很多其他影响心脏功能的心肌疾病,如缺血性心肌病、高血压心肌病、瓣膜心肌病等。

1. DCM

(1)原发性 DCM:①遗传/家族性;②肌节突变相关;③神经肌肉疾病相关;④核纤层蛋白病相关。

(2)继发性 DCM:①炎症性;②中毒性:铁、铅、钴、砷、蒽环霉素、辐射;③代谢紊乱:内分泌疾病(甲状腺疾病、分泌儿茶酚胺肿瘤、甲状旁腺疾病、糖尿病),脂肪酸氧化障碍(肉碱缺乏、丙二酰辅酶脱羧酶缺乏症),糖原贮积症(Ⅱ型糖原贮积症和Ⅳ型糖原贮积症),溶酶体贮积障碍(戈谢病、黏多糖贮积症、神经鞘脂贮积症);④营养失调(硫胺素缺乏、缺硒、蛋白质能量营养不良);⑤结构性心脏病[心脏瓣膜病、缺血性心肌病(冠状动脉异常,冠状动脉损伤)、单心室];⑥肺部疾病。

2. HCM

(1)原发性 HCM:肌节突变。

(2)继发性 HCM:①糖原贮积症Ⅱ型、糖原贮积症Ⅱb型、PRKAG2、糖原贮积症Ⅲ型;②溶酶体贮积障碍(黏多糖贮积症Ⅰ型和Ⅱ型、法布里病、黏脂贮积症);③综合征(努南综合征、努南综合征伴多雀斑样痣、Costello 综合征、多诺霍综合征、Dwyer 综合征及 Beckwith-Widemann 综合征等);④脂肪酸氧化障碍[极长链酰基辅酶 A 脱氢酶缺乏症、多酰基辅酶 A 脱氢酶(戊二酸二型)、长链羟基酰基辅酶 A 脱氢酶、肉碱酰基肉碱转位酶、肉碱棕榈酰转移酶Ⅱ、肉碱-酰基肉碱转位酶缺乏症];⑤线粒体疾病(遗传性共济失调);⑥内分泌失调(原发性高胰岛素血症、糖尿病母亲儿、肢端肥大症)。

3. RCM

(1)原发性 RCM:遗传性(肌节蛋白、肌间线蛋白、细丝蛋白-C)。

(2)继发性 RCM:①渗入性(淀粉样变性);②溶酶体贮积障碍(法布里病、铁超负荷);③心内膜心肌纤维化(寄生虫感染、自身免疫性疾病、恶性肿瘤伴嗜酸性粒细胞增多、某些地方病地区可能存在饮食不足或摄入毒素)。

4. LVNC

(1)肌节蛋白突变。

(2)代谢性疾病:Barth 综合征。

(3)其他基因:ZASP、HCN4、α-Actinin-2。

5. 伴有心律失常发生基础的心肌病

(1)致心律失常性心室心肌病(arrhythmogenic ventricular cardiomyopathy)。

(2)心脏离子通道病:LQTS、Brugada 综合征、儿茶酚胺敏感性多形性室性心动过速、SQTS、Lenègre 疾病。

(3)心动过速和起搏诱导的心肌病。

五、对制订我国小儿心肌病分类的建议

我国尚未制订心肌病分类。1999 年,《中华心血管病杂志》编委会心肌炎心肌病对策专题组建议我国临床医师采用 1995 年 WHO/ISFC 修订的心肌病定义和分类方案。中华医学会儿科学分会儿科心血管学组曾对常见心肌病提出诊断依据,未提出定义和分类。疾病的分类可根据不同的依据。目前,心肌病的分类主要依据以下三方面:①心肌病变所引起的解剖与血流动力学的特点;②心肌病变主要是心肌还是其他疾病所引起,即原发性和继发性;③心肌病的病因及是否有家族性和遗传性。根据以上三个方面的重要性,排列作为分类依据的次序。由于心肌病病因不同,解剖与病理生理改变不同,故临床表现和心脏器

械及实验室检查结果不同,诊断标准和治疗措施也不同。因此,心肌病分类要全面照顾上述因素有困难,容易顾此失彼,因而不尽如人意。

患儿因临床症状就诊,而临床症状由于心脏结构与功能改变引起。因此,心肌病分类的第一步应根据心脏解剖与功能区分;第二步根据心肌病的病因分为原发性和继发性;第三步再根据是否遗传和有家族史分类。2019年,AHA科学声明建议儿童心肌病分类首先采用临床医师熟知的结构和功能作为顶级分类依据,然后再根据具体病因作为次级分类依据。我们必须取其长处,弃其短处,考虑到我国儿童疾病特点和国内情况,制订出一个比较满意的分类方案。

在原发性心肌病中把PEFE作为单独一个疾病很有必要。2006年AHA及2008年ESC分类中均未提到PEFE,也未说明原因,可能已将其列入DCM。但PEFE和DCM的病因、治疗方法和预后完全不同,将其列入DCM是不妥的。PEFE与心内膜纤维化也完全不同。同时,在继发性心肌病中应增加风湿性心肌炎。此外,把我国特有且研究得很深入的地方性心肌病(克山病)应单独作为继发性心肌病的一种。目前,不宜将离子通道病列为心肌病中的一个类型,也不宜将心肌分子改变列为心肌病的分类标准。

(韩 波 石 琳 马沛然)

参 考 文 献

1. MARON B J,TOWBIN J A,THIENE G,et al. Contemporary definitions and classification of the cardiomyopathies:an American Heart Association Scientific Statement from the Council on Clinical Cardiology,Heart Failure and Transplantation Committee, Quality of Care and Outcomes Research and Functional Genomics and Translational Biology Interdisciplinary Working Groups,and Council on Epidemiology and Prevention. Circulation,2006,113(14):1807-1816.

2. ELLIOTT P,ANDERSSON B,ARBUSTINI E,et al. Classification of the cardiomyopathies:a position statement from the European Society of Cardiology Working Group on Myocardial and Pericardial Diseases. Eur Heart J,2008,29(2):270-276.

3. ARBUSTINI E,NARULA N,DEC G W,et al. The MOGE(S) classification for a phenotype-genotype nomenclature of cardiomyopathy:endorsed by the World Heart Federation. J Am Coll Cardiol,2013,62(22):2046-2072.

4. LIPSHULTZ S E,LAW Y M,ASANTE-KORANG A, et al. Cardiomyopathy in Children:Classification and Diagnosis:A Scientific Statement From the American Heart Association. Circulation,2019,140(1):e9-e68.

5. ELLIOTT P. The 2006 American Heart Association classification of cardiomyopathies is not the gold standard. Circ Heart Fail,2008,1(1):77-80.

6. MARON B J. The 2006 American Heart Association classification of cardiomyopathies is the gold standard. Circ Heart Fail,2008,1(1):72-76.

7. COLAN S D. Classification of the cardiomyopathies. Prog Pediatr Cardiol,2007,23:5-15.

8. 林曼欣,吴林,盛琴慧. 心肌病的分类及进展回顾. 中国心血管杂志,2018,23(1):81-86.

9. 傅立军,张浩. AHA儿童心肌病的分类和诊断科学声明解读. 中国循环杂志,2019,34:49-53.

10.《中华心血管病杂志》编辑委员会心肌炎心肌病对策专题组. 关于成人急性病毒性心肌炎诊断参考标准和采纳世界卫生组织及国际心脏病学会联合会工作组关于心肌病定义和分类的意见. 中华心血管病杂志,1999,27(6):405-407.

第二节 扩张型心肌病

扩张型心肌病(dilated cardiomyopathy,DCM)定义为扩大的左心室伴收缩功能不全,不存在血流动力学病因包括生理(如败血症)或解剖(如异常负荷状态或缺血)病因。DCM发病率近年有增高趋势,国外大型流行病学调查发现,儿童心肌病年发病率在(1.13~1.24)/10万,DCM占51%~58.6%,其中10%~25%是由急性心肌炎引起;肥厚型心肌病(hypertrophic cardiomyopathy, HCM)占35%~50%,限制型心肌病(restrictive cardiomyopathy,RCM)少于5%,左心室心肌致密化不全约占5%。山东省立医院儿科自1989年1月—2009年12月收治原发性心肌病251人，其中DCM患儿198例，占原发性心肌病患儿的78.9%。上海交通大学医学院附属上海儿童医学中心自2006年1月—2010年12月收治DCM患儿115例，确诊时≤1岁患儿最多，多为心功能Ⅲ~Ⅳ级，初诊年龄及心功能级别对患儿预后有明显影响。重庆医科大学附属儿童医院2012年1月—2018年12月收治DCM患儿68例，研究发现患儿发病年龄较小，起病时心功能分级、LVEF值及室性心律失常与预后相关。

一、病因

现普遍认为DCM与病毒感染、遗传背景、免疫功能及代谢异常等多种因素有关。年龄、性别、种族、生活背景及其他家庭成员患病比例都可成为影响儿童心肌病发生发展的危险因素。目前认为，在DCM的众多病因和发病机制中，除与免疫介导（体液和细胞免疫）及家族遗传因素有关外，病毒感染致病毒性心肌炎的转化与诱发本病关系尤为密切。

1. 病毒感染 1991年，Archaid和Mcaruo认为病毒性心肌炎反复或持续病毒感染可导致DCM。现研究表明与炎症性心肌病相关最常见的病毒包括：①可最终从心脏清除的原发性嗜心性病毒，包括腺病毒和肠道病毒，如柯萨奇A病毒、柯萨奇B病毒及埃可病毒等；②可能终身持续存在的嗜血管病毒，包括细小病毒B19等；③可能终身持续存在的嗜淋巴细胞病毒，如人类疱疹病毒6型、EB病毒及人类巨细胞病毒等；④可通过激活免疫系统接触发心肌炎的病毒，包括人类免疫缺陷病毒（human immunodeficiency virus，HIV）、丙型肝炎病毒（hepatitis C virus，HCV）、甲型流感病毒及乙型流感病毒等；⑤具有血管紧张素转换酶2（ACE2）趋向性，并可能直接损伤心脏的冠状病毒，包括引起中东呼吸综合征的冠状病毒（MERS-CoV）、严重急性呼吸综合征的冠状病毒（SARS-CoV）及新型冠状病毒等。

肠道病毒中的柯萨奇B族病毒（Coxsackie B viruses，CVB）和腺病毒是急性心肌炎和炎性心肌病的确定病因。这些病毒通过与一种常见的跨膜受体-柯萨奇病毒和腺病毒受体结合感染心肌细胞，从而直接导致心肌损伤，包括细胞骨架的破裂，甚至在病毒清除后也可触发不可控制的免疫反应。这些病毒通过在宿主细胞内诱导病毒复制，然后裂解细胞释放病毒来诱发炎症反应。腺病毒和肠道病毒在心肌中的持续存在导致这些患者的左心室功能障碍、不良临床结果与死亡率增加。大约50%的肠道病毒或腺病毒引起的心肌炎可以完全康复。携带CCR 5Δ32缺失（导致CC-趋化因子受体5缺失）的患者，无论是杂合子还是纯合子，与野生型CCR5的患者相比，肠道病毒感染的自发清除更高，这一发现强调了遗传背景在疾病进展和结局中的重要性。

2000年，马沛然报道对55例DCM患儿用酶联免疫吸附试验检测血清特异性柯萨奇B组病毒IgM抗体的阳性率为56.7%，这些患儿同时用PCR检测柯萨奇B组病毒RNA，阳性率为36.7%。Mair发现在一些DCM患者中有持续肠道病毒IgM反应，可长达数月至数年。1994年，Keeling等对65例DCM患者连续检测血清病毒特异性IgM，发现22例初诊IgM阳性的病例，抗体很快消失，仅4例持续时间超过3个月；经随访发现，41例血清IgM再次升高，提示有肠道病毒反复感染。据研究，从1例特发性DCM患者中分离出RNA中有5′末端缺失的柯萨奇病毒B3突变株，这种突变可能是病毒在心脏中持续存在的机制。另有研究表明，持续存在的B组肠道病毒在其基因组核糖核酸中含有5′末端缺失，这些病毒可以通过破坏病毒蛋白酶2A的蛋白水解活性从而损害心肌细胞。但传统的聚合酶链反应可能无法检测到这些突变病毒株。

另外，HIV病毒感染致DCM的发病率高，HIV蛋白（包括gp120）的直接侵袭作用是其可能致病机制。慢性丙型肝炎病毒感染可导致多种肝外损害，包括DCM的发生，但是有研究表明丙型肝炎病毒持续感染和DCM的发展还与患者的遗传背景有关，*HLA-DPB1*0901*和*HLA-DRB1*1201*等位基因在这些患者中更为常见。

2. 免疫功能异常 Magmuen报道许多感染因子可触发免疫反应，进而损伤心肌组织，最终导致心肌纤维化。1991年,Macohob 认为辅助 T 淋巴细胞和细胞毒 T 淋巴细胞比例失调与 DCM 发病有关。1996年,廖玉华报道 DCM 患者血液中含有器官特异性抗心肌自身抗体。Caforio 认为循环中器官特异性自身抗体的存在与 DCM 发病有关。

心肌是一个多种抗原综合体,心肌抗原可分为器官特异性(针对心肌纤维)、组织特异性(心肌、骨骼肌)及其他器官组织共同抗原。目前,已在 DCM 患者的血清中发现多种心肌自身抗原,如肌球蛋白、线粒体腺苷酸移位因子、支链 α-酮酸脱氧酶复合物、β 受体、M2 毒蕈碱受体和热休克蛋白素,但是对这些自身抗原所产生抗体的机制和临床意义还不太明确。抗心肌抗体是机体产生针对自身心肌蛋白分子的抗体,常见于病毒性心肌炎和 DCM。已知的抗心肌抗体分为抗心肌收缩蛋白抗体、抗心肌膜蛋白受体抗体、抗心肌线粒体抗体和抗心肌结构蛋白抗体 4 大类,其中最常见的是抗心肌线粒体抗体。1991年,Hacohob 研究结果发现约 1/4 DCM 患者存在此特异性抗体。马沛然对 78 例 DCM 患儿用酶联免疫吸附试验检测血清中器官特异性抗心肌线粒体抗体,阳性 31 例,阳性率为 39.7%,而正常儿童无 1 例阳性。1997年 Caforio 报道,在症状少和新发病(病程<2 年)DCM 患者中器官特异性心肌抗体的阳性率高,随着疾病的进展,心肌自身抗体水平逐渐降低。自 20 世纪 60 年代以来,抗 ANT 抗体、抗 β1AR 抗体、抗 M2R 抗体、抗 MHC 抗体和抗 L 型钙通道抗体的生物学特性较为明确,对 DCM 患者的病因诊断、治疗指导和预后评价具有重要的临床意义。

研究表明,细胞免疫相关的 Th1、Th2 和 Th17 等 T 细胞亚型也参与了 DCM 的发病过程。IL-17 是 Th17 细胞分泌的一种炎性因子,现有研究发现,IL-17 在心肌炎发病后小鼠心肌重塑及进展为 DCM 的过程中起重要作用。李丽萍等在炎症性 DCM 小鼠血清中检测到 Th1、Th2、Th17 细胞因子的表达及多种抗心肌抗体,提示抗心肌抗体和细胞因子失衡导致的免疫紊乱可能在 DCM 发生发展中起重要作用。

3. 遗传因素 近年来,随着分子生物学和基因工程技术的发展,人们对心肌病的发病机制有了进一步的认识。在 DCM 患者中,遗传因素占 30%~50%,该比例在儿童患者中可能更高。Jefferies 等总结了在家族性 DCM 中,遗传模式包括常染色体显性遗传、隐性遗传、X 染色体连锁遗传及线粒体遗传,其中最主要的是常染色体显性遗传。在儿童 DCM 中,常染色体隐性遗传是主要的遗传方式。目前,在 DCM 家系中已定位了与 DCM 发病相关的 26 个染色体位点和 60 多种致病基因。这些致病基因(pathogenic gene)可编码多种蛋白,包括肌节蛋白、细胞骨架蛋白、离子通道蛋白、细胞核膜等结构。

(1)肌节蛋白相关基因:肌节基因突变占遗传性 DCM 的 10%~20%。肌丝主要由肌联蛋白、肌球蛋白、肌钙蛋白和原肌球蛋白等构成。这些蛋白基因突变会引起肌节收缩和/或舒张功能障碍,最终导致心肌扩张和心功能障碍。常见的编码肌节蛋白的基因有 MYH7(3%~4%)、MYH6、ACTC、TNNC1、TNNT2(3%)、TTN(12%~25%)、TPM1(1%~2%)等。

(2)细胞骨架蛋白相关基因:部分 DCM 的发生与细胞骨架及其相关蛋白的基因突变有关。与 DCM 相关的细胞骨架成分蛋白包括结蛋白、核纤层蛋白(lamin A/C)和纽带蛋白等。常见的编码细胞骨架蛋白基因有 LMNA(4%~8%)、DMD、DES、SGCD、SGCG、LDB3、CSRP3 等。有研究发现与 lamin A/C 突变有关的家族性 DCM 约占 10%。LMNA 突变携带者 DCM 外显率随年龄增长而增高,约 25% 早期无明显症状,但 60 岁时携带者的突变外显率可达 100%。

(3)离子通道蛋白相关基因:通道蛋白相关基因突变可能会影响心肌收缩力,导致 DCM 的发生。心肌的收缩与舒张功能主要与 Ca^{2+} 和 Na^+ 通道有关。心肌细胞的 Na^+ 通道与细胞骨架蛋白连接形成复合体,而 SCN5A 基因突变可减弱两者关联,从而引起心肌收缩障碍和心脏结构改变,这可能是 DCM 的发生机制之一。另外,SCN5A 基因突变还可以导致细胞内 Na^+ 浓度改变,细胞凋亡增多,同时导致 Ca^{2+} 失衡,从而造成心肌损伤和 DCM 的发生。

(4)其他基因:细胞因子基因、线粒体基因等均可能与 DCM 的发生有关。肿瘤坏死因子（TNF）可通过抑制心肌收缩力，促进 DCM 的发生。TNF-α（308）位点和 TNF-β（252）位点基因多态性与 DCM 遗传易感性呈明显相关性。线粒体 DNA（mtDNA）是细胞能量代谢的遗传控制器。Zhang 等研究发现 mtDNA 突变率增加可导致基因表达改变，促进心肌细胞纤维化和细胞外基质重塑，可能也是导致 DCM 的机制之一。

二、临床表现

DCM 主要症状包括三个方面：心功能不全；心律失常；由于血流缓慢，在心腔内形成附壁血栓，脱落后形成体、肺循环栓塞而引起的症状和体征，以及猝死。DCM 病情轻重悬殊，临床表现多样，多数病例病情发展缓慢，但少数病例病情急剧发展，几个月内即可死亡。

DCM 根据临床表现可分为儿童型和婴儿型：

1. 儿童型DCM 主要见于年长儿，起病缓慢。

（1）初期：发病早期常无明显症状，心功能代偿尚可，耐受一般活动量；剧烈活动后感到心慌、气促。查体可正常，有时可听到第三心音或第四心音，心功能Ⅲ级。

（2）中期：心功能减退逐渐明显，且进行性加重，常有劳累感、乏力、心悸、气促等症状。查体有心音低钝，常有第三心音或第四心音，心尖区有二尖瓣反流性杂音，心功能Ⅱ～Ⅲ级，可有心律失常、肝大、下肢水肿。

（3）晚期：出现心力衰竭症状与体征，心脏明显扩大，心功能Ⅲ～Ⅳ级，常有奔马律及二尖瓣反流杂音；伴有肺动脉高压者肺动脉瓣区第二心音亢进，多数有心律失常，肺底部常有细湿啰音，肝大，质地变硬，可伴腹水及黄疸，下肢水肿。有体或肺循环栓塞症者占 20%，如脑栓塞（出现偏瘫、失语等）、下肢栓塞（如足发凉、坏死等）、肺栓塞（咯血等）。

2. 婴儿型 DCM 多数婴儿期发病，急性或慢性过程，主要表现为急-慢性心力衰竭，心脏扩大，心音低钝，可有奔马律，部分有二尖瓣反流杂音，生长发育迟缓，体重不增，食欲缺乏等。少数为暴发型，多为 6 个月以下婴儿，病死率高，多数死于心源性休克。

三、辅助检查

DCM 临床表现无特异性，需借助心脏影像学检查。如心电图、心脏超声等辅助诊断，心肌病理检查可以明确诊断。

1. 心电图

（1）心房活动异常：出现异常 P 波，P>0.11s，P 振幅>0.25mV，以左心房大多见。V_1 导联 P 波终末电势（PV$_1$ terminal force V$_1$，Ptf-V$_1$）≤−0.04mm/s，提示心室舒张末期压力增加，是心功能不全的可靠指标。

（2）心室活动异常。

1）出现类似心肌梗死的 Q 波，Q>0.04s，Q>1/4R（常在 Ⅰ、aVL、V$_5$、V$_6$ 导联出现）。

2）有时在 Ⅰ、aVL、V$_5$、V$_6$ 导联缺乏 q 波，这种现象可能与室间隔纤维化有关。

3）常有左、右心室肥大的表现，左心室大多见，右心室大少见，一旦出现右心室大常标志双室大。

4）QRS 低电压：提示病程进入中晚期，病情重，与心肌纤维化有关。

（3）节律和传导的改变：窦性心动过速、室性期前收缩及心房颤动最常见，亦可出现窦房阻滞、房室阻滞及束支阻滞。束支阻滞中以左束支传导阻滞多见。

（4）复极过程异常：ST-T 改变，Q-T 间期延长。

2. 超声心动图 DCM 的超声心动图表现主要包括：各腔室明显增大，以左心房左心室大为主，左心室流出道增宽；室间隔和左心室后壁运动幅度减低；二尖瓣前叶开放幅度小，如合并乳头肌功能不全，前后叶呈钻石样改变；收缩功能和舒张功能降低，以收缩功能降低为主。

3. 核素显像 常用单光子发射计算机断层摄术（single photon emission computed tomography，SPECT），检查方法有血池显像、心肌热区显像和心肌灌注显像。SPECT 对 DCM 诊断：①可反映心室不同部位的射血功能；②可正确反映左心室和右心室舒张功能；③可反映心房和心室的协调性；④可反映心房和心室兴奋传导时间。

4. 心内膜心肌活检（endomyocardial biopsy, EMB） 对 DCM 的诊断、病情了解、疾病分期及与心肌炎的鉴别有价值。

（1）光学显微镜检查：心肌纤维正常排列，心肌细胞肥大，在肥大的心肌纤维束间杂有萎缩的肌束。心肌细胞核大、浓缩，肌原纤维减少、溶解，心肌细胞空泡化，心肌细胞排列紊乱，间质纤维化。

（2）电镜检查：主要改变为心肌细胞核大，核膜凹陷或扭曲，线粒体灶性或弥漫性增生，大小不等，嵴变短、缺失，呈空泡状，肌质网增多，侧池扩大，重者囊状扩张，肌原纤维断裂、崩解、丧失，肌节长短不一，多数结构模糊，Z 带增宽、聚集成团，M 带消失，横管系统扩张，内含絮状物，基膜增厚或正常，部分细胞膜灶状破坏，在间质可见游离细胞器。

5. 心脏磁共振成像（cardiac magnetic resonance, CMR） 心肌纤维化是死亡和不良心血管事件的危险因素。延迟钆增强（late gadolinium enhancement, LGE）和 T_1 成像是评估心肌纤维化或瘢痕负荷的首选影像检查。LGE 是检测心肌纤维化的一种准确且无创伤性的方法。对于 DCM 患者，在临床和其他影像学检查不能明确诊断的情况下，应考虑采用 LGE 以鉴别缺血性与非缺血性心肌损害。LGE 范围与心肌纤维化范围几乎完全吻合。LGE 可能是一个潜在的预测扩张型心肌病心脏风险事件危险分层的工具。合并 LGE 的 DCM 患者不良心血管事件发生率高，预后不良，有助于识别高危心力衰竭患者，指导治疗。

四、诊断

1. 1995 年 WHO 心肌病定义及分类修订意见

（1）临床表现为心脏扩大、心功能减低伴或不伴充血性心力衰竭、心律失常，可有血管栓塞及猝死等并发症。

（2）心脏呈球形扩大，X 线检查心胸比例>0.5，超声心动图示全心扩大，尤以左心室扩大显著。

（3）心脏收缩功能减低，左心室射血分数小于正常值。

（4）必须排除其他特异性（继发性）心肌病和地方性心肌病（克山病）。

2.《中国扩张型心肌病诊断和治疗指南》制定的 DCM 诊断标准（diagnostic criteria）

临床诊断标准为具有心室扩大和心肌收缩功能降低的客观证据：①左心室舒张末期内径（LVEDd）>5.0cm（成人女性）和 LVEDd>5.5cm（成人男性）（或大于年龄和体表面积预测值的 117%，即预测值的 2 倍 SD+5%）；②LVEF<45%（Simpsons 法），LVFS<25%；③发病时除外高血压、心脏瓣膜病、先天性心脏病或缺血性心脏病。

3. 2019 年 AHA 科学声明提出的儿童 DCM 诊断标准为左心室舒张末期内径或收缩期内径增大，超过正常平均值 2SD（按体表面积），伴有左心室收缩功能减低，排除可能导致左心室扩大及收缩功能减低的血流动力学病因。

五、鉴别诊断

DCM 主要表现为心力衰竭及左心室收缩功能障碍，通过患儿临床表现及辅助检查，一般可确诊。本病应与病毒性心肌炎及原发性心内膜弹力纤维增生症鉴别。

1. 病毒性心肌炎 心肌损伤标志物肌酸激酶同工酶（CK-MB）及心肌肌钙蛋白 T（cTnT）、心肌肌钙蛋白 I（cTnI）增高；心肌核素显像呈炎症或坏死灶显像；心内膜心肌活检进行组织学及免疫组织学检查，有淋巴细胞或巨噬细胞浸润，具有分子免疫学和病毒学的证据。

2. 原发性心内膜弹力纤维增生症 生后早期（多在 1 岁以内，尤其是 6 个月以内）发生心力衰竭；X 线表现为心影扩大，以左心为主，透视下心脏搏动弱；心电图为左心室肥厚，左心前导联电压增高；超声心动图表现为心内膜增厚，回声增强；心内膜活检可以明确诊断。

六、治疗

DCM 的治疗主要目标是保护心肌、控制心力衰竭、抑制心肌重构，改善症状、预防并发症和阻止或延缓病情进展、提高生存率。治疗方法应根据不同患者、不同病情、不同病程、有无并发症来确定。积极防治病毒性心肌炎，以免迁延转成慢性心肌炎最后发展为DCM。

1. 一般治疗　根据病情采取适当休息措施，减少心脏负担。对有心力衰竭者，应绝对卧床休息，并吸入氧气；烦躁不安者，应使用镇静剂；对心功能不全但尚不是心力衰竭者，应限制活动；无心功能不全者，也应适当减少活动，不可参加竞赛性活动，以防止猝死。患儿饮食应采用低盐、易消化的食物，多吃蔬菜、水果，防止暴饮暴食。

2. 控制心力衰竭　入院时如病情较重，可先用多巴酚丁胺和多巴胺以强心，多巴胺先用扩肾血管剂量以增加肾血灌注而利尿。磷酸二酯酶抑制剂如氨力农或米力农有强心作用，可减轻后负荷和改善左心室的舒张功能。两者虽可使血压下降，但影响不大。硝普钠亦可降低后负荷，但根据剂量，其降压作用可较氨力农或米力农为强。病情改善后可改用口服地高辛。如停用减轻后负荷的药物可续用ACE抑制剂（ACEI）如卡他普利（captopril）或依那普利（enalapril）等。研究证实血管紧张素Ⅱ（angiotensin Ⅱ，Ang Ⅱ）在心肌超负荷肥厚的构型重塑中起重要作用，促进心肌增生肥大，故使用ACEI可减轻心脏负荷，改善预后。ACEI可与洋地黄制剂、利尿剂同用，对心力衰竭有良好效果，长期应用可防止轻型DCM发生心力衰竭。利尿剂可静脉给予呋塞米（furosemide）等改善症状。用药时需监测电解质，因多种药物同用，心肌功能差，电解质失衡者易致心律失常；一旦肺静脉和体静脉充血现象好转，可改用口服利尿剂。醛固酮拮抗剂可抑制肾素-血管紧张素系统的作用，阻断心肌及间质重塑，另外还可阻断醛固酮的效应，它适用于心功能Ⅲ~Ⅳ级患者。

β受体拮抗剂可减慢心率，降低耗氧量，同时阻断上述恶性循环，发挥抗心肌细胞凋亡和抑制左心室重塑作用，从而改善心肌生物学效应，提高抗心力衰竭疗效。1975年，瑞典学者首次应用β受体拮抗剂治疗DCM心力衰竭患者并获得临床症状改善。多中心或大系列的临床研究表明，美托洛尔使DCM患者临床症状和心功能得到明显改善，左心室舒张末期内径明显缩小，左心室射血分数增加，左心室舒张末期压力减低；长期治疗可有效降低病死率和减少心脏移植率。非选择性β受体拮抗剂卡维地洛具有阻滞β$_1$、β$_2$和α受体的作用，在降低交感活性、改善左心室功能方面明显优于美托洛尔。

3. 并发症的治疗　预防呼吸道感染十分必要。可用干扰素、胸腺肽、转移因子等预防呼吸道感染。如发生呼吸道感染应尽早使用抗生素。

室性心律失常和猝死是DCM常见的严重临床表现，预防猝死主要是控制诱发室性心律失常的可逆性因素，如纠正心力衰竭，降低室壁张力；纠正电解质紊乱；改善神经激素功能紊乱；避免洋地黄、利尿剂等毒副作用。心力衰竭经治疗好转及电解质纠正后心律失常可消失，如心律失常持久不消，或严重影响心功能者应用药治疗，因部分抗心律失常药物可损害左心室功能导致其他心律失常，所以选药应予以考虑。如缓慢心律失常且有症状者，可用临时起搏。

DCM患者常有心腔内血栓形成和栓塞，Maron等报道7~20岁的尸检结果达84%，所以在心功能减退时应考虑应用抗凝药物，如已有血栓，可先用肝素，以后换为口服华法林，如超声未见血栓，可用阿司匹林或潘生丁以防血栓形成，华法林对预防血栓形成虽有效，但在心力衰竭及肝功能减退的情况下要慎用。Pac等报道，常规采用阿司匹林和/或肝素治疗心腔内血栓、无出血和栓塞并发症，对DCM合并心内血栓的患儿具有良好疗效。

4. 心肌代谢赋活剂　如1,6-二磷酸果糖具有调节葡萄糖代谢、修复糖酵解活性、增加肌酸磷酸的活性及加速心肌有效能量供应的效能，剂量为150~250mg/(kg·次)，静脉滴注，10~15天为一疗程，口服1,6-二磷酸果糖（瑞安吉）剂量为10~30ml/d；磷酸肌酸抗心肌过氧化损伤、抑制线粒体膜电位下降的作用剂量为1~2g/d，静脉滴注；天门冬氨酸钾镁可维持心肌细胞膜电位及调整离子泵的功能，可口服或加入5%葡萄糖中静脉滴注；辅酶Q10是线粒体呼吸链的组成成分，此酶可参与机体氧化还原反应，提高ATP生成，保护心肌免受自由基损伤。

5. 免疫疗法　针对自身抗体的免疫调节及免疫吸附（immunoabsorption，IA）成为治疗DCM

的新疗法。DCM 患者体内可检测多种自身抗体。研究证实,DCM 患者抗 β1AR 抗体和抗 L-CaC 抗体可引起心肌细胞钙电流增加和早期后除极,引发心肌细胞损害及室性心动过速。因此可针对抗 β1AR 抗体阳性选择 β 受体拮抗剂;针对抗 L-CaC 抗体阳性可选择地尔硫䓬。日本前瞻性随机多中心临床研究对 117 例慢性心力衰竭患者行抗 β1AR 抗体检测,并予以 3 种不同剂量卡维地洛治疗观察,结果显示抗体阳性组治疗 56 周后 LVEF 增加,抗体高滴度组的 LVEDV 和 LVEF 得到显著改善。Staudt 等研究证明,应用免疫吸附法清除 DCM 患者血液中自身免疫抗体,可提高患者左心室射血分数,改善心功能。2016 年,美国血液净化治疗指南推荐免疫吸附治疗用于 AHA 阳性的 DCM 患者,为 DCM 的治疗提供了多一种选择。

常见的免疫抑制剂包括激素,环孢素及硫唑嘌呤等,疗效不一,难以肯定。丙种球蛋白静脉滴注 200~400mg/(kg·d),连用 3~5 天,可减少细胞因子产生及降低细胞氧化应激水平,对急性炎症性心肌病有一定疗效。

6. 心力衰竭的超滤治疗 床边超滤技术可以减轻 DCM 失代偿期心力衰竭患者的容量负荷,缓解心力衰竭的发生发展,可缩短住院时间,降低患者再住院率。主要适应于利尿剂抵抗;近期液体负荷明显增加,体液潴留明显,心力衰竭症状进行性加重等。

7. 手术治疗 常用的外科治疗措施包括心脏移植、部分左心室切除术及左心室辅助装置等。对持续治疗无效心功能日益减退,或数次住院症状无根本改善者,可用人工机械泵代替心脏或选择心脏移植(heart transplantation)。近年来,由于心脏移植后应用环孢素、硫唑嘌呤、泼尼松三联免疫抑制剂,减轻了排斥反应,心脏移植效果不断提高,5 年存活率达 85%,10 年存活率达 61%。儿童心脏移植存活率(62.1%)高于成人(48%)。伴严重二尖瓣反流的患儿,在等待心脏移植术前,行二尖瓣置换术能改善症状,可增加手术安全性。针对 DCM 的姑息性外科治疗近年也取得了较大进展。反复心力衰竭、药物不能控制、又无条件做心脏移植的 DCM 患者可考虑行左心室减容手术。此手术为切除心室瘢痕及变薄、无收缩力的心肌,缩小心室腔容量,改善心室的顺应性和收缩力。

8. 细胞再生及基因治疗 骨髓间充质干细胞在体内诱导分化为心肌细胞,是否可帮助提高 DCM 患者心功能现仍存在争议。艾金伟等采用荟萃分析共纳入 7 项随机对照研究,DCM 患者 341 例,分析结果显示与常规药物疗法相比,自体骨髓间充质干细胞移植能增加左心室射血分数、减小左心室舒张末期内径,增大患者 6 分钟步行距离,减少心肌灌注缺血面积百分比并能降低患者死亡率,但在恶性心律失常发生率及心脏移植率方面两种治疗措施无明显差异。目前,自体骨髓间充质干细胞移植治疗 DCM 的作用机制尚不清楚。

20 世纪 90 年代,采用分子生物学技术探讨心肌病心室重塑的发病机制及寻找新的治疗途径,已有实验研究将肌原性决定基因导入成纤维细胞,使其肌原化,从而恢复心肌收缩功能。另有在心肌细胞内导入肌球蛋白重链和线粒体基因,恢复心肌收缩能力,达到治疗心力衰竭的目的。Matsumoto 等用重组 C 蛋白免疫接种构建 DCM 小鼠模型,研究结果显示心肌坏死部位巨噬细胞浸润及单核细胞趋化因子 1 和干扰素 γ 诱导蛋白 10 表达上调,用质粒作为载体转移单核细胞趋化因子 1 和诱导蛋白 10 受体基因,转染后心肌细胞上清液对 T 细胞和巨噬细胞迁移有抑制作用,可抑制 DCM 进展,并降低模型鼠的死亡率。

七、预后

DCM 患儿的死亡率和心脏移植率因患儿临床特征和病因而异。诊断时即发生心力衰竭、1 岁后出现心力衰竭、左心室较大和心功能较差的儿童死亡或移植的风险增加。神经肌肉疾病所致的 DCM 患儿 5 年内死亡率最高,心脏移植率最低。特发性 DCM 患儿预后较炎症性 DCM 和家族性 DCM 患儿预后更差。2 年随访研究发现,有 51% 患儿最终死亡或进行心脏移植手术。22% 患儿心脏超声恢复正常,另有 27% 患儿心脏结构和功能持续异常。

(韩 波 石 琳 马沛然)

参考文献

1. LIPSHULTZ S E, SLEEPER L A, TOWBIN J A, et al. The incidence of pediatric cardiomyopathies in two regions of the United States. N Engl J Med, 2003, 348（17）: 1647-1655.

2. NUGENT A W, DAUBENRY P E, CHONDROS P, et al. The epidemiology of childhood cardiomyopathy in Australia. N Engl J Med, 2003, 348（17）: 1639-1664.

3. ALVAREZ J A, ORAV E J, WILKINSON J D, et al. Pediatric Cardiomyopathy Registry Investigators. Competing risks for death and cardiac transplantation in children with dilated cardiomyopathy: results from the Pediatric Cardiomyopathy Registry. Circulation, 2011, 124（7）: 814-823.

4. TOWBIN J A, LOWE A M, COLAN S D, et al. Incidence, causes, and outcomes of dilated cardiomyopathy in children. JAMA, 2006, 296（15）: 1867-1876.

5. JEFFERIES J L, WILKINSON J D, SLEEPER L A, et al. Pediatric Cardiomyopathy Registry Investigators. Cardiomyopathy phenotypes and outcomes for children with left ventricular myocardial noncompaction: results from the Pediatric Cardiomyopathy Registry. J Card Fail, 2015, 21（11）: 877-884.

6. 章旭, 黄美蓉. 儿童扩张型心肌病临床特征分析. 临床儿科杂志, 2012, 30（7）: 622-626.

7. 李强, 易岂建. 儿童扩张型心肌病68例临床分析. 重庆医科大学学报, 2020, 45（4）: 472-476.

8. TSCHÖPE C, AMMIRATI E, BOZKURT B, et al. Myocarditis and inflammatory cardiomyopathy: current evidence and future directions. Nat Rev Cardiol, 2021, 18（3）: 169-193.

9. LASSNER D, SIEGISMUND C S, KÜHL U, et al. CCR5del32 genotype in human enteroviral cardiomyopathy leads to spontaneous virus clearance and improved outcome compared to wildtype CCR5. J Transl Med, 2018, 16（1）: 249.

10. LÉVÊQUE N, GARCIA M, BOUIN A, et al. Functional consequences of RNA 5′-terminal deletions on coxsackievirus B3 RNA replication and ribonucleoprotein complex formation. J Virol, 2017, 91（16）: e00423.

11. BOUIN A, GRETTEAU P A, WEHBE M, et al. Enterovirus persistence in cardiac cells of patients with idiopathic dilated cardiomyopathy is linked to 5′ terminal genomic RNA-deleted viral populations with viral-encoded proteinase activities. Circulation, 2019, 139（20）: 2326-2338.

12. MAISCH B. Cardio-immunology of myocarditis: focus on immune mechanisms and treatment options. Front Cardiovasc Med, 2019, 6: 48.

13. SATO Y, TAKATSU Y, YAMADA T, et al. Interferon treatment for dilated cardiomyopathy and striated myopathy associated with hepatitis C virus infection based on serial measurements of serum concentrations of cardiac troponin T. Jpn Circ J, 2000, 64（4）: 321-324.

14. BOYELLA V, ONYEBUEKE I, FARRAJ N, et al. Prevalence of hepatitis C virus infection in patients with cardiomyopathy. Ann Hepatol, 2009, 8: 113-115.

15. WEHLOU C, DELANGHE J R. Detection of antibodies in cardiac autoimmunity. Clin Chim Acta, 2009, 408（1-2）: 114-122.

16. 袁璟, 廖玉华. 抗心肌抗体对心肌炎心肌病临床诊断、治疗和预后评估的价值. 临床心血管病杂志, 2015, 31（2）: 115-118.

17. TOWBIN J A. Inherited cardiomyopathies. Circulation Journal Official Journal of the Japanese Circulation Society, 2014, 78（10）: 2347-2356.

18. JEFFERIES J L, TOWBIN J A. Dilated cardiomyopathy. Lancet, 2010, 375（9716）: 752-762.

19. JAPP A G, GULATI A, COOK S A, et al. The diagnosis and evaluation of dilated cardiomyopathy. J Am Coll Radiol, 2016, 67（25）: 2996-3010.

20. LAKDAWALA N K, THUNE J J, COLAN S D, et al. Subtle abnormalities in contractile function are an early manifestation of sarcomere mutations in dilated cardiomyopathy. Circ Cardiovasc Genet, 2012, 5（5）: 503-510.

21. MALHOTRA R, MASON P K. Lamin A/C deficiency as a cause of familial dilated cardiomyopathy. Curr Opin Cardiol, 2009, 24（3）: 203-208.

22. ZHANG D, EZEKIEL U R, CHANG S W, et al. Gene expression profile in dilated cardiomyopathy caused by elevated frequencies of mitochondrial DNA mutations in the mouse heart. Cardiovasc Pathol, 2005, 14（2）: 61-69.

23. YI J E, PARK J, LEE H J, et al. Prognostic implications of late gadolinium enhancement at the right ventricular insertion point in patients with non-ischemic dilated cardiomyopathy: A multicenter retrospective cohort study. PLoS One, 2018, 13（11）: e0208100.

24. 中华医学会心血管病学分会, 中国心肌炎心肌病协作组. 中国扩张型心肌病诊断和治疗指南. 临床心血管病杂志, 2018, 34（5）: 421-434.

25. NAGATOMO Y, YOSHIKAWA T, OKAMOTO H, et al. Presence of autoantibody directed against β1-adrenergic receptors is associated with amelioration of cardiac function in response to carvedilol: Japanese Chronic Heart Failure（J-CHF）Study. J Card Fail, 2015, 21（3）: 198-207.

26. STAUDT A, FELIX S B. Immunoabsorption in dilated cardiomypathy. Transfus Apher Sci, 2007, 37(2):187-190.

27. GAMBINO A, CERUTTI A, FELTRIN G, et al. Outcome after pediatric heart transplantation: Two decades of a single center experience. Eur J Cardiothorac Surg, 2007, 32(2):220-224.

28. 艾金伟, 刘盈, 刘楚繁, 等. 自体骨髓间充质干细胞治疗扩张型心肌病: 安全和有效性的 Meta 分析. 中国组织工程研究, 2017, 21(5):780-788.

29. LIPSHULTZ S E, LAW Y M, ASANTE-KORANG A, et al. Cardiomyopathy in Children: Classification and Diagnosis: A Scientific Statement From the American Heart Association. Circulation, 2019, 140(1):e9-e68.

第三节　肥厚型心肌病

肥厚型心肌病(hypertrophic cardiomyopathy, HCM)是以心肌肥厚为特征的心肌疾病,以左心室受累为主,亦可累及右心室及室间隔,早期伴心脏舒张功能不全,晚期收缩功能亦受影响,需排除负荷增加如高血压、主动脉瓣狭窄和先天性主动脉瓣下隔膜等引起的左心室壁增厚。流行病学研究表明,成人 HCM 的发病率约为 1/500;估计儿童年新发病率为(0.3~0.5)/10 万;该病占小儿原发性心肌病的 20%~30%。2010 年,上海交通大学医学院附属上海儿童医学中心报道 1999—2009 年收治心肌病 339 例,其中 HCM 80 例(23.56%)。2016 年,国内一项多中心回顾性调查,2006—2016 年 1 823 例心肌病住院患儿,其中 HCM 占 9.4%(不包括门诊诊断 HCM)。HCM 多于青少年期发病,但婴儿期亦可发病。Arola 统计 1991 年芬兰 0~20 岁儿童及青少年 HCM 发病率为 2.9/10 万人口,婴儿发病率为 0.26/10 万人口。Skinner 报道 27 例 HCM 患者,均为 1 岁内婴儿。山东省立医院曾收治 HCM 患儿 8 例,发现并调查了 3 个家系,其中年龄最小者 1 岁 10 个月(病理解剖证实)。

一、病因与发病机制

新近研究明确,50%~60% 于青春期或青壮年发病的 HCM 以肌小节蛋白基因突变为主,主要是常染色体显性遗传,已发现 27 个致病基因(pathogenic gene)与 HCM 相关,主要有 8 个肌小节或肌小节相关结构蛋白的编码基因,包括 *MYH7*、*MYBPC3*、*TNNI3*、*TNNT2*、*TPM1*、*MYL2*、*MYL3* 及 *ACTC1*。30%~60%HCM 患者可以检测到肌小节蛋白基因存在致病/可疑致病变异,*MYH7* 和 *MYBPC3* 基因占 70%,其他基因变异所占比例较小。1 岁以下 HCM 婴儿,病因不明的占 59%。

2020 年,AHA HCM 诊断与治疗指南将有明确证据证实其他心脏、系统性或代谢性疾病导致左心室肥厚的排除在 HCM 之外。包括各种代谢和多器官综合征,如参与 RAS-MAPK 信号转导的多个基因突变的 RAS 病、线粒体肌病、神经肌肉疾病、糖原/溶酶体贮积症,以及成人的法布里病、淀粉样蛋白、肉瘤、血色素沉着病、Danon 心肌病。2014 ESC HCM 诊断与管理指南,2019 年中国儿童肥厚型心肌病诊断的专家共识均将上述疾病列入 HCM 病因分类。

肌小节变异导致临床表型的确切机制尚未完全阐明。突变的肌小节基因触发心肌改变,导致心肌肥厚和纤维化,最终导致收缩和舒张功能受损。同时,多种肌小节外的因素,包括心室壁内冠状动脉异常引起小血管缺血、二尖瓣异常等都可能参与 HCM 发病机制。HCM 表型具有高度异质性,不同编码的基因突变具有不同的表型特征。如 β-肌球蛋白重链突变所致心肌肥厚显著,且发病较早;肌钙蛋白 T 突变则表现心肌肥厚不明显但猝死发生率高。有两种基因突变,即 AMP 激活的蛋白激酶 r-2 调节亚单位(PRKAG2)和溶酶体相关蛋白-2(LAMP-2)突变,可引起左心室肥厚为主并伴预激综合征。同一编码的基因突变也可以有不同的 HCM 临床表型。作者调查的 3 个家系显示,HCM 为常染色体显性遗传,其表型与遗传规律都具有多样性,同胞中基因突变携带者的临床表现和超声心动图检查结果差异较大,同一家系中既有对称性(非梗阻性)HCM患者,也有非对称性(梗阻性)HCM患者,还有的仅表现为心尖HCM。

二、病理改变

1. 病理组织学检查

(1)肉眼观察:典型表现为心肌明显肥厚、心脏重量增加而心腔狭小。肥厚的心肌分布不均匀,一般左心室受累重于右心室,心房扩张并伴轻度肥厚。左心室肥厚的程度亦不一,可弥漫性肥厚,也可局限性肥厚。有些病例肥厚主要在室间隔,其与左心室后壁的厚度之比≥1.3,致使心脏收缩时室间隔凸向左心室腔,引起左心室流出道梗阻,称为"非对称性(梗阻性)肥厚型心肌病"。当室间隔心肌最厚部位集中于二尖瓣前叶游离缘的下方时,心室间隔在该处因与前瓣叶互相冲撞而呈现局限性纤维化内膜增厚,肥厚的室间隔心肌与二尖瓣前叶游离缘之间常导致左心室流出道下段梗阻,即所谓"特发性主动脉瓣下狭窄(idiopathic hypertrophic subaortic stenosis,IHSS)"。少数病例心尖区明显肥厚,形成"心尖肥厚型心肌病(apical hypertrophic cardiomyopathy,AHCM)"。前乳头肌也可肥厚,常移位而影响正常的瓣膜功能。

(2)显微镜观察:可见心肌肌束排列紊乱(图63-2)、心肌细胞肥大、细胞核畸形、线粒体增多、

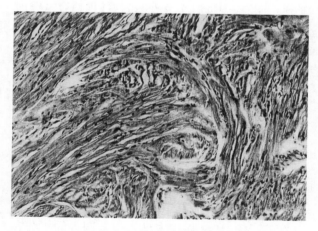

图63-2 肥厚型心肌病心肌肌束排列紊乱
有的心肌细胞排列紊乱,或倾斜或互相垂直,状似旋涡,失去收缩功能(Maron)

细胞核外周包有一层清洁区称"核周光环",心肌间质胶原纤维增生并有淋巴细胞浸润。随着的病程发展,晚期心肌纤维化增多,可扩展形成瘢痕样组织。

2. 组织化学检查

有大量糖原累积,此乃HCM特征性改变,通常位于细胞核周围。其他物质如丁二酸酰胺酶、非特异性脂肪酶和碱性磷酸酶可能增加,反映心肌肥厚很严重。

三、病理生理

1. 左心室流出道梗阻 心室收缩时,肥厚的室间隔凸向左心室腔,位于流出道的二尖瓣前叶与室间隔靠近而向前移位,引起左心室流出道狭窄和二尖瓣关闭不全。此种现象在梗阻性HCM较非梗阻性HCM更为明显。

2. 舒张功能障碍 肥厚的心肌顺应性减低,使舒张末压升高,心室舒张期充盈障碍,快速充盈期延长,充盈速率与充盈量均减小,由此每搏输出量减少。

3. 心肌缺血 由于舒张期过长,心室壁内张力增高,引起室壁内冠状动脉狭窄,加之心排血量减少,造成冠状动脉供血不足、心肌本身缺血。

四、临床表现

1. 症状 本病有家族性,症状差别很大,部分患者可无任何临床征象,亦有猝死。通常症状可分为两大类:一是心力衰竭(heart failure)症状,二是左心室流出道梗阻(left ventricular outflow tract obstructions,LVOTO)、心肌缺血症状。

(1)心力衰竭:主要见于1岁以下婴儿,表现为烦闹、气急、水肿、喂养困难、生长发育落后;少数婴儿可有发绀,因右心压力升高、心房水平存在右向左分流所致,易误诊为先天性心脏病。婴儿常因进行性心功能不全而死亡。Skinner等报道27例婴儿HCM患者,其中17例(59%)因心力衰竭就诊,2例(7%)以发绀为主诉。姚渭清等报道7例婴儿HCM,除1例无心血管症状、因发现心脏杂音而后经超声心动图证实外,其余6例均有气急,其中4例(4/6)诊断有心力衰竭,3例(3/6)

伴发绀。

（2）左心室流出道梗阻、心肌缺血：主要见于年长儿和成人。症状包括：①胸痛，由于心肌过度延伸或左心室流出道梗阻引起冠状动脉供血不足所致。与典型心绞痛不同，静息时也可出现，可持续数小时之久。同一患儿剂量运动试验时，有时无胸痛，有时运动开始即有剧烈胸痛。②呼吸困难，尤其在运动或劳累后，又称劳力性呼吸困难，是由于左心室顺应性减低、舒张末压升高，继而肺静脉压升高、肺淤血所导致。③晕厥，即心脑缺氧综合征，与心律失常无关。常发生于活动或情绪激动时，由于交感神经兴奋使肥厚的心肌收缩加强、加重流出道梗阻、心排血量骤减而引起。④心悸，多因窦性心动过速抑或快速异位心律失常引起，与心肌肥厚冠状动脉供血不足有关。⑤猝死，青少年主要死因是心律失常，偶有死于严重心力衰竭者。2002年，Bruno报道38例小儿HCM，平均随访7年，5例猝死。作者调查1个家系32人中，5人猝死，其中4人年龄为15~25岁；猝死均发生在剧烈运动或体力劳动中，猝死前无明显症状。

上述症状一般随年龄增大而加重，首次出现症状年龄越小者，预后越差。

2. 体征 多数患儿外观与正常儿童无显著差异。心脏可无任何异常发现，有时可见心尖冲动增强，触及抬举性冲动。在梗阻性HCM病例，可于心前区听到2~4/6级收缩期杂音，杂音向心尖和腋部传导，伴收缩期震颤。凡减弱心肌收缩力或增加心脏负荷的措施，如给予血管收缩药、β受体拮抗剂、蹲踞或紧握掌时，均可使杂音减弱；凡增加心肌收缩力或减轻心脏负荷的措施，如给予洋地黄类药物、瓦尔萨尔瓦动作或剧烈活动后，均可使杂音增强。有些病例P_2亢进，并因主动脉瓣延迟关闭而致第二心音反常分裂，易误诊为先天性心脏病。有时可听到第四心音奔马律（房性奔马律），此乃左心室顺应性降低、影响心房血液回流心室所致，有的患者甚至可触及第四心音奔马律形成的双重心尖冲动。由于心室顺应性降低，故颈静脉压力升高，颈静脉搏动显著。患儿可有心律失常，如传导阻滞、室上性或室性心动过速。偶有体循环栓塞和心力衰竭体征。

五、辅助检查

1. 胸部X线 早期肺血正常，心影正常。有心力衰竭时肺野淤血，心胸比例增大，左心室增大。晚期病例则左心房、右心室亦可增大。

2. 心电图 HCM的病理性Q波多出现在室间隔肥厚为主型患者，心尖肥厚者常见V_2~V_4导联T波深倒置，部分合并预激综合征。婴儿则多表现为右心室肥厚。姚渭清报道的7例婴儿HCM中，除1例未做心电图检查外，其余6例中有4例显示右心室肥厚，1例双室肥厚。部分HCM患儿的心电图改变具有病因提示性意义，如短PR间期、高大QRS波和广泛T波倒置提示为Pompe病；短PR间期伴房室传导阻滞提示为线粒体心肌病或PRKAG2心脏综合征等。此外，少数病例还可呈现房室传导阻滞、快速性室上性或室性心律失常等。

3. 超声心动图 超声心动图为HCM最重要的无创诊断方法。所有HCM患儿均应行全面的经胸超声心动图检查（包括二维超声、彩色多普勒、频谱多普勒、组织多普勒等），其诊断标准为左心室壁厚度增加超过同年龄、同性别和同体表面积儿童左心室壁厚度平均值加2个标准差（或Z值>2），并排除引起心脏负荷增加的其他疾病。2020年，AHA HCM诊断与治疗指南建议没有家族史且无症状儿童诊断标准为Z值>2.5，而对于具有明确家族史或基因型阳性的儿童，Z值>2的阈值用于早期诊断。超声心动图的主要表现为左心室壁（任何节段或多个节段）、室间隔异常增厚；室间隔运动幅度明显降低；室间隔厚度/左心室后壁厚度≥1.3；左心室收缩末内径变小；收缩起始时室间隔与二尖瓣前叶的距离常明显缩小。

正常室间隔厚度，婴儿≤4mm，学龄前儿童≤5mm，年长儿≤8mm；左心室后壁（LVPW）与室间隔（IVS）厚度几乎相等。多数HCM患儿的LVPW和IVS均有增厚。心室壁增厚可侵犯不同部位，其中单纯室间隔占10%~15%，前间隔与后间隔占50%。在非梗阻性肥厚型心肌病，室间隔与左心室后壁对称性均匀增厚，左心室流出道不狭窄；而在梗阻性肥厚型心肌病，室间隔增厚显著重于左心室后壁，IVS/LVPW≥1.3，多伴左心室流出道狭窄。若有主动脉瓣下狭窄（IHSS），心脏收缩时二尖瓣前叶前向运动加强，主动脉瓣收缩期扑动，可有二尖瓣关闭不全和主动脉瓣关闭不全。心尖肥厚型心肌病（apical hypertrophic cardiomyopthy，APH）超声心动图的特征性改变是左心室长轴观切面可见心尖部室间隔和左心室后下壁明显增厚，心尖部心室腔狭小，收缩期可见肥厚心肌呈瘤状突起，导致心尖部左心室腔闭塞和心室腔明显缩小。心肌蛋白基因突变所引起HCM为向心性肥厚，因而心腔变小或正常；全身其他系统疾病引起者左心室壁肥厚、心腔扩大。

多普勒超声测量HCM患者左心收缩功能，如射血分数（EF）、心轴缩短率（SF）、心脏指数（CI）、搏血指数（SI）等，早期多为正常，晚期则可显著降低。

4. 心脏磁共振（CMR） 由于空间分辨率高，能重建左心室三维结构，精确定义肥厚心肌的分布与类型；可观察局部心肌肥厚或造成流出道梗阻的乳头肌结构，为外科手术治疗提供重要依据；注射造影剂后可显示瘢痕、纤维化及心肌血流灌注情况，有助于评估患者猝死的风险。若条件允许，确诊或疑似HCM的患者均应行心脏磁共振成像检查。儿童HCM心脏磁共振成像（CMR）的特征性改变是心肌异常肥厚，呈节段状或弥漫性增厚，肥厚室壁与正常室壁厚度比值≥1.5；左心室前游离壁基底部及其相邻的室间隔前部是最常见的受累部位；通过左心室流出道三腔心电影序列可动态观察左心室流出道有无狭窄，心脏瓣膜运动情况（二尖瓣前叶在收缩早期向室间隔靠拢，即SAM征）和该部位血流动力学特点。

5. 心导管检查和心血管造影 疑诊HCM并存在以下一种或多种情况时，可选择心导管和造影检查：①需与限制型心肌病或缩窄性心包炎鉴别；②怀疑左心室流出道梗阻，但临床表现和影像学检查之间存在差异；③需行心内膜心肌活检鉴别不同病因的心肌病；④对拟心脏移植患者术前评估。

6. 基因检测和家系筛查 儿童HCM基因检测的总阳性率可达80%，所有HCM患儿均应进行遗传病因学筛查；检测方法包括Sanger测序、二代测序、全基因组芯片等；筛查项目可以包括编码肌小节蛋白致病基因、HCM相关类型综合征的已知致病基因等；必要时行线粒体基因组、医学外显子或全基因组筛查。2020年AHA HCM诊断与治疗指南强调HCM患者一级亲属的基因及临床筛查可以在任何年龄进行。应由临床遗传学专业人员提供遗传咨询，遗传咨询内容包括解释基因检测的意义，解读基因检测报告，解释相关疾病的遗传方式，家系成员的风险评估等。

六、诊断

2020年AHA HCM诊断与治疗中提出，成人HCM诊断标准为在没有导致心肌肥厚其他明确原因的情况下，二维超声心动图或心血管磁共振成像显示左心室任何部位的舒张末期最大室壁厚度≥15mm。当存在HCM家族史或基因检测阳性时，室壁肥厚（13~14mm）也可诊断为HCM。2020年AHA HCM诊断与治疗指南首次将基因检测阳性纳入诊断标准（diagnostic criteria）中，基因检测阳性的患者室壁厚度≥13mm即可诊断为HCM。

ACCF/AHA和ESC相关HCM指南中儿童HCM的诊断标准是左心室壁厚度增加超过同年龄、性别、体表面积儿童左心室壁厚度平均值加2个标准差（或Z值>2），并除外负荷增加，如先天性心脏病、高血压、主动脉瓣狭窄和先天性主动脉瓣下隔膜等引起的左心室壁增厚或全身性疾病。2020年AHA HCM诊断与治疗指南提出，对于没有家族史且无症状儿童诊断标准为左心室壁厚度Z值>2.5，有助于识别早期HCM，而对于具有明确家族史或基因型阳性的儿童，左心室壁厚度Z值>2的阈值用于早期诊断。

HCM患者诊断流程见图63-3。

七、治疗

依据患儿有无症状及其严重程度，采取不同的治疗措施，其目的主要是缓解症状、防止并发症和猝死。对于无症状的HCM患者，是否应给予药物治疗，因缺乏大量病例的对照研究，尚不能确定。

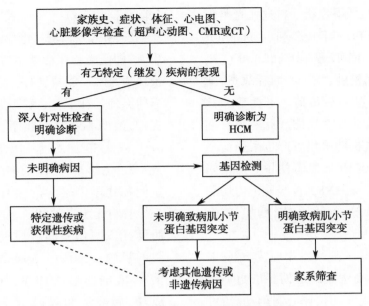

图 63-3　肥厚型心肌病患者诊断流程

（引自《中国肥厚型心肌病管理指南 2017》。）

1. 一般治疗　左心室心肌显著肥厚者,平日应注意休息,不可情绪激动,不可参加剧烈运动,更不能参加竞赛性运动,应定期咨询、随访。

2. 预防猝死　左心室流出道狭窄、心肌生理不稳定性和缺乏冠状动脉血流储备是导致患儿猝死的主要原因,有晕厥史或运动诱发低血压者均为高危儿,必须使用药物治疗(pharmalogical therapy)。β 受体拮抗剂如普萘洛尔(propranolol)、氯酰心安(atenolol)、美托洛尔(metoprolol)等是治疗 HCM 最常用的一线药物。β 受体拮抗剂可通过抑制交感神经减慢心率、降低心肌收缩力、减少心肌耗氧量、增加心肌顺应性、改善心室舒张功能,使左心室舒张末压和心肌灌注增加,从而减轻伴随运动而出现的流出道梗阻,缓解心绞痛、呼吸困难及先兆晕厥等症状。由于 β 受体拮抗剂可预防猝死,延缓病情的发展,故有人认为一旦诊断成立,即应长期使用。如考虑中断该药的应用时,必须缓慢减量停药,以防出现反跳性肾上腺素能高敏反应。普萘洛尔是最常用 β 受体拮抗剂,开始剂量为 0.2~0.5mg/(kg·d),分 2~3 次口服,以后每 3~5 天增加 1 次剂量,4 周内达最大耐受量,即 2~3mg/(kg·d),疗程不能短于 8 周。Ostman-Smith 等回顾性研究发现,应用普萘洛尔治疗的 66 例 HCM 患儿中,1/3~1/2 用药后症状缓解;大剂量普萘洛尔[5~23mg/(kg·d)]疗效更

优,可使患儿死亡危险明显降低。

钙通道阻滞剂如维拉帕米(verapamil)和地尔硫䓬(diltazem)对 HCM 患儿同样有效,尤其适用于对 β 受体拮抗剂治疗无效的病例。钙通道阻滞剂可降低心肌细胞内 Ca^{2+} 浓度,通过负性传导和负性肌力作用,改善心室肌顺应性和舒张功能。维拉帕米可有效降低左心室流出道收缩压差、改善舒张期不同步指数、增加舒张充盈,服用数日后症状即可改善,甚至可有效减少心肌肥厚程度。1989 年 Udelson 报告,由于半数无症状的 HCM 患者运动时核素检查会发生可逆性血管灌注缺损,且大多数用维拉帕米而改善,因此,用维拉帕米可能是有益的。维拉帕米剂量为每次 2mg/kg,每天 3 次;其副作用是窦房结自律性受抑和房室传导阻滞,曾有发生完全性房室传导阻滞或其他严重心律失常的报道,个别病例因此加重症状甚或猝死,临床应用时应仔细观察。地尔硫䓬剂量为每次 0.5mg/kg,每 8 小时 1 次,如无不良反应,2~4 日后用量可加倍。关于二氢吡啶类的钙通道阻滞剂如硝苯地平等在 HCM 患者的应用,观点不完全一致。有报告认为硝苯地平可减轻患儿胸痛,改善心室舒张功能,与普萘洛尔同用可减少流出道压力阶差,很少引起房室传导阻滞;但也有人认为硝苯地平强烈的扩血管作用可导致低血压,并使流出道压力阶差增大,诱发晕厥甚至猝死。

3. 改善舒张功能、缓解症状　首选血管紧张素转换酶抑制剂（ACEI），如卡托普利（captopril）、贝那普利（benapril）、依那普利（enalapril）等。ACEI 类药物可使肌肉松弛，减少心肌耗氧量，减少钠、水潴留，减轻心脏前后负荷。卡托普利常用剂量为 2mg/（kg·d），分 2~3 次服。此药可长期服用，但也有文献报告长期服用可产生耐药而降低疗效。近年来有报道 HCM 患者使用心房钠尿肽（atrial natriuretic factor, ANF）、神经肽链内切酶（NEP）抑制剂、硝酸盐等，可使 cGMP 增加，减轻心脏后负荷。

4. 控制心力衰竭　一般禁用洋地黄制剂，因为增加收缩力可使左心室流出道梗阻加重。对确有心力衰竭或危及生命的快速心房颤动者，可同时使用小剂量地高辛（一般剂量的 2/3）和普萘洛尔；也可应用磷酸二酯酶抑制剂（phosphate diesterase inhibitor, PDEI）如氨立农（amrinone）、米立农（mirinone）、依诺昔农（enoxinone）等，此类药物可激活钙通道，钙内流加速从而增加心肌细胞耦联作用，同时作用于血管平滑肌，使外周血管扩张。目前，临床应用较多的是米力农，小儿口服量为 1mg/（kg·d），分 3~4 次服；静脉注射应以小剂量开始，每次 25~50mg/kg，间隔 10 分钟重复 1 次，最多 3 次，以后静脉滴注 0.25~0.5mg/（kg·min），维持 24~48 小时，停药 16 小时后改口服。副作用主要为室性心律失常。此药不宜长期应用。

既往 HCM 控制心力衰竭不用利尿剂，以防大量利尿引起容量不足和低血压；近来证明有明显容量负荷过重者给予中小剂量利尿剂可有助于减轻肺淤血症状，如与 β 受体拮抗剂（如普萘洛尔）或钙通道阻滞剂（如维拉帕米）同用，则效果更佳，但需避免低钾血症的发生。

5. 抗心律失常　β 受体拮抗剂是治疗 HCM 并发室性早搏、室性心动过速、阵发性室上性心动过速、心房颤动等快速心律失常的一线药物。上述心律失常亦可使用胺碘酮和普鲁帕酮。胺碘酮能减轻症状，提高运动能力，并有可能改善预后，用量为 10~12mg/（kg·d），分 2~3 次服。普鲁帕酮则为每次 3~5mg/kg，每 6~8 小时 1 次。药物治疗无效者，应根据病情需要评估植入埋藏式心律转

复除颤器（ICD）。

6. 植入起搏器　近年来主张对于 HCM 高危患者，即便无临床症状也应植入 ICD，因目前 ICD 被认为是唯一能减少心脏猝死的有效措施。双腔起搏原理是利用右心室心尖部起搏使室间隔收缩提前，改变心室收缩顺序，减低心室流出道压差（平均减低 50%），缓解临床症状。

7. 化学消融术　1995 年，Sigwart 首次开展室间隔化学消融术治疗 HCM，通过介入方法经心导管将无水乙醇注入室间隔动脉，形成局部心肌梗死以减低室间隔厚度，达到降低流出道梗阻的目的。2003 年，Bhagwandeen 采用乙醇消融治疗 40 例梗阻性 HCM，其中 35 例（88%）手术成功，局部室间隔厚度从（20.8±3.9）mm 减至（13.2±3.3）mm，左心室流出道压差从（86±38）mmHg 降至（16±16）mmHg。2006 年，Alam 等综合已发表的 2 959 例行经皮经腔室间隔心肌消融术（percutaneous transluminal septal myocardial ablation, PTSMA）的患者资料，大多数患者 PTSMA 后症状和左心室流出道梗阻（left ventricular outflow tract obstruction, LVOTO）持续缓解，但仍有约 11% 的患者术后症状不能缓解，其中 7% 再次行 PTSMA 后症状缓解，而 2% 患者转为外科手术。心脏传导阻滞是 PTSMA 发生率最高的并发症，一度房室传导阻滞发生率约为 53%，右束支阻滞为 46%，左束支阻滞为 6%，因完全性房室传导阻滞需要安装永久起搏器的患者约占 10%。目前，适应 PTSMA 的左心室流出道与主动脉峰值压力阶差值标准尚存在差异。我国"经皮经腔间隔心肌消融术治疗的参考意见"建议静息压力阶差值≥50mmHg，或激发≥70mmHg 作为手术标准。2010 年，张旭首次报告 1 例 14 岁儿童 HCM 成功进行经皮室间隔乙醇消融术。化学消融术的并发症主要是一过性完全或高度房室传导阻滞，其发生率可高达 20%~30%；另一潜在的风险是室间隔坏死区及其周围可能存在心电不稳定，增加室性心律失常的发生机会。PTSMA 围手术期死亡率为 1.0%~1.4%，远期死亡率约为 0.5%，死因为猝死、肺栓塞、心力衰竭及非心源性死亡。

8. 射频消融术　近年来，心内膜室间隔肥厚射频消融术（endocardial radiofrequency ablation of septal hypertrophy，ERASH）成为减轻梗阻性肥厚型心肌病（HOCM）患者左心室流出道梗阻的新方法。随着心脏三维电解剖标测与心腔内超声心动图（intracardiac echocardiography，ICE）技术的出现，ERASH 不仅可精准消融二尖瓣前叶收缩期前向运动（SAM）-室间隔区肥厚心肌，而且能够降低损伤传导系统发生率，使肥厚室间隔水肿及萎缩，减轻左心室流出道梗阻，缓解临床症状及改善预后。Lawrenz 等，对 19 例 HOCM 患者行 ERASH，可降低静息压力阶差值约为 62%，减低运动激发压力阶差值约为 60%。Sreeram 等对 32 例儿童 HOCM 行 ERASH，研究发现压力阶差值由术前（78.5 ± 26.2）mmHg 降至术后（36.1 ± 16.5）mmHg。一项荟萃分析显示，ERASH 治疗 HOCM 也不能完全避免严重房室传导阻滞，其发生率为 8.8%。目前有，关 ERASH 治疗 HOCM 临床研究仍较少，可行性及有效性尚需进一步评价。

9. 手术治疗 外科手术（surgical procedures）的目的是缓解左心室流出道梗阻，手术方法是切除左心室流出道和室间隔肥厚的肌层。对于成人 HCM 左心室流出道梗阻解除效果确切，但对于梗阻性肥厚型心肌病患儿的手术治疗，目前报道仍很少。手术指征包括：①有症状且药物治疗无效，超声心动图检查示静息或诱发状态下压力阶差值≥50mmHg；②无症状患儿超声心动图显示静息或诱发状态下压力阶差值≥85mmHg，存在严重的左心室流出道梗阻症状而药物治疗无效者。多数学者认为手术治疗的优点是患者症状和血流动力学均有显著进步，远期死亡率显著降低。Altarabsheh 等报道 1975—2010 年行室间隔旋切术（改良扩大 Morrow 术）治疗儿童及青少年梗阻性肥厚型心肌病病例 127 例，平均年龄 12.9 岁，并发症为主动脉瓣反流的 5.5%、二尖瓣反流的 1.5%、室间隔穿孔的 1%、完全性房室传导阻滞的 1%、术后残余 SAM 的 23%，5% 的患儿术后（平均 5.9 年）再次行室间隔心肌切除术，而再次手术者初次手术年龄均小于 14 岁。近年来，运用经主动脉行室间隔肌切开术-部分肌切除术和二尖瓣前叶皱襞术结合的外科治疗，可防止二尖瓣前叶的收缩期前向运动而消除其对流出道的梗阻，疗效较理想。随着对本病认识的深入和外科技术的

提高，现 HCM 手术相关的总死亡率已降低至 5% 以下，且 HCM 患者心肌切除术后心脏猝死的危险性降低。中国医学科学院阜外医院张旌等报道改良扩大 Morrow 术治疗儿童 HOCM 手术安全性及有效性的研究。该研究纳入 2010—2017 年累计 50 例患儿，平均年龄 7.0 岁，术后完全性房室传导阻滞的 6.0%，残余 LVOTO 的 4%，术后死亡的 4%，均为双心室流出道梗阻患儿，提示双心室流出道梗阻的患儿是术后死亡或低心排血量的高危因素。

自 1980 年发现用环孢素预防和治疗心脏移植后排斥反应效果显著，心脏移植在全世界迅速发展。20 世纪 90 年代以来，心脏移植国际上每年超过 3 000 例。1994 年统计心脏移植 5 年存活率达 84%，10 年存活率为 61%。目前，等待心脏移植的成人中以冠心病最多，小儿以心肌病最多。1991 年，斯坦福大学 Bailey 报告小儿心脏移植 53 例中 36 例为心肌病，效果良好。由于国内供体困难，以及经济条件等因素，对小儿心肌病做心脏移植的罕见报道。

10. 基因治疗 HCM 有遗传性或基因突变，因此有可能通过基因治疗控制心脏细胞肥厚和分化，虽然这并非短时能研究成功，但由于基因工程和医疗技术将在 21 世纪前 20 年有一个突破性发展，因此临床应用此治疗方法将不是遥远的。

11. 病因治疗 针对儿童 HCM 中遗传代谢缺陷病因明确的可针对病因治疗，部分患儿通过早期正确干预，可明显改善心功能状态，甚至完全逆转心肌病变。

（1）Pompe 病：由于编码溶酶体中的酸性 α 葡萄糖苷酶（acid alpha glucosidase，GAA）基因突变引起 GAA 缺陷导致。目前，唯一被证明可以治疗 Pompe 病的方法是使用重组人 GAA 酶（rhGAA）的酶替代疗法（enzyme replacement therapy，ERT），推荐剂量为每 2 周 20~40mg/kg。

（2）原发性肉碱缺乏症（primary carnitine deficiency，PCD）：由 SLC22A5 基因突变导致肉碱转运蛋白 OCTN2 功能缺陷引起。可用左旋肉碱治疗，严重时推荐静脉给药 100~400mg/（kg·d），慢性病例推荐口服 100~300mg/（kg·d），长期替代治疗可以使心功能恢复正常。

八、预后估计与猝死的预防

HCM 的预后（prognosis）与年龄、病情轻重及治疗措施是否恰当有关。有症状的婴儿特别是伴有心力衰竭和青紫的患儿，5 年病死率达 80% 以上。2010 年，上海交通大学医学院附属上海儿童医学中心报道 HCM 随访的 57 例中，1 年生存率为 94.1%，2 年生存率为 72.7%，5 年生存率为 50%。HCM 病变是进行性的，虽然发展缓慢，但却是不可逆的，且可能发生突变或猝死。小于 10 岁的猝死率每年可达 6%~8%，只有极少数可减轻，半数死于强体力活动当时或活动后即刻，很多亚临床型患者虽然精力充沛但仍有猝死的可能。认识猝死的危险指标并进行危险性评估，对防止猝死、改善预后有着十分重要的意义。

目前认为猝死的危险指标（risk factors of sudden death）包括：年龄、既往心脏停搏或持续性室性心律失常病史、一级亲属的 SCD 家族史、严重左心室壁肥厚、无法解释的晕厥、左心房直径、左心室流出道梗阻及运动后血压反应。2020 AHA 指南建议，除主要危险因素外，还要评估患者的个体化 SCD 风险。儿童 HCM 的危险因素所占比重与成人 HCM 有所差别，可随年龄改变，并需要考虑体型。同时考虑到儿童和青少年植入 ICD 的并发症可能更高，以及一生中需要多次更换/拔除 ICD 装置，因此儿童 HCM 患者植入 ICD 的标准与成人不同。

目前认为，ICD 是预防高危 HCM 患者猝死的最有价值的措施。对猝死高危患者的一级预防，须针对致严重心律失常的机制，采用药物或植入 ICD。对心脏停搏和/或室性心动过速复苏成功者的二级预防则是直接植入 ICD。

（张艳敏　韩　波　石　琳　汪　翼　马沛然）

参 考 文 献

1. SEMSARIAN C, INGLES J, MARON M S, et al. New perspectives on the prevalence of hypertrophic cardiomyopathy. J Am Coll Cardiol, 2015, 65 (12): 1249-1254.

2. LIPSHULTZ S E, SLEEPER L A, TOWBIN J A, et al. The incidence of pediatric cardiomyopathy in two regions of the United States. N Engl J Med, 2003, 348 (17): 1647-1655.

3. NUGENT A W, DAUBENEY P E, CHONDROS P, et al. Clinical features and outcomes of childhood hypertrophic cardiomyopathy: results from a national population-based study. Circulation, 2005, 112 (9): 1332-1338

4. 中华医学会儿科学分会心血管学组儿童心肌病精准诊治协作组. 2006—2016 年国内多中心 1 823 例住院儿童心肌病的调查分析. 中国实用儿科杂志, 2019, 34 (5): 393-399.

5. OMMEN S R, MITAL S, BURKE M A, et al. 2020 AHA/ACC Guideline for the Diagnosis and Treatment of Patients With Hypertrophic Cardiomyopathy: Executive Summary: A Report of the American College of Cardiology/American Heart Association Joint Committee on Clinical Practice Guidelines. Circulation, 2020, 142 (25): e533-e557.

6. 中华医学会儿科学分会心血管学组儿童心肌病精准诊治协作组，《中国实用儿科杂志》编辑委员会. 中国儿童肥厚型心肌病诊断的专家共识. 中国实用儿科杂志, 2019, 34 (5): 329-334.

7. ELLIOTT P M, ANASTASAKIS A. 2014 ESC Guidelines on diagnosis and management of hypertrophic cardiomyopathy: the Task Force for the Diagnosis and Management of Hypertrophic Cardiomyopathy of the European Society of Cardiology (ESC). Eur Heart J, 2014, 35 (39): 2733-2779.

8. 姚渭清，陈树宝，王荣发，等. 婴儿肥厚型心肌病七例报告. 中华儿科杂志, 2000, 38 (7): 453-454.

9. BRUNO E, MAISULS H, JUANEDA E, et al. Clinical features of hypertrophic cardiomyopathy in the young. Cardiol Young, 2002, 12 (2): 147-152.

10. 中华医学会心血管病学分会，中国成人肥厚型心肌病诊断与治疗指南编写组，中华心血管病杂志编辑委员会. 中国成人肥厚型心肌病诊断与治疗指南. 中华心血管病杂志, 2017, 45 (12): 1015-1032.

11. INGLES J, SARINA T, YEATES L, et al. Clinical predictors of genetic testing outcomes in hypertrophic cardiomyopathy. Genet Med, 2013, 15 (12): 972-977.

12. ALAM M, DOKAINISH H, LAKKIS N. Alcohol septal ablation for hypertrophic obstructive cardiomyopathy: a systematic review of published studies. J Interv Cardiol, 2006, 19 (4): 319-327.

13. 中国医师协会心力衰竭专业委员会，《中华心力衰竭和心肌病杂志》编辑委员会. 中国肥厚型心肌病管理指南 2017. 中华心力衰竭和心肌病杂志, 2017, 1 (2): 65-86.

14. 蔡迟，王靖，楚建民，等. 心内膜室间隔射频消融治疗梗阻性肥厚型心肌病的疗效分析. 中国心脏起搏与心电生理杂志,2021,35(4):325-330.

15. SREERAM N,EMMEL M,DE GIOVANNI J V. Percutaneous radiofrequency septal reduction for hypertrophic obstructive cardiomyopathy in children. J Am Coll Cardiol,2011,58(24):2501.

16. YANG H,YANG Y,XUE Y,et al. Efficacy and safety of radiofrequency ablation for hypertrophic obstructive cardiomyopathy:A systematic review and meta-analysis. Clin Cardiol,2020,43(5):450-458.

17. 李浩杰,宋云虎,朱晓东,等. 单中心室间隔心肌切除术治疗肥厚型梗阻性心肌病中远期结果分析. 中国循环杂志,2016,31(6):573-577.

18. ALTARABSHEH S E,DEARANI J A,BURKHART H M,et al. Outcome of septal myectomy for obstructive hypertrophic cardiomyopathy in children and young adults. Ann Thorac Surg,2013,95(2):663-669.

19. 张旌,徐海涛,陈亮,等. 改良扩大 Morrow 手术治疗儿童肥厚型梗阻性心肌病的临床研究. 中国循环杂志,2018,33(10):1011-1015.

20. MARON B J,SPIRITO P,惠汝太,等. 肥厚型心肌病猝死危险因素分层. 中华心血管病杂志,2009,37(4):294-297.

21. 陈树宝. 小儿心脏病学进展. 北京:科学出版社,2005.

第四节　限制型心肌病

1995 年,世界卫生组织和国际心脏病学会(WHO/ISFC)将限制型心肌病(restrictive cardiomyopathy,RCM)定义为以心室充盈受限、单侧或双侧心室舒张容量减少、收缩功能和室壁厚度正常或接近正常、伴增生性间质纤维化为特征的一类心肌病。2019 年 AHA 科学声明,对 RCM 的定义为以心室顺应性降低为特征的一类心肌病,不伴有明显的左及右心室扩张、肥厚或收缩功能下降。

RCM 较为少见,约占原发性心肌病的 5%,儿童期极少发病。2003 年,Nugent 等发表的澳大利亚儿童心肌病回顾性研究表明,1987—1996 年共有 314 例新发儿童原发性心肌病,其中确诊为 RCM 者仅 8 例(2.5%),年发病率为 0.03/10 万。同年 Lipshultz 等报道美国儿童心肌病的流行病学调查,1996—1999 年 2 个地区共登记新确诊儿童心肌病 467 例,其中 RCM 及其他(非扩张型、非肥厚型心肌病)15 例(3%),年发病率为 0.04/10 万。近年来随着心脏检查技术的发展和应用,各地散发病例和儿童病例的报道日渐增多。我国李棠曾报道小儿 RCM 11 例。山东省立医院报道 6 例,年龄为 2~12 岁。上海交通大学医学院附属上海儿童医学中心报道 RCM 在原发性心肌病中占 4.17%。

一、病因与发病机制

RCM 按照病因分类,可分为原发性 RCM 和继发性 RCM。原发性 RCM 多见于儿童,目前研究提示基因突变为其主要病因。儿童心肌病登记(PCMR)研究最近公布 36 个与心肌病发展相关的基因的全基因组测序的初步结果,结果显示在 50% 的 RCM 患儿中发现影响蛋白质功能的致病性或可能致病的变异。由于表观遗传学作用,编码心肌相关蛋白的基因突变可致不同种类的原发性心肌病。现已发现结蛋白、肌节蛋白、肌钙蛋白 I 和 β-肌球蛋白重链等基因突变均可引致 RCM,后两种心肌蛋白的基因突变还会同时引起心肌肥厚与限制性生理改变。美国一项儿童心肌病流行病学调查发现确诊的 RCM 患儿 139 例,其中 37 例(27%)被认为具有限制-肥厚型表型。继发性 RCM 多继发于全身系统疾病,如浸润性或贮积性疾病累及心肌;心内膜纤维化、嗜酸细胞性心内膜炎、心内膜纤维弹力增生症;放射线损害,蒽环类抗肿瘤药物等。

RCM 的病因分布似乎与年龄和地域有一定关系。成人 RCM 中,特发性约占 35%,淀粉样变性约占 32%,心内膜心肌纤维化约占 30%;而在小儿,据 Denfield 报道,12 例儿童 RCM 中有肥厚型心肌病 3 例,心肌肥厚伴限制性 3 例,特发性与家族性者各 2 例,嗜酸细胞增多性与感染性各 1 例。从地域上看,非洲、南美及亚洲部分热带地区以心内膜心肌纤维化多见,温带地区以 Löffler 心内膜炎多见,而欧洲则以淀粉样变性最为多见。

二、病理解剖

1. 肉眼观察 RCM 心脏多数轻度增大或正常,心室内膜被一层弥漫增厚的纤维组织所覆盖(最厚时可达正常人的 10 倍),从流入道到心尖部广泛延伸,几乎充满了整个心室腔,甚至累及房室瓣、乳头肌和腱索,致使心室腔变小,严重者几近闭塞。心室受累可为单侧,而多数病例(50% 以上)左、右心室均被波及。心房一般都明显增大。常伴附壁血栓。

2. 组织学改变 分为浸润性病变与非浸润性病变两大类。浸润性病变常为全身疾病造成的心肌局部组织学改变,见于淀粉样变性的心肌间质淀粉样物质堆积、类肉瘤的心肌内肉瘤样物质浸润、血色病的心肌内含铁血黄素沉积、糖原贮积症的心肌内糖原颗粒过度积聚等。非浸润性病变包括心肌心内膜纤维化与 Löffler 心内膜炎两种。Löffler 心内膜炎早期心内膜有大量嗜酸细胞炎性浸润,心肌细胞溶解、变性或空泡样改变,晚期则表现心内膜胶原纤维增生。特发性 RCM 的典型改变是斑片状心内膜和间质纤维化,伴有代偿性心肌细胞肥大,很少有心肌纤维排列紊乱或其他浸润性心肌疾病表现。Hirota 对 23 例特发性 RCM 进行心肌组织学检查发现,22 例存在间质纤维化,13 例有心内膜增厚,10 例肌原纤维肥厚,仅 4 例心肌纤维排列紊乱。

三、病理生理

由于心内膜心肌纤维化或心肌间质纤维化,RCM 的血流动力学特点表现为室壁僵硬,心室顺应性降低,舒张末压升高,肺循环和体循环淤血,房室瓣反流,心房扩大而心室腔缩小,最终造成心室舒张功能障碍,心室充盈不足,心排血量减少,心功能降低。

四、临床表现

RCM 通常在青少年期发病,婴儿期发病者罕见。若在儿童期发病,则年龄越小,病情越重。患儿大多起病缓慢,临床所见随受累心室及病变程度有所不同。早期可无症状,或仅有轻度头晕、乏力或活动后心悸。随病程发展,多数病例表现为右心病变,主要是静脉压升高,临床上酷似缩窄性心包炎,患儿可有呼吸困难,颈静脉怒张、肝大、腹水及下肢水肿;晚期出现舒张功能障碍表现,部分患儿可因低心排血量而发生晕厥、抽搐等心脑综合征症状。晕厥常常是猝死的先兆。患者心率异常增快且伴心电图心肌缺血样改变,提示晕厥和猝死的危险性大大增加。

左心受累为主者,常有咳嗽、喘憋、胸痛,有时伴有肺动脉高压的表现,似风湿性二尖瓣损害,严重者出现咯血性泡沫痰、端坐呼吸等左心衰竭症状。心脏检查可有心界扩大,心尖冲动减弱,心率增快,可出现奔马律,左心房室瓣区闻及收缩期杂音或第三、第四心音。可有吸气期静脉压增高现象(Kussmaul 征)。少数病例可有栓塞表现。

五、辅助检查

1. 胸部 X 线 早期心影轻至中度扩大。右心病变者多致心影呈球形或烧瓶状,右心房增大,肺血减少,偶见右心室内膜呈线形钙化阴影。左心病变者心影改变似风湿性二尖瓣病变,左心房增大明显,肺淤血或有不同程度肺动脉高压表现。双室病变为上述 X 线的综合表现,常以右心室病变为主,两侧心房均增大但右心房大更明显,心脏搏动减弱,可有少量胸腔积液或心包积液。

2. 心电图 约 99%RCM 患者伴有心电图异常,心电图最常见的是 P 波增高增宽,有切迹,显示左、右心房均增大;可有右心室肥厚、右束支传导阻滞和左心室肥厚。有些病例表现心肌缺血如 ST-T 波改变及异常 Q 波。心律失常以窦性心动过速和心房扑动最为常见,其次为心房颤动和房室传导阻滞,其他如房性心动过速、病态窦房结综合征,以及预激综合征也有报道。

3. 超声心动图 超声心动图检查对诊断很

有帮助。可见心内膜超声反射增强增厚,左心室壁增厚,心室腔狭小而左、右心房明显扩大,心尖可呈闭塞状(图63-4)。房室瓣、腱索、乳头肌及心尖部心内膜增厚,常有三尖瓣及二尖瓣关闭不全。多数病例有少至中量心包积液,少数可有附壁血栓。

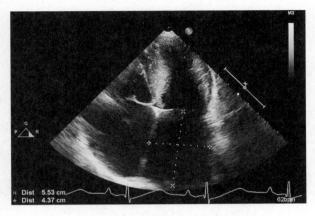

图63-4　限制型心肌病

超声心动图可见左、右心房明显扩大,左心室壁及室间隔增厚,心室腔狭小,心内膜超声反射增强增厚。

多普勒超声显示房室瓣舒张早期充盈速度增加,而心房充盈速度降低,表现为二尖瓣和三尖瓣均有E峰减速时间缩短,A峰明显升高,E/A比值减小,吸气时肝静脉舒张期血流逆转增加,提示舒张功能降低。病程晚期心室收缩功能亦降低,表现为心室射血前期(PEP)/射血期(VET)比值增大,心搏指数(SI)和心指数(CI)下降。

多普勒心肌显像显示二尖瓣运动速度包括收缩期运动速度、舒张早期运动速度和舒张晚期运动速度均下降,尤其是舒张早期二尖瓣运动速度下降明显。Garcia报道,舒张早期二尖瓣运动速度正常对照组为(14.5±4.7)cm/s,RCM组仅(5.1±1.4)cm/s,两者差异显著。作者研究发现,RCM组二尖瓣舒张早期运动速度(2.90±1.15)cm/s仅为正常对照组(12.97±0.90)cm/s的1/4。

4. 心脏磁共振(CMR)　提供的信息比超声心动图更多。弥漫性心内膜下延迟钆增强(LGE)用于诊断心脏淀粉样变性的特异度约为95%。另一方面,LGE是心脏结节病或心脏淀粉样变性患者有价值的预后因素。此外,CMR还可用于鉴别RCM和缩窄性心包炎。

5. 心导管与心血管造影　心导管检查显示心室舒张末压增高,心室压力曲线呈现"平方根"征,即舒张期开始时心室压力快速而陡峭地下降,但因心室充盈受限,故在舒张早期又快速回升至平台状,右心室舒张压与收缩压之比多小于1∶3,受心室压力改变的影响,腔静脉和心房压力亦增高,心房压力曲线可呈M状或W状波形。肺动脉压和肺动脉阻力均可升高,通常肺动脉收缩压均在50mmHg以上。心排血量减低。

心血管造影显示心室流入道和心尖部心腔狭小甚至闭塞,流出道反而扩张,心房扩大,可见房室瓣反流。右心病变者示右心室心尖闭塞,右流入道收缩变形,三尖瓣关闭不全,右心房显著扩大;左心病变者示左心室轻度增大或不大,但有变形,二尖瓣关闭不全,左心房中度扩大。

6. 心内膜心肌活检　可见血管周围嗜酸细胞浸润、空泡样或脱颗粒改变,心肌细胞溶解、变性,心内膜增厚,心内膜上可有血栓覆盖,病变晚期心内膜心肌纤维化,或瘢痕组织形成,浸润细胞减少或消失,纤维化的心室内膜广泛增厚,可达4~5mm。特发性限制型心肌病的典型改变是斑片状心内膜和间质纤维化,伴有代偿性心肌细胞肥大,但无心肌纤维排列紊乱或其他浸润性心肌疾病表现。

六、诊断

RCM临床诊断(clinical diagnosis)为排他性诊断,需除外肥厚型心肌病、瓣膜性心脏病、心包疾病和先天性心脏病等,确定诊断须考虑以下特点:①无相关感染病史;②临床表现为缓慢发生的右心衰竭征象,如颈静脉怒张、肝大、腹水、下肢水肿等;③心脏检查常可触及心尖冲动,有奔马律、房室瓣关闭不全杂音;④胸部X线、CT和MRI检查无心包钙化或增厚;⑤心电图P波增高增宽及ST-T改变,常有房室传导阻滞或束支传导阻滞;⑥超声心动图示双侧心房扩大,心尖部心室腔闭塞,心室壁增厚;⑦心内膜心肌活检有助于确定诊断。

RCM主要与缩窄性心包炎(constrictive pericarditis,CP)。虽然RCM和缩窄性心包炎均表现为舒张功能障碍性心脏疾病,临床症状相似,但是两种疾病的治疗方案和预后却有很大差异,因此准确诊断对于指导临床治疗有重要的意义。

CP 是指心包炎症后心包增厚、粘连或瘢痕形成,以致心脏受压、回心血量减少、舒张期充盈受限而引起心排血量降低和静脉压升高的心血管疾病。CP 可通过切除增厚的心包而有效治疗,手术简单、预后较好,因此鉴别诊断十分重要。CP 血流动力学特点主要有:①心腔压力不再受呼吸时胸腔压力变化的影响;②左、右心室间的相互依赖性增加;③心室舒张充盈障碍伴继发性心率增快。缩窄性心包炎临床特点除具备低心排和右心衰竭症状外,还常有金黄色葡萄球菌或结核感染史,极少有心脏杂音,心尖冲动常消失。X 线检查心影增大不明显,心外缘僵直,包壳状,常见心包钙化阴影。心电图以低电压及 T 波改变为主,无 P 波高大增宽改变。最具鉴别诊断意义的是多普勒超声心动图,CP 显示心包增厚,可有钙化,心室腔大小正常,不会出现心房异常增大和心内膜、心瓣膜的异常改变;多普勒超声显示二尖瓣血流 E 峰与 A 峰流速均下降,但 A/E 比值较正常无改变(RCM 的 A/E 比值明显增大),二尖瓣 E 峰速度随呼气变化>25%(RCM<10%),Rajagopalan 在经证实的 19 例缩窄性心包炎和 11 例 RCM 的研究中发现,以二尖瓣 E 峰流速随呼气变化≥10% 诊断缩窄性心包炎,其灵敏度为 84%,特异度达 91%。彩色多普勒心肌显像对缩窄性心包炎和 RCM 的鉴别诊断也很有价值,根据作者的研究,二尖瓣舒张早期运动速度在缩窄性心包炎组与正常对照组无显著差异 $[(11.78 \pm 1.35)$ cm/s, (12.97 ± 0.90) cm/s$]$,而在 RCM 组则显著下降 $[(2.90 \pm 1.15)$ cm/s$]$,CP 几乎是 RCM 的 4 倍,这是由于 CP 病变在心包,心肌本身没有病变或病变轻微,因此二尖瓣舒张期运动速度不会像 RCM 一样受影响。我们建议以二尖瓣舒张期运动速度≥10cm/s 为缩窄性心包炎和 RCM 的鉴别点;Rajagopalan 则建议以≥8cm/s 鉴别 CP 和 RCM,经验证其灵敏度为 89%,特异度达 100%。心导管检查虽然缩窄性心包炎与 RCM 均有心室舒张压升高,但缩窄性心包炎有以下三点不同:①两侧心室的舒张压几乎相等,一般相差不超过 5mmHg;②肺动脉收缩压较低;③右心室

平台舒张压与右心室收缩压峰值之比往往大于 1:3。

七、治疗

1. 药物治疗 目前,对 RCM 尚缺乏经验证的有效内科治疗,主要采用利尿剂、血管扩张剂、钙通道阻滞剂及营养心肌等综合疗法。因心内膜增厚并纤维化,心腔几近闭塞,心脏舒张功能障碍,故洋地黄类强心药物作用不大;若伴有心房颤动等快速心律失常时,可试用毛花苷 C 或地高辛治疗。利尿剂须谨慎应用,因过分降低心脏前负荷有可能进一步降低心排血量;但小剂量使用可能有助于减轻肺淤血和右心衰竭症状。当有腹水或水肿时,最好选用抗醛固酮类利尿剂,并限制钠水摄入,谨防电解质紊乱。应用血管紧张素转换酶抑制剂(ACEI)也应倍加小心,因为 RCM 患者几乎没有增加心搏的能力,急性血管扩张极有可能导致低心排出量和低血压。β 受体拮抗剂的作用尚不明确。当患儿心率很快、心电图有心肌缺血样改变时,有人主张应用 β 受体拮抗剂以期减慢心率、防止晕厥或猝死;但也有人认为心率加快是患儿对相对固定的低心排血量的唯一代偿,不宜过分干预,而且适合每个患儿的最佳心率也难以确定。对嗜酸性粒细胞增多者,可试用肾上腺皮质激素和免疫抑制剂,一般用泼尼松 1~1.5mg/(kg·d),分 2~3 次口服。如发生血栓栓塞,应给予抗血小板或抗凝治疗。

2. 植入起搏器 对于有明显心脏缺血和/或晕厥的 RCM 患者,可考虑植入埋藏式心脏复律除颤器(implantable cardioverter defibrillator,ICD)。ICD 具有电击除颤、抗心动过速起搏和抗心动过缓起搏等多种功能,因此尽管尚未获循证医学的证明,但植入 ICD 肯定有利于猝死高危病例。

3. 外科手术 晚期出现心内膜心肌纤维化时,内科治疗常难奏效,外科心内膜剥离术效果较好。若有瓣膜病变,可同时行二尖瓣或三尖瓣置换术。1971 年,Dubost 报告 20 例手术治疗者,因手术而死亡 3 例,随访死亡 4 例,7 例需安装永久

性心脏起搏器,存活者未见疾病复发。以后陆续有手术剥离心内膜的报告,对改善症状有一定效果,但是姑息而非根治疗法。对已有心源性肝硬化者,不宜手术治疗。

目前,公认心脏移植是对 RCM 的根治疗法。随着科技的发展和对移植后排斥反应的控制,心脏移植术的成功率已大大提高。据 2007 年国际心肺移植学会统计,小儿心肌病心脏移植术后的 5 年存活率已达 80%。现学术界一致的意见是,假如肺血管阻力进行性增高,则应当考虑尽早移植手术,术后肺血管阻力通常都会降为正常。

八、预后

在小儿心肌病组中,RCM 患儿的预后最差。根据一项多中心研究报告,新诊断的 RCM 病例若不进行心脏移植,平均只能存活 0.9~2.7 年;存活 5 年者仅为 39%;约 57% 的患儿诊断 1 年内或做心脏移植(占 2/3)或死亡(占 1/3)。有研究表明,约 2/3 的 RCM 患儿为单纯 RCM 表型,其余患儿呈现 RCM-HCM 混合表型;两组患儿的 5 年死亡率相似,为 20%~28%,但纯 RCM 组患儿在确诊后 5 年内接受移植的可能性高于 RCM-HCM 组(分别为 58% 和 30%)。与 HCM 一样,诊断时已经发生心力衰竭和较低的左心室射血分数与较差的结果相关。在 RCM-HCM 组,较高的左心室后壁厚度与较差的预后相关。

多数学者认为影响预后的危险因素主要有低心排、血栓栓塞和肺血管阻力增高。低心排是导致晕厥和猝死的主要因素,猝死在 RCM 的发生率为 28%,年病死率为 7%。血栓栓塞包括肺栓塞、脑栓塞和大血管栓塞等,发生率为 31%~33%,是致残的主要原因。RCM 存在肺血管阻力增高的危险,据统计,肺血管阻力超过 $6U \cdot m^2$ 者约占 56%,超过 $10U \cdot m^2$ 者约占 38%,是阻碍患者接受心脏移植、促进死亡的重要原因。

(韩 波 石 琳 汪 翼)

参考文献

1. LIPSHULTZ S E, LAW Y M, ASANTE-KORANG A, et al. Cardiomyopathy in Children: Classification and Diagnosis: A Scientific Statement From the American Heart Association. Circulation, 2019, 140(1): e9-e68.
2. LIPSHULTZ S E, SLEEPER L A, TOWBIN J A, et al. The incidence of pediatric cardiomyopathy in two regions of the United States. N Engl J Med, 2003, 348(17): 1647-1655.
3. TOWBIN J A. Inherited cardiomyopathies. Jpn Circ J, 2014, 78(10): 2347-2356.
4. WARE S M, WILKINSON J D, TARIQ M, et al. Exome sequencing in a pediatric cardiomyopathy cohort: findings from the Pediatric Cardiomyopathy Registry. Circulation, 2017, 136(suppl1): A16673.
5. WEBBER S A. Primary restrictive cardiomyopathy in childhood. Progress in Pediatric Cardiology, 2008, 25: 85-90.
6. DENFIELD S W, RASENTHAL G, GAJARSKI R J, et al. Restrictive cardiomyopathied in childhood: etiologies and natural history. Tex Heart Inst J, 1997, 24(1): 38-44.
7. GARCIA M J, RODRIGUEZ L, ARES M, et al. Differentiation of constrictive pericardial from restrictive cardiomyopathy: assessment of left ventricular diasdolic velocities in longitudinal axis by Doppler tissue imaging. J Am Coll Cardiol, 1996, 27(1): 108-114.
8. 李桂梅, 马沛然, 汪翼. 彩色多普勒组织显像对缩窄性心包炎与限制型心肌病的鉴别诊断价值. 临床儿科杂志, 2001, 19(1): 20.
9. KUSHWAHA, S S, FALLON J T, FUSTER V. Restrictive Cardiomyopathy. N Engl J Med, 1997, 336(4): 267-276.
10. RAJAGOPALAN N, GARCIA M J, RODRIGUEZ L, et al. Comparition of new Doppler echocardiographic methods to differentiate constrictive pericardial heart disease and restrictive cardiomyopathy. Am J Cardiol, 2001, 87(1): 86-94.
11. WEBBER S A, LIPSHULTZ S E, SLEEPER L A, et al. On behalf of the Pediatric Cardiomyopathy Registry Investigators. Outcomes of restrictive cardiomyopathy in childhood and the influence of phenotype: a report from the Pediatric Cardiomyopathy Registry. Circulation, 2012, 126(10): 1237-1244.
12. WELLER R J, WEINTRAUB R, ADDONIZIO L J, et al. Outcome of idiopathic restrictive cardiomyopathy in children. Am J Cardiol, 2002, 90(5): 501-506.

第五节 致心律失常性心室心肌病

致心律失常性心室心肌病（arrhythmogenic ventricular cardiomyopathy, AVC）主要是一种常染色体显性遗传性心脏病，其病理学特征为正常心肌组织逐渐被脂肪组织和纤维组织所代替，临床特征为室性心律失常及心室收缩功能受损。这种疾病最初被称为致心律失常性右心室心肌病（arrhythmogenic right ventricular cardiomyopathy, ARVC）、致心律失常性右心室发育不全（arrhythmogenic right ventricular dysplasia, ARVD）、右心室扩张型心肌病、右心室壁瘤、羊皮纸样心脏及右心室心肌病。但由于双心室受累和较少见的孤立性左心室受累可能存在于相当大比例的患者中，欧洲心律协会提出用更广泛的致心律失常性心室心肌病替代。1995 年，世界卫生组织及国际心脏病协会（WHO/ISFC）心肌病分类中将本症列为原发性心肌病中单独的一个类型。2006 年，美国心脏协会（AHA）心肌病分类中将本症列为原发性心肌病中遗传性的一个类型。2007 年 Colan 及2007 年、2008 年欧洲心脏病学会（ESC）心肌病分类中继续将本症列为心肌病单独一个类型。

一、病因

AVC 病因包括系统性（心脏淀粉样变和心脏结节病）、遗传性（致心律失常性右/左心室心肌病）、感染性（Chagas 病）、炎症性（心肌炎）疾病及离子通道（Brugada 综合征）等疾病，其中 ARVC 是最常见的 AVC 亚型。AVC 最常见的遗传方式是具有不完全外显率的常染色体显性遗传。编码桥粒或桥粒相互作用蛋白的基因突变见于 40%~50% 的 AVC 病例。目前已经发现 9 种基因突变，但常规 AVC 基因筛查是针对 DSC2、DSG2、DSP、JUP、PKP2、RYR2 和 TMEM43。其他与 AVC 有关联但未包括在常规筛查中的基因有 MIB1 和 TTN。

二、病理

主要累及右心室，部分病例可累及左心房、左心室、室间隔。右心室明显扩大，常有一处或多处呈椭圆形或圆形顶状扩张，类似室壁瘤，有些病例右心室壁大部分呈肌小梁变薄心内膜贴近心外膜，羊皮纸样变薄，心外膜下有丰富的脂肪组织，心肌纤维明显减少。主要累及右心室漏斗部、心尖部及下隔壁的"发育不良三角"。1988 年，Thienne 报告 12 例 13~30 岁本症患者病理解剖，右心室壁厚 2~5mm、重量为 270~420g 均在正常范围内或略有增加，部分病例有灶性变性、坏死，重者可有大面积坏死，心外膜下层纤维化，通常同时累及心内膜下心肌，心脏病理组织学改变主要是右心室肌肉部分或全部缺如，由脂肪或纤维脂肪组织代替。部分病例变性、坏死心肌周围有组织细胞、淋巴细胞及单核细胞浸润、收缩带坏死。左心室心肌也可见钙化的炎性细胞浸润及斑点状心内膜下纤维化。

三、临床表现

本病发病率报道不一，估计约占人群的6/10 000。年轻人猝死病例中 20% 由该病所致。男女之比为（2~3）：1。发病年龄可为婴幼儿或年长儿，但以青少年占多数。

临床表现轻重悬殊，其表现与病变范围、部位及发病年龄有关，本症有四类症状：①心脏无明显扩大，在手术或病理解剖时发现；②心脏增大，但无任何症状；③右心心力衰竭，出现心慌气短、肝大、水肿，多见于年幼儿童；④急性心律失常。Thienne 报告 12 例病理解剖证实的猝死病例中 5 例无任何症状、7 例有心悸（其中 3 例曾有晕厥）。此 12 例猝死中 2 例在休息时死亡，2 例在跳舞时猝死，1 例在工作时猝死，7 例在体育运动时猝死。本症查体可无异常体征，亦可有心脏扩大和心律不齐，或右心衰竭体征如肝大、水肿等。

四、辅助检查

1. 心电图 心电图可无异常表现，但亦可有多种异常表现,主要有以下几种异常表现:①有胸前导联 V$_{1-6}$T 波倒置、部分患者右胸前导联可见 Epsilon 波(QRS 波终末与 ST 段交界处出现的多个低振幅尖波),但也有部分呈凹缺状、方向朝下的棘波,简称"ε 波"。该波段对 ARVC 的临床诊断具有特异性(图 63-5);②常有左束支阻滞型室性早搏和心动过速;③右束支阻滞、右心房肥厚、右心室肥厚、电轴右偏;④房室传导阻滞、左前分支阻滞、预激综合征和室上性心律失常等;⑤心内膜或心外膜标测,在右心室局部运动障碍处可见与心电图多形性尖波相应的延迟电位。

2. 超声心动图 右心室内径明显扩大,室间隔和右心室壁运动异常,游离壁运动减弱,无运动或室壁瘤样凸出。部分病例左心室壁运动也有异常,左心室很少受累。多普勒超声心动图可发现肺动脉峰值流速减慢,并有三尖瓣中度以上反流。但因右心室的声学窗口存在局限性,超声心动图对 AVC 的早期变化相对不敏感。

3. 磁共振成像(MRI) 虽然右心室游离壁最常受累,但左心室也可能是唯一受累的心室,有时两个心室都受累。MRI 是诊断 AVC 的最佳成像方式,用于评估 RV 大小、功能、室壁运动异常、心肌内脂肪(使用脂肪抑制序列)和晚期钆增强以评估纤维化区域。右心室壁增厚或变薄和肌小梁增粗也可见于 AVC。

4. 核素检查 右心室腔扩大,右心室收缩普遍降低。右心室、心尖、漏斗部前壁及隔面局部运动减弱,收缩期矛盾运动,憩室状或瘤样膨出,右心室静息及运动时射血分数均降低。

5. 心导管及心血管造影 右心室造影显示右心室显著扩大并压迫右心房,以及左心室、右心室收缩不良。常有三尖瓣闭锁不全,右心室舒张末压升高。

五、诊断与鉴别诊断

确诊依靠病理解剖、心脏手术或心内膜心肌活检。但心内膜心肌活检假阴性较多,而病理解剖与心脏手术极大部分病例又做不到。因此诊断主要依靠临床表现、心电图与超声心动图改变综合。但这些改变也见于其他心脏疾病,因此必须排除其他心脏疾病。

1994 年,欧洲心脏病学会心肌和心包疾病工作组和国际心脏病学会制定了 ARVC 诊断标准(diagnostic criteria),见表 63-1。

该标准诊断特异度较高,但不易发现早期病人,灵敏度不高。2006 年又有了修改的诊断标准,见表 63-2。

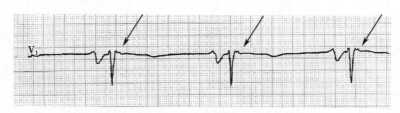

图 63-5 致心律失常性心肌病心电图
Epsilon 波表现为 QRS 波终末与 ST 段交界处出现的多个低振幅尖波。

表 63-1 ARVC 诊断标准

1. 家族史
主要指标
家族成员尸检或手术中证实的 ARVC 患者
次要指标
家族成员中 35 岁以前猝死,病因疑及本病(符合本标准的作出临床诊断)
2. 心电图去极化/传导异常
主要指标
Epsilon 波或右胸前导联(V$_1$~V$_3$)QRS 复合波增宽(>110ms)
次要指标
信号平均心电图上晚电位阳性

3. 心电图复极异常

   次要指标

   年龄>12岁,右胸前导联(V_2和V_3)T波倒置而无右束支阻滞

4. 心律失常

   次要指标

   在ECG或Holter监测或运动试验中证实的持续性或非持续性左束支阻滞型VT

   频发室性期前收缩(Holter监测中>1 000/24h)

5. 整体或局部功能障碍和结构改变

   主要指标

   右心室严重扩张或射血分数减低,无或轻度左心室受累

   局部右心室室壁瘤(伴舒张期膨出的无运动或运动减低区)

   右心室严重的阶段性扩张

   次要指标

   整个右心室的轻度扩张或射血分数减低,左心室正常

   右心室轻度阶段性扩张

   右心室局部运动减低

6. 室壁组织学特征

   主要指标

   心内膜活检心肌被纤维脂肪替代

注:诊断标准定为2项主要指标,或1项主要指标加2项次要指标,或4项次要指标。

表 63-2　修改后的 ARVD/C 的诊断标准

临床表现

　　主要指标:

　　　单型性 LBBB2 型 VT

　　次要指标:

　　　频繁室性早搏

　　　心动过速(或传导阻滞)导致的晕厥

　　　室上性心动过速

　　　多形性 VT

RV 形态学

　　主要指标:

　　　"发育不良三角"囊性或瘤样改变和肌小梁排列紊乱

　　次要指标:

　　　RV 非特异性扩张和 EF 降低

ECG

　　主要指标:

　　　标准电压或增高电压记录到 Epsilon 电位

　　　右胸导联 QRS 延长:QRS 时程($V_1+V_2+V_3$)/($V_4+V_5+V_6$)≥1.2

　　　右胸导联 S 波升支≥55ms

　　次要指标:

　　　V_1~V_3 T 波倒置

　　　V_1~V_3 ST 段自发性抬高,不同于 Brugada 综合征穹窿样改变

家族史

　　主要指标:

　　　尸检或心内膜活检证实家族中有 ARVD/C 患者

续表

次要指标：
　临床检查发现家族中有 ARVD/C 患者
　家族中有不明原因的<35 岁的死亡病例

心内膜活检
　主要指标：
　　心肌萎缩取代纤维脂肪,残留心肌细胞<45%
　次要指标：
　　残留心肌细胞为 45%~70% 纤维脂肪取代心肌细胞

注:诊断标准为 2 项主要指标,或 1 项主要指标加 2 项次要指标,或 4 项次要指标。

2010 年专家组修订了 ARVC 诊断标准,将 ARVC 诊断分为 3 个级别:①明确的 ARVC 诊断包括:2 个主要指标,或 1 个主要指标加 2 个次要指标,或 4 个次要指标;②临界的 ARVC 诊断包括:1 个主要指标加 1 个次要指标,或 3 个次要指标;③可能的 ARVC 诊断包括:1 个主要指标,或 2 个次要指标。主要指标和次要指标见表 63-3。

六、治疗

治疗主要针对心力衰竭及心律失常。在心力衰竭治疗与一般心力衰竭治疗基本相同。可应用强心、利尿和血管紧张素转换酶抑制如地高辛、呋塞米、卡托普利。洋地黄制剂可按常规剂量的 2/3 应用,以免中毒。室性心律失常可用普萘洛尔、索

表 63-3 ARVC 诊断标准的专家共识(2010 年)

项目	主要标准	次要标准
I.整体或局部功能障碍和结构改变		
2D 超声标准	• 右心室局部无运动,运动障碍,或室壁瘤 • 下列心室舒张末期测量的参数之一:①胸骨旁长轴切面测量右心室流出道直径≥32mm,(体表面积校正 PLAX/BSA≥19mm/m²);②胸骨旁短轴切面测量右心室流出道直径≥36mm,(体表面积校正 PSAX/BSA≥21mm/m²);③面积变化率≤33%	• 右心室局部无运动,运动障碍 • 下列心室舒张末期测量的参数之一:①右心室流出道直径≥29mm 且<32mm,(体表面积校正≥16mm/m² 且<19mm/m²)PLAX/BSA<19mm/m²;②胸骨旁短轴:右心室流出道直径≥32mm 且<36mm,(体表面积校正≥18mm/m² 且<21mm/m²);PSAX/BSA<21mm/m²;③部分区域变化率>33% 且≤40%
心脏磁共振成像	• 右心室局部无运动或运动障碍或右心室收缩不同步 • 以下参数之一:①右心室舒张末容量/体表面积≥110ml/m²(男性)或≥100ml/m²(女性);②右心室射血分数≤40%	• 右心室局部无运动或运动障碍或右心室收缩不同步 • 以下参数之一:①右心室舒张末容量/体表面积≥100ml/m² 且<110ml/m²(男性)或≥90ml/m² 且<100ml/m²(女性);②右心室射血分数>40% 且≤45%
右心室造影	右心室局部无运动,运动障碍,或室壁瘤	
II.室壁组织学特征	至少一份活检标本形态学分析显示残余心肌细胞<60%(或估计<50%),伴有右心室游离壁心肌组织被纤维组织取代,伴有或不伴有脂肪组织取代心肌组织	至少一份活检标本形态学分析显示残余心肌细胞 60%~75%(或估计 50%~65%),伴有右心室游离壁心肌组织被纤维组织取代,伴有或不伴有脂肪组织取代心肌组织
III.复极化异常	右胸前导联(V₁,V₂ 和 V₃)T 波倒置,或>14 岁(无完全性右束支阻滞,QRS≥120ms)	①>14 岁,V₁ 和 V₂ 导联 T 波倒置且无完全性右束支阻滞,或 V₄、V₅ 或 V₆ 导联 T 波倒置;②>14 岁,V₁、V₂、V₃ 和 V₄ 导联 T 波倒置,且伴有完全性右束支阻滞

项目	主要标准	次要标准
Ⅳ.除极或传导异常	右胸前导联（$V_1 \sim V_3$）中出现 Epsilon 波（在 QRS 波群终末和 T 波起始之间反复出现的低电位信号）	①如果在标准心电图上无 QRS 增宽，QRS 间期<110ms 情况下，信号平均心电图上至少 1/3 个参数显示出晚电位；②QRS 滤过时程（fQRS）≥114ms；③QRS 终末时程<40μV 间期（低振幅信号时程）≥38ms；④终末 40ms 的均方根电压≤20μV；⑤QRS 终末激动间期≥55ms，测量 V_1、V_2 或 V_3 导联 QRS 最低点至 QRS 末端包括 R' 波，无完全性右束支传导阻滞
Ⅴ.心律失常	非持续性或持续性左束支传导阻滞型室性心动过速，伴电轴向上（Ⅱ、Ⅲ、aVF 导联 QRS 负向或不确定，在 aVL 导联呈正向）	①非持续性或持续性右心室流出道型室性心动过速，呈左束支传导阻滞型室性心动过速，伴电轴向下（Ⅱ、Ⅲ、aVF 导联 QRS 正向，在 aVL 导联呈负向）；②室性期前收缩>500 次/24h（Holter）
Ⅵ.家族史	①一级亲属中有满足本诊断标准的 ARVC/D 患者；②一级亲属中有经过尸检或手术病理确诊 ARVC/D 的患者；③经评估明确患者具有 ARVC/D 致病基因的有意义的突变	①一级亲属中有 ARVC/D 家族史，但是不能确定是否能够满足本诊断标准；②一级亲属中有疑似因 ARVC/D 所致的早年猝死家族史（<35 岁）；③二级亲属有经病理确诊或满足本诊断标准 ARVC/D 患者

他洛尔、普罗帕酮、胺碘酮等抗心律失常药。药物治疗无效时可用电生理检查确定起搏部位，用射频消融或手术治疗。植入埋藏式心律转复除颤器（ICD）是 ARVC 患者预防猝死最有效的方法。对于致命性心律失常患者，ICD 应作为首选治疗。当患者进入终末期心力衰竭时，可考虑心脏移植手术。2010 年，广东省心血管研究所报道 14 例 ARVC 用抗心律失常药物治疗，5 例症状及心律失常消失；4 例缓解；2 例行射频消融治疗，1 例复发后再次射频消融治疗；随诊 3 个月，未见心律失常。心功能不全者经药物治疗病情改善。

七、预后

心源性猝死（sudden cardiac death，SCD）是 AVC 最严重的临床表现，其中 ARVC 患者 SCD 的发生率约 16%，部分以 SCD 为首发症状，是青壮年及运动员最常见的猝死原因之。目前常见 ARVC 的 SCD 高危因素包括多桥粒蛋白基因突变、跨膜蛋白 43 基因突变、高强度运动者、男性、先证者、晕厥史与持续性室性心动过速史。自然的病程大多为右心室心功能每况愈下，抗心律失常药物的疗效逐渐减弱。

（韩　波　石　琳　王玉林　马沛然）

参 考 文 献

1. LIPSHULTZ S E，LAW Y M，ASANTE-KORANG A，et al. Cardiomyopathy in Children：Classification and Diagnosis：A Scientific Statement From the American Heart Association. Circulation，2019，140（1）：e9-e68.

2. CORRADO D，BASSO C，THIENE G，et al. Spectrum of clinicopathologic manifestations of arrhythmogenic right ventricular cardiomyopathy/dysplasia：a multicenter study. J Am Coll Cardiol，1997，30（6）：1512-1520.

3. ELLIOTT P，ANDERSSON B，ARBUSTINI E，et al. Classification of the cardiomyopathies：a position statement from the European Society Of Cardiology Working Group on Myocardial and Pericardial Diseases. Eur Heart J，2008，29（2）：270-276.

4. BAUCE B，NAVA A，BEFFAGNA G，et al. Multiple mutations in desmosomal proteins encoding genes in arrhythmogenic right ventricular cardiomyopathy/dysplasia. Heart Rhythm，2010，7（1）：22-29.

5. TANDRI H，MACEDO R，CALKINS H，et al. Multidisciplinary study of right ventricular dysplasia investigators. Role of magnetic resonance imaging in arrhythmogenic right ventricular dysplasia：insights from the North American arrhythmogenic right ventricular dysplasia（ARVD/C）study. Am Heart J，2008，155（1）：147-153.

6. ETOOM Y，GOVINDAPILLAI S，HAMILTON R，et al. Importance of CMR within the Task Force criteria for the

diagnosis of ARVC in children and adolescents. J Am Coll Cardiol,2015,65(10):987-995.

7. SATOH H,SANO M,SUWA K,et al. Distribution of late gadolinium enhancement in various types of cardiomyopathies:significance in differential diagnosis,clinical features and prognosis. World J Cardiol,2014,6(7):585-601.

8. PETERS S. Advances in the diagnostic management of arrhythmogenic right ventricular dysplasia cardiomyopathy.

Int J Cardiol,2006,113(1):4-11.

9. MARCUS F I,MCKENNA W J,SHERRILL D, et al. Diagnosis of arrhythmogenic right ventricular cardiomyopathy/dysplasia:proposed modification of the Task Force Criteria. Eur Heart J,2010,31(7):806-814.

10. CORRADO D,LINK M S,CALKINS H. Arrhythmogenic right ventricular cardiomyopathy. N Engl J Med,2017, 376(15):1489-1490.

第六节 原发性心内膜弹力纤维增生症

一、概述

心内膜弹力纤维增生症(endocardial fibroelastosis,EFE)的特点是心内膜下胶原纤维以及弹力纤维的增生和沉积,临床表现为心脏扩大、心室壁增厚、心内膜增厚、心脏收缩功能与舒张功能都下降。本病多见于婴儿,因而有的学者称为婴儿心内膜弹力纤维增生症,但本病亦可见于年长儿和儿童。其他心脏病也可引起心内膜弹力纤维增生称为继发性心内膜弹力纤维增生症(secondary endocardial fibroelastosis,SEFE),增生较局限,厚度不超过2mm。非其他心脏病引起的心内膜弹力纤维增生称为原发性心内膜弹力纤维增生症(primary endocardial fibroelastosis,PEFE)。但是有时 PEFE 也可与其他心脏病同时存在。1965年,熊治权报道 92 例 PEFE 尸检资料,其中 4 例合并VSD。2005年,钟家蓉报道先天性心脏病 3166 例,合并 PEFE 21 例,占 0.66%。

1995年,世界卫生组织及国际心脏病协会(WHO/ISFC)的心肌病分类中将 PEFE 列为单独的一类心肌病。1996年第 15 版《尼尔森儿科学》也把 PEFE 列为单独一类的心肌病,并与其他原发性心肌病分别列出。2000年,Moller 所著《小儿心血管病》中将 PEFE 列为 1 岁以内患儿必须与 DCM 相鉴别的疾病。

2006年,美国心脏协会(AHA)制订的心肌病分类中原发性心肌病中未提到 PEFE,继发性心肌病中亦未提到 PEFE。继发性心肌病中提到的两种心内膜心肌病是与 PEFE 完全不同的心肌病。2008年,欧洲心脏病学会心肌和心包疾病工作组制订的分类方案中未提到 PEFE,在分类中只有未分类的心肌病,未分类心肌病中包括哪些疾病未说明。2007年,美国哈佛大学医学院儿童医院 Colan 提出的心肌病分类中亦未提到 PEFE,2019年,AHA 儿童心肌病分类的科学声明依然未提及 PEFE,可能将 PEFE 列入 DCM 范畴。

二、病因与病理

EFE 的病因至今不明。目前以孕期的病毒感染所致的证据最多。1964年,Fruhling 提出宫内或宫外病毒感染,特别是柯萨奇 B 组病毒感染的可能性最大,并由尸检的心肌中分离到病毒而证实;同时 EFE 患儿心肌中也有炎性细胞浸润,临床症状出现愈早的心肌内炎性细胞浸润愈严重,也证明了 EFE 与感染有关。Fernandes 等研究发现,EFE 患儿心肌组织中 B 淋巴和 T 淋巴细胞的数量明显少于正常心肌组织。Brito-Zeron 等报道了 12 例妊娠 18~24 周宫内确诊的 EFE 胎儿,胎儿母亲均为抗-Ro 或抗-La 相关抗体阳性。上述研究提示 EFE 发病机制可能还与自身免疫相关,且部分可胎儿期起病。近些年研究表明 EFE 也与基因突变相关。Aherrahrou 等发现敲除 *Nexn* 基因的纯合子组小鼠可快速进展为心肌病,病理染色可见心内膜下胶原纤维以及弹性纤维沉积,因此认为 *Nexn* 基因突变可能与 EFE 相关。其他基因如 *TAZ*、*Nebulette* 等突变也有报道。此外,也有学者认为与宫内胎儿心肌缺氧,心肌张力增高、淋巴管梗阻及代谢缺陷等有关。

病理改变为心内膜增厚,呈瓷白色,硬如象皮,厚度为3~6mm。心脏四个心腔都可单独或联合受累,但以左心室最多见。心脏增大可达正常的2~4倍,1/5~1/2病例有瓣膜病变,以主动脉瓣及二尖瓣最多。当心脏扩大时,房室瓣环扩张引起关闭不全,反流的血液冲击瓣膜使瓣膜卷曲变形,进一步使关闭不全加重。1965年,熊治权报道92例EFE的尸检心脏改变,心内膜增厚单独出现于左心室者有72例,右心室者1例,同时出现左心室和右心室者19例。个别病例尚累及乳头肌、腱索和邻近的瓣膜。在形态学上,心内膜增厚分为弥漫性和局限性两种,以弥漫性者多见。92例中弥漫性者78例,局限性者14例,增厚的心内膜呈灰白色或乳白色,表面多均匀光滑,略有光泽(图63-6)。

EFE患儿心肌显微镜下除可见大量与内膜表面平行的弹力组织及纤维组织增生外,还可见心内膜下与心肌交界处有心肌纤维退行性变,偶可见轻度圆形细胞浸润和空泡变性,其他部分心肌除肥厚外偶可见轻度炎症改变。病变瓣膜中菱形结缔组织细胞增多,嗜碱性基质集聚,致瓣叶肿胀,呈黏液状。根据EFE病理检查结果证明本病不仅是心内膜疾病,而是心内膜和心肌同时受累,以心内膜病变为主。

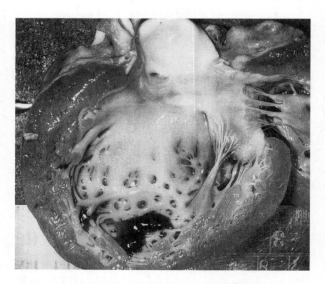

图63-6 原发性心内膜弹力纤维增生症病理形态

左室心内膜弥漫性增厚,呈瓷白色、心腔扩大、乳头肌及腱索短粗。

三、临床表现

1. 症状与体征 EFE主要见于婴幼儿尤以1岁以内婴儿为多见,新生儿也不少见。男女发病差别文献报告不一。多数病例表现为左心衰竭,可有呼吸急促、咳嗽、烦躁、多汗、喂养困难、生长发育迟缓。由于左心功能不全,易有肺淤血、肺水肿,易反复有肺炎。少数患儿可因左心房肥大,压迫喉返神经而有声音嘶哑;有的患儿可因心源性休克而猝死。查体可见心前区饱满,心界明显向左侧扩大,心率加快,有时可听到奔马律,有些患儿有心律不齐。肺动脉高压的患儿,在肺动脉瓣听诊区可听到P_2亢进。大部分患儿无杂音。有的患儿在心尖区可听到二尖瓣关闭不全的收缩期杂音,偶尔可听到主动脉瓣关闭不全的舒张期杂音。合并肺炎的患儿,双肺可听到中小水泡音。多数患儿有肝大,少数患儿有下肢水肿。

2. 临床分型 EFE根据症状轻重缓急,可分为暴发型、急性型、慢性型。1997年,白翠莲报道EFE 106例中暴发型6例,急性型65例,慢性型35例。

（1）暴发型:起病急骤,突然出现呼吸困难、口唇发绀、面色苍白、心动过速、心音低钝,部分患儿可听到奔马律,肺部常有干、湿啰音,肝脏增大,少数出现心源性休克,甚至数小时内死亡。此型多见于6个月以内婴儿。

（2）急性型:起病亦较快,但心力衰竭不如暴发型急剧,可合并肺水肿,两肺听到细湿啰音。常合并支气管炎或支气管肺炎,部分患儿因心腔内附壁血栓的脱落而发生脑梗死。此型发病年龄同暴发型。病情常有反复,正确长期治疗,多数可治愈。

（3）慢性型:症状同急性型,但进展较缓慢,患儿生长发育落后,经正确长期治疗多数可治愈。部分患儿可转化为扩张型心肌病(DCM)。

四、辅助检查

1. 胸部X线 显示心脏增大(左心室增大或呈球形扩大)或伴有肺静脉淤血,心胸比例为0.55~0.75。少数病例由于扩大的左心房压迫左支气管可引起左下肺叶不张或过度灌气而引起肺气肿。心脏增大可自出生后即存在，但有的病例生后正常，数周或数月后才增大。胸部透视可见心脏搏动减弱。

2. 心电图 对 EFE 的诊断有重要价值。左心室肥大对诊断有很大帮助，表现为 V_5 及 V_6 R 波高耸，或伴有深的 S_{V1}，$R_{V5}+S_{V1}$ 大于该年龄的正常范围。EFE 患儿常伴有 ST 和 T 波改变，表现为下列形式：①左心室劳损型：左心前导联 T 波呈不对称倒置（下降慢，上升快），ST 段下移；②左室间隔缺损血型：T 波呈对称型倒置，ST 段不偏移；③T 波平坦或双向；④T 波直立。（图 63-7）。

部分患儿可出现双室肥大图形，少数患儿可出现右心室肥大的图形，或可出现各种心律失常图形如房室传导阻滞、室性心动过速、左束支传导阻滞等。

3. 超声心动图 不仅对 EFE 的诊断有重要价值，且对病情了解和治疗效果的观察起到重要作用。可见左心室和左心房扩大，左心室后壁和室间隔增厚，左心室心内膜增厚，通常为 3~6mm。部分患儿右心室和右心房也扩大，以及合并肺动脉高压，此时右心室、右心房显著扩大，右心室前壁增厚，肺动脉增宽。如有三尖瓣反流可估测肺动脉压。超声心动图还可以检查心功能情况。用超声心动图检测左心室射血分数（LVEF）明显减低，但 LVEF 下降程度有时与临床表现不完全平行。部分病例的左心室舒张功能也减低。

4. 动态心电图（Holter） EFE 患儿存在心率变异（HRV）的异常改变，表现为自主神经的普遍受损。HRV 指标中 SDNN 与房室腔扩大、心内膜增厚和心功能下降有相关性。将 HRV 指标与超声心动图指标结合起来能更好地指导临床。2002 年，Bilchick 发现 SDNN 对心力衰竭患者的病情预测价值优于 LVEF。

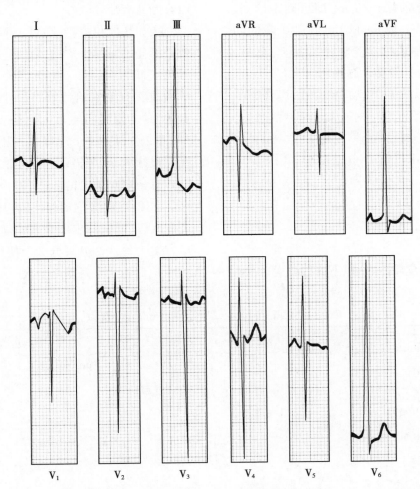

图 63-7 男，2 个月，心内膜弹力纤维增生症
左室肥大很突出，P 波在 V_2、V_3 导联有切迹，在 V_1 上倒置，亦提示左房增大。

5. 心脏磁共振（CMR） 对于 EFE 诊断具有提高准确度和鉴别诊断的意义。CMR 可以探及心内膜纤维化、增厚及定量局部室壁运动情况，使得室壁血栓的形成可视化，并可以定量测量心室功能。EFE 在灌注序列上表现为心内膜低信号层，但是在心肌延迟增强序列呈白色，表现为心内膜表面的高信号层。出现增强显影的可能机制是纤维膜没有血管性质，其在灌注序列时表现为低信号。在延迟增强序列时，与心肌梗死后的发现类似，该膜将表现出增高的信号。

五、诊断与鉴别诊断

1 岁以内心力衰竭患儿，心脏无显著杂音，胸部 X 线检查显示心脏显著增大，心电图示左心室高电压并 ST-T 改变，即应高度怀疑 EFE。超声心动图检查发现左心室腔扩大，心室壁增厚，心内膜显著增厚（一般都大于 3mm），即可确定诊断。超声心动图（echocardiography）可明确诊断的同时，要准确了解心脏收缩功能与舒张功能。此外，还要注意检查是否并发肺动脉高压。

有少数患儿以咳嗽、气喘、脑梗死、声音嘶哑等为首发症状，必须注意。对有上述症状的患儿，应行超声心动图检查，以及早发现 EFE。EFE 与其他心肌病超声心动图鉴别点见表 63-4。

六、治疗

1. 免疫治疗

（1）肾上腺糖皮质激素（以下简称激素）：1980 年，王惠玲根据 EFE 与胎儿病毒感染，并可能与自身免疫有关，提出用激素治疗。治疗方案为抢救时用静脉滴注氢化可的松，一般病例用泼尼松 1.5mg/（kg·d）口服，6~8 周后逐渐减量，每隔 2 周每日量减 1.25~2.5mg，减至每日 2.5~5mg 作为维持量至心电图正常，胸部 X 线接近正常逐渐停药，通常激素用 1 年至 1 年半。激素配合地高辛治疗取得较好疗效。此疗法在国内应用，亦取得较好疗效。根据笔者对 EFE 患儿用激素治疗观察，心内膜半年后可变薄，1 年至 1 年半后可显著减轻，3~4 年可恢复正常。李志鑫等将 58 例 EFE 分为 3 组，分别予以糖皮质激素治疗 6 个月至 1 年、1~2 年及不使用糖皮质激素，随访 3 年发现，激素总疗程 6 个月至 1 年与 1~2 年的疗效并无明显差异，因此该作者认为糖皮质激素总疗程可酌情缩短至 6 个月至 1 年。国外有研究报道，糖皮质激素对抗-Ro 相关抗体和抗-La 相关抗体阳性的 EFE 胎儿有疗效较好。

（2）其他免疫治疗：肾上腺糖皮质激素治疗效果不佳的患儿，可考虑使用环磷酰胺、硫唑嘌呤等免疫抑制剂治疗。焦萌等通过临床研究发现，环磷酰胺对激素治疗效果欠佳的 EFE 患儿治疗有效，具体使用剂量 1.5mg/（kg·d），口服治疗 3 个月，停 2 个月为 1 个疗程，一般需 3~4 个疗程，如无明显疗效及时停用。大剂量 IVIG 治疗婴幼儿 EFE 有一定疗效，并能显著降低环磷酰胺的使用率。IVIG 对 EFE 的治疗作用包括调节免疫、降低炎症反应、增强糖皮质激素的疗效。IVIG 具体治疗方案为每次 2g/kg，分 2 天使用，每月 1 次连用 3 次，以后每 3 个月重复 1 次。

表 63-4　EFE 与其他心肌病超声心动图鉴别要点

病名	心腔	左心室壁	其他改变
EFE	大	厚	心内膜增厚
DCM	大	正常或变薄	
肥厚型心肌病（HCM）	正常或缩小	厚	
限制型心肌病（RCM）	正常	轻度增厚	左、右心房显著扩大，内径大于心室
心脏型糖原贮积症	大	厚	
胰岛素依赖性糖尿病母亲婴儿	大	厚	
左心室致密化不全性心肌病	大	厚	肌小梁多、乱、扭曲

2. 正性肌力药 由于 EFE 患儿有收缩功能降低,因而应使用正性肌力药,由于 EFE 是慢性心力衰竭,因而以地高辛最为适用。对暴发型和急性型患儿应使用负荷量疗法,对慢性型可使用地高辛维持量。地高辛应用时间最少需要2 年。

3. 血管紧张素转换酶抑制剂(ACEI) 对慢性心力衰竭如无禁忌证都应使用 ACEI。慢性心力衰竭过程中,ACEI 改善心肌氧耗、保护心肌细胞,长疗程的 ACEI 可提高 EFE 疗效及治愈率。1998 年,刘晓燕报道 27 例 EFE 中 12 例常规治疗,15 例用常规治疗加贝那普利治疗。贝那普利的开始剂量为 0.1mg/(kg·d),7 天后加至0.2~0.4mg/(kg·d),共用 8 周。治疗后,常规治疗加贝那普利治疗组的血浆内皮素(ET)、血管紧张素Ⅱ(Ang Ⅱ)、血管紧张素转换酶(ACE)显著低于常规治疗组。EF、E 峰显著高于常规治疗组。

4. β 受体拮抗剂 β 受体拮抗剂在治疗 EFE时可起到以下作用:①抑制过高的交感神经系统活性;②抑制肾素-血管紧张素-醛固酮系统(RAAS);③使 β 受体密度上调;④保护心肌,降低心肌耗氧量;⑤预防和治疗心室重塑。常用的 β受体拮抗剂有倍他乐克和卡维地洛。2007 年,李荣报道用卡维地洛治疗 18 例 EFE,开始用量为0.1mg/(kg·d),分 2 次口服;1 周加量 1 次,直到最大耐受量 0.4mg/(kg·d),分 2 次服,再用 6 个月。治疗前后对比,心胸比例缩小,EF 上升,FS 上升,左心室收缩期内径缩小,左心室质量(LVmass)缩小。

5. 利尿剂 并发心力衰竭时应使用利尿剂。长期使用利尿剂可使血管紧张素增高,故应加用ACEI。长期使用利尿剂可引起水电解质紊乱,尤其是可产生低钾,增加地高辛毒性反应的可能。因此,长期使用利尿剂必须密切观察是否有水电解质紊乱,及时采取措施,保持水电解质平衡。

6. 代谢复活剂 由于 EFE 有心功能下降,可使用二磷酸果糖以提供能量和促进血管内红细胞氧释放以提供更多氧气。

7. 治疗心律失常 EFE 可引起各种心律失常,但其发生率较少。根据不同心律失常使用相应的治疗措施。

七、预后

在 20 世纪 80 年代以前,EFE 预后极差。近年来由于通过超声心动图早期作出正确诊断,及时采取正确和长期治疗措施,预后已完全改观。EFE 出现症状越早,预后越差。2003 年,叶祎报道 5 例新生儿 EFE,3 例死亡(2 例死于心力衰竭,1 例死于三度房室传导阻滞),2 例好转出院。6 个月以内发病的患儿病死率约为 50%,6 个月以后发病的患儿病死率约为 30%。其预后取决于疾病严重程度和是否正确和长期治疗。

EFE 患儿恢复很慢,一般心功能先恢复,以后是心内膜肥厚的消失,心腔扩大的消失最慢。笔者的经验是心功能恢复需 2~3 年,心内膜增厚的消失需 3~4 年,左心房与左心室腔的恢复需 5~8年。少数患儿左心室腔终身不恢复正常,转化为DCM。

(韩 波 石 琳 马沛然)

参 考 文 献

1. 钟家蓉,王燕,李岚,等. 婴幼儿先天性心脏病并心内膜弹力纤维增生症的临床特点. 实用儿科临床杂志,2005,20(5):452-453.
2. MOLLER J H, HOFFMAN J I E. Pediatric Cardiovascular Medicine. New York: Churchill Livingstone, 2000.
3. LIPSHULTZ S E, LAW Y M, ASANTE-KORANG A, et al. cardiomyopathy in children: classification and diagnosis: a scientific statement from the American Heart Association. Circulation, 2019, 140(1): e9-e68.
4. FERNANDES N M, TAYLOR G P, MANLHIOT C, et al. The myocardium of fetuses with endocardial fibroelastosis contains fewer B and T lymphocytes than normal control myocardium. Pediatric cardiology, 2011, 32(8): 1088-1095.
5. BRITO-ZERÓN P, IZMIRLY P M, RAMOS-CASALS M, et al. Autoimmune congenital heart block: Complex and unusual situations. Lupus, 2016, 25(2): 116-128.
6. AHERRAHROU Z, SCHLOSSAREK S, STOELTING S, et al. Knock-out of nexilin in mice leads to dilated cardiomyopathy and endomyocardial fibroelastosis. Basic research in cardiology, 2016, 111(1): 6.
7. WANG J, GUO Y, HUANG M, et al. Identification of TAZ mutations in pediatric patients with cardiomyopathy by targeted next-generation sequencing in a Chinese cohort.

Orphanet journal of rare diseases, 2017, 12 (1): 26.

8. ZHANG H, HUANG X, LIU K, et al. Fibroblasts in an endocardial fibroelastosis disease model mainly originate from mesenchymal derivatives of epicardium. Cell research, 2017, 27 (9): 1157-1177.

9. 靳有鹏, 王玉林, 韩波, 等. 小儿心内膜弹力纤维增生症心率变异改变及其与心脏结构功能的相关性研究. 中国实用儿科杂志, 2008, 23 (9): 655-657.

10. 李志鑫, 钟家蓉, 王丹, 等. 糖皮质激素治疗小儿原发性心内膜弹力纤维增生症的临床疗效. 解放军医学杂志, 2018, 43 (4): 341-343.

11. BRITO-ZERÓN P, IZMIRLY P M, RAMOS-CASALS M, et al. The clinical spectrum of autoimmune congenital heart block. Nature reviews rheumatology, 2015, 11 (5): 301-312.

12. 焦萌, 韩玲, 王慧玲. 原发性心内膜弹力纤维增生症75例远期疗效. 中华儿科杂志, 2010, 8 (48): 603-609.

13. 刘晓燕, 钱永如, 李仕章. 贝那普利治疗心内膜弹力纤维增生症的疗效评价. 中华儿科杂志, 1998, 36 (1): 45-46.

14. 李荣, 钱永如, 易岂建, 等. 卡维地洛尔治疗心内膜弹力纤维增生症. 实用儿科临床杂志, 2007, 22 (13): 1012-1013.

15. EMANI S M, MARXG R. Operations for improving left ventricular diastolic function. Current Opinion in Cardiology, 2016, 31 (1): 101-108.

第七节　左心室心肌致密化不全

左心室心肌致密化不全 (1eft ventricular non-compaction, LVNC) 为一种较少见的先天性心脏畸形, 是由于胚胎形成过程中心肌致密化过程停滞所致, 其解剖学特征是心室壁过多突入心腔的肌小梁及小梁间深陷的隐窝。本病又称为海绵状心肌、窦状心肌持续状态或胚胎样心肌等。其主要累及左心室, 也称为左心室过度小梁形成 (1eft ventricular hypertrabeculation, LVH)。本病在 1932 年对一位主动脉瓣闭锁合并冠状动脉心室瘘的新生儿尸检时首次被描述。直到 1984 年 Engberding 等临床报道诊断首例孤立的心肌致密化不全。1990 年, Chin 等报道 8 例患者, 并将其正式命名为心肌致密化不全 (noncompaction of the ventricular myocardium, NVM)。1995 年, 世界卫生组织和国际心脏病学联盟 (WHO/ISFC) 将本病定为未分类心肌病, 2006 年, 美国心脏学会 (AHA) 将其划归为原发性中遗传性心肌病的一种类型。本病单独存在时称孤立性心肌致密化不全, 其年发病率为 0.05%~0.24%。本病也可合并其他先天性心脏病, 最常见的为房室隔缺损, 另外还有冠状动脉异常 (左冠状动脉起源于肺动脉、冠状动脉心室瘘)、圆锥动脉干畸形 (主动脉瓣闭锁、二叶式主动脉瓣、主动脉缩窄、肺动脉瓣缺如、肺动脉闭锁、三尖瓣闭锁、大动脉转位、永存动脉干)、室间隔缺损、三尖瓣下移畸形、肺静脉异位引流、左心发育

不良综合征等。

一、病因与发病机制

本病是由于胚胎期心内膜形态发育停滞所引起。胚胎早期, 心肌肌小梁呈海绵状的网状结构, 心肌由肌小梁间隙即窦状间隙供血。胚胎发育第 5~8 周, 疏松的肌小梁逐渐致密化, 心室肌壁形成, 窦状间隙即隐窝被压缩成细小管道, 最终演变成毛细血管, 成为冠状动脉循环的组成部分。如果发育过程停滞, 心肌保留原始状态, 疏松的肌小梁构成心室肌结构的最内层, 将心室腔隔成多个小的互相沟通的腔隙, 即称为心室肌致密化不全。因致密化过程是从心外膜到心内膜、从心底到心尖, 故致密化不全常发生在左心室心尖、心内膜面, 右心室可同时受累, 但单独的右心室心肌致密化不全少见。

在结构表型上, LVNC 可为单独表型, 也可同时合并扩张型、肥厚型或混合型心肌病表型, 其中扩张型最常见。在病因上, LVNC 大多与遗传有关, 有研究表明, 12%~50% 的 LVNC 患者有家族史, 以常染色体显性遗传方式常见, 其中最常见的是肌节基因突变; 但少数病例符合 X 连锁隐性遗传及线粒体遗传。

1. 肌节基因突变　肌节基因突变是 HCM 和

DCM 的主要病因,目前已确认其突变还与 RCM 和 LVNC 发病相关。同一肌节基因的不同变体可相互重叠,从而导致不同的临床表现。与 LVNC 的发病密切相关的肌节蛋白基因包括 ACTC1、MYH7、TNNT2、TMP1、MYBPC3 等。国外文献报道,肌节基因突变占 LVNC 患者基因突变的 17%~30%。但是国内一项 57 例 LVNC 患者的队列研究发现,肌节基因突变在中国 LVNC 患者中较为罕见,且不能通过肌节基因突变预测 LVNC 的临床表型。

2. **细胞骨架基因突变** LVNC 患者中发现 DTNA、LDB3、LMNA 等细胞骨架相关基因突变。Finsterer 等报道 6 例 LVNC 患者均携带 DTNA 外显子 4 上 362C→T 的点突变。因此,DTNA 基因有可能是 LVNC 的致病基因之一。LDB3 突变携带者可能表现为扩张型心肌病、LVNC,以及较少见的 HCM 和 ARVC。有文献报道,LMNA 突变与 LVNC 的房室传导阻滞和室性心律失常相关。

3. **离子通道基因突变** 目前,对离子通道基因突变的研究较多是 SNC5A 和 HCN4 基因。Shan 等在比较心律失常的 LVNC 患者和无心律失常的 LVNC 患者 SCN5A 变异情况的研究中共发现了 7 种变异,心律失常的 LVNC 患者 SCN5A 基因突变明显高于无心律失常的 LVNC 患者,同时显示 SCN5A 的突变增加了 LVNC 患者心律失常的严重性。目前,对 HCN4 突变携带者的研究已经发现了心动过缓和 LVNC 的联合临床表现。Milano 等对一个德国家庭研究发现,其中 5 名家庭成员均受到心动过缓-LVNC 表型的影响。

4. **X 连锁遗传** LVNC 可呈 X 连锁遗传,导致 Barth 综合征(Barth syndrome)。遗传连锁分析表明,其相关基因定位于 X 染色体的 Xq28 区段上,G4.5 基因突变是其发病的始因,G4.5 基因又名 taffazin(TAZ)基因。Xq28 的 TAZ 基因突变是症状性 LVNC 最常见的病因之一。Barth 综合征主要影响男性患儿,主要表现为心肌病、间歇性中性粒细胞减少症、骨骼肌无力和 3-甲基-谷氨酸尿症,此类患者婴儿期的死亡率高,通常继发于心脏功能障碍,也可发生猝死。Barth 综合征患儿中经常可见心室非致密化。

二、病理

本病的病理特点主要累及左心室的数目众多且异常粗大向心室内突起的肌小梁(trabeculae)和深陷交错的小梁间隐窝(intertrabecular recess)。LVNC 常合并各种心脏畸形,尤其见于婴幼儿和儿童患者,但与孤立的心肌致密化不全在病理学上并没有明显差别。心肌致密化不全大多发生于左心室,少数累及右心室,个别可累及双心室。心脏增大,冠状动脉正常,受累部位呈现两层结构,外层为心外膜带,由致密化心肌组成;内层为心内膜带,由非致密化心肌组成,表现为数目众多且突出于心室腔的肌小梁和深陷的小梁隐窝,小梁隐窝常深达心室壁的外 1/3,并与心室腔相交通。受累心肌分布不均匀,往往呈现局限性,常累及左心室心尖部、侧壁或下壁,累及室间隔极为少见。病理组织学上 LVNC 没有特异性,表现为深陷的小梁隐窝表面覆盖一层心内膜,小梁隐窝与心室内腔相交通,不与冠脉循环交通。心内膜下纤维组织、胶原纤维组织增生明显,可见心肌组织结构破坏、纤维化、瘢痕形成及退行性改变,有时还可见炎性细胞浸润。

三、临床表现

本病以儿童多见,发病年龄为生后 1 天至 80 岁,儿童平均发病年龄为 90 天至 3.9 岁。临床表现轻重悬殊。轻者无症状,重者心功能进行性恶化致充血性心力衰竭、室性心律失常、栓塞,甚至猝死。

1. **心力衰竭** 有文献报道,心力衰竭在 LVNC 中的发生率为 30%~73%。出现症状的时间和轻重程度与心肌受累范围有关。因致密化不全的心肌导致心室壁心肌灌注失常,造成慢性心肌缺血,心肌收缩功能下降;心室肌的异常松弛和心室充盈受限则可引起心肌舒张功能不全。

2. **心律失常** 心律失常是 LVNC 患者常见的临床表现,通常有心电图异常。大多为致命性的室性心律失常,如室性心动过速,部分可呈尖端扭转性室性心动过速;也可为房性心律失常,如房性期前收缩、心房颤动等,少数患者可出现房室传导阻滞,完全性房室传导阻滞多见于儿童。儿童常合并预激综合征,且多为右侧前间隔旁道,可并发室上性心动过速。患者可表现为反复心悸,甚至晕厥、猝死。目前认为其发生机制是在致密化不全的心肌段肌小梁呈不规则分支状连接,在等容收缩期室壁压力增加,使局部冠状动脉血供受损,从而引起电传导延迟,而诱发潜在的心律失常。

3. 血栓形成 腔内由于心房颤动和深陷的隐窝中血流缓慢导致心室附壁血栓形成,栓子脱落,引起体循环栓塞如脑梗死。

4. 其他 2009 年,Ciurzynski 等报道 1 例慢性心力衰竭和阵发性心房颤动的患者,除有双侧心室肌致密化不全外,还合并重度肺动脉高压。其机制被认为是由于 LVNC 继发收缩期和舒张期心功能不全,造成肺静脉压力增高所致。儿童患者还可有心脏以外畸形,如发育迟缓、面容异常、腭裂、白内障、脊柱侧弯、生殖器小等,而以发育迟缓、面容异常为多见。面容特殊主要表现为前额突出、眼球震颤、耳位低下及上腭弓高。

四、辅助检查

1. 心电图 绝大多数病例均有心电图改变,且往往有多种改变。最常见的为:①T 波倒置和 ST 段下移;②传导阻滞,如右束支传导阻滞(偶有左束支传导阻滞)和房室传导阻滞;③房室肥大,如左心室肥大、左心房肥大、右心房肥大、双室肥大;④心律失常:如室性早搏、持续性室性心动过速、阵发性室上性心动过速、心房颤动、窦性心动过缓等。

2. 超声心动图 二维超声心动图对诊断有重要价值。为了显示肌小梁病变,探查部位应选取胸骨旁、心尖及剑突下。多数可见左心腔扩大,少数有右心腔或双心腔扩大,常可合并房室瓣关闭不全。在正常人左心室中,粗大肌小梁一般不超过 3 个。本病心腔内可探及很多突出增大的肌小梁,呈蜂窝状排列,从室壁中部到心尖部肌小梁逐渐增多,小梁间可见大小不等深陷的隐窝,彩色多普勒超声可探及隐窝内有血流与心腔相通,小梁外侧近心外膜有致密心肌回声,室间隔及左心

室后壁基底部心肌结构基本正常(图 63-8,见文末彩插)。

3. CT 与 MRI 检查 CT 显示左心室壁粗大肌小梁形成非致密层和致密层的两层结构。MRI 序列心脏成像可显示心肌心尖段变厚,并可显示超声心动图所不能发现的深部小梁间隐窝(图 63-9)。

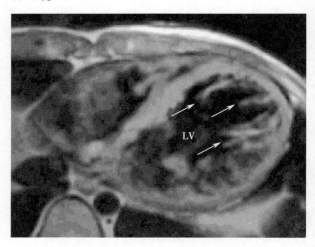

图 63-9　心脏 MRI 成像 T_1 加权像

显示数目众多且粗大突起呈网状结构的肌小梁,以及位于左心室壁小梁间深陷的隐窝。

心脏 MRI 准确显示左心室肌小梁的病变程度及病变范围,有助于鉴别诊断致密不全的心肌与心尖肥厚型心肌病、假腱索等,但是,目前心脏 MRI 诊断 LVNC 的标准尚不统一。有学者提出心室舒张末期时测量非致密心肌与致密心肌的比值>2.3,可诊断 LVNC。还有学者提出心室收缩末期短轴测量非致密心肌与致密心肌的比值>2 时,可诊断 LVNC。Ivanov 等认为肌小梁的质量超过左心室整体质量的 20% 即可诊断为 LVNC。

4. 心导管与心血管造影 1999 年 Ichida 对 27 例 LVNC 患者中的 18 例做心导管检查,16 例左心室收缩功能下降,15 例左心室舒张末压增高(12~34mmHg),5 例肺动脉压升高(肺动脉压平均压 28~70mmHg),4 例左心腔扩大。左心室造影均显示舒张期海绵样改变及收缩期在肌小梁间有造影剂滞留。此外,多数病例尚可见致密化不全的心肌运动减弱。

5. 心内膜心肌活检 Ichida 对 27 例 LVNC 中的 12 例做心内膜心肌活检,其中可见广泛心肌间质纤维化 8 例,心内膜心肌肥厚并内膜下弹

力纤维增生 4 例,心肌细胞肥大 2 例,心肌内栓塞 1 例。

五、诊断

本病的发病年龄及临床表现变化较大,且症状和体征均无特异性,单靠症状和体征难以确诊。目前,超声心动图被公认是筛查和确诊 LVNC 最简便易行的方法。2001 年,Jenni 等总结提出以下超声心动图诊断标准(diagnostic criteria):①心室腔内可探及多发的、粗大隆突的肌小梁和深陷其间的隐窝形成网状结构;②心室壁厚而非致密的心内膜层和薄且致密的心外膜层之比儿童大于 1.4,成人大于 2;③彩色多普勒超声显示小梁间深陷的隐窝间隙有低速血流与心腔相通;④受累心室腔增大,运动减弱,心肌收缩及舒张功能均减低;⑤排除其他先天性或获得性心脏病的存在。2012 年 Puterick 标准:应用左心室短轴中部和心尖部切面及心尖两腔心、四腔心和心尖左心室长轴切面识别致密层和非致密层心肌,在左心室短轴舒张末期测量非致密心肌层和致密心肌层厚度,厚度比值>2 可诊断 LVNC,此外存在心室和心肌功能异常。此方法舒张末期所测的数值精确,受致密心肌收缩时增厚程度的影响小,目前使用率有所上升。

六、鉴别诊断

左心室心肌致密化不全与许多心血管疾病的临床症状相似,应与下列疾病进行鉴别:

1. 扩张型心肌病 两者晚期症状非常相似,扩张型心肌病的超声心动图主要表现为心室腔扩大,室壁不厚或变薄,内膜光滑,无深陷的隐窝;室壁运动弥漫性减低;左心室收缩及舒张功能减低伴不同程度的瓣膜反流。

2. 心室后负荷过重引起的心脏病 主要与主动脉瓣狭窄、左心室流出道狭窄及高血压等鉴别。心室后负荷过重引起的心脏疾病代偿期室壁肥厚、肌小梁增粗、收缩功能亢进;而致密化不全心肌病病变区域心肌变厚,但动度是减弱的。

3. 肥厚型心肌病 肥厚型心肌病室壁肥厚,

内见粗大的肌小梁,但肌小梁间缺乏深陷的隐窝,室壁厚度是两者的重要鉴别点。

4. 心内膜弹力纤维增生症 该病患者的心内膜增厚、光滑连续,多见于婴幼儿,而 LVNC 患者的病变处心内膜呈节段性缺失。

七、治疗

主要是针对心力衰竭、心律失常及血栓栓塞的治疗。针对心力衰竭治疗常用血管扩张剂、地高辛和利尿剂。心律失常是导致 LVNC 患者猝死的重要原因,需用抗心律失常药物治疗,也可以考虑使用植入式心律转复除颤器(ICD)。所有患者尤其是存在心房颤动及血栓形成风险的患者均应口服阿司匹林抗凝以预防栓塞,若已发生栓塞,应加用低分子量肝素或双香豆素。若 LVNC 合并心力衰竭发展为难治性心力衰竭且不能立即进行心脏移植,应考虑植入心室辅助装置进行短期过度治疗。引起顽固性心力衰竭时,应考虑心脏移植。若 LVNC 患者合并其他先天性心脏畸形,应先手术治疗心脏畸形以缓解心力衰竭、改善心脏功能。

八、预后

顽固性心力衰竭、致死性室性心动过速及体循环栓塞是最常见的死亡原因。本病临床易漏诊或误诊,因此要重视对无典型症状患者和确诊患者的直系家属超声心动图筛查和随访,尽可能做到早期诊断和早期治疗,避免和减少 LVNC 并发症,改善患者的预后。孤立性 LVNC 病患儿的 5 年生存率为 94%,而混合 LVNC 表型患儿的生存率与非 LVNC 表型患儿相似。另一项单中心报告表明,心律失常与 LVNC 患儿的不良预后相关。

(韩 波 石 琳 马沛然)

参 考 文 献

1. STOLLBERGER C,FINSTERER J. Left ventricular hypertrabeculation/noncompaction. J Am Soc Echocardiogr,2004,17(1):91-100.
2. CHIN T K,PERLOF J K,WILLIAM R G,et al. Isolated noncompaction of left ventricular myocardium:a study of

eight cases. Circulation,1990,82（2）:507-513.

3. STOLLBERGER C,FINSTERER J. Left ventricular hypertrabeculation/noncompaction. J Am Soc Echocardiogr,2004,17（1）:91-100.

4. XING Y,ICHIDA F,MATSUOKA T,et al. Genetic analysis in patients with left ventricular noncompaction and evidence for genetic heterogeneity. Mol Genet Metab,2006,88（1）:71-77.

5. HO C Y,CHARRON P,RICHARD P,et al. Genetic advances in sarcomeric cardiomyopathies:State of the art. Cardiovasc Res,2015,105（4）:397-408.

6. FINSTERER J,STLLBERGER C,TOWBIN J A. Left ventricular noncompaction cardiomyopathy:Cardiac,neuromuscular,and genetic factors. Nat Rev Cardiol,2017,14（4）:224-237.

7. TIAN T,WANG J,WANG H,et al. A low prevalence of sarcomeric gene variants in a Chinese cohort with left ventricular noncompaction. Heart Vessels,2015,30（2）:258-264.

8. DONG X,FAN P,TIAN T,et al. Recent advancements in the molecular genetics of left ventricular noncompaction cardiomyopathy. Clin Chim Acta,2017,465:40-44.

9. SHAN L,MAKITA N,XING Y,et al. SCN5A variants in Japanese patients with left ventricular noncompaction and arrhythmia. Mol Genet Metab,2008,93（4）:468-474.

10. MILANO A,VERMEER A M,LODDER E M,et al. HCN4 mutations in multiple families with bradycardia and left ventricular noncompaction cardiomyopathy. J Am Coll Cardiol,2014,64（8）:745-756.

11. GHOSH S,IADAROLA D M,BALL W B,et al. Mitochondrial dysfunctions in barth syndrome. IUBMB Life,2019,71（7）:791-801.

12. 乐伟波,曾和松.心肌致密化不全研究进展.心血管病学进展,2007,28（3）:432-435.

13. CIURZYNSKI M,TOMASZEWSKI A,KOWNACKI L,et al. Biventricular noncompaction associated with left ventricular systolic and diastolic dysfunction and severe pulmonary hypertension in a young man. Circ J,2009,73（11）:2163-2165.

14. JACQUIER A,THUNY F,JOP B,et al. Measurement of trabeculated left ventricular mass using cardiac magnetic resonance imaging in the diagnosis of left ventricular non-compaction. Eur Heart J,2010,31（9）:1098-1104.

15. NUCIFORA G,RAMAN K S,MUSER D,et al. Cardiac magnetic resonance evaluation of left ventricular functional,morphological,and structural features in children and adolescents vs. young adults with isolated left ventricular non-compaction. Int J Cardiol,2017,246:68-73.

16. IVANOV A,DABIESINGH D S,BHUMIREDDY G P,et al. Prevalence and Prognostic Significance of Left Ventricular Noncompaction in Patients Referred for Cardiac Magnetic Resonance Imaging. Circ Cardiovasc Imaging,2017,10（9）:e006174.

17. JEFFERIES J L,WILKINSON J D,SLEEPER L A,et al. Pediatric Cardiomyopathy Registry Investigators. Cardiomyopathy phenotypes and outcomes for children with left ventricular myocardial noncompaction:results from the Pediatric Cardiomyopathy Registry. J Card Fail,2015,21（11）:877-884.

第八节　克　山　病

克山病（Keshan disease）的发病有地方性,因此亦称为地方性心肌病（endemic cardiomyopathy）。克山病是一种原因不明的地方性心肌病,主要病理学改变是心肌实质的变性、坏死和瘢痕形成,心肌呈肌原性扩张,心腔扩大,室壁趋向变薄;临床特点是心功能不全和心律失常。本病为1935年在我国黑龙江省克山县最初被发现,由于首先在克山县发现,因而命名为克山病,经过多年研究尚未明确其病因。克山病在我国16个省、自治区曾广泛流行,并且分别在1959年、1964年和1970年出现流行高峰。1954年朝鲜北部和1957年日本也有过发病的报道。1980年以后发病迅速下降,大规模暴发流行的现象已在全国范围内杜绝。目前,急型与亚急型克山病已很少见,急型克山病由30/10万降至0.3/10万。只有少数新发的慢型和潜在型病例报道。

一、流行病学

我国克山病发病分布于东北到西南的狭长低硒地带。全国已确定发病区域有黑龙江、吉林、辽宁、内蒙古、河北、河南、山东、山西、陕西、甘肃、重庆、四川、云南、西藏、贵州、湖北 16 个省(自治区、直辖市)的 300 多个县,呈灶形分布,均为农村、经济不发达、交通不便的边远地区或山区。1997 年全国克山病会议确定以县为单位,同时具备以下两个条件为发病区域:①有较多的急型、亚急型和慢型克山病的现症患者,或既往短时间内发生过较多的急型或亚急型克山病病例;②该地区曾有病理解剖证实为克山病患者。

动态观察新时期克山病病情,2000—2004 年共检出潜在型和慢型克山病 2 096 例,新发潜在型和慢型病例数分别为 113 例和 29 例,年均发病率为 31/万。2005—2007 年检出 1 390 例克山病,亚急型 6 例,潜在型 1 125 例,慢型 259 例。依托 2014 年克山病监测和 2015—2016 年"十二五"终期评估项目,在 12 个省份的病区县对居民进行调查,结果显示 2014 年共检诊 171 838 人,检出克山病患者 749 例,检出率为 43.6/万;其中慢型检出率为 9.3/万;潜在型检出率为 34.3/万。2015—2016 年共检诊 396 977 人,检出克山病患者 2 127 例,检出率为 53.6/万;其中慢型检出率为 9.5/万;潜在型检出率为 44.1/万。

20 世纪 50~80 年代处于高发的阶段,北方以急型为主,发病主要是青壮年,多发于冬季,南方以亚急型为主,主要是学龄儿童,夏季多发,80 年代后发病率明显下降。病型也由以往急型或亚急型向慢型或潜在型逐渐演变。2014 年男女检查对象性别比为 1∶1.2,男女检出病例数比为 1∶1.3。2015—2016 年调查显示:41~50 岁、51~60 岁、61~70 岁年龄组构成比较高,约达总检出数的 70%。

二、病因

在克山病病因研究过程中曾有很多学说如微量元素过多或过少(如硒过少、钴过少、锰过多)、肠道病毒感染、自然疫源、真菌感染中毒、蛋白质缺乏等。上述学说多数由于证据不足已淘汰。至今证据最多的是硒缺乏和肠道病毒感染。但上述两种学说中任何一种都不能完全解释克山病的流行规律、临床表现和病理变化。因此,克山病的病因尚不明确。

1. 硒缺乏 克山病与硒缺乏(selenium defi-ciencies)有关的证据最多。2007 年,Miller 直接把克山病列为硒缺乏所致心肌病。缺硒与克山病有关的证据有:①克山病病区处于我国低硒地带,病区内外环境无一例外地呈低硒状态并与非病区有显著差异。病区粮硒水平在 0.003~0.01mg/kg,而非病区为 0.021~0.044mg/kg;②口服亚硒酸钠对预防克山病有明显效果;③缺硒可引起心肌病变。

也有一些证据显示,缺硒不是克山病直接和唯一致病因素:①克山病患者的硒不一定都是低的;②克山病患者用硒治疗无显著疗效;③缺硒引起的心肌病变是轻微改变,有些是超微结构改变,并没有克山病那样严重的心肌纤维化、瘢痕和坏死;④缺硒在某些慢性疾病很常见,如肠吸收不良引起的营养不良、全肠道外营养、特殊营养限制性饮食如苯丙酮尿症,但并不出现心肌病变。因此,缺硒是克山病发病的重要因素,但不是直接的和唯一的因素。此外,微量元素中的高锰、低钴也和克山病发病有关。

2. 肠道病毒感染 克山病存在年度多发、季节多发的流行特点,某种程度上符合肠道病毒感染的规律。克山病是肠道病毒感染所引起的证据有:①急型、亚急型克山病患者血清柯萨奇 B 组病毒 1~6 型($CVB_{1~6}$)中和抗体增高且双份血清有 4 倍以上增高,说明克山病患者曾有新近 CVB 病毒感染。②用生物素标记的 CVB_3 病毒的 cDNA 探针与黑龙江、山东、云南三省病区克山病尸检心肌病组织作原位杂交,以及用聚合酶链反应从急型、亚急型、慢型克山病尸检心肌标本中均检出肠道病毒 RNA 片段,检出率高达 60%~90%。2000 年,刘继海对 10 例亚急型克山病患儿多器官进行肠道病毒基因组 RNA 检测,发现患儿心、肝、脾、肺、肾、胰腺及膈肌标本中,病毒基因阳性者分别为 9/10、4/10、3/8、6/10、2/6、5/10 和 5/6。③从急型、亚急型克山病患者血液和尸检分离到的 CVB 接种培养的心肌细胞、Hela 细胞、猴肾细胞可出现恒定的细胞病变,并在其细胞培养的上清液中测得明显增高的心肌酶。

以上研究结果显示克山病发病与肠道病毒感染有重要关系,但也有一些研究结果显示肠道病毒感染不是克山病唯一的原因:①克山病为什么发生在低硒地区;②近年来病毒性心肌炎呈增多趋势,而急型、亚急型克山病已很少见到,慢型和潜在克山病也显著减少;③补硒对克山病有预防作用;④根据笔者对数千只小鼠感染 CVB 以后其心肌病变以间质炎性细胞浸润为主,心肌细胞的纤维化、凋亡和坏死是轻微的、一致的,而克山病患者心肌病变以变性、坏死、瘢痕为主。早期几乎难以找到炎性反应,后期才出现炎性反应,新的和陈旧的病变同时存在。

3. 缺硒和肠道病毒共同作用　近年 Beck 发现有些无致病作用的 CVB_3 在低硒条件下可转化为有致病作用的 CVB_3。新近研究发现在正常硒水平条件下,CVB_3 可表达硒蛋白,其表达硒蛋白有抑制病毒自身复制的作用。在低硒条件下,CVB_3 不能表达硒蛋白,抑制自身复制作用消失,使 CVB_3 在体内大量复制,病毒滴度增加,对心脏细胞造成直接破坏。国内学者也证实低硒鼠心肌炎发病率高且病情严重。克山病是缺硒和肠道病毒感染共同作用结果的理论日益受到重视。

4. 遗传因素　克山病有家族多发和聚集现象,因此有可能是遗传和环境因素共同作用的结果。国内有研究收集了 1976—1980 年 130 例彝族克山病患者的资料并进行相关家系调查,发现有 29.23% 的患者存在家族发病史,患病率明显高于群体患病率,而且近亲结婚者患病率增高。2010 年,雷聪等筛查出克山病患者 *GPx-1* 基因上存在突变 198 位点多态性 Pro198Leu,且证实了 198 位等位基因多态性与低硒存在协同倍增作用;低硒并 *GPx-1* 基因 198Leu 多态性与 GPx-1 酶活力降低有关;低硒和 *GPx-1* 基因 198Leu 多态性共同增加克山病发病风险。另外,还有研究发现克山病患者 *SCN5A* 基因的 28 号外显子存在突变,可能是导致克山病患者对环境因素易感性增加的因素之一。尽管相关研究提示克山病可能与遗传因素有关,但迄今尚无有关克山病直接致病基因的研究报道。

三、病理特点

1. 病变的不均匀性

(1)部位的不均匀性:病变呈灶状分布,一般左心室重于右心室,心室重于心房,心肌内层重于心肌外层。

(2)性质的不均匀性:心肌可有变性、坏死、瘢痕、纤维化、炎性反应、再生、间质细胞增生同时存在。早期炎性细胞很少,后期炎性细胞增多,吞噬作用活跃,提示克山病病变是病因长期、反复作用于心肌的结果。炎性细胞是后期变性吞噬的后果,而非感染的直接反应。

2. 病变的严重性　克山病心肌病变极严重,心腔显著扩大,大片坏死、纤维化、瘢痕,造成局部心肌变薄、搏动减弱。其病变远重于一般心肌炎和心肌病。

3. 病变的差异性　全国克山病病理变化基本一致,但也有一些微小差别,如南方病区的小儿亚急型克山病,病变性质比较一致;四川省及重庆市病区心肌炎细胞浸润较显著;西藏病区病例心外膜有少量纤维素渗出及增生的肉芽肿,可有局限性心包粘连。

四、临床表现及分型

1. 急型克山病　心脏功能急性失代偿,呈现急性心功能不全。急型克山病又可分为急型重症和急型轻症。

(1)急型重症有以下三个表现之一:①心源性休克;②急性左心衰竭(急性肺水肿);③严重心律失常所致的心脑综合征。

(2)急型轻症是指无上述三种表现之一,但有心电图的心肌损伤或缺血性心电图表现或实验室呈现不同程度的心肌缺血、损伤及坏死表现者。

2. 亚急型克山病　表现为充血性心力衰竭或心源性休克。

3. 慢型克山病　心脏功能慢性失代偿即慢性心力衰竭,目前多为自然慢型(没有急型、亚急型及潜在型克山病病史的慢型克山病)。慢型Ⅱ级(慢Ⅱ)即心功能Ⅱ级,慢型Ⅲ级(慢Ⅲ)即心功能Ⅲ级,慢型Ⅳ级(慢Ⅳ)即心功能Ⅳ级。慢型急性发作是指慢型克山病在病区同时又在多发年或多发季节出现的急型克山病。

4. 潜在型克山病　无心功能不全的症状与

体征,而有胸部 X 线、心电图或实验室检查的轻微异常。

五、辅助检查

包括胸部 X 线、心电图、超声心动图、心脏放射性核素、心肌酶、肌钙蛋白及脑钠肽(BNP)等。

六、诊断与鉴别诊断

1. 诊断 具备以下 1~3 中的任一条,并同时符合 4~8 中任一条,可诊断为克山病:

(1)心脏扩大。

(2)急性或慢性心功能不全的症状和体征。

(3)快速或缓慢性心律失常。

(4)心电图改变:①房室传导阻滞;②束支传导阻滞(不完全右束支传导阻滞除外);③ST 段和/或 T 波改变;④明显的 Q-T 间期延长;⑤多发或多源性室性期前收缩;⑥阵发性室性或室上性心动过速;⑦心房颤动或心房扑动;⑧P 波异常。

(5)胸部 X 线改变:主要表现为心脏增大、肺淤血、肺间质水肿、肺泡水肿。

(6)超声心动图改变:主要表现为心腔扩大、射血分数减低、室壁运动呈弥漫或节段性运动障碍、二尖瓣血流频谱 A 峰>E 峰等。

(7)心肌损伤标志物检查:①血清肌钙蛋白 I 和/或 T 升高;②血清心肌酶肌酸激酶同工酶(CK-MB)升高。

(8)病理解剖改变:尸检心脏或移植手术置换下的心脏主要病变为心肌变性、坏死及其后的心肌纤维化。

2. 鉴别诊断 各型克山病需与以下疾病进行鉴别:①急型克山病需与急性心肌炎、急性心肌梗死、急性胃炎等鉴别;②亚急型克山病需与急性心肌炎、急慢性肾小球肾炎或肾病、支气管肺炎合并心力衰竭、心内膜弹力纤维增生症、心包炎等鉴别;③慢型克山病需与扩张型心肌病、缺血性心肌病、心包炎、风湿性心脏瓣膜病等鉴别;④潜在型克山病需与局灶性心肌炎、肥厚型非梗阻性心肌病、心脏神经官能症等鉴别。

七、治疗

1. 病因治疗 由于克山病病因未明,目前缺乏针对病因的治疗方法。克山病发病与缺硒有关。1989 年,Reeves 指出补充硒可使缺硒所致心脏病变停止进展,但对已存在心脏损害逆转并不很成功。补充硒还能抗氧化和清除自由基,有利于克山病的恢复。因此,对克山病患者补充硒还是有利的。预防用亚硒酸钠口服剂量 5 岁以下 0.5mg,5~10 岁 1.0mg,10 岁以上 2mg,每周服 1 次。

克山病发病与肠道病毒感染有密切关系,但目前尚无对肠道病毒有高效且无毒副作用的药物,也没有抗肠道病毒药物对克山病有效的报道。

2. 抗氧自由基药物的应用 克山病的发病机制很复杂,至今未完全阐明。发病机制中研究得最多,且应用于临床治疗效果显著的是抗氧自由基治疗。早在 20 世纪 60 年代即已发现急型克山病合并心源性休克,用大剂量维生素 C(6~10g)静脉缓慢推注,对血压提升有良好疗效。静脉推注 10%~12.5% 维生素 C 5~10g,单独或加 25%~50% 葡萄糖 20ml 直接静脉注射。2~4 小时后视病情变化可重复应用相同剂量 1~2 次,第 1 日用量可达 30g 以上,休克缓解后每日静脉注射维生素 C 5g,3~5 天后停药。休克再发时可重复应用。小儿每次静脉注射维生素 C 3~5g。20 世纪 80 年代初,首次证明克山病患者心肌有明显的细胞呼吸障碍,亚急型克山病患者心肌琥珀酸脱氢酶(succinate dehydrogenase,SDH)、细胞色素氧化酶(cytochrome oxidase,CCO)、谷胱甘肽过氧化物酶、超氧化物歧化酶(superoxide dismutase,SOD)活性都明显降低。慢型克山病患者的呼吸酶活性也有所降低,但轻于亚急型克山病患者。这些结果不仅表明克山病患者体内确实有氧供求平衡失调,氧利用障碍,还提示克山病心肌线粒体的呼吸链具有明显的漏失现象。呼吸链漏失的氧产生超氧阴离子自由基。心肌细胞呼吸障碍所产生的过剩的活性氧自由基成为克山病心肌坏死重要的触发因素。

20 世纪 90 年代对于应用如此大剂量维生素 C 的利弊及最适合剂量进行了大量研究。研究发现,在人体大量注射维生素 C 150~200mg/(kg·d)

每天 1 次,有清除氧自由基作用,而其酸碱度变化不影响心肌细胞生存,通过血气分析和尿 pH 及其常规检测,未发现不良反应。因此,治疗克山病合并心源性休克时,用大剂量维生素 C 亦应以 150~200mg/(kg·d)每天 1 次,以 1 小时左右静脉滴入为宜。

有很多药物对过氧化物损伤心肌有保护作用,如生长激素、维生素 E、硫酸锌、参麦注射液、黄芪、二磷酸果糖等,其中,以维生素 C 副作用最小,疗效最好。含巯基的血管紧张素转换酶抑制剂(ACEI)有清除氧化基、防止过氧化、保护心肌的作用。新型 β 受体拮抗剂如卡维地洛不仅能同时阻断 β_1、β_2 和 α_1 受体,且有强大的抗氧化作用,比维生素 E 强 10 倍,可清除自由基保护心肌。因此,慢型克山病心功能 Ⅱ级、Ⅲ级可使用 ACEI 和卡维地洛,既能减轻心室重塑,又能抗氧化和保护心肌。应从小剂量开始应用,达到目标剂量后需长期使用,但需注意监测血压,成人清晨静息状态下血压一般不低于 90/60mmHg。

3. 心肌病变的治疗 常见的心肌病变表现为心律失常,同时在急型克山病主要表现为心源性休克,亚急型克山病主要表现为急性心力衰竭,慢型克山病主要表现为慢性心功能不全。上述心肌病变的治疗措施与其他心肌病变所引起的无显著不同。

急型克山病所引起的心源性休克用大剂量维生素 C 疗效很显著。虽其他心脏病引起的心源性休克用大剂量维生素 C 也有一些疗效,但远不如急型克山病那么显著。有些慢型克山病患者虽无明显临床症状,易被误认为已治愈,但仍发现患者心腔大、心功能降低,如患者突然情绪激动,剧烈活动可引起猝死,对此必须引起患者及其家属和医护人员的充分注意。

4. 治疗并发症 克山病心功能低下容易并发其他疾病如支气管肺炎、肝大、肝功能损害等,并发症可加重克山病的病情。因此,克山病患者应防止并发症,有并发症时应及早积极治疗。

(韩 波 石 琳 马沛然)

参 考 文 献

1. 于维汉.心肌病学.北京:科学出版社,2006.
2. 李丹丹,王铜,冯红旗,等,我国克山病病情数据汇总及趋势分析.中华地方病学杂志,2019,38(5):385-389.
3. MILLER T L,NERI D,EXTEIN J,et al. Nutrition in pediatric cardiomyopathy. Prog Pediatr Cardiol,2007,24(1):59-71.
4. 韩霜,舒畅,李晖.克山病患者 *SCN5A* 基因突变的研究.齐齐哈尔医学院学报,2007,28(10):1155-1157.
5. 马沛然,王汉森,李桂梅.生长激素对过氧化氢损伤心肌的保护作用及其机制.实用儿科临床杂志,2002,17(6):581-583.
6. 马沛然,王汉森,李刚.参麦注射液、生长激素、硫酸锌、维生素 C 对心肌细胞存活力的保护作用.中国当代儿科杂志,2003,5(5):443-446.
7. 陈树宝,李万镇,马沛然,等.小儿心力衰竭.北京:人民卫生出版社,2008.
8. 张林.卡托普利与美托洛尔治疗慢型克山病疗效观察及对患者心脏功能的影响对比分析.中国地方病防治杂志,2016,31(2):194-197.
9. 王志强,范杰.血管紧张素转化酶抑制剂联合 β 受体拮抗剂治疗慢型克山病临床效果评价.内蒙古医学杂志,2010,42(5):4-6.

第九节　进行性假肥大性肌营养不良症所致心肌病

由于骨骼肌和心肌有相似的构造,很多神经肌肉疾病合并心肌病和心脏传导系统疾病。可影响心肌的神经肌肉疾病有很多,如肌营养不良(muscular dystrophy)、弗里德赖希共济失调(Friedreich ataxia)、肌强直性肌萎缩症(myotonic dystrophy)等。

进行性肌营养不良是一类由基因缺陷导致的肌肉变性病,以进行性加重的肌无力和肌萎缩为主要表现。由于基因缺陷不同,临床症状出现早晚不同,早至胎儿期,也可在成年后。肌营养不良根据遗传方式和临床表现可分为:①进行性假肥大性肌营养不良(Duchenne muscular dystrophy,DMD)和贝克肌营养不良（Becker muscular dystrophy,BMD)；②埃默里-德赖弗斯型肌营养不良（Emery-Dreifuss muscular dystrophy，EDMD)；③肢带型肌营养不良（limb-girdle type muscular dystrophy,LGMD)；④面肩肱型肌营养不良（facio-scapulo-humeral muscular dystrophy，FSHD)；⑤颜面肩胛骨型肌营养不良；⑥先天性肌营养不良等。其中，假肥大性肌营养不良包括进行性假肥大性肌营养不良（Duchenne muscular dystrophy,DMD)和贝克肌营养不良（Becker muscular dystrophy,BMD)。DMD和BMD是最常见的临床类型，后者发病年龄较晚，病情进展较慢，生存期较长。DMD发病率高达30/10万。同时DMD心肌受损的最多。因此，本节重点介绍DMD合并心肌病变的内容。

一、病因与病理

DMD呈X连锁隐性遗传，是由于X染色体上DMD基因突变，造成其编码的肌纤维膜上抗肌萎缩蛋白缺失或功能异常，进而引发肌无力并导致肌肉萎缩，该病主要见于男性，新生男婴发病率为1/3 500，女性为基因携带者。群体中基因携带者为1/2 300，其基因携带率为13.3×10^{-5}，基因突变率高。DMD是由X染色体Xp21~Xp22.3序列的基因缺陷所引起。该区基因编码抗肌萎缩蛋白（dystrophin)是一种细胞骨架蛋白，位于细胞膜内层，能与肌动蛋白结合，当肌纤维缺乏抗肌萎缩蛋白时，肌细胞功能障碍，细胞外液大量的游离钙及高浓度补体成分进入肌纤维内，细胞内蛋白质释放和补体激活，导致肌纤维断裂、坏死和巨噬细胞对这些坏死组织的吞噬和清除。抗肌萎缩蛋白产生障碍是DMD的发病主要原因。最近研究发现DMD患儿抗肌萎缩蛋白不足正常人的30%，另外，已证明细胞膜Na^+-K^+-ATP酶活性下降累及组织中的肌球蛋白及与能量代谢有关的酶，使其活性下降，同时结构蛋白的变性也是肌萎缩的原因之一。DMD的发生不仅源于dystrophin蛋白自身缺陷，而且与这些联结的失调导致dystrophin减少或缺失有关，最终使肌纤维膜不稳定并导致肌纤维坏死。

DMD患儿在发生临床症状之前已有肌肉病理改变：①骨骼肌的改变：肉眼可见受累肌肉色泽较正常苍白，质软而脆。光镜下早期可见灶性坏死，肌纤维减少且粗细不均。有散在蛀虫样变，肌纤维内横纹消失，肌纤维细胞核致密深染、空泡形成，肌细胞呈链状排列并向中央移动，肌间质胶原纤维增多及大小不等；晚期肌纤维普遍萎缩，并有大量脂肪组织填充及结缔组织填充。假性肥大则为大量脂肪组织堆积所引起。②心肌改变：类似于骨骼肌，主要为肌肉变薄、质软、色淡。光镜下可见受累肌纤维横纹消失，空泡形成。肌质网溶解断裂，残留肌纤维间有结缔组织和脂肪沉积，故心室壁增厚，心室扩大。心内膜、外膜下及左心室壁有不规则和广泛瘢痕形成，导致心肌内微小动脉狭窄。

二、临床表现

绝大多数患者是男性，少数女性也可发病。1970年，Penn等首次对一组女性DMD基因携带者临床表现进行总结，证明DMD基因携带者也可能出现进行性肌无力、双侧腓肠肌肥大、血清肌酶升高等症状。DMD女性携带者24%有肌肉损害，发生心肌损害的有10%。41%女性DMD患者有ECG或超声心动图异常。有些患儿是由于基因突变所引起，因此并非每个患儿都有家族史。近年来，有些患儿因呼吸道感染检查心肌酶，发现肌酸激酶（CK)显著增高而来就诊。心肌酶增高后1~2年才出现运动障碍。

走路延迟可能是DMD患儿的最早表现，约60%患儿开始走路时平均年龄为17个月（13~23个月)。多数DMD患儿出现运动障碍在4岁以前，首先表现为走路不稳，容易摔倒。由于病情进展缓慢，多在出现症状后6个月至2年才就诊。3~4岁以后出现抬腿上楼梯困难，坐位不能直接站起，以后由下肢发展至上肢，由近端发展至远端，呈对称性分布。躯干肌无力逐渐造成腰椎前凸，站起时挺胸凸腹，行走时左右摇晃似鸭步。患儿由仰卧位起立时，必先翻身俯卧，以手膝支地，呈爬跪姿势，继而两膝关节伸直，用手支在腿上依次逐步上移，使躯干撑直而站起，称Gower征（Gower sign）阳性。其后逐渐累及胸肩及臂部肌群,出现明显萎缩。由于肩肌无力,检查者用两手托住患儿腋窝将其抱起时,肩胛松弛贴近耳垂,好似患儿要从检查者手中滑下,严重者上肢不能高举过肩。最终除面、眼和由延髓支配的肌群外,全身骨骼肌无一幸免。腓肠肌、三角肌、冈上肌则呈假性肥大、坚硬无弹性,而大腿肌则消瘦。

随着受累范围的扩大,程度也逐渐加重,继而患儿不能独立行走。在 10~15 岁独立活动严重受限,卧床不起,最后呼吸肌也受累而出现呼吸衰竭。

DMD 引起的心肌损害表型多种多样,主要包括心肌病和心律失常。其中,扩张型心肌病最为常见。心脏超声可见左心房和左心室扩大,室壁变薄,左心室射血分数降低,以及瓣膜关闭不全等;心电图常见窄深 Q 波,其次为窦性心动过速、心房扑动、P-R 间期缩短。由于 DMD 患者肌无力运动减少,常常掩盖心肌病症状和体征,因此应对 DMD 患者常规进行心功能检查。心肌病变随年龄而增加,且随检查方法不同而异。6 岁以下男性 DMD 患儿心脏受累占 26%,6~10 岁时可升高至 62%。临床上出现心肌病的表现一般在 10 岁以后,20 岁以后几乎全部有心肌受累症状。典型心肌病症状为体重不长、咳嗽、疲乏、端坐呼吸、活动能力降低。心肌严重受累可出现心力衰竭症状和体征,如严重疲乏、入睡困难、呼吸急促、不能平卧、下肢和颜面水肿、尿少、心率快、肝大等。

患儿智力较差,平均智商约为 80 分,1/4 患儿智商低于 70 分。不侵犯脑神经,无感觉障碍,也无肌疼和肌痉挛。有研究发现,DMD 患儿认知功能的损害程度和基因突变类型相关,70% 缺失 52 号外显子的 DMD 患儿伴有认知功能下降,Dp71 亚型的突变与认知功能障碍相关。患儿最终并发营养不良、呼吸肌麻痹、呼吸道感染或心力衰竭,多数在 30 岁以前死亡。

三、辅助检查

1. 心电图（electrocardiogram，ECG） ECG 改变以 P-R 间期缩短,Q-T 间期延长,QT/P-R 比例增加较常见,且在 DMD 早期即可出现。窦性

心动过速与室性早搏也很常见。此外,还有传导阻滞、S-T 段升高或降低。由于室性心律失常是 *DMD* 基因携带者猝死的重要原因,故当 *DMD* 基因携带者心电图异常主要表现为传导阻滞、室性心动过速及房室交界性心动过速等心律失常时,动态心电图更容易发现心电图的异常改变。2005 年,美国儿科学会肌营养不良诊治指南中建议,当证实 *DMD* 基因携带者已存在心脏损伤时,应考虑定期行 24 小时动态心电图检查。

2. 超声心动图 是发现心肌病变最主要的检查手段。临床出现症状前超声心动图可见射血分数（EF）下降或左心室射血前期/射血时间比值增大。DMD 患儿 SF<25%,平均为（16.8 ± 1.0）岁。DMD 患儿早期超声心动图不一定有表现,多普勒组织显像（Doppler tissue imaging，DTI）能更早发现局部心肌功能改变,近年来研究发现 DMD 患儿在二维超声心动图发现心肌病变前,用 DTI 已可发现心肌病变。需定期复查以早期发现心肌病变。心脏功能与年龄存在明显相关性,随着年龄增大,射血分数逐渐降低,最终发展为 DCM。但 *DMD* 基因携带者 DCM 的发生和肌肉功能异常无明显相关性。*DMD* 基因携带者在早期出现症状或特定时期（如青春期晚期、成人期早期）须进行心脏检查,包括心电图和心脏超声,并且应在 25~30 岁开始最少每 5 年进行 1 次全面的心脏检查。

3. 肌电图 是 DMD 诊断的重要方法,其典型改变是时限缩短、收缩波幅（电压）变低。DMD 患者的肌电图（EMG）表现根据病变的性质、范围、部位及肌纤维再生等不同阶段表现不一,主要有以下 3 种:典型肌源性损害、少数神经源性损害、肌源性-神经源性混合性。研究发现肌电图的不同表现与病程存在关系,当肌电图表现为肌源性损害时,DMD 患者病程较短,表现为神经源性损害时病程较长,混合性损害的 DMD 患者病程最长,基本符合本病发展规律:初期主要为肌肉损害;中期表现为肌肉损害后再生;晚期则肌肉严重萎缩,继发神经损害。

4. 血清酶 DMD 患儿血清 CK 等显著升高,且为病情估计的指标。DMD 患者血清 CK 值变化具有一定规律,患者出生后血清 CK 值即开始

上升,发病时 CK 值多已经接近峰值,随着病程的进展、肌纤维的坏死,由于剩余肌纤维数减少,血清 CK 值呈逐年下降趋势。根据 DMD 患者血清 CK 值的变化规律可以用来预测肌纤维坏死速率、病程进展速度及评估治疗效果。笔者的经验是:①血清 CK 等升高可早于临床症状;②在病程中心肌酶波动较大,除晚期 CK 可降低外,其余心肌酶始终是增高的;③GOT、GPT 升高可误诊为肝炎,CK-MB 升高可误诊为心肌炎。

5. 心脏磁共振 心脏磁共振检查具有空间和时间分辨率高,以及无辐射等优势,具有较高的准确率和可重复性,已成为研究心脏结构和功能的金标准。LGE 成像可反映 DMD 患者心肌纤维化的部位和程度。有研究显示,肌营养不良患者心肌 LGE 阳性区域与心肌活检所示纤维化区域一致,均位于左心室后基底部心外膜下。还有研究表明,透壁 LGE 可独立预测 DMD/BMD 患者的不良心脏事件,包括心源性死亡、心脏移植、心力衰竭等。

6. 基因检测 可用于 DMD 患儿及携带者的确诊,对计划生育有意义。

7. 肌肉活检 可见 DMD 的肌肉病理改变,免疫组化染色显示肌肉中抗肌萎缩蛋白减少。

四、诊断与鉴别诊断

对于已有骨骼肌病变的患儿诊断多无困难,由于 DMD 是一种预后很差的疾病,因此诊断须特别慎重。对临床表现典型的病例,也要检查血清酶和肌电图,如检查结果均符合 DMD 才能可明确诊断。对临床表现不典型病例,除检查血清酶、肌电图外,还应肌肉活检以确定诊断。对 DMD 确诊病例要定期检查心电图和超声心动图以明确是否有心脏传导和心肌受累。

对 DMD 病例转氨酶显著增高需与肝炎或药物性肝损害相鉴别。对 CK-MB 增高的病例需与心肌炎相鉴别。4 岁以前的患儿如血清酶全部增高,AST、ALT、LDH、α-HBDH、CK-MB 增高几倍,CK 增高十几倍甚至几十倍,经长期治疗不见好转,虽未见肌肉病变和行走困难,也要行肌电图检查,如肌电图时限缩短、电压降低,应高度怀疑

DMD 的可能,定期复查。对 DMD 患儿还要根据发病年龄、病情轻重、受累肌群等因素与其他类型的肌营养不良鉴别。

五、治疗

1. 肌病的治疗 目前尚无特效的治疗方法,可用理疗、按摩、推拿、针灸等。鼓励患儿做适当的主动和被动活动。剧烈活动会加速肌纤维损害应予以避免,还应预防和及时治疗呼吸道感染。曾有一些药物用于治疗 DMD,如肌酐、加兰他敏、硫酸锌及中药,但疗效都不确切。

(1)肾上腺糖皮质激素(以下简称激素):糖皮质激素治疗属于传统治疗的重要环节。2002 年,Connolly 报道用大剂量泼尼松能改善 DMD 的肌力。2004 年,Alman 报道用激素治疗 DMD 能提高肌力,减慢肌力下降及脊柱侧弯速度,但疗程长,副作用大。2018 年,DMD 管理专家共识推荐泼尼松 0.75mg/(kg·d)或地夫可特(deflazacor)0.9mg/(kg·d)。长期类固醇激素治疗可改善预后,包括行走能力及减少脊柱侧凸的手术需要,同时发现地夫可特对 DMD 的疗效优于泼尼松,且体重增加较少,患者依从性较强。地夫可特于 2017 年被美国食品和药物管理局批准用于治疗 5 岁及以上的 DMD 患者。

(2)基因治疗:是近年来研究最多、进展最快的热门课题。目前治疗方法很多,现已开展的有成肌细胞移植、肌内注射 DNA 重组的抗肌萎缩蛋白(dystrophin)基因、逆转录病毒传输该基因、骨髓干细胞移植。现尚处于基础研究阶段。

(3)呼吸支持:DMD 晚期呼吸肌功能减弱,通常需要晚间呼吸支持以改善生活质量。20 岁以后单纯晚间呼吸支持已不足以维持生命,此时须用全部时间呼吸支持。

(4)其他治疗:艾地苯醌将能量当量从胞质传递到电子传递链易化代谢途径,可能对 DMD 存在潜在治疗作用。对未使用糖皮质激素的 DMD 患者进行艾地苯醌治疗,观察到受治疗人群的肺功能可得到改善。2005 年,肖静报道用磷酸肌酸治疗 20 例 DMD,7 岁以下每日 1g,7 岁以上每日 2g,连用 2 周,治疗后 9 例症状改善,14 例肌酶降

低,疗效维持2个月。

2. 心肌病的治疗 血管紧张素转化酶抑制剂（ACEI）是治疗伴有左心室功能障碍的DMD患者的一线疗法。ACEI可改善左心室收缩功能和心力衰竭,显著降低DMD患者的死亡率和住院率,目前临床研究建议在DMD患儿10岁开始使用ACEI或血管紧张素受体拮抗剂（ARB）类药物,对小于10岁无症状且无磁共振或超声心动图证据的个体中使用ACEI尚有争议。无论年龄大小,在出现心力衰竭症状或在影像学中发现左心室射血分数降低、心室增大或心肌纤维化等异常时,均应开始药物治疗。对于严重的DCM者心脏移植是最有效的治疗手段。

3. 心律失常的治疗 DMD心律失常发生率很高,尤其是窦性心动过速和室性早搏。一旦出现心律失常即应药物治疗或植入起搏或除颤装置。植入式心律转复除颤器（ICD）可用于室性心动过速或室颤患者的二级预防,初级心律失常预防的放置是建立在成人心力衰竭指南的基础上的,对于射血分数小于35%的个体,建议采用植入式心律转复除颤器。

（韩 波 石 琳 马沛然）

参考文献

1. GRAIN L,CORTINA-BORJA M,FORFAR C,et al. Cardiac abnormalities and skeletal muscle weakness in carriers of Duchenne and Becker muscular dystrophies and controls. Neuromuscul Disord,2001,11（2）:186-191.

2. MCMILLAN H J,GREGAS M,DARRASB T,et al. Serum transaminase levels in boys with Duchenne and Becker muscular dystrophy. Pediatrics,2011,127（1）:e132-e136.

3. ANDERSON J L,HEAD S I,RAE C,et al. Brain function in Duchenne muscular dystrophy. Brain,2002,125（Pt 1）:4-13.

4. 柳太云,张成.假肥大型肌营养不良症基因治疗新进展.国外医学:神经病学神经外科学分册,2004,31（3）:293-296.

5. JEFFERIES J L,EIDEM B W,BELMONT J W,et al. Genetic predictors and remodeling of dilated cardiomyopathy in muscular dystrophy. Circulation,2005,112（18）:2799-2804.

6. KLITZNER T S,BECKMAN R H,GALIOTO F M,et al. Cardiovascular health supervision for individuals affected by Duehenne or Becker muscular dystrophy. Pediatrics,2005,116（6）:1569-1573.

7. DUBOC D,MEUNE C,LEREBOURS G,et al. Effect of perindopril on the onset and progression of left ventricular dysfunction in Duchenne muscular dystrophy. J Am Coll Cardiol,2005,45（6）:855-857.

8. SCHWARTZ M,DUNO M. Multiplex ligation-dependent probe amplification is superior for detecting deletions/duplications in Duchenne muscular dystrophy. Clin Genet,2005,67（2）:189-191.

9. GRIGGS R C,BUSHBY K. Continued need for caution in the diagosis of Duchenne muscular dystropy. Neurology,2005,64（9）:1498-1499.

10. 万俊义,赵世华.心脏磁共振钆对比剂延迟强化的临床意义及判断预后的价值.中国医学影像技术,2021,28（8）:1600-1603.

11. FLORIAN A,LUDWIG A,ENGELEN M,et al. Left ventricular systolic function and the pattern of late-gadolinium-enhancement independently and additively predictadverse cardiac events in muscular dystrophy patients. J Cardiovasc Magn Reson,2014,16（1）:81.

12. COHN R D,VAN ERP C,HABASHI J P,et al. Angiotensin Ⅱ type 1 receptor blockade attenuates TGF-beta-induced failure of muscle regeneration in multiple myopathic states. Nat Med,2007,13（2）:204-210.

13. ENGLISH K M,GIBBS J L. Cardiac monitoring and treatment for children and adolescents with neuromuscular disorders. Dev Med Child Neurol,2006,48（3）:231-235.

14. BIRNKRANT D J,BUSHBY K,BANN C M,et al. Diagnosis and management of Duchenne muscular dystrophy,part 1:diagnosis,and neuromuscular,rehabilitation,endocrine,and gastrointestinal and nutritional management. Lancet Neurol,2018,17（3）:251-267.

15. HENRICSON E K,ABRESCH R T,CNAAN A,et al. The cooperative international neuromuscular research group Duchenne natural history study:glucocorticoid treatment preserves clinically meaningful functional milestones and reduces rate of disease progression as measured by manual muscle testing and other commonly used clinical trial outcome measures. Muscle Nerve,2013,48（1）:55-67.

16. LEBEL D E,CORSTON J A,MCADAM L C,et al. Glucocorticoid treatment for the prevention of scoliosis in children with Duchenne muscular dystrophy:long-term follow-up. J Bone Joint Surg Am,2013,95（12）:

1057-1061.

17. GRIGGS R C, MILLER J P, GREENBERG C R, et al. Efficacy and safety of deflazacort vs prednisone and placebo for Duchenne muscular dystrophy. Neurology, 2016, 87(20):2123-2131.

18. BUYSE G M, VOIT T, SCHARA U, et al. Efficacy of idebenone on respiratory function in patients with Duchenne muscular dystrophy not using glucocorticoids (DELOS): a double-blind randomised placebo-controlled phase 3 trial. Lancet, 2015, 385(9979):1748-1757.

19. MCNALLY E M, KALTMAN J R, BENSON D W, et al. Contemporary cardiac issues in Duchenne muscular dystrophy. Working Group of the National Heart, Lung, and Blood Institute in collaboration with Parent Project Muscular Dystrophy. Circulation, 2015, 131(18): 1590-1598.

20. DUBOC D, MEUNE C, LEREBOURS G, et al. Effect of perindopril on the onset and progression of left ventricular dysfunction in Duchenne muscular dystrophy. J Am Coll Cardiol, 2005, 45(6):855-857.

21. BIRNKRANT D J, BUSHBY K, BANN C M, et al. Diagnosis and management of Duchenne muscular dystrophy, part 2: respiratory, cardiac, bone health, and orthopaedic management. Lancet Neurol, 2018, 17(4): 347-361.

第十节　糖原贮积性心肌病

糖原是动物体内的贮备多糖,广泛存在于各种组织的细胞内,尤以肝脏、心脏及肌肉中的含量最多。某些与糖原代谢相关的酶或蛋白功能缺陷可导致糖原在心肌细胞内过多贮积而引起心肌病,称为糖原贮积性心肌病(glycogen storage cardiomyopathy),大多表现为肥厚型心肌病(hypertrophic cardiomyopathy,HCM),其中以婴儿型庞贝病(infant-onset Pompe disease,IOPD)、Danon病和PRKAG2心脏综合征最为常见,占先天性代谢缺陷所致HCM的一半以上。

一、糖原贮积症Ⅱ型

1. 病因　糖原贮积症Ⅱ型(glycogen storage disorders,GSD type Ⅱ)亦称为庞贝病(Pompe disease),是由于先天性酸性α-葡萄糖苷酶(glucosidase alpha acid,GAA)缺陷所导致的溶酶体贮积症,发病率为1/50 000~1/40 000活婴,但存在种族及地区差异。GAA是溶酶体中糖原降解所必需的酶,该酶缺乏时糖原不能被有效分解而贮积在溶酶体中,从而引起溶酶体的结构和功能障碍,导致骨骼肌、心肌等多种组织的损伤。庞贝病是GAA基因突变所致的常染色体隐性遗传病,GAA基因位于染色体17q25.2-q25.3,全长约28 000bp,包含20个外显子,其中外显子1不翻译。迄今为止,共发现600多种致病性突变分布在该基因的不同区域,包含错义突变、无义突变、剪切异常、缺失突变和插入突变。GAA基因突变存在明显的种族特异性,我国南方地区IOPD患者最常见突变为c.1935C>A(p.Asp645Glu),北方地区最常见的突变为c.2662G>T(p.Glu888X)。

2. 临床特点　庞贝病的起病早晚及病情严重程度主要取决于残留GAA酶的活性,依据发病年龄可分为婴儿型庞贝病(infant-onset Pompe disease,IOPD)和迟发型庞贝病(late-onset Pompe disease,LOPD)。其中IOPD患者的GAA活性完全或几乎完全丧失,于1岁之内起病,主要表现为心肌和骨骼肌受累,病情进展迅速;而LOPD患者仍残留有部分GAA活性,于1岁之后起病,主要累及躯干肌、四肢近端肌群及呼吸肌,病情进展相对缓慢。

IOPD患儿出生时通常无明显异常,一般在出生2~3个月后开始出现临床症状并快速进展。糖原在心肌细胞中贮积可导致心肌肥厚和心功能损害,进行性心肌肥厚(myocardial hypertrophy)和心功能不全(cardiac dysfunction)是IOPD的突出表现之一,早期主要表现为心肌肥厚,晚期可出现心脏扩大;糖原在骨骼肌细胞中贮积可导致骨骼肌细胞结构和功能的损害,进行性肌无力和肌张力减退也是IOPD的突出表现之一,可表现为运动发育落后、四肢松软、少哭、少动、面部肌无力可致表情淡漠；IOPD 患儿常合并吞咽功能的减退、胃食管反流、胃排空延迟等，从而导致喂养困难和体重不增；吞咽困难所致的咽部分泌物存积及咳嗽反射减退易导致吸入性肺炎和反复呼吸道感染；呼吸肌无力可引起气促、呼吸困难、睡眠障碍等表现；呼吸衰竭是 IOPD 疾病晚期常见而严重的并发症。此外，糖原在肝脏中贮积可引起肝脏增大，糖原在舌肌中贮积可引起舌大。

IOPD 是一种快速致死性疾病，未经酶替代治疗（enzyme replacement therapy，ERT）者多于 1 岁内死于心肺功能衰竭。在上海交通大学医学院附属上海儿童医学中心确诊的 45 例典型性 IOPD 患者中，首发症状年龄中位数为 3.4 个月，确诊年龄中位数为 4.9 个月，未接受 ERT 的 44 例病例的存活时间中位数仅为 8.3 个月。除上述典型 IOPD 外，也有少数 IOPD 患者病情进展相对较慢，心脏受累较轻，又称非经典 IOPD。

3. 辅助检查

（1）胸部 X 线检查：可见心影增大，大多数 IOPD 患儿是由于呼吸道感染进行胸部 X 线检查时发现。

（2）心电图：可有左心房、左心室增大或双心室增大的心电图表现。短 P-R 间期、高 QRS 波和广泛的 T 波倒置是 IOPD 特征性的心电图表现。

（3）外周血涂片：高倍镜下可以在部分淋巴细胞胞质内观察到因糖原沉积所致的过碘酸希夫（periodic acid Schiff，PAS）染色阳性的空泡，是庞贝病较为特征性的表现。在 IOPD 患儿的血涂片中，这种含有 PAS 染色阳性空泡的淋巴细胞占比通常大于 20%，但在 LOPD 患者中占比较低。

（4）心脏超声：早期主要表现为心室壁的肥厚，通常为左心室的对称性肥厚，伴或不伴有左心室流出道梗阻，左心室质量指数明显增加，且随年龄呈进行性加重，部分患者可同时合并右心室壁的肥厚，病程晚期可出现心脏扩大和左心室收缩功能下降。

（5）血清肌酶和转氨酶检测：IOPD 患者一般都有 CK、LDH、ALT、AST 的升高。约 95% 的 IOPD 患儿 CK 增高，可高达 2 000U/L，CK 升高是筛查 IOPD 比较敏感但非特异性指标。

（6）尿葡萄糖四糖类（glucose tetrasaccharide，Glc4）检测：IOPD 患者的尿 Glc4 通常显著升高，但无特异性。

（7）GAA 酶活性检测：常用方法为荧光法酶活性检测，可对皮肤成纤维细胞、外周静脉血、干血滤纸片进行 GAA 酶活性检测。串联质谱技术也可用于 GAA 酶活性检测。

（8）基因检测：包括 Sanger 测序和高通量测序两种方法，对于临床疑似 IOPD 患者可以直接行 Sanger 测序。GAA 基因多态性位点 c.1726G>A（p.Gly576Ser）与 c.2065G>A（p.Glu689Lys）在亚洲人群中携带率约为 3.9%，这两种多态性位点的存在会使荧光法酶学检测的 GAA 活性明显降低，但并不导致疾病的发生，因此称为假性缺陷等位基因。假性缺陷等位基因可能造成荧光法酶学诊断假阳性的结果，基因检测有助于甄别假性缺陷等位基因携带者与庞贝病患者。

（9）交叉反应免疫物质（cross-reactive immunologic material，CRIM）状态：CRIM 状态是评估患者体内有无内源性 GAA 蛋白存在，通常采用酶联免疫吸附测定方法，如果患者体内无内源性 GAA 蛋白，称为 CRIM 阴性，反之为阳性。

（10）肌肉活检：可在肌纤维中观察到大小和形态各异的空泡，PAS 染色阳性。但肌肉活检存在麻醉风险，尤其是严重心功能不全的患儿，对 IOPD 患者不推荐肌肉活检。

4. 诊断与鉴别诊断

（1）诊断：IOPD 是婴儿期 HCM 的常见病因之一，对于婴儿期 HCM 患者，尤其是合并肌力和肌张力低下、转氨酶和肌酶升高、心电图显示短 P-R 间期的婴儿，应高度重视 IOPD 的筛查。反之，对于婴儿期肌无力和肌张力低下的患儿，也需要进行心脏方面的检查，如果合并 HCM，首先要考虑 IOPD 的可能。外周血涂片检查可作为 IOPD 的筛查手段，其灵敏度和特异度均较高，并且简单、易行、经济、相对无创，适合于在基层医院推广。

IOPD 的确诊需要 GAA 酶活性的检测和/或 GAA 基因检测。GAA 酶活性明显低于正常水平可作为 IOPD 的诊断依据；如果 GAA 基因检测能发现分别来自父母的 2 个致病突变，也可以确诊。

（2）鉴别诊断：HCM 是 IOPD 最常见的临床表现和就诊原因，需要与婴儿期其他病因所致的 HCM 进行鉴别。首先要排除糖尿病母亲患儿、血流动力学因素引起的心肌肥厚及某些药物（如糖皮质激素）诱导的心肌肥厚。此外，Ras/MAPK 通路畸形综合征也是引起婴儿期 HCM 的重要原因，这类患者通常有特殊面容、生长发育落后，而没有肌无力表现和肌酸激酶的升高。婴儿期 HCM 的鉴别诊断可见图 63-10。此外，进行性肌无力和肌张力低下也可为 IOPD 的首发表现，需要与婴儿期发病的其他神经肌肉疾病相鉴别，如果不合并 HCM，基本可排除 IOPD 的可能。

5. 治疗

（1）酶替代疗法（enzyme replacement therapy，ERT）：采用重组人类酸性 α-葡萄糖苷酶（recombinant human acid alpha-glucosidase，rhGAA）进行 ERT 是庞贝病的特异性治疗方法，可显著延长 IOPD 患者的生存期，有效改善患儿心肌肥厚程度和心脏功能，显著提高患儿的运动发育水平。注射用阿糖苷酶 α 的推荐剂量为 20mg/kg，每 2 周静脉滴注 1 次，需要长期用药。输注过程应在密切的临床监护下进行，当出现严重的过敏反应时应立即停止输注。ERT 对 IOPD 的疗效，一方面取决于治疗的早晚，早期治疗可获得更好的疗效；

另一方面取决于 CRIM 状态。CRIM 阴性病人，由于机体内完全缺乏 GAA，ERT 后可产生高滴度的 IgG 抗体，从而影响疗效，可予以利妥昔单抗、氨甲蝶呤和丙种球蛋白进行免疫耐受诱导，从而改善 ERT 的效果。目前，对骨骼肌具有更好靶向性的第二代 ERT 药物 NeoGAA 正在进行 3 期临床试验，该药与肌细胞膜上 6-磷酸甘露糖（M6P）受体的亲和力更强，有利于细胞对酶的摄取，从而加强溶酶体内糖原的清除，进一步提高临床疗效。

（2）多学科治疗和管理：IOPD 累及全身多器官系统，需要多学科专业人员参与治疗和管理。患儿有左心室收缩功能不全时，可使用洋地黄或其他正性肌力药、利尿剂及减轻心脏后负荷药物如血管紧张素转换酶抑制剂；如伴有左心室流出道梗阻，应避免使用洋地黄或其他正性肌力药；对于合并心功能不全的患儿，不推荐使用 β 受体拮抗剂。呼吸道感染是 IOPD 最常见的并发症，严重者可出现呼吸衰竭危及生命。应加强拍背、排痰，喂养时防止误吸，积极预防和治疗呼吸道感染，如患儿出现缺氧、高碳酸血症或睡眠呼吸暂停，应在呼吸专科医生指导下进行无创或有创机械通气。IOPD 患儿常因喂养困难和摄入不足导致营养不良，需要在消化和营养科医师的指导下进行喂养和胃肠道管理，优化摄入量和维持营养

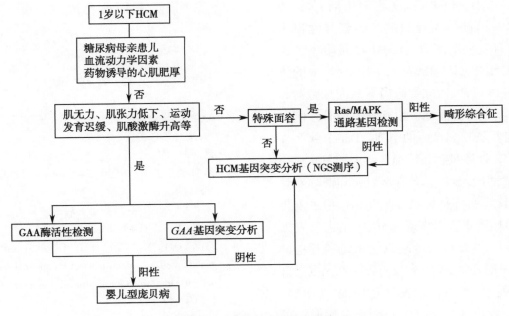

图 63-10　糖原贮积性心肌病
1 岁以下肥厚型心肌病（HCM）患儿的诊断与鉴别诊断。

平衡,必要时可进行鼻胃管喂养和胃肠道外营养。接受 ERT 的 IOPD 患儿仍可能存在不同程度的运动发育迟缓,需要在心脏、呼吸和康复治疗专科医生共同指导下进行运动和康复训练,可促进患者运动技能发展,预防痉挛/畸形的发生。此外,经 ERT 存活下来的 IOPD 患者可能存在发音障碍,需要在发育行为科医生指导下进行语言熟练。

6. 新生儿筛查和产前诊断 目前,基于人群的新生儿筛查有助于 IOPD 的早期诊断,可采用干血滤纸片法进行 GAA 酶学测定作为新生儿初筛的基本手段,但由于假性缺陷等位基因的存在可致荧光法酶学检测的 GAA 活性偏低,从而出现假阳性结果。因此,对于干血滤纸片法筛查阳性者都需要经基因检测来确诊。

产前诊断(prenatal diagnosis)对于预防庞贝病再发生具有重要意义。对于已有庞贝病生育史的夫妻,现行产前诊断方法主要有两种:一是在妊娠 15~18 周行羊膜腔穿刺术抽取羊水,分离胎儿细胞行 GAA 基因突变分析及 GAA 活性测定;二是在妊娠 10~20 周行绒毛膜绒毛取样,直接进行 GAA 基因突变分析及 GAA 活性测定。此外,还可采用胚胎植入前遗传学诊断来指导生育。

二、Danon 病

Danon 病(Danon disease)是溶酶体相关膜蛋白-2(LAMP-2)缺陷所导致的 X 连锁显性遗传病,也可由自发突变所致。LAMP-2 是溶酶体膜蛋白的重要组成成分,LAMP-2 缺陷导致溶酶体不能与自噬体融合,造成细胞内衰老的细胞器和糖原等不能降解,从而在心肌和骨骼肌等细胞中形成含有自噬物质和糖原的空泡。Danon 病在临床上以 HCM、骨骼肌病和精神发育迟缓三联症为特征性表现,但大多数患者骨骼肌病和精神发育迟缓较轻微,心肌病是影响其生存和预后最重要的因素。男性受累者多表现为 HCM,心肌病变出现的时间较早,病情进展迅速,未进行心脏移植者一般在 25 岁前死亡,死因多为心源性猝死或严重的心力衰竭。女性患者可表现为 HCM 或 DCM,心肌病变一般出现较晚,病情相对较轻,但也可在婴幼儿期发病。Danon 病患者的心电图上可能

有预激综合征的表现,男性患儿通常有肌酶和转氨酶的升高。Danon 病的诊断有赖于病理或基因检测,若在骨骼肌或心肌组织中检测到 LAMP-2 蛋白表达减少或缺失则可诊断本病,也可以通过 LAMP2 基因检测来确诊。Danon 病占儿童 HCM 的 4%~6%,除心脏移植外,目前尚无有效治疗方法,通过激活自噬来改善自噬障碍可能是未来该病的研究方向。

三、PRKAG2 心脏综合征

PRKAG2 心脏综合征(PRKAG2 cardiac syndrome)是一种少见的常染色显性遗传病,也可由自发突变所致,约占 HCM 的 1%。该症由于编码 AMP 激活蛋白激酶(AMPK)的 γ-2 调节亚单位的 PRKAG2 基因突变,导致 AMPK 活性异常,使心肌细胞内糖原贮积,因此被认为是一种心脏特异性的糖原贮积症。主要临床表现包括心室预激、传导系统异常和 HCM,并有心源性猝死的风险。心肌组织病理检查可见心肌细胞的胞质内 PAS 染色阳性的糖原空泡,基因检测是诊断 PRKAG2 心脏综合征的重要方法。PRKAG2 心脏综合征的治疗主要是针对心力衰竭和心律失常的对症治疗,部分患者可出现进行性心脏传导阻滞,需要植入永久性心脏起搏器,对于终末期心力衰竭的患者需要进行心脏移植。

(傅立军)

参 考 文 献

1. 傅立军.儿童心肌病的遗传学分子诊断.中华儿科杂志,2021,59(02):158-160.

2. 傅立军,陈浩.儿童遗传代谢性心肌病的诊断与治疗进展.中华实用儿科临床杂志,2018,33(13):965-969.

3. 傅立军,陈茜.婴儿型庞贝病的诊治进展.精准医学杂志,2018,33(4):283-285.

4. FU L,QIU W,YU Y,et al. Clinical and molecular genetic study of infantile-onset Pompe disease in Chinese patients:Identification of 6 novel mutations. Gene,2014,535(1):53-59.

5. CHEN X,LIU T,HUANG M,et al. Clinical and Molecular Characterization of Infantile-Onset Pompe Disease in

Mainland Chinese Patients: Identification of Two Common Mutations. Genet Test Mol Biomarkers, 2017, 21 (6): 391-396.

6. 傅立军, 陈树宝, 邱文娟, 等. 婴儿型糖原贮积症Ⅱ型的临床特点及其转归. 中华医学杂志, 2013, 93 (20): 1567-1570.

7. 刘炼双, 傅立军, 缪艳, 等. 外周血涂片检查对婴儿型庞贝病筛查和诊断的应用价值. 临床儿科杂志, 2019, 39 (7): 503-506.

8. 傅立军, 窦薇, 周爱卿, 等. 糖原累积病Ⅱ型的临床分析和基因学检测. 临床儿科杂志, 2006, 24 (12): 962-965.

9. 陈茜, 傅立军. 糖原贮积症Ⅱ型实验室检测方法的研究进展. 国际儿科学杂志, 2016, 43 (11): 880-883.

10. KISHNANI P S, NICOLINO M, VOIT T, et al. Chinese hamster ovary cell-derived recombinant human acid α-glucosidase in infantile-onset Pompe disease. J Pediatr, 2006, 149 (1): 89-97.

11. KISHNANI P S, STEINER R D, BALI D, et al. Pompe disease diagnosis and management guideline. Genet Med, 2006, 8 (5): 267-288.

12. CHIEN Y H, LEE N C, THURBERG B L, et al. Pompe disease in infants: improving the prognosis by newborn screening and early treatment. Pediatrics, 2009, 124 (6): e1116-e1125.

13. TAGLIA A, PICILLO E, D'AMBROSIO P, et al. Genetic counseling in Pompe disease. Acta Myol, 2011, 30 (3): 179-181.

14. FU L, LUO S, CAI S, et al. Identification of LAMP2 mutations in early-onset danon disease with hypertrophic cardiomyopathy by targeted next-generation sequencing. Am J Cardiol, 2016, 118 (6): 888-894.

15. LOPEZ-SAINZ A, DOMINGUEZ F, LOPES L R, et al. Clinical features and natural history of prkag2 variant cardiac glycogenosis. J Am Coll Cardiol, 2020, 76 (2): 186-197.

第十一节　黏多糖病性心肌病

一、概述

黏多糖病（mucopolysaccharidosis, MPS）于1919年由 Hurler 首先描述, 是一组由溶酶体缺陷导致黏多糖, 也称葡糖胺聚糖（glucosaminoglycan, GAGs）, 分解代谢障碍而导致细胞、组织及器官功能异常的遗传代谢病。全球不同地区发病率差异明显, 为（1.04~16.9）/10万活产婴儿。目前该病共可分为7个亚型, 除Ⅱ型为 X 连锁隐性遗传外, 其余各型均为常染色体隐性遗传。近年来对本病的临床特点、遗传及治疗方面的研究取得了很大进展, 使本病的预后得到改观。

MPS 的基本缺陷系溶酶体缺陷。溶酶体为细胞内的细胞器, 内有多种水解酶, 主管包括黏多糖在内的多种化合物降解。黏多糖是结缔组织的主要成分, 某些酸性黏多糖不能正常分解代谢便积聚在溶酶体内, 溶酶体因黏多糖积聚而扩张, 使细胞结构受损、功能障碍, 该种改变可见于多种脏器如神经、心血管、骨骼、肝、角膜和皮肤等, 其中以神经、心血管、骨骼为主。结缔组织增厚可使面容异常; 心肌、心内膜、心瓣膜和某些血管均可因黏多糖沉积而增厚和影响功能。中枢神经系统的沉积可导致智力进行性退化。

该病涉及的 GAGs 主要包括四大类: 即硫酸乙酰肝素、硫酸皮肤素、硫酸软骨素和硫酸角质素; 涉及不同的水解酶共11种。根据不同黏多糖以及酶缺陷的不同, 该病可分为7型（Ⅰ、Ⅱ、Ⅲ、Ⅳ、Ⅵ、Ⅶ、Ⅸ）, 各型累及脏器不同, 临床表现亦不同, 部分分型还分为亚型, 如Ⅰ型分为3个亚型, Ⅲ型分为4个亚型, Ⅳ型分为2个亚型, 基因型、表型和酶活性之间有一定相关性。Ⅴ型和Ⅰ型由于酶缺陷相同, 现归属于Ⅰ型; Ⅷ型见于少数个案报道, 目前不再沿用。现将 MPS 各型的酶缺陷、贮积和尿中排出的 MPS、主要受累脏器和心脏受累情况总结于表63-5。除 MPS Ⅸ型外, 其他类型的 MPS 患者均已观察到心脏受累的情况, 且在 MPS Ⅰ型、Ⅱ型、Ⅵ型最多见。其中, 最常见的心脏受累情况包括心肌肥厚、心脏扩大、心脏瓣膜增厚, 以及瓣膜反流与狭窄等, 心脏受累出现的年龄及严重程度因分型不同而存在差异。本文仅介绍 MPS Ⅰ型、Ⅱ型和Ⅵ型及其心血管病变。

表 63-5　MPS 的分型、酶缺陷和受累脏器

分型	病名	酶缺陷	贮积和尿中排出黏多糖	主要受累脏器	心脏病变
Ⅰ-H	Hurler 综合征	α-L-艾杜糖酸苷酶	硫酸乙酰肝素和硫酸皮肤素	中枢神经系统、内脏、骨骼	心腔扩大,有/无室壁肥厚
Ⅰ-S	Scheie 综合征	同上	硫酸皮肤素	同上	同上
Ⅰ-H/S	Hurler/Scheie 综合征	同上	同上	同上	同上
Ⅱ	Hunter 综合征	艾杜糖醛酸-硫酸酯酶	硫酸乙酰肝素硫酸皮肤素	同上	心室壁厚,心腔扩大
Ⅲ	Sanfilippo 综合征	乙酰肝素-N-硫酸酯酶	硫酸乙酰肝素	中枢神经系统	同上
Ⅳ	Morquio 综合征	N-乙酰胺半乳糖氨基己酸-6-硫酸酯酶	硫酸角质素	骨骼	心室壁厚,心腔扩大,主动脉瓣反流
Ⅵ	Maroteaux-Lamy 综合征	芳基硫酸酯酶 B	硫酸皮肤素	同上	心腔扩大,主动脉瓣闭锁不全
Ⅶ	Sly 综合征	β-葡糖醛酸糖苷酶	硫酸软骨素	中枢神经系统、骨骼、内脏	心腔扩大,心室壁肥厚,主动脉瓣反流

二、临床表现

1. MPS Ⅰ 型　本病是常染色体隐性遗传,其发病率为(0.11~3.62)/10 万活产婴儿。临床表现轻重不一。MPS Ⅰ 型分为 3 个亚型:①Ⅰ-H 型(Hurler 综合征)亦称重型,6~12 个月起病,相貌粗陋,上呼吸道阻塞,喉和气管狭窄,角膜混浊,听力丧失,心脏异常,肝脾大,脐疝或腹股沟疝,身材矮小,进行性骨骼发育不良,进行性神经系统疾病,常于 10 岁以前死亡;②Ⅰ-H/S 型(Hurler/Scheie 综合征)亦称中间型,2~4 岁起病,临床表现与Ⅰ-H 型相同,病情进展慢,可存活至 20 岁以上;③Ⅰ-S 型(Scheie 综合征)亦称轻型,5~10 岁起病,角膜混浊,关节僵硬,爪形手,膝外翻,多发性骨发育异常,身高和智力正常,存活期长。

心脏病变(cardiac lesios)是 MPS Ⅰ 型常见的并发症,心脏受累的年龄和进展速度相差很大,婴儿期即可发病。病变表现包括心腔扩大、心室壁肥厚、心功能不全、肺源性心脏病、心脏瓣膜病变等,上述表现可呈进行性加重;冠状动脉可出现狭窄。其中大多数患者(60%~90%)存在进行性心脏瓣膜病变,最常累及二尖瓣与主动脉瓣膜,使其明显增厚并进一步导致瓣膜关闭不全或狭窄等。充血性心力衰竭是重症 MPS Ⅰ 患者常见的死亡原因。Hurler 综合征患者心电图常可见低电压,部

分导联可有异常深的 Q 波、ST-T 改变,部分患儿有传导阻滞、期前收缩和快速性异位心律。

2. MPS Ⅱ 型　亦称为 Hunter 综合征,X 连锁遗传。男多于女,文献报道其发病率为(0.27~2.16)/10 万活产婴儿。本症分为重型与轻型。①重型:多在幼儿时期发病,发病年龄为 2~4 岁,面容粗陋,无角膜混浊,视网膜进行性退化,听力减退甚至耳聋,上呼吸道腺体肥大导致的反复呼吸道感染,心脏异常,肝脾大,腹股沟疝,脐疝,多发性骨骼发育障碍,生长发育迟缓,智力落后,多于 10~15 岁死亡。②轻型:发病晚,可至 10 岁起病,无角膜混浊,心脏异常,肝脾大,多发性骨骼发育障碍,智力近乎正常,可存活至 30~60 岁。

几乎所有 MPS Ⅱ 型患者都会出现心血管系统异常,最常见的心脏表现是瓣叶及其附属装置的增厚、变形,二尖瓣是最常见的受累瓣膜,其次是主动脉瓣;亦可表现为心腔扩大,心室壁肥厚、纤维化,心功能不全等;心肺功能衰竭是导致死亡的常见原因。2008 年一项纳入 202 名具有心血管系统相关数据的 Hunter 综合征患者的研究结果显示,有 57% 存在心脏瓣膜病,6% 存在高血压。

3. MPS Ⅵ 型　也称为 Maroteaux-Lamy 综合征,为常染色体隐性遗传。少见,发病率为(0.013~7.85)/10 万活产婴儿。本症分为重型与轻型。①重型:常于 3 岁前发病,面容粗陋,听力下降,角膜混

浊,心脏异常,肝脾大,脐疝或腹股沟疝,生长迟缓、身材矮小,常于3~4岁停止生长发育,骨骼发育障碍,关节僵硬,智力往往正常,于20~30岁死于心肺功能衰竭。②轻型:可晚至青春期及成年期发病,身材矮小、骨畸形、角膜混浊,智力正常,存活时间长。

心脏病变在MPSVI型较为常见,主要为瓣膜显著增厚伴关闭不全、狭窄,病变重且进行性,以二尖瓣病变最多见,约占95%,三尖瓣或主动脉瓣病变亦常见。可有以心室扩大为主要表现的心肌病、冠状动脉病变及心力衰竭等。心电图表现可包括窦性停搏、室性早搏、室上性心动过速、永久性或短暂性房室传导阻滞、束支或分支传导阻滞、T波改变等。

2014年,Lin等报道60例中国台湾地区的MPS患者,其中MPS I 型4例、MPS II 型26例,MPS IV 型15例、MPS VI 型7例。72%的患者合并二尖瓣病变,67%存在主动脉瓣病变,55%存在室间隔肥厚。其中,所有 I 型、VI 型患者均同时存在二尖瓣及主动脉瓣病变。

三、辅助检查

1. 心电图 改变常见者为窦性心动过速、电轴右偏或左偏、心房扩大、室性及房性心律失常,房室传导阻滞或束支传导阻滞等。

2. 影像学检查 超声心动图作为评价心脏结构和功能的首选方法,可有效评估房室大小、瓣膜病变、心肌肥厚及肺动脉高压等信息,且无创、重复性好,可用于病情随访。心脏磁共振可对心脏的结构、运动、心肌组织特征及血流灌注进行全面的评估,有助于确定黏多糖病患者受损心肌的水肿、出血、纤维化等情况,但目前仍需进一步积累黏多糖病心肌受累的典型表现作为诊断依据。心脏CT血管成像可有效评估冠状动脉管壁增厚、管腔狭窄等病变,在一定程度上可替代有创的选择性冠脉造影。

3. 尿GAGs检测 尿GAGs检测为初筛试验,尿GAGs增加有助于MPS的诊断,但可能出现假阴性和假阳性,且尿中酸性黏多糖的成分与分型的关系并非绝对,有少数尿中酸性黏多糖成

分与酶缺陷不符,故不能用于疾病的拟诊及确诊。

4. 酶活性检测 酶活性测定是诊断MPS的必备环节之一,对优生优育、遗传病咨询具有指导意义。由于溶酶体存在于除成熟红细胞以外的所有细胞和体液,培养的成纤维细胞、白细胞或血清均可用于酶活性的检测;产前诊断可用羊水或绒毛膜活检细胞培养做酶活性检测。需要注意的是,残留酶活性的程度与疾病分型及严重程度无关。

5. 基因检测 基因检测是目前最可靠的诊断方法,检测基因的突变,既可明确MPS的类型及亚型等,也为估计预后提供有价值的信息。产前诊断可采用绒毛、羊水及脐带血进行基因检测。

四、诊断与鉴别诊断

根据典型临床表现、超声心动图等影像学检查、尿GAGs检测,大多数患儿可拟诊,确诊需通过酶活性测定及基因突变的检测,同时进一步明确分型。黏多糖病尚需与其他溶酶体贮积症相鉴别,如多种硫酸酯酶缺乏症(硫酸酯酶缺乏)、GM1神经节苷脂贮积症(β-半乳糖苷酶缺乏)、甘露糖苷(α-甘露糖苷酶缺乏)、岩藻糖苷贮积症(岩藻糖苷酶缺乏)等。上述疾病罕见,临床表现缺乏特异性,需根据临床表现选择合适的酶学检测以确诊。

五、治疗

1. 一般治疗 由于MPS全身受累,因此治疗需各科专家配合。该病常合并多发骨骼改变,出现走路不稳,易跌倒受伤等表现,部分可导致严重的功能障碍并严重影响患者生活质量,在加强保护的基础上,必要时行骨科矫形手术干预。患儿免疫功能差,易继发感染,部分合并上呼吸道梗阻,易致反复呼吸道感染,且病情进展快,需积极避免感染,部分患儿可行耳鼻喉手术改善气道梗阻。MPS患儿常存在瓣膜病变,易并发感染性心内膜炎,长期发热者需及时行超声心动图、血培养等检查,及早发现和治疗。对于肝大者,如存在肝功能障碍,应积极给予保肝治疗。

2. 心脏病变的治疗 对于肥厚型心肌病有心功能不全者可使用二磷酸果糖或磷酸肌酸,对有心力衰竭且无流出道梗阻者可使用小剂量地高辛(一般剂量的2/3)和普萘洛尔,也可应用磷酸二酯酶抑制剂如米力农。对有流出道梗阻的患儿,如压力阶差>50mmHg且症状显著者可考虑室间隔部分切除术或经导管室间隔化学消融术。对于有心瓣膜病变、心力衰竭不能控制者,也可考虑瓣膜成形术或人工瓣膜置换术;对于冠状动脉病变应详细了解冠状动脉病变的严重程度和范围,必要时做介入治疗或外科手术治疗。需要注意的是,外科手术治疗的实施应基于对患者病情的全面评估,以及对于术后可能出现的风险的评判与及时处理。

3. 酶替代疗法(enzyme replacement therapy,ERT) 近年来,MPS的ERT已得到广泛开展,具有良好的安全性及治疗效果,早期应用效果。MPS I 型用人基因重组 α-L-艾杜糖醛酸酶;MPS II 型用人基因重组硫酸艾杜糖醛酸-硫酸酯酶;MPS VI 型用人基因重组芳基硫酸酯酶B;MPS IV A 用人基因重组人 N-乙酰半乳糖胺-6-硫酸酯酶;MPS VII 型用人基因重组人 β 葡糖醛酸糖苷酶。

2009年,Clarke报道45例MPS I 型患儿参与的长达26周的双盲、安慰剂对照ERT试验并进一步完成为期3.5年的开放标签扩展研究阶段,结果显示完成试验的40例患儿活动能力加强,肝大显著减轻,尿GAGs减少。与之类似,大部分研究显示ERT可显著降低尿GAGs,减小肿大的靶器官,减轻呼吸道梗阻,增强活动耐力等,但无法逆转已发生的智力减退、视听觉损伤及骨骼发育障碍;对于心脏受累病变,ERT之前出现的瓣膜病变呈不可逆性并逐渐加重,但心肌肥厚、心功能不全可在ERT后得到明显改善。

4. 异体造血干细胞移植 异体造血干细胞移植(hematopoietic stem cell transplantation,HSCT)已被证明是MPS可选择的有效治疗手段之一,且HSCT对MPS神经系统病变可能有效。但骨骼发育障碍、瓣膜病变、眼病在出现后即使早期移植治疗亦无明显疗效。HSCT的适应证必须基于多学科团队的全面评估与判断,需要考虑MPS分型、疾病严重程度、疾病进展速度、治疗的风险与获益、造血干细胞配型以及家庭经济条件与预期等多方面因素。影响移植效果的主要因素是移植失败与移植相关并发症,如急、慢性移植物抗宿主病。

5. 基因疗法 基因疗法作为一种有前景的治疗MPS的新方法,是将治疗性基因引入患者细胞并纠正缺陷基因表达从而改善溶酶体缺陷已达到治疗MPS的目的。在过去的30年中,已经进行了MPS基因疗法的临床前研究。目前,国际上部分国家正在开展针对部分类型MPS的基因治疗的临床试验。

(王本臻　李自普)

参 考 文 献

1. KHAN S A,PERACHA H,BALLHAUSEN D,et al. Epidemiology of mucopolysaccharidoses. Mol Genet Metab,2017,121(3):227-240.

2. BRANDS M M,FROHN-MULDER I M,HAGEMANS M L,et al. Mucopolysaccharidosis:cardiologic features and effects of enzyme-replacement therapy in 24 children with MPS I,II and VI. J Inherit Metab Dis,2013,36(2):227-234.

3. LIN S M,LIN H Y,CHUANG C K,et al. Cardiovascular abnormalities in Taiwan residents patients with mucopolysaccharidosis. Mol Genet Metab,2014,111(4):493-498.

4. PARINI R,DEODATO F,DI R M,et al. Open issues in Mucopolysaccharidosis type I-Hurler. Orphanet J Rare Dis,2017,12(1):112.

5. HAMPE C S,EISENGART J B,LUND T C,et al. Mucopolysaccharidosis Type I:A Review of the Natural History and Molecular Pathology. Cells,2020,9(8):1838.

6. MOHAMED S,HE Q Q,SINGH A A,et al. Mucopolysaccharidosis type II(Hunter syndrome):Clinical and biochemical aspects of the disease and approaches to its diagnosis and treatment. Adv Carbohydr Chem Biochem,2020,77:71-117.

7. HARMATZ P,SHEDIAC R. Mucopolysaccharidosis VI:pathophysiology,diagnosis and treatment. Front Biosci,2017,22(3):385-406.

8. GOLDA A,JURECKA A,OPOKA-WINIARSKA V,et al. Mucopolysaccharidosis type VI:a cardiologist's guide to diagnosis and treatment. Int J Cardiol,2013,167(1):1-10.

9. LIN S M,LIN H Y,CHUANG C K,et al. Cardiovascular abnormalities in Taiwan residents patients with mucopolysaccharidosis. Mol Genet Metab,2014,111(4):493-498.

10. 邹庆,郭应坤,张丽芝.黏多糖病心脏损伤的影像学评价.心血管病学进展,2020,41:361-365.

11. KUBASKI F,DE OLIVEIRA P F,MICHELIN-TIRELLI K,et al. Diagnosis of Mucopolysaccharidoses. Diagnostics (Basel),2020,10(3):172.

12. 赵小媛,黄永兰,盛慧英,等.溶酶体贮积病24种高危筛查及疾病谱分析.中华实用儿科临床杂志,2018,33:1537-1540.

13. BRAUNLIN E A,HARMATZ P R,SCARPA M,et al. Cardiac disease in patients with mucopolysaccharidosis:presentation,diagnosis and management. J Inherit Metab Dis,2011,34(6):1183-1197.

14. EISENGART J B,RUDSER K D,XUE Y,et al. Long-term outcomes of systemic therapies for Hurler syndrome:an international multicenter comparison. Genet Med,2018,20(11):1423-1429.

15. SOHN Y B,CHO S Y,PARK S W,et al. Phase Ⅰ/Ⅱ clinical trial of enzyme replacement therapy with idursulfase beta in patients with mucopolysaccharidosis Ⅱ(Hunter syndrome). Orphanet J Rare Dis,2013,8:42.

16. SOHN Y B,CHO S Y,LEE J,et al. Safety and efficacy of enzyme replacement therapy with idursulfase beta in children aged younger than 6 years with Hunter syndrome. Mol Genet Metab,2015,114(2):156-160.

17. LIN H Y,CHUANG C K,CHEN M R,et al. Cardiac structure and function and effects of enzyme replacement therapy in patients with mucopolysaccharidoses Ⅰ,Ⅱ,ⅣA and Ⅵ. Mol Genet Metab,2016,117(4):431-437.

18. TAYLOR M,KHAN S,STAPLETON M,et al. Hematopoietic stem cell transplantation for mucopolysaccharidoses:past,present,and future. Biol Blood Marrow Transplant,2019,25(7):e226-e246.

第十二节　线粒体心肌病

线粒体心肌病(mitochondrial cardiomyopathy,MCM)是在除外冠状动脉疾病、高血压、瓣膜病和先天性心脏病等情况,继发于线粒体数目、结构和/或功能的异常导致的一类心肌病变。线粒体是心肌进行能量代谢(包括脂肪酸氧化和氧化磷酸化等)的重要场所,且心肌为机体能量消耗主要器官之一,因此大多数线粒体疾病易发生心脏受累。MCM多是由于线粒体DNA(mitochondrial DNA,mtDNA)突变所致,部分则源于核DNA(nulcear DNA,nDNA)突变,可引起肥厚型心肌病(hypertrophic cardiomyopathy,HCM)、扩张型心肌病(dilated cardiomyopathy,DCM)、左心室肌致密化不全(left ventricular noncompaction,LVNC)及心律失常等。

一、病因及影响因素

MCM主要由mtDNA突变所致,部分源于nDNA突变。mtDNA具有如下独特的遗传特性:母系遗传、高突变率、异质状态(细胞内同时存在野生型和突变型mtDNA)、阈值效应、半保留复制。mtDNA突变的表型效应由突变类型、异质状态(突变型所占比例)及组织对线粒体ATP能量产生的依赖程度所决定。阈值效应在mtDNA突变致病过程中具有重要意义,只有突变型mtDNA比例达到一定水平才引起线粒体功能障碍;功能障碍的线粒体只有达到一定数量才能导致组织器官的功能异常而出现临床症状。另外,能量需求越大的组织器官受累越早、越严重,如心脏、肌肉和神经系统等。迄今发现的与MCM有关的mtDNA突变主要包括:与蛋白合成有关的tRNA基因点突变、编码线粒体呼吸复合体亚基的结构基因突变、mtDNA片段缺失和mtDNA的耗竭。此外,由于大多数呼吸链复合体亚基是由nDNA编码,并且mtDNA复制和表达需要的许多酶是由nDNA编码,因此nDNA基因突变也可导致MCM。

近年来,已有多种线粒体tRNA基因突变证实与心肌病有直接关系,其中*tRNALeu*、*tRNAIle*、*tRNALys*、*tRNAGly*、*tRNATrp*及*tRNAHis*等,与HCM、DCM的出现具有相关性。线粒体心肌病相关结构基因,如*Cytb*、*COI*、*COII*、*ND1*、*ND5*、*ND6*、

ATP6、ATP8 及 TL1 基因等的部分位点突变也被证实与线粒体心肌病发病密切相关；另外，有研究提示 mtDNA 的缺失突变与散发的 DCM 存在关系。但目前线粒体心肌病 tRNA 突变与结构基因突变多为家系或个案报道，如要阐明基因型与表型的关系，尚需更大样本的临床研究数据。

mtDNA 缺失或耗竭也是 MCM 的致病机制之一。正常情况下随着年龄增加，某些代谢缓慢或未分化的细胞，如心肌细胞等会存在 mtDNA 片段丢失。MCM 患者的细胞 mtDNA 丢失水平增加，但 mtDNA 缺失是心肌病的原发因素，还是继发性改变，至今尚无定论。心肌缺血等应激刺激可使线粒体氧化磷酸化紊乱，氧自由基产生而损伤 mtDNA，慢性损伤积累同样导致 mtDNA 片段缺失或点突变。治疗艾滋病的齐多夫定是核苷类似物，长期服用致肌细胞 mtDNA 耗竭，复合体酶活性下降，重者可产生肌病和心肌病，而停药后随着 mtDNA 数量的增加，心肌病可恢复。线粒体自噬亦可导致线粒体心肌病的发生。MCM 也可散发，致线粒体损伤的单种或多种影响因素（如酒精，缺血，某些药物如阿霉素、齐多夫定）联合作用下，可导致心肌病的发生。

二、临床表现

线粒体病多有心脏受累（cardiac involvements），主要表现形式包括 HCM、DCM、LVNC 及心律失常等，严重程度差异明显，轻者可无明显症状，严重者病情进展迅速，可出现包括心力衰竭、室性快速性心律失常和心源性猝死等。尤其是在感染、外伤、手术等应激条件下，部分患儿可有线粒体急性功能障碍，出现慢性心力衰竭急性失代偿。该病发病年龄亦差异很大，可在婴儿期甚至新生儿期发病，也可在青少年或成年后发病。晚期发病为患者突变型和野生型 mtDNA 以不同速度复制，导致心肌组织异质性水平逐渐增高。

MCM 可表现为上述心肌病的各自临床特征，但单独表现为心肌病的病例仅占少部分。由于线粒体功能缺陷在全身各系统器官均可发生，患者常常伴有其他系统受累，尤其是对能量依赖程度高的组织器官。骨骼肌受累后表现为运动耐量减低和肌无力；中枢神经系统受累可出现脑病、卒中发作、脑萎缩伴随痴呆、癫痫、共济失调和精神运动发育迟滞；外周神经系统受累后可有轴索性神经病变；内分泌系统可出现糖尿病、甲状腺功能减退、甲状旁腺功能低下、尿崩症、高脂血症、性腺发育不良和身材矮小；消化系统受累则出现吞咽困难、呕吐、腹泻、肝病等；肾脏受累可出现肾衰竭、肾囊性变、肾病综合征、肾小管间质性肾炎；血液系统可出现贫血、血小板减少症、嗜酸性粒细胞增多症；眼部则出现视神经萎缩、色素性视网膜病变、眼外肌麻痹、白内障；其他还包括感觉神经性耳聋等耳部病变。

线粒体脑肌病伴高乳酸血症和卒中样发作（mitochondrial encephalomyopathy with lactic acidosis and stroke-like episode，MELAS）为最常见累及心肌的线粒体病，其主要表现包括青少年期卒中样发作的癫痫、头痛、呕吐、偏盲、痴呆、精神症状、听力下降、身材矮小及合并线粒体糖尿病，约 1/3 的 MELAS 患者合并心肌病变，其中在携带线粒体 tRNA leu 基因 A3243G 突变的患者中约 55% 合并心肌病变，以 HCM 最常见，且心肌病变容易出现在 3 岁以后至成年期间。

亚急性坏死性脑脊髓病（Leigh 病）主要临床表现为眼球活动异常、呼吸障碍、心肌病、肌张力低下、锥体束损害、运动障碍等。一项纳入 96 例 Leigh 病的研究显示约 10% 合并心脏受累，主要为 HCM 与 DCM，且携带 mtDNA 基因突变患者心肌受累的概率显著高于携带 nDNA 基因突变者。

Barth 综合征（Barth syndrome）是一种罕见的 X 连锁隐性遗传的线粒体病，其特征是肌无力、中性粒细胞减少、心肌病、生长迟缓和 3-甲基戊烯二尿酸症等。Roberts 等报道 73 例 Barth 综合征患儿，有心肌病者高达 69 例，其中 1 岁以内发病者占 70%。

肌阵挛性癫痫伴破碎红纤维综合征（myoclonic epilepsy associated with ragged red fiber，MERRF）以肌阵挛、癫痫、小脑共济失调、肌病及脂肪瘤为主要表现，心脏受累亦常见，一项纳入 15 例 MERRF 患者的研究显示，7 例（47%）合并心肌病，6 例（40%）存在心律失常。恩斯-塞尔综合征心脏受累表现多样,主要表现为心脏传导阻滞,亦可表现为扩张型心肌病、晕厥和心源性猝死等,传导阻滞往往呈进行性加重,合并三度房室传导阻滞是决定预后的关键因素。

三、辅助检查

1. 生化分析 由于线粒体氧化磷酸化功能障碍、ATP 合成障碍、无氧酵解增强,大多数 MCM 患者血清乳酸/丙酮酸比值水平升高,运动后丙酮酸水平升高尤其明显。此外,应用组织匀浆或孤立线粒体能够测定每种呼吸链复合体的特异活性。心肌线粒体呼吸链复合体酶活性和含量的降低对 MCM 的诊断具有确定意义,MELAS 和 MERFF 常为复合体 I 和 IV 活性降低;复合体 IV(细胞色素 C 氧化酶)、复合体 V(ATP 合成酶)或丙酮酸脱氢酶活性降低常见于 Leigh 病。

2. 组织病理学分析 肌肉活检是诊断 MCM 的金标准。光镜下可见心肌细胞肥大、空泡变性、排列紊乱、纤维化等改变。电镜下可见线粒体结构和数目的非特异性异常表现,如异常线粒体堆积、线粒体肿胀、嵴扩张、电子致密的包涵体。Gomori 染色可见破碎红色肌纤维(ragged-red fibers,RRF)。伴随致密嵴和不全晶体包涵体的异常增多,线粒体在肌膜下积聚,从而 RRF 出现,对 MCM 有特异性诊断价值。RRF 在儿童发病的线粒体病中往往不会出现,多见于成年或青春后期患者,疾病早期不易发现。心肌组织的酶组织化学染色和免疫组织化学染色也很重要,细胞色素 C 氧化酶缺乏和琥珀酸脱氢酶阳性细胞对于呼吸链缺陷疾病有诊断意义。

3. 分子遗传学分析 基因分析对病因分析、预后判断、遗传咨询、产前诊断均具有重要意义。mtDNA 分析是诊断线粒体疾病最可靠的方法。mtDNA 突变主要包括:tRNA 基因点突变、线粒体结构基因突变、mtDNA 片段缺失和 mtDNA 耗竭。以往多采用多重 PCR/等位特异性寡核苷酸探针斑点杂交和长片段 PCR 方法、单链构象多态性(single strand conformation polymorphism,SSCP)分析法可检测 mtDNA 突变。近年来,下一代测序技术也逐步应用于 mtDNA 突变的检测。

四、诊断标准

诊断 MCM 需要临床表现、组织病理、生化检测及分子生物学等多方面资料,至今尚无明确的诊断标准。Lev 等提出心肌病如存在以下任何一条,可考虑诊断 MCM:①肌肉、成纤维细胞或血小板中发现呼吸链酶缺陷;②mtDNA 突变或缺失;③特征性改变:如肌肉活检组织 Gomori 染色时发现 RRF,或细胞色素 C 氧化酶染色降低;④超微结构发现大量异常的线粒体堆积;⑤一级亲属中已证实有线粒体病。以上标准尚有待进一步修正。

五、治疗

目前,对于 MCM 无特效治疗方法,主要包括一般治疗和合并症的对症治疗。此外,还需注意感染、发热、摄入不足、应激及某些药物因素(如二甲双胍、丙戊酸等)可使线粒体氧化呼吸链功能加重,导致急性加重,应尽量避免上述诱因。

1. 一般治疗 MCM 常合并全身多个系统的受累,临床表现复杂多样,需要对各系统的症状均予以积极治疗。合并神经系统表现,如癫痫、震颤、共济失调等,可对症应用抗癫痫药物,如地西泮、卡马西平等;但应用丙戊酸钠与左旋多巴时,需监测该类药物血药浓度。合并内分泌系统疾病,如遗传性糖尿病等,可通过饮食控制、降糖药物予以控制。合并消化系统疾病,如肝衰竭,必要时可行肝移植手术。

2. "鸡尾酒"疗法 "鸡尾酒"疗法(cocktail therapy)是 MCM 的常用治疗方法,包括辅酶 Q10、左旋肉碱、磷酸肌酸钠、维生素 B_1、维生素 B_2、叶酸,以及抗氧化剂如维生素 C、维生素 E 等。主要的药理作用主要包括抗氧化并清除氧自由基、减少体内毒性代谢产物、补充辅酶或辅助因子等。该疗法临床应用有效,但仍需高质量、大样本的循证医学证据予以支持。

3. 心脏移植 心脏移植是晚期充血性心力衰竭的有效治疗手段之一,近年来,对于 MCM 患者的心脏移植工作在国际上逐步开展。2020 年,Jeffrey 等总结 2002—2016 年进行心脏移植的 47

例线粒体病合并 MCM 患儿,结果显示该类患儿可成功进行心脏移植,且生存时间与非线粒体病患儿无明显差异,但发生移植后并发症的风险高,包括机械通气时间、住院时间等均延长。

4. 基因疗法　基因疗法是通过将正常等位基因导入宿主细胞中以替换缺陷基因,或通过沉默对宿主致病的显性突变等位基因来实现。针对 MCM 的基因治疗策略大致遵循下述三种途径之一:mtDNA 基因的异位表达(核基因中导入相应正常 mtDNA 基因并表达蛋白,经过结合线粒体靶向信号肽进入线粒体内);选择性抑制突变 mtDNA 基因;将野生型 mtDNA 导入线粒体内。目前,已有研究开始探索基因疗法治疗 MCM 的可能性,有望为 MCM 的治疗提供新的途径。

(王本臻　李自普)

参 考 文 献

1. 诸葛瑞琪,周荣,倪新海.线粒体心肌病的临床诊断与治疗进展.中国医学科学院学报,2017,39:290-295.
2. MEYERS D E,BASHA H I,KOENIG M K. Mitochondrial cardiomyopathy:pathophysiology,diagnosis,and management. Tex Heart Inst J,2013,40(4):385-394.
3. WONG L C,CHEN T,WANG J,et al. Interpretation of mitochondrial tRNA variants. Genet Med,2020,22(5):917-926.
4. 诸葛瑞琪,周荣,倪新海.线粒体心肌病分子遗传学机制的研究进展.中国医学科学院学报,2017,39:438-444.
5. VARGA Z V,FERDINANDY P,LIAUDET L,et al. Drug-induced mitochondrial dysfunction and cardiotoxicity. Am J Physiol Heart Circ Physiol,2015,309(9):H1453-1467.
6. TONG M,SADOSHIMA J. Mitochondrial autophagy in cardiomyopathy. Curr Opin Genet Dev,2016,38:8-15.
7. BRAMBILLA A,FAVILLI S,OLIVOTTO I,et al. Clinical profile and outcome of cardiac involvement in MELAS syndrome. Int J Cardiol,2019,276:14-19.
8. SOFOU K,DE COO I F M,OSTERGAARD E,et al. Phenotype-genotype correlations in Leigh syndrome:new insights from a multicentre study of 96 patients. J Med Genet,2018,55(1):21-27.
9. ROBERTS A E,NIXON C,STEWARD C G,et al. The Barth Syndrome Registry:distinguishing disease characteristics and growth data from a longitudinal study. Am J Med Genet A,2012,158A(11):2726-2732.
10. FINSTERER J. Cardiac disease in Kearns-Sayre syndrome requires comprehensive management. Cardiol Young,2019,29(8):1118-1119.
11. GONZÁLEZ M D M,RAMOS A,ALUJA M P,et al. Sensitivity of mitochondrial DNA heteroplasmy detection using Next Generation Sequencing. Mitochondrion,2020,50:88-93.
12. LEV D,NISSENKORN A,LESHINSKY-SILVER E,et al. Clinical presentations of mitochondrial cardiomyopathies. Pediatr Cardiol,2004,25(5):443-450.
13. EL-HATTAB A W,ZARANTE A M,ALMANNAI M,et al. Therapies for mitochondrial diseases and current clinical trials. Mol Genet Metab,2017,122(3):1-9.
14. WEINER J G,LAMBERT A N,THURM C,et al. Heart Transplantation in Children with Mitochondrial Disease. J Pediatr,2020,217:46-51.
15. ARAVINTHA SIVA M,MAHALAKSHMI R,BHAKTA-GUHA D,et al. Gene therapy for the mitochondrial genome:Purging mutations,pacifying ailments. Mitochondrion,2019,46:195-208.

第十三节　肉碱缺乏性心肌病

心肌病是指非冠心病、高血压、瓣膜病和先天性心脏病所引起的心脏结构及功能异常的一种异质性疾病,是儿童心功能不全和心源性猝死的常见原因之一。儿童心肌病在形态功能表型上与成人心肌病类似,但在病因上与成人患者存在一定差异,先天性代谢缺陷(inborn errors of metabolism)占比较高,尤其是在婴幼儿患者中更为多见。近年来,先天性代谢缺陷在儿童心肌病的诊治中受到了高度重视,因为这类患者在明确病因后针对其病因进行治疗可以明显改善心功能状态,甚至完全逆转心肌病变,肉碱缺乏性心肌病(carnitine deficiency cardiomyopathy)就是一种通过病因诊断和治疗后可获得良好效果的代谢性心肌病。

一、肉碱代谢与脂肪酸氧化

肉碱（β-羟基 γ-三甲胺丁酸）是一种天然存在的亲水性氨基酸衍生物，可以从肉类、家禽和乳类食物中摄取，也可以在肝脏、肾脏中依靠赖氨酸和蛋氨酸合成。在正常的杂食者（非素食者）中，大约 75% 的肉碱由动物性食品中摄取，另外 25% 来源于内源性合成。肉碱进入人体后不能被分解，最终以游离肉碱或酰基肉碱的形式通过肾脏排泄，肾脏对于肉碱的重吸收率很高，由肾小球滤过的 95% 以上的肉碱在近端小管中被重吸收再进入血液中，仅有少量肉碱由小便排出体外，从而维持体内肉碱的平衡。

脂肪酸是心肌和骨骼肌重要的能量来源，正常人心肌能量的 60%~90% 来源于脂肪酸氧化。脂肪酸的氧化过程可概括为脂肪酸的活化、转移、β-氧化及最后经三羧酸循环释放出能量等阶段。体内脂肪酸的 β-氧化代谢是在线粒体中进行的，胞质内的长链脂肪酸不能直接进入线粒体，其活化形式长链脂酰 CoA 在线粒体外膜的肉碱棕榈酰基转移酶 I 的催化下与肉碱结合生成脂酰肉碱，后者在线粒体内膜的肉碱脂酰肉碱转位酶的作用下进入线粒体基质，随后在线粒体内膜内侧的肉碱棕榈酰基转移酶 II 的作用下分解为长链脂酰 CoA 及游离肉碱，长链脂酰 CoA 进一步参与 β-氧化和三羧酸循环，释放的肉碱则在肉碱脂酰肉碱转位酶的作用下被转运出线粒体，循环再利用。由此可见，肉碱是长链脂肪酸通过线粒体膜的载体，在脂肪酸氧化过程中起枢纽性作用。当细胞内肉碱缺乏时，长链脂肪酸难以进入线粒体进行 β-氧化，从而造成能量代谢障碍及细胞内脂质蓄积，继而出现一系列生化异常及脏器损害。

二、肉碱缺乏症的分类

肉碱缺乏症可分为原发性和继发性两种，两者的病因不同，在临床表现上也存在很大的差别。

原发性肉碱缺乏症（primary carnitine deficiency，PCD）是一种常染色体隐性遗传的脂肪酸氧化代谢性疾病。在不同国家或地区，新生儿的患病率从 1∶120 000~1∶40 000 不等，人群中杂合子的发生率为 0.5%~1%，但在北大西洋的法罗群岛中该病的发生率高达 1∶300。在白种人中 PCD 患病率仅次于中链酰基辅酶 A 脱氢酶缺乏症，是脂肪酸氧化代谢病中较为常见的病种。目前已经明确，PCD 是由于细胞膜上的肉碱转运蛋白 OCTN2 的功能障碍所致。在正常情况下，细胞内的肉碱浓度是细胞外的 20~50 倍，因此肉碱从细胞外进入细胞内是一个跨膜主动转运过程，转运载体主要是位于细胞膜上的钠离子依赖性高亲和力载体蛋白 OCTN2。编码肉碱转运蛋白 OCTN2 的基因为 *SLC22A5*，该基因位于染色体 5q31，含 10 个外显子，约 26kb 大小。*SLC22A5* 基因突变可以导致 OCTN2 的功能障碍，其机制可能与 OCTN2 不能定植于细胞膜上有关。OCTN2 在心肌、骨骼肌、肾小管、成纤维细胞、小肠和胎盘等组织中高表达，对于维持细胞内肉碱的高浓度是必需的。OCTN2 功能障碍使得肉碱向细胞内转运减少，肉碱在肾小管中重吸收减少并从尿液中大量排泄，最终导致血浆和细胞内肉碱水平极度降低。当细胞内的肉碱缺乏时，长链脂肪酸难以进入线粒体内进行 β-氧化，一方面造成脂质在胞质中大量贮积，另一方面造成线粒体内的能量生成不足，同时也无法提供足够的酮体供脑部使用，从而导致心肌、骨骼肌和中枢神经系统的病变。在临床上可表现为进行性心肌病、肌无力、低酮低糖性脑病、肝大等。

继发性肉碱缺乏症（secondary carnitine deficiency，SCD）的病因很多，包括遗传性或获得性的病因。可见于膳食中肉碱供给不足（如长期素食、长期静脉营养而不补充肉碱的患者）；胃肠道肉碱吸收不良（如囊性纤维化、慢性腹泻患者）；肾小管功能障碍而致肉碱重吸收减少（如范科尼综合征）；肉碱丢失过多（如血液透析、腹膜透析）；此外，某些脂肪酸氧化障碍及有机酸血症患者，由于肉碱和中间代谢产物结合后通过肾脏排泄过多也可引起 SCD。

三、原发性肉碱缺乏症的心血管表现

1980 年，Chapoy 等首次报道了 1 例合并心肌病的 PCD 患者，该患者为 3 岁的男性患儿，于生后 3 个月即出现低酮低糖性脑病、肌无力、肝脏增大和心肌病等表现，但通过口服左旋肉碱治疗后临床症状明显改善，心肌病也明显减轻。此后，越来越多的证据表明，PCD 是儿童心肌病的病因之一，通过左旋肉碱治疗可获得良好的效果。

PCD 的病情轻重不一，临床表现多样化。部分患者在婴儿早期即出现严重的代谢危象，而另外一部分患者直到成年后都没有明显的临床症状。在 PCD 众多的临床表现中，以进行性心肌病和心功能不全最为常见。Shibbani 等对文献报道的 61 例 PCD 病例进行回顾性分析，62.3% 的病例心肌病是唯一的临床表现，同时合并心脏和代谢两方面临床表现的病例少见。

心肌病多见于儿童 PCD 患者，可以表现为扩张型心肌病和肥厚型心肌病，也有心内膜弹力纤维增生症的个案报道。Tripp 等曾经报道过一个 PCD 家系，表现为家族性心内膜弹力纤维化增生症，组织病理学检查显示双侧心室壁大量的脂质沉积与心内膜纤维化。在 PCD 患儿中，扩张型心肌病发生率要高于肥厚型心肌病，但根据我们以往的研究，某些以扩张型心肌病为表现的 PCD 患儿，可能同时伴有轻度的心室壁肥厚。心肌病是儿童 PCD 患者最常见的临床表现。Stanley 等综合分析 20 例 PCD 患儿的临床表现，其中 4 例患者合并肌无力表现，9 例患者合并低血糖发作，12 例患者合并心肌病，出现心肌病症状的平均年龄为 2~4 岁。上述结果说明，心肌组织的肉碱缺乏需要经历较长的一段时间后才会出现明显的临床症状，对于大多数 PCD 患儿，刚出生时心脏功能可能是正常的，经过几年无症状期，才会出现明显的心肌病及充血性心力衰竭表现。常规使用的正性肌力药物及利尿剂对改善合并心肌病 PCD 患儿心功能效果不佳，如不能及时明确诊断及补充肉碱，心力衰竭会逐渐恶化甚至死亡。与儿童患者不同，成人 PCD 患者很少合并心肌病。

心律失常是 PCD 患者较少见的临床表现之一。PCD 患者可出现不同类型的心律失常，既有 Q-T 间期延长合并晕厥的报道，也有 Q-T 间期缩短合并心室颤动的报道。此外，PCD 患者还可能合并心动过缓和房性心律失常。因此，PCD 可能是某些不明原因的严重心律失常的潜在病因之一，但目前对其电生理机制尚不清楚。

心源性猝死也是 PCD 患者少见的临床表现之一，可见于无症状的 PCD 患者。肉碱可通过胎盘转运，生后不久的新生儿血浆游离肉碱水平可以反映母亲体内的肉碱状态，因此通过新生儿筛查可以发现一些母亲 PCD 患者。近年来，由于新生儿筛查工作的推广，许多母亲 PCD 患者通过新生儿筛查项目得以发现并诊断，但这些患者大多数无明显症状或症状非常轻微。少数患者可能以心源性猝死为首发临床表现。目前，已有多例 PCD 患者出现猝死和不明原因死亡的文献报道，其死亡原因可能与严重的室性心律失常有关。

PCD 的心血管表现还可以被某些影响肉碱代谢的药物所诱发。特戊酸是合成某些 β 内酰胺类抗生素的原料。特戊酸可以在体内与肉碱有效结合，促进肉碱从肾脏的排泄，因此使用含有特戊酸的抗生素可以进一步降低 PCD 患者体内的肉碱水平。有研究表明，PCD 患者在使用含有特戊酸的抗生素（如匹美西林、匹氨西林、头孢特仑、头孢妥仑匹酯、头孢卡品酯等）后可以出现致命性的心律失常等严重并发症。

PCD 所致的心肌病在心脏超声方面缺乏特异性表现，与其他原因所致的心肌病难以鉴别，但在部分 PCD 患者中可以发现特异性的心电图改变，如胸前导联 T 波异常高尖、Q-T 间期缩短，在左旋肉碱治疗后可消失。在 PCD 合并心肌病患者中所观察的 T 波高尖和 ST 段缩短或消失的现象，类似于高钾血症的心电图表现，提示可能与心肌细胞的钾电流异常有关，但其具体机制尚不清楚。最近有研究表明，长链酰基肉碱可调节快速激活的延迟整流钾通道，可能与 PCD 患者的动作电位的复极异常及心律失常有关。

四、杂合子型 PCD 的心血管表现

实验研究表明，杂合子型（heterozygous）PCD 的成纤维细胞肉碱吸收率约为正常人的 50%，其尿液肉碱排泄量为正常人的 2~3 倍，因此 PCD 杂合子的血浆及细胞内肉碱处于低限水平。在通常情况下，杂合子型 PCD 呈亚临床表现，可能与肉碱水平基本能满足机体正常代谢所需有关，但也

有杂合子型 PCD 患者发病的个例报道。

虽然绝大多数杂合子型 PCD 并没有临床症状，但随着年龄的增长及在饥饿、长时间运动、疾病等应激情况下，杂合子型 PCD 也有可能出现心功能不全、心室肥厚、心律失常等表现。日本的一项遗传流行病学研究显示，杂合子型 PCD 的发生率为 1.01%；随着年龄的增长，杂合子型 PCD 患者相对于普通人群更易出现晚发型良性心肌肥厚。

五、基因型-表现型的关联

在既往的研究中，尚未发现 PCD 基因型与表现型之间的相关性。许多研究显示，相同的 SCL22A5 基因突变可能具有不同的发病年龄及临床表现，甚至携带同一突变的同胞兄弟，也具有不同的发病年龄及疾病进展过程，提示 SCL22A5 基因突变具有临床表型的多样性。最近一项研究显示，SCL22A5 无义突变和移码突变通常导致肉碱转运功能明显低下，常见于有明显症状的 PCD 患者；而 SCL22A5 错义突变和框内缺失突变往往残留部分肉碱转运功能，多见于无症状的 PCD 患者。另一项研究显示，SCL22A5 基因的 R245X 和 V295X 无义突变可能与心肌病的发生有关，在临床上通常以心肌病为唯一表现。

六、诊断

PCD 的临床诊断标准包括：血浆或组织的肉碱水平严重低下（游离肉碱<5mM，正常范围 25~50mM）；有证据表明肉碱水平降低影响到脂肪酸的氧化代谢；肉碱补充到正常水平后可获得良好的治疗效果；不存在脂肪酸氧化过程中其他的代谢缺陷。此外，PCD 可以通过检测患者的皮肤成纤维细胞肉碱摄取率来确诊，也可以通过 SLC22A5 基因突变检测得到进一步的证实。

串联质谱（tandem mass spectrometry）技术在一次试验可测定外周血中游离肉碱和 30 余种酰基肉碱的水平，可辅助 10 余种脂肪酸氧化代谢病的筛查和诊断，有助于代谢性心肌病的病因学诊断，尤其是 PCD 的筛查和诊断。

PCD 应该与其他原因引起的继发性肉碱缺乏症相鉴别，如长期素食、长期静脉营养而不补充肉碱、囊性纤维化、慢性腹泻、范科尼综合征、血液透析、腹膜透析等，但这些情况很少引起心肌病。此外，其他先天性代谢缺陷病也可以引起严重的肉碱缺乏，其中一部分可以表现为心肌病，包括某些有机酸血症、脂肪酸氧化代谢缺陷病及其他肉碱转运障碍的疾病。通过尿有机酸、血浆氨基酸和酰基肉碱谱分析，同时结合临床表现，有助于其病因学诊断。

尽管 PCD 是引起儿童心肌病的少见病因之一，但采用左旋肉碱治疗也可获得良好的效果，因此在儿童心肌病患者中进行 PCD 筛查是很有必要的。我们曾对 75 例扩张型心肌病患儿进行串联质谱检测，结果筛查出 6 例肉碱缺乏的患者，最终通过 SLC22A5 基因学检测确诊为 PCD 病例。对于不明原因的儿童心肌病患者，如果心电图的胸前导联提示 T 波异常高尖，同时伴或不伴 Q-T 间期缩短，都应该怀疑 PCD 的可能。

七、治疗及预后

肉碱有两种形式，左旋肉碱和右旋肉碱，只有前者才具有生理活性。左旋肉碱（L-carnitine）对 PCD 患者疗效肯定，可显著改善心功能状态甚至完全逆转心肌病变；对于 PCD 所引起的肌无力及饥饿状态下的酮体生成障碍，左旋肉碱也有良好的治疗效果。口服补充左旋肉碱是 PCD 最主要的治疗方法，通常采用大剂量给药，100~400mg/(kg·d)，分 3 次服用，并需要根据患者血浆肉碱水平的监测来调整左旋肉碱的使用剂量。除口服左旋肉碱外，还可以根据患者的具体情况选择其他的对症及支持治疗。左旋肉碱的副作用很少，偶尔可引起腹泻及腥臭的体味，但一般都是自限性的，并可以通过减少药物剂量得到缓解。

通常在服用合适剂量的左旋肉碱后短期内即可获得明显的效果，尽管左旋肉碱治疗只能将肌肉的肉碱浓度提升到正常的 5%~10%。在服用左旋肉碱数周之内，严重的充血性心力衰竭及肌病即可得到明显的改善；在服用左旋肉碱数月后，心脏的大小和功能可以基本恢复正常。在停用左旋肉碱治疗后,原有的症状和体征会重新出现。我们曾对6例以心肌病为主要表现的PCD患儿进行了左旋肉碱治疗,治疗后10~30天复查,左心室明显缩小,左心室收缩功能明显改善;6个月随访发现,左心室收缩功能均恢复至正常水平。目前,对于杂合子型PCD的潜在风险知之甚少,是否需要补充左旋肉碱也存在争议。

PCD患者的长期预后取决于诊断时的年龄、临床表现及症状的严重程度,在发生不可逆性损伤前早期诊断和早期治疗可获得更好的治疗效果。有关PCD合并心肌病的长期随访报道极少。有病例报道,通过长期左旋肉碱治疗可存活至成年;停用左旋肉碱后可突发心搏骤停而死亡。

目前,对于PCD患者还没有统一的随访指南。对于PCD患者,需要避免空腹或长时间运动,同时要避免突然停药。在随访期间,必须定期进行超声心动图、心电图及血浆肉碱水平的检测。

(傅立军)

参 考 文 献

1. 傅立军.儿童心肌病的遗传学分子诊断.中华儿科杂志,2021,59(02):158-160.
2. 傅立军,陈浩.儿童遗传代谢性心肌病的诊断与治疗进展.中华实用儿科临床杂志,2018,33(013):P.965-969.
3. 陈树宝,孙锟.小儿心脏病学前沿:新理论与新技术.2版.北京:科学技术出版社,2015.
4. 傅立军,陈浩.脂肪酸氧化代谢病与心肌病.中国实用儿科杂志,2019,34(01):29-32.
5. PIERPONT M E,BRENINGSTALL G N,STANLEY C A,et al. Familial carnitine transporter defect:A treatable cause of cardiomyopathy in children. Am Heart J,2000,139(2 Pt 3):S96-S106.
6. GLUBE N,CLOSS E,LANGGUTH P. OCTN2-mediated carnitine uptake in a newly discovered human proximal tubule cell line(Caki-1). Mol Pharm,2007,4(1):160-168.
7. 黄倬,韩连书.原发性肉碱缺乏症诊治进展.临床儿科杂志,2012,30:884-886.
8. FU L,HUANG M,CHEN S. Primary Carnitine Deficiency and Cardiomyopathy. Korean Circ J,2013,43(12):785-792.
9. RASMUSSEN J,NIELSEN O W,JANZEN N,et al. Carnitine levels in 26,462 individuals from the nationwide screening program for primary carnitine deficiency in the Faroe Islands. J Inherit Metab Dis,2014,37(2):215-222.
10. 黄倬,韩连书.原发性肉碱缺乏症发病机制及基因突变研究进展.中国实用儿科杂志,2012,27:393-396.
11. KLIEGMAN R M,BEHRMAN R E,STANTON B F,et al. Nelson textbook of pediatrics. 19th ed. Philadelphia:W.B.Saunders Company,2011.
12. SHIBBANI K,FAHED A,AL-SHAAR L,et al. Primary carnitine deficiency:novel mutations and insights into the cardiac phenotype. Clin Genet,2014,85(2)127-137.
13. 傅立军,陈树宝,韩连书,等.肉碱缺乏所致心肌病的临床特点及治疗随访.中华儿科杂志,2012,50:929-933.
14. ROSE E C,DI SAN FILIPPO C A,NDUKWE ERLINGSSON U C,et al. Genotype-phenotype correlation in primary carnitine deficiency. Hum Mutat,2012,33(1):118-123.
15. MAGOULAS P L,EL-HATTAB A W. Systemic primary carnitine deficiency:an overview of clinical manifestations,diagnosis,and management. Orphanet J Rare Dis,2012,7:68.
16. LONGO N,AMAT D S F C,PASQUALI M. Disorders of carnitine transport and the carnitine cycle. Am J Med Genet C Semin Med Genet,2006,142C(2):77-85.

第六十四章

心 肌 炎

根据世界卫生组织及国际心脏病联合会的定义,心肌炎(myocarditis)为心肌细胞的炎症性疾病,诊断依据为心内膜心肌活检组织学、免疫学及免疫组织化学证实炎症细胞浸润。儿童心肌炎的诊治及管理是儿科心血管医师面临的严峻挑战之一,目前尚无国际通用的儿童心肌炎诊治指南。鉴于心肌炎的临床表现差异很大,而其病理诊断在临床中应用并不广泛,心肌炎的诊断始终为临床难题。

一、发病情况

1954—1977 年 Texas 儿童医院心脏科住院共14 322 例心脏病患者,心肌炎仅占 0.3%,1951—1964 年多伦多儿童医院心脏科的统计与 Texas 儿童医院的资料相仿。中国香港威尔斯亲王医院儿科每年住院 5 000~7 000 人,1~15 岁心肌炎不超过 2 人。1997—2002 年及 2006—2011 年日本 2次全国临床调查资料显示,儿童心肌炎年发病率分别为 0.26/10 万及 0.3/10 万。目前,中国尚无全国性的儿童心肌炎发病率数据,但根据一些区域性的报道,提示儿童心肌炎并非常见病。

病毒是急性心肌炎最常见的感染性病因,2021 年,美国心脏协会(AHA)《儿童心肌炎的诊断和治疗科学声明》(以下简称《AHA 声明》)强调其从既往的腺病毒和肠道病毒为主变为人类细小病毒 B19、人类疱疹病毒为主,此与国内 2018《儿童心肌炎诊断建议》的表述基本一致。《AHA声明》结合当前新冠肺炎疫情,指出新型冠状病毒有导致儿童心肌炎的可能。其他导致儿童心肌炎的感染源还包括细菌、真菌、立克次体、原虫、螺旋体等。非感染导致心肌炎的主要原因为自身免疫相关性疾病、药物过敏、药物滥用、酒精及心脏

移植排斥反应等。如在系统性红斑狼疮患儿中,10.8% 的患儿可伴心肌炎、心包炎或两者兼有。《AHA 声明》也指出儿童巨细胞性心肌炎虽罕见,但可暴发性起病,若未及时识别,则可导致致命性后果。过敏性心肌炎(anaphylactic myocarditis)以活检组织中嗜酸性粒细胞浸润为特征,常与药物治疗相关,最常见的药物为抗生素和作用于中枢神经系统的制剂。《AHA 声明》也强调了药物滥用与中毒在心肌炎病因鉴别诊断中的重要性。

二、病理

各种病原所致的心肌炎病理改变无特异,心腔皆有扩大,左心室尤著,心脏肥大、增重,心肌苍白软弛;心室壁常较薄,病程较久时心肌可增厚;心包表面常有出血点,心包可同时有炎性改变,所以心包液可呈血色。心瓣膜及内膜多无病变,色泽可较苍白。因有的病变可与心内膜弹力纤维增生症(endocardial fibroelastosis)相似,故很多学者怀疑心内膜弹力纤维增生症为病毒性心肌炎的结果,极有可能在胎内即有心肌炎感染。Hastreifer等在心内膜弹力纤维增生症患者心肌活检找到心肌炎的证据。Fruhling 等报道 28 例心内膜弹力纤维增生症患者中 13 例在心肌中找到 CB_3 病毒;Van Recken 等报道一例 5 个月婴儿患 ECHO9 型病毒性心肌炎,病理切片所见与心内膜弹力纤维增生症无异,除心脏和肺分离到病毒外,肝和淋巴结中亦分离到病毒。

急性期:镜下可见灶性或弥漫性单核的细胞浸润,包括淋巴细胞、浆细胞和嗜伊红细胞;中性多核白细胞很少见,除非为细菌所致。电镜中很少能看到病毒颗粒。重型病例有心肌的弥漫性坏死,心肌纤维横纹消失,有时可见到血管周围的淋

巴细胞和浆细胞积聚。

慢性期:镜下可见心肌细胞肥大,形态不整,核染色不均,间质可见淋巴细胞浸润和纤维素渗出,局部瘢痕形成,新旧病灶同存,心内膜可见少量单核细胞浸润。

细菌性心肌炎为局部的小脓肿,尤其革兰阳性菌;结核性心肌炎可能为干酪样结节;脑膜炎球菌所致者可见出血点和出血,霉菌所致者可有纤维干酪样溃疡,局灶的肉芽肿或赘生物。蛔虫的虫蚴内脏移行在心肌偶可有脓灶。

三、发病机制

结合近年来基础研究成果,病毒可通过病毒特异性受体进入心肌细胞、内皮细胞和基质细胞,其中柯萨奇-腺病毒受体在心脏中高表达;受感染的细胞死亡时会通过识别特定病原相关分子模式的受体或模式识别受体激活固有免疫应答机制,释放急性炎症介质,如肿瘤坏死因子-α、白细胞介素-1β、白细胞介素6和一氧化氮,从而激活心脏内的固有免疫细胞。心脏来源的炎症介质可激活骨髓,产生中性粒细胞和单核细胞(monocyte),而单核细胞是心肌炎时心脏浸润的主要细胞类型。新的研究表明炎性单核细胞(如小鼠中的Ly6Chi)可促发心肌损伤过程,而单核细胞的巡逻

表型(Ly6Clo)则具有保护作用。心脏感染数天后,以抗原特异性T淋巴细胞和B淋巴细胞为特征的适应性免疫应答被激活,其中CD8+T淋巴细胞参与病毒清除过程,而CD4+T细胞在CVB3诱导的心肌炎中发挥致病作用;白细胞介素17A通过激活心肌成纤维细胞及其伴随的单核细胞浸润促发心肌纤维化和扩张型心肌病进展。B淋巴细胞产生病毒特异性抗体,通过Toll样受体激活抗原提呈细胞,此可作为心肌炎免疫疗法的靶点。

心肌炎的病程如持续进展,多由免疫系统产生的破坏所致。Nakamura等用大鼠接种病毒产生心肌炎的晚期病程中,体内已找不到病毒的RNA基因组,这时移植正常大鼠心脏后也发生了心肌炎,提示自体免疫(autoimmunity)为心肌炎持续存在的明证。在心肌炎不同的时期,机体在免疫系统的作用下产生不同的病理生理变化(图64-1)。其他自身免疫机制参与了一些心肌炎的发病,其证据有心肌炎的家族聚集发病、与自身免疫性疾病共存、与人类白细胞抗原(HLA)DR4弱相关、自身抗体的存在及HLA-Ⅱ和黏附分子的异常表达等。编码HLA-Ⅰ和HLA-Ⅱ的染色体位点被确定为炎症驱动的特发性扩张型心肌病的敏感位点,心脏特异性α肌球蛋白重链IgG抗体在心肌炎和扩张型心肌病患者中均有发现,同时针对线粒体、M₂毒蕈碱受体、β₁-肾上腺素受体和肌

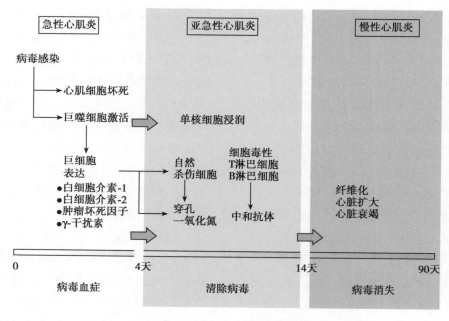

图64-1 病毒性心肌炎的分期

钙蛋白的抗体也已被鉴定,上述抗体均可能影响预后。

如心肌有广泛的炎性改变,心肌的功能则明显减退,不能将回心血有效泵出,使舒张末期容量增多,心脏扩大。心排血量减少又会引起肾血流减少,导致水钠潴留血容量增多,增加前负荷;交感神经系统兴奋使血管收缩以维持血压,但同时又增加了后负荷。心室的前、后负荷俱增,使心功能不全日益加重,心室舒张末容量增加,压力提高;左心房压相应提高以能充盈心室,并后继使肺静脉瘀血,引起肺水肿,长时间作用后右心压亦会增高,静脉回流入右心淤滞,引起肝大、皮下水肿。所以,大多数的心肌炎所致的收缩力减弱临床表现为充血性心力衰竭(congestive heart failure,CHF)。

四、临床表现

典型急性心肌炎为心室功能障碍(伴或不伴心室扩张)、新发心力衰竭及前驱数周的病毒感染;暴发性心肌炎表现为心源性休克(cardiogenic shock),常见快速性心律失常,需正性肌力药物或机械循环支持;慢性迁延性心肌炎常有胸痛,心室收缩功能保留;而儿童复发性心肌炎则定义为急性心肌炎两次发作间歇期临床恢复。目前,《AHA声明》罗列了已经报道的儿童心肌炎的临床特征及其发生率(表64-1),特别强调了心肌炎可表现为心源性猝死。

婴幼儿的心肌炎患儿大多先有上呼吸道感染,低热、烦躁、苍白等,以后有心脏、呼吸方面的表现,年长儿可诉腹痛。查体时患儿可能有骚动,或嗜睡失神、面色苍白,或轻度青紫、皮肤厥冷,或花斑、呼吸急促,甚至有呻吟声;血压正常或下降,心尖冲动微弱,心率快,心音较轻,或有奔马律。第一心音的轻柔并不一定反映心肌炎的存在,因任何感染导致的 P-R 间期延长,使心室有更多的时间充盈,收缩前房室瓣已飘浮近闭,所以第一心音可较轻。偶可有轻度收缩期杂音。有时可存在期前收缩,但绝大多数原因不明,不可单将期前收缩作为诊断心肌炎的依据。肝脏多增大,但周围水肿很少。

五、辅助检查

(一) 心电图

儿童心肌炎的心电图特征多变,包括窦性心动过速、非特异性 ST-T 改变、T 波倒置、ST 段抬高和肢体导联 QRS 波群低电压,亦可见心肌梗死样心电图和病理性 Q 波。房室传导阻滞、室性心动过速、室性颤动、室上性心动过速、心房颤动和心房扑动均可发生。尤其是新发的三度心脏传导阻滞患者需排除心肌炎。一些显著的心电图改变对心肌炎诊断具有一定的价值,包括以 R 波为主的 2 个或 2 个以上主要导联(I、II、aVF、V$_5$)的 ST-T 改变持续 4 天以上伴动态变化;新近发现的

表64-1 小儿心肌炎临床特征及所占比例(%)

病史	症状	体征
前驱病毒感染(14~69)	疲乏(52~70)	呼吸急促(52~60)
心律失常(11~45)	呼吸短促(53~69)	心动过速(32~57)
晕厥(4~10)	发热(31~48)	肝大(12~50)
心源性猝死(9)	恶心/呕吐或腹痛(82~48)	呼吸窘迫(12~47)
	流涕(38~44)	心脏杂音(26)
	胸痛(42~42)	奔马律(20)
	呼吸困难(22~25)	脉搏减弱(16~21)
	咳嗽(17~44)	水肿(7)
	心悸(16)	发绀(2)
	腹泻(8)	

窦房、房室传导阻滞、完全性右或左束支传导阻滞、窦性停搏；成联律、成对、多形性或多源性期前收缩；非房室结及房室折返引起的异位性心动过速、心房扑动、心房颤动、心室扑动、心室颤动；QRS 低电压（新生儿除外）；异常 Q 波等。

（二）胸部 X 线

急性期可见心脏搏动减弱、心尖向下延伸，心肌张力减弱可呈烧瓶状，失去正常弓形。慢性期患者心影可明显增大，以左心室为主。严重的心功能不全可见肺淤血或水肿，少数可伴有心包积液。

（三）超声心动图

儿童心肌炎的超声心动图发现包括心室收缩功能的改变及局部室壁运动异常、不同程度的左心室扩大、心肌水肿导致的心室壁增厚、心包积液、心脏内血栓形成和功能性瓣膜反流；但强调支持心肌炎存在的标志性超声发现为严重左心室收缩功能（left ventricular systolic function）障碍和与左心室扩张程度不成比例的心室壁增厚。《AHA 声明》注意到组织多普勒成像技术和心肌应变力检测可观察到心脏收缩或舒张功能的细微变化，且与心肌组织活检或 CMR 结果相关；左心室舒张末期容积和功能障碍严重程度与心肌炎的预后相关；但《AHA 声明》还指出，超声心动图在鉴别心肌炎的发病原因上有其局限性。轻症心肌炎患者超声心动图也可正常。

（四）心脏磁共振显像

与成人不同，儿童心脏磁共振成像的主要应用目的是识别心肌损伤和检测心肌炎症特征，以区分急性心肌炎和非炎症性心肌病。CMR 可显示在心肌炎组织学上描述的炎症和坏死，且为定量评估心室容积、射血分数和心肌质量的"金标准"。CMR 的心肌炎症标志（myocardial inflammation markers of CMR）包括 T_2 加权高信号反映心肌水肿；T_1 加权成像中心肌早期钆增强成像（EGE）反映心肌炎症局部血管扩张；T_1 时间延长和细胞外容积（ECV）是反映心肌弥漫性纤维化的标志物，而延迟钆增强（LGE）提示为心肌组织坏死。由于心肌炎影像学表型的重叠，综合分析影像学和临床所有信息对区分心肌病或炎症非常重要；同时心肌影像学上的异常分布可能不均，需多部位采样扫描；所有扫描参数，特别是 ECV，受 CMR 扫描设备、造影剂种类和剂量，以及扫描方案的影响，因此提醒每个中心应仔细评估所采用的参考标准值的适用性，建议每个中心形成各自可用于临床实践和质控的正常参考值。2013 年，欧洲心脏病协会制定心肌炎最新综合诊断标准，将 CMR 纳入诊断标准的一部分。此外，有国内学者报道，CMR 显示心肌组织特性的 T_2W_1、EGE 和 LGE 中，T_2W_1、EGE 诊断心肌炎更为准确，再结合 EF，则诊断的灵敏度、特异度更高。

《AHA 声明》指出对于临床疑诊为心肌炎患儿，CMR 组织特征的经验有限，确诊心肌炎存在挑战。CMR 检查有助于高危心肌炎患儿的筛查。CMR 高危心肌炎儿童的临床表现虽多不典型，但病情重；虽加用激素和卡托普利等积极治疗，但短期随访时的不良心血管事件发生率仍较高，因此，需重视 CMR 高危心肌炎儿童的筛查、监护、治疗和随访。

（五）内膜心肌活检

近年来心肌活检的推广，对诊断很有帮助。临床上诊断心肌炎或扩张型心肌病的活检结果，证实临床诊断的仅为 3%~63%，这是由于各家诊断标准不同，所以阳性率差异很大。美国心肌炎治疗试行协作组（Multicenter Myocarditis Treatment Trial）登记的 1 000 余例活检仅约 10% 获证实。目前，心内膜心肌活检（endomyocardial biopsy）诊断参照 Dallas 标准，心肌炎定义为心肌有炎性细胞浸润和附近心肌细胞的坏死和/或退行性变，但非缺血性损害。心肌细胞的坏死或退行性变为心肌炎的重要证据，以此以区别于正常心肌内亦有单核细胞和其他细胞存在。

《AHA 声明》指出心肌组织免疫组织化学和聚合酶链反应（PCR）心肌病毒基因组分析可较好的描述免疫细胞和特定病原体，是对心肌基本组织学检查的有益补充并可取代 Dallas 标准。《AHA 声明》推荐将 PCR 应用于儿童心肌炎的病因诊断，因其灵敏度和特异度较高，45%~50% 的临床疑诊病例心脏中可识别出病毒基因组,且可定量检测病毒载量,同时 PCR 技术也可在约 1/3 心肌炎病例的外周血、粪便和呼吸道分泌物中检出病毒基因组,并作为临床疑诊心肌炎的依据。

(六) 分子诊断技术

由于外周标本(如粪便或尿液)病毒培养结果作为心肌炎病因诊断依据不可靠,病毒抗体滴度测定在活检证实的心肌炎病例中的阳性和阴性预测值较低。应用原位聚合酶链式反应(polymerase chain reaction,PCR)技术在心肌组织可以检测到病毒基因组,灵敏度及特异度较高。较以往病毒培养及血清学检查缩短很多时间。通过 PCR 及其他方法,可分析炎性介质如细胞因子及黏附因子。但外周样本 PCR 病毒基因组检测与心肌炎的相关性差,仅在心内膜心肌活检不可行的情况下才可作为心肌组织病毒基因组 PCR 的替代方法。

(七) 生化标志物

肌酸激酶(creatine kinase,CK)在电泳上有三种同工酶(MM、BB 及 MB),MM 主要在骨骼肌,BB 在脑及肾提取物,而 MB 及 MM 在心肌内较多,CK-MB 升高主要见于心肌梗死,但约有 15% 的假阳性,心脏手术后及小儿先天性心脏病中如大动脉转位,肺动脉或主动脉狭窄及全肺静脉异位引流等 CK-MB 亦可稍高。但其对心肌细胞的损害并不很特异,易受其他非心脏因素的影响,如骨骼肌损伤、肾脏病变等。

肌钙蛋白(troponin,cTn)系原肌球蛋白复合物的组成部分,调节心肌及骨骼肌中肌动蛋白及肌球(凝)蛋白的钙调控。肌钙蛋白 I(cTnI)及 T(cTnT)存在于骨骼肌及心肌,可用单克隆抗体将心肌的 cTnI 从骨骼肌分出,而与骨骼肌的 cTnI 无交叉反应,这样测定 cTnI 及 cTnT 对心肌细胞的损害具有专一性,且持续时间较 CK-MB 为长,对心肌炎诊断特异度较高,但灵敏度仅 34%。

cTnI 在诊断心肌炎方面远较 CK-MB 为敏感,在原因不明的心力衰竭中,cTnI 增高可提示心肌细胞的破损,心肌炎仍在进行。当然其他原因亦可致心肌细胞损害如缺血、毒素、浸润性疾病等

亦可致 cTnI 增高,可根据临床的其他资料予以甄别。早期心肌炎的增高较明显,因心肌细胞的受损和坏死都在早期。但有一些心肌炎的 cTnI 并不增高,因病毒种类很多,其病理进展各异,在病程后期自体免疫为发病的主要机制,检测时已失去阳性的机会。有时坏死细胞不多,cTnI 测定的灵敏度尚不能予以揭露。至于 cTnI 增高的程度与切片上不相称,因 cTnI 只反映细胞受损坏死,而切片反映炎症细胞浸润的弥漫程度,所以两者各有侧重。

cTnI 升高与心功能障碍或心律失常无相关性,但较高水平的 cTnI 与体外膜氧合(extracorporeal membrane oxygenation,ECMO)的使用和高死亡率相关;B 型利钠肽和 N 端脑钠肽前体在心肌炎时升高,其与心功能障碍、急性心力衰竭及需要心肺复苏有关。《AHA 声明》特别强调在临床出现心肌炎表现时,动态追踪生物标志物变化趋势较单纯分析某一标志物的随机测定值更有价值。

(八) 放射性核素检查

用 ^{99m} 锝、^{201} 铊、^{111} 铟、^{67} 镓等标记的化合物静脉注射,通过扫描仪和 γ 相机可发现心肌坏死区,也可通过计算机程序计算了解心脏泵功能、心肌血流灌注、心肌代谢和心室壁的运动情况,从而发现心肌炎局部和潜在性的心肌损害。目前,对 ^{67} 镓(Gallium-67,Ga-67)的应用开始引起关注,因 ^{67} 镓能在心肌炎病变部浓集,对诊断心肌的炎性反应很有帮助,但对细胞坏死不太敏感。^{111} 铟可标记单克隆抗肌球(凝)蛋白的抗体以进行扫描,肌球蛋白(myosin)为心肌细胞内的主要蛋白,如浆膜完整,抗体不能与肌球蛋白结合,只有在浆膜破坏时,这些单克隆抗肌球蛋白抗体方能与胞内肌球蛋白结合,由此可证明细胞受损伤坏死。

六、诊断

为了进一步提高儿童心肌炎的诊断水平,中华医学会儿科学分会心血管学组、中华医学会儿科学分会心血管学组心肌炎协作组、《中华儿科

杂志》编辑委员会及中国医师协会心血管医师分会儿童心血管专业委员会组织全国相关专家根据国内外新近的研究结果,对原来的诊断标准进行了修改和完善,并提出《儿童心肌炎诊断建议(2018年版)》。

(一)心肌炎的临床诊断

1. 主要临床诊断依据

(1)心功能不全、心源性休克或心脑综合征。

(2)心脏扩大。

(3)血清心肌肌钙蛋白T或I(cardiac troponin T or I,cTnI 或 cTnT)或血清肌酸激酶同工酶(creatinekinase-MB,CK-MB)升高,伴动态变化。

(4)显著心电图改变(心电图或24小时动态心电图)。

(5)心脏磁共振成像:呈现典型心肌炎症表现。

在上述心肌炎主要临床诊断依据4中,显著心电图改变包括:以R波为主的2个或2个以上主要导联(Ⅰ、Ⅱ、aVF、V_5)的ST-T改变持续4天以上伴动态变化,新近发现的窦房、房室传导阻滞,完全性右或左束支传导阻滞,窦性停搏,成联律、成对、多形性或多源性期前收缩,非房室结及房室折返引起的异位性心动过速,心房扑动、心房颤动,心室扑动、心室颤动,QRS低电压(新生儿除外),异常Q波等。

在上述心肌炎主要临床诊断依据5中,CMR呈现典型心肌炎症表现指具备以下3项中至少2项,①提示心肌水肿:T_2加权像显示局限性或弥漫性高信号;②提示心肌充血及毛细血管渗漏:T_1加权像显示早期钆增强;③提示心肌坏死和纤维化:T_1加权像显示至少1处非缺血区域分布的局限性晚期延迟钆增强。

2. 次要临床诊断依据

(1)前驱感染史,如发病前1~3周内有上呼吸道或胃肠道病毒感染史。

(2)胸闷、胸痛、心悸、乏力、头晕、面色苍白、面色发灰、腹痛等症状(至少2项),小婴儿可有拒乳、发绀、四肢凉等。

(3)血清乳酸脱氢酶(lactate dehydrogenase,LDH)、α-羟丁酸脱氢酶(α-hydroxybutyric dehy-drogenase,α-HBDH)或谷草转氨酶(aspartate transferase,AST)升高。

(4)心电图轻度异常。

(5)抗心肌抗体阳性。

在上述心肌炎次要临床诊断依据3中,若在血清LDH、α-HBDH或AST升高的同时,亦有cTnI、cTnT或CK-MB升高,则只计为主要指标,该项次要指标不重复计算。

在上述心肌炎次要临床诊断依据4中,心电图轻度异常指未达到心肌炎主要临床诊断依据中显著心电图改变标准的ST-T改变。

3. 心肌炎临床诊断标准

(1)心肌炎:符合心肌炎主要临床诊断依据≥3条,或主要临床诊断依据2条加次要临床诊断依据≥3条,并除外其他疾病,可以临床诊断心肌炎。

(2)疑似心肌炎:符合心肌炎主要临床诊断依据2条,或主要临床诊断依据1条加次要临床诊断依据2条,或次要临床诊断依据≥3条,并除外其他疾病,可以临床诊断疑似心肌炎。

凡未达到诊断标准者,应给予必要的治疗或随诊,根据病情变化,确诊或除外心肌炎。

在诊断标准中,应除外的其他疾病包括:冠状动脉疾病、先天性心脏病、高原性心脏病及代谢性疾病(如甲状腺功能亢进症及其他遗传代谢病等)、心肌病、先天性房室传导阻滞、先天性完全性右或左束支传导阻滞、离子通道病、直立不耐受、β受体功能亢进及药物引起的心电图改变等。

(二)病毒性心肌炎的诊断

1. 病毒性心肌炎病原学诊断依据

(1)病原学确诊指标:自心内膜、心肌、心包(活体组织检查、病理)或心包穿刺液检查发现以下之一者可确诊:①分离到病毒;②用病毒核酸探针查到病毒核酸。

(2)病原学参考指标:有以下之一者结合临床表现可考虑心肌炎由病毒引起:①自粪便、咽拭子或血液中分离到病毒,且恢复期血清同型抗体滴度较第1份血清升高或降低4倍以上;②病程早期血清中特异性IgM抗体阳性;③用病毒核酸探针从患儿血液中查到病毒核酸。

2. 病毒性心肌炎诊断标准

在符合心肌炎诊断的基础上:①具备病原学确诊指标之一,可确诊为病毒性心肌炎;②具备病原学参考指标之一,可临床诊断为病毒性心肌炎。

(三) 心肌炎病理学诊断标准

心肌炎病理诊断主要依据心内膜心肌活检结果:活检标本取样位置至少 3 处,病理及免疫组织化学结果 ≥14 个白细胞/mm², 包含 4 个单核细胞/mm² 并 CD3⁺ T 淋巴细胞 ≥7 个细胞/mm²。心内膜心肌活检阳性结果可以诊断,但阴性结果不能否定诊断。

(四) 心肌炎分期

1. 急性期 新发病,症状、体征和辅助检查异常、多变,病程多在 6 个月以内。

2. 迁延期 症状反复出现、迁延不愈,辅助检查未恢复正常,病程多在 6 个月以上。

3. 慢性期 病情反复或加重,心脏进行性扩大或反复心功能不全,病程多在 1 年以上。

七、治疗

轻型病例多不就医,辨认不易,如拟诊本病,需观察临床进展,有无心功能不全迹象。

卧床休息可减轻心脏负担,预防心肌内病毒复制加速。急性期至少卧床 8 周;恢复期至少半日卧床 6 个月;有严重心功能不全者,需严格卧床至心功能恢复,心脏检查好转,方可轻微活动。

目前尚无直接针对心肌炎症的药物治疗,主要是支持治疗,维持足够的心排血量。如有心力衰竭,小剂量的地高辛仍可应用,0.03mg/kg 可作为洋地黄化总量的半量即时口服,以后 2 剂每 8 小时 1 次,维持量为总量的 1/5~1/10。

利尿剂在有充血性心力衰竭,心脏和肝脏增大时应用,能排出过多的细胞外液以增进各脏器的功能,但过多的利尿剂可引起脱水,甚至休克,且过多的钾丢失易致洋地黄中毒。呋塞米每剂 1mg/kg 已够,每日不超过 2mg/kg;也可增用螺内酯。

如有心排血量不足现象,可用多巴胺每分钟 2~10μg/kg 以支持血压和扩张肾血管,如过量到每分钟 20μg/kg 以上,α 肾上腺素能的作用加强,可使周围循环阻力增高,不利治疗,所以剂量不宜超过每分钟 15μg/kg。多巴胺也可与多巴酚丁胺合用,后者可兴奋 β₁、β₂ 及 α 受体,剂量各每分钟 10μg/kg。

血管扩张剂(vasodilator substance)如卡托普利可减轻后负荷,可与地高辛和利尿剂同用于充血性心力衰竭。另外,目前在人们越来越开始注重与心力衰竭相关的神经内分泌机制的作用,一些新药如利钠肽、血管紧张素受体阻滞剂、醛固酮拮抗剂、β 受体拮抗剂、钙增敏剂、内皮素受体拮抗剂、血管升压素等均不断开始应用。如有心律失常,室上性的快速心律失常可用地高辛控制。室性者用利多卡因,初剂静脉注射 1mg/kg,以后减量维持血浓度在 1~5mg/ml。近年来应用胺碘酮初剂 5~10mg/kg,分成 1~2mg/kg 每隔数分钟 1 次,以后每日用 5~10mg/kg。如有完全性房室传导阻滞或药物无法控制的快速心律失常,可予以食管心房调搏或安装临时心脏起搏器。

关于免疫抑制剂(immunosuppressants)的应用,各家报道疗效不一。心肌炎治疗试用协作组(myocarditis treatment trial)经过比较,硫唑嘌呤及泼尼松、环孢素及泼尼松,不同免疫抑制剂治疗组之间无差别,免疫抑制剂对大多数确诊的心肌炎患者无益。最近在家鼠中发现,如病变由 CD4⁺ T 细胞所介导,疗效良好;如系由 CD8⁺ T 细胞所介导,用激素无效。有人建议丙种球蛋白早期应用有效,但其实效尚待进一步验证。也有报道应用 β-干扰素治疗有助心肌炎病情的恢复。维生素 C 及 1,6 二磷酸果糖等有助心肌代谢的药物也可应用。如无细菌性感染征象,抗生素不必用。

八、预后

预后(prognosis)与患病年龄、心肌病变的轻重、治疗及时与否和早期充分的休息有关。新生儿患者预后不佳,第 1 周病死率最高,能存活者可无后遗症。婴幼儿预后稍好,病死率为

10%~25%，年长儿预后多数较好。如有传导阻滞或室性心动过速预后差。轻度病例经充分休息，半年以后多可渐愈；中度病例经治疗和休息1年以上也可缓解至渐愈。左心室明显增大及功能显著减低者预后较差，常迁延数年，最后发展成心肌病致心力衰竭。某些急性心源性休克患者，若抢救不及时，可很快死亡。

【附】 暴发性心肌炎

小儿暴发性心肌炎（fulminant myocarditis）是一种危及生命的心肌感染性疾病，临床少见，起病急、进展快，病死率高（约25%），新生儿尤高（75%）。发病年龄以学龄期儿童为主。暴发性心肌炎可发生心源性休克（cardiogenic shock），进展迅速，尤其要引起重视。暴发性心肌炎主要临床表现为胸闷、乏力、面色苍白、呕吐、腹痛及恶性心律失常等。

1. 治疗 在起病24~48小时内可出现急性心功能不全、阿-斯综合征（Adams-Stokes syndrome）或严重心律失常，因此治疗需争分夺秒，目前主要采取抗心律失常药物和保护心肌为主的综合疗法，并合理使用肾上腺皮质激素。对于出现充血性心力衰竭、肺水肿、呼吸窘迫、低氧血症的患儿应及时进行机械通气。心律失常属室上性者可用地高辛控制；室性者应用利多卡因，初始剂量为1mg/kg静脉滴注，以后减量维持血浓度在1~5mg/ml。近年来人们开始应用胺碘酮，2.5~5mg/kg静脉注射，维持量10~15mg/（kg·d），至复律后改口服，如有明显血流动力学障碍者应首选电复律。

如药物治疗无效，仍反复出现严重心律失常如病态窦房结综合征，三度房室传导阻滞合并室性心动过速、室扑交替出现时，须及时安装临时心脏起搏器（temporary pacemaker），维持心搏出量，保障有效血液循环。在上海地区6家医院总结的50例暴发性心肌炎的治疗经验中，7例及时安装临时心脏起搏器者均存活且预后良好，提示以抗心律失常和保护心肌为主，及时应用临时心脏起搏器是一种积极有效、安全易行的治疗方法。

体外膜氧合（extracorporeal membrane oxygenation，ECMO）的基本原理是通过动力设备将机体内血液引出体外，经人工膜肺氧合后，再回输至体内，维持机体各器官血供和氧供，对严重心肺功能衰竭患者进行心和/或肺支持，使患者心肺得以充分休息，为进一步治疗和心肺功能恢复赢得时间（详见第二十三章）。暴发性心肌炎是ECMO支持的所有疾病类型中存活率较高的一类，平均存活率为60%~75%。大多数患儿经5~9天ECMO辅助即可撤离，逐渐痊愈，长期随访心功能结果满意。少数暴发性心肌炎患儿因心肌受损不可逆，可借助ECMO过渡到心脏移植或心室辅助。

ECMO的适应证与禁忌证。

（1）适应证：暴发性心肌炎患儿出现急性严重心功能不全、组织低灌注，经积极药物治疗仍无法维持有效循环，排除绝对禁忌证后需及时行ECMO支持。包括：①心脏指数（CI）<2L/（m²·min）。②持续性组织低灌注，如意识改变，心率加快，四肢湿冷，代谢性酸中毒：pH<7.15、BE<-5mmol/L、血乳酸>4.0mmol/L且进行性加重，尿量<0.5ml/（kg·h），毛细血管再充盈时间>3秒，中心静脉氧饱和度<50%。③持续性低血压：低于同年龄、同身高组血压的两倍标准差。④使用两种或两种以上正性肌力/血管活性药物，且大剂量维持下仍存在低血压。以上4条中任意一条情况持续达3小时以上，需紧急启用ECMO。⑤出现或反复出现室颤、心搏骤停或无脉电活动、短阵室性心动过速、三度房室传导阻滞等严重心律失常，经抗心律失常药物、正性肌力药物或临时心脏起搏器等，仍不能维持有效循环者。⑥心搏骤停经常规心肺复苏15分钟仍不能维持自主循环者。

（2）绝对/相对禁忌证：包括：①严重脑功能障碍或已明确脑死亡者；②长时间严重代谢性酸中毒。如乳酸>10mmol/L持续10小时以上；③长时间严重多器官功能障碍。

2. 预后 暴发性心肌炎的预后与发病年龄、心肌受损的严重程度密切相关。心电图的表现也有一定提示意义：呈广泛ST-T改变、室性心动过速、室颤者病死率较高。因此，对于此类患者要遵循早期诊断、及时救治的原则，尤其是在出现三度房室传导阻滞时，应及时安装临时心脏起搏器，对改善患儿的预后非常重要。

（谢利剑 黄 敏）

参考文献

1. SAJI T,MATSUURA H,HASEGAWA K,et al. Comparison of the clinical presentation,treatment,and outcome of fulminant and acute myocarditis in children. Circ J,2012,76(5):1222-1228.

2. MATSUURA H,ICHIDA F,SAJI T,et al. Clinical features of acute and fulminant myocarditis in children - 2nd nationwide survey by Japanese Society of Pediatric Cardiology and Cardiac Surgery. Circ J,2016,80(11): 2362-2368.

3. LAW Y M,LAL A K,CHEN S,et al. Diagnosis and management of myocarditis in children:a scientific statement from the American Heart Association. Circulation,2021,144(6):e123-e135.

4. 中华医学会儿科学分会心血管学组,中华医学会儿科学分会心血管学组心肌炎协作组,《中华儿科杂志》编辑委员会,等.儿童心肌炎诊断建议(2018年版).中华儿科杂志,2019,57(2):87-89.

5. 郑志豪,王本臻,李自普.2021年美国心脏协会《儿童心肌炎的诊断和治疗科学声明》解读.中华实用儿科临床杂志,2021,36(19):1452-1457.

6. NAKAMURA H,YAMAMURA T,UMEMOTO S,et al. Autoimmune response in chronic ongoing myocarditis demonstrated by heterotopic cardiac transplantation in mice. Circulation,1996,94(12):3348-3354.

7. 中华医学会儿科学分会心血管学组,中华医学会儿科学分会心血管学组心肌炎协作组,《中华儿科杂志》编辑委员会,等.儿童心肌炎诊断建议(2018年版).中华儿科杂志,2019,57(2):87-89.

8. CAFORIO A L,PANKUWEIT S,ARBUSTINI E, et al. European society of cardiology working group on myocardial and pericardial diseases. Current state of knowledge on aetiology,diagnosis,management, and therapy of myocarditis:a position statement of the European Society of Cardiology Working Group on Myocardial and Pericardial Diseases. Eur Heart J,2013, 34(33):2636-2648.

9. 陈冰华,钟玉敏,孙爱敏,等.儿童心肌炎 MRI 的诊断价值.中华放射学杂志,2015,49(6):435-439.

10. 杨曦,李佳,刘桂英.儿童心肌炎危险分层和预后分析.中国实用儿科杂志,2020,35(8):610-614.

11. FUJIOKA S,KOIDE H,KITAURA Y,et al. Molecular detection and differentiation of enteroviruses in endocardial biopsies and pericardial effusions from dilated cardiomyopathy and myocarditis. Am Heart J,1996,131 (4):760-765.

12. 黄敏,沈捷,陈秀玉.上海地区小儿暴发型心肌炎 50 例临床分析.临床儿科杂志,2007,25(2):113-115.

13. 中国医师协会体外生命支持专业委员会儿科学组,中国医师协会儿童重症医师分会体外生命支持委员会,中华医学会儿科分会急救学组,等.体外膜氧合支持儿科暴发性心肌炎专家共识.中华急诊医学杂志, 2020,29(1):36-42.

第六十五章

感染性心内膜炎

感染性心内膜炎(infective endocarditis,IE)是心脏内膜微生物的感染性疾病,最常累及自身或人工植入的瓣膜,也可累及其他部位心内膜、大动脉内膜、心内或血管内植入物(如补片、管道)表面。心内膜炎的临床病程经过主要与病原微生物的类型有关,现已不再应用急性及亚急性心内膜炎的名称。感染性心内膜炎在小儿较成人少见,估计发生率为每年(0.34~0.64)/10万儿童,而成人的发生率为每年(3~12)/10万。近年来有增多的趋势,新生儿感染性心内膜炎发病已较前增多。除发病增多外,患者的基础心脏病的种类,各种病原微生物的比例等也有变化。这些变化与先天性心脏病手术机会增多、先天性心脏病患者寿命延长、风湿热发病降低,心导管检查、介入治疗及静脉内置管应用增多有关。

在抗生素使用以前,感染性心内膜炎病例很少能存活。在过去几十年,感染性心内膜炎的早期诊断、抗生素治疗及并发症的外科手术治疗等方面取得很多进展。然而,儿科感染性心内膜炎的死亡率风险仍较高,达5%~10%。人工瓣膜(prosthetic valve)感染性心内膜炎,特别是手术后早期发病,由金黄色葡萄球菌所致病例死亡风险更高。因此,感染性心内膜炎的处理仍然是棘手的问题。

一、病因

(一)病原微生物

大约80%以上的小儿感染性心内膜炎病例是由链球菌和葡萄球菌引起,其中链球菌(streptococci)约占50%,葡萄球菌(staphylococci)约占30%。近年来葡萄球菌的比例有增加的趋势,并超过链球菌。Day等报道2000—2003年共

632例小儿感染性心内膜炎中,金黄色葡萄球菌占57%,草绿色链球菌占20%。最近的儿童感染性心内膜炎病原菌(pathogen)调查,金黄色葡萄球菌占43.1%,草绿色链球菌占39.5%,金黄色葡萄球菌更常见于无先天性心脏病患儿,而先天性心脏病患儿中主要为草绿色链球菌。国内资料显示,葡萄球菌的比例确有增加,但链球菌仍为小儿感染性心内膜炎最常见的病原菌。链球菌中以草绿色(α-溶血性)链球菌最常见,包括血链球菌、缓症链球菌、唾液链球菌、变异链球菌及麻疹链球菌。咽峡炎链球菌易形成脓肿及血行播散。牛链球菌引起感染性心内膜炎的比较增多,多见于年长及无心脏瓣膜病者。1961年,营养变异链球菌(苛养菌)被确认为草绿色链球菌的一个新类型,约占链球菌性心内膜炎中的5%,临床治疗困难、复发率较高。葡萄球菌中以凝固酶阳性葡萄球菌(金黄色葡萄球菌)多见,主要导致自身瓣膜心内膜炎,凝固酶阴性葡萄球菌(表皮葡萄球菌及其他种类)较少。肺炎链球菌、β-溶血性链球菌及肠球菌引起的感染性心内膜炎少见。革兰阴性杆菌引起小儿感染性心内膜炎的比例约<10%,包括铜绿假单胞菌、沙门菌及HACEK杆菌属等。HACEK杆菌属包括嗜血杆菌、放线菌、人心杆菌、埃肯杆菌及Kingella杆菌。新生儿及免疫缺陷的病例中革兰阴性杆菌导致心内膜炎的风险较高。真菌性心内膜炎约占2%,其中以白念珠菌及曲霉菌居多。真菌性心内膜炎赘生物大,栓塞合并症常见,病死率高,多见于心脏手术后、免疫缺陷病例。感染性心内膜炎病例中血培养阴性的约占5%,其中部分为细胞内微生物,如Q热的病原体贝纳柯克斯体(Coxiella burnetii)、巴尔通体(Bartonella)及衣原体等。目前报道的贝纳柯克斯体及巴尔通体引起的心内膜炎病例主要在欧

洲,尚未见小儿病例的报道。新生儿心内膜炎主要由金黄色葡萄球菌、凝固酶阴性葡萄球菌和 B 族链球菌引起。

(二)易感因素

90% 以上的小儿感染性心内膜炎患者存在基础心脏疾病,其中以先天性心脏病最多,占 80%~90%。在先天性心脏病的儿童中,感染性心内膜炎的发病率约为 6.1/1 000,其中 34% 发生在发绀型先天性心脏病。其他先天性心脏病中以室间隔缺损、动脉导管未闭、主动脉瓣狭窄等多见,很少见于继发型房间隔缺损。此外,在接受过心脏手术儿童初 6 个月内患感染性心内膜炎的机会是未接受过心脏手术或干预的儿童 5 倍以上。外科手术植入人工瓣膜、应用管道或修补材料,或术后存在残余分流、梗阻的病例均易发生感染性心内膜炎。间隔缺损或血管封堵装置经导管置入也是引起感染性心内膜炎危险因素,特别是在装置表面内皮化完全形成前。室间隔缺损、动脉导管未闭、房间隔缺损术后超过 6 个月如无残余分流并不增加感染性心内膜炎的风险。随着围手术期抗生素的正规应用,术后早期心内膜炎的发生率明显下降。

二尖瓣脱垂伴反流也是小儿感染性心内膜炎的基础疾病。近年来,随着风湿热发病率的降低,风湿性心脏病已不多见。但在有些地区风湿性心脏病仍是较多见的基础心脏病。

心导管检查、静脉内置管等也是感染性心内膜炎的易感因素。近年来新生儿感染性心内膜炎发生率增高,一项多中心资料显示儿童感染性心内膜炎在新生儿期诊断的占 7.3%,可能与新生儿期侵入性诊断与治疗措施(如中心静脉置管)应用增多有关。感染性心内膜炎病原微生物多为咽喉部、消化道、皮肤部位的常居菌,拔牙、洗牙、牙周手术、扁桃体切除术等均可导致菌血症。

近年来,无基础心脏病的感染性心内膜炎病例比例有所增加,占 12%~26%。无基础心脏病的感染性心内膜炎病例多为金黄色葡萄球菌感染。

二、发病机制

实验证明,短暂而常发生的菌血症很少引起心内膜炎或动脉内膜炎,完整的内膜有防御感染的作用。内膜受损胶原暴露后血小板和纤维素凝聚形成无菌性血栓覆盖于心内膜,则易受到细菌的植入。血流经高压腔流向低压腔时形成的高速涡旋血流冲击导致心内膜或动脉内膜损伤,如室间隔缺损分流的血流导致右心室心内膜损伤,动脉导管未闭的左向右分流的血流导致肺动脉内膜损伤。血流经过狭窄的瓣膜,或瓣膜关闭不全而导致的反流均可在瓣膜另一端形成血流涡流损伤瓣膜。常引起心内膜炎的革兰阳性细菌较不易引起心内膜炎的革兰阴性细菌具有较强的黏附于受损心内膜的能力。草绿色链球菌表面产生的葡聚糖有助于黏附作用。金黄色葡萄球菌、草绿色链球菌、肠球菌、肺炎链球菌的表面存在纤维网络素受体,而损伤的心内膜部位有纤维网络素可与纤维素、胶原和细菌结合,故有利于细菌的黏附。细菌黏附于心内膜或动脉内膜生长繁殖可形成赘生物或局部组织化脓、破坏。细菌也促进血小板、纤维素沉着而使赘生物增大。细菌被纤维素等包裹可抵御白细胞及抗生素的作用。赘生物碎片脱落可导致远处栓塞或血源性种植。细菌可通过局部感染灶、口腔手术、心脏手术、心导管、泌尿道插管及静脉内置管等侵入血液循环。病原微生物在体内引起的免疫反应对感染性心内膜炎的发病亦起着重要作用。以往认为心脏以外器官的损害与栓塞有关,现认为与免疫反应有关。在发病过程中,细胞介导免疫和体液免疫系统活性增强。在大多数感染性心内膜炎患者血液中存在高浓度的免疫复合物及类风湿因子。肾脏组织免疫荧光检查可见肾小球基底膜上有补体,临床表现为局灶或弥漫性肾小球肾炎。奥斯勒结节也是免疫复合物的局部沉积。

三、病理

最基本的病变是在心瓣膜、心腔内膜及大血管内膜上形成赘生物(vegetation)。可为单个或多个,直径在 1~10mm 以上(图 65-1),真菌心内膜炎的赘生物大。赘生物包括三层:①内层最厚,包括血小板、白细胞、纤维蛋白原、少量细菌及坏死组织;②中层有大量细菌在此潜留;③外层由纤

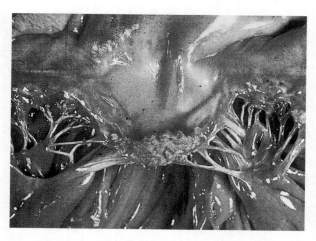

图 65-1　感染性心内膜炎在三尖瓣上的赘生物

维蛋白原与少量细菌组成。愈合期的赘生物最外层被纤维素覆盖,白细胞侵入并吞噬细菌层,最后在细菌层与内层发生玻璃样变而钙化。

　　赘生物受血流的冲击,可发生栓子脱落。脱落在左心造成体循环栓塞,如肾、脑、脾、肢体及肠系膜动脉栓塞;脱落在右心可造成肺动脉栓塞。栓子脱落导致:①栓塞远端组织的缺血梗死;②栓塞附近组织局部脓肿;③栓塞部位发生动脉内膜炎破坏弹力层及肌层,或微小栓子栓塞大动脉壁营养血管,使动脉壁坏死形成感染性动脉瘤;④毛细血管栓塞产生瘀点样损害。詹韦(Janeway)损害是含有细菌和中性粒细胞的感染性栓子导致的栓塞,并继发皮下出血坏死。

　　心瓣膜也可由炎症直接造成溃疡穿孔、腱索断裂,侵犯瓣环形成脓肿或穿孔等,巨大的赘生物甚至可堵住瓣膜口造成急性血流动力学障碍而致死。

　　心内膜病变及赘生物的部位易发生在血流的低压腔,如室间隔缺损合并的赘生物常在其右心室缘及正对缺损的右心室壁,三尖瓣和二尖瓣赘生物常在其心房面,主动脉瓣和肺动脉瓣赘生物常在其心室面。

四、临床表现

　　感染性心内膜炎是累及多系统的疾病,临床表现(clinical features)及相关合并症与心内膜炎感染破坏导致的血流动力学改变、赘生物引起的栓塞及免疫反应有关,与病原微生物也有密切关系。金黄色葡萄球菌导致的心内膜炎,其毒力强,起病急,全身感染症状明显,破坏力强常引起瓣膜穿孔、腱束断裂导致急性血流动力学障碍。草绿色链球菌心内膜炎则起病缓慢,多呈非特异性临床表现。近年来,感染性心内膜炎的临床表现为向急性经过的转变,在起病后1个月内住院的占77%。

　　发热是感染性心内膜炎最常见的症状,体温在38~39℃之间,也有的超过40℃,热型不规则或低热。部分病例有寒战、头痛、关节痛、肌痛等,有10%~15%病例体温正常。其他症状可有苍白、乏力、恶心、呕吐及腹痛等。

　　心功能不全也是感染性心内膜炎常见的临床表现,尤其在原有先天性心脏病或经过手术矫治后的病例中,可呈现心功能不全或原有心功能不全加重、难以控制。体温正常的感染性心内膜炎患者多有心功能不全。感染性心内膜炎并发心功能不全主要由瓣膜破坏、腱束断裂等引起血流动力学改变所致。瓣膜损伤后可出现相应的心脏杂音,或使原有的杂音在性质、响度发生改变。但在原有心脏杂音基础上心脏杂音的改变较难察觉。

　　栓塞(embolus)是感染性心内膜炎的主要合并症。栓塞事件可见于20%~50%的感染性心内膜炎病例。栓塞可累及脑、肺、肾、脾、冠状动脉及外周动脉。栓塞临床表现视累及的器官而异,一般为脾脏增大、腹痛、便血、血尿等。肺栓塞则有胸部剧痛,频咳与咯血,可出现胸腔积液,呈血色。神经系统损害包括卒中、脑脓肿、脑出血、惊厥、广泛性血管炎及脑膜炎。这些事件发生率在感染性心内膜炎病例中可高达30%。

　　血管症状:瘀斑可出现在球结膜、口腔黏膜及四肢皮肤。瘀斑及詹韦(Janeway)斑(手掌和足底红斑或无压痛的出血性瘀点病变)在小儿病例少见。

　　免疫反应引起的症状如指/趾甲下出血(呈暗红、线状)、奥斯勒(Osler)结节(指/趾掌面红色皮下结节)、罗特(Roth)斑(眼底椭圆形出血斑,中央苍白),均不是感染性心内膜炎特有的症状,在小儿病例非常少见,即使在成人感染性心内膜炎病例中也较少见(<5%)。免疫复合物性肾小球肾炎在感染性心内膜炎病例中少于15%,也有高达43%,呈现血尿,肾功能不全。

　　新生儿感染性心内膜炎的临床表现不典型,

与脓毒血症及其他原因引起的心功能不全难以区别。常见感染性栓塞引起的骨髓炎、脑膜炎、肺炎等临床表现，也可有呼吸窘迫、心脏杂音、低血压等。新生儿感染性心内膜炎死亡率高。

五、辅助检查

（一）一般化验检查

血红细胞和血红蛋白降低，可呈进行性。血白细胞总数增高，嗜中性多核白细胞比例升高，血小板数减低。红细胞沉降率增快，血清 C 反应蛋白增高。部分病例中可见蛋白尿和镜下血尿，血尿素氮和肌酐也可能增高。约有半数病例，类风湿因子及循环复合物呈阳性，病程较长者阳性机会多，随病情好转其效价下降。有时可出现血 γ-球蛋白增高及补体降低。

（二）心电图

由于心肌可以同时存在多种病理改变，因此可能出现心律失常。房室瓣反流影响心房可导致心房颤动。新出现的传导阻滞（如一度房室传导阻滞、束支传导阻滞、完全性房室传导阻滞）提示可能存在瓣周或心肌炎症扩散。

（三）微生物学检查

1. 血培养　持续菌血症是感染性心内膜炎的典型表现，未用抗生素时血培养（blood culture）阳性率达 90% 以上。一般认为，对大多数病例分别取血 2~3 次（每次间隔至少 30 分钟）培养已足够。应严格无菌操作并每次选择不同部位取静脉血，有助于区别菌血症及皮肤污染。如培养阳性同时做药敏试验。感染性心内膜炎的菌血症多为低水平（<100 个细菌/ml），每次采取血量：儿童 5~7ml，婴幼儿 1~3ml，并保持血液与培养液的比例为 1∶10，血量过少可能减少细菌的检出机会。分别采用需氧和厌氧培养基，必要时加做真菌培养。由于菌血症是持续性的，不必等待体温升高时取血培养。

在感染性心内膜炎病例中血培养阴性占 2%~40%，在儿童比例较高。血培养阴性可能有两种原因：由于同时或之前用过抗生素，或存在常规血培养不易生长的微生物（如细胞内微生物），通常以前一种原因常见。曾使用抗生素可使血培养阳性率降低 35%~40%。为了减少曾用抗生素对血培养的影响，对疑似感染性心内膜炎者尽量在取血培养后应用抗生素，对已用抗生素病例在病情允许的情况下，停用抗生素≥48 小时再进行血培养检查。条件致病菌生长缓慢，有特殊营养需求，培养时间较长，一般需保持 3~4 周。疑似感染性心内膜炎病例的血培养需要特别注明，并与检验师联系可能减少假阴性血培养的发生。细胞内微生物包括巴尔通体、立克次体血培养困难，需应用血清学检查确诊。在现代自动持续监测血培养系统中培育，可以发现所有容易培养的心内膜炎病原菌，不需要附加特殊的试验。快速检测确定血液存在细菌，如结合质谱技术能够快速鉴定不同的菌种，对于提高血培养效果，早期明确诊断具有十分重要的作用。

过去 20 年分子技术已用于发现感染性心内膜炎病原，应用 PCR 及 DNA 分析确定微生物帮助诊断。PCR 方法敏感，获取结果较快，但需要注意存在假阴性及假阳性的问题。对血培养阴性或血清试验阳性患者，应使用分子技术检查血液发现和确定致病微生物。经过血培养、血清学或分子技术检查仍未获得病原微生物，需要进一步排查非感染性心内膜炎的可能，如自身免疫性疾病。

2. 取出的心脏瓣膜组织检查　手术时取出的心脏瓣膜组织及心脏赘生物送病理及微生物学检查对诊断及指导术后抗生素治疗有帮助。组织染色、培养及应用 PCR 及 DNA 分析确定微生物帮助诊断。由于瓣膜组织含细菌 DNA 较血液及血清丰富，瓣膜组织 PCR 敏感。但要注意，细菌 DNA 可以长期存在，即使在完成抗生素治疗后。

（四）影像学检查

1. 超声心动图　应用超声心动图技术有可能观察到心内膜受损的部分表现（图 65-2），不仅能显著地提高临床诊断的敏感性，还能使临床确诊感染性心内膜炎成为可能。心内膜受损的超声心动图征象（echocardiographic features of endocardial involvement）主要有赘生物、心内（瓣周）脓肿、人工瓣膜或心内修补材料新的部分裂

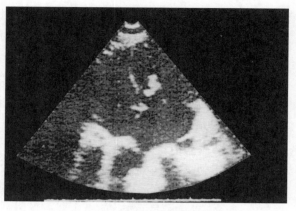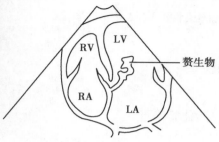

图 65-2　感染性心内膜炎超声心动图二尖瓣赘生物

RA,右房;RV,右室;LA,左房;LV,左室。

开,以及瓣膜穿孔等。赘生物在二维超声心动图中呈回声增强的摆动或不摆动团块,附着于瓣膜、心腔壁、肺动脉壁、心腔内植入的补片、管道壁。影响超声心动图检出赘生物的因素有赘生物大小、原来瓣膜是否有病变,自体或人工瓣膜,超声仪器的分辨率及检查者的经验等。赘生物小于2mm时很难被发现。附着在正常自体瓣膜上摆动的赘生物较易被发现。病程长短与检出机会也有关系,病程较长,赘生物较大易被发现。超声心动图检查不能区别感染性赘生物和无菌性血栓,也很难区别活动性和治愈后的赘生物,而瓣膜增厚、结节性改变或钙化易被误认为赘生物。一般认为,赘生物大小,摆动程度及附着的部位与栓塞发生有关。体积大、附着于二尖瓣的赘生物较易发生栓塞。经过有效的抗生素治疗,至疗程结束时约有半数病例的赘生物仍可存在。如果赘生物增大则提示发生并发症的可能性较大。小儿感染性心内膜炎病例中心内脓肿及人工瓣膜部分裂开少见,而先天性心脏病根治术中的补片部分裂开时而可见。若有腱束断裂可见摆动的腱束及瓣膜樏栅状运动。同时应用彩色多普勒血流显像有助于发现瓣膜穿孔及瓣膜反流。临床研究证明,经食管超声心动图对感染性心内膜炎的诊断优于经胸超声心动图,有助于区别赘生物与瓣膜钙化、硬化、黏液样变及检出人工瓣膜上的赘生物。经胸超声心动图对自身瓣膜心内膜炎诊断灵敏度为 70%(50%~90%),特异度为 90%,对人工瓣膜心内膜炎诊断敏感度仅为 50%(40%~70%)。经食管超声心动图显示度较好,分辨率较高,对自身

瓣膜心内膜炎诊断的灵敏度为 90%~100%,特异度>90%,高于经胸超声心动图,对人工瓣膜心内膜炎诊断灵敏度为 85%。小儿胸壁较薄,透声条件较好,经胸超声心动图检出赘生物的灵敏度超过90%,很少再需要经食管超声心动图检查。在人工瓣膜或怀疑合并瓣膜穿孔、瓣周脓肿的病例中,或因透声窗限制经胸超声心动图检查未能确诊时应采用经食管超声心动图检查方法。约有 15% 感染性心内膜炎病例的超声心动图检查呈阴性,特别是在早期。因此,初次超声心动图阴性不能排除感染性心内膜炎,疑似病例需要在 7~10 天后复查。经胸超声心动图与经食管超声心动图检查均为阴性时,感染性心内膜炎的阴性预测值为 95%。

2. 其他影像技术

（1）^{18}F-FDG PET/CT:^{18}F-FDG PET 最初用于肿瘤诊断。氟(^{18}F)-脱氧葡萄糖(^{18}F-fluorodeoxy-glucose,^{18}F-FDG）为葡萄糖代谢的示踪物,能显示葡萄糖代谢增加的区域,相当于急性活动炎症区域,与 CT 匹配可以准确解剖定位。因此,^{18}F-FDG-PET/CT 可以显示植入人工瓣膜部位的炎症病灶(如瓣周脓肿)及心外感染病灶(如脓毒性栓塞)。许多临床研究证明,^{18}F-FDG-PET/CT 对疑似感染性心内膜炎、人工瓣膜或心脏器械相关感染性心内膜炎病例的诊断有重要价值。对人工瓣膜感染性心膜炎诊断敏感度为 87%,特异度为 92%,可以提高 Duke 标准的灵敏度。^{18}F-FDG-PET/CT 在儿科感染性心内膜炎中的应用还不多。

（2）多层 CT 及 MRI:多层 CT 用于补充超声心动图的诊断,显示瓣膜周围组织,检测瘘管、脓肿

效果相当于或高于经食管超声心动图。对右心感染性心内膜炎诊断有帮助,能同时发现心内感染灶、肺栓塞。MRI检查对感染性心内膜炎合并症如脑或其他器官的栓塞、出血及脓肿诊断有帮助。

六、诊断

感染性心内膜炎临床表现的多样性使获得正确的临床诊断较为困难。1981年,Von Reyn等提出感染性心内膜炎诊断标准(diagnostic criteria)(Beth Isreal标准),确定诊断仅限于有病理证据(手术或尸检)者,或有细菌学证据(取自瓣膜赘生物或周围性栓塞)者。依据病理或细菌学证据使Beth Isreal标准的临床应用受到限制。1994年,Duke大学Durack等提出感染性心内膜炎诊断新标准(Duke标准)。Duke标准(Duke criteria)中首次增加应用超声心动图检查的心内膜受累证据,并作为感染性心内膜炎临床确诊的依据。Duke标准对感染性心内膜炎的临床诊断产生积极的影响。经过国际多中心的对照研究证明Duke标准对感染性心内膜炎诊断的灵敏度与特异度均高于Beth Isreal标准。小儿感染性心内膜炎诊断研究也证明Duke标准的灵敏度(83%)高于Beth Isreal标准(67%),Duke标准的阴性预测价值>98%,特异度达99%。但是,在经过病理或手术证实为感染性心内膜炎的病例中,按Duke标准有18%~24%的病例仅符合可能感染性心内膜炎而不能确诊。

此后经过临床研究,2000年Duke大学Li等提出修订的Duke标准(表65-1),与原Duke标准不同的是:①无论院内或社区感染或有无局部病灶,金黄色葡萄球菌菌血症均作为主要临床指标;②贝纳柯克斯体(Q热病病原体)血培养1次阳性或血清抗体滴超过1∶800作为主要临床指标;③推荐经食管超声心动图用于人工瓣膜患者、按临床标准归类为可能感染性心内膜炎或有合并症(瓣周脓肿)感染性心内膜炎患者;④取消超声心动图的次要标准;⑤诊断可能感染性心内膜炎需

表65-1 感染性心内膜炎诊断标准(修订的Duke标准)

主要标准

血培养阳性

 二次不同血培养有感染性心内膜炎典型的微生物:草绿色链球菌,牛链球菌,HACEK菌组,金黄色葡萄球菌;或社区获得的肠球菌,无原发病灶;或

 持续的阳性血培养(可引起感染性心内膜炎的微生物),指2次血培养抽血间隔12小时以上;或

 所有3次,或≥4次血培养中的多数,首次与最后1次抽血间隔至少1小时;或

 Q热病病原体贝纳柯克斯体(Coxiella burnettii)培养一次阳性或血清anti-phase 1IgG抗体滴定度≥1∶800

心内膜受累证据

 感染性心内膜炎超声心动图表现

 在瓣膜或支持结构上,或血流反流途径,或移植材料上有摆动的团块而不能用其他解剖学原因解释的,或

 脓肿,或

 人工瓣膜新的部分裂开,或

 新的瓣膜反流(原来存在杂音的增强或变化不是充分的依据)

次要标准

 易感因素:基础心脏疾病或静脉药物滥用

 发热:≥38℃

 血管征象:主要动脉栓塞,化脓性肺梗死,感染性动脉瘤,颅内出血,结合膜出血,詹韦斑

 免疫学征象:肾小球肾炎,奥斯勒结节,罗特斑,或类风湿因子

 微生物学证据:血培养阳性但不符合主要指标,或可引起感染性心内膜炎微生物急性感染的血清学证据

诊断依据

 感染性心内膜炎(确诊)

  病理学标准

  (1)赘生物、栓塞性赘生物、心内脓肿培养或组织学证实微生物;或

  (2)病理变化:存在赘生物或心内脓肿,组织学证实为活动性心内膜炎

　临床标准
　　（1）2 项主要指标；或
　　（2）1 项主要指标及 3 项次要指标；或
　　（3）5 项次要指标
　感染性心内膜炎（可能）
　　（1）1 项主要指标及 1 项次要指标；或
　　（2）3 项次要指标
　排除感染性心内膜炎
　　（1）有肯定的其他诊断可解释临床表现；或
　　（2）抗生素治疗≤4 天临床表现缓解；或
　　（3）抗生素治疗≤4 天尸解或手术时无感染性心内膜炎的病理证据；或
　　（4）不符合感染性心内膜炎（可能）标准

符合 1 项主要指标及 1 项次要指标，或 3 项次要指标，以提高诊断的敏感性及可能克服感染性心内膜炎诊断太宽的问题。Tissieres 等在儿科感染性心内膜炎病例的研究中，发现 Duke 标准及修订的 Duke 标准的诊断灵敏度分别为 80% 及 88%。2000 年，中华医学会儿科学分会心血管学组提出小儿感染性心内膜炎诊断标准（试行标准）。国内小儿感染性心内膜炎协作研究组收集 216 例经病理证实或排除的感染性心内膜炎病例在比较 Duke 标准及试行标准的对照研究中发现，在病理证实的病例中试行标准确诊的病例占 156/193（80.8%），而 Duke 标准确诊病例占 94/193（48.7%），其中 42 例及 52 例分别符合 2 项主要指标及 1 项主要指标与 3 项次要指标，而 62 例（32%）因符合心内膜受累超声心动图征象及 2 项次要指标而符合试行标准的确诊标准。在病理排除的病例中，按 Duke 标准无 1 例被确诊，而按试行标准有 1 例因有心内膜受累征象（赘生物）及 2 项次要标准而被确诊。试行标准的诊断敏感度（80.8%）明显高于 Duke 标准（47%），两种诊断标准的特异度（95.7% vs. 100%）没有明显差异，Duke 标准的假阴性达 51.3%，试行标准的假阴性为 4.3%。在这一项研究中发现，心内膜受累超声心动图征象加 2 项次要指标作为确诊标准对提高诊断灵敏度的贡献显著，重要血管征象作为主要指标对诊断灵敏度及特异度无影响。试行标准经过临床研究及修改后，2010 年中华医学会儿科学分会心血管学组提出儿童感染性心内膜炎诊断标准（表 65-2）。

近年来，随着影像技术的发展，应用心脏/全身 CT 扫描，18F-FDG PET/CT 和放射标记白细胞 SPECT/CT 在识别感染性心内膜炎时心内膜累及证据及心外并发症方面得到明显改进，提高对无症状血管现象（栓塞事件或感染性动脉瘤）和心内膜病变的检测效果。增加这些影像学检查结果可以在诊断困难病例中改善 Duke 标准的诊断敏感性。2015 年，欧洲心脏协会发布感染性心内膜炎诊断标准，即在修订的 Duke 标准的主要标准"心内膜受累证据"中增加：①18F-FDG PET/CT（人工瓣膜植入>3 个月时）或放射性标记白细胞 SPECT/CT 检测人工瓣膜植入部位周围异常活性，以及②心脏 CT 确定的瓣膜旁病变，与超声心动图心内膜炎征象并列；次要标准"血管征象"中增加仅由影像技术发现的血管征象。临床研究证明，在诊断标准中增加 18F-FDG PET/CT 的心脏内活性灶使修订的 Duke 标准的诊断灵敏度从 70% 提高至 95%，可能感染性心内膜炎病例的比例从 56% 下降至 32%。

应当强调，感染性心内膜炎的症状及体征是由感染、免疫反应及其并发症而形成，与病原体、病程及患者年龄等有关。感染性心内膜炎的临床表现多无特异性，心内膜受累征象对诊断颇为重要。出现新的反流性杂音或原有心脏杂音加重在有基础心脏病时很难发现，免疫学及血管征象中奥斯勒结节、罗特斑及詹韦斑均少见。免疫复合物在肾小球肾炎的发生率虽有高达 42% 的报道，但大多<15%。免疫学征象的发生需要一定的时间，在病程早期往往缺如。现代分子技术的发展对早期发现病原微生物有帮助，已有将其作为修

表 65-2　儿童感染性心内膜炎诊断标准

一、病理学指标	
	1. 赘生物(包括已形成栓塞的)或心脏感染组织经培养或镜检发现微生物
	2. 赘生物或心脏感染组织经病理检查证实伴活动性心内膜炎

二、临床指标

(一)主要指标	1. 血培养阳性
	分别 2 次血培养有相同的感染性心内膜炎的常见微生物(草绿色链球菌,金黄色葡萄球菌,肠球菌等)
	2. 心内膜受累证据(超声心动图征象)
	(1)附着于瓣膜、瓣膜装置、心脏或大血管内膜、置植人工材料上的赘生物;或
	(2)腱束断裂、瓣膜穿孔、人工瓣膜或缺损补片有新的部分裂开;或
	(3)心腔内脓肿
(二)次要指标	1. 易感染条件　基础心脏疾病、心脏手术、心导管术、经导管介入治疗、中心静脉内置管等
	2. 较长时间的发热≥38℃,伴贫血
	3. 原有的心脏杂音加重,出现新的心脏杂音,或心功能不全
	4. 血管征象　重要动脉栓塞、感染性动脉瘤、瘀斑、脾大、颅内出血、结膜出血、詹韦斑
	5. 免疫学征象　肾小球肾炎、奥斯勒结节、罗特斑、类风湿因子阳性
	6. 微生物学证据　血培养阳性,但未符合主要标准中要求

三、诊断依据	1. 具备①~⑤项任何之一者可诊断为感染性心内膜炎:①临床主要指标 2 项;②临床主要指标 1 项和临床次要指标 3 项;③心内膜受累证据和临床次要指标 2 项;④临床次要指标 5 项;⑤病理学指标 1 项
	2. 有以下情况时可以排除感染性心内膜炎诊断:有明确的其他诊断解释心内膜炎表现;经抗生素治疗≤4 天心内膜炎表现消除;抗生素治疗≤4 天后手术或尸解无感染性心内膜炎的病理证据
	3. 临床考虑感染性心内膜炎,但不具备确诊依据时仍应进行治疗,根据临床观察及进一步的检查结果确诊或排除感染性心内膜炎

改诊断标准的内容。但是,任何诊断标准均不能代替临床的分析判断,对待表现不同的感染性心内膜炎病例需要紧密结合诊断标准和临床表现进行综合分析。

七、治疗

(一)抗生素治疗

消除引起感染的病原体是治疗的关键。早期及有效的抗生素治疗(antibiotic therapy)可以提高本病的治愈率。抗生素的选择最好根据检出的病原微生物及其对抗生素的敏感程度。如果血培养阴性则根据临床特点分析可能的病原微生物而选择合适的抗生素。赘生物内细菌浓度高,且能抵御吞噬及其他机体防御机制,细菌的代谢率低,故需要足够剂量及比较长期的抗生素治疗。静脉给药可提高及保持血浓度达到治疗效果。应采用

杀菌型并具有较大穿透性的抗生素,并根据病原体对抗生素的敏感程度采取联合抗生素治疗。联合用药要求同时或紧接着给药,以达到最大的抗菌协同作用。选择合适的抗生素及治疗方案后尚需要密切观察临床症状并根据血培养及炎症标志物评价治疗效果,同时监测治疗药物血浓度,特别是氨基糖苷类抗生素和糖肽类抗生素,有利于调整剂量,预防抗生素的副反应。氨基糖苷类抗菌药与β-内酰胺类抗菌药物联合常可获得协同作用,为治疗感染性心内膜炎的有效药物。最近的相关指南(ESC)中已有所改变,不再推荐氨基糖苷类抗生素用于自体瓣膜的金黄色葡萄球菌性心内膜炎。因没有显示其临床有益,且增加肾脏毒性。氨基糖苷类药物副反应严重,在儿科病例中慎重使用。通常抗生素治疗至少 4 周,有时需要 6~8 周。根据临床及实验室检查的变化进行调整。人工瓣膜心内膜炎的治疗时间长于自体瓣膜心内膜炎。停用抗生素后 8 周内需要复查血培

养，复发多数发生在该阶段。抗生素治疗对于降低新的栓塞事件的风险至关重要。

1. 链球菌性心内膜炎 青霉素敏感（最低抑菌浓度≤0.10μg/ml）的链球菌感染者：青霉素、阿莫西林或头孢曲松治疗4周。青霉素（20~30）万U/(kg·d)，每4~6小时1次，静脉滴注；阿莫西林300mg/(kg·d)，每4~6小时1次，静脉滴注；头孢曲松（Ceftriaxone）100mg/(kg·d)，每12小时1次，或80mg/(kg·d)，每天1次，静脉滴注。

青霉素耐药（最低抑菌浓度≥0.20μg/ml）的链球菌感染者：青霉素或氨苄西林或阿莫西林或头孢曲松（治疗4周）加庆大霉素（最初2周），人工瓣膜的链球菌心内膜炎需治疗6周。青霉素（20~30）万U/(kg·d)，每4小时1次，静脉滴注；氨苄西林200~300mg/(kg·d)，每4~6小时1次，静脉滴注；头孢曲松（ceftriaxone）100mg/(kg·d)，每12小时1次，静脉滴注；庆大霉素3mg/(kg·d)，每8小时1次，静脉滴注。

对青霉素或头孢曲松过敏者，万古霉素30~40mg/(kg·d)（日总量<2g），每8小时1次，静脉滴注（每次持续>1小时），4周。注意对肾、耳的毒性。

2. 肠球菌性心内膜炎 对青霉素敏感性较差，宜首选氨苄西林或阿莫西林合并应用庆大霉素，疗程6周。对氨基糖苷类药物耐药或不耐受者可选用氨苄西林加头孢曲松。对β-内酰胺类抗生素过敏者，万古霉素合并庆大霉素治疗6周，或氨苄西林/舒巴坦［300mg/(kg·d)，分次，每6小时1次，静脉注射］合并庆大霉素治疗6周。

3. 葡萄球菌性心内膜炎 很多金黄色葡萄球菌株耐青霉素，故应选用耐青霉素酶的青霉素，苯唑西林200mg/(kg·d)，分次，每4~6小时1次，静脉滴注，或头孢唑林100mg/(kg·d)，分次，每6~8小时1次，静脉滴注，治疗4~6周，加或不加庆大霉素3mg/(kg·d)，分次，每8小时1次，静脉滴注，最初3~5天。对青霉素过敏，耐药或疗效不佳者可用万古霉素加庆大霉素。对万古霉素耐药或不耐受者可用达托霉素（daptomycin）10mg/kg，静脉滴注，每日1次。

人工瓣膜的葡萄球菌心内膜炎患者用苯唑西林加利福平及庆大霉素（最初2周），治疗至少6周。也有建议利福平在有效抗生素治疗3~5天

后应用，即菌血症消除时联合用药对细菌具有协同拮抗作用，并可预防利福平耐药菌株。

4. 革兰阴性杆菌性心内膜炎 革兰阴性杆菌包括大肠埃希菌、铜绿假单胞菌及HACEK菌组等，应根据细菌学检查结果选择合适的抗生素。一般可选用第三代头孢霉素，如头孢哌酮（cefoperazone）、头孢噻肟（cefotaxime）、头孢曲松（ceftriaxone）等，并加用庆大霉素，或氨苄西林与庆大霉素联合应用，病程至少6周。

5. 真菌性心内膜炎 两性霉素B最常应用，1mg/(kg·d)，静脉注射，维持3~4小时，疗程≥6周，加或不加5-氟胞嘧啶，100~150mg/(kg·d)分次口服，每6小时1次。常需外科手术去除赘生物及病灶。经过以上治疗后换用咪唑类药（如氟康唑、伊曲康唑、伏立康唑）长期抑制性治疗。经抗真菌药物治疗有效，但不适合手术者需长期口服咪唑类药。

对于临床确诊，血培养尚未明确病原菌或血培养阴性的感染性心内膜炎患者病情急重而需要及时抗生素治疗时最好咨询感染疾病专家。抗生素治疗方案的选择通常需要考虑患者的临床特点及病程经过、是否用过抗生素、自体瓣膜或人工瓣膜感染、如手术后是早期或晚期、获得感染的地方（社区、医院内）及当地细菌对抗生素敏感程度等。社区获得、自体瓣膜性心内膜炎，急性起病抗生素选择需考虑金黄色葡萄球菌感染；临床经过呈亚急性，抗生素选择需考虑金黄色葡萄球菌、草绿色链球菌、肠球菌等感染。人工瓣膜心内膜炎在术后≥12个月发生的与自体瓣膜心内膜炎相似，<12个月发生或院内感染需考虑耐药金黄色葡萄球菌感染。通常的经验治疗方案，针对社区获得、自体瓣膜心内膜炎及术后≥12个月人工瓣膜心内膜炎采用氨苄西林、苯唑西林及庆大霉素联合，对青霉素过敏者采用万古霉素加庆大霉素；术后<12个月人工瓣膜心内膜炎或院内感染、医疗相关的心内膜炎采用万古霉素、庆大霉素及利福平联合。对于血培养始终阴性的感染性心内膜炎病例，往往也要应用经验方案（耐青霉素酶的青霉素与庆大霉素，或万古霉素与庆大霉素）治疗。在治疗过程中需要密切观察，根据病情及检验结果决定是否需要调整抗生素，同时注意抗生素的不良反应。

疗程结束终止治疗的依据为体温、脉搏正常，自觉情况良好，体重增加，栓塞现象消失，血象及血沉恢复正常等，如血培养多次阴性则更可靠。停止治疗后，应随访 2 年，以便对复发者及时发现与治疗。

（二）外科手术治疗

难治性心功能不全是导致感染性心内膜炎患者死亡及治疗后生命质量差的主要原因，主要由瓣膜破坏、腱索断裂引起，与人工瓣膜功能障碍及基础心脏病等也有关。很多时候抗生素治疗不足以控制病情，需要外科手术共同治疗处理。在过去几十年早期外科治疗感染性心内膜炎取得良好效果，去除心脏赘生物和污染的人工材，修复或置换损害的瓣膜，挽救严重患者生命，病死率明显降低。近年来，感染性心内膜炎病例接受外科治疗（surgical treatment）的比例增加，在有些医疗中心高达 50%。外科手术治疗的指征（indications for surgery）主要有：①二尖瓣或主动脉瓣损坏，重度反流导致心力衰竭；②经过合适的抗生素治疗 1 周以上仍持续发热、血培养阳性或心内赘生物增大；③心脏瓣膜穿孔、破损、瓣周脓肿或瘘管形成，呈现局部破坏性感染或感染扩散；④大型或有脱落风险的赘生物，特别是位于左心瓣膜上的赘生物；⑤真菌或抗生素耐药病原体引起的心内膜等。手术时应去除感染灶、赘生物、修复瓣膜（或换瓣）及纠治基础心脏病（先天性心血管畸形）、术后残留缺损、梗阻。持续发热尚可能与以下因素有关：①抗生素治疗不够或不恰当；②耐药菌感染；③局部感染灶未被控制；④栓塞或心外部位感染；⑤静脉置管感染；⑥抗生素副反应。需要通过各种辅助检查明确原因。超声心动图检查有助于发现局部感染病灶扩散征象，如瓣周脓肿、假性动脉瘤、瘘管、赘生物增大等。持续发热，出现新的房室传导阻滞要高度怀疑瓣膜周围病灶扩散。

据报道，需要外科治疗的感染性心内膜炎患者占 25%~30%。如有外科治疗指征应尽早手术。早期手术指初次住院，抗生素治疗疗程完成前。也有将早期外科手术分为紧急（emergency，诊断后 24 小时内），急需（urgent，诊断后 2~7 天）及选择性（selective，抗生素治疗 1~2 周后）三类。手术时间取决于病情严重程度及医疗条件及经验，最好由"心内膜炎团队"共同商议根据病情及手术风险权衡决定。严重心功能不全时手术死亡率高。不仅患者状态不稳定，感染的心脏瓣膜脆弱手术处理难度大，容易造成术后裂开，不明显的病灶容易被忽略，导致感染性残留、复发的可能。但是，如果延迟手术也可能导致感染扩散，心脏结构破坏使病情加重危及生命。在抗生素治疗过程中，应用超声心动图监测瓣膜功能、心功能及赘生物等。如果心功能急剧恶化，即使未完成抗生素疗程也应争取手术。术后继续用抗生素，与术前用药时间相加至少达到 1 个完整疗程。如果手术时取得的赘生物等病灶组织经培养为阳性，用药时间宜更长。

关于儿科感染性心内膜炎患者的长期预后的数据有限。1987—2017 年感染性心内膜炎儿童（138 例）手术治疗结果的研究发现，手术死亡率为 5.8%，5 年和 25 年的长期生存率分别为 91.5% 和 79.1%，无复发心内膜炎的报道为 94.7%。相比之下对于那些接受非手术治疗的病例，经过心脏手术治疗的内膜炎患者重复瓣膜置换率较低。

（三）支持治疗

全身支持治疗也很重要，包括休息、营养和输血等。有心功能不全者，根据病情选用强心、血管活性药物。

八、预防

感染性心内膜炎的死亡率及病残率仍然比较高，感染性心内膜炎的预防显然具有重要的意义。大多数感染性心内膜炎的病原菌，如链球菌均为口腔、消化道及泌尿道的正常菌群，这些部位检查或治疗操作均可导致菌血症。为了防止菌血症继而导致心内膜炎，推荐在进行相关检查或治疗操作前后应用抗生素以预防（prevention）感染性心内膜炎已有 50 余年，具体预防方法包括抗生素种类、用法及接受预防的对象，曾经多次修订。但是预防的理念及具体方法大多根据体外试验研究结果及专家共识形成，缺乏循证医学依据。根据临床经验及资料，以往应用抗生素预防感染性心内膜炎的效果仍存在疑问，此外，尚存在抗生素副作用及产生耐药性的弊端。注意口腔卫生与及时治疗口腔疾病对预防感染性心内膜炎可能较抗生素更重要。

目前认为，预防对象应限于感染性心内膜炎发生率高或合并症、死亡率高的人群：①有感染性心内膜炎病史；②人工瓣膜置换或人工材料修补瓣膜；③未经治疗的发绀型先天性心脏病患者，先天性心脏病姑息分流术、使用管道或其他人工材料术后患者，先天性心脏病修复术后有残留分流或瓣膜反流患者，先天性心脏病修复术后无残留分流或梗阻患者术后 6 个月或直到人工材料内皮化形成。高危病例在接受涉及牙龈组织，牙齿根尖周围部位或引起口腔黏膜破损的牙科手术前需要抗生素预防。抗生素预防不推荐常规用于呼吸道（气管镜、支气管镜、喉镜）、消化道（胃镜、结肠镜、经食管超声）及泌尿道（膀胱镜）检查操作时。对青霉素或氨苄西林无过敏者，术前 30~60 分钟应用阿莫西林或氨苄西林 50mg/kg，1 次口服或静脉注射，也可换用头孢氨苄 50mg/kg，1 次口服。对阿莫西林及氨苄西林过敏者可用克林霉素 20mg/kg，1 次口服或静脉注射。

（陈树宝）

参考文献

1. ELEYAN L，KHAN A A，MUSOLALLI G，et al. Infective endocarditis in paediatric population. European J pediatrics，2021，180（10）：3089-3100.

2. 感染性心内膜炎诊断标准评价协作组. 感染性心内膜炎诊断标准的评价-附病理证实 216 例分析. 中华儿科杂志，2013，41：738-742.

3. DAY M D，GAUVERAU K，SHUKMAN S，et al. Characteristics of children hospitalized with infective endocarditis. Circulation，2009，119（6）：865-870.

4. GUPTA S，SAKHUJA A，MCGRATH E，et al. Trends，microbiology，and outcomes of infective endocarditis in children during 2000-2010 in the United States. Congenital Heart Dis，2017，12（2）：196-201.

5. 徐欣怡，郭颖，刘廷亮，等. 儿童金黄色葡萄球菌感染性心内膜炎临床分析. 中华实用儿科临床杂志，2019，34：1707-1710.

6. 陈星伟，刘亚欣，于欢，等. 阜外医院感染性心内膜炎 300 例临床特征分析. 中国循环杂志，2018，33：1102-1107.

7. 小儿感染性心内膜炎研究协作组. 小儿感染性心内膜炎治疗现状. 中华儿科杂志，2009，47：388-392.

8. COX D A. Pediatric infective endocarditis：a clinical update. Pediatr Clin N Am，2020，67（5）：875-888.

9. PASQUALI S K，HE X，MOHAMAD Z，et al. Trends in endocarditis hospitalizations at US children's hospitals：impact of the 2007 American Heart Association antibiotic prophylaxis guidelines. Am Heart J，2012，163（5）：894-899.

10. CAHILL T J，BADDOUR L M，HABIB G，et al. Challenges in infective endocarditis. J Am Coll Cardiol，2017，69（3）：325-344.

11. MURDOCH D R，COREY G R，HOEN B，et al. Clinical presentation，etiology，and outcome of infective endocarditis in the 21st century. Arch Intern Med，2009，169（5）：463-473.

12. LIESMAN R M，PRITT B S，MALESZEWSKI J J，et al. Laboratory diagnosis of infective endocarditis. J Clin Microbiol，2017，55（9）：2599-2608.

13. BALTIMORE R S，GEWITZ M，BADDOUR L M，et al. Infective endocarditis in childhood：2015 update a scientific statement from the American heart association. Circulation，2015，132（15）：1487-1515.

14. AFONSO L，KOTTAM A，REDDY V，et al. Echocardiography in infective endocarditis：state of the art. Curr Cardiol Rep，2017，19（12）：127.

15. WANG A，GACA J G，CHU V H. Management considerations in infective endocarditis. JAMA，2018，320（1）：72-83.

16. HABIB G，PATRIZIO LANCELLOTTI P，ANTUNES M J，et al. 2015 ESC Guidelines for the management of infective endocarditis. European Heart Journal，2015，36（44）：3075-3123.

17. ERBA P A，PIZZI M N，ROQUE A，et al. Multimodality imaging in infective endocarditis：an imaging team within the endocarditis team. Circulation，2019，140（21）：1753-1765.

18. HABIB G，DERUMEAUX G，AVICRINOS J F，et al. Value and limitations of the Duke criteria for the diagnosis if infective endocarditis. J Am College Cardiology，1999，33（7）：2023-2029.

19. LI J S，SEXTON D J，MICK N，et al. Proposed modifications to the Duke criteria for the diagnosis of infective endocarditis. Clin Infect Disease，2000，30（4）：633-638.

20. 中华医学会儿科学分会心血管学组，《中华儿科杂志》编委会. 儿童感染性心内膜炎的诊断标准建议. 中华儿科杂志，2010，48：913-915.

21. KHOO B，BURATTO E，FRICKE T A，et al. Outcomes of surgery for infective endocarditis in children. A 30 years experience. J Thorac Cardiovac Surg，2019，158（5）：1399-1409.

第六十六章

心 包 疾 病

心包是包裹在心脏及大血管起始部外面的一个坚固的、呈烧瓶形的囊袋,由两层结构组成,内层为心包脏层,由单层间皮细胞、胶原及弹力纤维形成内浆膜层,紧贴于心脏的表面;外层为心包壁层,由纤维组织形成约 2mm 厚的结构包裹心脏。脏层在大血管起始部折返,衬于壁层的内面。脏层与壁层之间形成心包腔,其内含有少量液体,在正常成人为 15~50ml,以保证心脏在心包腔内可自由搏动,心包液内含有磷脂,可起润滑作用,以减少心脏搏动时脏层与壁层之间的摩擦。

心包壁层有坚固的韧带组织,前面附着于胸骨和剑突,后面附着于脊柱,下面附着于横膈,以固定心脏在胸腔内的位置。心包的血供来自主动脉分支、乳内动脉及膈肌动脉。心包的神经分配来自迷走神经、左侧喉返神经及食管神经丛;亦受交感神经的星状神经节、第 1 背侧神经节及心脏、主动脉的横膈神经丛支配。心包的痛觉传入纤维

通过膈神经传入胸 4~5 脊髓,进入第 8 胸椎~第 12 腰椎的背侧根神经节的外周感觉神经纤维支配心包及臂丛。

心包的生理功能:润滑以减少搏动中对心脏的摩擦;固定心脏在胸腔内的位置;平衡心脏的重力和惯性静水压力;防止邻近器官的病变波及,如炎症的扩散;限制心脏的急性扩张;调节双心室舒张期的耦连;维持心腔的压力容积关系、搏出量及保持左心室几何形状。

心包疾病的病因见表 66-1。

一、急性心包炎

急性心包炎(acute pericarditis)是由多种病因引起的急性炎症性心包综合征(inflammatory pericardial syndrome),常有心包积液,亦可不产生积液。

表 66-1　心包疾病的病因

分类	病因
感染因素	病毒:肠道病毒(柯萨奇病毒、埃可病毒)、疱疹病毒(EB 病毒、巨细胞病毒、人类疱疹病毒-6)、腺病毒、细小病毒 B19,HIV
	细菌:结核分枝杆菌、肺炎球菌、链球菌、葡萄球菌、衣原体、支原体、立克次体
	真菌:组织胞质菌属、曲霉菌、念珠菌属、芽生菌属
	寄生虫:肺吸虫、弓形虫、棘球绦虫
非感染因素	自身免疫性疾病:风湿热、系统性红斑狼疮、类风湿关节炎、硬皮病、干燥综合征、系统性血管炎、结节病、白塞病、炎症性肠病
	肿瘤:淋巴瘤、肺癌转移、原发性肿瘤(如心包间皮瘤)
	代谢性因素:尿毒症、黏液性水肿
	创伤及医源性因素:穿透性及非穿透性胸部创伤、心包损伤综合征[如心包切开后综合征、心肌梗死后综合征、医源性创伤后(如起搏器导线插入、介入治疗等)]、食管穿孔、放射线损伤
	药物因素:抗肿瘤药物(如多柔比星、柔红霉素、阿糖胞苷、5-氟尿嘧啶、环磷酰胺等)、异烟肼、胺碘酮、环孢素、链霉素、疫苗等
	其他原因:慢性心力衰竭、肺动脉高压、淀粉样变性、主动脉夹层、先天性心包部分或完全缺如、心包囊肿

（一）病理

不同原因引起的心包炎症主要导致壁层心包水肿、增厚,产生心包积液。心包积液(pericardial effusion)的性质可分为纤维性及渗出性两种,不同病因及病程中可重叠存在。起病早期可以纤维蛋白渗出为主,液量较少,其后渗液增多,可为浆液纤维素性、浆液血性、出血性及化脓性,因病原体不同而异。炎症常累及心包膜下的表层心肌,并可导致心包增厚及粘连,若迁延不愈可引起心包缩窄。心包炎也可波及邻近器官,常见为纵隔、横膈及胸膜。部分心包炎合并心肌炎,如心功能正常,称为心肌心包炎(myopericarditis),如心功能受损,称为心包心肌炎(perimyocarditis)。

（二）病理生理

急性心包炎时,心包渗液是引起本症病理生理改变的主要基础。当心包渗液量明显增多达到数百乃至上千毫升时,心包膜的伸张也达到极限,心包腔内压力明显升高。同时渗液速度也起关键作用,若渗液缓慢增加,患儿尚可有适应过程,可耐受较长一段时间,但若渗液积聚迅速,即使量不多,心包膜也不能适时地相应扩张,心包腔内压力急剧升高。两种情况均会导致心室及心房充盈受阻,心室排出血量减少,心排血量降低,血压下降,为心脏压塞(cardiac tamponade)。由于血压下降及心包压力增加使冠状动脉供血减少、心肌缺血、心功能受损,心排血量进一步减少,形成恶性循环。同时充盈压升高,静脉回流受阻,引起体、肺静脉淤血的表现。

心包渗液对血流动力学影响的程度,不仅取决于心包渗液的速度及渗液量,同时亦取决于心包顺应性及心肌功能状况。

（三）临床表现

1. 症状

（1）胸痛:是急性心包炎的重要症状,85%~90% 的患者可出现该症状。疼痛通常位于胸骨后,也可在左前胸及剑突下,可放射至左颈、肩及手臂,性质为剧痛,如刀割样或呈压榨性疼痛,年长儿可自述,婴幼儿表现为烦躁不安。深吸气、咳嗽、平卧及体位转动时疼痛加剧,坐位及前倾时可减轻。胸痛尤见于急性心包炎早期,纤维蛋白渗出较多而液量较少时,渗液增多后疼痛反而有所减轻。

（2）心包渗液症状:心包渗液增多可压迫邻近器官,如上腹胀痛、恶心、压迫气管及喉返神经,则发生咳嗽、呼吸困难及声音嘶哑等。

（3）全身症状:常有发热、乏力、精神不佳、食欲缺乏及原发病的症状表现,如风湿热,慢性结核病,化脓性感染等相应表现。

2. 体征

（1）心包摩擦音:不足 1/3 患者有此表现,为本病特异性体征。常发生于急性纤维蛋白渗出为主的心包炎早期,如急性化脓性心包炎,结核性心包炎及风湿性心脏炎等,由于心包壁层与脏层之间产生大量纤维蛋白,心脏搏动时两层之间发生摩擦而产生,其性质粗糙,如皮革摩擦声,收缩期及舒张期均存在,部位常在心前区,胸骨左缘下部最为明显,前倾坐位吸气时易于闻及,持续时间不定,一般数小时至数日,长达数周者甚少,常随渗液量增多而消失。

（2）心包积液征。

1）心界增大:心界向两侧扩大,心尖冲动减弱,且位于相对浊界之内侧,液量多者相对浊音界消失。听诊心音低钝,遥远。液量较多者于背部左肩胛角下区叩诊变为浊音,叩诊时语颤增强,并可闻及支气管呼吸音,因肺基底部受压所致(亦称尤尔特征)。

2）心脏压塞:由于心包渗液迅速增加或大量积液超过心包扩张限度所致,表现为三联症(贝克三联症):①心音遥远;②低血压;③中心静脉压升高,表现为颈静脉怒张,肝颈静脉反流征阳性。患者出现心动过速、气促,脉压变小及奇脉(paradoxical pulse),即吸气时脉搏减弱或消失,呼气时又恢复正常,也可用血压来判断。吸气时收缩压下降超过 10mmHg 为奇脉。正常吸气时,胸腔内压下降,肺血管床容量增加,收缩压下降不超过 4~6mmHg。心脏压塞时,由于心包腔压力增加、肺静脉回流减少及室间隔偏移,导致左心室充盈锐减,吸气时收缩压下降更为明显,从而产生奇脉。应取平卧位检查。

急性心脏压塞的特点：①心脏扩大不明显，但搏动减弱；②心室舒张期充盈受阻，静脉压上升；③心排血量减少，血压下降。亚急性及慢性心脏压塞的特点：①心脏增大明显；②体、肺静脉淤血明显，如肝大伴触痛，腹水，水肿，颈静脉怒张，肝-颈静脉回流征阳性等。

（四）辅助检查

1. 心电图 60%~80% 患者有心电图改变，由心外膜下心肌受累导致，主要为 ST 段抬高及 PR 段压低。急性期多数导联 ST 段抬高，且弓背向下，以侧壁/下壁导联最明显（Ⅰ、Ⅱ、aVF、aVL、V_4~V_6），aVR 及 V_1 则相反。PR 段压低较常见，为急性心包炎最早期的表现，提示覆于心房外的心包炎症。部分患者可不合并 ST 段抬高，PR 段压低为唯一心电图改变。

急性心包炎典型心电图演变主要有 4 个阶段：①PR 段压低和/或弥漫性 ST 段抬高；②ST 段恢复到等电线，T 波低平；③多导联 T 波倒置，伴或不伴 ST 段压低；④心电图恢复正常。

大量心包积液或慢性心包炎时，可出现所有导联 QRS 低电压。大量积液也可导致心脏摆动，QRS 波振幅出现周期性变化，为电交替现象。

2. 胸部 X 线 少量心包积液时改变不明显。当积液量较大时，可出现心影增大，心腰平直或消失，心脏搏动减弱或消失，心影形状可随体位改变，如平卧时心底部增宽，站立时心底部变窄形如"烧瓶"或三角形（图 66-1）。急性心脏压塞时心影大小可正常。慢性心包炎可见心包钙化影。

3. 超声心动图 经胸超声心动图（echocardiography）是确诊心包积液最有效的方法，疑有急性心包炎患者均应行该检查。心包积液时可检测心脏与心包膜之间的液性暗区，慢性渗出患者，可探及心包腔内纤维束、粘连及其他机化物质，心包腔分隔。超声心动图有助于与其他心脏增大疾病如心肌病等鉴别。但约 40% 的急性心包炎患者超声心动图正常。

仰卧位检查时，如仅在收缩期心包囊后方探及少量积液而舒张期无提示，可为正常。如收缩期及舒张期均提示渗液存在，则为异常。随着渗出增多，积液也可在心包囊前方出现。大量积液时，心脏可能在心包腔内来回摆动。超声心动图可估计积液量，舒张末期液性暗区<5mm 为少量积液，5~20mm 为中量积液，>20mm 为大量积液（图 66-2）。

心脏压塞时，可观察到舒张早至中期右心室游离壁的塌陷，舒张晚期右心房内陷。也可观察到下腔静脉扩张未呈现正常时的吸气变异及室间隔运动异常。

4. CT 在超声心动图检查基础上，CT 已成为评估心包疾病重要的补充手段。CT 可提供清晰的心脏和心包解剖细节，亦能显示胸部及部分腹部病变，检测组织钙化较为敏感。静脉注射碘造影剂后显像使心包得以分辨。正常心包可见为被低密度纵隔和心外膜脂肪包围的薄曲线结构，厚度为 0.7~2.0mm。急性心包炎时，增强 CT 表现

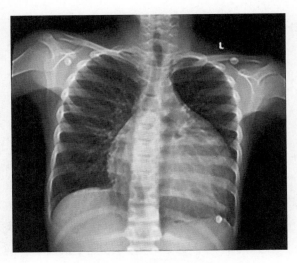

图 66-1　大量心包积液胸部 X 线图像

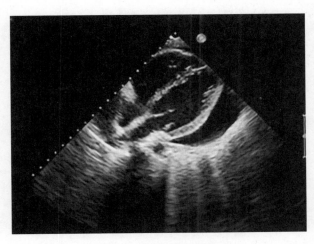

图 66-2　心包积液的超声图像
显示心包腔内的液性暗区。

为心包增厚,如有积液能清楚显现,心包腔内的纤维渗出也可有部分提示。

5. 其他检查　MRI亦有助于判断心包增厚,且与CT相比较,MRI能提供更多心肌组织及心脏功能的信息,对于诊断心包缺损、心包内肿块等有帮助。

炎症因子水平升高较常见,如C-反应蛋白(CRP)、红细胞沉降率(ESR)及外周血白细胞计数,可证实急性炎症的存在,且有助于判断心包炎活动或治疗效果。如合并心肌炎,心肌损伤标志物(心肌肌钙蛋白、肌酸激酶同工酶CK-MB)可升高。

6. 心包穿刺或外科引流　心包穿刺或外科引流可直接观察积液性状,送检积液常规,生化和各种病原学检查,有助于病因诊断。

(五)诊断及鉴别诊断

1. 诊断　急性心包炎需满足4项中至少2项:①典型胸痛(锐痛,坐位前倾减轻);②心包摩擦音;③心电图新近出现的广泛ST段抬高或PR段压低;④新近出现的心包积液或在原有积液的基础上加重。其他指标包括炎症因子水平升高;心脏CT或MRI提示心包炎症证据。病原学诊断须结合临床及实验室资料。

2. 其他鉴别诊断　如限制型心肌病与扩张型心肌病等,根据超声心动图及其他影像学检查,是否存在液性暗区,心腔大小及舒缩功能状态等可作出鉴别。

(六)治疗

1. 病因治疗　针对原发病应用相应的药物,如抗结核,抗感染等针对病原治疗。

2. 辅助治疗　卧床休息,限制活动,增加能量,蛋白质及维生素的补充。

3. 心脏压塞的处理

(1)予以静脉输液,暂时增加舒张期充盈压,提高心排血量。避免使用血管扩张剂和利尿剂。

(2)心包穿刺(pericardiocentesis)引流。

1)指征:①出现低心排血量、低血压及奇脉提示有心脏压塞时,需穿刺引流解除心脏填塞;②疑似细菌性心包炎,免疫功能低下的心包积液

患儿,或积液病因不明时用于诊断目的。

2)方法:操作过程中应持续心电监护。常选择剑突下区进行穿刺:患儿取45°半坐位,在剑突与左肋缘相交的尖角处进针,使针与胸壁成45°角斜面,针头向上,略向后,紧贴胸骨后推进,针尖进入心包腔后少量液体流出,或感到穿进一层包膜时可试抽。随后可插入导丝并植入猪尾导管以取代穿刺针,以便继续引流。建议在超声引导下进行,有条件可至心导管室行该操作更为安全。若大量积液时,一次穿刺放液不宜过多过快,以免引起虚脱,穿刺后须持续监护,以防心脏压塞复发,并应作超声复查。

4. 外科心包切开引流术及心包开窗术　心包切开引流适用于需持续心包引流且积液较稀薄者。心包开窗术较单纯放置引流管能引流更多的积液,心包腔可向胸膜腔和腹膜腔开放,且可放置多根引流管。术中可取出心包组织行病理检查。现利用胸腔镜技术行心包开窗术,能减小手术创伤、减轻痛苦。

5. 经皮球囊心包扩开术(percutaneous balloon pericardiotomy)　该手术适用于慢性、持续性和/或心包积液反复产生者,相对于外科心包开窗手术,创伤相对较小,主要用于成人肿瘤性疾病导致心包积液者。目前,儿童多为个案报道。在X线及超声引导下,剑突下穿刺入心包腔,再通过导丝及扩张导管送入扩张球囊使其骑跨在壁层心包膜上,充气撑开球囊,在壁层心包上造成一裂孔,扩开后再次将心包引流导管沿导丝插入,引流剩余液体。

二、常见类型心包炎

(一)细菌性心包炎

细菌性心包炎(bacterial pericarditis)也称化脓性心包炎(purulent pericarditis),是可危及生命的严重感染。由于常伴随全身感染,使心包炎症状被原发病所掩盖,不易早期发现,一旦出现心脏压塞,死亡率甚高,且有迅速发展成缩窄性心包炎的危险,若能及早发现,应用有效抗生素及心包通畅引流,则预后大为改善。

1. 病因　细菌性心包炎常继发于他处感染，通过血行播散或直接蔓延而致。肺部为最常见的原发病灶。亦可继发于化脓性关节炎、骨髓炎、脑膜炎或软组织感染等。常见病原菌为金黄色葡萄球菌、流感嗜血杆菌、肺炎链球菌及脑膜炎双球菌等，其中金黄色葡萄球菌为最常见的病原菌，心脏手术后3个月内并发细菌性心包炎亦多由该菌引起。免疫功能低下患儿还需警惕真菌感染。

2. 病理　细菌性心包炎在临床发现时常已化脓，渗液呈化脓性，含有许多脓细胞，并有纤维蛋白渗出，炎症可迅速发生机化，粘连将心包渗液分隔成多个小腔，继之发生心包腔闭塞，心包膜增厚，短者数周内可形成缩窄，最终心包钙化。部分患者，炎症可累及附近的胸骨、胸膜和横膈，使心包壁层与周围组织形成致密的粘连。

3. 临床表现

（1）一般表现：患者常有寒战、高热、精神萎靡、食欲下降、烦躁等全身感染中毒症状及原发病的症状，如肺炎、脓胸、化脓性关节炎、骨髓炎、软组织感染等表现。

（2）心包炎：胸痛为常见症状，可放射至左肩、背部及上腹部，心动过速，呼吸困难，心界扩大，心音减弱，部分可闻及心包摩擦音，重者可发生急性心脏压塞，血压下降。部分患者可在1个月内出现心包缩窄，表现肝脾大、腹水、水肿等明显的体静脉淤血征。

4. 辅助检查　血白细胞明显增高，伴核左移，部分细胞内出现中毒颗粒。心包穿刺获取心包积液常呈黄色混浊或脓性，其中中性粒细胞明显增多，蛋白含量增高，葡萄糖含量降低，乳酸脱氢酶含量增高。积液病原学检查应尽量全面以明确病原菌，包括革兰染色、抗酸染色、真菌检查，培养需涵盖需氧菌、厌氧菌和真菌。

超声心动图及CT可确定积液存在及估计积液量，超声还可引导穿刺操作，随访观察有无形成粘连，分隔及缩窄趋势等，有助于判断疗效及预后。

5. 治疗　疗效取决于早期诊断，早期合理使用抗生素，积极控制感染及彻底引流心包积液。

（1）抗生素：病原未明确前，应使用广谱抗生素，且尽量覆盖最常见的致病菌（金黄色葡萄球菌、肺炎链球菌及流感嗜血杆菌）。对于有耐甲氧西林金黄色葡萄球菌风险的患者，初始治疗应包括静脉应用耐青霉素酶类青霉素（如苯唑西林）或万古霉素，以及第三代头孢菌素（如头孢曲松、头孢噻肟）。合并免疫功能低下的患者可加用氨基糖苷类抗生素。病原一旦明确，应针对病原菌选择有效抗生素，静脉用药疗程至少3~4周。

（2）心包腔引流：单独使用抗生素不足以治疗细菌性心包炎，需对心包腔进行经皮或手术引流。如果化脓性积液不能经皮抽吸，则需要手术开窗或心包切除术，心包腔内使用链激酶或尿激酶可改善引流效果。积液排除须彻底，以免发生心包粘连和缩窄。

（3）全身支持疗法：经静脉或肠道补充高蛋白、高能量营养物质及维生素，以防机体衰弱，影响康复。

（二）结核性心包炎

结核性心包炎（tuberculous pericarditis），在小儿中仍较常见，尤其是在欠发达和经济卫生条件较差的地区，其发生率较高，多见于学龄期儿童，既是慢性心包积液的常见原因，也是缩窄性心包炎的主要原因之一。

1. 病因　本病由结核分枝杆菌引起，常源于气管、支气管周围或纵隔淋巴结逆行播散或原发结核感染早期通过血行播散引起，偶由胸膜直接蔓延。血行播散可无肺部感染表现。

2. 病理　结核性心包炎开始为弥漫性纤维蛋白及浆液渗出，渗液早期以多核细胞为主，随后代之以淋巴细胞和浆细胞，并有抗酸杆菌存在，渗液呈草黄色、混浊，也可呈血性（暗红色或咖啡色），蛋白含量常超过25g/L。当急性期积液渗出快速时可发生心脏压塞，积液吸收后，心包增厚，肉芽肿形成，在心包壁层沉积着一层厚的纤维组织，此时已不再有抗酸杆菌存在，但可出现干酪样坏死，最后肉芽肿被纤维组织所代替，而形成心包缩窄和钙化。

3. 临床表现

（1）结核感染症状：多起病隐匿，低热、伴盗汗、乏力、体重下降、精神不佳、食欲减退，病程长者呈消耗性病容。

（2）心包炎表现：结核性渗出性心包炎常呈缓慢进展过程，表现为窦性心动过速，心音低钝或遥远、奇脉。少数可进展迅速。早期渗液尚不多时可闻及心包摩擦音，由于渗液积聚增多，摩擦音逐渐消失。

（3）肝淤血明显，常出现右上腹疼痛、肝脏增大、腹水及肝-颈静脉回流征阳性。部分患者可伴胸腔积液。

结核性心包炎发展为慢性缩窄性心包炎的过程中，临床表现不同于急性或亚急性渗出性结核性心包炎。明显的症状如发热，盗汗和胸痛并不常见。突出的症状与严重慢性体静脉淤血伴低心排血量有关，如颈静脉怒张，血压下降，脉压变小，腹水及消瘦。常见的症状为呼吸困难，由于大量胸腔积液引起。

4. 诊断　结合病史、病程、临床症状及体征，胸部 X 线、CT 及超声心动图等，渗出性心包炎不难诊断。典型的心包液呈浆液血性或血性，以淋巴细胞为主。积液或心包组织检查显示抗酸杆菌存在，或积液分枝杆菌培养呈阳性，或 PCR（Xpert MTB/RIF）检查阳性，则结核性心包炎可确定诊断。如其他部位发现结核感染证据，心包渗液以淋巴细胞为主，未刺激 γ-干扰素（unstimulated interferon-gamma，uIFN-γ）、腺苷脱氨酶（adenosine deaminase，ADA）、溶菌酶水平升高，或诊断性抗结核治疗有效，可考虑诊断为结核性心包炎。

5. 治疗

（1）急性期应休息，补充足够的营养物质。

（2）抗结核治疗：利福平、异烟肼、吡嗪酰胺和乙胺丁醇的四联治疗方案至少 2 个月，继以异烟肼和利福平再治疗 4 个月（总共 6 个月）较为有效。

（3）肾上腺皮质激素：在有效的抗结核治疗下，加用肾上腺皮质激素有减轻心包炎症及促进心包渗液吸收和防止心包粘连缩窄的作用，疗程共 6 周。

（4）有心脏压塞者应及早做心包引流。如经 4~8 周抗结核治疗，病情无好转或加重，需行心包切除术。

（三）病毒性心包炎

病毒性心包炎（viral pericarditis）可由多种病毒引起，在经济发达地区是最常见的心包炎类型。其心包渗液呈浆液性或浆液血性，常与心肌炎同时存在。无严重心肌损害者，多数经过良好。

1. 病因　柯萨奇病毒（Coxsackie virus）感染最为常见，1960 年已有报道。EB 病毒、巨细胞病毒、流感病毒，腺病毒、风疹病毒、流行性腮腺炎病毒、麻疹病毒、呼吸道合胞病毒、单纯疱疹病毒、乙型肝炎病毒、HIV 等均可引起急性病毒性心包炎（表 66-1）。

2. 病理　心包渗液大多数为浆液性或浆液血性，以淋巴细胞为主，较少发展为缩窄性心包炎（<0.5%）。

3. 临床表现　患者常在发病前 1~3 周有上呼吸道感染或胃肠道感染的病史，也常常与病毒感染同时存在。心包炎表现多为急性起病，胸痛、发热、胸闷、呼吸困难。可有腹痛，以低龄儿童为主。部分可闻及心包摩擦音。心包渗液量一般为少至中量，因大量渗液引起心脏压塞者甚少。有时与肺炎、胸膜炎或心肌炎同时存在。

本病为自限过程，病程可达数月，多数预后良好，极少数可复发，病程迁延数月至 2 年可发展为缩窄性心包炎。

4. 诊断　根据病史、临床表现及影像学检查等可作出渗出性心包炎的诊断。累及心肌者，心肌损伤标志物可升高。病毒性心包炎的确诊需对心包液和心包/心外膜活检进行全面的组织学、细胞学、免疫组织学和分子学检查。血清中的病毒抗体或自咽部、直肠拭子中分离的病毒抗原与心包液或心包组织中的病毒不一定相关，因此血清病毒学检查结果参考价值有限。

心包穿刺液检查渗液呈黄色混浊，为浆液性或浆液血性，有较多白细胞及纤维蛋白渗出，一般以淋巴细胞为主。渗液中肿瘤坏死因子-α（TNF-α）、血管内皮生长因子（VEGF）、碱性成纤维细胞生长因子（bFGF）、IL-6、IL-8 和干扰素-γ等细胞因子增加，表明存在局部炎症反应。通过定量 PCR 技术在心包组织及心包液中检测到病毒核酸有助于确诊病原。

5. 治疗　本病有自限性,故以对症治疗为主,包括休息及口服非甾体抗炎药(NSAIDs),主要为阿司匹林,联用秋水仙碱可降低复发概率。如效果不明显,除外细菌感染后可短期加用肾上腺皮质激素。但其有再激活病毒感染的风险,导致炎症持续而不推荐常规使用。患者多在几天或几周内临床症状明显好转,6周内痊愈。

(四)肺吸虫性心包炎

由并殖吸虫(paragonimus)引起的并殖吸虫病,统称为肺吸虫病,是世界性分布的人兽共患寄生虫病。我国是并殖吸虫分布最广且种类最多的国家,多个省市均有感染病例报告。肺吸虫病引起肺吸虫性心包炎(paragonimus pericarditis)并不少见。据重庆医科大学附属儿童医院统计数据,自1991—2015年收治的1 174例肺吸虫病,在超声心动图检查768例患儿中,心包受累者占33.1%。

1. 病因　本病是自然疫源性疾病,由于人生食或半生食含有肺吸虫囊蚴的淡水甲壳类十足动物(如螃蟹、蝲蛄)而感染,生饮含囊蚴的溪水也可导致感染。患者摄入囊蚴后,囊壁在肠道溶解,童虫溢出穿过肠壁进入腹腔、胸腔、肺、脑、皮肤引起不同的临床表现。移行至心包腔引起肺吸虫性心包炎。

2. 病理　肺吸虫童虫在心包腔移行过程中造成损伤,引起心包渗液,组织破坏及小血管破裂出血,形成脓性或血性渗出物,一般为浆液纤维素性心包炎,含大量嗜酸性粒细胞,病程迁延可导致粘连,最终发展为缩窄性心包炎。

3. 临床表现

(1)一般表现:起病缓慢,潜伏期不易确定,吞入肺吸虫囊蚴后,一般约在6个月发病,短者数天,长者可达1年以上,逐渐出现食欲减退、乏力、低热或中度发热,部分出现荨麻疹等。

(2)心包炎表现:胸闷、胸痛或不适,急性渗出阶段,积液量为中至大量,一般可达数百至上千毫升,故有不同程度的心包积液征或填塞症状,而出现心包摩擦音较少,少数病程长者转为慢性缩窄性心包炎。

(3)伴随其他部位病灶:脑、肺部感染灶,胸腔积液、腹水,游走性皮下包块。脏器组织内感染灶均有移行性特点。

4. 辅助检查

(1)实验室检查:外周血示白细胞数增高,嗜酸性粒细胞比例及绝对计数显著升高。浆膜腔积液检查:嗜酸性粒细胞数增高,乳酸脱氢酶、腺苷脱氨酶及IL-5等增高,葡萄糖降低。肺吸虫抗原皮内试验阳性;血清免疫学试验阳性(酶联免疫吸附试验、斑点免疫渗滤试验检测肺吸虫特异性抗体)。

(2)影像学检查:胸部X线特异性不强,可显示肺部及胸膜改变、心包积液表现。CT对病变检出率更高,表现多样,随不同感染阶段表现各异。除可直接显示积液外,在肺吸虫移行阶段主要表现为炎症、出血等;后期可形成囊肿、结节;病灶吸收后可出现钙化影,需与其他感染性疾病鉴别。

(3)病原学及组织学检查:心包液镜检可见嗜酸性粒细胞、夏科-莱登结晶,偶可发现虫卵;心包组织病理检查可发现虫体移行的窦道、夏科-莱登结晶和嗜酸性粒细胞浸润。

5. 诊断

(1)诊断依据:①流行病学史:有生食或半生食淡水蟹、蝲蛄或生饮溪水史;②临床表现:心包炎证据;其他部位病灶相应表现;③外周血嗜酸性粒细胞比例或绝对值明显升高;④肺吸虫抗原皮内试验阳性和/或血清免疫学试验阳性;⑤影像学检查异常表现;⑥病原学和/或组织学检查有特征性改变。

具备第①②③项者为疑似病例,具备第①②③④项或①②③⑤项者为临床诊断病例;临床诊断病例同时符合第⑥项者为确诊病例。

(2)鉴别诊断:肺吸虫性心包炎因其渗出液性质可呈浆液纤维素性、脓性、血性,故易与病毒性、化脓性及结核性心包炎相混淆而导致误诊。但患者全身感染中毒症状较轻,常无急性起病病史,结合临床、流行地区及辅助检查可加以鉴别。

6. 治疗

(1)药物治疗:首选吡喹酮。推荐剂量为75mg/(kg·d),分3次口服,连用3天为一个疗程,疗效较佳。

（2）外科治疗：有心包缩窄趋势者，宜早期手术，缩窄病程长者，预后差，术后常死于心肌不可逆损害所致的心脏功能不全。

三、慢性缩窄性心包炎

慢性缩窄性心包炎（chronic constrictive pericarditis）是各种心包炎症的最终结局，急性心包炎后经过数月或数年，最后发生心包粘连增厚，纤维组织增生，导致心包纤维化、钙化形成缩窄。引起缩窄性心包炎最常见的病因是结核性心包炎，化脓性心包炎也是常见原因，在肺吸虫流行的广大区域，肺吸虫性心包炎亦是缩窄性心包炎的重要病因。在发达地区，特发性心包炎、心脏手术后及放射损伤为主要病因。

（一）病理

心包慢性炎症后，纤维蛋白沉着，心包纤维瘢痕形成和增厚，使心包腔消失，造成脏层和壁层粘连融合，继之钙化促进心包增厚和僵硬，限制心脏活动，累及整个心脏。同时心包病变也累及到心包膜下的心肌组织，影响心肌功能和代谢，引起心肌萎缩，纤维变性，脂肪浸润及钙化等。

（二）病理生理

缩窄性心包炎，由于严重的纤维化或钙化形成一个丧失弹性的坚固外壳，因此限制了心脏各腔室的舒张期充盈。心包对称均匀的缩窄导致四个腔室的充盈压升高在同一水平。在舒张早期，由于心房压力显著升高，且因心室收缩末期容积小相关的舒张早期抽吸加剧，故出现异常的心室快速充盈。在舒张早期到中期，当心腔内容量达到失去顺应性的心包能承受的极限时，心室充盈受阻突然停止，受到限制的血液冲击心室壁而形成旋涡并产生震荡，从而产生舒张早期额外音，即听诊闻及的心包叩击音（pericardial knock）。因此，心室充盈几乎完全依赖于舒张早期，心排血量相应下降，导致乏力、体重下降，心动过速及血压下降。体循环淤血导致肝脏淤血肿大、肢端水肿、腹水及全身水肿。心脏收缩功能尚可维持，但当心包的炎症及纤维化累及心肌，亦可导致心肌收缩功能受损，心排血量进一步下降。

缩窄性心包炎患者在呼吸时胸腔内压力变化无法通过增厚的心包传递到心腔。吸气时，胸腔内压的下降会传递到肺静脉，但不会传递到左心。因此，驱动左心充盈的肺静脉至左心房的压力梯度降低，导致通过二尖瓣的血流减少。左心室充盈减少可使室间隔左移和右心室充盈增加，通过三尖瓣的血流增多。呼气时则相反，通过二尖瓣的血流增加，左心室充盈增加，室间隔右移而右心室充盈减少，通过三尖瓣的血流减少。

（三）临床表现

本症经过急性心包炎后，逐渐缓慢进展，除少数可观察到急性转为慢性过程外，由于代偿及耐受多数患者在数月或数年后才出现明显症状，故大多数慢性病患者已无原发病的特征，病因常不易确定。

1. 全身症状　呈慢性消耗性病容，乏力、心悸、上腹疼痛，饱胀及精神不佳、食欲减退。

2. 心包缩窄表现　逐渐出现劳累后气急、呼吸困难，晚期大量胸腔积液和腹腔积液，休息时出现呼吸困难，甚至端坐呼吸。心界正常或稍大，心尖冲动明显减弱或消失，心率增快及心音遥远，部分在胸骨左缘下段和/或心尖区闻及舒张早期额外音，即心包叩击音。此外，还可有第二心音分裂及三尖瓣反流性杂音的出现。

右心充盈压增高时，体静脉回流受阻征明显，颈静脉怒张，深吸气时更为明显（kussmaul 征）。肝大、腹水、胸腔积液、下肢水肿及静脉压升高等。当左心充盈压增高时，出现肺淤血的表现。

（四）辅助检查

1. 胸部 X 线　心影正常或稍大，也可偏小，心脏搏动减弱或消失，上腔静脉阴影增宽，可见心包钙化，此征可作为诊断的可靠依据。此外，还可见肺淤血或肺水肿，50%~60% 的患者伴有胸腔积液。

2. 心电图　为非特异性改变。可有非特异性T波改变，T波低平，ST 段压低，QRS 波低电压，部分心房扩大明显者出现 P 波增宽，心房颤动。少数可见电轴右偏类似右心室肥厚的异常图形，这是由于覆盖在右心室面致密的心包瘢痕伴有因流出道代偿性扩张和活动亢进所引起。

3. 超声心动图 为首选的影像学检查。M型超声显示缩窄性心包炎的心室有相互依赖特征:舒张早期室间隔突然移位(室间隔弹跳征),吸气时室间隔向左心室运动,呼气时室间隔向右心室运动。二维超声可见心包回声增强、心包增厚及钙化;轻至中度的双心房增大,房室沟处常有纤维带或钙化。由于右心室舒张早期压力升高及室间隔移位导致肺动脉瓣提前开放。体循环淤血表现(肝静脉扩张、下腔静脉增宽伴呼吸变异减弱)。

多普勒超声心动图可直观显示随着呼吸过程,通过二尖瓣及三尖瓣血流速度的显著改变:二尖瓣舒张早期峰值流速(E)在呼气相通常比吸气相增加>25%;三尖瓣舒张早期峰值流速在吸气相通常上升≥40%。组织多普勒示二尖瓣环舒张早期速度(e')增加,有助于与限制型心肌病相鉴别。

心肌应变成像显示整体纵向应变保留,而周向应变、扭转和舒张早期扭转明显减少。

4. CT 和 MRI CT 及 MRI 是超声心动图的重要补充。CT 显示心包钙化及心包增厚较为敏感,为心包手术提供准确的影像学信息。MRI 亦可显示心包增厚及钙化,灵敏度略逊于 CT,心肌延迟钆增强(late gadolinium enhancement,LGE)可评估增厚的心包是否存在活动性炎症,以指导用药。MRI 与 CT 还可显示室间隔弹跳征、心室轮廓扭曲、肝静脉扩张及浆膜腔积液等。

5. 心导管检查 对于无创性影像学检查仍不能明确诊断的患者,心导管检查有助于提供血流动力学信息,与限制型心肌病作进一步鉴别。

右心房舒张压、右心室舒张压、肺毛细血管楔压及左心室 a 波前舒张压均升高。左、右心室舒张末压力差≤5mmHg,压力曲线显示特征性的舒张早期快速压力下降,之后快速上升平台期到达高的舒张期平台(根号征、平方根征)。右心室收缩压及肺动脉压轻度升高,一般在 35~45mmHg,很少超过 60mmHg,显著升高者倾向于限制型心肌病。右心房压力曲线示 x 波仍存在,显著的 y 波,a 波与 v 波等高,呈"M"形或"W"形。

(五) 诊断与鉴别诊断

根据临床表现及辅助检查可作出诊断,但易发生误诊。主要因起病缓慢,急性心包炎的征候不明显,以体循环淤血为主要表现时,易误诊为肝硬化伴腹水。此外,与限制性心肌病鉴别(differentiate from restrictive cardiomyopathy)时,后者主要表现舒张功能不全,辅助检查无心包增厚及钙化的证据,肺淤血常见(表 66-2)。因此,凡遇原因不明的腹水、肝脏增大、呼吸困难、颈静脉怒张及静脉压升高者,虽然无心脏扩大,也必须考虑本病,应进一步做 X 线、超声心动图、CT 或 MRI 检查,必要时做心导管检查等。

(六) 治疗

一旦确诊,应尽早争取做心包切除术。术后死亡率为 6%~25%,致死原因为低心排综合征,因此争取在心脏功能无严重损害之前手术将改善预后。

四、心包切开术后综合征

心包切开术后综合征(postpericardiotomy syndrome,PPS)是一种炎性胸膜心包综合征,包括发热、胸痛、心包炎和胸膜炎等症状,常在心脏直视术后数天到数周内发病,儿童发病率 10%~28%,略高于成人,<2 岁者较少见。PPS 发病机制不明,可能与心包或心外膜创伤后的自身免疫反应有关。有研究发现患者血清中出现高滴度抗心脏抗体。亦有认为与病毒感染同时存在并触发引起有关。

(一) 病理

本症虽无确定诊断的组织学特征,但从心脏直视手术的患者中,证明心包产生组织型纤维蛋白溶酶原激活剂,与手术时间延长,心包的间皮损害和炎症增加,以及心包纤维蛋白溶解活性降低有关,后者也可能促使术后发生心包炎症及粘连。心包渗液外观呈草绿色,也可似血清液或纯血性的。

表 66-2　缩窄性心包炎与限制型心肌病鉴别要点

	缩窄性心包炎	限制型心肌病
病史	心包炎、心脏手术、外伤、放射治疗、结缔组织病史	无相关病史
体格检查	kussmaul 征,心包叩击音	库斯莫尔呼吸,瓣膜反流杂音,S_3
ECG	低电压,非特异性 ST/T 改变,心房颤动	低电压,假性梗死波形,QRS 波增宽,电轴左偏,心房颤动
胸部 X 线	心包钙化（1/3 患者）	无心包钙化
超声心动图	室间隔弹跳征 心包增厚及钙化 二尖瓣舒张早期峰值流速（E）在吸气相通常下降>25%,肺静脉血流速度呼吸变异率（D 峰）>20% 组织多普勒:二尖瓣瓣环舒张早期速度（e'）>8.0cm/s 血流扩布速度（Vp）>45cm/s	左心室缩小,心房显著扩大,室壁厚度可增加 E/A>2,E 峰减速时间缩短 二尖瓣血流呼吸变异不明显 组织多普勒:二尖瓣瓣环舒张早期速度（e'）<8.0cm/s 血流扩布速度（Vp）<45cm/s
心导管	心室压力曲线平方根征 左右心室舒张末压力差≤5mmHg 心室相互依赖	右心室收缩压显著升高多>50mmHg 左右心室舒张末压力差>5mmHg
CT/磁共振	心包厚度>3~4mm,心包钙化,心室相互依赖	心包厚度正常（<3mm）,心肌异常

（二）临床表现

起病常在心脏术后 1~3 周,一般不超过 3 个月。出现发热、胸膜炎样胸痛、心包积液及胸膜腔积液。胸痛位于胸骨后或前胸,性质类似于胸膜炎,呈刺痛,于深吸气、吞咽、仰卧时加重,可放射至头颈部和外侧胸廓。部分患者可闻及心包摩擦音。导致心脏压塞者不多,罕见发生缩窄者。伴有非特异性炎症表现如血沉、白细胞、CRP 升高。影像学检查除心包炎表现外,多数患者具有胸腔积液表现。5% 患者复发,常见于术后前 3 个月。

（三）诊断

PPS 的诊断是排除性诊断,应排除引起发热和胸痛的其他病因。心脏术后存在以下 5 个症状中的 2 项或以上,可考虑诊断:①不明原因的发热;②胸膜炎样胸痛;③心包或胸膜摩擦音;④心包积液和/或胸腔积液;⑤CRP 升高。

（四）治疗

本症有自限性,处理策略同前述心包积液,轻且无症状者自然吸收不需治疗。药物治疗主要为基于经验的抗炎治疗,以提高缓解率及降低复发风险,主要针对有症状、有炎症表现的患者。包括非甾体消炎药或糖皮质激素,常用药物有阿司匹林、秋水仙碱、布洛芬、吲哚美辛及泼尼松等。非甾体抗炎药物不能耐受或无效时,可考虑糖皮质激素治疗。

五、先天性心包缺如

先天性心包缺如（congenital absence of the pericardium）较为罕见,多因手术或尸检偶然发现,男多于女（3:1）。

先天性心包缺如源于心包发育异常,最常见累及左侧心包,累及右侧者极少。约有 30% 伴有其他先天性心脏或肺发育异常,如房间隔缺损、二叶主动脉瓣、动脉导管未闭、法洛四联症、肺隔离症及支气管囊肿等,并有家族发病的倾向。

大部分患者无明显临床症状,少数病人由于心包缺如的边缘压迫在冠状动脉分支或心脏某一部分（常为左心耳）,经缺损疝出或嵌入而出现胸痛、心律失常、晕厥或猝死。左侧完全心包缺如者,心尖冲动明显左移,心前区搏动增强,第二心音分裂增宽。

超声心动图显示心脏左移、心脏搏动增强及右心室增大。CT 或 MRI 检查具有诊断价值,MRI 可直接显示心包。

对于心包部分缺如者,特别是有症状且发生心脏疝入风险较高者,应行手术治疗,多为心包成形术,少数采用心包切除术。心包完全缺如者不建议手术。

(张　蕾　刘晓燕)

参 考 文 献

1. ZIPES D P,LIBBY P,BONOW R O,et al. Braunwald's heart disease. 11th ed. London:Elsevier,2018.

2. FUSTER V,HARRINGTON R A,NARULA J,et al. Hurst's the heart. 14th ed. New York:McGraw-Hill Education,2017.

3. ADLER Y,CHARRON P,IMAZIO M,et al. 2015 ESC Guidelines for the diagnosis and management of pericardial diseases:The Task Force for the Diagnosis and Management of Pericardial Diseases of the European Society of Cardiology(ESC)endorsed by the European Association for Cardio-Thoracic Surgery(EACTS). Eur Heart J,2015,36(42):2921-2964.

4. SHADDY R E,PENNY D J,FELTES T F,et al. Moss and Adam's heart disease in infants,children and adolescents including the fetus and young adult. 10th ed. Philadelphia:Lippincott Williams & Wilkins,2021.

5. TROUGHTON R W,ASHER C R,KLEIN A L. Pericarditis. Lancet,2004,363(9410):717-727.

6. 邹峥,杨文萍,邹音,等. 23例小儿结核性心包炎诊疗体会. 中华结核和呼吸杂志,2000,23(3):180.

7. MORADIAN M,ALIZADEHASL A. Atlas of Echocardiography in pediatrics and congenital heart diseases. Berlin:Springer,2021.

8. COSYNS B,PLEIN S,NIHOYANOPOULOS P,et al. European Association of Cardiovascular Imaging(EACVI) position paper:multimodality imaging in pericardial disease. Eur Heart J Cardiovasc Imaging,2014,16(1):12-31.

9. WANG Z J,REDDY G P,GOTWAY M B,et al. CT and MR imaging of pericardial disease. Radiographics,2003,23:S167-S180.

10. 徐志伟. 小儿心脏手术学. 北京:人民军医出版社,2006.

11. HERRON C,FORBES T J,KOBAYASHI D. Single center experience of pediatric percutaneous balloon pericardiotomy. Cardiol Young,2021,31(2):212-215.

12. MEDRANDA A C,CARBALLO C,YFRAN W E,et al. Purulent pericarditis:experience in a reference pediatric hospital. Int J Infect Dis,2018,73:325.

13. ABDEL-HAQ N,MOUSSA Z,FARHAT M H,et al. Infectious and noninfectious acute pericarditis in children:An 11-year experience. Int J Pediatr,2018,2018:5450697.

14. PARIKH S V,MEMON N,ECHOLS M,et al. Purulent pericarditis:report of 2 cases and review of the literature. Medicine(Baltimore),2009,88(1):52-65.

15. DUPUIS C,GRONNIER P,KACHANER J,et al. Bacterial pericarditis in infancy and childhood. Am J Cardiol,1994,74(8):807-809.

16. MAYOSI B M,BURGESS L J,DOUBELL A F. Tuberculous pericarditis. Circulation,2005,112(23):3608-3616.

17. IMAZIO M,BRUCATO A,MAESTRONI S,et al. Risk of constrictive pericarditis after acute pericarditis. Circulation,2011,124(11):1270-1275.

18. RISTIĆ A D,PANKUWEIT S,MAKSIMOVIĆ R,et al. Pericardial cytokines in neoplastic,autoreactive,and viral pericarditis. Heart Fail Rev,2013,18(3):345-353.

19. 胡杨红. 儿童肺吸虫病1 174例临床分析. 重庆:重庆医科大学,2017.

20. 刘晓燕,钱永如. 小儿肺吸虫性心包炎43例临床分析. 重庆医科大学学报,2004,29(6):843-845.

21. VISTARINI N,CHEN C,MAZINE A,et al. Pericardiectomy for constrictive pericarditis:20 years of experience at the Montreal Heart Institute. Ann Thorac Surg,2015,100(1):107.

22. JOTTRAND E,SERSTE T,MULKAY J P,et al. Longitudinal strain by speckle tracking echocardiography in constrictive pericarditis. Eur Heart J Cardiovasc Imaging,2018,19(6):638.

23. GENTRY J,KLEIN A L,JELLIS C L. Transient constrictive pericarditis:current diagnostic and therapeutic strategies. Curr Cardiol Rep,2016,18(5):41.

24. LEHTO J,KIVINIEMI T. Postpericardiotomy syndrome after cardiac surgery. Ann Med,2020,52(6):243-264.

25. LOPEZ D,ASHER C R. Congenital Absence of the Pericardium. Prog Cardiovasc Dis,2017,59(4):398-406.

第六十七章

心脏创伤

近年来,由于城市建设和高速公路的快速发展,心脏创伤(heart trauma)的发病率逐年增加。心脏创伤在儿童的发病率虽明显低于成人,但由于这类患者伤情均较危重,常伴有严重的复合伤,许多患者未抵医院已经死亡。因此,早期正确的诊断、及时迅速有效的急救处理对挽救患者的生命和提高治愈率十分重要。

一、病因

心脏创伤在战争年代大多是由于枪弹、弹片、尖刀等锐器穿入所致的贯穿性损伤。在和平建设年代则大多为意外伤害。尤其是儿童,非贯穿性损伤多见,如车祸、高空坠落、地震灾害等,据文献报道,1961—2012 年美国共报道 1 062 例儿童心脏创伤病例,其中 59.9% 为心脏纯性挫伤,由车祸导致的心脏纯性创伤占 53.5%;枪击导致心脏创伤中 50% 是贯穿伤。此外,随着小儿先天性心脏病治疗技术的不断提高和普及,开展小儿心导管造影和介入治疗等所致的意外损伤,还有心脏、大血管手术等医源性损伤也偶有发生。

二、病理和临床表现

(一) 贯穿性损伤

心脏贯穿性损伤包括心包、心肌损伤,伴或不伴有冠状动脉及心内结构损伤,损伤部位以右心室最常见(约 60%),其临床症状取决于损伤的部位和裂口的大小。有以下几种情况:①心包伤口小,心脏伤口大:临床以急性心脏压塞症状为主。血压下降、四肢冷、脉搏细速、心区浊音界扩大和奇脉等,听诊心音降低。②心包和心脏伤口均保

持开放:心脏出血快速流入胸腔及体外,临床上以出血性休克为主,全身冷汗、口渴、脉搏细速、呼吸浅弱、血压下降、烦躁不安等休克症状。③心包伤口大、心脏伤口小:视损伤心脏的部位和大小,若斜行刺伤,损伤范围较小可自行闭合停止出血,但亦可在数天或数周后因血块溶解或脱落而再次出血,出现迟发性心脏压塞症状。

(二) 非贯穿性损伤

这类创伤在儿童车祸中最常见。心脏钝性伤时,胸壁外部可正常无损,这类病人常合并严重复合伤或多处骨折,其临床表现可被其他部位严重损伤的表现所掩盖,以致延误诊断,需特别警惕。

1. **心包损伤**　单纯心包损伤很少见,大多合并心脏其他部分的损伤,因此临床表现主要属于复合心脏创伤。当心包挫伤和少量出血时,可无症状,有时听诊检查可闻及一过性心包摩擦音。

2. **心肌损伤**　其病理改变的程度和范围变异很大。从心外膜下或心内膜下的点片状出血性淤斑到大块心肌出血和局限性心肌坏死,其临床症状主要依据损伤程度和范围,轻者可无明显症状。心律失常是轻度心肌挫伤的主要表现,以心动过速或早搏为多见。

3. **心肌破裂**　为心脏创伤中最严重的状况,是导致死亡的常见原因,大多发生在心房和心室的游离壁。可在受伤时即刻破裂,也有在受伤两周内心肌挫伤区的软化坏死而发生延迟性破裂。临床大多在受伤后即刻或数分钟即出现出血性休克或心脏压塞症状。

4. **心内结构损伤**　无论是贯穿或非贯穿性损伤,均有可能导致心内结构损伤,包括房、室间隔、瓣膜或乳头肌。室间隔穿孔多位于肌部间隔,瓣膜损伤的发生率依次为主动脉瓣、二尖瓣、三尖

瓣。房室瓣的损伤多表现为腱索和乳头肌的撕裂或瓣叶穿孔。室间隔穿孔可在胸骨左缘3、4肋间听到收缩期杂音,如同先天性心脏病室间隔缺损。如破口较大、分流量多时,则可引起急性左心功能不全。同样,瓣膜损伤其临床症状与其他原因所致的瓣膜疾病类似,若有主动脉瓣或二尖瓣损伤导致瓣膜关闭不全,通常在相关听诊区可闻及收缩期杂音。不同的是,外伤所造成的瓣膜关闭不全病变发生迅速,心肌缺乏代偿适应的过程,更容易发生急性心功能不全。

(三) 医源性心脏大血管损伤

这类损伤可发生在心导管造影检查、先天性心脏病介入治疗、射频消融术、起搏器安装术及心内直视手术后。从病理上讲,这类创伤也属于心脏贯穿伤,但其成因、诊断、治疗及预防上都各有特点。

1. **心导管和造影检查** 心导管穿破心肌或血管时,术者可感到突破感。如穿孔小、出血量少,早期并无症状。如穿孔大,则可迅速出现心率、血压变化、急性休克症状。心室间隔穿孔时导管压力和血氧可出现明显变化。

2. **瓣膜狭窄扩张治疗** 肺动脉瓣狭窄扩张后导致破裂。因压力较低,出血相对较少,患者更常见症状是一过性晕厥和右心室流出道痉挛。但主动脉瓣狭窄和主动缩窄扩张不当引起破裂则更凶险,出血量大,可立刻表现为心脏压塞和急性休克状态。

3. **介入封堵治疗** 随着封堵技术的不断提高、封堵装置的不断完善,儿童PDA、ASD治疗大多采用封堵技术。但若器材选择和操作不当也可引起心脏创伤,包括封堵器脱落,造成肺栓塞或体循环栓塞;瓣膜损伤、腱索断裂,甚至心脏大血管穿孔出血。

4. **射频消融** 该技术在儿童心律失常患者中应用逐渐扩大,但解剖关系不清,操作动作不慎、放电量过大等可致心肌坏死、破溃、穿孔。也有因消融电极导管缠绕于二尖瓣腱索上不能退出而需开胸手术的报道。

5. **安装起搏器** 安装心内膜起搏器所致的心脏大血管损伤包括手术中和手术后。手术中大多和电极导管过硬、右心室壁较薄、手术操作过分用力有关。术后破裂穿孔常常与感染有关。目前,先天性心脏病术后小婴幼大多放置心外膜起搏导线。

三、辅助检查

任何损伤前胸壁心脏危险区的贯穿或挤压伤,以及有颈部、上腹部、腋部、后胸壁或纵隔的贯穿伤,均应高度警惕心脏创伤可能。对于病情危重临床已有明显心脏压塞和出血症状的患儿需紧急手术抢救。对于病情较稳定,疑有异物存留或为进一步明确诊断或排除其他器官损伤时,可适当选用某些辅助检查。

1. **X线片** 对心脏压塞患儿,可见心影增大、透视可见心脏搏动减弱、心包腔内有液平面,同时也可显示有无气胸或血气胸,以及有无异物残留。

2. **心电图** 最常见表现为窦性心动过速、QRS波低电压、ST-T波改变。若心电图ST段持续抬高,则提示有冠状动脉损伤。

3. **超声心动图** 适用于病情相对平稳或其他器官修复后疑有心脏创伤的患者。对胸部有伤口的患者做食管超声检查更为合适,可明确有无心包积血及程度,了解心内结构的损伤以及异物的位置。

4. **心导管及血管造影检查** 对于病情稳定,疑有心内结构损伤的患者必要时可做心导管及血管造影检查,进一步明确诊断。

5. **肌钙蛋白的测定** 肌钙蛋白(TnT,TnI)是诊断心肌细胞损伤的最敏感、最特异的指标,它具有在血中出现时间早、灵敏度高、特异度强的和持续时间长等特点,对诊断心肌挫伤有较大价值。

四、诊断

心脏损伤危险区(risk area of heart injury)在胸壁的投影信息,包括上界起自锁骨,下界至肋骨两侧,外界为锁骨中线,在此区域内的闭合性或开放性损伤最易伤及心脏。在心脏危险区受到明显外伤,伴有明显的内、外出血或心脏压塞征象的患者需高度怀疑心脏创伤,但在儿童除非是贯透性心脏损伤,大多为复合创伤,包括胸、腹、颅脑等,需高度警惕。对心脏多发性损伤,要注意除关注心脏外部损伤外,避免遗漏心脏内部结构的损伤(如室间隔、瓣膜等)。在儿童单纯的心包损伤或心肌挫伤较少见,一旦发生心脏创伤,大多为破裂出血,需紧急抢救。近年来,随着小儿先天性心脏病介入治疗的广泛开展,因操作不当导致的医源性心脏大血管损伤时有发生。心导管穿破心肌或血管时,术者常会有异常感觉。如穿孔小,心包腔积血缓慢,早期可不出现心脏压塞现象。如穿孔大,出血明显则会出现心率增快、血压下降或心脏压塞现象。故对心导管诊断或介入治疗,操作结束需常规做心脏超声检查,以排除因操作不当导致的心包腔内积血。

五、治疗原则

小儿一旦发生心前区贯透伤,如有异物插入,切不可当即拔除,需立即行床边摄片等检查,明确损伤部位。如证实累及心脏及大血管,则需在备好体外循环一切设备的前提下方可处理。对非贯透伤疑有心脏损伤病人,剑突下心包穿刺既可明确诊断,也可解除部分心脏压塞,缓解症状。对心导管或介入治疗操作不慎导致心脏或大血管破裂出血,视破口大小。如出血较少,病情平稳,可采取非手术疗法,有心包积血需做心包穿刺或置心包引流管。如出血较多,有明显心脏压塞症状或

心脏超声证实有心内结构破坏(瓣膜撕脱、室间隔穿孔等)则需采取紧急开胸手术,以免延误抢救时机。手术必须在体外循环辅助下方能进行。

(刘锦纷)

参 考 文 献

1. 朱晓东,张宝仁.心脏外科学.北京:人民卫生出版社,2007.
2. MYLONAS K S,TSILIMIGRAS D I,TEXAKALIDIS P, et al. Pediatric Cardiac Trauma in the United States:A Systematic Review. World J Pediatric Congenital Heart Surg,2018,9(2):214-223.
3. KAPTEIN Y E,TALVING P,KONSTANTINIDIS A,et al. Epidiemiology of pediatric cardiac injuries:a national trauma data bank analysis. J Pediatic Surg,2011,46(8):1564-1571.
4. EREN S,BALCI A E,ULKU R,et al. Thoracic firearm injuries in children:Management and analysis of prognostic factors. Eur J Cardiothorac Surg,2003,23(6):888-895.
5. Janson J T,Harris D G,Pretorius J,et al. Pericardial rupture and cardiac herniation after blunt chest trauma. Ann Thorac Surg,2003,75(2):754-761.
6. ALLEN C J,VALLE E J,THORSON C M,et al. Pediatric emergency department thoracotomy:a large case series and systematic review. J Pediatric Surg,2015,50(1):177-181.
7. VAN AS A B,MANGANYI R,BOOKS A. Treatment of thoracic trauma in Children:lterature review,red cross war memorial children's hospital data analysis,and guidelines for management. Eur J Pediatric Surg,2013,23(6): 434-443.

第六十八章

川　崎　病

　　川崎病（Kawasaki disease，KD）是好发于儿童、以全身血管炎性病变为主要病理改变的急性发热性疾病，于1967年1月由日本学者川崎富作（Tomisaku Kawasaki）首先报道。目前，KD所致的心血管损害在发达国家或地区已成为儿童最常见的后天性心脏病之一，且为成年后缺血性心脏病的危险因素。

一、流行病学

　　KD好发于亚裔儿童。2011年，小于5岁的日本儿童KD发病率为243.1/10万，2012年则为264.8/10万，2013—2014年KD的发病率为（302.5~308）/10万。自1993年以来，我国先后开展了KD的流行病学调查，其总发病率为（2.34~54.2）/10万，各地区差异较大。就上海地区最近的流行病学调查发现，2008—2012年上海地区KD的发病率为5.05/10万，其冠状动脉损害（coronary artery lesion，CAL）的发生率为15.9%，2015—2017年上海地区发病率为（103~107）/10万，CAL的发生率约为5%。2000—2004年北京地区的KD发病率为（40.9~50.1）/10万；2010年中国台湾地区为82.8/10万。

　　亚裔人较多，日本民族尤多，即使在美国，亚裔婴儿发病率也较非洲裔高三倍，较白人高六倍；各国统计数字有明显差异，至今仍以日本最多，我国的发病率较日本为低，非洲撒哈拉沙漠以南地区发病率最低。

　　多发生于婴幼儿，3个月内很少见，可能具有胎传的抗体，母体传播的IgG下降后发病率即上升。日本报道最年幼KD年龄为出生后20天，成人病例也有报道，但属罕见，应先排除中毒性休克综合征（toxic shock syndrome），此为金黄色葡萄球

菌所致，表现为高热、血压下降、呕吐、腹泻、腹痛及肌痛，全身发生烈日灼伤样皮疹。据日本统计，3个月内KD患儿占全部的1.8%，9岁后占1%，6~11月龄为发病高峰，77%发生于2岁内。也有国家与地区报道其发病高峰年龄较晚，为18~24个月。KD死亡率逐年下降，至1992年日本共报告死亡数405名，1991年仅8名（0.14%），1992年仅3名（0.05%）。2015—2016日本流行病学调查显示死亡数2名（0.01%）。

　　四季均可发病，日本第24次全国（2015—2016年）调查显示春夏之际为发病高峰期，秋季较少；我国也以春夏之交稍多。但在美国，常有小的地方性流行，自冬季至春季。

二、病因与发病机制

　　目前，KD病因与发病机制（pathogenesis）仍不明确，主要研究集中在感染、免疫和遗传三个方面。

（一）感染

　　KD的发生具有季节性、区域流行性、自限性、低复发率的特点；临床表现为发热、皮疹、黏膜病变、结膜病变、颈部淋巴结肿大，均符合感染性疾病或由感染诱发的临床特点。实验室检查显示，KD患儿C反应蛋白（CRP）升高，红细胞沉降率（ESR）增快，周围血象白细胞数升高等亦支持类似于急性感染性疾病特点。近年来，已通过各种研究方法提示，许多特异的病原体和KD有相关性。在已报道的感染因素中，溶血性链球菌、葡萄球菌肠毒素类、EB病毒和逆转录病毒较多。近年来，还提出腺病毒、人新型冠状病毒、微小病毒13~19、肺炎支原体、衣原体、弓形体属、假结核耶

尔森菌、丙酸杆菌、立克次体、幽门螺杆菌感染甚至原虫、螨虫感染与 KD 发病有关。Benseler 等回顾性研究 129 例 KD 患儿,通过多元相关分析发现 33% 患儿存在感染,病原菌是细菌或病毒。但也有一些不支持感染因素:如缺乏人与人之间传播的证据;无常规感染源。近 30 年来,许多研究者利用常规细菌病毒培养、血清学检查和动物接种均未找到 KD 的感染源,相关的细菌病毒没有一个得到证实。国外有研究认为环境因素与 KD 发生有关。

(二) 免疫

1. 超抗原学说 超抗原(superantigen)是一组 T 细胞介导的能够引起巨大免疫反应的一组蛋白质家族,很多微生物都能够产生超抗原,且其中很多参与了人类疾病的发病过程。超抗原家族包括很多种微生物,如细菌、病毒、真菌等。证据表明超抗原作用是 KD 发病中的一个共同的属性。超抗原可以被广义的分为两部分,即外源性超抗原和内源性超抗原,外源性超抗原是一组由细菌产生的可溶性,中等大小的蛋白质。葡萄球菌肠毒素是研究最多的细胞外超抗原。

有学者报道,从 KD 急性期患儿体内分离出产生超抗原的细菌,且主要是葡萄球菌产生的毒血休克综合征和链球菌产生的致热外毒素(pyrogenic exotoxin)。但是,分离超抗原或超抗原产生物的难度比较大,很多研究者就从免疫激活反应中寻找超抗原的证据。超抗原介导的过程通过反应性 T 细胞的多克隆性证实,同时,患者心肌组织中该种多克隆超抗原 T 细胞受体-v13(TCR-V 13)家族的浸润也说明该过程为超抗原免疫反应。随着年龄的增长,免疫系统的老化与超抗原介导的免疫反应和疾病相抗衡。新生儿期的免疫系统是独特的,TCR 能够鉴别自身或异体成分。超抗原家族的出现导致了超抗原反应性 T 细胞的减少,而不是超抗原有关的细胞因子的释放,新生儿时期过后,从小鼠 KD 模型中也发现了相同模式的疾病过程,超抗原在幼年小鼠冠状动脉炎和冠状动脉瘤的形成过程中起作用。这种独特的年龄相关的疾病模式和超抗原介导的免疫过程,可以解释 KD 的发病高峰主要在儿童期,新生

儿期少发病,成人几乎不发病的现象。

2. 普通抗原学说 研究报道,KD 急性期反应是一种普通抗原介导的免疫反应,感染源通过呼吸道或消化道进入体内,成为 KD 病原感染的最可能的渠道。KD 是一种自限性疾病,其临床症状和体征可以在 1~2 周内自行缓解或消失,基本不会复发,也提示该疾病为感染而不是自身免疫性疾病。在 KD 急性期血浆白细胞介素-6(interleukin-6,IL-6)水平的研究中,细菌或病毒感染者的血清 IL-6 水平与 KD 患者血清 IL-6 水平相等或稍高。川崎病急性期患者冠状动脉瘤的管壁上 $CD8^+$ T 淋巴细胞的数量显著高于 $CD4^+$ T 淋巴细胞的数量,而已经证实超抗原可以同时刺激 $CD8^+$ T 淋巴细胞和 $CD4^+$ T 淋巴细胞增殖,但在外周血中 $CD8^+$ T 淋巴细胞的数量减少,这表明他们是抗原驱动的。通过对 T 淋巴细胞的研究表明,KD 是一种普通抗原感染而不是超抗原感染。既然超抗原可引起川崎病患者体内各种器官组织的病理变化,也应该能在外周血液循环中检测到该抗原,但在川崎病患儿急性期的外周血中没有检测到任何超抗原。

(三) 遗传

目前,对 KD 病因及发病机制的研究越来越多地深入到遗传基因方面。

1. 川崎病易感基因(susceptible gene) 人类全基因组关联研究(Genome-wide association study,GWAS)已发现 *ITPKC*、*CASP3*、*FCGR2A*、*CD40*、*BLK* 多个基因及 SNP 位点与川崎病易感性及丙种球蛋白治疗耐受抵抗有关。

(1) ITPKC 通路相关基因:1,4,5-三磷酸肌醇 3 激酶 C(inositol 1,4,5 trisphosphate 3-kinase C,ITPKC)基因位于 19 号染色体,其编码的 ITPKC 蛋白作为一种钙离子调节分子可负性调节 T 细胞的活动。含半胱氨酸天冬氨酸水解酶(caspase-3,CASP3)基因位于 4 号染色体上,其编码蛋白 CASP3 是一种细胞凋亡的关键分子。rs113420705SNP 位点在 CASP3 的 5′UTR 端,该 SNP 位点与 T 细胞活化核因子(nuclear factors of activated T cell,N-FAT)有关且与川崎病易感性有关。Yoshihiro Onouchi 等报道了日本和美国

KD 患儿中 ITPKC 基因与其易感性相关并且可能与冠状动脉病变风险增加相关。ITPKC 可以通过 Ca^{2+}/NFAT 信号通路负性调节 T 细胞活化,并且其 C 等位基因可能导致 KD 的免疫异常活跃。Kuo 等也在中国台湾地区人群中发现 ITPKC 基因与 KD 易感性相关。

(2)FCGR2A 基因:Fcγ 受体属于免疫球蛋白超家族,是一类与免疫球蛋白 Fc 段结合的糖蛋白。免疫球蛋白 Fc 受体基因家族包括 FCGRIIA、FCGRIIB、FCGRIIIB。FCGRIIA 主要编码 Fcγ 受体Ⅱa,许多免疫反应细胞表面可以表达该受体。全基因组研究证实 FCGR2A 与 KD 易感性的关联,强调了炎症病理过程 IgG 受体的重要性。Khor 进行川崎病的 GWAS 研究,纳入 2 173 例 KD 患儿和 9 383 位正常对照健康儿童,包括不同人种和地区,研究发现 FCGR2A 与川崎病的易感性相关。Shrestha S 等报道了 FCGR2A 基因多态性与川崎病易感性相关,同时发现 FcγIIIB 基因编辑与 IVIG 治疗效果有关。

(3)CD40 和 BLK:Yoshihiro Onouchi 等对来自日本人群的 428 例 KD 患儿和 3 379 健康对照儿童进行 GWAS 相关研究,发现 BLK 和 CD40 基因与 KD 易感性相关。BLK 基因编码 B 淋巴酪氨酸酶,这是一种主要在 B 细胞表面表达的酶,参与转换信号分子激活 B 细胞受体。CD40 基因编码的 CD40 蛋白是肿瘤坏死因子受体家族的成员,主要表达在抗原提呈细胞如 B 细胞、巨噬细胞、树突状细胞和其他血管内皮细胞上。与 CD4+ T 细胞表面的配体 CD40L 结合,发挥活化体液免疫和细胞免疫的功能。

2. 川崎病合并冠状动脉病变有关的基因多态性

(1)血管内皮细胞生长因子及其受体基因多态性(gene polymorphism):Suzuki 等对 KD 患儿心内膜心肌活检和尸检结果提示心肌细胞、微血管的内皮细胞和平滑肌细胞中均有血管内皮细胞生长因子(VEGF)及其受体的广泛表达。Kariyazono 等发现位于第 2 号启动子区域 VEGF g.-634 G>C 的 G 等位基因的单核苷酸多态性(single nucleotide polymorphisms,SNP)在川崎病患儿冠状动脉病变中发挥重要作用,G 等位基因

频率在冠脉损伤组较无冠脉损伤组和正常对照组明显升高,GG 基因型在冠脉病变患儿中亦显著升高;另外,还发现位于第 2 号内含子 KDR g.+4422(AC)11-14 的 11AC 双核苷酸重复序列的 A1 等位基因多态性在冠状动脉病变较无冠状动脉病变和正常对照组明显升高。

(2)转化生长因子:转化生长因子(TGF-β)与其受体 1 和 2(TGF-βR1,TGF-βR2)及 Smad 蛋白共同组成 TGF-β 信号转导通路。Shimizu C 等报道了对 771 例川崎病患儿分析其与 TGF-β 通路相关基因之间的联系,发现 TGFB2、TGFBR 和 SMAD3 及其基因多态性与川崎病易感性、冠状动脉病变发生和丙种球蛋白治疗效果相关。TGF-β 是一种具有多种功能的多肽,可以调节多种细胞的增殖、分化、凋亡、迁移。在心血管疾病中,TGF-β 可以诱导血管生成、心肌细胞肥大、钙化和纤维化。在免疫性疾病中,TGF-β 可以通过复合体的相互作用调节前炎症 T 细胞和抗炎症 T 细胞的平衡。因心血管重塑和免疫活化在川崎病中的重要作用,故认为 TGF-β 在川崎病疾病发展中发挥重要作用。

(3)基质金属蛋白 3 和基质金属蛋白 9:川崎病急性期血清基质金属蛋白酶(MMP-9)显著升高,提示其在血管损伤和冠状动脉瘤形成中具有重要作用。通过对 MMP-3 5A/6A 和 MMP-9 C-1562T 多态性进行研究,表明 MMP-3 6A/6A 基因型在川崎病合并冠状动脉病变组较无冠状动脉病变组和正常对照组明显升高($P=0.0036$,$P=0.0127$);然而 MMP-9 的等位基因和基因型在各组间无差异,提示该位点不是川崎病合并 CAL 的易感基因位点,但 MMP-3 6A/6A 基因可能是冠状动脉病变独立危险因素。

(4)白细胞介素 10:Yang 等对白细胞介素 10(IL-10)基因的 3 个位点(1082A、819T、592T)的多态性进行分析表明,IL-10-1082A/-819T/-592A 基因多态性与中国儿童川崎病发生无关,但在合并冠状动脉病变患儿中 IL-10 ATA 单体型的发生频率高于 Non-ATA 单体型,比较差异有显著性($P<0.01$),IL-10 基因启动子区 ATA 单体型合并冠状动脉损伤的概率是 Non-ATA 单体型的 4.26 倍($P<0.01$)。IL-10-1082 单碱基 G 被 A 替换、

IL-10 基因启动子区 ATA 单体型均可导致川崎病急性期 IL-10 水平显著降低，不足以拮抗干扰素 α（TNF-α）等炎症对冠状动脉的损伤。该研究提示 IL-10 启动子区的多态性是 KD 合并冠状动脉病变的易感基因位点。

（5）IL-2RA 基因：IL-2RA 基因编码的 IL-2 受体是调节性 T 细胞的标记抗体，可以抑制免疫反应和维持免疫稳态。Kuo 等研究发现中国台湾地区人群 IL-2RA 基因（rs3118470）联合 LOC100133214（rs2517892）SNP 位点与川崎病患儿冠状动脉病变高风险有关。IL-2 和 IL-2 受体相互作用是 Treg 细胞形成和稳定的重要条件，IL-2RB 基因缺失的小鼠不能产生正常的 Treg 细胞亚群，暗示了自身免疫性疾病与 IL-2/IL-2 基因缺失有关。IL-2 与由 α、β、γ 链组成的异源三聚体结合，β、γ 链招募 Jak1 和 Jak3 使自身活化，引起下游效应分子 stat5a/b 激活，介导 T 细胞的生长和分化。既往研究发现 Treg 细胞数量改变与川崎病患儿冠状动脉病变发生有关。

三、病理

Fujiwara 和 Hamashima 大量尸解资料显示（表 68-1），主要为急性非特异性的血管炎，以小型动脉为主，但所有死亡病例均因 CAL 所致。KD 病程的不同阶段的心血管病程变化。KD 自然病程与相应的病理改变（pathological manifestations）见表 68-2。

严重的动脉炎除冠状动脉外，其他主动脉的分支如髂动脉、肠系膜动脉、肾动脉、腹腔动脉、锁骨下动脉、颈动脉及肝动脉等均可累及。冠状动脉可发生动脉瘤，约有 20% 未经治疗者有冠状动脉病变：如周围动脉有动脉瘤，往往反映冠状动脉病变亦有。其他有间质性心肌炎、心包炎。窦房结及传导系统亦可有炎症，心内膜炎亦有报道。镜下见冠状动脉管壁中膜及内膜有大量炎性细胞浸润，并有血小板栓塞管腔，其他大血管亦可有相似病变。许多学者认为病变与婴儿型多发性结节性动脉炎相似，可能川崎病与婴儿型结节性动脉

表 68-1 川崎病病程中的心血管病理学变化

病程 0~9 天	病程 12~25 天	病程 28~31 天	病程 40 天至 4 年
小血管动脉炎	冠脉瘤样改变和栓塞	冠脉内膜粗糙	冠脉钙化、狭窄、瘢痕化和再通
急性动脉内膜炎和冠脉炎	冠脉内膜增生	冠脉内膜显著增厚	心肌和心内膜纤维化
心包炎、血管炎和心内膜炎	心肌炎、心包炎和心内膜炎	小血管动脉炎消失	心肌梗死
心肌炎（累及房室传导束）	心力衰竭和心律失常	心肌梗死	
心力衰竭和心律失常	心肌梗死（冠脉瘤破裂）		

表 68-2 川崎病自然病程

分类	急性期	亚急性期	恢复期	慢性期
起病后	1~11 天	11~20 天	21~60 天	3 个月以后
临床表现	眼结膜充血、皮疹、口腔病变、淋巴结肿大、烦躁、血沉快、C 反应蛋白、白细胞增高	发热渐退，烦躁减轻消失，眼结膜充血未痊愈，指/趾端脱皮	症状完全消失，眼结膜稍充血，淋巴结消肿，血沉、白细胞渐正常，血小板增高	大多恢复正常
冠状动脉及其他动脉病变	动脉周围炎，微血管及小动静脉炎，中型及大型的内膜炎症	动脉瘤，血栓形成，中型动脉狭窄，血管壁水肿	血管的炎症减轻，动脉瘤可逐渐消退	瘢痕形成，内膜增厚
其他并发症	心肌炎，包括房室传导系统炎症。心包炎，二尖瓣关闭不全，虹膜睫状体炎，无菌脑膜炎，无菌脓尿，早发关节炎（年长儿明显）	冠状动脉瘤，冠状动脉血栓、梗死，二尖瓣关闭不全，晚发的关节炎，胆囊积水	关节炎可未全消退	少数有心绞痛，冠脉狭窄，心功能不全
致命原因	心肌炎，心律不齐	心肌梗死，动脉瘤破裂，心肌炎，心律不齐	心肌梗死，缺血性心脏病	心肌梗死

炎系一种病,或难以区分。但川崎病的临床表现、病理及组织学改变与成人型的多发性结节性动脉炎不同。

四、临床表现

高热(39℃以上)为最初表现,热程在5天以上,持续1~2周,热程长的可达3~4周,退热剂短暂降温。给予大量阿司匹林 30~50mg/(kg·d)口服,加丙种球蛋白 1~2g/kg 静脉滴注,体温在1~2天内下降。发热数日后掌趾面红肿胀痛,躯干部出现大小不一的斑丘疹,形态无特殊,面部四肢亦有,不痒、无疱疹或结痂。目前,卡介苗接种处红肿在 KD 急性期也较为多见。发热数日两侧眼结膜充血,球结膜尤为明显,用裂隙灯可能见到虹膜睫状体炎(iridocyclitis)。口唇红肿、干燥、皲裂,甚至有出血。舌面常呈杨梅舌,口腔黏膜充血,但无溃疡。50%~70% 患儿早期有淋巴结肿大,一侧或双侧,非化脓性,数日后有消退,有时肿胀波及颌下,易误诊为腮腺炎或淋巴结炎,淋巴结肿仅限于颈部前三角,不痛,波及其他部位很少。部分患儿可出现接种卡介苗处异常红肿、破溃。病程第二周偶可闻及二尖瓣反流的收缩期杂音。35%患儿在早期有水样腹泻、轻度腹痛及呕吐,如有血便,应考虑耶尔森菌感染,更要排除肠套。呕吐持续伴脑膜刺激征,应行腰椎穿刺。如右上腹有压痛,可能为胆囊积水,应行超声检查。在病程1~2周内少数(3%~10%)于膝、肘部及外生殖器可见小疱疹,亦有少数有关节痛甚至肿痛。急性期还有面部神经瘫痪的报道等,但均属个别。起病后约10天可见脱皮(图68-1),先见于指/趾甲周,呈膜样或指套状,其他部位亦有,如肛门周围部位,恢复期指/趾甲上刻有横沟(Beau线),可有脱屑。

五、辅助检查

心电图第1周可见低电压(6%~43%)及 ST 段压低(23%~56%),第2~3周有 P-R 延长(41%)、QTc 延长(59%)及 S-T 增高(20%)等反映心肌的病变。心律失常少见,亦有短暂出现,如有室上

性心动过速、心房颤动、室性心动过速及完全性房室传导阻滞等,往往反映冠状动脉有病变。心肌梗死预后不良(图68-2)。心脏增大伴有杂音或心力衰竭,心电图通常有改变。冠状动脉并发症的检查和检测以超声心动图最为方便可靠,可定期复查。血白细胞计数多增高、核左移,约有25%患儿超过 $20 \times 10^9/L$,50% 患儿超过 $1.5 \times 10^9/L$。

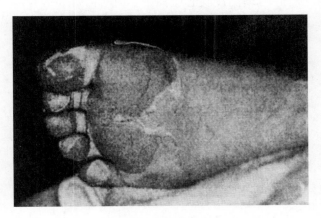

图68-1 足部脱皮

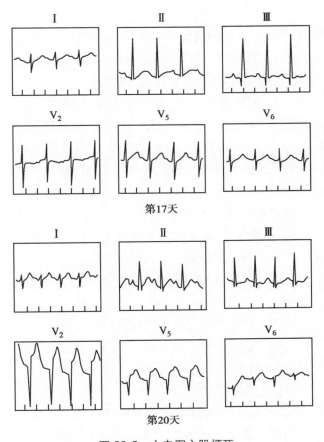

图68-2 心电图心肌梗死

4个月女婴,川崎病引起前壁心肌梗死,第20天胸导联 R 波消失,尸检证实前壁心肌梗死

约有一半患儿有贫血,血沉多增快,α_2球蛋白亦高,90% 患儿 C 反应蛋白增高。第 2 周有血小板增多超过 $500 \times 10^9/L$,甚至有高达 $1\,000 \times 10^9/L$ 者,可持续 4~6 周,骨髓内巨核细胞数及形态正常。血小板减少者提示可能并发严重冠状动脉病变或心肌梗死。在急性期,血清 IgG 减低,至亚急性期 IgG、IgM、IgA 及 IgE 增高;肌钙蛋白 I(cTn I)增高反映心肌损害。但 Checchia 等否定肌钙蛋白 I 与川崎病及心肌炎的关系。尿中白细胞可增多,常有蛋白尿,但无菌尿。脑脊液中单核细胞增多,但大多(90%)糖及蛋白未增。有 10%~53% 患儿在初 10 天表现为无菌性脑膜炎(aseptic meningitis),尤多见于 1 岁内,有轻度烦躁及脑膜刺激征,脑电图在急性期可见弥漫性慢波。此外,在急性期许多细胞因子增高,包括 γ-干扰素、肿瘤坏死因子 α、IL-6、IL-4、IL-10 及 IL-8 等,提示有免疫性的激活。

六、诊断

至今无确诊的实验室方法,诊断只能根据临床表现综合分析。日本川崎病学会和美国疾病控制与预防中心的诊断要点可以参考:

1. 持续发热 日本川崎病诊断指南(第 6 次修订)不再强调"发热 5 天以上",因根据最新的日本川崎病流行病学调查中发现,在病程第 3、4、5 天开始接受大剂量静脉丙种球蛋白治疗的比率分别为 9%、25% 和 35%,而冠状动脉病变的发生率较以前也有所下降。

2. 除发热,具有以下 5 项中 4 项:

(1)双侧眼结膜充血,无渗出物。

(2)口腔及咽部黏膜有充血,口唇干燥皲裂,杨梅舌。

(3)急性期手足红肿,亚急性期甲周脱皮。

(4)出疹主要在躯干部,斑丘疹,多形红斑样或猩红样;卡介苗接种处红肿。

(5)颈淋巴结肿,直径超过 1.5cm。

3. 无其他疾病可解释上列表现者 如有发热只伴有 3 项,但见冠状动脉瘤者亦可诊断。

部分川崎病患儿不完全具备以上诊断标准条件,可见于以下两种情况:①诊断标准 6 项只符合 4 项或 3 项以下,但在病程中经超声心动图或心血管造影证实有冠状动脉瘤者(多见于<6 个月的婴儿或>8 岁的年长儿),属重症;②诊断标准中只有 4 项符合,但超声心动图检查可见冠状动脉壁灰度增强,除外其他感染性疾病。因其临床症状不完全符合川崎病的诊断标准,故命名不完全川崎病(incomplete Kawasaki disease)。国内一项大样本研究表示,不完全川崎病发病率为 19.4%。值得注意的是,不完全川崎病好发于小婴儿,其临床症状更为隐蔽,冠状动脉病变率较年长儿更高。美国诊断标准中对于不完全川崎病定义为不明原因发热大于 5 天伴有川崎病临床特征中的 2~3 项;对于婴幼儿不能解释的持续发热超过 7 天,结合主要临床特征或实验室指标及心脏超声检查冠脉异常可以诊断为不完全川崎病。目前,日本诊断标准定义为符合诊断标准,其中 4 项但无冠状动脉并发症或符合诊断标准 3 项同时合并冠状动脉并发症为不完全川崎病。由于川崎病诊断主要依赖临床症状,但实际中并不是所有川崎病患儿都具有典型的临床表现,且易与其他发热性疾病混淆。这些临床症状不典型的川崎病患儿可能只具备 2~3 项临床特征,而其诊断则依据心超冠状动脉的异常。当冠状动脉发生异常且被观察到时已过了病程的第 1 周且错过治疗的最佳时机。不完全川崎病患儿尤其是年龄小于 6 个月的婴儿,经常缺少眼部及口唇典型表现,容易漏诊。不完全川崎病的诊断则能及早识别川崎病患儿,尽早进行 IVIG 治疗,减少冠状动脉扩张的发生率。

七、鉴别诊断

鉴别诊断(differential diagnosis)应与猩红热(scarlet fever)、重症多形性红斑(Stevens-Johnnson syndrome)、幼年型风湿病、脓毒血症等鉴别。猩红热的皮疹非多形性,眼结膜无充血,全身都有脱皮,且抗生素有效。更为重要的是,猩红热在 3 岁内很少见。过去多将 KD 误诊为重症多形性红斑,但后者有两处以上的黏膜病变,有化脓性眼结膜炎,皮肤可见疱疹而溃疡。类风湿急性起病后,尤在早期如发热皮疹及四肢关节肿胀者不易鉴别,但无眼结膜充血,唇部病变及指/趾端脱皮与

KD有别。重要的是需排除败血症,以免失去治疗时机。小儿患耶尔森菌感染有部分征象符合KD的诊断条件,此菌可在患儿粪便中找到,血清抗体效价有助于确认。此菌对许多抗生素在实验室有效,但临床应用疗效不佳。其他的鉴别诊断如麻疹、风疹、过敏性紫癜、葡萄球菌所致的灼伤样综合征、中毒性休克综合征、钩端螺旋体病、其他立克次体病及病毒性出疹疾病等。

八、心血管并发症

自川崎病被报道以来,临床上逐步认识到心血管的并发症为本病的主要祸害。KD的主要病变即为血管炎,很容易发生血栓形成,而且管壁张力减低,动脉压力较高,可发生扩张,病变严重的形成动脉瘤。

心血管的并发症(cardiovascular complications)主要发生于第2周,有奔马律、心音改变、心电图异常及心影增大;至第3周更趋明显,第4周逐渐恢复,除动脉炎的病变外,可有一过性间质性心肌炎、心包炎积液、心律失常及瓣膜病。约有50%患儿在急性期有心肌炎,表现为与体温不相称的心动过速,心电图上P-R延长,S-T段改变及R波低电压等,偶有心源性休克及心力衰竭。心肌炎、心包炎积液及瓣膜病多于1个月内消失,但冠状动脉病变的病程难以预测。约有一半患者在病程7~8天出现冠状动脉扩张(coronary artery dilatation),左冠状动脉较多,常位于近段,远段亦偶可累及,但超声心动图不易发现。这些病变偶可于急性期后发生。Kato等对713例KD患者1~3个月后进行主动脉或冠状动脉造影,结果161例(23%)有动脉瘤;128例在急性期有动脉瘤者,73例(57%)恢复正常,提示动脉瘤可于1~2年内自行消退,其他58例的动脉瘤、狭窄、梗阻及管壁不光整仍然存在。Kamiya及Suzuki在1 000例KD病例造影中发现246例(25%)有冠状动脉病变,其中154例为动脉瘤或扩张,60例(24%)有局限性狭窄,14例(6%)有节段性狭窄,18例(7%)冠状动脉闭塞。如巨型动脉瘤直径达8mm以上,有袋形、腊肠形、梨形的多发性动脉瘤,很可能发展为狭窄或闭塞。患儿发生心肌梗死

(myocardial infarction)时的症状与成人不同。在日本发生的195例中,表现为休克、烦躁、呕吐或腹痛,胸痛仅见于年长儿,63%发生于睡眠或休息时,37%无症状;心电图和肌酸激酶-MB,肌钙蛋白I等有助于诊断。不到3%的KD患者最后发展为缺血性心脏病。除冠状动脉病变外,Kato等检测513例KD患者中13例(2.5%)有周围动脉瘤,腋部12例,髂动脉11例,肾动脉4例,胸腔内动脉3例:Kamiya及Suzuki在100例造影中亦发现10例的周围动脉瘤或局限的狭窄。

Asai等制订的心血管造影(angiocardiography)指征为:①1岁内的男孩;②总热程超过16天;③白细胞计数超过$30 \times 10^9/L$;④血沉超过101mm/h;⑤血沉增快或C反应蛋白增高持续超过30天;⑥血沉和C反应蛋白下降后又重新增高;⑦心电图异常,在Ⅱ、Ⅲ、aVF上有异常Q波;⑧心肌梗死症状。但Koren认为Aasi的163例中发热超过14天可作为冠状动脉有病变的单项预期指标,男女并无多大差别,一岁内并非多见。Burns等认为在热程中β-血栓球蛋白增高可作为一项指标,亦有人认为白蛋白过低可作为参考指标。但无论如何,超声的反复探查为最方便可靠的跟踪措施。其病变严重程度分级见表68-3。

二维超声心动图(echocardiography)对冠状动脉病变的检出率可达80%~90%(图68-3)。左、右冠状动脉的近段病变可以查得,远端狭窄的病变不易检测,但孤立的远端动脉瘤罕见。一般来说,本病冠状动脉病变累及左、右冠状动脉主支及左前降支近段最多,有95%在超声心动图上可

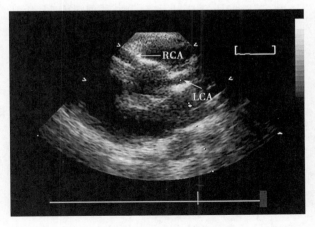

图68-3 超声心动图显示右冠状动脉(RCA)及左冠状动脉(LCA)扩张

表 68-3　川崎病的冠状动脉病变的风险分级（2020 中华医学会儿科学分会心血管学组）

级别	分级标准
I	任何时期冠状动脉均未受累（Z 值<2）
II	急性期冠状动脉有轻度扩张（Z 值 ≥2.0~<2.5），在病程 30 天内恢复正常
III	病程 30 天后仍有冠状动脉单个小至中型冠状动脉瘤
IIIa	小型冠状动脉瘤（Z 值 2.5~<5）
IIIb	中型冠状动脉瘤（Z 值 5~<10，且内径绝对值<8mm）
IV	巨大冠状动脉瘤（Z 值≥10，或内径绝对值≥8mm），或 1 支冠状动脉内有多个动脉瘤，未达到V级
V	冠状动脉瘤伴冠状动脉狭窄
Va	不伴心肌缺血
Vb	伴心肌缺血

以显现。2017 年，美国心脏协会（American Heart Association，AHA）的声明强调了应用体表面积标准化的 Z 值（Z score）界定川崎病冠状动脉内径的变化。Z 值 ≥2.0~<2.5 定义为冠状动脉扩张，Z 值≥2.5 定义为冠状动脉瘤。远端冠状动脉的内径没有 Z 值标准，如超过相邻血管内径的 1.5 倍，则定义为异常，小于 5 岁可参照绝对值（≥3mm 为异常）。正常冠状动脉壁薄，内腔面光整清晰，如有不规则，再结合临床，局部心肌运动等评估。关于冠状动脉病变的转归，Kamiya 及 Suzuki 对 1 000 例造影查到病变 1 年后造影复查，190 例中 29% 狭窄加重，61% 动脉瘤缩小。Kato 等随访急性期后 10~21 年有动脉瘤者发生狭窄，39% 发生心肌梗死。在所有病例中发生心肌梗死占 1.9%。冠状动脉造影并无严重并发症。近年来应用 CT 及血管内超声等检查冠状动脉病变。

心包炎（pericarditis）多发生于病程 1~2 周内，偶有心脏压塞症状。瓣膜炎或乳头肌缺血引起二尖瓣反流少见（1%），多发生于急性期，大多可自行恢复，偶有致充血性心力衰竭而需治疗者。主动脉瓣及肺动脉瓣反流罕见。冠状动脉的血栓或梗死病变可致心肌梗死，此为本病死亡的主要原因。日本 104 例死亡中 60 例（57%）死于急性心肌梗死，7 例死于心肌梗死所致的心力衰竭。在 195 例心肌梗死中，发生于 1 年内者 142 例（73%），3 个月内者 77 例（73%）；43 例（22%）死于第 1 次发作，其中 26 例（61%）为猝死（发作 24 小时内），无症状的心肌梗死 73 例（37%），诉胸痛者为四岁后年长儿。

九、其他并发症

肝胆并发症有：①肝功能异常；②胆囊积水或急性胆囊炎；③药物所致的肝功能损害。有 17%~26% 患儿在第 1 周即有谷丙转氨酶上升，但胆红素一般不增高；胆囊及胆总管的血管炎引起水肿导致胆囊积水，典型者约 7 天超声可见胆囊积水，实验室检查提示胆道阻塞：转氨酶及胆红素增高，血清胆固醇、亮氨酸氨肽酶增高。胆囊积水患儿常诉腹痛，或右上腹压痛，偶有呕吐腹泻。约有 1/10 患儿有胆囊积水，男孩较多，半数在 5 岁以上，1~2 个月后自行消退，偶亦可并发胆囊穿孔和急腹症。阿司匹林可致肝损害，服药后 5 天至 2 个月转氨酶升高，停药 1~2 周后恢复。其他并发症有中耳炎、无菌脑膜炎等。罕见的并发症有颅底动脉梗塞伴微血管扩张症、肠麻痹、肾炎、肾病、虹膜炎、失蛋白性肠病、胸腔积液及尿道炎等，周围动脉梗塞引起指/趾端坏死偶有报道。

十、治疗

目前，大剂量免疫球蛋白静脉注射（intravenous immunoglobulin，IVIG）加口服阿司匹林是川崎病的经典治疗方案。具体如下：①静脉注射免疫球蛋白 2g/kg（10~12 小时输注），病程 10 天内使用；病后 10 天如仍有发热，IVIG 仍可用，如已退热蜕皮，不必再用 IVIG，已无预防动脉瘤之效。②阿司匹林，急性期：30~50mg/（kg·d），分 3 次（日本方案）；50~100mg/（kg·d）分 4 次（AHA 方案）；体温恢复正常 48~72 小时后：3~5mg/（kg·d），1 次；恢复期：3~5mg/（kg·d），1 次，2~3 个月，或至冠状动脉扩张恢复。上海地区川崎病多中心研究发现在川崎病病程 5~10 天静脉丙种球蛋白 1g/（kg·d），连用 2 天可以最大化地消除 KD 临床症状及减少冠脉病变的发生。

IVIG 耐受的治疗：10%~20% 的川崎病患儿在接受 IVIG 联合阿司匹林的联合治疗会出现持续发热（治疗后发热>36 小时）或热退再现。多个研究发现这类对丙种球蛋白耐受的患儿有更高的风险发生冠状动脉并发症。IVIG 耐受（IVIG resistant）的川崎病患儿首选治疗方案为大剂量 IVIG（2g/kg）再次输注的追加治疗，这样对同时合并 CAL 的 IVIG 耐受患儿有很好的疗效。尽管激素在其他血管炎性疾病是常见的治疗方法，但在川崎病患儿的治疗上存在争议。日本 3 个临床研究通过比较甲泼尼龙 +IVIG 和单用 IVIG 治疗方案对存在丙种球蛋白治疗耐受高风险川崎病患儿治疗疗效评价，发现甲泼尼龙 +IVIG 治疗方案可以有效降低川崎病患儿 CAL 的发生率，缩短发热时间和降低 CRP 炎症水平。Ogata 比较了 IVIG 耐受患儿使用第 2 次丙种球蛋白冲击治疗和激素治疗方案的有效性，14 例 IVIG 耐受的川崎病患儿接受了第 2 次大剂量 IVIG（2g/kg）共 1 天，再次输注，13 例 IVIG 耐受患儿则使用甲泼尼龙冲击治疗（30mg/kg）共 3 天，激素组缩短了发热时间并降低了治疗费用，并且无一例发生冠状动脉并发症，而 IVIG 组有 3 例发生冠状动脉并发症。Kobayashi 的回顾性研究也报道了 359 例 IVIG 耐受的患儿接受激素治疗后可有效降低持续发热或高热复发及冠状动脉并发症的发生率。

英夫利昔单抗（infliximab）是一种抗 TNF-α 的单克隆抗体，能够减少细胞因子介导的炎性反应。研究报道 11 例 IVIG 耐受的川崎病患儿接受英夫利昔单抗治疗产生明显临床反应，炎症细胞因子水平下降但血管炎标志物包括内皮细胞生长因子和 S100 蛋白持续高水平。一项双盲随机多中心临床研究发现，196 例川崎病患儿中使用英夫利昔单抗联合 IVIG 治疗可以将 IVIG 耐受发生率从 20% 降低至 5%，尽管使用英夫利昔单抗可以缩短发热时间和快速降低炎症反应，但对减少

冠脉病变没有明显作用。伊纳西普是一种 TNF 阻断剂，能结合 TNF 受体 α。一项前瞻性研究报道，川崎病患儿应用 IVIG 治疗后接受伊纳西普治疗，可以有效降低炎症反应且没有任何副作用。环孢素可以有效治疗 IVIG 耐受患儿持续高热。阿那白滞素对复发川崎病患儿有较好疗效。血浆置换可以用于难治性 KD 且能降低冠状动脉瘤的发生。

川崎病急性期如有突然血压下降、苍白、呕吐、剧哭、呼吸困难、胸痛及惊厥，应立即吸氧、用血管扩张药（硝普钠、硝酸甘油）及儿茶酚胺类药（多巴胺、多巴酚丁胺）。诊断依据心电图、超声、肌钙蛋白 I 伴或肌酸激酶 MB 升高等。治疗用肝素、尿激酶等，必要时冠状动脉直接插管注射尿激酶。其他如去颤起搏，使用抗心律失常药物等可根据需要而定。对于冠状动脉梗死，在日本有人用大隐静脉做移植接通，或接胸廓内动脉，胃网状动脉以供血，在 168 例以动脉移植 85 个月后 77% 仍通，但以静脉移植仍通者仅 46%。近年来，用介入法行冠状动脉再通术、成形术、旋切术或植入支架等方法，但术中亦有一定风险，对心功能无法恢复者行心脏移植。

十一、随访

2020 年，中华医学会儿科学分会心血管学组根据冠状动脉病变风险分级，建议川崎病患儿远期随访（follow up）如下：

1. 冠状动脉病变分级Ⅰ、Ⅱ 临床随访 5 年；随访时间为病程 1 个月、2~3 个月、6 个月、1 年和 5 年；随访超声心动图、必要时查 ECG；末次随访建议行运动 ECG；限制活动 2~3 个月（至阿司匹林停用）。

2. 冠状动脉病变分级Ⅲa 随访时间为病程 1 个月、2~3 个月、6 个月、1 年，然后每年 1 次；如果恢复至正常；可每 2 年 1 次；3~5 年进行 1 次诱导性心肌缺血评估；给予心血管风险评估和指导；随访超声心动图，必要时查 ECG；如果超声心动图显示恢复正常，建议完成多层螺旋 CT 血管成像（multi-slice spiral computed tomography angiography, MSCTA）或磁共振冠状动脉成像（magnetic resonance coronary angiography，MRCA）检查，同时进行运动 ECG；对服用抗血小板药物的患儿避免冲撞性运动；依据诱导性心肌缺血评估结果指导运动。

3. 冠状动脉病变分级Ⅲb 终身随访；随访时间为病程 1 个月、2~3 个月、6 个月、1 年；之后每年 1 次；每 1~3 年进行 1 次诱导性心肌缺血评估；给予心血管风险评估和指导；随访超声心动图、ECG；必要时查胸部 X 线片；建议病程 3 个月后行 MSCTA、MRCA 或冠状动脉造影（coronary angiography，CAG）检查；如果超声心动图显示恢复正常，建议行 MSCTA 或 MRCA 或 CAG 证实；如无创性检查提示心肌缺血，行 CAG、MSCTA 或 MRCA；对服用抗血小板药物的患儿避免冲撞性运动；依据诱导性心肌缺血评估结果指导运动。

4. 冠状动脉病变分级Ⅳ 终身随访；随访时间为病程 1 个月、2~3 个月、6 个月、9 个月、1 年，之后每 3~6 个月随访 1 次；每 6~12 个月进行 1 次诱导性心肌缺血评估；给予心血管风险评估和指导；随访超声心动图、ECG；必要时查胸部 X 线片；病程约 3 个月行初次 CAG；以后根据情况可选择 MSCTA 或 MRCA；如无创性检查提示心肌缺血，需重复进行 CAG；如果超声心动图显示恢复正常，需 CAG、MSCTA 或 MRCA 证实；应避免竞争性或冲撞性运动；依据诱导性心肌缺血评估结果指导运动。

5. 冠状动脉病变分级Ⅴa 终身随访；随访时间为病程 1 个月、2~3 个月、6 个月、9 个月、1 年，之后每 3~6 个月随访 1 次；6~12 个月进行 1 次诱导性心肌缺血评估；给予心血管风险评估和指导；随访超声心动图、ECG；必要时查胸部 X 线片；病程约 3 个月行初次 CAG；以后根据情况可选择 MSCTA 或 MRCA；如无创性检查提示心肌缺血，需重复进行 CAG；如果超声心动图显示恢复正常，需 CAG、MSCTA 或 MRCA 证实；应避免竞争性或冲撞性运动；依据诱导性心肌缺血评估结果指导运动。

6. 冠状动脉病变分级Ⅴb 终身随访；随访时间为病程 1 个月、2~3 个月、6 个月、9 个月、1 年，之后每 3~6 个月随访 1 次；每 6~12 个月进行 1 次诱导性心肌缺血评估；给予心血管风险评估和指导，但随访计划因人而定，根据病情在不

同随访时间选择各种不同检查；随访超声心动图、ECG；必要时查胸部 X 线片；病程约 3 个月行初次 CAG；以后根据情况可选择 MSCTA 或 MRCA；如无创性检查提示心肌缺血，需重复进行 CAG；如果超声心动图显示恢复正常，CAG、MSCTA 或 MRCA 证实；限制运动。

值得注意的是，对于冠脉瘤和冠脉狭窄的川崎病患者随访还需加强个体化方案的制订。川崎病是儿童获得性心血管病的重要病因，并对患儿的远期生存质量发生影响。因此，儿科医师不但应对其早期诊断和早期干预治疗高度重视，还应对远期并发症的预防及治疗进行研究。至于冠状动脉瘤的远期转归尚难预料。血管内超声显示血管壁中膜及内膜增厚，对血管扩张剂的反应迟钝。中青年的缺血性心脏病可能与过去患川崎病有关。至于早年的川崎病与将来的动脉硬化有无联系尚待研究观察。

（陈丽琴 谢利剑 黄 敏）

参 考 文 献

1. MCCRINDLE B W，ROWLEY A H，NEWBURGER R J W，et al. Diagnosis，treatment，and long-term management of kawasaki disease：a scientific statement for health professionals from the American Heart Association. Circulation，2017，135（17）：e927-e999.

2. 黄国英. 川崎病流行病学现状. 中国实用儿科杂志，2006（10）：721-723.

3. CHEN J J，MA X J，LIU F，et al. Epidemiologic features of kawasaki disease in shanghai from 2008 through 2012. Pediatr Infect Dis J，2016，35（1）：7-12.

4. XIE L P，YAN W L，HUANG M，et al. Epidemiologic features of kawasaki disease in shanghai from 2013 through 2017. J Epidemiol，2020，30（10）：429-435.

5. 张永兰，杜忠东，赵地，等. 2000—2004 年北京川崎病住院患儿流行病学调查. 实用儿科临床杂志，2007，22（1）：12-15.

6. KHOR C C，DAVILA S，BREUNIS W B，et al. Genome-wide association study identifies FCGR2A as a susceptibility locus for Kawasaki disease. Nat Genet，2011，43（12）：1241-1246.

7. LEE Y C，KUO H C，CHANG J S，et al. Two new susceptibility loci for Kawasaki disease identified through genome-wide association analysis. Nat Genet，2012，44（5）：522-525.

8. ONOUCHI Y,SUZUKI Y,SUZUKI H,et al. ITPKC and CASP3 polymorphisms and risks for IVIG unresponsiveness and coronary artery lesion formation in Kawasaki disease. Pharmacogenomics J,2013,13(1): 52-59.

9. KUO H C,YANG K D,JUO S H,et al. ITPKC single nucleotide polymorphism associated with the Kawasaki disease in a Taiwan residents population. PLoS One, 2011,6(4):p. e17370.

10. SHRESTHA S,WIENER H,SHENDRE A,et al. Role of activating FcγR gene gpolymorphisms in Kawasaki disease susceptibility and intravenous immunoglobulin response. Circ Cardiovasc Genet,2012,5(3):309-316.

11. ONOUCHI Y,OZAKI K,BURNS J C,et al. A genome-wide association study identifies three new risk loci for Kawasaki disease. Nat Genet,2012,44(5):517-521.

12. SUZUKI A,MIYAGAWA-TOMITA S,KOMATSU K, et al. Immunohistochemical study of apparently intact coronary artery in a child after Kawasaki disease. Pediatrics International Official Journal of the Japan Pediatric Society,2010,46(5):590-596.

13. SHIMIZU C,JAIN S,DAVILA S,et al. Transforming growth factor-beta signaling pathway in patients with Kawasaki disease. Circ Cardiovasc Genet,2011,4(1): 16-25.

14. KUO H C,CHANG J C,GUO M M,et al. Gene-Gene Associations with the Susceptibility of Kawasaki Disease and Coronary Artery Lesions. PLoS One,2015,10(11): e0143056.

15. YU A,ZHU L,ALTMAN N H,et al. A low interleukin-2 receptor signaling threshold supports the development and homeostasis of T regulatory cells. Immunity,2009,30(2): 204-217.

16. FRANCO A,TOUMA R,SONG Y,et al. Specificity of regulatory T cells that modulate vascular inflammation.

Autoimmunity,2014,47(2):95-104.

17. FUJIWARA H F T,KAO T C,OHSHIO G,et al. Pathology of Kawasaki disease in the healed stage. Relationships between typical and atypical cases of Kawasaki disease. Acta Pathol Jpn,1986,36(6):857-867.

18. KAMIYA T S A,SUGIYAMA H,ONO Y,et al. Problems of coronary artery lesions in Kawasaki disease in the follow-up period. Nihon Rinsho,1983,41(9): 2118-2126.

19. FUKAZAWA R,KOBAYASHI J,AYUSAWA M,et al. JCS/JSCS 2020 Guideline on Diagnosis and Management of Cardiovascular Sequelae in Kawasaki Disease. Circ J, 2020,84(8):1348-1407.

20. OGATA S,BANDO Y,KIMURA S,et al. The strategy of immune globulin resistant Kawasaki disease:a comparative study of additional immune globulin and steroid pulse therapy. J Cardiol,2009,53(1):15-19.

21. KOBAYASHI T,KOBAYASHI T,MORIKAWA A,et al. Efficacy of intravenous immunoglobulin combined with prednisolone following resistance to initial intravenous immunoglobulin treatment of acute Kawasaki disease. J Pediatr,2013,163(2):521-526.

22. TREMOULET A H,JAIN S,JAGGI P,et al. Infliximab for intensification of primary therapy for Kawasaki disease: a phase 3 randomised,double-blind,placebo-controlled trial. Lancet. 2014,17,383(9930):1731-1738.

23. CHECCHIA P A,PAHL E,SHADDY R E,et al. Cardiac transplantation for Kawasaki disease. Pediatrics,1997, 100(4):695-699.

24. Subspecialty Group of Cardiology,the Society of Pediatrics,Chinese Medical Association;Editorial Board, Chinese Journal of Pediatrics. Recommendations for clinical management of Kawasaki disease with coronary artery lesions(2020 revision). Zhonghua Er Ke Za Zhi, 2020,2,58(9):718-724.

第六十九章

风湿热及风湿性心脏病

第一节 风 湿 热

急性风湿热（acute rheumatic fever，ARF）是继发于 A 族链球菌（group A streptococcus，GAS）咽部感染后非化脓性自身免疫结缔组织性疾病。风湿热遗留心脏瓣膜损害形成的风湿性心脏病（rheumatic heart disease，RHD）是发展中国家危害青少年、壮年人群身体健康的重要心脏病之一，该心脏病是可以预防的。

（一）流行概况

20 世纪 30 年代，瑞典全人口 ARF 发病率（incidence）34/10 万、美国 31.5/10 万，当时不但 ARF 发病率高，且死亡率也高。这种情况与当时的城市工业化有关，城市人口急剧膨胀，居住过度拥挤，医疗保健落后，造成链球菌在人群内传播，细菌毒力增加，导致 ARF 流行。1948 年，Denny 首次采用青霉素（PG）预防 ARF 试验，证实 PG 能有效地预防 ARF。随后 20 多年由于广泛采用 PG 进行 ARF 的初级和二级预防，ARF 发病率逐渐下降。20 世纪 80 年代，美国 ARF 发病率已降至 0.5/10 万、瑞典为 0.2/10 万、丹麦为 0.3/10 万、加拿大为 0.2/10 万。据 2001 年报道，德国 ARF 发病率低于 1/10 万。

Carapetis 在 2009 年荟萃分析近期世界各地的 ARF 发病率资料显示，工业化国家 ARF 发病率低于 20/10 万以下，发展中国家仍有较高的 ARF 发病率，处在（30~70）/10 万之间。尽管 ARF 在西方发达国家已属罕见病，但令人关切的是，中东、印度半岛及非洲和南美洲的一些地区，每年显示超过 2 000 万新发 ARF 病例，全球目前有 3 000 万人受到 RHD 影响，其中 233 000 人直接死亡，占所有心脏病的 25%~50%。2006—2018

年埃及国家风湿性心脏病预防和控制项目计划报道，过去的十几年，尽管国家给予了充分重视，但风湿热发病率仍然常见，RHD 仍然是埃及心脏病发病率的主要原因，也是埃及土著居民儿童获得性心脏病过早死亡和残疾的主要原因。这种疾病主要影响儿童和年轻成人劳动力，增加了国家的经济负担。对东非的一项回顾性研究表明，近 30% 的心血管死亡可归因于 RHD。1961—2018 年在非洲根除风湿热和风湿性心脏病的研究结果及报告中，刚果是受影响最严重的非洲国家，截至 2015 年，估计有 805 000 例 RHD 病例，14 岁以上患者中新发 RHD 病例的发生率为每年 23.5/10 万，乌干达、埃塞俄比亚和南非分别为 40.2/1 000、30.5/1 000、21.2/1 000，其他非洲国家儿童 RHD 流行率在（0.3~31）/1 000。

风湿性心脏病的发病率在大洋洲、南亚和撒哈拉以南非洲中部最高，然而，以澳大利亚和新西兰的土著，以及太平洋岛民中报告的急性风湿热比率最高。澳大利亚 5~14 岁高峰年龄组土著儿童的发病率为（245~351）/10 万人，但在新西兰几乎只影响生活在北岛社会经济贫困地区的土著毛利和太平洋岛屿儿童。2002—2011 年，新西兰北岛流行病学回顾，北岛总体年发病率为 7.7/10 万，95% 发生在毛利人。2017—2018 年，初发急性风湿热和风湿性心脏病住院情况，毛利人和太平洋岛人急性风湿热、风湿性心脏病住院率升高，毛利人急性风湿热、风湿性心脏病住院率为 25/10 万，太平洋岛住院率为 81/10 万。急性风湿热在澳大利亚北部和偏远地区，发病率仍然很高。急性风湿热只影响（94%）澳大利亚土著和托雷斯海峡岛民,发病率高达(150~380)/10 万人,比非土著澳大利亚人高 60 倍。

1980—2014 年,美国的数据显示,风湿性心脏病并没有被"清除",风湿性心脏病在美国造成了 350 000 例死亡。2000—2012 年,美国风湿热全国累计发病率为 0.6/10 万,6~11 岁最常见,中位年龄为 10 岁,亚洲/太平洋岛民风湿热住院人数偏多,美国风湿热的病死率为 0.4%。

20 世纪 80 年代初,我国首次采用现场流行病学调查法获得的平均 ARF 发病率为 60.2/10万,由于方法学不完善可能低估。1986—1990年,广东省心血管病研究所在广东、海南两省采用全年疾病监测方法,获得 ARF 年平均发病率为(20~28)/10 万。1993—1994 年,吉林省、浙江省、广东省、四川省和湖北省的 ARF 平均发病率为20.05/10 万。ARF 在我国的发病特点为南方高于北方、农村高于城市、发病高峰年龄为 6~15 岁、发病高峰在秋冬季,最低在夏季。

(二)发病机制

风湿热的发病机制(pathogenesis)至今尚未完全明了,但 A 族链球菌(GAS)咽喉部感染诱发的自身免疫反应的观点已获众多研究者认可。可以肯定 GAS 是 ARF 的重要致病因子,但 GAS 通过什么机制导致 ARF 发作的确切机制尚不清楚。因此,研究者一直将目标锁定在 GAS 研究,目前已取得一些重大进展。

1. 链球菌感染 1930 年,细菌学家 Lancefield 首先提出 GAS 咽炎导致 ARF,当时很多临床医师包括后来提出 Jones 标准的 T. Duckett Jones

医生也不接受此观点。1931 年,尽管美国和英国的研究明确证实 ARF 是 GAS 咽部感染所致,但直到 1937—1939 年学术界才消除了所有的怀疑。Lancefield 首先分离了 GAS 细胞壁上的 M 蛋白(M protein)(图 69-1),并确认 M 蛋白具有抵抗吞噬的作用,抗 M 蛋白抗体具有特异性和调理性作用。M 蛋白与心肌的交叉反应是 ARF 发病的基础,早期从活体 GAS 中抽提 M 蛋白,纯化后制成的疫苗诱发人体严重的反应,提示 M 蛋白是与心肌交叉反应的物质基础。随后的研究进一步发现,M 蛋白的分子量大约 58 000D,呈 α 螺旋结构,氨基酸序列与人体心肌的原肌凝蛋白(myosin)有显著的同源性,这就解释了 GAS 与人体存在交叉反应的原因。多年的临床、流行病学和细菌学研究证实,GAS 分为"致风湿病性"(rheumatogenic)和"非致风湿病性"(nonrheumatogenic)两大类菌株。ARF 仅与 GAS 咽喉部感染有关,而与皮肤感染无关。并非每一型 GAS 咽部感染与 ARF 有关,研究证实 ARF 主要与 M1、M3、M5、M6、M14、M18、M19、M24、M27、M29 型 GAS 感染有关,而 M2、M4、M12 和 M28 型等 GAS 菌株感染则与 ARF 无关。一般认为,未治疗的 GAS 咽炎,以后发生 ARF 占0.3%~3%,除易感者存在易感基因的因素外,主要与某些"致风湿病性"的菌株流行有关。

致风湿病性 GAS 菌株具有一定的特征:富含M 蛋白,透明质酸荚膜厚,对小鼠毒力强,传染性极大,人与人密切接触能迅速传播。不同国家和地区,致风湿病菌株不同,如 20 世纪 80 年代中期和 90 年代末期在美国流行的致风湿热菌株为 M18型,菌落呈黏液状;而在新西兰,致风湿热菌型主要

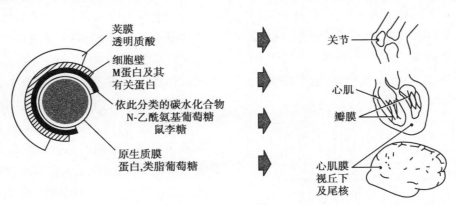

图 69-1　A 族链球菌 M 蛋白交叉反应

A 族链球菌的成分与有交叉免疫关系的人体组织(Ayoub 等)

与 M89 有关。我国由于缺乏蛋白 M 分型血清,尚不清楚在我国流行的致风湿病性 GAS 的菌型。

M 蛋白分型在 GAS 研究中具有很重要的地位。至今,血清 M 蛋白分型已有 80 多个型。有学者发现,依据 M 蛋白可分为 I 类和 II 类 M 蛋白,I 类 M 蛋白抗原决定簇被认为是 ARF 流行病学的标志,可被抗 M 蛋白单克隆抗体(MAb10B6)所识别。I 类 M 蛋白抗原决定簇与人心肌的原肌球蛋白及酶解肌球蛋白大片段(heavy meromyosin subfragment)有交叉反应,可能是抗原模拟(antigenmimicry)导致宿主交叉反应的基础。II 类 M 蛋白不产生 ARF。据此可将 GAS 分为两大类,含 I 类 M 蛋白的 GAS 会导致 ARF,含 II 类 M 蛋白的 GAS 则不导致风湿热。不过后期也有研究不支持该观点。

尽管 M 蛋白分型体系重要,但由于 M 蛋白分型率低,一般低于 50%,这意味着大部分的 GAS 不能进行 M 蛋白分型;并且 M 蛋白分型血清型别众多,难以制备,M 蛋白分型血清不易长期保存,因而影响了 M 分型的推广应用。目前,国际上仅少数实验室能进行 M 蛋白分型,大部分以 T 分型代替。近年来,基因测序分型迅速兴起,对 GAS 研究带来重大突破。M 蛋白 C 末端高度保守,N 末端高度变异是 M 分型的基础(图 69-2)。编码 M 蛋白 N 末端的基因(encoding mature M protein gene,EMM)碱基片段的差异决定了菌株的不同型别。美国疾病预防控制中心(Centers for Disease Control and Prevention,CDC)将标准 M 型 GAS 菌株测序,建立了 EMM 基因库,每一型 EMM 基因对应于标准 M 蛋白分型菌型。由于 EMM 基因测序分型具有快速、准确和可分型率高的优点,20 世纪 90 年代后期,CDC 在美国已逐渐采用 EMM 基因测序分型替代 M 蛋白血清分型。EMM 基因测序分型,不仅为 GAS 分型提供一个全新的方法,且为深入了解 ARF 发病机制奠定了基础,

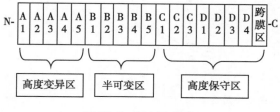

图 69-2　M 蛋白结构

为了解 GAS 同一型菌株的亲缘关系、菌株变异和疫苗构建等研究开启了便捷之门。

2004 年,我国广东省人民医院率先通过 EMM 基因序列对 A 群链球菌(GAS)进行分型,探讨 T 型与 EMM 型的对应关系。发现我国部分地区 A 群链球菌基因分型主导型为 EMM1、18、12、69、110 等菌型,首次为我国 GAS 的流行病学的研究、GAS 疫苗的研制提供重要的分子流行病学依据。

M 蛋白分为 A、B、C 三个区,A 区高度变异,C 区高度保守,产生型特异性调理抗体位于高变区,而产生与组织交叉反应的抗原区位于 B 区、A~B 区侧翼和 B~C 区侧翼,虽然产生特异性抗体的基因片段与产生与人体组织交叉反应抗体的基因片段均位于 *EMM* 基因的 N 末端,但两者之间有一定的距离。应用产生交叉反应的 M 蛋白 N 末端片段可以制造 ARF 动物模型;而根据 M 蛋白 N 末端的调理抗体区域则可制备疫苗,由于该区域制备疫苗避开了交叉反应的部位,又可产生保护性抗体,是理想的疫苗设计区域。此外,M 蛋白还存在与人类关节、脑等部位交叉反应抗原表位。

2. 免疫机制　通过 ARF 患者瓣膜表面的内皮细胞研究发现,除抗体和补体触发炎症之外,还发现 T 淋巴细胞通过活化瓣膜表面的内皮细胞浸润,T 淋巴细胞在组织内参与了炎症反应。从 RHD 患者的瓣膜病理学研究,免疫组化染色证实瓣膜有 CD4+ 或 CD8+ 的 T 细胞黏附和浸润在瓣膜内皮细胞表面;巴西学者系列的研究还发现,从 RHD 患者瓣膜内分离的 T 细胞培养株,除了能与人心肌肌凝蛋白片段反应外,还能与 GAS M 蛋白产生交叉反应。

有资料支持 GAS 的 C-多糖与人 α-螺旋肌凝蛋白的交叉反应和 GAS M 蛋白与人肌凝蛋白的交叉反应是导致 RHD 的重要因素,抗 GAS C-多糖抗体通过与瓣膜内皮细胞产生最初的反应后,对 M 蛋白特异的 T 细胞与心肌肌凝蛋白具有相同的抗原表位,该 T 细胞浸润到瓣膜,引起 Th1 细胞浸润和 Th1 细胞因子参与炎症反应,导致瘢痕组织形成,瘢痕组织成为新生血管化的组织,带有新生化血管的瘢痕组织导致瓣膜疾病的进展,最终发展成不可逆转的损害。

T 细胞介导的细胞免疫是对体液免疫反应的

补充,可能是一种慢性、长期的免疫反应,或许能够解释部分患者即使在正规的二级预防下,仍不能阻止疾病的进展。

2001 年,Quinn 报道采用重组 M 蛋白免疫 Lewis 鼠,成功地诱发心肌炎和瓣膜炎。研究小组用重组的 M6(rM6)蛋白、人心肌肌凝蛋白和胎牛血清(PBS)分别注射到三组 Lewis 鼠腹腔。心肌病理切片发现用重组 M6 蛋白免疫的小鼠有 50% 出现心脏炎和瓣膜炎。病理切片镜下见心肌及瓣膜上有单核和中性粒细胞浸润,可见阿尼奇科夫(Anitschkow)细胞、"鹰眼"细胞,二尖瓣上皮细胞下有细胞浸润,瓣膜基底部有疣状突起的结节损害。用人心肌肌凝蛋白免疫的 6 只小鼠也都出现心肌炎,而用 PBS 加免疫调节剂免疫组的 6 只小鼠都没有心肌炎和瓣膜炎的表现。该研究证实以往的 M 蛋白与心肌交叉反应理论。肌凝蛋白在心脏瓣膜上并不存在,为什么会导致心脏瓣膜炎呢? 研究进一步揭示瓣膜上有层粘连蛋白(laminin)与肌凝蛋白联结,该蛋白是 α-螺旋结构的细胞外基质蛋白质,是瓣膜结构的必要组成部分,层粘连蛋白是瓣膜的基底膜,由内皮细胞分泌,是抗肌凝蛋白抗体和抗链球菌抗体交叉反应的靶目标。存在于瓣膜上的层粘连蛋白可以被抗肌凝蛋白的 T 细胞识别,并与抗 M 蛋白和抗肌凝蛋白抗体产生交叉反应;该研究进一步证实,rM6 蛋白 A 区和 B 区可产生小鼠局灶性心肌炎,而 C 区不产生心肌损害,虽然以往研究发现许多 M 蛋白表位可以与肌凝蛋白产生交叉反应,但仅仅与肌凝蛋白有共源性的片段才能导致小鼠心肌损害。人心肌肌凝蛋白也可诱导 Lewis 鼠心肌炎,而人的骨骼肌则不能诱导心肌炎。研究提供了肌凝蛋白与瓣膜炎症的直接证据,肌凝蛋白的暴露对 RHD 的发展起了积极的作用。小鼠心肌的肌凝蛋白和人心肌肌凝蛋白 93% 是相同的,并且在氨基酸序列水平有 98% 是同源的。

急性风湿热中的瓣膜损伤是针对瓣膜蛋白的体液和细胞免疫反应的结果。瓣膜表面交叉反应性抗体的结合诱导血管细胞黏附分子 1 的上调,这促进了活化的 CD4 细胞和 B 淋巴细胞的黏附和浸润。体液、细胞介导和细胞因子介导的损伤共同导致瓣膜损伤。

局部组织损伤主要通过辅助性 T 细胞 Th1 反应介导,导致炎症细胞因子如干扰素和肿瘤坏死因子 α 产生,白介素-4 和白介素-10 的浓度降低,引起免疫损伤的放大,炎症通过纤维化导致新血管形成和愈合,引起风湿性心脏病特有的瓣膜病变。同样,针对 GAS N-乙酰基-β-D 氨基葡萄糖的抗体与基底神经节中的神经元细胞发生交叉反应,导致过量多巴胺的释放,从而导致舞蹈症。免疫复合物的积累可引起与急性风湿热相关的短暂、游走性的关节表现。与基底膜胶原蛋白 4 型表位结合的链球菌 M 蛋白可诱导对胶原蛋白的自身免疫,导致瓣膜小叶炎症和瘢痕形成。因此,在急性风湿热期间,分子拟态可能对诱导自身免疫和启动瓣膜损伤至关重要,而针对胶原蛋白的抗体可能有助于疾病的进展。分子模拟机制被认为是急性风湿热中自身免疫发展的最可能的潜在机制。首先,GAS M 蛋白和碳水化合物抗原(N-乙酰基-β-D 氨基葡萄糖)与人心脏肌球蛋白和心脏瓣膜上的层粘连蛋白共享抗原表位。其次,这些抗原的单克隆抗体,来源于急性风湿热扁桃体和外周血淋巴细胞,在体外与人肌球蛋白和瓣膜内皮发生交叉反应。最后,用重组链球菌 M 蛋白免疫诱导 Lewis 大鼠体内的自身抗体形成和瓣膜炎。

Aschoff 小体与巨噬细胞和淋巴细胞相关。在不同阶段显示出炎症细胞因子和淋巴细胞表达水平的差异。T 细胞募集,导致肉芽肿性炎症和 Aschoff 小体形成,这是 RHD 的病理标志。CD4$^+$T 细胞是导致慢性 RHD 发展的主要效应物。此外,Th17 反应发生在 A 组链球菌感染中,急性风湿热和风湿性心脏病患者的 Th17 细胞数量增加,IL-17 浓度升高。Th17/Treg 比例显著升高,大量的 IL-17 和 IL-23 存在于心瓣膜细胞中,Th17 细胞及相关细胞因子贯穿 RHD 的整个病程,在 RHD 发生发展中起到一定的作用。

3. 宿主的遗传易感性 GAS 咽部感染是 ARF 发作的外因,宿主的高敏感性作为 ARF 的内在因素,两者共同的作用才可能导致 ARF。以往的研究发现,即使是较严重的 GAS 感染流行,也仅有 1%~3% 未治疗的 GAS 咽炎患者获得 ARF,说明存在 ARF 个体易感性问题。

流行病学资料显示,首次患 RF 后其复发率高达65%,较一般人群明显高得多;ARF患者的近亲比一般人易患ARF;在孪生子女中即使环境相似,同卵孪生子同时患ARF是异卵双生子女的7倍,从而提示遗传因素与ARF的易感有关。既往,美国Wilson用家系调查法分析ARF家族,确信ARF有遗传易感性,是单基因的常染色体隐性遗传方式,但始终未找到遗传标志。很多学者将目标锁定在HLA系统。Calquist总结10个有关ARF/RHD与HLA相关的研究,显示黑色人种DR1、DR6频率增高,DR8下降;白色人种与DR4频率增高有关;东方人则主要与DR3频率增高有关,而DR2、DR5下降。国内报道广东省汉族人群HLA-DQAI＊0101对ARF/RHD有遗传易感作用,而DQAI＊0102有遗传抵抗作用,*DQAI*基因型检测可能为预测RF/RHD易感者提供理论依据。一项来自中国南方地区汉族人群中3种MMPs多态性MMP1、MMP3和MMP12启动子多态性与RHD的相关性,首次提出MMP1与RHD之间存在关联。MMP1中的rs1799750可能是中国南方汉族人群RHD的一个危险因素,携带2G/2G基因型的个体可能更易患RHD。

1985年,美国洛克菲勒大学Zabriskie用RHD患者的B淋巴细胞免疫小鼠,采用杂交瘤技术分离出两株单克隆抗体,同时用来检测ARF/RHD患者,阳性率达92%。1989年,该研究小组筛选到第3株单克隆抗体,该单抗对同一地区的ARF/RHD患者阳性率高达98.8%,而正常对照组阳性率只有14%,该抗原命名为D8/17,并一直沿用至今。大量的临床资料证实,D8/17抗原阳性率高、特异性强,被认为是ARF/RHD患者的标志性抗原(trait marker),并且作为标志物的D8/17抗原对于ARF患者的识别具有较高的诊断价值,尤其是在ARF的静止期阶段,因为它的表达与各种临床表现(如关节炎、心肌炎、舞蹈症等)无关。

2012年,广东省心血管病研究所风湿热实验室的研究人员发现,D8/17抗原不过是膜突蛋白或β-肌动蛋白,得到了令人意外的结果,反过来也说明,D8/17抗原也许不是RF/RHD的标志性抗原。

最近两项全基因组关联研究(GWAS)的证据表明,急性风湿热的遗传易感性是可遗传的。遗传是非孟德尔遗传和多基因遗传,外显率可变

且不完全。几个基因通过编码参与对GAS感染的先天性和适应性免疫反应的蛋白质赋予对急性风湿热和风湿性心脏病的易感性。先天性免疫等位基因如*TLR2*、*FCN2*、*MASP2*、*MBL2*、*MIF*和*FCGR2A*,适应性免疫人类白细胞抗原Ⅱ类等位基因和IGV4-61*02。先天免疫和适应性免疫:IL-1RA、TNF、TGF-β、IL-10、CTLA4。TLR2和FCN2参与病原体识别和细菌清除。MASP2、MBL2、MIF和FCGR2A参与清除免疫复合物。一项GWAS的数据表明,人类白细胞抗原-DQA1和DQB1位点的变异可能会增加澳大利亚土著人患急性风湿热的风险,另一个GWAS,IGH基因片段(IGV4-61*02)的一个等位基因被证明与风湿性心脏病相关。控制炎症介质产生的基因是IL-1RA和TNF,TGF-β1调节细胞增殖、分化和向组织的迁移,白介素-10诱导抗炎性细胞因子,CTLA4干扰T细胞免疫反应。

在埃及(HLA-DR04、HLA-DR13、HLADR10)和乌干达(HLA-DR11、HLA-DRT)的HLA分型研究显示HLA-DR分子和RHD之间的显著关联。

RHD相关联的其他基因包括TNF-α、IL-10、TGF-β、ACE和MBL2遗传易感性方面的研究也崭露头角。

在流行地区(太平洋地区及澳大利亚),进行的两项全基因组关联研究数据为RHD遗传易感性的研究带来令人兴奋的新时代。证实人类白细胞抗原基因位点作用,并揭示免疫球蛋白重链(immunoglobulin heavy chain,IGH)基因位点新信号VNTR(variable number tandem repeat),有助于了解RHD的病理生理学,还将揭示新的治疗靶点及有助于开发预防GAS感染疫苗。

(三)病理

大致可分为三期:

1. 渗出变性期 胶原纤维的基质发生黏液性变,继而出现纤维素样变性或坏死。变性病灶周围有数量不等的T淋巴细胞、巨噬细胞、B淋巴细胞、肥大细胞等炎性反应浸润。由于吞噬细胞生成氧自由基,对心脏的病变起作用。这种早期渗出物和炎性变性为风湿热的早期表现,对抗炎治疗有效,共持续2~3周。

2. 增生期 结缔组织增生形成炎性肉芽肿,此为特征性的风湿小体,又称阿绍夫小体(Aschoff body),此种病变可能对抗炎药物无效。心肌中的阿绍夫小体为卵圆形或梭形,为巨大具多核的细胞在嗜碱细胞质中围血管积聚,其体积大、胞质丰富、核大、染色质密集在核的中央,粗大而深染,周围的核质透亮,故有"猫头鹰眼"之喻。

3. 纤维瘢痕期 后期小体中央的变性物质渐被吸收,渗出的炎性细胞逐渐减少,阿绍夫细胞则转变梭状的纤维细胞,细胞之间出现胶原纤维,最后形成纤维瘢痕小灶,或完全消散。

心肌炎的病变除阿绍夫小体外,尚有间质炎症及心肌细胞破坏。间质性心肌炎为心力衰竭的主要原因,这种心肌炎病变主要在阿绍夫小体邻近及血管周围,心肌的肌纹消失及脂肪变性和心肌细胞空泡的形成,有的部位细胞溶解及完全无心肌纤维,心内膜炎累及二尖瓣及主动脉瓣,三尖瓣和肺动脉瓣病变很少。急性期瓣叶水肿,沿弥合缘距游离瓣2~3mm的内膜面明显受损,而有血小板血栓形成的赘生物;在炎症恢复时,瓣叶纤维化及挛缩,腱索及瓣环亦有同样病变。二尖瓣在关闭时承受的压力最大(左心室收缩压),瓣缘闭锁线磨损最多,所以病变以二尖瓣最为严重,其瓣叶水肿增厚,左心室扩大使乳头肌腱索不能对位等均可使二尖瓣关闭不全,随之瓣叶间的粘连引起狭窄。主动脉瓣承受主动脉的舒张压,病变亦较多。至于传导系统,P-R间期延长在房室结和房室束找不到特殊病变,房室传导阻滞的暂时性及可逆性提示此为功能性。

4. 心外的病理改变 急性期关节及关节周围有炎症,肿胀及水肿,关节腔内有浆性渗出液;关节炎愈后并无后遗症,因关节无侵蚀病变及血管翳(pannus)形成。皮下结节的病变与阿绍夫小体相似,但不久痊愈不留后遗,其中央有纤维素样坏死,环绕组织细胞、纤维母细胞及淋巴细胞。因舞蹈症无死亡,故难知其病变;急性暴发性心脏炎死后无论有无舞蹈症,脑部均有血管周围的病变。

(四)临床表现和诊断

1. 临床表现

(1)发病前GAS感染:1984年,修订Jones标准强调GAS感染是ARF诊断的必备条件,1992年,修订Jones标准(Jones criteria)再次强调GAS感染的重要性,若无GAS感染的证据,诊断不能成立。多种疾病酷似ARF而与GAS上呼吸道感染无关。具有GAS感染证据可防止误诊和滥诊。

ASO和咽拭子培养可为GAS感染证据。但咽拭子培养阳性率已低至10%以下,对临床诊断帮助意义不大,而ASO的阳性率对初发ARF阳性率为70%~80%,近年来ASO阳性率逐渐下降,特别对复发RF,ASO阳性率低于50%。美国心脏协会(American Heart Association,AHA)推荐抗脱氧核糖核酸酶B(简称抗DNA酶B)作为第二候选检测方法。抗DNA酶B抗体在人体存在时间长,对复发RF活动的诊断帮助甚大,对ARF的诊断价值与ASO相当。ASO和抗DNA酶B试验具有平行、互补的作用,两者联合应用,阳性率提高到90%~95%。

(2)心脏炎:心脏炎(carditis)为风湿热最重要病变,初次发病40%~50%有心脏炎,暴发型者心功能很快减退甚至死亡。心脏炎大多先无明显症状,或因关节炎或舞蹈症时检查方发现。有的心脏炎表现较轻易被漏诊,所以有许多风湿性心脏病追查不到风湿热病史。有的患儿有低热或无热,轻度关节痛,未引起注意,但心脏炎却很重;有的过去有过心脏炎,心功能代偿尚可,再次复发时心功能失去代偿能力,甚至发生心力衰竭。心脏炎日后遗留的瓣膜病轻重,取决于初发的严重程度及有无预防链球菌感染的严格措施,如初发时无心脏炎,日后严格预防,心脏可幸免受累。心脏炎包括心肌炎、心内膜炎(瓣膜炎)及心包炎,检查时如发现器质性杂音,心包摩擦音或心包渗液及心脏增大,甚至有心力衰竭的表现,风湿热侵及心脏已确凿无疑。

1)心肌炎:往往与瓣膜炎同发,如有心脏炎而无瓣膜炎(杂音),则诊断风湿性应予审慎。心肌炎可表现为:①心脏逐步扩大,尤以左心室、左心房明显;②与发热不相称的心动过速,睡眠时心率亦快;③充血性心力衰竭为心肌炎的重要表现,风湿热初发有5%~10%为心力衰竭,日后如有复发,心力衰竭将逐步加重。左心室、左心房的扩大除因心肌炎外,更重要的原因为二尖瓣发生关闭不全而引起反流。

2）心内膜炎：主要表现为瓣膜炎。二尖瓣为风湿性心脏病最为常见的炎症部位，较主动脉瓣约多3倍，其征象为：①收缩期反流性杂音，位于心尖部，因心脏开始收缩时即有反流，所以与第一心音融合，占全收缩期。瓣口反流的射向左后上，所以杂音向腋下传导。②心尖部有舒张中期杂音，此为因反流使向左心室充盈量大增和瓣叶水肿增厚而使瓣口狭窄所致。杂音由第三心音开始，低音调，又称此为 Carey-Coombs 杂音。风湿活动缓解后此杂音可消失，如持久不消，提示有永久性病变；如日久瓣叶间粘连，产生二尖瓣狭窄的舒张期杂音。

主动脉瓣病变可单独存在，但多与二尖瓣炎伴发，其征象是心底部有舒张早期杂音，为柔软、高音调渐减的紧跟第二心音的杂音，风湿热早期即可出现，舒张时因主动脉瓣不能紧闭，有血流返回左心室腔，所以主动脉的舒张压减低，脉压增宽。早期的二尖瓣和主动脉瓣杂音日后可能消失，但病变重者可发展为慢性关闭不全或狭窄，或两者兼有。反流杂音发病不久即出现；狭窄为瓣叶间的粘连，需一些时间显现。

3）心包炎：心脏炎者5%~10%有心包炎，心包摩擦音为特征表现，在整个心前区或局限一处；心电图典型的S-T抬高并不多见，超声可探查心包积液。心包炎患者往往伴有瓣膜炎。

查体和/或辅助检查有心脏瓣膜病证据，发病前无GAS感染证据，在排除其他病因的心脏炎后，ARF诊断可以成立。由于起病隐匿，患者的ARF病史模糊甚或缺如，有时难以找到GAS感染的证据。

（3）关节炎：风湿性关节炎（arthritis）主要侵犯大关节，尤以膝、肩、肘、踝及腕关节常见；局部灼热红肿疼痛，由一关节游走至另一关节，惯称游走性关节炎，或多发性关节炎，每一关节炎症不超过1周。关节炎约占风湿热患者的75%，年长儿较多，关节炎重者心脏炎多轻或幸免。阿司匹林对关节炎治疗很有效，愈后亦不留后遗症。关节炎多发生于链球菌感染30天内，此时为抗链球菌溶血素O的高峰期。轻症及不典型病例可呈单关节受累。

（4）舞蹈症：或称 Sydenhan 舞蹈症（chorea）多见于5~15岁的女童，青春期很少。舞蹈症往往是ARF的迟发表现，此时可无其他临床表现，甚

至GAS感染的证据也找不到。表现特点是不自主的无意识动作，动作多而柔软，自己不能控制，愈想控制不随意动作越多。在20世纪上半叶，舞蹈症在风湿热中发生率很高，近年来舞蹈症已很少见，国内报道的发生率约为3%，国外有报道高达30%。重庆医科大学附属儿童医院报道风湿热845例中舞蹈症仅25例；1982年13省市协作调查6~14岁风湿热167例中仅5例。国外报道可检测血中抗基底节（anti-basal ganglia）抗体阳性者有助于风湿舞蹈症的诊断。

（5）皮下结节：起病后数周出现，大小不一，0.5~2.0cm，单独或成簇位于腘、腕、肘、膝、踝等伸面及手足背面，枕骨面及脊椎的棘突等，无痛，皮下结节占风湿热患者中1%~12%，多伴有严重的心脏炎，屡发心脏炎者更较常见，故其出现提示急性期的情况严重和恢复期将留有瓣膜病变。除风湿热外类风湿及红斑狼疮亦可有。

（6）环形红斑：为红色斑疹，压之暂时消失，不痛不痒，常稍高出于皮面，其中央消退而留有蜿蜒环疹，多见于皮面温热的躯干部，不见于面部，常见于风湿热的后期出现（1%~10%），对诊断有特征性，但亦可原发，与风湿热无关。

其他症状可有腹痛、鼻出血、心动过速、苍白、贫血、心前区痛、体重减轻、易疲乏力、风湿性肺炎等，均非特异。

链球菌感染后反应性关节炎（post streptococcal reactive arthritis，PSRA）是否归类于ARF一直存有争议。有人认为应将PSRA与ARF鉴别，以免ARF过度诊断。也有人认为PSRA是ARF疾病谱中的一员。Deighton 定义PSRA为GAS感染后10天内出现症状；时间较长或2个月内复发的关节炎；以及对水杨酸制剂或其他非甾体抗炎药治疗效果差。尽管有临床观察到PSRA患者，随访期间有不低的比例患者出现ARF的临床表现，但1992年修订Jones标准时并未得到认同。

2. 诊断　由于ARF缺少特异性诊断方法，多年来采用综合诊断标准，目前临床公认的Jones风湿热诊断标准（diagnostic criteria）由美国心脏协会（AHA）于1992年制定（表69-1）。

确诊ARF标准：①2项主要表现＋发病前GAS感染证据；②1项主要表现＋2项次要表现＋

表 69-1　初发风湿热诊断标准（Jones 标准 1992 年修订）

主要表现	次要表现	发病前 GAS 感染证据
心脏炎	临床表现	咽拭子培养阳性或链球菌抗原试验阳性
多发性关节炎	关节痛	链球菌抗体滴度升高或增加
舞蹈症	发热	
环形红斑	实验室检查	
皮下小结	红细胞沉降率	
	C 反应蛋白	
	P-R 间期延长	

发病前 GAS 感染证据。

需要注意的几个问题：①因是初发 ARF 的诊断标准，所以既往 ARF 和 RHD 病史不再列入次要表现。②主要表现为关节炎者，关节痛不作为次要标准；主要表现为心脏炎者，P-R 间期延长不能作为次要表现。③有猩红热病史的患者不再作为链球菌感染的依据。④上述诊断标准为 ARF 首次发作，ARF 复发的标准可放宽。

经过多年临床及流行病学研究，2015 年美国心脏协会（AHA）再次修订 Jones 诊断标准，主要的修改内容有：①对所有确诊或疑似 ARF 病例均应多普勒超声心动图检查，如检查发现二尖瓣或主动脉瓣反流及瓣膜形态或活动异常，即使听诊没有典型的心瓣膜功能障碍的杂音也可诊断为亚临床性心脏炎，并作为主要临床表现；②按 ARF 发病率的高低区分为高/低风险人群，低风险人群中仅限多发性关节炎为主要临床表现，而高风险人群中单发性关节炎及多发性关节痛也作为主要临床表现。目前该诊断标准在国内尚未广泛采用，诊断非典型 RF 患者时可以参考。

（五）复发风湿热诊断

对以往确诊为 ARF 或 RHD 患者，复发风湿热（recurrent rheumatic fever）的诊断标准如下：

（1）主要表现或次要表现符合下列三者之一者：①符合 1992 年 Jones 标准；②仅有一项主要表现；③若干项次要表现。

（2）发病前 GAS 感染证据，包括 ASO 和/或抗 DNA 酶 B 升高，或咽拭子培养阳性，或 GAS 抗原检测阳性者。

凡具有第 1 条中三项中的任意一项者，结合发病前 GAS 感染证据者，并能排除共病或感染性心内膜炎者，复发风湿活动的诊断可以成立。

Jones 标准作为 ARF 诊断的金标准不能随意推翻，但严格的标准不能替代临床诊断，小儿时期 RHD 发生心力衰竭时往往有风湿活动存在，这一点与成人期 RHD 不大相同。但临床实践过程中，对于缺乏 GAS 感染证据的患者，判断风湿活动时应多加注意，可增加一些抗链球菌抗体的指标以帮助临床诊断，如抗 DNA 酶 B、抗 C-多糖和抗透明质酸酶抗体等。

（六）治疗

1. 休息　急性期是治疗的关键时期，应强调卧床休息。休息时间长短取决于心脏炎严重程度、风湿活动程度和治疗的反应。无心脏炎：卧床休息 2 周，随后 2 周在服用阿司匹林的同时，逐渐增加活动；有心脏炎不伴心脏扩大者：卧床休息 4 周，4 周后逐渐增加活动；心脏炎伴心脏扩大：卧床休息 6 周，6 周后逐渐增加活动；心脏炎伴心功能不全者：卧床休息至心力衰竭控制为止，3 个月后逐渐增加活动，在避免剧烈运动的前提下逐渐恢复学校的活动。休息可减轻心脏的负担，对已有病变的心脏，亦可间接减轻瓣膜劳损。饮食要易于消化而富有营养，如有心力衰竭，应给予无盐或低盐饮食，并少量多餐，以减轻心脏负担。

2. 控制 GAS 感染　用抗生素治疗 ARF 是不能控制疾病的进程，但可以防止 ARF 患者因 GAS 感染而致病情加重和再次复发。ARF 患者无论有无明显的咽炎或扁桃体炎，咽拭子培养阳性还是阴性，确诊 ARF 后均应按 GAS 感染治疗，目的是清除咽部 GAS，减轻超免疫状况和发作的严重程度。迄今为止无 GAS 耐青霉素的报道，首选仍是青霉素。普通青霉素 40 万 U，每天 2 次，连续肌内注射 10 天,使用前皮试。也可肌内注射苄星青霉素 1 次:体重<30kg 者,注射 60 万 U;30~45kg 者,注射 90 万 U;>45kg 者注射 120 万 U,使用前皮试。也可选择口服青霉素 V 125~250mg,每天 4 次,连服 10 天。对青霉素过敏者可选用红霉素片,儿童 30~50mg/(kg·d),分 4 次口服总量不超过 1g/d,连服 10 天;近年来,国内 GAS 耐红霉素情况严重,可考虑服罗红霉素(roxithromycin),剂量为 50~100mg,每天 2 次。磺胺不能应用于急性链球菌感染,因其不是杀菌剂。

3. 抗风湿治疗 治疗原则是越早越好,一旦确诊,立即抗风湿治疗(antirheumatic therapy)。关节炎型首选阿司匹林,心脏炎型选用激素。研究证实,治疗越早,心脏杂音消失的机会越大。风湿热的自然过程 70%~80% 在 6 周内缓解,90% 在 12 周内缓解。因此总疗程为 8~12 周。对无心脏炎患者,疗程可以缩短至 6~8 周。

(1)关节炎型:首选阿司匹林,关节疼痛常能迅速缓解,还有退热作用。常用剂量为阿司匹林 100mg/(kg·d),分 4 次口服,2 周后减至 75mg/(kg·d),持续服 6 周后停药。如发生耳聋、失聪、眩晕、呼吸加深等现象可酌情减量,或停药,改用激素。阿司匹林的优点是便宜,副作用比激素少。缺点是胃肠道反应大,如胃痛、胃出血,诱发溃疡病出血或穿孔,食欲减退。在进餐中间服阿司匹林,或同时服质子泵抑制剂奥美拉唑或雷尼替丁、胃舒平等制酸药减轻胃肠道反应。

(2)心脏炎型:激素常选用泼尼松,剂量 2mg/(kg·d),每天总量不超过 60mg,分 4 次口服。直至炎症控制后,心率、血沉、C 反应蛋白、心电图等均正常。通常 4 周或以上,才逐渐减量,减量切莫过快,可每 5 天减 1 次,每次 5mg,减量至最后 2~4 周时,可同时加服阿司匹林,停服激素后,仍应继续服用阿司匹林 2~3 周,以防止症状反复。重症患者如不宜口服,或口服效果不佳时,可选用下列药物静脉滴注:①甲泼尼龙(methylprednisonlone)1~2.5mg/(kg·d);②琥珀酸氢化可的松 1~2mg/(kg·d),加入 10% 葡萄糖注射液静脉滴注 8 小时。用药较久的患儿可能出现满月脸、痤疮、多毛、皮肤条纹等,停药即渐消失。其他不良反应有高血压、糖尿病、精神失常、胃溃疡、

细菌或霉菌感染等,可给予对症处理,或在病情允许的情况下改为晨起顿服全日量的泼尼松可以减轻不良反应。因此,凡临床上无明确心脏炎的证据时,激素不宜作为首选药物。

(七)预防

ARF 的发生与 GAS 的上呼吸道感染紧密相关,所有的临床、流行病学和细菌学研究均证实,无咽部 GAS 感染,就不会发生 ARF,因而控制 GAS 感染及流行是 ARF 预防(prevention)的关键。ARF/RHD 是完全可以预防的,重点是 GAS 咽炎的早期诊断和治疗。ARF 的预防分为一级预防和二级预防。

1. 一级预防 ARF 的一级预防系指发生 ARF 之前的预防。无论散发性或流行性咽炎,非链球菌性咽炎占大多数,GAS 咽炎仅占 20%~25%,其中 0.3%~3% 的 GAS 咽炎可引起 ARF。大部分咽炎是病毒性或其他细菌性咽炎。一般认为,须在 GAS 咽炎发病后 9 天内连用青霉素 10 天的疗程方能有效地预防 ARF,因而 GAS 咽炎的早期诊断是 ARF 的预防的关键。咽拭子培养是可靠而常用的诊断方法,但其缺点是需时较多,不利于对 GAS 咽炎的早期诊断。快速检测 GAS 方法有乳胶法和酶联免疫吸附试验法。目前使用的商品试剂盒大多数特异度较高,达 90%~95% 以上,灵敏度在 80%~90% 之间。对快速诊断试验阴性者,可再行咽拭子培养,视咽拭子培养结果再决定治疗方案。

青霉素(PG)应作为 GAS 咽炎治疗的首选药物。一旦确诊为 GAS 咽炎,首选为苄星青霉素(benzathine penicillin,BPG)。GAS 对其敏感,GAS 咽炎发病后 9 天内用药,仍可有效地预防 ARF 发病。肌内注射 BPG 1 次,可维持有效血药浓度 3~4 周,无须天天用药,患者的依从性好。剂量:体重<27kg 者,肌内注射 60 万 U;≥27kg 者肌内注射 120 万 U,注射前皮试。

青霉素 G 及口服青霉素 V(phe-noxymethyl penicillin)也可选择,用药 10 天。对 PG 过敏者,可选用红霉素或罗红霉素(roxithromycin),连服 10 天。

2. 二级预防 二级预防系指发生过 ARF 的预防,目的是防止再次因 GAS 侵袭导致风湿活动

再发作。已造成心脏瓣膜损害病例，在受到 GAS 侵袭的情况下，有 5%~50% 的机会再次发作风湿热，这与遗传基因及机体处于超敏状态有关，因而积极地进行二级预防很有必要。

二级预防时间的长短取决于 ARF 类型，是否遗留心脏瓣膜损害和患者职业的特点等因素。原则上，没有涉及心脏损害的病例，预防持续至距最后 1 次 ARF 发作至少 5 年，或持续至 21 岁为止；有心脏炎但无残留心脏瓣膜损害者，则预防至少持续至距最后 1 次 ARF 发作 10 年，或至成年；有心脏炎合并残留心脏瓣膜损害者，预防至少到最后一次发作 10 年并持续至 40 岁，有时需终身预防。即使在瓣膜外科手术后包括人工瓣膜替换术、瓣膜整形术、瓣膜闭式分离术和经皮球囊瓣膜成形术后，均应长期预防。

首选药物是 BPG，对预防高危人群 ARF 复发特别有效，用药后 RF 复发率仅有 0.4%。体重<30kg 者肌内注射 60 万 U；体重≥30kg 者，肌内注射 120 万 U，每 4 周 1 次，使用前皮试。在 ARF 高发区，高危人群合并风湿热心脏炎或 RHD 者，宜每 3 周注射 1 次。口服药物适用于 ARF 低危人群，风湿性心脏炎超过 5 年无 ARF 复发者，或 RHD 已 5 年无 RF 的病例。口服药物预防的效果不及注射法，复发率为 3%~5%。常用的药物包括：青霉素 V 250mg，每天 2 次；磺胺嘧啶：体重≤27kg 者 0.5g，每天 1 次；体重>27kg 者 1g，每天 1 次。红霉素适用对 PG 或磺胺过敏者，儿童每天 10~20mg/kg，分 2 次口服。不能耐受红霉素，可服罗红霉素。

（邹　峥　董太明）

参 考 文 献

1. KRAUSE R M. A half-century of streptococcal research: Then & Now. Indian J Med Res, 2002, 115:215-241.

2. STEER A C, CARAPETIS J R. Acute rheumatic fever and rheumatic heart disease in indigenous populations. Pediatr Clin North Am, 2009, 56(6):401-419.

3. GHAMRAWY A, IBRAHIM N N, ABD EL-WAHAB E W. How accurate is the diagnosis of rheumatic fever in Egypt? Data from the national rheumatic heart disease prevention and Control program (2006-2018). PLOS Neglected Tropical Disease, 2020, 14(8):e0008558.

4. TaNZ R R, GEWITZ M H, KAPLAN E L, et al. Stay the Course: Targeted Evaluation, Accurate Diagnosis, and Treatment of Streptococcal Pharyngitis Prevent Acute Rheumatic Fever. Journal of Pediatrics, 2020, 216:208-216.

5. MUHAMED B, MUTITHU D, AREMU O, et al. Rheumatic fever and rheumatic heart disease: Fact and research, Internatoin Journal of Cardiology, 2019, 295:48-55.

6. WAUCHOP K, SHETTY A, BREMNER C. The epidemiology of acute rheumatic fever in Northland, 2012-2017. N Z Med J, 2019, 132(1498):32-40.

7. JACK S J, WILLIAMSON D A, GALLOWAY Y, et al. Primary prevention of rheumatic fever in the 21st century: evaluation of a national programme, International Journal of Epidemiology, 2018, 47:1585-1593.

8. BENNETT J, ZHANG J, LEUNG W, et al. Rising Ethnic Inequalities in Acute Rheumatic Fever and Rheumatic Heart Disease, New Zealand 2000—2018. Emerging Infectious Disease, 2021, 27:36-46.

9. LIAW J Y, WHITE A V, GORTON S, et al. Lessons to be learned: using national immunisation strategies to improve adherence to acute rheumatic fever secondary, Journal of Paediatrics and Child Health, 2019, 55(10):1170-1176.

10. SARAH P, BOWEN A, ENGEL M E, et al. The incidence of sore throat and group A streptococcal pharyngitis in children at high risk of developing acute rheumatic fever: A systematic review and meta-analysis. PloS One, 2020, 15(11):e0242107.

11. BRADLEY-HEWITT T, LONGENECKER C T, NKOMO V, et al. Trends and presentation patterns of acute rheumatic fever hospitalisations in the United States. Cardiol Young, 2019, 29(11):1387-1390.

12. 吴锡桂, 顾东风. 预防心脏病学. 济南: 山东科学技术出版社, 2001.

13. SMOOT J C, KORGONSKI E K, DALY J A, et al. Molecular analysis of group A streptococcus type emm18 isolates temporally associated with acute rheumatic fever outbreaks in Salt Lake City, Utah. J Clin Microbiol, 2002, 40:1805-1810.

14. 陈志红, 龚守芳, 董太明, 等. 应用 emm 基因序列分析对 104 株 A 群链球菌分型. 中华微生物学和免疫学杂志, 2004, (06):489-491.

15. 苏健, 龚守芳. A 族链球菌基因测序分型的研究进展. 国外医学分子生物学分册, 2003, 25:61-64.

16. GUILHERME L, FAÉ K C, OSHIRO S E, et al. Rheumatic fever: how S. pyogenes-primed peripheral T cells trigger heart valve lesions. Ann N Y Acad Sci, 2005, 1051:132-140.

17. KARTHIKEYAN G, GUILHERME L. Acute rheumatic fever. Lancet, 2018, 392:161-174.

18. ARVIND B, RAMAKRISHNAN S. Rheumatic fever and rheumatic heart disease in children. Indian J Pediatr,

2020,87（4）:305-311.

19. BASER K,YAVUZ E. A shift in the balance of regulatory T and T helper 17 cells in rheumatic heart disease. J Investig Med,2014,62:78-83.

20. HU W,YE Y J. Association of matrix metalloprotease 1,3 and 12 polymorphisms with rheumatic heart disease in a Chinese Han population. BMC Medical Genetics,2018,19:27.

21. BRYANT P A,BROWNE R,ARAPETIS J R,et al. Some of the people,some of the time:susceptibility to acute rheumatic fever. Circulation,2009,119（5）:742-753.

22. 陈剑光,董太明.陈志红,等. D8/17 抗原在风湿性心脏病患者中的表达及特性.中华内科杂志,2012,51（005）:353-356.

23. GRAY I A,ANTOINE H A,TONG S Y C,et al. Genome-wide analysis of genetic risk factors for rheumatic heart disease in Aboriginal Australians provides support for pathogenic molecular mimicry. J Infect Dis,2017,216:1460-1470.

24. PARKS T,MIRABEL M M,KADO J,et al. Association between a common immunoglobulin heavy chain allele and rheumatic heart disease risk in Oceania. Nat Comm,2017,8:14946.

25. OKELLO E,BEATON A,MONDO C K,et al. Rheumatic heart disease in Uganda:the association between MHC class II HLA DR alleles and disease:a case control study,BMC Cardiovasc. Disord,2014,14:28-33.

26. MUHAMED B,PARKS T,SLIWA K. Genetics of rheumatic fever and rheumatic heart disease. NATURE REVIEWS CARDIOLOGY,2019. https://doi.org/10.1038/s 41569-019-0258-2.

27. GEWITZ M H,BALTIMORE R S,TANI L Y,et al. American Heart Association committee on rheumatic fever,endocarditis,and kawasaki disease of the council on cardiovascular disease in the young. revision of the Jones criteria for the diagnosis of acute rheumatic fever in the era of Doppler echocardiography:a scientific statement from the American Heart Association. Circulation,2015,131:1806-1818.

28. 杨慧敏,李志军.风湿热的诊断与治疗.中华全科医学,2020,18（11）:1801-1802.

第二节　风湿性心脏病

风湿性心脏病（rheumatic heart disease,RHD）又称慢性风湿性心脏瓣膜病,是急性风湿热严重或反复发作后引起的一种以心脏瓣膜损伤为主的心脏病。急性风湿热导致的心脏炎部分可恢复,但心脏炎的持续进展或风湿热反复发作,最终演变成慢性风湿性心脏病,并在最初发作后数年内出现心脏症状。

其病理过程为,风湿热累及心肌、心内膜,经过渗出期、增生期,数月至数年后在心肌间质内形成风湿性心脏病特异性的阿绍夫小体;心内膜炎可使瓣膜出现水肿,新生血管形成,肉芽组织增生,瓣膜增生和纤维化,腱索亦可发生炎症、肉芽组织形成、纤维变性,导致腱索融合,最终风湿性心脏病患者发生瓣膜狭窄、关闭不全,引起心脏扩大、心力衰竭和心律失常。

RHD 发病率在发达国家明显减少,但在发展中国家没有减少,是疾病死亡的一个重要原因。在世界范围内,有 1 500 万~2 000 万人患有风湿性心脏病,其中约 240 万为 5~14 岁儿童。部分 RHD 患者无明确的风湿热病史,呈隐匿经过。RHD 累及二尖瓣者占 95%~98%,累及主动脉瓣者占 20%~35%,累及三尖瓣者占 5%,肺动脉瓣受累者极少见;其中单纯二尖瓣病变占 70%~80%,二尖瓣合并主动脉瓣病变占 20%~30%;单纯主动脉瓣病变仅占 2%~5%;单纯三尖瓣或肺动脉瓣病变极少,多与二尖瓣或主动脉瓣病变合并存在。

在我国,随着经济和医药卫生条件的改善,以及抗生素的广泛应用,风湿热的发病率逐渐减少,RHD 发病年龄逐渐后移,但个别地区亦有回升的趋势,尤其是不典型风湿热的病例,应予以重视,并做好预防工作。

RHD 是由 A 族溶血性链球菌感染后所发生的自身免疫性疾病。3 岁以下的心脏瓣膜病患儿,RHD 极少见,绝大多数为先天性心脏瓣膜病变,要注意鉴别。

（一）二尖瓣关闭不全

风湿性二尖瓣关闭不全（mitral valve insufficiency）是儿童和年轻人 RHD 最常见的瓣膜病，其病变为：①瓣膜因炎症，纤维化变性、僵硬、挛缩；②腱索粘连融合、缩短，使瓣膜对合异常；③二尖瓣环扩大，甚至纤维化，左心室收缩时二尖瓣环不能相应缩小，影响二尖瓣关闭；④左心室扩大可能改变二尖瓣乳头肌的位置和方向，更进一步影响瓣膜的对合。

1. 病理生理 轻度二尖瓣关闭不全一般不会引起明显的血流动力学改变。中至重度二尖瓣关闭不全时，由于反流血量多，血流动力学改变明显。

（1）左心室容量负荷过重：慢性二尖瓣关闭不全时，左心室舒张期容量负荷增加，左心室腔代偿性扩张，可以增加每搏输出量，以维持前向血流。左心室的代偿性扩张最初可以减轻左心室充盈压，减轻左心房和肺静脉张力。通过代偿，患儿可以维持多年无症状。长期的左心室容量负荷过重，可致左心室功能逐渐减退，每搏输出量和射血分数下降，收缩末期左心室容积增加，左心室充盈压升高，出现左心衰竭的征象，表现为肺循环淤血，体循环灌注不足，出现继发性肺动脉高压和全心衰竭。

（2）左心房负荷增加：左心房除接受肺静脉回流的血液外，还接受左心室反流的血液，导致左心房扩大，压力增高。在慢性二尖瓣关闭不全的病程中，反流量是缓慢增加的，故左心房的压力升高也比较缓慢，因而患儿能长期耐受很大的反流血量而症状不明显。

急性二尖瓣关闭不全（主要见于急性风湿性心脏炎患儿），则左心房突然接受大量的反流血液，导致左心房压力骤然升高，左心排血量急剧下降，肺静脉压力升高，血流动力学恶化，引起急性肺水肿。严重急性二尖瓣关闭不全是临床急症，需要及时诊断和处理。

2. 临床表现

（1）症状：轻度二尖瓣关闭不全可无症状。中至重度关闭不全出现的症状多半是与左心排血量减低有关，如疲倦、乏力等。当病情进展时，可出现左心衰竭的症状，患儿不能平卧，阵发性呼吸困难，端坐呼吸，进而可出现右心衰竭的症状，表现为肝大、水肿、胸腔积液和腹水等。

（2）体征：心前区隆起，心界向左下扩大。第一心音减弱，与左心室收缩时左心室容量较正常

增加，二尖瓣处于较高的位置，关闭较早有关。第二心音可分裂，与左心室射血时间缩短主动脉瓣提前有关。如果继发肺动脉高压，则第二心音肺动脉瓣成分（P_2）亢进。心尖部可闻及收缩期反流性杂音，呈吹风样，可伴有震颤。杂音的强度与左心室的功能状态密切相关，如果左心室收缩强而有力，杂音就较响；如果左心室收缩功能差，则杂音会较柔和，经抗心力衰竭治疗，心功能改善后，杂音则变响。心尖部舒张早中期隆隆样杂音，提示舒张期通过二尖瓣口的血流量大，亦表明二尖瓣的反流量非常大。当发生左心衰竭时，患儿四肢湿冷、肺部可闻及细湿啰音、心率快、血压低，当继发右心衰竭时则出现肝大、腹胀、水肿等体征。

3. 辅助检查

（1）心电图：心电图检查对显示节律最为重要。轻度二尖瓣关闭不全，心电图正常；中至重者心电图可出现左心房、左心室肥大和心肌劳损，当继发肺动脉高压时，则出现右心室肥厚。可出现心房颤动，但儿童少见。

（2）胸部 X 线：轻度二尖瓣关闭不全者胸部X 线检查通常正常。中至重度者以左心房、左心室增大为主要表现；合并左心功能不全时，可出现肺淤血和肺间质水肿的 X 线征象。当继发肺动脉高压时，肺动脉段突出、右心室增大。急性二尖瓣关闭不全患儿的左心房、左心室增大不明显，但肺淤血和肺间质水肿的征象可十分明显。

（3）超声心动图：二维超声心动图显示二尖瓣叶增厚、回声不均，瓣叶的活动度在舒张期及收缩期均有不同程度的减弱，瓣口对合不良（图69-3），腱索粘连融合，回声增强，瓣环扩大，左心房、左心室扩大，右心室亦可能扩大。彩色多普勒显像见反流束经二尖瓣口射入左心房，反流程度可用反流面积占左心房面积的百分比来表示，一般可取四腔心切面测量二尖瓣反流束面积和同一切面左心房面积，并计算其百分比，反流面积占左心房面积百分比小于20% 为轻度反流，20%~40%为中度反流，大于 40% 为重度反流。

（4）心导管及造影检查：绝大多数二尖瓣关闭不全患儿无须进行心导管检查及造影，因超声心动图检查已能很好地观察二尖瓣的形态、病变程度、反流程度等。右心导管检查时可见右心室、

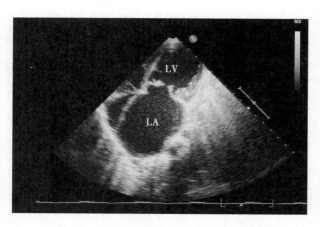

图 69-3 心尖四腔切面二尖瓣关闭不全

显示通过二尖瓣叶增厚，开放受限，左心房增大。

肺动脉有不同程度的扩张，肺小动脉楔压、肺循环阻力有不同程度的增高；左心导管检查行左心室造影时，可显示左心室扩张，左心房巨大，收缩期造影剂通过二尖瓣口反流入左心房。

4. 治疗

（1）内科治疗：无症状者，因大多数患者病情多年保持稳定，建议进行随访观察，以发现病情的变化和症状的出现，预防并发症（复发性风湿热、栓塞），监测瓣膜功能、心室腔大小和心功能。

二尖瓣关闭不全合并心房颤动者，推荐使用华法林抗凝，并给予抗心律失常药物治疗，根据病情选用胺碘酮、强心苷、β受体拮抗剂等。

有心功能不全的二尖瓣关闭不全患儿，药物治疗的目的是减轻心脏的后负荷，使血液反流至左心房减少，同时减轻心脏前负荷，加强心肌收缩力，从而改善心功能。常用药物有血管扩张剂（尤其是 ACEI 类药物）、利尿剂、强心苷和非强心苷类正性肌力药物。减轻后负荷的治疗在慢性重度二尖瓣反流但左心功能仍可代偿的患者中，其作用仍有争议，目前还没有长期研究显示在这种情况下减少后负荷可以延缓症状，改善预后，因此不推荐使用减轻后负荷的药物来治疗左心功能处于代偿期的慢性二尖瓣关闭不全患者。一旦发生失代偿，建议外科治疗，药物的作用甚微。

急性二尖瓣关闭不全患儿，由于左心房不能适应压力的骤然升高，容易出现急性肺水肿，此时需要静脉滴注作用迅速且强有力的血管扩张剂，如硝普钠（具有扩张动静脉的作用），可以减轻心脏的前、后负荷，达到减少二尖瓣反流、减轻左心

房压力的目的。

风湿性二尖瓣关闭不全者，注意防止风湿活动，每个月肌内注射苄星青霉素一次以预防 A 族溶血性链球菌感染。

（2）外科治疗：轻度二尖瓣关闭不全对心功能影响小，可随诊观察。中至重度关闭不全的患儿要根据心功能受累程度，决定手术时机，对无症状且左心室收缩功能正常（EF>0.65）的严重二尖瓣关闭不全患儿应密切随访；有症状患儿，应在左心室收缩末期容量指数>55ml/m^2，左心室 EF<0.5 时便可作为手术适应证。小儿二尖瓣关闭不全的手术治疗应以整形术为首选，伴有其他心内畸形者应同时予以纠正。对于那些难以用整形方法治疗的二尖瓣关闭不全患儿，可考虑行机械瓣置换术，术后需终身抗凝治疗。

（二）二尖瓣狭窄

风湿性二尖瓣狭窄（mitral valve stenosis）是指二尖瓣叶交界处粘连，瓣膜增厚、钙化，腱索和乳头肌粘连、挛缩和融合，使二尖瓣口呈漏斗状狭窄，开放受限，导致血液从左心房到左心室受阻，从而产生一系列血流动力学改变。在成人 RHD 中，二尖瓣狭窄是常见的风湿性瓣膜病，而儿童期少见，二尖瓣狭窄在 40~60 岁患者中逐渐增加。女性通常比男性更容易发生风湿性二尖瓣狭窄。

1. 病理生理 二尖瓣狭窄的病理生理改变与瓣口狭窄程度密切相关。成人二尖瓣口面积为 4~6cm^2，当瓣口面积<2.5cm^2 时，才会出现不同程度的临床症状。根据瓣口面积缩小的程度，将二尖瓣狭窄分为轻度（2.5~1.5cm^2）、中度（1.5~1.0cm^2）和重度（<1.0cm^2）狭窄。小儿二尖瓣口面积的大小与年龄有关，需根据不同年龄段并结合瓣口血流速度进行判断。根据狭窄程度及出现的相应血流动力学改变，可将二尖瓣狭窄的病理生理过程分为 3 期。

（1）左心房代偿期：二尖瓣狭窄使舒张期左心房回流至左心室的血流受阻，左心房压力升高，左心房发生代偿性扩大和肥厚以增加收缩力，使左心房于舒张晚期主动排血量增加，延缓左心房平均压升高。

（2）左心房衰竭期：随着二尖瓣狭窄病情的

进展,左心房的代偿难以克服瓣口狭窄所导致的血流动力学障碍,故左心房压力逐渐上升,影响肺静脉回流,导致肺静脉与肺毛细血管压力增高和扩张,肺静脉淤血,可引起急性肺水肿,出现急性左心房衰竭的征象。

（3）心受累期:长期肺静脉压力升高、肺淤血可使肺的顺应性下降,反射性引起肺小动脉痉挛、收缩,导致肺动脉高压,肺动脉高压增加右心室的后负荷,最终引起右心衰竭。此时,肺淤血和左心房衰竭症状反而减轻。

2. 临床表现

（1）症状:二尖瓣狭窄患儿由于狭窄严重程度、病情进展速度不同,其临床表现有很大差别。可出现面颊、口唇发红(二尖瓣面容)。早期症状是由于心排血量减少而造成的乏力和运动耐力下降;当病情恶化出现肺水肿时,患儿可出现呼吸急促、咳嗽、喘息、端坐呼吸、咳粉红色泡沫样痰等左心衰竭的症状;继发肺动脉高压时,可出现水肿、肝大、腹水等右心衰竭症状。

（2）体征:心尖冲动位置一般正常,可扪及舒张期震颤。听诊特征:①第一心音(S_1)亢进,由于收缩期左心室内的压力迅速升高及心室收缩,处于较低位置的二尖瓣叶在关闭时需要较大而快速的移动,故音调较响亮;②舒张早期喀喇音,二尖瓣狭窄时,瓣叶间相互粘连,开放时二尖瓣在左心室内突然被拉紧,产生开瓣音,开瓣音在心尖部及胸骨左缘第4肋间处易于听到;③心尖部舒张期隆隆样杂音。S_1与开瓣音之间的间隔随着狭窄的加重而缩短,二尖瓣严重狭窄瓣膜僵硬钙化时,开瓣音和S_1可能听不到。杂音的持续时间,而不是杂音的强度与二尖瓣狭窄的严重程度密切相关,严重二尖瓣狭窄的患儿呈全舒张期的杂音。重度二尖瓣狭窄的患儿,二尖瓣口的血流速度减慢,舒张期杂音会减轻。轻度二尖瓣狭窄者,第二心音可正常,随着二尖瓣口狭窄程度加重,肺动脉压逐渐增高,P_2亢进,右心室可出现抬举样搏动。

3. 辅助检查

（1）心电图:心房颤动是二尖瓣狭窄的主要并发症,因此心电图对确定节律最为重要。轻度二尖瓣狭窄时,心电图可正常。中至重度二尖瓣狭窄时,心电图可表现为左心房增大,即P波增宽呈双峰型。随着病情的进展,当继发肺动脉高压时,可表现为电轴右偏、右心室肥大、右心房扩大。二尖瓣狭窄患儿较易发生心律失常,早期可出现房性早搏,当左心房明显增大时往往出现心房颤动。

（2）胸部X线:轻度二尖瓣狭窄,心影可正常。中至重度二尖瓣狭窄时,可见左心房扩大,主动脉结缩小;肺动脉高压时,肺动脉段突出,左支气管抬高,并有右心室增大等征象,心影呈梨状。肺部主要表现为肺淤血的征象。

（3）超声心动图:风湿性二尖瓣狭窄患儿M型超声可见二尖瓣前叶"城墙样"改变;二维超声可以显示瓣膜及瓣下结构的改变,包括瓣膜增厚、回声增强,瓣口融合、钙化。二尖瓣水平短轴切面可见舒张期二尖瓣前瓣呈"曲棍球棒"样,后瓣活动明显受限,呈"冻结状",二尖瓣口呈鱼嘴状或不规则状,瓣口面积明显缩小(图69-4);彩色多普勒可显示舒张期湍流信号起自二尖瓣口,并可测量出跨瓣压力阶差。可见左心房、右心室增大、肺动脉增宽,左心室大小正常,甚至缩小。因此,超声心电图可以评估二尖瓣狭窄的严重程度,根据各项超声指标判断患者是否适合行二尖瓣狭窄经皮球囊瓣膜成形术(percutaneous balloon mitral valvuloplasty,PBMV)。

（4）心导管及造影检查:目前,超声心动图已能很好地观察二尖瓣的瓣膜厚度、活动度和估测狭窄的程度,一般不需要行心导管检查。无症状的重度二尖瓣狭窄的患儿,如果运动耐力差,或通过压力测试评估肺动脉收缩压明显升高($\geqslant$60mmHg)可以考虑行心导管术。如患儿存在

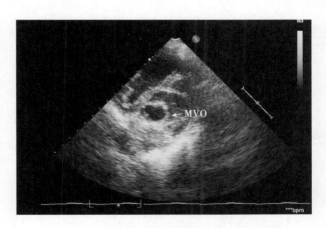

图69-4　二尖瓣水平短轴切面二尖瓣狭窄
显示二尖瓣叶增厚,舒张期开放受限。

重度肺动脉高压,则需行心导管检查以了解肺动脉高压的性质。

4. 治疗

(1) 内科治疗:轻至中度二尖瓣狭窄患儿一般可采用内科的保守治疗,重度二尖瓣狭窄患儿经内科治疗病情稳定后应尽早介入或外科手术治疗。

利尿剂以减轻心脏前负荷。血管扩张剂首选以扩张静脉为主的药物,如硝酸甘油,以减少回心血量,改善肺淤血,急性肺水肿的患儿可考虑用硝普钠。

在二尖瓣狭窄所致肺水肿时,洋地黄的使用要谨慎,不能把强心苷作为首选药物,因为强心苷可使左、右心室收缩力均加强,二尖瓣狭窄时左心室舒张期充盈量较正常少,左心室前后负荷不大,无需用强心苷来加强其收缩力,而右心室收缩力增强,则可能使右心室射入肺动脉内的血量增多,导致肺水肿的加重。

二尖瓣狭窄合并慢性心房颤动、或既往有栓塞史和左心房有血栓的患者,推荐使用华法林抗凝治疗,合并心房颤动的患者应用抗心律失常药物治疗,根据病情选用胺碘酮、洋地黄、β 受体拮抗剂等。二尖瓣狭窄合并快速性心房颤动、明显窦性心动过速者,控制心室率是有益的,可考虑应用强心苷类、β 受体拮抗剂,可延长舒张期,增加舒张期心室充盈。

风湿性二尖瓣狭窄者,注意防止风湿活动,每个月肌内注射苄星青霉素一次,以预防 A 族溶血性链球菌感染。

(2) 介入治疗:二尖瓣狭窄治疗的根本问题在于解除二尖瓣口的机械性狭窄,内科药物治疗只能暂时减轻症状,不能根治和控制病情的进展,要解决瓣膜的狭窄,就必须采用 PBMV 或外科手术治疗。

PBMV 在成人是治疗二尖瓣狭窄的重要措施,在全世界范围内得到普遍推广,可获得较好的效果,且无证据表明使用这个方法并发症发生率高。PBMV 能缓解二尖瓣狭窄患儿的症状,改善血流动力学状态,提高患儿的运动耐量,其近期和远期疗效基本与外科闭式分离相仿。但 PBMV 在儿科病例的应用尚缺乏经验,有待探讨。

(3) 外科治疗:外科手术指征为,①明显和日

益加重的劳力性气急;②有急性肺水肿的发生;③有阵发性呼吸困难伴有咯血。随着近年瓣膜整形术的经验积累,整形术的疗效不断提高。小儿二尖瓣狭窄的治疗应该以整形术为首选方案,仅在必要时才考虑行瓣膜置换术,因人工瓣膜不能随小儿发育而增大,致使有可能需要再次换瓣,且患儿需要接受终身抗凝治疗。因此,能通过整形术使症状和心功能得到改善者,则尽量推迟至 10 岁以后才做人工瓣膜置换术。

(三) 主动脉瓣关闭不全

慢性风湿性主动脉瓣关闭不全(aortic valve insufficiency)是由于主动脉瓣增厚、纤维化和挛缩,造成瓣膜口对合不良,左心室舒张期主动脉瓣不能完全关闭,血液从主动脉反流入左心室。主动脉瓣关闭不全往往伴有二尖瓣病变,很少单独存在。

1. 病理生理 轻度主动脉瓣关闭不全一般不会引起明显的血流动力学改变。中至重度主动脉关闭不全时,由于反流血量多,血流动力学改变明显。

(1) 左心室容量负荷增加:慢性主动脉瓣关闭不全时,舒张期左心室同时接受来自二尖瓣口的正常前向血流和来自主动脉瓣口的异常反流血流,形成血流动力学意义上的左心室双入口。因此,左心室容量负荷过重是慢性主动脉瓣关闭不全患儿基本的血流动力学异常,左心室对此做出的反应是扩张,左心室扩张程度与反流量成正比。

(2) 左心室后负荷增加:左心室容量负荷增加,继发高心排血量,收缩压升高,从而增加了左心室的后负荷,左心室射血必须克服体循环的阻力,因而室壁张力增大,左心室对此做出的反应是离心性肥厚。

(3) 冠状动脉供血不足:可导致心肌缺血、纤维化,心肌收缩力下降。①由于左心室舒张期容量负荷增加、室壁张力升高、左心室重量增加及左心室射血时间延长等,可导致心肌耗氧量明显增加;②主动脉舒张压降低及室壁张力升高使冠状动脉有效灌注不足,冠状动脉储备能力降低。

慢性主动脉瓣关闭不全病理生理改变的结果为左心室既扩张又肥厚,心肌供血不足。随着病情的进展,左心室舒张末期容量进一步增加,室壁

张力增加,左心室收缩功能减退,射血分数下降,临床表现为心功能逐渐由代偿状态进入失代偿状态。

急性主动脉瓣关闭不全(主要见于急性风湿性心脏炎患儿)对血流动力学的影响不同于慢性主动脉瓣关闭不全。患儿的心室射血能力和心室腔容量都正常,对于因突然主动脉瓣关闭不全而增加的容量负荷,左心室不能迅速扩张,以增加顺应性,同时壁层心包也限制了心室腔的舒张,左心室舒张末期压超过左心房平均压,使二尖瓣提前关闭以减少血流进入左心室,左心房压力上升,导致肺静脉淤血、急性肺水肿,患儿可出现急性左心衰竭的表现:气促,呼吸困难,端坐呼吸、咳嗽、喘息,肺部细湿啰音,甚至咯血等。

2. 临床表现

(1)症状:轻、中度慢性主动脉瓣关闭不全患儿可无明显症状,与慢性二尖瓣关闭不全类似,重度慢性主动脉瓣关闭不全者可在病变多年后才出现症状,逐渐出现劳力性呼吸困难、运动耐力下降。

心悸是慢性主动脉瓣关闭不全患儿的早期症状,心悸可能与左心室扩大和左心室强有力收缩以增加每搏输出量有关。心悸明显者可以妨碍其取左侧卧位休息。严重慢性主动脉瓣关闭不全者可出现心绞痛,但发生率远不如主动脉瓣狭窄者高,心绞痛很少作为首发症状,多在左心力衰竭出现之后才出现。心绞痛往往发生在休息时,因此时心率减慢,舒张期延长,主动脉瓣反流量增多,使舒张压下降更为明显。

当慢性主动脉瓣关闭不全为单独病变时,左心衰竭症状发生较晚。左心衰竭症状以呼吸困难最常见,一旦出现劳力性呼吸困难后,其他左心衰竭症状如端坐呼吸、夜间阵发性呼吸困难、咳粉红色泡沫样痰等症状随之出现。左心衰竭发展到后期才会引起右心衰竭,表现为双下肢水肿、腹胀、肝大,以及腹水、胸腔积液等。

急性主动脉瓣关闭不全的患儿常有清晰的发病时间和发病的突然性。由于突发的急性严重主动脉瓣关闭不全,所以实际前向心排血量明显减少,患儿出现急性肺水肿、左心衰竭的症状,表现为呼吸困难、不能平卧、心悸、气短、咳嗽,端坐呼吸,患儿常有焦虑不安、皮肤苍白、四肢湿冷、心率

增快、低血压,严重者可有大汗淋漓、发绀、极度呼吸困难、咳粉红色泡沫样痰等。

(2)体征:①周围血管体征,主要是由于左心室高心输出量和舒张期主动脉内压力减低所引起。轻度主动脉瓣关闭不全患儿周围血管征不显著,中至重度主动脉瓣关闭不全时,才有显著的周围血管征。周围血管征主要包括:a. 水冲脉,由于周围动脉的急促充盈和急促陷落,脉压大,表现为脉搏急促有力,骤起骤落,如潮水涨落;b. 毛细血管搏动征,轻压指甲或玻片稍压唇部,可见受轻压部位交替出现潮红和苍白现象;c. 枪击音,由于脉压大,心室收缩期动脉内压力突然升高,大动脉骤然扩张,血管震动,在四肢动脉处可听到与心跳一致的短促声音,如枪响声。②心脏体征:轻度主动脉瓣关闭不全的患儿心尖冲动的位置和范围没有显著改变。中至重度时,心前区搏动增强,心尖冲动向左下移位。心尖冲动向左下移位且强烈(呈抬举性)、弥散(超过一个肋间隙)提示病变严重。严重的病例可在胸骨左缘第3、4肋间触及舒张期震颤。部分严重主动脉瓣关闭不全者,由于左心室搏出量显著增加并伴有主动脉根部明显扩张,即使未合并主动脉瓣狭窄,也可在心底部触及收缩期震颤。

慢性主动脉瓣关闭不全的特征性听诊为,在主动脉瓣听诊区或胸骨左缘第3、4肋间闻及叹气样高调的舒张期杂音,呈递减型。轻度主动脉瓣关闭不全时舒张期杂音不易听清,年龄较大患儿可让其取坐位,在呼气末身体稍前倾时较易听到。杂音的持续时间,而不是杂音强度与主动脉瓣关闭不全的严重程度相关,轻、中度主动脉瓣关闭不全时,杂音通常只局限于舒张早期或延续至中期;严重主动脉瓣关闭不全时杂音可占整个舒张期。当患儿出现明显左心功能失代偿时,杂音的舒张晚期部分又可消失。

由于通过左心室流出道的血流增加,主动脉瓣相对狭窄,在主动脉瓣听诊区或胸骨左缘第3、4肋间可闻及短暂的收缩期喷射性杂音。

严重主动脉瓣关闭不全时,左心室舒张末期压力明显升高,二尖瓣在左心室收缩前即已相互靠拢甚至提前关闭,使第一心音减弱。因左心室射血时间延长而引起主动脉瓣关闭延迟,使第二

心音的主动脉瓣成分和肺动脉瓣成分非常接近，第二心音单一；如果主动脉瓣不能正常关闭而使主动脉瓣区第二心音减弱或消失，加之肺动脉瓣区第二心音因舒张早期杂音影响而不能闻及，可致第二心音减弱或消失。严重慢性主动脉瓣关闭不全患儿，可闻及第三心音或舒张期奔马律。

重度主动脉瓣关闭不全患儿，虽不合并器质性二尖瓣狭窄，在心尖区可闻及低频柔和的舒张中晚期隆隆样杂音，即奥斯汀·弗林特（Austin Flint）杂音。这是由于舒张期主动脉反流入左心室的血液，将二尖瓣冲起，造成相对性二尖瓣狭窄所致。

急性主动脉瓣关闭不全的体征与慢性主动脉瓣关闭不全患儿不同，患儿耐受性差，多数表现为急重病容，心动过速，轻度发绀。由于周围血管收缩，脉压不大，而致周围血管征不明显。心脏检查可见心尖冲动增强但无明显移位。主动脉瓣听诊区和胸骨左缘第3、4肋间的舒张期杂音比慢性者柔和、低沉，且局限于舒张早期，这与左心室舒张压增高快、主动脉和左心室的压力阶差急剧缩小有关，这种杂音容易被忽略，尤其是急性期合并心动过速时。心尖部也可闻及舒张中晚期的Austin Flint杂音，但较慢性者柔和、短促。由于二尖瓣提前关闭，可使第一心音减弱甚至消失，肺动脉瓣区第二心音常亢进，提示为肺动脉高压。心尖部常可听到第四心音。在左心室功能不全时可听到舒张期奔马律、肺底细湿啰音。

3. 辅助检查

（1）心电图：轻度主动脉瓣关闭不全的患儿，由于血流动力学变化不明显，心脏负荷和心腔大小基本正常，因而心电图可以完全正常。中至重度主动脉瓣关闭不全的患儿左心室舒张期容量负荷过重，表现为左心室肥大伴劳损的心电图特征：左胸导联上R波的高度和右胸导联上S波的深度逐渐增加，左心室继发性ST-T的改变。在病程后期，发生左心室功能不全时，可出现心室内传导阻滞。急性主动脉瓣关闭不全的心电图特征是窦性心动过速，伴继发性ST-T波改变。

（2）胸部X线：轻度主动脉瓣关闭不全通常X线表现正常，随着关闭不全程度的加重，心脏进行性扩大，左心室为主，心界向左下扩大，心胸比

例增大；严重主动脉瓣关闭不全时，升主动脉可能会明显扩张。急性主动脉瓣关闭不全患儿的心胸比例可以正常或轻度增加，肺淤血时可显示两侧肺纹理增多。

（3）超声心动图：二维超声心电图可显示主动脉瓣叶、瓣环、主动脉根部及升主动脉的解剖学的变化。瓣叶增厚、挛缩，舒张期主动脉瓣叶对和不良（图69-5）；室间隔及左心室后壁运动增强，左心室明显扩张，舒张期可见二尖瓣前叶有高频的搏动，这是由于反流血液冲击二尖瓣前叶所致。彩色多普勒可评估反流量，轻度反流的反流束仅至主动脉瓣下；中度反流的反流束达二尖瓣瓣尖；重度反流的反流束达左心室心尖部。超声心动图对随访慢性主动脉瓣关闭不全的患儿相当重要。

（4）心导管及造影：随着彩色超声心动图技术的进步和广泛应用，需要做心导管检查的主动脉瓣关闭不全患儿已明显减少。如果主动脉瓣关闭不全合并心脏复合畸形，则应行心导管检查，以明确诊断。

4. 治疗

（1）内科治疗：轻度主动脉瓣关闭不全的患儿不必限制活动；中度主动脉瓣关闭不全的患儿日常活动可以不受限制，但应避免剧烈活动；严重主动脉瓣关闭不全的患儿，特别是伴有明显左心室扩大和心功能受损者，应严格限制活动量，因为过量活动不仅可以诱发或促使心功能恶化，还可诱发心绞痛甚至猝死。

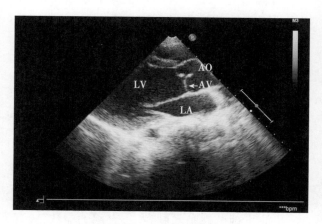

图69-5　左心室长轴切面

显示主动脉瓣叶增厚、瓣口对合不良，导致主动脉瓣关闭不全。

如左心室不大,心功能正常者,可不予治疗;如左心室增大,即使没有症状,心功能正常者也需给予治疗,可口服利尿剂(如呋塞米)和 ACEI 类的药物,减轻心脏负荷;如心脏增大伴心力衰竭,可予强心、利尿、扩血管治疗。严重主动脉瓣关闭不全患者,收缩压往往升高,故应药物治疗,推荐使用二氢吡啶类钙通道阻滞剂、ACEI 或醛固酮受体拮抗剂。ACEI/ARB 类及 β 受体拮抗剂可用于无法外科手术的重度主动脉瓣关闭不全患者。

急性主动脉瓣关闭不全合并肺水肿时在应用正性肌力药物的同时,加用较强的血管扩张药(如硝普钠静脉维持点滴),以维持左心室的功能。影响心室收缩功能的药物不宜应用。

风湿性主动脉瓣关闭不全者,注意防止风湿活动,每个月肌内注射苄星青霉素一次,以预防 A 族溶血性链球菌感染。

(2)外科治疗:主动脉瓣关闭不全的患儿手术时机的选择非常重要,有时并不容易决定。①无症状的主动脉瓣关闭不全患儿,如果左心室功能正常和稳定,可以暂时不行手术治疗,密切随访(每 6~12 个月 1 次);②无症状或症状轻微,心功能受损的患儿,对左心室功能应详细评价,并结合运动耐量评价,每隔 3~6 个月随诊。如果左心室功能受损是进行性或持续性的,应考虑手术治疗,如果左心室功能稳定,则可继续密切随访;③有明显症状,心功能Ⅲ~Ⅳ级的主动脉瓣关闭不全患儿应手术治疗;④急性主动脉瓣关闭不全的患儿,病情危急,往往有明显的血流动力学障碍,应及早进行手术治疗。

主动脉瓣关闭不全的外科手术方式有:①主动脉瓣整形术,适用于瓣叶穿孔、脱垂或两者兼有而导致的关闭不全;②机械瓣置换主动脉瓣,换瓣后患儿需要终身抗凝治疗;③自体肺动脉瓣替换主动脉瓣(Ross 术),但须注意自体移植物受风湿热影响。

(四)主动脉瓣狭窄

风湿性心脏病形成主动脉瓣狭窄(aortic valve stenosis)往往在风湿热反复发作多年后,逐渐出现主动脉瓣叶增厚、粘连、纤维化、挛缩,瓣膜结合部发生广泛粘连,引起瓣口狭窄,后期出现不同程度的钙化,大多合并主动脉瓣关闭不全。风湿性主动脉瓣狭窄一般在急性风湿热起病后 20~40 年出现,故儿科少见。

主动脉瓣狭窄基本的血流动力学改变为左心室流出道梗阻,导致左心室与主动脉间存在压力阶差。轻度狭窄可无明显血流动力学改变,随着病情的发展,狭窄程度加重,血流动力学改变也逐渐明显。由于主动脉瓣狭窄,血流通过狭窄的主动脉瓣时阻力增加,为克服射血阻力,左心室代偿性的收缩期压力增高,导致左心室肥厚和扩大,以向心性肥厚为主。大多数主动脉瓣狭窄患儿左心室舒张末压增高,提示左心室舒张功能受损。

主动脉瓣狭窄患儿症状出现的早晚与狭窄的程度和进展速度密切相关,由于狭窄的程度是逐渐加重的,这给了左心室代偿的时间,故早期可无任何症状;随着狭窄的加重和时间的推移,左心失代偿,继而出现疲劳、劳力性呼吸困难、胸痛、心绞痛甚至晕厥。中至重度狭窄患儿可出现生长发育迟缓。

主动脉瓣区可触及收缩期震颤、闻及喷射性收缩期杂音,向右锁骨上窝和胸骨上窝传导,风湿性主动脉狭窄收缩期喀喇音不常见。狭窄严重时,动脉搏动减弱。

超声心动图检查可以显示瓣口狭窄的程度、瓣膜的厚度、活动度、升主动脉的窄后扩张、室壁的厚度、心室腔的大小、容积和心功能状态。通过收缩期跨瓣最大血流速度,估测狭窄的严重程度(图 69-6)。

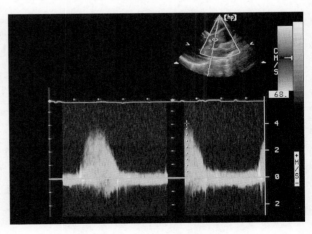

图 69-6　连续多普勒超声图谱

测得跨主动脉瓣血流速度 4.1m/s,跨瓣压差为 68mmHg。

轻度的主动脉瓣狭窄不需要限制活动或治疗。中至重度主动脉瓣狭窄要严格限制活动,避免剧烈活动诱发的晕厥。手术治疗的指征为:临床症状(心绞痛、晕厥、心力衰竭),左心功能不全,运动后异常反应(低血压、室性心律失常、ST段压低等)。手术方式有:①主动脉瓣交界切开术,此为姑息性治疗,有再狭窄的可能;②机械瓣置换主动脉瓣,换机械瓣后需终身抗凝治疗,部分患儿年长后需再次换瓣;③自体肺动脉瓣替换主动脉瓣(Ross术)是近年来开展的主动脉瓣置换术,有望改善主动脉瓣狭窄外科手术治疗的远期效果;④介入手术,经导管球囊瓣膜成形术治疗风湿性主动脉瓣狭窄作用有限,适用于不适合外科手术的患者。

(五)三尖瓣病变

风湿性心脏病三尖瓣病变总是伴有二尖瓣或主动脉瓣损害;也可能继发于左心的病变所致的肺动脉高压、右心室扩大后。风湿性三尖瓣病变在小儿极少见。

三尖瓣关闭不全轻者可无任何症状,且可以耐受持久;重者常有疲乏、头晕等心排血量降低的症状,还有颈静脉怒张、肝大、腹水、双下肢严重水肿等体循环淤血的表现。胸骨左缘第4肋间闻及收缩期杂音,反流量大且合并右心室压力明显增高时可听到全收缩期杂音。三尖瓣狭窄的临床表现为低心排血量和体循环静脉淤血。三尖瓣狭窄可于胸骨左缘第4肋间听到舒张期杂音。

单纯三尖瓣关闭不全或狭窄的内科治疗主要是对症处理,缓解症状。严重者手术治疗,三尖瓣环扩张导致三尖瓣反流可行三尖瓣成形术,三尖瓣狭窄可行三尖瓣瓣口切开术。

(吕海涛 徐衍梅)

参 考 文 献

1. MARTIN W J, STEER A C, SMEESTERS P R, et al. Post-infectious group A streptococcal autoimmune syndromes and the heart. Autoimmun Rev, 2015, 14(8): 710-725.
2. CARAPETIS J R, STEER A C, MULHOLLAND E K, et al. The global burden of group A streptococcal diesase. Lancet Infect Dis, 2005, 5: 685-694.
3. NISHIMURA R A, OTTO C M, BONOW R O, et al. 2014 AHA/ACC Guideline for the management of patients with valvular heart disease: a report of the American College of Cardiology/American Heart Association Task Force on Practice Guidelines. Circulation, 2014, 129: e521-e643.
4. 冯建章. 当代心脏病学. 广州:广东教育出版社, 2000.
5. STELLIN G, PADALINO M, MILANESI O, et al. Repair of congenital mitral dysplasia in infants and children: is it always possible? Eur J Cardiothorac Surg, 2000, 18: 74-82.
6. LORIER G, KALIL R A, BAROELLOS C, et al. Valve repair in children with congenital mitral lesions: late clinical results. Pediatr Cardio, 2001, 22: 44-52.
7. SUGITA T, UEDA Y, MATSUMOTO M, et al. Early and late results of partial plication annuloplasty for congenital mitral insufficiency. J Thorac Cardiovasc Surg, 2001, 122: 229-233.
8. OHNO H, IMAI Y, TERADE M, et al. The long-term results of commissure plication annuloplasty for congenital mitral insufficiency. Ann Thorac Surg, 1999, 68: 537-541.
9. FAWZY M E, MIMISH L, SIVANANDAM V, et al. Immediate and long-term effect of mitral balloon valvotomy on severe pulmonary hypertension in patients with mitral stenosis. Am Heart J, 1996, 131: 89-93.
10. BOUDOULAS H, VAVOURANAKIS M, WOOLCY C. Valvular heart disease: the influence of changing etiology on nosology. J Heart Valve Dis, 1994, 3: 516-526.
11. 丁文祥, 苏肇伉. 小儿心脏外科学. 济南:山东科学技术出版社, 2000.
12. AI-HALEES Z, PIETERS F, QADOURA F, et al. The Ross procedure is the procedure of choice for congenital aortic valve disease. J Thorac Cardiovasc Surg, 2002, 123: 437-441.
13. BOTHA C A, KREUZLINGEN C H. The Ross operation: utilization of the patient's own pulmonary valve as a replacement device for the diseased aortic valve. Expert Rev Cardiovasc Ther, 2005, 3(6): 1017-1026.
14. ROGUIN A, RINKEVICH D, MILO S, et al. Long-term follow-up of patients with severe rheumatic tricuspid stenosis. Am Heart J, 1998, 136: 103-108.
15. DURAN C M. Tricuspid valve surgery revisited. J Card Surg, 1994, 9: 242-247.

第七篇
心 律 失 常

第七十章

心律失常分类和诊断

正常心脏冲动起源于窦房结,以一定的频率发出激动,并按顺序激动心房、房室交接区、房室结、房室束、左右房室束、浦肯野纤维,最后到达心室肌使心室除极。心律失常是指心脏冲动的频率、节律、起源部位、传导速度与激动次序的异常。

一、心律失常的分类

心律失常的分类(classification of arrhythmia)按其发生原理,区分为冲动形成异常、冲动传导异常及冲动形成异常和传导异常并存三类。

(一)冲动形成异常

1. 冲动自窦房结发出 包括:①窦性心动过速;②窦性心动过缓;③窦性心律不齐;④窦性停搏。

2. 冲动自异位节奏点发出

(1)被动性异常心律:逸搏(房性、房室交接区性、室性)。

(2)主动性异常心律:①期前收缩(房性、房室交接区性、室性);②阵发性心动过速(房性、房室交接区性、室性);③非阵发性心动过速(房性、房室交接区性、室性);④扑动(心房扑动、心室扑动);⑤颤动(心房颤动、心室颤动)。

(二)冲动传导异常

1. 干扰及干扰性房室分离(生理性)。

2. 心脏传导阻滞 ①窦房传导阻滞;②房内传导阻滞;③房室传导阻滞;④室内传导阻滞(左、右束支及分支阻滞)。

3. 房室间异常旁路参与传导(预激综合征)。

(三)冲动形成异常与冲动传导异常并存

1. 并行心律。

2. 异位节律伴外出阻滞。

临床上按心律失常发生原理并结合临床心电图诊断进行分类是最实用的方法。

但亦常根据心律失常时心率的快慢,将其分为快速与缓慢心律失常两大类,便于指导治疗,有一定临床实用价值。

(四)快速心律失常

1. 期前收缩(房性、交接区性、室性)。

2. 心动过速(窦性、室上性、室性)。

3. 扑动(心房扑动、心室扑动)。

4. 颤动(心房颤动、心室颤动)。

(五)缓慢心律失常

1. 窦房结功能低下(病态窦房结综合征)。

2. 房室传导阻滞。

二、心律失常诊断

(一)病史

依心律失常类型及程度可有或无任何症状,常见的症状有心悸、乏力、头晕和气憋等。严重者(指伴血流动力学障碍,多为严重心动过速或过缓引起心排血量减少所致)可发生晕厥、心力衰竭或心源性休克。

病史尚能提供有诊断参考价值的资料:①心脏病史:是否有器质性心脏病史(先天性或获得性心脏病),并应了解其诊断(类型、病变程度)。有时,尚应了解患者家族中有无类似发病。②心动过速史:心动过速的发生和终止情况,有无阵发性(突然发生和突然终止)心动过速,伴随症状及抗心律失常药物疗效等。③心脏手术史及诱发因素(如情绪激动或运动等应激状态)。

(二)体格检查

可初步确定有无器质性心脏病(诊断、类型和病变程度)及与心律失常有无相关。

脉搏触诊及心脏听诊可了解频率(快、慢)与节律。评定心率是否属该年龄正常心率范围,并应注意有无影响心率的各种生理因素,心律是否规律。有些心律失常可伴有心音改变,如房室分离,第一心音强弱不等;若闻及心房音提示可能有完全性房室传导阻滞。

(三)常规 12 导联心电图检查

12 导联心电图是诊断心律失常最简便、有效的重要检查方法。阅读心律失常患儿的心电图必须注意 PP 或 R-R 间期的频率和节律;P-R 间期是否固定及心房和心室激动的比例。心电图分析通常选择 II 或 V$_1$ 导联,首先寻找出明显的 P 波,注意 P 波的形态和时限,找出 P 波的规律;以及 P 波与 QRS 波群的关系和规律;其次观察 QRS 波群的形态和时限,找出 QPS 波群的规律。

通过心电图分析应明确患儿的主导节律,是窦性心律或异位心律,异位心律的产生是属主动性抑或被动性,是间歇性或持续性发作,以及其激动发生部位(房性、交接区性和室性)。

(四)心电图运动负荷试验

心电图运动负荷试验能确定运动对心肌血流和心律的影响,在运动负荷试验中,心律失常的激发或加重对评定已知或怀疑心律失常的患儿都是一种重要方法。亦可评价药物治疗的效果。

一般用亚极量运动试验,常采用活动平板运动试验和踏车运动试验。

在运动负荷试验时,医师应对患儿进行监护,必须备有急救设备(如药物、除颤器等),如有下列情况应终止试验:①心电图监护失败;②发生严重的心律失常;③运动诱发频发期前收缩或使期前收缩加剧;④ST 段压低或抬高≥3mm;⑤心脏传导阻滞;⑥血压不适当升高或下降;⑦诱发头痛、苍白、眩晕、晕厥或显著疲劳。

(五)动态心电图

动态心电图(ambulatory electrocardiography,AECG)亦称 Holter 心电图监测,是一种利用计算机技术,长时间连续记录患者心电信息(包括心率、心率变异性、QRS 形态定型分析、ST 段形式和 QT 动力学分析等)的无创性检查方法。近年来,动态心电图检测技术不断进步。第一,随着微型电子电路,检测仪器越来越小型化,即儿童患者适应性及舒适性更好。第二,某些检测设备具有多种生物信号传感器,不仅能够记录多导心电图,还可以记录呼吸频率,外周氧饱和度,皮肤温度,肌肉活动,动脉脉压等参数,进一步提高诊断正确率,减少误感知。第三,检测时间进一步延长,不仅可满足连续记录 24 小时,根据病情需要有时可延长 48~72 小时、7 天、14 天或更长。最后,随着网络技术的发展,远程心电图监测(remote ECG monitoring)成为现实,使医生及患者能及时知晓恶性心律失常的发生并尽最大可能进行干预。

目前临床上常用的设备有:①连续式单导和多导有线传输的体外记录仪;②连续式单导和多导无线传输的体外记录仪(贴片心电图);③间歇式体外患者或事件触发的记录仪(外部循环记录仪);④间歇式体外患者或自动触发的后事件记录仪(体外事件记录仪);⑤体外实时心脏遥测系统(移动式心脏遥测和体外设备及非循环事件记录仪)。

在选择监测方法方面,首先应根据症状事件出现的频率选择合适的方法。当症状事件频繁出现时,建议进行 24~48 小时 Holter 监测,当症状事件不确定或出现较少时,建议延长监测时间(15~30 天)。其次,对于某些疾病,需行 QRS 形态定型分析(如室性早搏,心室同步化治疗评估),ST 段形式分析(Brugada 综合征、心肌缺血)和 QT 动力学分析(LQT 综合征等)等,应采用 12 导联动态心电图监测。对窦性心动过速、房性心动过速、室性心律失常等持续性的心律失常,连续监测(1~14 天)有助于量化心律失常的负荷和模式,并有助于发现其趋势。

ACC/AHA（美国心脏病学会/美国心脏协会）制定的动态心电图（AECG）指南建议，AECG主要用于评估可能与间歇性和阵发性心律失常相关的晕厥、头晕、胸痛、心悸或呼吸急促等症状。此外，AECG也用于评估患者对心律失常药物治疗的开始、调整或治疗终点的反应，并评估特定临床条件下的预后和心律失常风险。

儿童动态心电图的参考数据应根据年龄进行设定。正常健康小儿24小时动态心电图监测中可检出期前收缩（室上性和室性）及一度、二度Ⅰ型房室传导阻滞，表70-1供参考。

儿科患者应用AECG的目的是评估与心律失常相关的症状，对有或无心律失常症状的心血管疾病患儿进行危险评估和对药物治疗或起搏器治疗进行评估。评估疾病的进程（如长Q-T间期综合征或肥厚型心肌病）是否需要调整药物剂，以及先天性心脏病患者外科手术后是否有迟发心律失常等。对以往进行过手术治疗的先天性心脏病患儿进行定期评估时必须要考虑到心脏缺陷的类型、心室功能和术后迟发心律失常的风险，但与心室功能不全相关的频发室性期前收缩确实提示患儿远期猝死的风险较高。

AECG可用于发现突发心律失常事件风险较高的无症状先天性完全性房室传导阻滞患者，这些患者可以从预防性植入起搏器中获益。

（六）植入性心电记录仪

植入性心电记录仪（implantable loop recorder，ILR）是一种比较理想的监测心源性晕厥患者发作时心电图改变的仪器。因其可长时间监测和记录期间患者晕厥发作时的心电改变。其对不明原因患者的病因诊断率大大提高，且该装置在儿童晕厥患者中也有应用。

1992年，ILR在加拿大安大略大学开始研制，1995年Krahn首次报告临床应用结果，1997年Medtronic公司第一代ILR应用于临床。但是第一代ILR没有感知功能，不太适合儿童晕厥患者。目前已经推出了具有感知功能的第二代ILR产品，除患者可根据症状主动触发记录仪记录外，心电记录仪本身也能根据感知的心电事件，及时自动记录触发记录仪记录结果，这就大大增加了儿童患者应用的可能性。

1. ILR的构成和工作原理

（1）心电记录器：植入患者皮下并可体外遥测、程控的环路心电记录器是ILR的主体。

ILR具有监测和记录两种基本功能。监测是

表70-1 健康小儿动态心电图（24小时）的心律失常检出率（%）

类型	新生儿 n=63	婴儿 n=50	1~5岁 n=53	6~11岁 n=97	12~14岁 n=97
室上性期前收缩					
<4次	25	56	60	46	54
5~9次	10	6	2	9	14
10~49次	14	0	0	2	6
>50次	2	2	0	1	3
总计	51	64	62	58	77
室性期前收缩					
<4次	14	6	6	11	20
5~9次	2	0	0	1	2
10~49次	2	0	2	0	2
>50次	0	0	0	2	3
总计	18	6	8	14	27
房室传导阻滞					
一度	0	0	13	17	22
二度Ⅰ型	0	0	4	11	15
总计	0	0	17	18	27

指 ILR 将随时描记的双极心电图存储在存储器上,新描记的心电图不断滚筒式冲刷和替代以前的心电图。记录是指 ILR 被激活后,激活前后一段时间的心电图冻结并保存在储存器内,并可在患者随访时由医师程控调出。

（2）激活器:患者随身携带,用于事件发生后激活记录的装置。

（3）程控仪:用于打开记录功能、选择存储模式、查询事件记录,回放、显示和打印所存储的心电图。

2. ILR 植入方法

（1）ILR 的植入:ILR 通过体表两个相距3.85cm 的电极记录的双极心电图捕捉患者的心律失常,不需植入心内电极导线,因此可以不在导管室植入。为了长期得到稳定、清晰的心电图(主要是 R 波),应选择受活动、体位变化影响最小而记录波形相对波幅较高的植入部位,包括腹部、胸壁、乳腺下、腋下等。

（2）记录仪植入后的调试:因 ILR 的记录功能在出厂时设置为"关闭",故在植入后应立即程控打开心电图监测记录功能。此时,程控仪上可连续显示记录仪监测的动态心电信号。

3. ILR 在儿科中的临床应用
晕厥是儿童和青少年的常见症状,部分晕厥,特别是心源性晕厥则有生命危险,因此需要精确的诊断和评估,ILR可提高儿童晕厥的确诊率。尤其是第二代 ILR 出现后,从几个月的婴儿到年长儿的不明原因晕厥或心悸患者均有应用报道。2002 年,Bloemer 等报道 7 例患儿,年龄在 8 个月至 18.8 岁,其中 6 例患者有晕厥表现,1 例患者有接近晕厥表现,还有 2例患者有急性危及生命事件(acute life threatening event)的发生。通过随访平均 7.5 个月,7 例患者均获得了明确诊断。对于以"惊厥"作为主要临床表现的患儿,ILR 有助于鉴别"癫痫"及"心源性晕厥"。此外,先天性心脏病患儿外科手术后,心律失常是主要的远期并发症之一,可以出现多种如房性心动过速、心房扑动、多形性室性心动过速、心室颤动等快速性心律失常,也可有窦性心动过缓及完全性房室传导阻滞等缓慢性心律失常,此类患儿 ILR 的应用对心律失常的诊断和鉴别诊断具有补充诊断价值。新型 ILR 尺寸更小,更适合儿童人群。在儿童植入 ILR 的分析中发现,ILR具有稳定的 R 波振幅感知能力,适合于小年龄患者。ILR 在儿童植入中的并发症主要是伤口裂开及疼痛,虽目前尚无儿童 ILR 植入后感染的正式报道,但植入术中仍需重视无菌操作。

（七）心电生理检查

1. 食管心房调搏(through esophagus atrial pacing,TEAP)　TEAP 是一种无创的临床电生理诊断和治疗技术,1973 年 Monotoyo 应用该技术完成电生理检查并对多种快速性心律失常实现有效治疗后,TEAP 逐渐得到推广。食管与心脏解剖关系密切,食管的前侧壁紧邻左心房的后内侧壁。因此,插入食管电极导管并置于心房水平时,能记录心房心电图,并能进行心房快速起搏或程序刺激,记录体表心电图。

TEAP 可以准确、快速的终止快速型心律失常发作,并可以重复使用,由于操作简便,已广泛应用于临床。TEAP 治疗快速型心律失常的机制是在超速起搏时可以快速连续的脉冲刺激,部分心肌也可以提前除极延长有效不应期,切断折返的路线避免再次出现心律失常发作。在治疗过程中,如出现室颤、室上性心动过速、房颤等恶性心律失常发作,可以经过食管电极导管做低能量电复律联合心肺紧急起搏治疗。

食管调搏电生理检查可用于:

（1）测定窦房结功能,包括窦房结恢复时间、窦房传导时间及自主神经对窦房结的影响。

（2）测定心脏传导系统各部位的不应期。

（3）房室结双路径、房室旁路(预激综合征)的检测和电生理研究,对于折返性心动过速的折返类型判断有较高的准确性,提高治疗成功率。

（4）研究阵发性室上性心动过速发生机制,协助选择治疗方案。

TEAP 电生理检查有助于评价药物对心脏传导系统的影响,阐明抗心律失常药物的作用机制;在手术治疗过程中可以实施电生理检查,对于快速型心律失常进行分类,不会对参数造成影响。TEAP 为无创性检查,安全性较高;操作简便,易于基层医院推广。

2. 心腔内电生理检查　心腔内电生理检查

（electrophysiological study，EPS）是诊断心律失常的重要手段，主要使用心内心电图记录心脏局部电活动和心脏起搏两项基本技术。心腔内电生理检查对心律失常及其类型的诊断，了解心律失常起源部位与发生机制，以及治疗和判断预后均有重要的临床价值（详见第二十章）。

（李万镇　吴近近）

参 考 文 献

1. 吴希如，李万镇．临床儿科学．北京：科学出版社，2005.
2. 陈新．临床心律失常学-电生理和治疗．北京：人民卫生出版社，2000.
3. CRAWFORD M H，BERNSTEIN S J，DEEDWANIA P C，et al. ACC/AHA Guidelines for Ambulatory Electrocardiography：Executive Summary and Recommendations. Circulation，1999，100（8）：886-893.
4. 李小梅．小儿心律失常学．北京：科学出版社，2004.
5. STEINBERG J S. 2017 ISHNE-HRS expert consensus statement on ambulatory ECG and external cardiac monitoring/telemetry. Heart Rhythm，2017，14（7）：e55-e96.
6. LOCATI E T. New directions for ambulatory monitoring following 2017 HRS-ISHNE expert consensus. Journal of Electrocardiology，2017，50（6）：828-832.
7. BISIGNANI A，DE BONIS S. Implantable loop recorder in clinical practice. J Arrhythm，2018，35（1）：25-32.
8. D'SOUZA R，THOMAS E. P-and R-wave amplitude sensed by reveal LINQ™ loop recorder in pediatric patients. J Innov Card Rhythm Manag，2017，8（1）：2584-2588.
9. BLOEMERS B L，SREERAM N. Implantable loop records in paediatric practice. J Electrocardiol，2002，35（Suppl）：131-135.
10. PETKAR S，HAMID T，IDDON P，et al. Prolonged implantable electrocardiographic monitoring indicates a high rate of misdiagnosis of epilepsy—REVISE study. Europace，2012，14（11）：1653-1660.
11. HUNTGEBURTH M，HOHMANN C. Implantable loop recorder for monitoring patients with congenital heart disease. Cardiovasc Diagn Ther，2021，11（6）：1334-1343.

第七十一章

病态窦房结综合征

病态窦房结综合征（sick sinus syndrome，SSS），以下简称病窦综合征，是由于窦房结器质性病变或功能障碍，造成窦房结起搏功能或窦与房之间传导受到抑制，其特点为心房率慢而不能满足生理需要。病窦综合征可表现为严重的窦性心动过缓（sinus bradycardia）、窦性停搏、窦房阻滞、慢性房性心动过速、缓慢心律失常和快速心律失常交替，运动或应激时心率反应不良。病窦综合征可发生于任何年龄，包括新生儿，但其发病率随年龄增长呈指数增高。病窦综合征患者的平均年龄是 68 岁，性别间无明显差异。在美国，65 岁以上的心脏病患者中每 600 人中有一人患有病窦综合征，近一半的患者安装起搏器。对病窦综合征的病因仍存在争议，但与年龄相关的窦房结组织退行性纤维化是该综合征的主要原因。病窦综合征在儿童相对少见。由于诊断标准尚不明确，而且在多数病窦综合征患儿缺乏症状，小儿中准确的发病率尚不清楚。

一、窦房结的解剖学

自从 Arthur Keith 发现窦房结位置并发表文章以来，已经过去了将近一百年。对人类心脏的研究证实，窦房结位于腔静脉与心耳交界处的界沟内。在人类心脏中，组成窦房结的细胞位于心外膜下，并围绕着窦房结动脉排列，分散在纤维组织的基质中。早期的窦房结重建显示其为右心房顶的一个小的离散的组织，位于上腔静脉与右心房连接处。在小部分病例，窦房结可超越右心房顶，到达房间沟或房顶的侧下方。当连续的部分重建后，发现窦房结的形状类似雪茄，它的尾部延伸至下腔静脉口（图 71-1）。窦房结实质分为三个区：窦房结中央区、窦房结动脉及其分支区及外

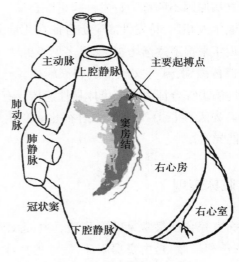

图 71-1　窦房结的位置和形态

周网状区。起搏点位置主要位于窦房结的中央，邻近上腔静脉，它也可以在上腔静脉至下腔静脉间的任意位置。

二、病因

（一）器质性病变

缺血、坏死、炎症、纤维化、退行性变、创伤和肿瘤细胞浸润等所致起搏细胞数量减少，当低于正常的 10% 时，可导致窦房结起搏功能障碍。小儿常见原因有病毒性心肌炎和心脏手术损伤。

（二）功能性改变

窦房结受自主神经系统调控，迷走神经分布丰富。自主神经功能失调、迷走神经张力升高、急性药物中毒和电解质紊乱等可使窦性心律减慢、结内传导时间和窦房传导时间延长、窦房结有效不应期延长。在婴儿和儿童，迷走神经张力异常

增高可引起窦性心动过缓和窦性停搏。在新生儿,尤其是早产儿,窦性心动过缓和窦性停搏很常见,有时伴有症状。中枢神经系统感染是引起新生儿窦性心动过缓和窦房阻滞的另一原因。因窦房结以外的因素造成的窦房结功能障碍者,称为结外病窦综合征。

(三) 特发性

发病原因不明称为特发性病窦综合征。与成人和老年人相比,特发性病窦综合征在儿童少见。然而近年来报道逐渐增多,明显多见于男性,可能存在遗传因素,部分文献报道有家族性。已证明家族性病窦综合征为常染色体显性遗传伴有高外显率。先天性长 Q-T 间期综合征也可伴有窦房结功能异常。

三、临床表现

病窦综合征最常见的症状是乏力、运动不耐受、头晕和晕厥,是由窦房阻滞,窦性停搏或显著的窦性心动过缓所致。婴儿严重者可引起惊厥。病窦综合征可在以往无任何症状基础上引起猝死(sudden death,SD)。

多数病窦综合征患儿无明显症状,仅在常规体检时被发现,这是由于在显著窦性心动过缓或窦性停搏时伴有交界性或房性逸搏。如心脏传导系统受累导致逸搏性心律不足,症状常较明显。这种情况多见于成人,在心脏结构正常的儿童少见。先天性心脏病矫正术后的儿童,心房和房室结易受损,症状常较严重。病窦综合征是先天性心脏病术后晚期猝死的主要原因之一。先天性长QT综合征可伴有窦房结功能异常,但引起猝死的主要原因仍为尖端扭转型室性心动过速。

四、标准体表心电图(ECG)和24小时动态心电图(Holter)特点

ECG 和 Holter 是评价窦房结功能的重要方法。病窦综合征心电图表现多种多样,最常见的有以下几种类型(表 71-1)及几种类型的组合。

表 71-1　病窦综合征的 ECG 表现

窦性心动过缓
严重的窦性心律不齐
窦性停搏或静止
缓慢的逸搏心律
窦房阻滞(二度Ⅰ型、Ⅱ型)
缓慢心律失常-快速型心律失常交替
房性心动过速/心房扑动

(一) 明显而持久的窦性心动过缓

首先要了解正常人的心率变化范围(表 71-2)。窦性心动过缓指窦性心律的频率低于不同年龄组正常范围的下限(表 71-3)。值得注意的是,不能仅根据体表标准 ECG 评价患者的心率,应了解 24 小时动态心电图白天和夜间的最低心率(表 71-4)。

表 71-2　各年龄组心率正常值

年龄	心率/(次·min^{-1})		
	平均	下限	上限
0~24 小时	115.9	81	159
1~7 天	127.1	98	162
7 天~1 个月	145.8	111	193
1~3 个月	139.0	113	176
3~6 个月	123.2	98	168
6~12 个月	117.8	91	164
1~3 岁	109.1	83	158
3~5 岁	79.0	78	125
5~8 岁	90.0	65	125
8~12 岁	87.3	65	115
12~16 岁	79.4	57	123
成人	80	60	100

表 71-3　不同年龄组窦性心律正常范围低限 (标准体表心电图)

年龄	心率/(次·min^{-1})
1 个月~3 岁	100
3~9 岁	60
9~16 岁	50
>16 岁	40

表71-4 不同年龄组窦性心律正常范围低限
（24小时动态心电图）

年龄	白天/ （次·min⁻¹）	夜间（睡眠）/ （次·min⁻¹）
1个月~3岁	100	70
3~10岁	60	45
10~16岁	50	35

（二）窦性停搏

窦性停搏（sinus arrest，SA）又称窦性静止，当窦房结不能产生冲动则发生窦性停搏。窦性停搏之长间歇超过2秒，与窦性周期长度不成正比。当窦性停搏持续时间≥3秒时，即可出现头晕、乏力，甚至意识丧失或晕厥。窦性停搏时可发生异位逸搏直到窦房结激动恢复，窦性心律快于逸搏心率时。逸搏或逸搏心律可起源于右心房、左心房、交界区或心室。当窦房结以外异位搏动数个以上连续出现被称为逸搏心律，如房性心律、交界性心律或室性心律。窦性停搏开始至出现异位逸搏间期的长短取决于异位起搏部位的功能和自律性。伴随窦性停搏长间歇没有逸搏出现，提示可能存在房室结或希氏束功能异常。窦性停搏要注意与房性早搏未下传相鉴别。

交界性心律也可见于任何年龄组的正常人，常见于窦性心律不齐。慢频率的逸搏心律常提示病窦综合征，但要与异常自律性增加导致的异位心律相鉴别。因病窦综合征所致的逸搏心律是由于窦房结自律性降低，而异位兴奋点的自律性并未增加，见于窦性心动过缓，窦性心律在相应年龄组正常低限时。与之不同，自律性增加所致的异位心律是由于异位兴奋点自律性异常增加超过窦房结自律性，可发生在正常窦性心律时。

（三）频发的窦房阻滞

窦房传出阻滞亦称为窦房阻滞（sinoatrial block，SAB），根据其严重程度分为一度、二度和三度。

一度窦房阻滞是由于激动自窦房结发出，经结周纤维至高位右心房传导延迟。一度窦房阻滞虽可存在，但其仅仅是传导延迟，并未发生冲动脱落，因而P波正常出现。由于体表ECG不能记录窦房结激动，一度窦房阻滞无法被直接证实。电生理检查可确诊，但因其为有创性检查方法通常并不采用。

二度窦房阻滞是由于窦房结冲动不能正常传导至心房，导致P波脱落。二度窦房阻滞分为Ⅰ型和Ⅱ型阻滞。二度Ⅰ型窦房阻滞为窦房文氏阻滞少见，且可见于正常儿童，表现为窦房传导时间逐渐延长（ECG表现为PP间期逐渐缩短）直至脱落，导致一个长PP间期（图71-2）。二度Ⅱ型窦房阻滞较为多见，表现为长间歇是窦性周期的两倍（2:1阻滞），甚至高度阻滞（3:1、4:1阻滞）（图71-3）。

三度（完全）窦房阻滞时，窦房结冲动发生正常，但激动不能传至右心房。ECG上无法与窦房结自律性减低所致的窦性停搏鉴别。

（四）心动过速

常见的有阵发性或反复发作性房性心动过速、心房扑动、阵发性交界性心动过速或心房颤动等快速心律失常，可伴有房室传导阻滞。房

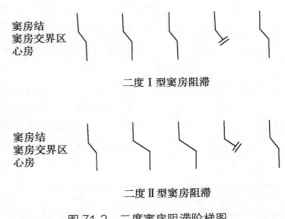

图71-2 二度窦房阻滞阶梯图

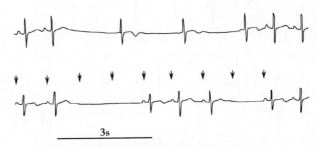

图71-3 窦性停搏伴结性逸搏、窦房阻滞二度Ⅱ型

11岁女孩房间隔缺损修补术后1个月，伴有晕厥。Holter结果显示窦性停搏伴结性逸搏（上联）；下联显示为窦房阻滞二度Ⅱ型3:1阻滞（左）和2:1阻滞（右）。

室 1 : 1 传导时,心室率可高达 300 次/min。如伴有高度房室传导阻滞,心室率缓慢可至 30~50 次/min(图 71-4)。

(五)心动过缓-心动过速综合征

心动过缓和心动过速交替出现,即慢-快综合征(brady-tachy syndrome)。心动过缓和心动过速几乎包含了心律失常的所有类型。心动过缓多为窦性心动过缓、窦房阻滞和窦性停搏,亦见于缓慢的房性或交界性心律。当交界区受损时,可出现缓慢的室性心律。心动过速多发生在心动过缓基础上,呈持续性或阵发性存在。心动过缓-心动过速综合征是诊断病窦综合征的有力佐证(图 71-5)。

在窦房结功能障碍持续性心动过缓是心房扑动的相关和诱发因素。目前,关于病窦综合征合并儿童心房扑动的发病情况仅见笔者单位报道。一项成人报道回顾了 211 例接受射频消融的心房扑动病人,11% 的患者射频消融术后因病窦综合征需要植入心脏起搏器。近期一项较长随访时间的研究表明,成人心房扑动射频消融术后平均随访 57 个月,有 4% 的患者因病窦综合征接受起搏治疗。

笔者单位 72 例心房扑动患儿中 30 例(42.7%)合并于病窦综合征。其中先天性心脏病术后心房扑动 29 例,17 例(58.6%)合并病窦综合征。心脏结构正常的心房扑动 33 例,13 例(39%)合并病窦综合征。病窦综合征的主要表现形式为窦性心动过缓及窦性停搏(最长窦性停搏时间为 1.9~6

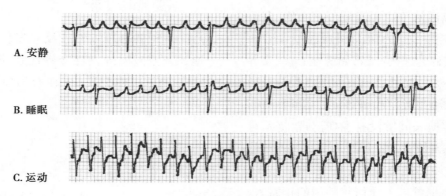

图 71-4　持续性心房扑动

15 岁女孩房间隔缺损修补术后病窦综合征,持续性心房扑动。白天安静时房室 2 : 1、3 : 1 传导,心室率正常;夜间睡眠时高度房室传导阻滞;运动时房室 1 : 1 传导,心室率 230 次/min。

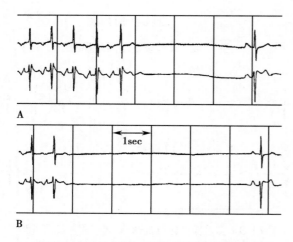

图 71-5　房性心动过速终止后出现窦性停搏

16 岁女孩室间隔缺损自然闭合。A. 房性心动过速终止后出现窦性停搏;B. 窦性停搏时间>5s。

秒)。持续性心房扑动可掩盖窦房结功能而难以评价是否存在病窦综合征,因此,在心房扑动射频消融过程中应备心房/心室起搏,心房扑动终止时一旦发生窦性停搏或严重窦性心动过缓即给予起搏。本研究中 30 例明确诊断为心房扑动合并病窦综合征的患儿中 16 例(53.3%)于心房扑动成功射频消融后植入永久起搏器。

五、辅助检查

(一)心电图运动负荷试验

心电图运动负荷试验(exercise stress test)是

一种评价窦房结功能有用的无创性方法,以获得相应于运动量的最大心率评估窦房结功能。病窦综合征患者运动负荷后心率不能增快达预期最大心率。常用的方法有活动平板负荷试验(treadmill exercise test)和踏车负荷试验(bicycle ergometer test)。踏车负荷试验和活动平板负荷试验时,正常4~18岁儿童最快心率应达到185~215次/min。如最快心率低于180次/min提示窦房结功能障碍。

运动负荷试验适应证:①窦性心动过缓;②没有心动过缓,但疑为病窦综合征;③已明确诊断病窦综合征,评价其严重程度和临床意义。

先天性心脏病术后(如大动脉转位的心房内矫正术),病窦综合征的发病率较高,而运动负荷试验异常可能是病窦综合征的唯一表现。Hesslein等对29例大动脉转位接受Mastard手术后的患儿研究显示,只有2例患儿安静时心率低于正常值2个标准差,但是22例患儿运动负荷试验时最大心率低于正常。该研究还显示运动负荷试验用于诊断病窦综合征较电生理检查更敏感,然而在运动负荷试验最大心率低于正常的16例患儿中,只有4例经电生理检查确定为病窦综合征。

(二) 阿托品试验

1. 方法　静脉1次快速推注阿托品0.02mg/kg,描记注射前及注射后1、2、3、5、10、15、20、30分钟心电图。正常人心率一般增加30~40次/min,或比基础心率增加40%~60%。

2. 阳性标准

(1)心率增加低于原心率的40%。

(2)出现交界性心律,尤其是交界性心律持续存在者。

(3)窦性心律反而减慢,甚至出现窦房阻滞、窦性停搏。

有些病窦综合征患者阿托品试验呈假阴性,而有些正常人阿托品试验呈假阳性,应注意鉴别。

(三) 电生理检查

方法有心内电生理(intracardiac electrophysiology)或食管心房调搏法,通过测定窦房结恢复时间、矫正窦房结恢复时间和窦房传导时间了解窦房结功能。

1. 窦房结恢复时间　用于测定窦房结自律性功能,有三种表达方法:窦房结恢复时间(sinus node recovery time,SNRT)、校正窦房结恢复时间(corrected sinus rode recovery time,CSNRT)和SNRT指数[SNRT(%P-P)]。

(1)刺激方法:在高右心房S_1S_1刺激以高于基础心率10次/min开始,逐渐增快直至文氏点和2:1阻滞点,每次持续时间60秒,取超速起搏终止的最后一个起搏信号至第一个窦性P波的最大值作为SNRT(图71-6)。

(2)测量方法和正常值:①SNRT,SNRT=S_1-P。由于SNRT受心率影响明显,通常不以此

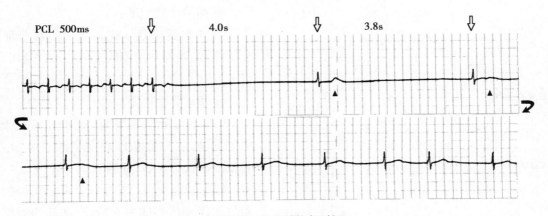

图71-6　窦房结恢复时间

慢-快综合征病人异常的窦房结恢复时间。500ms周长的心房起搏终止后4s的间歇伴交界性逸搏和另一个3.8s的间歇,随后是更多的逸搏。

为判断指标。② CSNRT,CSNRT=SNRT−(P−P),以 SNRT 减去原有基础周期长度,消除了基础心动周期不同对 SNRT 的影响。小儿 CSNRT 正常值<275ms。CSNRT>275ms 时考虑窦房结起搏功能异常。③SNRT(%P−P),SNRT(%P−P)=SNRT/(P−P)×100%,即 SNRT 为基础周长的百分率。小儿 SNRT(%P−P)正常值<166%;>166% 时为异常。

2. 窦房传导时间(sinoatrial conduction time, SACT) 窦房结自发性除极前,心房额外电刺激可传入窦房结使其提早除极,并重建窦性节律形成不完全代偿间歇。故当心房提前刺激进入第 2 区(重建区),A_2 传入窦房结后干扰了原将出现的窦性冲动,重新安排窦性冲动,产生的 A_2A_3 比原来的 A_1A_1 要长(不完全代偿间歇),其中包括了原有窦性周期(A_1A_1)及冲动传入和传出窦房结的时间,此系假定窦房结周期恒定及传入和传出窦房结时间相等,可推算出 SACT。

(1)刺激方法:①Strauss 法:应用程控法每隔 8 个自身心动周期(A_1A_1),给予 1 次单脉冲刺激造成房性早搏 A_2,终止后第一个窦性搏动为 A_3(图 71-7)。②Narula 法:用快于窦性 10 次/min 的频率起搏心房 8 次,最后一个起搏夺获的心房搏动为 A_2,终止后第一个窦性搏动为 A_3,自身心动周期为 A_1。

(2)计算方法和正常值。

1)计算方法:$SACT=\dfrac{A_2A_3-A_1A_1}{2}$。

2)正常值:正常小儿 SACT<100ms。

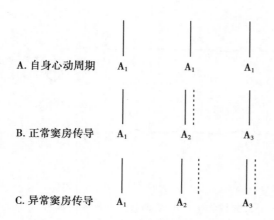

图 71-7　Strauss 法测定 SACT 图示

六、治疗

(一)治疗指征

1. 经检查证实为病窦综合征伴有晕厥或近乎晕厥者均需治疗。

2. 有严重的病窦综合征而症状不明显者是否需要治疗尚有争议。有人建议白天心率<45 次/min,睡眠时心率<35 次/min,窦性停搏>3 秒作为治疗指征。儿童指标参考不同年龄组窦性心律正常低限,窦性停搏亦为>3 秒。

3. 猝死是先天性心脏病术后的严重并发症。因此,先天性心脏病矫正术后合并窦性心动过缓或窦性停搏,治疗指征应放宽。

伴有症状的慢-快综合征需治疗。

(二)药物治疗

1. 用于提高心率的药物可作为暂时性的应急处理,为起搏治疗争取时间。常用药物有阿托品或异丙肾上腺素。

2. 在慢-快综合征首选对窦房结没有直接抑制作用的地高辛。如地高辛无效,其他抗心律失常药应在严密监测下谨慎应用。在美国,植入心脏起搏器同时应用抗心律失常药物已成为标准治疗方案。

(三)起搏治疗

植入永久性心脏起搏器(permanent pacemaker)是伴有症状的病窦综合征的唯一有效的治疗方法。

起搏治疗适应证:

1. I 类适应证 病态窦房结综合征患者伴相关症状,当与年龄不匹配的心动过缓时(证据等级 B)。

2. IIa 类适应证

(1)无症状病态窦房结综合征的先天性心脏病的儿童,伴安静状态心室率低于 40 次/min,或心室停搏大于 3 秒(证据等级 C)。

(2)病态窦房结综合征合并心房内折返性心动过速需要抗心律失常治疗,在其他治疗选择如射频消融不可能(证据等级 C)。

(3)先天性心脏病合并由于心动过缓或房室

失同步而出现血流动力学障碍（证据等级C）。

3. Ⅱb类适应证 先天性心脏病青少年伴无症状窦性心动过缓，安静状态时心室率低于40次/min，或心室停搏大于3秒（证据等级C）。

（李小梅）

参 考 文 献

1. ZIPES D P,JALIFE J. Cardiac Electrophysiology:From Cell to Bedside. 2nd ed. Philadelphia Pa:WB Saunders Company,1995.

2. ADAN V,CROWN L A. Diagnosis and treatment of sick sinus syndrome. Am Fam Physician,2003,67:1725-1732.

3. SANCHEZ-QUINTANA D,CABRERA J A,Farre J,et al. Sinus node revisited in the era of electroanatomical mapping and catheter ablation. Heart,2005,91:189-194.

4. DOBRZYNSKI H,LI J,TELLEZ J,et al. Computer three-dimensional reconstruction of the sinoatrial node. Circulation,2005,111:846-854.

5. RAMANATHAN C,GHANEM R N,JIA P,et al. Noninvasive electrocardiographic imaging for cardiac electrophysiology and arrhythmia. Nat Med,2004,10:422-428.

6. RAMANATHAN C,JIA P,GHANEM R,et al. Activation and repolarization of the normal human heart under complete physiological conditions. Proc Natl Acad Sci U S A,2006,103:6309-6314.

7. ANAND N,MCCRINDLE B W,CHIU C C,et al. Chronotropic incompetence in young patients with late postoperative atrial flutter:a case-control study. Eur Heart J,2006,27(17):2069-2073.

8. JIANG H,LI X M,ZHANG Y,et al. Electrophysiological characteristics and outcomes of radiofrequency catheter ablation of atrial flutter in children with or without congenital heart disease. Pediatric Cardiology,2020,41,1509-1514.

9. SAIRAKU A,NAKANO Y,ODA N,et al. Prediction of sinus node dysfunction in patients with persistent atrial flutter using the flutter cycle length. Europace,2012,14(3):380-387.

10. BRUGADA J,BLOM N,SARQUELLA-BRUGADA G,et al. Pharmacological and non-pharmacological therapy for arrhythmias in the pediatric population:EHRA and AEPC-Arrhythmia Working Group joint consensus statement. Europace,2013,15(9):1337-1382.

第七十二章

房室传导阻滞

房室传导阻滞(atrioventricular block,AVB)又称房室阻滞,指心房和心室间的激动传导出现延迟、部分或全部阻滞。依发生程度不同分为一度、二度和三度房室阻滞,三度房室阻滞又称完全性房室阻滞。一度房室阻滞时所有心房激动均可下传心室但传导速度减慢,二度房室阻滞时心房激动部分下传心室而部分脱落,三度房室阻滞时则全部心房激动均不能下传心室即房室分离(atrioventricular dissociation)。

一、病因

在小儿导致房室阻滞的原因有先天性和后天获得性(表72-1)。获得性(acquired)房室阻滞最多见于感染性心肌炎、心脏外科术后和药物所致。迷走神经张力增高所致房室阻滞也可见于小儿。

一项流行病学调查研究发现一度房室传导阻滞可发生于 1%~2% 的正常人群。

二、房室阻滞分型

房室阻滞的程度主要依据心电图和/或动态心电图改变而定。

(一)一度房室阻滞

1. 心电图特点 一度房室阻滞表现为房室间 1:1 传导,但 P-R 间期延长超过正常高限(图72-1)。小儿的正常 PR 间期除随年龄的变化有所不同,也与心率相关(表72-2)。

2. 临床意义 儿童一度房室阻滞多数为希氏束近端阻滞,预后好。希氏束远端阻滞极少见,但预后差。任何器质性心脏病所致房室结区域的

表 72-1 房室阻滞的原因

分类	原因
先天性	母系结缔组织病,先天性矫正型大动脉转位,房间隔缺损,室间隔缺损,先天性长 Q-T 间期综合征,左心房异构瘤,特发性房室阻滞
获得性	肥厚型心肌病,各种类型肌营养不良,病毒性心肌炎,风湿热,获得性长 Q-T 间期综合征,家族性自主神经异常
手术损伤	心脏外科手术,射频消融术,介入性封堵术
其他	迷走神经张力过高,电解质紊乱,药物作用

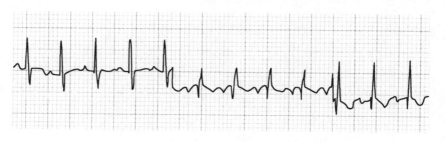

图 72-1 一度房室阻滞

2 岁患儿,心率 150 次/min,P-R 间期 0.2s。

表 72-2　小儿 P-R 间期正常值　　　　　　　　　　　　　　　　　　　　单位:s

年龄	心率				
	<70 次/min	71~90 次/min	91~110 次/min	110~130 次/min	>130 次/min
<1.5 岁	0.16	0.15	0.145	0.135	0.125
1.5~7 岁	0.17	0.165	0.155	0.145	0.135
7.1~14 岁	0.18	0.17	0.16	0.15	0.14
>14 岁	0.19	0.18	0.17	0.16	0.15

心房扩张均可引起,常见原因有风湿热、心肌炎、房室间隔缺损以及迷走神经张力过高。

(二)二度房室阻滞

1. 二度 Ⅰ 型房室阻滞(莫氏 Ⅰ 型,文氏现象)

(1)心电图特点:①P-R 间期随每次心搏逐渐延长直至 QRS 脱落 1 次;②由于在每一次能够下传的心动周期 P-R 间期逐渐延长,R-R 间期则表现为逐渐缩短(图 72-2);③心电图另一具有特征性的改变是最长的 R-R 间期短于最短 R-R 间期的两倍,也短于两倍的 P-P 间期。

(2)临床意义:房室阻滞文氏现象可为病理性,也可为生理性。24 小时动态心电监测显示房室文氏阻滞可发生于正常人睡眠时或迷走神经张力过高时如呕吐,深睡后随着交感神经张力降低和迷走神经张力增高,心率下降和/或出现一度或二度房室阻滞,而清醒时一切正常,无须治疗,对

身体发育无不良影响。因此,房室文氏阻滞的意义有赖于临床状况。二度 Ⅰ 型房室阻滞多数阻滞在房室结,一般预后良好,随原发病的治疗而好转,不需要特殊处理。伴有症状的患者,应高度怀疑是否存在间歇性高度房室阻滞,需进一步检查24 小时动态心电监测和运动试验等。

2. 二度 Ⅱ 型房室阻滞(莫氏 Ⅱ 型)

(1)心电图特点:心房激动间歇性不下传而不伴有 P-R 逐渐延长。P-R 间期正常或轻度延长,但固定不变,长 R-R 间期等于短 R-R 间期的两倍(图 72-3)。房室间可呈固定或不固定的 2:1 或 3:2 下传。

(2)临床意义:二度 Ⅱ 型房室阻滞为广泛的不可逆性病变所致,几乎都阻滞在房室结以下部位,易发展为完全性房室阻滞,预后较差。在儿童主要见于手术所致传导系统损伤。可发生猝死,是植入起搏器的指征。

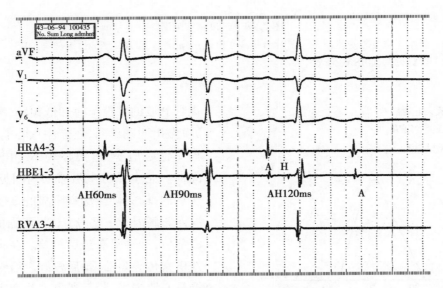

图 72-2　二度 Ⅰ 型(文氏)房室阻滞

P-R 间期逐渐延长,第 4 个 P 波未下传。希氏束电图示 A-H 间期由 60ms 逐渐延长至 120ms,第 4 个 A 波后无 H 波和 V 波,提示阻滞在房室结。

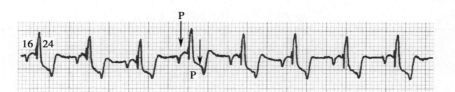

图 72-3　二度 II 型房室阻滞

15 个月幼儿,室间隔缺损修补术后。24 小时心电监测图示房室 2:1 下传。下传的 P-R 间期固定轻度延长。

(三) 三度房室阻滞

三度房室阻滞又称完全性房室传导阻滞(complete atrioventricular block,CAVB),房室间的传导完全中断。完全性房室阻滞通常呈持续性,偶见间歇出现低度房室阻滞甚至窦性心律。

1. 心电图特点　P 波与 QRS 波群无关,心室率慢于心房率。QRS 波群形态及逸搏频率与阻滞部位有关,阻滞部位较高,逸搏点在希氏束分叉部位以上,心室逸搏频率较快且 QRS 波群形态与窦性相似。阻滞部位低则心室率慢,QRS 波群形态宽大畸形(图 72-4)。阻滞部位不同,逸搏频率有所不同。但在同一阻滞部位,逸搏频率的波动范围很广。只有频率<28 次/min 或>50 次/min 才可能对诊断有所帮助(图 72-5)。

2. 临床意义　除根据房室分离的证据(伴有

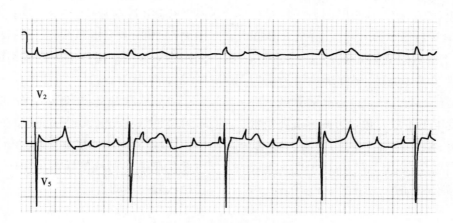

图 72-4　三度房室阻滞

新生儿完全性房室阻滞。窦性心房率 130 次/min,心室率 36 次/min。P 波与 QRS 波群无关,QRS 波宽大畸形。

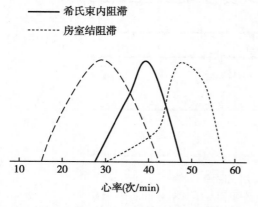

图 72-5　完全性房室阻滞部位和逸搏频率的关系

规则 P 波的窦性节律和低频率、规则的异常 QRS 波)做出明确诊断,还需注意心电图的其他特征,如窦性心房率,逸搏心室率,QRS 波形态和 Q-T 间期。完全性房室阻滞的病因见表 72-1。值得注意的是,完全性房室阻滞的重要性在于临床状况而非病因。三度房室传导阻滞的预后取决于阻滞部位,远端阻滞预后较差。在小儿多见于先天性房室传导阻滞,预后较好。后天获得性者多为严重心肌损害,预后严重。儿童主要见于心肌炎和先天性心脏病手术损伤传导系统,常需植入人工心脏起搏器(pacemaker)。

三、房室阻滞的病因与临床

根据出生后是否有导致房室阻滞的原因（causes），将其分为先天性和获得性房室阻滞。先天性房室阻滞根据是否合并先天心脏畸形，又分为单纯性先天性房室阻滞（不合并心脏畸形）和合并心脏畸形的先天性房室阻滞。

(一) 新生儿先天性完全性房室阻滞

新生儿先天性完全性房室阻滞（congenital complete atrioventricular block in neonates）的发生率约为出生婴儿的 1/20 000。这一来自胎儿的病理性改变，经常在胎儿期甚至到出生后都未被发现。在新生儿先天性完全性房室阻滞，约 1/3 病例合并先天性心脏病，其余 2/3 心脏结构正常。

先天性房室阻滞的病因尚不十分清楚，有两种可能的原因：①患结缔组织病的母亲 SS-A/Ro 或 SS-B/La 抗体阳性与患儿先天性完全房室阻滞的相关性已十分明确。近年来发现，母亲患结缔组织病可致胎儿单纯性完全性房室阻滞。导致单纯性完全性房室阻滞的母系最常见的结缔组织病是系统性红斑狼疮，亦见于风湿性动脉炎、皮肌炎和其他结缔组织病。有作者报道，在 41 例患单纯性完全性房室阻滞婴儿的母亲中，34 例抗核抗体阳性，但临床有结缔组织病证据的不足一半。另有作者报道，在单纯性完全性房室阻滞的婴儿中，8 例<3 个月婴儿中，7 例检测到抗体，但是在 13 例>3 个月的婴儿均未检测到抗体。抗体是否作为损伤因子尚不清楚，推测可能是母体抗组织抗体通过胎盘造成胎儿传导系统的损伤。母亲患结缔组织病，无论有无症状均可能对胎儿构成严重威胁，但胎儿是否发展为完全性房室阻滞，其危险程度有赖于母亲抗体状况。母系结缔组织病的婴儿房室阻滞的总发病率为 1/60。如果抗核抗体阳性，发病的危险程度上升为 1/20。胎儿发生完全性房室阻滞的时间尚不完全清楚，有报道在妊娠 16 周之内。②胚胎期房室结发育异常。推测由于中心纤维体发育异常，房室结和束支间缺乏组织联系，即孤立发育，或传导系统组织来自前部的心内膜组织。见于先天性矫正型大动脉转位、左心房异构的复杂性先天性心脏病、完全性房室

间隔缺损，也可见于室间隔缺损、房间隔缺损和法洛四联症。

Esscher 等报道在 118 例患有完全性房室阻滞的新生儿中，32 例存在症状，其中 22 例于生后 6 个月内死亡。死亡的新生儿多为低心室率（<60 次/min）并伴有器质性心脏病。新生儿先天性完全性房室阻滞植入起搏器的指征：①心室率低于 55 次/min；②心室率虽高于 55 次/min，但有血流动力学改变或伴有器质性心脏病；③长 Q-T 间期（经心率校正）在完全性房室阻滞很常见，它的存在预示极有可能出现症状。尽管如此，不能以长 Q-T 间期单独作为植入起搏器的指征。

对于先天性房室传导阻滞在新生儿期接受起搏治疗尚缺少大规模的临床研究，仅有个案报道或小样本研究。有两种方案：①临时起搏治疗后择期行永久起搏器植入术；②直接行永久起搏器植入术。新生儿外周血管细小，经常规股静脉途径植入临时起搏电极，容易合并穿刺失败、闭塞血管等并发症风险。笔者单位采用出生后即经未闭合的脐静脉置管成功送入临时起搏电极作为急救措施，为后期永久起搏治疗做准备。这是针对新生儿的最佳途径，可避免外周深静脉穿刺失败或血管闭塞等并发症，数日后再行心外膜永久起搏器植入。

2013 年，EHRA/AEPC 儿童心律失常药物与非药物治疗专家共识指出儿童完全性房室传导阻滞逸搏心率过低（低于 55 次/min）伴心功能不全，应接受起搏治疗；<10kg 的推荐经心外膜途径行永久起搏器植入术。心外膜起搏电极位置一般在心尖部或左心室侧壁，对于起搏依赖患者长期起搏心律易造成心室机械活动不同步，右心室心尖部起搏部分患儿会出现起搏器综合征，应尽量选择左侧开胸左心室起搏。新生儿身长较小，剑突下正中小开口即可暴露肺动脉瓣下心室间隔位置。该部位起搏 QRS 波时限仅 80ms，可避免患儿长期心室起搏发生起搏器综合征的风险。

(二) 儿童先天性完全性房室阻滞

有些先天性完全性房室阻滞直至儿童期才做出诊断，这是由于有足够的逸搏以致心室率不低，临床缺乏症状。这些患儿极少伴有先天性心脏

病,即使合并先天性心脏病,通常是不存在室间隔缺损、肺动脉狭窄或瓣膜反流的矫正型大动脉转位类型。

儿童期的危险性低于婴儿期,但仍不可忽视。儿童期危险因素的评价与婴儿期相同:低心室率,联合有心脏结构异常、Q-T间期延长和宽QRS波。这些危险因素在儿童期较少见。一项国际合作研究结果显示,对生后6个月至15岁先天性完全性房室阻滞患儿随访12年,死亡率为9%。

儿童期的危险因素低于婴儿期,多数无须植入起搏器。有作者认为,白天心率<50次/min,尤其伴有"不稳定性交界性心律"时(夜间交界性传出阻滞,运动时逸搏心率不能增加或有快速性心律失常),即可能造成明显症状甚至死亡。白天平均心室率>50次/min的危险性较低。事实上,在无症状的完全性房室阻滞儿童很难预测出现症状或意外的时间,猝死极少作为首发症状。对无症状的儿童无须给予预防性起搏治疗。如出现晕厥、近乎晕厥或运动耐力降低应予以起搏治疗。

先天性完全性房室传导阻滞植入起搏器适应证:

1. I类适应证

(1)先天性完全性房室传导阻滞在新生儿或小婴儿患儿中,心室率低于55次/min,或合并先天性心脏病时心室率低于70次/min(证据等级C)。

(2)先天性完全性房室传导阻滞患儿出现宽大逸搏心律,复杂心室逸搏,或心室功能障碍(证据等级B)。

(3)先天性完全性房室传导阻滞婴儿期平均心率低于50次/min,心室搏动暂停2~3个心动周期,或合并变时性功能不全的症状(证据等级B)。

2. II类适应证 无症状的先天性完全性房室传导阻滞儿童和青少年患者,具有可接受的心率、窄QRS波以及正常的心室功能(证据等级C)。

(三)儿童获得性完全性房室阻滞

儿童期发展为完全性房室阻滞的常见原因为先天性心脏病、急性感染或肌病等。

先天性心脏病(congenital heart disease)所致获得性完全性房室阻滞可以在术前自然发生,还有一重要原因是手术损伤传导组织。Lundstrom

等随访111例先天性矫正型大动脉转位的患者,17例自然发展为房室阻滞。发生房室阻滞的年龄分别为婴儿期2例、1~10岁14例、37岁1例。术前发生房室阻滞是导致早期死亡的重要原因,也是手术的高危因素。

房室阻滞可并发于急性感染性疾病,如急性风湿热、病毒感染和某些急性传染病等,临床表现为心肌炎。急性感染性疾病并发完全房室阻滞需要放置临时起搏器,多数患者经早期积极治疗可恢复正常而无须植入永久性起搏器。

与遗传有关的肌病(myopathy)可能发生房室阻滞如埃默里-德赖弗斯(Emery-Dreifuss)肌营养不良,强直性肌营养不良和具有眼外肌麻痹-视网膜色素沉着-完全性房室阻滞三联症的卡恩斯-塞尔(Kearns-Sayre)综合征等。房室阻滞为持续性和进行性加重,可发生猝死。伴有症状或房室阻滞进行性加重者需植入起搏器。

(四)先天性心脏病术后完全性房室阻滞

随着先天性心脏病纠治术的广泛开展,近年来手术所致传导系统损伤的病例有所增加,术后完全性房室阻滞(postoperative complete atrioventricular block)已成为儿童植入永久性起搏器最主要的适应证。手术损伤心脏传导系统常见于室间隔缺损、房间隔缺损、房室间隔缺损和法洛四联症。

手术中一旦发生完全性房室阻滞,应在心房、心室放置临时起搏导线,予以持续起搏改善术后血流动力学。有关术后完全性房室阻滞的预后,多数作者以14天为界,超过14天仍未恢复窦性心律者,恢复的希望将很渺茫。有作者随访80例术后完全性房室阻滞儿童,暂时性阻滞45%、永久性阻滞24%、死亡29%。在36例暂时性完全性房室阻滞中,23例(64%)2周后恢复窦性心律,9例(25%)2~3周恢复窦性心律,3周后恢复的仅有4例(11%)。术后完全性房室阻滞如不放置起搏器,早期死亡率很高。应根据心脏解剖异常的类型和手术方式选择起搏器类型和起搏方式。术后完全性房室阻滞即使在1~2周内恢复窦性心律,仍需密切观察,有患者可能发生二度II型房室阻滞,如不植入起搏器,仍存在猝死的危险。

术后房室传导阻滞植入起搏器适应证：

1. I 类适应证　术后高二度房室传导阻滞或三度房室传导阻滞无望恢复或持续至心脏外科术后 7 天（证据等级 B）。

2. IIb 类适应证　术后短暂三度房室传导阻滞、恢复后遗留双束支传导阻滞（证据等级 C）。

（李小梅）

参 考 文 献

1. GEOFFREY E H, WILLIAM J B, MARC P. Electrocardiographic manifestations: Diagnosis of atrioventricular block in the emergency department. The journal emergency medicine, 2004, 26: 95-106.

2. SCHMIDT K G, ULMER H E, SILVERMAN N H, et al. Perinatal outcome of fetal complete atrioventricular block: a multicenter experience. J Am Coll Cardiol, 1991, 17: 1360-1366.

3. REYBROUCK T, EYNDE B V, DUMOULIN M, et al. Cardiorespiratory response to exercise in congenital complete atrioventricular block. J Am Coll Cardiol, 1989, 64: 896-899.

4. ODEMUYIWA O, CAMM A J. Prophylactic pacing for prevention of sudden death in congenital complete heart block? PACE, 1991, 15: 1526-1530.

5. ROSS B A. Congenital complete atrioventricular block. Pediatr Clin North Am, 1990, 37: 69-78.

6. MICHAELSSON M, JONZON A, RIESENFELD T. Isolated congenital complete atrioventricular block in adult life. Circulation, 1995, 92: 442-449.

7. YOSHIOKA M, SAIDA K, ITAGAKI Y, et al. Follow up study of cardiac involvement in Emery-Dreifuss muscular dystrophy. Arch Dis Child, 1989, 64: 713-715.

8. FRAGOLA P V, AUTORE C, MAGNI G, et al. The natural course of cardiac conduction disturbances in myotonic dystrophy. Cardiology, 1991, 79: 93-98.

9. REDDY D V, CHUN L T, YAMAMOTO L G. Acute rheumatic fever with advanced degree AV block. Clin. Pediatr, 1989, 28: 326-328.

10. 李小梅, 江河, 张东亚, 等. 经脐静脉临时起搏及心外膜永久起搏器治疗新生儿先天性完全性房室传导阻滞一例. 中华儿科杂志, 2017, 55(2): 148-150.

11. BRUGADA J, BLOM N, SARQUELLA-BRUGADA G, et al. Pharmacological and non-pharmacological therapy for arrhythmias in the pediatric population: EHRA and AEPC-Arrhythmia Working Group joint consensus statement. Europace, 2013, 15(9): 1337-1382.

第七十三章

期 前 收 缩

期前收缩(premature beats)又称过早搏动,简称早搏,指较主导节律提前出现的异位心搏。按异位起搏的部位不同可分为窦性、房性、交接区性及室性期前收缩。其中,以室性期前收缩最多见,房性次之,交接区性少见,而窦性罕见。

一、室性期前收缩

室性期前收缩(premature ventricular contraction,PVC),亦称室性过早搏动(简称室早),是临床最常见的心律失常。室性期前收缩可发生于健康小儿或无器质性心脏病者,更易发生于先天性或后天性心脏病的小儿,或发生于某些电解质紊乱及药物中毒等。

室性期前收缩的发生机制有折返激动、自律性增强(或异常)及触发激动。

(一)室性期前收缩的诊断

1. 临床表现　多数患儿无明显症状,常在体检时偶然发现。年长儿偶有主诉心悸、心前区不适,多为室早后心脏过度收缩或室早后间歇带来的心脏停搏感所致。心脏听诊可发现提早的心搏及其后有较长的间歇。

2. 心电图检查　心电图表现可确定室性期前收缩,其特征:

(1)有提前出现的 QRS 波群,其前无相关的 P 波。

(2)提前出现的 QRS 波群形态异常,时限增宽(婴儿>0.08 秒,儿童>0.10 秒),T 波方向多与 QRS 波群主波方向相反。

(3)期前收缩后,常有完全性代偿间期。

(二)室性期前收缩的不同类型特殊表现

室性期前收缩在心电图上尚可有以下不同类型(type)表现:

1. 间位性室性期前收缩　在两个正常窦性心律之间,插入一个室性期前收缩,其后无代偿间期。其后的 P-R 间期可延长(隐匿性传导)。间位性期前收缩偶尔亦可发生在心房或房室交接区。

2. 联律性室性期前收缩　根据发生形式可呈二联、三联或四联律,即指室性期前收缩与正常搏动交替或每隔两次、三次心动出现一次期前收缩。

3. 多形性室性期前收缩　同一导联中有不同形状的室性期前收缩,但其配对间期(指期前收缩与其前主导心搏之间的时距)固定者,称为多形性室性期前收缩。表示是由一个异位起搏点发生,但激动途径有差异。常见于强心苷中毒,其临床意义同多源性室性期前收缩。

4. 多源性室性期前收缩　同一导联中两个或两个以上的不同形状的室性期前收缩,其配对间期不固定者称为多源性室性期前收缩。多见于有器质性心脏病或强心苷中毒的患儿。

5. 连发性室性期前收缩　室性期前收缩可以连发,如连续发生两个室性期前收缩,或一过性三个或三个以上连发的室性期前收缩(称短阵型室性心动过速)。连发两个期前收缩,后面的期前收缩和前者亦可不同,其原因为:①病灶不同(multi-focal);②发生室内差异性传导。

6. R 在 T 上(R on T)现象　提前出现的室性期前收缩,可落在正常窦性搏动的 T 波顶峰附近,称为 R 在 T 上现象。此处恰为心室的易损期,在具有多形性室性心动过速或心室颤动风险的患儿中,如心肌缺血、Brugada 综合征、恶性早期复极和特发性室性心动过速患儿,R on T 现象易有连续出现期前收缩的倾向,常发展为阵发性室性心动过速或心室颤动(图73-1)。

7. 期前收缩后 T 波改变 期前收缩(室性或房性)后的第一个或几个窦性搏动的 T 波改变,与其他正常窦性搏动相比,其 T 波多为低平或倒置(图73-2),少数 T 波增高。关于其机制至今尚不明了,对其临床意义尚有争议,多数学者认为此现象为器质性心脏病的佐证。

Levine 统计伴有期前收缩后 T 波改变的62例中84%有心脏疾病,不伴有期前收缩后 T 波改变的心脏病者不超过21%。

8. 室性并行心律(ventricular parasystole) 为一种独立的心室节律,其在心电图上表现为单源性室性早搏,联律间期不等,可见室性融合波,两个连续的室性早搏间期恒定或为异位兴奋灶基础频率的整倍数。异位起搏灶存在传入阻滞,因此可以自身频率发放冲动,当心室肌处在不应期外时,可产生心室除极。

(三)非器质性心脏病和器质性心脏病室性期前收缩

非器质性心脏病和器质性心脏病室性期前收缩的判断,对预后判定及治疗对策有重要的意义。

1. 非器质性心脏病室性期前收缩 室性期前收缩为单源性,配对时间固定,Q-T 间期正常,多在运动后期前收缩减少或消失。

2. 器质性心脏病室性期前收缩 有心脏疾病基础(先天性或获得性),某些药物(如强心苷、抗心律失常药及多柔比星等对心肌毒性损害)治疗过程、电解质酸碱平衡紊乱(如高钾血症)及长 Q-T 间期综合征等病理状态下发生。

仅从室性期前收缩的心电图表现很难判断为器质性心脏病室性期前收缩。室性期前收缩对患儿的重要影响是增加心脏猝死的危险性。临床上通过室性期前收缩的频发及复杂类型,预测其危险程度。下列表现应予重视:①有基础心脏病(如心肌病、心脏手术后、二尖瓣脱垂);②有晕厥史或有猝死家族史者;③运动引起室性期前收缩或运动使室性期前收缩增多;④多源性或多形性室性期前收缩;⑤心电图伴有 Q-T 间期延长或伴有 ST-T 改变;⑥联律性室性期前收缩和室性并行心律在儿童并无重要性。

室性期前收缩的危险程度除上述表现外,应与心脏病变类型、严重程度和心室功能情况结合考虑,才能正确评估其危险程度。

(四)临床意义

室性期前收缩可发生在健康小儿中,最常见于青春期。正常的心脏可因情绪紧张、药物、刺激物(如茶、酒、咖啡、烟)等引起。亦见于先天性心脏病、心肌病、心肌炎、风湿性心脏病、电解质紊乱

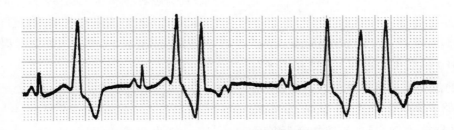

图73-1 易损期引起室性期前收缩

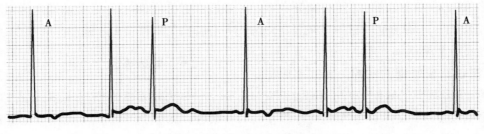

图73-2 期前收缩(房性)后 T 波改变

（如低钾血症）等。左心室假腱索（含有浦肯野细胞），可成为异位节奏点产生室性期前收缩，但预后良好。

期前收缩在小儿较成人少见。根据 Lyen 及 Rakh 资料期前收缩发生率在健康新生儿中为 0.06%，日本全国小儿普查心电图 18 401 例中室性期前收缩者 57 例（0.31%），室上性期前收缩 31 例（0.17%）。流行病学调查显示应用 24 小时动态心电图在正常健康小儿室性期前收缩的发生率为 10%~15%。

期前收缩对血流动力学的影响，与其出现频率、发生部位、心动周期的时期及心脏的基础疾病等有关。期前收缩因过早的收缩，心室内血液常不充足，故心室一次排血量较正常为少，动脉收缩压低，冠状动脉、脑、肾血流量减少。但在期前收缩后，往往有一个较长的代偿间期，因其间期较正常的舒张期为长，心室内血液充盈亦较正常为多，故心室一次排血量增加，动脉收缩压高，内脏血流量增加。因此，偶发的期前收缩对于血流动力学和心功能影响小。频繁发生或连续多发者易影响心脏功能，心排血量减少，冠状动脉、脑、肾血流量减少。

临床意义主要取决于产生室性期前收缩的基本原因，是否存在器质性心脏病（包括心脏病变类型、程度和心功能情况）及室性期前收缩出现的频率。

（五）治疗

心律失常抑制试验（cardiac arrhythmia suppression trial，CAST）的结果公布以后，使近年来对室性期前收缩的治疗发生根本的变化。CAST 即使用抗心律失常药物（恩卡尼、氟卡尼、莫雷西嗪），以抑制室性期前收缩，减少心肌梗死后猝死率为目标，在大样本人群中进行研究。结果显示，药物能有效抑制室性期前收缩，却使长期死亡率较对照组成倍增加。药物治疗的目的是减轻室性期前收缩产生的症状和改善生存。

1. 良性室性期前收缩的治疗 无或不明显增加危险因素，无器质性心脏病；室性期前收缩频发或偶发，简单或复杂，或伴有短阵非持续性室上性心动过速。确定良性应仔细除外器质性心

脏病，特别注意勿仅以室性期前收缩作为器质性心脏病（如心肌炎）的诊断根据。在无器质性心脏病的病例，无症状的室性期前收缩，不必使用抗心律失常药物治疗；室性期前收缩频发引起明显症状（如心悸），影响学习及生活者，可考虑药物治疗。首选 β 受体拮抗剂，亦可选 I b 类（如美西律）和 I c 类（如普罗帕酮）抗心律失常药物。用药目的是暂时缓解症状，以利于患者逐渐适应和耐受，不必长期服用。

2. 潜在恶性（有预后意义的）室性期前收缩的治疗 明显增加危险因素，有器质性心脏病，应注重治疗基础心脏病，去除造成的诱因。在急性应激状态（如对手术的惧怕，电解质紊乱，酸碱失衡等）所致室早，β 受体拮抗剂可明显改善预后，亦可选用胺碘酮。联合应用胺碘酮与 β 受体拮抗剂可明显提高疗效。

3. 恶性室性期前收缩的治疗 致命的心律失常，如持续型室上性心动过速复律后或心室颤动复苏后的室早，有器质性心脏病，抗心律失常药物的选择：①二尖瓣脱垂患者约 50% 发生室性期前收缩，6% 发生非持续性室性心动过速。二尖瓣脱垂患者猝死的危险因素是瓣叶过长，伴有二尖瓣反流，β 受体拮抗剂对于具有上述危险因素或出现频发室早或复杂型室早的患者有效；②扩张型心肌病患者室早的发生率>90%，可发生猝死危险也相应增大，在此类病例可选用胺碘酮；③肥厚型心肌病患者有室早，死亡率为 3%~18%。口服胺碘酮可以减少其猝死危险；④强心苷所致频发室早及复杂型室早，可选用静脉注射利多卡因或苯妥英钠。

【附】 特发性室性期前收缩

特发性室性期前收缩（idiopathic premature ventricular contraction，IPVC）指不伴有明确的器质性心脏病，亦排除了代谢或电解质异常、遗传性心脏病的室性期前收缩。

（一）临床表现

多为频发室性期前收缩，伴有或不伴有非持续性单形室速。患儿可无任何不适感，或伴有心悸、胸闷或气短等症状。临床随访结果表明，原则

上 IPVC 患者长期预后良好。个别无器质性心脏病的猝死者,生前曾有室性期前收缩的病史。

(二) 电生理发生机制

目前认为,右心室流出道起源 IPVC 的发生机制与依赖于延迟后除极的环磷酸腺苷(cAMP)介导的触发活动有关,对儿茶酚胺、腺苷敏感。左心室流出道起源 IPVC 的发生亦为延迟后除极所致的触发活动。但亦有报道电生理机制符合折返机制。

IPVC 根据其发生部位不同可分为两大类,特发性右心室室性期前收缩(idiopathic right ventricular premature ventricular contraction,IRVPVC)和特发性左心室室性期前收缩(idiopathic left ventricular premature ventricular contraction,ILVPVC)。IRVPVC 最常见的类型是起源于右心室流出道的室早。ILVPVC 最常见的类型是起源于左心室间隔面中后部(左后分支的浦肯野纤维网处)。IPVC 还可以发生在希氏束附近、右心室流入道、心尖部、左心室流出道、游离壁、二尖瓣环等部位。

起源于右心室流出道的 IPVC 以起源于右心室流出道间隔面最为多见,其心电图特征为左束支阻滞图形,I 导主波向下,呈 Qs 或 Qr 形,II、III、aVF 导联主波向上,aVL 导联为 QS 形。起源于右心室流出道游离壁的心电图特征为 I 导联主波向上,呈 R 形(图 73-3),起源于间隔面和游离壁之间的,I 导联 QRS 波形态多介于两者之间。

起源于左心室间隔部的室早不如右心室流出道常见,其心电图特征 QRS 波呈右束支阻滞型,多数异位冲动起源于左后分支的浦肯野纤维网内,此型多见,心电图 V_1 导联呈 rsR′型,V_5、V_6 导联的 S 波宽钝,肢体导联呈左前分支阻滞图形,即 I、aVL 导联呈 qRs 型,II、III、aVF 导联呈 rS 型。少数起源于左前分支的浦肯野纤维网内,QRS 波呈右束支阻滞,肢体导联呈左后分支阻滞图形,即 I、aVL 导联呈 rS 型,II、III、aVF 导联呈 qR 型伴电轴右偏。

(三) IPVC 的治疗

无症状的 IPVC 不需要治疗。因心悸而必须治疗时,可以用 β 受体拮抗剂治疗或 I 类和 III 类抗心律失常药。

如药物无效或患儿不宜长期服药,可以考虑射频消融手术治疗。2009 年,美国心律学会首次将高频室性期前收缩导致的心肌病列为射频消融手术的适应证。2000 年,Chugh 首次证明室性期前收缩会导致心肌病,报道 1 例扩张型心肌病患者,经过室性期前收缩射频消融,心室功能完全恢复。2005 年,Yarlagadda 等对 27 例患有右心室流出道室性期前收缩伴有心力衰竭患者的研究发现,通过射频消融室性期前收缩从(731±478)/h 减少到(21±30)/h,全部患者心室功能在 8 个月内恢复到正常水平,左心室射血分数(LVEF)从(30%±6%)~(62%±6%)(P=0.017)。

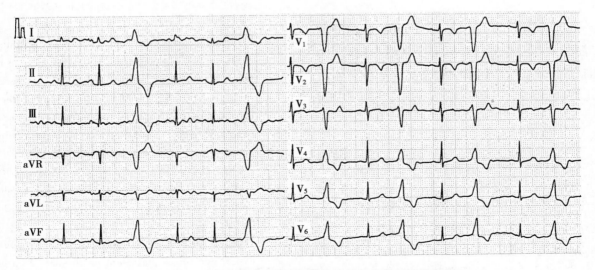

图 73-3　特发性室性期前收缩(起源于右心室流出道游离壁)

2016年，美国儿科和先天性电生理协会、美国心律协会《儿童和先天性心脏病患者导管消融专家共识》指出，局灶来源的、可能导致心功能不全的室性心动过速或室性早搏，药物治疗无效或不能耐受，应作为射频消融（radiofrequency ablation，RA）Ⅰ类适应证。对于体重>15kg的大儿童，射频消融也可替代抗心律失常药物，是射频消融的Ⅰ类适应证。

Collins等报道151例左心室特发性室速射频消融手术，成功129例，手术成功率为71%，主要并发症为左束支阻滞（<1%）。吉炜等报道儿童室早消融即刻成功率为96.3%（104/108）随访半年以上复发5例（4%），无重大手术并发症。徐萌等报道儿童室早消融成功率为92%（39/42），无手术并发症。近年来，儿童射频消融成功率有所提高，总体成功率达95.2%，其中，室性心动过速成功率为78%。

多项室性期前收缩射频的研究发现，通常引起心室功能降低的室性期前收缩频率占全天心搏≥20%。部分患者室性期前收缩频率仅有≥5%/天的患者引起LVEF降低。因此，对室性期前收缩频率≥5%/d的患者，需追踪随访，以防室性期前收缩导致的心肌病。如果LVEF降低，而无其他病因解释，应当考虑室性期前收缩导致的心肌病，并采用药物或射频消融手术治疗（详见第十九章儿童射频导管消融术）。

二、室上性（房性或交接区性）期前收缩

室上性期前收缩起源于心房（房性期前收缩，简称房早）或起源于房室交接区（交接区性期前收缩）。室上性期前收缩常见于心脏正常的小儿。

（一）病因

1. 无明显器质性心脏病　情绪激动、过劳或自主神经紊乱等所引起。

2. 器质性心脏病　任何原因引起的左心房、右心房扩大、心肌炎、心肌病和心力衰竭。

3. 其他　强心苷中毒、各种拟交感神经药物、缺氧、酸中毒和电解质紊乱。

（二）心电图诊断

1. 房性期前收缩（premature atrial contraction，PAC）　①提前发生的P波，P波形态与窦性略有不同；②P-R间期长于窦性，P-R间期应≥0.1秒，QRS波群形态正常；③房性期前收缩后之代偿间期，多为不完全代偿间期。

2. 交接区性期前收缩（premature junctional contraction，PJC）　①提前发生的QRS波群，其前无P波，QRS波群形态和时间与正常窦性相同；②期前的P波可表现为逆行型，在QRS波群之前，其P-R间期≤0.10秒，若出现QRS波群之后R-P间期多≤0.20秒；③多有完全的代偿性间期。

（三）治疗

室上性期前收缩治疗应首先考虑去除引起早搏的原发病和诱因，无症状性室上性早搏，包括短阵房速，不需要治疗。一旦室上性期前收缩出现不耐受的症状，或有引起阵发性室上性心动过速倾向时，应考虑药物治疗。首选口服普罗帕酮、地高辛、维拉帕米和β受体拮抗剂。

（李万镇　陈轶维）

参 考 文 献

1. 中国生物医学工程学会心脏起搏和电生理分会儿科学组. 小儿期前收缩的诊断治疗建议. 中国实用儿科杂志，2001，16（5）：309.

2. 陈刚，张奎俊，陈新，等. 特发性室性心律失常的射频消融. 中华心律失常学杂志，2009，13：92-97.

3. CHUGH S S，SHEN W K，LURIA D M，et al. First evidence of premature ventricular complex-induced cardiomyopathy：a potentially reversible cause of heart failure. J Cardiovasc Electrophysiol，2000，11：328-329.

4. YARLAGADDA R K，IWAI S，STEIN K M，et al. Reversal of cardiomyopathy in patients with repetitive monomorphic ventricular ectopy originating from the right ventricular outflow tract. Circulation，2005，112：1092-1097.

5. ALIOT E M，STEVENSON W G，ALMENDRAL-GARROTE J M，et al. EHRA/HRS consensus on catheter ablation of ventricular arrhythmias. Heart Rhythm，2009，（6）：887-914.

6. PHILIP S，RONALD J K，ABRAMS D，et al. PACES/HRS expert consensus statement on the use of catheter ablation in children and patients with congenital heart

disease:Developed in partnership with the Pediatric and Congenital Electrophysiology Society（PACES）and the Heart Rhythm Society（HRS）. Endorsed by the governing bodies of PACES,HRS,the American Academy of Pediatrics（AAP）,the American Heart Association（AHA）,and the Association for European Pediatric and Congenital Cardiology（AEPC）. Heart Rhythm,2016,13（6）:e251-89.

7. 吴近近,李奋.美国儿童和先天性电生理协会、美国心律协会"儿童及先天性心脏病患者导管消融专家共识（2016 版）"解读.中华儿科杂志,2017,55（4）:256-259.

8. COLLINS K K,SCHAFFER M S,LIBERMAN L,et al. Fascicular and nonfascicular left ventriculartachycardias in the young:an international multicenter study. J Cardiovasc Electrophysiol,2013,24:640-648.

9. 吉炜,吴近近.三维 CART03 标测下射频消融治疗儿童室性期前收缩回顾性分析.中华儿科杂志,2018,1:19-22.

10. 徐萌,李筠.三维电解剖标测系统指引下导管射频消融治疗儿童室性早搏临床分析.临床儿科杂志,2021,39（4）:247-250.

第七十四章

房性心动过速

房性心动过速(atrial tachycardia,AT)简称房速。指起源于窦房结以外,左、右心房任一部分的心动过速,并不需要房室结的参与。根据发生机制,房速可分为:①异位性房性心动过速(ectopic atrial tachycardia,EAT);②房内折返性心动过速(intra atrial reentrant tachycardia,IART);③触发激动引起的房性心动过速。紊乱性房性心动过速(chaotic atrial tachycardia,CAT)是近年来在儿童房性心律失常中越来越受到关注的一类疾病,多见于婴幼儿,药物治疗预后相对较好,但具体发生机制不同于 EAT 或 IART。

一、异位性房性心动过速

(一)病因和发生机制

Ludomirsk 等报道,在 178 例室上性心动过速电生理研究中 EAT 占 18%。多数病例心脏结构正常,28 例 EAT 施行外科手术治疗切除心房组织均未发现病理异常。其发病机制是由于心房内尚未退化的自律性细胞持续发放电冲动引起持续性房速。

(二)临床表现

发病年龄多在学龄前儿童或婴儿。患儿除心悸、胸闷外,无严重症状。心动过速多呈持续性发作,达数月至数年之久。部分患者持续性房性心动过速导致心脏扩大,并发心功能减低(心动过速性心肌病)。

(三)心电图特征

1. 发作时异位 P′ 波形态与窦性不同。异位 P′ 波形态因异位灶部位不同而有所不同(右心耳占 44%,左心耳占 26%,右心房中后部 14%,房间隔右侧 6%,右心房高侧位 6%,冠状窦开口处 2%,左心房后侧 2%)。

2. 心房率增快,连续 3 个以上快而规则的 P′ 波,P′ 波形态异常,多数介于 150~250 次/min 之间。

3. QRS 波群形态正常。

4. P′-R 间期正常或延长,常有一度和/或二度 I 型房室阻滞(据 Garson 等报道,EAT 患者心电图显示一度房室阻滞占 91%,二度房室阻滞占 24%)(图 74-1、图 74-2)。

(四)心电生理特征

1. 房速不能被程序刺激所诱发和终止,但可以被异丙肾上腺素所诱发。

2. 心房激动顺序与窦性心律时不同。

3. 房速发作起始与终止有频率逐渐加速(warm down,温醒)和逐渐减速(cool down,冷却)现象(图 74-3)。

4. 心动过速的第一个 P 波与以后的 P 波相同。

5. 兴奋迷走神经不能终止发作(可产生房室阻滞)。

6. 通常可被超速起搏所抑制。

慢性异位性房性心动过速按心动过速发作情况分为两型:①慢性持续型:持续发作,其间不出现窦性搏动;②慢性反复型:短阵房性心动过速反复发作,在发作之间出现 1~3 个窦性搏动所分隔。

(五)治疗

1. **抗心律失常药物** 药物治疗目的旨在抑制心房内异位兴奋灶或延长房室传导以减慢心室率。心率在 120 次/min 以下,无明显症状,不需药物治疗。药物复律成功率较低,适当减慢心室率常用 β 受体拮抗剂(如普萘洛尔、美托洛

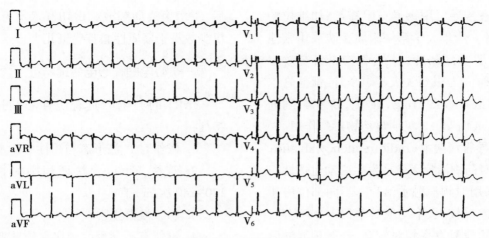

图 74-1　12 导联心电图

左侧为肢体导联,右侧为胸前导联。该患者系左心房异位性心动过速,典型特征为 V_1 导联 P 波正向。由于 Ⅱ、Ⅲ 及 aVF 导联 P 波初始部位均为负向,因此推测房速起源于低左心房。

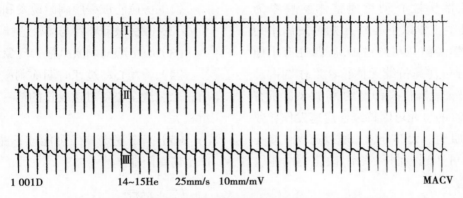

图 74-2　异位房性心动过速患者体表心电图之 Ⅰ、Ⅱ 及 Ⅲ 导联

可见 1:1 房室传导同时伴有 Ⅰ 度房室传导阻滞。由于心室率快,难以将 P 波与 T 波区分开来,因此难以判断心动过速的起源点。

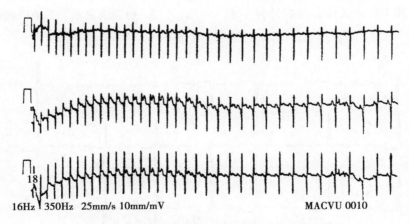

图 74-3　同一患者的体表心电图 Ⅰ、Ⅱ 及 Ⅲ 导联

可见心动过速的冷却现象:心动过速逐渐减慢为典型的窦性心律。由于心率减慢后 P 波形态与心动过速时无显著改变,因此该减慢的心律仍系心动过速的慢心室率期。该心动过速与窦性心动过速的区别点是心动过速心室率峰值较高。

尔),抑制房室传导可用钙通道阻滞剂(如维拉帕米)和地高辛。清华大学第一附属医院采用索他洛尔联合普罗帕酮治疗,显效率72.5%,有效率22.5%,起效时间为服药3天至1个月,索他洛尔治疗有效剂量4.89~5.71mg/(kg·d),普罗帕酮剂量9~11.84mg/(kg·d),未见明显药物毒副作用。

2. 射频导管消融术(radiofrequency ablatio,RA)治疗 对药物治疗无效或发生心动过速性心肌病者,应采用射频消融术治疗。不同部位房速消融成功率差异较大,平均成功率约占80%;左、右心耳起源房速复发率相对较高,若射频消融后复发可考虑外科手术切除。

(六)自然史及病程

儿童异位性房性心动过速整体发病率为0.2%~0.4%,其中1岁以下婴幼儿儿童发病率约占1/3,1~6岁学龄前儿童约占1/3。既往有小样本研究提示,异位房速持续无休止性发作约占总病例数的36.1%,短阵性发作型约为52.8%;所有病例中约18.1%的患儿可因持续性房速发作导致心动过速型心肌病。大部分患儿通过药物或接受射频消融治疗可达到控制心室率、改善心功能以及根治的效果。

二、房内折返性心动过速

房内折返性心动过速(IART)可为阵发性或慢性持续性。主要发生在先天性心脏病外科手术后(手术瘢痕周围或心房切开术均可形成折返),仅少数见于器质性心脏病患儿。

(一)心电图和心电生理特征

IART的心电图具有房性心动过速心电图特征:

1. 发作时P'波形态与窦性心律不同。

2. 连续3个以上快而规则的P'波频率在120~240次/min。

3. QRS波群正常。

4. 可伴有不同程度的房室传导阻滞,突发突止(图74-4)。

5. 心内电生理检查 临床上若不经心电生理检查,难与EAT鉴别。其特征:

(1)房速能被程序刺激诱发和终止。

(2)心房激动顺序与窦性心律不同。

(3)心房起搏刺激呈拖带现象。

(4)诱发心动过速时期前刺激配对间期与最后一个刺激至心动过速发作的第一次心跳间期呈负相关。

(5)兴奋迷走神经可能或不能终止发作(可产生房室阻滞)。

(二)治疗

1. 抗心律失常药物 可选用β受体拮抗剂、地高辛或普罗帕酮,也可采用胺碘酮。药物复律成功率较低。

2. 射频消融术 必须精确标测房速的起源点,

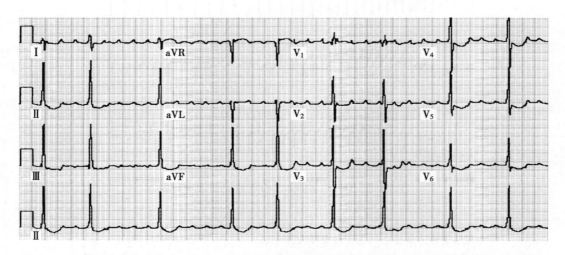

图74-4 4岁左心发育不全患儿于Fontan手术后发生心房内折返性心动过速伴不同程度的房室传导

起搏标测技术(如 CARTO 系统)提供了更直观的心内电传导记录。射频导管消融术的成功率达 90%。

三、紊乱性房性心动过速

紊乱性房性心动过速(chaotic atrial tachycardia,CAT)亦被称为多源性房性心动速(multifocal atrial tachycardia,MAT)。多发生于婴儿和新生儿期,通常心脏结构正常或并发于器质性心脏病,一般认为心脏结构正常的 CAT,是一个良性过程,可自行消失,预后较好。因此,反复详细深入地了解心脏结构是重要的。

(一)病因和发病机制

本病常见于心脏结构正常的婴儿和新生儿。各种器质性心脏病(包括先天性心脏病、心肌病、心肌炎、心内膜弹力纤维增生症、风湿性瓣膜病及高原性心脏病等)患儿均可发生 CAT。

CAT 的发生机制尚不明,CAT 由心房内多个异位起搏点的交替释放冲动,推测心房内多部位异常自律性可能是其机制;亦有证据提示触发激动机制的可能。由于 CAT 不能被程序刺激诱发或终止,故折返不可能是其机制。

(二)临床表现

据文献 64 例 CAT 患儿临床资料分析,多发生于婴儿或新生儿(新生儿占 21 例,婴儿 32 例、幼儿及学龄前儿童 9 例,而学龄儿童仅 2 例),男性稍多于女性,其比例为 37∶25,多数患儿(42 例)心脏结构正常,部分患儿(22 例)伴发有器质性心脏病(包括房间隔缺损、室间隔缺损、肥厚型心肌病、心内膜弹力纤维增生症和心肌炎)。

心功能正常的患儿常无任何症状,可因健康体检或呼吸道感染等就诊时始被发现心率快、节律不齐。部分患儿在整个治疗过程中亦无症状,多在 1 岁前 CAT 自行消失。少部分患儿因持久性心动过速,导致心动过速性心肌病(心脏扩大、心力衰竭)。伴发于器质性心脏病的患儿,其症状及预后与基础心脏病及其严重程度有关。

(三)心电图特征

1. 同一导联至少有 3 种或 3 种以上不同形态 P′ 波;P′-P′ 间有等电位线;P′-P′ 间期、P′-R 间期及 R-R 间期不等;心房率介于 155~500 次/min 之间(图 74-5)。

2. 常伴有房室阻滞,心室率多在 100~200 次/min,少数>200 次/min。

3. 常伴有其他类型的房性心律失常(房性期前收缩、心房扑动和心房颤动)。

(四)治疗

针对紊乱性房性心动过速,主要通过抗心律失常药物控制心室率、改善心功能,大部分患儿 CAT 可改善或消失。对于心功能稳定的患儿,临床可选择普罗帕酮或索他洛尔进行治疗,单一药物效果不佳的患儿可考虑联合用药。对于心功能下降的患儿,在常规抗心力衰竭治疗之外,应首选胺碘酮控制心室率,待心功能稳定后增加或更换其他药物。对于合并器质性心脏病的患者,还应针对原发病进行治疗。

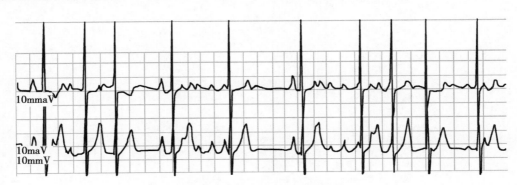

图 74-5　紊乱性房性心动过速

男,10 月,非卧床监测心电图 Ⅰ、Ⅱ 导联显示 3 种不同形态 P′ 波(CAT)。

(李万镇　陈轶维　张春雨)

参 考 文 献

1. 吴希如,李万镇.临床儿科学.北京:科学出版社,2005.
2. PAUL C GILLETTE,GARSON J R. Clinical pediatric arrthymias. Pennsylvania:W.B.Saunders Company,1999.
3. VON BERNUTH G,ENGERLHARDT W,KRAMER H H,et al. Atrial automatic tachycardia in infancy and childhood. Eurpean Heart J,1992,13:1410-1415.
4. DHALA A A,CASE C L,GILLETTE P C. Evolving treatment strategies for managing atrial ectopic tachycardia in children. Am Heart,1994,74:283-286.
5. NAHEED Z J,STRASBURGER J F,BENSON D W,et al. Natrual history and management strategies of automatic atrial tachycardia in children. Am J Cardiol,1995,75: 405-407.
6. SALIM M A,CASE C L,GILLETTE P C. Chaotic atrial tachycardia in children. Am Heart J,1995,129:831-833.
7. DODO H,GOW R M,HAMILTON R M,et al. Chaotic atrial rhythm in children. Am Heart J,1995,129:990-995.
8. 陈树宝,孙锟.小儿心脏病学前沿:新理论与新技术.北京:科学出版社,2015.
9. 戈海延,李小梅,张宴,等.儿童房性心动过速144例临床特征及治疗分析.中华儿科杂志,2015,53(3):214-219.
10. ALEJANDRO A B,MATTHEW R W. Essentials of paroxysmal supraventricular tachycardia for the pediatrician. Pediatr Ann,2021,50(3):e113-e120.

第七十五章

心房扑动和心房颤动

心房扑动（atrial flutler）简称房扑、心房颤动（atrial fibrillation）简称房颤均为起搏点在心房的异位性心动过速。两者既可同时存在，也可互相转换，还可与其他房性心律失常并存。房扑是心房连续而有规律地以 250~450 次/min（通常 300 次/min）频率的搏动。房颤是心房发生不规则地以 400~700 次/min 频率的搏动。房颤在小儿时期是少见的心律失常。

一、病因和发生机制

房扑、房颤多发生在有器质性心脏病的患儿，其中以先天性心脏病（如大的房间隔缺损、房室通道、肺静脉畸形引流、Ebstein 畸形、矫正型大动脉转位等）、心脏手术后、风湿性心脏病（二尖瓣病变）最为常见。亦可见于病态窦房结综合征、心肌炎、心肌病、原发性心内膜弹力纤维增生症、二尖瓣脱垂及强心苷中毒等。尤其多发生于先天性心脏病手术后引起的房扑（术后心房瘢痕周围折返激动引起）。

小儿房扑可发生于各年龄组及胎儿。新生儿和婴儿房扑可见于无器质性心脏病者，可能与心脏传导系统发育不成熟有关，随年龄增长可自行消除，一般预后良好。

房扑的发病机制（pathogenesis）主要是起源于单个折返环，是在心房内环形运动的结果。目前，房颤的发生机制尚未明确，近年来倾向于多灶微折返或转子学说。

二、临床表现

（一）症状

与心室率快慢及有无器质性心脏病有关。心室率接近正常且无器质性心脏病的患儿，症状可不明显；心室率快而伴有器质性心脏病的患儿可有心悸、胸闷、乏力、呼吸急促、头晕等。心室率快而伴有严重心功能障碍时，可导致晕厥或心力衰竭。

（二）体征

房扑时，房室按比例传导，心室律规则；房室传导比例不固定时，心室律不规则。房颤时，心律绝对不规则，心音强弱不等，脉搏短绌脉搏次数少于心搏次数。

三、心电图特征

（一）心房扑动

1. **P 波消失**　代之以规则匀齐、大小形状相同的心房扑动波（F 波），连续成为锯齿状，在 Ⅱ、Ⅲ、aVF 及 V$_1$ 导联上较明显。

2. **心室率**　取决于 F 波频率与房室传导比例而不同，心房扑动的房室传导比例一般为 2：1，有固定的房室比例则其心室率迅速匀齐。有时亦可呈 3：1 或 5：1 的传导，其心室率缓慢匀齐。亦可由房室传导比例不固定而致心室律不匀齐。

3. **QRS 波群形态**　大多与窦性心律相同，若伴有室内差异性传导，则 QRS 波群宽大畸形。

根据 F 波频率不同和对快速心房起搏的反应不同房扑可分为两型：

（1）Ⅰ 型房扑：F 波为典型锯齿波，频率为 240~340 次/min，Ⅱ、Ⅲ、aVF 导联呈典型负向波，可被超速起搏所终止（图 75-1）。

（2）Ⅱ 型房扑：F 波不如 Ⅰ 型典型，频率为

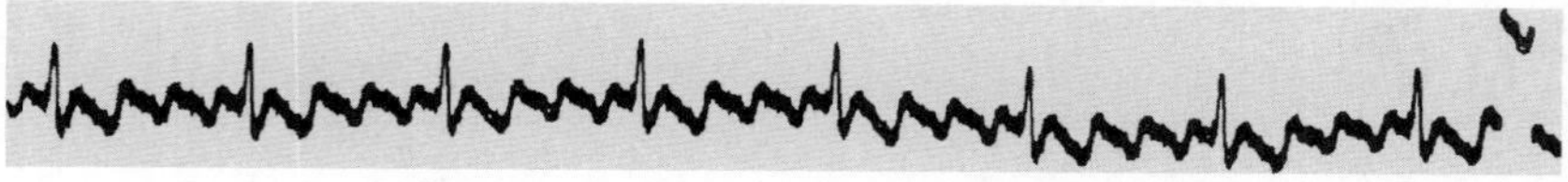

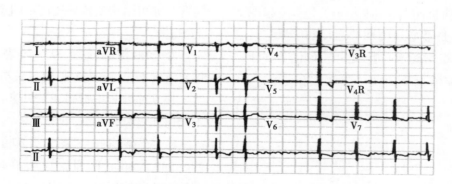

图 75-1 心房扑动(Ⅱ导联)

340~430 次/min,Ⅱ、Ⅲ、aVF 导联呈直立 F 波,不能被超速起搏所终止,此型少见。

(二)心房颤动(图 75-2)

1. P 波消失,代之以大小不等、形状不同、间隔不匀的颤动波(f 波),其频率为 400~700 次/min,在Ⅱ、Ⅲ、aVF 及 V₁ 导联较明显。

2. 心室律绝对不匀齐,QRS 波群间隔不等,QRS 形态一般正常。伴完全性房室传导阻滞时,QRS 波群间隔可缓慢匀齐。

四、诊断与鉴别诊断

房扑及房颤根据心电图所见,多可确定诊断。房扑和房室传导呈 1∶1 时,应与室上性心动过速鉴别。

五、治疗

(一)病因治疗

治疗引起房扑或房颤的各种病因,先天性心脏病如大的房间隔缺损、肺静脉畸形引流、Ebstein 畸形、矫正型大动脉转位等伴有心房显著扩大常可引起房扑或房颤,应予以手术纠正。此外,应针对原发病的治疗。

(二)减慢和控制心室率

根据病情常选用地高辛、β 受体拮抗剂或钙通道阻滞剂(维拉帕米或地尔硫䓬)。可延长房室结不应期,减慢房室传导,降低心室率。有器质性心脏病基础,尤其是合并心力衰竭时,应首选地高辛。预激综合征并发房扑/房颤时,则禁用强心苷类药物。

(三)转复心律

转复心律包括同步直流电复律及药物复律。

1. **抗凝治疗** 无论房颤持续的时间长短,复律前均需要抗凝。抗凝方案有两种:一种是抗凝 3 周后复律;另一种是行食管超声心动图排除心房血栓,在应用抗凝剂治疗下进行复律,复律后如无栓塞危险因素,继续抗凝治疗 4 周。

2. **同步直流电复律** 房扑电复律所需的电功率低,电转复成功率亦高。房扑、房颤常用电能量为 1~2J/kg,可重复,不超过 3 次。发生于心脏手术后的房扑,电能量可用 0.5J/kg。如伴有窦房结功能不良,不宜电复律,右心房内或经食管心房超速起搏,可终止房扑发作。

3. **药物复律** 胎儿心房扑动,经母体给药,采用地高辛治疗(经胎盘),地高辛抑制房室传导,减少心室率,改善心功能不全。心房扑动和房颤的药物复律可用普罗帕酮、奎尼丁,伴有器质性心

图 75-2 心房颤动

该心电图显示心电图基线紊乱,心室律不规则,这是心房颤动的典型表现。

脏病多选用胺碘酮或伊布利特（ibutilide）。伊布利特剂量 0.01mg/kg，静脉注射超过 10 分钟，心房扑动复律高于房颤，少数患者发生尖端扭转型室速（4%~8%）。

4. 射频导管消融术　药物治疗无效的慢性房扑（Ⅰ型）可采用射频导管消融治疗，房扑射频消融成功率高（90%~95%），复发率较低。

（李万镇　吴近近）

参 考 文 献

1.　BRUGADA J,BLOM N,SARQUELLA-BRUGADA G, et al. Pharmacological and non-pharmacological therapy for arrhythmias in the pediatric population：EHRA and AEPC‑Arrhythmia Working Group joint consensus statement. Europace,2013,15（9）:1337-1382.

2.　李小梅. 小儿心律失常学. 北京:科学出版社,2004.

3.　吴立群. 临床心电生理学. 北京:北京大学医学出版社,2010.

4.　陈树宝,李万镇,马沛然,等. 小儿心力衰竭. 北京:人民卫生出版社,2008.

第七十六章
房室交界性心动过速

一、房室交界区折返性心动过速

房室交界区折返性心动过速（atrioventricular junctional reentrant tachycardia，AVJRT），亦称房室结折返性心动过速（atrioventricular nodal reentrant tachycardia，AVNRT），是以房室结双路径作为基础的折返性心动过速，占成人室上性心动过速的首位，但仅占小儿室上性心动过速的 13%~23%，发生率低于预激综合征。以前因缺乏介入性心内电生理资料，认为在两岁之前极少出现 AVNRT，但一些研究报道 AVNRT 可占婴幼儿室上性心动过速的 11%~13%。症状出现的高峰时期在 10~20 岁。AVNRT 患者呈窦性心律时体表心电图正常，其准确发病率无法估计。在正常成人志愿者和儿童电生理研究显示，存在房室结双路径而无心动过速者并不少见。

（一）解剖特点

关于房室结的结构至今一直没有完全明确，以前认为房室结仅是位于 Koch 三角的局限组织，目前普遍接受的观点认为房室结是有一定扩展面积的结构。AVNRT 患者的房室结与周围心房肌的连接从功能上看至少有两处连接。一处连接为位置近头端的快径路，具有传导速度快而不应期长的特点，在心房率较慢时心房激动经此途径快速下传至心室，但当心房率较快时心房激动不能经此途径下传至心室。另一连接位置靠尾部的称为慢径路，具有传导速度慢而不应期短的特点，当心房率较快时心房激动经此途径下传至心室（图76-1）。有报道 AVNRT 患者的冠状窦扩张，窦口扩大，认为这一解剖现象与房室结双路径构造有关，但也有研究观点不一致。

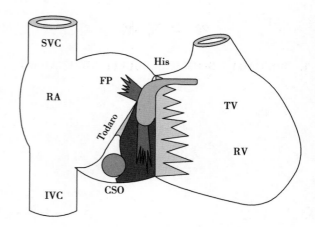

图 76-1 房室结双路径示意图
FP，快路径；CSO，冠状窦口；CSO，口周围为慢路径位置。

（二）临床和心电图特点

AVNRT 在新生儿和小婴幼儿极为少见。其发生心动过速的高峰时段为 10~20 岁。笔者单位电生理室经电生理检查和射频消融 500 余例 4 个月至 14 岁小儿室上性心动过速病例中，AVNRT 最小发生年龄为 2.5 岁。

AVNRT 体表心电图呈窄 QRS 波，与隐匿性房室旁路所致房室折返性心动过速（AVRT）鉴别较为困难。在常见型（慢-快型）AVJRT，激动经由慢径前传，快径逆传，逆行 P 波通常与 QRS 波重叠而见不到 P 波，或逆行 P 波出现于 QRS 波终末部，与 r′ 或 s′ 波相似，RP 间期很短（图 76-2）。与之相反，少见型（快-慢型）AVJRT 经快径前传而慢径逆传，RP 间期明显大于 P-R 间期。某些 AVNRT 患者窦性心律时 ECG 间歇出现一度房室传导阻滞，这是因为心房激动经慢径下传的缘故。

由于房室结是折返环的组成部分，心室肌不参与折返环形成，心动过速心电图多表现为正常 QRS 波室房 1：1 相关性，但房室 2：1 关系的病例也不罕见。具有二度或高度房室传导阻滞者不能形成折返,故持续性室上性心动过速伴房室传导阻滞可除外 AVNRT。室内传导阻滞则不影响这类心动过速的诱发和维持。

隐匿性房室旁道和 AVNRT 在窦性心律时 ECG 均正常,发作时体表心电图图形极为相似,致使临床鉴别较为困难。仔细分析发作时 ECG 逆传 P 波和 QRS 波的关系,对鉴别诊断有所帮助(图 76-2、图 76-3)。

(三) 电生理机制及特点

1. AVNRT 的发生机制 折返(reentry)是临床最常见的快速心律失常发生机制。形成折返的三个必备条件是:①解剖上或功能上存在至少两条连接近端和远端而形成传导环路的潜在通道;②上述通道之一存在单向阻滞;③无阻滞的通路传导缓慢,允许阻滞的通路有足够的时间恢复应激性。当两个通路的传导延缓和不应期适当时,

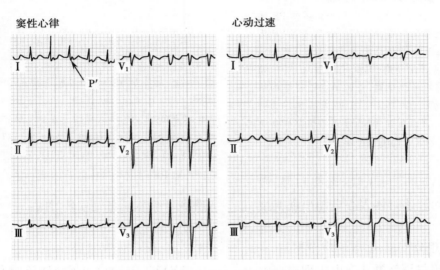

图 76-2　AVJRT 发作时和窦性心律时心电图
左图为心动过速心电图,在 I、III 和 V₁ 导联逆传 P 波清晰可见,形成假 s′ 波和 r′ 波。
右图为窦性心律下呈一度 AVB,提示激动经房室结慢径路下传。

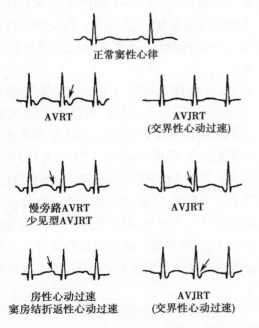

图 76-3　不同的 RP/PR 关系与 P 波形态的鉴别诊断

一个持续向前的循环电激动便产生并导致心动过速。因为快路径不应期长,当一个房性期前收缩足够早发生时,快路径尚未脱离不应期而出现传导阻滞,而因慢路径不应期短,此时已脱离不应期,允许房性激动下传,慢路径传导所需时间较长,激动到达慢径路末端沿 His 束下传心室,此时快路径恢复应激,激动同时又通过快路径逆向性回到心房,产生一个房性回波。如果房性回波时间点合适恰遇慢路径又脱离不应期就形成AVJRT(图 76-4)。

2. AVNRT 的分型

(1) 常见型 AVNRT:称为慢(A→V)-快(V→A)型,即激动经慢径路自心房至心室前传,而经快径路自心室至心房逆传。心动过速时体表心电图表现逆行 P 波与 QRS 波重叠或紧随 QRS 波。

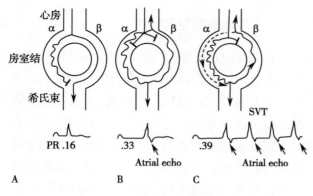

图 76-4 典型的 AVJRT 的机制

A. 窦性心律时激动经快径路传导,产生一个正常的 PR 间期;B. 一个房性早搏阻滞在快路径而经慢径路传导,产生一个较长的 P-R 间期;激动经 β 径路逆传至心房,产生一个房性回波;激动再回到 α 径路,其尚未恢复应激,传导受阻;C. 一个更加提前的房性早搏,使激动在慢径路的传导更加缓慢,产生一个更长的 P-R 间期,同时有充足的时间使快径路恢复应激允许激动逆传,而慢径路恢复应激允许激动顺传形成折返,导致 AVJRT。

（2）少见型 AVNRT:可见快-慢型和慢-慢型,临床少见。心动过速时体表心电图出现典型的长 R-P 间期。

以上仅为电生理分型,与临床治疗无关。

3. AVNRT 的电生理诊断 在电生理检查中通过程序期前刺激诊断房室结双路径。房性、室性期前刺激可诱发和终止 SVT,房室结不应期对房性期前刺激或心房起搏的反应曲线呈双相。

（1）慢-快型折返:如果以 AH 间期对应于期前刺激联律间期(S_1S_2 间期),随 S_1S_2 联律间期的不断缩短,可见正常房室结 AH 间期逐步延长形成的典型圆滑曲线。而在房室结双路径则表现为不连续曲线,在临界期前刺激处发生 AH 跳跃现象(≥50ms),即由快通路传导变为慢通路传导,心动过速发作依赖于慢通道传导时临界的 AH 间期(图 76-5),逆向性心房激动在房室交界区最早出现。心房、希氏束和心室不是折返所必需,兴奋迷走神经可减慢,然后终止 SVT。

（2）快-慢型折返:少见。由快径前传而慢径逆传,表现为短 AH 和长 HA 间期。逆向性房室结不应期呈双相曲线。发作取决于慢通道逆向传导时临界的 HA 间期,冠状窦口最早出现逆向性心房激动。心房、希氏束和心室不是折返所必需的,兴奋迷走神经可减慢,然后终止心动过速,且

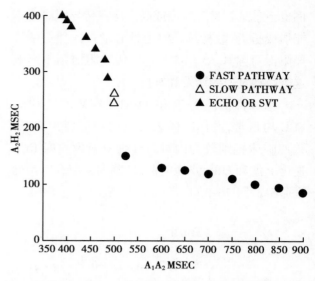

图 76-5 显示房室结双路径和诱发 AVJRT 需临界的 AH 间期

A_1A_2=520ms 时,达到快径路不应期,激动改走慢径路,但未能诱发 SVT。当 A_2H_2 达 275ms 时,SVT 被诱发。FAST PATHWAY,快径路;SLOW PATHWAY,慢径路;ECHO,回波;SVT,室上性心动过速。

均阻滞于慢通道的逆向传导时。

（四）治疗

AVNRT 的治疗包括药物治疗和消融术。药物治疗包括心动过速急性发作的终止和长期维持治疗以防止或减少心动过速发作。

1. 心动过速急性发作的终止 基于 AVNRT 的发病机制,终止 AVNRT 的作用环节是针对于折返环的前传支和/或逆传支。凡是能够延长房室结不应期,减慢传导速度效应的就可能终止折返。

（1）迷走神经刺激:方法有按摩右侧颈动脉窦、瓦尔萨尔瓦动作(屏气、刺激喉部使之呕吐等)、深吸气、潜水反射(约 5℃的冰水袋或冰水毛巾敷盖整面部,适用于 6 个月以下婴儿)和头低足高位等。多数 AVNRT 可经刺激迷走神经被有效地终止。有些患儿,心动过速发作次数较少且刺激迷走神经方法有效,视患儿年龄大小教会患儿或家长,仅以此自救方法得以长期维持。如刺激迷走神经方法不能终止心动过速,需要选择药物治疗。

（2）静脉用药:所用药物增加折返环前传支不应期而起到终止心动过速的效应,药物包括钙

离子通道阻滞剂、β受体拮抗剂、腺苷等。静脉用药时应在心电监测下进行以策安全。静脉注射维拉帕米能够终止80%~90%的AVNRT，艾司洛尔和腺苷都能有效终止AVJRT且具有起效快而半衰期极短的特点，因为腺苷的半衰期只有1~10秒故对于合并心功能不全的患者，选用腺苷是合适的。目前，国内受市场供应的药物种类和剂型限制，临床常用以下药物。

1）腺苷（adenosine）或三磷酸腺苷（ATP）：为首选药物，其半衰期不足30秒，是强有力的迷走神经激动剂，几乎可以100%地终止心动过速。国内常用ATP，用药剂量为0.2~0.4mg/kg，不稀释，快速"弹丸式"推注，应从小剂量开始应用。

2）普罗帕酮（propafenone）：普罗帕酮可安全有效地用于终止AVNRT。用药剂量为1~1.5mg/kg，以等倍葡萄糖液稀释缓慢静脉推注，如无效10~20分钟后可重复用药，总量<5mg/kg。

3）维拉帕米（verapamil）：静脉用维拉帕米可高度有效地终止AVNRT。当心电图诊断明确时，在年长儿可选用（<1岁婴儿禁用）。用药剂量：0.15mg/kg，稀释静脉注射（2~5分钟）。对于合并左心功能不全、QRS为宽大畸形可能是室性心动过速时要谨慎。当心电图诊断不明确，维拉帕米被误用于缺血性室性心动过速时则是严重而致命的错误。

2. 长期维持治疗　对于心动过速频繁发作的患儿，如不具备进行消融术条件时需长期口服用药防止或减少心动过速发作。可选择的药物有索他洛尔、β受体拮抗剂、普罗帕酮、地高辛或维拉帕米（1岁内婴儿禁用）。

3. 射频导管消融术　药物治疗无效或不能耐受药物治疗者，可选择射频消融（radiofrequency ablation，RA）手术，通过消融慢径路达到根治效果。在经验丰富的医疗中心，AVNRT射频消融的成功率达到了99%，房室传导阻滞的发生率为0.4%~1%，需安装永久心脏起搏器。国外多中心注册资料显示儿童AVNRT消融成功率为99%，复发率为4.8%。国内多中心的回顾性资料显示AVNRT消融成功率为99.3%，复发率为4.0%，房室阻滞并发症与消融损伤房室结或房室结供血动脉有关，发生率低于1%。为防止发生并发症，在低龄、低体重患儿应严格掌握适应证。

二、非阵发性房室交界性心动过速

临床上根据频率不同将交界性心律分为：①<70次/min的称为交界区心律；②70~140次/min的称为非阵发性房室交界性心动过速（non-paroxysmal atrioventricular tachycardia，NPJT）；③>140次/min的称为希氏束性心动过速（His bundle tachycardia），又称为交界区逸搏性心动过速（junctional ectopic tachycardia）（详见第五十九章）。

NPJT多与器质性心脏病有关，见于心脏手术后、洋地黄中毒及急性心肌炎。

1. 心电图特点　①心率为70~14次/min；②窄QRS波，与窦房结节律无关；③当交界区异位兴奋点冲动可以逆传激动心房时，可见逆行P波；无逆传心房时，则表现为与QRS波无关的窦性P波（房室分离）；④各种形式的房性融合波。

2. 电生理特点和机制　①希氏束图中显示交界性心搏的心室波前总是有希氏束电位，其形态以及HV间期与心室夺获时完全一致，说明NPJT时激动的起源部位在希氏束以上。②运动或阿托品可以加快NPJT原有的缓慢的房室交界性心律，提示其机制可能为自律性增加；③有研究显示，期前刺激或心房快速起搏可诱发NPJT，提示其可能的机制为延迟后除极引起的触发活动。目前，对其电生理机制尚有争议。

治疗主要针对原发病，若为洋地黄中毒，停药后可逐渐恢复。不宜用直流电转复。

（李小梅）

参 考 文 献

1. AKHTAR M，JAZAYERI M R，SRA J，et al. Atrioventricular nodal reentry：clinical，electrophysiological and therapeutic consideration. Circulation，1993，88：282-295.

2. KO J K，DEAL B，STRASBERGER J. supraventricular tachycardia mechanisms and their age distribution in pediatric patients. Am J Cardiol，1992，69：1028-1032.

3. CROSSON J E，HESSLEIN P S，THILENIUS O G，et al. AV noda reentry tachycardia in infant. PACE，1995，18：

2144-2199.

4. GROSS G J, EPSTEI M R, WALSH E P, et al. Characteristics, management and midterm outcome in infant with atrioventricular nodal reentry tachycardia. Am J cardiol, 1998, 82: 956-960.

5. JOSE LUIS M. Intranodal tachycardia ablation: when physiology is important in the era of anatomy. Rev Esp Cardiol, 2007, 60: 7-9.

6. DOIG J C, SAITO J, HARRIS L, et al. Coronary sinus morphology in patients with atrioventricular junctional reentry tachycardia and other supraventricular tachyarrythmias. Circulation, 1995, 92: 436-441.

7. 李小梅, 郭宝静, 张宏艳, 等. 小儿快速型心律失常 240 例临床分析. 中华儿科杂志, 2000, 38 (9): 556-559.

8. DIMACRO J P, MILES W, AKHTAR M, et al. Adenosine for paroxysmal supraventricular tachycadia: does ranging and comparisons with verapamil. Assessment in placebo-controlled, multicenter trials. The Adnosine foe PSVT study group. Ann Intern Med, 1990, 113: 104-110.

9. SCHEINMAN M M, YANG Y. The history of AV nodal reentry. Pacing Clin Electrophysiol, 2005, 28: 1232-1237.

10. LEE M A, MORADY F, KADISH A, et al. Catheter modification of atrioventricular junction with radiofrequency energy for controll of atrioventricular nodal reentry tachycardia. Circulation, 1991, 83: 827-835.

11. KUGLER J D, DANFORD D A, HOUSTON K A, et al. Pediatric radiofrequency catheter ablation registry success, fluoroscopy time, and complication rate for supraventricular tachycardia: comparison of early and recent eras. J Cardiovasc Electrophysiol, 2002, 13 (4): 336-341.

12. 李小梅, 李奋, 曾少颖, 等. 全国儿童心内电生理检查及射频消融多中心资料分析. 中华心律失常学杂志, 2014, 18 (1): 9-16.

第七十七章

预激综合征

一、概述

跨经房室瓣环存在残留的非特异心肌纤维肌束,其连接心房及心室肌,称为房室旁路(atrioventricular bypass)。这一异常房室旁路具有房-室前向传导和/或室-房逆行传导功能,如果窦性心律时心电图表现心室预激而临床有快速性心律失常发作称为预激综合征,又称 WPW 综合征(Wolff-Parkinson-White syndrome)。这一存留的传导旁路是心脏发育过程异常所致。在胚胎发育早期,心房和心室是一连续结构,以后房室间肌性连接逐渐退化消失,以纤维环代替。右侧旁路的形成是由于胎儿在发育过程中不形成房室纤维环,仍由肌纤维束连接,其中大部分在出生后最初的 6 个月内肌性结构消失。

预激综合征是小儿室上性心动过速最常见的类型,约占室上性心动过速的 60%。预激综合征的准确发病率尚不明确。特别是在小婴幼儿,心动过速因缺乏特异的临床表现而难以发现,故缺乏准确而客观的发病率统计。以体表心电图异常的预激波(δ 波)为指标,成人的检出率为 1‰~3‰,儿童约为 2‰。

心室预激可表现为:①预激综合征:房室旁路、房室结与心房心室间形成房室折返性心动过速(atrioventricular reentrant tachycardia,AVRT);②根据窦性心律时心电图是否显示有预激波,又分为显性预激综合征、隐匿性预激综合征和间歇性预激综合征;③心室预激:窦性心律时心电图显示有预激波,没有 AVRT 发作病史。

二、房室旁路的电生理特性

随着胚胎的正常发育,心房心室间的纤维连续逐渐分离退化,仅保留房室结和希氏束的电传导通路。房室结的电传导特性表现为随起搏联律间期的缩短,房室结传导时间逐渐延长。房室旁路虽具有房室和室房传导功能,但不具备房室结的递减传导功能,呈"全或无"特性。

三、临床表现

预激综合征患者临床症状的发生率变异较大。轻者可无症状,重者导致明显血流动力学改变。症状主要由房室折返性心动过速所致,心率可达 200~300 次/min。大部分心动过速虽引起症状,但不致命。只有少数患者形成室颤并有猝死危险。

(一)心动过速

房室旁路介导的心动过速最易发生在婴儿期,同时 1 岁之内 60%~90% 心动过速自然消失。但是,婴儿期自然消失的心动过速,约 1/3 在以后,尤其在 4~6 岁年龄段将再发作。多数婴幼儿心动过速发作因无明显症状表现而被漏诊。在"无休止性"心动过速,可表现为面色苍白、精神差、食欲差等。

(二)心动过速性心肌病

AVRT 持续发作可导致心动过速性心肌病(tachycardia-induced cardiomyopathy),占儿童心动过速性心肌病的 5%~9.8%。心动过速发作持续时间越长导致心动过速性心肌病的风险越高,心动过速发作持续时间超过 8.5 小时的患儿应高度警惕心功能不全。≤4 月龄的新生儿及小婴儿与>4 月龄的婴儿及儿童相比,发生心动过速性心肌病的风险增加(38% vs. 19%),可能与心动过速不易被发现有关。

尽管大部分心动过速性心肌病经有效终止心动过速后预后良好，但仍有猝死、心动过速再发时心功能急剧恶化和心功能损害不能被逆转的报道。早期识别心动过速性心肌病并给予有效治疗非常重要。心动过速性心肌病可以是单独存在或与其他疾病共存，早期病因的鉴别困难，临床中遇到室上性心动过速合并心功能不全的患儿均需怀疑心动过速性心肌病，应尽快终止心动过速，随访其预后以期明确诊断。

（三）心室预激性扩张型心肌病

2004 年，Emmel 等首次报道心室预激性扩张型心肌病（accessory pathway induced cardiomyopathy）。此后的研究证实心室预激前传导致心室收缩的不同步是此类心肌病的原因，成功消融旁路后，左心室不同步及心功能不全逐渐好转或消失，故命名为心室预激性扩张型心肌病（简称预激性心肌病）。迄今为止，文献报道最小的发病年龄为 3.5 个月。

预激性心肌病均发生于右侧旁路，无论右侧间隔还是游离壁旁路，都可能引起左心室同步化障碍导致预激性心肌病的发生（图 77-1，见文末彩插）。室间隔运动障碍（室间隔瘤样矛盾运动，即收缩期部分节段室壁舒张）是左心室收缩分数下降的重要危险因素。相同的旁路位置、同样的异常传导，对心功能的影响却不同，产生这一差异的原因尚不完全明确。

预激性心肌病的患儿，经抗心力衰竭药物治疗，临床症状可部分改善，但左心室大小及左心室射血分数恢复得并不理想。而导管消融成功阻断旁路前传能彻底改善预后。有报道，可通过口服胺碘酮、氟卡尼或普罗帕酮抑制旁路前传达到治疗预激性心肌病的目的，但目前报道的例数较少，治疗效果不确切，尚需要进一步的病例积累。

四、旁路类型及位置分布

最常见的为 Kent 束，为围绕三尖瓣环或二尖瓣环的房室旁路。儿童中，60% 为右侧壁旁路，25% 为左侧旁路，15% 为间隔旁路。因为二尖瓣前叶的附近缺少心室肌，左侧旁路常常局限于二

尖瓣后叶附着的部位。

Mahaim 纤维为少见的特殊位置的旁路，分为房束纤维、结室/结束纤维和束室纤维（束室束）。

房束纤维起自右心房，经三尖瓣环和右心室心内膜走行，终止于右心室心尖部或右束支远端，仅有缓慢的前传并有递减传导的特性，体表心电图多无典型预激综合征的特征。心动过速时经房室结逆传为逆向性 AVRT，呈左束支传导阻滞（left bundle-branch block，LBBB）图形。

结室/结束纤维起自房室结下部慢径路部位，终止于右心室心肌或束支。显性 NFV 可以前传引起宽 QRS 的室上性心动过速，但非常罕见。NFV 逆传引起窄 QRS 的室上性心动过速。消融时先考虑消融慢径的区域，如慢径消融失败，则标测右心室插入点的位置进行消融。

束室束为连接希氏束到心室的旁路。束室束心电图显示有预激波，电生理特性只具有前传功能，有固定的短 HV 间期，因不具备逆传功能而不会引起折返性心动过速或心房颤动的快速下传。基于以上特性消融并不获益，以及 FVPs 连接房室结面临的消融风险，对于 FVPs 不建议消融。FVPs 通过体表心电图诊断具有一定难度。有学者通过 FVPs 与右前间隔房室旁路（RAS）体表心电图的特点比较，显示 RAS 的预激波较 FVPs 更为显著，表现为 FVPs 的 P-R 间期更长 [（113 ± 21）ms $vs.$（86 ± 13）ms]、QRS 更窄 [（95 ± 12）ms $vs.$（137 ± 24）ms]，并且 QRS 起始处有快速低振幅变化（a rapid low amplitude deflection），这有助于对 FVPs 的诊断。

（一）显性预激综合征

显性预激综合征（overt ventricular pre-excitation）是由于房室旁路既具有前传（心房激动经旁路传至心室）功能也具有逆传（心室激动经旁路传至心房）功能，旁路和正常传导系统构成折返环。窦性心律时心房激动经正常传导系统及旁路同时下传心室，旁路的传导速度快于房室结，因此与旁路相连的心室肌预先激动，从而产生心室预激的 δ 波，实际上这时代表心室激动的 QRS 是两路传导形成的室性融合波。窦性心律时体表心电图表现：①短 P-R 间期；②δ 波（预激波）；③宽 QRS（>0.10 秒）（图 77-2）。心动过速时旁路多作

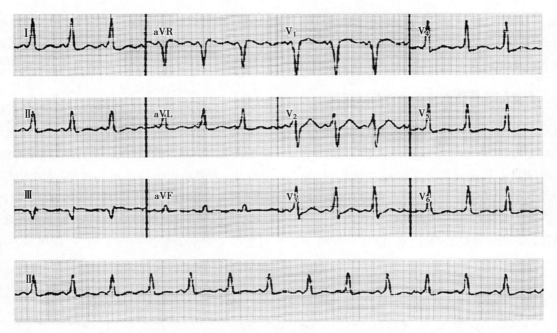

图 77-2 窦性心律时显性预激，QRS 波起始部位可见 δ 波

为逆向支，也可为前向支传导。

（二）隐匿性预激综合征

隐匿性预激综合征（concealed ventricular pre-excitation）指旁路只有逆传功能，无前传功能，故窦性心律时体表 ECG 正常。依据旁路的前传功能不同又分为以下两种类型：

1. 旁路具有潜在的前传功能，但由于房室结和旁路的不应期不同，心室未被提前激动。左侧房室旁路由于距离窦房结相对较远，隐匿性预激更多见。儿童隐匿性左侧房室旁路尤其多见，因为其房室结的传导延迟时间与旁路的传导时间差距极小。房性早搏或心房期前刺激可使某些隐匿性旁路被显示，这是由于旁路被提前激动或迷走张力增加改变了房室结的传导特性。

2. 旁路根本没有前传功能，只有逆传功能。由于旁路只能单一极向的传导，常伴有持续的、反复的心动过速。

（三）房室慢旁路

房室慢旁路是一种特殊的房室旁路，其具有房室结的递减传导功能，在某些特定状态时表现为传导时间相对较长，亦称为"附加房室结"。主要见于以下几种类型：

1. 后间隔房室旁路伴递减传导，可能是心脏胚胎发育过程"残留分割"的房室结样组织。房室慢旁路多表现为隐匿预激，其介导的心动过速被称为持续性交界区反复性心动过速（permanent junctional reciprocating tachycardia，PJRT）（图 77-3）。

2. 右侧游离壁房室旁路伴递减传导。

3. Mahaim 纤维　①结室束（nodoventricular fibers）：起源于房室结，终于室间隔（图 77-3）；②束室束（fasciculoventricular fibers）：起源于希氏束或其分支，止于左或右侧室间隔。

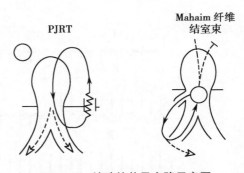

图 77-3 特殊的传导旁路示意图

五、预激合并房室折返性心动过速

房室折返性心动过速（atrioventricular reentrant tachycardia，AVRT）是预激综合征最常见的心律

失常,心房、心室、旁路和房室结共同组成折返环。根据折返环传导极向不同,将房室折返性心动过速分为下述几种类型:

(一) 房室结顺传型房室折返性心动过速

房室结顺传型房室折返性心动过速(orthodromic AVRT,O-AVRT)是病理性大折返性心动过速。激动自心房通过房室结前传到达心室,经房室旁路逆传至心房(图77-4)。心动过速通常由早搏诱发。房性早搏时因旁路尚未脱离不应期发生阻滞,激动经房室结-希氏束-浦肯野纤维下传心室形成心动过速。室性早搏时希氏束-浦肯野纤维尚未脱离不应期发生阻滞,室性激动经旁路逆传心房,再经房室结-希氏束-浦肯野纤维下传心室而形成心动过速。

O-AVRT是房室旁路所致心律失常的最常见类型,其心动过速心电图特点为:①激动通过正常的希氏束-浦肯野纤维下传心室,呈窄QRS心动过速;②激动经旁路逆传心房,速度相对较快,逆行P波位于QRS波群之后,RP<PR(图77-5)。

如心动过速频率达到特殊传导系统不应期,会产生频率依赖性右束支阻滞,偶可见左束支传

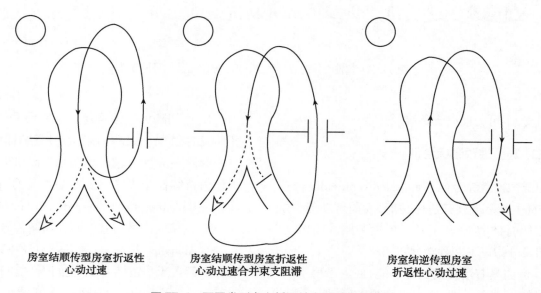

房室结顺传型房室折返性　　　房室结顺传型房室折返性　　　房室结逆传型房室
心动过速　　　　　　　　　心动过速合并束支阻滞　　　　折返性心动过速

图77-4　不同类型房室折返性心动过速示意图

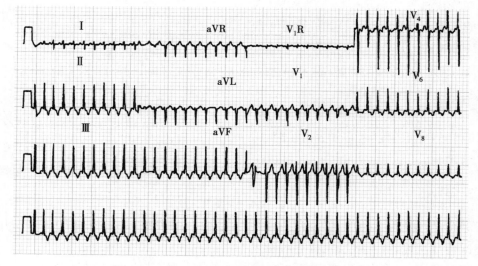

图77-5　房室结顺传型房室折返性心动过速(O-AVRT)
心动过速频率255次/min,呈窄QRS心动过速,P波与T波重叠。

导阻滞,与室性心动过速的鉴别诊断有一定困难。仔细观察下述特点有助于诊断:①窦性心律时存在显性预激;②存在1:1的VA和AV关系。

(二)房室结逆传型房室折返性心动过速

房室结逆传型房室折返性心动过速(antidromic AVRT,A-AVRT)这一类型少见但具有重要的临床意义。激动传导极向与O-AVRT相反(图77-4),从心房经旁路前传至心室,产生完全预激的QRS波形,从心室经房室结向心房逆传。心电图显示宽大畸形的QRS波,可见逆行P波(图77-6)。与室性心动过速难以鉴别。

六、体表心电图房室旁路定位

近年来,随着射频导管消融技术的发展,使其逐渐成为治疗预激综合征的首选方法。术前根据体表心电图准确地确定旁路位置具有重要意义,可减少标测时间,帮助选择适应证和消融途径。在显性预激综合征,QRS波群起始40ms定义为δ波,δ波持续在基线以上用(+)表示;基线以下用(−)表示;在等电位线或正负双向表示为(±)(图77-7)。根据窦性心律时不同导联Δ波的极向和QRS波群的变化,可较准确地确定旁道的位置(图77-8)。

七、治疗

预激综合征的治疗方法有药物治疗和非药物治疗(射频导管消融术)。预激综合征的药物治疗主要在于终止心动过速。非心动过速发作期,通常无需治疗。部分病人心动过速发作频繁,发作时心室率很快,发作时间较长或临床症状较重,血流动力学改变明显者,可考虑长期服用适当的药物防止心动过速的发生。不能耐受或不愿接受药物治疗者,可应用射频导管消融方法对房室旁路加以消融,这是目前唯一相对安全且有效的根治方法,成功率高而并发症低。

(一)抗心律失常药物治疗

抗心律失常药物的应用基于对心律失常发

生机制的理解和明确的药物作用关键点。药物治疗AVRT的关键在于:减少导致心动过速的因素如异位搏动、心房颤动,选择抑制AVRT折返途径如旁路或房室结的药物。一般而言,有效不应期长的部位传导功能差一些。前传性AVRT的关键部位在于房室结,延长房室结不应期、抑制传导功能可终止心动过速,逆传性AVRT的关键部位可能为逆传支的房室结,但对于前传不应期短的旁路因心房颤动可引起快速心室反应,应给予足够重视。选择药物时需警惕氟卡尼、普罗帕酮、维拉帕米及地尔硫草的负性肌力作用,心功能不全时慎用。

1. 普罗帕酮(propafenone) 普罗帕酮属Ic类药,为较强的钠通道阻断剂,可相对安全地用于终止房室结顺传型和房室结逆传型房室折返性心动过速,具有良好的效果,且副作用较少见。用药

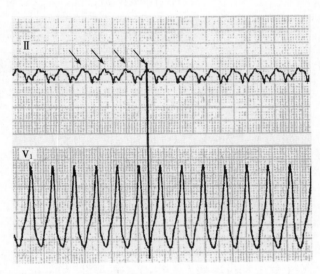

图77-6 房室结逆传型房室折返性心动过速(A-AVRT)
宽大畸形的QRS波群,箭头所指为逆行P波。

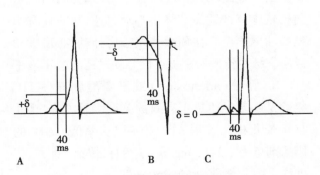

图77-7 δ波极性判断模式图
A.δ波正向用"+"表示;B.δ波负向用"−"表示;C.δ波等电位线"±"表示。

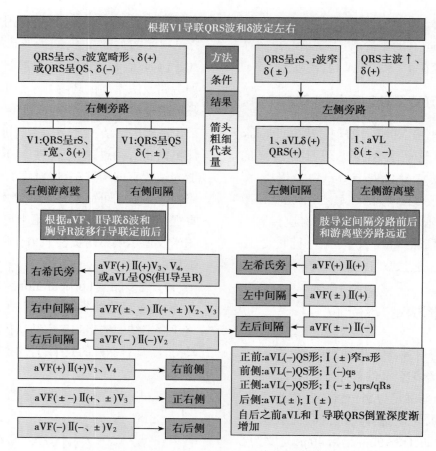

图 77-8　显性房室旁路窦性心律时体表心电图定位流程图

剂量为 1~1.5mg/kg,以等倍葡萄糖溶液稀释缓慢静脉推注,如无效 10~20 分钟后可重复用药,总量<5mg/kg。对部分用药后心动过速仍反复发作者,可于静脉推注上述剂量后持续静脉滴注,剂量为 4~7μg/(kg·min)。

2. 地高辛(digoxin)　地高辛用于治疗所有室上性心动过速病人。在<1 岁的婴儿,房室折返性心动过速常呈"无休止性",可被地高辛有效终止。由于地高辛终止心动过速所需时间较长,目前已较少首选地高辛终止心动过速,除非伴有明显心功能不全。在预激并发心房扑动、心房颤动或房室结逆传型房室折返性心动过速时禁用。

3. 腺苷(adenosine)或三磷酸腺苷(ATP)　年龄是腺苷复律是否有效的关键因素之一,婴儿与年长儿相比首剂 ATP 复律成功率低。ATP 的用药剂量为 0.2~0.4mg/kg,不稀释,快速"弹丸式"推注。腺苷剂量为 50~250μg/kg。

4. 维拉帕米　钙离子通道阻滞剂,应用于终止 AVRT 主要是抑制房室结传导,效果确切,剂量

0.1~0.2mg/kg 加 10~20ml 液体稀释后缓慢静脉推注,心功能不全和婴儿期禁用。

5. 索他洛尔　非选择性 β 受体拮抗剂,还具有Ⅲ类抗心律失常药的作用(阻断 I_{kr} 通道)。在小剂量时 β 受体拮抗作用明显,大剂量时表现为Ⅲ类抗心律失常药物的作用,其副作用主要是减慢心律,延长房室结传导时间及延长 Q-T 间期。索他洛尔用药剂量:2.0~8.0mg/(kg·d)。

6. 胺碘酮(amiodarone)　Ⅲ类抗心律失常药物,电生理效应为延长心肌复极时间,明显抑制房室结和房室旁路的双向传导,终止心动过速具有较高的效果。在其他抗心律失常药物无效者,可选择静脉注射胺碘酮。用药剂量:5mg/kg,葡萄糖溶液稀释缓慢静脉滴注(30 分钟)。必要时可维持用药 10~15mg/(kg·d)。

(二)导管消融

自 1989 年射频消融(radiofrequency ablation)成功治疗儿童预激综合征以来,导管消融技术

日臻成熟，儿童 AVRT 导管消融总体成功率可达 94.4%～96.8%，复发率为 4.8%，并发症发生率为 0.5%。基于导管消融在儿童的安全性和有效性，已成为根治儿童预激综合征的首选方法，广泛应用于临床。2013 年 EHRA/AEPC 儿科人群心律失常的药物和非药物治疗专家共识及 2016 年 PACES/HRS 儿童及先天性心脏病患者中使用导管消融专家共识提出儿童儿童预激综合征，导管消融的 Ⅰ 类适应证为：预激综合征发生心搏骤停后复苏成功；预激综合征合并晕厥；反复或持续性室上性心动过速伴心功能不全；反复或持续性室上性心动过速，药物无效或不能耐受；年龄>5 岁（或体重>15kg）预激综合征伴反复发作的症状性室上性心动过速。无症状的预激合并电不同步导致的左心功能障碍，为导管消融的 Ⅱa 类指征。

（李小梅）

参考文献

1. MOORE J P, PATEL P A, SHANNON K M, et al. Predictors of myocardial recovery in pediatric tachycardia-induced cardiomyopathy. Heart Rhythm, 2014, 11（7）: 1163-1169.

2. 李小梅，戈海延，石琳，等. 儿童室上性心动过速致心动过速性心肌病相关因素多中心研究. 中华儿科杂志, 2017, 55（9）: 668-671.

3. HUIZAR J F, ELLENBOGEN K A, TAN A Y, et al. Arrhythmia-induced cardiomyopathy: JACC state-of-the-art review. J Am Coll Cardiol, 2019, 73（18）: 2328-2344.

4. KIM D Y, KIM S H, RYU K H. Tachycardia induced Cardiomyopathy. Korean Circ J, 2019, 49（9）: 808-817.

5. RAYMOND-PAQUIN A, NATTEL S, WAKILI R, et al. Mechanisms and Clinical Significance of Arrhythmia-Induced Cardiomyopathy. Can J Cardiol, 2018, 34（11）: 1449-1460.

6. CHIU S N, CHANG C W, LU C W, et al. Restored cardiac function after successful resynchronization by right anterior and anteroseptal accessory pathway ablation in Wolff-Parkinson-White syndrome associated dilated cardiomyopathy. Int J Cardiol, 2013, 163（1）: e19-20.

7. KWON E N, CARTER K A, Kanter R J. Radiofrequency catheter ablation for dyssynchrony-induced dilated cardiomyopathy in an infant. Congenit Heart Dis, 2014, 9

（6）: e179-184.

8. GUO B J, DAI C C, LI Q Q, et al. Hazards of ventricular pre-excitation to left ventricular systolic function and ventricular wall motion in children: analysis of 25 cases. Cardiol Young, 2019, 29（3）: 380-388.

9. 张仪，李小梅，江河，等. 经导管消融儿童心室预激性扩张型心肌病临床及预后因素分析. 中华心血管病杂志, 2019, 47（11）: 901-906.

10. ZHANG Y, LI X M, JIANG H, et al. Association between severity of cardiac dysfunction caused by ventricular pre-excitation-led dyssynchrony and cardiac function recovery after ablation in children. J Cardiovasc Electrophysiol, 2020, 31（7）: 1740-1748.

11. SEKINE M, MASUTANI S, IMAMURA T, et al. Improvement in dyssynchrony with pharmacological ablation of right-sided accessory pathway-induced cardiomyopathy in infants. Int Heart J, 2019, 60（5）: 1201-1205.

12. OLMEDO J A, ABELLO M S, CANNON B, et al. Electrocardiographic characteristics of fasciculo-ventricular accessory pathways in children: A comparative study with right anteroseptal accessory pathways. Archivos De Cardiologia De Mexico, 2018, 88（3）: 212-218.

13. TELISHEVSKA M, HEBE J, PAUL T, et al. Catheter ablation in ASymptomatic PEDiatric patients with ventricular preexcitation: results from the multicenter "CASPED" study. Clin Res Cardiol, 2019, 108（6）: 683-690.

14. PHILIP S J, KANTER R J, ABRAMS D, et al. PACES/HRS expert consensus statement on the use of catheter ablation in children and patients with congenital heart disease: Developed in partnership with the Pediatric and Congenital Electrophysiology Society（PACES）and the Heart Rhythm Society（HRS）. Endorsed by the governing bodies of PACES, HRS, the American Academy of Pediatrics（AAP）, the American Heart Association（AHA）, and the Association for European Pediatric and Congenital Cardiology（AEPC）. Heart rhythm, 2016, 13（6）: e251-289.

15. BRUGADA J, KATRITSIS D G, ARBELO E, et al. 2019 ESC Guidelines for the management of patients with supraventricular tachycardia The Task Force for the management of patients with supraventricular tachycardia of the European Society of Cardiology（ESC）: Developed in collaboration with the Association for European Paediatric and Congenital Cardiology（AEPC）. European Heart Journal, 2020, 41（5）: 655-720.

第七十八章

室性心动过速

室性心动过速（ventricular tachycardia）在儿童期相对少见，因此对于预防性抗心律失常药物或根治性治疗的必要性及指征，尚没有明确的指南规定。在儿童期室性心动过速，轻者无明显临床症状，重者则可引起晕厥或猝死。不伴有器质性心脏病的特发性室性心动过速多数预后良好。

一、定义

室性心动过速是指连续3个或3个以上起源于心室的搏动快于儿童的窦性心律。儿童室性心动过速的心室率>120次/min（成人为>100次/min）。目前，关于婴幼儿室性心动过速时最低心率界限的意见尚不统一，建议对于特定人群室性心动过速的心率应高于正常窦性心律的25%以上。体表心电图或Holter记录室性心动过速超过30秒，认为是持续室性心动过速，反之，定义为非持续性室性心动过速。

特发性室性心动过速（idiopathic ventricular tachycardia，IVT）为室性心动过速不伴有心脏结构异常或任何明显的相关因素。分子遗传学研究显示编码蛋白的基因突变可以导致心脏兴奋性改变，是特发性心律失常发生的一个原因。近年来，双向性室性心动过速的研究证实，在心脏结构正常的患者，压力导致的危及生命的双向性室性心动过速（bVT）、多形性室性心动过速（pVT）和儿茶酚胺敏感性特发性室颤（cIVF）是同一疾病的不同表型。

二、诊断

通常，通过对体表心电图的分析即可做出室性心动过速的诊断。应用12导联体表心电图记录有很大帮助，因为24小时动态心电图监测的1个或2个监测导联会漏掉室性心动过速的一些诊断性特征。室性心动过速的明显心电图特征为异常的QRS波和室房分离（ventriculoatrial dissociation）。室性心动过速时QRS可以很窄（如新生儿期短至60ms），亦可见QRS波群宽大畸形。QRS形态一般不具有诊断意义，最具有诊断意义的征象是室房分离。室房分离通常表现为P波频率慢于QRS波频率且与QRS波群无关联（图78-1）。多数情况下，室性心动过速发作时存在室房分离，即使在小儿也是如此，但有时难以辨认。室房分离的间接征象是心房夺获融合波，夺获图形是一个早期出现的正常QRS波群与后续的室性心动过速QRS波融合所致。其形成是由于房室结脱离不应期而P波激动恰巧到达房室结得以下传至心室，即心室的心房夺获。融合波的QRS形态介于正常与室性心动过速之间（图78-1）。部分室性心动过速具有稳定的1：1逆向传导而无室房分离和心房夺获的特征，静脉注射腺苷产生室房阻滞，这时可以明确诊断室性心动过速。如果未发现室房分离，可以通过超声心动图辨认。M超声心动图显示二尖瓣开放非常不规则，无论体表心电图QRS波如何规则，二尖瓣在某些舒张期仍不能完全开放（图78-2）。根据这一现象可对室性心动过速伴室房分离做出诊断。

许多室性心动过速患儿没有明显症状而室上性心动过速也可发生晕厥；小儿室性心动过时的心室率为120~300次/min，室上性心动过速的心率也可在类似范围。因此，以有否症状与心率快慢难以将室性心动过速与异常QRS波形的其他心律失常相鉴别。

QRS波形的宽窄与是否规则对诊断也无太大

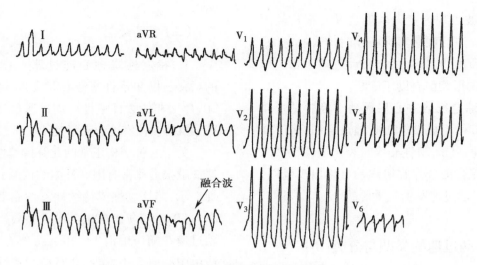

图 78-1　室性心动过速伴室房分离

规则的宽 QRS 心动过速,心室率 230 次/min。肢体导联和 V₁、V₆ 导联可见慢的、分离的
P 波。在 aVR、aVL 和 aVF 导联的第 5 个 QRS 波为融合波。

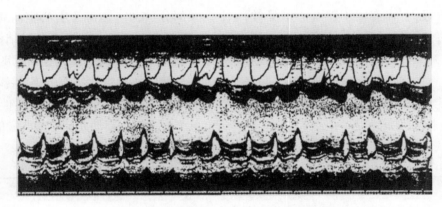

图 78-2　室性心动过速时 M 超声心动图胸骨旁二尖瓣图

6 岁女孩法洛四联症术后超声心动图,第 7、12 个心动周期二尖瓣未完全开放。

帮助,明显不规则的宽 QRS 波心动过速见于多形
性室性心动过速或预激综合征伴心房颤动;而窄
QRS 波心动过速亦可见于室性心动过速或室上性
心动过速,应参照上述室性心动过速的其他特征
做出诊断。

除通过心动过速时心电图诊断室性心动过速
外,应仔细检查窦性心律时心电图以发现异常情
况,尤其注意有无 QRS 形态、Q-T 间期和 U 波的
异常或预激波的存在等。

三、鉴别诊断

某些室上性心动过速可表现为宽 QRS 波心动
过速,应注意与室性心动过速鉴别。

1. 室上性心动过速伴束支传导阻滞(supraventricular tachycardia with bundle branch block)
任何机制所致的室上性心动过速均可出现这种情
况,如果心动过速时 QRS 波与窦性心律时相同,
则可确诊为室上性心动过速。

2. 室上性心动过速伴差异性传导(supraventricular tachycardia with intraventricular aberrant conduction,IAB)　无论室上性心动过速的
机制如何,只要心动周期短于束支的不应期都可
发生这种情况,差异性传导常常表现为典型的左
束支或右束支阻滞图形。

3. 预激综合征中的房室结逆向型房室折返
性心动过速(antidromic atrioventricular reentrant tachycardia,antidromic AVRT)　这种心动

过速时 QRS 波表现为宽大畸形且具有很长的固定顿挫切迹。注意观察窦性心律时体表心电图，如果为显性预激的图形，且与心动过速时相应导联的 QRS 波图形相似有助于诊断。

4. 预激综合征合并心房颤动 极少见于儿童。QRS 波节律不规整但心电轴恒定（与多形性室性心动过速不同），窦性心律时表现显性预激综合征。预激综合征合并心房颤动可以出现晕厥，因此与室性心动过速鉴别是重要的。

四、室性心动过速的类型与分类

（一）病因分类

小儿时期室性心动过速有许多不同类型，可发生在各年龄阶段，可伴有或不伴有心脏异常，在心动过速和窦性心律时具有不同的心电图特征，症状可有可无，对药物的反应表现各异。对小儿室性心动过速的归类非常困难，表 78-1 和表 78-2 列出了小儿急性和慢性室性心动过速的已知病因或相关因素，供临床参考。

（二）临床类型

1. 特发性室性心动过速 心脏结构正常的（特发性）单形性室性心律失常，泛指室性早搏（PVCs）、非持续性室性心动过速（室性心动过速，VT）及持续性室性心动过速。

关于心脏结构正常的儿童持续性室性心动过速文献报道非常有限。日本的校园心脏病筛查计划提示，非持续性或持续性室性心动过速的发生率为（0.2~0.8）/10 000，其中大多数（54%）室性心动过速在随访中消失。Roggen 等在长达 10 年随访单中心研究中发现，儿童持续室性心动过速发生率为 1.1/100 000。这些患者中有一半患有结构性心脏病，其余患者分为新生儿特发性左心室室性心动过速和特发性右心室室性心动过速，其中大部分（53%）来源于右心室。死亡仅发生在有基础心脏病的患者中。在心脏结构正常的儿童患者中，室性心动过速少见且预后良好。

健康儿童室性早搏的患病率随年龄而变化。约 20% 的新生儿具有单纯的室性早搏，大部分为单个或成对。婴幼儿和学龄儿童的发病率减少至

表 78-1　急性室性心律失常的病因

分类	病因
代谢性	低氧血症，酸血症，低钾血症，低钙血症，低镁血症，低血糖症
缺血性	冠状动脉异常，川崎病，空气栓塞（术后、心导管术）
创伤性	心脏手术，心脏外伤，导管操作
感染性	心肌炎，风湿热，流感
中毒性	药物（麻醉类、抗心律失常类、儿茶酚胺类），中毒（地高辛、三环类抗抑郁药物），滥用药物（可卡因）
电刺激	起搏器，电生理检查
特发性	

表 78-2　慢性室性心动过速的病因

分类	病因
先天性心脏病	法洛四联症，冠状动脉异常，二尖瓣脱垂，Ebstein 畸形
心肌病	致心律失常性右心室心肌病，肥厚型心肌病，扩张型心肌病
获得性心脏病	心脏肿瘤
心脏手术后	
心脏复极异常	长 Q-T 间期综合征，Brugada 综合征，儿茶酚胺依赖性室性心动过速
药物	
特发性	

10%，到青少年期增加至 20%~30%。

（1）流出道起源的室性心律失常：是心脏结构正常儿童最常见的室性心律失常之一，占所有室性心律失常的 60%~80%。50%~60% 起源于右心室流出道（origin from right ventricular outflow tract）（图 78-3），部分可起源于右心室流出道以外的毗邻结构，如主动脉根部左冠窦（图 78-4）或右冠窦（图 78-5），肺动脉瓣上、左心室流出道心外膜等。本中心儿童大样本研究提示，流出道室性心律失常部位占比情况为：右心室流出道间隔部位占 46.1%、左冠窦占 27.6%、右冠窦占 18.4% 及右心室流出道游离壁占 7.9%。QRS 形态为左束支传导阻滞和下壁导联主波向上。起源于右心室流出道的胸前导联常移行较晚（超过 V_3 导联）。流出道室性心律失常最常见的机制是由环磷酸腺苷（cAMP）介导的触发机制，少数是由于自律性增高或折返引起。

虽然右心室流出道室性心律失常通常发生在结构正常的心脏，但有报道称，通过 CT 或磁共振成像（MRI）可以发现约 25% 存在右心室流出道结构异常，包括右心室壁的局灶性变薄、节段性异常和脂肪浸润。对这些影像学异常必须符合致心律失常性右心室心肌病（ARVC）诊断标准才能诊断 ARVC，避免有轻微异常被误诊为 ARVC。

（2）分支型室性心律失常：发生于左心室间隔中部至心尖部的室性心律失常，占特发性室性心律失常的 10%~15%。分支型室性心动过速（fasicular ventricular tachycardia，FVT）呈单形性，RBBB QRS 形态和电轴左偏（图 78-6），5%~10% 出现电轴右偏，是由左后分支附近的折返引起。

（3）乳头肌室性心律失常：乳头肌 VAs 儿童较为少见，发病率没有统计，以左后乳头肌起源室性心律失常多见（图 78-7），但与左后分支型室性心律失常心电图难以鉴别。多数乳头肌室性心律失常通常表现为持续室性心动过速，容易导致心动过速性心肌病。药物及导管消融效果欠佳。本中心研究表明消融复发率高达 38.7%，消融难点主要在于：①X 线影像下乳头肌难以精确解剖定位；②乳头肌牵拉运动致使导管不易稳定贴靠；③部分起源位置较深，消融能量难以达到损伤深度。研究表明，使用超声导管对乳头肌室性心律失常消融有一定帮助，然而超声导管尺寸过大限制在儿童中的应用。因此，左心室乳头肌消融在儿童仍是一个挑战。

（4）三尖瓣环室性心律失常：心电图 QRS 波形特点类似右侧心室预激，呈左束支传导阻滞图

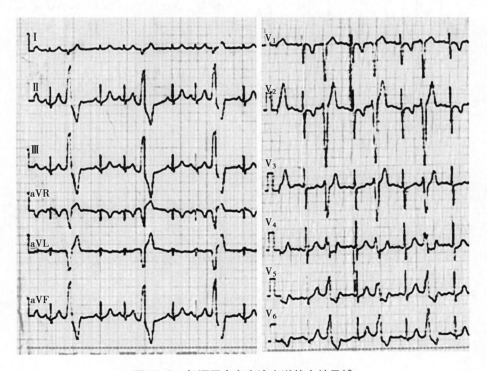

图 78-3　起源于右心室流出道的室性早搏

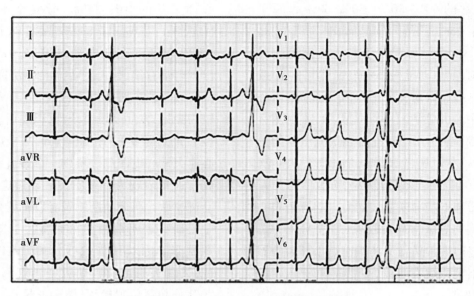

图 78-4　起源于左心室流出道左冠窦的室性早搏

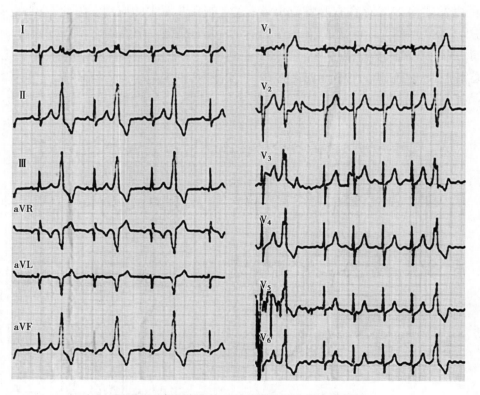

图 78-5　起源于左心室流出道右冠窦的室性早搏

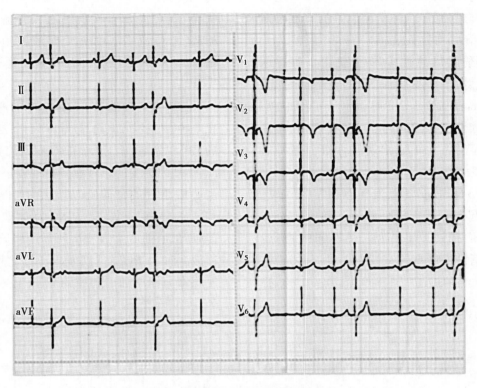

图 78-6　起源于左心室中后间隔的室性早搏

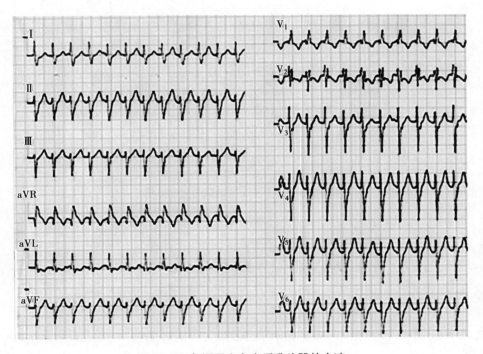

图 78-7　起源于左心室后乳头肌的室速

形;下壁导联图形有顿挫,依据起源于三尖瓣环不同部位而极向不同;Ⅰ导联和 aVL 导联多为正向(图 78-8),可与起源于右心室流出道的室性早搏相鉴别(aVL 导联均为负向)。

2. 儿茶酚胺敏感性多形性室性心动过速
儿茶酚胺敏感性多形性室性心动过速(catecholaminergic polymorphic ventricular tachycardia,CPVT)是一种有家族性遗传倾向的心律失常疾病,常发生于心脏结构正常的病人,出现运动、情绪触发的晕厥和心源性猝死。

早在 1975 年,Reid 等就发现了 CPVT。CPVT 被认为能引起晕厥或心源性猝死。随后,Coume 和他的同事们描述了 CPVT 三种不同的特点:①运动或情绪诱发严重的室性心动过速;②典型的双向性室性心动过速(图 78-9、图 78-10);③心脏结构正常。近来的报道提示:CPVT 是一种遗传性疾病,与两个基因的突变有关:心脏 ryanodine 受体基因($RyR2$)和肌钙蛋白 2 基因($CASQ2$)。$RyR2$ 或 $CASQ2$ 基因突变导致细胞内 Ca^{2+} 浓度增加,进而后除极化和触发激动延迟,导致心律失常。

CPVT 经典的临床表现为晕厥,通常发生在 7~9 岁,猝死也可能为首发的表现。约 30% 的 CPVT 患者,有亲属在 40 岁前猝死的家族史。$RyR2$ 基因突变的患者症状出现较早,男性患者发生心脏事件的危险性增高。CPVT 通常为 $RyR2$ 和 $CASQ2$ 基因突变。$RyR2$ 为常染色体显性遗传,增加心肌收缩过程中所需的肌质网中 Ca^{2+} 的释放。如果 $RyR2$ 基因发生突变,紧张可刺激肾上腺素分泌增加引起辅助 FKBP12.6 蛋白和通道

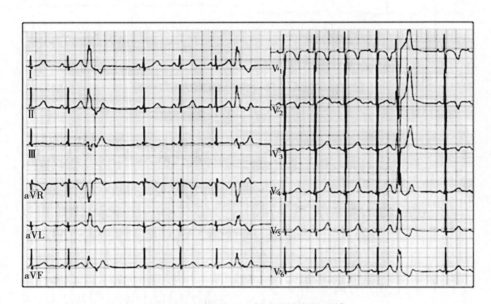

图 78-8　起源于三尖瓣环的室性早搏

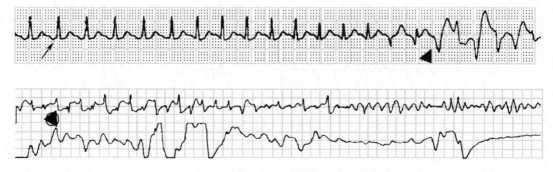

图 78-9　儿茶酚胺敏感性多形性室性心动过速
窦性心动过速(窄箭头所指)触发双向性室性心动过速(三角箭头所指),继之转变为室颤。

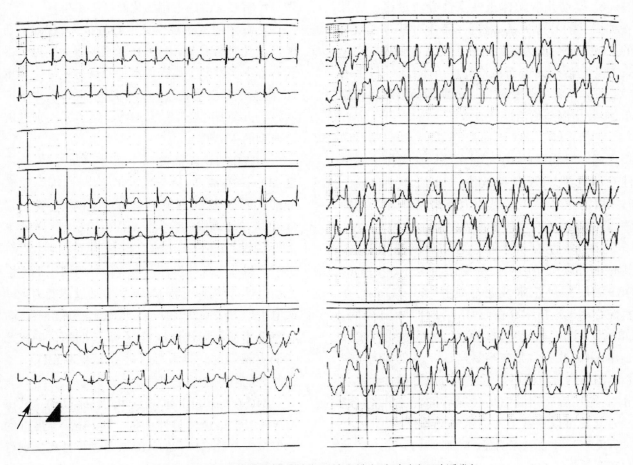

图 78-10　儿茶酚胺敏感性多形性室性心动过速（运动诱发）

6 岁男孩，反复运动后晕厥；动态心电图检查运动后窦性心动过速（窄箭头所指）触发室性期前收缩（三角箭头所指），继之转变为双向性室性心动过速。

复合物的亲和力降低，从而使 ryanodine 受体开放时间延长，增加 Ca^{2+} 的释放，导致心肌复极化后的去极化，因此引起危及生命的室性心动过速。CPVT 的患者晕厥及猝死的风险明显增加，死亡率为 30%~50%。CPVT 的遗传基因 *CASQ2*，为常染色体隐性遗传。*CASQ2* 蛋白作为肌质网内主要的 Ca^{2+} 储存蛋白，可以储存大量的钙。突变蛋白改变了肌质网中钙的含量，改变 ryanodine 受体功能或钙离子释放过程受损。

RyR2 基因突变在 bVT（36%）、pVT（58%）和 cIVF（50%）中占相似的比例，表明了在结构正常的无 Q-T 间期延长的病例，CPVT 诊断已延伸到多形性室性心动过速或多形性室颤。

CPVT 的一个显著特征是它的高致死率，在 10 个受影响家庭中，19 个少年发生心源性猝死（sudden cardiac death，SCD），在 12 例植入 ICD 的病例中，6 例发生了 ICD 电除颤。*RyR2* 基因型的 CPVT 致死率和非基因型的 CPVT 致死率没有明显的差别。

CPVT 诊断较为困难，因为无症状时 ECG 正常，超声心动图无特征性发现。典型的 ECG 表现为室性心动过速伴 QRS 电轴 180° 改变（双向性心动过速）。心电生理检查程序电刺激和异丙肾上腺素静脉滴注不能诱发 CPVT，对疾病的诊断意义较小。如果怀疑此种疾病，只有在 Holter 记录时发病或运动平板实验诱发加以确诊。运动触发交感神经张力增高，症状突然发作，为发病的主要机制。治疗的关键是抑制肾上腺素的活性，因此，CPVT 最重要的治疗为 β 受体拮抗剂。β 受体拮抗剂在疾病急性期和维持治疗阶段是非常有效的。如果应用足量的 β 受体拮抗剂后，仍有症状发生，则必须植入埋藏式电除颤器（ICD）。

3. 婴幼儿期无休止性室性心动过速 这是一种少见的心律失常,最近几年才对其有了较深的了解。最初认为此型室性心动过速多数抗心律失常药物治疗无效而被迫外科手术,而外科手术后心脏错构瘤发生率较高。近期新药治疗经验显示,多数病例药物治疗是有效的。

无休止性心律失常通常定义为心律失常发作超过同一时间段的10%,而在婴幼儿无休止性室性心动过速,几乎是持续性的(即发作超过同一时间段的90%)。易导致心力衰竭、虚脱或心搏骤停,静脉注射地高辛极易诱发室颤。

该型室性心动过速心电图诊断是困难的,其心率可以从相应年龄的高限直至400次/min,QRS波时程可正常或明显延长(60~212ms),在室性心动过速持续存在而QRS波群时程正常时,QRS形态的轻微异常难以察觉;如间歇出现窦性心律,QRS波异常则较容易辨认。多数病例体表心电图或食管电图可显示室房分离。如果无室房分离,应用腺苷阻断室房传导后可表现出来。超声心动图可以正常但常显示非特异性球形心,有时可见心脏肿瘤但无明显的心脏结构异常。活检发现多数为错构瘤畸形(也称浦肯野纤维瘤、组织细胞样心肌病等),少数为横纹肌瘤。

对于多数婴幼儿无休止性室性心动过速,无论心脏是否存在结构异常,Ⅰc类或Ⅲ类抗心律失常药物治疗可能有效,多选用氟卡尼、普罗帕酮或胺碘酮。药物治疗无效者应采取外科手术方法。资料表明,多数患儿最终可以停药。有作者报道36例无休止性婴儿室性心动过速,所有病例口服氟卡尼均有效且早已在入学前停药,随访达6年之久无复发。尽管某些无休止性室性心动过速的患儿存在相关的"肿瘤",但绝大多数治疗有效者预后良好,且大多数患儿不必要进行长期治疗。

4. 致心律失常性右心室心肌病所致室性心动过速 致心律失常性右心室发育不良(arrhythmogenic right ventricular dysplasia,ARVD)现称致心律失常型右心室心肌病(arrhythmogenic right ventricular cardiomyopathy,ARVC)。主要表现为右心室扩大、右心室功能不全伴左束支传导阻滞图形室性心动过速,室性心动过速难以终止。病理显示右心室游离壁脂肪化及纤维增生。

儿童期的ARVC少见。心脏扩大、右心室功能严重受损的晚期ARVC在儿童期极为罕见。尽管右心室多发微小病变伴室性心动过速见于儿童期,尚无证据表明其与ARVC是同一疾病,也未证明这种儿童期"轻微"的ARVC到了成人则进展为典型的ARVC。

ARVC的诊断需要两个条件:右心室发育不良和心律失常,但缺乏特异性诊断标准。现有标准从形态学、病理组织学、心电图学、心律失常学和遗传学等方面考虑ARVC的诊断(详见第六十三章第五节)。

当患儿出现阵发性左束支传导阻滞图形室性心动过速,伴有临床症状,室性心动过速能为运动或电生理方法诱发,超声心动图检查可能正常,右心室造影显示局灶性病变时,需长期随访确定儿童期出现的这些异常日后是否发展为ARVC,鉴别此类危险儿童是重要的。

ARVC的病因有家族相关的报道,支持ARVD属常染色体显性遗传。Fontaine等最近的一份报告对普遍持有的ARVC是遗传性疾病观点提出了质疑,他们在病变的右心室心肌发现了炎症细胞的组织学证据,并据此提出本病可能是心肌炎的最终结果。总之,ARVC的病因尚不明了,可能为多因素作用的结果,导致右心室心肌被脂肪纤维组织取代。

对右心室存在细微病变的儿童室性心动过速还没有足够的经验来预测药物治疗效果。在成人,已证明索他洛尔(sotalol)比β受体阻滞剂或胺碘酮更有效,其抑制率可达68%。

5. 室性心动过速与肥厚型心肌病 儿童期肥厚型心肌病(hypertrophic cardiomyopathy,HCM)与上面所讨论的ARVC所存在的问题相似,HCM主要累及左心室并以左心室肥厚为特征,肥厚有时不对称,引起流出道梗阻。HCM可发生猝死,危及生命且常具有家族性,常见于青年。所有HCM患者都有一定的猝死危险,而有猝死家族史或有临床症状(尤其晕厥)、心搏骤停复苏后的HCM患者构成猝死的"高风险人群"。

HCM患者常伴有心律失常,如心房颤动、心房扑动、室上性心动过速、室性心动过速和病态窦房结综合征。目前,尚无证据表明 HCM 患儿的死亡与室性心动过速有关,然而推测猝死的主要机制是室性心动过速、心室颤动或心房颤动。在左心室功能受损时室上性心动过速或心动过缓也可能造成猝死。

鉴于本症的高病死率对个体死亡风险难以做出预测,应积极治疗心律失常以降低病死率。Mckenna 等对 Holter 监测存在室性心动过速、心室颤动或有明确家族史的高风险人群应用胺碘酮治疗,平均随访 3 年无死亡;而应用常规抗心律失常药物治疗,年死亡率为 7%。

6. 室性心动过速与扩张型心肌病 同 HCM 一样,扩张型心肌病(dilated cardiomyopathy,DCM)的患儿发生心律失常的概率及病死率均高。已经报道并发的心律失常有心房扑动、心房颤动、室上性心动过速、室性心动过速及心动过缓。儿童 DCM 的猝死机制未明。与 HCM 类似,在 DCM 不能以任何形式的心律失常预测猝死的发生。与成人相比,儿童 DCM 患者很少发生猝死,但对 DCM 伴发的室性心动过速,尤其存在症状的室性心动过速应给予治疗,但这种治疗对预后影响不大。

小儿室性心动过速与心导管检查发现轻度的左心室功能异常是否与 DCM 同源还不清楚。轻度的左心室舒张末期压力增高和心室造影异常而常规检查正常,可能是发生 DCM 的早期标志,但不能以此预测 DCM。如果超声心动图检查未发现心脏器质性病变,需等待病情进展直到证据出现才可做出诊断。然而,心律失常可能是 DCM 的最初表现形式。Wile 等对 31 例各种类型室性心律失常患儿的心内膜心肌活检表明,42% 与 DCM 的组织学特征无区别,9% 具有淋巴细胞性心肌炎的证据。

7. 室性心动过速与二尖瓣脱垂 既往认为二尖瓣脱垂(mitral valve prolapse,MVP)是最常见的先天性心脏病,实际上在儿科临床极为少见。在 MVP 患儿发生的"潜在恶性心律失常",多为室性早搏,室性心动过速少见,且症状与心律失常无关。Chen 等报道一组马方综合征合并室性心律失常,其中 8 例儿童,6 例合并 MVP,未发生猝死,死亡病例均与心功能不全有关。因此,对于马方综合征患儿,无论是否存在 MVP,室性心律失常似乎对其预后无重要意义。Bissetl 等对 119 例 MVP 患儿平均随访 7 年未发生死亡。在最近发表的有关室性心动过速的文章中,已较少提及 MVP。现无证据表明室性心动过速患儿存在 MVP 是危险因素,也无证据说明合并 MVP 的室性心动过速与心脏结构正常的室性心动过速有何不同。但在合并 MVP 的成人中,室性心动过速与晕厥或猝死密切相关。

8. 中毒所致室性心动过速 儿童不慎误服一些物质或药物会对心脏产生影响。地高辛和三环类抗抑郁药物特别容易引起室性心动过速。

(1)地高辛中毒:地高辛可引起多种心律失常。与成人相比,在儿童引起室性心动过速与心室颤动相对少见。在地高辛中毒时,应立即查血清钾浓度,如大于 5mmol/L 说明存在严重中毒。目前,已有报道应用地高辛特异性抗体可快速改善临床状态。在心动过缓或房室阻滞导致心排血量下降应给予心脏临时起搏。室性心动过速时应用利多卡因或苯妥英钠,无效时可心脏电复律。

(2)三环类抗抑郁药中毒:儿童误服此类药物引起的心律失常比成人多见,形式多种多样。一般处理原则为严密监护,对症处理和洗胃。对抗低血压采用静脉输注胶体液而不用 α 受体激动剂。对于心律失常无特效药物,如果血压和循环状态稳定只需严密观察,出现血流动力学障碍唯一可供选择的是 β 受体拮抗剂,尽量避免应用利多卡因及其相似药物。如出现心搏骤停应心脏按压,并尽可能长地维持心脏按压。有报道在心脏按压数小时后心跳最终得以恢复。

(3)其他药物中毒:其他药物有时也会引起室性心动过速。对于儿童吩噻嗪类中毒的处理经验很少,利多卡因可能无效。处理方法与三环类药物中毒处理大致相似。

9. 心脏离子通道病所致室性心律失常 最近,心脏结构正常的致心律失常性死亡引起人们的普遍关注,也是儿童期猝死的主要原因之一。由于编码心脏离子通道的基因突变所致心脏离子通道异常导致的心律失常临床特点为心脏结构正常和多形性室性心动过速。目前,已认识的有

5 种表现形式或疾病:①长 QT 综合征;②Brugada 综合征;③短联律间期的变异性尖端扭转性室性心动过速(图 78-11);④ECG 正常的特发性室颤(图 78-12);⑤儿茶酚胺敏感性多形性室性心动过速。长 QT 综合征和 Brugada 综合征详见第七十九章。

基因缺陷可分为两种,基因缺陷伴有心脏结构畸形,如致心律失常型右心室心肌病(ARVC)和肥厚型心肌病(HCM)。另一种在尸检时仍未发现心脏结构异常,考虑为原发性致心律失常。这种类型包括原发的离子通道改变,如长 QT 综合征、Brugada 综合征和儿茶酚胺敏感性多形性室性心动过速,在青少年猝死经尸检仍未探明死因病例中占有一定比例。

离子通道缺陷所致心律失常的分子生物学诊断有许多进展。随着离子通道缺陷患者的不断增加,对离子通道缺陷所致心律失常的关注也在不断增加。现在应用分子遗传学方法寻找引发疾病的离子通道的突变基因已成为可能。如果发现新的突变,用电生理学方法来检测基因突变是否会影响基因的功能,以及是否会潜在致病。目前,相关的分子生物学诊断昂贵且复杂,在常规诊断中的应用尚有限。

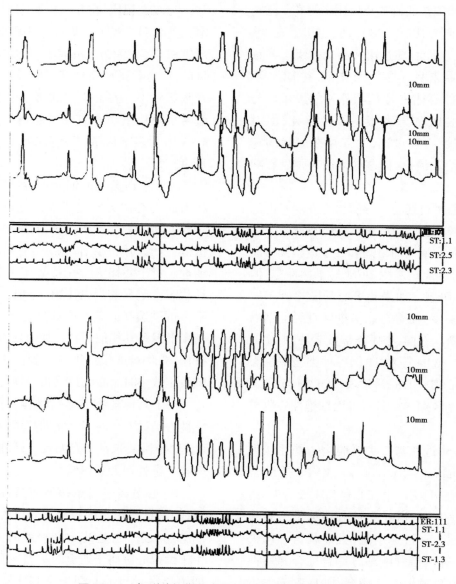

图 78-11　短联律间期的变异性尖端扭转性室性心动过速

4 岁女孩,反复发生晕厥,动态心电图示短联律间期的多形性室性心动过速。

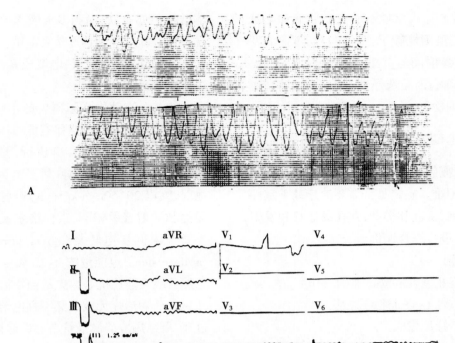

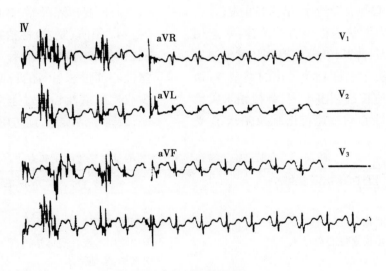

图 78-12 特发性室颤

2 岁男孩,因室颤反复发生晕厥,心脏结构未见异常。A. 室颤发作;B. 继之发生心脏停搏;C. 电除颤恢复窦性心律。

五、室性心动过速的管理

(一) 诊断

对于明确诊断室性心动过速的儿童,要进一步明确病因并确定治疗方案。详细询问既往史或相关症状有助于辨别心脏疾病,同时应详细采集家族史。仔细的体格检查可能发现一些与器质性心脏病相关的体征,如二尖瓣脱垂、肥厚型心肌病等。

为了明确病因,应常规进行 ECG、胸部 X 线、UCG 和 Holter 检测。窦性心律时的 ECG 有助于了解有否 Q-T 间期延长和少见的冠状动脉异常。超声心动图可发现二尖瓣脱垂、肥厚型心肌病、扩张型心肌病、致心律失常性右心室心肌病和心脏肿瘤。Holter 监测则能够了解室性心动过速的发作频度、发作持续时间与室性心动过速的心电图。某些患儿为明确病因需选择性进行运动试验、血液化验及电生理检查。

(二)室性心动过速的治疗

1. 治疗指征 对室性心动过速制订明确的治疗指征非常困难。确定是否需要治疗基于室性心动过速的病因、机制和类型,存在的症状和发生猝死的可能性,进行综合评价。

2. 治疗原则

(1)尽快终止室性心动过速的发作。

(2)去除室性心动过速的诱因。

(3)积极治疗原发病。

(4)预防室性心动过速的发作和心脏性猝死。

3. 终止发作 由于室性心动过速可使心排血量急剧下降,并随时有发展为心室颤动的危险,属致命性心律失常,必须立即治疗,迅速终止发作。

(1)血流动力学状态稳定者的治疗:常选用的药物有利多卡因、普罗帕酮、胺碘酮和索他洛尔等。药物选择取决于室性心动过速的类型,对缺血性室性心动过速首选利多卡因,维拉帕米属禁忌药。特发性室性心动过速首选维拉帕米,β 受体拮抗剂亦有效,而利多卡因无效。洋地黄中毒性室性心动过速则首选苯妥英钠。

伴随因素,如缺氧、电解质紊乱、酸中毒应予以纠正及治疗。

(2)血流动力学障碍者的治疗:血流动力学障碍系指室性心动过速伴有低血压、休克、心力衰竭、晕厥者,可按下列步骤进行:①抗心律失常药物(antiarrhythmic drugs):利多卡因 1mg/kg,静脉注射,继以 20~50μg/(kg·min)静脉滴注。亦可选用静脉注射普罗帕酮、索他洛尔或胺碘酮。②体外直流电同步电转复(direct current synchronous cardioversion):电能量按 1~2J(W·s)/kg 同步电击。③然后继续前述抗心律失常药物治疗。

凡药物治疗无效而又不宜电转复的室性心动过速,可采用股静脉插管右心室起搏治疗,超速抑制法终止室性心动过速。

对顽固性或曾有致命发作的患儿,经检测后行射频导管消融或手术治疗。必要时亦可采用植入式心内复律除颤器(ICD)治疗。

4. 预防(复发)性治疗 近年来,一些多中心随机对照试验结果提示,某些抗心律失常药物对室性心动过速患者的长期预防性治疗有效,能减少或控制室性心动过速复发,降低心脏猝死发生率,改善生活质量,预防用药方法见表78-3。

表78-3 心脏结构正常和异常的室性心动过速预防用药方法

室性心动过速类型	预防治疗
心脏结构正常	
加速性室性自主心律	不需预防用药
特发性右心室流出道室性心动过速	不需预防用药或 β 受体拮抗剂
	其次选择:索他洛尔
	考虑:射频消融
特发性左心室室性心动过速	不需预防用药或 β 受体拮抗剂或维拉帕米
(维拉帕米敏感)	考虑:射频消融
运动诱发室性心动过速	β 受体拮抗剂
儿茶酚胺敏感性多形性室性心动过速	β 受体,延长存活
尖端扭转型室性心动过速	β 受体拮抗剂
心脏结构异常	改善血流动力学
先天性心脏病外科手术后	胺碘酮
心肌炎	胺碘酮
扩张型或肥厚型心肌病	β 受体拮抗剂
二尖瓣脱垂	索他洛尔、胺碘酮或联合
致心律失常型右心室心肌病	

5. 评价治疗效果 根据运动试验阳性、电生理检查异常或 Holter 监测室性心动过速发作频度等对室性心动过速治疗效果进行评价。但在大多数病例,治疗有效的主要指标是症状消失。

(李小梅)

参考文献

1. PFAMMATTER J P,PAUL T. Idiopathic ventricular tachycardia in infancy and childhood. J Am Coll Cardiol, 1999,33:2067-2072.

2. TANDRI H,BLUEMKE D A,FERRARI V A,et al. Findings on magnetic resonance imaging of idiopathic right ventricular outflow tachycardia. Am J Cardiol,2004, 94:1415-1441.

3. KUO J,TAI C,CHIANG C,et al. Is the fascicle of left bundle branch involved in the reentrant circuit of verapamil-sensitive idiopathic left ventricular tachycardia? PACE,2003,26:1986-1992.

4. GILLETTE P C,GARSON A. Clinical pediatric arrhythmias. 2nd ed. Philadelphia:W. B. Saunders Company,1999.

5. PRIORI S G,NAPOLITANO C,GRILLO M. Concealed arrhythmogenic syndromes:the hidden substrate of idiopathic ventricular fibrillation? Cardiovasc Res,2001, 50:218-223.

6. PRIORI S G,NAPOLITANO C,TISO N,et al. Mutations in the cardiac ryanodine receptor gene(hRyR2)underlie catecholaminergic polymorphic ventricular tachycardia. Circulation,2000,103:196-200.

7. LAITINEN P J,BROWN K M,PIIPPO K,et al. Mutations of the cardiac ryanodine receptor(RyR2)gene in familial polymorphic ventricular tachycardia. Circulation,2001, 103:485-490.

8. WANG S,ZHU W,HAMILTON R M,et al. Diagnosis-specific characteristics of ventricular tachycardia in children with structurally normal hearts. Heart Rhythm, 2010,7:1725-1731.

9. PFAMMATTER J P,PAUL T. Idiopathic ventricular tachycardia in infancy and childhood:A multicenter study on clinical profile and outcome. Working group on dysrhythmias and electrophysiology of the association for european pediatric cardiology. J Am Coll Cardiol,1999, 33:2067-2072.

10. IWAMOTO M,NIIMURA I,SHIBATA T,et al. Long-term course and clinical characteristics of ventricular tachycardia detected in children by school-based heart disease screening. Circ J,2005,69:273-276.

11. ROGGEN A,PAVLOVIC M,PFAMMATTER J P. Frequency of spontaneous ventricular tachycardia in a pediatric population. Am J Cardiol,2008,101:852-854.

12. REID D S,TYNAN M,BRAIDWOOD L,et al. Bidirectional tachycardia in a child. A study using His bundle electrography. Br Heart J,1975,37:339-344.

13. MOHAMED U,NAPOLITANO C,PRIORI S G. Molecular and electrophysiological base of catehcholaminergic polymorphic ventricular tachycardia. J Cardiovasc Electrophysiol,2007,18:791-797.

14. ZIPES D P,JALIFE J. Cardiac Electrophysiology. From cell to bedside. Philadelphia,Pa:WB Saunders Co,2000.

15. PRIORI S G,NAPOLITANO C,MEMMI M,et al. Clinical and molecular characterization of patients with catecholaminergic polymorphic ventricular tachycardia. Circulation,2002,106:69.

16. TISO N,STEPHAN D,NAVA A. Identification on mutations in the cardiac ryanodine receptor gene in families affected with arrhythmogenic right ventricular cardiomyopathy type 2(ARVD2). Hum Mol Genet, 2001,10:189-194.

17. Survivors of out-of-hospital cardiac arrest with apparently normal heart. Need for definition and standardized clinical evaluation. Consensus Statement of the Joint Steering Committees of the Unexplained Cardiac Arrest Registry of Europe and of the Idiopathic Ventricular Fibrillation Registry of the United States. Circulation,1997,95: 265-272.

18. KAUFERSTEIN S,KIEHNE N,NEUMANN T,et al. Cardiac gene defects can cause sudden cardiac death in young people. Dtsch Arztebl Int,2009,106(4):41-47.

19. FUKUHARA J,SUMITOMO N,NAKAMURA T,et al. Electrophysiological characteristics of idiopathic ventricular tachycardia in children. Circ J,2011,75: 672-676.

第七十九章

心脏离子通道病

心脏离子通道病（ion channelopathy）是一组因编码心肌跨膜钠、钾、钙离子通道的基因突变引起心肌细胞电活动异常的遗传性心肌病（原发性心电疾病——以心电紊乱为主要特征）。

近年来，已确立了离子通道病的概念。同时，由于对离子通道功能在细胞分子水平研究的深入，从而促进这些疾病分子机制与治疗方面的进展。

以遗传性心律失常为突出表现的心脏离子通道病是由于编码心脏离子通道的基因突变导致相应离子通道功能异常所致。包括先天性长 QT 综合征、Brugada 综合征、儿茶酚胺敏感性多形性室性心动过速和先天性短 QT 综合征等。

一、先天性长 QT 综合征

长 QT 综合征（long QT syndrome, LQTS）的主要特征为：心电图显示 Q-T 间期延长，常伴恶性室性心律失常（室性心动过速通常为尖端扭转型室性心动过速、心室颤动）、晕厥发作或心源性猝死的综合征。

（一）LQTS 遗传学基础和分类（表 79-1）

LQTS 分为先天性（遗传性、肾上腺素依赖性）和获得性（间歇依赖性）两类。先天性（遗传性）LQTS 包括：①罗马诺-沃德（Romano-Ward）综合征（R-W 综合征），常染色体显性遗传；②Jervell-

表 79-1　LQTS 的分子遗传学

亚型	染色体位点	基因	突变作用
Romano-Ward 综合征			
LQT1	11（11p15.5）	*KCNQ1*	IKs ↓
LQT2	7（7q35-36）	*KCNH2*	IKr ↓
LQT3	3（3p21-24）	*SCN5A*	Ina ↑
LQT4	4（4q25-27）	*Ankyrin-B（ANK2）*	INa-K ↓
			ATPase ↓
LQT5	21（21q22.1-q22.2）	*KCNE1*	IKs ↓
LQT6	21（21q22.1-q22.2）	*KCNE2*	IKr ↓
LQT7	17（17q23）	*KCNJ2*	IKl ↓
LQT8	12（12p13.3）	*CACNA1C*	ICa-L ↑
LQT9	3q25	*CAV3（caveolin-3）*	I_{Na} ↑
LQT10	11q23	*SCN4B*	INa ↑
LQT11	7q21-q23	*AKAP9*	IKs ↓
LQT12	20q11.2	*SNTA1*	INa ↑
LQT13	11q23.3-24.3	*KCNJ5*	$I_{K,Ach}$ ↓
Jervell-Lange-Nielsn 综合征			
JLN1	11（11p15.5）	*KCNQ1*	IKs ↓
JLN2	21（21q22.1-q22.2）	*KCNE1*	IKs ↓

Lage-Nielson 综合征（JLN 综合征），常染色体隐性遗传，可伴感觉性神经性耳聋；③散发性，已明确遗传性 LQTS 是由于编码离子通道蛋白的基因异常所致。目前已发现 13 种类型（LQT1~LQT13），LQT1 型和 LQT2 型的基因分别为 KCNQ1 和 KCNH2，是编码主要钾电流（I_{Ks} 和 I_{Kr}）的基因。LQT3 型的基因 SCN5A 是编码心脏钠电流基因。LQT4~LQT13 型的致病基因分别为 ANK2、KCNE1、KCNE2、KCNJ2、CACNA1C、CAV3、SCN4B、AKAP9、SNTA1 和 KCNJ5。其中 8 种为离子通道基因，其余为与通道相互作用的蛋白基因。限于目前的技术水平和经验，对 LQTS 患者，检测出突变基因的可能性仅达 50%~70%。LQT1、LQT2、LQT3 占全体 90% 以上，而 LQT4~13 比较罕见。LQT4 由编码锚蛋白 B（ANKB）的基因突变导致。锚蛋白 B 在心脏多种细胞均有表达基因表型，主要有病态窦房结综合征、心房颤动、心电图 T-U 异常和运动诱发的室性心律失常。LQT5 是由 KCNE 基因家族的 KCNE1 突变引起。KCNE1 突变导致了 I_{Ks} 和 I_{Kr} 功能丧失，因此减少外向钾电流从而造成复极延迟，可产生 LQT1 和 LQT2 表型。LQT6 是由 KCNE 基因家族的第二个成员 KCNE2 突变引起。KCNE2 编码 minK 基因相关肽（MiRP），其与 hERG 蛋白共同组成了 KV11.1 通道。因此，MiRP 突变导致了 hERG 的功能丧失，减低 IKR 从而延长 Q-T 间期。

Andersen-Tawil 综合征（ATS、LQT7），由 KCNJ2 基因突变引起。ATS 的特征性 ECG 变化是 U 波明显和 QU 间期延长。因为大多数 ATS 患者并无 Q-T 间期延长，所以 LQT7 应被更准确地称为长 QU 综合征。ATS 患者通常身材矮小伴面部畸形，如眼间距宽、耳位低下、小下颌、唇（腭）裂。这种面部畸形是 ATS 的特征性表现。约 50% 的患者有周期性麻痹，其中以低钾型最为常见。

蒂莫西（Timothy）综合征（TS、LQT8），由 CACNA1C 基因突变引起钙通道的电压依赖性失活功能丧失，导致钙离子持续内流引起 LQTS。1 型 TS（TS1）患者表现为多器官功能障碍及心律失常，包括显著延长的 ST 段与 Q-T 间期、致命性心律失常、并指/趾、先天性心脏病、免疫缺陷、间歇性低血糖、认知异常和孤独征。上述异常中 QT 延长，并指/趾是 TS 必有的体征，室上性心动过速、窦性心动过缓、房室传导阻滞、动脉导管未闭、孤独症、脸部异常（圆脸、低鼻梁、上唇薄、上额后缩）是较常见的体征。因为有多器官功能障碍的并发症，TS1 患者平均死亡年龄为 2.5 岁。2 型 TS（TS2）在两个无亲缘关系的患儿中找到了 CACNA1C 基因 8 号外显子上两种突变，G406R 和 G402S，这两个患儿均表现为严重的 LQTS 表型，但并无并指/趾畸形。

LQT9 是由小凹蛋白 3（caveolin3，CAV3）基因突变引起。CAV3 基因编码衔接蛋白。功能研究表明突变 CAV3 产生的 $I_{Na,L}$ 是野生型的 2~3 倍。CAV3 的这种功能放大性突变还与婴儿猝死综合征相关。

LQT10 由 SCN4B 突变造成。此基因突变可导致 LQTS。

LQT11 是由 Yotiao 蛋白突变导致。在一个高加索人种的 LQTS 家系中，研究人员发现了 AKAP9 基因的一个杂合突变 S1570L。

LQT12 是由互生蛋白（syntrophin，SNTA1）突变 A390V 引起。它通过激活神经一氧化氮合酶（nNOS）-SCN5A 大分子复合物从而导致 LQTS。

LQT13 由 KCNJ5 基因突变导致乙酰胆碱依赖型钾通道（$I_{K,Ach}$）功能下降。

JLNS 和其他复合突变导致的 LQTS 比较罕见。KCNQ1 和 KCNE1 的复合杂合突变或纯合突变均被报道可导致 1 型 JLNS（JLN1）和 JLNS（JLN2）。这两型一般均伴有先天性耳聋。

（二）先天性 LQTS 的临床表现和诊断

LQTS 的主要特征是心电图 QT 延长伴有反复的晕厥、抽搐发作，甚至猝死。LQTS 患儿发作期表现为室性心动过速（ventricular tachycardia，VT）、心室颤动（ventricular fibrillation，VF）或心室停搏，也是晕厥和猝死的原因。室性心动过速通常为尖端扭转型（TdP）。

发病者多见于幼儿和青少年。晕厥发作多数在情绪激动或运动应激时发生。亦可因游泳、突发响音（唤醒钟、门铃、雷、电话及手枪声音）为契机而发生。

1. 先天性 LQTS 的诊断标准（diagnostic criteria） Schwartz 等结合临床表现，心电图及家族史，采用计分法作为先天性 LQTS 的诊断标准参考。近年来，对先天性 LQTS 的诊断标准仍以 Schwartz 等计分法为标准并予以补充（QTc 运动应激试验后 4 分钟≥480ms 计分为 1 分）。≤1 分，LQTS 的诊断可能性小；1.5~3 分，LQTS 的诊断为临界型；≥3.5 分，LQTS 的诊断可能性大。

QTc（经心率校正后的 Q-T 间期）Bazett 公式计算适用于 50~80 次/min 的校正，婴幼儿心率较快，Bazett 公式易校正过度，心动过缓则校正不足，故婴幼儿推荐 Fridericia 公式矫正，即 $QTc=QT/RR^{0.33}$ 适用于心率较快或心率较慢的 Q-T 间期校正。

虽然，2009 年 AHA/ACCF/HRS 推荐男性 QTc>450ms，女性 QTc>460ms 作为诊断 Q-T 间期延长的界限，但据统计，有 12% 基因异常者 Q-T 间期正常，QTc 不应作为诊断 LQTS 的唯一标准。

2. 基因型（genotype）-表型（phenotype）关系 先天性 LQTS 的不同基因突变可有不同临床表现。LQT1 的晕厥发作多在运动应激状态下发生；LQT2 多发生情绪激动诱发；而 LQT3 易发生在安静、睡眠时，可伴有心动过缓。LQT1 因游泳及 LQT2 因突发响音为触发而发生晕厥。LQT1 和 LQT2 可早期出现心脏事件（如晕厥发作等），但心脏事件导致猝死率较低；而 LQT3 出现心脏事件较少，但导致猝死率较高（表 79-2）。

3. 不同基因型心电图特征 LQTS 不同基因型心电图 ST-T 波图形可各有其特点（表 79-3）。

（1）LQT1：T 波起始到 T 波尖峰时限延长伴基底部增宽。

（2）LQT2：T 波振幅低，T 波尖峰到 T 波终末波时限延长。LQT2 特征性标志——双峰 T 波，常出现于 V_{3-5} 导联，有时双峰 T 波极不显著，仅表现为 T 波尖端变平或变圆滑。

（3）LQT3：T 波延迟出现（T 波时限和振幅正

表 79-2　常见 LQT 亚型的临床特征

估计患病率/%	LQT1	LQT2	LQT3
	50	35~40	10~15
晕厥发作状态			
运动或情绪激动/%	88	56	32
安静或睡眠/%	3	29	39
特异触发	游泳/潜水	噪声	睡眠/休息
TdP 发生依赖暂停	−	++	+/−?
晕厥首次发作的平均年龄	9	12	16
心脏事件<10 岁/%	40	16	2
心脏事件<40 岁/%	63	46	18
心脏性猝死/%	4	4	20
β 受体拮抗剂的效果	+++	++	+ ?

注：心脏事件包括晕厥发作、心脏停搏（复苏）、心源性猝死。

表 79-3　LQTS 亚型的心电图特点

分类	LQT1	LQT2	LQT3
运动后 QTc 时程	延长	缩短或正常	轻度缩短
特异性 ST-T 异常	T 波基底部宽和 T 波时限延长	双峰的 T 波、Ⅱ、Ⅲ、aVF 导联 T 波振幅低	长的等电位线，晚出现的 T 波狭窄高耸
安静时窦房结功能不良	+	−	++
活动时窦房结功能不良	+	−	−
对肾上腺素的反应（稳态-QTc 延长）	+	−	−

常或 T 波狭窄高耸）和心动过缓。

不同基因型间的 ST-T 波形，在 LQT1 和 LQT2 之间可出现某种程度重叠。心电图特征推测基因型并不能替代分子生物学的基因检测。因此对基因亚型-指引治疗，仅供临床参考。

基因型-运动负荷心电图：正常情况下，交感神经刺激，APD（动作电位时程）缩短，Q-T 间期缩短。LQT1 和 LQT2 运动负荷后 T 波的变化显示：LQT1 运动负荷后 QTc、QTc peak 时程延长；LQT2 运动负荷后 QTc、QTc peak 时程缩短。

（1）茶酚胺应激试验（catecholamine stress test）：基因检测需要较长时间，临床表现静息心电图仍不能判定 LQTS 基因亚型时，可进行儿茶酚胺应激试验（Shimizy 法、Vyas 法），但有诱发 TdP 危险，应做好急救措施准备。Shimizy 法：①QTc 测量，肾上腺素负荷前至用药 5 分钟连续记录心电图并测量 QTc；②QTc（按 Shwartz 法记分）；③用药方法，肾上腺素 0.1μg/kg+0.1μg/(kg·min)；④判定见图 79-1。

（2）肾上腺素负荷试验（adrenaline stress test）：不同类型 LQTS 的心电图见图 79-2。肾上腺素负荷试验（ΔQTc）对基因型预测价值见表 79-4。

4. LQTS 儿科临床特征

（1）胎儿、新生儿、婴儿期 LQTS 常伴有房室传导阻滞（功能性 2∶1 房室阻滞，部分为 Wenckebuch 型）和伴 TdP。基因亚型多为 LQT2 或 LQT3。

（2）婴儿猝死综合征（sudden infant death syndrome，SIDS）：5%~10% SIDS 与 LQTS 有关（SCN5A 基因突变半数以上）。

（3）LQTS 症状发生年龄（新生儿、婴儿除外）：LQT1 症状发生多在青少年（LQT1 10~15 岁多见，LQT2 和 LQT3 青春期后多见）。

（4）男性比女性患儿易发心搏骤停和心脏性猝死。

（5）小儿（1~15 岁）ECG 显示 QTc 值的诊断价值与成人有区别（表 79-5）。

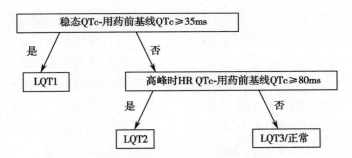

图 79-1　肾上腺素负荷试验预测基因型

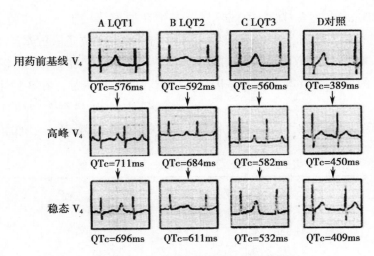

图 79-2　肾上腺素负荷和 LQTS 类型

表 79-4　肾上腺素试验对基因型的预测（ΔQTc）

基因型	Se	Sp	PPV	NPV	精确度
LQT1 *vs.* LQT2					
ΔQTc≥35ms	97%	96%	97%	96%	96%
（稳态-基线）	（90%）	（83%）	（88%）	（86%）	（87%）
LQT1 *vs.* LQT3					
ΔQTc≥35ms	94%	100%	100%	95%	97%
（稳态-基线）	（90%）	（100%）	（100%）	（67%）	（92%）
LQT1 *vs.* 对照组					
ΔQTc≥35ms	97%	100%	100%	97%	98%
（稳态-基线）	（90%）	（97%）	（97%）	（91%）	（93%）

注：Se，灵敏度；Sp，特异度；PPV，阳性预测值；NPV，阴性预测值。

（三）LQTS 基因检测

自 1995 年发现第 1 个长 QT 综合征（LQTS）致病基因至今，目前已在 13 个致病基因上发现了 950 多个突变。已公开发表的中国 LQTS 患者特异基因突变点有 47 个，包括 KCNQ1 上 17 个，KCNH2 上 19 个、SCN5A 上 4 个、KCNE1 上 1 个、KCNJ5 上 1 个。在对患者进行基因筛查研究的基础上，对突变位点的分子致病机制进行研究，致病机制包括负显性或单倍体不足导致的通道功能缺失。

1. 基因检测意义

（1）诊断意义：基于病史、家族史、T 波形态、运动或儿茶酚胺激发试验等情况而被怀疑 LQTS 的患者，均建议进行基因检测（gene testing）。对那些排除电解质紊乱、药物因素、心脏肥大、传导阻滞、糖尿病等因素后，心电图明确诊断 QT 延长者（青春期前的儿童 QTc≥480ms 或成人 QTc≥500ms），即使没有症状也建议进行基因检测。对 12 导联心电图上（不是 24 小时 QTc 最大值）QTc≥460ms 的青少年或 QTc≥480ms 的成人可以考虑进行基因检测。

先证者筛查出特定基因突变后，无论有无临床表型，其一级亲属均应进行该突变的检查。只有基因检测阴性才能排除 LQTS，单纯 QTc 正常不能排除 LQTS。Priori 等（2003 年）对 LQTS 193 家系进行突变基因检测，其中 647 患者存在 LQTS 致病基因突变，对其心电图分析结果，发现部分 LQT1（36%）、LQT2（19%）及 LQT3（10%）的 QTc 正常（沉默的突变携带者，silent mutation carrier）。如果基因筛查阴性，但 QTc 延长，应重复基因筛查或在更广泛的致病基因上进行筛查。

（2）预后判断意义：基因型-表型关系研究发现，LQT1-3 型均有基因型特异的心电图特征、触发因素、自然病史及基因型特异的药物治疗反应。基因筛查结果已经和传统的危险因素如性别、首次发病年龄、静息 QTc 值、晕厥史等一并成为独立的危险预测因素。与常见的钾通道功能丧失 LQT 亚型（LQT1-2）相比，LQT3 型患者有更高的死亡率。对 LQT1 和 LQT2 两个亚型而言，突变发生在通道蛋白上的某些特定位置与 QTc>500ms 一样，也是独立危险因素。

（3）治疗意义：β 受体拮抗剂是多数 LQTS 患者的一线治疗。在 3 种主要亚型中，β 受体拮抗剂对 LQT1 最有效，对 LQT2 中等有效；而对于 LQT3 疗效差，普萘洛尔加用美西律或雷诺嗪可能

表 79-5　诊断 Q-T 间期延长的推荐 QTc 值　　　　　　　　　　　　　　　　　　　　　　单位：ms

分类	1~15 岁	成人男性	成人女性
正常	<440	<430	<450
临界	440~460	430~450	450~470
延长	>460	>450	>470

是首选。治疗决策不能单纯基于基因型,也不能只依据某个特定致病突变,尤其是无症状的 LQT3 患者安装埋藏式心脏自动电复律除颤器(ICD)的决定必须考虑包括基因型之外的危险因素。

2. LQTS 基因检测建议(《遗传性心脏离子通道病与心肌病基因检测中国专家共识》) 以下情况推荐进行 LQT1-3(KCNQ1、KCNH2、SCN5A)的基因检测。

(1)基于病史、家族史及心电图表型(静息 12 导联心电图和/或运动、儿茶酚胺应激试验)被心脏病专家高度怀疑 LQTS 的患者;无症状的特发性 Q-T 间期延长者,其中青春期前 QTc>480ms 或成人 QTc>500ms;排除继发性 Q-T 间期延长因素,如电解质异常、药物因素、心肌肥厚、束支传导阻滞等(I 类推荐,即发现基因检测结果能够影响其治疗策略、预防措施及生活方式的选择)。

(2)已在先证者发现 LQTS 致病基因突变者,推荐其家族成员及相关亲属进行该特定突变的检测(I 类推荐)。

(四)先天性 LQTS 的治疗

LQTS 是由于离子通道不同遗传基因异常所致。以分子遗传学手段了解 LQTS 产生的不同机制,从而为建立完善治疗策略开辟新途径。基因治疗无疑对 LQTS 治疗展示良好的发展前景。此外,根据目前对 LQTS 亚型的研究,有助于考虑新的治疗对策。从而分别选用各有特异性的治疗方法。按 Sicilian Gambit 提出的心律失常发生的机制选择用药。该策略用于临床的最佳范例是 LQTS。

先天性 LQTS 的治疗原则为防止心律失常引起的晕厥或猝死。治疗包括生活管理(生活应有规律,运动后诱发晕厥者,应适当限制运动。避免使用延长 Q-T 间期的药物)和特异治疗。特异治疗(specific treatment)包括以下几项:

1. β 受体拮抗剂 目前,LQTS 的首选治疗仍为 β 受体拮抗剂(β-adrenergic receptor blockers)。无论是否有症状或猝死的家族史,均应使用 β 受体拮抗剂。

β 受体拮抗剂对 QTc 间期多无影响,其抗心律失常作用与其抑制触发心律失常机制有关。尖端扭转型(TdP)室性心动过速的发生是由 APD 延长,正常通道离子内流(通过钙通道或钠钙交换),引起早期后除极(EAD)和触发激动所致。肾上腺素的应激可促进钙离子内流,使 EAD 触发恶性心律失常。Shimizu 等对犬 LQT1 实验模型的研究表明:普萘洛尔可预防异丙肾上腺素诱发复极离散度增加和尖端扭转型室性心动过速。说明 β 受体拮抗剂对 LQTS 的有效干预作用。

β 受体拮抗剂对 LQT1 和 LQT2 患者有效,但对 LQT3 患者疗效差或无效。有晕厥发作者应服用可耐受的最大剂量。常用非选择性 β 受体拮抗剂,如普萘洛尔 2~4mg/(kg·d),分 2~3 次口服;纳多洛尔 1~1.5mg/(kg·d),口服。β 受体拮抗剂不宜用于并发哮喘为其缺点,长期用药可因 β-AR 下调而影响疗效。

2. 起搏器治疗 心动过缓诱发晕厥者应安装心脏起搏器(pacemaker),尤其是 LQT3 病人,即心动过速时可缩短 QT(adaptation)。起搏疗法是预防长间歇依赖性 TdP 的有效方法(见于 LQT2、LQT3)。心率增加,使心室动作电位时程缩短(主要为 Iks 外向电流增加所致),抑制 EAD 可预防 TdP。心脏起搏器植入并用 β 受体拮抗剂的心脏猝死发生率为 24%。Blaufox 等对 LQT3 患儿心脏起搏器植入 5/43 例(12%)。可采用双腔或单腔(心房或心室)起搏,但多主张采用双腔起搏(DDD)作为永久起搏方式。

3. 左侧颈胸交感神经节切断术(left cardiac sympathetic denervation,LCSD) β 受体拮抗剂无效或有禁忌证者可采用。LCSD 可减少局部去甲肾上腺素释放,从而阻止交感神经触发恶性室性心律失常的作用。

4. 埋植式心脏复律——除颤器(implantable cardiover-defibrillator,ICD) 上述治疗无效或反复晕厥发作和心脏停搏复苏后可置入 ICD。但体积大,价格昂贵。植入 ICD 需要丰富的经验。尤其在儿童中,因与植入器械相关的并发症而需要再介入的患者高达 48%。心脏除颤器植入的已知风险包括导管断裂、脱出、感染、不适当放电和电风暴。ICD 植入可引起一些患者产生社会心理后遗症。Blaufox 等对 LQT3 患儿植入 ICD 20/43(47%)研究,平均年龄 11.5 岁(0~18.2 岁),一级预防 14 例,二级预防 6 例(5 例为 CA,1 例为

Tdp），不良反应占 50%，ICD 休克 2 例（10%）。

5. 基因亚型——指引治疗 先天性 LQTS 的发病机制在分子生物学水平研究，基本阐明了 LQTS 的疾病本质、并建立起以基因亚型为基础的治疗方法。LQTS 的机制在各亚型中各不相同，治疗亦应有所不同。另外，将 LQTS 的治疗靶点分为触发靶和基质靶两个水平。如 β 受体拮抗剂通过抑制触发心律失常机制发挥作用；而美西律（钠通道阻滞剂）和雷诺嗪通过直接纠治异常通道功能而改变其基质。

对 LQT3 基因型可选用钠通道阻滞剂（阻滞晚期 I_{Na}）美西律或雷诺嗪，LQT2 基因型应补钾而钾通道开放剂（尼可地尔）对 LQT1 和 LQT2 基因型有益。

LQT3 的 *SCN5A* 基因突变，使 I_{Na} 失活减慢，Na^+ 持续内流，使 APD 延长。阻滞延迟开放的钠通道则可逆转上述病理过程。美西律的疗效是通过直接纠正异常 Na^+ 通道功能，从而改变引起本病的基质。美西律为钠通道阻滞剂，直接纠正 Na^+ 通道功能，可缩短 APD、Q-T 间期。Blaufox 等（2012）对 LQT3 患儿（43 例，年龄<18 岁，基因检测证明 SCN5A 突变）。美西律治疗 19 例（44%），剂量 7mg/(kg·d)，剂量范围为 3.5~12.5/(kg·d)，缩短 QTc，临床获益。而对 LQT1、LQT2 作用小。美西律缩短 QTc 程度依赖治疗前 QTc 间期。Ruan 等研究表明 *SCN5A* 基因不同位点的突变对美西律的敏感性不一样，提示对不同突变位点的选择治疗尤为重要。对 LQT3 患者，普萘洛尔（最近研究表明普萘洛尔有轻度阻滞 Na^+ 通道作用）加用美西律可能是首选。雷诺嗪（ronolazine，抗心绞痛药物）可相对特异地阻滞晚期 I_{Na}，使 I_{Na} 失活，抑制 Na^+ 内流，使 APD 缩短。雷诺嗪对 LQT3 有效。不良反应有肝损害，目前尚无儿科雷诺嗪对 LQT3 临床应用报道。LQT2 的 *KCNH2* 突变，使 I_{kr} 减少，APD 延长。I_{Kr} 的一个重要电生理特性，若适度提高细胞外 K^+ 浓度（钾电导显著增加），则促进 I_{Kr} 外流，使 APD 缩短。LQT2 患者补充钾盐（血钾浓度>4mmol/L）可使 LQT2 患者复极异常被纠治。长期口服补钾被证实可抑制 TdP 的发生（LQT2），尼可地尔（nicorandil）具有开放 K_{ATP} 通道作用。研究表明，尼可地尔可以改善 LQTS 患者的复极异常。电生理显示，LQTS 患者口服尼可地尔，3 天后 QTc 明显缩短，有效不应期延长；静脉注射尼可地尔可以抑制 TdP 的频繁发作。

6. 尖端扭转型（TdP）室性心动过速的紧急措施 TdP 需要直流电击终止。TdP 反复发作时的措施应包括：停用可能诱发 TdP 的药物、提高基础心率（如临时起搏器）和抑制 EAD。

临床和实验证据都证实 Mg^{2+} 可有效抑制 TdP。在体实验显示，Mg^{2+} 可通过降低 EAD 振幅到阈值 T（阻滞 Ca^{2+} 内流）抑制触发性心律失常。临床用硫酸镁 3~12mg/kg 静脉注射，然后 0.5~1.0mg/(kg·h) 持续静脉注射有效。

二、Brugada 综合征

Brugada 综合征（Brugada syndrome，BrS）是 1992 年新命名的综合征，以心脏结构正常，心电图 V_1~V_3 导联呈 ST 段抬高，伴或不伴有右束支阻滞形态，反复发生心室颤动（或多形性室性心动过速），而引起晕厥或猝死发作为特征。Brugada 综合征世界各地不断有报道，主要分布在亚洲，尤以东南亚地区和日本发病率最高，已成为青年人猝死的主要原因之一。我国近年陆续也有报道。

（一）BrS 遗传学基础

有明显的常染色体显性遗传特点。Chen 等（1998 年）首先报道 Brugada 综合征与心脏 Na^+ 通道基因（*SCN5A*）突变有关。目前已经发现 7 个 BrS 致病基因，分别是编码心脏 Na^+ 通道 α、β 亚单位的 *SCNSA*、*SCN1b*；Na^+ 通道调节因子 GPD1L（甘油-3-磷酸脱氢酶 1 基因）；编码 Ca^{2+} 通道 α、β 亚单位的 *CACNA1C* 和 *CACNB2b*；编码 Ito 通道的 *KCNE3* 基因；编码 I_{Kr} 通道的 *KCNH2* 基因（表 79-6）。

心脏 Na^+ 通道 *SCN5A* 基因突变，引起 Na^+ 通道功能改变呈失活型（功能丧失，loss of function），心脏 Na^+ 通道活化机制障碍，使 Na^+ 通道密度减少，促进失活，I_{Na} 内流减少。

（二）临床特征

主要发生在男性。约 22% 患者有晕厥、心

表 79-6　BrS 遗传学特征

分型	基因座	基因	蛋白	离子流
BrS1	3q21	SCN5A	Nav1.5	I_{Na}
BrS2	3p24	GPD1L	G3PD1L	I_{Na}
BrS3	12p13.3	CACNA1C	Cav1.2	I_{Ca}
BrS4	10p12.33	CACNB2b	Cavβ2b	I_{Ca}
BrS5	19q13.1	SCN1b	Navβ1	I_{Na}
BrS6	11q13-14	KCNE3	MiRP1	Ito
BrS7	7q35-36	KCNH2	HERG	I_{Kr}

室颤动和猝死的家族史。患者非发作时无症状，发作时多以晕厥或室颤为首发征状，多发生在安静休息或夜间睡眠状态。心电图表现为右胸导联（$V_1 \sim V_3$）ST 段抬高，伴或不伴有右束支阻滞的 QRS 波形态。窦性心律时 Q-T 间期正常。晕厥或猝死（存活或不存活）发作是由于多形性室性心动过速或室颤所致。经各种检查无器质性心脏病证据。Probst 等报道小儿 BrS 约半数有晕厥猝死的家族史（45 岁以下）。表型患者在儿童期罕见。

（三）诊断

BrS 的诊断复杂，因心电图呈动态变化，特征性 ECG 常间歇出现且常为隐匿型。对于隐匿型 BrS 患者，通过药物激发试验，其特征性心电图方能显示。

2002 年专家共识提出了 BrS 诊断标准。

1. 右胸导联（$V_1 \sim V_3$）中 1 个导联或 1 个以上导联示下斜型/1 型-ST 段抬高（J 波振幅或 ST 段抬高≥2mm 或 0.2mV，T 波负向）排除其他引起 ECG 的异常情况，并有下列表现之一可诊断 BrS：

（1）已证实心室颤动（VF）、多形性室性心动过速（PVT）。

（2）心脏猝死家族史（<45 岁）。

（3）家系成员中有下斜型 ST 段抬高（ECG）。

（4）电生理检查可诱发室性心动过速/心室颤动（VT/VF）。

（5）晕厥或夜间濒死状呼吸者。

2. 右胸导联（$V_1 \sim V_3$）中示马鞍型/2 型-ST 段抬高（起始部抬高≥2mm 或 0.2mV，终末部抬高≥1mm，T 波正向或双向）或低马鞍型/3 型-ST 段抬高（起始部抬高≥2mm 或 0.2mV，ST 段终末部抬高<1mm 或 0.1mV，T 波正向），应用钠通道阻滞剂后激发转变为下斜型 ST 段抬高（J 波振幅或 ST 段抬高≥2mm 或 0.2mV，T 波负向），并存一个或更多的上述表现可诊断 BrS（图 79-3、图 79-4）。

BrS 病例，ECG 表现随时间呈动态变化，一次记录可能不显示典型特征性改变，加在 $V_1 \sim V_2$ 导联上一肋间隙放置电极板可呈典型特征性改变（图 79-5）。

（四）治疗及预后

未经治疗者预后差，随访中 1/3 患者在 2 年内发生首次多形性室性心动过速或室颤。迄今为止，尚未能证实任何药物对 Brugada 综合征预防心源性猝死有效。Ia 类药物奎尼丁可以显著抑制 Ito（瞬间外向钾电流）且有潜在治疗作用，故奎尼丁被推荐为治疗 BrS 的药物。研究表明，奎尼

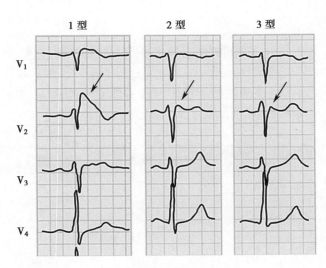

图 79-3　Brugada 波分型
1 型，下斜型；2 型，马鞍型；3 型，低马鞍型。

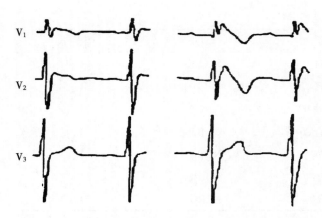

图 79-4 钠通道阻滞剂-匹西卡尼（pilsicanide）负荷前、后心电图改变 Brugada 综合征心电图特征（下斜型）明显

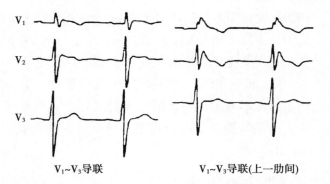

V₁~V₃导联   V₁~V₃导联（上一肋间）

图 79-5 放置电极板位置（V₁~V₃ 导联高一肋间隙）Brugada 综合征心电图特征（下斜型）明显

丁可以恢复 BrS 患者心外膜动作电位的平台期而使抬高 ST 段恢复正常，并抑制 2 相折返和多形性室性心动过速的发生。目前，植入式心脏复律-除颤器（ICD）是唯一防治本征患者猝死有效的治疗方法。

三、儿茶酚胺敏感性多形性室性心动过速

儿茶酚胺敏感性多形性室性心动过速（cate-cholaminergic polymorphic ventricular tachycardia，CPVT）是一种具有遗传特征，少见且严重的恶性心律失常，临床以运动或情绪激动后诱发室性心动过速（多形性/双向性）、晕厥和猝死为特征。多发生于无器质性心脏病的儿童或青少年。

（一）遗传学特征

目前已发现有 5 种类型，以常染色体显性遗传的 *RyR2* 基因为主，依次为常染色体隐性遗传的 *CASQ2* 基因突变，其他致病基因少见（表79-7）。常染色体显性遗传 *RyR2* 基因（Ryanodine 受体基因，位于染色体 1q42-q43）突变（错义突变）引起 *RyR2* 通道开放异常增加，导致心肌细胞肌质网大量 Ca^{2+} 释放，细胞内钙超载诱发延迟后除极（DAD）。心律失常机制可能是延迟后除极（DAD）和触发激动所致。

常染色体隐性遗传 *CASQ2* 基因疾病（位于染色体 lp11-p13.3，编码肌集钙蛋白2（calseques-trin2）的突变。导致肌质网内 Ca^{2+} 浓度上升，*RyR2* 通道开放，Ca^{2+} 释放增加。

（二）发病机制

RyR2 基因表达的 *RyR2*（Ryanodine2 受体）通道分布于心肌细胞的肌质网（SR）上，主要作用是参与 SR 内贮库释放 Ca^{2+}，调节胞质 Ca^{2+} 浓度的平衡。*RyR2* 与 *FKBP12.6* 结合使 *RyR2* 通道稳定（关闭状态）。

运动时，交感神经兴奋导致血液循环儿茶酚胺浓度升高，与 β-肾上腺素受体结合，经 AC-cAMP 信号传递通道激活 PKA，活化 PKA 使 *RyR2* 过度磷酸化（P），*RyR2* 与 *FKBP12.6* 结合力降低，*RyR2* 通道开放阈值下降；基因突变使

表 79-7 CPVT 相关基因

分型	基因	遗传	基因座	蛋白
CPVT 1	*RYR2*	AD	1q42.1-q43	Ryanodine Receptor 2
CPVT 2	*CASQ2*	AR	1p13.3	Calsequestrin 2
CPVT 3	*KCNJ2*	AD	17q23	Kv2.1 Kir2.1
CPVT 4	*TRDN*	AR	6q22.31	Triadin
CPVT 5	*CALM1*	AD	14q32.11	Calmodulin 1

FKBP12.6 与突变的 *RyR2* 解离,使 *RyR2* 通道开放异常增大,导致舒张期 Ca²⁺ 渗漏,细胞内 Ca²⁺ 超载,诱发延迟后除极(DAD),进而导致触发性室性心律失常。*CASQ2*(肌集钙蛋白 2)基因表达的 *CASQ2* 蛋白位于心肌细胞 SR 终末池腔内,是心肌细胞内主要的钙离子库。*CASQ2* 与 *RyR2* 形成的复合物是 SR 释放 Ca²⁺ 所必需的。突变的 *CASQ2* 蛋白的功能异常可以影响心肌细胞内的钙稳态,进而引起延迟后除极(图 79-6)。

(三)临床特征

1. 发病年龄多见于儿童、青少年。

2. 有反复发作(多形性/双向性)室性心动过速和晕厥甚至猝死(图 79-7)。

3. 由交感神经系统激活诱发,包括运动、情绪激动或给予外源性儿茶酚胺等。

4. 心脏结构和静息心电图正常且 QTc 间期正常。

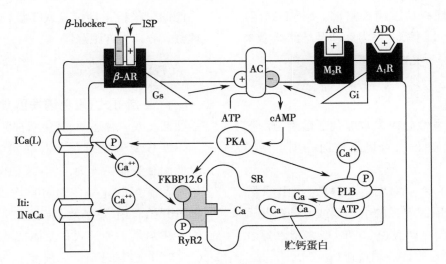

图 79-6　CPVT 发病机制

AC,腺苷酸环化酶;Ach,乙酰胆碱;ADO,腺苷;A1R,腺苷 A1 受体;β-AR,β-肾上腺素受体;ISO(ISP),异丙肾上腺素;Gs,Gs 蛋白;Gi,Gi 蛋白;M2R,毒蕈碱样受体;PKA,cAMP-依赖性蛋白激酶;RyR2,Ryanodine2 受体;PLB,磷脂酶 B;FKBP12,6.FK506 结合蛋白。

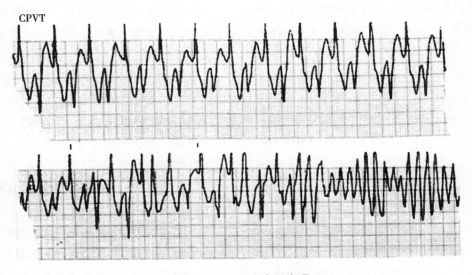

图 79-7　CPVT 心电图表现

上图为双向性室性心动过速,下图为多形性室性心动过速-室颤。

临床资料分析（Sumitoma，29 例，2003 年）多为小儿时期发病〔平均年龄（10.3±6.1）岁〕，临床表现为晕厥（79%）、心搏骤停（7%）。其中 14% 患者有阳性家族史。非发作期间心电图表现为 Q-T 间期正常伴有心动过缓。100% 患者通过运动诱发 CPVT，75% 患者可通过静脉注射儿茶酚胺诱发。室性心动过速初始心率为（192±3）次/min。大多数表现为多形性 VT（占 62%），表现为多形性伴双向性 VT（21%），双向性 VT（10%），和多形性 VT 伴室颤（7%）。经程序刺激无一例患者诱发出室性心动过速或室颤。Leenhardt 等临床分析 CPVT 21 例，全部为运动和情绪激动诱发 CPVT，30% 患者有阳性家族史。

（四）CPVT 诊断

《遗传性原发性心律失常综合征诊断与治疗中国专家共识》建议符合以下任何一项可诊断 CPVT。

1. 年龄<40 岁，心脏结构和静息心电图无异常，不能用其他原因解释的由运动或儿茶酚胺诱发的双向性室性心动过速（bVT）或多形性室性期前收缩或多形性室性心动过速（pVT）。

2. 携带致病基因突变的患者（先证者或家庭成员）。

3. CPVT 先证者的家庭成员在排除器质性心脏疾病，表现为运动诱发的室性期前收缩（PCVs）或 bVT 或 pVT。

心电图运动平板试验：儿科采用改良的 Bruce 方案。试验需患儿家属签署知情同意书，并备好抢救措施（如心脏除颤仪等）。运动诱发心律失常高度可重复性，心律失常发生的心率阈值多为 120~130 次/min，随运动持续和强度增加，其心律失常的严重程度不断升级。心律失常包括：①室性期前收缩（频发/多形）；②室性心动过速（多形性/双向性）。运动试验终止的指征：①出现室性心动过速等恶性心律失常；②出现头晕、心悸等不耐受情况。运动试验对 CPVT 的诊断及调整治疗方案有益，药物治疗应定期复查平板运动试验和动态心电图评估疗效，明确发生心律失常前的窦性心动过速的心率极限值，日常生活中避免增至此值。若仍有症状或在运动试验中出现成对及频

发室性期前收缩或室性心动过速，应调整治疗方案或逐渐增加剂量（如普萘洛尔）。

肾上腺素激发试验：肾上腺素（adrenaline）可模拟 CPVT 心律失常发作，有助于不能进行运动试验检查的患者（如年龄较小的患儿）。方法：肾上腺素静脉注入，剂量 0.1μg/（kg·min），5 分钟，诱发室性心动过速（多形性/双向性），肾上腺素终止；若症状持续，静脉注入美托洛尔（1 分钟）。肾上腺素激发试验应备急救措施。目前国内儿科经验少，且有一定风险，不推荐肾上腺素激发试验。不能耐受平板运动试验或年龄较小患儿，可考虑埋藏式心律失常跟踪器。

（五）治疗

1. 生活方式（避免诱发因素） 限制或避免强烈活动或体育运动，避免精神紧张。

2. β 受体拮抗剂 有症状的 CPVT 患者均应使用 β 受体拮抗剂，是治疗 CPVT 的基石，长期足量治疗可防止一些患者再次出现晕厥。从小剂量开始服用，逐渐增加剂量，通常需要大剂量。纳多洛尔是一种长效 β 受体拮抗剂，适用于治疗 CPVT，并证实临床有效，剂量 1~2mg/（kg·d），每日 1 次口服。我国市场缺乏纳多洛尔，多选择其他 β 受体拮抗剂如普萘洛尔或美托洛尔缓释剂。普萘洛尔初始剂量为 0.5~1.0mg/（kg·d），分 3 次口服，最大目标剂量 3~5mg/（kg·d）。β 受体拮抗剂可显著降低 CPVT 患儿心血管事件发生率及死亡率，但不能完全避免发生。致病基因突变携带者，但无临床表现（隐匿型阳性突变患者）可以应用 β 受体拮抗剂。

3. 氟卡尼（Flecainide） 单独服用 β 受体拮抗剂情况下，确诊 CPVT 患者仍反复发生 bVT/pVT，应选用氟卡尼联合 β 受体拮抗剂。Knollmann 和 Wilde 从 8 个国际中心收集了 33 例基因检测阳性的 CPVT 患者，以运动试验诱发室性心律失常为评价标准，对传统治疗（β 受体拮抗剂）与传统治疗联合氟卡尼的疗效进行比较，最终有 29 例患者纳入统计分析。在传统治疗联合氟卡尼治疗组，76% 的患者心律失常积分有改善，其中 48% 患者的室性心律失常完全被抑制，8% 的患者室性心律失常部分被抑制，尚无患者心律

失常恶化。2015年遗传性原发性心律失常综合征诊断和治疗中国专家共识中，氟卡尼以Ⅱa类适应证被推荐用于β受体拮抗剂的治疗不佳的CPVT患者。氟卡尼治疗CPVT的机制可能有两个方面：①氟卡尼可以抑制RyR2受体自发性释放钙离子；②阻断钠通道减少触发活动的发生。而在CASQ2-/-小鼠模型的研究中较为支持后者。临床研究表明，氟卡尼对于无论RyR2基因突变、CASQ2基因突变还是基因型阴性的CPVT患者均有效，表明氟卡尼作用于"最后的共同通道"-RyR2通道自发的钙离子外漏。

4. 普罗帕酮 普罗帕酮和氟卡尼均为Ⅰc类抗心律失常药物，还具有Ⅳ类抗心律失常药物-钙通道阻滞剂特性。实验证明普罗帕酮和氟卡尼均可抑制心肌细胞肌质网（SR）RyR2受体自发性释放钙离子和减少细胞溶质和肌质网Ca^{2+}。普罗帕酮对CPVT临床有效，可作为氟卡尼候选药。

5. 维拉帕米（钙离子通道阻滞剂） 两项研究显示患者联合β受体拮抗剂可获益，但对维拉帕米的长期效益仍然存在争议。

6. 左侧交感神经节切除术（LSCD） 可通过胸腔镜完成。β受体拮抗剂禁忌或不能耐受或服用足量β受体拮抗剂情况下，仍反复发生晕厥或bVT/pVT者，LSCD系侵入性且缺乏循证医学证据，应用有限。

7. ICD植入 尽管使用最佳药物治疗，且不宜行LSCD，仍有心搏骤停，反复晕厥或bVT/pVT患者，可考虑ICD植入。儿童患者ICD植入技术挑战应慎重。ICD在CPVT患儿中的使用目前仍持保守态度。

四、先天性短Q-T间期综合征

先天性短Q-T间期综合征（congenital short QT syndrome，SQTS）被定义为是一种新发现的具有遗传性的心电失调临床综合征，以短Q-T间期、阵发性房颤（AF）和/或室性心动过速及心脏性猝死为特征的离子通道病。

（一）分子遗传学研究

在SQTS患者中，基因突变导致心肌离子通道蛋白结构改变和功能异常，引起心肌复极不同阶段电流增加，心肌细胞动作电位时程和不应期缩短，形成短Q-T间期和易损性增加。至今，已先后发现了SQTS的6个致病基因，即KCNH2、KCNQ1、KCNJ2、CACNA1C、CACNB2、CACNA2D1，分别影响I_{Kr}、I_{Ks}、I_{Kl}和I_{Ca}电流。按照基因发现的先后顺序，分别将SQTS命名为SQT1、SQT2、SQT3、SQT4、SQT5和SQT6。

先天性SQTS呈常染色体显性遗传。研究证实KCNH2、KCNQ1和KCNJ2基因错义突变，分别使I_{Kr}（快速激活的延迟整流钾电流）、I_{Ks}（缓慢延迟整流钾电流）和I_{Kl}（内向整流钾电流）功能获得显著增加，导致心室肌细胞动作电位3相钾离子流迅速外流，动作电位时程和不应期不均一性缩短，形成短Q-T间期和易损性增加。CACNA1C、CACNB2和CACNA2D1基因突变失能，导致动作电位2相内向钙离子流（Ica）降低，动作电位时程缩短，形成短Q-T间期。Q-T间期缩短反映心肌细胞膜离子流的改变和失衡，导致心肌动作电位和不应期缩短。在外界和内在因素的影响下，心肌兴奋性恢复不均匀，离散度增大，容易形成冲动起源和传导异常，产生折返激动和各种心律失常。

（二）临床表现和电生理特点

临床表现取决于其并发各种心律失常类型的严重程度。轻者无症状或仅有心悸、头晕，重者可致晕厥、抽搐和猝死。常见的心律失常有：心脏停搏（发生率约34%）、心房颤动（发生率约24%）、家族有心脏性猝死史（发生率约30%）；后者为多形性室性心动过速（室速）和心室颤动（室颤）所致，且在运动（44%）和休息（56%）都可发生。

心电图表现主要是Q-T间期缩短。ST段短或缺失，J点至T波顶峰的间期短（80~120ms），T波高尖，其升支、降支对称，基底部狭窄呈帐篷状。大部分患者QTc间期持续≤300ms，心电图胸前导联上T波高尖且对称是先天性SQTS突出的心电图表现（图79-8），并排除继发性的Q-T间期缩短因素。合并心律失常，主要包括心房颤动、室性心动过速、心室颤动。

心电生理检查可见心室的有效不应期

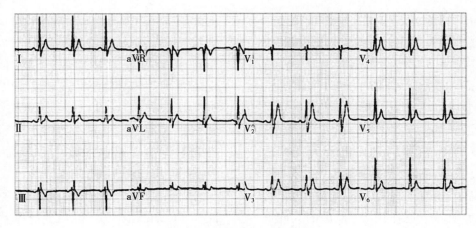

图 79-8　SQTS 心电图表现

均<170ms,心室易损性增加,单形性 VT 易于诱发,对伴有阵发性心房颤动者,心房程序刺激期间可诱导出心房颤动。

张乾忠等(2006 年)报道 1 例儿童 SQTS,男,13 岁,以晕厥、抽搐为主诉入院,QTc≤300ms 心脏结构正常,患儿母亲为 SQTS。

(三)诊断和鉴别诊断

Q-T 间期明显缩短是 SQTS 的一项主要的临床诊断指标。目前对 Q-T 间期缩短的下限尚无一致意见,按照 Rautaharju 等提出健康人(14 379例)的 Q-T 间期预测值 QTp(毫秒)[=656/(1+ 心率/100)],低于正常预测值的 88% 即为 Q-T 间期缩短。而 Gaita 等人则认为,排除 QTc 间期缩短的其他临床因素后(如强心苷中毒、高钙血征、高钾血征等),只要 QTc 间期稳定≤300ms,就要考虑短 QT 综合征。根据中国专家制定的《遗传性原发性心律失常综合征诊断中国专家共识 2015》,SQTS 临床诊断依据:

1. QTc≤330ms,则诊断 SQTS。

2. QTc≤360ms,具有下述之一或多个情况,可诊断 SQTS:①带有致病基因突变;②SQTS 家族史;③年龄≤40 岁发生猝死的家族史;④无器质性心脏病发生过 VT/VF 的幸存者。

(四)治疗

植入型心律转复除颤器(implantable cardio-verter defibrillator,ICD)是 SQTS 患者唯一有效的治疗措施。氢化奎尼丁通过阻断 I_{Kr} 和 I_{Ks} 通道,能延长 SQTS 患者心肌有效不应期,使 Q-T 间期恢复正常,并能预防室性心律失常的发作。氢化奎尼丁对先天性 SQTS 患者预防室性心律失常和猝死可能有效,其中尤适于不宜安装 ICD 的幼儿患者。药物治疗是否有效尚缺乏循证医学证据。国内郭成军等个例报道局灶射频消融成功消除 SQTS 的多频率 VT 和 VF。

(李万镇　张清友)

参 考 文 献

1. GUSSAK I,BRUGADA P,BRUGADA J,et al. Idiopathic short QT interval:a new clinical syndrome. Cardiology, 2000,94:99-102.

2. PRIORI S G,PANDIT S V,RIVOLTA I,et al. A novel from of short QT syndrome(SQT3)is caused by a mutation in the KCNJ2 gene. Circ Res,2005,96: 800-807.

3. GAITA F,GIUSTETTO C,BIANCHI F,et al. Short QT syndrome:a familial cause of sudden death. Circulation, 2003,108(8):965-970.

4. GUSSAK I. Short QT syndrome-5 years of progress. J Electrocardiol,2005,38(4):375-377.

5. ANTZELEVITCH C,POLLEVICK G D,CORDEIRO J M, et al. Loss-of-function mutations in the cardiac calcium channel underlie a new clinical entity characterized by ST-segment elevation,short QT intervals,and sudden cardiac death. Circulation,2007,115:442-449.

6. BORIANI G,BIFFI M,VALZANIA C,et al. Short QT syndrome and arrhythmogenic cardiac diseases in the young:the challenge of implantable cardioverter-defibrillator therapy for children. Eur Heart J,2006,27 (20):2382-2384.

7. 张乾忠,胡宛如,姜红,等.中国儿童短 QT 综合征首例报告及家系调查.中国实用儿科杂志,2008,23:736-739.

8. GAITA F,GIUSTETTO C,BIANCHI F,et al. Short QT syndrome:pharmacological treatment. J Am Coll Cardiol,2004,43(8):1494-1499.

9. WOLPERT C,SCHIMPF R,GIUSTETTO C,et al. Further insights into the effect of Quinidine in short QT syndrome caused by a mutation in HERG. Cardiovasc Electrophysiol,2005,16:54-58.

10. 郭成军,张英川,方东平,等.短 QT 综合征多频率室性心动过速和心室颤动的机制与消融治疗.中国心脏起搏与心电生理杂志,2005,19:23-28.

11. DEWI I P,DHARMADJATI B B. Short QT syndrome:The current evidences of diagnosis and management. J Arrhythm,2020,36(6):962-966.

12. MOHAMED U,NAPOLITANO C,PRIORI S G. Molecular and electrophysiological bases of catecholaminergic polymorphic ventricular tachycardia. J Cardiovase Electrophysiol,2007,18(7):791-797.

13. PRIORI S G,NAPOLITANO C,TISO N,et al. Mutations in the cardiac ryanodine receptor gene(hRyR2)underlie catecholaminergic polymorphic ventricular tachycardia. Circulation,2001,103:196-200.

14. YANO M,YAMAMOTO T,IKEDA Y,et al. Mechanisms of disease:ryanodine receptor defects in heart failure and fatal arrhythmia. Nat Clin Pract Cardiovasc Med,2006,3:43-52.

15. 程中伟,朱孔博,齐全,等.儿茶酚胺敏感多形性室速的临床与基因学研究进展(综述).中华心血管病杂志,2010,38:664-667.

16. SUMITOMO N,HARADA K,NAGASHIMA M,et al. Catecholaminergic polymorphic ventricular tachycardia:electrocardiographic characteristics and optimal therapentic strategies to prevent sudden death. Heart,2003,89:66-70.

17. LEENHARDT A,LUCET V,DENJOY I,et al. Catecholaminergic polymorphic ventricular tachycardia in children. Circulation,1995,91:1512-1519.

18. ZIPES D P,CAMM A J,BORGGREFE M,et al. ACC/AHA/ESC 2006 Guidelines for Management of Patients With Ventricular Arrhythmias and the Prevention of Sudden Cardiac Death:a report of the American College of Cardiology/American Heart Association Task Force and the European Society of Cardiology Committee for Practice Guidelines(writing committee to develop Guidelines for Management of Patients With Ventricular Arrhythmias and the prevention of sudden Cardiac Death):developed in collaboration with the European Heart Rhythm Association and the Heart Rhythm Society. Criculation,2006,114:e385-e484.

19. UMITOMO N,SAKURADA H,MUGISHIMA H,et al. Adenosine triphosphate terminates bidirectional ventricular tachycardia in a patient with catecholaminergic polymorphic ventricular tachycardia. Heart Rhythm,2008,4:496-497.

20. RAFAEL R,JONATHAN K,ORI R,et al. Calcium channel blockers and beta-blockers versus betablockers alone for preventing exercise-induced arrhythmias in catecholaminergic polymorphic ventricular tachycardia. Heart Rhythum,2007,4:1149-1154.

21. BOSCH C,CAMPUZANO O,SARQUELLA-BRUGADA G,et al. Genetics of Catecholaminergic Polymorphic Ventricular Tachycardia. J Gene Ther Genet Disord,2014,1:001.

22. KAWATA H,OHNO S,AIBA T,et al. Catecholaminergic polymorphic ventricular tachycardia(CPVT)associated with ryanodine receptor(RyR2)gene mutations-long-term prognosis after initiation of medical treatment. Circ J,2016,80(9):1907-1915.

23. WALL J J,IYER R V. Catecholaminergic polymorphic ventricular tachycardia. Pediatr Emerg Care,2017,33(6):427-431.

24. HWANG H S,HASDEMIR C,LAVER D,et al. Inhibition of cardiac Ca^{2+} release channels(RyR2)determines efficacy of class I antiarrhythmic drugs in catecholaminergic polymorphic ventricular tachycardia. Circ Arrhythm Electrophysiol,2011,4(2):128-135.

25. 戈海延,李小梅,江河,等.儿茶酚胺敏感性多形性室速临床分析.中华儿科杂志,2017,55(12):920-931.

26.《中华心血管病杂志》编辑委员会心律失常循证工作组.遗传性原发性心律失常综合征诊断和治疗中国专家共识.中华心血管病杂志,2015,43:5-21.

27. BRUGADA J,BRUGADA R,BRUGADA P. Right bundle-branch block and ST-segment elevation in leads V_1 through V_3. A marker for sudden death in patients without demonstrable structural heart disease. Circulation,1998,97:457-460.

28. CHEN Q,KIRSCH G E,ZHANG D,et al. Genetic basis and molecular mechanism for idiopathic ventricular fibrillation. Nature,1998,392:293-296

29. WATANABE H,KOOPMANN T T,LE SCOUARNEC S,et al. Sodium channel betal subunit mutations associated with Brugada syndrome and cardiac conduction disease in humans. J clin Invest,2008,118:2260-2268.

30. LONGDON B,MICHALEC M,MEHDI H,et al. Mutation in glycerol-3-phosphate dehydrogenase 1 like gene(GPD-1L)decreases cardiac Na^+ current and causes inherited arrhythmias. Circulation,2007,116:2260-2268.

31. ANTZELEVITCH C,POLLEVICK G D,CORDEIRO J M,

et al. Loss-of-function mutations in the cardiac calcium channel underlie a new clinical entity characterized by ST-segment elevation, short QT intervals, and sudden cardiac death. Circulation, 2007, 115:442-449.

32. DELPON E, CORDEIRO J M, NUNEZ L, et al. Functional effects of KCNE3 mutation and its role in the development of Brugada syndrome. Circ arrhythm Electrophysiol, 2008, 1:209-218.

33. WILDERS R, VERKERK A O. Role of the R1135H KCNH2 mutation in Brugada syndrome. Int J Cardiol, 2009, Jan 25. Epub ahead of print. Antzelevitch C: Brugada syndrome. PACE, 2006, 29:1130-1159.

34. ALINGS M, WILDE A. Brugada syndrome clinical data and suggested pathophysiological mechanism. Circulation, 1999, 99:666-673.

35. PROBST V, DENJOY I, MEREGALLI P G, et al. Clinical aspects and prognosis of Brugada syndrome in children. Circulation, 2007, 115:2042-2048.

36. WILDE A A, ANTZELEVTICH C, BORGGREFE M, et al. Proposed diagnostic criteria for the Brugada syndrome: consensus report. Circulation, 2002, 106:2514-2519.

37. ANTZELEVITCH C, BRUGADA P, BORGGREFE M, et al. Brugada syndrome. Report of the second consensus conference: endorsed by the Heart Rhythm Society and the European Heart Rhythm Association. Circulation, 2005, 111:659-670.

38. 吴希如,李万镇.临床儿科学.北京:科学出版社,2005.

39. HARA M, TAMURA S, ITO S, et al. Brugada syndrome. Jpn J Pediatr Med, 2000, 33:704-708.

40. SUZUKI H, TORIGOE K, NUMATA O, et al. Infant case with a malignant from of Brugada syndrome. J Cardiovasc Electrophysiol, 2000, 11:1277-1280.

41. YANG F, HANON S, LAM P, et al. Quinidine revisited. Am J Med, 2009, 122(4):317-321.

42. HERMIDA J S, DENJOY I, CLERC J, et al. Hydroquinidine therapy in Brugada syndrome. J Am Coll Cardiol, 2004, 43:1853-1860.

43. PROBST V, DENJOY I, MEREGALLI P G, et al. Clinical aspect and prognosis of Brugada syndrome in children. Circulation, 2007, 115:2042-2048.

44. ZAHURUL A B, AL-SHAHRANI S, AL-AAMA J, et al. Congenital long QT syndrome: an update and present perspective in saudi arabia. Front Pediatr, 2013, 1:39.

45. SCHWARTZ P J, ACKERMAN M J, GEORGE A L J R, et al. Impact of genetics on the clinical management of channelopathies. J Am Coll Cardiol, 2013, 62(3):169-180.

46. CROTTI L, JOHNSON C N, GRAF E, et al. Calmodulin mutations associated with recurrent cardiac arrest in infants. Circulation, 2013, 127:1009-1017.

47. DUFENDACH K A, GIUDICESSI J R, BOCZEK N J, et al. Maternal mosaicism confounds the neonatal diagnosis of type 1 Timothy syndrome. Pediatrics, 2013, 131:1991-1995.

48. SCHWARTZ P J, ACKERMAN M J. The long QT syndrome: a transatlantic clinical approach to diagnosis and therapy. Eur Heart J, 2013, 34(40):3109-3116.

49. GIUDICESSI J R, ACKERMAN M J. Genotype-and phenotype-guided management of congenital long QT syndrome. Curr Probl Cardiol, 2013, 38(10):417-455.

50. SCHWARTZ P J. Practical issues in the management of the long QT syndrome: focus on diagnosis and therapy. Swiss Med Wkly, 2013, 2(143):w13843.

51. PRIORI S G, WILDE A A, HORIE M, et al. Executive summary: HRS/EHRA/APHRS consensus statement on the diagnosis and management of patients with inherited primary arrhythmia syndromes. Europace, 2013, 15:1389-1406.

52. SCHWARTZ P J, ACKERMAN M J. The long QT syndrome: a transatlantic clinical approach to diagnosis and therapy. Eur Heart J, 2013, 34(40):3109-3116.

53. SCHWARTZ P J, CROTTI L. QTc behavior during exercise and genetic testing for the long-QT syndrome. Circulation, 2011, 124:2181-2184.

54. HORNER J M, HORNER M M, ACKERMAN M J. The diagnostic utility of recovery phase QTc during treadmill exercise stress testing in the evaluation of long QT syndrome. Heart Rhythm, 2011, 8:1698-1704.

55. ACKERMAN M J, PRIORI S G, WILLEMS S, et al. HRS/EHRA exper consensus statement on the state of genetic testing for the channelopathies and cardiomyopathies. Heart Rhythm, 2011, 8:1308-1339.

56. 中华医学会心血管病学分会,《中华心血管病杂志》编辑委员会.遗传性心脏离子通道病与心肌病基因检测中国专家共识.中华心血管病杂志,2011,39:1073-1082.

57. SCHWARTZ P J, CROTTI L, INSOLIA R. Long QT syndrome: from genetics to management. Circ Arrhythm Electrophysiol, 2012, 5:868-877.

58. WEBSTER G, BERUL C I. An update on channelopathies: from mechanisms to management. Circulation, 2013, 127:126-140.

59. SCHWARTZ P J, ACKERMAN M J. The long QT syndrome: a transatlantic clinical approach to diagnosis and therapy. Eur Heart J, 2013, 34(40):3109-3116.

60. ODERO A, BOZZANI A, DE FERRARI G M, et al. Left cardiac sympathetic denervation for the prevention of life-threatening arrhythmias: the surgical supraclavicular approach to cervicothoracic sympathectomy. Heart Rhythm, 2010, 7:1161-1165.

61. SCHWARTZ P J,SPAZZOLINI C,PRIORI S G,et al. Who are the long-QT syndrome patients who receive an implantable cardioverter defibrillator and what happens to them? Data from the European long-QT syndrome implantable cardioverter-defibrillator(LQTS ICD) Registry. Circulation,2010,122:1272-1282.

62. MICHAEL J A,CHERISSE A M,DAVID J. Tester. Personalized medicine:genetic diagnosis for inherited cardiomyopathies/channelopathies. Rev Esp Cardiol, 2013,66(4):298-307.

63. BLAUFOX A D,TRISTANI-FIROUZI M,SESLAR S,et al. Congenital long QT 3 in the pediatric population. Am J Cardiol,2012,109(10):1459-1465.

64. DAUBERT J P,GRANT A O,NILSSON K R J R. Novel insights into beta-blocker therapy for long QT syndromes. J Am Coll Cardiol,2012,60(20):2100-2102.

第八十章

儿童心脏性猝死

心脏性猝死（sudden cardiac death，SCD）是威胁人类生命的重大公共卫生问题，目前尚无确切有效的措施能够理想地预防心搏骤停的发生。医学界对成人 SCD 的认识较早，且各方面研究已日臻成熟。相对而言，小儿 SCD 并未受到足够重视。近年来，小儿 SCD 已受到医学界的高度关注并取得一定成果。

一、定义与流行病学

2015 年，欧洲 ESC 提出猝死是指死亡发生在症状出现后 1 小时之内，或无目击者 24 小时内发生的死亡，而 SCD 是指在没有预先致命因素的情况下，患者在心血管急性症状出现后的短时间内发生意料之外的心搏骤停和意识丧失，进而发生生物学死亡。此前，患者可有或无心脏病表现，猝死发生的时间和方式不可预知，具有自然性、突发性和不可预知性。SCD 的发生经历四个阶段：①心血管症状的出现或恶化；②临床状态突然发生变化；③心搏骤停；④生物学死亡。导致 SCD 的直接过程是心搏骤停（sudden cardiac arrest，SCA）。

通常猝死时间定义（definition）为 1 小时，则有 8% 的死亡患者为猝死，SCD 占 91%；若将猝死定义时间延长为 2 小时，12% 的死亡者为猝死，其中 88% 为 SCD；定义为 24 小时，猝死比例为 32%，SCD 比例降到 75%，说明在猝死患者中，死亡时间越短，则由 SCD 所致的可能性越大。

SCD 的发生与年龄、性别和有无基础心脏病有关。男性、高龄人群中 SCD 发生率较高。据报道，全球每年死亡人数约 1 700 万，其中约 25% 为 SCD。2018 年《中国心血管病报告》指出，每年我国 SCD 的发病率约为 42/10 万，相当于每天

约 1 500 人死于 SCD。研究显示，我国心脏猝死发生率男性高于女性，发生率分别为 44.61/10 万和 39.0/10 万。25 岁以上成年人男女发生率为 61.7/10 万和 53.3/10 万。

上述数据均来源于成人 SCD。小儿 SCD 并不常见，据估计，美国每年有 500~1 000 例 21 岁以下儿童及青少年死于 SCD。高峰在出生 0~6 个月（婴儿猝死综合征），男性发生率大于女性。SCD 也有时间差异性，早晨、星期一和冬季危险性较高，即日周期、周周期和季节周期 3 种规律。SCD 亦有明显的遗传异质性，非洲裔美国人心搏骤停和 SCD 的危险性高于白人；西班牙人 SCD 发生率较低；分子学研究发现 SCD 具有遗传多态性，如常引起 SCD 的先天性 Q-T 间期延长综合征，90% 以上有染色体缺陷。目前国内尚无针对小儿 SCD 的流行病学调查资料。

二、病因与危险因素

引起 SCD 的病因（causes）多种多样，成人与小儿截然不同。据估计，在发达国家，冠状动脉疾病（约占 80%）及扩张型心肌病（占 10%~15%）是引起成人 SCD 最为重要的病因。而小儿 SCD 的发生基础多与心脏解剖结构异常及原发心电异常密切相关，其发生机制主要由心律失常所致，其中又以室性快速心律失常最为多见，特别是室性心动过速和室颤。

（一）心脏解剖结构异常

1. 心肌病变

（1）肥厚型心肌病（hypertrophic cardiomyopathy，HCM）：是一种因心肌肌节编码蛋白基因突变引起的遗传性心肌病。多数 HCM 早期无症状，

SCD 可为首发症状。HCM 是较大儿童及青少年猝死常见原因之一。HCM 造成小儿猝死中 1/3 病例有家族史,目前已发现 30 个基因与 HCM 发病有关,其中 10 个为明确的致病基因,分别编码粗肌丝、细肌丝和 Z 盘结构蛋白。肌钙蛋白 T 的某些基因缺陷(TNNT2)、肌球蛋白结合蛋白 C(MyBP-C),特别是 β 肌球蛋白重链(βMHC)的基因突变可能存在早期发生 SCD 的高度危险。HCM 具有显著的病理特征(心肌肥厚、肌细胞排列紊乱以及纤维化),引起诸多功能异常,其中包括心肌缺血、舒张功能减低和左心室流出道梗阻,从而导致性心力衰竭、心律失常及猝死。研究提示,反复晕厥发作、多源性室性期前收缩、非持续性室性心动过速,明确的 SCD 家族遗传史,运动时血压反应异常、左心室显著肥厚(最大室壁厚度 ≥30mm 或 Z 值≥6)、QRS 波宽大(≥120ms)等均为 HCM 发生 SCD 的危险标志。

(2)扩张型心肌病(dilated cardiomyopathy, DCM):是一种以左心室扩大及收缩功能受损为特征的慢性心肌病。流行病学调查发现其年发病率为 20/10 万,患病率为 38/10 万,实际数字可能更高;高达 40% 的 DCM 患者有家族史。常染色体显性遗传为最常见形式,但 X 连锁遗传也有报道(2%~5%)。最近报道 DCM 5 年死亡率约为 20%,其中 SCD 的年发病率为 2%~4%,占所有死亡人数的一半以上。近年来有文献报道,在 DCM 患者群的死亡病例中发现,室性心动过速是猝死的高危标志,且 SCD 的危险随着左心室功能恶化而增高。也有研究发现 EF 降低、非持续性室速是发生猝死的高危因素。另外有几项研究则表明,晕厥与 DCM 患者 SCD 的危险性升高有显著的相关性,在心功能Ⅱ~Ⅳ级的患者中,晕厥是 SCD 的独立预测因子。但在最近一项研究中,上述指标的危险预测作用并未得到证实,反而发现 T 波电交替是唯一与室性心动过速事件有关的独立预测因子。总之,对于 DCM 患者猝死危险的识别方法还有较大争议,目前认为 EF 值、非持续性室性心动过速、T 波电交替、晕厥史可能是相对有价值的预测指标。

(3)致心律失常性右心室心肌病(arrhythmogenic right ventricular cardiomyopathy,ARVC):是指右心室心肌组织局限性或弥漫性被纤维脂肪组织所替代的一种心肌病,可伴或不伴左心室受损,但室间隔很少累及。多见于青少年时期,是冠心病易患年龄前(<35 岁)发生 SCD 的主要原因之一。遗传和家族背景明显,为常染色体显性遗传或不全性显性遗传。现有研究提示 ARVC 是一种桥粒性疾病。本病以室性心律失常、心力衰竭及 SCD 为主要表现。其典型心电图特征是右胸前导联 T 波倒置、QRS 波增宽伴 ε 波。研究报道,ARVC 患者发生 SCD 的发生率约为 16%,猝死危险因子包括桥粒蛋白基因多位点突变、既往发生过心搏骤停、恶性心律失常、晕厥、右心室广泛功能异常、左心室受累、年幼发病和猝死家族史。

(4)限制型心肌病:2019 年,美国 AHA 将限制型心肌病(restrictive cardiomyopathy,RCM)定义为不伴有心室扩张、肥厚或收缩功能障碍的心肌舒张性障碍的一类心肌病,在某些情况下,可合并轻度肥厚或轻度收缩功能障碍。RCM 在儿童发病率较低,有 10%~12% 发生 SCD。发生 SCD 的危险因素主要是早期出现的顽固性心力衰竭、心律失常和血栓栓塞。

(5)心肌炎:是由各种感染性、过敏或结缔组织性疾病引起的,病变范围主要限于心肌的炎症性疾病。日本研究资料显示,2006—2011 年日本儿童心肌炎发病率为 0.3/100 000。1996 年 Liberthson 报道高达 44% 的青少年 SCD 与心肌炎有关。急性心肌炎对心肌的影响多样,可影响传导系统导致传导阻滞,或累及心肌导致室性心律失常,或导致心肌缺血,出现梗死样表现。猝死作为恶性心律失常的后果可发生于心肌炎活动期或临床治愈期。室性心律失常则源于不稳定的心肌病变即炎症渗出、间质水肿、心肌坏死和纤维化。对于心肌炎发生 SCD 风险的危险分层,目前尚不明确。

(6)心内膜弹力纤维增生症:主要病理改变为心内膜下弹力纤维及胶原纤维增生,病变以左心室为主。其暴发型可突然出现呼吸困难、口唇发绀、面色苍白、烦躁不安、心音减低、肺部细湿啰音、肝脏增大等急性充血性心力衰竭表现,少数出现心源性休克,甚至猝死。此型多发生于 6 个月以内婴儿。

2. 冠状动脉异常 据调查,发生 SCD 的儿童和青少年中 35% 有冠状动脉异常(coronary artery anormalies)。与成人最常见的冠状动脉粥样硬化不同,小儿冠状动脉疾病以先天性冠状动脉异常起源及川崎病导致严重冠状动脉损害为主。左冠状动脉起源于主动脉右冠窦是引起儿童 SCD 最常见的疾病之一,左冠状动脉行走穿行于主动脉和肺动脉之间,造成左冠状动脉起始部扭曲及受压,导致心肌缺血缺氧,剧烈运动时,心脏负荷增加,触发心肌组织酸中毒而致严重心律失常而猝死。左冠状动脉异常起源于肺动脉时,患儿也可因严重心肌缺血及心力衰竭发生猝死。近年来,随着川崎病的发病率逐年上升,由其导致的严重冠状动脉损害如冠状动脉血栓脱落致突发心肌梗死、巨大冠状动脉瘤破裂使 SCD 也日益受到重视。

3. 先天性心脏病及术后 2015 年 ESC 提出,发生 SCD 风险最高的先天性心脏病是法洛四联症、大动脉转位、左心梗阻性疾病和单心室。有报道,在法洛四联症和大动脉转位的死亡病例中,SCD 占 30%,SCD 与多种危险因素有关,但最强的危险因素为 QRS 间期>180ms、左心室功能障碍和自发或诱发的持续性室性心动过速。先天性心脏病术后出现的 SCD 则可能与心律失常和难以纠正的心力衰竭有关。

4. 主动脉窦异常 主动脉窦瘤突然破裂也是较常见的 SCD 原因,而主动脉窦瘤破裂的原因主要包括先天性主动脉窦瘤和马方综合征(Marfan syndrome)引起的主动脉窦扩张。先天性主动脉窦瘤是由于主动脉窦发育过程中弹性组织和肌层发育异常引起的,多为局部主动脉窦扩张、膨出甚至破裂,而马方综合征引起的主动脉窦扩张为广泛性扩张、膨出。马方综合征是一种常染色体显性遗传性疾病,主要累及全身结缔组织,引起骨骼、心血管和眼部的病变。临床特征为四肢、手指、脚趾细长不匀称,身高明显超出常人。在以心血管系统病变为主的患者中,主动脉夹层动脉瘤形成和主动脉根部扩张最具特征性,其突然破裂是引起猝死的主要原因。所以,必须每年对马方综合征患者进行超声心动图监测升主动脉近端直径的变化。

(二)原发性心电异常

约 20% 的 SCD 者并不存在器质性心脏疾病,而是由心肌电生理特性改变引发致死性心律失常所致。

1. 长 QT 综合征(long QT syndrome,LQTS) 先天性 LQTS 是以心电图 Q-T 间期延长、反复晕厥发作和高猝死率为特征的临床综合征,是一种遗传性离子通道病。继发性 LQTS 是由于某些药物(尤其是抗心律失常药物和治疗精神疾病药物)、电解质平衡紊乱、低温、毒性物质和中枢神经系统损害引起的,如果能够发现基础病因并能予以纠正,可以避免发生尖端扭转性室性心动过速和猝死。目前发现 LQTS 有 17 种亚型,15 个致病基因,1 400 多个突变位点,不同基因突变的致病机制有所不同,但共同的特点是心肌细胞离子通道异常,可诱发尖端扭转性室性心动过速、心室颤动而发生猝死。不同突变基因所对应的临床亚型分别被命名为 LQT1~15、Jernell-Lange-Nielsen 综合征,其中 LQT1、LQT2 和 LQT3 是最常见的类型。LQT1 和 LQT2 的致病基因分别为 *KCNQ1* 和 *KCNH2*,分别编码心脏缓慢延迟整流钾电流(I_{Ks})通道蛋白和快速延迟整流钾电流(I_{Kr})通道蛋白。LQT3 的致病基因是 *SCN5A*,编码心脏电压门控钠通道蛋白。最近,遗传型与表现型的对应关系的研究已经证明心脏事件(晕厥或心搏骤停)的基因特异性触发因子。LQT1 患者运动中发生心脏事件的危险性很高,特别是游泳时。LQT2 患者对响声(如闹钟)刺激非常敏感,特别是在睡眠中或休息时。了解基因型有助于改变生活方式,能降低心脏事件的危险性。无论是原发性还是继发性 LQTS,Q-T 间期延长超过 460ms、T 波形态异常、相对心动过缓、有早发 SCD 家族史者易发生猝死。婴儿猝死综合征主要与 LQTS 有关,若生后 3~4 周 QTc 延长超过 470ms 为其高危因素。

2. 短 QT 综合征(short QT syndrome,SQTS) 为家族聚集性常染色体显性遗传疾病。其特征性心电图为 Q-T 间期持续性或慢频率依赖性(矛盾性)缩短伴高窄的 T 波,患者可发生房颤或室颤,临床常伴有头晕、心悸、晕厥,严重者猝死。目前,关于 SQTS 的心电图诊断 QT 界限仍有争议,2015 年 ESC 专家指南推荐的诊断标准为,QTc≤340ms,即使无症状也可诊断为 SQTS;若 QTc≤360ms,合并以下任意 1 项或多项临床情况即可诊断为 SQTS:①存在致病性基因突变;②SQTS 家族史;③有 40 岁以下家庭成员发生猝死;④曾经发生过 VT 或 VF,但无心脏病。目前研究发现,编码钾通道和钙通道的 6 个突变基因与 SQTS 相关,其对应的 SQTS 表型分别命名为 SQTS1-SQTS6。SQTS 患者常具有 SCD 家族史。有些原因也会引起短 Q-T 间期,如发热、低氧血症、高钾血症、高钙血症、交感神经兴奋、洋地黄类药物作用等,属于继发性短 Q-T 间期。

3. Brugada 综合征 是一种心脏结构正常的心脏离子通道疾病,呈常染色体显性遗传,与钠离子通道基因(SCN5A)突变有关。易引起致命性心律失常如多形性心动过速和/或心室颤动而猝死,多发生于休息或睡眠中,以男性为主。其诊断依据是体表心电图 V_{1-3} 导联 ST 段自发或诱发性抬高、伴有或不伴有右束支阻滞。主要分布于东南亚,尤其在日本和泰国,是年龄小于 50 岁、无心脏病史人群猝死的最常见原因。

4. 儿茶酚胺敏感性多形性室性心动过速(catecholaminergic polymorphic ventricular tachycardia,CPVT) 是一种具有遗传特性的原发性心脏电紊乱。临床表现为运动或激动诱发室性心律失常,可导致晕厥或猝死。研究提示,只要是交感神经系统兴奋诱发的双向或多形性室性心动过速,无器质性心脏病且 Q-T 间期正常者,都应考虑 CPVT 的诊断。RyR2 基因调节钙离子从细胞肌质网释放,异常的 RyR2 通道或 CASQ2 蛋白在交感兴奋的条件下诱发细胞内钙超载而导致的延迟后除极可能是 CPVT 发生的机制。值得注意的是,RyR2 基因突变同时也在部分 ARVC 患者中发现,但其出现频率并不清楚。研究发现,CPVT 首次发病年龄与病情的严重程度有明确的关系,发病越早,预后越差。β 受体拮抗剂可以控制大部分患者的心动过速发作。CPVT 患者发生过心搏骤停为 ICD 治疗的 Ⅰ 类适应证,服用 β 受体拮抗剂期间仍出现晕厥者为 ICD 治疗的 Ⅱa 类适应证。

5. 预激综合征 预激综合征(preexcitation syndrome)患者 20%~37% 合并先天性心脏病,最常见的是 Ebstein 畸形。预激综合征儿童,心房颤动经由旁路快速传导易引起室颤而有猝死的危险。由于心房颤动在儿童人群发生率低,故认为其在该人群猝死危险性较低,但依然有报道。当存在器质性心脏病时,与心动过速相关的猝死危险也相应增加。自然病史研究报道,预激综合征患者 SCD 的年发生率为 0.15%,其原因是心房颤动伴快速心室反应蜕变为室颤。

6. 窦房结功能障碍和房室传导阻滞 有记载的 SCD 中,约 20% 因缓慢心律失常所致。伴有左心室功能损害的缓慢心律失常患者更易发生 SCD,其机制通常是长时间的停搏、无逸搏节律或伴停搏依赖性复极异常所致的心室快速心律失常。但有关窦房结功能障碍患者发生 SCD 的危险分层参数目前尚缺乏。先天性完全性房室传导阻滞患者伴心室率慢(<5 次/min)、长 Q-T 间期和器质性心脏病是发生 SCD 的危险因子。

(三) 其他

除上述疾病外,还有一些相对少见的情况也可引起 SCD。

1. 运动性猝死 是世界医学领域的热点研究课题之一,其确切发生率目前尚不清楚。运动性猝死(exercise-induced sudden death)绝大多数是 SCD 和脑源性猝死,其中 SCD 约占 80%。运动性 SCD 的发病机制可能是:①运动性心脏损伤:人体过度运动时会导致心肌细胞间质水肿、线粒体肿胀,使心肌损伤,部分心肌纤维断裂。同时,动物模型研究发现,过度运动的大鼠血清中白介素-6、白介素-18 等炎症因子明显上升,进一步加重运动性心脏损伤,引起猝死。②人体在进行紧张而剧烈的运动时,体内代谢速率加快,血液中的儿茶酚胺水平增高,心肌需氧量增加易出现心肌缺血缺氧,缺血若超过 30 分钟可发生心肌坏死。③运动中诱发冠状动脉痉挛或栓塞,使其灌注不良。④运动时体内电解质、激素分泌的改变和代谢产物的堆积,可引起血液理化特性改变可诱发心律失常。影响生理负荷和猝死危险性的运动特征包括运动强度、持续时间、肌肉收缩方式,猝死的危险性随运动强度及持续时间的增加而增加。

常见的项目为田径、篮球、足球和排球等。

经尸检研究证实，年轻的过度训练运动员突然意外死亡通常是由于潜在的未引起注意的心血管疾病，较重要的有 HCM、主动脉窦异常、先天性冠脉畸形及 ARVC。

2. 心震荡（commotio cordis） 指伤者在运动过程中胸部突然受到投射物撞击后，立即昏倒或移动几步后倒地而导致 SCD。其属于钝性心脏损伤，但又完全不同于心脏挫伤，后者损伤范围广，从心内膜下或心外膜下的出血点或瘀斑，直至片状透壁性心肌梗死。心震荡引起的 SCD 尸检时心脏主要脏器均未见损伤的痕迹，甚至心肌细胞也无损伤，血化验检查心肌酶不升高。SCD 发生的原因可能为打击恰巧发生于心脏复极相的 15ms 时间窗内，正位于 T 波峰值前，与 R-on-T 的机制相同，此时最易发生致死性室性心动过速，左心室压突然增加，K_{ATP} 通道的激活。

3. 肺动脉高压（pulmonary hypertension） 肺动脉高压是由多种病因引起原发性或继发性肺血管病变，导致肺循环压力明显增高，甚至超过体循环压力的一类疾病。肺动脉高压合并严重缺氧的患者 SCD 发生率较高，心律失常和右心室肥厚导致冠状动脉舒张压下降从而引起心肌缺血也是肺动脉高压患者猝死的重要原因。肺动脉高压患者发生心律失常的主要机制是右心室心肌重构、持续性右心房压力升高和右心容量负荷过重。一项多中心研究提示，心动过缓是肺动脉高压患者发生恶性心律失常、SCD 的重要预测因子。

4. 药物及兴奋剂（drugs and stimulants） 如可卡因、麻黄、海洛因、大麻、苯异丙胺（安非他命）、依米丁等，这些药物和毒物引起 SCD 的原因可能与大量用药后心率和血压明显增快，心脏舒张期冠脉血流减少，从而导致心肌缺血有关。研究报道，治疗儿童注意力缺陷障碍所用的兴奋剂类药物，在治疗剂量下，并没有增加 SCD 的发生率。

三、预防及治疗

SCD 的预防（prevention）包括一级预防和二级预防，一级预防是指还没有发生过恶性心律失

常或心搏骤停，但是有高危因素的患者，预防恶性心律失常和心搏骤停发生的治疗措施。二级预防是指已经发生过恶性心律失常或心搏骤停的患者，预防复发的治疗措施。

（一）一级预防

1. 识别高危患儿 SCD 一级预防最重要的是识别有高危因素的患儿，倡导对人群进行 SCD 风险预测（risk prediction），进行危险分层，识别高危患儿是有效防治 SCD 的前提。高危患儿的评价标准如表 80-1，一旦对表中问题的回答有阳性发现，患儿或其亲属应被视为 SCD 的高危人群。因此，建议广泛推广和使用心血管风险评估表格，该表格适合任何年龄的儿童。

对于曾经出现心悸、晕厥、呼吸困难、胸痛等前驱症状的患儿，需详细采集病史，如激动或受惊吓时有无晕厥或抽搐，运动时异常的气短或极度疲劳（异于正常同龄儿童）等。同时包括家族史的采集，如家庭成员有无不可解释的晕厥或抽搐，50 岁之前突发、意外、不可解释的死亡（包括婴儿猝死综合征、车祸或溺水）、先天性耳聋、有无起搏器或心脏自动除颤器安装史，家族成员 SCD 史等。进行仔细的体格检查，并根据需要进行常规十二导联心电图、运动心电图、动态心电图、超声心动图、胸部 X 线、心导管造影等检查。对患儿进行全面心血管风险评估，采取恰当的治疗及监控措施，尽量避免 SCD 的发生。

近年来，随着分子遗传学的飞速发展，研究者们逐渐意识到导致小儿 SCD 发生的心脏改变往往具备遗传基础，与特定的染色体或基因突变相关，因此，开展小儿 SCD 相关分子遗传学检测，对患儿及其家庭成员进行 SCD 预测性诊断可能是今后发展的方向。

2. 预防措施

（1）药物预防：目前，β 受体拮抗剂是被各类文献和指南公认的对 SCD 有预防价值的药物，它能有效抑制室性早搏和快速性室性心律失常，降低各种心脏病伴或不伴心力衰竭者的 SCD，是 SCD 高危患儿一级预防的首选用药。

近年来，有多项研究认为胺碘酮和索他洛尔对于预防 SCD 可能有效，但从整体远期生存优势

表 80-1　儿科心脏性猝死评估

为评估发生心脏性猝死的风险,在定期的健康儿童检查时询问以下问题(或由家长填写表格):新生儿、学龄前儿童、初中入学前儿童或初中生、高中入学前儿童或高中生。

请健康评估者注意,应用此表格对患者或其父母(家属)实施评估时,请使用如下措辞:"请告诉我,你的家庭成员中是否有。"

个人史问题　　　是　　否

你的孩子是否曾在运动、情绪激动或受到惊吓时发生晕厥或昏倒?

你的孩子是否曾在运动后发生晕厥或昏倒?

你的孩子是否会因运动引起极度的疲劳(不同于其他儿童)?

你的孩子是否在运动中出现异常或极度的呼吸困难?

你的孩子是否在运动时感到不适、胸痛、胸闷或心悸?

医师是否告知过你,你的孩子有高血压、高胆固醇、心脏杂音、心肌病或心脏感染?(如果回答"是",请指出是哪一种或哪几种?)

是否有医师曾为你的孩子做过心脏检查?

你的孩子是否曾被诊断为患有不明原因的惊厥或运动诱发的哮喘?

家族史问题

家族中是否有成员在 50 岁以前突发不明原因的意外死亡(包括婴儿猝死综合征、车祸、溺水或其他)?

家族中是否有成员在 50 岁以前因突发心脏问题而死亡?

家族中是否有成员患有不明原因的晕厥或惊厥?

　　　亲属中是否有如下情况:

　　　肥厚型心肌病

　　　扩张型心肌病

　　　主动脉破裂或马方综合征

　　　冠状动脉粥样硬化(心脏病发作,50 岁或 50 岁以前)

　　　致心律失常性右心室心肌病

　　　长 QT 综合征

　　　短 QT 综合征

　　　Brugada 综合征

　　　儿茶酚胺敏感性多源性室性心动过速

　　　原发性肺动脉高压

　　　起搏器或植入型心脏除颤器

　　　先天性耳聋(出生时耳聋)

请在这儿对任何"是"的回答做出相应的解释:

来看,无论是胺碘酮还是索他洛尔,与安慰剂比较在远期死亡率方面均无明显差别,而且长期使用胺碘酮存在肝脏、甲状腺、肺、皮肤等多系统损害的副作用,故不推荐作为首选药物,仅在 β 受体拮抗剂无效,或因其他因素不能耐受 β 受体拮抗剂时考虑使用。

另外,对于具有慢性心力衰竭、心肌梗死或高血压的患者,部分非抗心律失常药物,如 ACEI 类药物、醛固酮拮抗剂和血管紧张素受体拮抗剂(ARB)等,可降低 SCD 的发生率。

(2)非药物预防:在应用药物基础上,对心脏事件特别是快速室性心律失常仍反复出现的患者主张应用植入型心律转复除颤器(implantable cardioverter defibrillator,ICD)。2015 年 ESC 提出,对于具有 SCD 高危因素的遗传性离子通道病、心肌病和先天性心脏病患儿,推荐使用 ICD 联合药物治疗。对于 LVEF 降低,程序电刺激能够诱发室性心动过速或室颤的患者,考虑置入 ICD 治疗。

窦房结功能障碍及高度房室传导阻滞的患儿,药物治疗无效者应安装永久性心脏起搏器。

(二)二级预防

二级预防是对曾经发生过恶性心律失常或心搏骤停,或晕厥、低血压、室性心动过速患者的治疗,2015年ESC关于预防心脏性猝死的指南中提出,对于心搏骤停幸存的儿童患者,在无其他可逆性原因的情况下,均建议首选置入ICD。对于无法置入ICD的患者,可以考虑使用的药物仍然首选β受体拮抗剂,其次可选择胺碘酮和索他洛尔。

对于完全性左束支传导阻滞合并心力衰竭的患者,可考虑使用心脏再同步化治疗(cardiac resynchronization therapy,CRT)来降低SCD发生率。

(三) 治疗与急救

治疗原发病是预防SCD的最基本措施。先天性心血管畸形包括冠状动脉异常的患儿应尽早手术矫正。肥厚型心肌病有严重左心室流出道梗阻,左心室与流出道压力阶差≥50mmHg时可考虑手术缓解。扩张型心肌病患儿应积极控制心力衰竭,改善心功能。预激综合征患儿进行射频消融术,LQTS患者应用左侧颈胸交感神经节切除术等均有利于降低猝死发生率。在以上治疗方法实施的同时应注意改善生活方式避免诱发因素,如情绪激动、剧烈活动等,以及避免应用延长Q-T间期的药物。

无论哪一种预防和治疗措施都不能完全避免心搏骤停的发生,一旦心血管事件发生,及时有效的急救措施才是避免SCD发生的关键。所以要提高急救系统的反应速度及公众的急救水平,使患者能够在4~6分钟内接受心肺复苏(cardiopulmonary resuscitation,CPR),并在尽可能短的时间内得到体外除颤的治疗。目前采用标准的儿童心肺脑复苏流程(详见第二十章),争分夺秒地进行心肺复苏(CPR)是SCD救治成功的关键。如能在疾病突发4~6分钟内得到有效急救,复苏成功率相对增加。继院外救治之后,要有高质量的高级生命支持,使患者能够得到进一步的救治及监测。

(四) SCD高危人群家属CPR培训

心搏骤停发生后,时间是CPR成功与否的最关键因素,复苏越早,存活率越高。如果能够在心搏骤停发生后的4分钟内实施CPR,将有50%的人可能存活,超过6分钟者存活率仅为4%,10分钟以上者几乎无存活可能,每延迟1分钟,CPR成功率将下降7%~10%。然而,目前国内外急救网络呼叫反应时间多在6分钟以上。因此,仅依靠医院和急救系统是不能有效提高心搏骤停生存率的,而心搏骤停第一目击者的急救技能也是减少SCD发生的关键因素。目前,国内对CPR的培训并不普及,如何使更多的目击者接受培训并实现较高的技能保持率,让更多的院外心搏骤停(out-of-hospital cardiac arrest,OHCA)患者得到高质量的目击者CPR一直是急救培训人员所关注的焦点。能否通过面授培训和自学强化相结合的模式,使SCD高危人群家属学会并长期保持CPR技术是我们需要研究的问题。

四、结语

由于小儿SCD危害巨大且难以预测,而每一次SCD事件对于患儿父母和家庭都是一种严重的创伤,因此SCD已成为小儿心血管疾病防治中面临的一个巨大挑战,越来越受到医学界的重视。然而,对小儿SCD的研究仍有许多问题亟待解决,无论是流行病学调查、危险分层评估等都存在较大空白。由于小儿SCD的病因大多与基因及遗传相关,因此随着分子遗传学和生物工程技术的发展,对我们开展SCD相关的分子遗传学研究,以期做出早期预测性诊断提供了良好的契机。只有逐渐完善小儿SCD流行病学调查、明确发病机制,在此基础上,制订规范的小儿心血管风险评估体系,同时做好孕期保健、完善预防措施、普及基本抢救常识,才能最大程度地减少SCD的发生率、提高患儿存活率及存活患儿生活质量。

(孙慧超　张　静　田　杰)

参 考 文 献

1. PRIORI S G, BLOMSTRÖM - LUNDQVIST C, MAZZANTI A, et al. 2015 ESC Guidelines for the management of patients with ventricular arrhythmias and the prevention of sudden cardiac death. Europace, 2015, 17(11):1601-1687.
2. AL-KHATIB S M, STEVENSON W G, ACKERMAN M J, et al. 2017 AHA/ACC/HRS guideline for management of patients with ventricular arrhythmias and the prevention

of sudden cardiac death. Circulation, 2018, 138（13）: e210-e271.

3. BERGER S, KUGLER J D, THOMAS J A, et al. Sudden cardiac death in children and adolescents: introduction and overview. Pediatr Clin North Am. 2004, 51: 1201-1209.

4. SEN-CHOWDHRY S, JACOBY D, MOON J C, et al. Update on hypertrophic cardiomyopathy and a guide to the guidelines. Nat Rev Cardiol, 2016, 13（11）: 651-675.

5. 中华医学会儿科学分会心血管学组儿童心肌病精准诊治协作组，《中国实用儿科杂志》编辑委员会，张艳敏，等. 中国儿童肥厚型心肌病诊断的专家共识. 中国实用儿科杂志, 2019, 34（5）: 329-334.

6. 中华医学会心血管病学分会精准心血管病学组，中国医疗保健国际交流促进会，精准心血管病分会，等. 单基因遗传性心血管疾病基因诊断指南. 中华心血管病杂志, 2019, 47（3）: 175-196.

7. GESKE J B, OMMEN S R, GERSH B J. Hypertrophic cardiomyopathy: clinical update. JACC Heart Fail, 2018, 6（5）: 364-375.

8. CORRADO D, WICHTER T, LINK M S, et al. Treatment of arrhythmogenic right ventricular cardiomyopathy/dysplasia: an international task force consensus statement. Circulation, 2015, 132（5）: 441-53.

9. 毛雨，陈良余. 致心律失常右心室心肌病心源性猝死危险因素研究进展. 中国循证心血管医学杂志, 2019, 11（1）: 126-128.

10. DENFIELD S W, WEBBER S A. Restrictive cardiomyopathy in childhood. Heart Fail Clin, 2010, 6（4）445-452.

11. LIPSHULTZ S E, LAW Y M, ASANTE-KORANG A, et al. Cardiomyopathy in children: classification and diagnosis: a scientific statement from the American Heart Association. Circulation, 2019, 140（1）: e9-e68.

12. 中华医学会儿科学分会心血管学组，中华医学会儿科学分会心血管学组心肌炎协作组，《中华儿科杂志》编辑委员会，等. 儿童心肌炎诊断建议（2018年版）. 中华儿科杂志, 2019, 57（2）: 87-89.

13. 中华医学会心血管病学分会精准医学学组，《中华心血管病杂志》编辑委员会，成人暴发性心肌炎工作组. 成人暴发性心肌炎诊断与治疗中国专家共识. 中华心血管病杂志, 2017, 45（9）: 742-752.

14. KHAIRY P, ABOULHOSN J, GURVITZ M Z, et al. Arrhythmia burden in adults with surgically repaired tetralogy of Fallot: a multi-institutional study. Circulation, 2010, 122（9）: 868-875.

15. VALENTE A M, GAUVREAU K, ASSENZA G E, et al. Contemporary predictors of death and sustained ventricular tachycardia in patients with repaired tetralogy of Fallot enrolled in the INDICATOR cohort. Heart, 2014, 100（3）: 247-253.

16. WAGNER A H, ZARADZKI M, ARIF R, et al. Marfan syndrome: A therapeutic challenge for long-term care. Biochem Pharmacol, 2019, 164: 53-63.

17. 王丹颖，张艳敏. 长QT综合征的遗传学研究进展. 中国妇幼健康研究, 2021, 32（1）: 135-141.

18. 石少波，Hector Barajas-M，胡丹. 遗传性短QT综合征的研究进展. 中华心血管病杂志, 2019, 47（5）: 413-416.

19. CANTÚ F, GOETTE A. Sudden cardiac death stratification in asymptomatic ventricular preexcitation. Europace, 2009, 11（11）: 1536-1537.

20. EMERY MS, KOVACS RJ. Sudden cardiac death in athletes. JACC Heart Fail, 2018, 6（1）: 30-40.

21. 田攀，张杨，崔英凯，等. 运动预适应与心源性猝死. 中国循证心血管医学杂志, 2021, 13（1）: 121-122.

22. 尚小珂，肖书娜，周红梅，等. 肺动脉高压与心律失常. 中华实用诊断与治疗杂志, 2015, 29（1）: 1-4.

23. WILENS T E, PRINCE J B, SPENCER T J, et al. Stimulants and sudden death: what is a physician to do? Pediatrics, 2006, 118（3）: 1215-1219.

24. CAMPBELL R M, BERGER S. Preventing pediatric sudden cardiac death: where do we start? Pediatr, 2006, 118（2）: 802-803.

第八篇
肺动脉高压

第八十一章

肺 高 血 压

肺高血压（pulmonary hypertension，PH）是指由多种异源性疾病（病因）和不同发病机制所致肺血管结构或功能改变，引起肺动脉压力升高的临床和病理生理综合征，继而发展成右心衰竭甚至死亡。儿童 PH 在不同年龄段的病因与疾病谱不尽相同，本章将介绍儿童 PH 的临床分类、发病机制及病理生理、诊断和治疗等。

一、临床分类

1973 年世界卫生组织（world health organization，WHO）第 1 次制定了 PH 的分类（classification）标准，根据是否存在明确病因将 PH 分为原发性 PH 和继发性 PH 两大类。1998 年，WHO 第 2 次肺动脉高压大会（World Symposium on Pulmonary Hypertension，WSPH）修订了 PH 的诊断和分类标准，根据病理生理、临床表现和治疗措施将 PH 分为 5 类。2003 年，WHO 第 3 次 WSPH 对 PH 的诊断标准再次进行了修订，以特发性肺动脉高压（idiopathic pulmonary arterial hypertension，IPAH）取代了原发性肺动脉高压。2013 年，WHO 第 5 次 WSPH 对 PH 的诊断标准及分类进行了更新，此次更新中增加了与儿童 PH 相关的病种，尤其是与肺发育性疾病相关的 PH 受到了高度关注；新生儿持续肺动脉高压（persistent pulmonary hypertension of the newborn，PPHN）是新生儿期特有的一种 PH，将其单独列为一类。另外，对先天性心脏病相关性 PAH（pulmonary arterial hypertension associated with congenital heart disease）的临床分类也进行了更新。2019 年，第 6 次 WSPH 增加了"对钙通道阻滞剂长期有效的肺动脉高压""肺静脉闭塞病/肺毛细血管瘤病（pulmonary venous occlusive disease/pulmonary

capillary hemangioma，PVOD/PCH）"亚类。2021年，我国专家参考国外标准制定了《中国肺动脉高压诊断与治疗指南（2021 版）》，规范了国内 PH 的定义。PH 指肺高血压，PAH 特指肺动脉高压（pulmonary arterial hypertension，PAH），两者的诊断和治疗策略不同。2015 年，中华医学会儿科学分会心血管学组及《中华儿科杂志》编辑委员会颁布了《儿童肺高血压诊断与治疗专家共识》。综合以上指南与共识，总结儿童 PH 分类标准见表 81-1。

尽管儿童 PH 和成人 PH 在很多方面存在相似之处，但儿童期肺和肺血管仍处于发育阶段，合并遗传综合征多见，在病因学、病程及治疗反应等方面仍与成人存在一定的区别。成人 PH 临床分类中的类型可发生于儿童期，但在病因构成比例上儿童与成人存在明显的差异。表 81-1 中所列的 PH 分类，儿童最常见的为第 1 大类 PH（PAH），第 4 大类与第 5 大类 PH 在儿童患者中非常少见。成人 PH 分类标准是否完全适用于儿童，国内外尚存在争议。尽管如此，目前国际上多数儿童 PH 临床试验和注册登记研究多采用了成人的 WHO 分类标准。

二、发病机制及病理生理

迄今，有关 PH 的发病机制（pathogenesis）尚不完全清楚。目前认为，PH 的发生不能以单一的病理生理机制来解释，而是涉及细胞、体液介质和分子遗传等多个途径。血管收缩、血管重构和原位血栓是 PH 发生发展的重要病理生理基础，内皮细胞（endothelial cell，EC）、平滑肌细胞（smooth muscle cell，SMC）、成纤维细胞和血小板等细胞异常参与其形成，血管收缩因子和血管舒张因子、促进增殖因子和抑制增殖因子、促凝物质和抗凝物

表 81-1　PH 的临床分类

分类	亚类
1. 肺动脉高压（PAH）	1.1　特发性肺动脉高压（idiopathic pulmonary arterial hypertension，IPAH）
	1.2　遗传性肺动脉高压（heritable pulmonary arterial hypertension，HPAH）
	1.3　药物和毒物相关肺动脉高压（drug-induced pulmonary hypertension，DPAH）
	1.4　疾病相关的肺动脉高压
	1.4.1　结缔组织病（connective tissue disease，CTD）
	1.4.2　HIV 感染
	1.4.3　门静脉高压（portal hypertension）
	1.4.4　先天性心脏病（congenital heart disease，CHD）
	1.4.5　血吸虫病
	1.5　对钙通道组织剂长期有效的肺动脉高压
	1.6　具有明显肺静脉/肺毛细血管受累（PVOD/PCH）的肺动脉高压
	1.7　新生儿持续肺动脉高压（PPHN）
2. 左心疾病所致 PH	2.1　射血分数保留的心力衰竭（heart failure with preserved injection fraction，HFpEF）
	2.2　射血分数降低的心力衰竭（heart failure with reduced injection fraction，HFrEF）
	2.3　瓣膜性心脏病
	2.4　导致毛细血管后肺动脉高压的先天性/获得性心血管病
3. 肺部疾病和/或低氧所致 PH	3.1　阻塞性肺疾病
	3.2　限制性肺疾病
	3.3　其他阻塞性或限制性并存的肺疾病
	3.4　非肺部疾病导致的低氧血症
	3.5　肺发育障碍性疾病
4. 慢性血栓栓塞性肺动脉高压和/或其他肺动脉阻塞性病变所致 PH	4.1　慢性血栓栓塞性肺动脉高压（chronic thromboembolic pulmonary hypertension，CTEPH）
	4.2　其他肺动脉阻塞性疾病：肺动脉肉瘤或血管肉瘤等恶性肿瘤、肺血管炎、先天性肺动脉狭窄、寄生虫（包虫病）
5. 未明和/或多因素所致 PH	5.1　血液系统疾病（如慢性溶血性贫血、骨髓增殖性疾病）
	5.2　系统性和代谢性疾病（如结节病、戈谢病、糖原贮积症）
	5.3　复杂性先天性心脏病
	5.4　其他（如纤维性纵隔炎）

注：PH，肺高血压；PAH，肺动脉高压；PVOD，肺静脉闭塞症；PCH，肺毛细血管瘤病。

质等多种血管活性物质的失衡促进其发生，而遗传因素在其发病机制中的作用更日益受人瞩目。

（一）细胞机制

肺血管结构重构（pulmonary vascular structural remodeling，PVSR）是 PH 重要的病理基础，血管壁内、中、外膜三层结构均发生改变，这对 PH 的发生、发展及转归都具有重要意义。

1. 内皮细胞　血管壁所有成分均参与肺血管结构重构，而内皮作为血液与血管壁的界面起重要作用。在正常的生理条件下，完整的血管内皮对维持血管 SMC 的静息状态和正常血管结构具有重要的意义。首先，致密排列的单层 EC 形成具有光滑面的生理屏障，防止血细胞黏附在血管壁上，产生各种丝裂原和趋化因子，同时也使血液中的各种血管活性物质不能进入血管壁影响血管细胞的生长；其次，ECs 和 SMC 之间的内弹力层有许多小孔，血管内皮细胞（vascular endothelia cell，VEC）可通过小孔与 SMC 发生联系，这种肌-内皮连接对于维持血管 SMC 的静息状态起重要的作用。一些异常因素，如缺氧、机械剪切力、炎症、某些药物或毒物等，可使肺血管内皮细胞（pulmonary vascular endothelial cell，PVEC）结构、功能和代谢发生改变，成为 PH 发生的始动因素。内皮损伤破坏了内皮的屏障作用，以及内皮细胞和 SMC 之间的肌-内皮连接，也破坏了血管内皮和肺循环所产生的血管活性物质之间的平衡和内皮细胞对 SMC 的调节，从而促使肺血管 SMC 增殖，引起肺血管结构重构。左向右分流型先天性心脏病由于肺血流量增加，导致肺动脉切应力增加，肺动脉内皮结构和功能发生改变。此外，由于血流动力学改变产生的湍流可产生内皮受损的足够能量，而 PH 患者血管壁的顺应性往往降低，血管壁对切应力更为敏感，可引起明显的血管内皮受损。内皮细胞受损后，破坏了内皮的屏障作用以及内皮细胞和 SMC 之间的肌-内皮连接，也破坏了内皮细胞调节 SMC 的机制，这必然使肺血管 SMC 失去控制而增殖，引起肺血管结构重构。而在外周非肌型动脉，对内皮下周细胞的生长抑制作用减弱，使周细胞增生并向 SMCs 转化，导致血管异常肌化。内皮损伤不仅可引起增殖和凋亡失衡，还可影响凝血过程。无序的内皮细胞增殖会导致丛样病变的形成，IPAH 晚期肺动脉发生丛样病变，丛样病变中的细胞为单克隆起源，并且病变内皮细胞的转化生长因子-β（transforming growth factor-β，TGF-β）2 型受体及凋亡相关基因 Bax 等生长抑制基因出现功能缺陷，90% 病变区域内皮细胞不表达 TGF-β_2 型受体，提示肿瘤抑制基因可能参与了 IPAH 的发生。

2. 平滑肌细胞 肺动脉平滑肌细胞（pulmonary artery smooth muscle cell，PASMC）属多功能间质细胞，有两种表型：即收缩表型和合成表型。在胚胎期或幼小动物的血管发育期，细胞为合成表型，处于增殖状态，表型上类似纤维母细胞，可合成细胞外基质（extracellular matrix，ECM），具有较高的增殖系数。出生后逐渐适应肺的呼吸和循环的生理环境，细胞从合成表型转为收缩表型，处于相对静止状态，其合成和增殖能力减弱，具有大量的肌丝，可对外界刺激发生收缩反应，从而维持血管的正常张力和构型。PH 时，肺动脉中膜 SMC 由静止状态的收缩表型向增殖状态的合成表型转化，SMC 增生、肥大、中膜肥厚；并且在正常情况下基本无发育的平滑肌前体细胞（中间细胞、周细胞）分化为新的 SMC，部分肌型动脉及非肌型动脉发生肌化，形成新的肌型动脉。在肺血管结构重构形成时，PASMC 增殖增加，凋亡减少，提示 PASMC 增殖和凋亡之间平衡失调也参与了血管

结构重构，引起增殖和凋亡失衡的主要原因与机体调控 PASMC 生长和抑制的细胞因子的平衡关系有关，细胞可转化为合成表型和增殖状态。体外实验已证明，低氧、高肺血流引起剪切力增加等因素可诱导促进 SMCs 增殖的血管活性物质合成和分泌增加，如内皮素（endothelin，ET）、血管紧张素（angiotensin，AT）、血管内皮生长因子（vascular endothelial growth factor，VEGF）、血小板源性生长因子（platelet-derived growth factor，PDGF）和血管活性肽 U-Ⅱ等，而使抑制 SMCs 增殖的细胞因子合成和分泌减少，如前列环素（prostacyclin，PG）、心房钠尿肽（atrial natriuretic peptide，ANP）、肾上腺髓质素（adrenomedullin，ADM）、内源性一氧化氮（nitric oxide，NO）、一氧化碳（carbon monoxide，CO）、硫化氢（hydrogen sulfide，H_2S）及二氧化硫（sulfur dioxide，SO_2）等。

3. 成纤维细胞 血管外膜成纤维细胞（vascular adventitial fibroblast，VAF）在 PH 血管重构中起重要作用。VAF 的增殖、表型转化，合成大量 ECM 及其通过迁移参与对血管新生内膜形成的作用。这些 VAF 的改变最终导致内膜狭窄和降低血管对血管扩张因子的作用。VAF 是血管外膜的主要细胞成分，其主要功能是分泌 ECM，维持血管正常结构和物理特性。各种血管损伤因子如血流动力学改变、低氧等均能刺激 VAF 向肌成纤维细胞（myofibroblast）转化。在 PH 时，肺动脉的 VAF 能够表达 SMCs 的收缩蛋白，如 α-SM-actin。这些肌成纤维细胞具有收缩特性且有明显的增殖和合成活性。VAF 的增殖也参与 PH 形成时的结构重构。有研究者分别从具有 PH 的新生儿和成人的肺动脉中分离出 VAF，并且分别在低氧的条件下研究 VAF 的增殖情况。结果发现，在 PH 时，新生儿的成纤维细胞的增殖比成人明显。VAF 在低氧时表现出对多种生长因子如 PDGF、成纤维细胞生长因子（fibroblast growth factor，FGF）及胰岛素样生长因子（insulin like growth factor，IGF）的增殖反应明显增强。更为重要的是，在无外源性生长因子存在时，肺动脉的 VAF 在低氧时仍能表现出明显的增殖现象，这在 SMCs 及体循环动脉的 VAF 则不会出现。肺动脉 VAF 的这种增殖现象伴随着蛋白激酶（PKC）的

同工酶改变,这表明了 VAF 的增殖具有独特的信号转导途径。并且,PKC 信号转导途径在发育过程中有改变,这可以解释为什么成人与新生儿 PH 时,VAF 的增殖反应不同。在低氧时,成纤维细胞能增加I型胶原 mRNA 表达。PASMC$_s$ 在机械刺激作用下或在血浆中的生长因子(如 PDGF)作用下,表现为能增加前胶原的合成。在猪的冠状动脉球囊损伤模型中,血管外膜的前胶原 mRNA 和蛋白水平在损伤后的 2 天升高。在损伤后的一个月可发现 VAF 细胞内的前胶原表达增多。更为重要的是,通过双标记的方法发现,胶原合成增多和增殖均存在于血管外膜的成纤维细胞中及以后的肌型成纤维细胞。总之,VAF 能够通过多种方式参与 PH 血管结构重构。

4. 细胞外基质 肺血管结构重构除血管壁内皮细胞、SMC 肥大增生外,ECM 增加及分布异常是肺血管结构重构的重要组成部分。ECM 主要包括胶原、弹力蛋白和纤维连接素等。它们相互作用构成复杂的网状结构,不仅起到细胞结构支架的作用,也可直接或通过对血管 SMC 功能的调节参与 PH 时的肺血管结构重构(pulmonary vascular structural remodeling,PVSR)。

胶原是结缔组织最重要的硬蛋白,对血管起着支持、连接作用,同时也参与调节血管的张力。因此,胶原量的改变和分布形式的变化是血管动力学性质改变的关键因素之一。目前已知,胶原至少有 13 种以上不同的类型,分别起着不同的作用。在肺血管壁中主要是I型和Ⅲ型,且以I型最为丰富。另外,还有Ⅳ型。I型胶原使血管壁具有抗张强度,而Ⅲ型使之具有伸展性。因此,胶原总量或不同类型胶原相对比例的改变对血管壁的生理特性有着很大影响。笔者课题组的研究表明,低氧状态下或高肺血流量时中、小型肺动脉I型和Ⅲ型胶原含量明显增多,中、小型肺动脉前胶原I、Ⅲ mRNA 表达上调。在室间隔缺损的病人中,其超微结构的变化包括胶原蛋白合成增加,虽然胶原蛋白堆积的类型及其发生的机制尚不完全清楚,但机械性的牵张力和搏动性膨胀是比较肯定的一个原因。

影响胶原在肺动脉壁堆积除生成方面的因素外还有胶原降解方面的因素。胶原的降解调节是由多种酶参与的。胶原酶为一大类,主要包括基质金属蛋白酶(matrix metalloproteinases,MMP)家族及基质金属蛋白酶抑制剂(matrix metalloproteinase inhibitors,TIMP),主要包括 MMP-1、TIMP-1 和 MMP-13。MMP-1 与 TIMP-1 是调控肺动脉胶原降解的主要分子,经胶原酶等切割的胶原大片段还可被结缔组织细胞和炎症细胞吞噬经溶酶体酶进一步降解。笔者课题组研究报道,低氧状态下及高肺血流所致肺血管结构重构时肺动脉壁中胶原的 MMP-1mRNA 表达升高幅度明显低于 TIMP-1mRNA 表达的升高幅度,提示 TIMP-1 作为抑制胶原降解的关键物质,在 PH 形成过程中其过度表达而抑制胶原降解。

5. 血小板和血栓形成 血小板功能紊乱及血栓形成在 IPAH 的发生过程中起重要作用。肺血管内皮损伤后,产生易损表面,促进血小板活化和凝集、血栓调节素系统及纤维蛋白溶解系统异常,促使肺动脉原位血栓形成。血小板除有抗凝作用外,还可释放肺血管收缩和重构的活性物质,如血栓素 A2、血小板激活因子、5-羟色胺、PDGF、TGF-β 及 VEGF,与血管壁相互作用,引起肺血管结构重构。

6. 炎症细胞 部分 IPAH 患者体内可发现抗核抗体等自身抗体及 IL-1 和 IL-6 等炎性细胞因子水平升高,肺组织学检查发现丛样病变中有巨噬细胞及淋巴细胞浸润及趋化因子 RANTES 和 Fractal kine 的表达增加,均提示炎症细胞可能参与 IPAH 的发病。此外,炎症反应在 CTD 及 HIV 感染所致 PH 中均起一定作用,部分狼疮相关性 PH 经免疫抑制剂治疗后病情可得到改善。

(二)分子机制

VEC、SMCs、成纤维细胞以及血小板和单核巨噬细胞能够产生多种血管活性物质,正常情况下它们之间处于动态平衡,维持肺血管的正常生理结构和功能。在一些外来刺激下(如高肺血流、低氧、毒物等),这些介质产生分泌平衡失调,促进血管收缩、血管结构重构以及血栓形成,是 PH 发生的重要机制。

1. 气体信号分子
(1)一氧化氮:一氧化氮(nitric oxide,NO)

与 PH 的形成密切相关。在正常肺循环中,NO 从肺 VEC 释放后,迅速弥散进入血管 SMC,与鸟苷酸环化酶中的血红素反应形成一种顺磁物质亚硝酰-血红素,从而激活可溶性鸟苷酸环化酶(soluble guanylate cyclase,sGC),该酶催化三磷酸鸟苷,产生环磷酸鸟苷(cyclic guanosine monophosphate,cGMP),cGMP 增多可激活 cGMP 依赖性蛋白激酶,抑制钙离子从肌质网释放和细胞外钙离子内流,细胞内游离钙离子浓度降低,肌球蛋白轻链脱磷酸化,从而使肺血管平滑肌舒张。

室间隔缺损合并 PH 患者其血浆中 NO 的含量与肺动脉压力呈正相关。通过腹主动脉-下腔静脉分流建立的高肺血流 PH 模型研究发现,分流组肺组织内皮型一氧化氮合酶(endothelial nitric oxide synthase,eNOS)表达明显增强,并且分流组对应用一氧化氮合酶(nitric oxide synthase,NOS)抑制剂的肺血管收缩反应增强,血浆中 cGMP 水平增高,提示分流组 NO 的产生增加。有学者认为在肺血管病变的不同病理时期,eNOS 的表达也不同。由于动物模型的限制,既往多数是对肺活检标本进行研究,在先天性心脏病患者中肺动脉内皮细胞 eNOS 表达与肺血管 HE 分级水平呈正相关,提示随着肺血管阻塞性病变的进展,肺组织 eNOS 表达上调。在 PH 患者异常增厚的肺动脉内皮细胞中 eNOS 的表达也上调。

高肺血流引起的高切应力增加可能是肺动脉内皮细胞 eNOS 表达和生成变化的机制之一。左向右分流使肺循环血流量增加,肺动脉由于血管重构内径减小。已知切应力与血液黏稠度和流速成正比,与血管内径成反比。因此左向右分流时肺 VEC 承受的切应力增加。大量体外细胞培养的实验表明,高切应力促进 VEC eNOS mRNA 和蛋白的上调及 NO 释放增加。Noris 等将脐静脉内皮细胞暴露于不同流量下 6 小时,发现切应力剂量依赖地使培养的内皮细胞 NOS mRNA 和 NO 合成上调。多种不同的分子机制可能参与了切应力对内皮细胞 eNOS 基因表达的调节。eNOS 和 PDGF 等受切应力影响的基因中均包含一段相同的序列 GAGACC,称为切应力反应元件(shear stress response element,SSRE),SSRE 是切应力调节内皮细胞基因表达较普遍的分子机制之一。研究表明,在内皮细胞中许多转录因子能够为切应力所调节,如核因子-κB(nuclear factor-κB,NF-κB)和活化蛋白-1(activator protein-1,AP-1)等,这些转录因子可以与存在于众多内皮细胞基因中的 SSRE 结合,相互作用。切应力激活的核转录因子,可与位于 eNOS 基因启动子的 SSRE 结合,诱导 eNOS 基因的转录,提示 eNOS mRNA 的上调可能源于切应力对 eNOS 基因转录的直接诱导作用。此外,钾离子通道的开放、细胞外钙离子的增加和蛋白的磷酸化/去磷酸化也参与了切应力对 eNOS 的调节。

NO 也参与低氧性 PH 形成,包括参与低氧性肺血管收缩及低氧性肺血管结构重构。通过测定肺灌注液 NO 间接含量、测定呼出气 NO 含量、血浆内 NO 间接含量、eNOS mRNA 及蛋白表达水平,发现低氧 NO 的合成明显受抑制。NO 作为最重要的调节肺血管张力的内皮衍生因子,其在低氧性肺动脉收缩(hypoxic pulmonary vasoconstriction,HPV)中的作用亦备受关注。早在 1991 年,就有多项研究发现在低氧性 PH 形成中,NO 介导的肺血管扩张反应减弱。而此后又有多项试验发现应用了 NOS 特异抑制剂后,HPV 收缩反应增强;应用 NOS 抑制剂 L-NAME 后,可显著增强 HPV 反应。

NO 及 NO 的化学供体对肺血管结构重构有明显的抑制作用。给大鼠低氧的同时腹腔内注射 NO 前体 L-精氨酸(L-arginine,L-Arg),结果缓解了低氧性肺血管结构重构的形成,而 NOS 抑制剂亚硝基 L-精氨酸(nitroso L-arginine,L-NAME)明显加重了低氧性肺血管结构重构的程度。长期吸入 NO 或应用 NO 前体 L-Arg 或 NO 供体硝酸甘油等可以缓解 PH 和肺血管结构重构的形成,而应用 NO 合酶抑制剂却可以明显加重肺血管结构重构的程度,表明 NO 体系对肺血管结构重构和 PH 的形成有重要的调节作用。

迄今,NO 抑制肺血管结构重构的作用机制尚未完全阐明。现有研究认为存在如下机制:①NO 直接抑制肺血管 SMC 增殖。②NO 通过对促进 SMC 增殖因子的抑制作用及通过对抑制 SMC 增殖因子的促进作用间接抑制 SMC 增殖。③NO 通过促进 PASMC 凋亡调节肺血管结构重构。④NO

通过直接扩张血管、降低管壁张力和维护血管内皮功能完整性来减轻肺血管结构重构。NO维护血管内皮功能完整性的作用主要包括三个方面：保持血管内皮依赖性舒张活性；维护血管内膜的表面，使之无血栓形成；维持血管内膜的非增殖状态。血管内皮功能的完整性是维持正常血管张力所必需。⑤NO通过调节ECM的生成和/或降解调节肺血管结构重构。

（2）一氧化碳：内源性一氧化碳（CO）主要是血红素在血红素加氧酶（heme oxygenase，HO）催化下分解产生，具有舒张血管和抑制SMC增殖的作用。PASMC和内皮细胞中均有HO表达，提示肺循环是内源性CO生成和释放的重要场所之一。CO不仅可通过激活可溶性鸟苷酸环化酶（sGC）升高cGMP途径抑制HPV，还可通过非cGMP途径激活钾通道使细胞超极化，激活电压依赖性钙通道，阻止钙离子进入细胞，使血管舒张，从而抑制HPV。低氧性PH大鼠CO/HO-1体系存在时间依赖性的双峰规律变化，给予低氧大鼠HO-1抑制剂锌原卟啉IX加重低氧性PH的形成，而外源性CO能够缓解低氧性PH和肺血管结构重构的形成，提示HO/CO系统在低氧性PH形成中具有重要的调节作用。HO/CO系统调节低氧性肺血管结构重构的机制目前还不清楚。根据目前研究的结果，CO缓解低氧性肺血管结构重构的机制可能与以下几个方面有关：①CO抑制肺血管SMCs增殖；②CO通过促进PASMC凋亡调节肺血管结构重构；③CO通过调节ECM的生成和/或降解调节肺血管结构重构。

（3）硫化氢：继NO和CO被发现后，作者课题组提出硫化氢（hydrogen sulfide，H_2S）是心血管功能调节的新型气体信号分子，它在体内发挥着与NO和CO相似的生物学作用。在机体内，5′-磷酸吡哆醛依赖酶包括胱硫醚β-合成酶和胱硫醚γ-裂解酶（cysteathione γ-lyase，CSE）等可以催化半胱氨酸分解产生内源性H_2S。H_2S可通过抑制血管SMCs的增殖及诱导SMC的凋亡等途径参与PH肺血管结构重构。低氧性PH大鼠内源性H_2S体系下调，外源性H_2S可缓解低氧性PH的形成。此外，研究还发现了H_2S对血管ECM的代谢也具有重要的调节作用，H_2S通过抑制血管内

皮素（plasma endothelin-1，ET-1）、结缔组织生长因子（connective tissue growth factor，CTGF），从而调节了ECM胶原蛋白合成和降解的稳态，参与高肺血流大鼠肺动脉胶原蛋白重塑的调节。内源性H_2S/CSE体系可能在高肺血流型PH及PVSR中发挥重要作用。此外，我们研究发现内源性H_2S的下调参与野百合碱（monocrotaline，MCT）诱导的PH大鼠肺动脉内皮细胞的炎症反应，H_2S通过半胱氨酸残基（cysteinyl residue 179，C179）的巯化灭活IKKβ进而抑制NF-κB通路的激活，从而参与其发病及调节机制。

（4）二氧化硫：作者课题组发现心血管系统存在内源性二氧化硫（SO_2）生成体系。气体信号分子之间具有复杂的调节网络，内源性SO_2可能通过气体信号分子间的相互作用参与了PH的形成。SO_2和H_2S都来自蛋氨酸代谢，它们可以在哺乳动物中相互转化。研究表明，在缺氧条件下大鼠肺组织中SO_2水平下调和AAT表达下降，伴有显著的PH、PVSR和血管炎症增加，SO_2衍生物可以显著降低晚期低氧性PH大鼠的平均肺动脉压力。SO_2衍生物通过促进胶原蛋白I和III降解，抑制肺血管壁胶原蛋白的异常沉积，抑制肺炎症进而缓解PH的形成。最新的研究发现，内源性SO_2参与缺氧型PH的小鼠肺动脉内皮细胞炎症反应及$PASMC_s$的增殖、肥厚和重构。

2. 血管活性肽及其他血管活性物质

（1）前列腺素：花生四烯酸的环氧化酶代谢产物包括前列腺素E_1、前列腺素E_2、PGI_2和血栓素等。其中，前列腺素E_2和血栓素等使血管收缩，前列腺素E_1和PGI_2使血管舒张。PGI_2具有强大的扩张血管、抑制SMCs增殖和抑制血小板聚集的作用。PH患者花生四烯酸代谢失衡，中小肺动脉PGI_2合成酶表达减少。有研究发现，将前列环素合成酶过度表达的转基因小鼠暴露于低氧环境5周，其PVSR程度和右心室收缩压均明显低于野生型小鼠。一般认为有扩张血管作用的PG类，如PG和它的类似物，可以抑制体循环血管SMC增生，在体实验发现转入PG合成酶的基因可以抑制血管结构重构。

（2）利钠肽（natriuretic peptides，NP）：NP家族包含三个主要成分，心房钠尿肽（ANP）、脑钠

肽（BNP）和 C-型利钠肽（CNP）。其受体有三个亚型：NPR-A、NPR-B 和 NPR-C。研究表明，ANP 和 BNP 都是肺血管扩张剂，CNP 则作用甚微。在 PH 时，血液循环中的 ANP 和 BNP 水平升高，这主要是由于承受负荷的右心室增加了对 NP 的合成和分泌。对转基因鼠研究发现，NPR-A 基因的敲除使小鼠对低氧性 PH 的易感性增加，而在遇到负性刺激时 ANP 基因的过度表达对大鼠有一定的保护作用。研究发现，ANP 能够拮抗生长因子诱导的 PASMC 增殖和迁移作用。我们推测 ANP 和 CNP 抑制 SMC 增殖和缓解 PVSR 的作用可能也与其能够激活鸟苷酸环化酶、增加细胞内的 cGMP 水平有关。

（3）肾上腺髓质素（adrenomedullin，ADM）：ADM 是 1993 年由日本学者 Kitamura 等在嗜铬血管瘤中发现的一种新型血管活性多肽，具有舒张血管、降低血压、利尿排钠、抑制血管 SMC 迁移增殖等多种生物学作用。近年来研究证实，ADM 前体（preproadrenomedullin，preproADM）经内肽酶的作用可降解为 preproADM 22-41（PAMP）、preproADM 45-92、preproADM 95-146（ADM）、preproADM 153-185（ADT）等四个不同的活性片段，它们在体内相对独立存在发挥各自的生物学效应。肺组织中有多种 ADM 受体表达，并有与 ADM 高亲和力特异性的结合位点。低氧性 PH 大鼠肺组织 ADM 及其受体表达上调，血浆 ADM 含量升高。研究发现，持续给予低氧大鼠 ADM，能够缓解 PVSR 和 PH 的形成；ADM 能够抑制大鼠高肺血流性 PH 和肺血管结构重构中的氧化应激反应，作用机制可能与其下调肺组织 NOX4 表达，以及增强抗氧化活性有关。

（4）内皮素-1（endothelin-1，ET-1）：于 1988 年被发现后，一直被认为是活性较强的缩血管活性物质。ET 能够促进体外培养的 PASMCs 的 DNA 合成及增殖，并与其他丝裂原有协同促进细胞增殖的作用，其作用的发挥由 ET_A 和 ET_B 两种受体介导。ET_A 受体主要分布在外周小动脉，ET_B 受体主要分布在外周血管 SMCs，ET_A 受体还与细胞增殖有关。内皮细胞上的 ET_B 受体介导肺对 ET 的清除，促进 NO 及 PGI_2 释放引起血管舒张和抑制内皮素转换酶表达，故刺激内皮 ET_B 受体可减轻实验动物的 PH。ET 受体拮抗剂波生坦（bosentan）改善 PH 患者的血流动力学和心功能，目前已在多个国家批准用于 PH 的治疗。

（5）血管紧张素Ⅱ（angiotensin，AT-Ⅱ）：经血管紧张素转化酶（angiotensin converting enzyme，ACE）转化生成的 AT-Ⅱ是强烈的血管收缩剂，也能促进 PASMC 增殖。有实验显示 ACE 不仅能够使肺动脉压力下降，还可以缓解肺血管结构重构的形成，从而说明 AT-Ⅱ促进高肺血流所致肺动脉重构的形成。AT-Ⅱ也可以诱导阻力型 PASMC 的增殖，且 AT-Ⅱ的促增殖作用主要是由Ⅰ型受体（AT_1）介导的。研究发现，对低氧处理的动物给予 ACE 抑制剂或 ACE 受体拮抗剂，可缓解 PVSR，从而间接证明了 AT-Ⅱ在低氧性 PVSR 中有重要作用。

（6）5-羟色胺（5-hydroxytryptamine，serotonin，5-HT）：5-HT 是由胃肠道的肠色素细胞及肺的神经上皮体产生，并储存在血小板中。5-HT 能够收缩血管，并且促进 SMCs 增殖。PH 患者血浆 5-HT 含量升高。低氧刺激可以显著增加 PASMC 中 5-HT 转运体的表达，5-HT 转运体基因的缺失对低氧诱导的小鼠的低氧性 PH 有明显的保护作用。有研究发现，5-HT 受体和 5-HT 转运体在肺组织中高表达，并主要位于肺组织 SMC 内。当 5-HT 作用于其受体，尤其是 $5-HT_2$ 及 $5-HT_{1B/1D}$ 受体可引起 Ca^{2+} 内流引起血管收缩。5-HT 作用于 5-HT 转运体，通过 GAP-Ras/Rac 通路最终导致有关基因表达增强，使血管 SMC 增殖和肥大。

（7）钙基因相关肽（calcium gene-related peptide，cGRP）：是由 33 个氨基酸残基组成的多肽，分 α 和 β 两种类型。PASMC 上有 cGRP 受体，cGRP 有舒张肺血管的作用，可能是通过刺激 VEC 释放 NO 所致。cGRP 可使离体的人和豚鼠肺动脉舒张，cGRP 及其受体拮抗剂均能抑制低氧性 PH。

（8）血管活性肠肽（vasoactive intestinal peptide，VIP）：可强烈舒张体循环和肺循环血管，抑制血管 SMCs 增殖和降低血小板聚集。PH 患者血浆中 VIP 水平降低，吸入 VIP 可改善这些患者的临床过程和血流动力学。

此外，PDGF、VEGF、表皮生长因子、FGF、TGF、血小板激活因子和尾加压素Ⅱ等均可能参与了 PH 的形成。

(三) 遗传机制与 PH

基因突变与部分 PH 患者发病相关,遗传性肺动脉高压(HPAH)均为单基因常染色体显性遗传。目前已知 9 个致病基因(pathogenic gene):即 *BMPR2*、*BMP9*、*ALK-1*、*Endoglin*、*SMAD9*、*BMPR1B*、*TBX4*、*CAV1* 和 *KCNK3*,可解释 50%~80% 的 HPAH 和 20%~50% 的散发型 IPAH 患者的病因。6%~10% 的 IPAH 患者呈家族性发病,且其临床和病理学特点与散发性 IPAH 患者完全一致。约 75% 的家族性 PAH 患者存在骨形成蛋白Ⅱ型受体(bone morphogenetic protein receptor-Ⅱ,BMPR2)显性突变。骨形成蛋白(bone morphogenetic protein,BMP)属于 TGF-β 超家族,是一种骨诱导性细胞因子,可以调节 SMCs 生长和凋亡。BMP 调节途径的信号转导涉及两种跨膜丝氨酸-苏氨酸激酶受体蛋白:BMPⅠ型受体(bone morphogenetic protein receptor-Ⅰ,BMPR1)和 BMPR2,后者是前者的激活剂,两者结合在一起形成受体复合物,使信号分子家族(Smad 蛋白)磷酸化从而转移到核内,并与传递 SMC 生长抑制的特殊蛋白相互作用。若存在 BMPR2 突变,这种正常的 Smad 途径即被破坏,引起信号经由 p38 MAPK/ERK 途径,最终导致 SMC 增殖和凋亡抑制。但是,存在 BMPR2 突变的人群仅 15%~20% 有 PH 风险。因此,有学者认为 PH 的发生遵从传统的肿瘤形成的二次打击学说,即 BMPR2 突变的存在是前提基础,在有其他基因和基因产物等各种内在刺激和/或病毒感染、细菌感染、慢性低氧,以及服用食欲抑制药物等外在刺激的再次打击下,诱发 PH 的发生。

激活素受体样激酶-1(activin receptor-like kinase,ALK-1)和 endoglin 是遗传性出血性毛细血管扩张症(hereditary hemorrhagic telangiectasia,HHT)相关 PH 最主要的致病基因。研究发现,HHT 的 PH 患者中存在另一种类型 ALK-1 突变,ALK-1 也属于 TGF-β 超家族,同 BMPR2 变异一样,ALK-1 发生突变被认为同样是 Smad 途径被破坏从而影响细胞增殖。BMPR2 或 ALK-1 自身抗体在 PH 伴 CTD 发展过程中也可能起到一定的作用。

此外,PH 的发病机制涉及 5-HT 的遗传多态性。L-等位基因纯合子不仅增加 PH 继续发展的风险,而且导致受累者疾病早发。目前,这种功能多态性是否能导致 PH 伴其他病症尚不清楚。

三、诊断

目前,PH 血流动力学概念采用:海平面、静息状态下,经右心导管检查(right heart catheterization,RHC)测定的肺动脉平均压(mPAP)≥25mmHg(1mmHg=0.133kPa)。儿童 PH 的血流动力学定义(hemodynamic definition)与成人 PH 类似,但在出生后早期有其特殊性。胎儿时期肺动脉压力和肺血管阻力均维持在较高水平,正常出生后,新生儿肺动脉压力有一个生理性下降的过程,足月儿通常在生后约 2 个月下降至正常成人水平。如果足月儿在出生 3 个月后,在海平面状态下、静息时 RHC 测定的 mPAP≥25mmHg,则可以定义为 PH。这个标准为国内外成人及儿童 PH 临床试验和注册登记研究所采用。PH 的血流动力学分类见表 81-2。

(一) 临床表现

1. 症状 儿童 PH 患者临床症状缺乏特异

表 81-2 PH 的血流动力学分类

血流动力学分类	分类标准	临床分类
毛细血管前 PH	mPAP≥25mmHg 且 PAWP≤15mmHg	PAH;肺部疾病和/或低氧所致 PH;CTEPH 和/或其他肺动脉阻塞性 PH;未明和/或多因素所致 PH
毛细血管后 PH 单纯性 混合性	mPAP≥25mmHg 且 PAWP>15mmHg 且 PVR≤3WU mPAP≥25mmHg 且 PAWP>15mmHg 且 PVR>3WU	左心疾病所致 PH;未明和/或多因素所致 PH

注:PVR,肺血管阻力;1mmHg=0.133kPa。

性,其表现与年龄有关,容易误诊。婴幼儿患者可出现食欲缺乏、生长发育迟缓、倦怠、多汗、气急、心动过速、易激惹等表现;部分婴幼儿患者可出现阵发性哭吵,或在用力后出现发绀。在婴幼儿期后,儿童 PH 患者的症状与成人 PH 患者相似,最常见的症状是活动后气急和乏力。晕厥也是儿童 PH 患者常见的表现,主要见于 IPAH/HPAH 患儿,也可见于先天性心脏病术后的 PH 患者,但在未经手术的艾森门格综合征患者中非常少见。其他症状包括干咳、胸痛、胸闷、咯血、头晕、腹胀等。

2. 体征 右心室扩大可导致心前区隆起,并有抬举感。肺动脉压力增高可引起肺动脉瓣区第二心音亢进。三尖瓣关闭不全可引起三尖瓣区的收缩期反流杂音。肺动脉瓣关闭不全可引起肺动脉瓣区的舒张期杂音。右心衰竭时可出现颈静脉充盈或怒张、肝大、腹水及下肢水肿等。艾森门格综合征患者可出现中央型发绀和/或杵状指。与成人 PH 患者不同,尽管儿童 PH 患者在出现临床症状时肺动脉压力往往已经很高,但出现水肿等右心衰竭表现远少于成人患者。

(二) 诊断性检查

PH 的诊断可通过心电图、胸部 X 线检查、经胸多普勒超声心动图及心导管检查来证实。

1. 心电图 可出现右心房增大、右心室肥厚、电轴右偏等心电图表现;PH 患者晚期可出现房性心律失常,室性心律失常较少见。心电图出现以下改变提示存在 PH :①电轴右偏;②I 导联出现 S 波;③右心室高电压;④右胸导联出现 ST 段压低,T 波低平或倒置。心电图对 PH 的诊断有一定的参考价值,但对 PH 诊断的敏感性和特异性均不足,不能作为 PH 筛查的手段。

2. 胸部 X 线 PH 患者胸部 X 线征象包括:肺动脉段凸出及右下肺动脉扩张,伴外周血管稀疏-"截断征";右心房和右心室扩大。胸部 X 线检查对 IPAH 及中至重度 PH 患者诊断价值较高,且有助于发现 PH 的病因,如肺部原发性疾病、胸膜疾病、栓塞性疾病、心包钙化或先天性心脏畸形等,但胸部 X 线正常不能排除 PH。

3. 超声心动图 超声心动图是筛查 PH 最重要的无创性检查方法,可用于 PH 诊断筛查、病因鉴别和心功能评价。根据静息状态下超声心动图(echocardiography)测量的三尖瓣反流峰值流速(tricuspid regurgitation velocity,TRV)和其他指标可以评估 PH 的可能性(表 81-3、表 81-4),用低、中、高度表示其严重程度。二维超声心动图可显示 PH 所引起的心脏的形态学改变,如右心房、右心室增大、室间隔平直或突向左心室、右心室壁增厚及主肺动脉扩张等征象;在不合并肺动脉狭窄、肺动脉闭锁及右心室流出道梗阻时,SPAP 等于右心室收缩压,因此可通过超声多普勒测量右心室与右心房的反流压差来估测 SPAP。多项研究均发现经胸多普勒超声心动图测量的 SPAP 与右心导管测量值具有良好的相关性。超声心动图还可用于评价右心室的功能,评估 PH 的严重程度和预后,特别是右心室舒张期/收缩期时限比值、三尖瓣环收缩期位移(TAPSE)、左心室偏心指数、右心大小和心包积液等都与预后相关。

表 81-3 超声心动图诊断 PH 的可能性

三尖瓣反流峰值流速/(m·s⁻¹)	存在其他支持 PH 的超声心动图征象	PH 的可能性
≤2.8 或测不出	无	低
≤2.8 或测不出	有	中
2.9~3.4	无	中
2.9~3.4	有	高
>3.4	不需要	高

表 81-4 其他支持 PH 的超声心动图征象

A:心室 [a]	B:肺动脉 [a]	C:下腔静脉和右心房 [a]
右心室/左心室内径 >1.0	多普勒右心室流出道加速时间 <105ms,和/或收缩中期切迹	下腔静脉直径 >21mm 伴吸气时塌陷(深吸气时塌陷率 <50% 或平静呼吸时塌陷率 <20%)
室间隔扁平(收缩期和/或舒张期左心室偏心指数 >1.1)	舒张早期肺动脉反流速度 >2.2m/s	收缩末期右心房面积 >18cm²
	肺动脉直径 >25mm	

注:[a],至少满足 A B C 三类指标中的两项,方可说明存在支持 PH 的超声心动图征象;PH,肺高血压。

4. 肺功能和动脉血气分析 肺功能检查和动脉血气分析可了解患者有无通气障碍及弥散障碍,并可帮助发现潜在的气道或肺部疾病了解

PH 的严重程度。根据第 1 秒用力肺活量（forced expiratory volume in one second，FEV1）、用力肺活量（forced vital capacity，FVC）、肺总量（total lung capacity，TLC）、一氧化碳弥散量（carbon monoxide diffusing capacity，DLco）可以鉴别阻塞性、限制性及混合性通气功能障碍的肺部疾病。胸廓畸形、胸膜增厚与 ILD 相关 PH 在肺功能的表现上相似，可以表现为肺容积减少。PAH 由于血管的张力增高，肺组织僵硬度增加，可以表现为轻度限制性通气功能障碍，同时肺小动脉扩张压迫终末呼吸道或肺泡也可引起轻度阻塞。大部分 PAH 患者的弥散功能表现为轻度或中度下降。

阻塞性气道疾病及神经肌肉疾病可能表现为低氧血症及高碳酸血症。如出现与疾病程度不相符的低氧血症需考虑到动静脉分流的情况。轻症 PAH 的动脉血气分析可完全正常，病情严重者可能存在过度通气，表现为二氧化碳分压下降及低氧血症。IPAH 患者如 DLco 显著降低（<45% 预测值）提示心排血量明显降低，预后不良；IPAH 患者二氧化碳分压值越低，说明过度通气越严重，预后越差，而氧分压和预后无明确相关性。

5. 胸部 CT 及 CT 血管造影（CTA） 胸部 CT 可了解有无肺部病变及其程度，高分辨率 CT（high resolution CT，HRCT）还有助于 PH 病因筛查，肺部疾病所致 PH 患者 HRCT 可检出肺气肿、肺大疱、肺纤维化等肺部病变，PVOD/PCH 患者 HRCT 可发现弥漫性小叶中心性磨玻璃结节、小叶间隔增厚、纵隔淋巴结肿大等征象。CTA 可用于慢性血栓栓塞性肺动脉高压（CTEPH）和先天性心脏病的诊断，CTEPH 常见的 CTA 征象包括肺动脉完全阻塞，肺动脉内条带影、网状充盈缺损，以及肺动脉管壁不规则增厚等。

6. 核素肺通气/灌注显像 肺通气灌注（ventilation/perfusion，V/Q）显像是判断 PH 患者是否存在肺动脉狭窄或闭塞性病变（包括栓塞性疾病等）的重要检查手段。正常或低度可能 V/Q 显像可基本排除 CTEPH（灵敏度 90%~100%、特异度 94%~100%）。

7. 睡眠监测 睡眠呼吸障碍在儿童中并不少见，部分患儿可合并 PH，儿童 PH 患者应常规进行睡眠呼吸监测。

8. 心脏 MRI 可以直接评价右心室大小、形状和功能；可以测量每搏量、肺动脉扩张能力及右心室质量等参数；如果每搏量下降、右心室舒张末期容积增加、左心室舒张末期容积减少，提示预后不良；因心脏 MRI 无创、可重复的特点，可用于 PH 患者基线和随访时对病情严重程度判断的手段。

9. 血液学检查及自身免疫抗体检测 常规进行血常规、血生化、甲状腺功能、自身免疫抗体检测、HIV 抗体及肝炎等相关检查，有助于发现 PH 的潜在病因并评价器官损害情况。氨基末端脑钠肽前体（N-terminal pro-brain natriuretic peptide，NT-proBNP）是评价 PH 患者右心功能和病情严重程度的重要指标，肌钙蛋白 T、尿酸、高密度脂蛋白胆固醇对 PH 的预后也有评估作用。

10. 腹部超声 有助于诊断或排除肝硬化和门静脉高压所致的 PH，以及某些肝脏血管畸形所致的 PH。

11. 右心导管检查 右心导管检查（right heart catheterization，RHC）是诊断 PH 的金标准。对于右心功能正常的儿童 PH 患者，RHC 相对比较安全；但对于右心衰竭的婴幼儿患者，进行 RHC 时易诱发 PH 危象，严重者可导致死亡，因此需要待心功能稳定后再考虑进行 RHC，并做好围手术期并发症防治的充分准备。RHC 的应用价值取决于所获取资料的准确性和完整性，应规范地进行该项检查。RHC 过程中所必须获得的参数包括：①心率、体循环血压和动脉血氧饱和度；②上、下腔静脉压力和血氧饱和度；③右心房、右心室压力和血氧饱和度；④肺动脉压力（pulmonary artery pressure）和血氧饱和度；⑤肺动脉楔压（pulmonary wedge pressure，PAWP）；⑥心排血量（cardiac output，CO）、心指数（cardiac index，CI）；⑦全肺血管阻力指数；⑧肺血管阻力指数（pulmonary vascular resistance index，PVRI）；⑨体循环血管阻力指数。

12. 急性肺血管扩张试验（acute pulmonary vasodilator testing，APVT） APVT 是评价肺血管反应性的一种有效方法，对 PH 治疗方法的选择及预后判断具有重要的指导意义。APVT 的目的是筛选对口服高剂量钙通道阻滞剂（calcium channel blocker，CCB）有效的患者。对 IPAH、DPAH、HPAH 患者进行急性血管反应试验，阳性患者预后优于阴性患者。用于 APVT 的药物包括吸入 NO、吸入伊洛前列素、静脉用前列环素和静脉用腺苷，具体用法见表 81-5。

目前，儿童 IPAH 的 APVT 尚无统一的阳性标准，在儿童 IPAH 中曾使用 Barst 标准：试验后 mPAP 下降≥20%，心排血量增加或至少不变，肺血管阻力/体循环血管阻力的比值（PVR/SVR）降低或不变。此后，在成人和儿童 IPAH 中较常用的为改良 Rich 标准：试验后 mPAP 和肺血管阻力（PVR）下降≥20%，心排血量增加或至少不变。但 Sitbon 等对成人患者的研究发现，改良 Rich 标准在预测 CCB 治疗 IPAH 的有效性方面容易出现假阳性结果，因此，目前在成人 IPAH 中推荐的为更加严格的 Sitbon 标准：试验后 mPAP 下降幅度≥10mmHg 且绝对值≤40mmHg，同时心排血量增加或不变。儿童 IPAH 的 APVT 缺乏足够的循证医学依据，其阳性标准还需要进一步研究。现阶段可考虑借鉴成人的 Sitbon 标准，从而为儿童患者服用 CCB 提供更大程度的安全性。

13. 肺动脉造影检查 肺动脉造影可用于 CTEPH 的确诊和外科手术病人的筛选，也有助于肺血管炎、肺动静脉瘘、肺静脉狭窄、肺动脉内肿瘤的诊断。

14. 基因检测 对 PAH 患者进行基因检测具有重要意义。遗传学诊断有助于 PAH 家系成员明确自身是否携带致病突变基因及其临床意义。携带突变基因尚无临床表现的家族成员需要进行早期筛查并密切随访。建议筛查的 PAH 相关基因及高危人群见表 81-6。

（三）诊断流程

PH 的诊断建议从疑诊（临床及超声心动图筛查）、确诊（血流动力学诊断）、求因（病因诊断）及功能评价（严重程度评估）四个方面进行。临

表 81-5 APVT 药物使用方法

药物	给药途径	半衰期	起始剂量	剂量调整方法
依前列醇	静脉注射	3 分钟	2~12ng/(kg·min)	每 10 分钟增加 2ng/(kg·min)，直到靶剂量
腺苷	静脉注射	5~10 秒	50μg/(kg·min)	每 2 分钟增加 50μg/(kg·min)，至最大剂量[200~300μg/(kg·min)]或最大耐受量
一氧化氮	雾化吸入	15~30 秒	10~20 次/min	持续吸入 5 分钟
伊洛前列素	雾化吸入	30 分钟	20μg	持续吸入 10~15 分钟

注：APVT，急性肺血管扩张试验。

表 81-6 建议筛查的 PAH 相关基因及高危人群

目的基因	筛查人群	筛查目的
BMPR2	遗传性 PAH 患者及亲属	了解 *BMPR2* 基因突变携带情况，早期筛查无症状携带者并密切随访
	IPAH 患者	了解 *BMPR2* 基因突变携带情况，帮助判断预后及制定治疗方案
ACVRL1、*Endoglin*、*SMAD9*、*BMPR1B*、*TBX4*、*CAV1*、*KCNK3*、*BMP9*	遗传性 PAH 患者、IPAH 患者	了解 PAH 患者致病基因携带情况
Endoglin、*ACVRL1*	HHT 患者及其亲属	了解 HHT 的遗传信息，查找携带致病基因的家庭成员
EIF2AK4	疑诊 PVOD/PCH 的患者	明确 PVOD/PCH 诊断
	PVOD/PCH 患者父母及子女	早期筛查无症状携带者并密切随访
PTGIS	IPAH 患者	查找合并该基因突变者，选择对伊洛前列素治疗敏感者

注：HHT，遗传性出血性毛细血管扩张症；IPAH，特发性肺动脉高压；PAH，肺动脉高压；PVOD，肺静脉闭塞症；PCH，肺毛细血管瘤病。

床并非严格按照流程分步进行,操作过程中可能会有交叉,其中病因诊断贯穿于PH诊断的全过程。诊断策略、诊断流程(diagnostic algorithm)见图81-1。

1. 疑诊 通过病史、症状、体征,心电图及X线等疑诊PH的患者,进行超声心动图的筛查,以明确发生PH的可能性。要重视PH的早期诊断,对存在PH相关疾病和/或危险因素,如家族史、CTD、CHD、HIV感染、门静脉高压或能诱发PH的药物或毒物摄入史者,应注意定期进行PH的筛查。

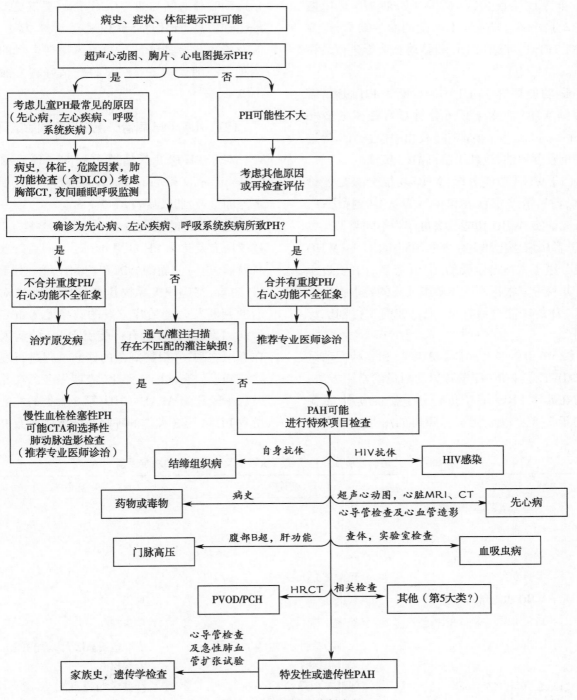

图 81-1 儿童 PH 诊断流程

DLCO,一氧化碳弥散量;mPAP,平均肺动脉压;PAWP,肺小动脉楔入压;PVRI,肺血管阻力指数;PVOD,肺静脉闭塞症;PCH,肺毛细血管瘤病;HRCT,高分辨率 CT;CTA,CT 动脉血管造影;PH,肺高血压;HIV,人类免疫缺陷病毒;HRCT,高分辨率 CT。引自:中华医学会儿科学分会心血管学组,《中华儿科杂志》编辑委员会. 儿童肺高血压诊断与治疗专家共识[J].中华儿科杂志,2015,53(1):6-16.

2. 确诊 对于存在 PH 相关疾病和/或危险因素的患者,如果超声心动图高度怀疑 PH,需要 RHC 进行诊断与鉴别诊断。

3. 寻找病因 对于左心疾病或肺部疾病患者,当合并重度 PH 和/或右心室功能不全时,应进一步寻找导致 PH 的病因。如果 V/Q 显像显示肺动脉分布、与通气不匹配的灌注缺损,需要考虑 CTEPH。根据 RHC 和肺动脉造影进行最终诊断。

4. 功能评价 对于明确诊断为 PH 患者,需要根据 WHO 功能分级、6 分钟步行距离试验(6 minutes walking test,6MWT)及相关检查结果等进行严重程度评估,以利于制订治疗方案。

(1)WHO 功能分级:WHO 功能分级是评价 PH 患者病情严重程度和预后的重要指标之一,有研究证实,WHO 功能分级可作为不同类型儿童 PH 患者病情恶化和生存率的预测指标。但 WHO 功能分级不太适合于婴幼儿 PH 患者,因此,近年来有儿科专家根据不同年龄段儿童的特点提出了儿童 PH 的功能分级标准,但目前尚未得到广泛应用。

(2)6 分钟步行距离(6MWT)和心肺运动试验:6MWT 是评价 PH 患者运动耐量的常用方法,目前在儿童 PH 患者中也得到了初步应用,主要应用于 7~8 岁以上无智力障碍的患儿。但在儿童 PH 患者中 6MWT 可能受到年龄、身高、体重及理解能力等因素的影响,其可靠性还有待于进一步研究证实。心肺运动试验也可用于学龄后儿童 PH 患者心肺功能的评价,PH 患儿有氧耐量和峰值氧耗量通常明显减低。心肺运动试验通过测量运动时肺通气和换气功能,能够提供更多的病理生理信息。PH 患者峰值氧耗、最大做功、无氧阀及峰值氧脉搏降低。峰值氧耗与患者的预后相关。心肺运动试验在反映病情好转方面不及 6MWT。

(四)儿童 PH 病情严重程度及预后的评估

对于 PH 患儿病情严重程度和预后的评估(assessment of severity and prognosis),可以根据以下方面进行判断,见表 81-7。

由于 PH 的病因众多,临床分类复杂,因此建议所有疑诊为 PH 的患儿到小儿心血管疾病专科就诊,进行全面的诊断和功能评价。对于任何 PH 患者,都应积极寻找其潜在的病因,这对于预后的判断及合理治疗方案的选择尤为重要。在致病因素分析时,所有可能引起 PH 的病因都应在考虑之列,并根据规范的诊断流程进行逐一排除或确诊。在诊断思路上,应首先考虑在儿童中发病率较高的 APAH-CHD、第 2 大类的左心疾病所致 PH 和第 3 大类的呼吸系统疾病所致 PH,然

表 81-7 儿童肺动脉血压的病情严重程度及预后评估的决定因素

决定因素	低危	高危
右心衰竭的临床证据	无	有
症状进展	无	有
晕厥	无	有
生长发育	正常	落后
WHO 功能分级	Ⅰ、Ⅱ	Ⅲ、Ⅳ
血浆 BNP/NT-proBNP 水平	轻度升高	明显升高
超声心动图	无右心室明显增大/功能不全 无心包积液	右心室明显增大/功能不全 心包积液
血流动力学	体循环 CI>3.0L/(min·m²) mPAP/mSAP<0.75 急性肺血管扩张试验阳性	体循环 CI<2.5L/(min·m²) mPAP/mSAP>0.75 RAP>10mmHg PVRI>20WU·m²

注:BNP,脑利钠肽;NT-proBNP,氨基末端脑利钠肽前体;CI,心指数;mPAP/mSAP,平均肺动脉压/体循环平均动脉压;RAP,右心房压;PVRI,肺血管阻力指数。

后再考虑第 4 大类的慢性血栓栓塞性肺动脉高压（CTEPH），只有排除所有的已知病因后再考虑 IPAH 的可能性。诊断流程可参照图 81-1。

四、PH 的治疗

PH 是一组多病因的疾病，在儿童 PH 治疗之前，首先应积极寻找其潜在的病因，然后根据 PH 的临床分类选择相应的治疗方案。对于 APAH-CHD，早期外科手术可避免发生不可逆性肺血管病变；对于左心疾病相关 PH，应以治疗原发病为主要目标；而对于存在严重上呼吸道阻塞性疾病的患儿，采用扁桃体、腺样体切除术治疗，部分患儿的肺循环血流动力学指标可以完全恢复正常。另外，还有些 PH 患儿，PH 的形成可能与多种因素有关，则需要根据患儿的病情，制订个体化的治疗方案。

随着对 PH 发病机制研究的深入，PH 的药物治疗获得了长足的进展。目前已经明确 PG 途径、NO 途径、内皮素途径三条经典信号转导通路在 PH 的发生、发展过程中起重要作用，针对上述三条经典途径相继开发出了多种靶向治疗药物，这些药物的有效性和安全性在成人 PH 患者中得到了大量临床试验的验证。由于儿童 PH 治疗的循证医学依据有限，主要是借鉴成人 PH 的治疗经验，2015 年我国儿童肺高血压诊断与治疗专家共识提出了儿童 PH 治疗的初步建议。

（一）一般治疗

1. 运动康复训练 对于 PH 患者，适量的体力活动可能是有益的，但患者的活动应以不出现症状为宜，如呼吸困难、胸痛和晕厥等。

2. 旅行与海拔高度 低氧可加重 PH 患者肺血管的收缩，应避免进入高原地带，在乘坐商业飞机时建议吸氧。

3. 预防感染 对于儿童 PH 患者应积极预防肺部感染，一旦出现肺部感染，应尽早诊断、及时治疗。

4. 心理治疗 积极开展患者及其家长的心理扶持，可消除 PH 患者的心理障碍，增强治疗信心，从而促进康复。

（二）支持治疗

1. 氧疗 对于血氧饱和度低于 91% 的 PH 患者（先天性心脏病除外），建议吸氧治疗。先天性心脏病出现右向左分流时，即使吸入氧气，也不能改善患者的低氧血症，有试验显示艾森门格综合征患者并不能从长期吸氧中获益。

2. 口服抗凝剂 儿童 PH 患者中抗凝药物的使用仍存在争议，尤其是对于婴幼儿，需权衡其利弊。但对于明显右心衰竭的患者，一般主张进行抗凝治疗。

3. 利尿剂 PH 患者合并右心衰竭时常出现体液潴留，导致腹部脏器充血、周围性水肿，严重者可以出现腹水。使用利尿剂能明显减轻症状，改善病情。但对于某些依赖前负荷而维持有效心排血量的患者，应避免过度利尿；此外，对于严重的高血红蛋白血症的患者，利尿剂可增加中风和相关并发症的风险，需慎重使用。

4. 正性肌力药物 对于合并右心衰竭的 PH 患者，短期应用洋地黄可增加心排血量，但长期应用的效果尚不清楚。对于终末期的 PH 患者采用多巴胺、多巴酚丁胺或米力农等正性肌力药物进行治疗，可以使部分患者的临床症状得到一定程度的改善。

（三）肺血管扩张剂

目前，临床上应用的肺血管扩张剂（pulmonary vasodilator）为钙通道阻滞剂、PG 类药物、ET-1 拮抗剂、磷酸二酯酶 5（phosphodiesterase 5，PDE5）抑制剂等。

1. 钙通道阻滞剂（CCB） CCB 是一种传统的血管扩张剂，20 世纪 80 年代被广泛应用于 IPAH 的治疗，但目前已明确，仅对少数 IPAH 患者有反应。在应用 CCB 前建议进行 APVT，只有 APVT 阳性的患者才能从 CCB 治疗中获益，盲目应用可导致病情恶化甚至死亡。非对照的临床试验证实，对于 APVT 阳性的儿童 IPAH 患者，长期服用高剂量的 CCB 可提高其生存率，其结果与成人患者类似。APVT 阳性患者应根据心率情况选择不同种类的 CCB，基础心率较慢的患者可选择硝苯地平，基础心率较快的患者可选择地尔硫䓬，维拉帕米由于负性肌力作用较大而不推荐使用。通常先给予常规起始剂量,密切观察患者血压、心率、心律、心电图及临床症状变化,数周内逐渐增加至最大耐受剂量。CCB 治疗有效者临床症状可以得到明显改善,肺动脉压力可下降至接近正常水平,但这种有效性不一定能长久维持,需要密切进行随访,必要时可以重复进行 APVT。如果 CCB 治疗后临床症状和血流动力学参数无明显改善,需要尽早换用靶向治疗药物。对于艾森门格综合征的患者,不建议应用 CCB 治疗;对于 1 岁以下的婴儿患者,由于 CCBs 的负性肌力作用,也不建议应用 CCBs 治疗。

2. 前列环素(PG)类似物 PG 是一种强有力的血管扩张剂,通过刺激 cAMP 的产生而诱导血管平滑肌舒张,并能够抑制 SMCs 增殖及血小板聚集。PG 类似物是 PH 靶向治疗药物中最早上市的一类药物,目前研制的 PG 类似物有多种。静脉用的伊前列醇,以及皮下或静脉注射的曲前列尼尔均可改善儿童 IPAH 患者血流动力学参数和生活质量,提高其生存率,被 WHO 推荐为心功能Ⅲ~Ⅳ级 PH 患者的一线用药,但目前伊前列醇尚未进入中国市场,曲前列尼尔注射剂已经得到国家市场监督管理总局的批准并在国内开始临床应用,但是还缺少儿童适应证。吸入用的伊洛前列素在儿童 IPAH、APAH-CHD 及 PPHN 患者中均有应用报道,且在儿童 PH 患者的急性肺血管试验中也进行了少量应用,但在儿童 PH 患者中尚没有统一的推荐剂量。此外,吸入用的伊洛前列素半衰期较短,每天需要吸入 6~9 次,年幼儿难以掌握正确的吸入方法,并可能诱发支气管痉挛,从而在一定程度上限制了该药在儿童患者中的推广应用。但是,近年来吸入用的伊洛前列素在重症监护患者中的应用引起了重视,有研究证实,在先天性心脏病患者围手术期的 PH 危象中,雾化吸入伊洛前列素有显著疗效,可替代吸入用 NO。伊洛前列素是 WHO 心功能Ⅲ~Ⅳ级患者的推荐用药,但在儿童病例中的应用还缺乏经验。

3. 5 型磷酸二酯酶抑制剂(phosphodie-sterase type 5 inhibitor,PDE5i) 此类药物能选择性抑制 PDE5 对 cGMP 的水解,从而提高 cGMP 的浓度,增强其舒张血管的作用,同时也有抑制肺血管 SMCs 增生及 PVSR 作用。西地那非(sildenafil)和他达拉非(tadalafil)相继被美国食品药品监督管理局(FDA)批准用于成人 PH 的治疗,2011 年欧洲药品管理局(EMA)批准西地那非应用于 1~17 岁的儿童 PH 患者,其推荐剂量为:体重 <20kg,10mg,每日 3 次;体重≥20kg,20mg,每日 3 次。近年来,对西地那非治疗儿童 PH 也存在一定的争议,2012 年报道的西地那非治疗儿童 PH 的全球多中心 STARTS-1 研究证明,中等剂量和高剂量的西地那非能改善儿童 PH 患者的峰值氧耗量、血流动力学参数和功能分级,但低剂量的西地那非没有明显效果;其延伸试验 STARTS-2 表明,接受高剂量西地那非治疗的儿童 PH 患者的死亡风险增加。因此,西地那非治疗儿童 PH 的有效性和安全性需要进一步研究,儿童患者的最佳给药剂量也有待进一步确定。此外,他达拉非在儿童中应用的研究也正在进行之中。

4. 内皮素受体拮抗剂 ET-1 是由内皮细胞释放的强烈的血管收缩剂,内皮素受体拮抗剂可通过阻断 ET-1 与其受体的结合从而发挥其舒张血管作用。目前在中国上市的内皮素受体拮抗剂包括双重内皮素受体拮抗剂波生坦(bosentan)及选择性 ETA 受体拮抗剂安立生坦(ambrisentan)。

波生坦为口服治疗药物,国外应用波生坦治疗儿童 PH 的非对照的开放式 BREATHE-3 研究首次证实,波生坦可安全应用于儿童 PH 的治疗,明显改善儿童 PH 患者的血流动力学参数。随后开展的多中心、前瞻性、非对照的开放式 FUTURE-1 研究及其延伸研究 FUTURE-2 亦证实儿童 PH 患者长期服用波生坦的安全性和有效性。2009 年,EMA 批准波生坦用于 2 岁以上儿童 PH 的治疗,并且研制出了儿童专用的剂型。2019 年,我国批准波生坦用于≥3 岁 PAH 患儿,是目前唯一有儿童适应证的靶向药物,推荐的剂量为 <20kg,2mg/kg,每日 2 次;20~40kg,62.5mg,每日 2 次;>40kg,125mg,每日 2 次;初始 4 周,维持剂量 4 周。但药代动力学研究证实,儿童患者采用该剂量并不能达到与成人患者相当的血药浓度,进一步增加单次给药剂量也不能有效提高儿童患者的血药浓度。波生坦最常见的副作用为转氨酶升高,主要是因为该药竞争性抑制胆盐运输所致,波生坦所致的转氨酶升高是剂量依赖性的,在减量或停药后可以恢复,至今尚无永久性肝功能损害的报道。儿童发生肝损害的概率比成人要低,成人患者发生率约为 10%,而儿童仅为 3% 左右。建议治疗期间至少每月监测 1 次肝功能。安立生坦对于儿童患者的疗效和安全性研究正在进行之中。

5. NO 吸入　NO 是由 VEC 产生的重要血管舒张因子,是一种选择性的肺血管扩张剂。多中心临床对照试验证实,吸入 NO 用于治疗足月儿和早产儿 PPHN,能迅速降低肺动脉压力、改善肺血流,从而减少对体外膜氧合(extracorporeal membrane oxygenation,ECMO)治疗的需求。此外,吸入性 NO 对先天性心脏病围手术期的反应性 PH 和 PH 危象也有较好的治疗效果。但吸入 NO 操作复杂,长期持续吸入能够抑制内源性 NO 的产生,并有一定的毒副作用,目前对长期吸入 NO 的疗效和安全性等问题尚不十分清楚。

6. 联合用药　对于儿童 PH 患者采用单药治疗病情不改善或有严重的右心功能不全时,推荐早期联合用药。在联合用药时可选择两种作用机制不同的药物进行初始联合或序贯联合,联合用药后需要重新评价其有效性和不良反应。目前,在儿童 PH 患者中进行联合治疗的病例也在不断增加,最近的一项儿童 PH 的多中心研究表明,采用两种或三种靶向药物联合治疗的生存率要优于单一靶向药物的治疗。

(四)房间隔造口术和 Potts 分流术

对于 WHO 心功能Ⅳ级或反复晕厥的患者,在最大限度地药物治疗后病情无改善,可考虑进房间隔造口术,但对于晚期患者应充分地考虑到其潜在的风险。对于肺动脉压力超过体循环血压的严重 IPAH 患者,也有采用 Potts 分流术(降主动脉-左肺动脉分流术)姑息治疗的报道。

(五)肺移植

肺移植是儿童终末期肺疾病的有效治疗方法,特别是对于保守治疗无效的患儿,肺移植是挽救其生命的唯一治疗方式。肺移植或心肺联合移植仍然是 PVOD/PCH 患者长期生存的治疗手段。

因 PVOD/PCH 进展迅速,且大多数患者处于疾病晚期,所以对于符合条件的患者确诊后应尽早转诊进行移植评估。目前,国内外仅少数移植中心能进行儿童肺移植。使用心脏死亡后器官捐献(donation after circulatory death,DCD)供体、活体供肺或修剪肺叶、使用 ECMO 支持等措施可降低患儿在等待过程中的死亡率。

总之,对 PH 患儿的治疗需要根据用药后的疗效,做到治疗个体化;同时加强随访和系列性再评估,不断更新和调整治疗方案。

(李晓惠　杜军保　孙　蕊)

参 考 文 献

1. SIMONNEAU G,GATZOULIS M A,ADATIA I,et al. Updated clinical classification of pulmonary hypertension. J Am Coll Cardiol,2013,62(25 Suppl):D34-D41.
2. SIMONNEAU G,MONTANI D,CELERMAJER D S, et al. Haemodynamic definitions and updated clinical classification of pulmonary hypertension. Eur Respir J, 2019,53(1):1801913.
3. 中国医师协会呼吸医师分会中华医学会呼吸病学分会肺栓塞与肺血管病学组,全国肺动脉高压肺栓塞与肺血管病工作委员会全国肺栓塞与肺血管病防治协作组,标准化体系建设项目专家组.中国肺动脉高压诊断与治疗指南(2021 版).中华医学杂志,2021,101(01):11-51.
4. 中华医学会儿科学分会心血管学组,《中华儿科杂志》编辑委员会.儿童肺高血压专家共识.中华儿科杂志,2015,53(1):6-16.
5. LI X,DU J,JIN H,et al. The regulatory effect of endogenous hydrogen sulfide on pulmonary vascular structure and gasotransmitters in rats with high pulmonary blood flow. Life Sciences,2007,81(10):841-849.
6. LI X,JIN H,DU J,et al. Endogenous hydrogen sulfide regulates pulmonary artery collagen remodeling in rats with high pulmonary blood flow. Exp Biol Med (Maywood),2009,234(5):504-512.
7. XIAOHUI L,JUNBAO D,LIN S,et al. Down-regulation of endogenous hydrogen sulfide pathway in pulmonary hypertension and pulmonary vascular structural remodeling induced by high pulmonary blood flow in rats. Circ J,2005,69(11):1418-1424.
8. HUANG Y,TANG C,DU J,et al. Endogenous sulfur dioxide:a new member of gasotransmitter family in the cardiovascular system. Oxid Med Cell Longev,2016,

2016:8961951.

9. FENG S, CHEN S, DU J, et al. H2S inhibits pulmonary arterial endothelial cell inflammation in rats with monocrotaline-induced pulmonary hypertension. Lab Invest, 2017, 97 (3): 268-278.

10. ZHANG D, WANG X, DU J, et al. Endogenous hydrogen sulfide sulfhydrates IKKbeta at cysteine 179 to control pulmonary artery endothelial cell inflammation. Clin Sci (Lond), 2019, 133 (20): 2045-2059.

11. SUN Y, TIAN Y, DU J, et al. Effects of sulfur dioxide on hypoxic pulmonary vascular structural remodeling. Lab Invest, 2010, 90 (1): 68-82.

12. JIN H F, DU S X, DU J, et al. Effects of endogenous sulfur dioxide on monocrotaline-induced pulmonary hypertension in rats. Acta Pharmacol Sin, 2008, 29 (10): 1157-1166.

13. LUO L, LIU D, DU J, et al. Sulfur dioxide upregulates the inhibited endogenous hydrogen sulfide pathway in rats with pulmonary hypertension induced by high pulmonary blood flow. Biochem Biophys Res Commun, 2013, 433 (4): 519-525.

14. LIU X, ZHANG S, DU J, et al. Endothelial cell-derived SO$_2$ controls endothelial cell inflammation, smooth muscle cell proliferation, and collagen synthesis to inhibit hypoxic pulmonary vascular remodelling. Oxid Med Cell Longev, 2021, 2021: 5577634.

15. 刘丽平, 齐建光, 杜军保, 等. 肾上腺髓质素对高肺血流大鼠肺组织氧化应激的调节作用. 中国病理生理杂志, 2017, 33 (04): 735-739.

16. GALIÈ N, HUMBERT M, VACHIERY J, et al. 2015 ESC/ERS Guidelines for the diagnosis and treatment of pulmonary hypertension. European Respiratory Journal, 2015, 46 (4): 903-975.

17. 中华医学会小儿外科学分会胸心外科学组. 小儿先天性心脏病相关性肺高压诊断和治疗 (专家共识). 中华小儿外科杂志, 2011 (04): 306-318.

18. 黄美蓉, 周爱卿, 王荣发. 先天性心脏病重度肺动脉高压性质的综合评价. 中华儿科杂志, 1998, 36 (2): 40-42.

19. WANG Y, CHEN S, DU J. Bosentan for Treatment of Pediatric Idiopathic Pulmonary Arterial Hypertension: State-of-the-Art. Front Pediatr, 2019, 7: 302.

20. 岳冰清, 陈静瑜. 儿童肺移植国内外研究进展. 中华实用儿科临床杂志, 2021, 36 (02): 154-157.

第八十二章

先天性心脏病相关肺动脉高压

肺高血压（pulmonary hypertension，PH）是指各种原因所导致的以肺动脉压力增高为血流动力学特点的临床综合征。世界卫生组织（WHO）肺高血压工作组将 PH 分成五大类，其中第一大类是由肺小动脉本身病变所致的毛细血管前性 PH，称为肺动脉高压（pulmonary arterial hypertension，PAH）。先天性心脏病（简称先心病）是最常见的出生缺陷，未经手术的先天性心脏病患者大约 30% 将发生 PH。肺血管病变的程度和性质是决定先天性心脏病外科手术指征和效果的重要因素，也是影响患者生存质量和存活率的独立危险因素。对于肺循环血流量增多的先天性心脏病，早期手术治疗可预防梗阻性肺血管病变的发生，但由于我国各地区经济发展不平衡和医疗条件等方面的限制，仍有相当一部分先天性心脏病患者未能得到及时诊治，最终发展成为严重的 PH。因此，先天性心脏病相关性肺动脉高压（pulmonary arterial hypertension associated with congenital heart diasese）在国内的发生率要高于西方发达国家，是我国儿童 PH 防治工作中最重要的问题之一。

一、先天性心脏病 PH 的分类

引起 PH 的先天性心脏病种类繁多，肺血管病变的部位和血流动力学特点也不尽相同。根据第六届世界肺高血压大会的 PH 临床分类（classification），第一大类的 PH 中包含了先天性心脏病相关性 PAH，在血流动力学上属于毛细血管前 PH，是先天性心脏病 PH 中最为常见的类型；第二大类的左心病变所致的 PH 中包含了先天性毛细血管后梗阻性病变，此类患者在血流动力学上可以表现为单纯型毛细血管后性 PH，也可以为混合型毛细血管后和毛细血管前性 PH；第四大

类的肺动脉梗阻所致的 PH 中包含了先天性肺动脉梗阻及先天性心脏病术后获得性肺动脉梗阻；第五大类的不明和/或多重机制的 PH 中则包含了某些复杂先天性心脏病所致的 PH。值得注意的是，除传统意义的 PH 外，在第五大类的 PH 中还包含了一些特殊类型的与先天性心脏病相关的 PH。

1. 节段性 PH 在某些先天性心脏病患者中由于肺血供的来源不同，可使一个或多个肺节段甚至单侧肺动脉受累而出现 PH，称为节段性 PH。

2. 单心室生理的肺血管病变 单心室生理患者在接受腔肺吻合术后，由于没有来源于肺动脉下心室的搏动性肺血流，即使存在肺血管病变，平均肺动脉压（mean pulmonary artery pressure，mPAP）通常也不会超过 20~25mmHg，有别于双心室患者的 PH。对于这类患者，如果平均跨肺压差（mean transpulmonary pressure gradient，mTPG）>6mmHg 或肺血管阻力指数（pulmonary vascular resistance index，PVRI）>3WU·m^2，可能会导致 Fontan 循环衰竭，称为肺高压性血管病（pulmonary hypertensive vascular disease，PHVD），其中 mTPG=mPAP−肺动脉楔压（pulmonary artery wedge pressure，PAWP）（或左心房压）（表 82-1）。

二、先天性心脏病 PAH 的发病机制

近年来，尽管对 PAH 的发病机制有了更深入的了解，但其确切机制尚不十分清楚。目前认为 PAH 的发生是一个多因素、多步骤、复杂的病理生理的过程，涉及多种细胞和生物化学途径。在先天性心脏病 PAH 中，异常血流动力学所引起的肺血管内皮细胞的损伤和功能失调，以及肺血管结构的重构是 PAH 形成的重要原因。

表 82-1　先天性心脏病相关性肺动脉高压

分类	临床表现
先天性心脏病相关性肺动脉高压（第一大类PH）	1. 艾森门格综合征 该类患者存在心内和心外的大型缺损，早期表现为体-肺分流，随着时间的进展肺血管阻力进行性升高，最终导致分流方向出现逆转（肺-体分流）或双向分流；临床上常有发绀、红细胞增多和多器官受累的表现 2. 左向右分流 可分为可手术和不可手术两种类型。该类患者存在中到大的缺损，肺血管阻力增加为轻度到中度，体-肺分流仍较常见，无发绀表现 3. 肺动脉高压同时合并小的缺损 该类患者肺血管阻力重度增加，不能用同时存在的小的缺损来解释；其临床表现与特发性肺动脉高压很类似；手术关闭缺损对此类患者是禁忌的 4. 术后肺动脉高压 该类患者先天性心脏病已经通过手术纠治，术后没有明显的残留血流动力学问题，但手术之后肺动脉高压持续存在或经历数月或数年之后又出现了肺动脉高压；此类患者的病情往往进展很快
先天性毛细血管后梗阻性病变（第二大类PH）	1. 肺静脉狭窄 可分为单纯性和合并型（支气管肺发育不良，早产）两种 2. 三房心 3. 梗阻性完全型肺静脉异位引流 4. 二尖瓣/主动脉瓣狭窄（包括瓣上和瓣下狭窄） 5. 主动脉缩窄
合并肺动脉梗阻的先天性心脏病（第四大类PH）	1. 先天性肺动脉梗阻 2. 先天性心脏病术后获得性肺动脉梗阻
复杂型先天性心脏病（第五大类PH）	1. 节段性肺高压 可分为单侧肺动脉异常起源于动脉导管、肺动脉缺如、肺动脉闭锁合并室间隔缺损及体肺动脉侧支、半永存动脉干和其他 2. 单心室 可分为未手术和手术后两种 3. 弯刀综合征

（一）内皮功能失调与肺血管收缩

在 PAH 形成早期，肺血管张力反应性增强和肺血管收缩是肺动脉压力升高的主要原因。正常情况下，肺动脉张力的调节依赖于内皮细胞所分泌的血管活性物质。在肺血增多的先天性心脏病中，由于高肺血流所致的剪切力的长期作用下，将导致肺血管内皮细胞损伤和功能紊乱，由内皮细胞产生的血管舒张物质如一氧化氮、前列环素等减少，而血管收缩物质如血栓素和内皮素将增加。上述血管活性物质的失衡，一方面可导致肺小动脉的收缩和肺动脉压力的增高，另一方面可引起血管平滑肌细胞（vascular smooth muscular cell，VSMC）的增生。

此外，PAH 患者的 VSMC 中钾通道表达异常和活性降低，可引起细胞内钾离子的聚集，从而使静息膜电位升高并产生去极化，最终导致细胞外钙进入细胞内，引起肺小动脉的收缩；PAH 患者中还可能存在 5-羟色胺的代谢异常，可使肺动脉壁周围游离血清素水平升高，当血清素与其相应受体结合后，能够促进肺小动脉的收缩、肺血管平滑肌增殖及局部微血栓形成。

（二）肺血管结构的重构

在 PAH 发展后期，肺血管张力与反应性有所回降，肺血管结构的重构是维持肺动脉压力持续升高的主要原因。肺血管结构的重构是不同原因 PAH 的共同病理生理过程及重要的发病环节，决定着 PAH 的发生与发展，肺血管结构的重构主要包括：①内皮细胞的结构与功能异常和 VSMC 表型的改变；②由于前体细胞分化为 VSMC 而致的正常非肌性周围肺动脉的异常肌化；③由于 VSMC 肥大增生和细胞外基质（主要是胶原和弹性蛋白）合成增加所致的近中央肌性肺动脉的中膜增厚；④由于 VSMC 迁移至内皮下层和细胞外基质沉积所致的内膜闭塞性增殖。

目前，对于肺血管结构重构的机制尚不清楚，内源性血管弹性蛋白酶（endogenous vascular elastase，EVE）的活性增高可能是其重要机制之一。Rabinovitch 等在先天性心脏病 PAH 患者的肺活检标本中发现弹性蛋白离解活性增高，进一步的研究表明，无论是缺氧性 PH 大鼠还是野百合碱性 PH 大鼠,在发生血流动力学和肺血管病变之前,均可观察到 EVE 活性的早期升高。EVE 是一种活性很强的酶,当它进入细胞外基质后,可诱导 VSMC 增生、肥大、迁移及新内膜的形成,并能刺激结缔组织蛋白的合成,最终导致肺动脉管壁的肥厚、管腔的狭窄甚至闭锁。因此,EVE 可能参与了肺血管结构重构的过程,是 PH 的重要触发因素。研究表明,应用丝氨酸弹性蛋白酶抑制剂可减弱甚至逆转野百合碱性 PH 大鼠的肺血管病变。

肺血管结构重构是一个非常复杂的病理生理过程,不能以单一的理论来解释,而是涉及细胞异常、分子介质和遗传因素等多个途径,内皮细胞、VSMC、成纤维细胞和血小板等多种细胞异常参与了其形成,多种血管活性物质的失衡促进其发生。

(三) 遗传因素

现普遍认为,PAH 的形成往往是遗传因素和环境因素共同作用的结果。也就是说,某些具有遗传易感倾向的个体,在引起 PAH 的特定刺激因素的促发下,出现肺血管功能的改变和结构的重建,并最终发展成为 PAH。如同体循环高血压存在遗传的易感性,PAH 也同样存在遗传的易感性,这种现象可以在很多病理状态下观察到,即不同个体对同样的刺激因素可出现不同的肺血管反应性。如对于缺氧和酸中毒等引起肺血管收缩的刺激因素,可以表现出很大的个体差异性,部分患者可以出现明显的 PH,而另外一部分患者肺动脉压力却维持在正常水平;同样在高纬度情况下,仅少数患者出现明显的 PH 和肺水肿,也说明肺血管的反应性在不同个体间存在差异。在左向右分流型先天性心脏病中,肺循环长时间的高血流、高压力的灌注,是引起肺血管的功能和结构病变,进而成为导致 PAH 的根本原因。大量的临床观察表明,不同的患者对于这种高血流刺激的反应和肺血管病变的严重程度,其个体差异很大。同等水平的分流量,有些患者 PAH 发生较早、程度较重,而另外一些患者 PAH 发生较迟、程度较轻,甚至不出现明显的 PAH。

目前,对于 PAH 的易感基因及其作用机制也不十分清楚,在某些先天性心脏病中,PAH 易感性可能与染色体异常有关,如左向右分流型先天性心脏病合并 21- 三体时,PAH 往往出现较早,并且程度较重,容易进展为艾森门格综合征。另有研究表明,在特发性 PAH 及某些继发性 PAH 中,PAH 的易感性与五羟色胺转运体(5-HTT)基因的多态性有关,但在先天性心脏病中尚未见报道。此外,与 PAH 相关的基因多态性还有一氧化氮合酶基因和氨甲酰合成酶基因,但它们与先天性心脏病 PAH 之间的关系还不清楚。骨形成蛋白 II 型受体(BMPR2)基因突变是 PAH 的重要遗传学机制,有研究表明,在大约 6% 的先天性心脏病患者中也可检测到 BMPR2 基因的突变;另有研究发现,3.2% 的先天性心脏病 PAH 患者中可检测到 SOX17 基因的罕见变异,提示 SOX17 基因突变可能是先天性心脏病 PAH 的易感因素。

对于绝大多数先天性心脏病 PAH 患者,尽管存在遗传的异质性,但肺循环长时间的高血流量的灌注仍然是 PAH 形成的主要原因,在临床工作中我们偶尔也可遇到,个别先天性心脏病患者仅存在少量的左向右分流,却很快出现严重的 PAH,这种情况单纯用体-肺循环的分流无法解释,而遗传因素或其他因素在 PAH 的形成中可能占主导地位,对于这类患者要仔细分析 PAH 形成的原因,正确进行 PAH 性质的评价,切忌盲目进行外科纠治手术或介入封堵。

(四) 解剖和血流动力学影响因素

先天性心脏病 PAH 的形成及其进展受多种因素的影响,首先缺损的大小和分流量是影响先天性心脏病 PAH 发生、发展的重要因素。Kidd 等研究发现,中、小型室间隔缺损仅有 3% 伴有 PAH,而 50% 的大型室间隔缺损(直径 >1.5cm)将不可避免地并发 PAH;其次,先天性心脏病 PAH 与缺损类型有关,2 岁以上室间隔缺损患者有 10% 发生 PAH,而房间隔缺损者仅 4%~6% 会发生,永存动脉干、完全性房室间隔缺损,以及完全型大动脉转位合并室间隔缺损等复杂心脏畸形,PAH 发生率均较高、出现较早、进展较快。此外,PAH 的形成还与缺损部位有关,如静脉窦型房间隔缺损,其肺动脉压力和肺血管阻力升高较继发孔型房间隔缺损更常见;在室间隔缺损中,双动脉下缺损的 PAH 发生率较高。

三、先天性心脏病 PAH 的诊断

(一) 症状与体格检查

对于中至大型缺损的左向右分流型先天性心脏病患者，婴儿期由于大量的体-肺分流可呈现生长发育落后、肺充血和充血性心力衰竭的表现；婴幼儿期后随着肺血管病变的加重，肺血管阻力增加致左向右分流减少，其临床症状反而可能得到改善；在发展为梗阻性肺血管病变时，肺血管阻力进一步增加，左向右分流可转变为双向或右向左分流，临床上可出现血氧饱和度下降甚至发绀。对于完全型大动脉转位伴大型室间隔缺损、永存动脉干等肺血增多的发绀型先天性心脏病患者，早期也可出现充血性心力衰竭的表现，肺血管病变的发生较左向右分流型先天性心脏病要早，且进展迅速。

在左向右分流型先天性心脏病 PAH 患者中，早期可闻及典型的分流杂音和增强的肺动脉瓣第二心音；随着 PAH 的进展，分流杂音逐渐减轻，肺动脉瓣第二心音亢进；在发展为梗阻性肺血管病变时，分流杂音不明显或完全消失，肺动脉瓣第二心音亢进更为明显，有时可闻及三尖瓣和肺动脉瓣关闭不全的杂音。

(二) 心电图

在室间隔缺损、动脉导管未闭等三尖瓣后分流的非发绀型先天性心脏病患者中，合并轻度 PAH 时心电图可以表现为左心室肥厚，电轴左偏，侧壁心前区导联 q 波存在；中度 PAH 时心电图可呈左、右心室肥厚，电轴由左偏向右偏转变；重度 PAH 时心电图可呈右心室肥厚，电轴右偏，侧壁心前区导联 q 波消失。对于完全性房室间隔缺损及其他复杂畸形，由于传导束走行异常引起电轴改变，与 PAH 程度无关。

(三) 胸部 X 线

左向右分流型先天性心脏病伴充血性心力衰竭时胸部 X 线检查常显示心影增大、肺血管纹理增多；随着肺血管病变的加剧，主肺动脉段扩张，肺门血管影粗密，周围血管纹理反而减少，有时宛如枯秃树枝。

(四) 超声心动图

超声心动图（echocardiography）不仅能显示心内结构、功能的异常或血管畸形，还可对肺动脉压力进行初步估测。最常用的方法是通过三尖瓣反流的血流峰流速应用改良 Bernoulli 公式估测右心室收缩压，在排除右心室流出道梗阻的前提下，肺动脉收缩压等同于右心室收缩压；同样，可通过肺动脉反流速度应用改良 Bernoulli 公式（Bernoulli formula）估测肺动脉舒张压；对于室间隔缺损和动脉导管未闭的患儿，还可通过分流处的血流峰流速根据改良 Bernoulli 公式估算出分流压差，将测量的体循环压（可用血压代替）减去此压差，即可估算出右心室或肺动脉的收缩压。此外，超声心动图还可对肺血管病变的严重程度进行初步评估，对于室间隔缺损、动脉导管未闭等三尖瓣后分流的非发绀型先天性心脏病患者，在不合并梗阻性肺血管病变时，可见左心房和左心室增大，明显的左向右分流；而在合并梗阻性肺血管病变时，左心房、左心室无增大，而右心房、右心室增大，可出现双向分流或右向左分流。

(五) CT 与 MRI

心脏 CT 和 MRI 可了解心脏和大血管的结构异常，尤其是对主动脉缩窄、肺静脉回流异常、肺动脉梗阻等病变有较高的诊断价值。心脏 MRI 可以测量每搏量、右心室射血分数、肺动脉扩张能力、右心室质量等参数，可用于先天性心脏病 PH 患者的血流动力学评估和随访研究。

(六) 心导管检查

1. 血流动力学评估 心导管检查（cardiac catheterization）是确诊 PH 的金标准，也是评价先天性心脏病患者肺血管病变严重程度的重要方法。心导管检查不仅可确定心血管的解剖结构变化，还能获取许多重要的血流动力学参数，如肺动脉压力、体循环压力、肺循环血流量、体循环血流量、肺血管阻力（pulmonary vascular resistance）、体循环血管阻力及肺动脉楔压等。儿童 PH 患者进行心导管检查的风险高于成人患者，通常需要在全身麻醉下进行，必须配备专门的小儿麻醉医师和儿童重症监护病房,由有经验的医师进行。心导管检查的应用价值取决于所获取资料的准确性和完整性,因此,应规范地进行该项检查。

2. 急性肺血管扩张试验　肺动脉的反应性收缩是先天性心脏病 PAH 早期阶段的重要病理生理机制,通过急性肺血管扩张试验可在一定程度上判断先天性心脏病 PAH 患者肺血管病变的可逆性,从而为手术指征的选择提供依据。在使用选择性的肺血管扩张剂后,若肺动脉压力和肺血管阻力明显下降,往往提示 PAH 为"反应性的",可能为外科修补手术或介入封堵的适应证;若肺动脉压力和肺血管阻力固定不变,往往提示 PAH 为"梗阻性的",可能不适宜于外科修补手术或介入封堵治疗。用于急性肺血管扩张试验(acute pulmonary vasodilator testing,APVT)的理想的血管扩张剂应该对肺循环具有选择性,并且起效快、作用持续时间短。氧气吸入最早被应用于先天性心脏病 PAH 患者的急性肺血管扩张试验,且目前仍在应用。国际上公认可用于急性肺血管扩张试验的药物有四种:即一氧化氮、依前列醇、腺苷和伊洛前列素。目前国内可供选择的试验药物只有静脉泵入腺苷或雾化吸入伊洛前列素。不能应用钙通道阻滞剂、硝普钠等药物进行急性肺血管扩张试验,因为这些药物缺乏肺血管选择性,在 PH 患者中应用可能会造成低血压,右心衰竭加重等不良反应。此外,对于同时合并左心病变的 PH 患者,进行急性肺血管扩张试验可引起急性肺水肿的发生。因此,左心充盈压明显升高的患者,不建议行急性肺血管扩张试验。

先天性心脏病 PH 的急性肺血管扩张试验有别于特发性 PAH 的急性肺血管扩张试验,其主要目的是判断先天性心脏病患者有无外科手术的指征,不能沿用特发性 PAH 的急性肺血管扩张试验的判断标准(详见第八十一章)。目前,对于先天性心脏病 PAH 的急性肺血管扩张试验尚无统一的评价标准。传统标准为:试验后 PVRI 下降幅度超过 20% 且绝对值小于 $6WU \cdot m^2$,肺血管阻力/体循环血管阻力(PVR/SVR)下降幅度超过 20% 且最终比值小于 0.3,可行外科修补手术或介入封堵。近年来,由于外科手术和监护水平的提高,以及 PAH 靶向治疗药物的应用,使一些先天性心脏病合并重度 PAH 的患者获得了较好的治疗效果,因此有些心脏中心进一步放宽了上述标准。但必须注意的是,先天性心脏病术后 PAH 预后极差,在外科手术前应审慎地评价肺血管的反应性和肺血管病变的性质,严格地把握外科手术的指征,使患者获得最佳的治疗效果。

3. 肺动脉楔入造影　肺动脉楔入造影(pulmonary wedge angiography)可在活体上显示肺血管床的结构和功能方面变化,从而为肺血管病变严重程度的评价提供重要的参考。肺动脉压力正常时,肺血管分支均匀、丰富,末梢肺小动脉清晰,肺循环时间正常;轻至中度 PAH 时,肺动脉楔入造影显示肺小动脉分支减少、变细、边缘不整;梗阻性 PAH 时,肺小动脉突然变细或终止,呈似修剪后树枝状,肺循环时间随 PAH 的程度加重而延长,肺毛细血管充盈度随 PAH 的严重度增加而明显减少,或呈斑块状或岛屿状分布。这些可为评价肺血管病变的程度和性质提供较为客观的依据。

4. 异常通道堵塞试验　该方法尤其适用于动脉导管未闭伴重度 PAH 的患者,可为 PAH 性质的判断和手术指征的选择提供重要依据。在动未闭的脉导管试封堵后,如果 SPAP 下降 25%~30% 以上,同时伴有 PVRI 下降,而主动脉压力无明显下降,SaO_2 不下降或上升,观察 20 分钟以上无全身不良反应,则可行永久性堵塞治疗。

(七) 肺组织活检

通过肺活检(lung biopsy)可为先天性心脏病 PAH 患者肺血管病变(pulmonary vascular disease)的严重程度提供参考。经典的 Heath 和 Edwards 分级系统描述了先天性心脏病 PAH 患者光镜下肺血管病变的渐进过程。这个分级系统将肺血管病变分为 6 级。Ⅰ级:肺小动脉的肌层由起始部向远端延伸,肌性肺动脉的中膜增厚,无内膜的纤维化;Ⅱ级:肌性肺动脉和肺小动脉的肌层肥厚,内膜细胞增生;Ⅲ级:中膜肥厚及内皮下纤维增生,最终导致纤维组织和层状的内弹力纤维层形成同心圆样组织块,引起肺小动脉和小的肌性肺动脉管腔的堵塞,大的弹性动脉则出现动脉硬化;Ⅳ级:肌层肥厚较前减轻,小动脉出现进行性扩张,在内膜纤维性闭塞的血管周围尤为多见,局部出现丛样病变;Ⅴ级:丛样病变及血管瘤样病变,肺泡内出现含铁血黄素的巨噬细胞沉着;Ⅵ级:坏死性动脉炎及血栓形成,动脉壁的纤维素样坏死及多形核细胞和嗜酸性细胞的跨壁浸润。肺血管病变的病理学分级与肺动脉高压的严重程度密切相关。

Heath 及 Edwards 在上述分级的基础上,将肺血管病变的严重程度与先天性心脏病 PAH 时血流动力学的改变,以及外科手术后的效果进行了对照研究,将肺血管病变分为三个阶段:①早期病变:Ⅰ~Ⅲ级病变为肺血管病变的早期阶段,主要表现为中膜的增厚,或同时合并内膜的增生;血流动力学则表现为中度程度升高的肺动脉压力和肺血管阻力,异常增多的肺血流量,心内或大血管水平的左向右分流;这类患者在外科根治手术后,肺动脉压力一般能恢复至正常水平。②过渡期:当肺血管病变进展到Ⅲ级晚期时,在组织病理学上开始出现血管扩张,进入Ⅳ级后则进一步发展为扩张性病变,这是肺血管病变的过渡时期,虽然部分患者在外科根治术后可出现肺动脉压力的下降,但所有患者在术后均残留不同程度的肺动脉高压。③晚期阶段:Ⅴ~Ⅵ级为肺血管病变的晚期阶段,此时肺血管已发生器质性病变,血流动力学表现为严重升高的肺动脉压力和肺血管阻力,肺血流量减少,心内或大血管水平以右向左分流为主,此时肺血管病变已成为不可逆性即艾森门格综合征(Eisenmenger syndrome),此阶段不再适宜进行外科手术纠治。

肺活检在先天性心脏病患者肺血管病变的评估中也存在某些局限性,目前在临床上已较少应用。首先,肺活检是一种有创性的检查方法,对于重度 PH 患者存在一定的风险,限制了其广泛应用;其次,Heath 和 Edwards 分级只能进行定性分析,有时不能准确反映肺血管病变程度。此外,由于肺血管病变在肺组织中往往是散在分布,对有限的肺组织进行病理分析可能带来误差。

四、合并 PH 的先天性心脏病患者的手术时机

早期手术治疗是预防先天性心脏病患者发生梗阻性肺血管病变最有效的措施。但先天性心脏病的种类繁多,PH 的发生率和进展速度各异,其手术时机(timing of surgery)的选择因病种不同而异,需个体化决定。大型室间隔缺损或粗大的动脉导管未闭患儿可早期出现严重 PAH,一般推荐 6 个月内进行手术治疗;房间隔缺损较少合并 PAH,但有 8%~10% 患者由于缺损比较大,在婴儿期即出现心功能不全和 PAH 的表现,这类患儿应在婴儿期进行外科手术修补。完全性房室隔缺损的患者由于心脏四腔相通,可早期出现严重的 PAH,特别是合并唐氏综合征的患儿,目前多主张在 3~6 个月内进行外科手术根治;对于完全型大动脉转位伴非限制性室间隔缺损的患者,如无肺动脉瓣狭窄、左心室流出道梗阻,可在生后数月出现严重的肺血管病变,一般都需 3 个月前进行大动脉调转和室间隔缺损修补术。右心室双出口的血流动力学改变主要取决于室间隔缺损的位置及有无肺动脉瓣狭窄的存在,当室间隔缺损位于主动脉下时,如无肺动脉瓣狭窄,其血流动力学改变类似于大型室间隔缺损,可早期出现严重的 PAH,主张 6 个月前手术根治;室间隔缺损位于肺动脉下的右心室双出口,其血流动力学类似完全型大动脉转位,这类患者大多数不伴肺动脉瓣狭窄,肺血管病变出现较早,手术一般应在 3 个月内进行;对于室间隔缺损远离大动脉或三尖瓣腱索跨越室间隔缺损的右心室双出口,有时无法进行心室内隧道修补,如果不合并肺动脉瓣狭窄,应在 3 个月前进行肺动脉环扎术以保护肺血管,待合适年龄再进行双向腔肺吻合术和 Fontan 手术。永存动脉干的患者可在生后数月出现严重的肺血管病变,一般主张在 6~12 周内进行手术;如果无法进行根治手术,应行肺动脉环扎术以保护肺血管。完全性肺静脉异位引流的症状取决于房间隔缺损的大小及肺静脉回流有无梗阻,若合并肺静脉回流梗阻或房间隔缺损为限制性,常因充血性心力衰竭和 PH 而死亡,一旦诊断明确应立即手术治疗。对于不合并肺动脉瓣狭窄的单心室患者,出现肺血管病变也较早,应在 3 个月前进行肺动脉环扎术以保护肺血管,待合适年龄再进行双向腔肺吻合术和 Fontan 手术。

五、合并 PH 的先天性心脏病患者的手术指征评估

先天性心脏病相关 PH 患者的肺血管病变是

由可逆性向不可逆性病变的转变过程。早期手术纠治可预防梗阻性肺血管病变的发生,而对已发生梗阻性肺血管病变的患者进行纠治手术会导致进行性右心力衰竭甚至过早死亡。因此,在先天性心脏病术前需要精准评估肺血管病变的程度和性质,正确把握手术适应证(indications for surgery);对手术疗效的判断应该基于患者的中、长期预后,而不仅仅是手术操作的成功率。

(一) 临床综合评估

在先天性心脏病相关 PAH 中,以左向右分流型先天性心脏病最为常见,根据患儿的年龄、病史、症状、体征,再结合心电图、X 线片及超声心动图等无创性检查方法,可以对大多数患儿的肺血管病变的性质做出较明确的判断,若判定为非梗阻性肺血管病变,可以直接进行外科修补手术或介入封堵治疗。这种以临床资料和无创性检查为主的评价方法(表 82-2),对于发展中国家开展常见先天性心脏病的诊治工作尤为重要。

(二) 血流动力学评估

对于常规临床评估不能明确肺血管病变性质的病例,则需要进行心导管检查进行评估。在血流动力学参数中,PVRI 是评价肺血管病变程度的最重要指标之一,目前国外的众多指南把 PVRI 和 PVR/SVR 作为手术指征选择的主要依据。在先天性心脏病患儿的 PVRI 测定方法上,推荐采用直接测量的氧耗量并根据 Fick 定律来计算心排血量,而国内由于条件限制一般采用查表法间接推测氧耗量,从而在计算 PVRI 时容易出现误差。若将肺循环血流量/体循环血流量(Q_p/Q_s)和 PAWP 等反映分流量大小和左心室容量负荷的指标结合起来进行综合评估,有助于左向右分流型先天性心脏病患者肺血管病变性质的判断和手术指征的选择(表 82-3)。肺动脉的反应性收缩是 PAH 发展早期重要的病理生理机制,通过急性肺血管扩张试验可在一定程度上判断先天性心脏病 PAH 患者肺血管病变的可逆性,从而为手术指征

表 82-2　左向右分流型先天性心脏病肺动脉高压的临床评价

	非梗阻性 PAH 征象	梗阻性 PAH 征象
年龄	多小于 2 岁	多大于 2 岁
病史	喂养困难,生长落后,气促,反复呼吸道感染	无明显临床症状,或随年龄增长症状改善
查体	心前区活动度增强,典型杂音,P_2 分裂或轻度亢进,心尖部舒张中期杂音	可见发绀,心前区活动度减弱,P_2 明显亢进,典型杂音减弱、消失,心尖部舒张中期杂音消失,肺动脉瓣舒张早期反流性杂音
动脉血氧饱和度	正常,≥95%	减低,<92%
胸部 X 线检查	心影增大,肺血多	心影正常,肺血少,肺动脉呈"剪枝状"
心电图	左心室肥厚,电轴左偏,侧壁心前区导联 q 波存在	右心室肥厚,电轴右偏,侧壁心前区导联 q 波消失
心脏超声	左心房、左心室增大,明显左向右分流	左心房、左心室无增大,右心房、右心室增大,双向分流或右向左分流

注:对于动脉导管未闭患者,应测量下肢的经皮氧饱和度。

表 82-3　左向右分流型先天性心脏病合并重度肺动脉高压的血流动力学评价

项目	非梗阻 PAH 征象	梗阻性 PAH 征象
肺动脉压力/体循环压力(P_p/P_s)	<0.8	≥1.0
动脉血氧饱和度(SaO_2)	≥95%	<92%
肺循环血流量/体循环血流量(Q_p/Q_s)	≥1.5	<1.5
肺动脉楔压(PAWP)	≥12mmHg	<12mmHg
肺血管阻力指数(PVRI)	< 6WU·m^2	≥8WU·m^2
肺血管阻力/体循环血管阻力(PVR/SVR)	<0.3	>0.5

的选择提供依据。此外,肺动脉楔入造影能直接显示肺血管床的结构变化,也可为肺血管病变性质的评价提供参考。异常通道堵塞试验适用于动脉导管未闭伴重度 PAH 的患者,可为 PAH 性质的判断和手术指征的选择提供重要依据。

(三)先天性心脏病 PAH 患者肺血管病变性质评价的策略及流程

先天性心脏病的病种繁多,不同患者的 PAH 严重程度不一,在评价肺血管病变(evaluation of pulmonary vascular disease)的性质时,需要遵循合理的诊断流程,采取个体化的诊断策略。对于先天性心脏病相关 PAH 患者,尤其是左向右分流型先天性心脏病患者,采用以下流程进行分步评估后,可以对绝大多数病例的 PAH 性质进行明确的判断,但仍然会有少数临界病例不能完全明确 PAH 的性质,则可以服用 3~6 个月的 PAH 靶向治疗药物(图 82-1),然后重新进行评估(图 82-2)。

(四)单心室生理患者的肺血管病变

腔肺吻合术后的单心室生理(single ventricle physiology)患者,由于没有肺动脉下心室所产生的搏动性肺血流,即使存在肺血管病变,mPAP 通常也不会超过 20~25mmHg,有别于双心室患者的 PH。对于单心室生理患者,肺动脉压力和阻力的升高可导致 Fontan 循环衰竭,因此,在进行 Fontan 手术前建议进行心导管检查来评估血流动力学状态,可将 mTPG(mPAP-PAWP)≤6mmHg,PVRI<3WU·m² 作为 Fontan 手术前的血流动力学阈值。

六、PAH 的治疗

近 20 年来,随着对 PAH 发病机制研究的深入,PAH 的治疗获得了长足的进展,这些治疗方法也开始应用于先天性心脏病合并肺血管病变的治疗,以下做简要介绍。

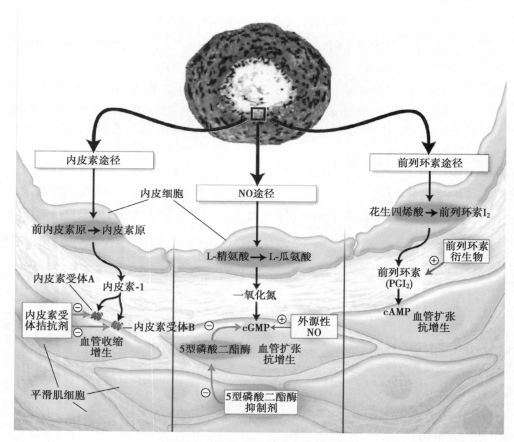

图 82-1　肺动脉高压靶向治疗途径

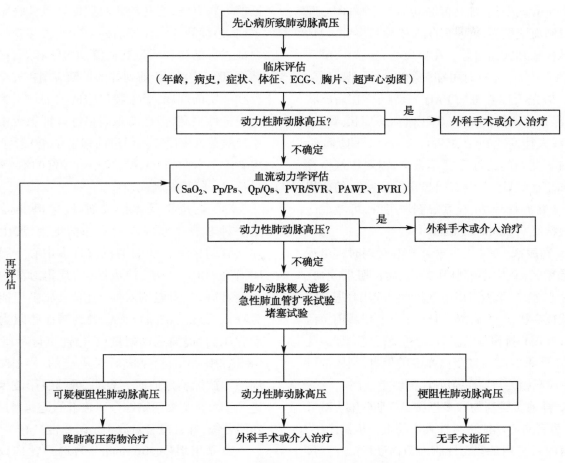

图 82-2　先天性心脏病相关肺动脉高压治疗路径

(一) 一般措施

1. 体力活动　对于先天性心脏病 PAH 的患者,轻微的体力活动可能是有益的,但患者的活动应以不出现症状为宜,如呼吸困难、胸痛和晕厥等。

2. 旅行与海拔高度　低氧可加重先天性心脏病 PAH 患者肺血管的收缩,应避免进入高原地带。乘坐飞机,类似于海拔 1 500~2 600 米的状态,乘坐时建议吸氧。

3. 预防感染　PH 患者容易并发肺部感染,而且耐受性较差,据统计,肺炎占 PH 总的死亡原因的 7%。因此,对于先天性心脏病 PAH 患者应积极预防肺部感染,一旦出现肺部感染,应尽早诊断、及时治疗。

4. 妊娠和避孕　妊娠和分娩可以使 PH 患者病情恶化,甚至死亡,其中艾森门格综合征患者的病死率高达 30%~50%。因此,对于发绀型先天性心脏病和艾森门格综合征的育龄期妇女,采取合适的避孕措施是必需的,已经怀孕者应及早终止妊娠。

5. 血红蛋白水平　PH 患者对血红蛋白水平的降低高度敏感,对于艾森门格综合征的患者,在缺铁性贫血时应考虑口服或静脉铁剂治疗。相反,对于艾森门格综合征等存在右向左分流的先天性心脏病患者,由于长期处于低氧状态,会出现红细胞代偿性增加和血细胞比容升高。当血细胞比容超过 70% 并伴有头痛、短暂性脑缺血发作、脑卒中等神经系统症状时,可考虑放血疗法,以降低血液黏滞度和增加血液向组织释放氧的能力,但应避免频繁放血导致的缺铁。

6. 吸氧　有报道表明,长期低流量的氧气吸入能使某些 PH 患者受益,但无临床随机对照试验的支持。目前建议,对于 PaO_2 小于 60mmHg 的艾森门格综合征患者,可以考虑吸氧来减轻相关症状。

(二) 药物治疗

1. 口服抗凝剂　严重的先天性心脏病 PAH

患者由于喜欢坐位,加之静脉功能不全、右侧心腔扩大及肺血流缓慢,容易发生血栓栓塞事件,包括肺动脉栓塞和脑栓塞等。在猝死的先天性心脏病PAH患者中,尸检有时可在肺动脉内发现新鲜的血栓。但先天性心脏病PAH患者既存在高凝状态,也存在出血倾向,容易出现咯血等症状。现已证实,成人特发性PAH患者可获益于长期抗凝治疗。对于艾森门格综合征等患者,需要权衡血栓形成和出血风险,在没有明显出血或咯血的前提下,若合并血栓形成、栓塞、房扑/房颤,可考虑应用口服抗凝剂(anticoagulants)。

2. 利尿剂 PH患者合并右心衰竭时常出现体液潴留,导致中心静脉压升高、腹部脏器充血、周围性水肿,严重者可以出现腹水。应用利尿剂能明显减轻症状,改善病情。但对于某些依赖前负荷而维持有效心排血量的患者,应避免过度利尿。此外,对于严重的高血红蛋白血症的患者,利尿剂可增加中风和相关并发症的风险,需慎重使用。

3. 洋地黄类药物和多巴胺 心肌收缩力减低是PH患者右心功能进行性衰竭的重要机制之一,因此有时可采用某些正性肌力药物进行治疗。目前,对于洋地黄类及其他正性肌力药物的有效性尚存在争议。有研究表明,对于合并右心衰竭的PH患者,短期应用洋地黄可增加心排血量,但长期应用的效果尚不清楚。在大多数心脏中心,对于终末期的PH患者采用多巴胺进行治疗,可以使患者的临床症状得到一定程度的改善,并维持一段时间。

4. 肺血管扩张剂

(1)钙通道阻滞剂(calcium channel blockers, CCB):CCB是一种传统的血管扩张剂,可应用于急性肺血管扩张试验阳性的特发性PAH患者。但对于左向右分流的先天性心脏病PAH患者及艾森门格综合征的患者,无论急性肺血管扩张试验的反应或肺血管病变的严重程度,似乎都不能从CCB的治疗中获益。因此,不建议对先天性心脏病PAH患者应用CCB来治疗。

(2)前列环素类似物:目前,应用于PAH的前列环素(prostacyclin)类似物有多种,包括静脉用的依前列醇(epoprostenol)、静脉或皮下注射的曲前列环素(treprostinil)和吸入用的伊洛前列素(iloprost)等。前列环素类似物治疗艾森门格综合

征的资料有限,有几项非对照的开放性临床研究表明,持续静脉滴注依前列醇能改善艾森门格综合征患者的运动耐量和血流动力学状态,提高动脉血氧饱和度。依前列醇的长期应用在安全性上存在一定的问题,吸入和口服的前列环素类似物的安全性更高,但在艾森门格综合征患者中的应用尚缺乏临床研究。伊洛前列素在先天性心脏病患者围手术期的PAH危象中有较好的治疗效果,可替代一氧化氮吸入治疗。

(3)内皮素受体拮抗剂:波生坦(bosentan)是一种非选择性内皮素受体拮抗剂,波生坦治疗艾森门格综合征的随机双盲多中心安慰剂对照研究(BREATHE-5)表明,治疗组对波生坦耐受性良好,与安慰剂对照组相比,波生坦能够显著降低艾森门格综合征患者的肺血管阻力及肺动脉压力,提高运动耐量(6分钟步行距离)。在BREATHE-5试验完成后又进行的一项随访24周的开放标签延伸研究表明,继续服用波生坦能进一步改善艾森门格综合征患者的运动耐量和心功能分级,并且患者对波生坦耐受性良好。

安立生坦(ambrisentan)为选择性内皮素A受体拮抗剂,在先天性心脏病PAH患者中也有少量应用报道。马昔腾坦(macitentan)的组织靶向性优于其他内皮素受体拮抗剂,可降低IPAH患者的病死率,对艾森门格综合征的有效性和安全性尚待进一步研究。

(4)5型磷酸二酯酶抑制剂:西地那非(sildenafil)是一种选择性的5型磷酸二酯酶抑制剂,可抑制环磷鸟苷(cGMP)的分解,进而增强NO介导的血管扩张和抗增生作用。目前,有关5型磷酸二酯酶抑制剂治疗艾森门格综合征的临床研究资料有限。小样本的临床试验表明,西地那非可改善艾森门格综合征患者的运动耐量和心功能状态,提高动脉血氧饱和度,降低肺动脉压力和肺血管阻力。他达那非(tadalafil)也属于5型磷酸二酯酶抑制剂,一项小样本的临床试验表明,他达那非能改善艾森门格综合征患者的运动耐量和血流动力学状态。目前,伐地那非(vardenafil)在先天性心脏病肺动脉高压中应用经验有限。

(5)可溶性鸟苷酸环化酶激动剂:利奥西呱(riociguat)是一种新型可溶性鸟苷酸环化酶激动

剂,可显著改善特发性PAH患者6分钟步行距离、血流动力学参数和心功能分级,并延缓到达临床恶化时间。但对儿童先天性心脏病PAH患者的安全性和有效性尚缺乏足够的循证医学依据。临床前数据显示,利奥西呱对骨骼生长有不良反应。

(6)前列环素受体激动剂:司来帕格(selexipag)是一种口服的选择性前列环素IP受体激动剂,可显著降低PAH患者的综合临床事件终点(致残率及致死率)。司来帕格对于儿童患者的疗效和安全性研究正在进行之中。

(7)联合用药:对于PAH患者采用单药治疗病情不改善或有严重的右心功能不全时,推荐早期联合用药。在联合用药时可选择作用机制不同的药物进行初始联合或序贯联合,如依前列醇与波生坦、依前列醇与西地那非、波生坦与西地那非及吸入伊洛前列素、安立生坦与他达那非。理论上选择作用机制不同的药物联合治疗较单药物治疗效果好。联合用药后需要重新评价其有效性和不良反应。目前,在儿童PAH患者中进行联合治疗的病例也在不断增加。

(三)房间隔造口术和Potts分流术

对于WHO心功能Ⅳ级或反复晕厥的PAH患者,在最大限度地药物治疗后病情无改善,可考虑进房间隔造口术或Potts分流术(左肺动脉-降主动脉分流),降低右心室负荷。但对于晚期患者应充分地考虑到其潜在的风险。

(四)心肺联合移植

心肺联合移植术作为治疗终末期心肺疾病的一种有效方法已得到广泛认可,PAH患者心肺移植的指征为:心功能NYHA Ⅲ~Ⅳ级、经现有治疗病情无改善的晚期PAH患者。艾森门格综合征患者的自然病史明显不同于特发性PAH患者,大多数患者确诊后生存时间可达20年之久,因此,艾森门格综合征患者的心肺移植可推迟多年。

(傅立军 李 奋)

参 考 文 献

1. 周爱卿.先天性心脏病心导管术.上海:上海科技出版社,2009.

2. SIMONNEAU G,MONTANI D,CELERMAJER D S, et al. Haemodynamic definitions and updated clinical classification of pulmonary hypertension. Eur Respir J, 2019,53(1):1801913.

3. ROSENZWEIG E B,ABMAN S H,ADATIA I,et al. Paediatric pulmonary arterial hypertension:updates on definition,classification,diagnostics and management. Eur Respir J,2019,53(1):1801916.

4. 傅立军,周爱卿.内源性血管弹性蛋白酶及其抑制剂与肺动脉高压的关系.中华儿科杂志,2002,40(8):507-509.

5. 傅立军,周爱卿,沈捷,等.弹性蛋白酶抑制剂对野百合碱诱导的肺动脉高压干预作用的研究.中华儿科杂志,2004,42(5):375-378.

6. ROBERTS K E,MCELROY J J,WONG W P,et al. BMPR2 mutations in pulmonary arterial hypertension with congenital heart disease. Eur Respir J,2004,24(3):371-374.

7. ZHU N,WELCH C L,WANG J,et al. Rare variants in SOX17 are associated with pulmonary arterial hypertension with congenital heart disease. Genome Med, 2018,10(1):56.

8. 傅立军,周爱卿,郭颖,等.儿童特发性肺动脉高压的急性肺血管扩张试验.中华儿科杂志,2011,49(012):886-889.

9. 欧阳江涌,周爱卿,王荣发,等.血流动力学检测及肺小动脉楔入造影对先天性心脏病肺动脉高压的评价.中华儿科杂志,2000,38(12):738-742.

10. 中华医学会儿科学分会心血管学组,《中华儿科杂志》编辑委员会.儿童肺高压诊断与治疗专家共识.中华儿科杂志,2015,53(1):6-16.

11. HANSMANN G,KOESTENBERGER M,ALASTALO T P,et al. 2019 updated consensus statement on the diagnosis and treatment of pediatric pulmonary hypertension:The European Pediatric Pulmonary Vascular Disease Network(EPPVDN),endorsed by AEPC,ESPR and ISHLT. J Heart Lung Transplant,2019,38(9):879-901.

12. KOZLIK-FELDMANN R,HANSMANN G,BONNET D, et al. Pulmonary hypertension in children with congenital heart disease(PAH-CHD,PPHVD-CHD). Expert consensus statement on the diagnosis and treatment of paediatric pulmonary hypertension. The European Paediatric Pulmonary Vascular Disease Network,endorsed by ISHLT and DGPK. Heart,2016,102 Suppl 2:ii42-48.

13. BEGHETTI M,GALIÈ N. Eisenmenger syndrome a clinical perspective in a new therapeutic era of pulmonary arterial hypertension. J Am Coll Cardiol,2009,53(9):733-740.

14. ROSENZWEIG E B,KERSTEIN D,BARST R J. Long-term prostacyclin for pulmonary hypertension with

associated congenital heart defects. Circulation, 1999, 99: 1858-1865.

15. FERNANDES S M, NEWBURGER J W, LANG P, et al. Usefulness of epoprostenol therapy in the severely ill adolescent/adult with Eisenmenger's physiology. Am J Cardiol, 2003, 91: 17632-17635.

16. HALLIOGLU O, DILBER E, CELIKER A. Comparison of acute hemodynamic effects of aerosolized and intravenous iloprost in secondary pulmonary hypertension in children with congenital heart disease. Am J Cardiol, 2003, 92: 1007-1009.

17. LIMSUWAN A, WANITKUL S, KHOSITHSET A, et al. Aerosolized iloprost for postoperative pulmonary hypertensive crisis in children with congenital heart disease. Int J Cardiol, 2008, 129(3): 333-338.

18. GALIÈ N, BEGHETTI M, GATZOULIS M A, et al. Bosentan therapy in patients with Eisenmenger syndrome: a multicenter, double-blind, randomized, placebo-controlled study. Circulation, 2006, 114(1): 48-54.

19. GATZOULIS M A, BEGHETTI M, GALIÈ N, et al. Longer-term bosentan therapy improves functional capacity in Eisenmenger syndrome: results of the BREATHE-5 open-label extension study. Int J Cardiol, 2008, 127(1): 27-32.

20. CHAU E M, FAN K Y, CHOW W H. Effects of chronic sildenafil in patients with Eisenmenger syndrome versus idiopathic pulmonary arterial hypertension. Int J Cardiol, 2007, 120(3): 301-305.

21. MUKHOPADHYAY S, SHARMA M, RAMAKRISHNAN S, et al. Phosphodiesterase-5 inhibitor in Eisenmenger syndrome: a preliminary observational study. Circulation, 2006, 114(17): 1807-1810.

第九篇

其　他

第八十三章

高原的生理与疾病

一、高原的生理

全世界约有四亿以上的人口居住在高原，3 000 米以上人口约有 2 500 万；我国青藏高原（high altitude）的平均海拔高度约为 4 500 米，人类能长期生活的极限高度约为 5 000 米。大气压在海平面为 760mmHg，大气中含氧量无论海拔高低均为 20.93%，而气压则随海拔高度而下降，在海平面氧分压为 760mmHg × 0.209 3=159mmHg，当空气进入肺泡后，经水蒸气和 CO_2 等的混合，氧分压仅约 105mmHg（表 83-1）。

人类可登上只有海平面大气压力 1/3 的海拔 8 848 米的高度，并能在短时间内支持，而能永久居住的海拔高度约为海平面大气压力 1/2（图 83-1）。在高原除低氧外，寒冷、干燥和阳光中紫外线照射等均使人难以耐受。在海平面，将大气的氧输送至耗氧的细胞内线粒体有一系列环节的氧阶差；在高原，氧分压的初始已低，这种阶差下降缓慢，所有氧的输送环节如通气、肺泡弥散、血循环及向组织弥散等均可能有酶系统等的代偿性适应。

1. 通气 至海拔 1 524 米时通气即增加，休息时仅增加肺活量即可支持正常活动，如处于运动状态下，肺活量与呼吸次数均增加。过度通气（hyperventilation）可使肺泡 CO_2 分压减低，氧分压得以稍稍提升，这是初到高原人体的重要适应机制。约一周后通气稍减，但仍较在海平面为高。登山者通过增加通气能登上高山，是因能提高肺泡氧之故。对低氧环境不能做出这些适应机制是急性登山病、过高的红细胞增多和母孕低体重儿的原因。

过度通气为颈动脉体兴奋所致，初到 3 000 米以下高原时通气增加不多，这时肺泡氧分压约为 60mmHg，3~4 日后通气即增加；一旦适应后即使氧分压升至 90mmHg，但过度通气依然存在，这种对低氧的过度通气反应会持续在高原工作者身上存在，再上去至海拔高度极限时，可引起呼吸性碱中毒，以保持肺泡内氧分压在 35mmHg 以上。

世居高原的居民对低氧的通气反应较迟钝，可能因周围组织对氧的利用有所增进，这种适应现象基于幼年时就开始在高原生活，八岁后即可发现对低氧反应迟钝的适应，同时肺活量亦增加。这种情况即使回到平原地区仍持续存在，世居高原者对一定的体力活动通气量相对较低，呼吸困难较轻，活动量较高。

发绀型先天性心脏病患者对低氧的反应亦迟

表 83-1 不同海拔的氧分压生理

海拔/m	大气压/kPa（mmHg）	氧分压/kPa（mmHg）	肺泡氧分压/kPa（mmHg）	动脉氧分压/kPa（mmHg）	动脉血氧饱和度/%
0	101（760）	21.2（159）	14.0（105）	12.7（95）	95
2 000	80.0（600）	16.7（125）	9.6（72）	9.3（70）	92
4 000	64.0（480）	13.1（98）	7.7（53）	6.7（50）	85
6 000	47.3（355）	9.9（74）	5.3（40）	4.7（35）	66
8 000	36.0（270）	7.5（56）	4.0（30）	3.3（25）	50
10 000	26.7（200）	5.5（41）	<3.3（25）	<3.3（25）	<50

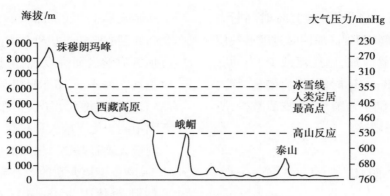

海拔/m   大气压力/mmHg

図 83-1　海拔高度与大气压力的关系

钝,7~8 岁时已经明显,如手术后动脉血氧提高,这种低氧的通气反应即渐趋正常,而世居高原者移居海平面这种迟钝反应的恢复需要数年。产生这两种情况是因世居者低氧在肺泡内氧分压已很低,而先天性心脏病患儿肺泡中氧分压正常。

2. 弥散　在海平面,肺泡与动脉的氧分压阶差(A-a)为 6~17mmHg,移居高原者仍有此阶差,这就限制了移居者的活动量。世居者肺泡的氧弥散能力高于生活在海平面的居民 20%~30%,这有利于肺泡与血流的气体交换。

3. 循环　初到高原者交感兴奋,使心率和心排血量增加,但不久对氧的摄取率下降,每搏量减少,心排血量较在海平面少;每搏量减少可能为心室充盈减少之故,运动后最大心排血量减少,移居者尤明显。到海拔 3 100 米的高原 10 天后冠状动脉血流量减少,需氧亦减少。在高原心腔容量减少,心排血量、每搏量及运动量减少可能因到高原后血浆容量减少而使前负荷减少之故。到高原后的心电图改变有电轴右偏、T 波改变及 QTc 延长,在高原高血压的发病率较低,血压较在海平面稍低,可能为体循环血管平滑肌对低氧反应所致。

4. 组织中氧的弥散　氧的运送最终目的地是经微血管向细胞内线粒体的弥散,到高原后微血管的密度增多,肌纤维变细均为使氧弥散便捷的机制,这也是有些动物能适应高原的原因之一,但在人类,到高原 40 天后仍未发现这些现象。

5. 氧离解曲线　氧分压在 70~100mmHg 之间组织中的氧饱和度变异很小。到高原后氧分压降低至 40~70mmHg 时,氧的释放率增加,氧离解曲线左移有利于高原环境下生存,像胎儿血红蛋白一样,曲线左移有利于低氧环境中取氧,如曲线右移,有利于在组织中释氧。而在海拔 4 520 米以上曲线发生右移,是因红细胞中的 2,3-DPG 增多之故,但在登山者过度通气成碱中毒时曲线则左移,这样有利于在缺氧条件下肺内取氧,所以 P_{50}(P_{50} 为血红蛋白氧饱和度一半时的氧分压,可以反映氧离解曲线的偏移位置,正常为 26mmHg)并无多大改变。

6. 血液　到高原 1~2 周内血容量稍减,可使血红蛋白上升 1~2g/dl。到达高原数小时内,红细胞生成素即增高,产生更多的红细胞,经数月达到稳定平衡。在 3 660 米之内红细胞增多与海拔成正比,超过此高度红细胞上升更快,动脉氧饱和度下降至 60% 时,红细胞生成素活力下降。居住在海拔 4 540 米者血容量可由 80ml/kg 渐增至 100ml/kg,这是由于红细胞容量增多,而血浆容量却稍减的原因,红细胞的过多使血黏滞度上升,致氧的输送迟缓。到海拔 2 999 米的高原 2 天,血小板可下降 7%,而至 5 370 米 2 天则下降 25%,亦有报道到高原后可致高凝状态。据报道一组士兵共 38 名驻守高原两年,纤维蛋白原上升,凝块消融时间减低;但在低压舱的实验室中并未见凝血因子的改变。

7. 代谢改变　大多移居高原者体重减轻,可能因食欲减退、失水和体内脂肪减少之故。至高原者多厌食肥腻食物,而偏爱甜食。失水则因体内不显性的水分蒸发、过度通气,以及湿度低、缺氧和寒冷所致的利尿之故。

8. 感觉、运动及神志　视网膜需氧很多,所以缺氧时容易产生视觉模糊、夜盲,在抵达海拔 3 000 米时就可以明显感受到,至 3 048 米时会出现学习迟钝,到 6 100 米时感觉、触觉及运动均有下降。急性低氧的动脉血氧饱和度下降至 85%

时思想即不易集中,共济失调,至 75% 时判断力及肌肉运动均有障碍。初到高原因时过度通气使 CO_2 分压下降,脑血管收缩,脑血流减少,当动脉氧分压下降至 50~60mmHg 时,脑血流增多,脑内血流分布亦做调整,脑干血流增加,皮质减少,所以大脑皮质对缺氧很敏感。

二、小儿高原型心脏病

根据 1995 年中华医学会第三次全国高原医学学术讨论会推荐的我国现行的高原病分型及诊断标准,小儿高原型心脏病(high altitude heart disease)诊断标准如下。

1. 发病一般在海拔 3 000 米以上,少数易感者亦可于海拔约 2 500 米发病。

2. 父母系平原人移居高原后所生育的子女,或小儿在平原出生后移居高原均易罹患,少数世居儿童也可发病。

3. 两岁以内小儿最为易感,但其他年龄小儿亦可罹患。发病多为亚急性(数周至数月)经过。

4. 主要表现为呼吸困难,发绀及充血性心力衰竭。有显著的肺动脉高压及极度右心肥大征象(包括心电图、超声心动图、胸部 X 线片、心导管检查,2 项以上证实)。

5. 排除渗出性心包炎、心肌病、先天性心脏病、风湿性心脏病等。

6. 转往海拔低处,病情即有明显好转。

小儿高原型心脏病在高原地区具有一定的发病率,据西藏自治区日喀则市人民医院儿科 2017 年 11 月—2021 年 5 月的不完全统计资料显示,共接诊高原型心脏病 168 例,除 1 例为移居汉族外,其他均为世居藏族患儿,其中男 101 例,女 67 例;年龄为 3 月至 13 岁,其中 <6 个月的 15 例,6~12 个月的 57 例,1~3 岁的 73 例,>3 岁的 23 例。168 例患儿中,109 例(64.88%)以发热、流涕、咳嗽等呼吸道感染症状就诊,32 例(19.04%)以咳嗽就诊,5 例(2.98%)因腹泻就诊;有夜间烦躁不安,呼吸费力 151 例(89.88%),发绀 149 例(88.69%),声音嘶哑 107 例(63.69%),心功能不全或心力衰竭 102 例(60.71%),不同程度水肿 129 例(76.79%)。

肺动脉高压(pulmonary arterial hypertension)是高原型心脏病发病机制中的重要因素。中国青海地区有学者研究发现,海拔 3 700 米上儿童相对生活在海平面 16 米的儿童平均肺动脉压有增高,右心扩张增大,右心室肥厚下降减慢,左心形态无不同。但汉族人和藏族人之间在同一海平面上测量无显著差异。根据世居海拔 4 240 米的 32 名 1~14 岁健康儿童的右心导管检查显示,1~5 岁平均肺动脉压为 45mmHg,6~14 岁为 28mmHg。镜下见阻力延缓下降的肺小动脉仍保留有胎儿的弹力纤维和中膜肥厚的结构,心电图显示右心室占优势的图形。在约 3 100 米时,健康中学生肺动脉压约为 25mmHg,运动后可增至 54mmHg,下山至 1 610 米时肺动脉压可接近海平面。对新生牛的心导管检查在肺动脉压正常时肺泡氧分压降至 65mmHg 以下肺血管阻力即上升,而在人类,肺泡的氧分压降至 60~65mmHg 以下,肺动脉压即上升,此分压相当于 3 000 米以上的高原,可据此作为肺动脉压上升的临界高度。世居高原的成人移居海平面 2 年后肺动脉压降至正常,每搏量亦增加,心率减慢。在高原吸氧,肺动脉压下降不如移居至海平面生活时显著。

世居者一般均能适应高原环境,但移居者能否适应差异很大。Grover 等报道一例 15 岁女中学生在 3 100 米高度溜冰比赛无症状,心导管检查休息时肺动脉压为 67/27mmHg,平均压 44mmHg,运动时上升至 144/85mmHg,平均压 109mmHg,她继续在高原生活 2 年,然后移居海平面,11 个月后肺动脉压下降至 70/23mmHg,平均压 36mmHg,此例对低氧的血管收缩反应颇为强烈。慢性低氧,肺静脉高压及左向右分流的肺血增多均可对部分人群引起异常的肺动脉高压,且可有叠加的作用。在海平面,成人有 25%~30% 的二尖瓣狭窄患者产生严重的肺动脉高压。先天性单侧肺动脉缺如的患儿,所有右心室血只向一侧肺灌注,约 19% 发生严重的肺动脉高压。个体对各种刺激的肺血管反应不同,有 20%~25% 的人群属高反应者(hyper-reactors)。近年来也有相关基因研究显示与其发病相关,包括 *NOS3*、*ADRB2*、*BMPR2*、*ALK-1*、*5-HTT*、*HIF-1α* 等,这些都与内皮细胞功能障碍、一氧化碳水平降低相关。

未来,在低氧血管收缩和慢性肺动脉高压的机制和抑制方面还需要做更多的工作。

本病诊断一般不难,尤其是在转送至低海拔地区时即症状缓解的病例。但应注意高原肺动脉高压的缓解分两个过程:到达低海拔地时几乎立即出现肺动脉舒张所致的压力下降,继后出现缓慢的肺动脉重构恢复导致的肺动脉压的下降。本病的首要治疗是就地氧疗或转送低海拔地区,由于绝大多数小儿病例呈亚急性经过,及时转移内地者预后良好。因各种原因不能脱离高原环境者病程迁延或反复发作,病死率为9.9%~15.1%。本病常需要同时进行抗感染、镇静、营养支持等辅助疗法,心力衰竭可加用强心药、激素、氨茶碱及血管扩张剂。实践证明,在常用的血管活性药物中,卡托普利(captopril)、硝酸甘油和酚妥拉明对高原肺动脉高压降压效果最佳。在高海拔地区本病心力衰竭顽固者,采用静脉滴注酚妥拉明0.6mg/kg可获得良好效果。近年来,国内外对应用"抗缺氧药物"改善人体高原习服表现出很大的兴趣,如乙酰唑胺、螺内酯和地塞米松可以改善进入高原后的自觉症状,波生坦也被研究证明可降低高原居民的肺动脉压力。天然药物如红景天、沙棘、唐古特铁线莲等均有动物实验证明可以明显增强高原环境的耐低氧能力。

三、婴儿高原型心脏病

表现为由平原移居到3 000米以上的婴儿发生严重的肺动脉高压所致的心力衰竭(图83-2)。多见于2岁内,如不治疗死亡率很高,至今已在亚洲、非洲、拉丁美洲有报道,我国多见于青藏高原,世居者发病很少。

Khoury和Hawes报道11例婴儿居于3 000米以上的Leadville,表现为青紫、呼吸困难及消瘦,所有病例均有肺动脉瓣关闭很响的第二心音,提示肺动脉压较高。心电图上表现为右心室肥厚,其中5例下山至1 400米处进行心导管检查,4例有中度肺动脉高压,1例肺动脉压超过主动脉。2例死亡,尸检发现右心室有严重的扩大和肥厚,肺小动脉病变已达Heath-Edward分级3~6级。在我国谢成范和邹恒顺等分别在拉萨报道本

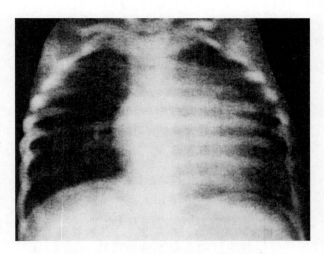

图83-2 婴儿高原性心脏病所致心力衰竭

病,华炳春、林治平等分别在青海报道多例,患婴多为由低海拔地区迁来的汉族,到高原数周至数月发病,症状为呼吸困难、咳嗽、青紫、失眠及少尿;面部有水肿,心动过速、气急、肝大及肺有啰音。我国有学者报道8名婴儿高原型心脏病汉族儿童,居住在海拔3 008~4 280米,4名男性,4名女性,平均年龄4.7个月,发病年龄3~15个月,在发病2周后于海拔2 261米行心导管检查术。同时与12名健康儿童对照,8名患儿均存在肺动脉高压,SPAP、DPAP和MPAP的平均值分别为(52.88±15.98)mmHg、(19.88±9.30)mmHg和(33.23±11.40)mmHg,而健康对照组中数值分别为(22.50±1.73)mmHg、(7.88±1.73)mmHg和(13.43±3.00)mmHg,吸氧均不能诱导肺动脉压力降低。Sui等在拉萨报道15例尸检,发现右心房、右心室及肺动脉扩大,右心室增大尤为突出,室间隔向左心室突出,右心室重量高达当地同龄儿的4倍,肺小动脉中膜肥厚,并有内、外两层弹力纤维层,与胎儿相仿;外膜亦增厚,并有粗的胶原束,肺小动脉的内膜无增生,但右心室及肺静脉的内膜增生。患婴全为移居高原者,世居者很少。

治疗以用氧和及时移回平原处理,药物采用乙酰唑胺(acetazolamide)、地塞米松及硝苯地平(nifedipine)等可用。

四、高原性肺水肿

为登山至2 500米以上所发生的非心源性

肺水肿（pulmonary edema），由平原移居而来和世居者皆可发生，主要为1~14岁的小儿，平均年龄为11.9岁，约占高原儿童的0.9%，到高原数小时至数日急性发病。临床表现为乏力、呼吸困难、恶心及失眠等症状，之后发生青紫、呼吸急促、咳嗽，可有粉红色痰，常合并高原脑水肿，如不治疗可引起休克及死亡。胸部X线检查可有斑块状浸润影，提示为肺水肿，经治疗很快消失，24~48小时症状缓解。心电图示右心室肥大及劳损，心导管示肺动脉高压，但楔压及左心房压不高，提示高原性肺水肿时左心室功能尚佳，非左心衰竭所致。水肿液中蛋白质含量高，可能为低氧时肺血管通透性增高所致，发病机制还包括微循环过度灌注及交感神经的激活，疲劳、感染可为其诱因。

早期识别后最好即刻送回平原，单用氧治疗有助，但不能根本解决。乙酰唑胺为碳酸酐酶的抑制剂，有轻度利尿作用，亦为呼吸兴奋剂，可用。亦有报道硝苯地平有预防和治疗作用。呋塞米利尿作用很强，可降低血容量，一般不用，吗啡可抑制呼吸亦不用。

五、登山病

在约3 000米的高山滑雪或旅游，因低氧的深呼吸和心率加快为正常的生理反应。经6~96小时后如有头痛、失眠、厌食、恶心、呕吐、眩晕、呼吸困难甚至共济失调，此即为急性登山病，轻者于数日内症状消失，重者可发生肺水肿或脑水肿，治疗与肺水肿相同，用氧和下山为首要措施。乙酰唑胺250~500mg睡前服用可缓解头痛和预防失眠，在2 700米时每6小时服地塞米松4mg共6剂有减轻症状的效果。

高原低氧所致的红细胞增多和血液黏滞综合征为正常的高山反应，但亦有反应超强而有症状者称慢性登山病。神志及体能均下降，有头痛、性情改变、昏睡甚至昏迷。青紫及杵状指突出。正常人在4 540米时血细胞压积约60%，血红蛋白约19g/dl，而患者血细胞压积可达84%，血红蛋白可达28g/dl。正常人在此高度动脉氧饱和度约81%，而患者可低至60%。静脉放血以等渗液替

换全血的血液稀释疗法可使氧饱和度上升和肺动脉压下降，症状缓解。

六、高原与围产期

孕妇登山或下山引起羊膜腔内压力受气压的变异可能引起早产，所以孕妇不宜去海拔高的旅游点。海拔愈高新生儿的体重愈轻，但孕期往往不变，提示为胎内生长迟缓。出生后10分钟的氧饱和度在海拔3 000米与1 610米的新生儿无异，血细胞比容亦相仿，出生4个月时在3 000米的婴儿动脉氧饱和度为80%~91%。高原吸烟孕妇的新生儿体重较平原吸烟孕妇明显为轻。此外，高胆红素血症在高原新生儿较多见，中性粒细胞计数亦较高。

在高原，由胎儿循环的途径过渡到成人循环较晚，出生后肺动脉压力下降亦慢，血红蛋白由胎儿型转换到成人型较慢，心电图上新生儿的右心室占优势向左心室占优势的转变延迟，如用氧0.5~1.0L/min可使氧饱和度达到正常，持续用氧4~6周可使生理的过渡加快接近正常。亦有少数婴儿反应较强肺动脉压力持久不降，生长发育落后，且有肺源性心脏病，这类患婴须移至平原才可恢复正常。也有研究表明，出生后第一周遭受短暂缺氧的婴儿，成年后肺动脉压力高于健康受试者。

七、先天性心血管畸形

高海拔新生儿先天性心脏病（congenital heart disease）的发病率为低海拔新生儿的20倍，单靠借助血氧饱和度筛查新生儿先天性心脏病不适用于高原，因此借助超声心动图筛查高原新生儿先天性心脏病更为重要。与低海拔的患儿比较，先天性心脏病与海拔升高的相关性显著。常见的先天性心脏病类型为动脉导管未闭，占当时横断面研究中先天性心脏病的66.3%，其次是房间隔缺损和室间隔缺损，分别占20.3%和9.1%。高原的动脉导管未闭和房隔缺损发病率较海平面为高，以超声多普勒检查发现在高原出生的新生儿动脉导管自然关闭要比平原晚7~10天，所以在高

原诊断新生儿动脉导管未闭要多观察时日方可确诊。

高原患儿肺动脉压有增高,在低海拔者肺循环阻力增高远较高原者为低,这种高原的肺循环阻力增高可以解释高原室间隔缺损患者心力衰竭的发病率较低,大小相仿的室间隔缺损发生肺动脉高压者高原环境下较多。所以,对高原的室间隔缺损患儿要多观察右心室的搏动,第二心音及心电图,及早发现肺动脉高压。曾有报道一例室间隔缺损的患儿,当移居高原时杂音消失,此因肺动脉压上升分流减少之故。有的患儿在高原不能手术,移居海拔低的平原可顺利手术。

八、航空转运

先天性心脏病和慢性肺部疾病的患儿常需空运转送到医疗中心,一般客机均为密封舱,在7 000米内保持海平面气压或当地大气压;超过此高度,气压将下降,动脉氧分压亦下降。一般客机如飞行高度为3 000米时肺泡氧分压约59mmHg,动脉氧分压约55mmHg。如患者在海平面休息时动脉氧分压为50mmHg,飞行时可降至30mmHg,肺血管反应强者肺动脉压力异常增高。所以凡有肺气肿,发绀性先天性心脏病,严重哮喘,冠状动脉供血不足及动脉氧分压不足50mmHg者,登机前必须准备吸氧设备,但如原住海拔2 000米以上者,飞行时改变很小,因机舱内往往能保持当地气压。一般客机不备抢救缺氧设施,有的允许自备,有的拒载,需临时与机场商洽。

起飞后加速度和爬高对健康人无妨,对平卧的担架患者最好头朝机尾,以免加速时静脉回流不畅、心排血量减少,除非有脑水肿者应掉头睡。因机舱减压时气体容量增加(Boyle定律),故有气胸或先天性肺囊肿者可胀大,不宜乘飞机。凡有消化道或泌尿道手术者两周内亦不宜乘飞机。此外,在长途飞行中,要时常起身走动,尤其是发绀型先天性心脏病血液黏稠者更应注意,以免下肢深静脉血栓形成,一旦脱落会引起肺栓塞。

(杨晓东 宋思瑞 徐爱丽)

1. 张彦博.高原疾病.西宁:青海人民出版社,1984.
2. ABDULLA R. The science and practice of pediatric cardiology. Pediatr Cardiol,1998,19(3):211.
3. 中华医学会第三次全国高原医学学术讨论会.我国高原病命名、分型及诊断标准.高原医学杂志,2010,20(01):9-11.
4. QI H Y,MA R Y,JIANG L X,et al. Anatomical and hemodynamic evaluations of the heart and pulmonary arterial pressure in healthy children residing at high altitude in China. Int J Cardiol Heart Vasc,2015,7:158-164.
5. AHSAN A,CHARU R,PASHA M A,et al. eNOS allelic variants at the same locus associate with HAPE and adaptation. Thorax,2004,59(11):1000-1002.
6. WANG P,KOEHLE M S,RUPERT J L. Common haplotypes in the beta-2 adrenergic receptor gene are not associated with acute mountain sickness susceptibility in Nepalese. High Alt Med Biol,2007,8(3):206-212.
7. CHARU R,STOBDAN T,RAM R B,et al. Susceptibility to high altitude pulmonary oedema:role of ACE and ET-1 polymorphisms. Thorax,2006,61(11):1011-1012.
8. PASHA M A,NEWMAN J H. High-altitude disorders:pulmonary hypertension:pulmonary vascular disease:the global perspective. Chest,2010,137(6 Suppl):13S-19S.
9. 周同甫.小儿高原心脏病(综述).实用医院临床杂志,2004,(01):23-25.
10. SCHERRER U,ALLEMANN Y,REXHAJ E,et al. Mechanisms and drug therapy of pulmonary hypertension at high altitude. High Alt Med Biol,2013,14(2):126-133.
11. WU T,MIAO C. High altitude heart disease in children in Xizang. High Alt Med Biol,2002,3(3):323-325.
12. SUI G J,LIU Y H,CHENG X S,et al. Subacute infantile mountain sickness. J Pathol,1988,155(2):161-170.
13. BÄRTSCH P,MAGGIORINI M,RITTER M,et al. Prevention of high-altitude pulmonary edema by nifedipine. N Engl J Med,1991,325(18):1284-1289.
14. LEVINE B D,YOSHIMURA K,KOBAYASHI T,et al. Dexamethasone in the treatment of acute mountain sickness. N Engl J Med,1989,321(25):1707-1713.
15. O'BRODOVICH H. Pulmonary edema in infants and children. Curr Opin Pediatr,2005,17(3):381-384.
16. NIERMEYER S,SHAFFER E M,THILO E,et al. Arterial oxygenation and pulmonary arterial pressure in healthy neonates and infants at high altitude. J Pediatr,1993,123(5):767-772.
17. LI J J,LIU Y,XIE S Y,et al. Newborn screening for congenital heart disease using echocardiography and

follow-up at high altitude in China. Int J Cardiol,2019, 274:106-112.

18. CHUN H,YUE Y,WANG Y,et al. High prevalence of congenital heart disease at high altitudes in Xizang. Eur J Prev Cardiol,2019,26(7):756-759.

19. MIAO C Y,ZUBERBUHLER J S,ZUBERBUHLER J R. Prevalence of congenital cardiac anomalies at high altitude. J Am Coll Cardiol,1988,12(1):224-228.

第八十四章

晕　厥

晕厥（syncope）是由于脑血流灌注不足而导致的一过性意识丧失伴肌张力减低而姿势不能维持的症状。一般具有突然发生、持续时间短暂并可自行恢复的特点。研究显示，脑血流中断 6~8 秒或脑组织氧供下降 20% 便足以引起意识丧失。

晕厥是儿童和青少年的常见病症，15%~20% 的青少年至少有一次晕厥经历，患儿年龄分布与晕厥病因相关。反复发生晕厥，可影响患儿日常生活及学习质量，还可能导致患儿意外伤害，加之部分晕厥病因有高度猝死风险，因而备受关注。

一、儿童晕厥的分类

晕厥的基础疾病复杂，自主神经介导性晕厥（又称反射性晕厥）是儿童晕厥最常见的基础疾病，约占 75%，其中以血管迷走性晕厥（vasovagal syncope，VVS）最常见，预后良好；心源性晕厥虽是儿童晕厥较为少见的病因（占 2%~5%），但猝死风险高；另有近 20% 的患儿为不明原因晕厥。正确分析晕厥病因，对精准诊治和评估患儿预后十分必要。儿童晕厥的基础疾病谱如下。

（一）自主神经介导性晕厥

1. 血管迷走性晕厥（VVS）
2. 体位性心动过速综合征（postural tachycardia syndrome，POTS）
3. 直立性低血压（orthostatic hypotension，OH）
4. 直立性高血压（orthostatic hypertension，OHT）
5. 坐位性心动过速综合征（sitting tachycardia syndrome，STS）
6. 境遇性晕厥（situational syncope，SS）
7. 颈动脉窦综合征（carotid sinus syndrome，CSS）

（二）心源性晕厥

1. 心律失常

（1）快速性心律失常：室上性心动过速，室性心动过速。

（2）缓慢性心律失常：窦房结功能障碍，房室传导系统疾病。

（3）心脏起搏器相关心律失常。

2. 结构性心血管疾病

（1）心肌病：肥厚型心肌病、扩张型心肌病、致心律失常右心室心肌病。

（2）心肌炎。

（3）心肺大血管疾病：肺动脉高压、肺栓塞、主动脉夹层。

（4）冠状动脉疾病：先天性冠脉起源异常、川崎病冠状动病变继发心肌梗死。

（5）瓣膜疾病：主动脉瓣狭窄、肺动脉瓣狭窄。

（6）心包疾病：缩窄性心包炎、心脏压塞。

（7）心脏肿瘤：心房黏液瘤。

（三）其他

如锁骨下动脉窃血综合征、婴儿屏气发作。

（四）不明原因晕厥

二、常见儿童晕基础疾病的发病机制及临床特点

（一）自主神经介导性晕厥

自主神经介导性晕厥是临床最常见的晕厥类型，主要包括 VVS、POTS、OH、OHT、STS、SS、CSS

等,均属于功能性心血管疾病的范畴,可见于各年龄阶段。这些类型晕厥的共同特点是由突然发生的神经反射介导的血管张力和心率变化引起,发生机制并不完全清楚。自主神经介导性晕厥多发生于机体适应环境变化而做出调节时,主要是由于调节机制中的某个环节出现异常,使心率、血压及中心血容量三者的协调关系失衡。

1. 血管迷走性晕厥(VVS) 在儿童晕厥中最常见,约占所有晕厥患儿的50%。主要发生于学龄期和青春期女孩。VVS的经典发病机制为矛盾反射(Bezold-Jarish反射),近年来机制研究不断深入,交感神经及迷走神经张力的失衡、减压反射敏感性的异常、血管功能异常、血容量不足及多种体液因素都可能参与其发生。VVS常在心脏充盈减少或体内儿茶酚胺分泌增加时发生,可分为体位相关和应激相关两大类,常见的诱因为持久站立、看到流血、感到剧烈疼痛、处在闷热环境、热水浴、运动结束后或紧张等。先兆症状如短暂头晕、注意力不集中、面色苍白、视听觉下降、恶心、呕吐、大汗、站立不稳等。晕厥主要表现为摔倒、意识丧失,伴血压下降和/或心率下降、脉搏微弱、面色苍白,偶有患者出现大小便失禁,轻微抽搐。意识丧失持续时间短暂,醒后可出现全身无力、头晕。

2. 体位性心动过速综合征(POTS) 在自主神经介导性晕厥中其发生率仅次于VVS,也多发生于学龄期及青春期儿童。POTS的发生机制与直立调节密切相关,目前认为,相对的血容量不足、外周血管功能衰竭及异常的儿茶酚胺代谢状态等因素均可使患儿直立后心率过度增快及心脏过度收缩,导致心排血量不足,引起症状。POTS以慢性直立不耐受(orthostatic intolerance,OI)及直立后心率过度增快为主要表现。OI是指直立体位时诱发的一系列不适,包括头晕或眩晕、胸闷、头痛、心悸、面色改变、视物模糊、倦怠、晨起不适,严重时出现晕厥。这些症状在患儿平卧后减轻或消失。上述症状常发生于站立体位,但在坐位时也可发生。除与体位相关的症状外,也可表现出一些与体位无关的症状及全身症状,如疲劳、睡眠障碍等。

3. 直立性低血压(OH) OH在儿童期相对少见,有生理性和病理性。OH与直立后的血流动力学变化和血压调节相关,参与的关键性因素包括血容量、完整的神经反射和内分泌系统、关键部位的血管床(如肌肉、腹腔脏器和脑血管床)。在直立后发生血压一过性下降,出现OH,严重者发生晕厥。除晕厥外,OH还可表现为直立后短时间内头晕、心悸、气喘、面色苍白、出冷汗、恶心和站立不稳等。

4. 直立性高血压(OHT) 儿童OHT是北京大学第一医院发现的儿童晕厥的基础疾病,多发生于青春期患儿。其机制并未完全阐明,可能与减压反射敏感性的异常及自主神经功能失衡相关。另外,抗利尿激素及一氧化氮水平的异常可能也参与了OHT的发生。OHT在临床表现上以直立不耐受症状为主,如直立后的头晕、晕厥等。有研究表明,OHT儿童在成年后发生原发性高血压的风险增加。

5. 坐位性心动过速综合征(STS) STS是近来北京大学第一医院发现的儿童晕厥的基础疾病,多发生于青春期患儿。该综合征表现为由卧位快速转换为坐位或坐位时间过长时出现坐位不耐受(sitting intolerance)症状,如头晕、头痛、胸部不适、恶心、出冷汗等,或出现晕厥,恢复平卧位后可缓解。

6. 境遇性晕厥(SS) 是指在特定情境中发生的晕厥。目前认为SS的发生可能与特定情境下机体相应部位(如膀胱、直肠、肺部、食管等)的机械受体受到刺激后,诱发迷走神经兴奋,引起反射性的心率和/或血压下降有关。SS在儿童期以排尿性晕厥最为常见,常见于男性患儿在排尿前、排尿时或排尿后,特别易在从卧位起来排尿时发生晕厥。具体机制不清楚,可能与膀胱内压力的突然解除,引起血管扩张,静脉回流减少,加之排尿时屏气用力,使心排血量降低有关,迷走神经反射性兴奋导致心率和/或血压下降也是促发因素。

7. 颈动脉窦综合征(CSS) 在儿童少见,主要由于颈动脉窦受压后反应过强,引起迷走神经的过度兴奋,导致窦性心动过缓、窦性停搏或房室传导阻滞而引起晕厥发作。晕厥常在头向一侧转动或衣领过紧,或因邻近病变如肿大的淋巴结、肿瘤、手术瘢痕等压迫颈动脉窦时发生。

（二）心源性晕厥

心源性晕厥（cardiogenic syncope）是指由心律失常或结构性心血管疾病导致的脑血流量降低或中断引起的晕厥，导致低血压的原因包括心指数减低、流出道射血受阻、血管扩张或急性血管夹层等。虽然儿童时期心源性晕厥发生率较低，但其潜在致猝死的风险较高。故心源性晕厥在所有晕厥中最为紧急和危险，是晕厥诊疗中需高度重视的病因。

1. 心律失常 包括快速性及缓慢性心律失常。可分为先天性或获得性，后者多见于先天性心脏病术后或心肌炎、电解质紊乱或中毒患者。

（1）快速性心律失常

1）室上性心动过速：如房性心动过速、房室结折返性心动过速、房室折返性心动过速、心房颤动及心房扑动等均可因心排血量的突然下降而导致晕厥，但较室性心动过速引起的晕厥少见。

2）室性心动过速：多见于有器质性心脏病者，如心肌炎、心肌病、急性心肌梗死及先天性心脏病等，其临床表现与发作时心室率、持续时间、心脏疾病严重程度及心功能有关。室性心动过速时可出现严重的血流动力学障碍，晕厥发生率远比室上性心动过速高，有猝死风险。室性心动过速也可见于无明显心脏结构异常者，也可导致晕厥或猝死，如：①特发性室性心动过速，目前诊断技术未能发现有明确器质性心脏病依据，常起源于右心室流出道或室间隔左心室面。②长 Q-T 间期综合征：临床上按病因可分为获得性和遗传性，获得性者可由电解质紊乱（低血钾、低血钙）、药物（奎尼丁、胺碘酮等）引起；先天性者由心肌离子通道蛋白的基因突变引起，目前已发现至少 17 种基因突变。由于复极时间延长，心肌易受到早期后除极及触发活动影响，可在一定条件下诱发尖端扭转性室性心动过速。心电图特点为 Q-T 间期延长，Q-T 间期易变和尖端扭转性室性心动过速，T 波和 U 波异常也是常见表现。③短 Q-T 间期综合征：是由基因突变引起的较罕见的遗传性离子通道病，目前已至少发现 8 种不同的基因突变。临床以 Q-T 间期明显缩短（QTc<340ms）、ST 段缩短、心室的有效不应期明显缩短、胸前导联 T 波高尖（可对称或不对称）、心脏结构无明显异常、室性心动过速或心室颤动，晕厥反复发作和心脏停搏为特征。④儿茶酚胺敏感性多形性室速：是 RyR2 和 CASQ2 两种基因突变引起的遗传性离子通道病，这两种基因编码的蛋白参与调节心肌细胞肌质网释放钙离子，基因突变可导致细胞内钙超载，从而导致延迟后除极和触发活动。临床以儿童或青少年在运动、情绪激动时诱发多形性、双向性室性心动过速，心室颤动而出现晕厥和心脏性猝死为特征。患儿的心脏结构正常，平静状态下心电图无异常或存在窦性心动过缓。⑤Brugada 综合征：多见于无器质性心脏病的年轻男性，儿童期起病者少见，心电图呈 V_1 导联右束支阻滞型，V_1~V_3 导联的 ST 段抬高呈尖峰状并迅速下降，或呈鞍背状、拱形抬高，可间歇出现，并伴有动态改变，心内电生理可诱发多形性室性心动过速或室颤。

（2）缓慢性心律失常

1）房室传导阻滞（atrioventricular block，AVB）：先天性完全性房室传导阻滞可发生于家族性先天性房室传导阻滞的患儿，但更多见于系统性红斑狼疮或干燥综合征的母亲所产婴儿，即由于自身抗体导致房室传导受阻。部分先天性心脏病，如较大房室间隔缺损及矫正型大动脉转位也可导致完全性房室传导阻滞及进行性房室传导阻滞。获得性主要病因为心肌炎或先天性心脏病术后（手术区域位于房室结及希氏束）。持续性或阵发性房室传导阻滞都可引起晕厥。心电图出现三度 AVB 时的晕厥，高度提示 AVB 是晕厥的病因。

2）病态窦房结综合征（sick sinus syndrome，SSS）：儿童期少见。是由于窦房结起搏和/或窦房传导功能障碍引起多种心律失常并继发相应临床症状的综合征。心律失常包括窦性心动过缓、窦房传导阻滞和慢-快综合征和房室结病变。

（3）心脏起搏器相关心律失常：起搏器植入后晕厥常发作于 VVI 起搏时，由于失去了正常的房室收缩顺序，导致电生理学及血流动力学异常。临床可表现为嗜睡、心悸，重者伴发晕厥。双腔起搏时则可因起搏器介入性心动过速引发晕厥，其机制与一般的室上性心动过速相同。另外，起搏阈值升高，心电监测示三度 AVB，有脉冲信号但不能起搏心室,也可引起晕厥。电池耗竭、电极断裂或起搏电极导管脱位同样可以因无电脉冲输出导致晕厥。起搏器的功能变化如频率奔放、频率减慢、不能夺获、感知过度或感知不良等均可因心率或心律异常致晕厥。

2. 结构性心脏病 先天性心脏病、心肌病、心肌炎、心肺大血管疾病、冠状动脉疾病、瓣膜疾病、心包疾病、心脏肿瘤均可伴发晕厥,这些疾病引起晕厥的机制可分为以下几种类型。

(1)心室流出道梗阻:包括梗阻性肥厚型心肌病、主动脉瓣狭窄、法洛四联症、严重肺动脉瓣狭窄、重度肺动脉高压、肺栓塞、左心房巨大黏液瘤等。儿童时期肥厚型心肌病,晕厥多于劳力时发生,可能与劳力时交感神经兴奋,正性肌力加重流出道梗阻有关,也可能与劳力时心室机械感受器兴奋介导反射性心动过缓和血压下降有关。此外,伴发心律失常也是儿童肥厚型心肌病导致晕厥的重要原因。法洛四联症患儿常在哭闹时出现缺氧发作,如未及时纠正,可导致心室排血量降低,引发晕厥或猝死。

(2)心肌收缩及舒张功能减低:如急性心脏压塞、缩窄性心包炎、限制型心肌病、重症心肌炎、扩张型心肌病等,可因心肌收缩及舒张功能衰竭、心排血量急剧减少诱发晕厥。

(3)急性心肌梗死/心肌缺血:先天性冠状动脉起源或走行异常或川崎病并冠状动脉病变可出现心肌梗死,这些患者晕厥事件的发生常与运动有关,或与冠状动脉缺血相关的室性心动过速或完全性房室传导阻滞有关。

值得注意的是,部分心源性晕厥的病因同时涉及心律失常和结构性心脏病两方面,如急性心肌炎,既可以因室性心动过速、三度房室传导阻滞等心律失常导致晕厥,也可能出现心肌收缩力显著降低而导致晕厥,在诊治过程中需综合考虑。

三、儿童晕厥的诊断

(一)儿童晕厥的诊断流程

美国、欧洲心脏病学会曾提出对晕厥的诊断及处理建议,但这些诊断建议仅适用于成人。儿童晕厥的基础疾病谱构成与成人有很大的不同,结合儿科的特点,由北京大学第一医院儿科牵头,组织我国多中心研究,于 2009 年制定了我国儿童晕厥诊断的规范程序,并不断更新,并于 2018 年首次在国际上发表了儿童晕厥诊断与处理的指南(图 84-1)。

在晕厥诊断(diagnosis)的过程中,首先应明确晕厥的概念,临床上易误诊为晕厥的常见情况主要包括"非晕厥"或"假性晕厥"导致的一过性意识丧失:包括癫痫、代谢紊乱(如低血糖、低氧血症、过度通气导致低碳酸血症)及精神心理性疾病。上述情况均不是由于短暂全面脑缺血导致的一过性意识丧失。因此,在儿童晕厥诊断中,应严格区分晕厥与非晕厥,充分认识自主神经介导性晕厥,并重视心源性晕厥的识别。

按照我国儿童晕厥诊断程序,首先应通过详细询问患儿的晕厥诱因、先兆、持续时间、伴随症状、晕厥后状态。病史在晕厥等发作性的症状的鉴别中具有重要意义,尤其是发作情境,对病因往往有提示作用,表 84-1 列出部分儿童一过性意识丧失病因在病史方面的鉴别要点。

通过详细询问病史、体格检查、直立试验及卧立位心电图检查可将患儿分为以下几种情况:①明确诊断:对于 POTS、OH 及 OHT 可以通过直立不耐受的病史获得提示,在此基础上,如心电图正常、直立试验达到相应的阳性标准即可做出诊断;境遇性晕厥、药源性晕厥等可以通过典型的病史进行诊断。②提示诊断:病史、查体及心电图检查对于心肌病、肺动脉高压、发绀型先天性心脏病及某些心律失常等疾病可以"提示诊断",学龄期前起病、运动诱发晕厥、有器质性心脏病或猝死家族史及心电图异常均提示患儿可能为心源性晕厥,其中由运动诱发的晕厥及心电图异常对心源性晕厥提示意义较强,对这些患者需根据具体情况,进一步选择相应检查。③不明原因晕厥:通过详细询问病史、体格检查、直立试验及心电图检查既不能明确诊断也不能提示诊断的患者,如其晕厥反复发作,且发作特点提示可能为自主神经介导性晕厥,则应进行直立倾斜试验(head-up tilt test,HUTT)检查,有助于自主神经介导性晕厥的诊断和血流动力学分型。④对于经过上述检查步

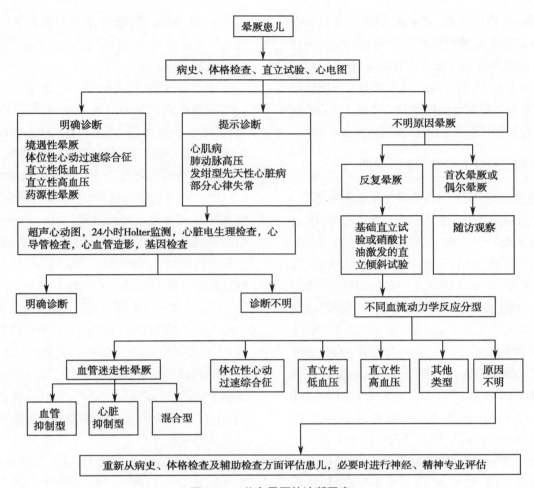

图 84-1 儿童晕厥的诊断程序

表 84-1 自主神经介导性晕厥、心源性晕厥及癫痫的病史鉴别要点

病史要点	自主神经介导性晕厥	心源性晕厥	癫痫
发作前情况			
体位	立位多见	无规律	无规律
诱因	体位改变、持久站立、排尿、排便、精神紧张、闷热环境、饱餐等	常为剧烈运动、情绪激动也可在安静状态下	声、光、热刺激,或无诱因无先兆,或幻视、幻嗅、感
发作先兆	头晕、视物模糊、大汗、恶心、呕吐	无明显先兆,或自觉心悸	觉异常等
发作时情况			
跌倒方式	慢慢摔倒	突然猝倒	猝倒多见,或不倒地
肤色	苍白	苍白或青紫	青紫或无变化
意识丧失时间	多在 5 分钟以内	多在数秒钟至 1 分钟	数秒钟至数小时
肢体状况	肢体软,偶有肢体抖动	持续时间长者可伴有抽搐	多伴肢体强直或抽搐
发作后情况			
定向力障碍	无	无	可有
外伤	少有	可有	可有
二便失禁	少有	可有	可有
既往史			
器质性心脏病史	无	可有	无
神经系统疾病史	无	无	可有
家族史			
猝死	无	可有	无
神经系统疾病	无	无	可有

骤仍然不能明确诊断者,应重新从病史、体格检查及辅助检查对患儿进行再次评价,必要时进行神经科或精神科医师评估。如近期有研究表明,发作持续时间 >30 分钟、非直立体位诱发及 Q-T 间期离散度 <31 毫秒提示精神性假性晕厥的可能。该诊断流程使儿童晕厥的诊断效率由 8.1% 提高至 81.2%。

(二)自主神经介导性晕厥的诊断

1. 直立试验以及 HUTT 阳性反应判断标准

(1)血管迷走性晕厥(VVS):当患儿在 HUTT 中出现晕厥或晕厥先兆(头晕或眩晕、头痛、胸闷、心悸、恶心、呕吐、面色苍白、出冷汗、听力下降、视物模糊、腹痛)伴下述情况之一者为阳性:①血压下降;②心率下降;③出现窦性停搏代之交界性逸搏心率;④一过性二度或二度以上房室传导阻滞及长达 3 秒的心脏停搏。其中"血压下降"标准为收缩压 ≤80mmHg 或舒张压 ≤50mmHg 或平均血压下降 ≥25%;"心率下降"是指心动过缓:4~6 岁心率 <75 次/min,7~8 岁 <65 次/min,8 岁以上 <60 次/min。若血压明显下降、心率无明显下降,则称为 VVS-血管抑制型;若以心率骤降为主、血压无明显下降,则称为 VVS-心脏抑制型;若心率与血压均有明显下降,则称为 VVS-混合型。

(2)体位性心动过速综合征(POTS):平卧位时心率在正常范围,在直立试验或 HUTT 的 10 分钟内心率较平卧位增加 ≥40 次/min 和/或心率最大值达到标准(6~12 岁儿童 ≥130 次/min,13~18 岁儿童 ≥125 次/min);同时收缩压下降幅度小于 20mmHg(10.7kPa,1mmHg=0.133kPa),舒张压下降幅度小于 10mmHg。

(3)直立性低血压(OH):平卧位血压正常,在直立试验或 HUTT 的 3 分钟内血压较平卧位持续下降,收缩压下降幅度 ≥20mmHg,和/或舒张压持续下降幅度 ≥10mmHg,心率无明显变化。

(4)直立性高血压(OHT):平卧位血压正常,在直立试验或 HUTT 的 3 分钟内血压升高,收缩压增加 ≥20mmHg,和/或舒张压较平卧位增加幅度达到标准(6~12 岁儿童增幅 ≥25mmHg;13~18 岁儿童增幅 ≥20mmHg);或血压最大值达到标准(6~12 岁儿童 ≥130/90mmHg,13~18 岁儿童 ≥140/90mmHg)。心率无明显变化。

2. 卧坐位试验阳性反应判断标准 平卧位时心率在正常范围,平卧位转为坐位 3 分钟内 HR 增加 ≥25 次/min。

应注意的是,直立试验、HUTT 或卧坐位试验的结果仅代表试验中的血流动力学反应类型,结果阳性并不是诊断 VVS、POTS、OH、OHT 或 STS 的唯一依据,应结合临床表现综合判断。

3. 部分自主神经介导性晕厥临床诊断标准

(1)VVS 的临床诊断:①年长儿多见;②多有持久站立或体位由卧位或蹲位快速达到直立位、精神紧张或恐惧、闷热环境等诱发因素;③有晕厥表现;④HUTT 达到阳性标准;⑤除外其他导致晕厥疾病及导致假性晕厥的疾病。

(2)POTS 的临床诊断:①年长儿多见;②多有持久站立或突然由卧位转变为站立位等诱发因素;③直立后常出现直立不耐受症状,如头晕、头痛、疲劳、视物模糊、胸闷、心悸、长出气、手颤、不能耐受运动,严重时可出现晕厥发作;④直立试验或 HUTT 达到其阳性标准;⑤除外其他导致直立不耐受的疾病及心肌炎等。

(3)OH 的临床诊断:①年长儿多见;②多有持久站立或突然由卧位转变为站立位等诱发因素;③具有直立不耐受症状;④直立试验或 HUTT 达到其阳性标准;⑤除外其他导致直立不耐受的疾病及心肌炎等。

(4)OHT 诊断标准:①年长儿多见;②多有持久站立或突然由卧位转变为站立位等诱发因素;③具有直立不耐受症状;④直立试验或 HUTT 达到其阳性标准;⑤除外其他导致直立不耐受的疾病及心肌炎等。

(5)STS 诊断标准:①年长儿多见;②多有持久坐位或突然由卧位转变为坐位等诱发因素;③具有坐位不耐受症状;④卧坐位试验达到其阳性标准;⑤除外其他导致坐位不耐受的疾病及心肌炎等。

(三)心源性晕厥的诊断

参见心律失常等相关章节。

四、儿童晕厥的治疗

儿童晕厥的治疗(treatment)应以病因、个体化为基本原则,以预防晕厥复发、降低死亡风险为主要目标。由于晕厥的病因复杂多样,不同病因晕厥的发病机制、治疗方案及预后相差甚远,因此,治疗前必须明确病因,根据不同的病因采取不同的治疗方案。

(一)自主神经介导性晕厥的治疗

自主神经介导性晕厥治疗目标为预防症状复发及相关损害,提高患儿的生活质量。对于晕厥偶发或不具有高度外伤风险的患儿,以健康教育及非药物治疗为主。若晕厥发作频繁且症状严重,而非药物治疗难以达到有效的治疗效果,则考虑使用药物治疗。

1. 健康教育

(1)避免诱因:让家长及患儿知晓常见的发作诱因,如长时间站立、突然变换体位、闷热环境、持续运动后突然停止(如长跑后)、精神紧张(如疼痛刺激或医疗操作造成的紧张、恐惧)等。另外,在呕吐、腹泻、感染、青春期女童月经期间及应用某些可能降低血容量或血压的药物(如利尿剂)等情况更易发作。尽量让患儿避免暴露于常见诱因,有助于减少晕厥发生。

(2)识别晕厥先兆并进行物理抗压动作:晕厥先兆是在晕厥发生前患儿出现的不适,如头晕、胸闷、心悸、视物不清、听力下降、恶心、腹痛、呕吐、面色苍白或大汗淋漓等。先兆发生时应及时调整体位,如尽快调整为蹲位或坐位,有条件时可平卧休息。另外,物理抗压动作可能在晕厥发生前通过增加外周静脉回流而避免晕厥或延迟晕厥发生,如屈膝动作、收缩腹肌或四肢肌肉等长收缩(双手紧握、屈肘、双腿交叉及足趾背屈)等。

(3)保持心理健康:家长及医护人员帮助患儿以健康的心态面对晕厥。家长应多与患儿沟通,避免在患儿面前过分焦虑或恐慌,多予以安慰和鼓励。

(4)适当体质锻炼:适当的活动有利于锻炼患儿四肢的肌肉泵功能。建议为患儿制订规律的体育锻炼计划,保证每日在家长陪护下进行有氧运动,以不出现不适症状的运动为宜。对POTS患儿应注意避免需要持久立位进行的运动。

2. 自主神经功能锻炼

(1)直立训练(倾斜训练):双脚足跟离开墙壁15cm,头枕部及后背上部靠在墙壁站立,家长看护下训练。站立时间以患儿耐受时间为佳,如从5分钟起,逐步增加至20分钟,坚持2次/天。

(2)毛巾擦拭:以质地柔软的干毛巾反复擦拭患儿双前臂内侧及双小腿内侧面,一个部位5分钟,2次/天,以刺激外周神经,起到锻炼血管收缩及舒张功能的作用。

3. 增加水和盐的摄入 建议保证每日充足的饮水量,达到保持尿色清亮的效果。适当增加食盐摄入量,或酌情应用口服补液盐治疗。在夏秋季节,多汗或液体丢失的情况下可适当增加水和盐的摄入量。伴有高血压、肾脏疾病或心功能不全的患儿不宜推荐应用。

4. 药物治疗 对反复发作、有外伤的风险、非药物治疗疗效欠佳者可以考虑药物治疗。盐酸米多君(midodrine hydrochloride)及美托洛尔(metoprolol)是最常用的药物。近年来研究发现,以生物标记物或指标作为疗效预测指标,对患儿进行个体化疗法可提高疗效。如在没有禁忌证的情况下,对于VVS患儿,血流介导的血管舒张反应 >8.85% 的患儿可首选盐酸米多君,HUTT中阳性反应前期心率增幅超过30次/min的患儿可考虑美托洛尔;而对于POTS患儿,血流介导的血管舒张反应 >9.85% 或红细胞硫化氢产率 >27nmol/(min·10^8红细胞)或血浆肾上腺髓质素前体中段肽 >61.5ng/L 或血浆和肽素 >10.5pmol/L 或直立试验中收缩压下降或舒张压增幅 ≤6.5mmHg 者更建议选用盐酸米多君,而血浆和肽素 <10.2pmol/L、血浆 C-型利钠肽 >32.6ng/L、立位血浆去甲肾上腺素 >3.6ng/L 的患儿建议选用美托洛尔治疗。

5. 起搏治疗 关于采用起搏治疗儿童VVS一直存在争议。目前,我国指南推荐对于反复晕厥发作伴有较长时间心脏停搏(>4秒)者及心肺复苏幸存者,应在儿童心血管专科医师的建议下酌情考虑安装起搏器。

(二)心源性晕厥的治疗

1. 一般治疗 晕厥发作时应立即使患儿仰卧,保持呼吸道通畅、吸氧、迅速建立静脉通道。监测生命体征,行心电图检查。如心跳呼吸停止,应立即心肺复苏。尽快确诊,针对病因给予治疗。

2. 病因治疗

(1)缓慢性心律失常:应紧急处理,可用阿托品或异丙肾上腺素。窦房结功能障碍伴晕厥者,白天心率 <45 次/min,睡眠中心率 <35 次/min,窦性停搏 >3 秒者均需要给予植入永久性心脏起搏器。完全性房室传导阻滞伴症状性心动过缓、心力衰竭;先天性心脏病术后高度房室传导阻滞持续 7 天以上无缓解;先天性完全性房室传导阻滞伴宽 QRS 逸搏节律或心室功能异常;婴儿心室率 <50~55 次/min 或伴先天性心脏病心室率 <70 次/min 者也需植入永久性心脏起搏器。

(2)快速性心律失常:室性心动过速可选用普罗帕酮、胺碘酮等,合并器质性心脏病者应首选胺碘酮。特发性室性心动过速可选择维拉帕米,部分患儿可根据具体情况选择射频消融根治心动过速。长 QT 综合征和儿茶酚胺敏感性多形性室性心动过速,首选 β 受体拮抗剂预防晕厥发作,药物疗效不满意者和短 QT 综合征、Brugada 综合征,可以选择 ICD 植入。

(3)其他:流出道梗阻疾病(法洛四联症、主动脉瓣狭窄、严重的肺动脉瓣狭窄、左心房巨大黏液瘤)和缩窄性心包炎等可通过手术进行治疗。

针对心源性晕厥病因的具体治疗措施详见心律失常等相关章节。

总之,儿童晕厥并不少见,发作性的特点和病因的复杂性使其诊断及鉴别诊断极具挑战性。准确理解晕厥的概念,全面把握晕厥及其他一过性意识丧失的病因谱,遵循科学的诊断流程是儿童晕厥诊断的关键,也是正确治疗及提高患儿的生活质量的基础。

(廖 莹 杜军保)

参 考 文 献

1. WANG C,LI Y,LIAO Y,et al. Chinese Pediatric Cardiology Society(CPCS)guideline for diagnosis and treatment of syncope in children and adolescents. Sci Bull,2018,63:1558-1564.

2. BRIGNOLE M,MOYA A,DE LANGE F J,et al. 2018 ESC Guidelines for the diagnosis and management of syncope. Eur Heart J,2018,39:1883-1948.

3. LIAO Y,DU J. Pathophysiology and individualized management of vasovagal syncope and postural tachycardia syndrome in children and adolescents:An Update. Neurosci Bull,2020,36(6):667-681.

4. STEWART J M,BORIS J R,CHELIMSKY G,et al. Pediatric disorders of orthostatic intolerance. Pediatrics,2018,141(1):e20171673.

5. SHEN W K,SHELDON R S,Benditt D G,et al. 2017 ACC/AHA/HRS guideline for the evaluation and management of patients with syncope:A report of the american college of cardiology/american heart association task force on clinical practice guidelines and the heart rhythm society. Circulation,2017,136(5):e60-e122.

6. HU Y,JIN H,DU J. Orthostatic hypertension in children:An update. Front Pediatr,2020,8:425.

7. HU Y,WANG Y,HE B,et al. Sympathetic overactivation from supine to upright is associated with orthostatic hypertension in children and adolescents. Front Pediatr,2020,8:54.

8. TAO C,HAN Z,YAN Y,et al. Sitting-induced hemodynamic changes and association with sitting intolerance in children and adolescents:a cross-sectional study. Sci Rep,2020,10(1):13921.

9. ZOU R,WANG S,LIN P,et al. The clinical characteristics of situational syncope in children and adults undergoing head-up tilt testing. Am J Emerg Med,2020,38(7):1419-1423.

10. WALLACE E,HOWARD L,LIU M,et al. Long QT syndrome:genetics and future perspective. Pediatr Cardiol,2019,40(7):1419-1430.

11. PRIORI S G,BLOMSTRÖM-LUNDQVIST C,MAZZANTI A,et al. 2015 ESC Guidelines for the management of patients with ventricular arrhythmias and the prevention of sudden cardiac death:The Task Force for the Management of Patients with Ventricular Arrhythmias and the Prevention of Sudden Cardiac Death of the European Society of Cardiology(ESC). Endorsed by:Association for European Paediatric and Congenital Cardiology(AEPC). Eur Heart J,2015,36(41):2793-2867.

12. JAEGGI E,ÖHMAN A. Fetal and neonatal arrhythmias. Clin Perinatol,2016,43(1):99-112.

13. DE PONTI R,MARAZZATO J,BAGLIANI G,et al. Sick sinus syndrome. Card Electrophysiol Clin,2018,10(2):183-195.

14. ZHANG Q,ZHU L,WANG C,et al. Value of history taking in children and adolescents with cardiac syncope. Cardiol Young,2013,23(1):54-60.

15. ZHANG Z,JIANG X,HAN L,et al. Differential diagnostic

models between vasovagal syncope and psychogenic pseudosyncope in children. Front Neurol, 2020, 10:1392.

16. ZHAO J, TANG C, JIN H, et al. Plasma copeptin and therapeutic effectiveness of midodrine hydrochloride on

postural tachycardia syndrome in children. J Pediatr, 2014, 165(2):290-294.

17. TAO C Y, JIN H F, DU J B. Pediatric syncope: a hot issue in focus. Sci Bull, 2020, 65(7):513-515.

第八十五章

心 力 衰 竭

心力衰竭（heart failure）为一临床综合征，而非独立病种，其定义各家稍异，很难概全。心力衰竭系多种原因导致的心脏结构和/或功能的异常改变，使心室收缩和/或舒张功能发生障碍，心排血量不能满足机体的需求，同时引起神经内分泌调节障碍对心脏及全身各器官造成影响的临床综合征。心力衰竭是儿科常见急症，如不及时治疗可危及生命，也是很多疾病的死亡原因。

随着基础及临床研究的深入，对心力衰竭发生及发展机制有了更多的了解。新的认识对心力衰竭的临床处理观念产生影响，治疗效果也有一定的提高。心力衰竭的病因在儿童与成人有很大不同，胎儿、婴儿及早产儿的临床表现也有差异，成人心力衰竭的研究新进展较多，而专门针对儿童心力衰竭的研究尚较少，多中心随机双盲对照研究（RCT）研究则更少，应引起儿科临床的关注。加强儿童心力衰竭基础与临床研究，提高儿科医师对儿童心力衰竭的认识，特别对无症状性心力衰竭高危患儿的早期识别有助于预防或延缓心力衰竭的发生和发展。

一、心力衰竭的病因

根据心脏的生理功能，导致心力衰竭原因（causes of heart failure）可归纳为：

1. 心脏前（容量）负荷过重　如左向右分流型先天性心脏病，瓣膜反流型疾病等。

2. 心脏后（压力）负荷过重　瓣膜与血管狭窄性先天性心脏病如肺动脉或主动脉狭窄、主动脉缩窄，高血压等。

3. 心肌功能不全　心肌收缩功能障碍如扩

张型心肌病、心肌致密化不全、心肌炎及缺血性心脏病等，心肌舒张功能障碍如肥厚型心肌病、限制型心肌病等。

4. 心律异常　严重的快速性或缓慢性心律失常等。

胎儿及儿童期不同年龄段心力衰竭病因不尽相同，不同年龄时期心力衰竭的常见病因见表 85-1。

表 85-1　各年龄组心力衰竭的常见病因

年龄段	常见病因
胎儿期	严重心律失常，复杂型先天性心脏病，心肌病，心肌炎，卵圆孔提前关闭，严重贫血，双胎输血综合征等
早产儿	动脉导管未闭，室间隔缺损，支气管肺发育不良导致肺源性心脏病，高血压（主动脉-肾动脉血栓）等
足月新生儿早期	呼吸窘迫综合征，胎粪吸入性肺炎，低血糖，低血钙，分娩过程窒息（缺氧-缺血），脓毒血症，左心发育不良综合征，主动脉缩窄，完全型大动脉转位，全肺静脉异位引流（梗阻型）等
新生儿晚期及婴幼儿	左向右分流型先天性心脏病，冠状动脉起源于肺动脉，心内膜弹力纤维增生症，心律失常及川崎病等
学龄前儿童~青少年	风湿性心脏病，心肌炎，心肌病，心内膜炎，先天性心脏病术后，高血压，甲状腺功能亢进，抗癌治疗，肺源性心脏病等

严重心律失常、心肌炎、心肌病和代谢性疾病在不同年龄期均可导致心力衰竭，感染、运动、贫血、电解质紊乱及酸碱失衡是常见的诱发因素。先天性心脏病及心肌病是儿科心力衰竭，特别是婴儿心力衰竭的主要病因。

二、心力衰竭的类型

(一) 根据心力衰竭进程分为急性心力衰竭和慢性心力衰竭

急性心力衰竭(acute heart failure)是由于突然发生心脏结构和功能异常,导致心排血量急剧下降、组织器官灌注不足及受累心室后向的静脉急性淤血。重症患儿可发生急性肺水肿及心源性休克,多见于心脏手术后低心排血量综合征、暴发性心肌炎。多数急性心力衰竭患儿经住院治疗后症状部分缓解,而转入慢性心力衰竭(chronic heart failure)。稳定的慢性心力衰竭患儿在某些因素作用下可出现病情加重,又称慢性心力衰竭急性失代偿。

急性心力衰竭根据是否存在循环淤血和外周组织灌注异常分为干暖型(无循环淤血和组织低灌注)、湿暖型(循环淤血但组织灌注正常)、湿冷型(循环淤血伴组织低灌注)和干冷型(无循环淤血但组织低灌注),其中湿暖型又可分为血管型(体液在血管内再分布引起,高血压为主要表现)和心脏型(液体潴留引起,淤血为主要表现)。随着病情演变各型之间可以转化。该分型方法可为儿童急性心力衰竭及时选择恰当的治疗提供依据。

(二) 依据心力衰竭部位分为左心力衰竭、右心力衰竭和全心力衰竭

左心力衰竭指左心室代偿功能不全,临床以肺循环淤血及心排血量降低表现为主;右心力衰竭指右心室代偿功能不全,临床以体循环淤血表现为主;全心力衰竭指左、右心室同时受累。但在儿童心力衰竭按部位分类时需充分评估左、右心室的交互联系,避免单独强调单一心室的功能不全而忽视另一个心室所受影响而不利于心力衰竭合理干预方案的制订。

(三) 按照心力衰竭的心室功能分为收缩性心力衰竭和舒张性心力衰竭

将收缩功能障碍定义为左心室 EF<55% 和/或 FS<25%。根据是否有 EF 降低分为收缩性

心力衰竭(systolic heart failure)及舒张性心力衰竭(diastolic heart failure),前者又称射血分数减低的心力衰竭,后者为射血分数保留或正常的心力衰竭。

三、心力衰竭的代偿机制

心力衰竭时心排血量不足以维持机体组织代谢所需要的能量,机体内部出现一系列代偿机制(compensatory mechanism),包括交感神经系统(sympathetic nervous system,SNS)、血管紧张素系统(renin-angiotensin system,RAS)激活,导致水钠潴留而维持血容量,外周血管收缩及提高心肌收缩力以维持血压,炎症介质作用于心肌修复及重构。这些代偿机制使血流动力学得到平衡稳定,保证生命器官的血流灌注,称为适应的(adaptive)代偿。但是前负荷、后负荷的长期、过度地增加;心肌过度收缩使心肌耗氧量增加、心肌重塑肥厚以及儿茶酚胺对心肌的毒性,导致代偿过程中出现不利的血流动力学改变及心肌损害,加剧泵血功能衰竭,出现适应不良的(maladaptive)结果。

(一) 交感神经系统

心力衰竭时由于心排血量减少,动脉压下降,进而刺激了颈动脉窦和主动脉弓压力感受器,反射性地使 SNS 兴奋性增高,交感神经纤维末梢分泌去甲肾上腺素(NE)增多且重吸收减少,导致循环中 NE 的水平升高。NE 作用于心脏 β_1-肾上腺素受体(β_1-AR),引起心率增快、心肌收缩力增强,使心脏排血量增加。同时还作用于血管 α-肾上腺素受体(α-AR),使外周小动脉收缩维持正常的血压、肾血管收缩,钠水重吸收增加,维持血容量。这些变化在心力衰竭早期对保持血流动力学稳定状态具有一定的代偿意义。

SNS 被过度激活,可通过多种机制影响心脏、肾脏功能及外周血管从而造成心力衰竭的恶化。血浆中持续升高的 NE 使心肌细胞肥厚、坏死、凋亡及纤维化,增加心肌耗氧量。持续升高的 NE 可下调心肌 β-AR 密度,导致心肌对 NE 和正性肌力药的敏感性下降,收缩力减弱,此外还可使心律失常风险增加。在肾脏,SNS 激活促使肾

素分泌增加,激活肾素-血管紧张素-醛固酮系统(renin-angiotensin-aldosterone system,RAAS), 造成水钠潴留,并降低肾脏对利钠肽的反应。SNS激活亦导致外周血管收缩、阻力增加,进一步加重了心脏的负担。

(二)血管紧张素系统

心排血量不足时肾血流减少、滤过率下降致流经远曲小管的 Na^+ 减少及交感神经兴奋均可引起近球细胞分泌肾素增加,肾素催化血浆中的血管紧张素原生成无活性的血管紧张素 I,再经血管紧张素转化酶(angiotensin-converting enzyme,ACE)的作用形成具有生物活性的血管紧张素 II(angiotensin II,Ang II)。

Ang II 与其受体结合而发挥作用,分别为 AT_1 受体及 AT_2 受体。血管内主要分布 AT_1 受体,心肌内 AT_1 及 AT_2 两种受体均有分布,以 AT_2 受体为主。激活 AT_1 受体导致血管收缩、细胞生长、醛固酮分泌及儿茶酚胺释放,AT_2 受体激活致血管舒张、细胞生长受抑、排钠及缓激肽释放。心力衰竭时 AT_1 受体密度下调而 AT_2 受体相对上调可能对心肌产生保护作用。同时 AT_1 受体密度下调还与 β-AR 密度下调呈正相关。

Ang II 导致血管收缩,周围血管阻力升高,使左心后负荷增加;静脉收缩、前负荷增加使右心房压、肺毛细血管楔压及心室舒张末压升高,在心力衰竭早期可维持血压在正常范围,同时减少皮肤、内脏、脾脏、肾脏的血液供应,保证心脏、脑组织的血供。但 Ang II 长期、过度激活可导致心脏、肾脏及其他器官纤维化,同时使交感神经末端释放 NE 增加,以及刺激肾上腺皮质球状带合成和分泌醛固酮。醛固酮使远曲小管对钠、水重吸收增加,引起水钠潴留,增加心脏前负荷,还可导致血管及心肌肥厚及纤维化,使血管顺应性下降及心室僵硬度增加。

肾素-血管紧张素不仅存在于血液循环中,在许多脏器和组织中(如心脏、肾脏、脑等)一些内分泌细胞也可合成并释放肾素、血管紧张素等,并对相应器官(组织、细胞)的功能调节起重要作用。心脏组织内的 RAS 参与心力衰竭的发生、发展过程,并对心室重塑有重要的影响。

Ang II 与受体结合还可活化多条信号转导通路,刺激原癌基因等表达,诱导心肌细胞增生肥大,参与心肌重构过程,增加心肌氧化应激,最后使心功能进一步衰退,形成恶性循环。

(三)精氨酸升压素

精氨酸升压素(arginine vasopressin,AVP)是一种多肽,在下丘脑合成,储存于垂体后叶,通过其抗利尿作用在调节体内水钠平衡中也起到重要的作用,故也称为抗利尿激素。AVP 通过分布于血管平滑肌细胞和心肌细胞上的 V_{1a}(cAMP 非依赖性)受体,调节血管收缩,心肌功能;作用于分布于肾集合管的 V_2(cAMP 依赖性)受体使肾小管对游离水的重吸收增加。

当心力衰竭、循环血量不足、血浆渗透压增高时,刺激下丘脑-垂体释放 AVP,增加游离水再吸收,最后降低血浆渗透压。心力衰竭时 AVP 分泌不仅受血浆渗透压影响,动脉充盈减低及 Ang II 增多均促使 AVP 水平增高。慢性、失代偿性心力衰竭时 AVP 显著增高。AVP 不仅影响游离水排泄,也使体循环血管阻力及肺毛细血管楔压增高,并促使心肌肥厚。

(四)利钠肽系统

利钠肽系统(natriuretic peptides system,NPS)包括 5 种结构类似的肽类激素,心房钠尿肽(atrial natriuretic peptide,ANP)及脑钠肽(brain natriuretic peptide,BNP)或称 B 型(B-type)利钠肽是其中最主要的两类多肽。生理状态下,当心房、心室受拉伸或钠摄入增加时,ANP 与 BNP 释放,作用于肾脏及外周循环,起到排钠利尿的作用,并且抑制肾素及醛固酮的释放。NPS 和 RAS 相互拮抗,对于维持水钠平衡是非常重要的。心力衰竭时,水钠潴留导致 NPS 激活,通过利钠、利尿降低血容量,并抑制 RAS 使全身周围血管阻力减低而降低心脏后负荷,使心功能得以改善。

在心力衰竭后期,由于利钠肽受体数目下调及肾脏对 NPS 的反应性减低,使 NPS 对于 RAS 的拮抗受到影响,在一定程度上也加重了心力衰竭。

（五）内皮素

内皮素（endothelin，ET）包括 ET-1、ET-2 及 ET-3 三种类型，其中，ET-1 是最主要的类型，由血管内皮细胞合成。慢性心力衰竭患者血浆 ET-1 水平升高。ET-1 是一种潜在的心脏肽类，除能引起血管收缩和致血管平滑肌细胞有丝分裂作用外，还作用于内皮细胞以自分泌方式诱导一氧化氮和前列环素的释放，而且 ET-1 对多种组织都有作用，包括刺激利钠肽和醛固酮的分泌、抑制肾素释放和潜在的心脏正性肌力作用。

四、发育未成熟心肌细胞的特点

从胎儿到出生后至成年，心肌的结构与功能会发生显著的改变。未成熟的心肌细胞（immature cardiomyocytes）对于机体发育过程中搏出量的提高非常关键。

在钙的调节方面，成年心肌细胞的肌质网为贮钙的主要场所，对肌纤维收缩舒张过程中钙浓度显著改变起重要作用。除极时，肌膜 L 型钙通道有少量的钙进入胞内，激活肌质网终池的钙释放通道（ryanodine 受体），引发肌质网向胞质释放大量的钙，此称钙诱导的钙释放，钙浓度增加激活肌原纤维收缩。舒张时钙的浓度下降主要由钙通过肌质网膜上的钙泵（SERCA2a）回收入肌质网内（约 70%），少量（约 30%）由肌膜钠钙交换流出细胞。未成熟心肌细胞肌膜上的 L 型钙通道密度相对较低，肌质网量少且组织发育未全，钙诱导的钙释放功能不成熟，肌质网 SERCA2a 表达相对降低，收缩及舒张时的钙离子浓度变化主要依靠肌膜上钙通道和钠钙交换，钠钙交换为未成熟心肌细胞调节钙平衡的主要机制。

通过位于肌膜上 Na^+-K^+-ATP 酶（Na^+-K^+ 泵）的作用，将钠泵出、钾泵入维持细胞内外钠钾的浓度阶差。Na^+-K^+-ATP 酶存在着多种异构体，随着发育过程的变化，不同异构体对强心苷敏感性不同，新生儿和婴儿对地高辛的耐受力提高可能与此有关。肌动蛋白和肌球（凝）蛋白在发育阶段有不同的重链、轻链的同型体，对钙的敏感性随发育而增高，以提高收缩和舒张力。

未成熟心肌细胞内非收缩成分（如核、线粒体）所占比例较高，肌丝较少，收缩力较弱。心室壁顺应性较差，容量增多时舒张压易上升，加重对室壁的应力（stress）。由于心肌的收缩力较弱，安静时的心排血量距其最高限度很近，任何容量或压力增加很易导致衰竭。新生儿的心率原本较快，提高心率以增加心排血量的余地不多。过快的心率缩短舒张期，心室的充盈时间太短，所以心排血量不能提高，甚至降低。冠状动脉灌血在舒张期，舒张期太短更引起心肌缺血。相反，如心率太慢，因室壁顺应性很差，不能代偿性地提高舒张容量以增加每搏量，所以在完全性房室阻滞时不能经受太慢的心室率。

五、心力衰竭的临床辨认

心力衰竭的存在与否，并无截然的界定。许多心功能不全患者在室内轻度活动时心功能尚可，在代偿范围之内完全没有症状；但如登楼即发生异常的气急和停歇。虽临床上有一些心功能检查可反映心功能指标情况，但不能作为有无心力衰竭的量化标准。所以心力衰竭的存在与否应根据患者的活动耐量而辨认，而非由实验室的数据去决断，当然后者对反映心功能减退的程度很有价值。小儿心力衰竭的临床表现（clinical manifestations）多样，主要取决于病因及起病年龄。

（一）症状

对心力衰竭的辨认，病史很重要，如呼吸是否急促费力？吸乳是否费劲？体重增长如何？刚出生的新生儿如皮色红润，四肢动作活跃，表示全身血液灌注良好，有心力衰竭时四肢很少动弹，呼吸、吮乳均有困难，哭声弱，呼吸浅速，睡眠时每分钟达 60~100 次甚至更多，此为肺部淤血水肿的信号。委顿嗜睡，面色苍白，皮肤湿冷，毛细血管再充盈时间延长，心动过速为心力衰竭的表现之一。

在婴儿，吸奶是主要的劳作。正常婴儿吮乳有力，每次喂奶在 15~20 分钟完成。心力衰竭婴儿常需 30~60 分钟方才结束，而且进量不足，每日每公斤体重所进热量常不到 75kcal（正常

80~120kcal）。喂养困难系由于气促所致，吸奶和透气两者不能兼顾，所以吸奶无足够的时间和气力，虽饥肠辘辘，不得饱食；又加呼吸费力消耗较多，所以体重不增，消瘦憔悴。因肺内水分太多不能加深呼吸，只有呼吸浅速才有足够的通气量。呼吸肌的使劲收缩产生三凹征，肋下膈肌的牵拉凹陷尤其明显，日久可形成肋膈沟。鼻翼的小肌肉亦为呼吸肌之一，吸气时外张以减少吸气阻力。婴儿心力衰竭时多汗，尤以哺乳时明显，此与交感神经兴奋有关，有时甚至多痱疹。此外，患婴在肺水肿的基础上极易并发下呼吸道感染，加重心力衰竭的症状。

儿童有心力衰竭时体重短期内增重，可能为水钠潴留所致，下肢可能有水肿。体力活动能力减退，反映心功能下降。有的患儿未诉乏力，但其活动强度已自动限制。重者夜睡体位需垫高枕，甚至端坐呼吸。婴儿患者则于平卧时烦吵，抱直后能稍安静，甚至母抱睡肩。偶有患儿长期咳嗽可为心力衰竭所致，而非慢性气管炎。心力衰竭患儿如能代偿可以长期无症状，但遇感染或食盐过多等可使心力衰竭症状暴露。

（二）体征

可分三个方面：即心肌功能减退，肺循环充血和体循环淤血。主要体征为气促、心动过速、心脏扩大及肝大。

心动过速为心肌功能减退时敏感而非特异性的表现，由儿茶酚胺代偿性分泌增加所致，安静时婴儿心率持续超过 160 次/min，儿童超过 100 次/min。如持久的快速心率，婴儿达 220~230 次/min，儿童 150~160 次/min，应考虑快速性心律失常的可能，心力衰竭可能为异位性心动过速所致。婴幼儿及年长儿心脏扩大可表现为心前区隆起，新生儿罕有此表现。心前区搏动于左向右分流型先天性心脏病患儿广泛且强烈，而由心肌、心包疾病所致者心前区搏动微弱，除非有瓣膜反流同时存在。正常儿童可闻及第三心音，如有第四心音均为异常，心力衰竭时可出现奔马律。四肢冷、脉细速、血压偏低、脉压下降皆为心脏泵血不足的表现。皮肤花斑及毛细血管再充盈时间延长亦为周围血供不足的征象。左心室衰竭时，收缩压可高低不一，脉搏强弱交替出现，为交替脉（pulsus alternans）。至于杂音，则依心力衰竭病因而异，而非心力衰竭表现。

气促为肺充血的主要表现。可源于大量左向右分流致肺血流量显著增加，肺静脉回流受阻、肺水肿等原因。肺水肿必须在肺静脉压上升的基础上方能形成，仅肺循环流量增加并非主因。如房间隔缺损时肺循环血流量三、四倍于体循环，只要肺静脉血回流入左心通畅，又有房缺的减压，不致发生肺水肿。随着缺氧或心力衰竭的加重，可出现喘息、呼吸窘迫，三凹征（肋下尤明显），幼儿及年长儿可有肺部湿啰音，提示肺水肿，婴儿有湿啰音者不多。当肺动脉扩张或左心房增大压迫气道，继发性感染或间质性肺水肿时可闻及哮鸣音，伴明显咳嗽。患儿虽无右向左分流亦可有轻度中央性青紫。

肝大、水肿及颈静脉怒张提示体循环淤血。肝大在各年龄患儿均较常见，若短期内迅速肿大，肝包膜急性伸展引起腹痛或压痛。肝脏充血肿大可导致转氨酶异常、黄疸甚至肝硬化。水肿在婴儿很少见，如有则提示心力衰竭较为严重。幼儿及年长儿水肿开始常不明显，表现为短期内体重增加，水肿出现部位通常为面部，特别是眼睑处。严重水肿时形成腹水、心包积液甚至胸腔积液。颈静脉怒张主要见于年长儿，婴儿颈短，即使坐立时颈静脉亦不易看到。脾大通常与心力衰竭无关。

（三）胸部X线

心力衰竭患儿胸部X线多有心影增大，如心脏不大，是否存在心力衰竭应审慎考虑。某些特殊情况，如心包缩窄、限制性心肌病、梗阻型完全性肺静脉异位回流，严重的心律失常和心肌炎的初起，心脏可不大。心胸比例在一岁内超过 0.55，一岁后超过 0.5，提示心脏增大。摄片时应在患婴充分吸气时投照（膈肌顶在第 10 或 11 后肋水平）。婴儿的胸腺较大，有时与心影重叠，但其位置较高，宛如风帆，形态不规则等与心影不同。X线除显示心脏增大外，肺充血亦为重要表现。但在婴儿，辨别肺动脉充血或肺静脉淤血有时不容易。左心房或肺动脉扩张可压迫左下肺支气管致左下肺叶不张,或伴有左上叶肺过度充气。

(四) 心电图

可见房室肥厚、复极波及心律的变化,有助于心力衰竭的病因诊断及药物应用监测如洋地黄类等的参考。心电图 ST-T 改变及 QRS 低电压等为心肌炎的重要诊断依据。各种快速或缓慢性心律失常所致心力衰竭可通过心电图明确病因。当心电图出现缺血性改变时(异常 Q 波等),需考虑冠状动脉起源异常、川崎病冠状动脉病变、心肌心包炎及家族性高胆固醇血症等病因。

(五) 超声心动图

超声心动图(echocardiography)是评估心脏结构和功能的首选方法,心功能参数无疑是评估心功能不全的重要依据。在众多的心脏收缩功能参数中射血分数(ejection fraction,EF)及短轴缩短率(fractional shortening,FS)最常用。EF 是反映心脏泵血功能的指标,即每搏量占舒张末期容量的比例。前、后负荷及心肌收缩力的改变均可导致 EF 的降低。可应用 M 型超声心电图及二维超声心动图方法测定。左心室 EF 低于 55% 和/或 FS 低于 25% 提示左心室收缩功能不全。测量左心室舒张末期内径(容量)指数及左心室收缩末期室壁应力(LVESWS),可分别反映左心室前负荷及后负荷状况。研究表明,收缩末期室壁应力与平均周径缩短率(mVcf)呈线性相关。这种关系不受前后负荷及年龄的影响,可以准确反映左心室的心肌收缩力。多普勒超声心动图测量二尖瓣血流频谱舒张早期(E)、舒张晚期(A)峰流速及 E/A 比值,为判断左心室舒张功能不全的常用技术。组织多普勒成像(tissue doppler imaging,TDI)可测量舒张早期和晚期二尖瓣瓣环速度;当二尖瓣环间隔侧 e'<7cm/s 或侧壁处 e'<10cm/s、平均 E/ e'>14 时,提示左心室充盈压异常。左心房容积指数(left atrium volume index,LAVI)既可反映左心室充盈压的变化及心房结构重塑,又能反映舒张功能的稳定指标,还可预测心脏舒张功能不全的严重程度。LAVI<28ml/m² 时,左心房容积正常;LAVI 为 29~33ml/m²、34~39ml/m² 及 ≥40ml/m² 时,分别提示左心房为轻、中至重度扩

大。心肌做功指数或称 Tei 指数是心室等容收缩时间、等容舒张时间之和与射血时间的比值,为反映心室整体功能的参数,且不受心室形态、前后负荷及瓣膜反流等因素的影响。其他超声技术,如斑点追踪技术、三维或四维超声亦可用于心室功能的测定。超声心动图的动态监测是心力衰竭治疗效果及预后的主要评估方法。

成人心力衰竭病例中,有 20%~40% 病例的收缩功能正常。除此之外,临床表现程度与心脏收缩功能减低程度不一致的情况也不少见。儿科心力衰竭病例中,先天性心脏病引起者占有较大的比例。室间隔缺损引起心功能不全时,大多数病例左心室 EF 正常,EF 明显减低的仅占 13%~15%,左心室前负荷及后负荷明显增高,而心脏收缩力在正常范围,当负荷纠正后心功能也恢复正常。心力衰竭的发生不都是心肌收缩力减低引起,心脏负荷过度也可引起心力衰竭。

应用超声心动图尚可同时了解心脏血管结构、瓣膜功能,并可估测肺动脉压,对心力衰竭病因的诊断亦有重要价值。

(六) 心脏生物标志物

在心力衰竭发生和发展过程中,体内交感神经、肾素血管紧张系统、肾脏及利钠肽、内皮素等都发生相应的变化。因此,曾有许多研究阐明上述因素与心力衰竭的发生及其严重程度的关系。与心力衰竭发生及发展有关的神经介质、心脏激素及细胞因子等总称为心脏生物学标志物(biomarker)。

目前研究较多的是利钠肽,其中 BNP 和 N 末端 B 型利钠肽原(NT-proBNP)作为诊断标志物更为敏感和可靠。BNP 是心肌分泌的重要肽类激素,心力衰竭时 BNP 分泌和释放增加。血浆 BNP 水平升高与心室容量负荷过重、心室功能和血流动力学密切相关。心室扩大、心室壁应力增高是刺激 BNP 分泌增多的主要因素。血浆 BNP 水平与心力衰竭的严重程度(NYHA 分级)呈平行关系。血浆 NT-proBNP 值与 EF 呈负相关,与临床心功能分级计分值呈正相关。

血浆 BNP 在出生后最初几天较出生时高,3~4 天后下降,稳定在正常水平。BNP 升高也可

见于左心室肥厚、肾功能不全及川崎病急性期等疾病。血浆 BNP 对区别心力衰竭时呼吸急促与肺部疾病所致的呼吸困难有帮助。

(七) 其他检查

核素心室造影及心肌灌注显像有助于评估心室功能和心肌缺血状况。有些隐匿的心功能不全需要借助多巴酚丁胺负荷超声心动图协助诊断。心脏 CT 可清楚显示心脏大血管病变，对于冠状动脉瘤、狭窄、血栓或起源异常诊断有重要价值。

心脏磁共振显像能区分组织成分的微小变化，对心肌炎和炎症性心肌病的诊断价值较大，对心肌致密化不全、致心律失常右心室心肌病等病变或瘢痕部位有所提示。磁共振还能提供准确的心脏解剖与功能信息，可用于心室的容量与质量、收缩与舒张功能、局部心肌功能、心肌缺血及组织特性的评估。对右心室大小和功能评估优于超声心动图。

代谢筛查有助于诊断疑有遗传代谢性疾病的心力衰竭患儿，项目包括血氨基酸、游离肉碱、酯酰肉碱、血氨、乳酸、酮体、黏多糖、低聚糖及尿有机酸检测等。对于怀疑遗传性心脏病或病因不明心力衰竭患儿，基因检测有助于病因诊断和指导再生育的遗传咨询。

心导管检查主要用于经过无创性检查而诊断仍不明确的病例。心内膜心肌活检仅推荐用于需要明确心肌炎类型、可疑罕见病因及制订重要诊疗决策 (如心脏移植) 的心力衰竭患儿。

六、心力衰竭严重程度的评估

心力衰竭的早期辨认及严重程度的评估比较困难，在儿科病例中更为突出。由于年龄差异及病因的不同，小儿心力衰竭的临床表现与成人病例不尽相同。小儿年龄不同，心率及呼吸的生理标准也不同。心力衰竭严重程度的评估对治疗效果及预后的判断均很重要。

心力衰竭患者的临床典型症状是在进行正常人能够耐受的体力活动时出现呼吸困难和/或疲乏。由于心力衰竭的症状和体征缺乏特异性，目前心力衰竭评估标准均采用综合多种症状和体征分析的方法。纽约心脏病协会 (New York Heart Association, NYHA) 提出的心功能分级法即根据患者的活动能力及出现的症状来确定严重程度，I 级为正常，II~IV 级为轻至重度的心功能不全。NYHA 心功能分级法自 1928 年提出，曾经过数次修订，该方法虽主观性较强，由于其简单、实用，至今仍是临床常用的心功能评估方法，常用于评价患者的症状随病程或治疗而发生的变化。适用于年长儿的修改 NYHA 心功能分级法见表 85-2。

表 85-2　修改的纽约心脏协会 (NYHA) 心功能分级

分级	症状
I 级	体力活动不受限制，学龄儿童能参加体育课，并能跟上同伴
II 级	体力活动稍受限制，安静时无症状，一般活动引起疲劳，心悸或呼吸困难。学龄儿童参加体育课，但跟不上同伴。继发性生长迟缓
III 级	体力活动明显受限制，一般较轻的活动，如走路，引起疲劳、心悸或呼吸困难。学龄儿童不能参加体育课。继发性生长迟缓
IV 级	不能进行任何体力活动，安静时也有症状，随活动而加重，继发性生长迟缓

1992 年，Ross 等提出婴儿心力衰竭严重程度分级计分系统 (grading and scoring system)，后修改成适用于 14 岁以下不同年龄小儿的计分方法。按计分，0~2 分为无心力衰竭，3~6 分为轻度心力衰竭，7~9 分为中度心力衰竭，10~12 分为重度心力衰竭。以后 Ross 和 Reithmann 等将心力衰竭严重程度分级计分系统修改成适用于 14 岁以下不同年龄小儿的计分方法 (表 85-3)。

Connolly 等提出小儿心力衰竭指数 (pediatric heart failure index) 用于对小儿慢性心力衰竭严重程度的评估。该计分中，除通常的心力衰竭症状及体征外，尚包括心力衰竭的治疗用药及心室的病理生理。

理想的评估心力衰竭及其严重程度应有较高的特异性及敏感性，简便且重复性好。Ross 指出，对心力衰竭评估分级应该包含 4 方面的标准：①心脏功能；②活动能力，包括日常活动及最大活动能力；③治疗心力衰竭的药物或依赖，或手术的需要；④代偿机制的激活程度 (各种神经激素的生物标志物)。最近提出的基于年龄的 Ross 儿童心

表 85-3　临床心力衰竭分级计分方法（Ross 和 Reithmann）

	计分		
	0	1	2
病史			
出汗	仅在头部	头部及躯干部（活动时）	头部及躯干部（安静时）
呼吸过快	偶尔	较多	常有
体格检查			
呼吸	正常	吸气凹陷	呼吸困难
呼吸频率/(次·min^{-1})			
0~1 岁	<50	50~60	>60
>1~6 岁	<35	35~45	>45
7~10 岁	<25	25~35	>35
11~14 岁	<18	18~28	>28
心率/(次·min^{-1})			
0~1 岁	<160	160~170	>170
>1~6 岁	<105	105~115	>115
7~10 岁	<90	90~100	>100
11~14 岁	<80	80~90	>90
肝大（肋缘下）	<2cm	2~3cm	>3cm

力衰竭分级系统总括从婴儿至年长儿的各年龄阶段，共分为 5 个年龄组，主要包括不同年龄相关的心力衰竭症状及体征外，还纳入运动能力、心室功能及心力衰竭生物标志物（表 85-4），按计分，0~5 分为 Ross Ⅰ级心功能，6~10 分为Ⅱ级，11~15 分为Ⅲ级，16~20 分为Ⅳ级心功能

七、治疗

（一）一般治疗

1. 休息和饮食　休息可减轻心脏的负担，肾血流量可稍增多，静脉压有所下降，心率也可减慢，从而使舒张期稍长，冠状动脉灌注增多。对心功能尚可者，可准许下床就餐和自理大小便。对心力衰竭患儿的诊疗手续应力求简化，检查和治疗操作应按轻重缓急分期进行，不宜操之过急。烦躁不安者可适度镇静，以降低患儿的氧耗量，可给予苯巴比妥钠或地西泮等。急性肺水肿烦躁严重时可给予吗啡。卧床患儿应加强肢体的被动运动以预防深部静脉血栓形成，心力衰竭稳定后鼓励适宜运动或规律的体力活动。

均衡饮食，保证充足的热量和蛋白质供应。婴儿少量多次喂奶，每日所需热量为 130~140cal/kg，每日水分摄入量为 80~120ml/kg，钠摄入量为 2~3mg/kg。年长儿应吃含丰富维生素、易消化的食物。室内温度最好保持在 25~30℃之间，这样体温调节所耗能量可以减少，以减轻心脏的负担。相对湿度在 40%~50% 为宜。

2. 供氧　患儿脉搏血氧饱和度（SpO$_2$）<0.95时均应及时氧疗，可采用鼻导管或面罩吸氧；当SpO$_2$<0.90，尤其是严重心力衰竭有肺水肿时应启动无创或有创正压通气等呼吸支持治疗。心力衰竭时动脉血氧分压往往偏低，供氧可增加血液供氧的效能。无论用头罩或鼻管给氧，都要在患儿愿意接受的情况下进行，否则可造成患儿抗拒骚动，反增加缺氧的程度。在大量左向右分流先天性心脏病合并心力衰竭的患婴，给氧反而使症状加重，这是由于氧对体循环和肺循环的阻力恰恰相反，可使肺循环阻力下降，体循环阻力上升，过度用氧可使分流量增加，加重肺水肿。如动脉血氧不低，不必给氧或降低用氧浓度。如肺水肿呼吸窘迫时，可用呼出末正压通气，以减轻肺水肿和改善肺泡换气。但是对依靠动脉导管开放而生存的先天性心脏病新生儿，如主动脉弓中断、大动脉转位、肺动脉闭锁等，供给氧气可使血氧增高而促使动脉导管关闭，危及生命。

3. 体位　心力衰竭患儿的肺血增多和心脏扩大使肺的呼吸活动余地缩小，加以肝脏的充血增大，影响膈肌的运动。年长儿建议半卧位或端坐位；小婴儿可抱起，使双腿下垂以减少回心血量，降低心脏前负荷，以达到静脉回流缓滞、减轻肺血量、减轻肝脏对膈肌呼吸运动障碍的目的，但患婴如有呕吐，需警惕此体位易致气道吸入。

4. 维持水电解质平衡　心力衰竭时易并发肾功能不全，加之进食差、长期低盐饮食，以及使用利尿剂容易发生低钾血症、低钠血症等水电解质紊乱，必须及时纠正。急性心力衰竭患儿均应进行动态液体评估和营养评估，短期内维持每天出入量的负平衡，控制输液速度。轻度和稳定期

表 85-4　基于年龄的 Ross 儿童心力衰竭分级

0~3 个月	0	1	2	4~12 个月	0	1	2
每次奶量/ml	>100	70~100	<70	进食	正常	下降	需管饲
每次喂奶时间/min	<20	20~40	>40	体重 %	正常	P_{25}~P_{50}	P_{10}~P_{25}
呼吸	正常	气促	三凹征	呼吸	正常	气促	三凹征
呼吸/(次·min^{-1})	<50	50~60	>60	呼吸/(次·min^{-1})	<40	40~50	>50
心率/(次·min^{-1})	<160	160~170	>170	心率/(次·min^{-1})	<120	120~130	>130
灌注	正常	下降	休克	灌注	正常	下降	休克
肝大(肋下)/cm	<2	2~3	>3	肝大(肋下)/cm	<2	2~3	>3
NT-proBNP/($pg·ml^{-1}$)	>450(>4d)	450~1 700	>1 700	NT-proBNP/($pg·ml^{-1}$)	>450	450~1 700	>1 700
房室瓣反流	无	轻度	中/重度	房室瓣反流	无	轻度	中/重度

1~3 岁	0	1	2	4~8 岁	0	1	2
喂养	正常	下降	需管饲	恶心/呕吐	无	偶有	常有
营养状况	正常	体重下降	极度消瘦	营养状况	正常	体重下降	极度消瘦
呼吸	正常	气促	三凹征	呼吸	正常	气促	三凹征
呼吸/(次·min^{-1})	<30	30~40	>40	呼吸(次·min^{-1})	<25	25~35	>35
心率/(次·min^{-1})	<110	110~120	>120	心率(次·min^{-1})	<90	90~100	>100
灌注	正常	下降	休克	灌注	正常	下降	休克
肝大(肋下)/cm	<2	2~3	>3	肝大(肋下)/cm	<2	2~3	>3
NT-proBNP/($pg·ml^{-1}$)	>450	450~1 700	>1 700	NT-proBNP/($pg·ml^{-1}$)	>300	300~1 500	>1 500
EF%	>50	30~50	<30	EF%	>50	30~50	<30
房室瓣反流	无	轻度	中/重度	房室瓣反流	无	轻度	中/重度

9~18 岁	0	1	2
恶心/呕吐	无	偶有	常有
呼吸	正常	气促	三凹征
呼吸/(次·min^{-1})	<20	20~30	>30
心率/(次·min^{-1})	<90	90~100	>100
灌注	正常	下降	休克
肝大(肋下)/cm	<2	2~3	>3
NT-proBNP/($pg·ml^{-1}$)	>300	300~1 500	>1 500
EF%	>50	30~50	<30
最大摄氧量	>80%	60%~80%	<60%
房室瓣反流	无	轻度	中/重度

患儿无需限钠和限水;心功能Ⅲ~Ⅳ级慢性心力衰竭伴水肿者每日钠摄入量应在生理需要量的基础上减少20%;伴严重低钠血症(血钠<130mmol/L)者的液体摄入应在每日生理需要量的基础上减少20%;淤血及水肿明显的患儿均应严格限制水和钠的摄入(一般限至生理需要量的80%)。

5. 纠正贫血 如有贫血,必须纠治至血细胞比容达40%以上,以提高单位血容量的携氧能力,减轻心脏负担。如有大量左向右分流,可少量多次输血或红细胞,以提高血液的黏滞度,使肺循环阻力增高,减少分流量。

(二)病因治疗

病因治疗对心力衰竭的控制很重要,应积极处理原发病,及时纠正心力衰竭诱因,避免应用损伤心脏的药物。左向右分流型先天性心脏病合并心力衰竭经药物治疗而未能控制时应及时手术治疗。高血压和肺动脉高压所导致的心力衰竭也应该及时治疗病因。心肌病患者如能获得病因诊断可予以针对性治疗,如采用酶替代疗法治疗糖原贮积症Ⅱ型、补充肉碱治疗肉碱缺乏性心肌病、大

剂量免疫球蛋白和免疫抑制剂,如肾上腺皮质激素或环磷酰胺等治疗炎症性心肌病。

(三)急性心力衰竭的治疗

1. 治疗目标与处理原则 治疗目标是稳定血流动力学状态,维护脏器灌注和功能。原则为减轻心脏前后负荷,改善心脏收缩和舒张功能,积极治疗诱因和病因。方案以限制入量、利尿、正性肌力及扩张容量血管药物为主。

急性心力衰竭如存在心源性休克、急性肺水肿时应积极药物治疗、呼吸支持,必要时行机械循环辅助。同时需尽快分析患儿的基础疾病、病因,评估外周灌注和淤血情况。对于急性心力衰竭不同类型患儿进行个体化治疗,应动态评估类型变化及时调整治疗措施(图85-1)。

2. 药物治疗

(1)利尿剂:各类利尿剂(diuretics)能抑制肾小管再吸收钠,增加钠、水排泄。缓解体、肺循环淤血,主要有袢利尿剂、噻嗪类利尿剂及醛固酮受体拮抗剂3类(表85-5)。急性心力衰竭患儿首选静脉袢利尿剂,可迅速减轻前负荷而改善

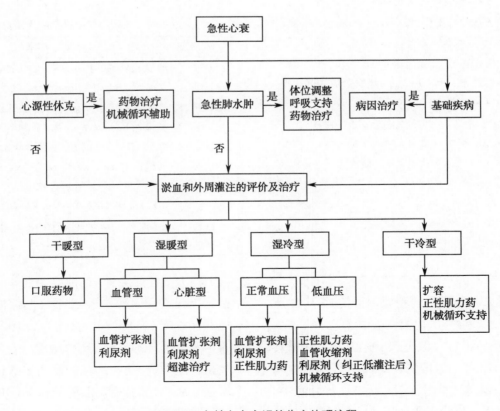

图85-1 急性心力衰竭的临床处理流程

症状,但有低灌注表现者应先改善灌注后再予利尿。呋塞米可提高体静脉的容血量,从而减轻右心的前负荷,改善肺水肿。因注射呋塞米后数分钟之内,利尿之前即显临床好转,甚至在无尿的条件下呋塞米亦有缓解肺水肿之效。通常从小剂量开始,逐渐增加到尿量增多。持续静脉给药可以避免血浓度低谷,利尿效果优于分次给药,即使在利尿剂抵抗患者也有利尿效果。应用利尿剂时应个体化调整剂量,以最低剂量维持合理血容量,需监测尿量、血压、电解质及肾功能。持续静脉给药很少影响循环血流动力学,副反应也少。通常在持续静脉给药开始前先静脉推注一剂以使肾小管处早期达到药物治疗浓度。利尿剂的常见副反应是电解质紊乱,由此可影响利尿剂的作用,并可导致合并症,如低血钾症,可引起心律失常增加死亡率。因此,在应用利尿剂过程中要监测血液电解质,适当补充钾和氯。

表 85-5　常用利尿剂的用法及剂量

药物	用法及剂量
呋塞米	口服或静脉推注:每次 0.5~2mg/kg,q.6h.~q.24h.;最大剂量 6mg/(kg·d);静脉持续滴注:0.05~0.4mg/(kg·h)
布美他尼	口服或静脉推注:每次 0.01~0.02mg/kg,每天 1~2 次,最大剂量为 5mg/d
托拉塞米	口服:0.2~0.8mg/(kg·d),每天 1 次;静脉注射:每次 1~2mg/kg,单次最大剂量不超过 20mg
氢氯噻嗪	口服:6 月~2 岁:1~2mg/(kg·d),分次 每天 1~2 次,最大剂量为 37.5mg/d;>2 岁:1~2mg/(kg·d),分次每天 1~2 次,最大剂量为 100mg/d
螺内酯	口服:1~3mg/(kg·d),分次每天 2~4 次,最大剂量为 4~6mg/(kg·d),总剂量不超过 100mg/d
托伐普坦	口服:0.02~0.76mg/(kg·d),每天 1 次

利尿效果欠佳或出现利尿剂抵抗时,应注意纠正低血压、低氧血症、代谢性酸中毒、低钠血症、低蛋白血症、感染等。但去除上述因素后利尿效果仍然不佳时,可个体化采取以下措施:①增加利尿剂剂量;②脉冲式静脉注射改为持续静脉滴注;③不同类型利尿剂联用或加用血管升压素 V2 受体拮抗剂托伐普坦(tolvaptan);④加用小剂量多巴胺或重组人利钠肽;⑤超滤治疗。

(2)血管扩张剂:在心力衰竭的情况下,后负荷稍增加即可减低每搏输出量,所以减轻后负荷至为重要。血管扩张剂(vasodilator)可放松小动脉的平滑肌,减轻后负荷,增加每搏输出量,有的能扩张静脉使静脉血管床容量增加,以减少回心的充盈量,减轻前负荷。容量足够且无低血压的急性心力衰竭患儿可静脉给予血管扩张剂,联合利尿剂可缓解肺水肿,应严密监测血压,血压下降的幅度以收缩压下降 10mmHg 为宜,或不低于原来血压的 80%,低血压及血容量不足者禁用。心排血量轻至中度下降、肺淤血严重、肺毛细血管楔压 >32mmHg 者,宜选用静脉扩张药;心排血量明显降低,全身血管阻力增加,肺毛细血管楔压正常或略升高者,宜选用小动脉扩张药;心排血量明显降低,全身血管阻力增加,肺毛细血管楔压明显升高时,宜选用均衡扩张小动脉和静脉的药物(表 85-6)。硝普钠是高血压合并急性心力衰竭的首选药物。奈西立肽是重组人利钠肽,静脉注射后有扩血管和利尿作用,增加心排血量但不增加心率及耗氧量。

表 85-6　常用血管扩张剂的用法及剂量

药物	用法及剂量
硝酸甘油	静脉持续应用,从小剂量 0.05μg/(kg·min)开始,常用 0.25~5μg/(kg·min)
硝普钠	静脉持续应用,从小剂量 0.5μg/(kg·min)开始,常用 2~4μg/(kg·min),最大剂量 8.0μg/(kg·min)
酚妥拉明	静脉推注:0.5mg/kg,每天 1~4 次,单次最大剂量为 10mg;静脉持续应用:3~5μg/(kg·min)
哌唑嗪	口服:每次 0.005~0.025mg/kg,q.6h.~q.8h.
奈西立肽	2μg/kg 初始静脉推注,后 0.005~0.04μg/(kg·min)持续静脉注射

(3)正性肌力药:正性肌力药(inotropes)包括肾上腺素受体激动剂、磷酸二酯酶抑制剂和洋地黄制剂等(表 85-7)。急性心力衰竭合并灌注减少和低血压时,常用环磷酸腺苷(cAMP)依赖性正性肌力药,通过增加细胞内 cAMP 水平达到增强心肌收缩力的作用,胞质内 cAMP 水平升高可增加肌质网钙离子的释放。β-AR 激动剂(增

表 85-7　常用正性肌力药的用法及剂量

药物	用法及剂量
洋地黄制剂	
地高辛	完全洋地黄化量(饱和量): 口服剂量:早产儿 0.01~0.02mg/kg,足月儿 0.02~0.03mg/kg,<2 岁 0.03~0.04mg/kg,>2 岁 0.02~0.03mg/kg;静脉注射量是口服剂量的 75% 洋地黄化:首剂给予洋地黄化量的 1/2,接着在 6~8 小时间隔给 1/4 量和最后的 1/4 量;洋地黄化后 12小时开始维持量(维持量为每日给予,剂量是洋地黄化量的 25%,分 2 次)
毛花苷 C	完全洋地黄化量:早产儿和足月儿或肾功减退、心肌炎患儿 0.02mg/kg, <2 岁 0.03mg/kg,>2 岁 0.04mg/kg 洋地黄化:首次用洋地黄化量的 1/2~1/3,余量分 2~3 次,每次间隔 6~8 小时
肾上腺素受体激动剂	
多巴胺	静脉持续应用:<5μg/(kg·min),激动多巴胺受体,扩张肾血管;5~10μg/(kg·min),激动心脏 β_1 受体,正性肌力作用;>10μg/(kg·min),激动心脏 β_1 受体、外周血管 α 受体;最大剂量为 20μg/(kg·min)
多巴酚丁胺	静脉持续应用:2.5~10μg/(kg·min),持续用药时间不超过 3~7 天
肾上腺素	心脏停搏:静脉推注每次 0.01mg/kg,3~5 分钟后可重复; 低心排血量:静脉持续应用 0.01~1.0μg/(kg·min)
去甲肾上腺素	静脉持续应用:0.05~0.3μg/(kg·min),最大剂量为 2.0μg/(kg·min)
异丙肾上腺素	静脉持续应用:0.01~0.05μg/(kg·min)
磷酸二酯酶抑制剂	
米力农	静脉负荷量:25~75μg/kg,静脉注射时间 >10 分钟;继以 0.25~1.0μg/(kg·min)静脉维持;一般用药时间为 7~10 天
钙增敏剂	
左西孟旦	静脉负荷量:6~12μg/kg,静脉注射时间 >10 分钟;继以 0.05~0.2μg/(kg·min)维持 24 小时;低血压时慎用负荷量

加形成 cAMP)及磷酸二酯酶Ⅲ抑制剂(减少降解 cAMP)均可增加细胞内 cAMP 水平。不建议急性心力衰竭患儿间断或长期应用正性肌力药,一旦器官灌注恢复和/或淤血减轻时应尽早减量至停用。

1)β-AR 激动剂:β-肾上腺素受体(β-AR)激动剂主要有多巴胺、多巴酚丁胺,可增强心肌收缩力和舒张血管,快速起效而作用时间短,为急性心力衰竭一线抢救药物,推荐最小有效量持续静脉泵注。常用制剂有多巴胺(dopamine)和多巴酚丁胺(dobutamine)。其强心作用为兴奋 β_1-AR,且可激活心肌内交感神经触突前的末梢释放甲肾上腺素。加快心率和致心律失常的作用不如异丙肾上腺素明显,这对低心排血量时肾功能减退有利,且可增加大脑、冠状动脉及内脏的血流。静脉注射时不可外溢,否则引起局部坏死,如

外溢,可局部用酚妥拉明 1~5mg 稀释于 1~5ml 生理盐水中。多巴酚丁胺为多巴胺的衍化物,能直接激活 β_1-AR 而有强心作用,且减低周围循环阻力,必要时可与多巴胺合用,以减少大剂量多巴胺的周围血管收缩作用,且其对心律的影响不大。合并心律失常、左心室流出道梗阻的病例不宜应用 β-AR 激动剂。

2)磷酸二酯酶(PDE)5 抑制剂:PDE 5 抑制剂为非强心苷类、非儿茶酚胺类的正性肌力药物,能抑制 cAMP 降解而提高细胞内 cAMP 的水平,发挥正性肌力和松弛血管作用。兼有增强心肌收缩及舒张血管作用。短期应用有良好的血流动力学效应,但长期应用疗效不肯定,且有加重心肌损害作用。PDE 5 抑制剂增强心肌收缩力作用不受重度心力衰竭时 β_1-AR 密度减少的影响。常用制剂有氨力农(amrinone)和米力农(milrinone),

米力农的正性肌力作用较氨力农强 10~40 倍。副反应有低血压、心律失常、血小板减少等。

3）钙增敏剂：左西孟坦（levosimendan）与心肌肌钙蛋白 C 结合产生正性肌力作用，且不影响心室舒张，可用于对传统正性肌力药无效的急性心力衰竭患儿。

（4）心肌能量代谢药：主要用于改善心肌细胞能量代谢。常用的药物有磷酸肌酸钠、1,6-二磷酸果糖和左卡尼汀等（表 85-8）。

表 85-8 常用心肌能量代谢药的用法及剂量

药物	用法及剂量
辅酶 Q10	口服：5~10mg/（kg·d）
左卡尼汀	口服或静脉滴注：50~100mg/（kg·d）
磷酸肌酸钠	静脉滴注：婴幼儿每次 0.5g，每天 1~2 次；年长儿每次 1.0g，每天 1~2 次
1,6-二磷酸果糖	静脉滴注：每次 50~150mg/kg，每天 1 次；口服：每次 0.5~1.0g，每天 2~3 次

（5）肺水肿的处理：急性左心力衰竭常合并肺水肿（pulmonary edema），建议取坐位或半卧位，两腿下垂，以减少静脉回流。除及时应用利尿剂、血管扩张剂及正性肌力药外，应使用地西泮、苯巴比妥镇静，严重者可用吗啡（0.1~0.2mg/kg 静脉或肌内注射）镇静，并能扩张静脉减轻心脏前负荷。当呼吸做功明显增加时可予以无创通气，出现低心排血量和呼吸抑制时可采用有创机械通气。血压增高或血压正常的急性肺水肿，可选择硝酸甘油持续静脉滴注。急性肺水肿合并低血压时，可选用多巴胺联合多巴酚丁胺或米力农。

（6）心源性休克的处理：循环不稳定者应立即给予血管活性药物和机械通气，条件允许可转移至有条件（心脏监护室/重症监护室、机械循环辅助装置）的医疗机构给予充分的抗休克治疗。所有疑似心源性休克的急性心力衰竭患儿应立即行心电图、床旁超声心动图检查，评估血流动力学，同时进行个体化综合评估，以决定是否行机械循环支持。

3. 非药物治疗 超滤治疗主要用于临床出现严重肺水肿、严重外周组织水肿、严重电解质紊乱和肾功能进行性下降的急性心力衰竭患儿。主动脉内球囊反搏、左心室辅助装置（left ventricular assist device）、体外膜氧合（extra-corporeal membrane oxygenation，ECMO）等主要用于经药物治疗后心力衰竭仍难以控制者。ECMO 是儿童短期机械循环支持的首选，主要适应证包括心脏手术相关并发症，如术后严重低心排和心跳呼吸停止，以及非心脏手术相关疾病如暴发性心肌炎、心肌病、难以控制的恶性心律失常、难治性脓毒症休克等导致的心源性休克，作为急性危重期向恢复期、接受外科手术或心脏移植和延缓决策时间的过渡。

（四）慢性心力衰竭的治疗

1. 慢性收缩性心力衰竭（chronic systolic heart failure）或射血分数减低的心力衰竭（heart failure with reduced ejection fraction，HFrEF）

（1）治疗目标与处理原则：慢性心力衰竭是逐渐发生的心脏结构和功能异常，或由急性心力衰竭演变所致。一般均有代偿性心脏扩大或肥厚，心肌重塑为其特征。改善慢性心力衰竭患儿的临床状态，提高生活质量，预防或逆转心脏重构，降低再入院率及死亡率是慢性心力衰竭治疗的目标。根据 NYHA 或 Ross 心功能分级选择治疗方案，遵循个体化、联合、长期应用的原则。仅有左心收缩功能下降、心功能Ⅰ级者给予口服血管紧张素转换酶抑制剂（angiotensin-converting enzyme inhibitors，ACEI），部分心肌病患儿可加用洋地黄制剂和/或 β 受体拮抗剂；心功能Ⅱ级者在口服 ACEI 基础上加用 β 受体拮抗剂、醛固酮受体拮抗剂、洋地黄制剂、利尿剂；心功能Ⅲ级者应静脉使用利尿剂，同时口服 ACEI、醛固酮受体拮抗剂及洋地黄，部分患儿可应用 β 受体拮抗剂；心功能Ⅳ级者应静脉给予正性肌力药、血管扩张剂和洋地黄，同时可加用口服醛固酮受体拮抗剂和 ACEI，部分患儿可从小剂量逐渐加用 β 受体拮抗剂。难治性心力衰竭为主要症状者需住院给予静脉正性肌力药，同时应用机械循环支持。

（2）药物治疗。

1）洋地黄类药物：地高辛是儿童慢性心力衰竭最常用的洋地黄类药物，增加心肌收缩力，且有副交感神经活性，可减慢心率及抑制传导。严重心力衰竭患儿需地高辛或毛花苷 C 静脉用药快速洋地黄化,轻度心力衰竭时可直接口服维持量,用法见表85-7。

实验及临床研究证明,使用维持量,随血浓度增高,洋地黄类药物药理作用也逐渐增强。经口服地高辛维持量 5~7 日后血浓度与使用负荷量后再用维持量的相似,心力衰竭症状改善,而且不易发生中毒。洋地黄类药物的毒性反应中,胃肠反应如恶心、呕吐、厌食、腹泻很少见。常见的毒性反应为心律失常,如早搏、阵发性室上性心动过速、房扑、房颤、阵发性室性心动过速、房室传导阻滞等。洋地黄类药物中毒的处理包括:①立即停用洋地黄类药物及排钾利尿剂;②对有低钾血症伴快速性心律失常而无Ⅱ度或Ⅱ度以上房室传导阻滞者,应补充钾盐;③根据不同类型心律失常或传导阻滞,使用相应的药物治疗。

2）血管紧张素转换酶抑制剂(angiotensin-converting enzyme inhibitor,ACEI):ACEI 有抑制 RAAS 及缓激肽分解的作用,可减低心脏前后负荷及逆转心肌重塑,改善心肌功能。心功能不全患者伴或不伴临床症状,只要没有禁忌证,均应使用 ACEI 治疗(表85-9)。用药均应从小剂量开始,逐步递增,增加 ACEI 剂量的同时要减少利尿剂剂量。首次剂量后观察血压。副作用有低血压、中性粒细胞减低、蛋白尿、皮疹等。干咳的副作用在儿科病例中不多见。依那普利的副作用较卡托普利少。一般不宜同时补钾或合用保钾利尿剂。禁忌证有低血压、肾功能不全、高血钾、血管神经性水肿等。

3）血管紧张素Ⅱ受体拮抗剂(angiotensin Ⅱ receptor antagonist,ARB):ARB 可以阻断来自不同途径(包括 ACE 及糜酶途径)血管紧张素Ⅱ的作用,用于对 ACEI 不耐受或效果不佳者。常用药有氯沙坦(losartan)、缬沙坦(valsartan),效果与 ACEI 相似。使用方法:①氯沙坦(losartan):口服,初始剂量 0.5mg/(kg·d),总剂量≤25mg/d,逐渐增至 1.4mg/(kg·d),总剂量≤100mg/d;②缬沙坦(valsartan):口服,6~16 岁初始剂量 1.3mg/(kg·d),最大剂量≤2.7mg/(kg·d)。开始应用及调整剂量后的 1~2 周内,应监测血压、肾功能和血钾。ARB 不宜与 ACEI 联用,可能导致低血压、高钾血症和肾功能不全,其风险超过获益。禁忌证同 ACEI。

表85-9 常用血管紧张素转换酶抑制剂的剂量及用法

药物	用法及剂量
卡托普利	口服:早产儿 初始剂量 0.01mg/kg,逐渐增至每次 0.1mg/kg,q.8h.~q.12h.; 新生儿 初始剂量 0.05~0.1mg/kg,逐渐增至每次 0.5mg/kg,q.8h.~q.12h.; 婴儿及儿童 初始剂量 0.15mg/kg,q.8h.~q.12h.,每周增加一次剂量,渐增至 2.0mg/(kg·d),分 3 次。观察 3 个月,根据临床疗效可增至最大剂量 6mg/(kg·d);持续应用至少 6 个月以上
依那普利	口服:初始剂量 0.05mg/(kg·d),q.12h.;每周递增 1 次,每次增加 0.025mg/(kg·d),最大剂量为 0.1mg/(kg·d);持续应用至少 6 个月以上
贝那普利	口服:初始剂量 0.1mg/(kg·d),q.d.,视血压情况每周加量 0.1mg/(kg·d),最大剂量 0.3mg/(kg·d);持续应用至少 6 个月以上
赖诺普利	口服:初始剂量每次 0.07~0.1mg/kg,总剂量≤0.5~0.6mg/(kg·d)
培哚普利	口服:年长儿起始剂量为 1mg/d,q.d.,根据血压调整,最大剂量为 4mg/d
雷米普利	口服:每天 2~6mg/m^2,每天总剂量≤10mg

4）利尿剂:利尿剂是控制肺循环及体循环淤血的一线用药。有低灌注表现者应先改善灌注后再予利尿。应用利尿剂时应个体化调整剂量,目标以最低剂量维持合理血容量。应用利尿剂可使神经体液过度激活,特别是肾素-血管紧张素-醛固酮系统,因此在用药期间要监测尿量、血压、电解质及肾功能。主要涉及药物类型、个体化治疗措施及注意事项同急性心力衰竭部分。

5）β-肾上腺素受体拮抗剂(β-adrenergic receptor blocker):β 肾上腺素受体拮抗剂可以阻断心力衰竭时交感神经的过度激活,抑制心肌肥厚、细胞凋亡及氧化应激反应,改善心肌细胞生物学特性。建议在应用 ACEI 基础上,于心力衰竭症状稳定时使用(表85-10)。

注意事项:①宜在心力衰竭症状稳定时使用,并与其他抗心力衰竭药物合并应用;②疗效常需持续用药 2~3 个月后才能逐渐产生,因此小剂量开始,逐步增加至最大耐受量,长疗程;③长期应用者,如若发生急性心力衰竭,不宜骤然停药,可酌情减量或逐渐停用,在病情稳定后可再次应用;④心脏传导阻滞、心动过缓、基础血压过低、心功

表 85-10　常用 β 受体拮抗剂的剂量及用法

药物	用法及剂量
美托洛尔	口服:初始剂量 0.1~0.25mg/(kg·d),每天 2 次,每周递增 1 次,每次增加 0.5mg/(kg·d),最大剂量 2mg/(kg·d),总剂量 <100mg/d
卡维地洛	口服:初始剂量 0.1mg/(kg·d),每天 2 次,每周递增 1 次,每次增加 0.1mg/(kg·d);最大剂量 0.3~1.0mg/(kg·d),总剂量 <50mg/d
比索洛尔	口服:初始剂量 0.7mg/(kg·d),每天 1 次;最大剂量 25mg/d

能Ⅳ级及支气管哮喘等禁忌使用;⑤阻断慢性心力衰竭时交感神经过度激活,抑制心肌肥厚、细胞凋亡及氧化应激反应。

6)醛固酮受体拮抗剂:醛固酮水平与心力衰竭严重程度成正比,在 ACEI 基础上加用醛固酮受体拮抗剂可抑制醛固酮的有害作用,防止心肌纤维化与心室重塑,减少心律失常的发生,尤其适用于肾功能正常或仅轻度受损、心功能Ⅱ级及以上的慢性心力衰竭患儿。螺内酯为醛固酮受体拮抗剂,利尿作用较弱,多与呋塞米及氢氯噻嗪同时使用,以拮抗其排泄钾的作用。其作用部位为远曲小管,并具有阻断醛固酮导致心肌重塑及其他的生物效应,有减轻心肌纤维化的作用,用法见表 85-5。如与 ACEI 合用,应注意可能引起高钾血症。

7)其他抗心力衰竭药物:窦房结钠-钾通道抑制剂伊伐布雷定(ivabradine)适用于窦性心律且心率正常或心动过速的 NYHA 心功能Ⅱ~Ⅳ级的慢性心衰,可与 β 受体拮抗剂、ACEI 和利尿剂联合用药,或用于 β 受体拮抗剂禁忌或不耐受的慢性心力衰竭患儿。用法:口服,6~12 个月:初始剂量 0.02mg/(kg·d),渐增至 0.2mg/(kg·d),分 2 次;1~18 岁:0.05mg/(kg·d),渐增至 0.3mg/(kg·d),分 2 次;体重 >40kg,初始剂量 1.25mg/次,目标剂量 7.5mg/次,每天 2 次。

沙库巴曲/缬沙坦(sacubitril/valsartan)属双效血管紧张素受体/脑啡肽酶抑制剂,同时抑制脑啡肽酶和阻断血管紧张素Ⅱ型受体,用于伴左心室收缩功能障碍的症状性心力衰竭的 >1 岁患儿,用法:口服,体重 <40kg,初始剂量每次 1.6mg/kg,每天 2 次,每 2 周递增 1 次至目标剂量每次

3.1mg/kg,每天 2 次。

8)抗凝治疗:伴有心腔内血栓、存在持续性或不能控制的心房颤动或心房扑动、有血栓史或栓塞事件、EF<25%(或 FS<15%)的慢性 HFrEF 患儿应给予华法林或低分子量肝素;对心脏明显扩大,EF≥25% 但 <35%,尤其伴有心室肌致密化不全的慢性心力衰竭患儿可给予小剂量阿司匹林,EF>45% 可考虑渐减量至停药(表 85-11)。如需长期服用,应注意保护胃黏膜。

表 85-11　常用抗凝药的剂量及用法

药物	用法及剂量
阿司匹林	阿司匹林 3~5mg/(kg·d),每天 1 次,最大剂量不超过 100mg/d
低分子量肝素	年龄 <1 岁:治疗量 300U/(kg·d),预防量 150U/(kg·d),q.12h. 皮下注射 年龄≥1 岁:治疗量 200U/(kg·d),预防量 100U/(kg·d),q.12h. 皮下注射
华法林	0.05~0.12mg/(kg·d),每天 1 次;调整 INR 为 1.5~2.0

9)心肌能量代谢药:见急性心力衰竭部分。

(3)非药物治疗。

1)心脏再同步化治疗(cardiac resynchronization therapy,CRT):心室同步性紊乱是心室收缩功能障碍的原因之一。CRT 可改善此类患儿的心功能及症状,降低死亡率。适应证包括:①体循环左心室 EF<35%,合并完全性左束支传导阻滞/体循环右心室 EF<35% 合并完全性右束支传导阻滞/单心室 EF<35% 合并完全性束支传导阻滞、QRS 间期延长、NYHA 心功能Ⅱ~Ⅳ级的患儿;②高度房室传导阻滞导致 EF≤55%,需置入双腔起搏器者。

2)植入型心律转复除颤器(implantable cardioverter defibrillator,ICD):预防慢性心力衰竭所致室性心律失常引起的猝死。置入指征包括:①心源性猝死(sudden cardiac death,SCD)幸存者;②扩张型心肌病有中度及以上心力衰竭且不明原因晕厥者,有 1 个以上 SCD 危险因素的肥厚型心肌病或致心律失常心肌病年长儿,或患有与 SCD 密切相关的遗传性心肌病患者;③扩张型心肌病有心力衰竭症状(NYHA 心功能Ⅱ~Ⅲ级)、EF<35% 的患儿,左心室心肌致密化不全合并心功能不全的年长儿;④伴血流动力学改变的室性

心动过速发作史的心力衰竭患儿,或先天性心脏病外科术后不明原因晕厥者。

3）心室辅助装置(ventricular assist device, VAD):VAD部分或完全替代心脏的泵血功能,用于心脏移植或其他有效治疗手段实施前的过渡治疗,也可选择用于不适合移植的严重心力衰竭终末期患者的长期辅助。

4）心脏移植:各种心肌病、复杂先天性心脏病术后及致死性心律失常等疾病,经药物或器械治疗仍不能控制症状的终末期心力衰竭患儿,可行心脏移植。移植后排斥反应、感染和移植心脏冠状动脉病变是影响移植后患儿长期存活的主要因素。药物等治疗对严重难治性心力衰竭不能奏效时,心脏移植则成为最有效的措施。

2. 慢性舒张性心力衰竭(chronic diastolic heart failure)或射血分数保留或正常的心力衰竭(heart failure with preserved ejection fraction, HFpEF) 治疗目标在于控制心率、血压和容量,治疗基础疾病,去除危险因素,预防或减缓心力衰竭的发生、恶化和复发。有液体潴留的HFpEF患儿应使用利尿剂,有利于维持正常的血容量,可预防或阻断伴有体循环高血压的HFpEF患儿心力衰竭的进展。梗阻性肥厚型心肌病可选择改良扩大Morrow手术或改良Konno手术治疗。经导管局部射频消融肥厚心肌也可作为年长儿梗阻性肥厚型心肌病的一种治疗选择。

HFpEF患儿治疗注意事项:①不建议常规应用ACEI和/或ARB,但当存在该类药物的其他适应证时(如伴高血压)可选用,过程中需严密监控血流动力学和肾功能;②不建议常规应用钙通道阻滞剂(calcium channel blockers, CCB),除非用于以控制心率或降低血压为目的,或有β受体拮抗剂应用禁忌者。若需控制心室率,可选用非二氢吡啶类CCB:维拉帕米:口服,每次1~1.5mg/kg,q.8h.;地尔硫䓬:口服,每次0.15~0.25mg/kg,每天2~3次。CCB应用过程中均需根据血压、心率及心律调整剂量;③不建议HFpEF患儿应用正性肌力药,但当合并心律失常需控制心房率时可应用洋地黄制剂,合并肺动脉高压时可选用PDE抑制剂。常规治疗效果不佳的肥厚型心肌病或限制型心肌病的舒张性心力衰竭患儿,可试用口服儿茶素(catechin)降低心肌细胞钙敏感性,改善心室舒张功能。

八、心力衰竭的管理、康复与预防

旨在精准诊治、科学管理、有效康复,以降低心力衰竭患儿死亡率,减少住院次数,改善生活质量。

1. 多学科管理 由儿童心血管医师、物理治疗师、营养师、护士、心理咨询师组成心力衰竭管理团队,对心力衰竭患儿进行整体(包括身心、运动、营养、社会和精神方面)的治疗,改善预后。采用医院-社区-家庭模式的儿童心力衰竭管理方案,包括住院期间与患儿进行接触和宣教,制订随访方案,通过出院后的随访教育提高患儿依从性和自我护理能力,同时进行药物调整与心理支持。

2. 认知和社会心理评估与干预 对患儿焦虑、抑郁、适应障碍和睡眠障碍等情绪障碍进行筛查,及时心理疏导和心理干预。帮助家长自我心理疏导,避免过度紧张和焦虑。定期评估患儿智力、语言和运动发育。伴社交和/或认知功能障碍的患儿可行脑成像等检查评估,便于早期干预。

3. 生长发育评估 需定期评估患儿的生长发育情况,儿童保健科和内分泌科医生可适时介入并给予家长个体化的指导建议。

4. 预防感染及营养评估 感染是患儿心力衰竭加重和反复住院的重要诱因,及时为患儿接种疫苗,教育其养成良好的卫生习惯。儿童营养师定期评估其营养状况,制订个体化的饮食方案,并指导患儿家长给予患儿合理的饮食。

5. 运动康复管理 规律、适当的有氧康复运动可改善心力衰竭患儿的活动耐量、生活质量,并降低死亡率和再住院率,是心力衰竭康复治疗过程中不可或缺的必要环节。运动训练应由具有小儿运动生理学知识的专业人员和小儿心内科医师共同指导,需注重安全性,根据患儿的能力和对运动的反应拟定运动训练计划,评估其医学禁忌证,避免运动导致的猝死,运动全程监测生命体征并做好心肺复苏准备。

6. 儿童心力衰竭的预防 重点关注具有基础心脏病患儿,避免或去除该类患儿出现感染、剧烈运动、贫血、电解质紊乱和酸中毒等常见的心力衰竭诱因,应避免心脏毒性药物的应用等。

九、展望

虽然心力衰竭治疗已取得很多进步,但心力衰竭的病死率及病残率仍然很高,有些药物的疗效及副作用仍不尽如人意。近年来,在心力衰竭治疗方面除了开展药理基因组研究探索不同药物个体化治疗途径外,还研究寻找新的治疗方式。2020 年,儿童心力衰竭诊断和治疗的修订版诊疗建议总结了近年来国内外在该领域的新进展,有利于儿童心力衰竭的临床诊治水平的提高及临床实践指导。但是在推荐级别等方面尚需要更多的临床医学研究证据,尤其是多中心研究数据。

未来研究特定成像模式和生物标志物(如生物标志物引导的治疗,CAD/心肌缺血的检测,晚期钆增强磁共振,超声心动图图形应变测量,压力超声心动图等)将有利于提高对儿童心力衰竭的认识及诊治策略的制订。

心肌细胞收缩及肥厚的过程受到细胞内信号转导复杂网络的调节,信号转导途径包括细胞表面受体第二信使、离子通道、蛋白激酶及其他酶、效应器蛋白等。心肌重塑是心肌对负荷改变反应的重要内容。重塑过程包括肥厚、纤维化、激动收缩耦联改变、凋亡、细胞代谢及电生理特性的改变。不同方法包括基因治疗及药物治疗均在研究过程中,随着对这些改变的深入了解,有可能将有关的信号转导途径作为治疗靶点,发挥更有效的治疗作用。

心肌再生已成为治疗心力衰竭的一个新途径。心脏存在驻留的干细胞,已从人及小鼠心脏分离获得。心力衰竭进程中心肌自我修复不足以弥补心肌的损害。应用干细胞治疗不仅补充心肌细胞,也改变心肌环境影响驻留干细胞的生理。初步的动物实验及临床研究发现骨髓干细胞移植在缺血性心脏病及扩张型心肌病心力衰竭治疗中已展现积极的影响。遗传修饰细胞和组织工程技术形成的人工心肌的应用将是心脏再生治疗今后发展的方向。

(张 蕾 李 莉 田 杰)

参 考 文 献

1. 中华医学会儿科学分会心血管学组,中国医师协会心血管内科医师分会儿童心血管专业委员会,《中华儿科杂志》编辑委员会.儿童心力衰竭诊断和治疗建议(2020 年修订版).中华儿科杂志,2021,59:84-94.

2. SHADDY R E,PENNY D J,FELTES T F,et al. Moss and Adam's heart disease in infants,children and adolescents including the fetus and young adult. 10th ed. Philadelphia:Lippincott Williams & Wilkins,2021.

3. 陈树宝,李万镇,马沛然,等.小儿心力衰竭.北京:人民卫生出版社,2008.

4. MACICEK S M,MACIAS C G,JEFFERIES J L,et al. Acute heart failure syndromes in the pediatric emergency department. Pediatrics,2009,124(5):e898-e904.

5. MCMURRAY J J,ADAMOPOULOS S,ANKER S D, et al. ESC Guidelines for the diagnosis and treatment of acute and chronic heart failure 2012:The Task Force for the Diagnosis and Treatment of Acute and Chronic Heart Failure 2012 of the European Society of Cardiology. Developed in collaboration with the Heart Failure Association(HFA)of the ESC. Eur Heart J,2012,33(14):1787-1847.

6. KANTOR P F,LOUGHEED J,DANCEA A,et al. Presentation,diagnosis,and medical management of heart failure in children:Canadian Cardiovascular Society guidelines. Can J Cardiol,2013,29(12):1535-1552.

7. ZIPES D P,LIBBY P,BONOW R O,et al. Braunwald's heart disease. 11th ed. London:Elsevier,2018,442-461.

8. HARTUPEE J,MANN D L. Neurohormonal activation in heart failure with reduced ejection fraction. Nat Rev Cardiol,2017,14(1):30-38.

9. VOLPE M,RUBATTU S,BURNETT J J R. Natriuretic peptides in cardiovascular diseases:current use and perspectives. Eur Heart J,2014,35(7):419-425.

10. 陈树宝.儿科学新理论与新技术.上海:上海科技教育出版社,1997,189-197.

11. GARSON A J R,BRICKER D J,et al. The Science and practice of pediatric cardiology,2nd ed. Baltimore:Williams & Wilkins,1998.

12. KLIEGMAN R M,GREENBAUM L A,LYE P S. Practical strategies in pediatric diagnosis and therapy. 2nd edition. Philadelphia:Elsevier,2004.

13. JEFFERIES J L,CHANG A C,ROSSANO J W,et al. Heart failure in the child and young adult:from bench to bedside. Amsterdam:Elsevier,2017.

14. LIPSHULTZ S E,LAW Y M,ASANTE-KORANG A, et al. Cardiomyopathy in Children:Classification and Diagnosis:A Scientific statement from the American Heart

Association. Circulation, 2019, 140(1):e9-e68.

15. NAGUEH S F, SMISETH O A, APPLETON C P, et al. Recommendations for the evaluation of left ventricular diastolic function by echocardiography: An update from the American Society of Echocardiography and the European Association of Cardiovascular Imaging. J Am Soc Echocardiogr, 2016, 29(4):277-314.

16. SANCHEZ MEJIA A A, SIMPSON K E, HILDEBOLT C F, et al. Tissue Doppler septal Tei index indicates severity of illness in pediatric patients with congestive heart failure. Pediatr Cardiol, 2014, 35(3):411-418.

17. REITHMANN C, REBER D, KOZLIK-FELDMANN R, et al. A post-receptor defect of adenylyl cyclase in severely failing myocardium from children with congenital heart disease. Eur J Pharmcol, 1997, 330:79-86.

18. ROSS R D. The Ross classification for heart failure in children after 25 years: a review and an age-stratified revision. Pediatr Cardiol, 2012, 33(8):1295-1300.

19. COX Z L, TESTANI J M. Loop diuretic resistance complicating acute heart failure. Heart Fail Rev, 2020, 25(1):133-145.

20. 重组人脑利钠肽多中心研究协作组. 重组人脑利钠肽治疗心力衰竭安全性和疗效的开放性随机对照多中心临床研究. 中华心血管病杂志, 2011, 39(4):305-308.

21. NIEMINEN M S, BUERKE M, COHEN-SOLÁL A, et al. The role of levosimendan in acute heart failure complicating acute coronary syndrome: A review and expert consensus opinion. Int J Cardiol, 2016, 218:150-157.

22. MANCIA G, FAGARD R, NARKIEWICZ K, et al. 2013 ESH/ESC Guidelines for the management of arterial hypertension: the Task Force for the management of arterial hypertension of the European Society of Hypertension (ESH) and of the European Society of Cardiology (ESC). J Hypertens, 2013, 31(7):1281-1357.

23. THIELE H, ZEYMER U, NEUMANN F J, et al. Intra-aortic balloon counterpulsation in acute myocardial infarction complicated by cardiogenic shock (IABP-SHOCK II): final 12 month results of a randomised, open-label trial. Lancet, 2013, 382(9905):1638-1645.

24. BROWN G, MOYNIHAN K M, DEATRICK K B, et al. Extracorporeal Life Support Organization (ELSO): Guidelines for Pediatric Cardiac Failure. ASAIO J, 2021, 67(5):463-475.

25. YANCY C W, JESSUP M, BOZKURT B, et al. 2017 ACC/AHA/HFSA focused update of the 2013 ACCF/AHA guideline for the management of heart failure: A report of the american college of cardiology/American heart association task force on clinical practice guidelines and the heart failure society of America. J Card Fail, 2017, 23(8):628-651.

26. 中华医学会心电生理和起搏分会心脏再同步治疗专家工作组. 心脏再同步治疗慢性心力衰竭的建议(2013年修订版). 中华心律失常学杂志, 2013, 17(4):247-261.

27. PONIKOWSKI P, VOORS A A, ANKER S D, et al. 2016 ESC Guidelines for the diagnosis and treatment of acute and chronic heart failure: The Task Force for the diagnosis and treatment of acute and chronic heart failure of the European Society of Cardiology (ESC). Developed with the special contribution of the Heart Failure Association (HFA) of the ESC. Eur J Heart Fail, 2016, 18(8):891-975.

28. ESTEP J D, STARLING R C, HORSTMANSHOF D A, et al. Risk assessment and comparative effectiveness of left ventricular assist device and medical management in ambulatory heart failure patients: results from the ROADMAP study. J Am Coll Cardiol, 2015, 66(16):1747-1761.

29. QUAN J, JIA Z, LV T, et al. Green tea extract catechin improves cardiac function in pediatric cardiomyopathy patients with diastolic dysfunction. J Biomed Sci, 2019, 26(1):32.

30. GRACIA E, HAMID A, BUTLER J. Timely Management of New-Onset Heart Failure. Circulation, 2019, 140(8):621-623.

31. DIEBERG G, ISMAIL H, GIALLAURIA F, et al. Clinical outcomes and cardiovascular responses to exercise training in heart failure patients with preserved ejection fraction: a systematic review and meta-analysis. J Appl Physiol, 2015, 119(6):726-733.

32. 中国康复医学会心血管病预防与康复专业委员会. 慢性心力衰竭心脏康复中国专家共识. 中华内科杂志, 2020, 59(12):942-952.

第八十六章

心源性休克

心源性休克（cardiogenic shock）为心肌收缩力受损而引起的急性循环衰竭状态，同时伴有心排血量急剧下降，生命器官灌注不足，并通过机体代偿而出现一系列症状和体征所形成的一种临床综合征，可造成多脏器功能障碍甚至死亡。在儿科急诊诊断的休克病例中心源性休克占5%~13%。国外文献报道病死率为5%~10%。有效的综合抢救可增加患者生存率。

一、病因

1. 后天性心脏病 暴发性心肌炎（fulminant myocarditis）、可造成心肌收缩力极度降低，心力衰竭致心源性休克。川崎病引起的冠状动脉扩张和栓塞、冠状动脉瘤破裂均可以发生心肌梗死、心源性休克和猝死。

2. 先天性心脏病 左室发育不良综合征和冠状动脉起源异常。体循环需依赖动脉导管由肺动脉向主动脉供血，出生后动脉导管关闭即可以出现休克，后者可造成心肌严重缺血，心肌坏死而致休克。先天性主动脉瓣膜或瓣下狭窄，房室瓣腱索或乳头肌断裂等也可以发生心源性休克。

3. 心肌疾病 各类原发性心肌病及心内膜弹力纤维增生症均病变累及心肌，致心肌收缩力减弱，心排血量下降，产生心源性休克。

4. 心律失常 阵发性室上性心动过速、室性心动过速及交界区心动过速时，心室舒张期充盈不足致心排血量下降。心房和心室舒缩不协调也是造成心排血量下降的原因。高度房室传导阻滞、病窦综合征及心房静止等心动过缓时心排血量下降。

5. 心脏压塞 感染性心包炎、心包积液或心包积血等病变可导致心包腔内压力急剧上升，心室舒张充盈受限心排血量下降。

6. 急性肺栓塞 常见的致病因素为静脉或右心流栓致肺动脉主干或肺动脉分支发生栓塞、中心静脉插管引起血栓脱落，长期卧床产生静脉血栓脱落入右心、感染性心内膜炎的右心赘生物脱落入肺均可引起肺动脉压升高、右心室扩大及呼吸困难。儿科少见。

7. 低心排综合征（low cardiac output syndrome） 心脏直视手术后心脏不能适应前后负荷增加所致，手术直接损伤心肌或心脏传导组织，手术期发生的缺氧、酸中毒、电解质紊乱（如低钾、低钙、低镁血症）或严重心律失常，导致心排血量锐减而发生休克。

8. 其他 心肌创伤、低温、代谢障碍（低血糖、高血钾、酸中毒等）亦可损伤心肌致心肌收缩力减弱。新生儿感染性疾病或新生儿重症窒息等可引起心源性休克，往往是疾病的终末表现。

二、病理生理

1. 心排血量急剧下降 泵衰竭造成心排血量在短期内急剧下降，导致微循环障碍和生命器官灌注不足，继而急性细胞缺氧，细胞毒性物质堆积而导致器官功能衰竭。在此过程中，体内启动代偿机制，减缓病理改变，如果失代偿则进入不可逆休克状态。

休克早期由于代偿机制，周围血管收缩、心律增快。交感神经兴奋，血中儿茶酚胺水平升高，选择性使内脏、皮肤组织的小动脉、微动脉及末梢血管收缩，动静脉交通支开放，导致组织灌注不足。缺氧、代谢产物的堆积和异常代谢产物的增加，使微循环血管舒缩失调，血液淤滞在毛细血管网中。肾灌注不足和交感神经兴奋激活肾素-血管紧张素-醛固酮系统及抗利尿激素分泌增多。

2. 左心室舒张末压上升　当心排血量下降时,射血分数降低,使左心室舒张末期容量增多,左心室充盈压增高,肺循环阻力急骤升高,导致肺水肿甚至右心衰竭。

3. 周围血管阻力升高　心排血量下降时,通过颈动脉窦和血管压力感受器反射作用兴奋交感神经,致儿茶酚胺浓度急骤升高,引起小动脉和微血管前括约肌收缩,动静脉之间的短路开放,减少组织内微血管床灌流量。外周循环血管阻力升高,心脏后负荷增加,成为每搏输出量下降的因素。中心静脉压增加,肺动脉楔压上升,发生肺淤血。乳酸增多,出现代谢性酸中毒,外周阻力下降,左心室射血能力下降,每搏输出量减少,冠状动脉血流减少。

4. 循环血容量减少　心源性休克的患儿因多汗、呻吟及呕吐,大量血液停滞在静脉血管床内,或大量液体渗至细胞外而造成血容量减少。小儿心源性休克多伴有静脉系统淤血,心室前、后负荷增加。婴儿心源性休克早期易被误诊为呼吸道感染,失去早期治疗的时机。

组织低灌注引起无氧酵解而耗竭三磷酸腺苷及细胞内能量储备,能量依赖的离子通道引起跨膜电位降低,细胞内 L 型钙通道开放(L-Ca)导致细胞内钙超载,出现细胞凋亡。同时,开放 ATP 敏感性钾通道(K_{ATP}),K_{ATP} 开放对心血管系统具有保护作用。

三、临床表现

除原发病的临床表现外,不同阶段的临床表现见表 86-1。不同时期休克临床症状(clinical manifestations of shock)不同如下:

1. 休克初期　表现为体位性低血压,血压收缩压 >1.3kPa(10mmHg)。脉压减低,心率加快,神志清醒,但烦躁不安,易激惹,面色苍白,尿量正常或稍减少。

2. 休克期　血压收缩压降至 10.4kPa(80mmHg)以下,脉压在 20mmHg 以下,神志清楚,但反应迟钝,意识模糊,皮肤湿冷发花,毛细血管充盈时间延长,心率更快,脉搏无力,肠鸣减弱,尿量

减少或无尿[婴儿少于 2ml/(kg·h),儿童少于 1ml/(kg·h)]。

3. 休克晚期　血压降低或测不出,脉搏触不到,昏迷,肢体发绀,心率更快或转为缓慢,呼吸急促或缓慢、不整,腹胀,肠麻痹,少尿或无尿。此期患儿可以出现弥散性血管内凝血(disseminated intravascular coagulation,DIC)和多脏器损伤,最终导致死亡。

表 86-1　心源性休克不同阶段的临床表现

器官系统	休克初期	休克期	休克晚期
中枢神经系统	烦躁,呻吟及拒乳	躁动,模糊	谵妄昏迷及惊厥
呼吸	浅促	呼吸深快	呼吸快,不规整
心血管	心率快	心率快,脉细数	血压下降,脉摸不到
肾	尿少	少尿,比重增高	少尿及无尿
皮肤	皮肤发花,微血管充盈慢	四肢湿冷	四肢湿冷,青紫
代谢	代偿性酸中毒	失代偿性酸中毒	严重代谢性酸中毒
胃肠	—	蠕动减弱	肠麻痹
多脏器			多脏器功能衰竭
DIC			肺、脑出血

四、诊断指标

1. 有急性发作或加重的心脏疾病。

2. 收缩压降至同年龄正常血压低限以下。

3. 有周围循环不足表现:如苍白、发绀、心率快、少尿或无尿、足底毛细血管再充盈时间延长。

4. 有心功能不全体征　如心音低钝、奔马律、肝脏增大、双肺湿啰音或血性分泌物、床边心脏超声:EF<0.55,FS<0.30。

5. 血气分析　pH 7.23~7.30,血乳酸增高,BNP 增高与急性充血性心力衰竭程度有相关性。

6. 排除其他类型休克

上述诊断指标(diagnostic index)中,1、2、5、6 为必备指标,加 3、4 任意 2 个症状和体征即可

诊断。在诊断过程中或诊断后,应进一步确定原发病。

五、休克的监测

观察各种生理指标及变化趋势,以指导治疗。

(一)无创性监测

1. **体格检查** 观察精神状态、呼吸、心率、血压、瞳孔、末梢循环。注意是否出现奔马律、肺部啰音、肝大、肝-颈静脉回流征及神经系统体征。

2. **连续心电监测** 了解心率、心律及心肌缺血状况。测定直肠和末梢皮肤温度差,有助于了解末梢灌注状况。

3. **床边心脏超声多普勒检查** 了解病因、心功能、心排血量及射血分数有助于了解心功能的情况。

4. 经皮监测 $SaO\%$、血乳酸及血气 pH、BNP的监测。

(二)创伤性血流动力学监测

1. **中心静脉压** 代表右心室前负荷,直接穿刺股静脉或锁骨下静脉,留置静脉导管直接测压。中心静脉压正常或偏高,中心静脉压 $>6cmH_2O$($0.8KPa$)。

2. **肺动脉楔压** 代表左心室前负荷。将导管顶端附有球囊顺血流深插肺动脉,可同时测定肺小动脉楔压,肺动脉压及右心房压。右心房平均压代表右心室前负荷。

3. **动脉内血压** 休克时动脉痉挛,袖带法测定血压不够准确,穿刺股动脉或桡动脉动脉内留置套管可连续测定动脉内血压。平均动脉压 $<8kPa$($60mmHg$)。本方法也用于动脉血气分析。

4. **心排血量** 由股静脉插入热稀释导管至肺动脉,随时测定心排血量。有心腔内分流、三尖瓣及肺动脉瓣反流时可有误差。根据心排血量、肺动脉平均压、肺动脉楔压,动脉平均压及右心房压可计算,连续观察心排血量及肺、体循环阻力有助于判断疗效及药物选择。

5. **动-静脉血氧差及氧耗量** 体动脉与肺动脉血氧差及每分钟单位体表面积耗氧量是判断组织供血不足及缺氧程度的重要指标。

6. **动脉血气** 桡动脉取血检测血氧饱和度、氧分压及肺通气-血流比率(ADO_2)等指标。肺水肿时,肺灌注-通气失衡。心源性休克伴有呼吸衰竭时,$PO_2 \leq 50mmHg$,$PCO_2 \geq 50mmHg$。密切监测血 pH,乳酸及血氧饱和度。

7. **导尿** 测定每小时尿量。治疗后尿量增加,是治疗有效的重要指标。肾脏缺血、缺氧的情况下,也会有不同程度的功能下降,严重时产生肾衰竭。

8. **弥散性血管内凝血(disseminated intra-vascular coagulation,DIC)** 缺血组织恢复血液供应后,某些系统(如中性粒细胞系统、补体、第Ⅻ因子及纤维素系统等)被激活。这些被激活的系统,可导致进一步组织损伤,称为再灌注损伤。监测出、凝血时间、D-二聚体及 DIC 指标,早期确诊 DIC。

进行心电图、胸部 X 线、超声心动图检查,以明确急性血流动力学紊乱的主要机制。怀疑急性主动脉综合征或肺栓塞时,如无禁忌证,可行 CT 扫描或经食管超声心动图检查。其他实验室检测包括血常规、电解质、肌酐、肝功能检查、动脉血气、乳酸、BNP 和连续的心肌肌钙蛋白水平监测。

六、休克的治疗

治疗(treatment)原则是维持正常的血压提高组织灌注,改善组织细胞氧供应。早期治疗是成功的关键。

1. **一般治疗**

(1)保持安静,减少耗氧量:患儿平卧,颈部稍抬高,头略后仰。必要时使用镇静剂,常用 10% 水合氯醛 40mg/kg 保留灌肠,或安定 0.1~0.25mg/kg 静脉注射或苯巴比妥 6~8mg/kg 肌内注射。患儿高热时应积极降温,可以使用退热药或物理降温。

(2)供氧:采用头罩或面罩给氧,维持动脉 $PO_2 \geq 70mmHg$,经皮血氧测定的氧饱和度 $\geq 90\%$。当出现高碳酸血症或呼吸性酸中毒时,需要气管插管机械通气,建立通畅的呼吸道及人工辅助呼吸。单纯的低氧血症 $PO_2 \leq 50mmHg$,可使用鼻塞连接持续正压呼吸(CPAP)装置,以改善肺内气体交换。如呼吸浅表,节律不齐,血氧下降伴有 $PCO_2 \geqslant 50mmHg$,应使用呼吸机辅助通气。常用间歇正压通气加呼气终末正压(IPPV+PEEP),可以保证潮气量、每分通气量,改善肺内气体交换及节省呼吸运动造成的氧消耗。

2. 液体平衡及纠正酸中毒 建立中心静脉导管监测评估,心源性休克应该限制液体入量,输液过多过快反而会导致肺水肿,使病情恶化。静脉补液适用于前负荷不足的心源性休克的患者。首次输液可给予 5%~10% 葡萄糖或低分子右旋糖酐 5~10ml/kg 于 30 分钟内静脉滴注,如患儿血压回升、四肢转暖、有尿,则减慢输液速度。也可以根据中心静脉压或肺小动脉楔压再决定是否扩容,同时避免过度扩容引起肺或组织水肿。贫血或失血者可输血或红细胞。

休克总是伴有代谢性酸中毒,当 pH<7.30~7.25 时,可静脉注入 5% 碳酸氢钠每次 1~1.5ml/kg,以适当纠正。过度使用碳酸氢钠,可造成肺水肿及高血钠。休克纠正后残存的代谢性酸中毒常可自然消失,无需使用碱性药物。

3. 血管收缩剂及正性肌力药物

(1)多巴酚丁胺:可兴奋心肌 β_1 受体,增强心肌收缩力,增加心排血量,可以持续提高血压,降低左心室终末舒张压。降低血管外周阻力。使心脏指数升高。治疗心肌收缩力减低所致的心源性休克的一线用药。多巴酚丁胺优于多巴胺。常用剂量 5~20μg/(kg·min)可以用于心源性休克的患儿。多巴酚丁胺 5~20μg/(kg·min)可较强地增加心肌收缩力。当多巴酚丁胺剂量 >20μg/(kg·min)可以兴奋 α 受体,使周围血管收缩。

(2)磷酸二酯酶抑制剂:米力农(milrinone)具有较强的正性肌力作用和血管扩张作用。特别是心脏病手术后、右心室功能受损及肺动脉高压的心源性休克患者。它通过减少细胞内磷酸腺苷降解,提高细胞内 cAMP 水平,加速钙内流,从而增加心肌收缩力,对冠状动脉及外周血管有扩张作用。米力农负荷量(25~75μg/kg),5~15 分钟内缓慢注射,维持量 0.25~0.75μg/(kg·min)。每日最大剂量不超过每公斤体重 1.13mg。米力农的强心作用优于氨力农且副作用少,氨力农负

荷量 500~750μg/kg 15 分钟内缓慢注射,维持量 1~2μg/(kg·min)维持。

(3)左西孟旦:钙离子增敏剂,它通过与肌钙蛋白相结合,激活 ATP 敏感性钾通道,增加心肌收缩力,降低心脏的前负荷,是心源性休克的二线治疗用药。剂量为 0.1~0.2μg/(kg·min),用药 30~60 分钟后,观察药物的疗效,滴注速度可以调整为 0.2~0.5μg/(kg·min)。可以提高心脏指数及心排血量,具有一定的磷酸二酯酶抑制作用。与多巴酚丁胺及氨力农具有协同作用。

(4)异丙基肾上腺素:可以兴奋 β_1 及 β_2 受体,有很强的正性肌力作用,扩张血管作用及增加心率作用。心率过快引起心肌耗氧增多,皮肤及肌肉血管的扩张,可能减少重要脏器血液供应。异丙肾上腺素可用于严重心源性休克治疗。异丙肾上腺素的常用剂量为 0.05~1μg/(kg·min)。异丙肾上腺素用于多巴胺类药物不能有效增加心肌收缩力时应用,需注意它可能产生的室性心律失常。

4. 血管扩张剂 可降低心脏前、后负荷而减轻心脏做功。降低心肌耗氧量,有利于心肌功能的恢复。应用指征:心排血量降低[<2.5/(min·m²)]、肺动脉楔压升高[>2.0kPa(15mmHg)],心脏扩大,有肺水肿而低血压者。常用硝普钠、酚妥拉明或硝酸甘油静脉滴注。

(1)硝普钠:常用剂量 2~10μg/(kg·min)。用药期间保持收缩压 ≥8.7kPa(80mmHg),是治疗休克时最常用的血管扩张剂。在组织内产生一氧化氮,使动脉血管及静脉血管均扩张,减轻心室的前、后负荷,是最强有力的血管扩张剂。在保证足够前负荷的前提下,常与多巴酚丁胺类药物合用,可同时提高血压及改善末梢循环。

(2)硝酸甘油:增加一氧化氮的产生和输送。主要对静脉血管有扩张作用。扩血管作用较硝普钠弱,但对肺静脉扩张作用明显。主要用于治疗心源性肺水肿。常用剂量 0.25~10μg/(kg·min)。

5. 糖皮质激素 可减轻炎症反应,维持细胞内线粒体和溶酶体膜正常,保护毛细血管壁的完整性。急性病毒性心肌炎造成的心源性休克,可短时间使用大剂量疗法。每次静脉输入氟美松 0.5~1mg/(kg·次)或甲泼尼龙 1~2mg/(kg·次),可以 4~8 小时重复使用,症状缓解后迅速减量及停药。

6. 利尿剂 休克纠正后仍有肺、体循环淤血,应用利尿剂可减轻肺淤血并增加携氧。静脉注射呋塞米每次 0.5~1mg/kg,必要时可重复。危重情况下应慎用,骤然利尿有加重低血压及减少冠脉血流灌注的危险。过多利尿可造成有效循环血量不足。如利尿剂效果不理想时应考虑低血容量、心排血量严重下降及肾血流量不足肾衰竭的影响。

7. 改善心肌代谢 可以使用磷酸肌酸、1,6二磷酸果糖及大剂量维生素 C 加入 10% 葡萄糖50~100ml 中静脉滴注,改善心肌细胞代谢。可用于心源性休克的辅助治疗。

8. 机械辅助装置 休克时应用各种辅助装置是现代休克治疗的进展之一。主要有主动脉内气囊反搏(IABP)、心室(左心室或双室)辅助装置(VAD)、体外膜氧合(ECMO)等技术。国外将ECMO 作为救治的首选方法。

(1)体外膜氧合(extracorporeal membrane oxygenation,ECMO):目前尚无前瞻性随机研究明确心源性休克儿童 ECMO 实施的具体标准。在死亡率最高的儿童中,Barrett 等研究表明,在同一患者群体中,pH<6.865 的儿童神经预后最差,建议患者血 pH≥7.2 和乳酸 <9mmol/L 时实施 ECMO,降低心源性休克的病死率。

利用体外膜氧合的工作原理,多采用静脉-动脉转流。一根导管置于主动脉,静脉血由内置泵输入膜肺,进行气体交换再输回动脉。也可采用颈内静脉及颈总动脉等不同血管通路,转流量可达心排血量的 70%~80%。ECMO 减少肺血流量,减轻肺水肿,减少双心室射血所做的功及维持动脉血压。

ECMO 与血液透析或滤过装置相连接,可同时用于纠正电解质紊乱及减少血容量。多用于 5 岁以下儿童或双心室射血功能均下降者(表 86-2)。支持期间监测动脉血气、血浆游离血红蛋白、血小板、出血及凝血指标;采用保护性通气策略,低潮气量通气;监测股动脉插管侧下肢血液循环情况。同时采取液体负平衡、抗生素、营养支持等综合治疗措施。血流动力学稳定,血气、水电解质恢复正常、肺顺应性改善,可试行减低流量。

表 86-2　儿童心源性休克的机械循环支持

心脏病变	机械辅助装置	适应年龄
术后低心排	单 VAD	5 岁以上
室衰竭	双 VAD/ECMO	婴儿首选 ECMO
肺动脉高压	ECMO	5 岁以下儿童
急性心肌炎	ECMO	同上
急性循环衰竭	单 VAD	5 岁以上

(2)主动脉内气囊反搏(intraaortic balloon pump,IABP):长球囊导管置于降主动脉,球囊位于左锁骨下动脉开口下方。左心室舒张时,向球囊内输入氦气或 CO_2,球囊膨胀产生的阻力,可提高冠状动脉充盈压。左心室收缩时,抽出球囊内的气体,球囊缩小产生的吸力,可减小左心室射血时遇到的阻力。球囊膨胀向降主动脉远端挤压的血液,可改善肾供血。多用于 5 岁以上儿童且仅有左心室射血功能不良者。

(3)心室辅助装置(ventricular assist device,VAD):在一项包括 16 名暴发性心肌炎患儿的单中心回顾性研究中,Wilmot 等报道,无论采用何种支持方法(心室辅助装置或 ECMO),患者出院时的存活率均为 75%。

左心室辅助装置(LVAD),流入导管置于左心耳,左心房或肺静脉,流出导管置于主动脉。右心室辅助装置(RVAD),流入导管置于右心房,流出导管置于肺动脉。上游血液经内置泵输入下游动脉,节省左或右心室射血所需做的功。适用于单侧心室射血功能不足。本装置不含氧合器,常需与呼吸机合用。心脏手术后心源性休克患者。药物治疗无效,仍不能脱离心肺转流及暴发性心肌炎患者,是适合心室辅助装置的对象(表86-2)。机械支持循环的目标是改变心肌氧供需平衡,维持全身灌注,心室功能恢复,支持数天后能撤除 VAD。辅助循环在休克的治疗中,虽然取得了令人鼓舞的结果,但仍有血管损伤及感染等问题。

七、病因治疗

1. 暴发性或重症心肌炎、心肌病 可采用糖皮质激素冲击及心肌赋能剂治疗。在病情稳定前不宜应用β受体拮抗剂、钙通道阻滞剂及血管紧张素转换酶抑制剂,因其可加重心源性休克患者的低血压。

2. 先天性心脏病 如严重的先天性主动脉瓣膜或瓣下狭窄,二尖瓣腱索或乳头肌断裂所致的严重的二尖瓣反流等需立即行心脏矫治手术。

3. 心律失常 阵发性室上性心动过速,可使用电复律或心房调搏。使用抗心律失常药物及电复律前,首先纠正循环衰竭,可以提高成功率。电击复律作用快,安全且效果好,但对洋地黄中毒者则应禁用。对心律失常引起的心源性休克缓解后应口服抗心律失常药或射频消融术。心房静止,病窦综合征及高度房室阻滞引起心室率过缓、晕厥、抽搐及休克,应尽快使用临时右心室内膜起搏器。

4. 心脏压塞 应立即行心包穿刺引流减压。心包液体可用于病原学及病理学检查。

5. 肺栓塞 采用溶栓治疗。常用尿激酶负荷量4 400U/kg,维持量4 400U/(kg·h)或组织纤维蛋白溶解酶激活剂(tissue-plasminogen activator)0.1~0.6mg/(kg·h)。有活动性内脏出血或2个月内有脑血管意外者禁用,近期内经历外科大手术、组织活检、无法压迫止血的血管穿刺者慎用。

八、并发症的处理

1. 呼吸衰竭处理 见前述。

2. 脑缺血及再灌注损伤 可导致患儿抽搐,应适量给予镇静剂。使用20%甘露醇降颅内压,剂量宜偏小,常用量0.5~1.0g/kg,30分钟内输入,过度使用可造成肺水肿。休克时常伴有血清钙及游离钙下降,这与甲状旁腺功能下降有关。使用5%葡萄糖酸钙10mg/kg,缓慢注射,可以重复。休克纠正后血钙可自然恢复正常。

3. 肾衰竭 循环衰竭纠正后,尿量仍少于1ml/(kg·h),应考虑肾衰竭。测定血与尿渗透压比值,血清尿素氮与肌酐比值及肾衰竭指数(尿钠×100×血肌酐/尿肌酐)有助于鉴别肾前性及肾性肾衰竭。肾衰竭时水分及电解质的补充,采用"量出为入"原则。必要时做透析或血液净化治疗。连续血液净化(continuous blood purification,CBP)技术,适用于治疗重症急性肾衰竭、多器官功能衰竭(MODS)等儿童危重症。

4. 弥散性血管内凝血(disseminated intravascular coagulation,DIC) 心源性休克易导致全身血流速度缓慢,血流淤滞,极易导致血栓形成,甚至微血栓形成。心源性休克未及时治疗,血管内凝血系统被激活,产生微小的纤维蛋白凝块,阻塞微小血管,引起血管壁坏死及出血。临床可出现出血,休克,多发性微血栓形成,多发性微血管病性溶血等。预防和治疗DIC最有效的办法是及时纠正休克。严重休克可以给予小剂量肝素抗凝治疗。

(张宏艳)

参 考 文 献

1. FISHER J D,NELSON D G,BEYERSDORF H,et al. Clinical spectrum of shock in the pediatric emergency department. Pediatr Emerg Care,2010,26(9):622-625.

2. BRISSAUD O,ASTRID B A,GILLES C G,et al. Experts' recommendations for the management of cardiogenic shock in children. Ann Intensive Care,2016,6:14.

3. DAUBENEY P E,NUGENT A W,CHONDROS P, et al. Clinic features and outcomes of childhood dilated cardiomyopathy:Results from a national population based study:Circulation,2006,114:2671-2673.

4. ROSSANO J W,KIM J J,DECKER J A,et al. Prevalence, morbidity,and mortality of heart failure-related hospitalizations in children in the United States:a population-based study. J Card Fail,2012,18(6):459-470.

5. Stocker C E,Shekerdemina L S,Norgaard M A,et al. Mechanism of reduced cardiac output and the effects of milrinone and levosimendan in model of infant cardiopulmonary bypass. Crit Care Med,2007,35: 252-259.

6. LECHNER E,HOFER A,LEITNER-PENEDER G,et al. Levosimendan versus milrinone in neonates and infants after corrective open-heart surgery:a pilot study. Pediatr Crit Care Med,2012,13(5):542-548.

7. CHATURVEDI R R,MACRAE D,BROWN K L,et al. Cardiac ECMO for biventricular hearts after pediatric open-heart surgery. Heart,2004,90(5):545-551.

8. MATHEW J C,CUMARASWAMY S. ECMO in cardiogenic shock and bridge to heart transplant. Indian J Cardiovascular-Thoracic Surg,2020,37:319-326.

9. BARAN D A,GRINES C L,BAILEY S,et al. SCAI clinical expert consensus statement on the classification of cardiogenic shock. Catheter Cardiovasc Interv,2019,94: 29-37.

10. PRONDZINSKY R,HIRSCH K,WACHSMUTH L,et al. Vasopressors for acute myocardial infarction complicated by cardiogenic shock. Med Klin Intensivmed Notfmed, 2019,114:21-29.

11. BASIR M B,KAPUR N K,PATEL K,et al. Improved outcomes associated with the use of shock protocols: updates from the National Cardiogenic Shock Initiative. Catheter Cardiovasc Interv,2019,93:1173-1183.

12. SCHRAGE B,IBRAHIM K,LOEHN T,et al. Impella support for acute myocardial infarction complicated by cardiogenic shock. Circulation,2019,139:1249-1258.

13. AMIN A P,SPERTUS J A,CURTIS J P,et al. The evolving landscape of Impella use in the United States among patients undergoing percutaneous coronary intervention with mechanical circulatory support. Circulation,2020,141:273-284.

第八十七章

心 脏 肿 瘤

心脏肿瘤（cardiac tumors）罕见。由于心脏肿瘤的临床表现不典型很难及时诊断而大部分在尸检时才发现。自从无创性影像诊断，特别是超声心动图临床应用以后，心脏肿瘤临床诊断的机会明显增加，甚至在胎儿时期获得诊断。因为心脏肿瘤能够被早期诊断，对其自然史也有了很多的了解，结合外科治疗技术的进展，心脏肿瘤的预后也不如以往认为的那样险恶。

一、发病率及分类

仅根据尸检，病例报道及单中心的经验资料，很难了解心脏肿瘤真正的发生率（incidence）及发病率。在包括所有年龄的尸检病理资料中，心脏肿瘤占 0.002%~0.03%，而在儿科尸检病理中，心脏肿瘤占 0.027%~0.08%。在新西兰区域婴儿心脏项目临床资料中，心脏肿瘤占 0.49%。20 世纪 80 年代后期在儿科超声心动图诊断中，心脏肿瘤占 0.17%~0.2%，较早年（0.001 7%~0.003%）明显增多。随着产前超声检查的普及，胎儿心脏肿瘤的检出率增加，心脏肿瘤在产前超声心动图检查中的检出率约为 0.02%。

在小儿科原发性（primary）心脏肿瘤中，良性肿瘤（benign tumor）约占 90%，如横纹肌瘤、纤维瘤、黏液瘤、畸胎瘤（主要为心包畸胎瘤）、血管瘤、房室结肿瘤、浦金细胞瘤、脂肪瘤、纤维脂肪瘤及淋巴管瘤等。恶性肿瘤（malignant tumor）较少见，如肉瘤（横纹肌肉瘤、纤维肉瘤、血管肉瘤等）、恶性畸胎瘤等。继发性（转移）心脏肿瘤明显多于原发性心脏肿瘤，其比例为（100~1 000）:1。

婴儿及儿童（<16 岁）尸检病理资料中，横纹肌瘤占 45%，纤维瘤占 25%，黏液瘤占 10%，畸胎瘤占 10%，血管瘤占 5%。儿科超声心动图检查

资料中，横纹肌瘤占 63%，纤维瘤占 6%，黏液瘤占 6%，心包畸胎瘤占 4.5%，其他类型占 20.5%。波士顿儿童医院的结果显示儿童心脏超声诊断中，心脏横纹肌瘤占 60.5%，纤维瘤占 7.8%，黏液瘤占 13.9%，畸胎瘤占 1.6%，其他类型占 7%，未明确病理类型者占 6.4%，转移瘤占 3.9%。

二、临床表现

小儿心脏肿瘤的临床表现（clinical manifestations）不典型，差异很大。部分病例可以没有任何症状，也有呈现临床表现类似其他心肺疾病、结缔组织疾病，甚至危及生命。心脏肿瘤的临床表现主要与肿瘤的部位及大小关系较大，而与肿瘤的组织病理类型关系不大。主要临床表现可分为全身症状，栓塞及心血管表现。

（一）全身症状

主要有发热、全身乏力、体重减轻、红斑疹等，实验室检查可能发现贫血、血沉加快、CRP 水平升高等非特异性表现。肌肉痛及关节痛则多见于黏液瘤。全身症状类似感染性心内膜炎、胶原血管疾病。这些症状均可在肿瘤切除后消失。临床研究资料提示黏液瘤病例中出现的全身症状是由于肿瘤释放的细胞因子而引起的炎症及自身免疫反应。

（二）栓塞

栓塞（embolization）症状并不少见，较多见于黏液瘤。栓塞可源于肿瘤碎片的脱落或肿瘤表面形成的血栓脱落。栓塞的部位则取决于肿瘤的部位及是否存在心内或大动脉之间的分流通道。左侧心腔肿瘤可引起体循环内栓塞，其中神经系统

并发症如脑梗死、颅内出血逐渐引起重视。多发性体循环内栓塞可类似感染性心内膜炎或全身血管炎的表现。右侧心腔肿瘤则可引起肺梗死。

(三)心血管表现

心脏肿瘤的心血管表现主要取决于肿瘤的部位、大小及影响范围。如果肿瘤仅限于心肌内,常无临床表现,而仅在超声心动图检查时被偶然发现。

1. 心律失常 如果肿瘤位于房室结区域或传导束,即使很小的肿瘤也可引起房室传导阻滞(atrioventricular block)。完全性房室传导阻滞或猝死可为心脏肿瘤,特别是横纹肌瘤严重的临床表现。

心肌肿瘤也可引起不同的心律失常,如心房扑动或颤动,阵发性房性心动过速,房室交界性心动过速,预激综合征,房性或室性早搏,室性心动过速及心室颤动。心律失常可为原发性心脏肿瘤的首发临床表现。

2. 心力衰竭 肿瘤浸润心肌广泛可明显损害心功能而出现心力衰竭的临床表现。有些病例的临床表现可疑似扩张型、肥厚型或限制型心脏病。位于心外膜的肿瘤可引起心包积液,严重的导致心脏压塞,主要见于畸胎瘤、恶性肿瘤及继发性肿瘤。

3. 血流梗阻 心脏肿瘤向心腔内扩展可影响血流导致梗阻现象,也可影响瓣膜关闭。血流梗阻(obstructions to blood flow)的临床表现取决于累及的心腔及肿瘤的大小。左心房肿瘤影响二尖瓣开放或关闭而酷似瓣膜疾病或影响肺静脉回流,甚至引起肺动脉高压。左心室肿瘤也可导致流入道或流出道血流梗阻,以及房室瓣关闭不全。右心房肿瘤可能导致腔静脉回流梗阻,阻塞三尖瓣口或三尖瓣关闭不全。右心室肿瘤也可引起三尖瓣狭窄或关闭不全、右心室流出道梗阻。所有梗阻的临床表现可突然发生,特别是有蒂的左心房黏液瘤,出现晕厥、猝死或急性肺水肿。临床症状间歇出现,常与患者体位有关。

三、辅助检查

(一)心电图

部分病例可伴有心电图改变,如不同类型的心律失常,传导阻滞及ST-T波改变,但均无特异性。也可呈心房扩大或心室肥厚的征象。如伴有心包积液则可出现低电压。

(二)胸部X线

大部分心脏肿瘤患者的心影轮廓正常,也有整个心影或某个心腔扩大,或出现奇特的形状。往往累及心包的肿瘤心影改变比较明显。左心房肿瘤影响肺静脉回流时可显示肺静脉淤血的征象。有些原发性心脏肿瘤伴有钙化病变则可在心影范围呈现钙化阴影。

(三)超声心动图

超声心动图(echocardiography)是目前应用广泛,也是最主要的检查诊断方法,能够准确地显示心脏肿瘤的大小、数目、形状、部位、附着及移动状态,以及肿瘤块体的结构,并可了解肿瘤对血流的影响。经胸超声心动图(TTE)及经食管超声心动图(TEE)的诊断灵敏度分别为93.3%及96.8%。对累及心内膜肿瘤的诊断灵敏度最高,而超声心动图对心包肿瘤的诊断效果有限。结合超声图像的灰阶特征、彩色处理及超声造影显像有助于显示心脏肿瘤边界,了解肿瘤有无包裹、实体或囊性,对诊断有帮助。当透声窗欠佳或怀疑累及心房或大静脉肿瘤时可结合TEE检查。TTE检查中有些心内结构变异(如右心房内终嵴特别明显)而酷似肿块时,TEE检查有助于鉴别诊断。应变和应变率多普勒组织成像可根据组织变形的固有特性来鉴别肿瘤。实时动态三维超声心动图对评估心内肿瘤形态、大小及邻近结构的关系优于二维超声心动图。由于心脏肿瘤可能累及多个部位,检查时必须全面详细。超声心动图检查不仅有助于诊断,在随访观察肿瘤中也非常重要。产前胎儿超声心动图筛查广泛用于评估胎儿生长迟缓、水肿、心律失常及其他高危孕妇,早至孕19周胎儿心脏肿瘤就可被发现,2/3为横纹肌瘤。

(四)心脏MRI及CT

心脏磁共振(cardiac MRI)具有软组织对比度好及视野宽广的优点。可以清楚显示心脏肿瘤范围及其与邻近组织结构如纵隔、肺或大血管的关系。不受骨骼及肺的影响。造影增强显像可以进一步区分肿瘤组织与心肌组织。自旋回波序列可以提供高分辨率图像，清晰显示腔内、瓣膜、心肌、心包和心脏肿瘤的病理特征，快速梯度电影序列可动态显示血流动力学信息，观察肿瘤的移动及其对血流的影响。MRI 还可以清晰显示冠状动脉与肿瘤的关系，给外科手术提供重要信息。MR 还可区分含水量高的肿瘤（如血管瘤）与含水量低的肿瘤（如纤维瘤），初步明确肿瘤的病理类型。一项多中心研究显示，约 97% 的心脏肿瘤病理类型经 MRI 可准确诊断。肿瘤类型的鉴别对病人的治疗及预后判断至关重要，如横纹肌瘤的大小可以在不干预的情况下消退，或对特定抑制剂的治疗有反应，纤维瘤可扩大。此外，最近的证据表明，使用类固醇或干扰素有可能消除先天性血管瘤。

CT 的空间分辨率优于 MRI，CT 检查时间短于 MRI 检查。CT 检查可以确定脂肪含量及钙化，对肿瘤类型诊断有帮助。

（五）心导管造影检查

无创性影像检查的应用已基本取代心导管造影检查。目前的心导管造影检查仅限于需要排除冠状动脉病变，以及心内膜心肌活检诊断可能的特殊情况。心导管检查有可能导致肿瘤表面碎片或血栓脱落而引起栓塞。

四、部分心脏肿瘤的特点

（一）横纹肌瘤

横纹肌瘤（rhabdomyomas）是一种心肌细胞错构瘤，肿瘤细胞大于邻近的心肌细胞，呈圆形或多角形，细胞质稀疏，有空泡，富含糖原，细胞核位于中央或偏心，有细丝连接核及细胞膜而呈典型的蜘蛛状细胞。形成边界清楚而不是真正包裹状位于心肌中的结节。肿瘤呈分叶状，表面光滑。肿瘤内纤维化、钙化及出血罕见。肿瘤可局限于心壁内，约有 1/2 的横纹肌瘤向心腔内突出，并可能影响血流。通常横纹肌瘤为多发性（图 87-1），大小从几毫米至几厘米。常位于室间隔及邻近的

心室壁，但也可见于心房、心房及腔静脉交界、心外膜表面（图 87-2）。

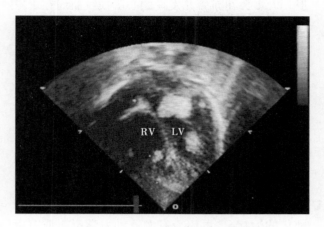

图 87-1 横纹肌瘤超声心动图
左心室腔内有两个超声回声增强团块，右心室腔内有三处。

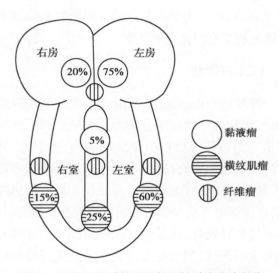

图 87-2 小儿心脏的原发性良性肿瘤发病部位

横纹肌瘤是胎儿、婴儿及儿童最常见的心脏肿瘤，可合并于结节性硬化（tuberous sclerosis），或呈散发型，很少合并于先天性心脏病。尸检及临床资料中 30%~50% 结节性硬化患者合并心脏横纹肌瘤，约 50% 心脏横纹肌瘤合并结节硬化。结节硬化为常染色体显性遗传的疾病，其特点为广泛分布于脑、心脏、皮肤、肾脏及其他脏器错构瘤。合并于结节性硬化的心脏横纹肌瘤大多数（超过 90%）为多发性。散发型心脏横纹肌瘤往往大于结节性硬化合并的心脏横纹肌瘤。

心脏横纹肌瘤的特点是在随访观察中有自然消退（spontaneous regression）的征象。有报道，部

分或完全自然消退的占 54%。也有报道 4 例新生儿 12 处肿瘤，除位于右心房的肿瘤外均自然消退。大多数在新生儿发现的心脏横纹肌瘤在 1 岁以内自然消退。通常自然消退多见于年幼者或肿瘤较小者，也有见于胎儿期。Nir 等研究资料中，肿瘤缩小、数目减少多数在 4 岁以前患儿。

由于诊断及治疗的进展，心脏横纹肌瘤的预后有明显改善，存活率超过 80%。但一旦出现症状如心律失常或心室流出道梗阻则预后差。合并结节性硬化者则可能在儿童期或以后出现惊厥，精神行为发育障碍等神经系统的问题而影响预后。随着西罗莫司（rapamycin）应用于结节性硬化的治疗，也可用于有血流动力学影响或有可能出现血流动力学影响，但尚未达到手术指征或手术后复发的合并结节性硬化的心脏横纹肌瘤患儿，结果显示应用西罗莫司治疗后横纹肌瘤缩小的速度快于自然缩小的速度，自然消失率提高。

（二）纤维瘤

纤维瘤（fibroma）主要由成纤维细胞及胶原构成，也称为纤维瘤病和弹力纤维错构瘤。纤维瘤呈近似圆形，纤维化，坚实的黄白色团块。肿瘤团块剖面呈螺环纹状，病灶与邻近心肌边界清楚，易于剥离。纤维瘤几乎总是位于心室的肌层间，在镜检中可见与邻近心肌细胞混合呈浸润状，常有局灶性钙化，偶见囊性退行性病变。在婴儿及儿童病例，组织学检查可见丰满的成纤维细胞伴黏液样胶原基质。随年龄增长，肿瘤内细胞减少而成熟胶原增加。肿瘤内血管小而少。肿瘤周围的心肌细胞肥大。纤维瘤常为孤立性，体积较大（1~9cm）。常见的部位依次为室间隔，左心室前、侧壁，左心室后壁和右心室壁，很少累及心房（图 87-3）。

心脏纤维瘤见于各年龄期，但 80% 在儿童期，胎儿及新生儿期少见，年长儿、青少年少见。肿瘤生长缓慢，尚未见心脏纤维瘤自然消退。临床症状取决于肿瘤大小及部位，心律失常及猝死与肿瘤累及心脏传导系统有关。肿瘤取代心肌则影响心功能出现心力衰竭，向心腔突出可导致血流梗阻。心脏纤维瘤很少合并先天性心脏病，合并 Gorlin-Goltz 综合征（naevoid basal cell

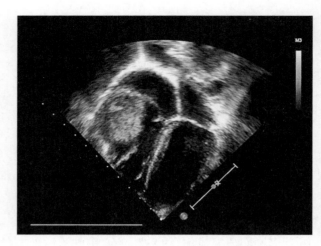

图 87-3　纤维瘤超声心动图
右心室游离壁近三尖瓣瓣环处占位团块。

carcinoma）者可占 14%。

（三）黏液瘤

黏液瘤（myxoma）为发生在心内膜，并向心腔生长的肿瘤，肿瘤为软性、凝胶状，表面光滑或分叶、息肉状，易脆或附有血栓脱落形成栓塞。大多数肿瘤基底以细的蒂柄与心腔壁连接，也有较宽的基底附着心腔壁。肿瘤内可有出血灶，梗死伴纤维化，囊肿、钙化常见。组织学特征为心脏黏液瘤细胞包埋在富含糖胺聚糖的黏液性基质中。心脏黏液瘤细胞呈多角形或星形，伴少量嗜酸性细胞质，肿瘤内的细胞组成不同。黏液瘤可能起源于多功能心内膜下间质细胞。肿瘤大小为 1~6cm。多发性肿瘤仅见于黏液瘤综合征。黏液瘤发生的部位，超过 90% 在心房，其中 70%~75% 在左心房，心室部位少见，左心室与右心室则相等（图 87-4）。90% 心房黏液瘤起源于房间隔卵圆窝部位，仅 10% 心室黏液瘤在室间隔部位，少数黏液瘤起自心脏瓣膜。

黏液瘤在成人中是最常见的心脏肿瘤，约占原发性心脏肿瘤的 1/2，而在小儿中不多见。带蒂柄的黏液瘤有很大的移动度，容易导致堵塞房室瓣口，肿瘤表面血栓或碎片脱落也易引起栓塞。约 5% 病例有家族史。黏液瘤可合并于特殊的综合征，如 Carney 复合也称 LAMB 综合征、NAME 综合征（面部皮肤雀斑，心脏及皮肤黏液瘤，痣等）。黏液瘤可为多发性，与散发病例比较，患儿年龄小，手术治疗后复发率高。

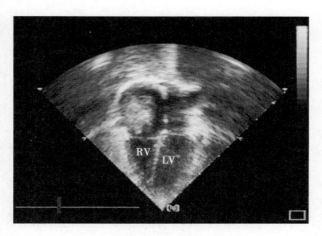

图 87-4　黏液瘤超声心动图
右心房内占位性团块，附着于三尖瓣前叶。

（四）畸胎瘤

心脏畸胎瘤（cardiac teratoma）少见，其特点为含有内胚层，中胚层及外胚层组织成分，如仅含有其中一种或两种组织成分则称为支气管源性囊肿。畸胎瘤内有多叶囊肿间有实质区域，囊肿由不同组织细胞覆盖，实质区域为黏液样基质伴多种不同组织。大部分畸胎瘤位于心包内，在心脏基底大血管根部。少数可完全在心肌内，通常在室间隔并可向右心室或左心室腔突出。

心脏畸胎瘤可见于小儿不同年龄阶段，包括胎儿。约 2/3 心包内畸胎瘤患儿为女性。心脏畸胎瘤可导致心脏压塞，巨大肿瘤使心脏移位或压迫气道。多数可因心包积液而被发现。胎儿畸胎瘤往往伴有大量心包积液，部分可出现胎儿水肿及羊水过多。心肌内肿瘤可引起血流梗阻，甚至猝死。

（五）其他良性心脏肿瘤

血管瘤、房室结肿瘤、脂肪瘤及纤维脂肪瘤等均非常少见，大多数是在手术时或检查（如心脏传导系统）时偶尔发现。房室结肿瘤可导致房室传导阻滞，室性心律失常、猝死等，多见于女性（女：男为 3：1）。心脏血管瘤（hemangioma）占良性心脏肿瘤的 5%~10%，约 15% 累及心外膜或心包，可见于心脏的任何部位，多见于男性。可无临床症状，也可引起心律失常、血流梗阻或心力衰竭等，血管瘤一般不会自然消退。

五、外科治疗

随着心脏手术的进步，几乎所有原发性心脏肿瘤均有可能完全或部分切除，预后明显改善。在考虑外科治疗（surgical treatment）前必须明确肿瘤性质、肿瘤的部位、大小及数目，及其对血流动力学的影响。手术的路径可以是经心房、心室或经主动脉，主要取决于肿瘤的位置，因此术前精准判断肿瘤的位置及其与周边组织的解剖关系非常重要。目前，应用无创性影像诊断技术基本能够满足诊断要求。影像学检查结合临床表现对肿瘤性质也可能做出判断。婴儿多发性心脏肿瘤最应考虑横纹肌瘤，如合并结节性硬化或有家族史基本可以确定诊断。位于室间隔或心室壁中单个、大的肿块则最可能是纤维瘤或心内畸胎瘤。

心脏肿瘤引起心室流入道或流出道血流梗阻，或致命性心律失常，或有临床症状者均有手术切除肿瘤的指征。手术中尽可能完全切除肿瘤，即使部分切除也可缓解症状。横纹肌瘤及纤维瘤完全切除或部分切除后未见再发。黏液瘤一经诊断即应予以及时手术切除，以避免栓塞及血流梗阻。散发性黏液瘤再发风险 <1/20，而家族性患者的再发风险为 1/5。手术时应完全切除柄蒂及相关黏液样组织以减少再发机会。畸胎瘤有恶性变化的可能，且有猝死风险，即使无临床症状也应考虑手术切除。如果多发性肿瘤无症状时，则不宜考虑手术治疗，横纹肌瘤有自然消退的可能，如无临床症状不必手术治疗。对于部分巨大肿瘤广泛累及心肌，或对关键解剖结构有影响如冠状动脉或房室瓣等，无法重建修复时，可以考虑心脏移植。恶性心脏肿瘤占比非常少，但是恶性度高，即使是姑息性的手术切除，辅助以放疗及化疗，也可以改善预后。

（武育蓉　陈树宝）

参 考 文 献

1. KWIATKOWSKA J，WAŁDOCH A，MEYER-SZARY J，et al. Cardiac tumors in children：A 20-year review of clinical presentation，diagnostics and treatment. Adv Clin Exp Med，2017，26（2）：319-326.

2. TZANI A,DOULAMIS I P,MYLONAS K S,et al. Cardiac Tumors in Pediatric Patients:A Systematic Review. World J Pediatr Congenit Heart Surg,2017,8(5):624-632.

3. ALLEN H D,SHADDY R E,DRISCOLL D J. Moss and Adams' Heart disease in infants,children and adolescents. 9th ed. Philadelphia:Lippincott Williams & Wilkins, 2016.

4. MOLLER J H,HOFFMAN J E. Pediatric cardiovascular medicine. New York:Churchill Livingstone,2000.

5. PAVLICEK J,KLASKOVA E,KAPRALOVA S,et al. Fetal heart rhabdomyomatosis:a single-center experience. The journal of maternal-fetal & neonatal medicine,2021, 34(5):701-707.

6. MENG Q,LAI H,LIMA J,et al. Echocardiographic and pathologic characteristics of primary cardiac tumors:A study of 149 cases. Int J Cardiol,2002,84:69-75.

7. CARREON C K,SANDERS S P,PEREZ-ATAYDE A R,et al. Interdigitating Myocardial Tongues in Pediatric Cardiac Fibromas:Plausible Substrate for Ventricular Tachycardia and Cardiac Arrest. JACC Clin Electrophysiol,2019,5(5):563-575.

8. BEROUKHIM R,PRAKASH A,BUECHEL E R,et al. Characterization of cardiac tumors in children by cardiovascular magnetic resonance imaging. J Am Coll Cardiol,2011,58:1044-1054.

9. CHEN J,WANG J,SUN H,et al. Fetal cardiac tumor: echocardiography,clinical outcome and genetic analysis in 53 cases. Ultrasound Obstet Gynecol,2019,54(1): 103-109.

10. LIANG C D,KO S F,HUANG S C. Echocardiographic evaluation od cardac rhabdomyoma in infants and children. J Clin Ultrtasound,2000,28:381-386.

11. DEMIR H,EKICI F,YAZAL ERDEM A,et al. Everolimus:a challenging drug in the treatment of multifocal inope cardiac rhabdomyomas. Pediatrics,2012, 130(1):243-246.

12. BREATHNACH C,PEARS J,FRANKLIN O,et al. Rapid regression of left ventricular outflow tract rhabdomyoma after sirolimus therapy. Pediat,2014,134(4):e1199-e1202.

13. DELMO WALTER E M,JAVIER M F,SANDER F,et al. Primary Cardiac Tumors in Infants and Children:Surgical Strategy and Long-Term Outcome. Ann Thorac Surg, 2016,102(6):2062-2069.

14. PADALINO M A,VIDA V L,BOCCUZZO G,et al. Surgery for primary cardiac tumors in children:early and late results in a multicenter European Congenital Heart Surgeons Association study. Circulation,2012,126(1):22-30.

15. KASSI M,POLSANI V,SCHUTT R C,et al. Differentiating benign from malignant cardiac tumors with cardiac magnetic resonance imaging. J Thorac Cardiovasc Surg,2019,157(5):1912-1922.

第八十八章

高 血 压

高血压（hypertension）是以体循环动脉压增高为主要表现的临床综合征。成人高血压与心肌梗死、脑血管病、左心肥厚及心力衰竭关系密切。据2022年卫生部门统计，我国高血压人数已达到2.45亿。以往小儿高血压病例并不多见，且大多数确诊的病例皆继发于肾脏疾病、先天性心脏病、内分泌疾病或颅内压升高等为继发性高血压（secondary hypertension）。病因不明的原发性高血压（essential hypertension）在儿科学龄前儿童十分少见，所以一般儿童体检或就诊时，并不包括检查血压。但近年来这种情况有所改变。随着体力活动缺乏等不良生活方式及超重肥胖的流行，儿童原发性高血压比例随年龄呈增长趋势。我国已将测量血压确定为儿童青少年例行体检的必需项目，中学甚至小学年龄儿童被发现有高血压者，特别是原发性高血压者日渐增多。

一、血压的测量

常用的测量血压（measurement of blood pressure）的方法有四种：

（一）水银柱式血压计测量

这是最传统及通用的方法。现在的儿童血压测量大多被无液血压计、电子血压计替代。在门诊测量血压时应尽量使患儿处于安静状态，可取坐位或仰卧位，在测量血压前至少休息5分钟。袖带的选择很重要，一般袖带宽度应为患儿上臂长度的2/3，过窄的袖带可使测值偏高，反之过宽则使测值偏低。袖带内橡皮袋的长度应至少围绕上臂的80%。各年龄小儿所用袖带内橡皮袋的宽度及长度，如表88-1。袖带缠绑好后，随即打气充盈血压带内的橡皮袋，直至桡动脉搏动消

失后再升高3~4kPa（20~30mmHg），继以每秒钟0.25~0.40kPa（2~3mmHg）的速度缓慢放气，触及脉搏跳动时定为收缩压。再以听诊确定收缩压及舒张压，扪清肘部动脉的位置，然后将听诊器胸件固定于该处，充气的方法与前相同。听诊时可听到科罗特科夫（Korotkoff）音，I期为开始突然出现微弱的声音时，II期为声音延长而低沉时，III期为声音增强时，IV期为声音变钝时，V期为声音完全消失时。当开始突然听到微弱的声音时表示心脏收缩时血流已能冲过袖带中的压力束缚，此时水银柱的高度定为收缩压。究竟以IV期还是V期定为小儿舒张压则尚有争论。多数认为小儿可能在血压带完全放气后仍然听到声音，所以主张以IV期变音时定为舒张压。有人认为应以V期定为舒张压，理由是有些小儿的脉声是逐渐变钝的，特别是新生儿的声音很轻，各期难以分辨。总的来说，无论声音变钝或消失均不能如实反映舒张压。以IV期定为舒张压值偏高，以V期偏低，故亦有建议同时记录IV期及V期的血压，如90mmHg/60mmHg/54mmHg。测量血压至少应测2~3次，每次间隔至少1分钟，取其平均值。

表88-1　小儿袖袋橡皮袋宽度及长度

年龄	橡皮袋的宽度/cm	橡皮袋长度/cm
未成熟儿或新生儿	2.5~4.0	5.0~9.0
婴儿	4.0~6.0	11.5~15.0
小儿	7.0~9.0	17.0~19.0
接近成人	11.5~13.0	22.0~26.0

（二）无液血压计测量

虽然水银柱式血压计有公认的准确性，但由于水银对环境的污染，不少国家已弃而不用，改用

无水银之血压计。这种血压计轻巧易携带,其使用方法和准确性都与水银柱式血压计相似。无论水银柱式或无液式血压计均需定时检查校准。经过校准,两者同样准确。

(三)电子血压计测量

此法用石英震波电子仪器配合演算程序决定收缩压及舒张血压。

由于免去听诊方便易用受到欢迎,医院、诊所乃至病家均普遍采用。但必须注意市面上可供选择的电子血压计多不胜数,而不同厂家所采用的演算程序并不尽相同,所以不同牌子,型号的电子血压计所量得的数值也可能不同。选用电子血压计时必须了解其相比于水银式血压计测量的误差。

(四)穿刺周围动脉来插管直接测量

这种创伤性检查的方法通常只用于重症监护治疗部的危重病例。

二、儿童血压正常值及高血压的定义

人类的血压从婴儿至青春期随身高、体重的增加血压也逐渐升高。因此判断儿童血压是否正常需考虑年龄、身高和体重等因素。超越青春期后,血压应趋于稳定。健康成人的理想血压在120/80mmHg 以下,这个标准是根据大量血压与心血管健康关系的数据而确定的。然而,关于正常小儿及青少年的大型血压普查在世界各国数量不多。虽然儿童高血压患者远期心血管疾病发病概率会明显增高,但因纵向研究长期追踪病例数有限,所以尚无法确定血压上升数值与心血管疾病发病率之间量的关系。

儿童正常血压和高血压的定义(definition of normal blood pressure and hypertension in children),国内外标准略有不同。欧洲部分国家正常儿童血压明显高于美国的标准。国内曾发表过数个正常儿童血压值报道,中国香港地区于 2005—2006 年用电子血压计曾做大型过血压普查,但尚无全国通用的标准。有关儿童正常血压和高血压定义,美国儿科学会(American Academy of Pediatrics,AAP)发布的《儿童青少年高血压筛选与管理的

临床实践指南》中,认为 13 岁以下健康儿童可根据简化表格血压的参考范围评估(表 88-2)。该表格是根据不同年龄、性别和身高第 5 百分位儿童青少年的第 90 百分位(P_{90})的血压。对于≥13岁的青少年的血压判断,与 2017 年 AHA 和 ACC 成人高血压指南一致。《中国高血压防治指南(2018 年修订版)》也是应用百分位法"表格标准"判断儿童正常血压或高血压。如收缩压和/或舒张压≥第 95 百分位诊断为高血压,第 90~95 百分位或≥120/80mmHg 为正常高值血压。然后进行高血压程度分级(表 88-3)。查表比较繁复,实际运用可先采用简化公式(表 88-4)初步判断,简化公式标准检出可疑高血压,再用百分位法"表格标准"判断。"表格标准"包括性别、年龄和身高第 5 百分位儿童青少年的第 90 百分位血压参照标准。

表 88-2　儿童青少年血压简化表格标准

单位:mmHg

年龄/岁	男童		女童	
	收缩压	舒张压	收缩压	舒张压
1	98	52	98	54
2	100	55	101	58
3	101	58	102	60
4	102	60	103	62
5	103	63	104	64
6	105	66	105	67
7	106	68	106	68
8	107	69	107	69
9	107	70	108	71
10	108	72	109	72
11	110	74	111	74
12	113	75	114	75
≥13	120	80	120	80

注:1mmHg=0.133kPa。

表 88-3　正常血压及高血压程度分级

级别	收缩压及/或舒张压
正常	<90 百分位
正常高值血压	≥90 至 95 百分位或≥120/
I级高血压	≥95 至 99 百分位或
II级高血压	≥99 百分位

表88-4 中国3~17岁儿童青少年高血压筛查的
简化公式标准

性别	收缩压/mmHg	舒张压/mmHg
男	100+2× 年龄(岁)	65+ 年龄(岁)
女	100+1.5× 年龄(岁)	65+ 年龄(岁)

国内曾经对小儿正常血压进行过统计分析,发现新生儿出生1~4小时后血压可暂时降低,于24小时即达65/40mmHg,1岁时约85/50mmHg,4岁时90/50mmHg,6岁时94/60mmHg,7岁后各地调查结果稍有差异。根据广东省农村3 826名儿童血压普查结果分析,身高每增长10cm,血压升高0.40~0.46kPa(3~3.5mmHg)/0.26~0.27kPa(2~2.5mmHg);体重每增加4kg,血压升高0.27~0.40kPa(2.5~3mmHg)/0.13~0.27kPa(1~2mmHg)。年龄每增长1岁,血压升高0.26~0.27kPa(2~2.5mmHg)/0.13~0.19kPa(1.0~1.5mmHg)。以听诊法测新生儿至约1岁婴儿的上、下肢收缩压相差很小,1岁以后下肢收缩压较上肢高1.33~4.00kPa(10~30mmHg)。上下肢的舒张压应接近。正常儿童的脉压为2.67~5.33kPa(20~40mmHg)。小儿的动脉平均压约等于舒张压+脉压+脉压/3。现国内应用的小儿高血压标准(表88-5),大体仍可沿用。

表88-5 中国小儿高血压标准

年龄	小儿高血压标准
未成熟儿	>10.64/5.99kPa(80/45mmHg)
新生儿	>11.97/7.98kPa(90/60mmHg)
婴幼儿	>13.3/7.98kPa(100/60mmHg)
学龄前儿童	>14.63/9.31kPa(110/70mmHg)
学龄儿童	>15.96/10.64kPa(120/80mmHg)
>13岁儿童	>18.7/12kPa(140/90mmHg)
任何年龄组	>19.95/13.3kPa(150/100mmHg)为重症高血压

三、流行病学

美国全国健康和营养检查的研究数据,男孩高血压患病率为15%~19%,女孩为7%~12%。根据2010年我国学生体质调研报告,中国中小学生的高血压患病率为14.5%,其中男孩为16.1%,女孩为12.9%。近年来的许多医学流行病学研究证实,原发性高血压起源于儿童时期,青少年的血压水平发展呈现年龄趋向性和"轨迹"现象,即血压水平随年龄增长而升高,在幼年阶段血压处在高百分位的儿童,血压会一直处在较高的水平,可能发展为成人的高血压。有报道指出儿童的平均血压有逐年上升趋势,分析发现此上升与儿童的BMI上升有关。国内多项调查亦显示儿童及青春期人群血压与BMI有正向相关,BMI愈高则血压愈高。成人高血压约95%为原发性或特发性高血压(essential hypertension)。以往根据临床经验普遍认为小儿高血压大多数为继发性高血压(secondary hypertension),近年来发现,原发性儿童高血压因遗传、肥胖、精神压力和不良饮食有逐年增加趋势。

四、病因

(一)原发性高血压

原发性高血压(essential hypertension)的病因(etiology)尚不明确,可能与遗传、肥胖、交感神经过度兴奋、对盐的高敏感性、对胰岛素有抵抗等因素有关。

1. 遗传、基因突变 高血压遗传基因和基因突变属于多基因遗传性疾病,可能与 *AGT*、*eNOS*、*ACE*、*ANP*、*NPRC* 及 *ET*$_2$ 等基因的多态性有关;STK39基因点突变也会导致高血压。高血压有家族倾向性,30%患者与家族因素有关。父母中有一人是高血压患者,子女的高血压发生率可达28%,父母如果都有高血压,子女的高血压发生率可达46%。高血压患者兄弟姐妹中65%可患高血压,其中单卵双生子比其他亲属高血压相关性更高。高血压基因突变导致的儿童高血压,尤其是难治性高血压,往往与单基因遗传性高血压有关。

2. 肥胖与BMI 肥胖(obesity)儿童患高血压的风险是无肥胖儿童的3倍。越来越多的论据反映儿童时期的肥胖已经成为高血压病的重要危险因素。

3. 对胰岛素抵抗 流行病学研究发现,对胰岛素抵抗(insulin resistance)常与肥胖、高脂血症、高血压相伴随。对胰岛素抵抗导致代偿性高胰岛素血症、血脂紊乱、心血管内皮功能损伤是形成高血压的重要原因。胰岛素抵抗可由创伤、感染、手术、情绪激动等引起,可能与血中抗胰岛素物质增多,产生胰岛素抗体、胰岛素受体数目和亲和力减少或与胰岛素受体基因异常等有关。

4. 母亲妊娠期情况 妊娠期后期的血压与后代血压呈正相关。研究表明,出生时体重低于胎龄儿较正常体重儿易发高血压,可能与肾实质少,内皮依赖血管舒张因子偏少,外周血管阻力增加有关。母亲妊娠期吸烟,后代血压偏高。

5. 膳食因素 循证医学的研究证实,母乳喂养时间越长,儿童和成年后血压越低。年龄早期钙的摄入量与儿童收缩压呈负相关,而钠的摄入与血压正相关。

(二) 继发性高血压

继发性高血压(secondary hypertension)因年龄不同,病因分布可能不同。年龄小,血压升幅高,且并无家族高血压病史者患继发性高血压的可能性较高。继发性高血压大多数由肾实质或肾动脉病变引起。其他原因包括主动脉缩窄、肾上腺病、肿瘤(如神经母细胞瘤、肾母细胞瘤)、药物(如类固醇)、颅内压升高等(表88-6)。

五、临床表现

高血压的临床表现(clinical manifestations)取决于高血压严重程度和血压升高的缓急速度。轻症高血压患儿常无明显症状,仅于体格检查时发现。血压明显增高时有头晕、头痛、恶心、呕吐等。随病情发展可出现继发性眼底、脑、肾脏及心血管的改变。长期血压升高可有左心室肥厚、扩大改变,还可因二尖瓣相对关闭不全或乳头肌缺血,而在心尖部出现收缩期杂音。肾脏受累时表现为夜尿增多,蛋白尿、管型尿,晚期可出现氮质血症及尿毒症。

儿童原发性高血压引起高血压危象(hypertensive crisis)并不常见,多为继发性,以肾性、肾血管性高血压多见。高血压危象是病程中发生周围小动脉突发强烈的痉挛,导致收缩压为主的血压急骤

表88-6 小儿继发性高血压病因

病因	名称
肾脏病因	急性或慢性肾小球肾炎
	过敏性紫癜
	红斑狼疮
	结节性动脉周围炎
	溶血性尿毒综合征
	肾盂肾炎
	肾结核
	肾畸形
	多囊肾
	肾发育不良
	肾病综合征
	胱氨酸病
	肾血管异常
	肾动脉阻塞
	血栓形成
	狭窄
	肌纤维性发育不良
	肾静脉阻塞
	肾肿瘤
	肾胚瘤(肾母细胞瘤)
	成神经细胞瘤
	肾上腺癌
	肾创伤
	肾移植术后
心血管病因	主动脉缩窄
	宽脉压的先天性心脏病
	动脉导管未闭
	主肺动脉隔缺损
	主动脉瓣关闭不全
	大动脉炎
内分泌代谢病因	长期应用肾上腺皮质激素或促肾上腺皮质激素肾上腺性征异常综合征
	原发性醛固酮综合征
	嗜铬细胞瘤
	甲状腺功能亢进
	卟啉病
	高钙血症
	糖尿病
中枢神经系统病因	感染
	脑炎
	脊髓灰质炎
	颅内压升高
	肿瘤、水肿、出血、创伤
	铅、汞等中毒

升高及一系列靶器官损害的临床危急状态。血压的绝对值不是诊断高血压危象的唯一指标,因为每个患儿对高血压的耐受性变异很大。可有神经症状,左心衰竭、肺水肿或急性心肌缺血,以及肾衰竭等表现。若24小时内及时治疗,将血压降至安全水平,病变往往可逆,症状发作一般历时短暂,及时处理后,症状可迅速缓解。

血压突然升高引起脑血管痉挛或强烈收缩,继而引起脑水肿和颅内压增高可致高血压脑病(hypertensive encephalopathy)。高血压脑病的发病机制除血压升高外,还有肾素-血管紧张素系统作用、氧化应激作用,以及内皮细胞功能异常等因素。血压升高引起剧烈的头痛,继之出现恶心、呕吐、抽搐、偏瘫,甚至昏迷,严重者可死亡。高血压危象和高血压脑病鉴别见表88-7。

表 88-7 高血压危象和高血压脑病鉴别

鉴别要点	高血压危象	高血压脑病
发病机制	全身小动脉暂时性痉挛	脑血管痉挛
	影响心、脑、肾等器官血液供给	脑血管被动扩张
血压改变	收缩压升高为主	舒张压升高为主
交感神经兴奋	多见	少见
靶器官损害		
心脏		
心率	多为增快	多为缓慢
心绞痛或心力衰竭	多见	少见
肾脏		
肾衰竭	多有	少有
脑		
抽搐偏瘫失语	少有	多有
脑水肿及颅内压增高	少有(合并高血压脑病者除外)	有

六、诊断

高血压不能只凭单次测量血压偏高而诊断(diagnosis)。儿童高血压的诊断需要根据连续3个时点的血压水平进行,2个时点间隔2周以上,只有3个时点间所测量的血压均超标

(≥P$_{95}$)才可诊断。目前,携带式动态血压监测仪(ambulatory blood pressure monitoring)的使用在成人、儿童和青少年中已十分普遍。可连续24小时在设定的时段自动测量血压。 此种监测方法可明确显示24小时中血压的变化及日夜平均血压的差距。正常的动态血压呈明显的昼夜波动,双峰-谷曲线,即夜间血压最低,清晨起床活动后血压迅速升高,在上午6—10时及下午4—8时各有一高峰,继之缓慢下降。轻、中度高血压值昼夜波动曲线与正常类似,但血压水平较高。严重的高血压或伴有明显靶器官损害者血压昼夜节律可消失。动态血压正常值,可参照正常血压上限标准,夜间血压均值应比白昼降低>10%,如降低不及10%,可认为血压昼夜节律消失。《2020年加拿大成人和儿童高血压预防、诊断、风险评估和治疗指南》建议,如儿童青少年诊室测量血压增高,应使用24小时动态血压监测血压,有助于对简化诊断标准血压数值的进一步判断:如6~11岁儿童为120/80mmHg,12~17岁儿童为130/85mmHg;对采用表88-2不同年龄正常血压上限标准数值诊断高血压的解读;可以区别白大衣紧张性高血压;帮助评估高血压是初期,还是高血压器质性脏器损害阶段;可较深入观察抗高血压的疗效。

(一)病史

在询问病史时应注意有无肾炎或其他肾脏疾病史,以及脐动脉插管及使用特别药物如类固醇、环孢素、伪麻黄碱、苯异丙胺等病史。睡眠有无打鼾,日常饮食习惯。并询问有无高血压或肾病家族史。

(二)体格检查

应注意上、下肢脉搏及血压的差异、腹部的血管杂音、触诊腹部有无肿块、肾区有无叩击痛,有无内分泌异常的表现及心力衰竭等。有些征象可能对病因诊断有提示价值(表88-8)。

(三)辅助检查

1. 尿液检查 血尿、蛋白尿及管型尿对肾实质疾病诊断有价值,必要时尿细菌培养。

表 88-8　与高血压有关的体征

体征	可能与血压有关的提示
肥胖	原发性高血压
中央肥胖	库欣综合征,对胰岛素有抵抗
生长迟缓	慢性肾病
脉搏快	（1）甲状腺功能亢进症 （2）嗜铬细胞瘤 （3）神经母细胞瘤 （4）原发性高血压（交感神经过度兴奋）
下肢脉弱及血压低	主动脉缩窄
眼底变化	高血压病变
扁桃体腺样体肥大	可能引起睡眠窒息
皮肤多毛,多粉刺	库欣综合征
黑棘皮病	2 型糖尿病
面颊红斑	红斑狼疮
咖啡牛乳斑	神经纤维瘤
乳头间隔过宽及心收缩期杂音	伴随特纳综合征的主动脉缩窄
腹内肿块	肾母细胞瘤,神经母细胞瘤,嗜铬细胞瘤
上腹及肋部杂音	肾动脉狭窄
外阴部性别难分	肾上腺增生

2. 血液检查　肾功能、尿酸、电解质、血细胞数量、甲状腺功能等。如有低血钾性碱中毒提示醛固酮活性过高。

3. 胸部 X 线检查、心电图及超声心动图　可以显示心脏大小、心肌缺血、左心室壁厚度、左心室质量指数、左心室收缩舒张功能、射血分数、评估高血压严重程度及了解心脏及主动脉弓病变。

4. 肾脏及腹部超声检查　可了解肾脏畸形、囊性及其他病变,是肿瘤至关重要的检查,有时还需做放射性核素扫描。

如以上检查均正常,还需进一步检测血肾素-血管紧张素-醛固酮水平,皮质醇浓度及 24 小时尿液检查尿香草扁桃酸（vanillylmandelic acid,VMA）浓度;并行大血管超声、肾动脉造影、头颅磁共振显像及血管造影等特殊检查以寻找高血压的病因,同时评估心脏、血管、肾脏、脑及眼底靶器官损害的情况。

5. 眼底检查　可估计高血压的严重程度。I

度:视网膜动脉痉挛、变细、动脉跨过的静脉有轻度狭窄;II度:视网膜动脉壁明显增厚呈"铜丝样",动静脉交叉明显压迹;III度:小动脉壁明显增厚呈"银丝样",不能看到血流,网膜有渗出物或伴眼底出血;IV度:小动脉远端无血流,成为一纤维束,并可见视神经乳头水肿。

七、部分继发性高血压疾病的特点与诊断

（一）肾实质性疾病

因水钠滞留,血容量增加,肾内灌注压降低使球旁细胞释放大量肾素,引起血管紧张素活性增高,全身小动脉管壁收缩,使血压增高。高血压同时合并肾脏病变（kidney disease）,高血压以舒张压较高,脉压小为特点。临床表现为水肿,血尿、蛋白尿或管型尿,氮质血症,肾功能减退出现在高血压之前或同时出现。超声检查可见弥漫性回声改变及肾结构异常。

（二）肾血管病性疾病

先天性肾动脉狭窄（renal artery stenosis）、多发大动脉炎、主动脉缩窄合并高血压者应用抗高血压药物控制血压往往不理想。在主动脉缩窄、多发大动脉炎,上下肢差异性血压及无脉症常见。肾动脉狭窄者收缩压、舒张压均高,尤其是舒张压。部分患者可在上腹部或背部肋脊角处听到收缩、舒张期或连续性杂音。

血管造影、磁共振显像、多排螺旋 CT 检查可见主动脉、肾动脉病变范围及其程度和肾脏大小。

（三）嗜铬细胞瘤

为肾上腺髓质、交感神经节和体内其他部位嗜铬组织的肿瘤,分泌大量儿茶酚胺,体内肾上腺素浓度过高引起高血压。嗜铬细胞瘤（pheochromocytoma）多数病例发生于肾上腺髓质。可有家族史,嗜铬细胞瘤临床表现的轻重,与肿瘤分泌的儿茶酚胺释放入血的多少有关,与肿瘤大小及病程长短无明显相关。持续性高血压伴阵发性加剧,可因剧烈运动、体位改变、情绪波动、挤压或按摩腹部、灌肠、排尿等诱发。个别可表现为低

血压、休克或高血压和低血压交替出现。可在腹部触及肿块。血、尿儿茶酚胺及其代谢产物如香草扁桃酸（VMA）在正常高限的2倍以上。肾素、血管紧张素增高。腹部B超、胸部及腹部、CT、MRI可确定肿瘤的部位。

（四）原发性醛固酮增多症

原发性醛固酮增多症（primary aldosteronism）大多数与肾上腺的皮质肿瘤或增生有关，醛固酮的分泌增多引起高血压。高血压进展缓慢常规降压药疗效不佳，病程长者可出现肾、心及脑部并发症。由于醛固酮促进尿钾排泄过多致低血钾，患者可有肌肉无力。儿童可因低血钾而生长发育迟缓。长期低血钾可造成肾脏浓缩功能下降，患者出现口渴、多尿、夜尿增多和低比重尿等表现。

心电图示低血钾表现，心律不齐。因细胞内大量钾离子丢失导致碱血症。由于低血钾可抑制胰岛素分泌，约半数患者有糖耐量减低，血浆肾素活性、血管紧张素降低，血浆醛固酮增高。CT检查可诊断及鉴别肾上腺皮质肿瘤或增生病变。

（五）假性醛固酮增多症

假性醛固酮增多症（pseudohyperal-dosteronism）又称利德尔综合征（Liddle syndrome），是一种以高血压、低血钾、低肾素活性、低醛固酮血症为特征伴有性征和性激素异常罕见的常染色体显性遗传疾病。肾小管远端上皮细胞钠通道蛋白基因异常引起钠敏感性高血压。症状类似原发性醛固酮增多症，但血浆醛固酮水平低于正常与原发性醛固酮增多症可以鉴别。

（六）先天性肾上腺皮质增生

本病系伴有性征和性激素异常的低肾素活性高血压，主要由11β-羟化酶和17α-羟化酶缺陷，从而产生先天性肾上腺皮质增生。临床表现为高血压，男性性早熟、女性假两性畸形。血皮质醇和醛固酮下降，去氧皮质酮、17α酮类固醇等皮质激素前体增加等。

（七）Gordon综合征

由于单基因突变引起先天性肾小管功能缺陷，Na离子重吸收增加、Cl离子增高、肾素下降。高血压特点是家族性高钾性高血压，又称Ⅱ型假性醛固酮减少症。利德尔综合征血钾低可予以区别。

（八）颅脑疾病

脑炎、脑外伤、脑积水、脑血管意外或肿瘤引起颅内压增高，下丘脑自主神经调节中枢受影响，增加升压中枢的敏感性，出现高血压，初期常伴心动过缓，随着高颅内压加重，心率可以逐渐增快。这些患儿神经系统症状常较突出，通过神经系统的详细检查可明确诊断。

八、治疗

（一）非药物治疗

原发性高血压前期或第一期高血压经诊断后，如患者无症状则应从改善生活方式进行干预。在饮食方面可采用DASH食疗法（dietary approaches to stop hypertension）。这是一种经实验证实确有功效的少盐、少糖、少脂、少家畜肉，多蔬菜水果，适量家禽肉、鱼类及坚果的食疗。中国人的饮食普遍含盐较高。欧美国家通常建议成人每人每日摄取的食盐总量应不超过6g（含钠2.3g），3岁以下小儿食盐总量应不超过2g。在运动方面，儿童及青少年每日应至少做30~60分钟的中度运动（指可增加心率至最高心率55%~80%的运动）。继发性高血压则应针对特定病因源进行矫治。

（二）药物治疗

在成人，用药物控制高血压对减低心血管并发症及死亡率的影响不容置疑，但对儿童及青少年高血压患者，合并以下一种或多种情况时应启动药物治疗（pharmacologic therapy）：①症状性高血压；②高血压靶器官损害；③Ⅱ级高血压；④血压＞第90个百分位伴有1型或2型糖尿病，慢性肾脏病或心力衰竭；⑤Ⅰ级高血压无靶器官损害，尽管尝试了非药物治疗（持续超过6个月）但血压仍高。对决定使用药物控制高血压应慎重,必须考虑患儿本身及父母对药物治疗的了解及接受性。用药物治疗的目标是将血压控制在正常值的第 95 百分位以下,有糖尿病或慢性肾病者因日后并发心血管疾病机会较高,所以宜降至第 90 百分位以下。对确诊继发性高血压的患儿,须由相关专科专家针对原发病进行治疗。

表 88-9 所列是目前用于治疗儿科高血压的药物。虽然利尿剂特别是噻嗪类药物仍被认为是对成人最有效而价廉的降压药,但在儿科范畴因欠缺对不同的成人第一线降压药效果的研究,亦缺乏对于不同类别降压药效用的比较,所以尚无证据作为选择儿童第一线降压药的依据。临床

医生在决定药物治疗前通常需依据患儿个别情况决定选取哪一类药物。如有蛋白尿或糖尿病的患者,血管紧张素转换酶抑制剂(ACEI)或血管紧张素受体拮抗剂(ARB)应为首选。有偏头痛的患者,β-受体拮抗剂可同时兼得功效。选用任何降压药均应从小剂量开始,缓慢上调直至达到理想的效果。如果无法达到理想效果,可换另一类药物重新开始。最好是只用一种药,但有时也必须加另一类药物才能达预期效果。各类降压药有不同的副作用。在随访时除留意血压变化外,亦需注意是否有副作用。如果发现患者有第二期严重高血压,则应尽速检查并

表 88-9　治疗儿童及青少年高血压的药物

分类	药名	剂量	每日服药次数	注意事项
血管紧张素转换酶抑制剂(ACEI)	卡托普利(captopril)	开始:0.3~0.5mg/(kg·次) 最高剂量:6mg/(kg·d)	3 次	钾高,肾功能损害,可引起咳嗽
	伊那普利(enalapril)	开始:0.08mg/(kg·d)至 5mg/d 最高剂量:0.6mg/(kg·d)不超过 40mg/d	1~2 次	
	赖诺普利(lisinopril)	开始 0.07mg/(kg·d)至 5mg/d 最高剂量:0.6mg/(kg·d)不超过 40mg/d	1 次	
	福辛普利	>12 岁儿童,开始:10mg/d,最高剂量:40mg/d	1 次	
血管紧张素受体阻滞剂	氯沙坦(losartan)	开始:0.7mg/(kg·d)至 50mg/d 最高剂量:1.4mg/(kg·d)不超过 100mg/d	1 次	钾高,肾功能损害
α、β 受体拮抗剂	拉贝洛尔(labetalol)	开始:1~3mg/(kg·d) 最高剂量:10~12mg/(kg·d)不超过 1 200mg/d	2 次	可影响运动表现。糖尿病,哮喘及心力衰竭者禁用
β 受体拮抗剂	阿替洛尔(atenolol)	开始:0.5~1mg/(kg·d) 最高剂量:2mg/(kg·d)不超过 100mg/d	1~2 次	可影响运动表现,糖尿病患者禁用
	美托洛尔 metoprolol	开始:1~2mg/(kg·d) 最高剂量:6mg/(kg·d)不超过 200mg/d	2 次	普萘洛尔禁用于哮喘及心力衰竭者
	普萘洛尔(propranolol)	开始:1~2mg/(kg·d) 最高剂量:4mg/(kg·d)不超过 640mg/d	2~3 次	
钙通道阻滞剂	氨地平(amlodipine)	6~17 岁:2.5~5mg/d	1 次	心动过速
利尿剂	氯氢噻嗪(hctz)	开始:1mg/(kg·d) 最高剂量:3mg/(kg·d)不超过 50mg/d	1 次	电解质紊乱
	呋塞米(furosemide)	开始:0.5~2.0mg/(kg·次) 最高剂量:6mg/(kg·d)	1~2 次	
	螺内酯(spironolactone)	开始:1mg/(kg·d) 最高剂量:3.3mg/(kg·d)不超过 100mg/d	1~2 次	高钾症,与 ACEI 或 ARB 并用则更严重
血管扩张剂	肼屈嗪(hydralazine)	开始:0.75mg/(kg·d) 最高剂量:不超过 150mg/d	4 次	心动过速,有可能引起类似狼疮的症状

开始给予药物治疗。

（三）高血压急症治疗

高血压急症治疗（hypertensive emergency therapy）应尽快降压至安全水平范围制止抽搐，防止严重并发症及对症处理，使病情得到稳定或好转。在监护下采用静脉滴注硝普钠（sodium nitroprusside），最初 8 小时内降低血压的 25%，随后 26~48 小时进一步降低血压降至 140~130mmHg/ 90~80mmHg，以保证心、脑、肾等器官充分的血液供应。硝普钠为强力小动脉和静脉扩张剂，提供一氧化氮引起血管扩张，还可改善内皮细胞功能。开始剂量为 0.5μg/(kg·min)，逐渐增至 8μg/(kg·min)；数秒钟内起作用，半衰期很短，维持 1~2 分钟，易于调节；静脉滴注超过 6 小时，宜重新配制新鲜药液。静脉注射时需要避光，一般持续约用 3 天。不良反应有恶心、呕吐、多汗、肌肉震颤等。慎用于颅内压增高者。一旦高血压危象缓解，改为口服降压药。也可用尼卡地平或拉贝洛尔静脉滴注（表 88-10）。

迅速控制惊厥可静脉注射地西泮，0.3~0.5mg/ (kg·次)；或静脉注射或滴注氯硝西泮，0.02~ 0.05mg/(kg·次)。应用甘露醇静脉注射，5~10ml/ (kg·次)；呋塞米静脉注射，1mg/(kg·次)降低颅内压防止脑水肿。

九、预防

多个纵向研究证实，人类血压随年龄变化的趋势常有轨迹可循。与同龄人群比较，血压在年幼时居高者往往到青春期乃至成人时仍居于高位。所以预防高血压应从幼儿做起，幼儿需限制食物中的盐分。较大儿童应培养良好的生活方式、饮食及运动习惯。3 岁以上儿童例行体检或因病就医时需要准确测量血压，并且需重复测量，注意隐蔽性高血压，预测成人后高血压及亚临床心血管疾病的发生。特别是有高血压家族史者，应格外小心。

表 88-10　高血压急症治疗药物

药名	分类	剂量	给药途径	注意事项
肼屈嗪 （hydralazine）	扩血管药	0.2~0.6 mg/(kg·次)	肌内或静脉注射	不适宜哮喘及心力衰竭者
拉贝洛尔 （labetalol）	α 和 β-受体拮抗剂	初始计量:0.2~1.0mg/(kg·次)至 40mg/(kg·次)	静脉注射	
尼卡地平 （nicardipine）	钙通道阻滞剂	1~3μg/(kg·min)	静脉注射	可引起心动过速
硝苯地平 （nifedipine）	钙通道阻滞剂	0.2~0.5mg/kg(最大量 10mg)q.4~6h.	舌下含服	面红、头痛、心动过速等不良反应
硝普钠 （sodium nitroprusside）	扩血管药	0.53~10μg/(kg·min)	静脉注射	肾衰竭者或使用超过 72 小时应监测血中氰化物浓度或同时给予硝普钠
酚妥拉明 （phentolamine）	α 受体拮抗剂	0.1~0.2mg/kg(最大量 5mg)	静脉注射	心动过速、腹痛
二氮嗪 （diazoside）	扩血管药	0.3~5μg/(kg·min)静脉输注,1~5mg/kg 每 5~30 分钟静脉推注	静脉注射	心率增快、低血压、水钠潴留、高血糖、高尿酸血症

（朱卫华　石　琳　宋英子）

参考文献

1. 中国中医药研究促进会中西医结合心血管病预防与康复专业委员会高血压专家委员会,北京高血压防治协会,中国高血压联盟,等.特殊类型高血压临床诊治要点专家建议.中国全科医学,2020,23:1202-1228.

2. National High Blood Pressure Education Program Working Group on High Blood Pressure in Children and Adolescents. The fourth report on the diagnosis, evaluation, and treatment of high blood pressure in children and adolescents. Pediatrics,2004,114:555-576.

3. PICKERING T G,HALL J E,APPEL L J,et al. Recommendations for blood pressure measurement in humans and experimental animals:Part 1:blood pressure measurement in humans:a statement for professionals from the Subcommittee of Professional and Public Education of the AHA Council on HBP. Circulation, 2005,111:697-716.

4. CHOBANIAN A V,BAKRIS G L,BLACK H R,et al. For the National High Blood Pressure Education Program Coordinating Committee. The Seventh Report of the Joint National Committee on Prevention,Detection,Evaluation, and Treatment of High Blood Pressure:the JNC report. JAMA,2003,289:2560-2572.

5. LURBE E,CIFKOVA R,CRUICKSHANK J K,et al. Management of high blood pressure in children and adolescents:recommendations of the European Society of Hypertension. J Hypertens,2009,27:1719-1742.

6. 李竞,李家宜,梁翊常,等.儿童青少年血压调查研究.中华儿科杂志,1991,29:34-36.

7. Lin W S,Chen A C,Su J Z,et al. Developmental perspective of pulse rate,blood pressure and vital capacity in Chinese children. Annals of Human Biology,1992,19: 387-402.

8. 王天有,梁璐,米杰,等.北京地区儿童及青少年血压分有特征.中华儿科杂志,2007,45:378-381.

9. Sung R Y,Choi K C,So H K,et al. Oscillometrically measured blood pressure in Hong Kong Chinese children and associations with anthropometric. J Hypertension, 2008,26:678-684.

10. 中国高血压防治指南修订委员会,中华医学会心血管病学分会中国医师协会高血压专业委员会,中国医疗保健国际交流促进会高血压分会,等.中国高血压防治指南(2018年修订版).中国心血管杂志,2019,24(1):24-56.

11. RABI D M,MCBRIEN K A,SAPIR-PICHHADZE R, et al. Hypertension Canada's 2020 comprehensive guidelines for the prevention,diagnosis,risk assessment, and treatment of hypertension in adults and children. Can J Cardiol,2020,36(5):596-624.

12. 郑爱东,吴可贵.儿童原发性高血压的临床研究进展.福建医药杂志,2009,31:89-91.

13. DIN-DZIETHAM R,LIU Y,BIELO M-V,et al. High blood pressure trends in children and adolescents in national surveys,1963 to 2002. Circulation,2007,116: 1392-1400.

14. CARRETERO O A,OPARIL S. Essential hypertension. Part I:definition and etiology. Circulation,2000,101: 329-335.

15. BEEVERS G,LIP G Y,O'BRIEN E. The pathophysiology of hypertension. BMJ,2001,322:912-916.

16. LAW C M,SHIELL A W. Is blood pressure inversely related to birth weight?. The strength of evidence from a systematic review of the literature. Hypertension J,1996, 14:935-941.

17. 程佩萱.小儿高血压危象的紧急治疗.中国急救医学杂志,2006,13:203-204.

18. SIMCKES A M,SRIVASTAVA T,ALON U S. Ambulatory blood pressure monitoring in children and adolescents. Clin Pediatr(Phila)J,2002,41:549-564.

19. LURBE E,SOROF J M,Daniels S R. Clinical and research aspects of ambulatory blood pressure monitoring in children. Pediatr J,2004,144:7-16.

20. 周子华,程龙献,廖玉华.单基因遗传性高血压.临床心血管病杂志,2009,25:721-722.

21. CURNOW K M,SLUFSKER L,VITEK J,et al. Mutations in the CYP11B 1 gene causing congenital adrenal hyperplasia and hypertension cluster in exons 6,7 and 8. Porc Natl Acac Sci USA J,1993,90:4552-4556.

22. MOORE T J,CONLIN P R,ARD J,et al. DASH(Dietary approaches to stop hypertension)diet is effective treatment for stage 1 isolated systolic hypertension. Hypertension, 2001,38:155-158.

23. ALLEN H D,DRISCOLL D J,SHADDY R E,et al. Moss and Adam's heart disease in infants,children and adolescents. 7th ed. Wolters Kluwer/Lippincott:Williams & Wilkins PA,2008.

24. ROSENDORFF C,BLACK H R,CANNON C P,et al. Treatment of hypertension in the prevention and management of ischemic heart disease:a scientific statement from the American Heart Association Council for High Blood Pressure Research and the Councils on Clinical Cardiology and Epidemiology and Prevention. Circulation,2007,115:2761-2788.

25. ADELMAN R D,COPPO R,DILLON M J. The emergency management of severe hypertension. Pediatr Nephro, 2000,14:422-427.

26. 陆国平. 儿童高血压危象诊断与急救方法. 中国小儿急救医学, 2015, 22: 680-684.

27. CHEN X, WANG Y. Tracking of blood pressure from childhood to adulthood: a systematic review and meta regression analysis. Circulation, 2008, 117: 3171-3180.

28. XI B, ZHANG T, LI S, et al. Can pediatric hypertension criteria be simplified. Hypertension, 2017, 69(4): 691-696.

第八十九章

儿童单纯性肥胖与心血管疾病

儿童肥胖症（obesity）在20世纪是儿童期严重的健康问题，也是21世纪严重的健康和社会问题。肥胖症对儿童心血管、呼吸功能均产生慢性的损伤，降低儿童体质和健康水平，同时阻碍心理与行为的发育，造成儿童难以克服的心理行为损伤，使儿童的自尊心、自信心受到严重伤害，对儿童的性格塑造，气质培养均有负面影响。国内外前瞻性研究关注儿童肥胖问题已久，特别是涉及肥胖儿童的动脉血管过早发育，导致动脉硬化，给成人期的心血管疾病埋下隐患的问题。越来越多的论据反映儿童时期的肥胖已经成为成人期冠状动脉粥样硬化性心脏病（冠心病）、高血压、糖尿病等重要的危险因素。随着社会经济的迅速发展，生活水平提高，生活方式的改变，我国儿童肥胖患病率正在迅速增加。据报道，全球儿童肥胖发生率为5%，约1.077亿，中国大约有3 496万青少年肥胖，且有快速低龄化趋势。了解和干预儿童时期肥胖，预防日后成人心血管疾病的重要性需要从儿童时期开始，必须加强对儿童时期肥胖的关注和研究。

儿童肥胖的判断标准，主要是通过体质量指数（body mass index，BMI）计算判断。测量孩子的体重和身高，用公式计算BMI，BMI=体重（kg）/身高的平方（m^2）。BMI超过同年龄、同性别第85百分位数以上为超重；BMI超过同年龄、同性别第95百分位数以上为肥胖儿童。<3岁儿童的体质量指数，按照国家规定婴幼儿体检生长曲线，超过正常范围体重的20%或超过按年龄计算的平均标准体重加上两个标准差（SD）以上为超重。3~17岁儿童的超重和肥胖参考值见表89-1。

根据临床经验，儿童体重和代谢状态具有一定可塑性，一部分儿童青春期肥胖程度会出现减轻或缓解；一部分存在高血压、高脂血症、高血糖

表89-1　3~17岁儿童的超重和肥胖BMI参考值

年龄/岁	男性		女性	
	超重	肥胖	超重	肥胖
3	17.0	17.9	16.8	17.7
4	16.7	17.6	16.5	17.5
5	16.7	17.6	16.5	17.5
6	17.0	18.1	16.5	17.6
7	17.4	19.2	17.2	18.9
8	18.1	20.3	18.1	19.9
9	18.9	21.4	19.0	21.0
10	19.6	22.5	20.0	22.1
11	20.3	23.6	21.1	23.3
12	21.0	24.7	21.9	24.5
13	21.9	25.7	22.6	25.6
14	22.6	26.4	23.0	26.3
15	23.1	26.9	23.4	26.9
16	23.5	27.4	23.7	27.4
17	23.8	278	23.8	27.7

引自：①李辉，季成叶，宗心南，等.中国0~18岁儿童，青少年体块指数的生长曲线.中华儿科杂志，2009，47（7）：493-498. ②中国肥胖问题工作组.中国学龄儿童青少年超重、肥胖筛查体重指数值分类标准.中华流行病学杂志，2004，25（2）：97-102.

等代谢异常，为此提出了新的概念，定义两种类型的肥胖儿童，以便合理地管理和治疗肥胖儿童，即代谢健康型肥胖和代谢异常型肥胖。代谢健康型肥胖，BMI达到肥胖指标，但不伴有代谢异常；而代谢异常型肥胖，除BMI指数达到肥胖指标外，还合并至少一项的代谢异常，如高血压、高血糖、血脂异常或胰岛素抵抗。

儿童肥胖症还有单纯性肥胖和继发性肥胖之分，后者由机体其他脏器疾病引发，本章节主要讨论单纯性肥胖导致的心血管病变。

一、单纯性肥胖病因

(一) 遗传与环境因素

肥胖者有家族倾向,儿童肥胖与双亲肥胖具有相关性,父母肥胖者其子女及兄弟姐妹间的肥胖者亦较多,父母中有一人肥胖,子女有40%的肥胖概率,父母双方都肥胖,子女肥胖的概率高达70%~80%。

(二) 心理的因素

为了解除心情上的烦恼、学习成绩不理想、情绪不好或心理异常用吃来发泄导致肥胖。

(三) 不良的生活和饮食习惯

父母及家人溺爱而少动多食、学习紧张、体育锻炼、活动减少。饮食结构不合理,现今社会,食物种类繁多,各式各样美食的引诱,也成为肥胖的主要原因。肥胖儿童往往偏爱过食荤菜饮食,肥肉、甜食、饮料、煎炸食物等高热量食物,蔬菜水果摄取减少,再加上不必要的营养品造成肥胖。

二、肥胖与心血管疾病的关系

(一) 肥胖与高血压、动脉血管硬化相关

单纯性肥胖症多始于儿童或青少年期,体重的增加与血压升高关系极为密切,肥胖、高血压和心血管病形成危险的三角关系。肥胖者高血压(hypertension)的发生率要比同年龄正常体重者高。国外报道肥胖者高血压的患病率为26%~53%;国内资料显示肥胖者高血压的患病率为17.8%~29.39%,非肥胖者高血压的患病率为13.21%,两者有显著性差异。高血压的患病率随体质量指数的增加而增高,BMI每增加一个标准差,高血压患病风险增加1.7倍,体重越重,患高血压的危险性也就越大。体重增加10%,收缩压和舒张压分别上升6.02mmHg(1mmHg=0.133kPa)和4.05mmHg,肥胖者体内收缩和舒张血管的因子之间的平衡被打破,高血压的风险增加。

(二) 肥胖高血压发生机制

1. 血液总容量增高 肥胖者心脏的排出量增多和每分钟排入血管的血量增加与相对(正常)不足的动脉血管容量不一致,是导致肥胖血压增高的主要原因。高心排血量是为了满足高体重高代谢的需求,肥胖者脂肪组织增多,脂肪组织中的血管床较非肥胖者相对减少,随着脂肪组织的增多,血管床的不足与高心排血量的矛盾更显突出,长期的高心排血量状态伴随着血管内血容量和循环血量的增加可导致外周血管阻力的增大也使血压增高。

2. 肾素-血管紧张素系统及其他内分泌因素的作用 肥胖者体内类固醇激素的增高和对不同血管活性物质的受体改变可能在肥胖与高血压中起主要作用。肥胖者常多食,血液中的胰岛素水平高于不胖的人,多食和高胰岛素血症能刺激交感神经功能,交感活性增强,使血管收缩,从而增加了血管的外周阻力,外周血管结构变化;肥胖者肾素-血管紧张素-醛固酮和交感神经系统活性增高,血浆肾素、醛固酮水平高于血压相同水平的非肥胖者;肥胖者心房心钠素分泌增高;高胰岛素血症还可引起肾脏对钠的回吸收增多,增加血液容量;肥胖时血管内皮功能异常,内皮细胞生成的收缩因子和舒张因子之间的平衡失衡等均与高血压有关。肥胖与高血压之间的神经内分泌激素作用机制尚不清楚,可能是肥胖者发生高血压的发病环节之一。

3. 异常的脂质代谢 单纯性肥胖者最明显的病理生理改变是脂质代谢异常,脂肪因子失衡、炎症及氧化应激导致血管功能异常。特别是脂蛋白代谢的异常,易合并极低密度脂蛋白血症和低密度脂蛋白血症,血清甘油三酯和总胆固醇水平高于非肥胖儿童,高脂血症的发生率为17.6%,肥胖程度越重者血脂越高;加之肥胖者的体力活动相对较少,所以高血压动脉血管硬化的发生危险性大大增加。变硬的血管不能较好地随着血液的排入而扩张,导致血压进一步升高。

4. 呼吸系统的效应 肥胖儿无论是否有高血压,由于体重的增加肺通气和呼吸作功需求增大而呼吸肌相对不足,出现功能余气量、呼气末余

气量减少和周围肺单位关闭,这些改变导致通气血流比值失衡,特别是在仰卧位时更为严重。由于肺通气和通气血流比值的改变,使肥胖者长期存在低氧血症和高碳酸血症,继发性红细胞代偿性增多,后者引起血容量和血液黏稠度增加,最终使外周血管阻力增大,动脉血压增高。此外,低氧血症、高碳酸血症和反射性交感神经兴奋性增高,可引起肺动脉压力增高,也加重了体循环的高血压。

5. 肥胖伴随着胰岛素抵抗高血压 内脏脂肪型肥胖与动脉硬化有密切关联。由于内脏脂肪蓄积,血脂异常(甘油三酯和 LDL 增高、高密度脂蛋白降低)、葡萄糖代谢异常(糖耐量功能下降或非胰岛素依赖型糖尿病)并存,患儿空腹和葡萄糖负荷时血胰岛素浓度升高,称胰岛素抵抗综合征。遗传和环境因子(热量摄入过多),外周组织(骨骼肌)葡萄糖摄取受阻,影响糖原合成,引起胰岛素代偿性分泌增多,导致胰岛素浓度增高。高胰岛素血症引发高血压的机制包括肾小管钠再吸收增加,交感神经活性增加,调节离子转运的 Na^+-K^+ ATP 酶和 Ca^{2+} ATP 酶活性减低,生长因子等作用。胰岛素抵抗患者的高血压是导致动脉硬化的直接原因。高血压病变造成小动脉硬化,血管中层增厚、管腔变化,动脉硬化的血管内壁出现粉瘤(粥状硬化巢)是因胆固醇、血小板附着所造成的隆起。血管内腔变窄,继续恶化就会完全堵塞,影响心、脑的供血,导致心肌、脑梗死与脑出血(中风)。

6. 瘦素增加血压升高 瘦素是一种多肽激素,由脂肪组织分泌,其进入血液循环后,与下丘脑瘦素受体结合发挥作用。许多研究表明瘦素与血压水平有关。肥胖儿童,体内脂肪储量增加时,瘦素的合成和分泌增加,血浆水平升高。瘦素引起高血压的机制为作用于下丘脑,抑制神经肽 γ 等多种神经内分泌激素的分泌和释放,导致外周去甲肾上腺素的释放增加,从而使血压升高。

7. 其他因素 研究表明低胃饥饿素与高血压有关,胃饥饿素是胃底上皮细胞分泌的循环激素,肥胖者胃饥饿素水平低。因胃饥饿素作用于脑孤束核的细胞核,抑制交感神经活性降低动脉血压,故低胃饥饿素血症可以引起血压增高。另

外,脂联素是人体脂肪细胞分泌的一种因子,研究发现肥胖者的脂联素水平比较低,而血清脂联素水平与收缩压呈负相关,故低脂联素血症也是肥胖者高血压的原因。

(三)肥胖与动脉粥样硬化和冠状动脉粥样硬化性心脏病的关系

动脉粥样硬化(atherosclerosis)和动脉硬化病变有所不同,后者往往是高血压的原因影响小动脉,动脉粥样硬化累及的是大动脉,是动脉硬化血管病中最常见、最重要的一种。各种动脉硬化的共同特点是动脉发生了非炎症性、退行性和增生性病变,导致管壁增厚变硬,失去弹性和管腔缩小。动脉粥样硬化的特点在上述病变的过程中,受累动脉的病变从内膜开始,先后有多种病变合并存在,包括局部有脂质和复合糖类积聚、出血和血栓形成,纤维组织增生和钙质沉着,并有动脉中层的逐步退变和钙化。现代的细胞和分子生物学技术显示动脉粥样硬化病变都具有平滑肌细胞增生;大量胶原纤维、弹性纤维和蛋白多糖等结缔组织基质形成;以及细胞内、外脂质积聚,动脉内膜有斑块隆起使局部血管腔变窄,影响血液供应。由于在动脉内膜积聚的脂质外观呈黄色粥样,因此称为动脉粥样硬化。冠状动脉粥样硬化性心脏病(coronary atherosclerotic heart disease)是冠状动脉粥样硬化使血管腔阻塞,导致心肌缺血、缺氧而引起的心脏病,它和冠状动脉功能性改变(痉挛)一起,统称冠心病,亦称缺血性心脏病(ischermic heart disease)。肥胖者比体瘦者的冠心病发病率要高 5 倍,肥胖者多有血脂过高、血压过高和糖耐量减低等均是冠状动脉疾病的危险因素。与肥胖程度相比,体脂分布状态与心血管疾病的关系更为密切,多数学者认为内脏脂肪蓄积型肥胖对心血管的影响更明显。Must 等对 508 名 13~15 岁的低体重(BMI 在第 25~50 百分位)及高体重(BMI 高于第 75 百分位)的青少年进行了 55 年的随访研究,发现青少年期高体重是冠心病发生率和病死率的独立危险因素,BMI 与冠心病相对危险性呈正相关,与成人期的 BMI 无关,其原因可能是青少年期即由于肥胖引起的脂质代谢异常发生了动脉粥样硬化斑块。国内外均有报道青少年

肥胖症颈动脉内膜增厚,颈动脉内膜厚度与冠心病之间存在着较密切的相关关系,即颈动脉粥样硬化程度与冠状动脉粥样硬化之间有显著的正相关和具有共同相似的发病原理及危险因素。目前认为,冠状动脉硬化是一种小儿时期患病成年期发作的疾病,动脉内膜的沉积在小儿即开始,血流减少至一定程度才出现心肌缺血的症状。

1. 动脉粥样硬化的发生机制

(1)动脉内膜的损伤:动脉粥样硬化的形成非常复杂,各种因素长期反复作用损伤动脉内膜表面的内皮细胞,使动脉内膜的平滑性和连续性受到破坏,血液中的脂质从受损的内膜侵入并沉积于内膜下面,同时血小板亦在此聚集并被激活。血小板活化因子(platelet activating factor,PAF)增多,使血小板黏附和聚集在内膜上,释出血栓素 A(thromboxane A2,TXA2)、血小板源生长因子、成纤维细胞生长因子、第Ⅷ因子、血小板第 4 因子(PF4)、纤溶酶原激活物抑制物(plasminogen activator inhibitor,PAI)等,促使内皮细胞损伤和增生、低密度脂蛋白(LDL)侵入、单核细胞聚集、平滑肌细胞增生和游移、成纤维细胞增生、血管收缩、溶栓机制受抑制等,都有利于粥样硬化形成。释放出生长因子促使细胞生长分裂,损伤的内皮细胞亦释放内皮素刺激细胞生长分裂,造成内皮细胞和动脉中层平滑肌细胞增殖,并进一步分泌多种生长因子如血小板源生长因子(platelet-derived growth factor,PDGF)、成纤维细胞生长因子(fibroblast growth factor,FGF)、内皮细胞生长因子样因子(EGF 样因子)和转化生长因子β(TGF-β)。PDGF 中的 PDGF-β 的蛋白不但使平滑肌细胞转移到富含巨噬细胞的脂质条纹中,还能促使脂肪条纹演变为纤维脂肪病变,再发展为纤维斑块。巨噬细胞在局部聚集,上述平滑肌细胞和巨噬细胞又吞噬大量脂质,衍变成泡沫细胞,最终形成粥样斑块。动脉内膜长期反复的损伤,导致脂质不断沉积和细胞持续增生,使病变逐渐扩大。

(2)脂质代谢紊乱:肥胖儿童,往往有多余的热量以甘油三酯形式储存于体内脂肪组织细胞中,引起血胆固醇、甘油三酯升高。血液中增高的脂质以 LDL、极低密度脂蛋白(VLDL)或其残片的形式侵入动脉壁,堆积在平滑肌细胞、胶原和弹

性纤维之间,引起平滑肌细胞增生。脂蛋白降解而释出胆固醇、胆固醇酯、甘油三酯和其他脂质,LDL 还和动脉壁的蛋白多糖结合产生不溶性沉淀,均能刺激纤维组织增生。单独甘油三酯高并不增加冠心病的危险性,同时合并胆固醇高则增加发生冠心病的危险。高密度脂蛋白能清除血液和组织中过多的胆固醇,又能吸附动脉壁斑块中的胆固醇。LDL 携带血中大部分的胆固醇,LDL含量过多即促使胆固醇沉积在动脉血管壁上形成粥样硬化斑块。

(3)高血液黏稠度和糖尿病促进动脉粥样硬化:过度肥胖儿易出现高血液黏稠度和糖尿病,这些合并症可以进一步影响心脏导致冠心病。高血糖者血液黏稠度增加又可增加血液流动时的阻力,这些改变可以使血管经常处于收缩状况,外周阻力增大增加心脏的负担。研究证实冠心病的发病危险随血糖水平增高而增大,部分与血小板介导的血栓形成增加有关。血糖升高可以引起脂质代谢异常,血甘油三酯水平升高、高密度脂蛋白降低、血浆纤维蛋白原升高,这些都是形成动脉粥样硬化的危险因素。

2. 动脉粥样硬化的病理改变 正常动脉壁由内膜、中膜和外膜 3 层构成,动脉粥样硬化时先后出现脂质条纹、纤维斑块和复合病变等 3 种类型的变化。

(1)脂质条纹病变:常见于年轻人,为早期的病变,局限于动脉内膜,形成数毫米大小的黄色脂点或长度可达数厘米的黄色脂肪条纹。此时,内膜有少数平滑肌细胞呈灶性积聚,细胞内外有脂质沉积。脂质成分主要是胆固醇、胆固醇酯,还有磷脂和甘油三酯等,可能发展为斑块。

(2)纤维斑块病变:为进行性动脉粥样硬化最具特征性的病变,突入动脉腔内引起管腔狭窄,它主要由内膜增生的结缔组织和含有脂质的平滑肌细胞所组成。脂质主要是胆固醇和胆固醇酯,细胞外周由脂质、胶原、弹性纤维和蛋白多糖围绕。病灶处纤维组织增生形成一纤维膜(纤维帽),覆盖于深部大量脂质(脂质池)之上,脂质沉积物中混有细胞碎片和胆固醇结晶。斑块体积增大时向管壁中膜扩展,可破坏管壁的肌纤维和弹性纤维而代之以结缔组织和增生的新生毛细血

管。脂质沉积较多后,其中央基底部常因营养不良发生变性、坏死而崩解,这些崩解物与脂质混合形成粥样斑块或粥样瘤。

(3)复合病变:由纤维斑块发生出血、坏死、溃疡、钙化和附壁血栓所形成。粥样斑块内膜表面破溃形成粥样溃疡。破溃后粥样物质进入血流成为栓子。破溃处还可出血、表面粗糙产生血栓。附壁血栓形成又加重管腔的狭窄甚至使之闭塞,逐渐闭塞的同时,也逐渐出现附近血管的侧支循环。破裂的斑块外形不规则,血压升高血流冲击或动脉痉挛时,纤维帽与正常内膜交界处易于破裂;也可扩张形成动脉瘤。

3. 动脉粥样硬化的影响 视受累的动脉和侧支循环建立的情况不同,可引起循环系统或个别器官的功能紊乱。

(1)粥样硬化的主动脉管壁弹性降低:当心脏收缩时弹性减低,它保留部分心脏所排出血液的作用减弱,导致收缩压升高脉压增宽。当管壁为纤维组织所替代,不但失去弹性而且向外膨出形成动脉瘤。这会影响全身血流的调节,加重心脏的负担。

(2)内脏或四肢动脉管腔狭窄或闭塞:在侧支循环不能代偿的情况下使器官和组织的血液供应发生障碍,产生缺血、纤维化或坏死。如冠状动脉粥样硬化可引起心绞痛、心肌梗死或心肌纤维化;脑动脉粥样硬化引起脑萎缩;肾动脉粥样硬化引起高血压或肾脏萎缩;下肢动脉粥样硬化引起间歇性跛行或下肢坏疽等。

(3)动脉壁的弹力层和肌层被破坏而使管壁脆:在血压波动的情况下易破裂出血,脑动脉破裂引起脑血管意外,主动脉瘤破裂死亡。

(4)动脉粥样硬化的发展过程:疾病发展过程可分为4期:①无症状期或称隐匿期,其过程长短不一,包括从较早的病理变化开始,直到动脉粥样硬化形成,但尚无器官或组织受累的临床表现;②缺血期,由于血管狭窄、器官缺血而产生症状;③坏死期,由于血管内斑块形成或管腔闭塞而产生器官组织坏死的症状;④纤维化期,其因长期缺血,器官组织纤维化萎缩而引起症状。

不少患者不经过坏死期而进入纤维化期,而在纤维化期的患者也可重新发生缺血期的表现。

本病进展缓慢,肥胖者儿童期即可以出现病理变化而临床无症状,明显的病变多发生于成年期,明显的症状多在老年期出现。现有资料证明,颈动脉内膜-中层厚度与冠心病之间存在着较密切的相关关系,颈动脉壁增厚是广泛动脉病变的早期征兆。实验动物的动脉粥样硬化病变,在用药物治疗和停止致动脉粥样硬化饲料一段时间后,病变甚至可完全消退。在人体经血管造影证实,控制和治疗各种危险因素一段时间后,动脉粥样硬化病变可部分消退。

(四)肥胖与心脏功能

肥胖者无论血压正常还是增高,代谢和耗氧量增大,心脏负荷、血浆容量、总血容量常增多,致使心排血量、每搏量及左心室搏出功代偿性增加以维持高的代谢需求,反映前负荷增高和心脏的高动力循环状态。虽然心排血量、每搏量增加但心脏指数(CI)低于正常或接近正常。心排血量和每搏量增大主要以增加回心血量和左心室舒张末容量而获得,心率常不增快。左心室充盈压增高,左心室前负荷增高,左心室心肌收缩功能下降。肥胖和左心室重量增加是影响左心室功能不全的重要因素。左心室的舒张功能也受到损害,可能系室壁增厚,以及心肌内外脂肪沉积导致僵硬度增加、顺应性降低。另外,肥胖合并高血压时对心脏的收缩功能和舒张功能均有影响,易加重和加速发展为充血性心力衰竭。其次,血液黏稠度增高(血糖、血脂、血红蛋白等的改变)及神经内分泌激素变化对心脏功能亦有影响。单纯性肥胖可伴有自主神经紊乱,表现为交感神经兴奋,迷走神经张力受抑制,血中儿茶酚胺水平升高,β肾上腺素受体密度下调。

三、肥胖与高脂血症防治

儿童青少年肥胖、血脂异常与成人动脉粥样硬化相关性心血管疾病发生密切相关。应尽早在肥胖儿童中开展体重的综合干预和管理,降低其心血管代谢危险因素水平,以减少未来心血管疾病发生的风险。血脂异常是指血脂代谢紊乱,通常称为高脂血症(hyperlipidemia),系指血浆中总胆固醇（total cholesterol, TC）和/或甘油三酯（triglyceride, TG）水平高于正常参考值及低高密度脂蛋白胆固醇（high density lipoprotein-cholesterol, HDL-C）血症。除遗传家族性高脂血症外，肥胖、不良的生活方式是主要原因。家长过度溺爱孩子，患儿食欲特别旺盛，偏爱淀粉、油脂类食品，不喜欢蔬菜。因活动后易气喘懒得动，长时间躺在床上看书或看电视、手机等不良习惯造成。研究表明，我国儿童青少年血脂异常发生率呈上升趋势，逐渐成为影响儿童青少年健康的重要问题。

（一）儿童青少年血脂异常高危人群

1. **遗传因素** 有心血管疾病或血脂异常的家族史者。
2. **饮食因素** 高脂肪、高胆固醇饮食。
3. **疾病因素** 高血压、肥胖、超重、糖尿病、代谢综合征、川崎病、终末期肾病、癌症化疗等。
4. 应用影响血脂的药物。
5. 吸烟与被动吸烟。

（二）儿童青少年血脂异常诊断

目前，儿童血脂异常的诊断标准尚未统一，参照美国国家胆固醇教育计划专家委员会及日本制定的 2 岁以上儿童血脂异常诊断标准，提出我国 2 岁以上儿童青少年血脂异常诊断标准供参考（表 89-2）。

表 89-2　2 岁以上儿童青少年血脂异常诊断标准

单位：mmol/L（mg/dl）

标准	TC	LDL-C	TG	HDL-C
合适水平	<4.4（170）	<2.85（110）	—	—
临界高值	4.40~5.15（170~199）	—	—	—
高脂血症	≥5.18（200）	≥3.37（130）	≥1.70（150）	—
低 HDL-C 血症	—	—	—	≤1.04（40）

（三）血脂异常分类

1. **高胆固醇血症** 空腹血浆胆固醇水平高

于正常。
2. **高 TG 血症** 空腹血浆 TG 水平增高。
3. **混合性高脂血症** 空腹血浆胆固醇升高外，TG 水平亦高于正常值。
4. **低 HDL-C 血症** 空腹血浆 HDL-C 水平降低。

原因不明的血脂增高为原发性，往往与遗传基因缺陷有关；继发性是由于全身系统疾病引起的血脂异常，包括肥胖、超重、代谢综合征等。

（四）儿童青少年血脂异常预防

血脂异常与不健康的生活方式相关，因此预防应从儿童时期开始，重点是预防心血管疾病的危险因素。

1. **控制肥胖** 肥胖的好发年龄是 1 岁内、5~8 岁、青春期 3 个年龄阶段。

目前，不主张对 2 岁以下的婴幼儿进行饮食干预，因快速生长需从脂肪中摄取更多的热量。预防措施：

（1）饮食管理：超重儿童限制饮食，保证基本营养和生长发育所需的前提下，逐渐降低体重至超过正常体重约 10%。少糖、少油、保证蛋白和多食水果蔬菜。限制钠盐，每日 4~6g。

（2）增加运动量，坚持 1~2 项体育运动，持之以恒，定期监测体重防止发胖，最好家长也积极参与。

2. **远离烟酒、避免被动吸烟。**

3. **解除精神负担** 心理疏导，学习紧张调整好心态，稳定情绪，增强自信心，不要因肥胖而自卑，培养合群的生活方式。

（五）血脂异常治疗

1. **饮食干预** 第 1 套膳食方案要求饱和脂肪酸平均摄入少于总热量的 10%，总脂肪产热平均占总热量 <30%，胆固醇摄入 <300mg/d，定期检查血脂以判断疗效。第 1 套膳食方案 3 个月以上疗效不佳，改用第 2 套膳食方案，即饱和脂肪酸摄入进一步减少至总热量的 7% 以下，胆固醇摄入 <200mg/d，同时确保足够的能量、维生素和矿物质供给。

饮食治疗的最低目标是血胆固醇水平降

低,理想目标是 LDL-C<2.85mmol/L(110mg/dl),TC<4.40mmol/L(170mg/dl)。

2. 药物治疗 药物适应于 10 岁以上的儿童,饮食治疗 6 个月至 1 年无效者,LDL-C≥4.92mmol/L(190mg/dl)或 LDL-C≥4.14mmol/L(160mg/dl)并伴有:①确切的早发冠心病家族史(一级男性亲属发病时 <55 岁,一级女性亲属发病时 <65 岁);②同时存在两个或两个以上的心血管疾病危险因素,且控制失败的儿童青少年。

(1)他汀类药物:即胆固醇生物合成限速酶抑制剂,从最低的剂量开始,逐渐加量至最大剂量。洛伐他汀(lovastatin)10~20mg,每天 1~2 次。同类还有普伐他汀(pravastatin)5~20mg,每天 1 次,睡前服;辛伐他汀(simvastatin)5~10mg,每天 1 次。

治疗目标:LDL-C<3.37mmol/L(130mg/dl),理想状态:LDL-C<2.85mmol/L(110mg/dl)。药物的不良反应,特别是肌病(如肌肉痛性痉挛、软弱、无力等),用药前后检测患儿磷酸肌酸激酶(CK)、谷丙转氨酶(ALT)和谷草转氨酶(AST)。必要时停药。

(2)胆汁酸螯合剂:考来烯胺 2~10g/d,分 2~3 次,从小剂量开始,根据患儿反应,逐步调整。胆道完全阻塞禁用。

(3)弹性酶(elastase):降低血总胆固醇、甘油三酯,升高 HDL 的作用。口服 10~20mg,每天 3 次。

(4)烟酸、贝特类、对氨基水杨酸、右旋甲状腺素和氯贝丁酯没有被推荐作为儿童和青少年常规降脂药物。

3. 补充维生素 如:维生素 C 1g/d;维生素 B$_6$ 10mg 3 次/d;维生素 E 100mg/d。

4. 中药 泽泻、首乌、山楂、葛根、毛冬青、麦芽、茶树根、桑寄生、虎杖、参子、灵芝、五竹等,均认为有降血脂的作用。

5. 其他治疗 对于严重病例,饮食及药物治疗疗效不佳患儿,可考虑血浆净化治疗,基因治疗等。

6. 原发病治疗 对于继发性高脂血症,应积极防治原发病,必要时可选用降脂药物。

(朱卫华)

参 考 文 献

1. AFSHIN A,FOROUZANFAR M H,MARISSA B,et al. GBD 2015 obesity collaborators,health effects of overweight and obesity in 195 countries over 25 years. New England J Med,2017,377(1):13-27.

2. GREGG E W,SHAW J E. Global health effects of overweight and obesity. New England J Med,2017,377(1):80-81.

3. 妇幼健康研究会,妇女儿童肥胖控制专业委员会,中国儿童代谢健康型肥胖定义与管理专家委员会.中国儿童代谢健康型肥胖定义与筛查专家共识.中国妇幼健康研究杂志,2019,30(12):1487-1490.

4. BALL G B,MCCARGAR L J. Childhood obesity in Canada:a review of prevalence estimates and risk factor for cardiovascular diseases and 2 diabetes.Can J Appl Physiol,2003,28(1):117-140.

5. MONTANI J P,ANTIC V,YANG Z,et al. Pathways from obesity to hypertension:from the perpective of a vicious triangle. Int J Obes Relat Metab Disord,2002,26(Suppl 2):S28-38.

6. 陈树宝.小儿心脏病学进展.北京:科学出版社,2005.

7. FORTUNO A,RODRIGUEZ A,GOMEZ-AMBROSI J,et al. Adipose tissue as an endocrine organ:role of leptin and adiponectin in the pathogenesis of cardiovascular diseases. J Physiol Biochem,2003,59(1):51-60.

8. 王清霞,张光明.肥胖与心血管疾病研究进展.现代中西医结合杂志,2020,29(20):2277-2280.

9. SLYPER A H. Childhood obesity,adipose tissue distribution,and the pediatric practitioner. Pediatrics,1998,102(1):e4

10. CORREIA M L,MORGAN D A,SIVITZ W L,et al.Leptin action the central nervous system to produce dose-dependent changes in arterial pressure.Hypertenion J,2001,37:936-942.

11. MATSUSHITA K,YATSUYA H,TAMAKOSHI K,et al. Comparison of circulating adiponectin and proinflamatory markers regarding their association with metabolic syndrome in Japanese men. Arterioscler Thromb Vasc Biol J,2006,26:871-876.

12. 罗益滨,朱天怡,陈震,等.肥胖性高血压机制研究进展.第二军医大学学报,2010,31(4):442-444.

13. 毛霞,马沛然,牛峰海,等.小儿单纯性肥胖脂蛋白脂酶基因的多态性研究.临床儿科杂志,2000,18(5):259-261.

14. 刘王明,汤佩麟,王毓明,等.冠心病患者同型半胱氨酸水平与颈动脉内膜-中层厚度的关系.中国循环杂志,1999,14(3):137-139.

15. WEIHUA Z,XIANMEI H,MENGXIA L,et al. Elevated

plasma homocysteine in obese schoolchildren with early atherosclerosis. Eur J Pediatr, 2006, 165:326-331.

16. TOUNIAN P, AGGOUN Y, DUBERN B, et al. Presence of increased stiffness of the common carotid artery and endothelial dysfunction in severely obese children:a prospective study. Lancet J, 2001, 358:1400-1404.

17. WEIHUA Z, XIANMEI H, JIN H, et al. Arterial intima-media thickening and endothelial dysfunction in obese Chinese children. Eur J Pediatr, 2005, 164:337-345.

18. WEIHUA Z, XIANMEI H, MENGXIA L, et al. Association of hyperviscosity and subclinical atherosclerosis in obese school children. Eur J Pediatr, 2005, 164:639-344.

19. YILMAZER M M, TAVLI V, CARTI O U, et al. Cardiovascular risk factors and noninvasive assessment of arterial structure and function in obese Turkish children.

Eur Pediatr J, 2010, 169:1241-1248.

20. 景尉, 王方, 戴若丹, 等. 广州市区 1 541 例 2~6 岁健康散居儿童及肥胖儿血脂水平分析. 中国妇幼保健, 2006, 21 (15):2084-2086.

21. 姜培珍, 施爱珍, 宋峻, 等. 上海市部分学龄前儿童生长发育与血脂状况调查. 上海预防医学杂志, 2007, 19 (4):176-178.

22. 刘颖, 米杰, 杜军保, 等. 北京地区 6~18 岁儿童血脂紊乱现况调查. 中国实用儿科杂志, 2007, 22 (2):101-102.

23. 向伟, 杜军保. 儿童青少年血脂异常防治专家共识. 中华儿科杂志, 2009:426-428.

24. 侯东青, 董虹孛, 朱忠信, 等. 学龄儿童肥胖持续状态与心血管代谢异常发病风险. 中华流行病学杂志, 2021, 42 (3):8.

第九十章

恶性肿瘤治疗相关的心脏合并症

小儿恶性肿瘤（malignant tumor）的发病率有增加的趋势，恶性肿瘤仍然是儿童和青春时期死亡的主要原因之一。在过去的几十年里，随着诊断及治疗技术进展，在发达国家患癌症儿童的5年存活率约为85%。蒽环类药物（anthracycline）用于临床已有半个多世纪，如柔红霉素（daunorubicin）、表柔克星（epirubicin）、阿霉素（adriamycin）等已广泛用于儿童白血病（leukemia）、淋巴瘤及其他恶性肿瘤的治疗，抗肿瘤疗效确切。近年来又有新的抗肿瘤治疗方法，如酪氨酸激酶抑制剂、单克隆抗体、免疫检查点抑制剂和嵌合抗原受体T细胞（CAR-T细胞）治疗等用于临床。儿童时期恶性肿瘤长期生存者（long term survivor）人群规模逐渐扩大，生存者的健康状况、生活质量特别是与治疗相关的合并症对长期预后的影响受到关注。根据随访资料，儿童时期的癌症幸存者一生都面临着严重的健康风险。到癌症诊断后的30年，几乎75%的幸存者将有至少一种慢性疾病，而>40%将有严重或危及生命的疾病。儿童时期癌症生存者研究表明，在确诊后15~25年，儿童时期癌症幸存者的心脏死亡率比年龄和性别匹配的全国平均水平高出8.2倍。与对照组相比，长期儿童时期癌症生存者患充血性心力衰竭的比率增加15倍；患心血管疾病的比率增加10倍；患中风的比率增加9倍。心血管事件（cardiovascular events）风险是最常见的死亡原因，仅次于复发和继发性恶性肿瘤。随着癌症患者存活时间的延长，心血管疾病的死亡率高于癌症死亡率。大量资料提示，恶性肿瘤患者长期生存者的心血管事件与蒽环类药物的心脏毒性有关。新的抗肿瘤治疗方法均伴有一定的心血管合并症。因此，在提高儿童恶性肿瘤治疗效果的同时，积极防治与化疗相关的心血管合并症是临床重要的课题。蒽环类药物是儿童癌症治疗中常用药物，将近60%的儿童恶性肿瘤化疗中包含蒽环类药物。以下重点讨论蒽环类药物治疗的心脏毒性（anthracycline therapy induced cardiotoxicity）问题。

一、心脏毒性的机制

蒽环类药物临床应用不久就发现药物引起的心脏毒性问题。对于蒽环类药物心脏毒性的发生机制已经进行很多研究，但尚未完全明确。目前普遍认为蒽环类药物心脏毒性的发生机制是复杂、多因素的。氧化应激（oxidative stress）机制是最早被广泛研究与心脏毒性相关的细胞机制。蒽环类药物具有亲心肌特性。心肌细胞富含线粒体，其内层细胞膜上高浓度的心磷脂对蒽环类药物有高亲和力，使得药物更多地进入心肌细胞线粒体。蒽环类药物进入心肌细胞后与铁形成复合物可导致蒽醌基结构在代谢过程中循环生成大量多种活性氧类（reactive oxygen species，ROS），继而在线粒体、肌质网状细胞和细胞质中引起氧化还原反应，导致心肌细胞膜脂质过氧化和心肌线粒体DNA的损伤，促使心肌细胞发生空泡化和坏死。Ca^{2+}是维持心肌细胞兴奋-收缩耦联的重要物质，氧化应激也会导致心肌细胞内Ca^{2+}浓度的升高，造成钙超载，进而导致细胞代谢功能障碍，加重损伤。但是，临床上采用针对氧化应激的措施并没有取得明显的效果，引发对其他潜在机制的研究。最近研究发现，拓扑异构酶2β（topoisomerase 2β，Top2β）是蒽环类药物相关心脏毒性的关键介导物质。拓扑异构酶是所有细胞类型中DNA合成和复制的关键酶，人类有Top2α及Top2β两种类型，Top2α主要存在于快速分裂的细胞中,如肿瘤细胞,为 DNA 复制所必需。蒽环类药物与 Top2α 结合可诱导肿瘤细胞凋亡,是蒽环类药物杀伤肿瘤的分子基础。Top2β 存在于包括心肌细胞的静息细胞中。Top2β 被蒽环类药抑制导致 DNA 双螺旋断裂,同时激活心肌细胞凋亡信号通路,影响心肌细胞内氧化磷酸化和线粒体的生物合成,致使心肌细胞死亡。P53 蛋白及凋亡通道激活也与蒽环类药物心脏毒性有关。P53 蛋白激活需要 Top2β,抗氧化酶基因转录也是依赖 Top2β 的。蒽环类药物还可以通过降低心脏间质及循环系统中祖细胞的数量,降低心脏损伤时的修复能力。这也可能与儿童应用蒽环类药物后常出现延迟性心力衰竭有关。

在接受蒽环类药物后数小时患者心肌内膜活检电镜观察存在线粒体肿胀、染色质固缩的心肌细胞凋亡的证据。实验研究中还发现蒽环类药物可导致细胞死亡,并与药物浓度有关。药物嵌入核酸,抑制 DNA、RNA 及蛋白质合成。蒽环类药物不仅损害肌丝蛋白的合成,而且加速肌丝的分解导致肌节蛋白负平衡,也称为心脏肌节减少(cardiac sarcopenia)。心肌细胞凋亡及坏死使得心肌细胞数减少。有些研究发现蒽环类药物心脏毒性还与毒性代谢产物形成、肌酸激酶活性异常、血管活性胺生成、一氧化氮合成酶上调、电子转运链松解而损害氧化磷酸化,减少 ATP 生成等有关。目前的研究结果是蒽环类药物心脏毒性中的作用尚有分歧,而且许多结果在临床实践中尚未得到证实。

二、心脏毒性的临床表现

因癌症类型及治疗药物不同,癌症治疗相关的心血管合并症(cancer therapy related cardiovascular complications)表现不同,主要有心肌功能障碍和心力衰竭、冠状动脉疾病(CAD)、瓣膜疾病、心律失常、动脉高血压、血栓栓塞疾病、外周血管疾病和卒中、肺高血压及心包并发症。蒽环类药物引起的心脏毒性主要临床表现为心力衰竭(heart failure)与无症状心功能不全(asymptomatic cardiac insufficiency)。在接受蒽环类药物治疗的患者中,约 57% 的患者观察到蒽环类药物诱导的

心脏毒性,左心室射血分数降低或发生心力衰竭的可能性是其他非蒽环类药物化疗患者的 5 倍。临床心力衰竭(有症状)是儿童时期肿瘤治疗后心脏事件之一,其他心脏事件如瓣膜疾病和心肌梗死,多见于接受包括心脏区域的放射治疗等病例。蒽环类药物心脏毒性的临床表现(clinical manifestations of cardiotoxicity)差异很大,包括无症状的心电图改变、轻度低血压、心律失常、心肌炎、心包炎、急性心肌梗死、心力衰竭、心肌病等。按发生时间可分为急性(用药后 1 周内)、早期(用药后 1 年内)及晚期(用药后 ≥1 年)发生的心脏毒性。急性心脏毒性表现多为心电图改变,如不典型 ST-T 改变、QRS 电压减低、窦性心动过速、期前收缩、Q-T 间期延长,而心肌缺血少见。通常少有症状或完全无症状。多数在停药后心电图自然恢复。很少表现为心包炎和急性左心衰竭。急性心脏毒性发生率较低,估计为 <1%。早期心脏毒性的临床表现为心电图改变、左心室功能不全、运动能力减低和心力衰竭。晚期者心功能更加恶化并伴有心肌细胞丧失导致左心室壁变薄,有些病例左心室扩大。超声心动图表现为左心室缩短分数、舒张末期后壁厚度及心肌质量减低,左心室后负荷增高,左心室内径正常、增大或缩小。蒽环类药物仍然是化疗诱发心肌病的主要原因,但新的癌症治疗方法,如曲妥珠单抗或蛋白酶体抑制剂,也可引起心肌病。早期发生的心脏毒性发生率为 1.6%~2.1%,随访时间延长发生率将会增高。Cardinale 等报道 2 625 名患者(平均随访 5.2 年)的研究显示,蒽环类药物治疗后心脏毒性的总发生率为 9%,其中 98% 的病例发生在第 1 年内且无症状。蒽环类药物引起的心脏毒性很可能是以 LVEF 持续进行性下降为特征。许多受影响的患者最初可能无症状,多年后才出现临床表现。

儿童特别对蒽环类药物心脏毒性敏感,高达 47% 的患者出现亚临床心肌损伤,10% 的患者随后发展为心肌病。儿童时期癌症生存者中,晚期心肌病的患病率因确定心肌病定义及筛查方法、患者人群和研究设计的差异而有所不同。据报道,在 115 例儿童时期急性淋巴细胞性白血病生存者中,蒽环类药物治疗后 6 年将近 65% 病例伴有左心室结构或功能异常。一项系统回顾表明,

在应用蒽环类药物的幸存者中症状性心功能不全的发生率高达16%，但亚临床心功能不全的患者超过50%。心肌病的风险在所有儿童癌症生存者中都有所增加，但在接受大剂量蒽环类药物和放射治疗涉及心脏的人群中风险尤其高。

以往报道临床心力衰竭的发生率为0~16%，发生率的差异与报道病例数，肿瘤类型和治疗后时间等有关。儿童时期癌症幸存者罹患心力衰竭的风险比一般人群高出5~15倍。一旦发生心力衰竭，5年生存率低于50%。

Van Dalen等报道830例儿童时期肿瘤生存者经蒽环类药物治疗随访7.1年（中位数）临床心力衰竭发生率2.5%，随访20年增至5.5%，在累积剂量≥100mg/m²病例中发生率为9.8%。另一组219例儿童时期肿瘤长期生存者，随访≥15年诊断心力衰竭的占10%。Mulroony等报道随访30年心力衰竭累积发生率为4.1%，在接受蒽环类药物累积剂量≥250mg/m²病例中心力衰竭发生率约为8%。Lotrionte等回顾分析18组资料，包括49 017例恶性肿瘤病例，22 815接受蒽环类药物治疗，随访9年（中位数），心力衰竭发生率为6.3%。

亚临床心脏毒性（subclinical cardiotoxicity）是指无临床症状的心功能不全（超声心动图，核素造影或磁共振成像等检测心功能下降）。目前尚缺少左心室心功能不全统一的定义或标准。25项蒽环类药物治疗研究，生存者发生治疗相关亚临床心脏毒性的比例为0~57%（蒽环类药物剂量45~1 275mg/m²）。蒽环类药物累积剂量与亚临床心脏毒性发生率密切相关。Lipshultz等报道在接受的doxorubicin剂量334mg/m²（中位数）治疗儿童急性淋巴性白血病生存者中左心室收缩末期壁应力（后负荷指标）进行性增高，左心室心肌收缩力进行性减低的占75%。Sorensen等报道120例急性淋巴性白血病蒽环类药物治疗生存者中亚临床心功能不全发生率为23%。Lotrionte等对18项研究的荟萃分析显示，随访9年（中位数）亚临床心功能不全发生率为18%（12%~24%）。

在蒽环类药物治疗后成人发生典型的慢性扩张型心肌病，特别在晚发性心肌病通常因心肌细胞减少，心室功能恶化，左心室壁变薄，有时表现为左心室扩张。超声心动图表现包括左心室缩短

分数、左心室质量、左心室收缩性减低，左心室舒张末期后壁厚度伴LV后负荷增加。然而，儿童病例发生扩张型心肌病后可进展为限制性心肌病模式，左心室内径正常或缩小，左心室壁厚，缩短分数和收缩力明显减少。这种变化是一种慢性心肌病，可能导致癌症长期存活者心力衰竭，心脏移植或死亡。

新的靶向治疗相关的心脏毒性因药物而异，表现为心律失常、短暂性或进行性左心室收缩功能障碍（LVSD）、心肌炎、心包炎、心律失常及其他血管并发症（如高血压和缺血）。专门针对癌细胞的CART细胞疗法，在顽固性或复发性急性淋巴细胞性白血病期患儿获得接近90%缓解率。然而，可能发生细胞因子释放综合征，并可能导致血管麻痹性休克和/或心室功能障碍。在最近的一项大型系统回顾和荟萃分析中，有超过一半接受CAR-T细胞治疗的患者出现细胞因子释放综合征。细胞因子释放综合征是一种引起全身炎症反应的综合征，特别是通过大量释放白细胞介素-6。细胞因子的释放会诱导发热、血管渗漏，还有可能直接损伤心肌。

三、心脏毒性的危险因素

蒽环类药物心脏毒性发生的时间、严重程度及进展过程个体差异很大。确定容易发生心脏毒性的危险因素（risk factors）对于指导用药及防治心脏毒性非常重要。已有的研究发现低龄（<4岁）、女性、累积剂量、合并放射治疗或其他抗肿瘤药物、已存在心脏受损（如心肌或瓣膜病变）等均可能增加心脏毒性发生的风险。曾经蒽环类药物治疗的儿童时期恶性肿瘤生存者如有其他情况，如急性病毒感染，生长高峰时生长激素，妊娠引起低血容量增加，自然分娩等均可增加心脏恶化风险。很早就发现蒽环类药物心脏毒性与累积剂量有关。累积剂量<250mg/m²时发生心力衰竭的风险高于未用蒽环类药物者的2.4倍，累积剂量达≥250mg/m²时风险为5.2倍。累积剂量低于300mg/m²时，发生心脏毒性风险是5%，累积剂量超过300mg/m²时心脏毒性风险增加到20%，累积剂量高于600mg/m²时心脏毒性风险大于35%。

临床发现蒽环类药物心脏毒性发生在累积剂量低于150mg/m²，但有些患者累积剂量超过600mg/m²而没有心脏毒性作用。心脏毒性可以第一次用药后出现，也可能在化疗结束后10~15年出现。实际并不存在所谓的安全剂量。因此，个体差异的遗传因素已受到重视。已经发现一些基因的单核苷酸多态性可改变细胞膜的通透性、抗氧化能力及蒽环类药物代谢途径而增加心脏毒性风险。

在鼠实验中发现心肌细胞特异Top2β被剔除可防止蒽环类药物心脏毒性。周围血白细胞Top2β检测可作为筛查对蒽环类药物敏感性的标志物。蒽环类药物敏感者（阿霉素≤250mg/m²，LVEF较基础降低≥10%，LVEF<50%）Top2β水平〔（0.4±0.28）ng/μg〕明显高于蒽环类药物不敏感者（阿霉素≥450mg/m²，LVEF≥50%）的Top2β水平〔（0.23±0.10）ng/μg〕。

迄今为止，大约有25个基因的遗传变异与蒽环类药物心脏毒性相关，其中许多关联尚需要进一步验证。从全基因组研究中发现两个基因（RARG和UGT1A6）参与蒽环类药物心脏毒性。RARG S427L变异（rs2229774）与世界各地儿童患者的蒽环类药物心脏毒性高度相关（OR：4.1~7.0）。该基因变异改变RARG的功能，并发现增加Top2β。最后，UGT1A6*4单倍型（如rs17863783）的变异与来自世界各地的多个患者队列的蒽环类药物心脏毒性相关（OR：3.7~19.5）。UGT1A6参与药物葡糖醛酸化，UGT1A6*4单倍型与酶活性显著降低有关，这可能会减少蒽环类药物或蒽环类代谢产物的清除。如果得到验证，蒽环类药物心脏毒性的基因预测可以作为临床风险预测的方法。

Visscher等在156例蒽环类药物治疗儿童中分析220种药物生物转化关键酶基因的SNPs，发现一些与蒽环类药物转化与代谢有关的基因（SLC28A3、ABCB1、ABCB4、ABCC1）的SNPs与心脏毒性有关。将这些遗传变异与临床危险因素结合建立预测模型，按风险程度将病例分成3组。在高危组75%病例被准确预测发生心脏毒性，36%病例发生在第1年，而在低危组中96%病例被准确预测不发生心脏毒性。Blanco等研究发现蒽环类药物心脏毒性可发生在低剂量

（101~150mg/m²），CBR3（肽酰还原酶3）基因G等位基因纯合子与低-中剂量蒽环类药物心脏毒性有关，对携带CBR3 V244M G等位基因多态者无安全剂量，需要定向干预。也有报道常合并于遗传性血色病的HFE基因突变C282Y在高危急性淋巴细胞白血病（ALL）用阿霉素治疗儿童中心肌毒性风险增加9倍。

另外，心脏毒性易发生在21-三体综合征及黑色人种病例，也提示遗传因素的影响。结合临床风险及遗传易感因素，将有助于可靠地筛选出高风险病例。

四、心脏毒性的检测

蒽环类药物慢性心脏毒性主要病理改变为心肌细胞内肌原纤维丧失，空泡形成，线粒体变性及间质纤维化。心肌病变是不可逆的。早期发现药物的心脏毒性作用有助于及早治疗及调整治疗方案。心内膜心肌活检组织的病理分级可以准确判定药物引起的心脏毒性程度，对化疗的安全实施发挥重要作用。心内膜心肌活检的创伤性使其临床应用受到限制。另外，受取材的影响容易发生假阴性，检测者间的差异也影响诊断的准确性。因此，寻找非创伤性监测蒽环类药物相关的心脏毒性，特别是能够早期发现亚临床心脏毒性的方法一直成为临床研究的热点。

蒽环类药物引起的心脏毒性主要临床表现为心力衰竭与无症状心功能不全。在一项蒽环类药物引起心脏毒性（LVEF≤45%）病例对治疗（carvedilol 和 enalapril）反应的研究中发现，完全恢复（LVEF达到≥50%）占40%病例，部分恢复（LVEF增加≥10%，达到<50%）占15%病例，无反应（LVEF增加<10%，达到<50%）占45%病例。两年随访，无事件生存率为85%，无反应者及有部分反应者预后差。决定LVEF恢复的主要因素为诊断和/或心力衰竭治疗的开始时间。心脏毒性的早期诊断及干预非常重要。最近儿童急性髓系白血病治疗的数据显示，早期化疗相关心脏毒性（即在方案治疗期间）与5年随访的无事件生存率和总生存率减少显著相关。

1987年，Schwartz等首先提出在蒽环类药物

治疗时或治疗后核素造影检测左心室射血分数（LVEF）；并提出心脏毒性诊断标准为 LVEF 下降绝对值 10% 或低于 50%（基础值 >50%），或下降绝对值 10%，或低于 30%（基础值 <50%）。数年后 Cardiac Review 和 Evaluation Committe（CREC）为接受曲妥珠单抗临床试验提出心脏毒性的新标准：①LVEF 下降，（整体或室间隔更严重）；②充血性心力衰竭症状；③充血性心力衰竭体征（第三心音奔马律、心动过速或两者均有）；④LVEF 下降 ≥5% 达到 <55% 伴充血性心力衰竭症状及体征，或 LVEF 下降 10% 达到 <55% 无心力衰竭症状。2014 年，美国超声心动图学会和欧洲心血管影像学协会提出恶性肿瘤治疗相关的心功能不全定义为 LVEF 下降 >10% 达到 <53%（二维超声的正常值）。如有 LVEF 下降，应该间隔 2~3 周重复检查确认，需要进一步分类有症状或无症状，可逆或不可逆。可逆为 LVEF 下降在基础值 <5%，部分可逆为改善 ≥10%（自最低值），但仍低于基础值 >5%，不可逆为改善 <10%（自最低值），但仍低于基础值 >5%。蒽环类药物治疗者合并无症状心功能不全时常伴有左心室壁变薄，左心室内径增大，左心室壁应力增加类似扩张型心肌病。

目前采用的非创伤性检测方法（detection method）主要为心电图、心脏生物标志物及影像诊断技术（超声心动图、核素心脏造影及心脏磁共振）等。

（一）心电图（ECG）

化疗期间可能有心律失常，包括室上性和室性早搏或心动过速。药物与心脏离子通道的相互作用与心律失常的发生，以及心电图检测的变化如 Q-T 间期延长和非特异性 T 波变化有关。Q-T 间期的延长与剂量有关，高血药浓度可能导致明显的 Q-T 间期延长并增加扭转的风险。这些变化主要是在成年人中发现的，在蒽环类药物治疗期间，儿童室上性心动过速的发生率为 2%。只有个别报告提到在化疗后晚期心律失常的问题。一项针对 11 名儿童的研究结果显示，蒽环类药物治疗可能是白血病治疗后数周或数年发生扭转性心动过速的危险因素，这种病例通常与 QT 延长药物或低钾血症有关。

所有患者在治疗前和治疗期间均应进行心电图检查，它有助于检测任何心脏毒性的心电图迹象，包括静息性心动过速、ST-T 波变化、传导紊乱，Q-T 间期延长或心律失常。然而，这些心电图异常并非特异性，可能与其他因素有关。心电图变化可能是短暂的，与慢性心肌病的发展无关。

（二）生物标志物

1. 心脏肌钙蛋白 当心肌损伤时心肌细胞内的心肌肌钙蛋白（CTn）被释放入血液循环。因此，血清中如能测到 CTn 提示存在心肌损伤。动物实验研究发现阿霉素注入后 CTnT 增高，并与药物剂量及心肌组织病理改变严重程度相关。有研究发现，恶性肿瘤患者（703 例）大剂量化疗每个疗程及化疗后 1 个月检测 cTnI 与 LVEF，cTnI 持续增高者较短暂增高者心脏功能不全严重程度增加，心脏事件发生率较高，cTnI 阳性与 LVEF 最大减低的相关性为 0.72~0.92，阳性预测值为 84%，阴性预测值为 99%。临床研究发现化疗后无血清 CTn 升高者预后好，无 LVEF 减低，随访 3 年内心脏事件发生率低（1%），CTn 增高者较 CTn 未增高或暂时增高者心脏事件发生率高，LVEF 降低明显。还有研究发现，蒽环类药物治疗最初 90 天血清 cTnT 水平增高与 4 年后超声心动图测量左心室质量及左心室舒张末期后壁厚度减低显著相关。血清 cTn 检测有助于发现易发生与化疗效果心脏毒性的病例，并可早期采取预防措施。心肌肌钙蛋白（0.01ng/ml），检测晚发左心室功能不全没有价值。化疗后血清 CTn 增高可见于不同时间，需要注意取血的时间及次数。

2. 利钠肽 成人化疗病例血清脑钠肽（BNP）和氨基末端脑钠肽原（NT-BNP）水平增高，反映心室充盈压异常升高。但是，BNP 用于监测蒽环类药物心脏毒性的结果不一。有研究发现化疗后血清 NT-BNP 水平暂时增高，12 小时恢复正常者 12 个月后超声心动图指标正常；持续增高者以后心室收缩及舒张功能减低。化疗后暂时性增高约占 15%，无心功能不全。也有研究发现，蒽环类药物治疗最初 90 天 NT-BNP 增高与 4 年后左心室壁厚及内径异常有关。Sandri 等报道前瞻性研究结果，33% 病例化疗后 72 小时 NT-BNP

持续增高，在 1 年后 LVEF 减低（62.8% 减低至 45.6%）。然而，在有些研究中并没有发现 BNP 增高与心脏收缩及舒张功能不全的相关性。在儿童时期癌症生存者中，NT-proBNP 检测 LV 功能不全价值有限。

（三）超声心动图

超声心动图是恶性肿瘤病例中抗肿瘤治疗过程中评估心脏应用最广泛，最实用的影像技术。超声心动图不仅可以评估左心室及右心室的收缩及舒张功能，还可详细检查心脏结构如瓣膜及心包等。接受有潜在心脏毒性的抗肿瘤药物治疗需要预先及随访评估左心室功能。左心室射血分数（LVEF）是超声心动图评估左心室功能最常用的指标。在许多指南中以 LVEF 减低作为判断心脏毒性的标准，美国超声心动图学会（American Society of Echocardiography, ASE）及欧洲超声心动图学会（European Association of Echocardiography, EAE）推荐应用二维超声心动图（2DE）以改良双平面 Simpson 方法测量 LVEF。以往在肿瘤病例中，特别是儿童病例中也有用 M 型超声心动图测量 LVEF，或测量缩短分数（FS）替代 LVEF。这种方法应该弃用。因为该种方法仅依据左心室前间隔壁与侧壁运动计算射血分数。然而蒽环类药物相关的心脏毒性影响常涉及区域节段，而不总是整体的。根据容量改变计算 LVEF 比较好。ASE 及 EAE 确定 LVEF≥55% 为正常参考值。另外 6 个研究结果显示应用双平面方法正常 LVEF 为（63±5）%，正常范围为 53%~73%。如果根据基础值与随访测值比较得出的 LVEF 变化，确定左心室损伤更为合适。目前，有关蒽环类药物相关心脏毒性研究中采用的 LVEF 阈值及监测方法不一致。

虽然 LVEF 是心脏病变结局的可靠预测指标，对于发现轻微左心室功能变化不够敏感。目前二维超声心动图技术中存在的左心室几何形态假设，心尖部不能充分显示，缺乏考虑区域运动异常影响及固有的测量误差均可能影响 LVEF 检测的准确性。同时 LVEF 还受心脏负荷的影响。1997 年，Otterstad 等报道连续应用二维超声心动图测量 LVEF 的误差为 8.9%。近年来在肿瘤化疗无心力衰竭症状病例中，连续应用 2DE 测量 LVEF 误差为 9.8%（9.0%~10.8%）。ASE 和 EAE 推荐如有条件应用三维超声心动图（3DE）测量 LVEF。Armstrong 等在儿童肿瘤生存者中比较 2DE，3DE 与 CMR 测量 LVEF 研究中发现，CMR 检测 LVEF<50% 的病例中，2DE 检查的假阴性率为 75%，3DE 检查假阴性率为 47%。2DE 检测平均 EF 高估 5%。因此在这类病例中，如果 2DE 检测 LVEF 为 50%~59%，应考虑进一步对心脏评估，包括 CMR。

蒽环类药物治疗过程中定期检测 LVEF，发现 LVEF 减低对预后及心力衰竭发生的估计有帮助，但对于治疗显然太晚。寻找发现 LV 心功能不全更敏感的方法及指标一直是研究的热点。曾报道超声心动图测定的参数如等容舒张期时间的延长、心肌工作指数（MPI）增加、二尖瓣血流 E/A 减低、二尖瓣环运动速度 e′ 及 s′ 减低等发生早于 LVEF 减低前，能否预测以后 LVEF 减低没有定论。

近年来，已有很多研究评估应用组织多普勒显像（TDI）和超声斑点追踪技术（STE）检测心肌应变及应变率对蒽环类药物引起的心脏毒性诊断价值。Ganame 等首先发现在儿童血液肿瘤病例接受第一剂蒽环类药物治疗后心肌应变及应变率明显减低，并可预测以后的左心室收缩功能不全。多项研究发现心肌形变（deformation）的改变均早于 LVEF 改变，而且蒽环类药物剂量低于此前认为的心脏毒性剂量。Stoodley 等发现蒽环类药物治疗后，早在第一周整体及区域纵向及径向应变减低 >10%。有些研究发现纵行、径向及环周应变同时减低提示化疗同时影响心肌整层。也有研究发现径向及环周应变改变晚于纵行应变，说明左心室心肌纵行收缩更易受到损害。Negishi 等研究发现整体纵向应变（Global longitudinal strain, GLS）的变化值（基础值与化疗后 6 个月预测值比较）是恶性肿瘤治疗相关的心肌功能不全最好的预测指标，减低 11%［95%CI（8.3%~14.6%）］为合适的阈值，预测灵敏度为 65%，特异度为 94%，与基础值比较减低 <8% 没有临床意义，减低 15% 有临床意义。Sawaya 等根据 18 节段平均 GLS，以 -19% 为阈值（没有基础值）得到阳性

预测值53%,阴性预测值87%。也有研究结果提出在随访1年期间GLS保持稳定(测值均不超过-16%),心脏毒性是不可能的。因为不同病例基础值存在差异,在治疗前后或不同时间点测量值的比较可能更可靠。预测心脏毒性的GLS阈值尚不清楚,然而改变10%~15%的特异性最好。

应用超声心动图评估时要注意操作对测值的影响。应变及应变率等参数测值受不同厂商仪器及相关软件影响存在差异,不同仪器测量的结果没有可比性。

(四)心脏磁共振显像

CMR检查可以获得心血管解剖,心室收缩及舒张功能,心肌组织特征,心肌灌注及血流等信息。CMR检测LVEF及容量具有很高的准确性及可重复性,优于超声心动图。在多数研究中超声心动图与CMR测值高度相关,但绝对值有差异。有研究指出CMR、超声及核素造影的LVEF测值不能直接互换比较。

癌症病例化疗早期,CMR检查显示LV mass值高及S1值增高(水肿),但是否预示以后的心脏毒性并不一致。也有发现在化疗早期CMR显示LV收缩期末容量增加,可发生在GLS减低之前。

Neilan等研究发现应用蒽环类药物后,CMR测量的LV质量指数(left ventricular mass index,LVMi)与重要心血管事件有关(HR0.89),以LVMi减低≤57g/m² 预测心血管事件的灵敏度100%,特异度85%。Armstrong等报道114例儿童时期癌症患者,诊断后27.8年(中位数)CMR检查LVEF<50%占14%,LVEF及LVmass低于正常平均值2SD分别占32%及48%病例。Ylänen等报道62例儿童时期癌症患者,CMR检查LV及RV功能不全(EF<55%)分别见于79%及80%病例。Waasmuth等在癌症接受蒽环类药物治疗无症状病例CMR检查在化疗3天显示早期钆增强,28天LVEF减低,早期钆增强与6个月时LVEF减低呈适度相关($r=0.87$)。早期钆增强是由于心肌损伤细胞外容量或水分置换增加缘故。延迟钆增强(LGE)显像可以检测心肌纤维化及瘢痕。在化疗后LGE的发生率,表现形式及预后意义尚不一致。应用细胞外容量检测技术如增强前后 T_1 图像可能显示广泛心肌损伤的特点。有研究发现,有些病例在初次蒽环类药物治疗后3天 T_1 图像呈现心肌内信号明显增强,在28天LVEF明显减低。在蒽环类药物相关心脏毒性的检测中,CMR可以在显示心肌组织特征改变中发挥更多作用,或许能成为无创的心肌病理检查方法。

五、心脏毒性的防治

蒽环类药物相关性心肌病预后差。治疗并不能有效地阻止晚期发生的心脏毒性病变的发展。无症状的左心室功能不全者治疗初期可有好转,6~10年后心脏结构及功能仍可能恢复至治疗前。已有心力衰竭者3~5年后几乎所有病例需要心脏移植或死亡。因此,蒽环类药物治疗时预防(prevention)心脏毒性对于减低药物相关心脏合并症至关重要,也是最有效的措施。

鉴于蒽环类药物的心脏毒性与累积剂量成正比,在探索不影响抗肿瘤效果前提下减低累积剂量已进行了许多随机对照研究。目前,临床应用的蒽环类药物剂量明显比1970—1980年减低。剂量减低不仅降低急性心脏毒性,晚期左心室异常的风险也有降低。但是高危儿童仍然有延迟的晚发左心室功能不全的风险。降低蒽环类药物累积剂量对心脏有保护作用,也可能降低癌症治疗效果。此外,在有些儿童群体中,即使最小的蒽环类药物的剂量仍然可能导致心脏并发症,没有蒽环类药物的安全剂量。

虽然在成人病例发现蒽环类药物持续输入方式给药可减少心脏毒性,儿童急性淋巴细胞性白血病病例随机对照研究比较持续输入(大于48小时)与静脉推注阿霉素治疗在1年、5年及8年后并没有发现持续输入给药对心脏有益。有些回顾性研究发现两种给药方式在超声心动图指标上没有明显差异。

临床期待改变蒽环类药物结构以减低它的心脏毒性进行了许多研究。研发结构分别类似阿霉素与柔红霉素的表柔比星(epirubicin)与伊达比星(idarubicin),表柔比星有较高的治疗指数,总的毒性低,疗效与阿霉素相似。最近5项随机对照试验荟萃分析不同蒽环类药物在儿童与成人中应用结果,发现表柔比星与阿霉素在心力衰竭发生率上无显著差别。表柔比星的心脏毒性也是剂量依赖性的,较低的剂量也会引起亚临床心脏毒性。脂质体蒽环类药物较传统蒽环类药物安全。目前应用的脂质体蒽环类药物有脂质体柔红霉素,脂质体阿霉素和聚乙二醇包被的脂质体阿霉素。这些药物可以在肿瘤局部保持较高的药物浓度,减低血浆游离阿霉素浓度,既提高抗肿瘤疗效又减低心脏毒性。接受聚乙二醇包被的脂质体阿霉素治疗病例心内膜心肌活检显示心脏损害较传统蒽环类药物少。这类药物相关的费用影响广泛应用。

动物研究发现,β 受体拮抗剂、ACEI 及 ARB 对于蒽环类药物导致的心脏毒性有保护作用。Kalam 等对化疗过程中心脏保护研究(包括 12 项随机对照研究及 2 项观察研究)的荟萃分析,结果显示 ACEI 及 β 受体拮抗剂对抗肿瘤治疗相关心脏毒性有保护作用。也有发现,化疗同时应用 ACEI 及 β 受体拮抗剂者 LVEF 无减低而对照组则明显减低。这样的效果是由于血流动力学影响还是因预防作用受益尚不清楚。这些研究随访时间短(5~6 个月),在随访 31 个月(中位数)研究中超声心动图指标及 HF 发生率在接受美托洛尔及依那普利与对照组之间无显著差异。

在蒽环类药物治疗后高危病例应用血管紧张素转换酶抑制剂(ACEI)或 β 受体拮抗剂(β-adrenergic receptor blockers)的研究中发现 ACEI 及 β 受体拮抗剂对心脏有保护(cardioprotective potential)作用。Cardinale 等在化疗后 72 小时血清心肌肌钙蛋白增高病例应用依那普利,随访 1 年对照组中 LVEF 减低 >10%,达 <50% 的占 43%,而在应用依那普利组中则无。Cardinnle 等对蒽环类药物导致心肌病者(LVEF≤45%),在检测到 LVEF 异常时即开始应用依那普利及卡维地洛,随访 36 个月(中位数),LVEF 恢复至正常范围(LVEF50%)占 42%,部分恢复(LVEF 上升 10%,仍 <50%)占 13%。最近 cardinale 等报道在 2 625 例接受含有蒽环类药物治疗病例中,心脏毒性(LVEF 减低 >10%,LVEF<50%)发生率 9%,其中 98% 病例发生在第 1 年,仅 5 例发生在化疗后 5 年以上。LVEF 检测异常即开始治疗,随访 5.2 年

(中位数),LVEF 完全恢复的占 11%,部分恢复的占 71%。早期发现无症状左心室功能不全,及时治疗对于心功能恢复是很重要的。

有些研究发现 β 受体拮抗剂对于左心室内径及功能影响不同,提出可能不同 β 受体拮抗剂改善蒽环类药物心脏毒性的作用也是不等的。阿霉素导致心肌病动物模型中,β_2 受体缺少的实验鼠表现严重致死急性心脏毒性,如同时剔除 β_1 受体可得到完全挽救。在暴露蒽环类药物动物中,β_1 激活是对心脏有害的,β_2 激活则对心脏有保护作用。卡维地洛为非选择性 β 受体及 α 受体拮抗剂,有抗氧化性能及具有心脏保护作用,但对蒽环类药物抗肿瘤作用没有影响。目前,卡维地洛较多被选择用于预防蒽环类药物心脏毒性及左心室功能不全患者。

在儿童病例中的研究比较少。Liphsultz 等在观察 ACEI 能否改善儿童蒽环类药物引起心肌病长期预后的研究中发现,可能因治疗太晚,依那普利对超声心动图指标改善不能持续,最终需要接受心脏移植治疗或死亡。

临床发现,蒽环类药物引起心室功能不全者如出现症状可能表明功能状态迅速下降。对药物治疗效果不佳时可使用机械辅助设备,但发生不良事件(包括感染、血栓形成、出血和神经损伤)的风险可高达 40%。心脏移植对于蒽环类药物治疗后心肌病心功能进行性恶化而治疗无效者为最后的选择。心脏移植后存活率几乎与其他心脏移植指征者相同。在心脏移植后使用免疫抑制剂患者中,恶性肿瘤比正常人更容易发生,心脏移植免疫抑制肿瘤存活者的评估必须包括原发性恶性肿瘤复发或继发恶性肿瘤的风险评估。

儿童时期恶性肿瘤的治疗效果提高,长期生存者人群的扩大是现代医学巨大成就之一。然而在若干年后部分长期生存者受到抗肿瘤治疗引起的心脏毒性的折磨,严重影响生活质量及寿命。这方面的问题已经受到重视,如心脏-肿瘤学(cardio-oncology)亚专业已被提出,相关的国际会议也已经召开。但是蒽环类药物心脏毒性机制、个体差异的遗传基础、心脏毒性的高危因素识别、心肌毒性的早期诊断及干预等尚未完全阐明或获得有效的方法。目前,临床医生的观念及工作制

度还比较局限。迫切需要加强基础与临床研究，还需血液肿瘤学科与心血管学科医师共同携手合作进行抗肿瘤治疗相关心脏毒性的临床研究，形成共同参与处理及随访观察的制度。积极开展多学科研究，才能更有效地解决当前防治蒽环类药物心脏毒性的难题，获得恶性肿瘤治疗的最佳效果与减低心脏毒性风险的平衡。期待血液肿瘤科及心血管学科共同制订防治蒽环类药物心脏毒性的建议，提高临床诊断治疗水平，最大限度地改善儿童时期恶性肿瘤长期生存者的生活质量和延长他们的寿命。

（陈树宝）

参 考 文 献

1. CHOW E J,LEGE J K,BHATT N S,et al. Pediatric Cardio-Oncology:Epidemiology,Screening,Prevention, and Treatment. Cardiovasc Res,2019,115:922-935.

2. LIPSHULTZ S E,ADAMS M J,COLAN S D,et al. Long-term cardiovascular toxicity in children, adolescents,and young adults who receive cancer therapy. Circulation,2013,128:1927-1995.

3. CURIGLIANO G. Cardiotoxicity of anticancer treatments: epidemiology,detection,and management. CA Cancer J Clin,2016,66:309-332.

4. VEJPONGSA P,YEH E T H. Prevention of anthracycline-induced cardiotoxicity:challenges and opportunities. JACC,2014,64:938-945.

5. MOUDGIL R,YEH E T H. Mechanisms of cardiotoxicity of cancer chemotherapeutic agents:Cardiomyopathy and beyond. Canadian Journal of Cardiology,2016,32: 863-870.

6. OCTAVIA Y,TOCCHETTI C G,GABRIELSON K L,et al. Doxorubicin-induced cardiomyopathy:from molecular mechanisms to therapeutic strategies. J of Mol and Cellular Cardiol,2012,52:1213-1225.

7. 凌亚豪,郑敏,靳洪涛.蒽环类抗生素致心脏毒性的研究进展. 国外医药抗生素分册,2019,40:21-23.

8. ZAMORANO J L,LANCELLOTTI P,MUNOZ D R,et al. 2016 ESC position paper on cancer treatments and cardiovascular toxicity developed under the auspices of the ESC Committee for Practice Guidelines:the task force for cancer treatments and cardiovascular toxicity of the European Society of Cardiology(ESC). Eur J Heart Fail, 2017,19(1):9-42.

9. 陈树宝,黄美蓉,汤静燕.积极开展儿童蒽环类药物心脏毒性的多学科研究.中华儿科杂志,2013,51:1-4.

10. LIPSHULTZ S E,ADAMS M J,COLAN S D. et al. Long-term cardiovascular toxicity in children, adolescents,and young adults who receive cancer therapy: pathophysiology,course,monitoring,management, prevention,and research directions:A scientific statement from the American Heart Association. Circulation,2013, 128(17):1927-1995.

11. LOTRIONTE M,BIONDI-ZOCCAI G,ABBATE A,et al. Review and meta-analysis of incidence and clinical predictors of anthracycline cardiotoxicity. Am J Cardiol, 2013,112:1980-1984.

12. ARMENIAN S,SMITA B S. Predicting and preventing anthracycline-related cardiotoxicity. Am Soc Oncol Edu Book,2018,38:8-12.

13. TAN V Z Z,CHAN N M,ANY W L,et al. Cardiotoxicity after anthracyculine chemotherapy for childhood cancer in a multiethnic asian population. Front Pediatr,2021,9: 1-9.

14. CARDINALE D,COLOMBO A,BACHIANI G,et al. Early detection of anthracycline cardiotoxicity and improvement with heart failure therapy. Circulation, 2015,131:1981-1988.

15. LEFEBVR B,KANG Y,SMITH A M,et al. cardiovascular effects of CAR T cell therapy.J Am Coll Cardiol CardioOnc,2020,2:193-203.

16. HARAKE D,FRANCO V I,HENKLE J M,et al. Cardiotoxicity in childhood concer survivors:strategies for prevention and management. Future Cardiol,2012,8: 647-670.

17. LIPSHULTZ S E,KARNIK R,SAMBATAKOS P,et al. Anthracycline-related cardiotoxicity in childhood. Curr Opin Cardiol,2014,29:103-112.

18. KERKHOVE D. How to monitor cardiac toxicity of chemotherapy:time is muscle! Heart,2014,100(15): 1208-1217.

19. LEERINK J M,VERKLEIJ S J,FEIJEN E A M,et al. Biomarkers to diagnose ventricular dysfunction in childhood cancer survivors:a systematic review Heart, 2019,105:210-216.

20. AWADALLA M,HASSAN M Z O,ALVI R M,et al. Advanced imaging modalities to detect cardiotoxicity. Curr Probl Cancer,2018,42:386-396.

21. PLANA J C,GALDARISI C M,BARAC A,et al. Expert consensus for multimodality imaging evaluation of adult patients during and after cancer therapy:A report from the American Society of Echocardiography and the European Association of Cardiovascular imaging. J Am Soc Echocardiogr,2014,27:911-939.

22. KONGBUNDANSUK S, HUNDLEY W G. Noninvasive imaging of cardiovascular injury related to the treatment of cancer. JACC cardiovasc Imaging, 2014, 7: 825-835.

23. NEGISHI T, NEGISHI K. Echocardiographic evaluation of cardiac function after cancer chemotherapy. J Echocardiogr, 2018, 16: 20-27.

24. RYAN T D, NAGARAJAN R, GODOWN J. Cardiovascular toxicities in pediatric cancer survivors .Cardiol Clin, 2019, 37: 533-544.

25. CHANG H M, MOUDGIL R, CARABELLI T, et al. Cardiovascular complications of cancer therapy: best practices in diagnosis, prevention, and management—Part 1. J Am Coll Cardiol, 2017, 70 (20): 2536-2551.

26. 中国临床肿瘤学会,中华医学会血液学学会.蒽环类药物心脏毒性防治指南(2013 年版).临床肿瘤学杂志,2013,18: 925-932.

27. MICHEL L, MINCU R I, MROTZEK S M, et al. Cardiac biomarkers for the detection of cardiotoxicity in childhood cancer-a meta-analysis. ESC Heart Fail, 2020 ,7(2): 423-433.

第九十一章

结缔组织疾病的心血管表现

全身结缔组织疾病（connective tissue disease）可导致不同的心血管病变（表91-1），本章主要讨论类风湿、系统性红斑狼疮、大动脉炎合并的心血管病变（associated cardiovascular disease）。

一、类风湿病

（一）心脏病变

类风湿（rheumatoid disease）是一组可累及全身的慢性炎症性疾病，以慢性非化脓性关节炎为主要特点，通常被称为类风湿关节炎（rheumatoid arthritis）。儿童类风湿病的发病年龄多在3~16岁，又被称为幼年型类风湿关节炎（juvenile rheumatoid arthritis）。幼年型特发性关节炎是儿童最常见的炎症性类风湿病，年发病率约为15/100 000，约50%的患儿成年后存在慢性活动性疾病。根据临床表现可分为多关节型、少关节型及全身型。全身型约占儿童类风湿病的20%，患儿均可有弛张热，大多数可有伴随发热出现的

表91-1 结缔组织疾病引起的心血管病变

病名	心内膜炎	心肌炎	心包炎	心电图	动脉炎	雷诺氏现象	实验室检查	临床要点
红斑狼疮	+++ 四组瓣膜均可被侵犯	心脏扩大 心力衰竭	++ 可高达45%	心包炎或心肌炎所致ST及T波变化	肾、脑、胃肠、心脏等	25%	狼疮细胞,白细胞减少,贫血,血小板减少	女:男为3.5:1 年龄:15~40岁 面部红斑,关节症状
类风湿病	少见	±	+	心包炎改变	+	−	白细胞可高可低,丙种球蛋白高	关节症状,皮疹,可有弛张热
结节性动脉周围炎	偶见	心脏扩大,有高血压者左心劳损,常有心力衰竭	偶见	心包炎,心肌炎改变	肾、心脏、肠系统、肌肉、脾、脑等	罕见	白细胞增多,嗜酸性细胞增多,血白球蛋白比例倒置	男:女为4:1 儿童发病较少,肌病,血尿,惊厥,腹痛,便血
皮肌炎	±	可有心力衰竭	±	心肌炎改变	+	++	−	年龄:10~50岁 肌力减退,皮炎,水肿,肺炎
硬皮症	±	心肌肥厚,纤维化	±	心肌炎改变	皮肤,四肢,肺,心脏	−	−	男:女为1:27 年龄:30~50岁 皮肤肿胀,心力衰竭,呼吸困难,肺动脉高压,心脏增大,右室肥厚
风湿热	+++	+++	++	心包炎,心肌炎改变	±	−	血沉快,抗"O"高,CRP高,黏蛋白增高	关节炎,皮下结节环形红斑,舞蹈病

皮疹,肝、脾、淋巴结肿大较为常见,部分严重患儿可出现浆膜腔炎,尤其是心包炎、心肌炎,伴有不同程度的心肌受累及心血管并发症。经过积极治疗后大多数患儿预后良好,多数至青春期症状消失,仅少数发展为严重关节炎。

1. 发病情况　类风湿关节炎常伴有关节外脏器受累,累及心脏时通常可出现心电图(electrocardiogram,ECG)异常改变,突出表现为心肌缺血(myocardial ischemia)、ST 段压低、T 波改变,甚至出现心律失常;通过超声心动图检查可发现疾病所致的不同程度心瓣膜损害,主要表现为二尖瓣关闭不全、二尖瓣脱垂。活动性病变时可见心包炎性渗出,也有不同程度的左心室舒张期内径和主动脉根部内径增大,心肌收缩功能减退,射血分数下降等变化。大多数类风湿关节炎患者无症状或症状轻微,可能与左心室代偿性的收缩功能有关,但当瓣膜反流严重影响左心室收缩功能时可迅速发展为左心衰竭。

2. 心脏受累的可能机制　类风湿关节炎的基本病理改变主要有关节滑膜炎、类风湿性血管炎、类风湿性结节,血管炎可发生在关节外的任何组织,累及中、小动脉和/或静脉,管壁可见淋巴细胞浸润及纤维素沉着,血管内膜增生则进一步导致管腔狭窄堵塞。受累的心脏组织学表现主要为类风湿结节形成、胶原断裂、纤维组织沉积和典型的淋巴细胞浸润,而类风湿结节是在血管炎的基础上发生的一团坏死组织,有上皮细胞包裹、肉芽组织包被及大量淋巴细胞和浆细胞浸润。血液中甘油三酯、极低密度脂蛋白和低密度脂蛋白升高,导致发展成动脉粥样硬化冠心病的风险增加。据报道,自主神经功能障碍,可引起静息时的心率增快。

3. 心脏病变的类型　心血管疾病被公认是类风湿患者常见的死亡原因,与炎症反应所致的血管内皮功能障碍及动脉硬化改变密切相关。在类风湿病中,心血管疾病的发病率为12%~67.6%,被认为是最常见的关节外表现之一。

（1）心包炎(pericarditis):类风湿关节炎的非特异性纤维素性浆膜炎可见于胸膜、腹膜及心包膜,其中心包炎较多见。由于心包渗液量不多,临床症状一般不明显,也称为"亚临床心包炎",

少数可有心前区不适、胸闷、呼吸困难,可闻及心包摩擦音,出现心动过速,心脏扩大,心电图改变。近年来,由于超声心动图的广泛应用使更多的心包炎得到及时发现和诊治。通常心包炎见于幼年型类风湿关节炎全身型,在病程中的任何时期都可能发生心包炎,出现可先于关节炎,大多数患者类风湿因子阳性,半数可能有类风湿结节,和年龄、性别无明显相关性,每次发作一般持续一周,最长可达 4 个月。如未能很好控制,心包炎可能复发。心包炎预后多数较好,少数可出现心脏压塞。

（2）心肌损害(myocardial damage):心肌损害较心包炎少见,可由肉芽肿病变或间质性心肌炎引起。临床表现为心动过速、心电图 ST 段、T 波改变及 QT 延长、心律失常,重者出现心脏扩大,心力衰竭。胸部 X 线可见心脏扩大。超声心动图有室壁运动异常,出现收缩期和舒张期功能减弱。Di-Franco 等报道 32 例类风湿关节炎患者,没有临床心脏病证据,但通过超声心动图和彩色多普勒检测二尖瓣血流(E/A)和肺静脉血流(S/D),发现 E/A 值降低,S/D 值增高,证实有舒张期功能障碍,提示有亚临床的心肌受累。Hitomi Kobayshi 等通过对 60 例类风湿患者进行研究发现存在心肌损害的患者左心室质量指数和左心室质量/舒张末期容积,高于无心肌损害组,表明疾病的活动状态与心肌炎症改变及纤维化、早期临床心力衰竭发生等有密切相关性。

（3）心内膜炎(endocarditis):超声心动图检查技术的广泛应用使类风湿病相关心内膜炎,瓣膜损害得到早期发现,对治疗方案的制订和选择有重要参考意义。类风湿关节炎病变侵犯心瓣膜,可在心内膜任何部位及任何瓣膜上形成典型的类风湿结节,使瓣膜增厚、粘连,形成瓣膜狭窄及关闭不全,主要为主动脉瓣反流。

（二）血管病变

类风湿关节炎的基本病理改变是小血管的病变。关节外的合并症多属于此类。血管炎多见于男性,病理改变主要是血管全层单核细胞浸润,急性期有纤维样坏死。血管内膜增生可引起血管腔闭塞,并发现有免疫复合物沉积。血管损害可能是循环免疫复合物介导的,实验室检查可发现 C2 和 C4 降低;C3 代谢增高;受损部位有 IgG、IgM 和 C3 沉积及血液中有大量冷球蛋白。

类风湿关节炎的血管炎表现多样,比较常见的形式有远端动脉炎、皮肤溃疡;血管神经病变可表现在感觉神经和运动神经,极少发生类风湿性脑膜炎、心包炎、内脏动脉炎,主要是受累脏器的动脉栓塞表现,以及紫癜等。如果多脏器明显受累,出现多发性神经炎,提示严重的血管炎存在。

(三)治疗

目前,儿童治疗主要以非甾体抗炎药为主,如氨甲蝶呤、柳氮磺吡啶、来氟米特、羟氯喹等;一般选择单一用药,病情严重时可选择联合用药。合并关节症状者,公认选择氨甲蝶呤治疗。类固醇激素主要用于幼年型类风湿关节炎全身型、非甾体抗炎药不能控制时,剂量一般为 $0.5\sim1$mg/($kg\cdot d$),合并心包炎时需加大激素剂量,2mg/($kg\cdot d$)或甲泼尼龙冲击治疗 $10\sim30$mg/($kg\cdot d$),连用 3 天并小剂量长期维持。免疫抑制剂使用时需定期监测肝肾功能、血常规及血药浓度;生物制剂可用于控制全身炎症,对于幼年型类风湿关节炎全身型疗效较好。

二、系统性红斑狼疮

系统性红斑狼疮(systemic lupus erythematosus,SLE)是累及多系统的慢性自身免疫性疾病,其主要病理改变为全身性红斑狼疮血管炎性病变。临床常累及皮肤、肌肉、血管、内脏器官及神经系统等,其中以肾脏最为常见且严重,但心脏病变并非少见,可单独或同时侵犯心包、心肌、心内膜、冠状动脉及心脏传导组织。

小儿 SLE 多见于 9 岁以上的女童。在美国,儿童 SLE 年发病率至少为 0.6/10 万,非洲裔美国人、亚洲人、西班牙裔人群发病较高。

红斑狼疮的临床表现多样,诊断标准需结合临床及免疫学指标综合考虑(表 91-2)。红斑狼疮有 50%~80% 可累及心血管,轻者仅有杂音及心电图改变,重者可有心包炎、心肌炎、心内膜炎、心律失常、冠状动脉炎、高血压及肺动脉高压等。

随着激素的应用使病程延长和诊断技术的发展及广泛应用,心血管的病变发生率也升高。

表 91-2　红斑狼疮的诊断

临床指标	免疫学指标
急慢性皮肤型狼疮	抗 ANA 抗体阳性
口腔黏膜溃疡	抗 dsDNA 抗体阳性
脱发	抗 Sm 抗体阳性
两个及以上关节的滑膜炎	抗磷脂抗体阳性
浆膜炎	低补体
肾脏病变	库姆斯(Coombs)试验阳性(排除溶血性贫血)
神经病变	白细胞减少(至少 1 次 $<4\times10^9$/L)
溶血性贫血	血小板减少(至少 1 次 $<100\times10^9$/L)

注:SLE 诊断需满足上述 4 项指标,并至少同时包括 1 项临床指标和 1 项免疫学指标。

(一)心血管病变

1. 心包炎　SLE 发生最多的心血管病变为心包炎(pericarditis),且常无明显症状,约占 24%。成人患者约 29% 可通过典型症状和体检发现,超声心动图检测约 37% 有心包炎,大多数表现为轻度心包积液。

有时心包炎可成为 SLE 的临床特征性表现,胸痛、呼吸困难(仰卧位时加重),胸部 X 线心影增大,心电图 ST-T 段抬高,QRS 波幅降低,超声心动图显示心包腔渗出、心包增厚或两者皆有。一般来说,血流动力学改变并不明显,偶有较多的心包渗液,但心脏压塞罕见。通常心包炎可伴有轻度胸膜炎,心包积液多时可抽出积液,外观清晰或略呈血色,白细胞总数增高,且以中性为主,蛋白含量增高,糖含量正常,同时积液中可含有多种免疫活性物质,如狼疮细胞、抗核抗体、抗 DNA 抗体,也可检出包括 IgG、IgM、IgA、Ciq 等混合性冷凝球蛋白。

SLE 合并心包炎为弥漫性或局限性纤维素性,是否需要抽吸取决于影响血流动力学的严重程度及持续时间的长短。无症状者通常是自限性的,症状较明显者可用泼尼松 $1\sim1.5$mg/($kg\cdot d$),

疗程 1~4 个月,一般不需要心包穿刺或药物局部注射。

本病心包炎的鉴别诊断包括风湿性疾病(皮肌炎、混合性结缔组织疾病、急性风湿热、结节性大动脉炎等);病毒性、细菌性及结核性心包炎;肿瘤引起的心包炎及某些特发性心包炎。

2. 心肌炎 据临床统计 2.1%~2.5% 的 SLE 患儿可发生心肌炎(myocarditis),13% 患儿休息时有窦性心动过速,提示可能有隐匿性的心肌炎,甚至导致心力衰竭、心律失常。

SLE 并发心肌炎多在病程半年以上。其病理改变为免疫复合物在心肌细胞间沉积,致间质胶原纤维发生纤维素变性及间质水肿,偶可有细胞浸润及坏死。直径在 1mm 以下的冠状血管可发生小动脉或动脉周围炎,并导致灶性纤维化及瘢痕形成,这些都可以引起心肌缺血和心肌病。另外,血流动力学因素如高血压、贫血及瓣膜病也可导致心肌损害。

临床表现可有心动过速、心脏扩大、第一心音低钝及舒张期奔马律等,也可表现为房室传导阻滞、早搏及房颤等心律失常。胸部 X 线可见心脏扩大及心搏减弱,心电图异常约占 70%。超声心动图测量左心室收缩功能减低,重者可出现心力衰竭。

心肌炎并发心力衰竭者需用激素等治疗,其他可按病情分别采用卧床、限制活动,使用血管扩张剂,利尿剂和维持量地高辛等,多数心力衰竭可被控制。

3. 心内膜炎 早在 1924 年 Libman-Sack 首次报道 SLE 所致的非细菌性疣赘状(verrucous)心内膜炎的病理所见,之后命名为 Libman-Sack 疣赘状心内膜炎(verrucous endocarditis),此乃本病所特有,以二尖瓣受累为主,偶见于主动脉瓣等,但因体积小而不易被心脏超声所发现,发展过程缓慢,无明显临床意义。SLE 患者在心脏超声中偶可发现三种病变:疣状病征、瓣膜增厚伴功能不全和既无增厚、又无疣状病征的关闭不全,这三种病变可单独或联合存在。疣状赘生物直径为 2~4mm,与感染性心内膜炎很难鉴别,如能在超声上查见,多有反流的杂音。赘生物偶可引起血栓,使冠状动脉或脑动脉栓塞。

4. 冠状动脉病变 冠状动脉损害(coronary artery lesion, CAL)由以下因素造成:动脉炎、动脉粥样硬化和栓塞,或以上各因素联合作用。在年轻 SLE 患者中有冠状动脉炎和心肌梗死的报道。虽然长期激素治疗被怀疑与动脉粥样硬化有关,但 SLE 所致脂类代谢紊乱也可能是重要因素。

5. 心律失常 各种传导障碍皆可发生,但较轻且少见。房室结阻滞、完全性房室阻滞及病窦综合征皆见报道,可继发于血管炎(细小的窦房结动脉)、局灶性心肌炎或心包炎延及房室结。15%~50% 的患者有不能解释的窦性心动过速,有时激素治疗有效,提示此为 SLE 的表现。

6. 肺动脉高压 本病中肺动脉高压虽罕见,但有报道,它可能由于激素治疗反应的肺动脉炎(罕见)、非血管炎性的肺血管堵塞,雷诺病的血管收缩和狼疮相关的肺部疾病。

(二)治疗

狼疮性心包炎的治疗取决于病情轻重,轻者仅需非甾体抗炎药物,中至重度心包炎需积极使用激素治疗,泼尼松 1~2mg/(kg·d),约维持 4 周后逐渐减量至停药。有心脏压塞发生时,激素治疗的同时需积极行心包穿刺引流术,甲泼尼龙 1~2mg/(kg·d),静脉可维持 1~4 周后改口服用药并逐渐减量至停药。狼疮性心肌炎和冠状动脉炎也应使用激素治疗。

【附】 新生儿红斑狼疮

新生儿红斑狼疮(neonatal lupus erythematosus, NLE)是发生于胎儿和新生儿期的疾病,由于来自母体的特异性自身抗体经胎盘转移至胎儿而产生的自身免疫现象的综合征。可累及心脏、皮肤、血液和肝脏等重要脏器,NLE 常见 3 种临床类型,即一过性新生儿皮肤狼疮损害,新生儿皮肤狼疮损害并伴有血液、肝脏等多器官损伤,新生儿心脏受累伴或不伴皮肤狼疮损害。

NLE 的心脏损害主要包括先天性心脏传导阻滞、心肌炎、心肌病和充血性心力衰竭等。临床以先天性心脏完全传导阻滞及短暂的狼疮红斑为主要特征。先天性房室传导阻滞多为长期和完全的,但较轻的房室传导阻滞也可发生。在孕期 16

周通过超声检查即可被发现,既可无影响,也可表现为严重的宫内心动过缓、宫内充血性心力衰竭、胎儿水肿和新生儿死亡。

NLE的先天性房室传导阻滞(congenital atrioventricular block)可能是自身免疫反应损害房室结组织所致。这与母体抗SSA抗体(Sjogren syndrome A,干燥综合征A抗体)经胎盘传递有关,有时也与抗SSB抗体有关。抗SSA抗体在所有NLE患婴及其母体血清中均可找到,近半数患儿及其母体内也可找到抗SSB抗体,这些抗体均来源于母亲,监测出生后持续下降,与其他胎传的免疫球蛋白一样,经过约6个月自然消失,大多母体无症状。

新生儿狼疮与抗SSA和SSB抗体有关,其中抗体虽非患婴自体产生,但增加了患婴成长后患红斑狼疮的概率。所以,孕妇如有红斑狼疮、干燥综合征、类风湿关节炎或混合型结缔组织病者应测定这些抗体,如检测阳性,胎儿必须监测心动过缓和心肌炎征象,心力衰竭和胎儿水肿。房室传导阻滞患婴中25%~33%可伴有其他心血管畸形,如大动脉转位、动脉导管未闭、房间隔缺损、室间隔缺损、肺静脉异位引流和心内膜弹力纤维增生症等。NLE相关的发热、环形红斑、血液系统异常和肝肾功能损害等均可在数月内消失,或予以糖皮质激素、静脉注射免疫球蛋白治疗均可使症状得到明显缓解。但先天性房室传导阻滞的损伤是永久性的,必要时需安装永久性心脏起搏器。新生儿红斑狼疮患婴约一半有先天性房室传导阻滞。

(谢利剑　孙兴华)

三、多发大动脉炎

多发大动脉炎(multiple Takayasu arteritis)是一种以主动脉及其分支的慢性、进行性,且常为闭塞性炎症病变为特征的血管疾病,又称缩窄性大动脉炎(constrictive arteritis of the aorta and its main branches)或无脉病(pulseless disease)。多发于青少年女性,男女之比是1:8,发病年龄多为20~30岁。多发大动脉炎是我国和亚洲其他地区常见的血管病。1908年,日本眼科医师Takayasu(高安)报道首例视乳头周围的血管病变,故也称为

Takayasu动脉炎(Takayasu arteritis)。近年研究证明,本病不仅引起动脉狭窄、阻塞,尚可引起管腔的扩张和动脉瘤,病理变化比较复杂。

(一)病因和发病机制

本病的发病机制(pathogenesis)尚不明确,目前认为主要是细胞免疫所介导。当感染、药物等因素作用于机体后,引起自身免疫的功能失调,使大动脉壁具有抗原性,而机体的免疫活性细胞,主要是细胞毒性淋巴细胞对它不能识别,与该抗原结合后产生抗主动脉抗体并浸润主动脉组织,发生抗原抗体反应。形成免疫复合物,沉积在血管壁,发生非特异性炎症,并释放大量溶细胞性蛋白穿孔素引起血管损伤,进而导致大动脉狭窄和闭塞。本病的病因可能与下列因素有关。

1. 自身免疫反应　在本病的早期和活动期,常有类似风湿热的表现,血沉增快,血液中的丙种球蛋白值和抗主动脉抗体效价增高,抗链球菌溶血素O试验滴度升高,应用肾上腺皮质激素治疗有效。所以,多数学者认为本病是一种自身免疫性疾病。

2. 感染　多见的致病菌有结核分枝杆菌和链球菌,感染引起血管壁的变态反应或引发自身免疫反应。

3. 雌激素　雌激素可引起动脉平滑肌萎缩,导致血管炎症反应使受累血管出现内膜的成纤维组织增厚,中膜增厚或变薄,纤维变性,纤维组织和弹性纤维断裂、重叠或消失。

4. 遗传因素　研究表明,该疾病最广为人知的遗传易感性位点是经典的HLA等位基因HLA-BE52。此外,编码免疫反应调节因子、促炎细胞因子和体液免疫介质的基因可能与疾病机制直接相关。目前已有报道的大动脉炎相关非HLA易感性位点包括FCGR2A/FCGR3A、IL12B、IL6、RPS9/LILRB3,以及21号染色体PSMG1附近的一个位点。

(二)病理

病理变化为慢性、进行性、闭塞性炎症。基本病变为弥漫性纤维组织增生伴有圆形细胞浸

润,而以增生性病变为主,常累及动脉全层。本病有两个临床阶段,即早期的活动期和慢性血管阻塞期。早期动脉病变由中层的淋巴细胞浸润和巨细胞存在的外膜组成,特别是在大动脉壁中的小滋养动脉及静脉部。慢性血管阻塞期的特点是病变动脉段的纤维增生导致动脉狭窄(arterial stenosis),病变呈多节段性,在两段病变之间的动脉壁可正常。疾病表现具有相当大的变异性,炎症可局限于胸主动脉或腹主动脉的一段及其分支,也可累及整个血管,晚期可并发局部动脉瘤形成、狭窄后扩张和钙化。

(三)临床表现

本病的发展大多较缓慢,亦偶有自行缓解者。因受累血管的部位、程度和范围不同,症状轻重不一。早期全身性症状主要表现为发热、食欲缺乏、出汗、苍白、消瘦,部分患者可能出现关节炎、结节性红斑及雷诺病表现等。随着病程的进展,血管狭窄闭塞则产生相应的局部症状。在接诊此类患者时,应注意测量四肢血压以评估动脉狭窄程度,需听诊双侧颈动脉、锁骨下动脉、腋动脉、肾动脉和股动脉及腹主动脉,寻找杂音;触诊双侧颞动脉、颈动脉、肱动脉、股动脉和足背动脉的搏动,评估脉搏是饱满、减弱还是消失,并注意检查肢体缺血体征。

该病的分型(classification)方法较多,根据受累的血管不同可分为五型:即头臂动脉型、胸腹主动脉型、肾动脉型、肺动脉型及混合型。

1. 头臂动脉型 病变主要累及主动脉及其分支。一侧或双侧上肢脉搏减弱或缺失。由于颈动脉或椎动脉狭窄或闭塞而引起不同程度的脑缺血。于狭窄的相应部位可听到血管杂音。眼底检查可见患侧视乳头苍白,视网膜动静脉扩张,相互吻合,环绕于视乳头周围呈花环状,称高安眼底,部分重症患者晚期可能因动脉供血不足而出现视力受损。本型因有丰富的侧支动脉循环建立,故肢端很少发生坏疽。

2. 胸腹主动脉型 病变主要累及胸、腹主动脉及其分支。由于下肢缺血而出现下肢无力,发凉和间歇跛行等。因腹主动脉缩窄和肾动脉狭窄往往发生高血压。肠缺血可引起绞痛、腹泻、便血

等。如病变波及主动脉瓣,则引起主动脉瓣关闭不全。病变延及冠状动脉开口处和附近,可引起心绞痛或心肌梗死。体检可发现下肢动脉搏动减弱或消失,血压明显减低或测不出,而上肢血压明显增高。根据病变部位不同,可在胸骨旁或脊柱两侧,或上腹部听到血管杂音。

3. 肾动脉型 病变主要累及肾动脉。由于肾动脉狭窄引起肾血流减少,可导致肾性高血压,尤以舒张压升高明显。

4. 肺动脉型 病变主要累及肺动脉。因为动脉周围有丰富的侧支循环,所以缺血症状不明显,很少出现呼吸道症状。肺部表现包括胸痛、呼吸困难、咯血及肺高压,严重者可出现心悸、气短或间断咯血,肺动脉瓣区可听到收缩期杂音。值得注意的是,大动脉炎患者的呼吸困难不一定是肺动脉受累引起,也可能是由于心绞痛或主动脉扩张、主动脉瓣关闭不全或恶性高血压所致。

5. 混合型 比较多见。病变广泛,部位多发,病情一般较重。本型一般先有头臂动脉型的症状,随着病情的发展逐渐演变为混合型。

(四)辅助检查

1. 血液化验 在活动期,常有血沉增快,抗链球菌溶血素 O 滴度增高,C 反应蛋白阳性,血白细胞计数升高。部分患者也可出现轻度贫血,血清白蛋白降低,α 和 γ 球蛋白增高,以及血清抗主动脉抗体阳性。但是,炎症指标的升高程度通常与疾病活动程度并不直接相关,因此不能单纯依靠血液炎症指标对多发大动脉炎的活动性进行评估。

2. 影像学检查 胸部 X 线对本病的初筛有一定的价值。彩色多普勒超声可根据受累血管血流及形态改变协助诊断;可帮助判断血管内血流动力学改变。但目前公认的诊断金标准仍是血管造影(angiography),它是明确病变性质、部位、范围及制订手术方案的主要依据。近年来随着技术的进步,CTA/MRA 对疾病的病变程度、活动性和预后评估有一定作用,可补充血管造影的不足。另外,排泄性尿路造影、放射性核素肾图、节段性肢体血压测定和脉搏描记、肾素活性测定等对本病的诊断都有一定的辅助价值。

（五）治疗

本病患者约20%是自限性的，当发现时疾病已稳定，对这类患者如无合并症，可随访观察。对发病早期有上呼吸道、肺部或其他脏器感染因素存在，应有效控制感染，对防止病情发展有一定的意义。高度怀疑有结核菌感染者，应同时抗结核治疗。多发大动脉炎活动期的常用治疗药物有糖皮质激素（glucocorticoids）和免疫抑制剂（immunosuppressants），其治疗方法与其他系统性血管炎治疗相同。

糖皮质激素是主要的治疗药物，及时用药可有效改善症状缓解病情。一般口服泼尼松1mg/（kg·d），每日早晨顿服或分次服用，维持3~4周后逐渐减量，通常以血沉和C反应蛋白下降趋于正常为减量的指标，剂量减至每日5~10mg时，应维持一段时间，最后减量的目标是维持疾病不复发。危重患者可给予大剂量甲泼尼龙静脉冲击治疗，但要注意激素引起的不良反应。目前的指南也认为，传统合成改善病情抗风湿药物（csDMARDs），包括环磷酰胺、硫唑嘌呤和氨甲蝶呤等，与糖皮质激素合用能增强疗效，建议联合应用。对于严重的复发患者，建议重新用初始剂量的糖皮质激素治疗，对于轻度复发患者，至少将糖皮质激素加量至末次有效剂量。

新一代的免疫抑制剂如环孢素A、吗替麦考酚酯、来氟米特等疗效尚有待证实。近年来，托珠单抗在多发大动脉炎治疗中的应用引起了越来越多的关注，多个RCT研究表明，与安慰剂相比，托珠单抗有利于减少大动脉炎复发，且无新的安全性问题。此外，还有报道表明TNF-α拮抗剂如英夫利昔单抗或依那西普可用于复发或难治性大动脉炎患者的治疗，但其安全性和有效性仍需进一步验证。

根据病变情况选用血管扩张剂、降压药物等，能部分改善因血管狭窄明显所致的一些临床症状。近年来，雌激素受体拮抗剂三苯氧胺也用于本病治疗。应注意，除非因其他原因（如脑血管病等）有适应证，不得常规使用抗血小板或抗凝治疗，只有在特殊情况下，如血管缺血并发症或心血管疾病的高风险，才能个别考虑抗凝治疗。

多发大动脉炎的传统手术方式为旁路移植术（bypass graft），其目的旨在恢复缺血肢体、脑、肾脏及其他重要脏器的血供，切除动脉瘤处理并发症。目前推荐的手术适应证为：①肾血管性高血压；②有心脏或脑血管缺血的临床表现，经造影证实病灶；③严重的下肢间歇性跛行；④反复发生的短暂性脑缺血性发作和可复性缺血性脑神经功能缺失；⑤影像学提示主动脉及其分支狭窄或闭塞；⑥主动脉缩窄性高血压；⑦主动脉瘤样改变。

近年来，血管内介入治疗为本病提供了一种微创的、疗效可靠的治疗手段。经皮血管腔内成形术（percutaneous endovascular angioplasty，PTA）的主要适应证为：①静止期患者血管狭窄超过内径50%；②合并明显血流动力学意义的血管狭窄性病变，尤其是临床合并高血压的肾动脉狭窄和主动脉狭窄等；③多发大动脉炎旁路术后吻合口狭窄或移植血管狭窄等。PTA已成为治疗肾血管型多发大动脉炎的首选。血管内支架置入术的主要适应证为：①PTA后残余狭窄超过30%者；②血管狭窄或阻塞经PTA后瘤样扩张及旋切或激光再通术后内膜撕裂或夹层瘤形成等；③血管狭窄性病变较局限且可避免重要血管分支因支架置入而闭塞者。但若狭窄或闭塞累及较长动脉段或动脉形成严重瘢痕，经皮血管内介入治疗的成功率则较低。

多发大动脉炎的病因尚未明确，临床表现多种多样，因此，在治疗上应全面分析，只要把控制病情发展放在首位，多数患者预后较好。

（龚方戚）

参 考 文 献

1. DASS C, KANMANTHAREDDY A. Rheumatic Heart Disease. StatPearls. Treasure Island（FL）：StatPearls Publishing，2021.

2. MEYER P W, ANDERSON R, KER J A, et al. Rheumatoid arthritis and risk of cardiovascular disease. Cardiovasc J Afr，2018，29（5）：317-321.

3. SANTOS - MORENO P, BURGOS - ANGULO G, MARTINEZ-CEBALLOS M A, et al. Inflammaging as a link between autoimmunity and cardiovascular disease: the case of rheumatoid arthritis. RMD Open，2021，7（1）：e001470.

4. PETRI M, ORBAI A M, ALARCÓN G S, et al. Derivation

and validation of the systemic lupus international collaborating clinics classification criteria for systemic lupus erythematosus. Arthritis Rheum,2012,64(8): 2677-2686.

5. CLOÉ C,LUCIE B,MARC L,et al. Long-term outcomes and prognostic factors of complications in takayasu arteritis:a multicenter study of 318 patients. Circulation, 2017,136:1114-1122.

6. RENAUER P,SAWALHA A H. The genetics of Takayasu arteritis. Presse Med,2017 Jul-Aug,46(7-8 Pt 2): e179-e187.

7. YOSHIKO W,TETSURO M,KAZUO T. Current Clinical Features of New Patients With Takayasu Arteritis Observed From Cross-Country Research in Japan:Age and Sex Specificity. Circulation,2015,132:1701-1709.

8. KAITLIN Q,MARK A,ASHKAN M,et al. Comparison of magnetic resonance angiography and 18 F-fluorodeoxyglucose positron emission tomography in large-vessel vasculitis. Ann Rheum Dis,2018,77:1165-1171.

9. BERNHARD H,ANA A,SARA M,et al. 2018 Update of the EULAR recommendations for the management of large vessel vasculitis. Ann Rheum Dis,2020,79:19-30.

10. YOSHIKAZU N,MITSUAKI I,SYUJI T,et al. Efficacy and safety of tocilizumab in patients with refractory Takayasu arteritis:results from a randomised,double-blind, placebo-controlled,phase 3 trial in Japan(the TAKT study). Ann Rheum Dis,2018,77:348-354.

11. REDDY E,ROBBS J V. Surgical management of Takayasu's arteritis in children and adolescents. Cardiovasc J Afr,2007, 18:393-396.

12. Stanley P,Roebuck D,Barboza A. Takayusu's arteritis in children. Tech Vasc Interv Radiol,2003,6:158-168.

第九十二章

其他系统疾病的心血管表现

一、呼吸系统疾病

（一）肺源性心脏病

肺源性心脏病（pulmonary heart disease, PHD）是指由肺组织或肺动脉及其分支原发性病变引起肺循环阻力增加、肺动脉压升高，进而导致右心肥大伴有或不伴有右心衰竭的一组疾病。按病程分为急性和慢性两类。

1. 急性肺源性心脏病 在儿科临床上较少见。主要由于肺动脉主干或大分支血管栓塞，使肺循环大部分突然受阻，加之反射性引起肺血管和支气管痉挛导致肺动脉高压，进而引发右心室急剧扩张和急性右心衰竭。临床表现为突然发病，患儿出现呼吸困难、剧烈胸痛、咯血，可发生晕厥、昏迷和休克等，危重病例可猝死。肺栓塞的栓子来源于全身静脉系统或右心，多为内源性，也可为外源性。栓子绝大多数为血栓，极少数是脂肪性、空气性或感染性栓子。

此病可见于长期卧床、静脉插管留置过久、肾病综合征高凝状态静脉血栓形成、骨科手术或骨折发生脂肪栓子、感染性心内膜炎右心赘生物脱落等。近年来，国内外均有肺炎支原体肺炎并发肺动脉栓塞的报道。肺炎支原体感染可引发部分患儿血管内皮细胞损伤及血液呈高凝状态，进而导致体静脉血栓形成，血栓脱落后发生肺栓塞，还可直接引发肺动脉血栓形成，使肺循环受阻，肺缺血。对重症支原体感染患儿应注意检测血浆 D-二聚体、蛋白 S 和蛋白 C、抗凝血酶Ⅲ、抗心磷脂抗体等，有助于高凝状态的评估。有这些情况的患儿如出现上述临床表现应及时考虑本病，可进一步做心电图、胸部 X 线、肺部 CT、肺通气灌注核扫描及选择性肺动脉造影等检查以便明确诊断。治疗时可根据病情给予紧急吸氧、镇静、止痛、强心、抗凝溶栓，如为大型栓子栓塞可在体外循环条件下行急诊手术，取出栓子。

2. 慢性肺源性心脏病 较急性肺源性心脏病常见，但儿童较成人少见。

（1）病因

1）慢性阻塞性肺疾病（chronic obstructive pulmonary diseases, COPD）：是成人慢性肺源性心脏病最常见的原因。但在儿科临床上并不多见。儿童慢性支气管炎并发肺气肿、未得到有效控制的支气管哮喘，以及近年来受到关注的闭塞性细支气管炎（多由难治性肺炎支原体肺炎和重症腺病毒肺炎并发）等都可导致 COPD 的发生。

2）间质性肺疾病：除少见的弥漫性肺纤维化、特发性肺含铁血黄素沉着症及脱屑性间质性肺炎外，近年来有关儿童结缔组织疾病相关肺间质病变（connective tissue disease-interstitial lung disease, CTD-ILD）的临床报道逐年增多，CTD-ILD 已成为儿童慢性肺源性心脏病不可忽视的病因之一。

3）肺血管病变：如原发性肺动脉高压、肺血管炎等。

4）其他：如肥胖症、上气道部分阻塞（增殖体肥大、扁桃体肥大等）所致的阻塞性睡眠呼吸暂停低通气综合征、肺支气管发育不全等。

（2）发病机制：上述病因最终可影响肺的通气和换气功能，导致机体缺氧和二氧化碳潴留。

由于缺氧引发肺小动脉收缩痉挛及血管重构，代偿性红细胞增多使血液黏稠度加大，加之血容量增多等因素，导致肺循环阻力增加，肺动脉高压。为克服增加的阻力负荷，右心室代偿性增大、肥厚，晚期失代偿后可发展为右心衰竭。

（3）临床表现：慢性肺源性心脏病发展较缓

慢,在临床上除原有的呼吸系统疾病的症状和体征外,主要是逐渐出现呼吸衰竭和心力衰竭,以及其他器官损害的征象。

1)功能代偿期:此期患儿多有慢性咳嗽、咯痰、喘息,并逐渐出现气短、呼吸困难、发绀、乏力、活动后心悸等。体格检查有明显的肺气肿体征,叩诊呈鼓音,听诊呼吸音多减弱,可有干湿啰音。心浊音界因肺气肿而缩小、心音遥远,于肺动脉瓣听诊区可闻及第二心音亢进。剑突下搏动明显。

2)功能失代偿期:①呼吸衰竭多见于疾病后期或并发呼吸道感染时,患儿呼吸困难加重、发绀明显。重症可出现肺性脑病症状,如头痛、嗜睡、神志淡漠、谵妄、抽搐甚至昏迷。②心力衰竭以右心衰竭为主,患儿心悸、气短明显,活动受限。体格检查可见颈静脉怒张,心率增快或节律不齐,于胸骨左缘第2、3期肋间可闻及高调的收缩期杂音;于胸骨左缘第4肋间有时可闻及第三心音奔马律;在三尖瓣听诊区可闻及全收缩期吹风样杂音。腹部检查多见肝脏增大,可出现腹水征。严重者可全身水肿。

(4)辅助检查

1)胸部 X 线或肺部 CT 检查:除有肺部病变外,可见心脏增大,以右心室为主,肺动脉段突出,右下肺动脉增宽。

2)心电图:常出现右心室肥大,可见肺性 P 波等。

3)超声心动图:可排除导致肺动脉高压的非肺源性因素,可估测肺动脉压力,也可检测有无三尖瓣反流、房室内径及室壁厚度。

4)血气分析:提示缺氧、二氧化碳潴留和高碳酸血症,$PaO_2<6.6kPa$,$PaCO_2>6.0kPa$。

5)肺功能检测:肺活量减少、肺活量常 <预计值的 60%。

(5)诊断:在慢性呼吸道疾病的基础上,临床上出现肺动脉高压、右心室肥大或右心衰竭的征象,排除引起右心病变的其他心脏病的可能,即可诊断本病。但对早期患儿应结合病史、体格检查及辅助检查结果进行综合判断。

(6)治疗

1)控制和治疗原有的呼吸系统基础病变,改善通气和换气功能,纠正低氧血症和高碳酸血症。

2)慢性肺源性心脏病患儿病情急性加重期和缓解期常交替出现。在急性加重期应积极治疗呼吸道感染,用 β_2 受体激动剂解除支气管痉挛,注意清除气道痰液,改善呼吸功能。可短期应用肾上腺皮质激素;有右心衰竭者可予以强心、利尿等处理,对有呼吸衰竭表现者,必要时进行机械通气支持。在缓解期,主要是增强体质、防治呼吸道感染,酌情应用免疫调节剂或免疫增强剂。

(二)急性支气管肺炎

急性支气管肺炎(acute bronchopneumonia)多为社区获得性肺炎(community acquired pneumonia,CAP)是儿科临床上常见的呼吸系统疾病,也是发展中国家 5 岁以下儿童死亡的重要原因之一。重症急性支气管肺炎患儿除有呼吸系统改变外,可发生循环、神经和消化系统的功能障碍。

1. 心血管表现的发生机制 支气管肺炎最重要、最基本的病理生理改变是因通气和换气功能障碍所致的缺氧和二氧化碳潴留。

急性支气管肺炎时,缺氧和病原体及其毒素可引发心肌损伤,出现心肌细胞充血、水肿、变性,部分肌纤维溶解。电镜下观察可见少数心肌细胞受损、线粒体破坏、心肌间质变性。有些研究结果表明肺炎时氧自由基的产生也参与了心肌损害的发生发展过程。

缺氧时常通过多种途径引发肺血管平滑肌收缩:缺氧时刺激和诱导内皮素(ET)合成和释放增多,而 ET 能收缩血管;缺氧可引起血管内皮细胞内 NO 合成酶的活性降低,使 L-精氨酸生成 NO 减少,NO 是目前已知的扩血管平滑肌作用较强的活性物质之一,NO 生成减少进一步导致肺血管收缩;也有些研究结果显示重症支气管肺炎患儿血浆降钙素基因相关肽含量明显减少,血浆降钙素基因相关肽有较强的扩血管效应,如减少是促进肺血管收缩的因素之一。缺氧性肺血管收缩使肺血管阻力升高,引发肺动脉高压,导致右心室阻力负荷增加。

急性支气管肺炎重症病例,由于缺氧使心肌细胞线粒体内进行的能量代谢发生障碍,氧化磷酸化过程受抑,ATP 合成减少,使化学能转变为机械能受阻,心肌收缩力减弱。

2. 心血管表现　重症急性支气管肺炎病例常出现心率增快、呼吸急促、烦躁不安、呼吸困难、发绀、肝脏增大,部分患儿尿量减少并出现眼睑和肢体水肿。危重病例可见皮肤呈花斑纹状、肢端凉、脉细弱等周围循环障碍表现。

对于上述临床表现如何解释,国内学者尚有不同意见。大多数学者认为是肺炎并发心力衰竭(heart failure)的表现,但也有学者持反对意见,认为急性支气管肺炎根本不存在心力衰竭。笔者在多年临床实践中观察到对急性支气管肺炎疑似并发心力衰竭的重症病例,应用强心、利尿、镇静、吸氧等综合措施后,心率减慢、呼吸困难缓解、肝大回缩,一般状况改善,提示抗心力衰竭治疗有效,故支持重症肺炎患儿可能存在心功能不全。但不可否认目前在临床实际工作中被诊断为"肺炎合并心力衰竭"的病例过多,有过度诊断之嫌。其中有不少病例通过镇静、吸氧或给予糖皮质激素和 β_2 受体激动剂雾化吸入后,发绀明显缓解、心率和呼吸次数也较前明显减慢。因此,肺炎患儿心率增快、呼吸急促、烦躁不安等不能除外为缺氧所致。

部分急性支气管肺炎重症病例体格检查时可发现患儿面色苍白、心动过速、心音低钝、心律不齐。心电图显示 ST 段下移、T 波低平或倒置,少数存在期前收缩和/或传导阻滞。如化验心肌酶谱明显增高尤其 CK-MB 升高和/或心肌肌钙蛋白 I(CTnI)升高,此时应考虑患儿已有心肌损伤或心肌炎。

3. 肺炎并发心力衰竭的诊断和处理　目前,国内现行的肺炎合并心力衰竭的诊断标准是1985 年修订的,至今沿用。重症支气管肺炎患儿如有下述表现:①呼吸突然加快 >60 次/min;②心率突然 >180 次/min;③骤发极度烦躁不安,明显发绀、面色发灰、指/趾甲微血管充盈时间延长;④心音低钝、奔马律、颈静脉怒张;⑤肝脏迅速增大;⑥尿少或无尿、颜面眼睑或双下肢水肿,应考虑存在心力衰竭。若具备前 5 项者即可诊断心力衰竭。近年来,对疑似心力衰竭患儿常做超声心动图检查,如显示射血分数(EF)明显减低,则支持心力衰竭的诊断。另外,检测血清氨基末端脑钠肽前体(NT-pro BNP)升高是诊断心力衰竭一

个重要的生物学指标。处理:除积极治疗肺炎原发病外,可予以吸氧、镇静、强心、利尿、扩血管、心肌代谢赋活药等措施。可应用毛花苷 C(或地高辛)分次快速饱和强心、呋塞米利尿、酚妥拉明扩血管、肌酸磷酸钠(或 1,6 二磷酸果糖和/或左卡尼丁)改善心肌代谢等。需注意因缺氧洋地黄易中毒,故剂量应缩减,并监测有无电解质紊乱。

二、神经肌肉疾病

(一)进行性肌营养不良

进行性肌营养不良(progressive muscular dystrophy,PMD)是一组遗传性肌肉变性病,临床特征为进行性加重的对称性肌无力、肌萎缩。根据遗传方式、起病年龄、受累肌群的分布、病程和预后等分为不同的临床类型,其中以假性肥大型肌营养不良较常见,包括进行性假肥大性肌营养不良(Duchenne muscular dystrophy,DMD)和贝克肌营养不良(Becker muscular dystrophy,BMD)。

DMD 在儿科临床上较常见,为 X 性连锁隐性遗传性肌肉变性疾病,发病率为 1/5 000~1/3 500活产男婴(亦有报道为 30/10 万活产婴儿)。男性发病多见,女性携带基因。起病年龄多在 3~5 岁。病初双下肢无力、步态摇摆、易跌跤,以及上楼梯困难。患儿自仰卧变为直立位时呈高尔(Gower)征。直立时可见腰椎前凸。当肩臂肌肉受累时举臂无力,可见翼状肩胛。双下肢腓肠肌肥大,晚期肌肉发生萎缩。血清酶学检测可发现肌酸激酶(creatine kinase,CK)显著增高,LDH、AST、ALT 在进展期也均明显升高。肌电图检查常显示肌源性损害。肌肉活检可见肌纤维肥大变性,其间有大量脂肪和结缔组织。

BMD 也是性连锁隐性遗传,较 DMD 少见,发病率为 DMD 的 1/10。临床表现与 DMD 相似,但起病晚,多在 8 岁以后,一般为 5~15 岁。该型进展缓慢,病情较轻,预后相对较好。

进行性肌营养不良除假性肥大型肌营养不良外,还包括面肩肱型肌营养不良(facioscapulo-humeral muscular dystrophy,FSHD)、Emery-Dreifuss 型肌营养不良(Emery-Dreifuss muscular dystrophy,

EDMD）、肢带型肌营养不良（limb girdle muscular dystrophy，LGMD）、远端型肌营养不良、眼肌型肌营养不良等。近年来，对进行性肌营养不良患儿都建议做基因检测，观察有无基因缺失、重排或突变，以便进一步明确致病基因的类型，有助于确定诊断。

1. 心脏受累的发生机制 近年来，对进行性肌营养不良的病因学研究已取得突破性进展。目前已确认 DMD、BMD 的致病基因位点在 X 染色体短臂 2 区 1 带（Xp21），该基因编码抗肌萎缩蛋白（dystrophin，Dys），以前也有人称为肌营养不良蛋白（dystrophin，DP）。当该基因发生缺失或突变后 Dys 表达缺乏或减少。Dys 是一种重要的细胞骨架蛋白，分布于肌细胞膜的膜面，起细胞支架作用。一些研究表明，Dys 需与糖蛋白结合形成 Dys 糖蛋白复合体后才能发挥稳定细胞膜作用。由于基因缺失或突变，使 Dys 表达缺乏或减少，进而 Dys 糖蛋白复合体形成障碍，引起肌细胞膜结构缺陷，导致本病的发生。结果出现肌纤维变性、坏死与再生并存。

心肌细胞损害的发生机制与骨骼肌相似。Dys 缺乏使 Dys 糖蛋白复合体形成障碍，除影响骨骼肌外，也可导致心肌细胞膜完整性受损，心肌纤维发生变性、坏死，心肌组织逐渐被纤维组织和脂肪替代。

2. 心脏受累的临床表现 进行性肌营养不良心脏受累（cardiac involvements）的发生率各家报道不一，有资料显示高达 95% 以上的 DMD 患儿可累及心脏。1863 年，Ross 首先报道 DMD 并发心肌损害。一些研究结果显示 DMD 心脏受累早期症状不明显，多在 10 岁以后出现，至 18 岁时几乎所有 DMD 患者都存在心脏病变，其中有部分患者可以长期无症状。大部分在临床上表现为心律失常（arrhythmia）和/或心肌病（cardiomyopathy），晚期可发生心力衰竭或猝死。近年来，国内曾有少数关于儿童进行性肌营养不良合并心脏损害的病例报告。

（1）心肌病变：表现为肥厚型心肌病或扩张型心肌病。心肌病变以左心室壁后基底部和后外侧部受累为特点，室间隔较少受累，右心室和右心房通常不受累。DMD 并发的心肌病在早期临床

症状和体征相对较少，常表现为窦性心动过速。部分患者心底部可闻及非特异性收缩期喷射性杂音，于心尖部可闻及二尖瓣反流所致的收缩期杂音，少数病例可出现肺动脉第二心音亢进。随着心肌病变尤其纤维化的逐渐加重，后期可发生左心功能不全，患者出现劳力性呼吸困难、乏力、恶心、呕吐、体重下降、咳嗽等。晚期发生的心力衰竭是引发 DMD 患者死亡的重要因素之一。

（2）心律失常：由于心肌变性、坏死和纤维化及传导系统受累，DMD 患者常发生心律失常，除窦性心动过速外，心房扑动、房性期前收缩、阵发性室上性心动过速、室性期前收缩等较常见，也可发生致命性室性心律失常。传导障碍多发生在疾病晚期，可出现房内传导延迟、房室传导阻滞、右束支阻滞、左前半或左后半阻滞及双支、三支阻滞等。70%~90% 患者于早期就可出现心电图异常：右心前区导联 R 波增高。R/S 比值增大，I、aVL、V_{5-6} 导联可见深 Q 波，以上改变具有特征性。

（3）瓣膜损害：DMD 时心脏瓣膜本身并无病变，但由于左心室壁后基底部和后外侧部心肌病变以及后乳头肌功能不全，可引发二尖瓣关闭不全甚至二尖瓣脱垂，发生二尖瓣环扩大者仅少数。

BMD 也可发生心脏受累，各家报告的发生率为 15%~90%，较小患儿也可发生心脏损害。心肌病变和骨骼肌病变出现时间和程度不一致，无明显肌无力的患者可出现心脏受累征象或有肌无力、肌萎缩的患者又无心脏受累。心脏受累的严重程度与年龄无关，但成人患者一般多有心肌病，且以扩张型心肌病最常见。

埃默里-德赖弗斯型肌营养不良（EDMD）多在儿童期发病，进展缓慢，以"早发的关节挛缩、肱腓受累为主缓慢进展的肌无力和肌萎缩、心脏受累"三联症为典型表现，因无腓肠肌假性肥大，可与 DMD、BMD 相鉴别。X 连锁的 EDMD（XL-EDMD）容易出现心脏受累，并随年龄增长逐渐发展。心脏受累以房室传导障碍为特点。常在 20~30 岁之前出现心电图改变。可表现为窦性心动过缓、房室传导阻滞、心房扑动或颤动、心房静止等。少数病例可发生扩张型心肌病、心力衰竭。常染色体显性遗传的 EDMD（AD-EDMD）骨骼肌受累轻微或无受累，但常有心脏受累并逐渐加重。

20~40岁时可出现扩张型心肌病或传导障碍等心律失常。

面肩肱型肌营养不良（FSHD）为常染色体显性遗传病，多在青春期发病，主要表现为面、肩及臂肌无力。患者可出现传导阻滞和/或心律改变，以房性心律失常多见，可发生阵发性室上性心动过速、心房停搏。偶可发生右心室心肌病。

肢带型肌营养不良（LGMD）多为常染色体隐性遗传病，也可为常染色体显性遗传。男女均可发病，常在10~30岁起病。其临床特征为骨盆和肩胛肌进行性无力和萎缩。过去认为本病心脏受累罕见，但近年来研究发现部分重型病例可并发心律失常或心肌病。

3. 心脏受累诊断和治疗 根据典型的临床表现和遗传方式，结合血清酶学、肌电图及肌肉病理检查所见，进行性肌营养不良的诊断多能确定。对已确诊为进行性肌营养不良的患者应常规定期进行心电图和超声心动图检查，如心电图显示异常，存在传导障碍和/或心律改变，或超声心动图呈现心肌病改变，无论患儿有无临床症状都应考虑进行性肌营养不良合并心脏受累。近年来，国外对进行性肌营养不良的患儿开展了心脏磁共振检查，结果表明有助于早期发现心脏病变。

目前，心脏受累的治疗多主张及时应用血管紧张素转换酶抑制剂（ACEI）和/或β受体拮抗剂。糖皮质激素是唯一被证实可以改善DMD患儿肌力和减缓疾病进展的药物。有研究表明，口服泼尼松及其类似物地夫可特（Deflazcort）对心脏可能有一定的保护作用。对已出现心功能不全者应对症处理，予以抗心力衰竭治疗，有严重传导障碍时可植入心脏起搏器。对于致命性室性心律失常患儿可植入自动复律除颤器。国外已有对扩张型心肌病并发顽固性心力衰竭者做心脏移植术的报道。

（二）强直性肌营养不良

强直性肌营养不良（myotonic dystrophy，MD）又称Steinet病，是一种常染色体显性遗传病。此病在儿科临床上少见，多于中青年起病。1890年由Delege首次描述。MD发病率约为13.5/10万个活婴，男性患儿较多。任何年龄均可发病，以青春期多见。病情进展缓慢。本病以肌无力、肌萎缩和肌强直为主要表现。肌强直多发生在上肢肌、面肌和舌肌，表现为肌肉收缩后松弛障碍，如用力握拳后不能立即张开，闭眼后不能立即睁开。患儿面无表情，面容瘦长呈"马面"，若颈部肌肉受累发生萎缩则颈细如"鹅颈"，叩击大鱼际、三角肌等部位可引出肌球，为局部肌肉持久收缩所致。MD可累及多系统，除骨骼肌外，还可出现晶状体、心脏、肺、内分泌和神经系统病变。实验室检查血清CK正常或轻度升高；肌电图显示一次收缩后引起一系列动作电位，为一典型肌强直放电。

1. 心脏受累的发生机制 目前已明确本病的致病基因位于19号染色体长臂近端（19q13.2）。肌强直蛋白激酶（DMPK）基因非编码区内脱氧核苷酸CTG三联子重复序列异常扩增导致本病。有学者认为，*DMPK*基因CTG三联子扩增异常可能干扰PE-HB₁基因转录，导致MD患者出现心脏传导障碍。此外，存在心肌营养不良时，部分患者心脏呈局灶性或弥漫性脂肪浸润。

2. 心脏受累的临床表现 1911年，Griffith首先报道MD可出现心脏受累。MD心脏受累主要表现为房室传导阻滞、窦性心动过速、心房扑动、心房颤动、室性心动过速等心律失常，心肌病相对少见。随着肌病的进展，心脏受累逐渐加重，严重者可发生猝死。心脏受累是强直性肌营养不良的重要临床表现之一。

（1）心律失常：发生率为37%~80%。通常缺乏临床症状，少数患者可有头晕、晕厥、心悸等。心律失常类型包括窦性心动过速、房性期前收缩、心房扑动、心房颤动、室性期前收缩、室性心动过速等，其中以心房扑动、心房颤动最为常见。传导系统受累以浦肯野纤维病变为主，表现为室内传导延迟H-V间期延长，右束支阻滞也较常见。随着希氏束-浦肯野系统病变的加重，可发生完全性房室传导阻滞导致阿-斯综合征发作。房室传导阻滞和室性心动过速可引发患者猝死。

（2）心肌病变：心肌受累较隐匿，当心肌病变范围较小时，通常无明显临床症状和体征。有心力衰竭征象者不足10%。心电图检查部分患者显示异常Q波和ST段改变。超声心动图检查

15%~20% 患者出现异常,可见左心室肥厚、左心室扩大、二尖瓣脱垂、左心房扩大、局限性室壁运动异常、左心室收缩功能减低等。

（3）瓣膜和冠状动脉病变:25%~40% 患者因乳头肌功能不全出现二尖瓣脱垂、二尖瓣关闭不全。有研究表明部分 MD 患者可出现冠状动脉受累。

3. 心脏受累的诊断和治疗 对确诊为 MD 的患者进行常规检查心电图(包括 24 小时动态心电图)和超声心动图,如发现心电图异常,存在传导阻滞、异位心律失常等,或超声心动图显示心室肥厚、心室扩大、局限性室壁运动异常等,应考虑已有心脏受累。必要时可做心内电生理检查。MD 发生心脏受累时,出现头晕、晕厥、心悸或心功能不全征象只占一小部分且多在晚期。

除对 MD 进行药物、物理治疗外,针对心脏受累的表现需给予相应的处理。对严重窦性心动过缓和高度房室传导阻滞的患者可安装心脏起搏器。对心房扑动、心房颤动伴明显临床症状者可予抗心律失常药,但需警惕药物致心律失常副作用的发生。

（三）弗里德赖希共济失调

弗里德赖希共济失调(Friedreich ataxia,FA)是一种常染色体隐性遗传病。1863 年由 Friedreich 首次报告。本病主要累及脊髓后索、脊髓小脑束、皮质脊髓束和心脏。临床上以进行性步态和肢体共济失调、深感觉障碍、腱反射消失、病理反射(巴宾斯基征)阳性为特点。FA 的人群发病率约为 2/10 万,男女均可患病。通常在 5~18 岁起病,少数延至 30 岁发病。

1. 心脏受累的发生机制 FA 的致病基因 FROA 位于 9 号染色体长臂(9_q^{13}),此基因编码线粒体蛋白 Frataxin。由于基因非编码区第一内含子 GAA 三核苷酸重复序列异常扩增导致 DNA 螺旋结构异常,从而抑制 *Frataxin* 基因转录,使 Frataxin 生成减少。Frataxin 水平减低导致线粒体功能紊乱。线粒体内铁超负荷,能量生成受损。Frataxin 减少或缺乏使铁-硫簇合成障碍,进而导致线粒体呼吸链病,超氧化物歧化酶等抗氧化途径信号传递障碍。神经元和心肌细胞对氧化应激反应敏感性增加,产生过多的氧自由基,最后导致神经元和心肌细胞变性、坏死。最近一些研究结果表明,FA 心肌病是因铁超负荷引发线粒体损害,进而出现心肌纤维变性、坏死、心肌间质纤维化,以及慢性反应性心肌炎所致。

2. 心脏受累的临床表现 并发心肌病是 FA 的重要临床特征之一。本病心脏受累的发生率约在 90% 以上,可伴有或不伴有临床症状,其中以无症状的隐匿性心脏受累为多见。此时仅表现为心电图或超声心动图异常。心脏受累常出现在严重的共济失调之后,并与神经症状的严重程度无关。心脏病变是 FA 患者死亡的重要原因之一。

（1）心肌病变:有资料表明 34%~77% 的 FA 患者存在心肌肥厚,其中约 30% 患者出现活动后心悸、气短、水肿、外周发绀等临床症状。检查可发现胸骨左缘上部收缩期杂音,在部分患者可闻及第三、四心音或奔马律。胸部 X 线检查心影正常或增大。有 90%~95% 的 FA 患者出现心电图异常改变,II、III、aVF、$V_{5~6}$ 导联 T 波倒置较常见,可见左、右心室肥厚征象,部分病例出现异常 Q 波。超声心动图检查可发现约 30% 患者有心肌病征象,并以肥厚型心肌病常见。左心室心肌多呈向心性肥厚,也可见室间隔呈不对称性增厚,少数发生左心室流出道梗阻。心脏扩大呈扩张型心肌病表现者相对少见,并提示疾病已进入晚期,在临床上常出现心力衰竭的症状和体征。应用超声心动图可检测患者的心功能,呈肥厚型心肌病者多有左心室舒张功能障碍,出现扩张型心肌病时左心室收缩功能明显减低。

（2）心律失常:与心肌病变相比,FA 患者较少发生心律失常,其中以期前收缩、心房扑动、心房颤动相对常见,且多出现在扩张型心肌病患者,阵发性房性心动过速多见于患者临终前。室性心动过速少见,传导障碍罕见。

（3）冠状动脉受累:有报道 FA 患者可发生冠状动脉损害,出现内膜增厚、管腔狭窄,尤其以室壁内冠状动脉分支受累为主。

3. 心脏受累的诊断和治疗 FA 患者如心电图和/或超声心动图检查出现异常改变,可考虑已有心脏受累。如临床上出现心肌病及心功能不全或严重心律失常,多为典型或晚期病例。

目前尚无特效治疗。早期可应用辅酶 Q_{10} 及其类似物 Debenone（氧自由基清除剂）能延缓心肌病变的进展，减轻心肌肥厚。并发肥厚型心肌病者可予以血管紧张素转换酶抑制剂以改善心肌重构，也可试用 β 受体拮抗剂。对晚期出现心力衰竭患者可考虑应用左心室辅助装置（LVAD）或进行心脏移植。

（四）其他神经肌肉疾病的心血管表现

在儿科临床上还可见到其他一些神经肌肉疾病并发心脏损害，继而出现心血管异常征象。

1. 脑血管病　脑血管病（cerebrovascular disease）包括脑出血、脑血栓形成、脑栓塞等，如患者突然出现意识障碍称为"脑卒中（stroke）"。急性脑血管病以脑出血最为常见，大量颅内出血可导致死亡。脑血管病的诊断除根据病史、临床表现外，主要依赖颅脑 CT、MRI 等影像学检查。

脑血管病患者出现心血管异常表现的机制尚未完全清楚，目前多认为脑血管病可导致大脑神经中枢功能紊乱，进而影响丘脑下部和脑干内心脏血管调节中枢，再通过自主神经系统引起心血管异常，可发生功能性或器质性病变，后者可能由于交感神经过度兴奋，儿茶酚胺类物质释放过多导致心肌损害。

约有 90% 的脑血管病患者出现心电图改变，主要是心律失常和复极异常。心律失常以窦性心动过缓、窦性心动过速、期前收缩、房室传导阻滞、异位性心动过速等常见；复极异常类似缺血性改变，可见 ST 段抬高、T 波倒置、Q-T 间期延长。部分病例 CK-MB 升高、左心室壁活动异常，提示存在器质性心肌损害。

2. 吉兰-巴雷综合征（Guillain-Barré syndrome，GBS）　也称为急性炎症性脱髓鞘性多神经病。临床主要特征是进行性、对称性、弛缓性瘫痪，常伴有感觉异常，脑脊液多显示细胞蛋白分离现象。GBS 患儿的心血管表现多为自主神经功能紊乱所致，伴有呼吸肌麻痹的重症患儿缺氧和二氧化碳潴留也可引发心肌损害，出现相应表现。心电图检查可见房性或室性期前收缩、窦性停搏、窦房传导阻滞、房室传导阻滞、室上性心动过速、室性心过速等心律失常，此外心电图有时可见 T 波倒置

等改变。严重心律失常如完全性房室传导阻滞或室性心动过速患者有时可发生猝死。GBS 患者除常发生心律失常外，可出现心率和血压的宽幅波动，时而发生直立性低血压或一过性高血压。

3. 周期性麻痹（periodic paralysis）　以反复发作的弛缓性肌无力伴有血清钾降低或升高为特征，是一种少见的遗传病。根据发作时血清钾的浓度，在临床上分为 3 型：即低钾型、高钾型和正常血钾型。低钾型最常见，呈常染色体显性遗传，有不完全外显率，也可散发。此型多在 7~12 岁发病，最小 4 岁，男孩多见。通常在夜里或休息时出现肌无力，持续 1 天或更长时间，病情轻重不一，严重者除颜面肌、眼肌、括约肌外全身骨骼肌均可受累，偶可发生呼吸肌麻痹。发作诱因有剧烈运动、过食碳水化合物、受凉、外伤、感染等。发作间期多无症状。无肌萎缩现象。高钾型相对少见，也是常染色体显性遗传，外显率高。临床表现与低钾性周期性麻痹相似。

周期性麻痹患儿发作期心血管表现的发生机制迄今尚未完全阐明。多认为主要与心肌细胞内外钾离子浓度的变化有关。低钾性周期性麻痹发作时，心电图显示 T 波低平、双向或倒置，出现 U 波，有时 U 波高于 T 波或两者融合，ST 段下移常 ≥0.5mV，Q-T 间期延长。还可出现心律失常，其中包括窦性心动过速、室性或房性期前收缩、阵发性室上性心动过速、心房颤动，甚至出现心搏骤停。发作后心电图异常可持续数天。发作间歇期心电图可正常。治疗上可口服补钾，必要时予静脉滴注。高钾性周期性麻痹发作时，心电图显示 T 波高尖、基底窄，ST 段下移，P 波先低平、增宽、后消失，P-R 间期延长，QRS 波群显著增宽。此外，可出现窦性心动过缓、窦房传导阻滞、心房静止、房室传导阻滞、室性期前收缩、严重者可发生室性心动过速、心室颤动，也可发生心脏停搏。治疗上可给予钙剂、胰岛素和碳酸氢钠等。

4. 心脏神经官能症（cardiac neurosis）　近年来有关神经心脏病学（neurocardiology）的相关研究进展较快，并引起临床医生的关注，它是一门边缘学科，涉及神经和心脏两个领域。所谓神经心脏病是指神经系统功能性或器质性病变导致心血管系统的功能性或器质性疾病。于 20 世纪

40 年代末期在欧美医学文献中就可以查询功能性心血管病（functional cardiovascular disease）及心脏神经官能症（cardiac neurosis）的许多相关研究报告。近年来，我国儿科界也开始关注儿童功能性心血管病，但研究多集中在血管迷走性晕厥、体位性心动过速等疾病方面。实际上心脏神经官能症是儿科临床上最常见的一种功能性心血管疾病，目前尚缺乏具体的流行病学调查资料。心脏神经官能症简称为心脏神经症。本症是一种由于神经系统功能紊乱而引起以循环系统功能失调为主的疾病，主要表现为呼吸困难、心悸、胸痛、乏力，常伴有其他神经症状，实质是神经官能症的一种特殊类型。近年来发病率明显增高，已成为儿科常见病，但部分医生对本病缺乏认识，误诊误治病例并不少见。

（1）发生机制：目前尚未完全清楚，但精神、神经因素占有重要位置。众所周知，心血管系统是受神经内分泌系统特别是神经系统调节的。由交感神经和副交感神经组成的自主神经系统在心脏血管有广泛的分布，并对心血管系统的活动起重要的调节作用，而自主神经系统是受大脑皮质高级中枢支配和调控的，因此当中枢神经系统功能发生紊乱时，通过自主神经系统会影响心血管的功能出现异常。临床资料表明，心脏神经症患儿多有精神、心理障碍，原因多种多样。常见的原因有患儿学习任务繁重而紧张，休息减少，常有情绪焦虑；家长对孩子的期望值过高，造成患儿精神、心理压力增大；家长的教育方法不当，缺乏耐心和正确引导，态度生硬；家庭环境较差，父母感情不和，经常吵架，甚至离异，对患儿产生不良刺激；少数患儿任性、脾气暴躁易激动或性格内向，不开朗，承受能力较差等。由于上述各种原因的作用，患儿大脑皮质中枢的兴奋与抑制过程出现失衡，进而产生一系列神经症状和心血管症状。本病体内神经内分泌的一些具体变化还有待于进一步深入研究。

（2）临床表现：本病的临床症状繁多易变，但缺乏有意义的阳性体征。呼吸困难是最常见的症状，患儿多自述胸闷、气短、憋气，喜欢间歇性深吸气（家长常描述为"大喘气"），有时做叹息样长呼气，个别患儿经吸氧后呼吸困难才缓解，但体格检查患儿无发绀，两肺也无啰音。上述症状常在患儿休息时出现，尤其是晚上睡眠前明显，当患儿入睡后症状消失、呼吸平稳、平卧也无呼吸困难。心悸也是常见的症状，患儿自觉心跳、心慌、心前区不适等。胸痛可呈持续性闷痛，也可为历时数秒的针刺样疼痛，多与劳累无关。患儿常伴有不同程度的神经衰弱症状，如头昏、头晕、头痛、记忆力减退、焦虑、失眠、多梦、食欲缺乏、恶心等。部分患儿还可有低热、面颊潮红、多汗、手脚发麻等自主神经功能紊乱的表现。上述症状可时有时无、间断出现，部分患儿既往有同样病史。体格检查时可发现少数患儿心率较快、心音有力、可闻及柔和的收缩期杂音或早搏。心电图检查部分患儿可见窦性心动过速、偶发的期前收缩，夜间可出现一度或二度I型房室传导阻滞。

（3）诊断和鉴别诊断：目前心脏神经症的诊断尚无统一的标准，具备以下几点可诊断本病。①患儿有较多的心血管功能失调的症状，其中以呼吸困难、心悸、胸痛、乏力最为常见。这些症状的出现和加重与体力活动无密切关系，而与精神、情绪有关。②常同时存在神经官能症（包括自主神经功能紊乱）的表现。③与症状繁多相反，缺乏有意义的阳性体征。④经全面、系统的心血管方面的辅助检查未发现器质性心脏病的证据。⑤除外有类似表现的其他系统疾病。需与本病进行鉴别的疾病有心肌炎、β受体功能亢进症、甲状腺功能亢进、二尖瓣脱垂综合征、慢性感染性疾病、过度换气综合征等。

（4）预防和治疗：开展心理治疗，帮助患儿和家长查找具体病因并尽力排除；调节生活、学习节奏，增加户外活动，减少心理压力，保持心情舒畅，对本病的防治十分重要；对症状明显和家长十分紧张的患儿可适当给予镇静剂、谷维素、维生素 B_1、B_6 及安神补心胶囊等中成药，对病情控制有一定帮助。

三、内分泌疾病

（一）甲状腺功能亢进症

甲状腺功能亢进症（hyperthroidism）简称甲

亢,是由于甲状腺激素分泌过多引起的一组综合征。本病是儿科较常见的内分泌疾病。甲亢的病因多为Graves病(弥漫性毒性甲状腺肿),其他少见的病因包括多结节甲状腺肿伴甲亢、甲状腺自主性高功能腺瘤、垂体性甲亢、药物性甲亢等。在儿科以青春期女孩多见。主要临床症状是食欲增加、消瘦、多汗、怕热、心悸、乏力、情绪不稳定、焦虑、易激动、注意力不集中、学业退步、腹泻等。体检可见甲状腺弥漫性肿大且质地柔软表面光滑,可闻及血管杂音。一侧或双侧突眼。心率增快,心尖部收缩期杂音,可有心律不齐。血压脉压增宽,手震颤等。辅助检查血清 FT_3、FT_4 水平增高,促甲状腺素(thyroid stimulating hormone,TSH)降低,抗甲状腺球蛋白抗体(anti-thyroglobulin antibody,anti-TGAb)及抗甲状腺过氧化物酶自身抗体(anti-thyroid peroxidase autoantibody,anti-TPOAb)增高,Graves病患者TSH受体抗体(TSH receptor antibody,TSHRAb)水平显著升高。甲状腺放射性核素扫描或超声检查提示甲状腺肿大。

1. 心脏受累的发生机制 甲亢时心脏受累的发生机制至今尚未完全明确,据现有研究资料可能与以下因素有关:甲状腺激素直接作用于心肌能增加肌球蛋白重链的转录,促进肌球蛋白的合成,肌球蛋白是心脏重要的结构蛋白和收缩蛋白;甲状腺激素能增加心肌细胞 Na^+-K^+-ATP 酶活性及肌质网中 Ca^{2+}-ATP 酶活性,进而增加心肌收缩力;甲状腺激素可兴奋腺苷酸环化酶活性,使环磷酸腺苷(CAMP)生成增多,作为第二信使进而影响心肌能量代谢和钾、钙等离子活动;甲状腺激素可增加心肌细胞膜表面 β 受体的表达,使数目增多,并可放大儿茶酚胺受体后效应,增加心脏对儿茶酚胺的敏感性。长期大量甲状腺激素对心肌可产生有害作用,进而引发心脏肥厚、心肌缺血缺氧加重,心肌呈小灶性坏死、间质水肿、纤维化、结缔组织伴淋巴细胞浸润,这些病变可累及心房、心室肌和传导系统,使心功能减退、心律失常发生增加;甲状腺激素作用于窦房结,引发心率明显增快。甲状腺激素也可使心房肌兴奋性增加,易发生房性期前收缩和心房颤动等心律失常。

2. 心脏受累的临床表现

(1)一般心血管表现:因心率快、心肌收缩力增强患者常自觉心悸、胸闷、气促等。体检时可发现心动过速,尤其在休息或睡眠时心率仍明显增快。心前区搏动增强,第一心音亢进,于心尖部可闻及 1~3 级收缩期杂音。收缩压常升高,舒张压下降,脉压增大,可出现周围血管体征。

(2)甲亢性心脏病:重症甲亢患者,特别是病程较长又未予积极治疗者可引发甲亢性心脏病,但儿童甲亢患者发生甲亢性心脏病非常少见,相关资料较少。成人甲亢性心脏病表现为:①心律失常。10%~15% 甲亢患者可出现各种心律失常,其中以期前收缩常见,尤以房性期前收缩多见。约有 10% 甲亢患者发生阵发性心房颤动,6% 甲亢患者可出现持续性心房颤动,年龄多在 45 岁以上。②心脏肥大。甲亢性心脏病患者可出现心脏增大,早期多表现为肺动脉段突出、右心室大,之后出现左心室大或全心增大。③心力衰竭。成人甲亢患者约有 5% 出现心脏扩大伴有不同程度的心功能不全。④心绞痛。成人甲亢患者并发心绞痛并非少见,甚至有引发心肌梗死的报道。

3. 心脏受累的诊断和治疗 一般心血管表现在临床上较为常见,也容易做出判断。心脏受累到什么程度才能诊断为甲亢性心脏病目前尚无统一的标准。一般认为甲亢伴有心房颤动、传导阻滞、心脏增大、心力衰竭或有心绞痛发作,又无其他原因心脏病可以解释,甲亢治愈或完全缓解后上述心脏异常消失或明显好转,方可考虑甲亢性心脏病的诊断。对重症甲亢患者临床上疑有甲亢性心脏病时,应进一步做心电图(包括 24 小时动态心电图)、超声心动图、胸部 X 线、心肌酶谱、心肌肌钙蛋白、氨基末端脑钠肽前体(NT-proBNP)等检查。

甲亢患者如果仅有一般心血管表现时,关键是治疗甲亢,可用甲巯咪唑,或丙硫氧嘧啶,直至症状缓解后再减量。在此基础上可加用 β 受体拮抗剂普萘洛尔 5~10mg/次,1 日 2~3 次[0.5~1mg/(kg·d)]或用美托洛尔 12.5~50mg/次,1 日 2~3 次口服。甲亢性心脏病伴存心力衰竭时首先需积极控制甲亢,抗心力衰竭措施同其他心脏病。因属高心排血量心力衰竭,心肌对洋地黄耐受性提高,剂量可酌情增加。甲状腺功能已恢复正常仍有心房颤动者可用药物或必要时予以射频消融介入治疗。

(二) 甲状腺功能减退症

甲状腺功能减退症（hypothyroidism）简称甲减，为不同原因引起的甲状腺激素缺乏或受体缺陷所致。临床上以原发性甲减为多见，约占全部病例的96%，由甲状腺本身的病变引起。继发性甲减包括因垂体病变使TSH分泌减少引起的甲减和下丘脑病变TRH减少，继而使垂体分泌TSH减少引起的甲减，在临床上很少见。在原发性甲减中，先天性甲减（克汀病或呆小病）是由甲状腺发育缺陷或甲状腺激素合成障碍所致；后天获得性甲减者多由慢性淋巴细胞性甲状腺炎（也称自身免疫性甲状腺炎）、甲状腺完全或部分切除、放射性碘治疗、服用抗甲状腺药物过量等所引发。近年来在儿科临床上，尤其是年长儿因自身免疫性甲状腺炎引发的甲减较常见，实验室检查除显示甲状腺功能指标FT_3、FT_4降低、TSH升高外，TPOAb和TGAb等甲状腺炎指标多明显升高。甲减的临床表现特点是食欲减退、便秘、怕冷、乏力、少动、智力减退、反应迟钝、皮肤蜡黄粗糙、少汗、面部及四肢非凹陷性水肿、口唇厚、舌大等。1918年，由Zondex首先报发甲减并心脏损害道，现有资料表明有70%~80%的甲减患者存在心血管受累。

1. 心脏受累的发生机制 甲状腺激素分泌减少使心脏的Na^+-K^+-ATP酶、Ca^{2+}-ATP酶及腺苷酸环化酶活性受到抑制，影响心肌细胞的电生理活动，并使心肌能量代谢发生障碍；甲状腺激素缺乏使心肌细胞膜表面上的β受体数目减少、心肌对儿茶酚胺敏感性下降；甲减时心肌间质黏多糖（黏蛋白）沉积，心脏发生黏液性水肿，除影响心肌收缩力外还可引起心脏假性肥大；光镜下可见肌原纤维肿胀、横纹消失、间质纤维化、细胞核大小不等及空泡变性。上述各种变化均可使心肌收缩力减弱、每搏输出量减少、血压降低。心包积液的形成可能与全身水钠潴留、毛细血管通透性增加、局部淋巴回流缓慢及黏蛋白堆积等有关。

2. 心脏受累的临床表现 甲减发生心脏损害时，患者多有心悸、胸闷、气促、活动受限等症状。体检时可发现心动过缓、心音低钝和心界扩

大。心界扩大除心脏本身增大外，在部分病例可能为心包积液的表现。此时体检可见心尖冲动不明显、心音遥远。甲减较少引发心力衰竭。甲减时患者面部及四肢常水肿，甚至出现腹水征，并非是心力衰竭征象而多为黏液性水肿的表现。甲减患者脉搏缓慢细弱，血压多偏低。心脏超声检查可发现心肌肥厚，部分病例呈不对称性室间隔肥厚，易被误诊为原发性肥厚型心肌病。心功能检测显示射血分数（EF）减低。心电图检查可见窦性心动过缓，QRS波群低电压、T波低平或倒置，可有P-R间期、Q-T间期延长。少数病例有房室传导阻滞、室内传导障碍。胸部X线检查可显示心影增大。化验心肌酶谱可轻度升高，血胆固醇及甘油三酯多增高。

3. 心脏受累的诊断和治疗 甲减性心脏病的诊断条件为：在确诊为甲减的基础上，存在心脏增大和/或心包积液；且有心电图、超声心动图、胸部X线检查的相应改变；除外其他心脏病；应用甲状腺激素替代治疗有效。甲减性心脏病的治疗主要针对甲减，给予甲状腺激素替代治疗。常用的制剂有人工合成的左旋甲状腺素（L-T_4），也可用甲状腺片。宜从小剂量开始，渐增至维持量，以防诱发心力衰竭。应根据病情变化和甲状腺功能检查结果调整剂量。对症处理包括纠正心律失常、改善贫血、防治继发感染等。

(三) 原发性醛固酮增多症

原发性醛固酮增多症（primary aldosteronism），又称Conn综合征，是由于肾上腺皮质球状带肿瘤或增生，使醛固酮（aldosterone，ALD）分泌增多所致。主要临床表现是高血压、低血钾、代谢性碱中毒、血浆ALD水平增高。在原发性醛固酮增多症患者中，约65%为特发性ALD增多症（idiopathic hyperaldosteronism，IHA），其病理基础为双侧肾上腺皮质球状带结节样或弥漫性增生；此外，肾上腺醛固酮腺瘤（aldosterone-producing adenoma，APA）约占原发性醛固酮增多症的30%；有时APA为多发性内分泌腺瘤的一部分；其他原因较少见。近年来，国内外对原发性醛固酮增多症的基础与临床研究取得较大进展，现已明确家族性原发性醛固酮增多症与某些基因突变有关，

并呈常染色体显性遗传。原发性醛固酮增多症在儿科临床上不常见，对儿童高血压进行病因筛查时需考虑是否存在原发性醛固酮增多症。原发性醛固酮增多症可并发心脏损害，其发生率为30%~60%。

1. 心脏受累的发生机制 目前认为有以下几个方面：①ALD 直接作用于心肌细胞，使心肌细胞生物电不稳定；血浆 ALD 水平升高可引发低血钾、低血镁，低血钾可使心肌细胞膜过度极化，导致自律性和膜兴奋性增加，易形成异位心律。另外，低钾时动作电位时间延长，不应期延长使传导缓慢，利于激动折返。上述改变均可引发心律失常。②ALD 能通过不同途径刺激心肌间质成纤维细胞中胶原合成和积聚，引发心肌纤维化。③原发性醛固酮增多症时高血压增加左心室阻力负荷，导致心肌重塑，常引起左心室代偿性肥厚，最后导致心脏舒张和收缩功能下降，心脏扩大、心力衰竭。

2. 心脏受累的临床表现 心脏受累的临床表现主要与高血压和低血钾有关。常有左心室肥厚、舒张功能减退，严重时可发生心力衰竭。超声心动图检查可见左心室肥厚增大，室间隔及左心室后壁厚度增加、左心室舒张功能减低、后期心脏扩大。心电图改变主要有左心室高电压或肥厚，ST 段下移、T 波低平、双向或倒置等。低血钾可引发各种心律失常，其中以期前收缩、阵发性室上性心动过速较常见，严重时可发生室性心动过速甚至心室颤动。有时也可见房室传导阻滞等。心律失常多伴有低血钾心电图图形：Q-T 间期延长、T 波低平或倒置、U 波明显、T-U 波可融合成双峰。

3. 心脏受累的诊断和治疗 对高血压伴有低血钾、代谢性碱中毒的患者应疑似原发性醛固酮增多症，需进一步检测血浆 ALD，如明显升高可初步诊断，必要时做有关试验。为明确病因可进行肾上腺的超声、CT 或 MRI 检查，如发现肾上腺皮质肿瘤或增生则支持诊断。对原发性醛固酮增多症患者常规进行超声心动图和心电图检查，若有左心室肥厚增大、舒张或收缩功能减低或存在心律失常，结合临床表现可考虑已有心脏受累。当 APA、IHA 患者手术后或服用 ALD 受体拮抗剂后，上述改变明显改善或消失则进一步支持原发

性醛固酮增多症并发心脏损害的诊断。

应对原发性醛固酮增多症进行病因治疗，已明确诊断者可予以手术切除肿瘤或部分切除增生病灶。对于暂无条件手术或术后仍有症状者应及时应用 ALD 受体拮抗剂——螺内酯等，此类药物可阻断 ALP 对心脏的损伤、部分逆转左心室肥厚、延缓心肌纤维化的形成。儿童剂量为 $1~3mg/(kg \cdot d)$，分为 2~3 次口服。特发性 ALD 增多症患者需长期坚持服用。对高血压控制不满意者可加用血管紧张素转换酶抑制剂和/或钙通道阻滞剂。有明显低钾血症者应及时充分补钾，特别是对已有心律失常表现者。对有心功能不全者可对症处理，但需禁用或慎用排钾利尿剂以免诱发或加重低钾血症。

（四）嗜铬细胞瘤

嗜铬细胞瘤（pheochromocytoma）为起源于神经外胚层嗜铬组织的肿瘤，绝大多数发生在肾上腺髓质，仅 5%~10% 可起源于交感神经节、副交感神经节或其他嗜铬组织中。本病多为良性，极少数可发生癌变。嗜铬细胞瘤可以散发或呈常染色体显性遗传，所有患者都应做基因检测。国内已有基因突变相关的嗜铬细胞瘤病例报告及呈家族性发病的病例报告。本病可在任何年龄起病，儿童病例时有报道。嗜铬细胞瘤能分泌大量儿茶酚胺，通过肾上腺素受体发挥作用，引起临床症状，其中高血压是最常见、最重要的表现，高血压可呈阵发性或持续性、持续性伴阵发性加重。辅助检查显示血和 24 小时尿的儿茶酚胺及其代谢产物（香草苦杏仁酸等）水平升高。超声、CT 或 MRI 检查可发现肿瘤占位征象，有助于定位诊断。嗜铬细胞瘤常并发心脏损害，过多儿茶酚胺引起的心脏病变称为儿茶酚胺心肌病，儿科病例报告甚少，此病需与嗜铬细胞瘤致应激性心脏病相鉴别。尸检资料发现 58% 的嗜铬细胞瘤患者存在着儿茶酚胺心脏病。

1. 心脏受累的发生机制

（1）直接损伤心肌：儿茶酚胺通过其受体作用于心肌细胞产生一系列磷酸化反应，使细胞膜和肌质网 Ca^{2+} 通道开放，细胞内 Ca^{2+} 超载。Ca^{2+} 激活溶酶体和蛋白酶损伤细胞的超微结构。另

外,儿茶酚胺能促进心肌细胞产生毒性自由基,引发心肌细胞膜脂质过氧化,破坏细胞膜的完整性。总之,儿茶酚胺可导致心肌细胞发生退行性变、坏死、纤维化、常伴有淋巴细胞浸润。

（2）引发心肌缺血:儿茶酚胺通过兴奋心肌β_1受体增加心肌收缩力、加快心率,使心肌耗氧量和耗能量增加;儿茶酚胺收缩血管增加心脏阻力负荷,引发心肌代偿性肥厚、心肌细胞相对缺血;儿茶酚胺能强烈收缩冠状动脉加重心肌缺血。

（3）促发心律失常:儿茶酚胺通过作用于心肌细胞β_1受体可使心肌应激性增高,易发生心律失常;另外,儿茶酚胺还能促进钾离子从细胞外向细胞内转移,导致低钾血症,进而可引发室性心律失常。

2. 心脏受累的临床表现 60%~70% 的嗜铬细胞瘤患者自觉心悸,部分患者有胸痛、气促等。出现心力衰竭症状者少见。可发生多种心律失常,其中以窦性心动过速常见。40%~50% 的嗜铬细胞瘤患者出现心电图和/或超声心动图异常。心电图检查显示左心室高电压、T 波低平或倒置、ST 段下移、Q-T 间期延长,极少数出现类似急性心肌梗死的图形(ST 段抬高、T 波倒置),可见期前收缩、阵发性室上性心动过速、心房扑动、心房颤动等,室性心动过速和心室颤动少见。笔者曾遇见一位嗜铬细胞瘤患儿伴低血钾反复发生尖端扭转型室性心动过速。超声心动图检查常见左心室肥厚和舒张功能减低。

3. 心脏受累的诊断和治疗 目前,嗜铬细胞瘤心脏病的诊断尚无统一的标准,具备以下几项可考虑:①有嗜铬细胞瘤的临床征象及实验室和影像学证据;②有心脏损害的临床表现及心电图和/或超声心动图改变;③嗜铬细胞瘤切除后心脏损害征象明显改善或消失。

确诊嗜铬细胞瘤后应尽早手术切除肿瘤。术前需注意心脏的评估。及时应用 α 受体拮抗剂及儿茶酚胺合成抑制剂(甲基酪氨酸)可有效控制血压并逆转心脏损害。如仍有窦性心动过速或快速型异位心律失常可加用 β 受体拮抗剂,但需注意可诱发或加重收缩性心功能不全。

（五）其他内分泌疾病

1. 甲状旁腺功能减退症 甲状旁腺功能减退症是因甲状旁腺激素(parathyroid hormone, PTH)分泌减少所致。临床表现为低钙血症、高磷血症及相关临床征象。患者如长期未得到及时有效地治疗,持续的低钙血症、低镁血症可使心肌细胞内钙离子浓度降低,影响心肌兴奋-收缩耦联过程引起心肌收缩力减弱,导致心脏扩大和心功能不全,形成甲状旁腺功能减退症性心肌病,最后可发生充血性心力衰竭。甲状旁腺功能减退症心肌病在儿科临床上罕见。

在已确诊甲状旁腺功能减退症的基础上,如心电图显示 Q-T 间期延长,或出现心律失常、充血性心力衰竭的表现,并且上述改变随着低钙血症的纠正而改善,即可诊断为甲状旁腺功能减退症心肌病。

治疗时应首先给予钙剂和维生素 D 类药物积极治疗甲状旁腺功能减退症,有效纠正低钙血症,防止进一步损害心脏。

2. 皮质醇增多症（hypercortisolism） 也称库欣综合征(Cushing syndrome),是由垂体促肾上腺皮质激素(adrenocorticotropic hormone, ACTH)分泌亢进或肾上腺皮质增生、腺瘤等原因引起的肾上腺皮质分泌过多皮质醇所致。临床表现为满月脸、向心性肥胖、高血压、皮肤紫纹、痤疮、骨质疏松等。部分患者可发生继发性糖尿病和低钾血症。皮质醇增多症可并发心脏损害,其发生机制与高血压、皮质醇对心肌的直接作用、高脂血症、低钾血症等有关。心脏病变主要为心脏结构变化(心肌肥厚),心功能改变少见。还有少数病例可发生心绞痛、心肌梗死。一旦心脏受累,患者可出现胸闷、心慌、心悸、气短、呼吸困难、胸痛等症状。心电图检查可见左心室高电压或肥厚、ST 段压低、T 波倒置,可出现异常 Q 波,低钾时可见 U 波。心律失常以窦性心动过速、室性期前收缩较常见。超声心动图检查显示左心室肥厚及不同程度的心功能减退。

并发心脏损害的治疗,除积极治疗原发病外可进行对症处理。主要是降血压、纠正低血钾。降血压应首选 β 受体拮抗剂。必要时可同时用血管紧张素转换酶抑制剂,除能降血压外,还能防治心肌重构,有利于病变的改善。

3. 慢性肾上腺皮质功能减退症（chronic

adrenocortical hypofunction） 也称艾迪生病（Addison disease），是由结核感染、自身免疫性疾病等多种原因引起肾上腺皮质激素分泌不足所致。本病在儿科临床很少见。临床特点为软弱无力、消瘦、皮肤黏膜色素沉着、低血压等。实验室检查可发现血浆中皮质醇水平减低，24 小时尿 17- 羟皮质类固醇（17-hydroxycorticosteroid，17-OHCS） 和 17- 酮 类 固 醇（17-ketosteroid，17-kS）排出量明显减低。

心血管表现主要是低血压，小心脏和心功能不全。在感染、手术等应激状态下血压进一步降低，可发生休克。因有慢性失水和低血钠，使血容量减少，心脏也随之缩小，导致心排血量减低，出现心功能不全。胸部 X 线和超声心动图检查显示心脏缩小，心脏每搏量和心排血量减少。心电图检查可见低电压，T 波低平或倒置，部分患者可有窦性心动过缓，少数出现一度房室传导阻滞。

治疗时应补充皮质激素、纠正水电解质紊乱。盐类皮质激素具有保钠排钾作用，对维持有效血容量和心功能状态、提升血压均有重要价值。

（张乾忠）

四、血液疾病

（一）贫血

贫血（anemia）是小儿常见病之一。小儿时期可见各种营养性贫血、遗传性血红蛋白疾病、白血病、慢性感染性贫血、再生障碍或再生不良性贫血和各种溶血性贫血。当血红蛋白（hemoglobin）降至 70g/L 以下时，心排血量即有所增加，如降至 35g/L 时，则可出现心脏扩大或伴有充血性心力衰竭。血红蛋白减少使血流携氧量降低，引起组织缺氧。机体在缺氧状态下，出现一系列代偿机制和其他变化。

1. 循环流速加快 由于组织缺氧，造成乳酸血症，缓激肽和腺苷酸等代谢物堆积，使周围血管扩张，阻力下降。此外，血液稀释和黏稠度降低亦使血流速度加快。这样，在单位时间内流经组织的血量增加，以满足组织氧需。

2. 心排血量增高 贫血时血流加速和心率加快，故心排血指数（cardiac output index，COI）增高。即使因贫血而发生心力衰竭时，心排血指数仍可达到或超过正常值（高排出性心力衰竭）。

3. 组织对血氧的取用率增高 贫血时不但循环血流加速，而且组织对血流中氧的取用率亦提高。贫血时红细胞内的 2,3 二磷酸甘油酸盐增高，后者使血红蛋白对氧的亲和力降低，因此红细胞流经组织时即可释放更多的氧以供组织需要。另外，还原血红蛋白比氧合血红蛋白更为偏碱，红细胞内偏碱可刺激 2,3 二磷酸甘油酸盐的生成，促进红细胞对组织释放更多的氧。

4. 周围循环血流分配的调整 贫血时心排血量增加，冠状动脉代偿性扩张，灌注量增多。但肠系膜动脉和肾脏血管血流量不变或有减少。

5. 血容量变化 贫血时红细胞减少，血浆容量明显增加，而总血容量则较正常偏少。如出现心力衰竭，则总血容量增加。

贫血时心血管表现取决于贫血发生的快慢，体力的活动量，和有否伴发的心脏病。如急性大量出血超过总血容量的 20%，代偿机制未及出现，循环不能维持，临床为低心排血量休克。如贫血发生缓慢，能维持血容量，心排血量常有所增加。患儿面色苍白，有心悸，劳力性气促和易于疲乏等症状，心率常增快，脉搏加强，脉压加宽，甚至有毛细血管搏动等，心脏增大，心尖冲动较正常广泛而强烈，第一心音增强，第二心音响亮可有分裂，心尖区常有收缩期杂音和增强的第三心音，偶有舒张期杂音。杂音的产生可能因血液黏稠度降低和流速增快所致。如发生心力衰竭时有心脏扩大、肝大、水肿，颈静脉怒张、心脏杂音和奔马律；当贫血纠正，以上症状及体征皆消失。心电图上大多无特殊改变，贫血严重者可有非特异性改变，如 P-R 间期延长，T 波低平或倒置，S-T 段压低，左心室高电压等。超声心动图示各腔室有轻至中度增大，室间隔和左心室后壁有较强的收缩运动。除心力衰竭者外，心导管示左心功能和左心室舒张末期压在正常限度内，心排血量增加，肺动脉压力正常，肺循环阻力较低。

6. 治疗 输血为最有效的措施，每次输血量不宜太多，以免突然增加心脏的负担，每公斤体重每次输血一般不超过 10ml，如需多次输血可用浓缩红细胞代替全血,以免血浆量太多。对原发病因应进行相应的治疗。2018年,儿童重症监护对患有获得性和先天性心脏病的危重儿童贫血与输血倡议指南提出:对于未矫正的心脏病儿童,建议根据其心肺储备将血红蛋白维持在7.0~9.0g/dl以上。对于接受双心室修复的稳定儿童,如果血红蛋白大于7.0g/dl,建议不要输血。对于接受分阶段姑息治疗且血流动力学稳定的婴儿,如果血红蛋白大于9.0g/dl,避免仅基于血红蛋白的输血。对于患有心肌功能障碍和/或肺动脉高压的儿童,没有证据表明输血大于10.0g/dl的血红蛋白是有益的。

贫血有心力衰竭时除多次少量输血外,利尿剂和强心剂亦可有助于治疗,因心力衰竭的血容量是增加的,贫血时心肌收缩力则是减低的,输血速度应慢(250~500ml/24h),输血时密切观察患儿,如有气急、肺部啰音等肺水肿发生时应立即停止。慢性溶血性贫血多次输血可导致铁储积沉着,影响心室舒张功能。

(二) 心脏病引起的溶血现象

心脏瓣膜性疾病、应用人工心肺机的心外科手术和心血管手术后均可合并溶血性贫血(hemolytic anemia)。在各种流速和流向紊流层次之间的截面上发生互相滑动的力,称剪力。实验证明,如剪力超过3 000dyn/cm²,红细胞在血液中即可受挤压发生破裂,在主动脉瓣反流时,剪力很易达到这一数字。此外,体外循环和人工瓣膜及补片的粗糙面上也可致红细胞破损,造成机械损伤性溶血性贫血。这种贫血常见于严重的风湿性或先天性瓣膜病变(valve disease),如主动脉、肺动脉瓣狭窄,主动脉瓣、二尖瓣关闭不全,主动脉窦瘤破裂,主动脉缩窄,心脏或大血管内的人工瓣膜,室间隔缺损、房室间隔缺损的补片,瓣膜成形术后等。经导管封堵治疗先天性心脏病,如果有残余分流是发生溶血的重要原因,所以术前准确评估缺损大小,选择合适的封堵材料十分重要,这种溶血多在术后早期发生,大多数情况下通过保守治疗几周内自然消退。

心血管疾病所致的溶血性贫血的程度轻重不一,取决于溶血发生的快慢和机体代偿的功能。重者有血红蛋白尿、黄疸。由于活动可使心排血量增高,血流加速,红细胞破坏增多,所以溶血中白天比夜间明显。大量红细胞的破坏,铁从尿中排出而致缺铁,使贫血加重,心排血量更高,冲击力更大,加速溶血,形成恶性循环。

实验室检查呈低血色性贫血,网织红细胞增高。血涂片可见锯齿形、盔形和三角形等破碎红细胞。白细胞正常或增高,血小板正常,出凝血时间正常。尿中有血红蛋白尿和含铁血黄素。血浆中有游离血红蛋白和含铁血黄素。血清乳酸脱氢酶增高,直接抗人球蛋白阴性。骨髓呈红细胞增生活跃。

血红蛋白病(hemoglobinopathy)如地中海贫血及镰形细胞病可因慢性溶血及血管阻塞的病理生理改变而导致相应的临床表现。除贫血的临床表现外,部分患者伴肺动脉高压,并影响预后。该类患者如果需要进行体外循环,低温停循环实施心脏畸形纠治手术可能促使发生血管阻塞危象。

本病的治疗在于去除原发病因,如瓣膜性疾病引起者应手术纠治。如心脏手术后人工瓣膜或补片引起,可先行内科保守疗法,病人卧床休息,增加铁剂、叶酸,可连续多次输血,提高血红蛋白,减低心排血量,且提高血液黏稠度,减低血流剪力,待补片或人工瓣膜的表面有内皮细胞逐渐覆盖后可避免溶血,如经内科保守疗法无效则须再次手术。

(三) 细胞增多和高黏滞综合征

新生儿红细胞增多症(polycythemia)可能为胎内慢性缺氧或胎内输血所致。红细胞增多使血液黏稠度增高,引起血灌注不足,组织缺血及梗死的后果。出生2~6小时即出现症状,包括嗜睡、吸乳无力、颤抖、肢端青紫、呼吸及心率均快,似先天性心脏病。重者有心电图异常、持续性胎儿循环、腹胀、坏死性小肠结肠炎、肾滤减少、血小板减少、凝血障碍、低血糖及低血钙等。极严重者有神经症状如惊厥及智力障碍。轻者不需治疗,重者需换血。

新生儿期后的红细胞过多症为原发的真性红细胞过多症、继发性及相对性红细胞增多。骨髓增殖性的真性红细胞过多症在儿科很少见。相对性红细胞增多亦称应激性或假性红细胞增多,周围血细胞比容甚高,但总的红细胞容量却正常,此现象见于成人。小儿常见的继发性红细胞增多主要是慢性缺氧所致的红细胞生成素增高,以产生更多的红细胞以提高血流携氧的能力。发绀型心脏病为最常见的原因,其他如高山病、慢性肺部疾病等。但如血细胞比容超过 70%,死亡率将增大。

血液黏稠使血流驱动困难,灌注不畅,血流淤滞,血小板聚集甚至血栓形成,尤以脱水、发热或暑天时易伴发。症状有头痛、关节痛、胸痛、烦躁、厌食、呼吸困难、乏力等。男性血细胞比容达 65%,女性达 60% 即应部分换血。过去认为发绀型先天性心脏病(cyanotic congenital heart disease)患儿应限制铁的摄入,以防红细胞数再升,事实上患儿红细胞虽属小细胞型,但这种小细胞性质坚挺,不易变形,穿过微血管困难,因此容易淤滞积聚,损伤血管壁,致血栓形成和脑血管意外,故患儿如有小型红细胞时仍应补铁。

(四)凝血机制异常

发绀型先天性心脏病可有出血和凝血机制障碍,有时甚至为死亡的原因,这与低氧血症和红细胞增多有关。低氧血症使肝细胞损伤,致肝脏合成凝血因子减少;同时低氧血症有代偿性红细胞增多,因而血液黏滞度增高,易致弥散性血管内凝血(DIC),随后引起继发性纤溶,消耗血小板及凝血因子。此外,体外循环使血小板损耗,术中应用肝素于术后未充分以鱼精蛋白中和,均可导致出血。

由于血小板量的减少,血小板的异常,血小板相互易于聚集和黏附,血小板寿命缩短,造成出血时间延长,血块收缩不良,另外凝血因子产生减少和消耗增加,血小板、第Ⅱ、Ⅴ、Ⅷ因子减低,可造成凝血酶原时间延长,低纤维蛋白原血症,纤维蛋白原降解物增高等情况,使先天性心脏病在手术期间和手术后易并发出血,因此术前宜对此类患者进行小量放血,并以等量的生理盐水替补,以减低血液黏滞度和预防术后出血,补充血小板及各种凝血因子,对出血防治是有价值的。当发生DIC 时,有人推荐应用肝素与 6-氨基己酸合用,但要根据病情现实决定治疗措施。

(肖婷婷)

五、心脏与肾脏的相互关系

在生理功能上,心脏和肾脏的关系相互密不可分。肾脏可被视作是循环系统的一部分,肾脏合成并释放肾素、促红细胞生成素、激肽、前列腺素等活性物质,参与调节心血管的功能与代谢,心脏和肾脏对血流动力学及功能的调节是一个复杂和动态的系统。两个脏器通过一氧化氮、反应氧簇、系统性炎症、肾素-血管紧张素-醛固酮系统的激活及内皮素、前列腺素、血管升压素和利钠肽等作为桥梁建立对话。在肾脏功能减退时,心血管可出现加速动脉粥样硬化、左心室肥大和重构、心肌微血管病变和血管钙化;而在心功能不全时,由于肾脏血流灌注减少和 RAAS 系统活化等因素导致肾功能进行性下降。很多心血管病的危险因素也是肾脏病的危险因素,如高血压、酸中毒、电解质紊乱、严重全身炎症和贫血等。

(一)肾脏疾病对心脏的影响

肾血流量约占心排血量的 20%~25%,其在水、电解质平衡及血压调节中发挥核心作用。一些急性或慢性的肾脏疾病常可导致急性的心脏疾病或影响心功能。

急性肾脏疾病(acute kidney disease)引起心脏损害的机制:①肾小球滤过率下降,水钠潴留导致全身静脉压的升高,心脏前负荷增加;②容量负荷增加导致血压升高,心脏后负荷增加;③尿毒症时通过蓄积的心肌抑制因子降低心肌收缩力或导致心包积液;④RAAS 系统的激活可增加血管阻力,水钠潴留,进一步加重心脏负荷;⑤高钾血症和酸中毒可降低心肌收缩力或致心律失常;⑥全身炎性反应激活,诱导心肌细胞的凋亡。

慢性肾脏疾病(chronic kidney disease)发展至终末期时可导致水钠潴留、高血压和心肌营养不良,这些都是诱发心力衰竭的根本原因。慢性肾脏疾病患者心血管事件发生率高,研究显示肾功能不全患者因心血管疾病死亡的人数是普通人群的 10~20 倍。慢性肾功能不全引起心脏损害的机制:①肾小球滤过率降低导致水钠潴留,血容量增加诱发或加重心功能不全;②红细胞生成素(erythropoietin,EPO)的不足可致贫血,心率代偿性增快,心肌收缩力增强导致心肌重构;③RAAS系统持续激活,血管紧张素和醛固酮直接作用心脏导致心肌重构和纤维化;④全身炎性反应剧烈、氧自由基产生增加,血管内皮功能减退,全身动脉粥样硬化加剧,冠状动脉扩张功能减退,可引起或加重心功能不全;⑤交感神经系统活性增强,可引起心肌细胞凋亡。

(二)心脏病变对肾脏的影响

急性心功能不全常合并急性肾脏损害(acute kidney injury,AKI),AKI往往是急性心功能不全的独立危险因素。急性心功能不全导致AKI的机制:①心排血量降低导致肾灌注减少,肾小球滤过率下降,肾脏缺血、缺氧导致肾单位的坏死和凋亡;②全身静脉压升高,肾静脉淤血导致肾灌注进行性减少;③大量袢利尿剂及扩血管药物的应用,可引起血容量的减少,加重肾功能损伤;④冠脉介入治疗或心脏手术治疗时使用造影剂的使用,可致造影剂肾病造成急性肾脏损害。

先天性心脏病、瓣膜性心脏病和心肌病是儿童慢性心脏病的常见原因。慢性心功能不全导致慢性肾脏疾病的机制:①长期、较缓慢的肾脏灌注不足,肾脏缺血缺氧,可降低肾脏对各种损害因素的易感阈值导致受损肾单位的坏死和凋亡;②肾素-血管紧张素-醛固酮系统(RAAS)的作用:肾脏灌注减少可激活RAAS系统,可导致肾脏缺氧、血管收缩、肾小球内高压、肾小球硬化、肾小管间质纤维化及蛋白尿等;③一氧化氮(NO)与反应性氧自由基(ROS)比例失衡:氧化应激反应增强,体内ROS蓄积,可降低NO生物利用度,血管内皮功能损伤及NO其他生理学效应丧失。

(三)心肾综合征

心脏和肾脏关系密切,两者的作用是相互的和多方面的。基于这种认识,近年来人们开始广泛使用心肾综合征(cardiorenal syndrome,CRS)这一概念,尽管其发病机制尚未完全明了。

狭义的心肾综合征定义:指慢性心力衰竭出现的进行性肾功能损害,并导致肾功能不全,而肾功能的不全又影响着心功能不全的治疗,干扰预后。

广义心肾综合征的定义:心脏和肾脏的病理生理异常,其中一个器官的急性或慢性功能障碍导致另一个器官的急性或慢性功能障碍。

在2008年4月的世界肾脏病大会上,意大利肾脏病学家Ronco教授根据原发病和发病情况将心肾同时受累的情况分为5类:

Ⅰ型:急性心肾综合征。心功能的突然恶化(如急性心源性休克或急性充血性心力衰竭)导致急性肾损伤。

Ⅱ型:慢性心肾综合征。慢性心功能不全(如慢性充血性心力衰竭)导致进行性和持续的慢性肾脏病。

Ⅲ型:急性肾心综合征。突然的肾功能恶化(如急性肾脏缺血或肾炎)导致急性心脏疾病(如心力衰竭、心律失常、心肌缺血)。

Ⅳ型:慢性肾心综合征。慢性肾脏病(如肾小球或肾间质疾病)导致心功能减退、心室肥大和/(或)心血管不良事件危险性增加。

Ⅴ型:继发性心肾综合征。系统性疾病(如糖尿病、脓毒血症)导致的心脏和肾脏功能障碍。

目前,对儿童CRS患病率、发病机制、诊断、治疗和长期预后的研究尚较少。

儿童心脏术后的AKI被认为是CRS Ⅰ型的表现,是多器官损害的严重标志和预后不佳的预测因子。小儿心脏手术后需要肾脏替代治疗的AKI发生率为5%~10%,是导致死亡的独立危险因素。AKI也是儿童体外循环的一种严重并发症,其发病率为10%~80%。儿童终末期心力衰竭(end-stage heart failure)也是导致CRS的常见病因,终末期心力衰竭见于先天性心脏病术后或经治疗的扩张型心肌病出现心功能障碍的儿童,此类患者存在继发性肾功能障碍(如急性和慢性),则归类为CRS Ⅱ型。儿科所有血流动力学不稳定最终导致肾功能下降可认为是CRS的一种形式。在需要大量液体补充的血流动力学不稳定的儿童中,液体超载是CRS的另一个重要致病机制,液体超载(fluid overload)被认为是肾功能障碍的原因,同时也是肾功能障碍导致的结果。

儿童CRS的治疗是建立在早期识别、诊断和预防的基础上。对心脏手术后的婴儿建议短期大剂量运用利尿剂,在手术后最初阶段优化体液平衡可以提高心排血量,肾替代治疗是最有效的治疗方法。一项临床研究证实,儿童心脏术后早期运用米力农可提高心排血量和舒张周围血管来减少术后AKI;另一项随机对照研究表明,左西孟旦不能预防儿科心脏手术后的AKI,这与成人研究结果不一致。儿童CRS研究中没有明确的血流动力学目标,一项回顾性研究显示,奈西立肽输注对利尿剂耐药和肺淤血的儿童可以降低中心静脉压、血清肌酐水平。

目前,儿童CRS的治疗依据主要来源于回顾性研究和临床试验等资料,仍缺乏有效的循证医学证据,因此尚有待多中心的前瞻性研究来明确。

（黄玉娟　杨晓东）

参 考 文 献

1. COSTANZO M R. The cardiorenal syndrome in heart failure. Heart Fail Clin,2020,16(1):81-97.

2. DI LULLO L,REEVES P B,BELLASI A,et al. Cardiorenal syndrome in acute kidney injury. Semin Nephrol,2019,39(1):31-40.

3. JENTZER J C,BIHORAC A,BRUSCA S B,et al. Contemporary management of severe acute kidney injury and refractory cardiorenal syndrome:JACC council perspectives. J Am Coll Cardiol,2020,76(9):1084-1101.

4. RICCI Z,ROMAGNOLI S,RONCO C. Cardiorenal syndrome. Crit Care Clin,2021,37(2):335-347.

5. ZANNAD F,ROSSIGNOL P. Cardiorenal syndrome revisited. Circulation,2018,138(9):929-944.

6. RONCO C,BELLASI A,DI LULLO L. Cardiorenal syndrome:an overview. Adv Chronic Kidney Dis,2018,25(5):382-390.

7. KUMAR U,WETTERSTEN N,GARIMELLA P S. Cardiorenal syndrome:pathophysiology. Cardiol Clin,2019,37(3):251-265.

8. ZAPPITELLI M,BERNIER P L,SACZKOWSKI R S,et al. A small post-operative rise in serum creatinine predicts acute kidney injury in children undergoing cardiac surgery. Kidney Int,2009,76:885-892.

9. KUMAR T K,ALLEN C C P J,SPENTZAS M D T,et al. Acute kidney injury following cardiac surgery in neonates and young infants:experience of a single center using novel perioperative strategies. World J Pediatr Congenit Heart Surg,2016,7:460-466.

10. RONCO C,HAAPIO M,HOUSE A A,et al. Cardiorenal syndrome. J Am Coll Cardiol,2008,25:1527-1539.

11. ALOBAIDI R,BASU R K,DECAEN A,et al. Fluid accumulation in critically ill children. Crit Care Med,2020,48(7):1034-1041.

12. RICCI Z,HAIBERGER R,PEZZELLA C,et al. Furosemide versus ethacrynic acid in pediatric patients undergoing cardiac surgery:a randomized controlled trial. Crit Care,2015,19(1):2.

13. RICCI Z,ROMAGNOLI S. Prescription of dialysis in pediatric acute kidney injury. Minerva Pediatr,2015,67(2):159-167.

14. KWIATKOWSKI D M,GOLDSTEIN S L,COOPER D S,et al. Peritoneal dialysis vs furosemide for prevention of fluid overload in infants after cardiac surgery:a randomized clinical trial. JAMA Pediatr,2017,171(4):357-364.

15. RICCI Z,GOLDSTEIN S L. Pediatric continuous renal replacement therapy. Contrib Nephrol,2016,187:121-130.

16. THORLACIUS E M,SUOMINEN P K,WA HLANDER H,et al. The effect of levosimendan versus milrinone on the occurrence rate of acute kidney injury following congenital heart surgery in infants:a randomized clinical trial. Pediatr Crit Care Med,2019,20(10):947-956.

17. PAPPACHAN V J,BROWN K L,TIBBY S M. Paediatric cardiopulmonary bypass surgery:the challenges of heterogeneity and identifying a meaningful endpoint for clinical trials. Intensive Care Med,2017,43(1):113-115.

18. GARSON J R A,BRICKER J T,FISHER D J,et al. The science and practice of pediatric cardiology. 2nd ed. Baltimore:Williams & Wilkins,1998.

19. BRAUWALD E. Heart disease. 5th ed. Philadelphia:WB Saunders Company,1999.

20. CHOLETTE J M,WILLEMS A,VALENTINE S L,et al. Recommendations on RBC transfusion in infants and children with acquired and congenital heart disease from the pediatric critical care transfusion and anemia expertise initiative. Pediatr Crit Care Med,2018,19(9S Suppl 1):S137-S148.

21. ALLEN H D,SHADDY R E,DRISCOL D J,et al. Moss and Adams's heart disease in infants,children,and adolescents. 7th ed. Philadelphia:Walters Kluwer,2008.

22. AMOOZGAR H,SOLTANI R,EDRAKI M,et al. Hemolysis and its outcome following percutaneous closure of cardiac defects among children and adolescents:a prospective study. Ital J Pediatr,2019,45:128.

23. SANDERS D B,SMITH B P,SOWELL S R,et al. Sickle cell disease and complex congenital cardiac surgery:a case report and review of the pathophysiology and

perioperative management. Perfusion,2014,29:153-158.

24. ANDERSON R H,BAKER E J,PENNY D. Pediatric Cardiology. 3rd ed. Churchill Livingstone:Philadelphia, 2010.

25. 杨思源.小儿心脏病学. 3 版. 北京:人民卫生出版社, 2005.

26. KAHALY G J,DILLMANN W H. Thyroid hormone action in the heart. Endocr Rev,2005,26(5):704-705.

27. dANZI S,KLEIN I. Thyroid hormone and the cardiovascular system. Minerva Endocrinol,2004,29(3): 139-140.

28. CHOI Y I,JANG J H,PARK S H,et al. Dilated Cardiomyopathy with Graves disease in a young child. Ann pediatr Endocrinol Metab,2016,21(2):92-95.

29. 颜纯,王慕逖.小儿内分泌学.2 版. 北京:人民卫生出版社,2006.

30. 朱文玲,曾勇,谢洪智.系统性疾病与心脏. 北京:中国协和医科大学出版社,2008.

31. 蒋性然,王卫庆.原发性醛固酮增多症在中国诊治现状及研究进展.中国内分泌代谢杂志,2018,34(9): 717-720.

32. SCHOLL U I,STOLTING G,SCHEWE J,et al. CLCN2 Chloride channel mutation in familial hyperaldosteronism type Ⅱ,Nat Genet,2018,50(3):349-354.

33. PONS-FERNANDEZ N,MORENO F,MORATA J,et al. Familial hyperaldosteronism type Ⅲ a novel case and review of literature. Rev Endocr Metab Disord,2019,20 (1):27-36.

34. KOTANIDOU E P,GIZA S,TSINOPOULOU V R,et al. Diagnosis and management of endocrine hypertension in children and adolescents. Curr Pharm Des,2020,26(43): 5591-5608.

35. SYED M,BALL J P,MATHIS K W,et al. Micro RNA-21 ablation exacerbates aldosterone-mediated cardiac injury. Remodeling and dysfunction. Am J physical Endocrinol Metab,2018,315(6):E1154-E1167.

36. ALDERAZ Y,YEH M W,ROBINSON B G,et al. Pheochromocytoma:current concepts. Med J Aust,2005, 183(41):201-202.

37. FARRUGIA F A,CHARALAMPOPOULOS A. Pheochromocythoma. Endocr Regul,2019,53(3):191-212.

38. 钱建华,徐婷,程学英,等.SDHB 基因突变相关儿童右上纵隔嗜铬细胞瘤 1 例并文献复习.江苏医药,2018, 44(4):463-465.

39. 刘俊宏,赵海,林涛.儿童嗜铬细胞瘤的诊断与治疗 (附 6 例分析及文献复习).重庆医科大学学报,2014, 39(8):1069-1072.

40. 张乾忠.少儿嗜铬细胞瘤 9 例临床分析.中华内分泌代谢杂志.1987,3(2):109-110.

41. CHUNG J,SMITH A L,HUGHES S C,et al. Twenty-year follow-up of newborn screening for patients with muscular dystrophy. Muscle Nerve,2016,53(4):570-578.

42. KWON J M,ABDEL-HAMID H Z,A1-ZAIDY S A,et al. Clinical follow-up for Duchenne muscular dystrophy newborn screening:a proposal. Muscule Nerve,2016,54 (2):186-191.

43. 贺影忠,韩风,王纪文,等.Duchenne 型进行性肌营养不良临床和基因变异 97 例分析.中国实用儿科杂志, 2019,34(1):33-36.

44. 杨书婷,李梅.进行性肌营养不良的最新诊疗与评估进展.国际儿科学杂志,2020,47(2):87-90.

45. SILVESTRI N J,ISMAIL H,ZIMETBAUM P,et al. Cardiac involvement in the muscular dystrophies. Muscle Nerve,2018,57(5):707-715.

46. MAYROGENI S I,MARKOUSIS-MAVROGENIS G, PAPAVASILIOU A,et al. Cardiac involvement in Duchenne muscular dystrophy and related dystrophinopathies. Methode Mol Biol,2018,1687:31-42.

47. WANG S,PENG D. Cardiac involvement in Emery-dreifuss muscular dystrophy and related management strategies. Int Heart J,2019,30(1):12-18.

48. ROCHITTE C E,LIBERATO G,SILVA M C. Comprehensive assessment of cardiac involvement in muscular dystrophies by cardiac MR imaging. Magn Reson Imaging Clin N Am,2019,27(3):521-531

49. 朱文玲,曾勇,谢洪智.系统疾病与心脏. 北京:中国协和医科大学出版社,2008.

50. 宋健有,郝建卫.临床神经心脏病. 郑州:河南医科大学出版社,1999.

51. 杜军保,陈捷.不断提高儿童功能性心血管疾病诊治水平.中华儿科杂志,2015,53(1):3-5.

52. 王成,杜军保.我国儿童功能性心血管疾病研究现状.中国医刊,2015,50(5):1-6.

53. 张乾忠,马沛然,于宪一,等.小儿神经相关性心血管疾病的诊断和治疗.中国实用儿科杂志,2007,22(10): 723-740.

54. 朱文玲,曾勇,谢洪智.系统性疾病与心脏. 北京:中国协和医科大学出版社,2008.

55. RAMIZ S,ROJPURKAR M. Pulmonary embolism in children. Pediatric clinics of North America,2018,65(3): 495-507.

56. 张晶,刘奉琴,郭春燕,等.儿童难治性肺炎支原体肺炎合并肺栓塞 2 例.中国实用儿科杂志,2019,34(12): 1043-1045.

57. 周云连,张园园,陈志敏.儿童肺栓塞诊治进展.中华儿科杂志,2021,59(3):246-249.

58. 戴鸽,王婷,蒋昊君,等.腺病毒肺炎后闭塞性细支气管炎 37 例临床分析.中华实用儿科临床杂志,2020,35 (16):1235-1238.

59. KAVALIUNAITE E,AURORA P. Diagnosing and

managing bronchiolitis obliterans in children. Expert Rev Respir Med,2019,13(5):481-488.

60. LI Y N,LIU L,QIAO H M,et al. Post - infectious bronchiolitis obliterans in children:a review of 42 cases. BMC pediatr,2014,14:238.

61. 亚太医学生物免疫学会儿童过敏免疫风湿病分会,≪中国实用儿科杂志≥编辑委员会.儿童免疫相关性疾病临床实用热点问题专家建议系列之二——中国儿童结缔组织疾病相关间质性肺病变诊治专家建议.中国实用儿科杂志,2020,35(3):174-179.

62. 黄华,金燕梁,丁飞.儿童结缔组织性疾病相关间质性

肺疾病的诊治进展.国际儿科学杂志,2020,47(1):768-772.

63. GRIESE M. Chronic interstitial lung disease in children. Eur Respir Rev,2018,27(147):170100.

64. HETLEVIK S O,FLATE B,AALOKKEN T M,et al. Pulmonary manifestation and progression of lung disease in Juvenile - onset mixed connective tissue disease. J Rheumatal,2019,46(1):93-100.

65. 中华医学会儿科学分会心血管学组,≪中华儿科杂志≥编辑委员会.小儿心力衰竭诊断与治疗建议.中华儿科杂志,2006,44(10):753-757.

第九十三章

遗传综合征的心血管表现

在心血管疾病中,心血管综合征(cardiovascular syndrome)占很大比例,不少遗传综合征(genetic syndrome)是罕见病。遗传性心血管综合征不仅数目繁多,表现多样、复杂,而且具有遗传病的特点(先天性、遗传性和终身性),新的心血管遗传综合征不断被发现。

一、概述

(一) 心血管遗传综合征的研究简史

心血管遗传病学是研究心血管病与遗传物质之间关系的一门科学。早在近 300 年前,有人就对心血管遗传综合征有所认识。1745 年,意大利著名医生 Lancisi 就曾断言:"……无可否认,心脏病变可以由父母传给子女,心脏缺陷可在瞬间就由父母打上深深的烙印传给下一代"。20 世纪 50 年代以前主要是发现和收集一些家族性、先天性心血管畸形综合征。20 世纪 50 年代初期被誉为小儿心脏病之母的 Taussing 开始以进化的角度探索先天性心血管畸形的发病学,在 20 世纪 80 年代初期她终于提出先天性心脏病的发生是远古以来储存在人类基因库中致病基因变异的结果,随残留在人类基因库中控制原始心脏的编码基因变异而引起的各种原始心脏重现。

1960 年以后,由于染色体技术的发展、分子概念的提出、产前诊断技术的应用和遗传流行病学的形成,使心血管病与遗传的研究取得了一系列突破。特别是 1966 年 Mckusick 编著的 *Mendelian Inheritance in Man*(MIM)发行之后进一步推动了遗传病的研究,该书被称为"遗传学的圣经",每 2~3 年出版 1 次,经常有首先发现的染色体综合征和新的单基因心血管综合征报道。为

了适应医学遗传学的发展,Mckusick 教授创立了网上 MIM(OMIM),可免费下载和浏览所有遗传性心血管综合征。

20 世纪 70 年代之后 Nora 编著的 *Genetic and Counseling in Cardiovascular Disease* 较全面地描述了染色体畸变的心血管综合征和单基因突变所致的心血管综合征,并提出先天性心脏病、高血压和风湿病的多基因遗传发病假说。

随着遗传学、发育生物学和分子遗传学迅速发展,特别是人类基因组计划的实现、靶向基因定位突变、基因连锁分析、荧光原位杂交(FISH)、染色体微阵列分析、高通量测序技术等新技术的应用,许多遗传心血管综合征已明确了的基因定位,如马方综合征、遗传性心血管上肢畸形综合征、威廉姆斯综合征、肥厚型心肌病、遗传性 Q-T 间期延长综合征、致心律失常右心室心肌病等。

相比之下,我国在这方面起步较晚。1950—1960 年仅有零散的遗传心血管综合征的报道。1961 年,吴旻等首先报告中国人的染色体组型;20 世纪 70 年代之后我国心血管诊疗技术飞快发展,心血管遗传研究也取得了长足的进步。20 世纪 80 年代以后以来出版的医学遗传学专著,如杜传书、刘祖洞主编的《医学遗传学》和李璞主编的《医学遗传学》都涉及遗传性心血管综合征的内容。一些心血管疾病专著也都增添了遗传学的内容,如本书的各版次专设"心脏病与遗传"一章。1984 年李树林编《心血管系统遗传病》一书,介绍了近百种遗传性心血管综合征等内容,虽然简明扼要,却是我国第一本有关遗传性心血管疾病的专著。1994 年出版了李广镰、张开滋与 Tsung C(美国)等合作编写的《心血管系统遗传病学》。在"七五"期间开展了胎儿心脏病的产前诊断,之后在我国相继进行了对胎儿心脏畸形的系统研究。

近年来,我国医学遗传学和分子遗传学获得了飞速发展,科学家们相继在国际主流期刊上发表了许多具有原创性的研究论文,涉及医学遗传学的各类重要领域。在诸如罕见疾病的致病基因、复杂疾病的易感基因和分子进化研究等诸多领域均取得了令人瞩目的成就。

(二)遗传性心血管综合征的分类

综合征合并心血管损害(syndrome associated cardiovascular disorders)包括心血管畸形、心肌病、心脏节律与传导异常、瓣膜损害(如二尖瓣脱垂)及大血管结缔组织损害(如主动脉扩张等)。按遗传学的分类(classification):

1. 单基因遗传病(monogenic inheritance disease) 按孟德尔遗传方式表现,包括常染色体显性遗传(autosomal dominant,AD)、常染色体隐性遗传(autosomal recessive,AR)、X 连锁遗传(X-linked,XL)、Y 连锁遗传(Y-linked,YL)。据 OMIM 网站统计,截至 2021 年 6 月,人类已知有明确异常表型和基因定位的单基因病 7 600 余种。有数百种单基因突变可引起心血管系统异常,我国人口基数大,估计单基因遗传性心血管疾病患者总数在 400 万以上。

2. 染色体综合征(chromosomal syndrome) 活婴中染色体异常的发生率约为 0.7%,人类已确定或已描述过的染色体综合征有 100 余种,其中 50% 以上伴有心血管异常。

3. 多基因遗传病(polygenic inheritance disease) 是危害人类健康最为广泛的疾病,发病率为 20%~25%。90% 的先天性心脏病为多基因遗传(遗传因素和环境因素相互作用),而染色体畸变和单基因突变分别占 5% 和 3%,其余 2% 为环境因素致病(如胎儿酒精综合征等)。

4. 线粒体病(mitochondrial disease) 是一类由线粒体 DNA(mtDNA)突变引起的遗传病,主要累及神经肌肉系统和心肌,目前表型和分子基础明确的有 34 种。

二、单基因心血管遗传综合征

单基因突变所致的心血管综合征已报道数百种,综合征多以发现者姓氏及临床征象命名。因遗传心血管综合征数目繁多及篇幅所限,本部分仅介绍较常见综合征的心血管表现,归纳心血管损害发生率较高的单基因遗传综合征见表 93-1。

(一)常染色体显性遗传心血管综合征

AD 是指致病基因位于常染色体(第 1~22 号染色体)上,呈显性遗传方式,完全显性时往往患者是杂合体(Aa)、亲代一方为 Aa,其子女患病的概率为 1/2。临床医生在遗传咨询时绘制系谱(pedigree)以区分是显性或隐性遗传方式。

1. 马方综合征(Marfan syndrome,MS)(MIM 134797) 1896 年,法国儿科医生 Marfan 首次报道一例 5 岁女孩病例。1931 年,Were 综合报道 84 例并提倡用马方综合征名称。我国综合报道 98 个家系 564 例 MS(1990 年)。MS 是累及结缔组织最常见的遗传病之一,其患病率约为 1/10 000~1/5 000。主要累及骨骼、眼及心血管系统(表 93-2)。

表 93-1 心血管疾病发生率较高的单基因遗传综合征

病名	心血管病发生率	病变主要类型	遗传方式	致病基因定位
阿佩尔综合征(尖头并指/趾综合征)	10%~20%	VSD、TOF、CoA、ASD	AD	10q26
马方综合征	38.5%~60%	AI、主动脉瘤、MVP	AD	15q21.1 7q22.1(非典型)
遗传性心血管上肢畸形综合征	50%~100%	ASD、VSD	AD	12q24.1
努南综合征	50%	PS、ASD、VSD、CM	AD	12q24.1
心脏皮肤综合征(LEOPARD 综合征)	95% 以上	PS、AS、传导阻滞、CM	AD	12q24.13
成骨不全(Adair-Dighton syndrome)	5%~10%	AI、动脉硬化	AD	I 型 17q21.31-q22.05;7q22.1 II 型 17q21.31-q22.1

病名	心血管病发生率	病变主要类型	遗传方式	致病基因定位
下颌骨颜面发育不全(特雷彻·柯林斯综合征)	10%	ASD、VSD、PDA	AD	5q32-q33.1
埃勒斯-当洛综合征	约50%	ASD、TOF、AI、动脉瘤、心脏瓣膜病	AD AR	Ⅱ型 2q32 Ⅶ AⅡ型 7q21.3
二尖瓣脱垂综合征(Barlaw综合征)	6%~17%以上	ASD、MI	AD	Ⅰ型 16p12.1-p11.2 Ⅱ型 11p15.4 Ⅲ型 13q32.1
De-Lange综合征	20%	VSD、TOF、PDA、DORV	AD	3p26.3
埃利伟综合征	50%~60%	ASD、SA	AR	4p16
卡塔格内综合征	100%	DEX	AR	9p21-p13
梅克尔综合征	25%	ASD、TOF、PDA	AR	17q22
黏多糖贮积症ⅠH型	100%	心脏瓣膜病	AR	4p16.3
科凯恩综合征(侏儒-视网膜萎缩-耳聋综合征)	100%	动脉硬化	AR	5q12
劳-穆-比综合征	30%	ASD、VSD、发绀先天性心脏病	AR	19p13.2
隐眼-并指综合征	50%	ASD	AR	13q13.3
Ivemark综合征(无脾综合征)	~100%	TAPVR、右心室流出道梗阻、AVSD	AR	19p13.1
雷夫叙姆综合征	50%	CM、心律失常	AR	6q22-q24; 10pter-p11.2
穆利布雷侏儒	30%~80%	缩窄性心包炎	AR	17q22-q23
史-莱-奥综合征	18%	ASD、VSD、TOF	AR	11q12.13
尿黑酸尿症	20%	动脉硬化、PDA、VSD、PS、TGA	AR	3q25-q26
Cutis Laka(皮松症)	约50%	PA、PPS	AR	7q31.2
进行性肌营养不良(DMD)	67%~100%	CM	XR	Xp21.2-p21.1
灶性皮肤发育不良	5%~10%	AS、ASD	XD	Xp22.31
CHILD综合征	?	心脏畸形	XD	Xq28
奥皮茨-卡维吉亚综合征	?	VSD、心律失常	XR	Xq12-q21.31
色素失调症(incontinentia pigmenti)	?	PDA、PH	XD	Xp11.21
黏多糖贮积症Ⅱ型	约100%	瓣膜损害、CM、高血压	XR	Xq28
卷发综合征 (Kinky-hair syndrome)	?	广泛性动脉硬化、心绞痛、MI	XR	Xq13

注:PDA,动脉导管未闭;VSD,室间隔缺损;CoA,主动脉缩窄;TOF,法洛四联症;ASD,房间隔缺损;TGA,大动脉转位;DEX,右位心;CoA;PS,肺动脉狭窄;PPS,周围肺动脉狭窄;AS,主动脉瓣狭窄;AVSD,房室间隔缺损;DORV,右心室双出口;PH,原发性肺动脉高压;TAPVR,完全性肺静脉异位分流;MVP,二尖瓣脱垂;CM,心肌病;MI,心肌梗死;AI,主动脉瓣关闭不全;SA,单心房;AD,常染色体显性遗传;AR,常染色体隐性遗传;XD,X连锁显性遗传;XR,X连锁隐性遗传。

表 93-2　马方综合征的表现

部位	表现						
骨骼	肢体特长	蜘蛛指/趾	上颚高且窄	关节过伸	胸骨畸形(漏斗胸或鸡胸等)	脊柱侧凸	先天性关节挛缩
眼	近视	晶体半脱位	视网膜脱离	角膜面平			
皮肤	皮纹呈膨胀性萎缩	腹股沟疝					
肺	气胸						
心血管	升主动脉扩张	二尖瓣脱垂	二尖瓣反流	主动脉夹层动脉瘤	心律失常		
中枢神经	硬脑脊膜膨出	腰骶脊膜膨出	小脑延髓池扩张				

（1）心血管表现：发生心血管损害早自 5 岁、晚至 60 岁，常为进行性。MS 人群伴有心血管表现约占 50%~75%，我国 MS 的心血管损害的发生率为 38.5%。但病理检查心血管损害高达 95%~100%，主要是主动脉中层坏死及二尖瓣黏液变性。主动脉的病损包括主动脉根部扩张、升主动脉瘤和主动脉瓣关闭不全。动脉瘤破裂和主动脉关闭不全所致的心力衰竭是本病的主要致死原因，80% 的 MS 死于动脉瘤。此外，冠状动脉受累和二尖瓣黏液变性所致的瓣叶变薄、过长或腱索伸展可引起心绞痛及二尖瓣脱垂。MS 还可出现二尖瓣环钙化。表 93-2 中有关 MS 心血管的表现与 2010 年国际制订的 Ghent 的诊断标准基本一致。

β 受体拮抗剂、血管紧张素酶抑制剂（ACEI）和血管紧张素受体阻滞剂（ARBs）类药物可减轻主动脉扩张、减少主动脉瘤和动脉瘤破裂的危险，有些患者可考虑外科手术治疗。

（2）遗传学特点：MS 的遗传方式属 AD，具有较高的表现度，其分子缺陷是 15q21.1 的 *FBN1* 基因发生突变，导致纤维蛋白原-1（fibrinogen-1）的合成质量下降、数量减少，干扰原纤维的组装。马方综合征可由许多不同的 FBN1 突变导致。由于遗传的异质性，本征极少数患者亦可是 AR。由于多效性特点 MS 可表现为完全型（同时具备骨骼、眼及心血管三主征），亦可表现为不完全型（即仅表现三主征的一至二个征象），此外在同一家系中可有轻有重。

（3）鉴别诊断：Elizabeth 指出有 16 个疾病应与 MS 鉴别，以下仅介绍与 MS 较相似的综合征。

1）Weill-marchesani 综合征（WMS）（MIM 277600）：本征是一种遗传性结缔组织病，遗传方式为 AR 或 AD，AR 者部分缺陷位点定位在 19p13.3-p13.2，该病又称反 MS 综合征。主要表现为矮身材、短指/趾、皮肤厚、轻度智力障碍（13%）、近视或青光眼。

2）同型胱氨酸尿症（MIM236200）：是由位于 21q22.3 的编码胱硫醚 β 合成酶的基因发生纯合或复合杂合突变所致，遗传方式为 AR。本征四肢长、细长指/趾、晶体脱位及伴有心血管的损伤，与 MS 极为相似。同型半胱氨酸（Hcy）是一种含硫氨基酸，蛋氨酸的代谢产物，Hcy 与神经管畸形及先天性心血管畸形有关。心血管改变多表现为心外露、心包积液、异位心、室间隔嵴发育不良等。与 MS 鉴别见表 93-3。

表 93-3　马方综合征与同型半胱氨酸尿症鉴别

	同型半胱氨酸尿症	马方综合征
1. 遗传方式	AR	AD
2. 眼症状	晶体移位（多向下移）	晶体多向上移位
3. 关节症状	关节活动受限	关节松弛
4. 心血管改变	异位心、心包积液、心外露、动、静脉血栓形成	主动脉扩张、动脉瘤、二尖瓣病变
5. 精神症状	神经迟滞	无
6. 面部潮红	有	无
7. 治疗	低甲硫氨酸饮食，吡多醇有效	无特殊疗法

3）Loeys-Dietz 动脉瘤综合征（LDAS）（MIM 609192）：此综合征与 MS 有几个相似征象，包括

主动脉根部瘤和蜘蛛样指/趾、胸壁畸形、脊柱侧弯、关节松弛等。但此综合征缺乏眼部征象，常有腭裂或悬雍垂裂（图93-1，见文末彩插）、皮肤半透明、颅缝早闭、各种过敏症、合并 PDA 和 ASD 等。目前已知 LDAS 有 5 个亚型，分别是由 *TGFBR₁*（基因位于 9q22.33）、*TGFBR₂*（3p24.1）、*SMAD3*（15q22.33）、*TGFB2*（1q41）和 *TGFB3*（14q24）等基因突变所致。除主动脉根部受累外，动脉瘤还可累及肺动脉、胸主动脉、腹主动脉、脾动脉、肾动脉以及颅内动脉等多处大中动脉。*SMAD3* 基因突变还可以有早发性骨关节炎的表现。

4）Ehlers-Danlos 综合征（EDS）（MIM 130010）：为一组遗传性结缔组织疾病，具有皮肤过度伸展、关节过度活动和组织脆弱的共同特征。典型的 EDS 综合征的主要特征是关节松弛、皮肤脆弱、易擦伤、并伴有特殊的"香烟纸"瘢痕。50% 病例存在早产。此综合征可有脊柱侧凸、蜘蛛样指/趾及晶体脱位很似 MS，但 EDS 皮肤弹性过高，似橡皮样皮肤，皮下血管脆性增高，易引起皮下出血甚至内脏自发性出血。经典的 EDS 主要包括 EDS Ⅰ 和 EDS Ⅱ。2017 年以后，国际上已将 EDS 分为 13 个亚型，其中，心脏血管型是由于 7q21.3 的 *COL1A2* 基因发生突变，此型遗传方式是 AR。血管型由于 2q32.2 的 *COL3A1* 发生突变，遗传方式 AD。心脏血管型表现为主动脉根部扩张，多部位动脉瘤，逐渐进展的二尖瓣或主动脉瓣关闭不全，还可有腹股沟疝、漏斗胸、关节脱位、足部畸形。血管型表现为年龄较小时即发生血管破裂，自发性乙状结肠破裂，妊娠三个月内子宫破裂（无剖宫产史），非创伤性颈动脉海绵窦瘘，自发性气胸。

5）脆性 X 综合征（MIM300624）：本综合征可有二尖瓣脱垂及升主动脉扩张需与 MS 鉴别，但主要为男性发病，智力低下、大耳、大睾丸、面部不对称、下颌角突出为脆性 X 综合征的特点。

6）其他需与 MS 鉴别的综合征尚有二尖瓣脱垂综合征、18-三体综合征、Stricher 综合征、家族性或散发性主动脉瓣扩张征和先天性挛缩性蜘蛛指/趾等。

2. 遗传性心血管上肢畸形综合征（Holt-Qram syndrome，HOS）（MIM142900） 又名心-手综合征，1960 年 Holt 和 Oram 报道一家系 4 例，描述其表现并提出 HOS 的遗传方式为 AD。HOS 是以 ASD 为主的心血管畸形和上肢不同部位、不同程度的畸形。上肢畸形为双侧，一般左侧重于右侧，桡骨受累常见，拇指缺失、发育不良或三节指，其次是腕骨发育不良等。少数患者可有唇、腭裂、脊柱裂及消化道、泌尿道畸形。突变的基因是位于 12q24.21 的 *TBX5* 基因，发病率为（0.7~1）/100 000。

（1）心血管表现：发生率为 75%，主要为心血管畸形及心脏传导障碍。常见的心血管病变为继发孔型 ASD 及 VSD，其次有 PDA、右位心等，也可有复杂型先天性心脏病如肺静脉异位引流等，圆锥干畸形不常见。窦性心动过缓和一度房室传导阻滞较多见，且此房室传导阻滞可表现为进行性阻滞加重甚至引起晕厥。有人提出，有些小的间隔缺损自然关闭之后仅表现为桡骨或拇指的改变，此类病例应定期心电监测。

（2）分型：HOS 分为完全型、不完全型，前者指心脏和上肢均有不同程度的畸形；后者仅有心脏或上肢一个系统改变。现已发现 HOS 有 37 种 TBX5 突变类型，包括无义突变、错义突变、染色体缺失等，TBX5 突变类型和位置不同所引起的心脏和上肢畸形的严重程度也不同。

HOS 需与心-手-足综合征鉴别，此综合征又称 HOS 亚型，其特点上下肢均可有畸形，足趾异常，心血管损害主要有二尖瓣脱垂和继发孔型 ASD。

3. 心脏皮肤综合征（LEOPARD 综合征）（MIM 151100） 又称进行性心肌病性雀斑样痣病、多发性色素综合征等。主要表现为皮肤着色斑。LEOPARD 综合征的七大征象为：L，着色斑（Lentigenes）；E，心脏传导缺陷（Electrocardiographic conduction defects）；O，眼距宽（Ocular hypertelorism）；P，肺动脉瓣狭窄（Pulmonary valve stenosis）；A，生殖器异常（Abnormalities of genitalia）；R，生长迟缓（Retardation of growth）；D，感觉性耳聋（Deafness sensorineural）。皮肤斑是本病的特征性表现，发生率大于 80%，着色斑直径为 2~8mm 的黑褐色斑，多发生在颈部和上肢，此斑不同于雀斑，往往在 5 岁以前出现，日光照射无增多现象。约 20% 出现耳聋及生殖器异常（尿道下裂、性腺发育不良等);眼部除眼距宽之外尚可表现为斜视、眼睑下垂及眼球震颤等。

目前主要分三种亚型,豹斑症Ⅰ型由位于12q24.13的 *PTPN11* 基因杂合突变所致;豹斑症Ⅱ型由位于 3p25 的 *RAF1* 基因(MIM 164760)突变所致;豹斑症Ⅲ型由位于 7q34 的 *BRAF* 基因(MIM 164757)突变所致。

心血管表现是本征的重要表现,发生率高达95% 以上,肺动脉瓣狭窄最常见,其次为主动脉瓣狭窄、主动脉缩窄、二尖瓣关闭不全、肥厚型心肌病及心内膜弹力纤维增生症等。心电图改变可有一度房室传导阻滞、左前分支阻滞、完全性房室传导阻滞和 QRS 增宽等,心电图变化个体差异较大。本综合征患儿心脏损害出现较早,且为进行性,严重者可导致猝死。

本综合征遗传方式属 AD,外显率 50% 以上,与努南综合征和范科尼综合征的征象有重叠,故应与之鉴别。

努南综合征(Noonan syndrome,NS)(MIM163950) NS 是一种可由不同的基因突变所致的具有相似临床表现的综合征。典型临床表现包括特征性面容、矮小、先天性心脏病和骨骼异常等。国外文献报道发生率 1/2 500~1/1 000 活产儿,国内暂无准确数据。

(1)心血管表现:80%~90% 患者有先天性心脏病,肺动脉瓣狭窄最常见,其他包括肥厚型心肌病、室间隔缺损、肺动脉分支狭窄、动脉导管未闭、二叶主动脉瓣、法洛四联症和主动脉缩窄等。典型心电图改变包括心电轴极度右偏伴胸前导联QRS 波逆钟向转位。

(2)遗传方式:除Ⅱ型 NS 为 AR 外,典型的 NS 遗传方式是 AD。目前已知的致病基因有 *PTPN11*、*SOS1*、*RAF1*、*RIT1*、*KRAS*、*NRAS*、*BRAF*、*SOS2*、*LZTR1*、*RRAS2*、*MRAS* 和 *MAP2K1*。约 50% 的患者是由于 *PTPN11*(位于 12q24.13)突变所致,因突变位点与豹斑症Ⅰ型相同,所以两者临床表现有重叠。

典型特殊面容表现为上睑下垂、眼距宽、内眦赘皮、双眼外角下斜;双耳位低、后旋、耳廓厚。儿童患者还可有前额饱满、后发际低、鼻短、鼻梁低、鼻尖饱满;唇厚、鼻唇沟深而宽直达上唇等。其他表现包括颈蹼、胸廓异常(鸡胸或漏斗胸)、乳距宽;60%~80% 男性患者合并隐睾,可致生育障碍,肾脏畸形;矮身材,青春期延迟;皮肤咖啡牛奶斑和雀斑;部分患者有凝血因子缺乏(凝血因子Ⅺ),血小板减少,血小板凝集功能异常;婴幼儿期运动发育落后,50% 学龄期患者协调能力差,25% 学习障碍,6%~23% IQ 低于 70;婴儿期喂养困难,常与胃肠动力发育迟缓、胃食管反流、慢性便秘、肠旋转不良有关。

(二)常染色体隐性遗传心血管综合征

指患病个体由于在某一对常染色体上有一对致病基因而发病。其特点为纯合子(homozygote)发病,患病双亲表现一般正常,患病同胞发病概率为 25%。

1. 埃利伟综合征(Ellis-Van Creveld syndrome)(MIM225500) 本综合征又称软骨外胚层发育不良综合征。1940 年,英国 Ellis 和荷兰 Van creveld 报道并描述此征。胎儿超声可行产前诊断。本病遗传方式为 AR,是由于 *EVC* 基因发生纯合或复合杂合突变导致,也可由相邻的非同源基因 *EVC2* 发生突变导致,致病基因定位于 4p16。

(1)临床表现:短肢性侏儒,出生时即矮,随年龄增加明显,上颌骨发育不良,下颌骨增大,唇厚且外翻,皮肤干燥,上唇舌系带、牙齿及指甲发育不良,双手多指及腕骨融合。

(2)心血管表现:先天性心血管畸形的发生率为 50%~60%,常见大型的 ASD 及单心房,可合并主动脉闭锁、降主动脉和左心室发育不良等,也可出现二、三尖瓣发育异常、动脉导管未闭、室间隔缺损。

本综合征的 1/3 病例来自同血缘的双亲。1/2 的患儿因心血管异常死亡于婴儿期,幸存至成年人时虽智力正常但身高仅为 115~150cm。

(3)鉴别诊断:本病需与 Weyers 肢端面骨发育不良、克汀病、佝偻病及软骨发育不良鉴别。Weyers 肢端面骨发育不良与埃利伟综合征表现相似,只是没有先天性心脏病和胸部发育异常,其遗传方式均为 AD。

2. Ivemark 综合征 即无脾综合征(asplenia syndrome)(MIM 208530)。1740 年 Roklius 最早

报道本征,1955 年 Ivemark 对此综合征进行详细的描述并称之为 Ivemark 综合征。本综合征为 AR 遗传方式,系位于 19p13.1 的 *1GDF1* 基因的纯合突变所致。

(1)临床表现:具有四大特征:①先天性脾缺如或脾发育不全;②胸腹腔脏器异位(右侧结构异位);③心血管畸形;④血液学改变(红细胞出现 H-J 小体及空泡红细胞)。

(2)心血管表现:发生率为 100%,多见大动脉转位等发绀型心脏病,还可见肺动脉狭窄、肺动脉闭锁、单心室、单心房、动脉导管未闭、肺静脉异位引流,其次尚可见心内膜垫缺损及三腔心。本综合征多在新生儿期发病,出生时即存在严重心功能不全,预后极差。

其他畸形还包括双侧三叶肺、中位肝脏和其他内脏反位。部分患者存在左心房结构异位,可同时表现双侧上腔静脉、部分性肺静脉异位引流、下腔静脉肝内部分中断和室间隔缺损。左心房结构异位常伴发双侧双叶肺、多脾,预后相对较好。

(三)X 连锁遗传心血管综合征

X 连锁遗传的致病基因位于 X 染色体上,又称性连锁遗传,分为显性(XD)和隐性(XR)两种遗传方式。目前已知 X 染色体上包含 800 多个基因,涉及 X 染色体的疾病有 500 余种,绝大多数为 X 连锁隐性遗传。

1. 灶性皮肤发育不良(focal dermal hypoplasia,FDH)(MIM 305600) 1962 年 Goltz 综合报道本病,故本病又称 Goltz 综合征。该综合征属于 XD 遗传方式,基因定位于 Xp11.23。

本综合征多见女性,女:男约为 9:1,主要累及为皮肤、骨骼和眼,5%~10% 伴有心血管损害。皮肤呈线状色素斑,面部形成皮肤缺陷的脂肪疝,唇部及外阴部可出现暗红色乳头状瘤,牙齿发育不良,头部可见局限性脱发或斑秃;骨骼改变包括脊柱裂、脊柱侧凸或后凸、并指、短指或缺指,以及爪状手及掌跖畸形;眼部主要为上眼睑下垂、虹膜缺陷及无眼球等。心血管损害可见房间隔缺损、主动脉缩窄、主动脉瓣狭窄、肺动脉高压和毛细血管扩张等。

2. 色素失调症(incontinentia pigmenti)(MIM 308300) 又称 Bloch-Sulzberger 综合征。1906 年 Garrod 首先报道本病,之后 Blocnh 和 Sulzberger 较详细地描述了本综合征。1978 年 Gamey 等证实本病属 XD。本综合征的发病率约为 1/50 000(女性),目前发现该综合征是由位于 Xq28 上的 *IKK-gamma* 基因(IKBKG),也称为 *NEMO* 基因发生突变所致。

(1)临床表现:是一种皮肤色素沉着伴有眼、骨(包括牙齿)和心血管畸形的综合征。皮肤改变:皮损特征呈大理石花斑样(marble cake),其病损分四期:即水疱期、疣状增生期、色素沉着期和苍白萎缩瘢痕期。好发部位主要在躯干及大腿两侧沿神经走行的奇形怪状的褐色斑,可反复发生持续多年,最后留有淡色素沉着。水疱液和周围血液嗜酸性粒细胞增高。

(2)心血管表现:主要有动脉导管未闭和原发性肺动脉高压、心功能不全等。

其他表现包括小头、小眼、白内障、视网膜病变、缺牙或钉齿、指/趾甲缺损、脊柱裂、先天性髋关节脱臼等。此外,可表现智力低下和癫痫。

本综合征多为女性,男:女为 1:37,多在婴儿期发病,男性患儿多在母亲孕期或生后不久夭折,女性患者幸存者多,青春期后可痊愈。

(3)鉴别诊断:需与神经纤维瘤、色素性麻疹、大疱性表皮松解症、儿童期大疱性病、天疱疮和 Franceschi-Jadasson 综合征等。Franceschi-Jadasson 综合征患者的色素沉着为网状,皮肤损害无水疱和疣状增生,男性发病率高。

3. Opitz GBBB 综合征I型(Opitz GBBB syndrome type I)(MIM 300000) 是一种先天性中线畸形综合征,1969 年 Opitz 首先描述了 G 综合征,同一年 Christian 描述了 BBB 综合征,最初认为 BBB 综合征和 G 综合征是两种疾病,之后的研究将两者合二为一,统称为 Opitz GBBB 综合征。系由位于 Xp22 的 *MID1* 基因发生突变所致,遗传方式是 XR。

(1)临床表现:眼距增宽、尿道下裂、唇腭裂、喉气管食管异常、吞咽困难、肛门闭锁、发育迟缓和心脏发育异常。其中,眼距宽和尿道下裂存在于所有患者,所有 MID1 突变的男性都会出现咽喉气管食管异常,而智力障碍、心脏和肛门的异常只出现在部分患者。

（2）心血管表现：右心室双出口、肺动脉闭锁、室间隔缺损、右位主动脉弓、法洛四联症等。

其他表现包括隐睾、阴茎短小、并指、声音嘶哑、声门下狭窄、脐疝。

（3）鉴别诊断：主要与腭-心-面综合征进行鉴别，OPITZ GBBB综合征常出现咽部和食管的畸形，如咽喉裂和气管食管瘘，而腭-心-面综合征则出现喉软骨软化。此外，颈动脉异常、精神心理疾病也是腭-心-面综合征具有的不同表现。

三、常见伴心血管异常的染色体综合征

现已发现人类染色体数目和结构畸变万余种，已明确报道的染色体综合征百余种，因绝大多数累及多个系统或脏器，故以综合征表现。其中既涉及常染色体也涉及性染色体，部分为染色体的微缺失或微重复，伴心血管畸形的染色体综合征占50%以上，较多见者见表93-4。

（一）21-三体综合征

21-三体综合征（trisomy 21 syndrome）又称唐氏综合征（Down syndrome, DS）（MIM 190685）。1966年Langdon Down较早描述本综合征。目前我国DS发病率约为0.092%，国外报道在1/1 000~1/650活产婴儿。染色体核型以单纯三体型最多（92.5%），易位型占4.8%，而嵌合型为2.7%。唐氏综合征的主要特征多与位于21q22.2约

表93-4 常见的几种伴心血管异常的染色体综合征

综合征名称	心血管系统损害	
	发生率	种类
21-三体（Down）综合征	50%	VSD（最常见）、I型ASD、ASD、TOF、PDA、TGA等
18-三体（Edward）综合征	约100%	VSD、PDA为主，其次为ASD，主动脉双瓣等
13-三体（Patau）综合征	>80%	主要为PDA，其次为VSD、ASD、瓣膜异常、CoA及DEX等
9-三体综合征	>50%	VSD（常见）、ASD
8-三体综合征	50%	VSD、ASD、PDA、其次为PS、TA等
22部分四体（cat-eye）综合征	40%~50%	TOF、三尖瓣狭窄、TAPVR
5p部分单体（cat cry）综合征	>30%	VSD、PDA、ASD、PS
4p部分单体（wolfe）综合征	50%~60%	VSD、ASD、PDA、PS
18q部分单体综合征	<50%	VSD、PDA、ASD、其次为TOF、DEX等
13q部分单体综合征	25%~50%	CoA、VSD、残留左上腔静脉
45，XO（Turner）综合征	>30%	AS（50%以上），其次为VSD、MVP等
Klinefelter综合征（先天性睾丸发育不全，xxy）	5%~10%	TOF、ASD、VSD、Ebstein畸形、AS、DORV等
22q11.2微缺失	75%	B型主动脉弓离断、TA、TOF
22q13微缺失	>25%	PDA、VSD、ASD、TAPVR
20p12缺失	85%~94%	周围肺动脉发育不良、TOF
8p23.1缺失	50%~75%	AVSD、PVS、VSD、TOF
7q11.23微缺失	53%~85%	主动脉瓣上狭窄、PS、周围肺动脉狭窄
3p25缺失	33%	VSD、AVSD、三尖瓣闭锁
1p36缺失	70%	PDA、VSD、ASD、BAV、Ebstein畸形
1q41q42微缺失	40%	BAV、ASD、VSD、TGA

注：PDA，动脉导管未闭；VSD，室间隔缺损；I型ASD，原发孔型房间隔缺损；II型ASD，继发孔型房间隔缺损；AVSD，房室间隔缺损；TOF，法洛四联症；AS，主动脉瓣狭窄；PS，肺动脉瓣狭窄；CoA，主动脉缩窄；DEX，右位心；DORV，右心室双出口；TA，动脉总干；TAPVR，全肺静脉异位引流；TGA，大动脉转位；MVP，二尖瓣脱垂。

1.6Mb 区域的三倍体有关。

1. 临床表现　主要表现为特殊面容：包括伸舌、眼距宽、外眼角上斜、内眦赘皮、鼻梁扁平、小耳、耳低位及腭弓高等。此外，还有严重智力低下、愚型及肌张力低下、关节过伸、小骨盆、短粗手、第 5 指桡侧弯曲，第 1、2 指间距加宽和双手通贯手等。临床症状的轻重与核型相关，三体型及易位型可表现典型的临床症状，而嵌合型的患儿症状出现晚，症状表现轻，甚至可以不出现症状（特别是当染色体不分离时）。故嵌合型 DS 预后较好。幸存的 DS 妇女可怀孕，但子女有 1/2 患病的风险。

2. 心血管表现　DS 中 50% 发生心血管畸形，McElninney 等报道其中最常见的先天性心脏病为房室间隔缺损（完全性）和原发孔型 ASD（常见二尖瓣裂缺），其次为 VSD、继发孔型房间隔缺损、法洛四联症、动脉导管未闭、肺动脉狭窄、主动脉狭窄、大动脉错位、右心室双出口等。DS 多合并肺动脉高压而造成艾森门格综合征，发生早而重。1 岁内死亡的 21- 三体综合征 2/3 伴先天性心脏病，其他致死原因是合并白血病等。

近年来，科学家们在不断探索改善智力和脑功能的药物，有可能在 21- 三体综合征的治疗方面产生积极和重大的影响。

（二）18- 三体综合征

18- 三体综合征（trisomy 18 syndrome）发病率仅次于 21- 三体综合征，活产患病率为 1/10 000~1/3 600。1960 年，Edwards 等首先描述 18 号染色体有额外染色体，故又称 Edwards 综合征。

1. 临床表现　主要有生长迟缓、低出生体重、严重智力低下、舟状头（小而长）、枕后凸、耳低位、眼距宽、鼻梁狭长、胸骨短小、足畸形和内脏畸形（肾畸形多见）等。30% 有通贯手，肌张力先低下后增高、特殊握拳姿势及足底摇板状（扁平足）。中枢神经系统发育异常可表现为小脑发育不全、胼胝体发育不良、多小脑回畸形、脑积水、脊柱裂等。本综合征女性发病多于男性（约为 4∶1）。94% 核型为三体型，嵌合型和多重三体占 6%。

2. 心血管表现　几乎 100% 伴发心血管畸形，以室间隔缺损多见（2/3），其次为动脉导管未

闭、主动脉双瓣、主动脉狭窄、多瓣膜病，少数病例可伴发复杂型先天性心脏病（如右心室双出口、心内膜垫缺损等）。

预后不佳，90% 病例 1 岁内死亡，主要死于呼吸暂停、心力衰竭和上气道梗阻。可行产前羊水诊断。

3. 鉴别诊断　需与患病率相仿（1/20 000~1/5 000）的帕塔综合征（13- 三体综合征）鉴别。本综合征亦为多发畸形，8% 伴发心血管畸形，其中动脉导管未闭最多（63%），其次为室间隔缺损（48%），房间隔缺损（40%），二尖瓣及半月瓣损害（22%），主动脉狭窄（10%），右位心（5%），大动脉错位（11%）。常见的复合型心血管畸形（VSD 伴 PDA 多见），故存活率低。

（三）特纳综合征

特纳综合征（Turner syndrome，TS）又称先天性卵巢发育不全综合征。1938 年 Turner 首次报道。1959 年 Ford 等查明本综合征染色体核型为 45，XO，故又称 X 单体综合征（图 93-2）。TS 是因丢失了一条或部分 X 染色体而致病，女性发病率为 1/3 000~1/2 500。

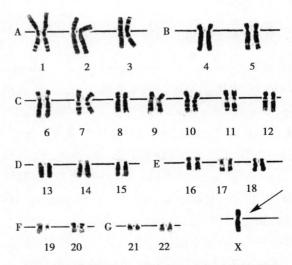

图 93-2　核型示 45，X 引起特纳（Turner）综合征

1. 临床表现　女性发病，表现身材矮小、生长发育迟缓（从生前开始），出生时身长及体重均低于正常儿。面容呆板、上睑下垂、窄腭、小下颌、短颈或颈蹼，乳距宽及肘外翻，新生儿可见手、足背水肿及颈后皮肤过度折叠。至成人后仍见幼稚

面容,身高也不超过150cm,由于卵巢萎缩可表现原发闭经、乳房不发育、阴毛及腋毛缺如等。有文献提出,X染色体异常与本综合征自身免疫性甲状腺炎有关。一般智力正常,少数智力偏低。应用生长激素(GH)对改善身高有肯定的疗效,可以用至骨龄达到14岁。12岁开始低剂量的雌性激素替代可以改善性腺发育,改善成年身高,并且能增加骨密度,终身维持应用。

2. 心血管表现 TS有20%~40%伴有先天性心脏病,主动脉缩窄最常见,5%~10%伴发与主动脉缩窄无关的高血压,将近15%伴发主动脉双瓣,主动脉根部扩张,ASD和VSD各占5%,部分肺静脉异位引流占13%,40%的患者有高血压。此外,可有Q-T间期延长等心电图改变,二尖瓣异常不足5%,少数可见左心室发育不良,部分患者死于主动脉夹层动脉瘤。

3. 鉴别诊断 主要需与努南综合征鉴别,此综合征与TS两者有相似之处,如矮小、眼距宽、眼睑低垂、眼球震颤、小下颌、耳郭畸形、颈蹼、脊柱畸形、肘外翻、肾脏畸形、智力偏低等。努南综合征男、女均可患病,心脏发育异常75%为肺动脉瓣狭窄。此外,努南综合征有20%~30%伴发肥厚型心肌病。

(四)腭-心-面综合征

腭-心-面综合征(velo- cardio- facial syndrome, VCFS)(MIM 192430)1978年Shprintzen报道此病,故又命名Shprintzen综合征,1992年发现这种疾病是由于22号染色体q11.2的微缺失所导致。但一直以来这个疾病的命名十分混乱,包括Di George综合征、Sedlačková综合征、圆锥干-异常面容综合征、Cayler综合征、Takao综合征、22q11缺失综合征(22q11 deletion syndrome)、CATCH 22综合征等,近年来的研究结果认为它们都是同一种疾病的不同表型。腭-心-面综合征是描述性诊断,为目前国际上广泛接受。

VCFS的表型多样,涉及心脏、颅面、行为、血管、中枢神经系统等180多种表现,没有一种表现出现在所有病人中。目前认为FISH(Fluorescence In Situ Hybridization)检测方法是诊断VCFS非常准确且价格相对低廉的方法(图93-3,见文末彩插)。

VCFS的发病率为1/7 000~1/2 000,大多数VCFS是新发突变,但有6%~28%的病例遗传自父母,遗传方式为AD,90%的病例有近3Mb的缺失,涉及40个基因。

1. 临床表现 绝大多数患儿有腭裂(常表现为黏膜下腭裂),高鼻音发音,面容异常,如眼裂窄,脸窄长、鼻肥大、鼻梁扁平塌陷、颧扁平、小下颌、小耳、耳位低及头发厚而密等。其他尚有动脉发育异常(颈内动脉异位、椎动脉扭结、脑血管发育异常),眼、脑、脊髓、骨、肢体、肾脏、生殖系统、胸腺及甲状旁腺(表现低钙血症)发育异常,脑脊膜膨出、语言与构音障碍,听力异常。

免疫功能障碍比较常见,少部分病例存在严重的免疫缺陷。在绝大多数有免疫问题的病例中,儿童早期有频繁的呼吸道感染,大多数病例检查可以发现淋巴组织少或缺如,T细胞数量减少。

VCFS最显著的表现是精神行为异常,部分病例大脑灰质、白质体积缩小,胼胝体、杏仁核、尾核和颞顶叶发育异常。90%患儿学习障碍,部分病例至成人可发生精神分裂症。本综合征患儿经MRI检测,颞区及海马回有结构改变者有发展成严重成人精神病的风险。

Di George综合征(Di George syndrome,DGS)(MIM188400)又名先天性胸腺发育不良。1956年Di George发现该病无胸腺故名。它是VCFS的一种特殊表现型。婴儿时即出现由于免疫功能缺陷所致的各种感染。新生儿期可出现甲状旁腺功能低下的低钙抽搐。

2. 心血管表现 超过70% VCFS的病例出现心血管发育异常,最常见的是室间隔缺损,很多病例表现圆锥干畸形,如B型主动脉弓离断、动脉单干(近50%),法洛四联症(15%),右位主动脉弓、肺动脉闭锁、肺动脉瓣狭窄、血管环、右心室双出口、大动脉转位等。

Pyan等从欧洲七国研究中心调查558例22q11缺失患者的表现型及其发生率(表93-5),从表中可见该综合征合并先天性心血管畸形占95%。

(五)威廉姆斯综合征

威廉姆斯综合征(Williams syndrome)(MIM 194050)又称主动脉瓣上狭窄综合征(supravalvula

表 93-5　22q11 缺失的表现型及发生率

单位：%

表现型	发生率
典型表现	
先天性心脏病	95（$n=545$）
轻至中度免疫缺陷	66（$n=218$）
严重免疫缺陷	14（$n=218$）
低钙血症	60（$n=340$）
面容异常	大多数
发育迟缓	68（$n=338$）
常见合并表现	
身高/体重＜第 50 百分位数	88（$n=158$）
腭裂	9（$n=496$）
咽腭发育不良	32（$n=496$）
成人期精神病	18（$n=61$）
肾脏缺陷	36（$n=136$）
骨骼缺陷	17（$n=548$）
听力缺陷	33（$n=159$）

aortic stenosis syndrome，SAS）、小精灵综合征。1961 年 Williams 发现该综合征。1962 年 Beuren 也有类似的发现，从而又将该综合征命名为 Williams-Beuren 综合征（W-BS）。本综合征大多是新发突变，极少部分由父母遗传，遗传方式是 AD。为染色体 7q11.23 处微缺失，涉及近 28 个基因，1.5~1.8Mb，具有多系统异常表现。

1. 临床表现　多数病例有面部发育不良的表现，呈小精灵面容，眼巨宽、宽鼻、厚唇、小下颚、耳低位、虹膜呈放射状，特征性牙齿畸形。80% 以上患儿身高及体重均低，90% 以上患儿智力低下，半数病例有性格异常。患儿常有腹股沟疝。高钙血症是本综合征的特异性表现（主要在婴儿期），SAS 的患病率约为活婴中为 1/20 000~1/7 500。

2. 心血管表现　左心室流出道梗阻型先天性心脏病最为常见，主动脉瓣上狭窄，其次可见肺动脉狭窄，占 39%~45%。在普通的主动脉瓣上狭窄的病例中，一半的病例罹患 W-BS。2008 年，墨西哥 Jesus 等总结了 40 例典型 W-BS 患者（年龄 6 个月至 15 岁），发现 80% 患有先天性心脏病，其中 56% 为主动脉瓣上狭窄，该作者用 FISH 技术发现 W-BS 在 7q11.23 处有缺失。

其他心血管畸形有肺动脉分支狭窄、二叶主动脉瓣、主动脉缩窄、主动脉发育不良、二尖瓣脱垂、房室间隔缺陷、动脉导管未闭、Ebstein 畸形、肺动脉吊带及升主动脉、主动脉弓、降主动脉、胸主动脉、腹主动脉、冠状动脉、肾、脑、颈动脉、头臂、锁骨下、肠系膜、脾、颅内动脉等多处动脉狭窄和高血压等。在心脏畸形的患者中 34.5% 是单一缺陷，65.5% 存在多种缺陷。

（李树林　司利钢）

参 考 文 献

1. ELIZABETH A. Marfan syndrome. J Am Acad Nurse Pract，2009，21：663-670.
2. GRAUL-NEUMANN LM，KIENITZ T，ROBINSON PN，et al. Marfan syndrome with neonatal progeroid syndrome-like lipodystrophy associated with a novel frameshift mutation at the 3' terminus of the FBN1-gene. Am J Med Genet A，2010，152（A）：2749-2755.
3. VON KODOLITSCH Y，DE BACKER J，SCHÜLER H，et al. Perspectives on the revised Ghent criteria for the diagnosis of Marfan syndrome. Appl Clin Genet，2015，8：137-155.
4. MARIAN A J，VAN ROOIJ E，ROBERTS R. Genetics and Genomics of Single-Gene Cardiovascular Diseases：Common Hereditary Cardiomyopathies as Prototypes of Single-Gene Disorders. J Am Coll Cardiol，2016，68：2831-2849.
5. JACKSON M，MARKS L，MAY G H W，et al. The genetic basis of disease. Essays Biochem，2018，62：643-723.
6. 陈树宝. 小儿心脏病进展，北京：科技出版社，2005.
7. 李树林，杨焕杰，李晔，等. 染色体 22q11 缺失与先天性心脏病. 中华儿科杂志，2001，39：270.
8. 李梦茹，黄国英. 叶酸代谢障碍导致先天性心脏病的发生机制. 国际儿科学杂志，2018，45：76-79.
9. PIERPONT M E，BRUECKNER M，CHUNG W K，et al. Genetic basis for congenital heart disease：revisited：a scientific statement from the american heart association. Circulation，2018，138：e653-e711.
10. COELHO S G，ALMEIDA A G. Marfan syndrome revisited：From genetics to the clinic. Rev Port Cardiol（Engl Ed），2020，39：215-226.
11. MORRIS A A，KOŽICH V，SANTRA S，et al. Guidelines for the diagnosis and management of cystathionine beta-synthase deficiency. J Inherit Metab Dis，2017，40：49-74.
12. TAKEDA N，YAGI H，HARA H，et al. Pathophysiology

and Management of Cardiovascular Manifestations in Marfan and Loeys-Dietz Syndromes. Int Heart J,2016, 57:271-277.

13. 肖结实,张开滋,刘权章,等.临床心血管综合征学.北京:科学技术文献出版社,2012.

14. 孙妍,王剑鹏,李慧,等.无脾综合征患者合并复杂性先天性心脏病类型特点.中国循环杂志,2017,32:672-675.

15. DISALVO D S,OBERMAN B S,WARRICK J I,et al. Pharyngeal Presentation of Goltz Syndrome:A Case Report with Review of the Literature. Head Neck Pathol, 2016,10:188-191.

16. AALBERTS J J,VAN DEN BERG M P,BERGMAN J E,et al. The many faces of aggressive aortic pathology: Loeys-Dietz syndrome. Neth Heart J,2008,16:299-304.

17. TAYLOR-PHILLIPS S,FREEMAN K,GEPPERT J, et al. Accuracy of non-invasive prenatal testing using cell-free DNA for detection of Down,Edwards and Patau syndromes:a systematic review and meta-analysis. BMJ Open,2016,6:e010002.

18. MALFAIT F,FRANCOMANO C,BYERS P,et al. The 2017 international classification of the Ehlers-Danlos syndromes. Am J Med Genet C Semin Med Genet,2017, 175:8-26.

19. DAVIS S M,GEFFNER M E. Cardiometabolic health in Turner syndrome. Am J Med Genet C Semin Med Genet, 2019,181:52-58.

20. RONDAL J A. Down syndrome:A curative prospect? AIMS Neurosci,2020,7:168-193.

21. CUI X,CUI Y,SHI L,et al. A basic understanding of Turner syndrome:Incidence,complications,diagnosis, and treatment. Intractable Rare Dis Res,2018,7: 223-228.

22. ROBERTS A E,ALLANSON J E,TARTAGLIA M,et al. Noonan syndrome. Lancet,2013,381:333-342.

23. LINGLART L,GELB B D. Congenital heart defects in Noonan syndrome:Diagnosis,management,and treatment. Am J Med Genet C Semin Med Genet,2020,184:73-80.

24. DE RUBENS F J,RODRÍGUEZ L M,HACH J L,et al. Cardiovascular spectrum in Williams-Beuren syndrome: the Mexican experience in 40 patients. Tex Heart Inst J, 2008,35:279-285.

25. KAZEMI M,SALEHI M,KHEIROLLAHI M. Down Syndrome:Current Status,Challenges and Future Perspectives. Int J Mol Cell Med,2016,5:125-133.

26. SHANKAR R K,BACKELJAUW P F. Current best practice in the management of Turner syndrome. Ther Adv Endocrinol Metab,2018,9:33-40.

27. MORROW B E,MCDONALD-MCGINN D M,EMANUEL B S,et al. Molecular genetics of 22q11.2 deletion syndrome. Am J Med Genet A,2018,176:2070-2081.

28. MEESTER J A N,VERSTRAETEN A,SCHEPERS D, et al. Differences in manifestations of Marfan syndrome, Ehlers-Danlos syndrome,and Loeys-Dietz syndrome. Ann Cardiothorac Surg,2017,6:582-594.

心血管疾病治疗常用药物

（一）强心药

药名	药理作用	剂量及用法	说明
地高辛 digoxin	抑制心肌细胞膜 Na^+-K^+-ATP 酶，增加 Ca^{2+} 内流	洋地黄化量：p.o.:<2岁,0.03mg/kg;≥2岁,0.04mg/kg;早产儿,0.02mg/kg。首剂为总量的1/2;余量分2次,q.8h.。维持量:洋地黄化量的1/4,分2次,q.12h.	副作用:窦性心动过缓、房室传导阻滞、疲乏、头痛、恶心、食欲减退、神经痛、视物模糊、畏光等(常发生在中毒时,治疗血浓度范围0.8~2ng/ml) 谨慎:肾功能不全、甲状腺功能减退症 禁忌:室性心律失常、房室传导阻滞、梗阻性肥厚型心肌病、缩窄性心包炎
毛花苷丙 lanatoridec	同地高辛	i.v.:剂量为口服剂量的75%。首剂1/3~1/2总量,根据病情2小时后再用1/3总量,或用地高辛洋地黄化	同地高辛
多巴胺 dobamine	激动多巴胺受体(扩张肾血管)、$β_1$ 受体(增强心肌收缩)及 $α_1$ 受体(收缩周围血管)	i.v.:1~5μg/(kg·min)(激动多巴胺受体);5~15μg/(kg·min)(激动β受体);15~20μg/(kg·min)(激动α受体),持续静脉注射	副作用:心动过速、期间收缩、高血压、头痛、恶心 禁忌:心动过速、嗜铬细胞瘤、对拟交感神经药物过敏者
多巴酚丁胺 dobutamine	激动 $β_1$ 受体(增强心肌收缩)及 $β_2$ 受体(轻度周围血管扩张)	i.v.:2~20μg/(kg·min)持续静脉注射	副作用:室性心律失常、心动过速、高血压、心悸、头痛、心绞痛 禁忌:肥厚型心肌病、心动过速、高血压
肾上腺素 epinephrine	激动 β(增强心肌收缩)及 $α_1$ 受体(收缩周围血管)	i.v.:0.01~0.03mg/kg稀释成1:10 000,0.1~0.3ml/kg静脉注射,q.3~5min.,必要时	用于低血压、心动过缓、低心排血量 副作用:心动过速、高血压、头痛、恶心、呕吐、减少肾血流量 谨慎:甲状腺功能亢进症、高血压、心律失常 禁忌:冠状动脉疾病
异丙肾上腺素 isoproterenol	激动 β(增强心肌收缩)及 $β_2$ 受体(周围血管扩张)	i.v.:0.05~2μg/(kg·min)持续静脉注射	副作用:心动过速、低血压、头痛、恶心、呕吐 谨慎:甲状腺功能亢进症、心动过速、糖尿病 禁忌:心肌缺血、心动过速、青光眼
去甲肾上腺素	激动 $α_1$(主要)	i.v.:0.05~2μg/(kg·min)持续静脉注射脉注射	用于低血压、休克 副作用:心律失常、高血压、心绞痛、头痛、呕吐、呼吸困难 禁忌:高血压、心动过速、嗜铬细胞瘤、冠状动脉疾病
去氧肾上腺素 phenylephrine	激动 $α_1$ 受体	i.v.:5~20μg/kg,q.10~20min.;0.1~0.5μg/(kg·min)持续静脉注射	副作用:震颤、高血压、头痛、心动过缓 谨慎:高血压、高血糖、心律失常、血管外漏引起组织坏死 禁忌:嗜铬细胞瘤、高血压、心动过缓

药名	药理作用	剂量及用法	说明
氨力农 amrinone	抑制磷酸二酯酶Ⅲ	i.v.：负荷量 0.75~1mg/kg（>5min），必要时 30 分钟后可重复 2 次；维持量 5~10μg/（kg·min）持续静脉注射	副作用：低血压、心律失常、血小板减少、恶心、呕吐 谨慎：肥厚型心肌病、低血压、心脏瓣膜狭窄疾病
米力农 milrinone	同氨力农	i.v.：负荷量 50μg/kg（>15min），维持量 0.25~1μg/（kg·min）持续静脉注射	副作用：心律失常、头痛、低血压、呕吐 谨慎：肾功能不全 禁忌：严重左、右心室梗阻性疾病
左西孟旦 levosimendan	促进 Ca^{2+} 与 CTnC 结合	i.v.：负荷量 12μg/kg（>1 小时），维持量 0.1~0.2μg/（kg·min）（长 达 24 小时）持续静脉注射	适用：心功能不全 副作用：心悸、症状性低血压、恶心、头晕、眩晕

（二）血管紧张素转化酶抑制剂及血管紧张素受体阻断剂

药名	药理作用	剂量及用法	说明
卡托普利 captopril	抑制血管紧张素转化酶	p.o.：新生儿每次 0.05~0.1mg/kg，逐渐加量，最大剂量每次 0.5mg/kg。婴儿/儿童每次 0.15~0.5mg/kg，逐渐加量，最大剂量每次 2mg/kg，q.8~24h.	副作用：低血压、皮疹、蛋白尿、中型白细胞降低、心动过速、咳嗽、味觉改变、高钾血症 谨慎：胶原血管疾病、肾功能不全、保钾利尿剂可加重高血钾副作用 禁忌：肾动脉狭窄、左心室流出道梗阻
伊那普利 enalapril	抑制血管紧张素转化酶	p.o.：0.05~0.1mg/（kg·d），q.d.~b.i.d.，逐渐加量，最大剂量 0.5mg/（kg·d）	同卡托普利
赖诺普利 lisinopril	抑制血管紧张素转化酶	p.o.：0.07mg/（kg·d），q.d.，逐渐加量，最大剂量 0.5mg/（kg·d）	同卡托普利
氯沙坦 losartan	阻断血管紧张素Ⅱ受体	p.o.：0.7mg/（kg·d），q.d.，逐渐加量，最大剂量 1.4mg/（kg·d）	同卡托普利
缬沙坦 valsartan	阻断血管紧张素Ⅱ受体	p.o.：>6 岁，起始每次 1.3mg/kg，q.d. 维持渐加量至每次 2.7mg/kg，q.d.	同卡托普利

（三）扩血管药物

药名	药理作用	剂量及用法	说明
肼屈嗪 hydralazine	扩张小动脉	i.v.：每次 0.1~0.2mg/kg，q.4~6h.，（最大剂量每 20mg） p.o.：0.75~1mg/（kg·d），b.i.d.~q.i.d.，（最大剂量每 25mg）	副作用：狼疮样综合征、潮红、心悸、头痛、恶心、心动过速 谨慎：肾功能不全、脑血管意外 禁忌：冠状动脉疾病、风湿性心脏病伴二尖瓣狭窄
硝酸甘油 nitroglycerin	扩张动脉及静脉，扩张静脉作用强于动脉	i.v.：起始 0.25~0.5μg/（kg·min）持续静脉注射增加至 0.5~10μg/（kg·min）持续静脉注射常用 1~3μg/（kg·min）	副作用：潮红、头痛、低血压、心动过速、恶心、出汗、颅内压增高 谨慎：低血容量、肾功能不全、颅内压增高 禁忌：青光眼、严重贫血
硝普钠 nitroprusside	扩张动脉及静脉	i.v.：0.5~1μg/（kg·min）持续静脉注射，可逐渐加量常用 3μg/（kg·min）	副作用：低血压、代谢性酸中毒、精神不安、头痛、恶心、出汗、颅内压增高、甲状腺功能减退症（应用 >48 小时 需检测氰化物浓度，保持 < 35mg/L） 禁忌：脑血流量减低、主动脉缩窄、动静脉分流

药名	药理作用	剂量及用法	说明
硝苯地平 nifedipine	阻滞 Ca^{2+} 通道扩张周围血管	p.o.：每次 0.25~0.5mg/kg，q.6~8h. 最大剂量 10mg/次	用于高血压 副作用：低血压、潮红、心动过速、头痛、头晕、恶心、心悸、骨髓抑制、关节痛、气促 谨慎：主动脉缩窄、心、肝及肾功能不全
尼卡地平 nicardipine	阻滞 Ca^{2+} 通道，扩张周围血管	i.v.：首次 0.5~1.0μg/(kg·min)，逐渐加量（每 15~30 分钟）最大剂量 4~5μg/(kg·min)	同硝苯地平
酚妥拉明 phentolamine	阻滞 α_1 及 α_2 受体	i.v.：0.05~0.1mg/kg（最大剂量 5mg），静脉注射 10~30 分钟	副作用：心动过速、心律失常、低血压、恶心、呕吐、腹痛 禁忌：低血压、肾功能不全
奈西立肽 nesiritide	重组 BNP，减低后负荷和利尿	i.v.：负荷量 1~2μg/kg(>1min)，维持量 0.01μg/(kg·min)，持续静脉注射，可逐渐加量，每次增加 0.005μg/(kg·min)，最大剂量 0.03μg/(kg·min)	适用：心功能不全 副作用：心律失常、低血压、血肌酐增高 谨慎：肾功能不全 禁忌：心瓣膜狭窄，限制或梗阻型心肌病，缩窄性心包炎，心脏压塞，低心排血量

（四）β 受体拮抗剂

药名	药理作用	剂量及用法	说明
阿替洛尔 atenolol	选择性阻滞 β_1 受体	p.o.：每次 0.5~1mg/kg，q.d.~b.i.d.，（最大剂量 100mg/d）	适用范围、副作用及禁忌同普萘洛尔
普萘洛尔 propranolol	非选择性阻滞 β 受体	p.o.：起始 0.5~1mg/(kg·d)，q.6~8h.，可增加至 2~4mg/(kg·d) i.v.：0.01~0.15mg/kg（15~30 分钟），最大剂量婴儿 1mg/次，儿童 3mg/次，q.6h.	适用：交感神经兴奋引起的心律失常、高血压、梗阻性肥厚型心肌病 副作用：低血压、低血糖、头痛、疲乏、心排血量减低、头晕、心动过缓、皮疹 谨慎：反应性气道疾病、糖尿病、低血压 禁忌：窦性心动过缓、房室传导阻滞、严重心功能不全、心源性休克
艾司洛尔 esmolol	选择性阻滞 β_1 受体	i.v.：负荷量 500μg/(kg·min) 维持量 50μg/(kg·min) 持续静脉注射，逐渐加量，每次 50μg/kg，最大剂量 200μg/(kg·min)	适用：心动过速、高血压 副作用：低血压、低血糖、恶心、呕吐、心动过缓、传导阻滞 注意：漏至血管外可以引起皮肤坏死；最大浓度为 10mg/ml；可使地高辛浓度增高 禁忌：心源性休克、心脏传导阻滞、严重哮喘
美托洛尔 metoprolol	选择性阻滞 β_1 受体	p.o.：起始 0.2~0.4mg/(kg·d)，b.i.d.，可逐渐加量，最大剂量 1~2mg/(kg·d)	适用：心律失常、心功能不全 副作用：低血压、低血糖、恶心、呕吐、腹痛、心动过缓、传导阻滞 禁忌：同普萘洛尔
卡维地洛 carvedilol	阻滞 β_1、β_2 及 α 受体	p.o.：起始每次 0.03~0.08mg/kg，b.i.d.，（最大起始剂量 3.125mg） 维持量，每 2 周加量到平均每次 0.3~0.9mg/kg（最大剂量 25mg）	适用于心功能不全 副作用及禁忌同普萘洛尔
索他洛尔 sotalol	非选择性阻滞 β 受体，同时有Ⅲ类抗心律失常药物的作用	p.o.：2~8mg/(kg·d)，b.i.d.（每次 30~60mg/m²）	副作用：低血压、扭转性室性心动过速、恶心、呕吐、支气管痉挛、心动过速 禁忌：心动过缓、房室传导阻滞、长 QT 综合征、心源性休克

续表

药名	药理作用	剂量及用法	说明
纳多洛尔 nadolol	非选择性阻滞 β 受体	p.o.:起始每次 0.5~1mg/kg,q.d. 逐渐 加量至最大剂量 2.5mg(kg·d)	适用:房性及室性心动过速和高血压 副作用及禁忌同普萘洛尔
拉贝洛尔 labetalol	阻滞 α 受体及 β 受体	p.o.:每次 1.5~10mg/kg,b.i.d 最大剂量 40mg/(kg·d) 或 1 200mg/d	适用:高血压 副作用:低血压、心动过缓、呼吸困难、晕厥、头晕、心律失常 注意:避免用于哮喘、心力衰竭、心动过缓或心脏传导阻滞患者 禁忌:超敏反应

(五) 抗心律失常药物

药	药理作用	剂量及用法	说明
奎尼丁 quinidine	Ia 类抗心律失 常药物	p.o.:试验剂量 2mg/kg,若无不良反 应 15~60mg/(kg·d),q.4~6h	适用:心房颤动、心房扑动、室上性心动过速、室性期间收缩 副作用:恶心、呕吐、头晕、低血压 、腹痛、扭转性室性心动过速 注意:监测心电图,若 QRS 增宽 >25%,Q-T 间期延长,应停药或减量 禁忌:房室传导阻滞、病态窦房结综合征,心力衰竭、奎尼丁过敏
普鲁卡因胺 procainamide	Ia 类抗心律失 常药物	i.v.:负荷量:3~6mg/kg(>5min),可 5~10 分钟重复达最大剂量 15mg/kg 维持量:20~80µg/(kg·min)持续静 脉注射 p.o.:15~30mg/(kg·d),q.4~8h.	适用:室性期间收缩、室性心动过速 副作用:恶心、呕吐、腹痛 狼疮样反应、低血压、室内传导阻滞 禁忌:同奎尼丁
丙吡胺 disopyramide	Ia 类抗心律失 常药物	p.o.:5~15mg/(kg·d) q.i.d.	适用:各型期间收缩和心动过速,心房扑动、心房颤动 副作用:口干、排尿困难、胃部不适、低血压 禁忌:心源性休克、心力衰竭、心脏传导阻滞、青光眼、尿潴留、重症肌无力
利多卡因 lidocaine	Ia 类抗心律失 常药物	i.v.:负荷量 1~2mg/kg 维持量:20~50µg/(kg·min) 持续静脉注射	适用:室性心律失常、洋地黄中毒引起的心律失常 副作用:昏睡、眩晕、低血压、幻觉、惊厥 禁忌:高度房室传导阻滞、病态窦房结综合征
美西律 mexiletine	Ia 类抗心律失 常药物	p.o.:每次 3~5mg/kg,t.i.d.	适用:室性心律失常 副作用:恶心、呕吐、嗜睡、眩晕、低血压、震颤 禁忌:高度房室传导阻滞
苯妥英钠 phenytoin	Ib 类抗心律失 常药物	i.v.:负荷量 1.25mg/kg ,可重复(5 分钟),总量 15mg/kg p.o.:维持 5~10mg(kg·d),b.i.d. 或 t.i.d.	适用:室性期间收缩,洋地黄中毒引起的室性心律失常 副作用:恶心、呕吐、皮疹、牙龈增生、贫血等,以及低血压、心动过缓(静位) 禁忌:传导阻滞,窦性心动过缓
普罗帕酮 propafenone	Ic 类抗心律失 常药物	p.o.:每次 5mg/kg,q.6~8h.	适用:各型期间收缩和心动过速 副作用:恶心、呕吐、口干、腹痛、低血压、惊厥 禁忌:高度房室传导阻滞、病态窦房结综合征、心力衰竭、休克

药	药理作用	剂量及用法	说明
莫雷西嗪 moracizine	Ic 类抗心律失常药物	p.o.:每次 4~6mg/kg,q.8h. i.v.:1mg/kg,缓注 10min	适用:房性期间收缩、室性期间收缩、阵发性心动过速 副作用:口干、恶心、呕吐、头晕、乏力、低血压(静脉注射) 禁忌:严重传导阻滞,心、肾功能不全
氟卡尼 flecainide	Ic 类抗心律失常药物	p.o.:起始剂量 1~3mg/(kg·d),t.i.d.;逐渐加量,通常达 3~6mg/(kg·d),最大剂量 8mg/(kg·d)	适用:室上性及室性心律失常 副作用:嗜睡、头晕、恶心、低血压、致心律失常作用 禁忌:严重传导阻滞,心、肾功能不全
普萘洛尔 propranolol	非选择性阻滞 β 受体	p.o.:起始 0.5~1mg/(kg·d),q.6~8h.,可增加至 2~4mg/(kg·d) i.v.:0.01~0.15mg/kg(15~30min),最大剂量婴儿 1mg/次,儿童 3mg/次,q.6h.	适用:交感神经兴奋引起的心律失常,高血压,梗阻性肥厚型心肌病 副作用:低血压、低血糖、头痛、疲乏、心排血量减低、头晕、心动过缓、皮疹 谨慎:反应性气道疾病、糖尿病、低血压 禁忌:窦性心动过缓,房室传导阻滞,严重心功能不全,心源性休克
美托洛尔 metoprolol	选择性阻滞 β₁ 受体	p.o.:起始 0.2~0.4mg/(kg·d),b.i.d.,可逐渐加量,最大剂量 1~2mg/(kg·d)	适用:心律失常、心功能不全 副作用:低血压、低血糖、恶心、呕吐、腹痛、心动过缓、传导阻滞 禁忌:同普萘洛尔
艾司洛尔 esmolol	选择性阻滞 β₁ 受体	i.v.:负荷量 500μg/(kg·min) 维持量 50μg/(kg·min)持续静脉注射,逐渐加量,每次 50μg/kg,最大剂量 200μg/(kg·min)	适用:心动过速、高血压 副作用:低血压、低血糖、恶心、呕吐、心动过缓、传导阻滞 注意:漏至血管外可以引起皮肤坏死;最大浓度为 10mg/ml;可使地高辛浓度增高 禁忌:心源性休克、心脏传导阻滞、严重哮喘
纳多洛尔 nadolol	选择性阻滞 β 受体	p.o.:起始每次 0.5~1mg/kg,q.d. 逐渐加量至最大剂量 2.5mg(kg·d)	适用:房性及室性心动过速和高血压 副作用及禁忌同普萘洛尔
胺碘酮	Ⅲ类抗心律失常药物	p.o.:负荷量 10~15mg/(kg·d),b.i.d. 持续 4~14 天。 逐渐减量至最低有效剂量,通常为 1~2.5mg/(kg·d) i.v.:负荷量:5mg/kg,20~60 分钟,根据病情可重复 4 次(总量 20mg/kg) 维持量:5μg/(kg·min)持续静脉注射,可增加剂量达 15μg/(kg·min)	适用:室上性及室性心律失常 副作用:皮疹、角膜色素沉着、恶心、呕吐、甲状腺功能改变、窦性心动过缓、QT 间期延长、室性心动过速、肺纤维化、肝损害 禁忌:房室传导阻滞,病态窦房结综合征、甲状腺功能异常
溴卞胺 bretylium	Ⅲ类抗心律失常药物	i.v.:5mg/kg 静脉注射 1 分钟,根据病情可重复 10mg/kg,总量 30mg/kg	适用:室性心动过速(心室颤动) 副作用:体位性低血压、消化道紊乱 禁忌:低血压
维拉帕米 verapamil	Ⅳ类抗心律失常药物	p.o.:2~4mg/(kg·d),t.i.d. i.v.:0.1mg/kg 缓注(2~3 分钟),根据病情在 30 分钟内可重复,最大剂量 5mg	适用:室上性心动过速(1 岁内婴儿不适用) 副作用:窦性心动过缓、房室传导阻滞、低血压、心脏停搏 禁忌:心力衰竭、房室传导阻滞、病态窦房结综合征。禁忌与 β 受体拮抗剂合用
腺苷 adenosine	延缓房室传导	i.v.:0.1mg/kg 快速注射 必要时每 2 分钟增加 0.05mg/kg,达 0.25mg/kg	适用:室上性心动过速 副作用:心悸、潮红、头痛、呼吸困难、心动过缓 禁忌:房室传导阻滞、病态窦房结综合征

（六）利尿剂

药名	药理作用	剂量及用法	说明
氢氯噻嗪 hydrochlorothiazide	抑制远端肾小管再吸收 Na^+	p.o.：2mg/(kg·d)，q.d. 或 b.i.d.	副作用：恶心、呕吐、腹部不适、低血钾、低血氧、代谢性酸中毒、高血糖、低血镁、高尿酸血症、肝功能损害 注意：与磺胺类药、呋塞米有交叉过敏。严重肝、肾功能不全忌用
呋塞米 furosemide	抑制髓袢肾小管重吸收 Na^+、K^+、Cl^-	p.o.：1~6mg/(kg·d)，分次 q.6~12h.，从较低剂量开始 i.v.：1~2mg/kg（最大初始剂量20mg）持续静脉注射 0.05mg/(kg·h)，可逐渐增加剂量，通常为 0.1~0.4mg/(kg·h)	副作用：脱水、低血钾、低血氯、低血钙、低氯性酸中毒、高尿酸血症、氮质血症、高血糖、皮炎、贫血、听力减退、低血压、眩晕、粒细胞减少、头痛、光过敏
依他尼酸 ethacrynic acid	同呋塞米	p.o.：每次 1~3mg/kg，q.d.，从较低剂量开始 i.v.：每次 0.5~1mg/kg，根据病情 q.12h.	副作用：脱水、低血钾、低血钠、低血镁、低氯性酸中毒、氮质血症、高尿酸血症、听力减退、粒细胞减少、厌食、消化道出血、皮炎、低血压、眩晕、高血糖、肝损害、血尿
布美他尼 bumetanide	同呋塞米	p.o./i.v.：每次 0.015~0.1mg/kg，q.d. 或 b.i.d.（最大剂量 10mg/d）	副作用：低血压、乏力、眩晕、恶心、肌肉痉挛、低血糖、高尿酸血症、低血钾、低血钙、低血钠、低血氯、低氯性碱中毒、高尿钙
乙酰唑胺 acetazolamide	抑制碳酸酐酶	p.o.：每次 5mg/kg，q.d. 或 q.o.d.	副作用：困倦、感觉异常、低血钾、酸中毒、肾结石、再生障碍性贫血 禁忌：肾、肝功能衰竭，磺胺过敏
氨苯蝶啶 triametarene	抑制远曲小管远端及集合管再吸收 NaCl 和水，有与醛固酮拮抗剂相似的排钠保钾作用	p.o.：2~4mg/(kg·d)，q.d. 或 b.i.d.	副作用：嗜睡、乏力、恶心、呕吐、腹痛等 禁忌：高血钾、肾衰竭
螺内酯 spironolactone	醛固酮拮抗剂	p.o.：每次 0.5~1.5mg/kg，q.d. 或 q.12h.，最大单次剂量 50mg	副作用：胃肠道反应、高血钾、皮疹、男性乳房发育、高血氯、代谢性酸中毒、粒细胞减少 禁忌：高血钾、肾衰竭
阿米洛利 amiloride	抑制肾小管远端 Na^+ 和 K^+ 交换，保钾利尿等	p.o.：每次 0.05~0.1mg/kg bid	副作用：胃肠道反应、头昏、胸闷、高血钾、高氯性酸中毒 禁忌：高血钾

（七）抗血小板、抗凝及溶栓

药名	药理作用	剂量及用法	说明
阿司匹林 aspirin	抑制前列腺素合成	p.o.：抗血小板，3~10mg/(kg·d)，q.d. 抗炎，20~25mg/(kg·d)，q.d.	副作用：消化道反应（恶心、呕吐、上腹不适）、出血倾向、支气管痉挛 禁忌：溃疡病、出血性疾病
双嘧达莫 diryridamol	抑制血小板凝聚	p.o.：3~6mg/(kg·d)，t.i.d.	副作用：低血压、心动过速、支气管痉挛、头痛、眩晕 谨慎：出血性倾向、低血压 禁忌：心力衰竭、休克、主动脉狭窄

药名	药理作用	剂量及用法	说明
氯吡格雷 clopidrogel	抑制血小板凝聚	p.o.:0.2~1mg/(kg·d),q.d.	副作用:出血倾向、胸痛、水肿、高血压、头痛、皮疹及肝功能异常等 禁忌:活动性出血(消化道、颅内)
肝素 heparin	增强抗凝血酶Ⅲ,使活化的凝血因子包括Ⅻa、Ⅺa、Ⅸa、Ⅹa和Ⅱa失活,并阻止纤维蛋白原转化为纤维蛋白	p.o.:初始剂量 50~75U/kg(10分钟)维持剂量 20U/(kg·h),持续静脉注射(调节剂量维持 APTT:60~85)	副作用:出血、血小板减少、肝功能异常、过敏反应、红斑、胸痛、发热等 禁忌:对肝素过敏、活动性出血、严重血小板减少症 解毒剂:硫酸鱼精蛋白
依诺肝素 enoxaparin	增强抗凝血酶Ⅲ的作用,使凝血因子10a 和Ⅱa 失活(但程度较轻)	皮下注射:预防,<2 个月,每次 0.75mg/kg,q.12h.; 2 个月,每次 0.5mg/kg,q.12h. 治疗,<2 个月,每次 1.5mg/kg,q.12h.; >2 个月,每次 1mg/kg,q.12h.	副作用:水肿、腹泻、贫血、出血、血小板减少、肝功能异常等 禁忌:对依诺肝素过敏、活动性出血及血小板减少症 解毒剂:硫酸鱼精蛋白
华法林 warfarin	拮抗维生素 K,抑制因子Ⅱ、Ⅶ、Ⅸ及Ⅹ等合成	p.o.:0.2mg/kg,q.d.×2 天(最大剂量,每次 10mg)维持:0.1mg(0.05~0.34mg)/(kg·d)(根据 INR 调整剂量)	副作用:出血倾向 禁忌:心、肝、肾功能不全、出血倾向、维生素 K 缺乏、维生素 C 缺乏
尿激酶 urokinase	使纤溶酶原转化为纤溶酶,溶解血栓	i.v.:静脉、动脉内血栓,负荷剂量 4 400U/kg,10 分钟内滴完,维持剂量 4 400U/(kg·h),持续 6~12 小时	需定期监测凝血功能 副作用:出血、头痛、恶心、呕吐、皮疹等 禁忌:出血性疾病、其他疾病伴出血倾向
链激酶 streptokinase	同尿激酶	i.v.:负荷剂量 2 000U/kg 维持量 2 000U/(kg·h),持续 6~12 小时	副作用及禁忌同尿激酶

(八) 其他

药名	药理作用	剂量及用法	说明
布洛芬 ibuprofen	抑制环氧酶而减少前列腺素的合成	i.v.:关闭动脉导管 初始 10mg/kg q.d.,以后 5mg/kg q.d.,共 3 剂	副作用:胃肠道刺激、抑制血小板聚集、肝炎、肾功能不全,恶病质等 注意:监测肾功能和肝功能,保持尿量 >1ml/(kg·h)。与糖皮质激素联合使用时增加胃肠道穿孔风险 禁忌:新生儿 BUN > 40mg/dl、Cr≥1.6mg/dl、血小板减少、近期活动性出血、凝血功能障碍、需要动脉导管开放的先天性心脏病
吲哚美辛 indomethacin	抑制前列腺素合成	i.v.:关闭动脉导管 0.1~0.2mg/kg,q.12~24h.,共 3 剂	副作用:血小板聚集减少、胃肠道溃疡、腹泻、恶病质、肾功能不全等 注意:监测肾功能和肝功能,保持尿量 >1ml/(kg·h)。与糖皮质激素联合使用时增加胃肠道穿孔的风险 禁忌:新生儿 BUN> 40mg/dl,Cr≥1.6mg/dl
前列腺素 E$_1$ prostaglandin E$_1$	扩张血管平滑肌,防止血小板聚集	i.v.:初始 0.05~0.1μg/(kg·min)持续静脉注射 维持 0.01~0.4μg/(kg·min)持续静脉注	适用:需依赖动脉导管的先天性心脏病(维持动脉导管开放) 副作用:呼吸暂停、低血压、潮红、心动过缓、心动过速、发热、低钙血症、腹泻、低血糖、抑制血小板聚集

药名	药理作用	剂量及用法	说明
依前列醇 epoprostenol	扩张血管床，防止血小板聚集，抑制平滑肌增殖	i.v.:0.001~0.002μg/(kg·min)持续静脉注射 曲前列尼尔(treprostini)剂量与依前列醇相同	适用:降低肺动脉高压 副作用:低血压、胸痛、乏力、心动过速、恶心、头痛、潮红、关节痛、血小板减少
西地那非 sildenafil	选择性抑制磷酸二酯酶Ⅴ引起平滑肌舒张	p.o.:起始 0.25~0.5mg/kg,q.4~8h.,逐渐增加剂量,最大剂量每次2mg/kg	适用:降低肺动脉高压 副作用:头痛、潮红、眩晕、鼻塞
波生坦 bosentan	阻断内皮素受体	p.o.:<10kg 初始量 15.625mg q.d.,维持量 15.625mg b.i.d. 10~20kg 初始量 31.25mg q.d.,维持量 31.25mg b.i.d. 21~40kg 初始量 31.25mg b.i.d.,维持量 62.5mg b.i.d. >40kg 初始量 62.5mg b.i.d.,维持量 125mg b.i.d.	适用:降低肺动脉高压 副作用:肝脏毒性、贫血和致畸 禁忌:肝功能明显异常、孕妇

注:p.o.,口服;i.v.,静脉注射。

参 考 文 献

1. SEVERIN P N,AWAD S,SHIELDS B,et al. The Pediatric Cardiology Pharmacopeia:2013 Update Pediatr Cardiol, 2013,34:1-29.

2. MUNOZ R,SCHMITT C G,ROT S J. Handbook of pediatric cardiovascular drugs. London:Springer-Verlag, 2008.

3. CHANG A C,TOWBIN J A. Heart failure in children and young adult. Philadelphia:Saunders Elservier,2006.

4. 张爱知,马伴吟.实用药物手册.5 版.上海:上海科技出版社,2002.

中英文名词对照索引

18-三体综合征 trisomy 18 syndrome 1061

21-三体综合征 trisomy 21 syndrome 439,1060

22q11 缺失综合征 22q11 deletion syndrome 1062

A 族链球菌 group A streptococcus,GAS 816

Barth 综合征 Barth syndrome 743,764

Brugada 综合征 Brugada syndrome,BrS 900

Cantrell 五联症 pantalogy of Cantrell 655

Ebstein 畸形 Ebstein anomaly 673

Frank-Starling 机制 Frank-Starling mechanism 32

Fontan 手术 Fontan operation 265,667

Na^+-Ca^{2+} 交换体 Na^+-Ca^{2+}exchanger,NCX 30

P-R 间期 P-R interval 70

Q-T 间期 Q-T interval 70

QT 离散度 QT interval dispersion,QT_d 70

Takayasu 动脉炎 Takayasu arteritis 1030

Taussing-Bing 畸形 Taussing-Bing anomaly 607

β-肾上腺素受体拮抗剂 β-adrenergic receptor
  blocker 979

β 受体拮抗剂 β-adrenergic receptor blockers 899,1023

A

阿拉日耶综合征 Alagille syndrome 504

阿霉素 adriamycin 1016

阿-斯综合征 Adams-Stokes syndrome 778

阿托品 atropine 310

埃利伟综合征 Ellis-Van Creveld syndrome 1058

癌症治疗相关的心血管合并症 cancer therapy related
  cardiovascular complications 1017

艾森门格综合征 Eisenmanger syndrome 451,464,942

胺碘酮 amiodarone 198,310,878

B

白细胞介素-6 interleukin-6,IL-6 806

白血病 leukemia 1016

斑点追踪显像技术 speckle tracking imaging,STI 97

瓣膜病变 valve disease 1047

瓣膜关闭不全 valvular insufficiency 100

瓣下右心室流出道梗阻 subvalvular right ventricular
  outflow tract obstruction 505

暴发性心肌炎 fulminant myocarditis 778,984

贝克肌营养不良 Becker muscular dystrophy,BMD 751

泵血功能 pump function 33

必需氨基酸 essential amino acids,EAA 355

变性血红蛋白血症 methemoglobinemia 48

表柔克星 epirubicin 1016

表型 phenotype 896

病毒感染 virus infection 416

病毒性心包炎 viral pericarditis 796

病理分型 pathologic classification 488

病理性杂音 pathological murmur 59

病态窦房结综合征 sick sinus syndrome,SSS 841,959

病原菌 pathogen 780

波生坦 bosentan 186,946

不完全川崎病 incomplete Kawasaki disease 810

布洛芬 ibuprofen 468

部分型房室间隔缺损 partial AVSD 441

部分性肺静脉异位连接 partial anomalous pulmonary
  venous connection 481

部分右心旁路 partial right-sided heart bypass 647

C

长 QT 综合征 long QT syndrome,LQTS 894,912

彩色多普勒超声血流图像 color Doppler flow
  image 97

残余分流 residual shunt 460

侧支循环 collateral circulation 563

测定心排血量 calculation of cardiac output 154

茶酚胺应激试验 catecholamine stress test 897

差异性发绀 differential cyanosis 48,464

差异性青紫 differential cyanosis 409

产前超声诊断 prenatal echocardiographic diagnosis 541

产前筛查 prenatal screening 446

产前诊断 prenatal diagnosis 574

肠内营养 enteral nutrition,EN 354

肠外营养 parenteral nutrition,PN 354

超抗原 superantigen 806

超声心动图 echocardiography 96,453,478,501,512,546

超声心动图声学造影 contrast echocardiography 634

成年先天性心脏病 adult congenital heart disease,
  ACHD 685

持续性交界区反复性心动过速 permanent junctional
  reciprocating tachycardia,PJRT 875

充血性心力衰竭 congestive heart failure,CHF 614,773

出生后肺血管阻力 pulmonary vascular resistance after

birth 40

出生缺陷 birth defect 166

出血倾向 bleeding tendency 683

杵状指/趾 clubbing of the finger/toe 53

川崎病 Kawasaki disease 119,805

传导系统 conducting system 24

传导系统异常 conduction system anomalies 601

串联质谱 tandem mass spectrometry 769

磁共振成像 magnetic resonance imaging,MRI 132

猝死 sudden death,SD 273,842

D

大动脉换位 arterial switch 597

大动脉换位手术 arterial switch operation 264

大动脉转位 transposition of the great arteries,TGA 119

大脑动静脉瘘 cerebral arteriovenous fistula 628

代偿机制 compensatory mechanism 967

单纯右心室漏斗部狭窄 isolated infundibular stenosis of right ventricule 505

单光子发射计算机断层显像仪 single photon emission computer tomography,SPECT 116

单基因病 monogenic disease 416

单基因遗传病 monogenic inheritance disease 1054

单基因遗传性心血管疾病 monogenic inherited cardiovascular disease 168

单室心 univentricular heart 640

单室型手术 single ventricle operation 660

单心室 single ventricle,SV 640,666,692

蛋白-能量营养不良 protein energy malnutrition,PEM 350

导管堵闭治疗 transcatheter occlusion 621

导管依赖性先天性心脏病 ductal-dependent congenital heart disease 251

德乔治综合征 DiGeorge syhdrome 521

低钾血症 hypokalemia 84

低心排血量综合征 low cardiac output syndrome,LCOS 318

低心排综合征 low cardiac output syndrome 984

低氧血症 hypoxemia 634

第二心音分裂 splitting of the second heart sound 56

第二心音逆分裂 paradoxical splitting of the second heart sound 555

电生理检查 electrophysiological study,EPS 839

动脉单干 truncus arteriosus 539

动脉导管 ductus arteriosus 15

动脉导管解剖学关闭 anatomic closure of the ductus arteriosus 41

动脉导管未闭 patent ductus arteriosus,PDA 462,686

动脉干 truncus arteriosus 141

动脉狭窄 arterial stenosis 1031

动脉粥样硬化 atherosclerosis 1010

动态心电图 dynamic electrocardiogram,DCG 91

窦房结 sinus node 24

窦房结功能异常 sinus node dysfunction 670

窦房结恢复时间 sinus node recovery time,SNRT 845

窦房阻滞 sinoatrial block,SAB 843

窦管交界处 sinotubular junction 559

窦性停搏 sinus arrest,SA 843

窦性心动过缓 sinus bradycardia 841

堵塞动脉导管未闭 occlusion of patent ductus arteriosus 220

端坐呼吸 orthopnea 47

短 QT 综合征 short QT syndrome,SQTS 912

对比剂 contrast medium 164

对位不良 malalignment 450

多巴胺 dopamine,DA 178

多重连接依赖的探针扩增反应 multiplex ligation-dependent probe amplification,MLPA 167

多发大动脉炎 multiple Takayasu arteritis 1030

多基因病 polygenic disease 417

多基因遗传病 polygenic inheritance disease 1054

多脾综合征 polysplenia syndrome 655

多普勒组织显像 Doppler tissue imaging,DTI 752

多源性房性心动速 multifocal atrial tachycardia,MAT 863

E

恶性肿瘤 malignant tumor 991,1016

腭-心-面综合征 velo- cardio- facial syndrome,VCFS 1062

蒽环类药物 anthracycline 1016

蒽环类药物治疗的心脏毒性 anthracycline therapy induced cardiotoxicity 1016

儿茶酚胺敏感性多形性室性心动过速 catecholaminergic polymorphic ventricular tachycardia,CPVT 886,902,913

二尖瓣 mitral valve 23

二尖瓣瓣上狭窄环 supramitral stenosing ring 545

二尖瓣闭锁 mitral atresia,MA 587

二尖瓣发育不良 hypoplasia of mitral aparatus 545

二尖瓣梗阻性畸形 obstructive mitral valve abnormalites 545

二尖瓣关闭不全 mitral valve insufficiency 826

二尖瓣裂缺　mitral valve cleft　548
二尖瓣脱垂　mitral valve prolapse,MVP　549,889
二尖瓣狭窄　mitral valve stenosis　828
二尖瓣血流频谱　mitral valve flow spectrum　100
二维超声心动图　two dimensional echocardiography,2DE　96
二叶主动脉瓣　bicuspid aortic valve　553,688

F

发绀　cyanosis　47,510,634
发绀型先天性心脏病　cyanotic congenital heart disease　682,1048
发育不良型肺动脉瓣狭窄　dysplastic pulmonary valve stenosis　207,499
法洛四联症　tetralogy of Fallot,TOF　507,664
反常性栓塞　paradoxical embolism　430
反应性漏斗部狭窄　reactive infundibular obstruction　209
"房化"右心室　atrialized right ventricle　493
房间隔　atrial septum　21,24
房间隔瘤　atrial septal aneurysm　435
房间隔缺损　atrial septal defect,ASD　428,685
房内折返性心动过速　intra atrial reentrant tachycardia,IART　860
房室瓣发育　development of atrioventricular valves　12
房室传导阻滞　atrioventricular block,AVB　239,413,848,959
房室分离　atrioventricular dissociation　848
房室隔缺损　atrioventricular septal defect,AVSD　663,687
房室管　atrioventricular canal　12
房室间隔缺损　atrial ventricular septal defect,AVSD　139,379,439
房室交界区折返性心动过速　atrioventricular junctional reentrant tachycardia,AVJRT　868
房室结逆向型房室折返性心动过速　antidromic atrioventricular reentrant tachycardia,antidromic AVRT　881
房室结折返性心动过速　atrioventricular nodal reentrant tachycardia,AVNRT　868
房室连接　atrioventricular connections　423
房室旁路　atrioventricular bypass　873
房室束　atrioventricular bundle　25
房室折返性心动过速　atrioventricular reentrant tachycardia,AVRT　873,875
房性期前收缩　premature atrial contraction,PAC　858
房性心动过速　atrial tachycardia,AT　291,860

房性心律失常　atrial arrhythmia　673
非阵发性房室交界性心动过速　non-paroxysmal atrioventricular tachycardia,NPJT　871
肥厚型心肌病　hypertrophic cardiomyopathy,HCM　719,888,910
肥胖症　obesity　1008
肺动静脉瘘　pulmonary arteriovenous fistulae　244,632
肺动脉瓣　pulmonary valve　22
肺动脉瓣缺如　absence of the pulmonary valve　517
肺动脉瓣狭窄　pulmonary valve stenosis,PS　498,687
肺动脉闭锁伴室间隔完整　pulmonary atresia with intact ventricular septum,PA/IVS　529
肺动脉闭锁合并室间隔缺损　pulmonary atresia with ventricular septal defect,PA/VSD　145,521
肺动脉吊带　pulmonary artery sling,PAS　582
肺动脉反流　pulmonary regurgitation　516,664
肺动脉分支狭窄　branch pulmonary artery stenosis　560
肺动脉高压　pulmonary arterial hypertension,PAH　64,920,937
肺动脉高压危象　pulmonary hypertensive crisis　320
肺动脉环缩术　pulmonary artery banding　264
肺动脉扩张剂　pulmonary vasodilator　321
肺动脉流出道梗阻　pulmonary outflow tract obstruction　521
肺动脉平滑肌细胞　pulmonary artery smooth muscle cell,PASMC　922
肺动脉环束　pulmonary artery banding　603
肺动脉下型　subpulmonic　606
肺动脉楔入造影　pulmonary wedge angiography　941
肺动脉楔压　pulmonary wedge pressure,PAWP　929
肺动脉血供　blood supply of pulmonary artery　522
肺高血压　pulmonary hypertension,PH　920,936
肺灌注显像　pulmonary perfusion imaging　124,635
肺活检　lung biopsy　941
肺静脉　pulmonary vein　16
肺静脉梗阻　pulmonary venous obstruction,PVO　252
肺静脉畸形　anomalies of pulmonary veins　475
肺静脉畸形引流　anomalous drainage of pulmonary veins　142
肺静脉狭窄　stenosis of pulmonary vein　483
肺静脉血流频谱　pulmonary vein flow spectrum　100
肺静脉淤血　pulmonary vein congestion　437
肺栓塞　pulmonary embolism　125
肺水肿　pulmonary edema　65,954,978
肺吸虫性心包炎　paragonimus pericarditis　797
肺小动脉嵌入压　pulmonary wedge pressure　151
肺血管　pulmonary vasculature　64

肺血管病变　pulmonary vascular disease　941

肺血管的发育　development of pulmonary vasculature　15

肺血管结构重构　pulmonary vascular structural remodeling, PVSR　921

肺血管扩张剂　pulmonary vasodilator　933

肺血管内皮细胞　pulmonary vascular endothelial cell, PVEC　921

肺血管阻力　pulmonary vascular resistance　940

肺血管阻力指数　pulmonary vascular resistance index, PVRI　929,937

肺血流分布情况　pulmonary blood flow distribution　125

肺源性心脏病　pulmonary heart disease, PHD　1034

肺总静脉闭锁　atresia of common pulmonary vein　483

分级计分系统　grading and scoring system　972

分阶段姑息手术治疗　staged palliative operation　647

分流量计算　quantitative assessment of shunts　156

分支型室性心动过速　fasicular ventricular tachycardia, FVT　883

分子靶点　target molecule　196

酚妥拉明　phentolamine　185

风湿性心脏病　rheumatic heart disease, RHD　826

风险分层　risk stratification　694

弗里德赖希共济失调　Friedreich ataxia, FA　1039

附壁作用　coanda effect　560

复发风湿热　recurrent rheumatic fever　823

复杂性先天性心脏病　complex congenital heart disease　136

覆膜支架　covered stent　218

G

改良 B-T 分流术　modified B-T shunt　262

钙离子通道　calcium channel　29

钙通道阻滞剂　calcium channel blockers, CCB　946

肝心通道　hepatocardiac channel　16

感染性心内膜炎　infective endocarditis, IE　459,780

感染因素　infection factor　416

高反应者　hyper-reactors　952

高级生命支持　advanced life support, ALS　306

高钾血症　hyperkalemia　84

高尿酸血症　hyperuricemia　683

高血压　hypertension　689,997,1009

高血压急症治疗　hypertensive emergency therapy　1005

高血压脑病　hypertensive encephalopathy　1001

高血压危象　hypertensive crisis　1000

高氧试验　hyperoxia test　412

高原型心脏病　high altitude heart disease　952

高脂血症　hyperlipidemia　1012

格塞尔发育诊断量表　Gesell Development Diagnosis Schedule, GDDS　360

隔膜型　membrane type　557

隔缘小梁　septomarginal trabeculum　13,606

根治手术　radical surgery　526

梗阻　obstruction　476,477

功能性单室心　functionally univentricular heart　422

功能性单心室　functional single ventricle, FSV　325

功能性肺动脉闭锁　functional pulmonary atresia　493

功能性关闭　functional closure　462

功能性心血管病　functional cardiovascular disease　1041

宫内心脏介入　intrauterine cardiac intervention　536

共同的遗传病因　common genetic cause　704

共同心室　common ventricle　640

估测肺动脉压力　assessment of pulnary artery pressure　102

孤立性右位心　isolated dextrocardia　426,652

孤立性左位心　isolated levocardia　426,652

姑息手术　palliative surgery　515,526

骨形成蛋白　bone morphogenetic protein, BMP　927

关节炎　arthritis　822

冠状动脉　coronary artery　16,26

冠状动脉畸形　coronary artery abnormalities　508,593

冠状动脉扩张　coronary artery dilatation　811

冠状动脉瘘　coronary artery fistulae, CAF　242,620

冠状动脉损害　coronary artery lesion, CAL　805,1029

冠状动脉异常　coronary artery anormalies　912

冠状动脉异常起源于肺动脉　anomalous origin of coronary arteries from pulmonary artery　613

冠状动脉粥样硬化性心脏病　coronary atherosclerotic heart disease　373,1010

冠状动脉主动脉起源异常　anomalous aortic origin of a coronary artery, AAOCA　616

冠状窦瓣　valve of coronary sinus　21

管道内支架植入　stent implantation in the conduit　251

管饲　tube feeding　354

国际功能分类　International classification of functioning, ICF　358

过度通气　hyperventilation　950

过渡型房室间隔缺损　transitional AVSD, intermediate AVSD　441

过敏性心肌炎　anaphylactic myocarditis　771

H

合并的心血管病变　associated cardiovascular disease　1026

合并畸形　associated anomalies　573

合并心脏血管畸形　associated cardiovascular malformations　426

核心脏病学　nuclear cardiology　116

横桥　cross-bridge　31

横纹肌瘤　rhabdomyomas　993

红细胞增多症　polycythemia　1047

虹膜睫状体炎　iridocyclitis　809

后负荷　afterload　33

呼吸机相关性肺炎　ventilator associated pneumonia，VAP　321

呼吸交换率　respiratory exchange ratio，RER　359

呼吸困难　dyspnea　47，580

化脓性心包炎　purulent pericarditis　794

化学致畸物　chemical teratogen　416

环-吊带综合征　ring-sling complex　582

环孢素 A　cyclosporine A　370

环境因素　environmental factor　416

还原血红蛋白　reduced hemoglobin　047

活动平板运动试验　treadmill exercise test　126

J

"鸡尾酒"疗法　cocktail therapy　765

奇静脉　azygos vein　016

奇脉　paradoxical pulse　052，792

机械辅助循环　mechanical circulatory support　341

机械通气与循环生理　mechanical ventilation and circulatory physiology　324

肌病　myopathy　852

肌部　muscular part　24

肌部室间隔缺损　muscular ventricular septal defect　258

肌动蛋白　actin　28

肌钙蛋白　troponin，cTn　28，775

肌膜　myolemma　29

肌球蛋白　myosin　28

肌酸激酶　creatine kinase，CK　775

肌小梁　trabeculae　743

肌营养不良　Duchenne muscular dystrophy，DMD　751

肌质网　sarcoplasmic reticulum　29

基因多态性　gene polymorphism　807

基因检测　genetic testing　525，898

基因突变　gene mutation　166

基因型　genotype　896

吉兰-巴雷综合征　Guillain-Barré syndrome，GBS　1040

极量　maximal　127

急性肺血管扩张试验　acute pulmonary vasodilator testing，APVT　929，941

急性风湿热　acute rheumatic fever，ARF　816

急性肾脏疾病　acute kidney disease　1048

急性肾脏损害　acute kidney injury，AKI　1049

急性危及生命事件　acute life threatening event　839

急性心包炎　acute pericarditis　791

急性心力衰竭　acute heart failure　967

急性支气管肺炎　acute bronchopneumonia　1035

脊柱侧凸　scoliosis　684

计算机 X 线摄影　computed radiography，CR　62

计算机体层成像　computed tomography，CT　138

继发孔型房间隔缺损　secundum ASD　428

继发性高血压　secondary hypertension　1000

继发性肉碱缺乏症　secondary carnitine deficiency，SCD　767

甲状腺功能减退症　hypothyroidism　1043

甲状腺功能亢进症　hyperthroidism　1041

假性膜部室隔瘤　false aneurysm of the membranous ventricular septum　455

校正窦房结恢复时间　corrected sinus rode recovery time，CSNRT　845

间接测热法　indirect calorimetry，IC　352

健康相关的生活质量　health-related quality of life　698

降落伞二尖瓣　parachute mitral valve　545

降主动脉血流速度　decending aortic flow velocity　100

交接区性期前收缩　premature junctional contraction，PJC　858

交界区逸搏性心动过速　junctional ectopic tachycardia　871

交界性异位心动过速　junctional ectopic tachycardia，JET　672

交替脉　pulsus alternans　970

节段诊断　segmental diagnosis　383

结缔组织疾病　connective tissue disease　1026

结核性心包炎　tuberculous pericarditis　795

结间束　internodal tract　25

结节性硬化　tuberous sclerosis　993

解剖形态特点　specific morphologic features　421

进行性肌营养不良　progressive muscular dystrophy，PMD　1036

经导管闭锁肺动脉瓣打孔　transcatheter perforation of the atretic pulmonary valve　535

经导管弹簧圈动脉导管未闭堵塞术　transcatheter coil occlusion of patent ductus arteriosus　221

经导管肺动脉瓣置换 transcatheter pulmonary valve replacement，TPVR 259

经导管介入封堵治疗 transcatheter interventional closure therapy 460

经导管介入治疗 transcatheter interventional therapy 434，467，637

经导管球囊房间隔撕裂术 transcatheter balloon atrial septostomy 588

经导管室间隔缺损封堵术 transcatheter closure of ventricular septal defects 235

经导管栓塞 transcatheter occlusion 631

经皮肺动脉瓣置换 percutaneous pulmonary valve replacement 254

经皮经腔室间隔心肌消融术 percutaneous transluminal septal myocardial ablation，PTSMA 724

经皮球囊肺动脉瓣成形术 percutaneous balloon pulmonary valvuloplasty，PBPV 203，502

经皮球囊血管成形术 percutaneous balloon angioplasty 566

经皮球囊主动脉瓣成形术 percutaneous balloon aortic valvuloplasty，AoVP 212，556

经皮血管内支架植入术 percutaneous endovascular stent implantation 567

经皮血管腔内成形术 percutaneous endovascular angioplasty，PTA 1032

经食管超声心动图 transesophageal echocardiography，TEE 111

静脉导管 ductus venosus 41

静脉窦 sinus venosus 10

静脉窦型房间隔缺损 sinus venosus ASD 429

静息能量消耗 resting energy expenditure，REE 351

镜像分支 mirror-image branching 577

镜像右位心 mirror-image dextrocardia 652

K

卡塔格内综合征 Kartagener syndrome 653

卡托普利 captopril 188

康复 rehabilitation 357

抗风湿治疗 antirheumatic therapy 824

抗肌萎缩蛋白 dystrophin 751

抗凝剂 anticoagulants 946

抗心律失常药物 antiarrhythmic drugs 86，192，892

拷贝数变异 copy number variation，CNV 166

柯萨奇 B 族病毒 Coxsackie B viruses，CVB 712

柯萨奇病毒 Coxsackie virus 796

克山病 Keshan disease 746

库斯莫尔征 Kussmaul sign 52

扩张型心肌病 dilated cardiomyopathy，DCM 889，911

L

拉普拉斯定律 Laplace law 32

类风湿关节炎 rheumatoid arthritis 1026

利多卡因 lidocaine 310

利尿剂 diuretics 975

利尿剂抵抗 diuretic resistance，DR 192

利尿药 diuretics 189

连续波 continuous wave 97

连续性杂音 continuous murmur 59，464

链球菌 streptococci 780

良性肿瘤 benign tumor 991

临床估量 clinical assessment 451

临时心脏起搏器 temporary pacemaker 778

硫化氢 hydrogen sulfide，H_2S 925

瘤样变化 aneurysmal transformation 456

漏斗部的形态 infundibular anatomy 425

卢滕巴赫综合征 Lutembacher syndrome 431

氯化钙 calcium chloride 310

卵圆孔 foramen ovale 12

卵圆孔关闭 closure of the foramen ovale 41

卵圆孔未闭 patent foramen ovale 430

卵圆窝 fossa ovalis 21

螺内酯 spironolactone 191

M

马方综合征 Marfan syndrome 912

埋植式心脏复律——除颤器 implantable cardiover-defibrillator，ICD 899

脉搏 pulse 52

脉搏血氧饱和度监测 pulse oximetry，POX 411

脉搏血氧饱和度监测加心脏听诊 pulse oximetry plus cardiac auscultation 411

脉冲波 pulsed wave 97

脉冲持续心排血量测定 pulse indicator continuous cardiac output，PiCCO 316

慢-快综合征 brady-tachy syndrome 844

慢性肾上腺皮质功能减退症 chronic adrenocortical hypofunction 1045

慢性肾脏疾病 chronic kidney disease 1048

慢性收缩性心力衰竭 chronic systolic heart failure 978

慢性舒张性心力衰竭 chronic diastolic heart failure 981

慢性缩窄性心包炎 chronic constrictive pericarditis 798

慢性心力衰竭 chronic heart failure 967

酶替代疗法 enzyme replacement therapy, ERT 757,762

美托洛尔 metoprolol 963

弥散性血管内凝血 disseminated intravascular coagulation, DIC 986

迷走右锁骨下动脉 aberrant right subclavian artery 577

迷走左锁骨下动脉 aberrant left subclavian artery 577

米力农 milrinone 180

免疫球蛋白静脉注射 intravenous immunoglobulin, IVIG 812

免疫吸附 immunoabsorption, IA 716

免疫抑制剂 immunosuppressants 777,1032

免疫抑制治疗 immunosuppressive therapy 369

面容 facial features 51

膜部 membranous 24

膜周部 VSD 封堵器 perimembranous VSD occluder 236

N

纳洛酮 naloxone 310

脑脓肿 brain abscess 682

脑血管病 cerebrovascular disease 1040

脑卒中 stroke 50,682,1040

内皮素-1 endothelin-1, ET-1 926

内脏位置 visceral situs 419

内脏异位症 visceral heterotaxies 419,655

逆分裂 paradoxical splitting 56

黏多糖病 mucopolysaccharidosis, MPS 759

黏液瘤 myxoma 994

努南综合征 Noonan syndrome, NS 499,1058

P

排斥反应 rejection 373

袢利尿药 loop diuretics, LD 189

旁路移植术 bypass graft 1032

喷射性咯喇音 ejection click 57

皮质醇增多症 hypercortisolism 1045

贫血 anemia 1046

平衡法门控心血池显像 equilibrium gated cardiac blood pool imaging 122

评估右心室功能 assessment of right ventricular function 110

评价肺血管病变 evaluation of pulmonary vascular disease 944

评价起搏器的功能 evaluate the function of the pacemaker 93

葡萄球菌 staphylococci 780

普罗帕酮 propafenone 197,871,877

Q

期前收缩 premature beats 854

脐动脉 umbilical artery 42

脐静脉 umbilical vein 41

脐循环 umbilical circulation 42

起搏阈值 pacing threshold 334

起源于右心室流出道 origin from right ventricular outflow tract 883

气道狭窄 airway stenosis 267

气管插管 tracheal cannula 306

气管成形术 tracheoplasty 584

气管滑片成形术 slide tracheoplasty 268

气管软化 tracheomalacia 268,584

气管狭窄 tracheal stenosis 582

前负荷 preload 33

前列环素 prostacycline, PGI$_2$ 185

前列腺素 E$_1$ prostaglandin E$_1$, PGE$_1$ 185,572

腔静脉血流频谱 vena cava flow spectrum 100

强心苷 cardiac glycoside 174

强直性肌营养不良 myotonic dystrophy, MD 1038

切面 sectional views 383

球囊导管房隔造口术 balloon aterial septostomy, BAS 480

球囊房隔扩大的介入治疗 balloon atrial septostomy, BAS 263

球囊房间隔造口术 balloon atrial septostomy 596

球囊血管成形术 balloon angioplasty 216

去甲肾上腺素 norepinephrine, NE 179

全基因组测序 whole genome sequencing, WGS 168

全腔肺连接手术 total cavopulmonary connection, Fontan operation 265

全外显子组测序 whole exome sequencing, WES 168

缺血性心电图表现 ischemic ECG finding 129

缺氧发作 hypoxic spells 50,510

缺氧性心肌损害 hypoxic myocardial impairment 411

R

染色体 22q11 微缺失 chromosome 22q11 microdeletion 521

染色体 22q11 微缺失综合征 22q11 microdeletion syndrome 507

染色体核型分析 chromosome karyotyping 167

染色体畸变 chromosomal aberration 166,417

染色体综合征 chromosomal syndrome 1054

人工瓣膜 prosthetic valve 780
认知功能 cognitive function 698
妊娠 pregnancy 693
溶血性贫血 hemolytic anemia 1047
柔红霉素 daunorubicin 1016
肉碱缺乏性心肌病 carnitine deficiency cardiomyopathy 766

S

三房心 cor triatriatum 436,546
三尖瓣 tricuspid valve 22
三尖瓣闭锁 tricuspid atresia 488
三尖瓣关闭不全 tricuspid insufficiency 497
三尖瓣结构异常 structural anormalies of the tricuspid valve 601
三尖瓣狭窄 tricuspid stenosis 496
三尖瓣下移畸形合并房室旁路 Ebstein anomaly with atrioventricular bypass 275
三尖瓣血流的频谱 tricuspid valve flow spectrum 100
三维超声斑点追踪技术 three-dimensional speckle tracking echocardiography,3DSTE 97
三维超声心动图 three dimensional echocardiography, 3DE 113
三维重建 3D reconstruction 138
色素失调症 incontinentia pigmenti 1059
上腔静脉-右肺动脉双向分流术 bidirectional cavopulmonary shunt,Glenn shunt 263
射流紧缩 vena contracta 104
射频导管消融手术 radiofrequency catheter ablation, RFCA 272
射频导管消融术 radiofrequency ablatio,RA 862
射频导丝 radio frequency wire 535
射频消融 radiofrequency ablation,RA 858,871
射血分数 ejection fraction,EF 106
射血分数减低的心力衰 heart failure with reduced ejection fraction,HFrEF 978
深低温停循环 deep hypothermic circulatory arrest 575
神经发育障碍 neurodevelopmental deficit,NDD 698
神经系统并发症 neurological complications 322
神经系统异常 nervous system abnormalities before surgery 700
肾动脉狭窄 renal artery stenosis 1002
肾上腺素 epinephrine/adrenaline 309
肾上腺素负荷试验 adrenaline stress test 897
肾衰竭 renal failure 322

肾脏病变 kidney disease 1002
升主动脉血流流速 ascending aortic flow velocity 100
生活方式 life style 362
生活质量 quality of life 360
生物可降解封堵器 biodegradable occluder 226
生物可降解支架 biodegradable stents,BDS 255
生物学标志物 biomarker 971
生心区 cardiogenic field 10
生长迟缓 stunting 350
十字交叉心脏 criss-cross heart 422,654
时相分析 phase analysis 123
食管后左锁骨下动脉 retroesophageal left subclavian artery 577
食管心房调搏 through esophagus atrial pacing, TEAP 839
食物特殊动力作用 specific dynamic action,SDA 351
室房分离 ventriculoatrial dissociation 880
室间隔 interventricular septum 24
室间隔缺损 ventricular septal defect,VSD 449,606,610,686
室间隔完整型肺动脉闭锁 pulmonary atresia and intact ventricular septum 208
室上嵴 supraventricular crest 21
室上性心动过速 supraventricular tachycardia,SVT 272,394,413,672
室上性心动过速伴差异性传导 suprave-ntricular tachycardia with intraventricular abe-rrant conduction, IAB 881
室上性心动过速伴束支传导阻滞 suprav-entricular tachycardia with bundle branch block 881
室性并行心律 ventricular parasystole 855
室性期前收缩 premature ventricular contracion, PVC 275,854
室性心动过速 ventricular tachycardia,VT 413,895
嗜铬细胞瘤 pheochromocytoma 1002,1044
收缩期杂音 systolic murmur 58
手术瓣膜切开术 surgical valvulotomy 503
手术矫治 surgical repair 542
手术修补 surgical repair 459
舒张期杂音 diastolic murmur 58
术后完全性房室阻滞 postoperative complete atrioventr-icular block 852
术后再缩窄 postoperative restenosis 689
数字 X 线摄影 digital radiography,DR 62
数字减影血管造影 digital subtraction angiography, DSA 161

栓塞　embolization　991

双标记水法　the doubly labeled water,DLW　352

双调转手术　double switch operation　603

双动脉下型　doubly committed　606

双孔二尖瓣　double-orifice mitral valve　545

双球囊肺动脉瓣成形术　double balloon pulmonary valvuloplasty,DBPV　206

双室肥厚　biventricual hypertrophy　81

双向腔肺动脉吻合术　bidirectional cavopulmonary anastomosis,BDCPA　667

双圆锥　bilateral conus　606

双主动脉弓　double aortic arch　578,582

水肿　edema　48

顺序分段诊断　sequential segmental diagnosis　100,419

随访　follow-up　334

缩短分数　shortening fraction,SF　105

缩窄性大动脉炎　constrictive arteritis of the aorta and its main branches　1030

缩窄性心包炎　constrictive pericarditis,CP　729

T

他克莫司　tacrolimus,FK506　370

踏车运动试验　bicycle ergometer test　126

胎儿超声心动图　fetal echocardiography　382

胎儿房间隔造口术　fetal atrial septostomy　405

胎儿肺动脉瓣成形术　fetal pulmonary valvuloplasty　403

胎儿干预　fetal intervention　588

胎儿期心输出量　fetal cardiac output　38,39

胎儿水肿　fetal hydrops　399

胎儿先天性心脏病　fetal CHD　378

胎儿心肌病　fetal cardiomyopathy　379

胎儿心力衰竭　fetal heart failure　399

胎儿心律失常　fetal cardiac arrhythmia　378,393

胎儿心脏病　fetal heart disease　378

胎儿心脏干预　fetal cardiac intervention,FCI　393

胎儿心脏介入治疗　fetal cardiac intervention,FCI　380

胎儿血氧饱和度　fetal oxygen saturation,FOS　37

胎儿循环　fetal circulation　36

胎儿循环改变　fetal circulation change　703

胎儿主动脉瓣球囊成形术　fetal balloon aortic valvuloplasty　406

胎盘　placenta　42

糖皮质激素　glucocorticoids　1032

糖原贮积性心肌病　glycogen storage cardiomyopathy　755

糖原贮积症Ⅱ型　glycogen storage disorders,GSD type Ⅱ　755

特发性肺动脉高压　idiopathic pulmonary arterial hypertension,IPAH　920

特发性室性期前收缩　idiopathic premature ventricular contraction,IPVC　856

特发性室性心动过速　idiopathic ventricular tachycardia,IVT　294,880

特发性右心室室性期前收缩　idiopathic right ventricular premature ventricular contraction,IRVPVC　857

特发性主动脉瓣下狭窄　idiopathic hypertrophic subaortic stenosis,IHSS　720

特发性左心室室性期前收缩　idiopathic left ventricular premature ventricular contraction,ILVPVC　857

特纳综合征　Turner syndrome,TS　1061

特殊房间隔缺损介入治疗　interventional therapy of specific atrial septal defect　232

特异治疗　specific treatment　899

梯度回波　gradient echo　133

体动静脉瘘　systemic arteriovenous fistulae　627

体动脉-肺动脉分流术　systemic-pulmonary arterial shunt　262

体静脉连接异常　abnormal systemic venous connections　485

体外膜氧合　extracorporeal membrane oxygenation,ECMO　270,342,778

体外生命支持　extracorporeal life support,ECLS　308

体外循环　cardiopulmonary bypass,CPB　269

体质量指数　body mass index,BMI　1008

听诊　auscultation　54

透声窗　acoustic window　98

徒手肌力测定　manual muscle test,MMT　360

吞咽困难　dysphagia　580

W

歪嘴哭综合征　asymmetric cry syndrome　51

外科手术　surgical therapy　547

外科手术策略　surgical strategy　526

外科治疗　surgical therapy　514

弯刀综合征　scimitar syndrome　482,652

完全型大动脉转位　complete transposition of the great arteries,CTGA　665

完全型房室间隔缺损　complete AVSD　441

完全性房室传导阻滞　complete atrioventricular block,CAVB　394,850

完全性肺静脉异位连接　total anomalous pulmonary venous connection,TAPVC　475

完全性右束支传导阻滞　complete right bundle branch

block,CRBBB 494

完全右心旁路 total right heart bypass 648

危险因素 risk factors 1018

威廉姆斯综合征 Williams syndrome 504,559,1062

围手术期管理 perioperative management 314

维拉帕米 verapamil 871

未成熟的心肌细胞 immature cardiomyocytes 969

喂养不耐受 feeding intolerance,FI 354

喂养困难 feeding difficulties 46

紊乱性房性心动过速 chaotic atrial tachycardia, CAT 860,863

无顶冠状静脉窦 unroofed coronary sinus 486

无害性杂音 innocent murmur 59

无菌性脑膜炎 aseptic meningitis 810

无脉病 pulseless disease 1030

无脾综合征 asplenia syndrome 655,1058

无氧阈 anaerobic threshold 128

无症状心功能不全 asymptomatic cardiac insufficiency 1017

X

西地那非 sildenafil 186,946

西罗莫司 rapamycin 994

希氏束电图 His bundle electrogram,HBE 277

希氏束性心动过速 His bundle tachycardia 871

系统性红斑狼疮 systemic lupus erythematosus,SLE 1028

细胞外基质 extracellular matrix,ECM 922

细菌性心包炎 bacterial pericarditis 794

下腔静脉 inferior vena cava 16

下腔静脉瓣 eustachian valve 21

下腔静脉中断 interrupted inferior vena cava 486

先天性代谢缺陷 inborn errors of metabolism 417,766

先天性动静脉瘘 congenital arteriovenous fistulae 627

先天性短 Q-T 间期综合征 congenital short QT syndrome, SQTS 905

先天性二尖瓣关闭不全 mitral insufficiency 548

先天性房室传导阻滞 congenital atrioventricular block 1030

先天性冠状动脉异常 congenital anomalies of the coronary arteries 613

先天性完全性房室传导阻滞 congenital complete atrioventricular block 328

先天性心包缺如 congenital absence of the pericardium 800

先天性心脏病 congenital heart disease 416,419,685, 698,852,954

先天性心脏病的产前诊断 prenatal diagnosis of congenital heart disease 385

先天性心脏病介入治疗 interventional therapy of congenital heart disease 202

先天性心脏病胎儿脑异常 brain abnormalities in fetuses with congenital heart disease 701

先天性心脏病相关性肺动脉高压 pulmonary arterial hypertension associated with congenital heart diasese 937

纤维瘤 fibroma 994

纤维支架 fibrous skeleton 23

纤维支气管镜 fiberoptic bronchoscope 583

显性预激综合征 overt ventricular pre-excitation 874

限制型心肌病 restrictive cardiomyopathy,RCM 727,911

限制性房间隔缺损 restrictive ASD 588

线粒体病 mitochondrial disease 1052

线粒体心肌病 mitochondrial cardiomyopathy,MCM 763

腺苷 adenosine 199,310,871,878

镶嵌方法 hybrid procedure 536

镶嵌技术 hybrid technique 266

镶嵌治疗 hybrid therapy 257,590

硝苯地平 nifedipine 184

硝普钠 sodium nitroprusside,SNP 184

小梁间隐窝 intertrabecular recess 743

心包穿刺 pericardiocentesis 794

心包积液 pericardial effusion 792

心包切开术后综合征 postpericardiotomy syndrome, PPS 799

心包炎 pericarditis 89,812,1027,1028

心搏骤停 sudden cardiac arrest,SCA 910

心导管 cardiac catheterization 148

心导管检查 cardiac catheterization 433,547,940

心导管术 cardiac catheterization 501

心电生理检查 electrophysiology inspection 280

心电图 electrocardiogram,ECG 1027

心电图异常表现 abnormal ECG features 490

心电轴 electrical axis of heart 71

心动过速性心肌病 tachycardia-induced cardiomyopathy 273,873

心耳并置 juxtaposition of the atrial appendages 653

心房-心室连接不一致 atrioventricular discordance 600

心房颤动 atrial fibrillation 865

心房的心耳形态 morphologic aspect of the atrial appendages 419

心房反位 situs inversus 652

心房分隔 atrial septation 12

心房内折返性心动过速　intra-atrial reentrant tachycardia　673

心房内转位　atrial switch　596

心房扑动　atrial flutter, AFL　294, 673

心房双出口　double outlet atrium　441

心房位置正常　situs solitus　652

心肺复苏　cardiopulmonary resuscitation, CPR　916

心肺联合移植　combined heart-lung transplantation　365

心肺运动试验　cardiopulmonary exercise testing　130

心功能不全　cardiac dysfunction　755

心功能测定　assessment of cardiac function　104

心环　cardiac loop　11

心肌　myocardium　28

心肌病　cardiomyopathy　708, 1037

心肌代谢显像　myocardial metabolic imaging　118

心肌肥厚　myocardial hypertrophy　755

心肌梗死　myocardial infarction　90, 811

心肌功能不全　myocardial dysfunction　683

心肌灌注显像　myocardial perfusion imaging, MPI　117

心肌桥　myocardial bridge, MB　618

心肌缺血　myocardial ischemia　90, 613, 1027

心肌缺血总负荷　total ischemia burden　93

心肌收缩功能　myocardial systolic function　32

心肌收缩力　myocardial contractility　33

心肌舒张功能　myocardial diastolic function　32

心肌损害　myocardial damage　1027

心肌损伤　myocardial injury　90

心肌延迟增强扫描　delayed enhancement myocardial scan　135

心肌炎　myocarditis　771, 1029

心肌做功指数　myocardial performance index, MPI　109

心悸　palpitation　49

心尖搏动　apical impulse　53

心尖肥厚型心肌病　apical hypertrophic cardiomyopathy, AHCM　720

心力衰竭　heart failure　720, 966, 1017, 1036

心心力衰竭原因　causes of heart failure　966

心律失常　arrhythmia　320, 1037

心律失常型右心室心肌病　arrhythmogenic right ventricular cardiomyopathy, ARVC　732, 888

心率变异　heart rate variability　93

心内电生理　intracardiac electrophysiology　845

心内纠治术　intracardiac repair　515

心内膜弹力纤维增生症　endocardial fibroelastosis, EFE　737

心内膜垫　endocardial cushion　12

心内膜起搏　endocardial pacing　332

心内膜室间隔肥厚射频消融术　endocardial radiofrequency ablation of septal hypertrophy, ERASH　724

心内膜受损的超声心动图征象　echocardiographic features of endocardial involvement　783

心内膜心肌活检　endomyocardial biopsy, EMB　715

心内膜炎　endocarditis　1027

心内直视术　open heart surgery　698

心排血量　cardiac output, CO　316

心排血指数　cardiac output index, COI　1046

心球　bulbus cordis　10

心肾综合征　cardiorenal syndrome, CRS　1049

心室-大动脉连接不一致　ventricular-artery discordance　600

心室颤动　ventricular fibrillation, VF　895

心室的分隔　ventricular septation　13

心室辅助装置　ventricular assist device, VAD　342, 669, 981

心室与大动脉连接　ventriculoarterial connections　424

心室预激性扩张型心肌病　accessory pathway induced dilated cardiomyopathy　874

心室预激性心肌病　ventricular preexcitation cardiomyopathy　275

心胸比例　cardiothoracic ratio　66

心血管造影　angiocardiography　161, 445, 513, 533, 811

心血管状况评分　cardiovascular profile score, CVPS　399

心血管综合征　cardiovascular syndrome　1053

心音的形成　the formation of heart sound　54

心源性猝死　sudden cardiac death, SCD　304, 736

心源性哮喘　cardiac asthma　47

心源性休克　cardiogenic shock　773, 778, 984

心源性晕厥　cardiogenic syncope　959

心脏病变　cardiac lesios　760

心脏超声造影　contrast echocardiography　112

心脏传导系统　conducting system of heart　67

心脏传导阻滞　heart block　460

心脏创伤　heart trauma　802

心脏磁共振　cardiac MRI　992

心脏大小　cardiac size　65

心脏毒性的临床表现　clinical manifestations of cardiotoxicity　1017

心脏畸胎瘤　cardiac teratoma　995

心脏激动顺序　sequence of cardiac excitation　68

心脏节律的评估　assessment of heart rhythm　386

心脏离子通道病　ion channelopathy　894

心脏起搏　cardiac pacing　328
心脏起搏器　pacemaker　850,899
心脏神经官能症　cardiac neurosis　1040
心脏神经嵴　cardiac neural crest　19
心脏受累　cardiac involvements　764,1037
心脏损伤危险区　risk area of heart injury　803
心脏位置　position of heart　426
心脏位置异常　malposition of the heart　652
心脏性猝死　sudden cardiac death,SCD　910
心脏血管的胚胎发育　embryonic development of heart and vessels　10
心脏压塞　cardiac tamponade　792
心脏炎　carditis　821
心脏移植　heart transplantation　364
心脏杂音　heart murmur　57
心脏再同步化治疗　cardiac resychronization therapy, CRT　337,980
心脏肿瘤　cardiac tumor　378
心脏重症监护　cardiac intensive care　314
新生儿持续肺动脉高压　persistent pulmonary hypertension of the newborn,PPHN　40,412
新生儿充血性心力衰竭　neonatal congestive heart failure　588
新生儿复苏　neonatal resuscitation　309
新生儿红斑狼疮　neonatal lupus erythematosus, NLE　1029
新生儿危重肺动脉瓣狭窄　neonatal critical pulmonary valve stenosis　207
新生儿危重先天性心脏病　neonatal critical congenital heart disease　411
新生儿先天性完全性房室阻滞　congenital complete atrioventricular block in neonates　851
新生儿窒息　neonatal asphyxia　411
信号分子　signaling molecule　17
兴奋-收缩耦联　excitation-contraction coupling,ECC　31
胸部连体双胎　thoracopagus conjoined twins　655
胸痛　chest pain　49
休克临床症状　clinical manifestations of shock　985
选择性脑灌注　selective cerebral perfusion　575
血管环　vascular ring　577,582
血管紧张素Ⅱ　angiotensin Ⅱ　188
血管紧张素Ⅱ受体拮抗剂　angiotensin Ⅱ receptor antagonist,Ang Ⅱ RA　189
血管紧张素转换酶抑制剂　angiotensin converting enzyme inhibitor,ACEI　188,979
血管扩张剂　vasodilator substance　777

血管瘤　hemangioma　995
血管迷走性晕厥　vasovagal syncope,VVS　330,957
血管内支架　endovascular stents　505
血管外膜成纤维细胞　vascular adventitial fibroblast, VAF　922
血管造影　angiography　1031
血管阻力　vascular resistance　157
血红蛋白　hemoglobin　1046
血红蛋白病　hemoglobinopathy　1047
血流动力学定义　hemodynamic definition　927
血流动力学改变　hemodynamic changes　554
血流梗阻　obstructions to blood flow　992
血清地高辛浓度　serum digoxin concentration　176
血压监测　blood pressure monitoring　314
血氧饱和度监测　blood oxygen saturation monitoring　314
血氧含量　blood oxygen content　153

Y

压力-容量环　pressure-volume lope　33
压力测定　pressure measurement　151
压力阶差　pressure gradient,PG　556
亚极量　submaximal　127
亚临床心脏毒性　subclinical cardiotoxicity　1018
延迟钆增强　late gadolinium enhancement,LGE　715
盐酸米多君　midodrine hydrochloride　963
氧耗量　oxygen consumption　128
氧化应激　oxidative stress　1016
液体超载　fluid overload　1049
一氧化氮　nitric oxide,NO　923
一氧化氮吸入　inhaled nitrio oxide,iNO　185
一氧化氮吸入疗法　inhaled nitric oxide therapy,iNO　412
医疗干预程度　levels of care,LOC　380
依那普利　enalapril　188
胰岛素抵抗　insulin resistance　999
遗传性心血管疾病　hereditary cardiovascular disease　168
遗传性心血管上肢畸形综合征　Holt-Qram syndrome, HOS　1057
遗传学检测　genetic testing　166
遗传咨询　genetic counseling　170
遗传综合征　genetic syndrome　704
异丙肾上腺素　isoprenaline,ISO　179
异常血管封堵术　occlusion of abnormal vascular communications　241
异位心　ectopia cordis　654

异位心脏移植术　heterotopic heart transplantation　369

异位性房性心动过速　ectopic atrial tachycardia，EAT　860

易感基因　susceptible gene　806

易损参数　vulnerable parameters　196

吲哚美辛　indomethacin，IMC　41

隐匿性预激综合征　concealed ventricular preexcitation　875

应变率显像　strain rate imaging，SRI　110

英夫利昔单抗　infliximab　813

荧光原位杂交　fluorescent in situ hybridization，FISH　167

永存动脉干　persistent truncus arteriosus，truncus arteriosus　539

永久起搏　permanent pacing　328

永久性心脏起搏器　permanent pacemaker　846

疣赘状心内膜炎　verrucous endocarditis　1029

右侧异构　right isomerism　419

右冠状动脉异常起源于肺动脉　anomalous origin of the right coronary artery from the pulmonary artery，ARCAPA　615

右环　dextro-loop　11

右上腔静脉缺如　absent right superior vena cava　486

右束支传导阻滞　right bundle branch block，RBBB　82

右位三房心　cor triatriatum dexter，CTD　438

右位心　dextrocardia　426，652

右位主动脉弓　right aortic arch　463，509，577

右心导管检查　right heart catheterization，RHC　929

右心耳异构　right atrial appendage isomerism　655

右心房　right atrium，RA　21

右心房增大　right atrial hypertrophy　77

右心室　right ventricle，RV　21

右心室发育不良　hypoplastic right ventricle　497

右心室肥厚　right ventricular hypertrophy　78

右心室流出道-肺动脉重建术　right ventricular outflow tract-pulmonary artery reconstruction　262

右心室流出道梗阻　right ventricular outflow tract obstruction，RVOTO　498

右心室流出道起搏　right ventricular outflow tract pacing　336

右心室射血分数　right ventricular ejection fraction，RVEF　120

右心室舒张功能　right ventricular diastolic function，RVDF　665

右心室双出口　double outlet of right ventricle，DORV　605

右心室双腔　double chambered right ventricle，DCRV　505

右心室心肌窦隙　right ventricular myocardial sinusoid　530

右心室依赖的冠状循环　RV-dependent coronary artery circulation　531

右心室异常肌束　anomalous muscle bundles of right ventricule　505

右心室造影　right ventriculography　495

幼年型类风湿关节炎　juvenile rheumatoid arthritis　1026

预激综合征　preexcitation syndrome　88，272，285

原发孔型房间隔缺损　primum atrial septal defect　440

原发性高血压　essential hypertension　999

原发性醛固酮增多症　primary aldosteronism　1003，1043

原发性肉碱缺乏症　primary carnitine deficiency，PCD　767

原肌球蛋白　tropomyosin　29

原始心管　primitive heart tube　10

原位心脏移植术　orthotopic heart transplantation　368

圆锥　conus　606

圆锥动脉干的分隔　conotruncal septation　13

远程心电图监测　remote ECG monitoring　837

远离大动脉型　noncommitted　606

晕厥　syncope　49，957

运动负荷试验　exercise stress test　126，844

运动耐量　exercise tolerance　130

运动能力　motor performance　360

运动性猝死　exercise-induced sudden death　913

Z

杂合子型　heterozygous　768

再发风险　recurrence risk　694

再缩窄　recurrent stenosis　568

暂时性心肌缺血　transient myocardial ischemia，TMI　411

早搏　premature beat　413

早产儿　premature baby　467

早期发现及早干预　early detection and early intervention　704

灶性皮肤发育不良　focal dermal hypoplasia，FDH　1059

折返　reentry　869

震颤　thrill　54

正常标准　normal standard　70

正电子发射断层显像仪　positron emission tomography，PET　117

正性肌力药　inotropes　976

支架处血管再狭窄　restenosis of the stented vessels　255

直背综合征　the straight back syndrome　053

直接测热法　direct calorimetry，DC　352

直立不耐受　orthostatic intolerance，OI　958

直立倾斜试验　head-up tilt test,HUTT　960

直流电同步电转复　direct current synchronous cardioversion　892

植入型心律转复除颤器　implantable cardioverter defibrillator,ICD　915

植入性心电记录仪　implantable loop recorder,ILR　838

植入指征　implant indication　328

致病基因　pathogenic gene　713,719,927

致热外毒素　pyrogenic exotoxin　806

致心律失常性心室心肌病　arrhythmogenic ventricular cardiomyopathy,AVC　732

致心律失常性右心室心肌病　arrhythmogenic right ventricular cardiomyopathy,ARVC　911

中毒性休克综合征　toxic shock syndrome　805

中位心　mesocardia　426,652

中心静脉压　central venous pressure,CVP　315

中央分流术　central shunt　262

终末期心力衰竭　end-stage heart failure　1049

终止妊娠　termination of pregnancy　381

重要的体肺侧支动脉　major systemic-to-pulmonary collateral arteries,MAPCA　521

周围肺动脉狭窄　peripheral pulmonary artery stenosis　504

周围血管征　peripheral vascular signs　464

轴位成角投照技术　axial angular projection technique　162

主动脉-左心室隧道　aortico-left ventricular tunnel　622

主动脉瓣　aortic valve　23

主动脉瓣闭锁　aortic atresia,AA　586

主动脉瓣反流　aortic valve regurgitation　458,559,623

主动脉瓣关闭不全　aortic valve insufficiency　556,830

主动脉瓣上狭窄　supravalvar aortic stenosis　559

主动脉瓣脱垂　aortic valve prolapse　457

主动脉瓣狭窄　aortic valve stenosis　553,688,833

主动脉瓣下狭窄　subvalvular aortic stenosis　557

主动脉瓣下纤维嵴　subaortic fibromuscular ridge　558

主动脉窦瘤　aneurysm of the sinus of Valsalva　624

主动脉窦瘤破裂　ruptured aortic sinus aneurysm　624

主动脉弓　aortic arch　14

主动脉弓重建　aortic arch reconstruction　575

主动脉弓畸形　aortic arch anomalies　577

主动脉弓中断　interrupted aortic arch,IAA　572

主动脉夹层　aortic dissection　568

主动脉瘤　aortic aneurysm　568

主动脉囊　aortic sac　14

主动脉内球囊反搏　intraaortic balloon pumping,IABP　343

主动脉骑跨　overriding aorta　508

主动脉缩窄　coarctation of the aorta,CoA　143,216,249,562,688

主动脉下型　subaortic　606

主动脉至肺动脉侧支血管　aorta to pulmonary arteries collateral vessels　241

主肺动脉窗　aortopulmonary window,APW　470

主肺动脉隔缺损　aortopulmonary septal defect,APSD　470

主观全面营养评定　subjective global nutrition assessment,SGNA　360

赘生物　vegetation　781

自动体外除颤仪　automated external defibrillator,AED　306

自发闭合　spontaneous closure　456

自膨性 PDA 封堵器　self expandable PDA occluder　222

自然闭合　spontaneous closure　435

自然消退　spontaneous regression　993

自然转归　natural outcomes　649

自体免疫　autoimmunity　772

自旋回波 T_1W 序列　spin echo T_1W sequence　132

综合征合并心血管损害　syndrome associated cardiovascular disorders　1054

总能量消耗　total energy expenditure,TEE　351

总主静脉　common cardinal vein　16,485

组织多普勒显像　tissue Doppler imaging,TDI　97

最大千克体质量摄氧量　maximum oxygen consumption,VO_2 max/kg　359

最大通气量　maximum ventilation,VEmax　359

左-右轴不对称　left-right body axis asymmetry　18

左侧动脉韧带　left ductus ligamentum　577

左侧颈胸交感神经节切断术　left cardiac sympathetic denervation,LCSD　899

左侧异构　left isomerism　419

左冠状动脉起源于肺动脉　anomalous origin of the left coronary artery from the pulmonary artery,ALCAPA　119

左冠状动脉异常起源于肺动脉　anomalous origin of the left coronary artery from the pulmonary artery,ALCAPA　613

左上腔静脉残存　persistent left superior vena cava　486

左束支传导阻滞　left bundle branch block,LBBB　83

左位三房心　cor triatriatum sinister　436

左位心　levocardia　426

左西孟旦　levosimendan　181

左心发育不良　hypoplastic left heart,HLH　379

左心发育不良综合征　hypoplastic left heart syndrome,HLHS　258,266,585

左心房　left atrium　22

左心房增大　left atrial hypertrophy　77

左心辅助装置　left ventricular assist device,LVAD　270

左心室　left ventricle　23

左心室肥厚　left ventricular hypertrophy　80

左心室辅助装置　left ventricular assist device　978

左心室流出道梗阻　left ventricular outflow tract obstruction,LVOTO　553,720

左心室射血分数　left ventricular ejection fraction,LVEF　120

左心室收缩功能　left ventricular systolic function　774

左心室双出口　double-outlet left ventricle,DOLV　610

左心室双入口　double inlet left ventricle　640

左心室心肌致密化不全　left ventricular noncompaction,LVNC　742

左心室造影　left ventricular angiography　556

坐位不耐受　sitting intolerance　958

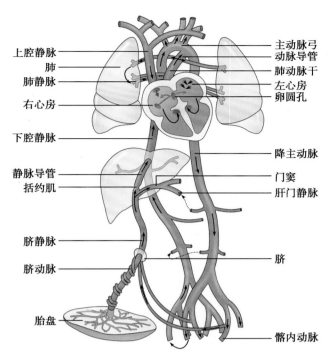

图 4-2　胎儿循环示意图

上腔静脉
肺
肺静脉
右心房
下腔静脉
静脉导管
括约肌
脐静脉
脐动脉
胎盘

主动脉弓
动脉导管
肺动脉干
左心房
卵圆孔
降主动脉
门窦
肝门静脉
脐
髂内动脉

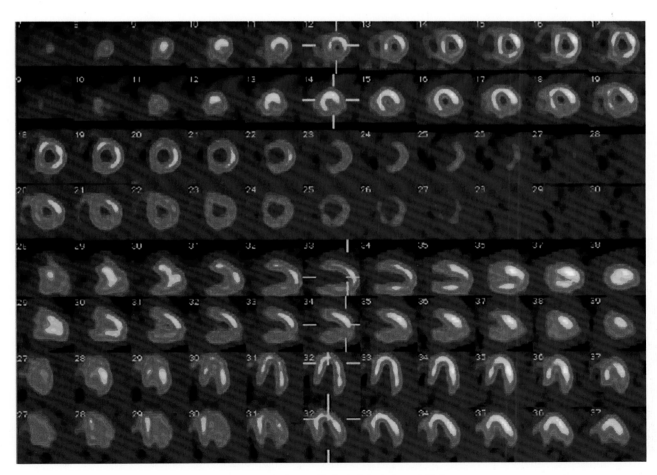

图 9-2　4 岁患儿川崎病造成左心室下壁缺血

介入试验时更明显,每组的上排为静息;下排为介入。(引自:Treves ST. Pediatric Nuclear Medicine/PET. NewYork:Springer, 2007:132.)

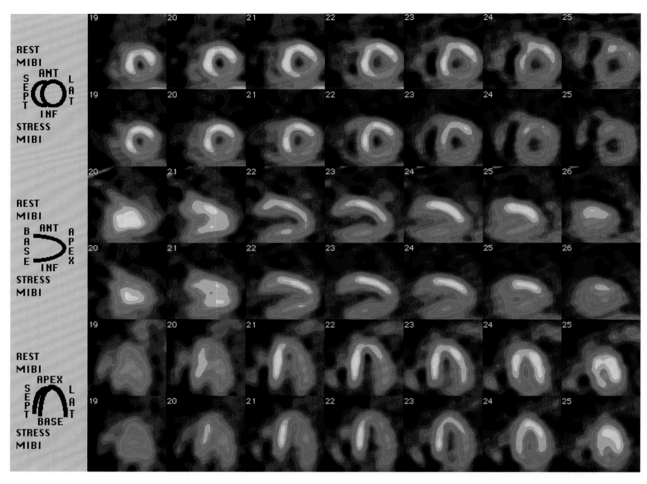

图 9-3　心脏移植后心肌灌注显像

18 岁男性,心脏移植 7 年后,心肌灌注显像提示:介入时见下壁近心尖处,放射性稀疏,静息示正常血流灌注,是可逆性缺血表现。
(引自:Treves ST. Pediatric Nuclear Medicine/PET. NewYork:Springer,2007:132.)

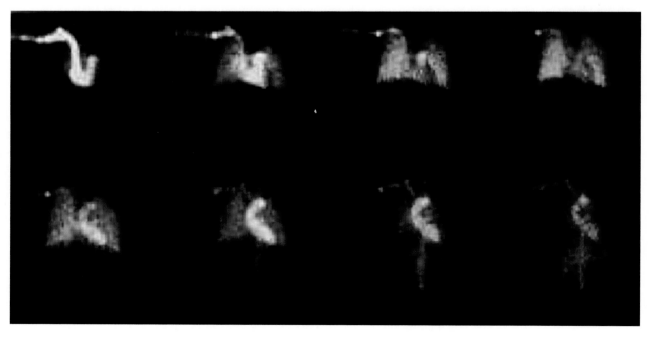

图 9-4　正常人首次通过法心血池显像图形

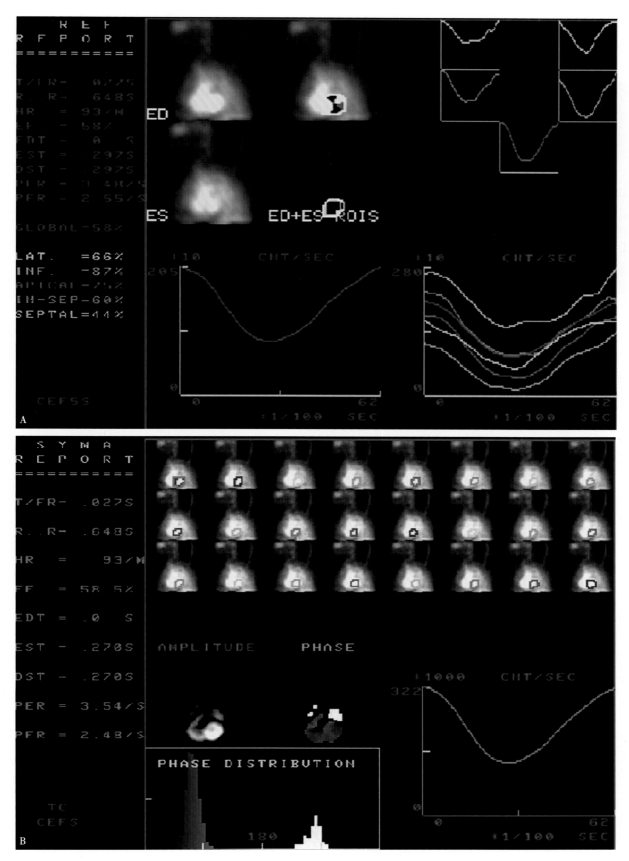

图 9-8　平衡法门电路心血池显像图

A. 心室时间 - 放射性活性曲线;B. 心室相位图和振幅图。

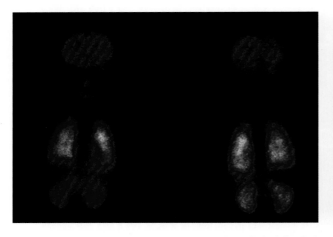

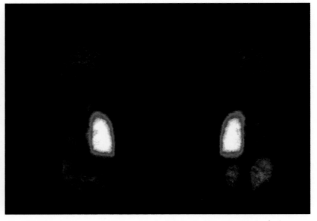

图 9-9　房间隔缺损,肺动脉狭窄,完全型大动脉转位时肺
血流灌注图

图 9-10　单心室,肺动脉狭窄,房间隔缺损时肺血流灌注
图

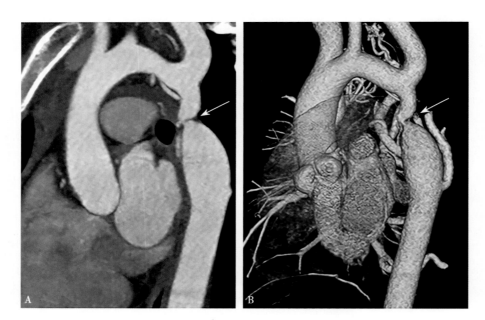

图 12-12　主动脉缩窄(单纯型)

A.薄层最大密度投影(MIP);B.容积再现(VR)重建,斜矢状位,显示主动脉峡部隔膜嵴
样负影突向管腔(→),导致管腔局限性缩窄,以远降主动脉狭窄后扩张,肋间动脉扩张
参与侧支循环。

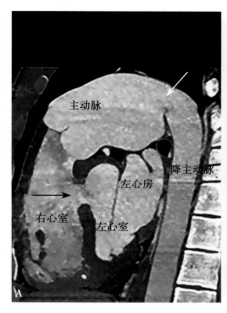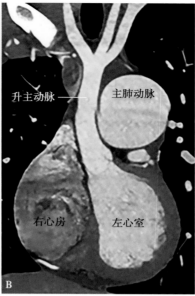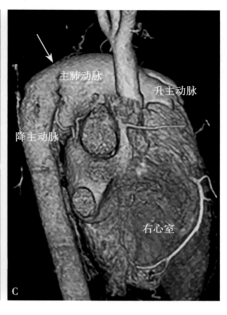

图 12-13　主动脉弓离断

A. 薄层最大密度投影（MIP）矢状位；B. 冠状位；C. 容积再现（VR）重建右侧位，显示升主动脉内移，垂直向上延续为三支头臂动脉，左锁骨下动脉发出以远主动脉弓与降主动脉之间连续中断，粗管状动脉导管（白色箭头）连接主肺动脉远端与降主动脉；可见室间隔缺损（黑色箭头）；构成"主动脉弓离断三联症"。主肺动脉明显扩张。

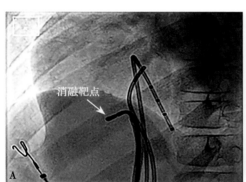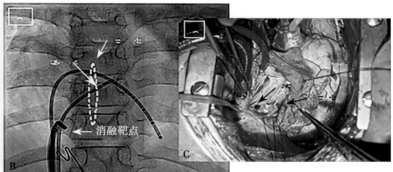

图 19-22　三尖瓣下移畸形射频消融及三尖瓣矫治术图示

男，12 岁，患 Ebstein 畸形、预激综合征，行射频消融手术，一周后行三尖瓣矫治术。图 A 示成功消融靶点位于左前斜位 6 点至 7 点处，为右后旁路；图 B 示放射影像正位成功靶点部位；图 C 示矫治术中所见消融点（与图 B 相对应的体位）位于三尖瓣环上。

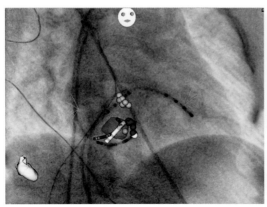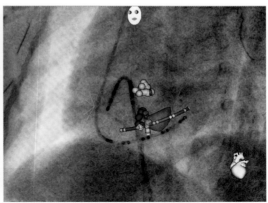

图 19-24　房室结内折返性心动过速慢路径消融

红点为成功消融靶点位置、黄点为希氏束位置。

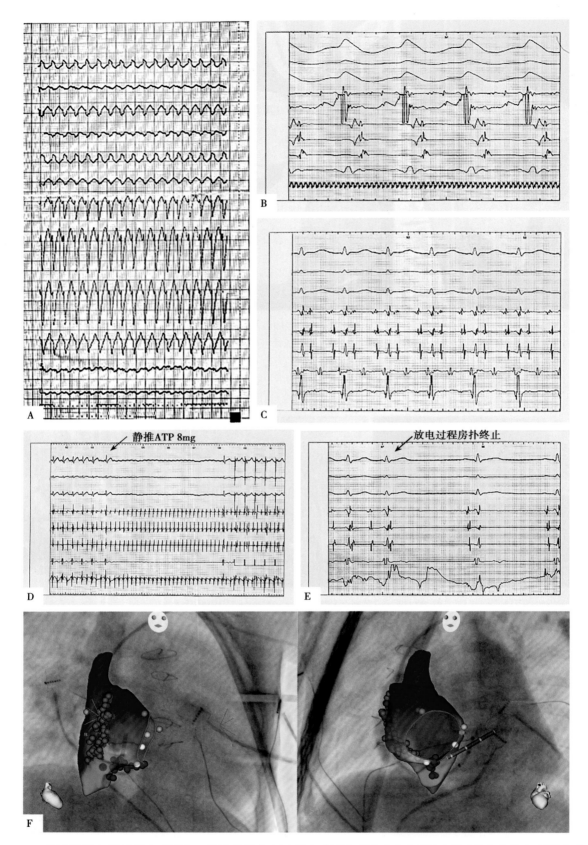

图 19-29　5 岁女孩伴宽 QRS 波心动过速，5 岁女孩伴宽 QRS 波心动过速，经心内电生理检查明确为心房扑动，射频消融成功
图 A 示心电图示宽 QRS 波心动过速；图 B 示宽 QRS 波心动过速，心内电图显示房室 1∶1 下传；图 C 示窄 QRS 波心动过速，心内电图显示房室 2∶1 下传；图 D 示静脉推注 ATP 8mg 阻断房室结传导（箭头所指），心内电图显示为心房扑动；图 E 示放电消融过程中心房扑动终止；图 F 消融电极导管自冠状窦口向下腔静脉开口处线样消融，成功消融靶点部位。

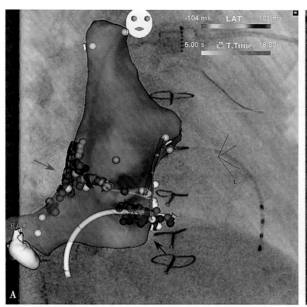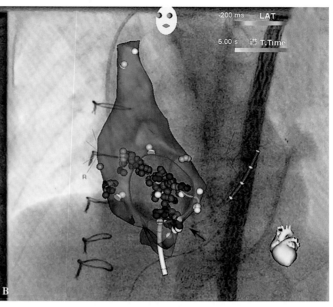

图 19-31　CARTO-Univu 三维标测系统指导心房扑动消融

红点表示消融点；灰点表示手术瘢痕区；黄点表示希氏束；黑色箭头所示为心房扑动折返缓慢传导区—三尖瓣峡部；红色箭头所示手术瘢痕区区域位于右心房下后壁（房化右心室的折叠缝合区域）。A. 右心房 RAO 30° 三维模型，可见三尖瓣峡部阻滞的线性消融，其中蓝点为消融过程中心房扑动终止恢复窦性心律的关键靶点；B. 右心房 LAO 45° 三维模型，可见手术瘢痕区区域补点消融至三尖瓣峡部阻滞线。

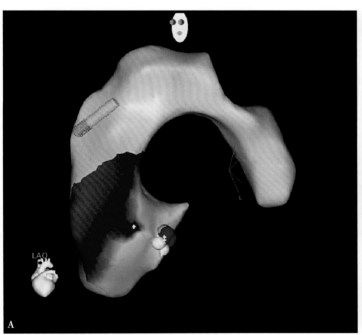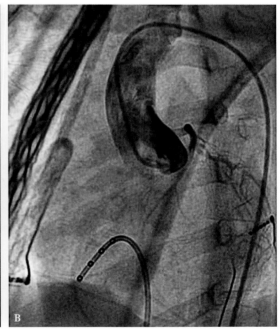

图 19-32　三维标测方法指导 VAs 射频消融

A. 构建的左心室流出道（主动脉窦）模型，图中红色点为放电消融时描记的靶点；B. 消融前主动脉根部造影，影像与三维模型基本吻合，造影显示左主干开口位置（箭头）。

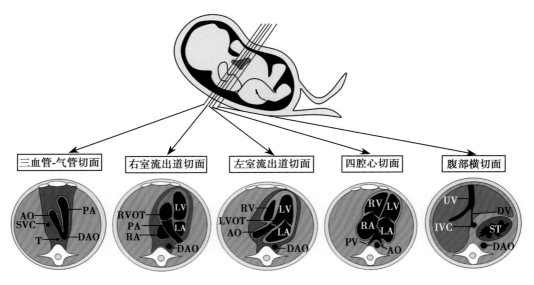

图 27-1　胎儿超声心动图常用横切面

LV,左心室;RV,右心室;LA,左心房;RA,右心房;PV,肺静脉;PA,肺动脉;AO,主动脉;DAO,降主动脉;LVOT,
左心室流出道;RVOT,右心室流出道;SVC,上腔静脉;T,气管;DA,动脉导管;ST,胃泡;UV,脐静脉。引自:何
怡华,姜玉新.胎儿心脏病产前超声诊断咨询及围产期管理指南.北京:人民卫生出版社,2015:12-16.

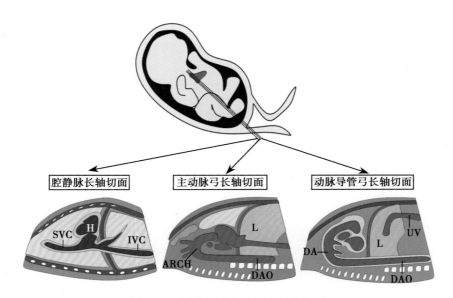

图 27-2　胎儿超声心动图常用纵切面

H,心脏;L,肝脏;SVC,上腔静脉;IVC,下腔静脉;ARCH,主动脉弓;DAO,降主动脉;DA,动脉导管;UV,脐静脉。
引自:何怡华,姜玉新.胎儿心脏病产前超声诊断咨询及围产期管理指南.北京:人民卫生出版社,2015:12-16.

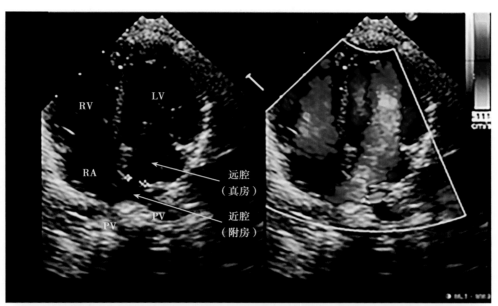

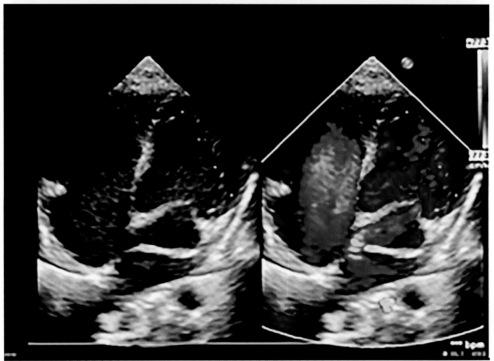

图 32-1 经胸超声心动图四腔心切面显示三房心

接受肺静脉的为近腔（附房），与二尖瓣口相连的为远腔（真房）；左图为非梗阻型，隔膜上开口足够大（0.54cm）；右图为梗阻型，隔膜上开口小，血流受阻；LV，左心室；PV，肺静脉；RA，右心房；RV，右心室。

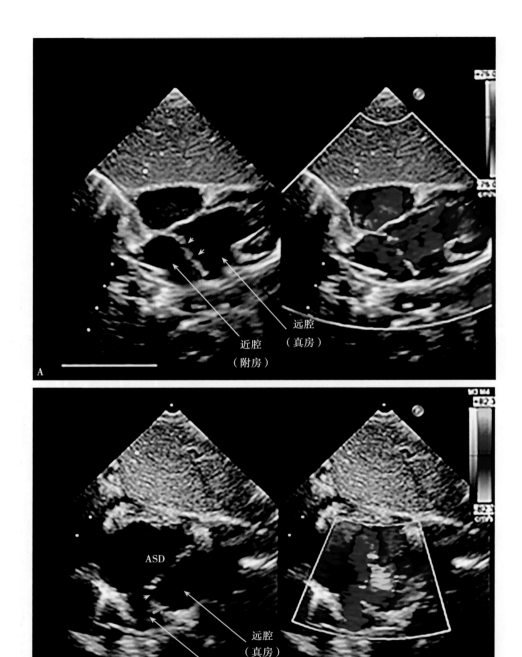

远腔
（真房）

近腔
（附房）

ASD

远腔
（真房）

近腔
（附房）

图 32-2　经胸超声心动图剑突下切面显示三房心（梗阻型）

A. 隔膜上两个小孔（短箭头），附房进入真房的血流受阻；B. 隔膜上仅一个小孔（短箭头），血流受阻，同时伴有 ASD；ASD，房间隔缺损；RV，右心室。

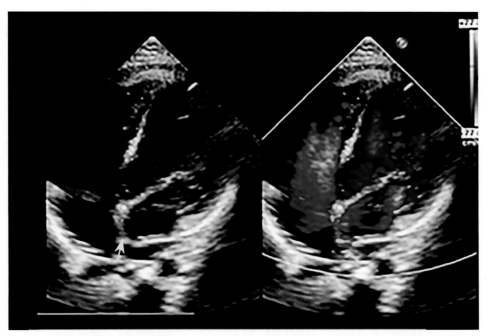

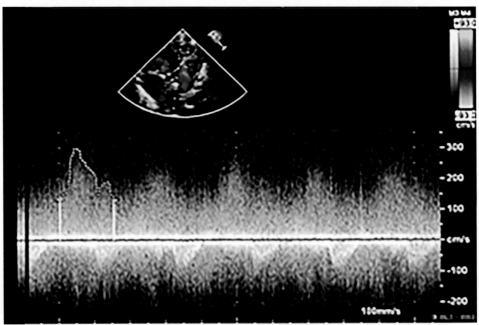

图 32-3　脉冲多普勒协助判断梗阻程度

左图为四腔心切面显示隔膜上开口极小（箭头）；右图脉冲多普勒测量此处流速为 285cm/s，估测穿过隔膜孔的最大和平均压力阶差为 35mmHg 和 18mmHg，为严重梗阻。

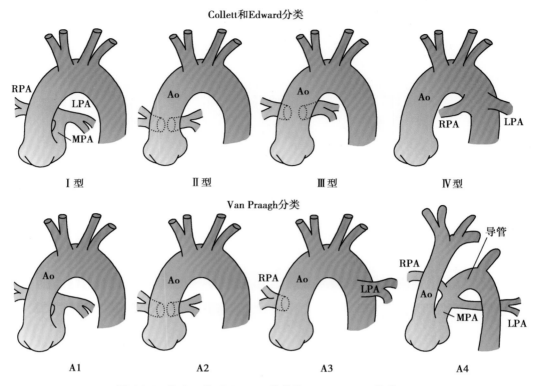

Collett和Edward分类

Ⅰ型　　　　　Ⅱ型　　　　　Ⅲ型　　　　　Ⅳ型

Van Praagh分类

A1　　　　　A2　　　　　A3　　　　　A4

图 44-1　Collett 和 Edwards 分类和 Van Praagh 分类图示

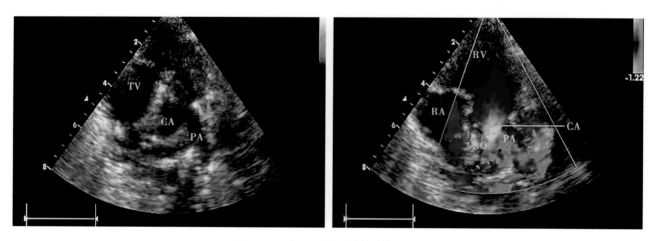

图 44-3　永存动脉干的超声心动图

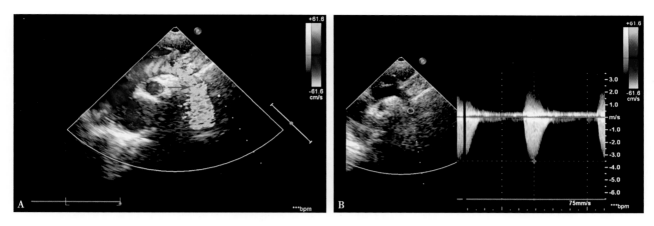

图 47-4 经胸二维超声心动图

A. 在胸骨上窝切面显示主动脉峡部水平有一狭窄处,红色箭头指示彩色镶嵌血流束通过局限狭窄段,狭窄后降主动脉扩张;B. 经主动脉峡部的连续多普勒血流速度增快,呈高速湍流频谱。

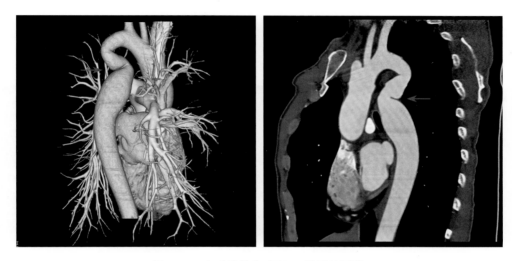

图 47-5 主动脉缩窄 CTA 三维重建图像

1 例 39 岁男性患者 CTA 显示主动脉弓降部发育不良,红色箭头所指处为主动脉缩窄段,狭窄后的降主动脉扩张。

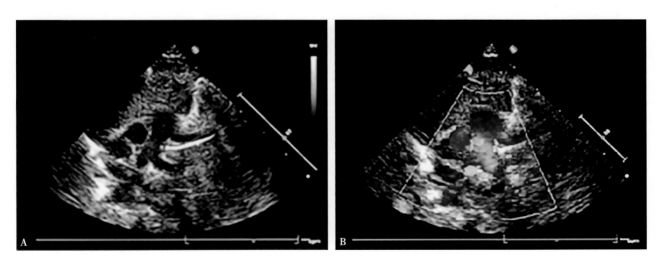

图 50-2 胸骨旁大动脉短轴切面,部分性肺动脉吊带

A. 二维超声显示左上肺动脉与肺动脉总干延续,左下肺动脉发自右肺动脉;B. 彩色多普勒超声显示血流自右肺动脉进入左下肺动脉。

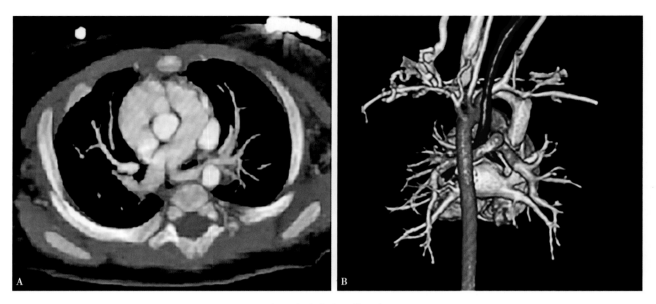

图 50-3　完全性肺动脉吊带患者 CTA 检查

A. 横断面成像显示左肺动脉发自右肺动脉,位于气管后方向左走行,包绕气管;B. 三维重构显示左肺动脉压迫支气管。

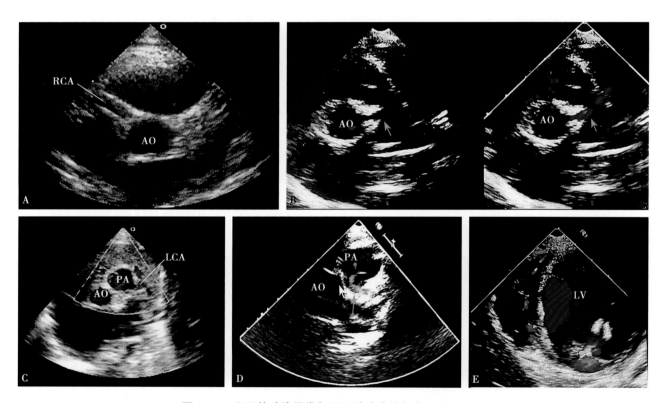

图 55-2　左冠状动脉异常起源于肺动脉的超声心动图表现

A. 显示明显增粗的 RCA;B. 似乎可见 LCA 与主动脉连接(箭头),但血流显示为注入主动脉的逆向血流(箭头);C. 可见 LCA 起源于肺动脉部位;D. LCA 流入肺动脉的血流;E. 显示扩大的左心室,乳头肌及心内膜回声增强,二尖瓣反流,间隔及心尖部丰富的侧支血流。AO,主动脉;LCA,左冠状动脉;LV,左心室;PA,肺动脉;RCA,右冠状动脉。

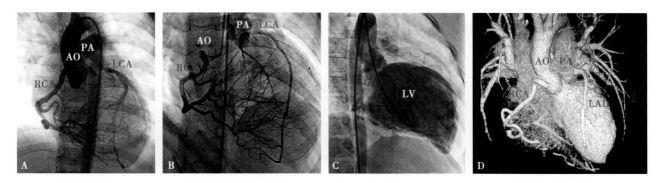

图 55-3　左冠状动脉异常起源于肺动脉的冠脉造影及冠脉 CTA 表现

A. 主动脉根部造影显示明显增粗的 RCA 发自右冠窦,左冠窦无冠状动脉发出,LCA 通过 RCA 的侧支循环显影并回流入肺动脉;B. RCA 选择性造影显示 RCA 与 LCA 之间大量侧支,LCA 发育良好;C. 左心室造影可见左心室腔增大以及左心室心尖部室壁瘤形成;D. 冠脉 CTA 显示 LCA 和 RCA 分别发自主动脉和肺动脉。AO,主动脉;LCA,左冠状动脉;LV,左心室;PA,肺动脉;RCA,右冠状动脉。

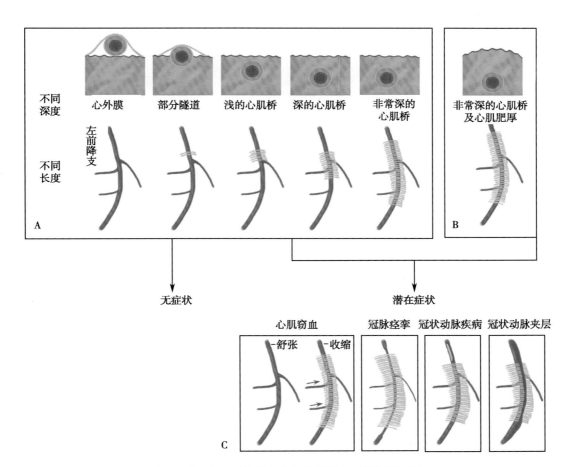

图 55-5　心肌桥的解剖变异及病理生理机制模拟图

A. 不同长度和深度的心肌桥内的隧道形态变化;B. 可能引起或加重心肌桥症状的病理生理因素(心肌肥厚);C. 在心肌桥相关临床症状的发生中起潜在作用的病理生理机制,包括"壁内窃血"或"分支窃血"机制、冠状动脉痉挛、冠状动脉疾病和冠状动脉夹层。

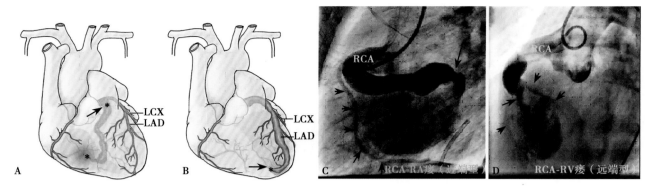

图 55-7 冠状动脉瘘分型图

A 和 B 为模拟图,A 瘘管起自左主干,为近端型;B 正常走行的冠脉远端瘘入心腔,为远端型。C 和 D 为造影图,C 瘘管起自 RCA 主干近端瘘入 RA(长箭头为 RA 瘘口,短箭头为正常 RCA),为近端型;D 正常走行的 RCA 增粗远端瘘入 RV(长箭头为 RV 瘘口,短箭头为 RCA 分支),为远端型。LCX,左回旋支;LAD,左前降支;RA,右心房;RCA,右冠状动脉;RV,右心室。

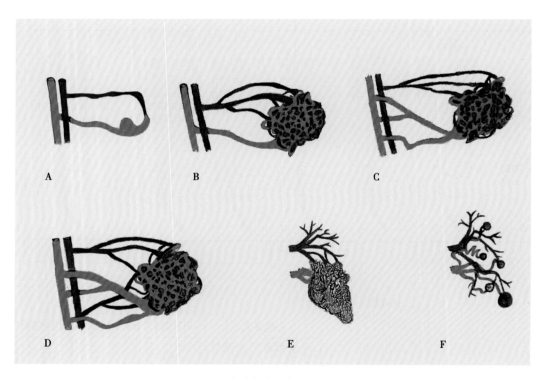

图 56-4 肺动静脉瘘解剖分类示意图

A. 简单型肺动静脉瘘在动脉瘤内为单一节段性供血动脉和引流静脉之间直接相通;B. 一条或多条亚节段供血动脉合并成一丛簇样动脉瘤;C. 复杂型肺动静脉瘘接受两个或多个节段供血动脉和一条引流静脉组成的畸形;D. 复杂型肺动静脉瘘接受两个或多个节段供血动脉和多条引流静脉组成的畸形;E. 弥漫型肺动静脉瘘表现为肺实质广泛受累;F. 毛细血管扩张症由中大小相似的畸形血管组成无法明确识别。

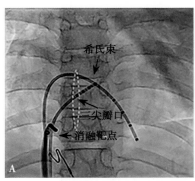 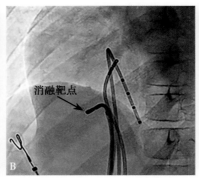 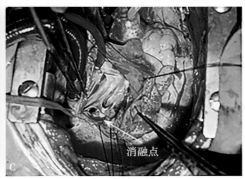

图 59-3　Ebstein 畸形射频消融术后两周行外科矫治术

A. 为射频消融术中前后位 X 线图像;B. 为射频消融术中左前斜位 X 线图像;C. 为外科矫治术中显示的消融部位(正前位)。

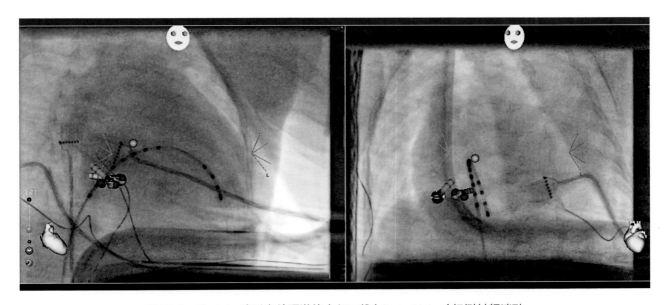

图 59-6　Ebstein 畸形合并预激综合征三维(Carto-Univu)标测射频消融

心内电生理检查并射频消融证实为多旁路,旁路位于三尖瓣环右后侧壁 8 点、7 点、6 点及冠状静脉窦口内,成功消融。红点为放电消融点,黄点为希氏束所在部位。

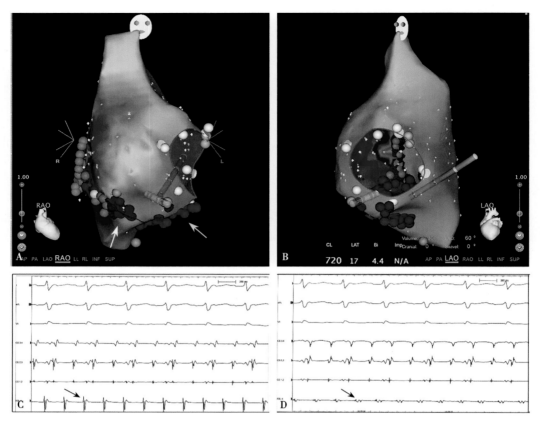

图 59-7　先天性心脏病术后心房扑动射频消融三维标测图及心内电图

A. 右前斜位显示右心房结构,红点显示消融路径,灰点为外科手术切口瘢痕区。黄箭头所示为三尖瓣峡部消融线,白箭头所示为外科手术切口瘢痕区下缘到下腔静脉口的消融线;B. 左前斜位显示右心房结构,红点显示消融路径,灰点为切口瘢痕区;C. 心内电图显示心房扑动 2∶1 下传,黑箭头所示为正常心房组织的电位(正常 A 波);D. 心内电图显示心房扑动 2∶1 下传,黑箭头所示为右心房切口瘢痕区电位(A 波双电位及低电压)。

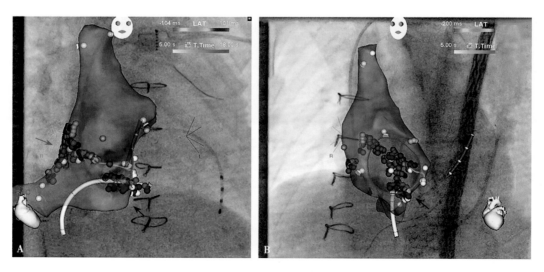

图 59-9　CARTO-Univu 三维标测系统指导心房扑动消融

红点表示消融点,灰点表示手术瘢痕区,黄点表示希氏束,黑色箭头所示为心房扑动折返缓慢传导区——三尖瓣峡部,红色箭头所示手术瘢痕区域位于右心房下后壁(房化右心室的折叠缝合区域)。A. 右心房 RAO 30°三维模型,可见三尖瓣峡部阻滞的线性消融,其中蓝点为消融过程中心房扑动终止恢复窦性心律的关键靶点;B. 右心房 LAO 45°三维模型,可见手术瘢痕区域补点消融至三尖瓣峡部阻滞线。

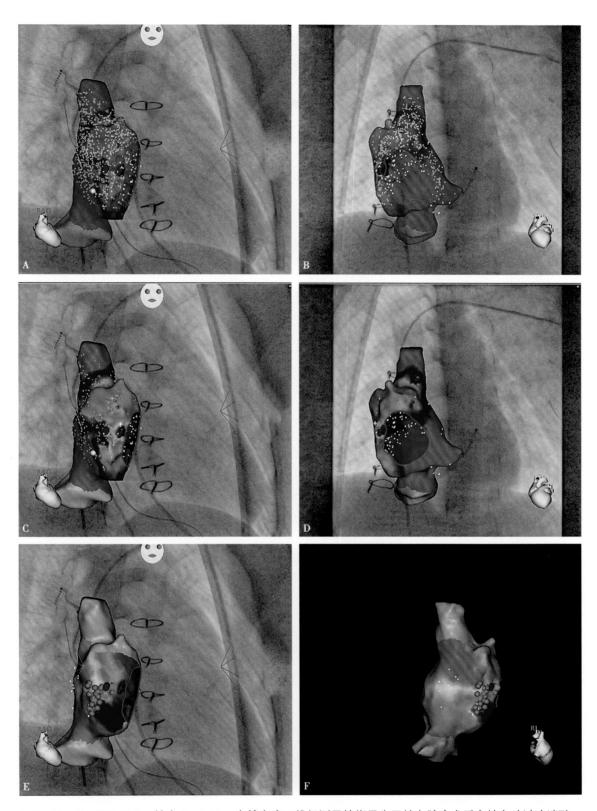

图 59-12　CARTO-Univu 结合 PentaRay 高精密度三维标测导管指导先天性心脏病术后房性心动过速消融

右心房 RAO 30°（A）+LAO 40°（B）的三维模型，可见三维模型高精密度导管建模同时激动标测（右心房内取点 900 星状小白点），右心房手术切口瘢痕顶端区域 A 波最早（红色区域），提示右心房局灶性房速；右心房 RAO 30°（C）+LAO 40°（D），红点表示消融点，在此区域消融房速终止恢复窦性心律；右心房 RAO 30°（E）+PA（F），红点表示消融靶点，浅蓝点表示手术切口瘢痕（略平行房室沟），房速终止后再行激动标测提示右心房后壁窦房结区域激动最早（红色区域），证实为窦性心律。

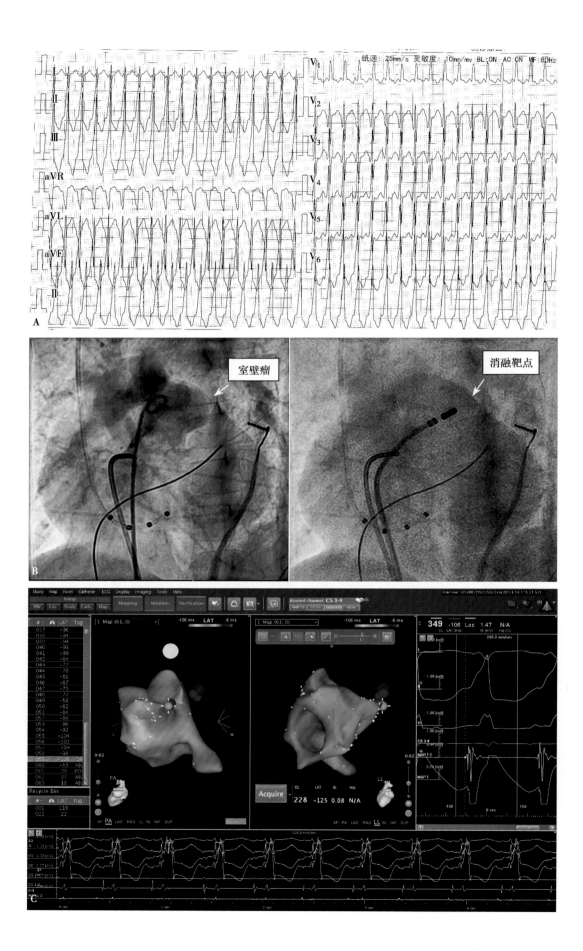

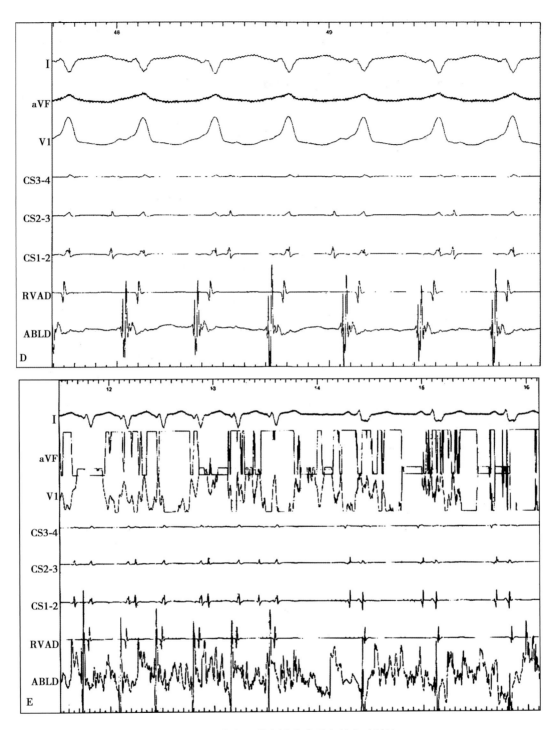

图 59-15　法洛四联症矫治术后室性心动过速

7 岁 8 个月男孩,法洛四联症于生后 10 个月行法洛四联症根治术(右心室流出道疏通 +VSD 修补术)+
PDA 结扎术,7 岁 6 月时发作室性心动过速,7 岁 8 月时 Carto 指导下行心内电生理检查,证实为室性
心动过速。A. 室性心动过速体表心电图;B. X 线片显示右心室流出道呈瘤样膨出,行选择性右心室
流出道造影,提示右心室流出道室壁瘤,室性心动过速起源于右心室流出道室壁瘤内壁,成功消融;
C. Carto 三维电解剖标测系统行右心室流出道构壳,提示室性心动过速最早起源点位于右心室流出道
室壁瘤内壁;D. 最早起源点 V 波较体表心电图室性心动过速 V 波起始处提前 22ms,且 V 波碎裂,于该
部位以流速 17ml/min、能量 30W 放电消融;E. 放电 10 秒后室性心动过速终止,转为窦性心律。

小儿心脏病学　21

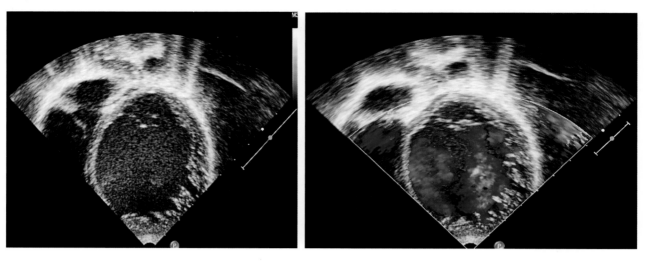

图 63-8　左心室心肌致密化不全超声心动图

经胸超声心动图显示左心室侧壁多发突入心腔内的肌小梁,彩色多普勒显示肌小梁间深陷的隐窝内血流与心室腔相通。

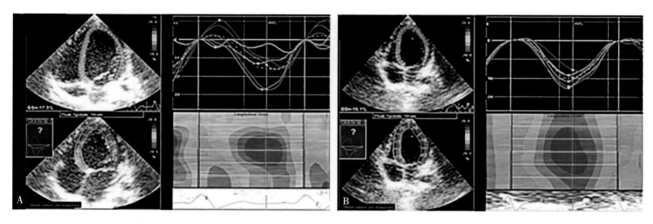

图 77-1　应用斑点追踪技术对旁路诱发的 DCM 患者进行心室同步化分析

A.消融前心尖四腔切面左心室长轴应力-应变曲线显示节段运动不同步;B.消融后1.5个月左心室长轴应力-应变曲线同步。

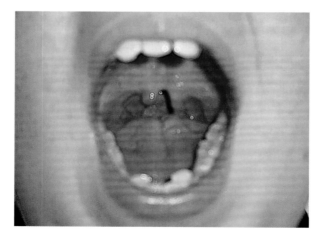

图 93-1　Loeys-Dietz 动脉瘤综合征

悬雍垂裂是 Loeys-Dietz syndrome(LDS)的典型特征之一。
引自:AALBERTS J J, VAN DEN BERG M P, BERGMAN J E, et al. The many faces of aggressive aortic pathology: Loeys-Dietz syndrome. Neth Heart J, 2008, 16(9):299-304.

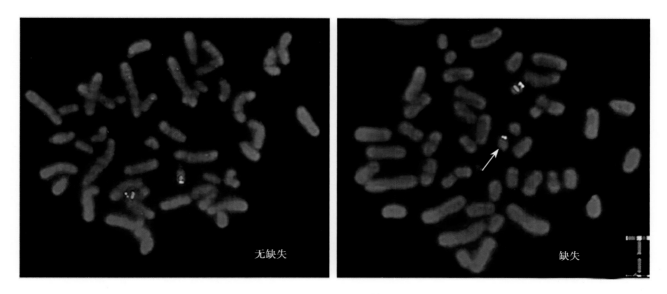

无缺失   缺失

图 93-3　腭 - 心 - 面综合征

腭 - 心 - 面综合征（VCFS）患者的荧光原位杂交（FISH），VCFS 患者（右）与正常人（左）的比较。右边 VCFS 患者的 FISH 显示 22 号染色体的其中一条只有一个荧光信号（对照探针），而正常人每条 22 号染色体上有两个信号（对照探针和 22q11.2 特异性探针）。引自：SHPRINTZEN R J. Velo-cardio-facial syndrome: 30 years of study. Dev Disabil Res Rev, 2008, 14（1）:3-10.

图书在版编目（CIP）数据

小儿心脏病学 / 陈树宝，孙锟，黄国英主编.
5 版. -- 北京 ： 人民卫生出版社，2024. 8. -- ISBN
978-7-117-36434-8

Ⅰ. R725.4

中国国家版本馆 CIP 数据核字第 2024QU6037 号

人卫智网	www.ipmph.com	医学教育、学术、考试、健康，购书智慧智能综合服务平台
人卫官网	www.pmph.com	人卫官方资讯发布平台

小儿心脏病学
Xiao'er Xinzangbingxue
第 5 版

主　　编：陈树宝　孙　锟　黄国英
出版发行：人民卫生出版社（中继线 010-59780011）
地　　址：北京市朝阳区潘家园南里 19 号
邮　　编：100021
E - mail：pmph @ pmph.com
购书热线：010-59787592　010-59787584　010-65264830
印　　刷：北京华联印刷有限公司
经　　销：新华书店
开　　本：889×1194　1/16　印张：68　插页：20
字　　数：1874 千字
版　　次：1978 年 7 月第 1 版　2024 年 8 月第 5 版
印　　次：2024 年 9 月第 1 次印刷
标准书号：ISBN 978-7-117-36434-8
定　　价：248.00 元
打击盗版举报电话：**010-59787491**　**E-mail：WQ @ pmph.com**
质量问题联系电话：**010-59787234**　**E-mail：zhiliang @ pmph.com**
数字融合服务电话：**4001118166**　**E-mail：zengzhi @ pmph.com**

48